臺北醫學大學教授兼公
共衛生暨營養學院院長
謝明哲博士◎總審訂

最新修訂版

營養治療的
處方百科

Prescription for Nutritional Healing

包羅萬象的醫藥知識寶庫

醫學博士 詹姆斯・貝斯 James F. Balch
營養顧問 菲莉斯・貝斯 Phyllis A.Balch 合著

簡怡雯、李千毅◆合譯

作者簡介

醫學博士　詹姆斯・貝斯（James F. Balch）
營養師　菲莉斯・貝斯（Phyllis A. Balch）

　　詹姆斯・貝斯（James F. Balch）博士畢業於美國印第安那大學醫學院，並在印第安那大學附設醫學中心完成住院醫師實習，專攻泌尿科。在美國海軍服役兩年退役後，開設私人診所，擔任泌尿科醫師。目前，他是美國醫學學會會員、美國泌尿科委員會委員以及美國外科學院院士。

　　在過去十年裡，詹姆斯博士已幫助病人認知「照顧自身健康，人人有責」。這個觀點在他的報紙專欄和廣播節目中不斷被強調。

　　菲莉斯・貝斯（Phyllis A. Balch）營養師是詹姆斯博士的妻子，她是一位合格的營養顧問，在詹姆斯博士所開的診所擔任營養顧問，並為詹姆斯博士的健康專欄寫文章。除了臨床經驗之外，她也曾到國外學習飲食營養療法。由於對健康食品的興趣，她還經營一家名為 Good Things Naturally 的健康食品專賣店。

總審訂謝明哲

學歷　台灣大學農業化學研究所博士

經歷　臺北醫學大學教授、科系主任、學務長

中華民國營養學會第八、九任理事長

中華民國肥胖研究學會第一、二任理事長

現職　專職：臺北醫學大學教授兼公共衛生暨營養學院院長

兼職：考選部營養師檢覈委員會委員、高考典試委員

經濟部標準檢驗局食品國家標準技術委員兼召集人

衛生署食品衛生安全諮議委員、健康食品審議委員

中華民國營養學會常務理事

中華民國肥胖研究學會常務監事

台灣保健食品常務監事

譯者簡介

簡怡雯

學歷　美國伯明罕阿拉巴馬州州立大學營養學博士

經歷　臺北醫學大學 保健營養技術學系兼任助理教授

中華民國肥胖研究學會副秘書長

美國伯明罕阿拉巴馬州州立大學附設醫院營養師

中華民國營養學會幹事

現任　臺北醫學大學 保健營養技術學系助理教授

臺北醫學大學附設醫院臨床營養師

永和社區大學保健營養學講師

中華民國肥胖研究學會理事

中華民國營養學會會員代表

李千毅

密西根大學生物碩士

曾任出版社編輯

現為自由譯者

審訂者序

　　「人生之計在保健，保健之計在營養」是我常對學生說的話，每個人都知道健康是一切的根本，有健康才有奮鬥的本錢，有健康才有希望，但是現代人常常處於健康的危機之中而不自覺，等到疾病形成則為時已晚。健康是每個人的權利，保健則是自身的責任，我們要追求健康，擁有健康，享受健康，進而推廣健康。

　　要如何獲得健康呢？健康並不單指不生病而已，而是要生理、心理、社會各方面都可以達到調適的地步，需要靠所謂的三養：營養、保養、修養來達到。而營養為三養之首，藉由均衡飲食，以獲得均衡營養。營養不均衡會導致生化傷害，慢慢產生許多臨床症狀，而疾病就接著一一產生了。因此，預防疾病要從飲食開始。均衡營養來自均衡飲食，還要適當補充營養補助食品，來彌補特殊生理狀況和疾病的需求，此外，還要避免食品衛生安全不當所引起的不良影響。

　　然而，隨著時代進步，營養補助食品，亦所謂機能性食品，保健食品充斥市面，許多不肖商人錯誤的引導，使得各色各樣的不良產品危害人民。如何教育民眾正確的營養保健常識是很重要的，人人有正確的概念，才不致於受到誤導。每個人都可以藉由閱讀專業書籍自我充實，來獲得正確的健康養生策略。坊間有許多相關的書籍，大都無詳細、淺顯易懂的介紹營養保健常識。而這本由世茂出版有限公司所出版的全美最暢銷營養療法書，為一本符合現代人所需的飲食營養寶典，全書內容分為三大部分，第一部分敘述營養素功用與常見的保健食品。第二部分依照各種疾病，闡述疾病的特性、可以使用的營養補充食品，及建議事項等。第三部分則包括許多流行的偏方、傳統的民俗療法等。此外，內容豐富，還包括各種疾病診斷、營養訊息、最新理論與發現等，對多種疾病給予非常重要的營養醫療主題。

　　這樣內容豐富的書，於再版時更添加相當多的新訊息與知識，令我於逐字審訂後收穫良多，雖費時甚久，但相信藉由此書的出版，可以提供讀者有

關營養健康各方面的知識，並達到預防疾病的發生以及促進健康的最終目
的。

謝明哲

前言

「智者視健康為最大福祉」—— 希波克拉底

　　蘇格拉底說，「惟知識為善，惟無知為惡」。這句話可奉為行動圭臬，尤其是針對健康而言。太多人不知道怎麼維持身體健康。一旦疾病發生，便求助醫生治療。我們不了解的是，「療癒」來自於人體自身。大自然賜予我們最好的贈禮——免疫系統，我們只需好好照顧自體的治癒功能。

　　聽起來太簡單了？事實上是很簡單；只不過現代生活方式讓我們偏離了健康的常軌，速食、酗酒、藥物依賴、環境污染、高科技帶來的壓力。人體的自癒功能必須仰賴適當的營養成份，才能促使人體功能發揮最大潛質。天然的來源——有機食品、維他命、礦物質、酵素、氨基酸、植物化學成分、以及其他天然營養素——這都是用來保護我們的免疫系統。不過，大多數人都缺乏對營養的足夠知識，不知道應補充什麼讓身體妥適運作，終至機能失調，深受各類疾病所苦。

　　每個人都應該採取積極的作法來維持健康、並在醫療專家的指導下治療身體的失衡。我們愈了解營養的運用，就愈能採取積極保健的行動。正確的心態也是維持健康和治療過程中的重要因素。我們必須有健全的心靈才能給身體帶來和諧。身（生活方式）、心（信念）、靈（慾求）必須追求一致的實現，才是達成健康的第一步。

　　本書新版內容經過25年研究匯集而成。提供您和您的醫療專家最天然的參考療法，可與目前接受的正規醫療同時使用。書中另行提供一些建議，如靜脈注射療法，必須在專業醫生的監督下進行。此外，由於每個人身體狀況不同，某些人對部分營養素可能產生過敏反應。一旦有過敏情況發生，必須立即停止服用。絕對不要在沒有專業醫療諮詢的情況下自行採用治療方式。

　　本書提供的所有資訊，應被視為治療或預防疾病的當然方式。我們也必須強調，不能棄主流醫療不用。要學習了解自己的身體狀況，勇於提出問

題，不諱疾忌醫。必要時可多諮詢幾位醫生或醫療專家。這麼做是智慧而非膽怯的表現，惟有更多的資訊，才能更了解自己，做個積極負責任的病人。

　　本書盡可能蒐集最新的營養療癒新知。也依據讀者建議，增加新的章節，探討機能失調及若干病症。本書所有資訊業經審慎求證，所提供的數據也一再審訂。即便如此，本書的內容仍可能一再增加及更動，因此建議讀者，若有任何疑問，應參考最新資料以便確認。我們會在未來新版內容中，將更新的醫學資訊、療法及營養新知納入以饗讀者。

　　800 年前，邁蒙尼德說，「醫生不應治病，應該治的是受病所苦的患者。」本書就是用來滿足每個人的不同需求，協助大家訂定自己的營養計畫。

如何使用本書

　　這是一本全方位的家庭指導手冊，透過精心的飲食及營養規劃，協助讀者達成並維持高度健康狀態。即便沒有任何健康的問題，也能從這本書獲益，因爲本書教您如何保持健康的最佳狀態，建構良好的免疫功能、提升元氣指數。本書作者爲專業認證營養師及醫生，因此書中結合最近醫學研究及傳統療法，亦提供各種必需資訊，讓您自行設計個人專屬的營養計畫。此外，作者亦提供傳統及最新的家用小偏方、飲食及生活方式的調整建議。

　　必須強調的是，本書的各項建議，並非用來取代健康檢查和治療。針對特定失調症，書中所提的營養補充和療法，必須經由醫生或專業訓練的醫療專家核可及監控。若必須配合手術或其他正規醫療，本書建議的營養補充，也能縮短復原期程。

　　本書分爲三個部分。第一部分探討營養與健康，詳列說明藥房及健康食品店販售的各種營養素、飲食補充品、酵素、抗氧化劑以及天然花草。第二部分則分爲幾個單元，討論各種常見病症，從青春痘、癌症到酵素感染，按英文字母按序。每一單元包括症狀的辨識、建議飲食和營養補充療程、以及自我診斷。第三部分則提供各式傳統療法及正規醫療方式，可與營養療程併用。此外亦收錄幾種替代療法，如針灸、印度草藥療法、中醫、推拿、色彩療法、斷食療法、內分泌療法、順勢療法、水療、高壓氧療法、採光療法、磁療法、按摩療法、音樂療法。此外，全書有許多文字方塊，深入探討各式重要主題。針對不同藥物的交叉治療以及最新醫學新知也在書中一併提出。

　　附錄則清楚列出書中推薦產品的名稱，以利讀者快速檢索；並有延伸閱讀書單、醫療機構通訊錄、及健康字彙表等。

　　雖說健康的飲食是所有營養計畫的骨幹，但我們認爲，大多數人除飲食外，應補充適當營養素，才能保持健康。營養不足會造成如壞血病等疾病，但這還只是冰山一角而已，營養不足除了降低免疫能力之外，還可能造成更多失調症狀。另外，許多因素也可能提高人體對營養成份的需求，如酗酒、

酗煙、長期服藥、節食等都會提高營養不足的風險，青少年、老人、孕婦、哺乳婦女、口服避孕藥者、遺傳疾病患者、飲食不正常者、糖尿病及慢性病患者也屬營養不足的高危險群。而大多數人可能屬於上述一至多種歸類。

本書建議的營養補充計畫應實行至少 3 到 12 個月，視個人需求及醫療專家建議而定。初期先從「必須」營養素和「重要」營養素開始攝取。通常某特定病症所需的各種營養素，都可以在單一產品中找齊。開始定期服用之前，先個別逐一試服，觀察身體的反應，若 30 天內未發現有所舒緩，將該營養素從「有用」成分清單中加至營養攝取計畫（add the supplements from the "helpful" list to your program）。每個人的狀況都不一樣，您或許需要列表中的所有營養素，又或許只需要其中幾項。若再過一個月仍未見改善，可諮詢醫療專家，有可能是吸收不良所造成。

補充營養素時，一定要喝一整杯的水。營養素是高度濃縮成份，若沒有搭配充足飲水，對肝臟將造成負擔。水可以促進營養素的吸收，並將養份帶至細胞。

若已實行營養補充計畫超過一年，應不定期更換品牌，以免對特定成分無法吸收，而產生抗性。記住，人體對食物會產生抵抗反應，對於維他命或營養素也是一樣。學習傾聽你的身體。假以時日，便能察覺身體的變化，並找出變化的原因。針對特定病症，完成一個營養補充療程後，可漸次減少營養劑量，給身體一點適應的時間。幾乎所有人在飲食之外，都需要攝取額外營養素才能達成高度健康狀態，預防疾病。

目　錄

第3部　各種藥物和療法……………………………… 1465

第 1 部

認識健康的要素

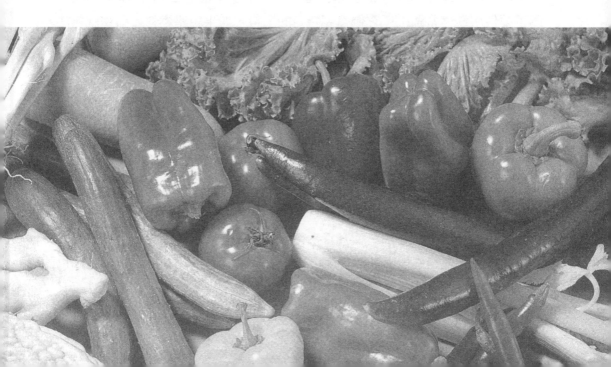

引　言

　　我們的身體是一部非常複雜的有機體，它有能力可以自己修復自己。但是大前提是你要好好的維護它、滋養它，它才能夠聽你的指揮，不管你如何去糟蹋它─包括：環境的污染、營養不均衡、抽菸、酗酒或是不運動等，都還要持續一段時間才會發出疾病的結果，在這段期間中，只要你有花一點點的心思，你的身體都還能夠繼續的進行它的反應和功能。

　　我們的身體是地球上最好的一部機器，神經訊息以每小時 200 英里的速度傳送至肌肉，大腦的電力可以點燃一個 20 瓦的燈泡，如果你的腿部肌肉的運動速度和眼部肌肉一樣的快，你可以每天走 50 英里的路。根據科學的研究發現我們的骨骼是最堅硬的建造物質，它可以支撐我們，它的強度比鋼鐵和水泥都要有力。

　　試想我們的身體是由數百萬個小的引擎所構成，部分的引擎需要成群一起工作，而部分的引擎則獨立作業，但是所有的引擎都是二十四小時待命的。為了要使引擎適當做工，它們需要特定的燃料，如果給錯燃料，引擎就無法發揮它最大的功用，而燃料的等級如果太差的話，引擎的作用則可能較無力，當然，如果你連一點燃料都沒有給它的話，引擎也就停止工作了。

　　這些身體所需的燃料，就是要直接由食物中攝取而來，食物中含有各種營養素，包括：維生素、礦物質、水、胺基酸、碳水化合物、脂質、酵素等。這些營養素是維持我們的生命所需，提供身體的基本物質，來完成日常的基本功能。

　　每一種營養素，都有它的特定的構造和特有的功能，身體的需要量也各有不同，然而，它們都是身體非常重要的物質，營養素的作用方式是發生在非常微小的範圍，但是每一種營養素都牽涉到所有的生理功能，從對抗發炎到修復組織，甚至到思考問題等。雖然營養素各有不同的功能，但是它們也有共同的功能，就是使我們的生命可以延續下去。

　　研究也發現我們身體的某部分會含有較多的某些營養素，若缺乏這些營

養素將會導致身體某部分的機能不足，最後則停止作用。就像骨牌效應，其他的部分也會跟進。為了要防止這樣的狀況發生，我們最重要的是要有適當的飲食和合適的營養補充品。大腦正常功能、記憶、皮膚的彈性、視力、能量、身體適當組成的比例及身體整體的健康，都代表我們的身體如何作用。藉著適當營養、運動及均衡飲食，可以幫助我們延緩老化、促進健康、進一步延長壽命。

如果我們沒有適當飲食，身體將無法正常運作，而且將產生一些對身體有害處的物質，就算沒有任何的疾病發生，也並不算是健康。只可以說身體尚未有疾病的症狀出現罷了。我們無法由飲食中獲得足夠的營養的主要原因，在於食品的加工與過度調理，過度的烹煮食物，使一些身體所需的重要營養素給破壞掉了，以致於身體無法得到一些營養素，而現今的飲食中生食的比例又降低，導致某些營養素無法足夠攝取。

在過去的十幾年內，我們得到許多新的相關知識，關於營養和它的作用，還有和疾病之間的相關連等。植物化學因子（phytochemicals）又稱為植物營養素（phytonutrients）便是這些研究所得。這些存在於植物體內具有相當的生物活性，它們雖然不定義在營養素中，但是它們是決定植物的顏色、味道及抗病能力的物質。科學研究也已經可以由植物中萃取出來，合成和製成藥丸、粉末和膠囊等，這些又稱為營養藥物（nutraceuticals），是最新的營養補充品。

身體的營養需要是獨特的，因此，達到健康的第一步就是要確定每一種營養素都有攝取足夠的量，藉由了解這些營養素的作用和功能，和知道營養素的需要量，可以促進你的身體健康，預防疾病的產生，維持正常的均衡現象。本書第一部分則是提供你對於營養素的認識，包括：維生素、礦物質、水、胺基酸、酵素、植物化學因子及其他的營養素等，還有關於食物補充品、藥用植物及各種商品的重要資訊，來加強營養素的作用。攝取一個健康的飲食和適當的營養補充可以幫助你的細胞、器官、組織功能更完善，本書所建議的營養素是要促進組織修復和使身體健康的主要元素，可以使身體有自我抵抗和自我修復的能力。

(1)營養、飲食與健康

了解基本營養概念

　　良好的營養是健康的基礎，每個人都需要四大營養素，包括水、碳水化合物、蛋白質、脂質，另外還需要維生素、礦物質及微量元素，為了要了解如何選擇適當的食物，以及食物如何在身體中扮演重要的角色，要對所謂的「健康飲食」有較明確且清楚的概念。

四大基本營養素

　　完善的飲食是由四大基本營養素所建造出的，四大基本營養素即水、碳水化合物、蛋白質、脂質，利用選擇每種營養素最健康的形式，然後要能均衡的攝取，使身體功能達到最理想的境界。

水

　　人體的三分之二是由水分所構成，水是一種參與人體各種化學反應的必需營養素，它可以幫助轉運營養素進入體內及將廢物排出體外，也是身體進行消化、吸收、循環、排泄等功能所必需的營養素，另外，水是身體利用水溶性維生素所必要有的物質，還有水對體溫調節的功能也扮演著相當重要的角色。每天要喝足夠的水，也就是至少每天喝八大杯水，才可以維持適當的身體功能以及促進身體的健康。（詳細相關之內容請見第一部中第四章水的介紹）

碳水化合物

　　碳水化合物的重要功能是提供身體的能量，幾乎所有的植物性食物如水果、蔬菜、豆類等都含有此營養素，而唯一含有足夠此營養素的動物性來源是牛奶及奶製品。

　　碳水化合物又分為兩個部分，包括簡單碳水化合物及複合碳水化合物。簡單碳水化合物也稱為簡單的糖，包括果糖（水果含的糖）、蔗糖（餐桌上的糖）、乳糖（牛奶的糖），以及其他各種糖。水果是天然的簡單碳水化合物含量最多的一種食物。複合碳水化合物也是由醣類所組成，只是構成的糖分子較複雜及較長，包括纖維質及澱粉，食物較豐富的來源有蔬菜、全穀類、豆類等。

　　碳水化合物是血糖主要的來源，也是身體細胞主要的燃料，是腦部及紅血球能量的來源。除了纖維質部分能被消化外，碳水化合物都可以被分解成葡萄糖，葡萄糖可以直接被身體所利用，或是儲存在肝臟以備將來的需要。如果一個人攝取超過身體可利用的熱量，多餘的碳水化合物會轉變成脂肪儲存於身體內。而由於腦部的複雜化學反應，攝取碳水化合物可以有輕微的鎮靜作用，對於患有季節性神經疾病及憂鬱症者有些微幫助。

　　當你選擇較高量碳水化合物的飲食時，儘量多選用未精製的醣類，如水果、蔬菜、豆類及全穀類，而少用精製的醣類，如碳酸飲料、汽水、甜點、糖果及白糖。其中精製的醣類含較少的維生素及礦物質，這些營養素對人體是相當重要的且必需的，更進一步，如果長期的攝取高量精製的醣類，體內含大量簡單的糖分，經過日積月累後會造成各種症狀及疾病，包括糖尿病、低血糖症。而另外一個問題是關於脂肪，通常精製的醣類含量高的食物同時也含有高量的脂肪，在健康飲食中脂肪攝取量是需要限制的，這是為什麼許多甜食，包括多數的餅乾及蛋糕，都是高熱量的食物來源。

　　纖維質是一種非常重要的碳水化合物形式，參考過去的概念，膳食纖維質是植物部分成分而不會被人體消化酵素所分解的，因此只有非常少部分的纖維質被腸胃道所消化及利用，大部分經過腸胃道後即由糞便排出體外。

　　雖然大部分纖維質不會被人體所消化及利用，但是它仍然提供許多的生理功能，第一點，纖維質可以吸附水分，使糞便較多量且柔軟，可以預防便秘及痔瘡。高纖維的飲食同時也可以降低大腸直腸癌的罹患率，因為纖維質可以加速糞便通過的時間，而保持消化道的清潔。第二點，纖維質可以與某些物質結合，通常是膽固醇的代謝物質，因而去除此物質，所以高纖維的飲食有降低血中膽固醇的含量，而降低心臟病的危險性。

　　一般建議你的飲食中至少要有百分之六十的總熱量來源，是由碳水化合

物所供，而其中如果含高量的複合碳水化合物，將會很容易達到至少攝取 25 公克的纖維質的建議量。

蛋白質

蛋白質是人體生長及發育所必需的營養素，它提供身體能量，同時也是合成體內許多物質所不可缺少的，包括荷爾蒙、抗體、酵素及身體組織，另外也是幫助體內調節適當的酸鹼值所需之物質。

當一個人攝取蛋白質後，體內會將其分解成胺基酸，胺基酸是構成蛋白質的最小物質，其中有一部分是非必需胺基酸，但是並不是表示這些胺基酸是不需要的，而是表示這些胺基酸不需要從飲食中所提供，身體本身可以自己由其他的胺基酸所合成，而其他的所謂「必需胺基酸」，即是人體所無法合成，一定要由食物中所獲得而來的胺基酸。

當身體合成蛋白質，例如肌肉的建造，是需要許多種胺基酸一起來合成蛋白質的過程。這些胺基酸可能是由飲食中而來，也可能是從身體本身而來的。如果長期慢性的缺乏一些胺基酸，可能因飲食中缺乏必需胺基酸，身體建造蛋白質的過程受損，將會影響身體的許多功能（詳細相關內容請見第一部第五章胺基酸的部分）。

因為要提供各種胺基酸，攝取蛋白質是非常重要的。我們將蛋白質分為兩大類，第一類是完全蛋白質，富含各種必需胺基酸，這些食物例如肉、魚、蛋、奶類等。第二類是不完全蛋白質，只有含一部分的必需胺基酸，種類較不完全，像是五穀類、莢豆類、綠葉蔬菜等食物所含的蛋白質即為不完全蛋白質。

雖然飲食中要攝取各種胺基酸，包括足夠的必需胺基酸及非必需胺基酸，但是並不是要單從肉、魚、蛋及其他完全蛋白質的食物中獲得，事實上，因為這些含高蛋白的食物，同時也含有高量的油脂，而且另外一點值得注意的是，近來抗生素及一些化學藥劑的使用，使得食用這些肉類只要適量即可，不可過量。幸運的是，飲食中的策略有所謂的互補作用，結合各種食物，使得一些部分完全蛋白質的食物經過互補作用後，可以提供足夠種類的必需胺基酸。舉例來說，雖然豆類和糙米都富含蛋白質，但它們所含有的蛋白質都缺乏一種以上的必需胺基酸，然而，當你把糙米和豆類一起食用，或

當你結合任一種高品質蛋白的食物，你會得到完全蛋白質，即含有所有種類的必需胺基酸，也就是和從肉類食物中得到的一樣。為了得到完全蛋白質，可以結合豆類食物，與下列任一種食物，如玉米、種子、核果、大麥等。或者是結合糙米食物，與下列任一種食物，如豆類、種子、核果、大麥等。

　　大部分美國人攝取太多的蛋白質食物，他們吃過量的肉類和乳製品，然而如果你減少肉類和乳製品的攝取，仍然需要確定每天至少攝取 50 公克的蛋白質，為了確保你可以從飲食中得到足夠種類的胺基酸，添加高蛋白食物或點心經常是必要的。舉例來說，麵包塗上核果奶油，或加核果和種子於沙拉醬及蔬菜中。要注意的是搭配任何穀類、核果、種子、莢豆類（例如黃豆、花生、豌豆）及不同種類混合的蔬菜會得到完全蛋白質。除此之外，強化胺基酸的食物也可以增加蛋白質的品質，所有黃豆食品，例如豆腐和豆漿是完全蛋白質的食物，它們含有必需胺基酸和多種營養素，可以在健康食品專賣店購買，豆腐、黃豆油、黃豆粉、素肉、黃豆乳酪及多種黃豆製品都是可以添加在健康飲食中，取代肉類食物的。

　　優格是動物性來源的完全蛋白食物，是唯一被推薦可多攝取的動物性食物。它是由牛奶經細菌作用發酵製作而成的，含有乳酸桿菌和其他益菌，可以幫助消化和預防多種疾病，包括常見的念珠菌感染。優格同時也富含維生素 A、D 及多種 B 群維生素，是營養豐富的食物。但需注意一點的是，不要從超市購買那些已經加了糖或調味的優格，那些產品添加太多的糖分和防腐劑，最好是從健康食品專賣店購買無糖的優格，或是自己動手製作，可以加入新鮮果汁，及其他的天然食物。製作優格的材料相當便宜且容易取得，可以從大多數的健康食品專賣店買到。

脂質

　　雖然許多的健康宣導強調要降低飲食中的脂質攝取量，但是脂質仍是身體所不可或缺的營養素，尤其對於嬰兒期和兒童期，脂質是供應正常腦部發展所需的物質。對於整個生命期的過程，脂質也是提供熱量和維持生長所不可或缺的營養素。而實際上，脂質也是提供身體最濃縮的熱量來源。然而我們在兩歲左右以後，身體所需的脂質量便不多，通常需要量遠少於一般典型美國飲食所提供的。過多的脂質攝取量是導致肥胖、高血壓、心血管疾

病、直腸癌和其他許多疾病的主要原因,要了解脂質攝取和這些健康問題的關聯,首先要知道不同種類的脂質的作用,以及在體內扮演的角色。

構成脂質的最小單位是脂肪酸,主要分為三大類:飽和脂肪酸、多元不飽和脂肪酸、單元不飽和脂肪酸,這個分類是依據脂肪酸的化學結構上氫原子數目的多寡來區分。

飽和脂肪酸主要存在於動物製品中,包括乳製品,例如:全脂奶、奶油、乳酪、肉類中的油脂,特別是牛肉、羊肉、豬肉、火腿中,牛肉和豬肉中的可見的肥油,也是屬於飽和脂肪酸。另外一些植物油,包括椰子油、棕櫚油、植物酥油等,也富含飽和脂肪酸。

肝臟可以利用飽和脂肪酸來合成膽固醇,因此攝取過多的飽和脂肪酸,很明顯的可以增加血中膽固醇的含量,尤其是低密度脂蛋白膽固醇(LDL-C)的含量,或稱為壞的膽固醇(有關膽固醇部分請詳見第二部第四章高膽固醇)。美國的全國膽固醇教育計畫中心(NCEP)提出一個飲食指南是被多數學者所認同的,其中建議飽和脂肪酸的攝取應低於總熱量攝取的百分之十以下,而且針對那些有嚴重高膽固醇血症的人,飽和脂肪酸的攝取量則建議應更低了。

多元不飽和脂肪酸多存在於玉米油、黃豆油、紅花子油、葵花子油中,魚油也是富含多元不飽和脂肪酸的食物來源,與飽和脂肪酸不同的是,多元不飽和脂肪酸可以降低血中膽固醇的含量,然而降低血中總膽固醇的含量,同時也會降低血中高密度脂蛋白膽固醇(HDL-C)的含量,高密度脂蛋白膽固醇即所謂的好的膽固醇。這是什麼原因呢?因為多元不飽和脂肪酸和其他的脂質是相同的,都是富含高熱量的。因此,在飲食指南中也同時建議多元不飽和脂肪酸的攝取應不超過總熱量攝取的百分之十。

單元不飽和脂肪酸則是存在於多數蔬菜子油和核果類的油脂中,例如:橄欖油、花生油、芥花子油等。這些脂肪酸可以降低血中低密度脂蛋白膽固醇的含量,同時並不會降低血中高密度脂蛋白膽固醇的含量。然而這些針對降低血中膽固醇正面的效果仍是非常新的觀念,在飲食指南中也同時建議單元不飽和脂肪酸的攝取應在總熱量攝取的百分之十至百分之十五。

雖然多數食物包括植物來源的食物,都包含上述這三種脂肪酸,但是通常有一種是最主要的。因此,若一種食物或油脂含飽和脂肪酸為主要的成

分，則稱為飽和脂肪酸或高飽和脂肪酸的食物。這樣的飽和脂肪酸的食物或油脂，在室溫下是固態的。同樣的，若一種食物或油脂含多元不飽和脂肪酸為主要的成分，則稱為多元不飽和脂肪酸或高多元不飽和脂肪酸的食物。含單元不飽和脂肪酸為主要的成分，則稱為單元不飽和脂肪酸或高單元不飽和脂肪酸的食物。

另外有一種成分叫做反式脂肪酸（trans-fatty acids），也可能對血中膽固醇有相當重要的影響，也稱為反式脂肪（trans fats），這些物質是發生在當不飽和脂肪酸經過氫化以後產生的，所謂的氫化是食品加工中將液態的植物油轉變成固態的乳瑪琳（植物奶油）和酥油的過程。最近新的研究發現反式單元不飽和脂肪酸，可以增加血中膽固醇的含量，它的作用機制與飽和脂肪酸相同，同時反式單元不飽和脂肪酸也會降低血中高密度脂蛋白膽固醇的含量，不過有許多研究並沒有一致的結果，所以仍需要有更多的研究來支持反式脂肪酸的作用。但現今較確定的是，如果你要降低血中膽固醇濃度，攝取多元不飽和脂肪酸和單元不飽和脂肪酸比飽和脂肪酸和反式脂肪酸較適合，更重要的是總脂肪攝取量不宜太高，建議占總熱量攝取的百分之二十至百分之二十五之間。

微量營養素：維生素和礦物質

就像水、碳水化合物、蛋白質、脂質一樣，在體內需要一些酵素去代謝這些營養素，而維生素和礦物質則是體內扮演代謝角色所不可缺少的營養素，是生命中必需的物質。它們因而被稱為營養素，而且通常被稱為微量營養素，因為它們的需要量和其他四種基本營養素比較起來是相當少量的。

因為維生素和礦物質是身體所必需的物質，美國食品藥物管理局（FDA）則對維生素和礦物質有設立建議攝取量，稱為每日飲食建議量（RDAs），但是當我們看到本書中第一部的維生素上的建議量，這個建議量並不能促進健康，只能維持我們最基本的需求而已，因此，一個人如果想要預防任何一種疾病，則應攝取比建議量更高的維生素和礦物質，或是使用補充劑。下面的表格是一個綜合整理，即對維生素和礦物質及其他補充劑的建議量給予指導方針，雖然所列出的劑量是安全的，不致於產生毒性，但是仍然需要考慮個別因素，如身材和體重。對於一些活動量較大、運動量較

大、工作壓力很大、飲食不均衡、精神異常、服用口服避孕藥的婦女、長期
服用藥物者、手術後恢復期、抽菸、酗酒等，都需要比正常需要量更多。

維生素	每日劑量*
維生素 A（視網醇，retinol）	5,000～10,000 國際單位
類胡蘿蔔素複合物包括β-胡蘿蔔素	5,000～25,000 國際單位
維生素 B₁（硫胺素，thiamine）	50～100 毫克
維生素 B₂（核黃素，riboflavin）	15～50 毫克
維生素 B₃（菸鹼素，niacin）	15～50 毫克
菸鹼醯胺 （niacinamide）	50～100 毫克
泛酸（維生素 B₅）	50～100 毫克
維生素 B₆（吡哆醇，pyridoxine）	50～100 毫克
維生素 B₁₂	200～400 微克
生物素（biotin）	400～800 微克
膽鹼（choline）	50～200 毫克
葉酸（folic acid）	400～800 微克
肌醇（inositol）	50～200 毫克
對胺基安息香酸（PABA）	10～50 毫克
維生素 C（ascorbic acids）	1,000～3,000 毫克
生物類黃酮（bioflavonoids）	200～500 毫克
橘皮苷（hesperidin）	50～100 毫克
芸香苷（rutin）	25 毫克
維生素 D₃	400 國際單位
維生素 E	400～600 國際單位
維生素 K	100～500 微克
必需脂肪酸（EFAs）	依照標示建議量使用

礦物質	每日劑量
硼（boron）	3～6 毫克
鈣（calcium）	1,500～2,000 毫克
鉻（chromium, GTF）	150～400 微克
銅（copper）	2～3 毫克
碘（iodine）	100～225 微克
鐵＊＊（iron）	18～30 毫克

礦物質	每日劑量
鎂（magnesium）	750～1,000 毫克
錳	3～10 毫克
鉬（molybdenum）	30～100 微克
鉀（potassium）	99～500 毫克
硒（selenium）	100～200 微克
釩（vanadium, vanadyl sulfate）	200 微克～1 毫克
鋅（zinc）	30～50 毫克

胺基酸***	每日劑量
肉鹼（L-carnitine）	500 毫克
乙醯肉鹼（acetyl-L-carnitine）	100～500 毫克
半胱胺酸（L-cysteine）	50～100 毫克
乙醯半胱胺酸（acetyl-L-cysteine）	100～500 毫克
離胺酸（L-lysine）	50～100 毫克
甲硫胺酸（L-methionine）	50～100 毫克
牛磺酸（taurine）	100～500 毫克
酪胺酸（L-tyrosine）	500 毫克

其他可選擇的補充劑 ****	每日劑量
硫酸軟骨素（chondroitin sulfate）	依照標示建議量使用
輔酶 Q_{10}（coenzyme Q_{10}）	30～100 毫克
黃嘌呤（cryptoxanthin）	110 微克
類黃酮素（flavonoids）（枸櫞類水果和漿果）	依照標示建議量使用
大蒜	依照標示建議量使用
銀杏（*Ginkgo biloba*）	依照標示建議量使用
葡萄糖胺硫酸鹽（glucosamine sulfate）	依照標示建議量使用
卵磷脂（lecithin）	200～500 毫克
茄紅素（lutein/lycopene）	依照標示建議量使用
果膠（pectin）	50～100 毫克
磷脂醯膽鹼（phosphatidyl choline）	依照標示建議量使用
磷脂醯絲胺酸（phosphatidyl serine）	依照標示建議量使用
葡萄子萃取物（OPCs）	依照標示建議量使用
檞黃素（quercetin）	70～140 毫克
RNA － DNA	100 毫克

其他可選擇的補充劑 ****	每日劑量
矽（silicon）	依照標示建議量使用
大豆異黃酮（genistein）	依照標示建議量使用
超氧化物歧化酶（SOD）	依照標示建議量使用
玉米黃質（zeaxanthin）	90 微克

*注意毫克（mg）和微克（mcg）的單位不同，1 微克＝1/1,000 毫克。

**鐵只有在缺乏症狀存在時才需補充，要注意鐵劑需單獨補充，單獨補充比從綜合維生素礦物質中補充的效果來得好。

***詳見胺基酸部分，單一胺基酸補充劑不應被長期服用，除非是用來治療某種缺陷或異常。

****詳見天然補充品部分。

其他一些保健食品的補充可用來增加活力，包括花粉、輔酶A、輔酶I、游離形式的胺基酸複合物、Wakunaga of America 製造的 Kyo-Green、二甲基甘胺酸（N, N-Dimethylglycine, DMG）、二十八烷醇、西伯利亞人參、螺旋藻、小麥胚芽等。

除了適當的飲食之外，運動和樂觀的態度是兩大預防疾病的重要元素。如果你的生活有包括這兩項，你會覺得身體與心理感覺都好，且會有更多能量做任何想做的事。我們需要維持健康的要素都在大自然之中可以找到答案，但是你需要知道什麼樣的營養素的攝取，可以確定補充你所缺失的那一小部分，使得你的身體可獲得完整之營養。

協同作用（Synergy）和缺乏

根據美國農業部的數據顯示，美國至少有四成的人，飲食攝取中的十種營養素，只有達到建議攝取量的百分之六十。從這個調查可以看到有一半甚至一半以上的人口，他們的飲食中至少缺乏一種以上的重要營養素。一食品科技公司所做的一項針對 37,000 位美國人的飲食問卷調查發現，其中有一半的人缺乏維生素 B_6（吡哆醇），百分之四十二的人沒有攝取足夠的鈣，百分之三十九的人沒有攝取足夠的鐵，百分之二十五至百分之三十九的人沒有攝取足夠的維生素 C。另外也有研究顯示，一種營養素缺乏並不會有身體的症狀發生，只會從特定的細胞產生病變，舉例來說，抽菸者若缺乏維生素 C，

只會對肺部開始產生一些影響，並沒有臨床的症狀產生，所以較不易被發覺。

　　當你想要糾正一些維生素或礦物質缺乏時，首先你必須要知道這些營養素之間有所謂的相乘作用，這表示在維生素礦物質之間彼此存在一些合作的關係，以完成某種催化作用，一種維生素礦物質可以促使其他種維生素礦物質的吸收利用。因此缺乏某種維生素礦物質，不但要補充缺乏的那一種之外，還要補充其他相關的營養素。服用單一種營養素可能效果較差，或具有危險性，所以補充這些營養食品，要隨時記得保持它們之間的均衡。下表列出缺乏一種營養素時需注意補充其他的營養素。

缺乏維生素	補充可提高吸收利用的營養素
維生素 A	膽鹼、必需脂肪酸、鋅、維生素 C、D、E
維生素 B 群	鈣、維生素 C、E
維生素 B_1（硫胺素，thiamine）	錳、維生素 B 群、維生素 C、E
維生素 B_2（核黃素，riboflavin）	維生素 B 群、維生素 C
維生素 B_3（菸鹼素，niacin）	維生素 B 群、維生素 C
泛酸（維生素 B_5）	維生素 B 群、維生素 A、C、E
維生素 B_6（吡哆醇，pyridoxine）	鉀、維生素 B 群、維生素 C
生物素	葉酸、維生素 B 群、泛酸、維生素 B_{12}、C
膽鹼	維生素 B 群、維生素 B_{12}、葉酸、肌醇
肌醇（inositol）	維生素 B 群、維生素 C
對胺基安息香酸（PABA）	維生素 B 群、葉酸、維生素 C
維生素 C	生物類黃酮、鈣、鎂
維生素 D	鈣、膽鹼、必需脂肪酸、磷、維生素 A、C
維生素 E	必需脂肪酸、錳、硒、維生素 A、B_1、肌醇、維生素 C
必需脂肪酸（EFAs）	維生素 A、C、D、E
缺乏礦物質	**補充可提高吸收利用的營養素**
鈣	硼、必需脂肪酸、離胺酸、鎂、錳、磷、維生素 A、C、D、E
銅	鈷、葉酸、鐵、鋅
碘	鐵、錳、磷
鎂	鈣、磷、鉀、維生素 B_6、C、D

缺乏礦物質	補充可提高吸收利用的營養素
錳	鈣、鐵、維生素 B 群、維生素 E
磷	鈣、鐵、錳、鈉、維生素 B_6
矽	鐵、磷
鈉	鈣、鉀、硫、維生素 D
硫	鉀、維生素 B_1、泛酸、生物素
鋅	鈣、銅、磷、維生素 B_6

　　當你在考慮使用這些補充劑時，有些事項需要注意一下，一些藥物會產生一些交互作用。如抗生素的使用會干擾腸道內正常菌相的平衡，這些正常菌相是製造維生素 K 的來源，而維生素 K 是正常血液凝固、維持骨骼完整的必需營養素。喝太多的咖啡或含咖啡因的飲料如汽水、可樂等，會阻礙鈣的吸收。阿斯匹靈則會作用在腸胃道，導致腸胃出血，阿斯匹靈還會抑制維生素 B、C 的吸收。因此如果你為了預防心血管疾病而補充阿斯匹靈的話，最好選擇使用新生代的阿斯匹靈（baby aspirin），研究顯示它對腸胃黏膜的損傷較低，且作用與原來的阿斯匹靈相同。

選擇和製備食物的原則

　　顯而易見的，一個健康的飲食必須提供適當均衡的必需營養素，及適量補充維生素、礦物質及其他微量營養素。然而飲食上注意多攝取複合碳水化合物、纖維質、完全蛋白質，避免過量攝取飽和脂肪酸之外還不夠，還需注意食物中有無有害的添加物、製備時要保存它的營養素，以及避免產生有害的物質。

　　當營養專家談到健康飲食時，他們常常會建議攝取完整的食物，天然未精製的、沒有添加任何東西或是拿走任何部分。完整的食物比較健康是因為含有所有營養且沒有添加任何化學合成物和有害成分。另一方面，植物性食物還含有數百種植物因子，這些植物因子被發現是可以預防疾病和促進健康的，是我們人體第一線的防禦，對於預防癌症及自由基產生有非常重要的地位（詳見後面植物因子的部分）。已知富含這些植物因子的食物包括黃豆、黃豆製品、綠花椰菜、柑橘皮、亞麻、大蒜、綠茶、葡萄、番茄等。

避免食物含有添加劑和人工成分

食品添加劑使用的目的，包括延長保存期限、增加食物的外觀，加強顏色、質地、味道、食物製備加工所需、使產品市場化等。一般的食品添加劑可分為天然和人工合成的，天然的如糖、鹽，人工合成的如代糖阿斯巴甜（aspartame, Nutra Sweet）等。

雖然多數的食品添加劑使用的劑量很低，但是根據統計數字估計美國人平均一年食用的食品添加劑約有 5 英磅，如果把糖包括進去，平均一年食用的食品添加劑約有 135 英磅。任何一個人如果經常攝取加工食品的話，很明顯的會攝取過量的食品添加劑。

食品添加劑最好只使用一點點或不影響食物本身的營養價值，否則會對你的健康造成影響。從食品添加劑使用的歷史來看，有些添加劑曾經是安全的，但是後來使用一段時間後，卻被禁用或者被加上一些警告標示，像一些人工甜味劑糖精 saccharin 及 cyclamate 就是兩個例子。其他的食品添加劑如味精、阿斯巴甜可以使用，但是仍會有一些副作用包括頭痛、腹瀉、神智不清、記憶力減退甚至癲癇（詳見後面阿斯巴甜的部分）。

增加生鮮食物的攝取

那些被認為最健康的蔬菜、水果，即所謂的有機食品，是沒有使用任何殺蟲劑、農藥、化學肥料及促進生長的化學物質等。這些有機食品可以在一些健康食品店、超級市場及食品公司中購買到。

當你選擇你要的食物，要注意這些蔬菜、水果的成熟期即它的盛產季，因為在盛產季的蔬菜、水果所含的維生素、酵素較多。請你特別要記得食物如果儲存愈久，營養素流失愈多。

一旦你買了這些有機食品回家以後，在食用前一定要徹底沖洗乾淨，如果不是有機食品的話，則更要清洗乾淨以去除任何化學殘渣，可以用專門的軟刷子，把食物刷洗清潔，再浸泡在水中 10 分鐘。也可以使用在較大的健康食品店買到沒有毒的洗潔劑，如果外皮有打蠟，則要把皮去掉，因為蠟無法洗掉，但去皮要儘量愈薄愈好。

大多數的蔬菜、水果應完整食用，果皮的部分含有相當多的營養素，吃

枸櫞類水果時，多吃白色的部分，那裡含有相當豐富的維生素C和生物類黃酮（bioflavonoid）。

雖然多數人喜歡吃煮熟的青菜，但是食物中的維生素、酵素對熱敏感，烹調會破壞它。所以應儘量吃生的蔬菜、水果。如果真的沒有辦法生吃，選擇用蒸的或快炒的烹調方式，減少受熱的時間。

如果無法購買到新鮮的產品，可以考慮用冷凍食品取代之，千萬不要選擇罐頭產品或加工之微波食品，那些食品通常含有高量的鹽及添加物，對你的健康沒有好處。

避免過度烹煮食物

前面提過，長時間烹煮食物會破壞一些營養成分，更值得我們注意的是那些燒烤的食物，以高溫碳烤或燒煮至黃褐色甚至焦黑程度的食物，將會改變一些有機化合物的化學結構，產生致癌的物質。

因為這個論點，所以烤肉對健康的威脅很大。當碳烤食物中的油滴到火焰中時，會產生一種化合物，叫做多環芳香族碳氫化合物（polycyclic aromatic hydrocarbons, PAHs），這是危險的致癌物。而肉類中的胺基酸和其他成分經由高溫會產生另外一種致癌的物質，叫做雜環芳香族胺類（heterocyclic aromatic amines, HAAs）。事實上，許多在實驗室中使研究動物導致癌症的化學物質，都是從煮熟的蛋白質中分離出的。

特別要注意的是不僅肉類會產生這些物質，就連烤麵包也會產生很多不同的致癌物質。

這裡告訴我們，高溫碳烤或燒煮至黃褐色甚至焦黑程度的烹調方式是有害健康的。雖然飲食習慣因人而異，對很多人而言，每天攝取很多過熟的食物似乎是安全的，所以很難訂出一安全量。這和抽菸對健康的危害的道理相同，有人一天吸入半公克就有害，也有人可以一天抽兩包菸。因此雖然影響多寡因人而異，但很明顯的，多吃生食或稍微烹煮的食物，和儘量避免攝取肉類，將會減少你罹患癌症的機會，甚至其他各種慢性疾病。

使用適當的烹調器具

雖然生食比熟食的好處多，但是美味的濃湯和各式菜餚也可以是很健康

的。如何增加這些熟食的益處呢？選擇適當的烹調器皿是相當的重要。

當我們製備食物時，只選擇玻璃、不鏽鋼或鐵鍋等。不要使用鋁製的炊具或器皿，因為食物烹調或儲存在鋁製的器皿中，會產生一種物質去中和消化液，導致酸中毒及潰瘍。更嚴重的是這些烹調用具中的鋁，會從這些器具中滲出至食物內，當我們吃了這些含鋁的食物，身體便會吸收鋁，過多的鋁會堆積到大腦和神經系統中，增加罹患阿茲海默氏症的危險性。

其他還需注意的烹調器皿，是那些加上特殊塗料的不沾鍋，這些塗料常常會脫落至食物中，最後進入你的身體中，影響你的健康。

限制鹽分的攝取

食鹽中的鈉成分雖然是人體所必需的營養素，但是鈉的攝取不足卻是非常罕見的。我們每天只需攝取 500 毫克的鈉就可以維持健康。這是足以完成鈉在身體中的所有重要功能，包括維持正常的體液數值、肌肉的正常作用、適當的血液酸鹼值。過多的攝取鈉會造成液體滯留到組織，導致高血壓和其他嚴重的異常問題，包括心臟衰竭、特定形式的腎臟疾病及經前症候群（premenstrual syndrome, PMS）等。

最好的限制鈉的方法是限制鹽分的攝取，減少烹調用鹽或餐桌上使用食鹽的量，還需注意要避免加工食物的攝取，因為這些食物都含有高量的鹽分。

植物化學因子（Phytochemicals）

多年來研究學者確定，與攝取高肉類飲食相比，飲食中如果多攝取水果、蔬菜、穀類和豆類，可以減少許多疾病的產生，包括癌症、心臟病、糖尿病及高血壓。最近的研究，更發現這些食物中預防疾病的成分為抗氧化物質，這些特定的維生素、礦物質及酵素，對預防癌症及一些疾病有效的原因，是因為它們可以防止身體受到氧化的傷害。最新的研究，更發現水果、蔬菜、穀類和豆類中，含有另外一群可以促進健康的營養素，稱為植物化學因子，這些物質可以防禦癌症和其他疾病。

植物化學因子是植物中的活性物質，給予植物顏色、香味和自然抵抗疾病的作用。要了解這些植物化學因子如何保護身體的機轉，首先需要了解癌

症形成的多重步驟過程。植物化學因子可以藉由阻礙一種或多種步驟來防禦癌症。舉例來說，癌症的開始形成，是由於致癌物質經由飲食或空氣進入體內，但是存在於綠花椰菜中的植物化學因子sulforaphane，進入細胞中可以活化一群酵素，使那些致癌物質不致於進入細胞內產生傷害。

其他的植物化學因子，已知有其他的預防癌症作用，例如存在於枸櫞類水果中的類黃酮素（flavonoids），可以阻止一些與致癌有關的荷爾蒙進入細胞中。存在於黃豆製品中的金雀異黃酮（genistein），可以藉由防止養分供給來殺死腫瘤。十字花科蔬菜如甘藍菜芽、白花椰菜和甘藍菜中的吲哚（indoles），可以增加免疫力，容易使毒素排出體外。豆類中的皂素（saponins）可以預防細胞產生癌病變。番茄中的酸（p-coumaric acid、chlorogenic acid）會干擾一些化學致癌物的形成。這些保護物質接二連三的被發現出來，根據估計番茄所含的植物化學因子約有 10,000 種不同的物質。

雖然沒有長期的人體試驗顯示這些植物化學因子的抗癌作用，至少有200 個以上的研究支持飲食中富含水果、蔬菜、穀類和莢豆類，可以降低癌症的危險，從動物和體內實驗更進一步發現，這些植物化學因子是如何預防致癌物促進細胞生長的機制。舉個例子來說，甘藍菜和蕪菁中發現的phyto-chemical phenethyl isothiocyanate（PEITC）會抑制大白鼠和小鼠的肺癌生長，同時 PEITC 也被發現可以預防抽菸產生的致癌物。

科學家已經可以分離出這些植物化學因子，許多公司也已經在販賣由蔬菜中，如綠花椰菜濃縮出來的植物化學因子，這些可能可以當做補充劑來使用，然而這些藥物不應該被用來取代新鮮的食物，因為有數千種的植物化學因子存在於食物中，而且有愈來愈多的新的種類會被發現出來，沒有任何一種補充劑可以包含所有的植物化學因子，所以還是應該攝取完整的蔬菜和水果。

幸運地，我們可以很容易從每餐飲食中獲得足夠量的植物化學因子，幾乎所有的穀類、莢豆類、水果和蔬菜中都含有這些物質，而且不像一般的維生素，這些物質並不會因烹調或加工的過程而破壞掉。例如存在於黃豆中的金雀異黃酮，同時也會存於黃豆製品中如豆腐和味噌湯。同樣的被發現在甘藍菜中的植物化學因子 PEITC，也可以在泡菜或酸菜中找到。當然你吃生的或稍微烹煮過的食物，不但可以得到這些植物化學因子，也同時可以得到新鮮完整食物所含的所有維生素、礦物質及其他營養素。

人工甜味劑的安全性考量

　　由於美國人對節食相當的瘋狂，所以人工甜味劑，所謂的代糖，阿斯巴甜就流行起來，因為它的甜度約為一般蔗糖的 200 倍，使用時所需的量當然少很多，這些人工甜味劑充斥在超級市場的貨架上，特別被使用在一些減肥食品中，可以在下列食物中發現，包括速食早餐、喉糖、早餐麥片、無糖口香糖、可可粉、咖啡飲料、冷凍甜點、果凍、果汁飲料、瀉藥、牛奶飲料、綜合維生素、非處方藥物、奶昔粉、汽水、茶、酸酪乳等含糖飲料。

　　所謂的阿斯巴甜包括三個成分，即胺基酸中的苯丙胺酸（phenylalanine）、天門冬胺酸（aspartic acid）和甲醇（methanol）。阿斯巴甜中的胺基酸代謝途徑和從天然食物中來的相同，所以攝取可樂中所含的阿斯巴甜會使血中胺基酸濃度上升，但是這種快速的上升和攝取蛋白質食物是不相同的，這種快速上升被相信是可能導致一些問題的。

　　沒有人反對苯酮尿症（phenylketonuria, PKU）患者不可使用阿斯巴甜，因為苯丙酮尿症患者體內缺乏轉換苯丙胺酸到另一種胺基酸酪胺酸（tyrosine）的酵素。高苯丙胺酸囤積在體內，會導致大腦損壞。除了這些人以外，需注意使用阿斯巴甜的還包括鐵缺乏者和腎臟病患者，這些人如果攝取阿斯巴甜的話容易造成毒性。

　　阿斯巴甜的第三個成分甲醇，就算少量攝取也會產生毒性，中毒的症狀包括失明、腦水腫、胰臟和心肌肉發炎，雖然美國食品藥物管理局公布阿斯巴甜中的甲醇含量並不足以導致中毒的症狀，但是連續高劑量的影響卻尚未知道。

　　儘管食品藥物管理局宣稱阿斯巴甜的攝取是安全的，但仍有許多人在攝取之後還是會產生一些不適的症狀，根據 H. J. Roberts 所著的《阿斯巴甜安全與否？》（*Aspartame: Is it Safe?*）一書中，報導有關食用阿斯巴甜會產生的副作用包括頭痛、情緒不穩、視力改變、噁心、腹瀉、睡眠異常、記憶減退、神智不清等，兒童食用後特別危險。

　　下面應不需要再特別說明，如果一旦有不舒服的症狀產生，你就必須停止食用含有這種代糖的任何食物，最好避免食用所有的人工添加物，多攝取水果和新鮮果汁，這些是天然的甜味劑，不含任何人工色素、防腐劑，含有促進健康所需的營養素。

基本飲食指南

均衡飲食是健康的基礎，飲食中提供各種營養素，飲食的好壞可以決定身體健康與否，下面的表格提供一個建議的指南。

食物種類	應當避免的食物	可以接受的食物
豆類	豆類罐頭製品、冷凍豆類	所有的豆類（特別是黃豆）沒有以動物油或鹽烹調
飲料	酒精性飲料、咖啡、可可、加糖果汁、汽水、茶（除了花草茶）	花草茶、新鮮蔬菜水果汁、穀類飲料（常以咖啡取代物販售）、礦泉水
乳製品	所有軟的乳酪、人工色素乳酪、冰淇淋	低脂乳酪、脫脂乾酪、克非爾發酵乳、不加糖的優格、牛奶或低脂牛奶、白脫牛奶
蛋	炸或醃	水煮蛋或荷包蛋（一週最多吃四個）
魚	油炸、所有帶殼的海鮮、鹹魚、罐頭魚	所有淡水魚、鮭魚、燒烤魚、浸水的鮪魚罐頭
水果	所有加糖的罐裝、瓶裝或冷凍的	所有新鮮的、冷凍、脫水不含糖的水果、自製的罐頭
穀類	所有白麵粉製品、白米、麵條、即食的燕麥和穀類	含麩皮或米糠的全穀類
肉類	牛肉、所有形式的豬肉、熱狗、燒烤和煙燻、鴨、鵝、肋骨、肉汁及內臟	去皮的雞肉、火雞肉及羊肉（以一週吃三次為限）
核果類	加鹽或燒烤	所有新鮮的生核果（花生要適量）
油脂類	所有飽和脂肪、氫化人造奶油、精煉油、硬化油脂	冷壓過的油：玉米、紅花子、芝麻、橄欖、大豆、葵花、芥花等油、不加蛋的美奶滋
調味品	黑或白胡椒、鹽、紅辣椒、白醋及人工醋	大蒜、洋蔥、蘿勒（香菜）、脫水蔬菜、蘋果醋、海鹽、海藻、味噌
湯類	加鹽或味精的罐頭湯、含有油脂或乳酪的濃湯	自製不含鹽、脂肪的湯
芽菜和種子	用油或鹽煮過的	生的或稍微煮過的芽菜、可生食的種子
糖類	白糖、黑糖、玉米糖漿、巧克力、糖果、果糖、所有加糖的果醬和果凍	麥芽、少量的蜂蜜、純楓糖、糖蜜
蔬菜類	所有添加鹽或其他添加物的罐頭和冷凍蔬菜	所有生鮮的、冷凍的蔬菜（不含添加物）、自製的無鹽蔬菜罐頭（稍微烹煮一下蔬菜）

(2)維生素（Vitamins）

引言

維生素就是維持生命的要素，它們藉由調節代謝及幫助已消化的食物釋放出熱量的生化過程，可以提供我們良好的健康狀況。維生素被分類爲微量營養素，因爲我們身體需要這些維生素的量，和那些巨量營養素，例如醣類、蛋白質、脂質和水相比起來，顯得非常微量。

酵素是維持身體機能所必需的化學物質（詳見第一部中第七章的酵素部分），它們催化或活化化學反應，使這些反應可以連續在體內進行。維生素當做輔酶，與酵素一起，可以完成身體活動內容，完整新鮮的生食是酵素的良好來源。

維生素大致上可以分成兩大類，脂溶性維生素和水溶性維生素。水溶性維生素要每天攝取，體內儲存量不多，約 4 小時到 1 天內被排出體外，包括維生素C和B群。脂溶性維生素則可以儲存在身體中的脂肪組織一段長時間。

RDA 對 RDI 或是 ODI

膳食營養素建議量（Recommended Dietary Allowances）簡稱 RDAs，是美國食品營養部在四十多年前針對各種營養素訂定的建議量，對於一般民衆的疾病預防和促進健康的目標所需的參考值。這些建議的參考值又可以提供美國食品藥物管理局的需求，對於 1992 年公布的營養補助食品法規和食品標示的制訂上也有貢獻。從 1994 年開始美國食品藥物管理局也使用新的參考標準，每日建議量（Daily Value, DV），當做食品標示的參考。

每日建議量是由兩種參考值設定而來的，包括每日參考值（DRVs）和每日參考攝取量（RDI）。每日參考值是一套飲食參考值，可以適用於脂肪、飽和脂肪、膽固醇、碳水化合物、蛋白質、纖維質、鈉和鉀；而每日參考攝取量則是根據膳食營養素建議量而來的，針對各個年齡層制訂的營養素建議量。

值得我們注意的是，膳食營養素建議量對於這些營養素建議量的設定，是針對預防缺乏症的最低量，例如：腳氣病、軟骨症、壞血病和夜盲症等，並沒有提供我們在維持健康或促進健康的建議量。

許多的科學研究顯示攝取高於建議量的維生素，有助於我們的身體健康。因此，對不同營養素的攝取建議量的制訂是非常有必要的。我們覺得使用每日營養最適攝取量比起每日參考攝取量要好，所謂每日營養最適攝取量（Optimum Daily Intakes）簡稱ODI，這個建議量可以增進我們的身體健康，本書前面提到的維生素建議量就是使用ODI的量，這是可以提供我們達到促進健康的目的，本書後半部也以此劑量根據個別需要設計飲食計畫。

均衡和協同作用

要有適當均衡的維生素和礦物質對身體是非常重要的，科學研究顯示過量攝取合成的維生素和礦物質也會產生一些與缺乏類似的症狀。例如：高劑量的服用一種維生素B，會導致另一維生素B的缺乏。另外，過量的攝取鋅，也會造成體內鋅的排出增加，以致於有缺乏的症狀發生。研究證實如果每天補充100毫克的鋅可以加強免疫力，但是如果每天補充超過100毫克的鋅，則會破壞你的免疫系統，所以均衡的攝取是首要的重點。

協同作用是一種增強的效果，即兩種或兩種以上營養素結合一起的作用會比單一種的作用強，可以達到互相幫助以發揮更強的功能。例如：為了使生物類黃酮（又稱維生素P）達到其預防瘀血和牙齦出血的效能，可以和維生素C一起服用，有增強的效果。

除此之外，某些物質還會阻斷維生素的吸收，例如：服用抗生素會降低維生素C的吸收，此時，應該要增加維生素C的補充。

合成或天然

理論上來說，我們所需要維持適當健康的營養素，都應該從新鮮的食物而來，但實際上是有其困難性，且不太可能達到。我們現在生存在充滿化學污染和壓力的環境之下，對於營養素的需要量是有必要增加的，然而熱量的需求則是減少的，因為我們的一般活動量減低了，也就是我們要面對的是選擇什麼樣的食物可以得到較高的營養素。另一方面，有很多食物在種植、運

送和加工的過程，都有一些營養素被破壞掉。再加上不當的烹調、儲存等，以致於我們無法獲得足夠的營養素。因此，想要從飲食中達到足夠的建議攝取量是不容易的，大多數人都需要額外補充營養。

維生素補充劑大致上有兩大類：人工合成和天然。化學合成的維生素，是由實驗室分離出與天然物相似構造的化學物質，經過製造後再以人工合成的，而天然的維生素補充劑則是由食物中分離出的天然物質。雖然人工合成和天然的在化學成分上並沒有任何的差別，然而，天然物中含有人工合成所沒有的物質。如果你是缺乏某種維生素，補充人工合成的就有改善的效果，但是如果由天然食物中獲取，則對身體健康有較大的幫助。另外，如果沒有標示「天然」二個字的合成補充劑，還可能含有炭焦、人工色素、防腐劑、糖分、澱粉及其他的添加物等，消費者在購買時要特別的注意，而且就算是有標示為天然也有可能不是從天然的食物中分離得來的。民眾要注意產品的標示，選擇有信譽的廠商，及有明確的說明來源，沒有添加任何上述有害的物質及添加物等。

研究顯示天然的維生素補充劑有蛋白質結合比起沒有蛋白質結合的，較容易被身體所吸收和利用，同時也較易保留於體內組織中。而人工合成的化學物質通常沒有與蛋白質結合，天然食物中的維生素和礦物質會與蛋白質、脂質、碳水化合物及生物類黃酮等結合在一起。被稱為醫學營養開發之父的 Abram Hoffer 博士解釋為：天然界存在的食物組成營養素並非單獨可以存於食物之中，沒有天然的純蛋白質、純脂質或純碳水化合物。這些分子相互作用彼此交織成非常複雜的三度空間的構造，到目前為止仍無法清楚的明瞭。同樣的，如維生素和礦物質也是沒有單獨存在的形式，而是和其他營養素相結合成為複雜分子的。

選擇食用天然的維生素和礦物質，是基於它們與蛋白質結合可以有較好的吸收利用的考量，再配合三餐與食物一起補充，將會對於提供所需的補充品有更大的效率。

貨架上在賣什麼

在一般的藥房、超市、健康食品專賣店上，你可以買到各種形式的維生素補充劑，包括錠劑、膠囊、粉末、口含錠、液體等，還有可以注射的形

式。通常要以什麼方式服用是個人喜好的問題，然而由於身體對於這些不同的形式補充劑之吸收和利用速率有少許的差異，所以我們有時候會根據需要建議某種形式的補充劑，這些建議將可以見於本書之中。

維生素補充劑通常可以由單一營養素或與其他營養素一起攝取，需看本身所需決定選擇哪種，重點是依身體實際需要做選擇。一套用來維持健康的計畫，和治療特定疾病的計畫是有很大不同的。如果你發現一種符合你需要的營養補充劑，記得要每天服用，如果劑量不足以達到需求的話，可以增加劑量，或考慮增加其他營養素的補充，但是值得注意的是有可能會提高其他營養素的攝取量；而如果單一種補充劑沒有辦法供給足夠所需的話，可以考慮以幾種不同的綜合補充劑一起服用。本書所列出的是單一種營養素的個別補充劑量，而你可能看到補充劑含數種不同營養素於同一錠劑內。

因為大多數的維生素效能都會受到日曬而被減低，所以需確保包裝維生素的瓶子夠暗不透光，可以適當的保存它們。有些人可能對於塑膠罐過敏，購買時可以選擇玻璃瓶裝，維生素補充劑應保存在陰暗通風之處。

所有的維生素補充劑都要與食物一起服用，效果較好。除非有明確的標示，脂溶性的維生素建議餐前服用，而水溶性的維生素建議餐後服用。

認識各種維生素

維生素 A 和類胡蘿蔔素

維生素A可以預防夜盲症和其他眼睛的毛病，還有一些皮膚的疾病如青春痘等。它可以增強免疫力，還可以癒合腸胃潰瘍，維持和修復組成皮膚和黏膜的上皮組織，也是形成骨頭和牙齒的重要物質，可以幫助脂肪的儲存、保護預防流行性感冒和一些感染，包括腎臟、膀胱、肺、黏膜細胞膜等。維生素A同時扮演抗氧化劑的角色（詳見後面第七章的抗氧化劑），也是新生細胞成長所需，它還可以預防心臟病、中風及降低血中膽固醇的含量，延緩老化的功能。體內的蛋白質如果沒有維生素A的存在則無法被利用，維生素A 又被稱為皺紋消除器，局部塗抹特定的維生素 A 酸，可以減少皮膚的細紋，還有消除老人斑的作用。

缺乏維生素A會導致皮膚或頭髮乾燥、眼角膜乾燥、生長遲鈍及夜盲症

等。其他還可能的缺乏現象包括：耳鳴、失眠、疲倦、生育力障礙、鼻竇炎、肺炎、容易感冒或其他呼吸道感染、皮膚問題如粉刺，還有體重減輕等。

　　另外與維生素A有關的營養素是類胡蘿蔔素，它們有一部分扮演著維生素A前驅物的角色，有些是抗氧化物質或有其他重要的功用。胡蘿蔔素是最被熟悉的一族，其中又以β-胡蘿蔔素最被廣泛研究，同時還包括α-胡蘿蔔素、γ-胡蘿蔔素和茄紅素。當我們從食物或補充劑攝取β-胡蘿蔔素後，會在肝臟轉換成維生素A。根據最新的研究報告顯示，β-胡蘿蔔素可以藉由去除自由基而有助於預防癌症的產生。到目前為止，已經發現563種不同的胡蘿蔔素，但並未全部被發現出來，有研究發現合併食用一種以上的胡蘿蔔素效果比單一的要好。

　　但是大量攝取維生素A，每天超過100,000個國際單位，而且是長期服用，會有中毒的現象產生，主要會對肝臟產生毒性。毒性症狀包括：腹痛、月經週期不規則、肝脾腫大、腸胃不適、脫髮、皮膚發癢、關節疼痛、噁心、嘔吐、水腦、肝中酵素上升、口唇病變等。而且懷孕期間攝取過多的維生素A還可能會生出畸形兒，包括兔唇、先天性心臟病等。你如果真的有特殊需要一定要補充高劑量的維生素A，可以選擇用乳化形式的補充劑，這樣對肝臟的影響較小。

　　然而β-胡蘿蔔素則無過量的問題，因為β-胡蘿蔔素是一種色素，如果攝取太多的話，皮膚會出現黃色或橘色，而且β-胡蘿蔔素對身體的影響較維生素A小，除非是肝臟功能異常，無法轉換β-胡蘿蔔素為維生素A，例如甲狀腺機能過低的人，最常會有此問題。

◆ 食物來源

　　維生素A最豐富的食物來源包括：動物的肝臟、魚肝油、深綠和深黃色的蔬菜。另外，含量不低的食物還有：杏果、蘆筍、甜菜、綠花椰菜、哈密瓜、胡蘿蔔、芥菜、大蒜、木瓜、南瓜、紅椒、菠菜、番薯等。一些藥用植物也含有維生素A，包括苜蓿、牛蒡、番椒、繁縷、小米草、茴香子、蛇麻草、木賊、海帶、檸檬香茅、毛蕊花、蕁麻、燕麥桿、蘿勒、薄荷、車前草、覆盆子葉、紅花苜蓿、玫瑰果、歐鼠尾草、熊果葉、紫蘿蘭葉、黃酸模

等。一般動物性食物的含量大約比植物性來源多六倍。

◆ 說明

抗生素、利尿劑、少數降膽固醇藥會干擾維生素 A 的吸收。

◆ 注意事項

如果你有一些肝臟疾病的話，記得不要每天服用超過 10,000 個國際單位的維生素 A 藥丸，或任何形式的鱈魚肝油，而且千萬不要長期每天服用超過 100,000 個國際單位，因為曾經有致死的案例報告。小孩則更要特別小心，不要服用 18,000 個以上的國際單位超過一個月。針對一般民眾補充β-胡蘿蔔素會比維生素 A 好，因為β-胡蘿蔔素會在肝中轉換成維生素 A，且量為身體所需。然而如果你是糖尿病或甲狀腺機能過低患者，應特別注意補充，以免對肝臟造成傷害。

維生素 B 群（Vitamin B Complex）

維生素 B 可以幫助維持神經、皮膚、眼睛、頭髮、肝臟及口腔的健康，同時還可以使腸胃道的肌肉具正常的彈性，且可以維持適當的大腦功能。B 群維生素主要扮演輔酶的角色，幫助酵素與其他的受質的化學反應進行，且參與能量製造。它們也可能可以減緩憂鬱和焦慮的症狀，足夠的攝取維生素 B 群特別對老年人是非常重要的，因為這些營養素隨著年紀的增加吸收率並不如從前，研究報告也發現阿茲海默氏症的患者可能由於缺乏維生素 B_{12} 與其他 B 群維生素所致。維生素 B 群可以一起服用，如果為了某種特定的疾病，可以補充 B 群維生素每日兩到三次，多於一種的維生素一段時間。也有噴劑和舌下錠劑的形式，對於吸收較容易且方便，可以使有吸收問題的成人多一種選擇。

由於維生素 B 群在身體中一起作用，所以常常缺乏一個會有另一個也缺乏的現象，雖然它們是一個團隊，也可以單獨個別的討論。

維生素 B_1（Thiamine，硫胺素）

維生素 B_1 可以促進循環、幫助血液形成和碳水化合物的代謝，同時也可

以產生鹽酸，鹽酸是參與正常消化中非常重要的物質。它還可以使腦部功能正常，維生素 B_1 是能量代謝、正常生長發育、食慾控制及學習能力不可或缺的物質，也是維持腸、胃、心臟等肌肉張力的維生素。另外，它還扮演抗氧化的功能，可以保護身體不致因抽菸、酗酒產生自由基造成的傷害，這些傷害正是造成許多慢性疾病及老化的原因。

　　腳氣病是一種神經系統的疾病，在已開發中國家已經很少見了，它是缺乏維生素 B_1 所導致的。其他缺乏維生素 B_1 的可能症狀還包括便秘、水腫、肝腫大、疲勞、健忘、腸胃不適、食慾減低、心跳改變、易怒、呼吸困難、肌肉萎縮、容易緊張、手腳麻木、痛覺敏感、刺痛、虛弱、體重減輕等。

◆ 食物來源

　　維生素 B_1 含量最豐富的食物包括：糙米、蛋黃、魚、莢豆類、肝臟、花生、豌豆、豬肉、家禽、米糠、小麥胚芽、全穀類等，其他還有蘆筍、酵母、綠花椰菜、甘藍菜芽、核果類、燕麥、李子、乾的棗類、葡萄乾、螺旋藻、水田芥等。另外，一些藥用植物也含有維生素 B_1，包括苜蓿、藻類、薄荷、蘿勒、覆盆子葉等。

◆ 說明

　　服用抗生素、抗癲癇藥（Dilantin）、磺胺藥及口服避孕藥等，還有過度酗酒、咖啡因攝取過多，會降低體內的維生素 B_1，高碳水化合物飲食也會增加維生素 B_1 的需要，不過酗酒者是最常見缺乏維生素 B_1 者。

維生素 B_2（Riboflavin，核黃素）

　　維生素 B_2 是體內紅血球形成、抗體的產生、細胞呼吸及生長所必需的營養素，它可以減輕眼睛的疲勞，是預防和治療白內障的重要營養素。另外，維生素 B_2 還可以幫助醣類、脂肪、蛋白質的代謝，和維生素 A 一起還可以維持及促進消化道黏膜細胞的完整。

　　維生素 B_2 是促進組織中的皮膚、指甲、頭髮利用氧，去除頭皮屑，還能幫助鐵和維生素 B_6 的吸收，另外懷孕時攝取足夠的維生素 B_2 是非常重要的，因為維生素 B_2 缺乏會造成胎兒發育受損。維生素 B_2 是胺基酸中色胺酸

（tryptophan）代謝所必需的維生素，這個胺基酸在體內可以轉換成菸鹼素。手腕隧道症候群（carpal tunnel syndrome）也可以由維生素 B₂ 及維生素 B₆ 的補充而獲得改善。

缺乏維生素 B₂ 症狀中的口角酸痛、裂開、眼睛受損、口舌發炎、皮膚潰瘍等總稱為無核黃素炎。其他症狀還有失憶、昏眩、掉髮、失眠、對光敏感、消化不良、生長遲緩、神經反應遲鈍等。

◆ 食物來源

維生素 B₂ 豐富的來源有下面幾種：乳酪、蛋黃、魚、莢豆類、肉、牛奶、家禽、菠菜、酪梨、綠花椰菜、甘藍菜芽、綠葉蔬菜等。另外，一些藥用植物也含有維生素 B₂，包括苜蓿、人參等。

◆ 說明

有一些因素會增加體內對維生素 B₂ 的需要量，例如：服用口服避孕藥、劇烈運動等，維生素 B 群易被光、抗生素和酒精所破壞，但長期服用高劑量（超過 50 毫克）的維生素 B₂ 可能造成白內障和視網膜疾病。

維生素 B₃（菸鹼素、菸鹼醯胺）

維生素 B₃ 是維持適當循環及正常皮膚所需的營養素，它可以幫助神經系統的功能運作、醣類、脂質、蛋白質的代謝、消化系統產生鹽酸，它還可以參與正常膽汁、胃液的分泌、合成性荷爾蒙。維生素 B₃ 可以降低膽固醇及促進循環，幫助一些精神官能症患者，還能加強記憶力。

癩皮病是一種缺乏維生素 B₃ 的疾病，其他的缺乏症狀還包括：疼痛、失憶、憂鬱、腹瀉、昏眩、疲勞、頭痛、消化不良、失眠、麻木、四肢酸痛、食慾降低、低血糖、肌肉虛弱、發炎等。

◆ 食物來源

維生素 B₃ 被發現於牛肝、啤酒酵母、綠花椰菜、胡蘿蔔、乳酪、玉米粉、蛋、魚、牛奶、花生、豬肉、馬鈴薯、番茄、小麥胚芽、全麥製品等。另外，一些藥用植物也含有維生素 B₃，包括苜蓿、人參等。

◆ 說明

通常在攝取維生素 B_3 補充劑後會有面部潮紅的現象，這是無害的，也可能會有皮膚出現紅疹，有一點刺痛感是正常的，通常這些症狀都只持續數分鐘。維生素 B_3 補充劑有菸鹼素、菸鹼醯胺，這兩種有不同的特性，菸鹼醯胺不會產生潮紅現象，然而，菸鹼醯胺並沒有所有菸鹼素的特性，特別是它並沒有降血膽固醇的作用。

◆ 注意事項

懷孕、糖尿病、痛風、肝臟病、胃潰瘍等都需特別注意，菸鹼素可能使血糖上升，一天服用 50 毫克以上，長期會導致肝壞死。

維生素 B_5（Pantothenic Acid，泛酸）

又稱抗壓力維生素，泛酸在產生腎上腺荷爾蒙、形成抗體、幫助維生素利用及轉換脂質、醣類、蛋白質為熱量等功能上都扮演重要的角色。它是身體內所有細胞必需的，且濃縮集中於各個器官內。泛酸也可以參與神經傳導物質的形成，因為這個維生素是輔酶 A 的必要元素，而輔酶 A 是身體中重要的化學物質，參與許多代謝反應。泛酸也可以預防特定型態的貧血，更是維持正常腸胃道和腎上腺的功能所必需的，它還有助於治療憂鬱症和焦慮等。缺乏泛酸會有疲倦、頭痛、噁心及手部酸麻等症狀發生。

◆ 食物來源

含有泛酸的食物包括：牛肉、啤酒酵母、蛋、新鮮蔬菜、莢豆類、肝、蘑菇、核果類、豬肉、蜂王漿、海水魚、全麥麵粉等。

維生素 B_6（Pyridoxine，吡哆醇）

維生素 B_6 就是吡哆醇，吡哆醇參與的身體功能種類超過任何一種營養素，它可以影響你的生理及心理健康，如果你有水分滯留的問題，補充維生素 B_6 可以幫你解決，同時它也是產生胃酸及吸收脂質、蛋白質所必需的。維生素 B_6 可以用來幫助維持體內鈉、鉀等電解質平衡、促進紅血球細胞的形

成，它也是神經系統所需要的，是維持正常腦部功能所不可或缺的，也是合成遺傳物質核酸 DNA、RNA 的重要物質。維生素 B_6 可以活化許多酵素，及幫助維生素 B_{12} 的吸收，維生素 B_6 的功能還包括增強免疫系統、產生抗體等。

維生素 B_6 在癌症免疫性上及預防動脈硬化上都扮演重要的角色，它可以抑制一種有毒化學物質，同半胱胺酸（homocysteine）的形成，這種物質會侵害心臟肌肉，使膽固醇沈積於心肌周圍。維生素 B_6 也有輕微的利尿作用，可以減輕經前症候群的症狀，也可以預防草酸結石的發生，還有治療過敏、關節炎、氣喘等功用。

維生素 B_6 缺乏會導致貧血、抽筋、頭痛、噁心、脫皮、舌痛、嘔吐等。其他可能的缺乏症狀還包括粉刺、厭食、關節炎、口唇病變、憂鬱、暈眩、疲勞、易怒、延後傷口復原、牙齦發炎、學習障礙、記憶減退、頭髮脫落、聽覺障礙、麻木、臉部皮膚過油、生長遲緩、感覺異常等。

◆ 食物來源

幾乎所有的食物都含有維生素 B_6，然而最豐富的食物來源是：啤酒酵母、胡蘿蔔、雞肉、魚肉、菠菜、葵花子、胡桃、小麥胚芽等，其他來源還包括酪梨、香蕉、豆類、糖蜜、綠花椰菜、糙米、全穀類、甘藍菜、哈密瓜、玉米、馬鈴薯、米糠、黃豆、天貝等。另外，一些藥用植物也含有維生素 B_6，包括苜蓿、人參等。

◆ 說明

抗憂鬱症藥物、荷爾蒙治療、口服避孕藥都會增加維生素 B_6 的需要量，利尿劑及類固醇藥物會阻礙維生素 B_6 在體內的吸收，但長期服用高劑量的維生素 B_6（每天超過 100 毫克），可能會造成毒性，導致神經壞死和失調的現象。

維生素 B_{12}（Cyanocobalamin，氰鈷胺）

維生素 B_{12} 是預防貧血所必需的，它幫助葉酸調節紅血球的形成，也可以促進鐵的利用。維生素 B_{12} 也是維持食物的適當消化、吸收、蛋白質合成、碳水化合物和脂質的代謝所必要的。它也可以幫助細胞形成、維持細胞壽

命。另外，維生素 B_{12} 也可以預防神經損壞、維持正常生殖能力、促進生長，還可藉由維持神經髓鞘的脂質部分，來保護神經末端的功能。維生素 B_{12} 也與體內產生乙醯膽鹼有關，而乙醯膽鹼則是一種神經傳導物質，幫助學習和記憶，研究也顯示補充維生素 B_{12} 有助於睡眠品質。

缺乏維生素 B_{12} 會造成吸收不良，最常見於有消化障礙的老年人。缺乏症狀包括：精神異常、骨質流失、慢性疲倦、昏眩、便秘、憂鬱、消化障礙、暈厥、肝腫大、眼睛疾病、幻聽、頭痛（偏頭痛）、舌頭發炎、易怒、呼吸困難、記憶減退、情緒不穩、神經質、神經損壞、惡性貧血、耳鳴、脊髓退化等。全素者特別要補充維生素 B_{12}，因為維生素 B_{12} 只發現存在於動物性食品，然而身體有儲存量，通常需要飲食缺乏五年以上才會有缺乏症狀產生，這就是為什麼並不是所有的全素者都會有立即的缺乏現象的原因。

◆ 食物來源

含維生素 B_{12} 最豐富的一些食物包括：啤酒酵母、干貝、雞蛋、鯡魚、內臟、牛奶、乳製品、海鮮類等。維生素 B_{12} 不含於多數的蔬菜中，但是有一些海藻類例如：紫紅藻、海帶、昆布、海苔，以及黃豆、黃豆製品等有少量的含量。另外，還有一些藥用植物中也可以發現少量的維生素 B_{12}，包括：苜蓿、蛇麻草等。

◆ 說明

治療痛風的藥物、抗凝血劑及鉀的補充劑，都可能阻礙腸胃道對維生素 B_{12} 的吸收，有一種維生素 B_{12} 錠片，含在舌下的溶解度比直接吞入的效果好，是對維生素 B_{12} 有吸收困難者的較好選擇。因為內在因子是腸胃道的一種蛋白質，是吸收維生素 B_{12} 所必須要有的。缺乏內在因子者因維生素 B_{12} 無法經由腸胃道吸收，使用舌下片補充效果較好。

生物素（Biotin）

生物素的功能在於幫助細胞的生長、脂肪酸的合成、參與碳水化合物、脂質、蛋白質的代謝、維持其他維生素 B 群的利用。足夠的生物素是維持健康的頭髮和皮膚所必需的。每天補充 100 毫克的生物素，可以預防部分男性

的脫髮。另外，生物素也是促進正常汗腺、神經組織、骨髓健康所需要的，特別的是生物素也可以減輕肌肉疼痛。新生兒有一種症狀叫做脂溢性皮膚炎，它是一種皮膚乾燥、易脫落掉屑，可能由於生物素的缺乏造成的。成年人維生素 B 群缺乏並不常見，因為從食物中很容易就獲得足夠的量，如果有缺乏的現象發生時，可能的症狀有：貧血、憂鬱、掉髮、高血糖、皮膚和黏膜發炎、失眠、缺乏食慾、肌肉酸痛、噁心、舌頭酸痛。

◆ 食物來源

含生物素較豐富的食物有啤酒酵母、煮熟的蛋黃、肉、牛奶、家禽、海水魚、黃豆、全穀類等。

◆ 說明

生蛋白中含有一種叫做卵白素（avidin）的物質，這個物質會在腸道與生物素結合，抑制腸內生物素的吸收。還有油脂長時間的暴露於空氣和熱度，也會干擾腸內的生物素吸收。另外，一些藥物如：抗生素、磺胺藥、糖精等都會影響生物素的吸收。

膽鹼（Choline）

膽鹼是維持適當的神經衝動所必需的，神經衝動是由大腦傳達至中樞神經系統。膽鹼也是維持膽囊調節肝臟的正常功能，及形成卵磷脂的營養素。它還可以幫助荷爾蒙的產生，降低肝臟中過多的脂肪，因為膽鹼可以促進脂肪和膽固醇的代謝，如果沒有膽鹼，腦部的正常功能和記憶力都會受損。所以膽鹼對於一些神經系統障礙（例如：帕金森氏症等）的患者，是有幫助的。缺乏膽鹼可能會造成脂肪堆積在肝臟中，及心臟異常的症狀、胃潰瘍、高血壓、抑制脂肪的消化、腎臟和肝臟的受損、生長遲緩等。研究也發現膽鹼在維持心臟血管的健康、生殖系統及胎兒發展上扮演非常重要的角色，也有研究顯示膽鹼對於預防和治療動脈粥狀硬化上是有必要的，同時也是同半胱胺酸代謝所需的。

◆食物來源

　　含高量膽鹼的食物包括：蛋黃、卵磷脂（重量的百分之十三是膽鹼）、豆類、肉類、牛奶、黃豆和全穀類等。

葉酸（Folate）

　　葉酸又稱為喋醯麩胺酸（pteroylglutamic acid, PGA），是被認為腦部的重要食物，它的功能在於產生能量，形成紅血球細胞，還有藉由形成白血球來增強免疫能力，同時葉酸也是合成 DNA 和 RNA 的輔酶，它在維持細胞分化和增殖上有重要的作用。另外，葉酸也參與蛋白質的代謝，補充葉酸可以預防和治療葉酸缺乏的貧血，葉酸也有助於治療憂鬱症和子宮頸異常增生。

　　葉酸是調節同半胱胺酸代謝的重要營養素，同半胱胺酸是一種體內自然產生的胺基酸，是從另外一種胺基酸叫做甲硫胺酸轉變而來的，近年來的科學研究報告都發現到血中的同半胱胺酸濃度太高，會增加動脈粥狀硬化（脂肪粥瘤堆積造成的動脈硬化）的危險性。在正常的人體內同半胱胺酸會轉變成另外一種對身體無害的胺基酸，而為了完成此過程，我們需要足夠的葉酸、維生素 B_6 及維生素 B_{12}，研究顯示紅血球的同半胱胺酸濃度與體內這三個維生素含量成反比，也就是說，體內的這三個維生素的含量若較低，則同半胱胺酸的濃度會上升。

　　葉酸對於懷孕婦女更是特別的重要，它是幫助胚胎和胎兒的神經細胞形成，這在正常的生長發育中是相當的重要。近年來的許多研究發現，在懷孕早期每天攝取 400 微克的葉酸，將可以預防一些重要的神經管缺損，例如脊柱裂或水腦等。葉酸也可以預防早產的發生。為了有效的預防這些問題，最好是在準備懷孕前就補充葉酸，至少持續到懷孕前三個月。如果等到知道懷孕才開始補充就太慢了，因為在懷孕的前六週是胚胎發育最重要的時期，一般婦女發現自己懷孕時都已經超過這個時間了，這就是為什麼多數專家建議每個適婚年齡的女性都要補充葉酸的理由。另外，葉酸如果與維生素 B_{12} 和維生素 C 一起攝取效果會更好。

　　舌頭酸痛、發紅是葉酸缺乏的一個現象，其他的可能缺乏症狀還包括：貧血、肌肉麻痺、消化困難、易疲倦、灰髮、生長受損、失眠、呼吸加重、

記憶衰退、虛弱、易生出先天異常的後代等。葉酸缺乏可能由於攝取新鮮的蔬菜、水果不足，只攝取煮熟或微波加熱的蔬菜，因為加熱會破壞葉酸的含量，另外一個葉酸缺乏的原因可能是由於吸收不良所造成的。

◆ 食物來源

含高量葉酸的食物有蘆筍、大麥、牛肉、麩皮、啤酒酵母、糙米、乳酪、雞肉、綠葉蔬菜、棗類、羊肉、豆類、肝臟、牛奶、蘑菇、柑橘、豬肉、根類蔬菜、鮭魚、鮪魚、小麥胚芽、全穀類和全麥等。

◆ 說明

口服避孕藥會增加體內對葉酸的需要量，酒精也會阻礙葉酸的吸收。特別要注意的是如果你有和荷爾蒙相關的癌症或癲癇等症狀，千萬不要長期使用高劑量的葉酸。

肌醇（Inositol）

肌醇是一個對頭髮相當重要的營養素，這個維生素可以有使情緒和緩和降低膽固醇的效用，它有預防血管硬化的功用，肌醇是形成卵磷脂的重要物質，也是脂肪和膽固醇代謝的必要營養素。它可以幫助脂質從肝臟中移除，缺乏肌醇會導致動脈粥狀硬化、便秘、掉髮、高血膽固醇、易怒、情緒不穩、皮膚破損等。研究也發現高劑量的肌醇可以治療憂鬱症、衝動性障礙及焦慮症等，而不會有像藥物治療的副作用產生。

◆ 食物來源

肌醇被發現存在於啤酒酵母、水果、卵磷脂、豆類、肉類、未精製的糖蜜、葡萄乾、蔬菜和全穀類等。

◆ 說明

攝取大量的咖啡因會導致肌醇儲存於體內。

對胺基安息香酸（簡稱 PABA）

對胺基安息香酸是葉酸的基本構造的一部分，也是合成泛酸的物質，對胺基安息香酸可以藉由小腸中細菌轉換成葉酸，這個抗氧化劑可以經由吸收紫外線 B（UV-B）的輻射來幫助預防日曬，進一步可以預防皮膚癌，它也是一個分解和利用蛋白質的輔酶，可以幫助形成紅血球。對胺基安息香酸也可以幫助維持腸道菌叢的健康，飲食中如果補充對胺基安息香酸可以減少因壓力和營養缺乏造成白頭髮的產生，其他還有一些好處，例如：可以保護因二手菸、臭氧和空氣污染所帶來的危害，還可以減少關節炎的發炎情形，加強關節的柔軟度。

缺乏對胺基安息香酸會導致憂鬱症、容易疲勞、腸胃不適、白髮、焦慮、神經質、皮膚顏色異常等。

◆ 食物來源

含有對胺基安息香酸的食物包括：腎臟、肝臟、糖蜜、蘑菇、菠菜和全穀類等。

◆ 說明

含磺胺類的藥物可能會造成對胺基安息香酸的缺乏。

維生素 C（Ascorbic Acid，抗壞血酸）

維生素 C 是一種抗氧化劑，它參與體內至少 300 種以上的化學反應，包括組織的生長和修復、腎上腺的功能完整和健康的牙齦等。維生素 C 還有助於抗壓力荷爾蒙、干擾素（一種重要的免疫蛋白質）的形成，而且還是葉酸、酪胺酸、苯丙胺酸代謝所必要的。研究也有證實攝取維生素 C 可以減輕氣喘的症狀，同時有保護因污染造成的害處、預防癌症、防止發炎及增強免疫力。維生素 C 還可以幫助鐵的吸收，它會結合一些有毒物質，如某些重金屬，使它們成為對身體無害而排出體外，甚至於黑寡婦毒蜘蛛的毒液，也可以高量的維生素 C 來結合掉。維生素 C 也有降低體內低密度脂蛋白膽固醇的含量，即所謂壞的膽固醇，同時也有提高體內高密度脂蛋白膽固醇的含量，

即所謂好的膽固醇的功效，另外還可以降低血壓和預防動脈血管硬化，膠原蛋白的形成也必須要有維生素 C 的存在 ，維生素 C 還有預防血液不正常的凝集的作用，可以降低白內障的危險性及促進傷口的癒合等作用。

維生素 C 與維生素 E 和 β-胡蘿蔔素一起有加乘的作用，也就是說一起攝取這些營養素的效果比單獨服用的效果還好。維生素 E 可以防禦體內自由基對細胞膜的傷害，然而維生素 C 可以攻擊體液的自由基，兩種維生素一起作用有互相加強的效果。

因為體內無法製造維生素 C，所以必須要從飲食中或補充劑中得到，不幸的是，我們從飲食攝取而來的維生素 C，大多數由尿液中流失掉，一些需要特別多量的情況下如重病、癌症，最好在專業醫生的監督和指導下靜脈注射維生素 C，會比口服的效果好。

壞血症是一種缺乏維生素 C 所導致的疾病，它的特性是傷口癒合不良、牙齦出血、水腫、四肢無力、皮下點狀出血等，但常見到較輕微的缺乏症狀包括：刷牙時牙齦出血、增加一些疾病的感染性，特別是對感冒和支氣管發炎、關節疼痛、體力減弱、消化較差、延長傷口癒合的時間、容易瘀血和掉牙齒等。

◆ 食物來源

維生素 C 常見於漿果、枸櫞類水果及綠色蔬菜中，含量較豐富的有蘆筍、酪梨、甜菜、黑醋栗、綠花椰菜、甘藍菜芽、哈密瓜、芥菜、蒲公英葉、紫紅藻、葡萄柚、芥藍、檸檬、芒果、洋蔥、柑橘、木瓜、豌豆、甜椒、柿子、鳳梨、蘿蔔、菠菜、草莓、瑞士萵苣、番茄、水芹菜等。藥用植物含有維生素 C 的有苜蓿、牛蒡、番椒、蘩縷、小米草、茴香子、葫蘆巴、蛇麻草、木賊、海帶、薄荷、毛蕊花、蕁麻、燕麥桿、辣椒子、蘿勒、松針、車前草、覆盆子葉、紅花苜蓿、玫瑰果、並頭草、紫羅蘭葉、黃酸模等。

◆ 說明

酒精、抗憂鬱症藥物、抗凝血劑、口服避孕藥及類固醇等，都會降低體內維生素 C 的含量，抽菸則會使體內維生素 C 耗損掉，還有某些糖尿病的藥

物或磺胺類的藥物與維生素 C 一起服用效果會減弱，補充高劑量的維生素 C 會有血便的產生，影響正確的測試結果。

　　爲了要達到較佳的效果，補充維生素 C 最好可以分次服用，一天兩次比一次的效果要好，酯化的維生素 C 形式是最有效的維生素的構造，特別是針對那些有慢性疾病如癌症和愛滋病患者。另外，已開發出維生素 C 與一些必需礦物質如鈣、鎂、鉀、鈉或鋅等一起反應，結果形成一種非酸性的維生素 C 複合物，而且含有維生素 C 代謝物是與體內產生的完全一樣。酯化的維生素 C 進入血液中的速度較一般的維生素 C 快四倍，它可以較快的速度轉移進去細胞中，而且停留較長的時間，另外只有三分之一會從尿液流失掉，所以酯化的維生素 C 效果較好。有很多工廠製造酯化的維生素 C，單獨一種或添加其他的營養素，如抗氧化劑或一些保健食品等。

◆ 注意事項

　　如果阿斯匹靈和高劑量的一般維生素 C，即抗壞血酸一起服用的話，會發生腸胃不舒服，嚴重會導致潰瘍的現象。如果你有服用阿斯匹靈的習慣，最好選用酯化的維生素 C，且與阿斯匹靈分開服用。

　　如果你懷孕最好不要每天補充高於 5,000 毫克的維生素 C，因爲高劑量的維生素 C 會造成胎兒對維生素 C 的依賴性，導致新生兒的壞血病。還有要避免可咀嚼的維生素 C 片，因可能會造成牙齒琺瑯質的損害。

維生素 D

　　維生素 D 是一種脂溶性維生素，它具有維生素和荷爾蒙雙重的特性，是鈣和磷吸收所必需的營養素。維生素 D 的功能在於維持正常的生長和發育，尤其是兒童的牙齒和骨骼，還有保護預防肌肉衰弱及參與調節心跳。維生素 D 在預防乳癌、直腸癌、骨關節炎、骨質疏鬆症、低血鈣症、加強免疫力、正常的甲狀腺功能，及血液凝固等作用上是非常重要的物質。

　　維生素 D 有許多不同的形式，包括維生素 D_2：麥角固醇，從食物而來；維生素 D_3：鈣化固醇，是由太陽光紫外線照射而來；維生素 D_5：一種人工合成的維生素 D。這三種以維生素 D_3 被認爲是天然的且最有活性的。

　　我們從食物或是補充劑中得來的維生素 D 並不完全是活化形式，它需要

進入肝臟中被轉換後，再經由腎臟之後才變成完全活化的維生素 D 形式。這也是為何肝臟或腎臟有疾病的人，會有較高的機率得到骨質疏鬆症的原因。當我們暴露在太陽光下，皮膚中的一種似膽固醇的物質，會轉換成維生素 D 的前驅物，一星期將你的手和臉暴露於陽光下 15 分鐘至少三次，就可以有效的得到足夠的維生素 D 含量，然而，研究也顯示出一些緯度較高的國家，特別在冬天時，並無法獲得足夠的日光。

嚴重的缺乏維生素 D 會引起兒童的佝僂症及骨質疏鬆症，較輕微的缺乏會有一些症狀，包括：食慾降低、嘴巴和喉嚨刺痛、腹瀉、失眠、視力問題、體重減輕等。最近在《新英格蘭醫學期刊》中，有研究指出維生素 D 缺乏已有增多的情形，特別在老年人上。針對一個非缺乏危險的族群做調查，有百分之五十七的人體內的維生素 D 含量是比正常值要低的。這些人之中有百分之六十七是中度到嚴重的維生素 D 攝取不足。

◆ 食物來源

魚肝油、海水魚、乳製品、蛋、牛油、鱈魚肝油、蒲公英葉、蛋黃、大比目魚、肝臟、牛奶、燕麥、鮭魚、沙丁魚、番薯、鮪魚及植物油等食物都含有維生素 D。體內可以經由日光的曝曬後自己合成維生素 D。另外，藥用植物含有維生素 D 的有苜蓿、木賊、蘿勒等。

◆ 說明

腸道有異常、肝膽功能不足都會干擾維生素 D 的吸收，一些降膽固醇的藥物、制酸劑、礦物油及固醇類的荷爾蒙如腎上腺素等，都會影響維生素 D 的正常吸收，還有某些利尿劑會干擾體內的維生素 D 和鈣的比值。每天補充過多的維生素 D，如果超過 1,000 國際單位，也有可能會導致骨質密度的降低。

◆ 注意事項

不要單獨補充維生素 D 而不補充鈣，如果補充維生素 D 65,000 以上國際單位超過兩年的話，可能會有毒性產生。

維生素 E

　　維生素 E 是一種重要的抗氧化劑，可以預防癌症和心血管疾病，它可以促進循環，也是組織修復所必需的。可以用在一些經前症候群和乳房纖維囊腫病症上，也可以促進正常的血液凝固和疾病的復原、減少傷口的結疤、降低血壓、幫助預防白內障、增進運動表現及緩和腿部的抽筋等。對部分男性來說，維生素 E 還可以促進精子的生成。另外，它的功能還包括維持健康的神經和肌肉強度、皮膚和頭髮的正常生長、有助於預防貧血及早產兒的視覺異常問題。1988 年美國癌症協會研究發現，抽菸者如果長期的補充維生素 E，可以降低罹患攝護腺癌的危險性。另有許多的研究也建議補充此維生素可以延緩阿茲海默氏症的惡化。到目前為止，科學研究發現維生素 E 已經可以用來預防至少 80 種疾病。

　　就從一個抗氧化劑來看，維生素 E 可以防止細胞受到氧化損壞，抑制油脂的氧化而形成自由基。它還有保護其他的脂溶性維生素的作用，如避免維生素 A 受到破壞。維生素 E 具有延緩老化及預防老人斑的生成的功效，一些研究也顯示每天服用維生素 E 對預防心血管疾病比服用阿斯匹靈更有效，而且沒有副作用的產生。相反的，美國每年約有 3,000 人因不當的使用阿斯匹靈而導致死亡。

　　缺乏維生素 E 會造成紅血球細胞和神經的損壞，缺乏的症狀包括：不孕（男性和女性）、月經週期異常、神經肌肉障礙、紅血球細胞壽命減短、容易流產及子宮異常等。體內維生素 E 含量較低與腸胃道癌症和乳癌的發生有關，流行病學調查也證實一般美國飲食中，攝取過多的加工製品而缺乏足夠的維生素 E，會增加罹患心血管疾病的機會。

　　維生素 E 實際上是一個由八種構造類似的化學物所組成的家族，大致上分為兩種主要的形式：生育醇（tocopherols）和生育三醇（tocotrienols）。每一種又有四種形式：α、β、γ、δ，總共有八種，其中 d-α-生育醇是最具有潛力的。天然的維生素 E 比合成的要好，因為天然形式的維生素 E 在體內的作用較合成的好，而且合成的維生素 E 只有天然的百分之六十七的活性。所以建議要把標示讀清楚，天然形式的維生素 E 標示為 d-α-生育醇，合成的為 dl-α-生育醇（注意 d 之後有 l），dl-形式的價格只有 d-的一半而已，但是活性

較低。

◆ 食物來源

維生素 E 存在於植物油、深綠色蔬菜、豆類、核果類及全穀類等食物中。含量較高的為糙米、蛋類、內臟、燕麥、牛奶、肉類、黃豆、番薯、小麥及小麥胚芽。另外，藥用植物含有維生素 E 的有苜蓿、蒲公英、當歸、覆盆子葉、亞麻子、燕麥桿等。

◆ 說明

體內需要鋅來維持血中適當的維生素 E 的含量，根據美國加州柏克萊大學細胞分子生物學教授 Lester Packer 博士的研究，維生素 E 和維生素 C 一起可以對抗自由基的入侵，在油脂中添加維生素 E 可以預防油脂的氧化酸敗，油脂氧化是造成血管病變的主要因子。

如果你同時補充維生素 E 和鐵劑，不要兩種一起吃，要分開吃，無機形式的鐵劑（例如：硫酸亞鐵）會破壞維生素 E，有機形式的鐵劑（例如：葡萄酸亞鐵、延胡索酸亞鐵等）較能保留完整的維生素 E。

◆ 注意事項

如果你有服用抗凝血劑的藥物，千萬不要補充超過 1,200 國際單位的維生素 E，如果你是糖尿病、風溼性心臟病或甲狀腺機能亢進的患者，不要吃超過建議量的劑量。另外，你如果有高血壓，補充維生素 E 以低劑量開始為宜，例如每天 200 個國際單位，再逐漸增加劑量。

維生素 K

維生素 K 為產生凝血酶原的必要物質，而凝血酶原是人體血液凝固所需的。維生素 K 對於骨骼的形成與修復有重要性，它同時是合成骨蛋白（osteocalcin）的重要物質，這個蛋白質是骨骼組織中鈣結晶所造成的，和預防骨質疏鬆症有關聯。

維生素 K 的生理功能還包括參與腸道轉換葡萄糖為肝醣儲存起來，因此可以參與促進肝臟的健康。另外，維生素 K 可以增加小孩對疾病的抵抗能力，

有預防一些癌症形成的作用，它還有延長壽命的功效，缺乏維生素K會導致不正常或內部出血。

維生素K一共有三種形式：維生素K_1來自植物、維生素K_2從小腸細菌製造而來，維生素K_3爲合成的維生素。

◆ 食物來源

維生物K存在於某些食物，包括：蘆筍、糖蜜、綠花椰菜、甘藍菜芽、甘藍菜、白花椰菜、深綠色蔬菜、蛋黃、生菜、肝臟、燕麥、裸麥、紅花子油、黃豆、小麥及優格等。另外，藥用植物含有維生素K的有苜蓿、綠茶、燕麥桿等，但是體內大多數的維生素K是由腸道的有益細菌所合成的。

◆ 說明

服用抗生素會增加體內對維生素K的需求，因爲維生素K是經由腸道細菌所合成的，抗生素會殺死腸道中的細菌，進而干擾維生素K的形成。另一方面，抗生素同時也會干擾維生素K的吸收。

◆ 注意事項

在懷孕的最後幾星期，千萬不要補充高劑量的維生素K，因可能會造成新生兒中毒的現象。如果你有服用抗凝血劑，在補充維生素K之前最好先徵得醫生的許可，因爲維生素K會干擾抗凝血劑的作用，大量的補充維生素K可能會堆積至體內，造成臉部泛紅和出汗的現象。

生物類黃酮（Bioflavonoids）

雖然嚴格說起來，生物類黃酮並不是真正的維生素，但是它們的特性可以被列爲一種維生素，通常將它們稱爲維生素P。生物類黃酮是人體吸收維生素C所必需的物質，維生素C和生物類黃酮二者是必須共同存在的。生物類黃酮是一群由許多類似的化學物質所組成，包括：黃酮素、花青素等，這些物質我們人體並不能自己製造，都要從食物中獲得而來。

近來，生物類黃酮常被用來治療運動傷害，因爲它可以減輕疼痛、消除腫脹和淤青，生物類黃酮還可以減緩腿和背部等局部的疼痛，另外，有降低

和長期出血與低血鈣有關的症狀之發生。生物類黃酮有加乘維生素C的功用，具有保護微血管構造完整的作用。除此之外，生物類黃酮還有抗菌、促進循環、刺激膽汁的產生、降低膽固醇及預防和治療白內障等的功效，而與維生素 C 一起攝取還可以減輕口唇疱疹的症狀。

　　槲黃素是一種可以作爲生物類黃酮補充劑的形式，它可以有效的治療和預防氣喘的症狀。從天然物而來的活化型的槲黃素是好的來源，這種槲黃素也包含兩種其他的成分增加它的效用，一是鳳梨酵素，是一種存於鳳梨中的酵素，和維生素 C，爲非酸性的抗壞血酸鎂。鳳梨酵素和槲黃素一起有加成的效果，應該要一起攝取以增加其吸收率。

◆ 食物來源

　　胡椒、枸櫞類的水果之果皮中的白色部分都含有生物類黃酮，另外，生物類黃酮主要的食物來源還包括黑莓、櫻桃、葡萄、檸檬、柑橘、李子、棗子和玫瑰果等，而藥用植物中，野生莓、木賊等也含有生物類黃酮。

◆ 說明

　　極高劑量的攝取生物類黃酮可能會導致腹瀉。

輔酶 Q10（Coenzyme Q10）

　　輔酶 Q10 是一種類似維生素的物質，它被發現與體內維生素 E 有類似的作用，輔酶 Q10 可能是一種很強的抗氧化劑，又被稱爲泛醌（ubiquinone）。一般有十種化學物質具有輔酶 Q10 的特性，而輔酶 Q10 是唯一發現於人體之中的。這個物質在每個細胞能量產生上扮演非常重要的角色，輔酶 Q10 可以幫助循環、刺激免疫系統、增加組織的含氧量，還具極重要的抗老化作用，缺乏這個營養素與糖尿病、肌肉萎縮等疾病的發生有關聯。

　　許多科學的研究也已證實補充輔酶 Q10 與抗組織胺的作用相同，因此，對於那些患有過敏、氣喘及呼吸道問題的人有幫助。另外，學者專家也用輔酶 Q10 來治療一些心智患者，如精神分裂症和阿茲海默氏症等，最近的報告也發現輔酶 Q10 對於肥胖、念珠菌感染、多發性硬化症及糖尿病等有其效果。

　　輔酶 Q10 也逐漸被用在治療和預防心血管疾病，美國德州大學所做的一

個六年的研究，給予先天性心臟衰竭的病人添加輔酶 Q_{10} 的介入治療，發現三年的存活率有百分之七十五，而沒有添加輔酶 Q_{10} 的三年的存活率只有百分之二十五。另外，類似的研究在美國德州大學和日本老年疾病中心也有相同的結果，顯示輔酶 Q_{10} 有降低血壓的功效，而且不需藥物和飲食的控制。

輔酶 Q_{10} 除了被使用在對抗心血管疾病上，在實驗動物中，也發現它可以有效的降低因腫瘤和白血病導致的死亡。有一些醫生也建議癌症的化療病人補充輔酶 Q_{10}，可以有效的減緩一些副作用。

在日本，輔酶 Q_{10} 被廣泛的使用，估計有超過 1,200 萬的人為了治療心血管疾病（增強心肌的彈性）和高血壓及增強免疫力而補充輔酶 Q_{10}。日本研究也發現輔酶 Q_{10} 有保護胃和十二指腸黏膜的功用，可以用來幫助治療胃和十二指腸潰瘍。

我們身體的輔酶 Q_{10} 含量會隨著年紀增加而減少，所以飲食中要特別的補充，尤其是超過 50 歲的人，有約 50 到 100 毫克的製劑可以補充，且以口服形式的較好。

◆ 食物來源

鮭魚、沙丁魚都含有大量的輔酶 Q_{10}，另外，牛肉、花生和菠菜也是它的食物來源。

◆ 注意事項

輔酶 Q_{10} 是油溶性的，所以它和油脂或油脂食物如魚一起吃的吸收較好，在購買輔酶 Q_{10} 時要特別的注意，並不是所有的產品都是純化形式，它的天然顏色是深的亮黃到橘色，粉末形式的有一點點味道，應該避免放在熱的和有光的地方，純的輔酶 Q_{10} 在 46.1°C 以上就會被破壞掉，選擇含有一點維生素 E 的，這樣可以幫助輔酶 Q_{10} 儲存較久的時間。

(3)礦物質（Minerals）

引言

　　在這個行星中所有的活細胞，都要依賴礦物質來維持適當的功能和構造，礦物質是構成體液的組成、形成血液和骨骼、維持健康的神經功能，及調節肌肉張力包括心血管的肌肉等所必須的。礦物質和維生素一樣，被當做一種輔酵素，可以使身體的一些反應正常運作，例如：產生能量、生長和組織的修復等。因為所有的酵素活動都要礦物質的參與，礦物質為利用維生素和其他營養素所不可或缺的。

　　人體和所有天然的物質，都必須維持它的化學平衡，這個平衡就要靠體內不同的礦物質含量，尤其是某些礦物質內含量和其他礦物質的比例。一種礦物質在體內的含量會影響另外一種礦物質，因此，如果有某些礦物質不平衡，則會影響到其他的礦物質，這些不平衡最後會造成一些疾病的發生。

　　礦物質是地球中自然存在的元素，岩石的形成則是由許多礦物質鹽類組成的。岩石和石頭經過長年累月的侵蝕後，漸漸的碎裂成小塊，再加上灰塵和砂石的堆積形成土壤。土壤中則含有礦物質的鹽類，經由土壤運送至植物體內，而植物被草食動物攝食後，人體就由這些植物和動物中得到這些礦物質。

　　一般天然的礦物質可以分為兩大類：巨量礦物質和微量礦物質。巨量礦物質包括：鈣、鎂、鈉、鉀和磷，這些營養素的需要量較多，而微量礦物質對人體來說只需要一點點，但是是非常重要的。微量礦物質包括：硼、鉻、銅、鍺、碘、鐵、錳、鉬、硒、矽、硫、釩和鋅。

　　因為礦物質主要儲存於體內的骨骼和肌肉組織中，所以如果攝取過多的話，可能會有礦物質中毒的情形發生。然而這樣的狀況並不常見，除非是長期大量的攝取累積在體內而產生毒性。

貨架上在賣什麼

　　通常和維生素一起，單由食物中獲得足夠的礦物質量而可以維持良好的健康，可能較困難，但是也並非不可能。礦物質的補充劑可以幫助你獲得體內所需的礦物質。

　　礦物質常見於一般的綜合維生素中，它也可以單獨的販售，當做單一的營養補充劑。市面上可以看到有錠狀、膠囊、粉末及液態狀等形式，有些與其他營養素如蛋白質一起螯合，這些螯合的物質可以加強它的吸收。當這些礦物質製劑與食物一起吃入後，體內在消化過程中會自然的與其他營養素螯合在一起。因此，在選擇哪種補充劑上常有爭議性，但是我們建議還是選擇已有螯合的形式較好。

　　一旦礦物質被吸收後，它必須進入血液傳送到細胞和各個組織利用，一種礦物質進入身體後，會幫助完成另一種礦物質的吸收。例如：體內太多的鋅會使銅缺乏，過多的鈣會影響鎂的吸收。因此，補充礦物質要特別注意均衡的攝取，不然不但沒有效果還會造成副作用。還有纖維素的補充會影響礦物質的吸收，因為纖維素會降低體內礦物質的吸收，因此，如果你需要同時補充纖維素和礦物質的話，記得不要同時食用。

認識各種礦物質

硼（Boron）

　　硼是維持骨骼健康和肌肉生長所必需的微量礦物質元素，因為它會幫助體內產生天然的固醇類化合物，它同時是體內鈣、磷和鎂代謝所需，它可以加強腦部的功能、促進敏感度，及扮演體內如何利用脂肪和糖分轉換成能量的角色。大多數的人並不會缺乏硼，然而年紀較大的人每天如果補充 2 到 3 毫克的硼對身體是有好處的，因為老年人常有鈣吸收的問題，而缺乏硼會導致維生素 D 的缺乏。

　　硼可以幫助預防停經後婦女的骨質疏鬆症和建造肌肉組織，美國農業部的一個研究顯示每天補充 3 毫克的硼，僅 8 天就可以減少停經後婦女百分之四十鈣的流失和三分之一鎂的流失，及少許的磷的排出。

◆食物來源

含硼的食物有：蘋果、胡蘿蔔、葡萄、深綠色葉菜、生的核果類、梨子和全穀類等。

◆注意事項

記得每日不要補充超過 3 毫克的硼。

鈣（Calcium）

鈣是形成強健骨骼和牙齒及維持牙齦健康的重要物質，也是調節心跳和神經傳導的必要營養素。鈣同時可以降低膽固醇和幫助預防心血管疾病，是肌肉生長和吸收所需，所以鈣可以預防抽筋，鈣可以加速孩童骨骼的發育速度及加強骨密度的強度，鈣是一個非常重要的營養素，與血液的凝固和預防癌症有關，還可以降低血壓和預防骨質疏鬆症病患骨質的流失。另外，鈣還參與 DNA、RNA 構造中的蛋白質成分，也是活化體內多種酵素的營養素，包括：體內脂肪利用分解的解脂酶。除此之外，鈣可以維持細胞膜的通透性、幫助神經肌肉活動性、調節皮膚的正常、預防懷孕時的妊娠毒血症、減少產婦的死亡，因懷孕產生的高血壓可以攝取鈣來降低。

鈣有保護骨骼和牙齒的功能，它可以抑制有毒金屬如鉛的吸收。如果一個人缺乏鈣，會導致鉛的吸收和累積在骨骼和牙齒中。

鈣缺乏會有許多症狀發生，包括：關節疼痛、指甲易碎、高血膽固醇、心律不整、高血壓、失眠、肌肉抽筋、神經炎、手腳麻木、風溼性關節炎、軟骨症及蛀牙等。鈣不足還與智力缺損、痙攣、憂鬱症、過動症有關。

◆食物來源

鈣存於乳製品、鮭魚、沙丁魚、海鮮、深綠色葉菜等。其他主要的食物來源還包括：杏仁、蘆筍、糖蜜、啤酒酵母、綠花椰菜、白脫牛奶、甘藍菜、乳酪、牛奶、羊奶、燕麥等。一些藥用植物含有鈣質的包括：苜蓿、牛蒡、番椒、洋甘菊、繁縷、蒲公英、小米草、茴香子、葫蘆巴、亞麻子、蛇麻草、木賊、海帶、檸檬香茅、毛蕊花、蕁麻、燕麥桿、辣椒子、蘿勒、薄

荷、洋車前、覆盆子葉、紅花苜蓿、玫瑰果、紫羅蘭葉、黃酸模等。

◆ 說明

胺基酸中離胺酸是鈣吸收所需要的，離胺酸的食物來源有蛋、魚、乳酪、皇帝豆、牛奶、馬鈴薯、紅肉、黃豆製品及發酵酵母，同時也有以補充劑的形式出現。

女性運動員和停經後婦女需要較高量的鈣質，因為她們的雌激素較一般人低，雌激素有保護骨骼系統的完整和促進骨骼中鈣的囤積之作用。

過度運動會使鈣的吸收減緩，但是適度運動則有助於鈣的吸收，維生素D不足或攝取過多的鎂和磷都會影響鈣的吸收。

如果鈣片與鐵劑一同服用的話，它們會結合在一起，降低兩者的吸收率，所以最好不要一起食用，分開補充會較好。太多的鈣可能會干擾鋅的吸收，而太多的鋅也會干擾鈣的吸收（特別是鈣的攝取量太低時）。對大部分的人而言，每天補充鈣和鋅的比例約為 2,500 毫克的鈣對 50 毫克的鋅，從一根頭髮就可以分析體內這些礦物質的含量。

飲食如果含高量的蛋白質、脂肪和糖分會影響鈣的吸收，典型美國飲食中的大量肉類、精製糖類、碳酸飲料都會導致鈣的流失增加，還有攝取酒精性飲料、咖啡、垃圾食物、過多的鹽和白麵粉製品等，也會造成體內鈣的流失。一些飲食中的基本食物如蔬菜、水果和全穀類，都含有足量的鈣，但是磷的含量是較低的。

草酸（存於杏仁、甜菜、可可、黃豆和菠菜）會干擾鈣的吸收，因為會與鈣結合形成不溶性的化合物，而不會被身體吸收。一般正常飲食中所含的草酸量並不會產生問題，但是過量的攝取含高量草酸的食物會抑制鈣的吸收。草酸還可以與鈣結合形成草酸鈣的腎結石，研究顯示補充鎂和鉀可以預防此種結石。

少量多次的補充鈣片，即每天分多次的服用鈣片，可以得到較好的效果，還有睡前服用較好。這個礦物質以單一高劑量服用較為有效，多數的專家都建議一次的劑量不要超過 500 毫克，這個劑量是身體可一次接受的最大劑量。因為鈣可以有助於睡眠，所以最好晚上服用，而且高纖維飲食會干擾鈣的吸收，也有人建議睡前食用。

有一些維生素公司以維生素 D、鈣、磷一起形成補充劑，這種鈣的形式是不溶的，而且會干擾其他營養素的吸收。制酸劑是不被建議當鈣的補充劑，然而它雖然含有鈣，如果攝取的話也是鈣的來源，但是它會中和掉胃酸，而這個胃酸是鈣吸收所必需的。另外，有一部分（百分之二十至百分之四十）超過 60 歲的人會有萎縮性胃炎，這是慢性胃發炎，將降低含在制酸劑中的碳酸鈣的分解。

A. Vogel Homeopathic 是一種鈣吸收配方，可以由舌下補充，特別針對成長中的兒童、老年人、懷孕婦女、任何有吞藥丸障礙的人，可以此方式補充。

◆ 注意事項

有一種藥物叫做 verapamil（Calan、Isoptin、Verelan），是用於某些心臟疾病、高血壓的患者，這種藥物會干擾鈣的吸收，需要特別的小心。鈣的吸收也會受到其他藥物如：四環黴素、甲狀腺素、部分的抗痙攣藥及類固醇等的影響。如果你有服用這些藥物，在補充鈣片之前請記得諮詢醫師的同意。

還有一些藥物會導致鈣的缺乏，例如：一些利尿劑。雖然很多的研究都顯示飲食中添加鈣並不會增加腎結石的危險性，但是如果你曾經患有腎結石或其他腎臟的疾病，應該要先經過醫生的同意才能補充鈣片，最大的安全補充劑量是每天少於 2,500 毫克。

鉻（Chromium, GTF）

因為鉻參與葡萄糖的代謝（鉻通常稱為葡萄糖耐受因子），它是身體能量代謝所需。鉻還是合成膽固醇、脂肪和蛋白質的重要物質。這個必需礦物質可以經過適當的胰島素利用來維持血糖的正常值，對於糖尿病或是低血糖的患者有很大的幫助。研究發現血中的鉻含量較低會增加心血管疾病的罹患機率，懷孕期婦女要特別注意補充足夠的鉻，因為胎兒的發育會增加對這個營養素的需求，補充鉻可以有助於懷孕母親的血糖維持。

美國典型的飲食是缺乏鉻的，只有十分之一的美國人有攝取足夠的鉻，主要有五個原因：(1)許多食物中的鉻是不易被吸收的；(2)由食物攝取鉻的量並不夠；(3)食物在製備和加工中常損失很多的鉻；(4)多數人並不攝取含鉻高

的食物；(5)飲食中含高糖分的食物會增加鉻的流失。根據研究調查發現有三分之二的美國人有低血糖、似低血糖或糖尿病的問題。維持正常血糖的能力和鉻不足有關，還有食物含太多的精製白糖、白麵粉和垃圾食物也有影響。

　　缺乏鉻會導致焦慮、疲勞、葡萄糖不耐性（特別是糖尿病患者）、胺基酸代謝不完全，及增加動脈粥狀硬化的危險性。過量的攝取也會有中毒的現象發生（依個別差異而有不同），有失憶、腸胃潰瘍和肝腎功能異常等症狀。

　　鉻的形式有很多種，其中以補充一種叫做吡啶甲酸鉻（以一種天然的胺基酸代謝物吡啶酸結合的化合物）的吸收效果最好，這個吡啶酸可以使鉻比較容易進入體內細胞，使這個礦物質可以更有效的幫助胰島素在身體內作用，吡啶甲酸鉻已經有效的使用在降低血中膽固醇和控制血糖的功用，同時它也能促進降低體脂肪，和增加肌肉組織的合成。許多研究也發現鉻還有延長壽命和對抗骨質疏鬆症，還有一種與菸鹼素結合的形式效果也不錯。

◆ 食物來源

　　鉻含量較多的食物包括啤酒、啤酒酵母、糙米、乳酪、肉類、全穀類等。另外，乾豆、糖蜜、牛肝、雞肉、玉米、玉米油、乳製品、蛋、蘑菇、及馬鈴薯等的含量也不錯，一些藥用植物中也含有鉻。

◆ 說明

　　運動員和一些活動量較大的人，攝取碳水化合物的量較一般人多，應補充較高的鉻。體內鉻的含量會隨著年紀的增加而減少，所以最好40歲以上就需要補充鉻的攝取，也有一些研究發現飲食中添加鉻，可以降低體脂肪和增加肌肉的百分比。

◆ 注意事項

　　如果你是胰島素依賴型的糖尿病患者，除非經過醫生和專業人員許可後才可以補充鉻。鉻的補充可以使胰島素的功能較有效率，而實際上可以減少對胰島素的需要量。糖尿病患者要時常追蹤血糖值，如需食用鉻要非常小心。鉻的需要量個別差異性很大，補充前一定要徵求醫療人員的意見。

有部分人補充鉻後會有一些反應，例如：輕微頭痛、皮膚發疹等，如果你也有這些症狀，請停止服用，請教專業人員，或是改換另一個品牌的產品。

銅（Copper）

銅在體內有許多功用，包括：協助骨骼、血紅素、紅血球的形成；幫助鋅和維生素C的平衡去形成重要的皮膚蛋白質—彈力蛋白；參與組織修復、產生能量、皮膚和頭髮的顏色及味覺的敏感度；神經和關節的正常等。

銅缺乏的早期症狀為骨質疏鬆症，因為銅是形成膠原蛋白所必需的，而膠原蛋白是骨骼、皮膚和結締組織的基本構造。其他可能的症狀還包括：貧血、腹瀉、虛弱、呼吸道功能障礙、皮膚病變等，而且缺乏銅還會導致血脂質的上升。

過量的攝取銅也會有中毒的現象發生，會有的症狀包括：憂鬱、易怒、噁心、嘔吐、易緊張及關節肌肉疼痛。攝取量只要達 10 毫克就有可能產生噁心的情形，60 毫克可能有嘔吐的發生，僅僅 3.5 公克就有致死的危險性，而小孩的劑量則更低。

◆ 食物來源

除了烹調器具、水管有含銅之外，銅也廣泛存於食物之中，食物來源包括：杏仁、酪梨、大麥、豆類、甜菜、糖蜜、綠花椰菜、大蒜、肝臟、蘑菇、核果類、燕麥、柑橘、蘿蔔、鮭魚、海鮮類、黃豆及綠葉蔬菜等。

◆ 說明

體內銅的含量與鋅和維生素C的量有關聯，如果攝取大量的鋅和維生素C會降低銅的含量，而如果攝取大量的銅則會降低體內鋅和維生素C的含量。

另外，攝取較高量的果糖（水果含的糖分），會使銅缺乏更明顯嚴重。在美國農業部的一個研究中發現如果飲食中有百分之二十是果糖的話，紅血球的抗氧化酵素的能力就會降低，這個酵素與銅相關，可以保護紅血球不被氧化。

◆注意事項

體內銅的含量可以促進眼睛組織氧化的程度，如果你有眼睛方面的問題，應該特別注意補充銅、鐵、鋅和鈣。

鍺（Germanium）

鍺可以促進細胞氧合，在幫助抵抗疼痛、維持免疫系統的功能完整，及排除身體的毒物上都有作用。研究也顯示飲食中攝取含有機鍺的食物，能有效的增進組織中的氧合能力，與血紅素一樣，鍺的作用是當一個攜帶氧進入細胞的物質。日本有位科學家Kazuhiko Asai發現每天攝取100到300毫克的鍺，有預防多種疾病的功效，包括：風溼性關節炎、食物過敏、高血膽固醇、慢性感染、癌症及愛滋病等。

◆食物來源

鍺存在於所有有機物質中，包括動物和植物來源。下列食物為含量較多的：綠花椰菜、芹菜、大蒜、牛奶、蘑菇、洋蔥、番茄汁，一些藥用植物也含有鍺，如蘆薈、康復力草、人參、巴西人參等。

◆說明

鍺最好由食物中攝取而來。

◆注意事項

過量攝取的問題雖然個案報告非常少見，但是還是有可能會導致腎臟疾病或其他的毒性問題。

碘（Iodine）

我們的身體只需要非常微量的碘，這個礦物質可以有助於代謝過多的脂肪，它是一個相當重要的影響生理和精神發展的物質。碘是維持正常甲狀腺功能和預防甲狀腺腫大的必要營養素，小孩如果缺乏碘的話，會有智力發展遲緩的問題。另外，缺碘還與乳癌有關聯，也可能導致一些症狀，包括：疲

倦、新生兒的甲狀腺機能不足、體重增加等。過量的攝取碘（每天 750 毫克以上）會抑制甲狀腺素的分泌、味覺異常、嘴巴酸痛、腹瀉、嘔吐等。

◆ 食物來源

食物中含碘量較高的包括有：乳製品（餵飼含碘的牧草的牛生產的牛奶及其加工製品）、碘鹽、海水魚、海鮮類、海帶等。還有一些食物也含較多的碘，如：蘆筍、藻類、大蒜、皇帝豆、菇類、海鹽、芝麻、大豆、菠菜、葫瓜、瑞士萵苣、蕪菁葉等。

◆ 說明

有某些食物如果你大量生吃的話，會造成甲狀腺吸收碘的機制被阻礙，而導致甲狀腺腫大。這類食物包括：甘藍菜芽、甘藍菜、白花椰菜、桃子、梨子、菠菜、蕪菁等。如果你已經有甲狀腺機能過低的情形，要注意減少這些食物的攝取。

鐵（Iron）

鐵在體內最重要的生理功能是製造血紅素、肌紅素（肌肉組織中的血紅素），和使紅血球含氧。鐵是血中含量最多的礦物質，也是多種酵素所必需，同時是維持生長的必要物質，鐵還是身體免疫系統及能量產生的重要營養素。

缺乏鐵最常見的原因是飲食攝取不足，然而還有一部分的情況是由於腸道出血、飲食中含磷量太高、消化不良、長期慢性疾病、潰瘍、長期服用制酸劑、過量攝取咖啡、茶等飲料及其他的原因所造成。生理期的婦女也是缺鐵的高危險群，特別是流量較大且週期較短的人。有少數的例子是缺乏維生素 B_6 或是維生素 B_{12} 的人有貧血的現象，還有大量運動和流汗者也會流失較多的鐵。

鐵缺乏的症狀包括：貧血、毛髮易碎、吞嚥困難、消化障礙、暈眩、疲倦、骨折、掉頭髮、口部組織易發炎、指甲呈湯匙凹狀或有突起、神經緊張、肥胖、臉色蒼白和反應遲緩等。

因為鐵會儲存在體內，所以過多的攝取鐵也會導致問題，組織和器官中

過多的鐵含量會造成自由基過多，而對維生素 E 的需求量增加。鐵過量還與心臟病、癌症有關聯。另外，身體中囤積過量的鐵會形成一種叫做血鐵質沈著症的的罕見疾病，這個疾病通常見於男性攝取過多的鐵劑，會有皮膚色素變化、關節炎、肝硬化、糖尿病和心臟病變等。

◆ 食物來源

　　鐵存在於雞蛋、肉類、肝、家禽、綠葉蔬菜、全穀類和營養強化的麵包和穀類。其他含量較多的食物還包括：杏仁、酪梨、甜菜、糖蜜、啤酒酵母、棗子、蛋黃、海帶、皇帝豆、粟、桃子、梨子、乾的棗類、葡萄乾、米糠和麥麩、芝麻、大豆等，一些藥用植物含有鐵質的包括：苜蓿、牛蒡根、貓薄荷、番椒、蘩縷、蒲公英、當歸、小米草、茴香子、葫蘆巴、木賊、海帶、檸檬香茅、甘草、牛奶薊子、毛蕊花、蕁麻、燕麥桿、辣椒子、蘿勒、薄荷、洋車前、覆盆子葉、玫瑰果、洋菝契、熊果葉、黃酸模等。

◆ 說明

　　除非你是經過診斷確定為貧血，否則不需要服用鐵的補充劑。如果你要補充綜合維生素丸，請選擇不含有鐵的。如果你真的需要補充鐵的話，記得與維生素 E 同時吃，而且選用有機形式的，如葡萄酸亞鐵，這種鐵劑可以氧化維生素 E。

　　為了鐵在體內的吸收，還需要有胃酸的存在，另外，也還要有一些營養素的參與，包括：銅、鎂、鉬、維生素 A、維生素 B 群等，維生素 C 可以增加百分之三十鐵的吸收。

　　進餐時一起服用鈣片會抑制飲食中鐵的吸收，如果你缺乏鐵的話，記得要在睡前補充鈣片，或是考慮其他時間，不要和有含鐵的食物一起服用，過量的鋅和維生素 E 也會干擾鐵的吸收，而風溼性關節炎和癌症的病患會有貧血的問題，使鐵在肝、脾、骨髓的儲存量不夠。

◆ 注意事項

　　如果你有任何的發炎或感染的問題，記住不要服用鐵劑，因為細菌也需要鐵來維持它的生長，當身體有感染時，肝臟和其他器官會把儲存的鐵暫時

藏起來，就是不讓這些病原菌利用。此時，若補充過多的鐵，只會讓細菌增生更多。

鎂（Magnesium）

鎂是酵素作用的催化劑，特別是活化某些參與能量代謝的酵素。鎂還可以幫助鈣和鉀的吸收，缺乏鎂會干擾神經衝動的傳導至肌肉，還會引起暴躁和緊張。飲食中補充鎂有助於預防憂鬱症、頭暈、肌肉衰竭、抽痛、經前症候群等，還可以維持酸鹼平衡，和維持正常的體溫。

鎂是預防柔軟組織鈣化所必需的，此必需礦物質可以保護動脈血管的管壁，避免管壁受到壓力改變而產生壓迫。此外，鎂在骨骼的形成和碳水化合物、礦物質的代謝等方面，扮演一個重要的角色。而且在有維生素 B_6 的存在下，鎂還能幫助減少並溶解磷酸鈣所形成的結石，也有可能可以減少草酸鈣的結石。研究學者也發現鎂可以有助於預防心血管疾病、骨質疏鬆症及某種形式的癌症，並且有降低膽固醇的效果，它同時也是預防早產和懷孕婦女痙攣的有效營養素。

研究也顯示在懷孕期補充鎂可以有效的減少先天異常的作用，一個《美國醫學會期刊》的研究報導發現，懷孕婦女補充鎂可以減少百分之七十生出智障小孩的機會。而生出腦性麻痺的機會也可以減少百分之九十。

鎂缺乏的可能症狀包括：神智不清、失眠、憂鬱、消化不良、心跳加快、癲癇及憤怒等，另外鎂缺乏也常見於糖尿病的病患中。鎂缺乏也是許多心血管問題的根源，缺乏鎂可能是主要造成致命的心律不整、高血壓、突發性心臟停止，及氣喘、慢性疲勞、慢性疼痛症候群、憂鬱症、失眠、腸躁症及肺部疾病的原因。研究也顯示鎂缺乏也可能會導致腎結石的原因，檢測鎂缺乏的過程叫做細胞內鎂篩選測驗，這種檢查比傳統的血清鎂的檢查較敏感多了，且可以較為準確檢測鎂缺乏。這種篩檢必須是定期做的，當體內鎂含量降低時，可能會造成很多的疾病惡化，尤其是針對那些有心血管疾病的高危險群的人更是特別的重要。

◆ 食物來源

大部分的食物都含有鎂，特別是乳製品、魚類、肉類、海鮮，其他還有

蘋果、杏果、酪梨、香蕉、糖蜜、啤酒酵母、糙米、無花果、大蒜、海帶、皇帝豆、粟、桃子、黑眼豆、鮭魚、芝麻、豆腐、綠葉蔬菜、小麥及全穀類等，都是很好的食物來源。含有鎂的藥用植物包括苜蓿、貓薄荷、番椒、繁縷、蒲公英、當歸、小米草、茴香子、葫蘆巴、木賊、檸檬香茅、甘草、毛蕊花、蕁麻、燕麥桿、辣椒子、蘿勒、薄荷、覆盆子葉、紅花苜蓿、黃酸模等。

◆說明

　　酒精、利尿劑、氟化物、高量的鋅和維生素 D 等，都會增加身體對鎂的需求。

　　攝取過量的脂肪、魚肝油、鈣、維生素 D、蛋白質等都會降低鎂的吸收。脂溶性維生素也會影響鎂的吸收，而食物中含有高量的草酸如杏仁、菠菜、可可、大黃、茶等，也都會抑制鎂的吸收。

錳（Manganese）

　　錳的功能主要在蛋白質和脂質的代謝、維持健康的神經和免疫系統，及調節血糖等。它是身體所需的一個微量元素，可以被用來製造能量，而且是正常骨骼生長和再生所需，此外，也是形成軟骨和關節的潤滑液所需，同時也是骨骼合成所必要的營養素。

　　這個營養素還是缺鐵性貧血患者所必需的礦物質，也是身體利用維生素 B_1 和維生素 E 時所不可或缺的物質。錳可以和維生素 B 群一起，使全身上下舒暢無比。它還可以協助母乳的製造，而且是脂質氧化和普林代謝所需的酵素的重要物質，包括抗氧化酵素超氧化物歧化酶（SOD）。

　　缺乏錳（相當罕見）可能會導致動脈粥狀硬化、神智不清、抽搐、眼睛問題、聽力問題、心臟疾病、高血膽固醇、高血壓、易怒、記憶減退、肌肉收縮、胰臟損壞、大量出汗、脈搏加快、磨牙、顫抖及乳房的疾病等。

◆食物來源

　　錳的食物來源包括：酪梨、核果、種子、海藻、全穀類，其他還有藍莓、蛋黃、莢豆類、乾豆莢、鳳梨、菠菜、綠葉蔬菜等也含有不少的錳。含

有錳的藥用植物包括苜蓿、牛蒡根、貓薄荷、蘩縷、小米草、蒲公英、茴香子、葫蘆巴、人參、木賊、檸檬香茅、毛蕊花、蕁麻、蘿勒、薄荷、覆盆子葉、紅花苜蓿、玫瑰果、黃酸模（yellow dock）等。

鉬（Molybdenum）

這個必需礦物質用於代謝含氮物質，使身體能利用氮，身體所需的量非常的少，所以稱爲微量元素。鉬可以協助普林轉爲尿酸的最後幾個步驟。它是促進正常的細胞功能所需，而且是黃嘌呤氧化酶（xanthine oxidase）系統的一部分。鉬見於肝、腎及骨骼組織，攝取過低的鉬與口腔、牙齦毛病及某些癌症有關聯，鉬的缺乏可能使中年以後的男性發生性無能，飲食中含高量的精製和加工食物者爲缺乏的高危險群。

◆ 食物來源

豆類、牛肝、穀類、莢豆類、豌豆、深綠色葉菜類都是它的食物來源。

◆ 說明

過熱與溼氣都會改變這個礦物質的作用。攝取高量的硫可能會減低體內鉬的含量。過量的鉬（每天超過 15 毫克）還會干擾體內銅的代謝。

◆ 注意事項

每天不要攝取超過 15 毫克，過多的劑量可能會產生痛風。

磷（Phosphorus）

磷是骨骼和牙齒的形成、細胞生長、心肌收縮、腎臟功能維持等所必需要的營養素，它也是幫助身體利用維生素和轉換食物爲能量的重要物質。要常常保持體內鈣、鎂、磷的平衡，如果其中之一過多或不足都會對身體產生不良的影響。

磷缺乏是少見的，但是會導致的症狀包括：焦慮、骨痛、疲勞、呼吸不規律、易怒、麻木、皮膚敏感、顫抖、虛弱及體重改變等。

◆ 食物來源

　　缺乏磷的情況非常少見，因為這個營養素存在於大部分的食物之中，尤其是碳酸飲料如汽水等。另外，含磷量高的食物包括：蘆筍、麥麩、啤酒酵母、玉米、乳製品、蛋、魚、水果乾、大蒜、莢豆類、核果、芝麻、葵花子、南瓜子、肉類、家禽、鮭魚、全穀類等。

◆ 說明

　　過量的磷會干擾鈣質的吸收，飲食中攝取過多的加工和垃圾食物是最常見的原因。維生素 D 可以增加磷的效用。

鉀（Potassium）

　　鉀是維持正常的神經系統運作和規律的心跳所必需的營養素。它有助於預防中風，協助正常的肌肉收縮，而且和鈉合作可以控制體內水分的平衡。鉀對於細胞內的化學反應非常的重要，它可以協助維持穩定的血壓和神經衝動的傳導。在 1997 年的一個文獻回顧中，報導低鉀攝取會是一個形成高血壓的顯著因子，鉀還可以將養分轉送到各細胞中。鉀的這個功能隨著年紀增加而降低，以致於造成一些老人的循環損壞、無力、虛弱感。鎂和鉀一起可以有助於預防草酸鈣類的腎結石。

　　鉀缺乏的症狀包括：異常的皮膚乾燥、粉刺、發冷、認知障礙、便秘、憂鬱症、腹瀉、反射功能降低、水腫、緊張、口渴、心跳不規律、葡萄糖不耐、生長遲緩、高膽固醇、失眠、低血壓、肌肉疲勞虛弱、噁心、嘔吐、定期性頭痛、尿蛋白（尿中有蛋白質）、呼吸障礙及鹽分滯留等。

◆ 食物來源

　　含鉀量較高的食物包括：乳製品、魚類、水果、莢豆類、肉類、家禽、蔬菜、全穀類等。另外，杏果、酪梨、香蕉、糖蜜、啤酒酵母、糙米、棗子、無花果、水果乾、大蒜、核果、馬鈴薯、多葫瓜、小麥麩、番薯等都是良好的來源。含有鉀的藥用植物包括貓薄荷、蛇麻草、木賊、蕁麻、洋車前、紅花苜蓿、歐鼠尾草、並頭草等。

◆ 說明

　　腎臟病、腹瀉、利尿劑、輕瀉劑等，都會破壞鉀的濃度。抽菸和咖啡都會降低鉀的吸收，長期大量的使用甘草也會使體內的鉀耗損。

　　雖然鉀是荷爾蒙分泌所需，但是如果是因為壓力而分泌的荷爾蒙，則是會降低細胞內外鉀和鈉的比例，所以，壓力會增加身體的鉀的需要量。

硒（Selenium）

　　硒的主要功能是抑制脂質（脂肪）氧化，為酵素麩胱甘肽過氧酶的組成物。它是相當重要的一個抗氧化劑，尤其是和維生素 E 合作時更能夠發揮其作用。它可以藉由防止破壞身體的自由基的形成來保護免疫系統。（請參考第一部的第七章抗氧化劑）硒也在甲狀腺調節脂質代謝的功能中扮演重要角色，同時也發現它的功能還可以預防多種癌症的形成，有一個研究發現，每日補充硒 200 微克達 10 年後，與沒有補充的人比較，得到肺癌、攝護腺癌及大腸癌僅有一半的機會。

　　硒和維生素 E 同時可以有助於抗體的產生和維持健康的心和肝，這個微量元素同時也是胰臟功能和組織彈性所需，當它與維生素 E 和鋅一起，可以提供腫大的攝護腺得到舒緩。硒的補充也被發現對肝硬化的病患有保護作用。邁阿密大學的研究顯示補充硒也可能增加愛滋病病患的存活率，同時增加紅血球和白血球的數量，同樣也用在治療關節炎、心血管疾病、男性不孕症、白內障、愛滋病及高血壓等。

　　硒缺乏已經證實與癌症和心臟病有關聯，也已知與精神耗盡、生長遲緩、高膽固醇、感染、肝病、胰功能不足及不孕症有關係，過多硒的症狀包括：關節炎、指甲易脆、大蒜呼吸味、腸胃問題、掉髮、易怒、肝腎障礙、口有金屬味、蒼白、皮膚潰爛、掉牙及皮膚發黃。除非是醫療單位的處方，一天千萬不要補充超過 400 微克。

◆ 食物來源

　　硒被發現含於肉類和穀類，要看這些食物出產地的土壤含量而定，紐西蘭的土壤含硒量非常的低，所以那裡的牛羊常患有肌肉萎縮，包括心肌在

內。但是如果從澳洲進口牧草來餵食的動物則沒有此問題，因為可以得到足夠的硒。而多數美國的農場也是低硒含量，導致產品的硒含量也不足。

它的食物來源有：巴西核果、啤酒酵母、綠花椰菜、糙米、雞肉、乳製品、大蒜、肝、糖蜜、洋蔥、鮭魚、海鮮、鮪魚、蔬菜、小麥胚芽、全穀類等。含有硒的藥用植物包括苜蓿、牛蒡根、貓薄荷、番椒、蘩縷、茴香子、葫蘆巴、大蒜、人參、蛇麻草、木賊、檸檬香茅、牛奶薊、蕁麻、燕麥桿、蘿勒、薄荷、覆盆子葉、玫瑰果、熊果葉、黃酸模等。

◆ 說明

每日補充 200 微克對於多數人而言是安全的，然而對於懷孕婦女，每日則不要超過 40 微克。

矽（Silicon）

這個元素是地球上含量第二豐富的，僅次於氧的存在。矽是骨骼和結締組織膠原蛋白（collagen）的形成、健康的指甲、皮膚、毛髮及早期鈣質的吸收所必要的營養素。它還可以維持動脈的彈性，也是預防心臟病的主角。矽可以對抗鋁在體內的作用，而且對於預防阿茲海默氏症和骨質疏鬆症是相當重要的，它在體內的濃度會隨著年紀的增加而減少，所以，老年人應要補充較多的矽。

◆ 食物來源

苜蓿、甜菜、糙米、木賊、母奶、鐘形椒、大豆、綠葉蔬菜、全穀類等都是它的食物來源。

◆ 說明

矽最常見於矽土，為氧和矽的化合物，也就是已知的二氧化矽，兩個良好來源之處為來自 Anton Huebner GmbH 的 Body Essential Silica Gel 和來自 Jarrow Formulas 的 BioSil。

硼、鈣、鎂、錳及鉀都可以幫助矽有效的利用。

鈉（Sodium）

　　鈉是維持體內適當的水平衡和血液正常的酸鹼值所必要的營養素。身體的胃、神經、肌肉等組織的完整功能都需要這個礦物質。雖然鈉缺乏的情況非常少見，大多數人有足夠的攝取（如果沒有過量）鈉，也有可能發生缺乏的現象，這種情況就是當高血壓服用過多的利尿劑時，特別是同時又用低鈉飲食時，根據學者的估計約有百分之二十的老年人服用利尿劑可能有鈉缺乏的現象。還有一些特別的疾病例如纖維肌痛症，研究發現此種疾病需要適度的鈉攝取（建議海鹽的攝取）。鈉不足的話，會引起腹部抽搐、厭食、頭腦不清、脫水、憂鬱症、疲勞、脹氣、幻覺、頭痛、味覺異常、無力、低血壓、記憶減退、肌肉虛弱、噁心、嘔吐、協調不良、反覆性感染、癲癇及體重減輕等現象產生。過多的鈉攝取會造成水腫、高血壓、鉀缺乏及肝腎疾病。

◆ 食物來源

　　幾乎所有的食物都含有一些鈉。

◆ 說明

　　鉀和鈉的平衡對我們的健康是有必要的，但是要注意的是大多數的人攝取過多的鈉，自然的要增加鉀的需求量。鈉的攝取量如果沒有和鉀適當的平衡，可能會造成心臟病。

硫（Sulfur）

　　硫是一種酸化的礦物質，而且是一些胺基酸的化學結構的一部分，例如：甲硫胺酸（methionine）、半胱胺酸（cysteine）、牛磺酸（taurine）、麩胱甘肽（glutathione）等。它還能消毒血液、抵抗疾病、保護細胞質。這個礦物質也可以輔助氧化作用、刺激肝臟分泌膽汁、預防有毒物質。因為可以防止有害的輻射和污染作用，硫可以延緩老化並且延長壽命。它可以從血紅蛋白和全身組織中發現到，也是膠原蛋白合成時所必要的元素。膠原蛋白可以防止皮膚乾燥而且還能保持其彈性。

◆食物來源

　　甘藍菜芽、乾豆類、甘藍菜、蛋、魚、大蒜、木賊、菠菜、肉類、洋蔥、大豆、蕪菁、小麥胚芽、半胱胺酸、胱胺酸、甲硫胺酸等都是它的食物來源，有些公司也生產粉狀或錠劑的硫。

◆說明

　　溼度和熱度可能會破壞和改變體內硫的作用。硫是大蒜的主要有效物質之一，也是使大蒜成為草藥之王的原因。

釩（Vanadium）

　　這是一個微量的金屬元素，對於體內細胞的代謝、骨骼牙齒的形成都有作用。它在生長、生殖和抑制膽固醇合成等方面都扮演非常重要的角色。某些心臟血管和腎臟的疾病、生殖問題及嬰兒死亡率之增加等可能與釩的缺乏有關。此礦物質不容易被身體吸收，而運動員需要量多於非運動員。

◆食物來源

　　魚、植物油、橄欖、扁豆、蒔蘿（一種香料）、肉類、蘿蔔、全穀類等都是它的食物來源。

◆說明

　　釩與鉻之間可能會有交互作用，二者不要在同一時間服用。另外，抽菸會減少它的吸收。

鋅（Zinc）

　　這個礦物質是維持前列腺的正常功能所必需，所以對生殖器官的發育非常重要。鋅可能還有助於預防粉刺和調節油脂腺體的活動，它還能幫助蛋白質的合成和形成膠原蛋白，此外，還能促進免疫系統的健康和傷口的修復等作用。味覺的正常功能也需要這個營養素。它還能保護肝臟，避免受到化學的傷害，並且是骨質形成的重要物質。它也是胰島素和許多酵素的組成物

質，包括抗氧化酵素超氧化物歧化酶（SOD），它還有助於抵抗和預防自由基的形成。有一種形式的鋅叫做單甲硫胺酸鋅（鋅與一個胺基酸甲硫胺酸結合），以商品名OptiZinc販售，已經被發現有與維生素C、E、β-胡蘿蔔素一樣有效的抗氧化能力，鋅補充劑也已知可減輕感冒症狀和減短感冒的期間。

　　體內要維持血液中維生素 E 的適當濃度，也需要靠足夠的攝取和吸收鋅。另外，鋅還可以增加維生素 A 的吸收，為了適當的健康，銅和鋅維持 1 比 10 的比例是需要的。

　　鋅缺乏會造成味覺和嗅覺損失，也會導致指甲較薄、剝皮及有白色斑點。其他鋅缺乏可能的症狀還包括粉刺、性成熟遲緩、疲勞、生長遲緩、掉髮、高膽固醇、夜晚視力不佳、性無能、容易感染、不孕、記憶衰退、易患糖尿病、攝護腺問題、反覆性感冒、皮膚潰瘍及傷口復原緩慢等。

◆ 食物來源

　　鋅含量較多的食物包括：魚類、莢豆類、肉類、牡蠣、家禽、海鮮、全穀類等。另外，啤酒酵母、蛋黃、羊排、皇帝豆、肝、菇類、胡桃、南瓜子、沙丁魚、各式種子、大豆卵磷脂、大豆、葵花子等也是它很好的食物來源。含有鋅的藥用植物包括苜蓿、牛蒡根、番椒、蘩縷、蒲公英、小米草、茴香子、蛇麻草、牛奶薊、毛蕊花、蕁麻、蘿勒、玫瑰果、並頭草、野山藥等。

◆ 說明

　　如有腹瀉、肝硬化、腎臟毛病、糖尿病及膳食纖維等都有可能會降低體內鋅的含量。鋅有部分會由汗液排出，攝取硬水也會干擾鋅的含量，豆類和穀類所含的植酸也會和鋅結合導致吸收減少。如果你同時補充鋅和鐵，還要注意分開攝取，這兩種礦物質一起的時候會互相干擾對方。

◆ 注意事項

　　每天不要攝取鋅補充劑總量超過 100 毫克，每日少於 100 毫克的劑量可以有助於免疫反應的促進，而多於 100 毫克的劑量則會使免疫功能減弱。

(4)水（Water）

引言

　　我們人類如果沒有食物的供給，估計可以存活 30 到 40 天，大約是五個星期，但是如果連水也沒有了，只能存活 3 到 5 天。即使有考慮個別的差異的話，我們人體平均約有百分之七十是由水所組成的。事實上，幾乎身體中所有的作用，包括消化、吸收、循環、排泄等功能，都需要有水才能進行。水也是把養分傳送到全身各部的主要運輸者，而且對於所有建設性的功能都是必備的，水還可以幫助維持正常的體溫，且是攜帶廢物排出體外所不可或缺的營養素，因此每天補充經由汗和尿液損失掉的水分是非常重要的。

　　體內的水含量減低會導致血液的容量也降低，而降低血液的容量會使大腦的口渴中樞受到感應，使身體去尋求液體的補充。這個感應也會使血中的鈉濃度稍微的上升，同時也會使身體有渴的感覺。不幸的是，通常我們喝的水的量僅僅足夠使嘴巴和喉嚨沒有渴的感覺，並不能完全應付身體的其他流失。因此，常常還是會有脫水的現象發生，這在老年人的身上更是常見，因為隨著年紀的增加，感覺的靈敏度降低；另一方面，體內保留的水也會減少，這就是為什麼即使不感覺口渴，也需要補充水分的理由了。

　　好的水質對我們的身體是有好處的，從腸胃道、膀胱的疾病、頭痛等，都可以用飲用水來改善。如果你沒有攝取足夠的水分，身體便會累積一些毒素，造成頭痛等問題，水可以將一些毒素沖掉，憂鬱、焦慮、食物不耐症、胃酸過多、胃灼熱、肌肉酸痛、熱痙攣及許多的病症，都可以馬上用一杯水來減緩其症狀。還有一種慢性疲勞症候群（CFS），可以經由足夠的水分的補充，而改善因毒素的累積所產生的肌肉酸痛和極度疲倦的現象。

　　沒有攝取足夠的水分，我們會被自己代謝產生的廢物所毒害，腎臟要排除身體的廢物包括：尿酸、尿素及乳酸等，都需要大量的水來溶解它們，所以如果沒有足夠的水分，就無法有效的排除這些有害的物質，腎臟就有可能

產生病變。體內的消化和代謝作用，也需要靠水來使特定的酵素和化學反應維持正常的運作。水還能攜帶營養素和氧氣經由血液運送到各個細胞去，也由排汗來調節我們的體溫。水對於特定的人更有其重要性，例如：有肌肉骨骼問題的人，包括關節炎的病人、運動員等，需要更多的水來潤滑關節。而肺部組織要先溼潤後才能攜帶氧氣去交換二氧化碳，所以水對於呼吸系統也是相當的重要。因此，如果你沒有攝取足夠的水分來維持體液的平衡，你的身體的每種功能都有可能會失調。記得你的活動量愈大，你所需要的水分也就愈多。

　　水分攝取不足可能會造成：過多的體脂肪、肌肉彈性差、消化不良、器官功能不全，包括大腦、關節、肌肉等，另外有些研究發現，還有可能會使水分的滯留體內等。足夠的水分攝取可以延緩老化、預防或改善關節炎、腎結石、便秘、動脈硬化、肥胖、白內障、糖尿病、低血糖及許多的病症，所以要使身體正常運作，我們每天至少要喝八到十杯的水。

　　使用或購買符合我們特定需要的水似乎是相當容易，然而由於水的分類各式各樣，一般消費者根本搞不清楚要買什麼樣的水。通常可以按照它的來源分成山泉、礦泉、溫泉、公共水源等；也可以按礦物質成分分，每 100 萬份的溶解固體中至少含 500 份；或是按水質處理系統分成純化、去離子、氟化、蒸餾等。因為水的分類標準有許多重複之處，有些水會出現在一種以上的分類裡。此外，大部分沒有規範產品標籤的法令，使得許多瓶裝水的廣告可能會誤導消費者或不正確。下面的敘述，可以幫助我們了解各種分類水的涵義，和這些水對身體的影響。

自來水

　　自來水是家裡水龍頭流出來的水，是來自於地表面水，也就是那些流經池塘、溪流、小河及湖泊等的水。在美國約有一半的自來水是來自於湖泊、河和其他的地表來源，地下水和公有井水約可提供百分之三十五的自來水，剩下的百分之十五是來自於私人的井水。

◆ 自來水的安全性

　　多數人會假設由自己家廚房的水龍頭打開的水，是乾淨、安全且健康的

飲用水,很不幸的是,通常不是這樣的情況。不管自來水的來源為何,雨水會將空氣的污染物吸入這些水中,弄髒我們的飲用水。另外,殘留的肥料、殺蟲劑、汽車的含鉛廢氣及工廠排放出的廢料,都非常容易被沖入地表面水;除此之外,我們為了要淨化飲用水,常常使用明礬、氯、氟、石灰、磷酸物、蘇打灰、鋁化鈉等化學物質,這些物質原本是用來殺菌,但是近來研究發現有可能會引起癌症。自來水中還可能會有的毒性物質還包括:砷、石綿、鎘、氰化物等,這些物質能和其他一些化學物質結合形成致癌物。

美國的自然資源防禦委員會所做的研究調查也顯示,在 1994 到 1995 年間,供應美國約 4,500 萬人口的 18,500 個國家水源系統的水,都有違反飲用水的安全法情形。這個委員會也估計造成每年約有 900,000 以上的病例發生,還包括 100 個死亡的案例。即使水質在安全的範圍之內,也都有可能會對你的健康造成影響,而那些私人的井更是沒有很好的規範,除了一些比較有規模的井之外。

今天水質最大顧慮是氯、殺蟲劑和寄生蟲的含量,氯的添加是為了要殺菌以預防疾病的發生,然而我們的飲用水含氯量是非常高的,而一些氯的次產物也是已知會致癌的。因此,美國環保局(EPA)有考慮降低飲用水的含氯量,但是還要面對工業族群的相反意見。

殺蟲劑也使部分地區以來自地表面的水當飲用水有其危險性,這些化學物質被認為是,或至少被懷疑是有可能導致或增加癌症的發生率,特別是對於乳癌的機率。部分科學家相信某些殺蟲劑,可能會有類似體內的性荷爾蒙、雌激素的作用方式。其他的論點是我們體內的毒素會累積在脂肪組織中,而人體的乳房組織大部分是由脂肪所組成的。殺蟲劑的問題在以農業為主的經濟地區影響較大,這些化學物仍持續的在使用,而在十年前使用的殺蟲劑仍存留在自來水中,可能會危及我們的身體健康。

長久以來,飲用水中的細菌和寄生蟲含量,雖不是很大問題但是仍造成一些危害,尤其是一種稱為 cryptosporidium 的寄生蟲,已成為美國的嚴重問題,在 1993 年 4 月,美國威斯康辛州至少有 370,000 的居民受到此危害,數千人有非常嚴重的腹瀉問題,至少有 100 個以上的死亡案例,使得這些公共飲水系統的使用者在使用前要先煮沸它。但是這個同樣的生物對於紐約市的危害卻引論爭,雖然地方官員堅持水是安全可飲用的,但仍有許多居民控告

這個寄生蟲導致免疫系統的衰弱，引起一些疾病的發生，而對於一些愛滋病的患者，這個病菌卻是可以致死的。飲水中加氯雖然可以殺死細菌，但是對於這種寄生蟲是無效的。除了 cryptosporidium 這種寄生蟲之外，一種寄生在腸內的寄生蟲 giardia 也會經由飲用水使我們的健康受到威脅，這個寄生蟲對氯也有抗性，以加氯來消毒的水是無法殺死 giardia，而且對於一些免疫力較差的人造成的傷害更大。因此，美國的疾病防制中心和環保局也對一些免疫力較差的人提出建議，他們使用飲用水前至少要煮沸 1 分鐘以上才能飲用，或是使用過濾系統，或者購買品質較好的瓶裝水來飲用。

美國有超過三分之一以上的社區水源系統，是沒有達到環保局的安全水質的標準，研究的報告也發現美國確實有超過 2,100 處的自來水是受到污染的。根據 1995 年的調查結果，在 1993 和 1994 年間就約有 5,400 萬的美國人，他們的飲用水受到糞便、輻射、鉛或是有害的寄生蟲所污染。

如果你的飲用水是從公用的水源而來的，你有必要要求水質的檢測報告，有關這水的來源、可能發現到的污染物質、水中含有任何會對身體健康造成威脅的物質。這些資料都應該在你的水費帳單之中，不論你的飲用水是來自哪裡，很重要的是必須要知道任何不良的警告。加氯的水可能會使水較為混濁，但是置放一段時間就可以改善，而由細菌污染所造成的混濁則是無法改善的。水如果會起泡可能是由於細菌污染、浮游物質，或是一些肥皂、清潔劑等所引起的。水煮沸 5 分鐘以上可以殺死細菌，而要置放數小時的話應要考慮滅菌的設備，水若有怪味可能表示有化學物的污染，然而水中有多種毒性物質，並不會改變水的味道或外表。

◆ 硬水或軟水

硬水被發現於不同的地區，含有相當高濃度的鎂和鈣，這些礦物質會使肥皂不容易起泡，而且會在頭髮、衣物、水管、餐盤以及洗滌盆上留下一層沈澱的物質，但是研究顯示飲用硬水的那些地區的人，死於心臟病的機率較低。然而，我們相信硬水中的鈣對心臟、動脈血管或骨骼都沒有好處，硬水中的鈣和其他礦物質是沈積在這些結構之外，而對身體真正有好處的鈣則是要在這些結構的裡面。

軟水可以是天然的，或是用一些處理將硬水中的鈣與鎂除去而成的。標

準的軟化水質系統藉由壓力的作用使通過的水，將硬水中的鈣和鎂離子交換成軟水中的鈉或鉀離子，大部分使用氯化鈉或是氯化鉀達到這個目的。軟化水質的主要好處是可以改善水的潔淨，因為較少的礦物質會堆積在家用水管和器具之中。人工軟化過的水，它的問題在於它比硬水還更容易溶解水管的管壁，這是鉛質水管對我們造成的一大威脅。除此之外，由鎘組成的塑膠水管或是鍍鋅的水管管壁，也會造成另一項毒害的威脅，雖然現在這些水管都很少被使用了，不過老舊的建築如果沒有更換新的水管也有同樣的問題，但是現今所使用的銅管能導致過量的銅、鐵、鋅、砷經由水管中的軟水進入身體之中。人工軟化過的水另一個問題在於容易得到腎衰竭的問題，腎衰竭病患需要限制他們的鉀的攝取，含有鉀的軟水因此可能會傷害這類的病人。

◆ 加氟水

許多年來，飲用水是否加氟一直是個爭吵不休的問題，早在 1961 年，美國會紀錄顯示水中加氟可能是一個致命的毒素。贊成者表示，氟化物是天然物，而且可以幫助骨骼和牙齒的發育，並且可以維持它們的健康。反對者則辯稱，由氟化物衍生出來的氟是有毒物質，它會在體內堆積，對我們的免疫系統造成不可挽救的傷害。根據德來尼國會（Delaney Congressional）的調查委員會報告，這個委員會是政府本身監控在食物中加入添加劑或是其他物質的相關事宜，他們說「加氟在醫學歷史上史無前例是群眾藥物療法」。

同時，這並沒有爭議性的，所有科學證據都指向加氟水可以使骨骼和牙齒強壯。然而，也有發現長期的使用氟也可能會有一些健康問題，包括：骨質疏鬆症、軟骨症及損壞牙齒使之變色。使用氟化鈉和氟水楊酸這類鹽類在水的加氟中，這些是工業的副產物並非天然存在的，而且是有毒性的，使用在老鼠毒藥和殺蟲劑上。而天然存在無毒的是氟化鈣，但卻不是飲用水中添加氟化物所使用的。

今天，美國有超過半數的城市，在飲用水中添加氟化物，而且在很多州是強制的。雖然有一些疾病一直被認為是由加氟水所造成的，例如：唐氏症、齒斑症、某種癌症等，但是加氟水已經成了必要而非例外。

自來水中加氟可能是一個問題，個人對毒素例如氟的耐受性是不同的，還有許多水來源含氟量高於 1ppm，這個含量是環保局訂定的安全量。而環

保局發現許多地方的水含氟量都比這個量高出許多後，則提高可以添加的劑量到 4ppm，也就是實際上，含氟量可以是 4ppm，這樣對於其他的來源的水含量則是過多的。氟是地球上含量第十三多的元素，也就是可能到處都有，例如：蔬菜和水果之中。由於飲水中加氟，導致所有需用水的任何產品都含有氟，舉例來說，汽水等飲料或是稀釋原液的果汁都含有氟，而且多數的牙膏類產品也都有添加氟，所以可能讓大部分的美國人都攝取過多這個可能有危害的物質。

萬一你的飲用水有添加氟化物，而你想要除去它，可以使用逆滲透作用、蒸餾系統或是活化鋁過濾系統，來除去大部分的氟化物。

◆ 水質分析

並不是所有的飲用水中都含有這些毒性物質，有些城市在飲用水的安全性上排名較高，此外，並非所有的城鎮都有添加這些化學物質或是過濾水源以淨化水質。但是有部分城鎮是添加這些化學物質到水中消毒，有部分城鎮則是過濾他們的水源。飲用水的處理方式及自來水的安全性乃取決於個人。

美國環保局已經將純水定義為細菌學上的安全水，而且推薦水的酸鹼值應在 6.5 到 8.5 之間。這讓那些通過檢驗可以被接受的水有許多迂迴的空間。如果你關心你家的水龍頭流出來的水質，你可以連絡當地的自來水公司或保健機構，請他們到你府上做測試。也有些部分地方可能要與州的水利局或是衛生局聯繫。然而，通常他們做的水質檢測只是針對於細菌含量，而非有毒物質的測試，所以你也可能要考慮找當地的一些商業實驗室或是州立大學的研究室來分析水質中的化學物質含量。如果發現你家中的自來水有怪味或是含過量毒性物質，你可能要使用本章節中的其他替代水源。

水品質學會可以回答有關不同種類的水和水處理方法，除此之外，環保局也有設立免付費的服務專線，可以幫助你來找尋地方辦公室或是實驗室來檢測你的水質。有的實驗室會寄有回郵的容器給你，裝滿你的自來水寄回來，就可以幫你檢測水質，價格約每次 35 到 40 元美金，且結果大概 2 到 3 星期就可以知道。

為了幫助你了解水質檢測的結果報告，你可以取得環保局建議的最高污染含量，這個資料和其他水質相關的資訊可以由NSF公司（先前的國際安全

機構）和水品質學會中拿到。

◆ 改善自來水

　　自來水可以經由許多種方法來改善它，加熱到煮沸後持續3到5分鐘可以殺死細菌和一些寄生蟲，然而，大多數的民眾認為煮沸是一種不實際且浪費時間的方法。此外，這個方法會受到水中鉛濃度多寡的影響，而且經煮沸後的水如果要用來飲用必須置於冰箱冷藏。自來水中含氯的味道，可以藉由煮沸水時將壺蓋打開，且煮數小時後，氯的氣味則會消失。水也可以用一種攪拌器打氣體進去來除去氯和其他的化學物質。但是這兩種方法都只能除去味道而已，並無法改善水的品質。

　　過濾的意思是將水中的污染物質除去，使水質較乾淨且口感較好。有很多方法可以用在過濾上，天然的水過濾是流經小溪向下經過岩石和土壤後滲出，當水流經過土壤和岩石後，可以將水中的細菌留於土中而將其中的礦物質如鈣和鎂置換出來。

　　也有很多種人工的過濾方法，基本的有三種形式，第一種是可吸收的形式：使用碳來拿走雜質；第二種是微過濾系統：將水流入一個洞非常細小的過濾器（過濾器可以用不同種類的物質做成），可以將一些污染物除去；而第三種是用離子交換樹脂，這類的過濾器是針對於過濾重金屬。過濾媒介通常是用一系列的不同形式，特定的污染物質要用特定的方法才有效果。這些過濾器的好處是價格便宜且容易使用。

　　水過濾系統的效果各有不同，兩種有效的方法是：逆滲透和陶器過濾系統。在逆滲透中，水是被強迫流經一個半通透的膜中，帶電的顆粒和較大的分子則被留住，這種對於微鹹的水（含鹽分高）、含硝酸鹽高、含無機的重金屬例如鐵和鉛等是最好的處理方法。然而，並沒有一種過濾器可以除去所有的污染物質，洞再怎麼細小的過濾器也不能過濾病毒。如要去除寄生蟲，環保局和疾病防制中心建議購買NSF制訂的降寄生蟲的那種過濾器，過濾的洞小於1個微米。

　　其他處理水質的方法還有蒸餾和紫外線處理器，後者可以殺死水中的細菌和病毒，每個方法都各有其優缺點（見下面的家用水質處理方法的部分），而使用多種方法一起則可以達到最好的水質，甚至是蒸餾過的水再以

木炭或活性碳過濾會使水質更好。

在你購買水質處理器之前，可以與 NSF 或是水品質學會聯繫一下 ，這些非營利機構可以證明這些商品的品質，和所構成的物質是無毒和正常的，他們會定期的去查驗這些相關的單位，確保這些產品的品質可靠。

製作家用蒸餾器被 NSF 和水品質學所建議的廠商是 Waterwise 公司，這家公司有蒸餾前和蒸餾後的碳過濾處理法可以供大家選擇，也出產蓮蓬頭的過濾系統，可以除去過多的氯和其他不同的污染物。Pure Water 這家公司生產家用和小公司的蒸餾系統，且銷售至全世界。經過NSF和水品質學會認證的逆滲透系統的產品包括 EcoWater 系統和 Rainsoft 等。

瓶裝水

因為考慮自來水的安全性與對身體健康的影響，現在有許多人都購買瓶裝水來當做飲用水，瓶裝水依照它的來源可以分類為冷泉水、礦泉水、溫泉水、噴泉水、公共供給水等，也可以依照它的含礦物質量來分，或是按照它的水質處理來分類。因為分類的依據不只一種，其中有重複性，所以有些水符合的項目也不只一種。除此之外，大部分的州政府並沒有嚴格的規定標示，所以有些市售的瓶裝水可能沒有標示，或者是標示根本不對。

美國環保局負責水資源的調節管理，而食品藥物管理局提出針對瓶裝水的安全考量及品管問題。1997 年 4 月食品藥物管理局特別對飲用的瓶裝水的管理條例做修訂，使消費者比過去有更明確的選擇標準，其中對瓶裝水的定義上准許不同的標示，因此有些市售的瓶裝水可能會看到不只一種的標示。

所有的標示都是合法的，需要詳細描述瓶裝水的內容，但是對於各商業公司的產品宣傳或廣告則是不在此限制之下。

◆ 井水

井水、自流井水是來自於天然或人工的井所抽取出的水，這種水是用自然的壓力或由地面天然流出的。

◆ 去離子或去礦物質水

當一個原子或分子的電荷經由去除或添加電子而被中和後，所形成的水

叫做去離子或去礦物質水，除了鎘、鋇、鉛等重金屬與某些形式的鐳以外，這些去離子的過程還除去硝酸鹽、鈣、鎂等。

◆ 地下水

這是來自地底下的水，水壓大於大氣壓而冒出來，並沒有接觸到地表，地下水如果要用於瓶裝水需要以機械幫浦打出。

◆ 礦泉水

礦泉水是指至少含有 250ppm 的總共可溶的固體量的水，來源來自於區域性或地底下的水，或是泉水開發後。礦泉水和其他的水不太相同，其他的水含量是固定的，而礦泉水的礦物質和微量元素的含量可能會隨季節的不同而有所不同。不能自行添加礦物質進去，如果水中的總共可溶的固體量少於 500ppm 時，這種水又稱爲低礦物質含量的礦泉水；相對的，如果水中的總共可溶的固體量多於 1,500ppm 時，這種水可標示爲高礦物質含量的礦泉水。

依照水源的不同，礦泉水會含有不同的礦物質。如果你正缺乏某種礦物質，而且正利用飲用礦泉水來治療，則必須知道你所喝的特定廠牌的礦泉水含有特定的哪些礦物質，如果你喝的礦泉水所含的礦物質並不是你所缺乏的，那麼你所得到的壞處可能比好處還要多。

大多的礦泉水都含有碳酸，然而少數氣泡水例如俱樂部蘇打也是稱爲礦泉水，而廠商加入了碳酸離子、檸檬酸及磷酸鈉來將自來水過濾或蒸餾。

◆ 天然泉水

瓶裝水的標示上有天然泉水並不能告訴你這個水的來源，只能告訴你含礦物質的量是未經改變，但是它也可能會被過濾或經一些處理。近幾年來這種瓶裝水倍增，而標示的意義到食品藥物管理局管制飲用水後才被制訂出來。

天然泉水是自然從地下的儲水湧出地表，這種水必須是天然由地下形成的泉水。爲了達到天然泉水的定義，需是天然的由開放的表面將水帶上來，不需藉由任何力量的，而泉水的所在地需要標示在外，任何標示爲泉水都要。

◆ 氣泡水

這種瓶裝水與在水源頭來的水含有同量的二氧化碳，可以當做汽水或是酒精性飲料的較健康的選擇，不過如果含有果糖和其他的甜味劑，則沒有較一般汽水好。在你決定要買前要看清楚標示，蘇打水、seltzer 水及汽水並不算是這裡所謂的瓶裝水，是分開管理的，因為它們含有糖分和熱量，只算是汽水類飲料。

了解氣泡水的氣體是來自何處並不容易，一個天然的氣泡水必須來自同一個水源，而碳酸的天然水指的是同一個碳酸的來源，並非同一個水來源。這也並不一定代表水質不好，要可以被稱為天然，是因為當礦物質來自地表的含量是相同的，就算是來自不同水源後再一同加添碳酸也可以。患有腸道疾病或潰瘍的人，則要少喝這種水，因為碳酸飲料會干擾腸道。

◆ 蒸餾水

蒸餾牽涉到把水煮滾產生氣化的過程。蒸氣上升後，把大部分的細菌、病毒、礦物質、污染物等留下，然後把這些蒸氣轉移到另一個凝結槽，水蒸氣便在此冷卻凝結成蒸餾水。

一旦進入身體內，蒸餾水會將被細胞及組織拒絕的無機物質清出體外。我們相信只有蒸餾水或是逆滲透的水是適合消費者使用的水，不僅是飲用外，連烹調也是要用這種水，因為像麵條、米飯及豆類都會吸收未潔淨的水中的化合物。

有一種方法可以增加蒸餾水的風味，就是加一到二湯匙的蘋果醋（來自健康食品店）於一加侖（約 4.5 公升）的蒸餾水之中。醋是一種非常好的溶劑，而且它還有助於消化，檸檬汁也是另一種很好的選擇，也是有清潔的作用。如果想添加礦物質，也可以於蒸餾水中加入幾滴由微量礦物質研究室生產的礦物質濃縮液，每 5 加侖的蒸餾水加入一又四分之一湯匙的礦物質濃縮液。

家用水質處理的方法

處理方式	價格	原理	效用
活性碳	水龍頭部位：美金 20～60；水槽部分；美金 89～200；水槽下面：美金75～600；整個房子：美金 499～1,250。	過濾水經過碳裝置來吸收污染物。	降低氯、農藥、鉛、氧化硫及揮發性有機化合物（VOCs）含量，也可減少渾濁度。
碳過濾器	水龍頭部位：美金 25；水槽下面：美金 300 以上。	以木炭或是固態碳阻擋和抓住污染物，當碳的部分填滿後，換上新的。	降低氯、有機化合物及殺蟲劑的含量，也可減少不好的味道和氣味。
蒸餾	水槽部分：美金 99～995；獨立設備：美金 599～1,020；整個房子：美金799～4,500。	加熱提高溫度來煮沸使污染物留住，蒸發凝結成液體為純化水。	降低砷、鉻、鉛、硝酸鹽及硫酸鹽含量，也可減少渾濁度。
逆滲透	水龍頭部位：美金 150～250；水槽下面：美金 530～1,500。	以壓力強迫污染物濾出膜中，將處理過的水流出。	降低砷、鉻、鉛、硝酸鹽及硫酸鹽含量，也可減少渾濁度。
水質軟化	整個房子：美金 950～3,500。	將鈣和鎂以鈉取代來軟化水質。	降低鈣、鐵、鐳含量。

三甲基丁基乙醚（MTBE）與飲用水

自從 1979 年開始，三甲基丁基乙醚 （methyl tertiary butyl ether, MTBE）就被使用於加入石油內以提高含氧量，這個化學物取代鉛來當成辛烷促進者，預期可以取代石油在空氣中燃燒所產生的濃煙和一氧化碳。1990 年美國頒布的空氣潔淨法令中，有對石油的成分做規範，RFG 為重新設計的石油配方，使部分地區的空氣污染問題有顯著的改善，美國大約有百分之三十的石油是這種所謂 RFG，而添加三甲基丁基乙醚者有超過百分之八十。

美國 CBS 電視台的一個名叫「60 分鐘」的節目，在 2000 年 1 月 16 日播出的單元中，探討三甲基丁基乙醚的添加確實改善了空氣的品質，但是帶來另外的一個隱憂，就是對於水質的安全評估，因為三甲基丁基乙醚已經流入地表水和地下水，而且增長的速度非常快。根據 1991 到 1995 年間，對於 16 個城市收集 592 個水樣本的分析報告，發現三甲基丁基乙醚的主要來源是由汽油桶中漏油，流經地表面、湖、河、溪等，污染我們的飲用水。估計只要少於十分之一加侖（約 12 盎司）的三甲基丁基乙醚就可以污染約 1,300 萬加侖的飲用水，而每年大約有超過 100 萬加侖的燃料會流到我們的水資源內。

很少有針對這個化學物所做的長期研究報告，也沒有明確的實驗證實三甲基丁基乙醚會導致癌症的發生，或是對免疫力有減弱的影響，然而在老鼠的實驗中有很明確的證據顯示三甲基丁基乙醚是有致癌性的。至今，美國的加州、紐約、緬因州、賓州、康乃狄克州及羅德島等都受到這個化學物的污染，而把水煮沸也無法除去這個物質，更嚴重的是，它污染到的自來水，即使不喝也有可能會對身體造成傷害，這個化合物可以經由洗澡時從皮膚吸收或由空氣吸入人體，吸入三甲基丁基乙醚可能產生的症狀包括：頭痛、鼻子和喉嚨刺痛、暈眩、噁心、氣喘及呼吸問題等。

近年來，美國的環保局考慮把測量飲用水中的三甲基丁基乙醚含量列於強制性的，但是他們要等到 2010 年才會再對三甲基丁基乙醚的使用重新做一個評估。

(5)胺基酸（Amino Acids）

引言

　　胺基酸是構成蛋白質的基本化學單位，通常被稱做堆砌磚。胺基酸是蛋白質經消化或水解之後的最終產物，含有大約百分之十六的氮。以化學方面來說，這是區分胺基酸和其他兩種基本營養素，碳水化合物和脂質的方法，因爲這兩種營養素並沒有含有氮原子。

　　要了解胺基酸的重要性，必須先了解蛋白質對生命的必要性，所有的生物，其結構主要是由蛋白質提供。任何有生命的有機體，從最大型的動物到最渺小的微生物，都是由蛋白質所構成的。蛋白質以各式各樣的形式，來參與維持生命的重要化學反應。

　　蛋白質是體內所有活的細胞所必需的一部分，重要性僅次於水，蛋白質占體重的最大部分。人體中的肌肉、韌帶、肌腱、器官、腺體、指甲、頭髮和許多重要的體液，都是由蛋白質構成，骨骼的生長也需要蛋白質。酵素、荷爾蒙也是由蛋白質構成，可用來催化和調節身體的反應。蛋白質幫助調節體內水的平衡和維持體內適當的酸鹼度，缺乏蛋白質會擾亂體液的平衡，因而引起水腫。蛋白質組成染色體的結構基礎，經由遺傳訊息從親代傳遞給後代，這些遺傳的「密碼」包含在所有細胞的去氧核糖核酸（DNA）上，實際上是構成細胞蛋白質所需的訊息。

　　蛋白質是由胺基酸所連結在一起，而其連結被稱爲胜肽鍵（peptide bonds）。各種不同種類的蛋白質，是由特定的胺基酸以特定的化學排列方式所組成。特定的胺基酸其存在和結構上連結方式的不同，使得蛋白質可表現出各組織擁有的特定功能及特性，每一種蛋白質都有其特定的任務，因此它們彼此不能互換。

　　可建造人體組織的蛋白質並非由飲食中直接取得。飲食中的蛋白質分解成胺基酸，然後身體再形成其所需的特定蛋白質。因此，基本營養素是胺基

酸而非蛋白質。除了結合形成體蛋白之外，另外有一些胺基酸在代謝功能中是十分重要的，例如，瓜胺酸、麩胱甘肽、鳥胺酸和牛磺酸，可能相似於胺基酸（或是代謝後的副產品）所構成的蛋白質。一些作為神經傳導物質或神經傳導物質前驅物的化學物質會從一個神經細胞傳遞訊息至另一個細胞。某些胺基酸是大腦接收及傳送訊息所必備的，神經傳導物質不像其他許多的物質，它可通過血腦障壁（blood-brain barrier），這是一種防禦的遮蔽物，可保護腦部免於來自血液循環中的毒物和外來侵略物的危害。腦部微血管壁上的內皮細胞形成緊密的網狀結構，比身體其他部分的微血管更為緊密，這可阻擋許多物質從血管壁擴散至腦組織，特別是溶於水的物質，因為某些胺基酸可通過此障壁，它們能被腦部用來連絡身體其他部分的神經細胞。

　　胺基酸能使維生素和礦物質適當的執行它們的任務，即使維生素及礦物質能迅速地被吸收利用，但除非必需胺基酸在場，否則也無法生效。例如：低濃度的酪胺酸會導致鐵的缺乏；甲硫胺酸和牛磺酸的缺乏或代謝不良，可能與過敏及自體免疫障礙有關；許多老年人遭受沮喪或精神問題可能與酪胺酸、色胺酸、苯丙胺酸、組胺酸及支鏈胺基酸—纈胺酸、異白胺酸和白胺酸等胺基酸的缺乏有關，這些胺基酸能直接提供能量給肌肉組織使用。高劑量的支鏈胺基酸在醫院被使用於治療創傷和感染的病人上，有些人出生後即無法代謝支鏈胺基酸，這種潛在的生命危機—支鏈酮酸尿（通常指楓糖尿症，因為酮酸釋放至尿液中聞起來像楓糖漿），會造成神經性傷害且需要特別的飲食，包括合成的嬰兒配方奶粉而且其中不含白胺酸、異白胺酸或纈胺酸。

　　常見的胺基酸大約有28種，不同方式的組合產生上百種不同種類的蛋白質，存在於所有活的生物體中。人體內肝臟製造約百分之八十的胺基酸，剩下的百分之二十必須由體外的來源獲得，需由飲食中取得的胺基酸稱為必需胺基酸，這些經由飲食中得到的必需胺基酸，包括：組胺酸、異白胺酸、白胺酸、離胺酸、甲硫胺酸、苯丙胺酸、羥丁胺酸、色胺酸和纈胺酸。非必需胺基酸是指由飲食中得到的胺基酸在體內製造成的另一種胺基酸，包括丙胺酸、精胺酸、天門冬醯胺、天門冬胺酸、瓜胺酸、半胱胺酸、胱胺酸、γ-胺基丁酸、麩胺酸、麩胺醯胺、甘胺酸、鳥胺酸、脯胺酸、絲胺酸、牛磺酸和酪胺酸。它們被稱為「非必需」，不是指人體不需要，只是不需要由飲食中獲得，因為身體能在需要時自行製造。非必需胺基酸在某些情況下會成為必

需，例如：非必需胺基酸—半胱胺酸和酪胺酸，可由必需胺基酸—甲硫胺酸和苯丙胺酸得到。若甲硫胺酸和苯丙胺酸沒有獲得足夠的量，那麼半胱胺酸和酪胺酸必須由飲食中得到。

　　胺基酸組成蛋白質或蛋白質分解爲胺基酸以利身體使用，在體內是持續進行的反應。當我們需要一點酵素蛋白質，身體便製造多一點酵素蛋白；當我們需要多一點細胞，身體便製造更多的蛋白質給細胞。身體依不同的需要產生不同種類的蛋白質，萬一體內庫存的某一必需胺基酸耗盡了，身體將無法製造需要此胺基酸的蛋白質，任一必需胺基酸補充不足，會妨礙必需蛋白質的合成，並降低體內的含量。這可能造成負氮平衡，是一種不健康的狀況，因爲身體排出的氮量比吸收的量要多。另外，所有必需胺基酸要由飲食中同時獲得，是爲了其他胺基酸的利用，否則身體仍處於負氮平衡的狀況。身體缺乏必要的蛋白質會有問題產生，小則消化力降低，大則發育發生阻礙。

　　如此的缺乏症是怎麼發生的呢？這答案比你想的還容易，即使你攝取了一份含有足夠蛋白質的均衡飲食，但還是有許多因素會引起必需胺基酸的缺乏，例如吸收不良、感染、創傷、壓力、藥物的使用、年齡和其他營養素的不平衡，會影響人體對必需胺基酸的獲得。維生素和礦物質的攝取不足，特別是維生素C，會干擾小腸後段對胺基酸的吸收，維生素 B_6 對體內胺基酸的運送是必需的。

　　假如你的飲食並沒有相當的均衡，那麼必需胺基酸攝取不到足夠的量，遲早會造成一些生理上的障礙。攝取含有足夠量的蛋白質飲食，並不能解決這些問題，事實上，這仍是不健康的。過多的蛋白質會造成腎臟和肝臟的負擔，因爲它們必須處理蛋白質代謝所產生的廢棄物。飲食的蛋白質中大約有一半的胺基酸可經由肝臟轉變成葡萄糖，和被利用去提供細胞所需要的能量，這過程中會產生廢棄物—氨，氨對人體是一種毒物，因此身體爲了保護自己，經由肝臟把氨轉變成毒性較小的尿素，尿素能被血流運送，在腎臟過濾並排出體外。如果蛋白質的攝取量沒有過多，而且肝臟功能運作正常，氨一產生則被迅速的中和成中性，所以對人體沒有危害。消耗過多的蛋白質、消化不良或因毒物累積而造成肝臟功能喪失等狀況，會使肝臟必須處理過多的氨，劇烈的運動也有促進儲存過多的氨之傾向，這可能使人陷於一種嚴重

健康問題的危機之中，包括腦部病變（大腦疾病）或肝昏迷。尿素含量高也會引發疾病，包括腎臟發炎和背部疼痛。因此，飲食中蛋白質的品質比數量更重要。

攝取含有必需胺基酸和非必需胺基酸的補充劑是可行的，針對某些疾病而攝取含特定的胺基酸補充品是十分有幫助的，當你攝取一特定胺基酸或胺基酸化合物，可幫助參與特殊疾病的代謝路徑。素食者尤其是絕對素食者，需採取一個包含所有必需胺基酸的方式進食，以確保蛋白質的攝取量符合需要量。

貨架上在賣什麼

與各種綜合維生素結合、含在蛋白質混合物中、含於各式各樣的食品補充劑及許多胺基酸配方等，都是胺基酸能被取得的方式，你可以買到膠囊、錠劑、液體和粉末等形式的補充品。大多數胺基酸補充品是由動物蛋白質、酵母蛋白或蔬菜蛋白中獲得，結晶的純胺基酸通常是由各種穀物中萃取出來的，雖然低溫壓縮的酵母及牛奶蛋白質也可提供，但是糙米麩皮是主要的來源。不與任何物質結合的胺基酸是最純的形式，不需要消化即可在血流中快速的被吸收。這些白色的胺基酸結晶體在室溫中很穩定，當溫度上升至180°C到350°C之間，結晶體會被分解，這些胺基酸可快速的被吸收，而且不可能來自於含過敏原的食物中，為了得到最好的效果，可以選擇粉末或膠囊的形式。選擇胺基酸補充品時，可從美國藥典（USP）中尋找醫藥級的L-系列的結晶胺基酸。大部分的胺基酸（甘胺酸除外）能以兩種形式出現，而這兩種形式互為鏡像異構物，它們分別被稱為「D-系列」和「L-系列」，例如：D-胱胺酸和L-胱胺酸。「D」代表右（旋）的（拉丁文dextro是「right」之意）和「L」代表左（旋）的（拉丁文levo是「left」之意），這些專有名詞代表分子在化學結構上螺旋體旋轉的方向。在動物或植物蛋白中可發現L-系列的胺基酸（除了苯丙胺酸之外，它可以DL-苯丙胺酸的形式存在，因為它是D-系列和L-系列的混合物）。因此，有關於胺基酸補充品中，包括L-系列的胺基酸產品被視為在人體生化代謝利用上較為一致。

每一種胺基酸在人體內都有它特定的功能，下面將介紹28種胺基酸的功能及其缺乏時可能有的症狀。為了達到治療的目的而單獨使用胺基酸時，要

空腹使用，以避免與其他食物中的胺基酸競爭被身體吸收。攝取單一胺基酸時，最好是在早晨或餐與餐之間，而少量的維生素 B_6 與 C 會加強吸收能力。當攝取胺基酸複合物，其包含所有必需胺基酸時，最好是在用餐前或後半小時均可。若你正服用單一胺基酸，最好在不同的時間也一起補充所有胺基酸的複合物，其中包括必需和非必需胺基酸，這是確保你可得到所有必需胺基酸足夠量的最好方法。須注意的是單一胺基酸不可長時間的攝取，有一個好的規則可遵循，就是各種胺基酸交替使用以符合你的需要，而胺基酸的來源最好是胺基酸的複合物，服用補充品二個月之內不可再服用，適度的補充是最重要的。當攝取高劑量的某種胺基酸時（每天超過 6,000 毫克），可能會產生中毒的影響，而且可能造成神經性的損害，這些胺基酸包括天門多胺酸、麩胺酸、同半胱胺酸、絲胺酸和色胺酸，若每天攝取超過 1,000 毫克的半胱胺酸會產生毒性，不可給予兒童胺基酸補充品，或攝取任何超過需要量的胺基酸，除非醫療人員有特別的指示要攝取。

　　一些胺基酸補充品的介紹如下：

　　● A ／ G-Pro 是由 Miller Pharmacal 集團所製造，是一種完全胺基酸和礦物質的補充品。

　　● Anabolic Amino Balance 和 Muscle Octane 是由 Anabol Naturals 公司製造。Anabolic Amino Balance 是由 23 種游離胺基酸所複合而成，Muscle Octane 是由游離狀態的支鏈胺基酸（L-白胺酸、L-纈胺酸和 L-異白胺酸）所混合而成，Anabol Naturals 公司也生產單一游離形式的胺基酸。

認識各種胺基酸

丙胺酸（Alanine）

　　丙胺酸在把氮從周邊組織運送到肝臟的過程中，扮演了重要的角色。它可協助葡萄糖的代謝，葡萄糖是提供身體能量的一種單醣。從事耗氧運動時，肌肉蛋白會快速地分解以達到能量的需要，此時從肌肉細胞中會釋放出大量的有毒物質，而丙胺酸會防止並抵抗此有毒物質。艾普斯坦─巴爾病毒的發作和慢性疲勞與丙胺酸含量過多，和酪胺酸、苯丙胺酸含量過少有關。丙胺酸其中一種形式為β-丙胺酸，可組成泛酸（維生素 B_5）和輔酶 A（coenzyme A），輔酶A是人體中重要的催化劑。研究發現胰島素依賴型糖尿病的病人，對於預防夜間低血糖的情況，口服L-丙胺酸比傳統吃宵夜的方式更爲有效。

精胺酸（Arginine）

精胺酸靠加強免疫功能來阻止腫瘤和癌細胞的生長，它可增加胸腺的大小和活性，而胸腺可製造 T 淋巴細胞（T 細胞），T 細胞在免疫系統上是極重要的成分。精胺酸對於那些因愛滋病和惡性疾病而降低免疫系統能力的病人也有所幫助，對於肝臟疾病如肝硬化和脂肪肝也有益處，它幫助肝臟利用中和氨的方式來解毒。精胺酸也可降低慢性酒精性中毒的影響。精液中也含有精胺酸，研究指出性成熟的延遲可能因爲精胺酸的缺乏所造成。相反地，精胺酸對於治療男性不孕相當有幫助，在皮膚和結締組織發現有高濃度的精胺酸，有助於受傷組織的復原和修護。

精胺酸對於肌肉的代謝相當重要，它作爲一個運送和儲存的工具，靠排出過多的氮來維持適當的氮平衡。研究顯示精胺酸在手術後補充可減少氮的流失，並增進淋巴組織中細胞的功能。這種胺基酸對減肥也有幫助，因其可促進肌肉量的增加並減少體脂肪。精胺酸也存在於各種酵素和荷爾蒙之中，可幫助刺激胰臟釋放胰島素，也是腦下腺荷爾蒙—血管加壓素的成分之一，並可以幫助生長激素的釋放。因爲精胺酸爲膠原蛋白成分之一，可幫助建造新的骨骼和肌腱細胞，所以對於關節炎和結締組織的疾病相當有益。傷痕組織是在傷口痊癒時由膠原蛋白所形成，其中含有大量的精胺酸。精胺酸還有許多功能，包括：胰島素的製造、葡萄糖耐受性和肝臟中脂肪的代謝，若體內缺乏精胺酸，則這些功能都會有所降低。

精胺酸可爲人體自行製造，但對新生嬰兒而言，製造量不夠達到需要量，因此在生命期早期被視爲必需胺基酸，含有高量精胺酸的食物，包括：角豆膠、巧克力、椰子、乳製品、明膠、肉類、燕麥、花生、黃豆、核桃、白麵粉、小麥和麥芽。

人們若有病毒感染如疱疹，則不可補充精胺酸，而且應避免攝取高精胺酸和低離胺酸的食物，因爲這些食物會促進某些病毒的生長，懷孕和哺乳婦女也應避免補充 L-精胺酸，精神分裂症病患者應該避免每天攝取超過 30 毫

克的精胺酸，有一篇研究發現，長時間攝取高劑量精胺酸，會造成皮膚增厚且粗糙。

天門冬醯胺（Asparagine）

天門冬醯胺可由另一種胺基酸—天門冬胺酸製造而成，天門冬醯胺可維持中樞神經系統的平衡，使你免於過度的緊張或過度的鎮定。當天門冬醯胺轉變回天門冬胺酸時，會釋放能量可供大腦和神經系統中的細胞作爲代謝之用。天門冬醯胺可促使肝臟中的胺基酸轉變成另一種胺基酸。

天門冬胺酸（Aspartic Acid）

天門冬胺酸能增加活力，所以對疲勞和憂鬱症的消除頗具功效，在代謝上扮演重要的角色，低含量的天門冬胺酸會導致細胞能量降低，因此可能造成慢性疲勞。天門冬胺酸適當的平衡，有助於神經和腦部的疾病；通常癲癇的病人含有較高的天門冬胺酸，某些類型的憂鬱症患者體內天門冬胺酸的含量較少。靠協助移除過多的氨來保護肝臟，因此有助於運動員。天門冬胺酸與其他胺基酸結合而成的分子，可從血流中吸收並移除有毒物質。它有助於某些礦物質通過腸道管壁，並進入血液和細胞中，且可幫助細胞功能和核糖核酸（RNA）、去氧核糖核酸的功能，而核糖核酸和去氧核糖核酸攜帶了遺傳信息。天門冬胺酸會加強免疫球蛋白和抗體（免疫系統的蛋白質）的產生。植物蛋白中，萌芽的種子含有豐富的天門冬胺酸。人工甜味劑—阿斯巴甜是由天門冬胺酸和苯丙胺酸所製成，是另一種胺基酸製品。

肉鹼（Carnitine）

肉鹼嚴格的說起來並不是一種胺基酸（事實上它是屬於維生素 B 的一種）；肉鹼的化學結構和胺基酸相似，所以經常被認爲與胺基酸是同一類物質。

肉鹼和眞正的胺基酸不同，不能用來合成蛋白質或作爲神經傳導物質。它在人體的主要功能是幫助運送長鏈脂肪酸，長鏈脂肪酸在細胞中燃燒（主要在粒線體中），可提供能量。肉鹼是肌肉能量的主要來源，可增加脂肪作爲提供能量來源的使用，這可預防脂肪的堆積，尤其是在心臟、肝臟和骨骼

肌上。肉鹼在治療慢性疲勞症候群（CFS）上很有用，因為粒線體（細胞內產生能量的位置）的功能有障礙，可能是引起疲勞的原因之一，研究發現許多慢性疲勞症候群的病人肉鹼的含量減少。

肉鹼可減少糖尿病對脂肪代謝較差所造成的危害，防止因酒精而造成的脂肪肝，並減輕罹患心臟疾病的危險。研究顯示肉鹼的使用，可減輕因心臟手術對心臟的危害。《美國心臟病學期刊》（*The American Journal of Cardiology*）有一篇研究表示丙醯基肉鹼是一種肉鹼的衍生物，有助於減輕因生理活動所造成的疼痛，因為腿部動脈阻塞會降低腿部肌肉血液和氧氣供應減少，而產生間歇性的跛行伴隨劇烈的疼痛。肉鹼可降低血液中三酸甘油酯的含量，有助於減輕體重、改善精子的活動力和增加神經與肌肉疾病患者的肌肉強度，對於治療阿茲海默氏症是有效的。相反地，缺乏肉鹼會造成某些種類的肌肉發生萎縮，而這些疾病會造成肉鹼從尿液中流失，病人有這種情形產生時，必須攝取比正常量還多的肉鹼，肉鹼也會加強維生素 E 和 C 的抗氧化作用，肉鹼和抗氧化劑一起作用，經由促進肉鹼乙醯轉移酶的合成來減緩老化的過程，而肉鹼乙醯轉移酶是腦細胞的粒線體產生能量的重要酵素。

如果有足量的鐵、維生素 B_1（硫胺素）、維生素 B_6（吡哆醇）、離胺酸和甲硫胺酸，在體內也可自行製造肉鹼，足夠含量的維生素 C 有助於肉鹼的合成。這些營養素若攝取不足，可能會造成肉鹼的缺乏。肉鹼也可從食物中獲得，主要來自於肉類和其他肉類製品。

許多缺乏肉鹼的病人被認定與部分遺傳有關，因為肉鹼合成的基因發生缺陷。缺乏肉鹼可能的症狀有精神混亂、心痛、肌肉無力和肥胖，因為肉鹼通常可增加肌肉量，所以男性的需要量比女性多，素食者的肉鹼需要量比非素食者要多，因為植物蛋白中並無肉鹼存在。此外，甲硫胺酸和離胺酸是體內製造肉鹼的主要成分，而此兩種胺基酸都無法從蔬菜中得到足夠量。為了確保足夠的肉鹼生成量，素食者應補充肉鹼或攝取穀物如玉米片，因為玉米片中離胺酸的含量較高。

肉鹼的補充品可由不同的形式取得，包括 D-肉鹼、L-肉鹼和 DL-肉鹼。不建議攝取 DL-肉鹼，因其會產生毒性。乙醯-L-肉鹼（ALC）是人體可自行製造的肉鹼衍生物，可參與碳水化合物和蛋白質的代謝，並運送脂肪到粒線體中。乙醯-L-肉鹼可增加組織中肉鹼的含量，且增加的量遠超過肉鹼代謝掉

的量。乙醯-L-肉鹼是最常被拿來研究抗老化的物質之一，特別是有關於腦部和神經系統的退化。

有數篇重要的研究顯示，每天攝取乙醯-L-肉鹼補充劑，可明顯延遲阿茲海默氏症的病情發展，減輕在記憶力、注意力、語言和空間能力變差的情況，它可使用於治療其他認知力方面的疾病，例如憂鬱症。

乙醯-L-肉鹼對於人體中的許多系統也有好處，它可幫助限制因缺氧所造成的損傷、加強免疫系統、對抗氧化壓力的保護、刺激某些酵素抗氧化的活動力、保護細胞膜、延緩大腦的老化、防止因糖尿病和坐骨神經痛所造成的神經疾病、調節因生理壓力所造成荷爾蒙的改變，和增加支鏈胺基酸加強表現的好處。

腦部的乙醯-L-肉鹼（和肉鹼）的總含量隨著年齡的增加而減少，許多研究顯示人類需要乙醯-L-肉鹼，建議每天攝取 500 至 2,500 毫克，分數次服用，並未有毒性或嚴重的副作用的報導。

瓜胺酸（Citrulline）

身體可由其他的胺基酸，如鳥胺酸來製造瓜胺酸。瓜胺酸能促進能量的製造、刺激免疫系統、可代謝成精胺酸，和去除會損傷活細胞的氨毒。瓜胺酸主要是在肝臟中被發現，有助於治療疲勞。

半胱胺酸和胱胺酸（Cysteine and Cystine）

這兩種胺基酸有相當大的關聯，每一分子的胱胺酸是由兩分子的半胱胺酸所組成。半胱胺酸相當不穩定，它容易轉變成 L-胱胺酸；然而所有的形式均有能力轉變成所需的形式。半胱胺酸和胱胺酸是都含有硫的胺基酸，所以有助於皮膚的形成，且對於解毒作用是十分重要的。

半胱胺酸存在於α-角蛋白之中，α-角蛋白是構成指甲、皮膚和頭髮的主要蛋白質。半胱胺酸有助於膠原蛋白的生成，和增進皮膚適當的彈性和質地。它可存在於許多蛋白質中，包括數種消化酵素。

半胱胺酸有助於去除有害物質的產生，且保護身體免受輻射線傷害。半胱胺酸身為最佳自由基破壞者之一員，當與硒和維生素 E 一起服用，半胱胺酸可發揮最大的功效。半胱胺酸也是麩胱甘肽的前驅物，麩胱甘肽在肝臟中

靠結合潛在的有毒物質來發揮解毒功用，它可保護肝臟和腦部不受酒精、藥物和因抽菸而產生的有毒物質的危害。

因為半胱胺酸比胱胺酸容易溶解，所以較易使用於人體且經常用來治療大多數的疾病。半胱胺酸是在體內由 L-甲硫胺酸轉變而成的，合成半胱胺酸必須要有維生素 B_6、B_{12} 和葉酸，若有慢性疾病的人則無法合成半胱胺酸。因此罹患慢性疾病的人需要高於正常劑量的半胱胺酸，一次療程需要攝取半胱胺酸 1,000 毫克，每天三次持續一個月。

在治療風溼性關節炎、動脈硬化和基因突變的疾病如癌症，建議補充 L-半胱胺酸。半胱胺酸有助於手術後和嚴重燒傷傷口的癒合，可螯合重金屬，與可溶性的鐵結合，幫助鐵的吸收。半胱胺酸也會促進脂肪的燃燒和建造肌肉。因為能破壞呼吸道的黏液，所以 L-半胱胺酸有益於治療支氣管炎、肺氣腫和肺結核，它可治療呼吸道的疾病，且在抵抗疾病的白血球活動上扮演一個重要的角色。

胱胺酸或 N-乙醯半胱胺酸（N-acetylcysteine, NAC）可用來取代 L-半胱胺酸，N-乙醯半胱胺酸有助於預防因化學治療和放射治療所引起的副作用，因為它可增加肺臟、腎臟、肝臟和骨髓中麩胱甘肽的含量，麩胱甘肽在體內有抗氧化的效果，例如減少老人斑。N-乙醯半胱胺酸對於麩胱甘肽含量的強化效果，比補充胱胺酸或麩胱甘肽來得好。

糖尿病患者對於半胱胺酸補充劑的攝取必須小心，因為半胱胺酸會造成胰島素無法作用。有胱胺酸尿症的病人，會有罕見的遺傳病症，就是腎臟會有胱胺酸結石的形成，所以不可攝取半胱胺酸。

γ-胺基丁酸（Gamma-Aminobutyric Acid, GABA）

γ-胺基丁酸（GABA）為一在中樞神經系統中作為神經傳導物質的胺基酸，它是腦部代謝所必需的物質，對於維持腦部功能的正常有所幫助。γ-胺基丁酸是由另一種胺基酸—麩胺酸在體內轉換而成的，它的功能是減少腦脊髓活性及防止細胞過度的興奮，與菸鹼醯胺及肌醇共同作用，γ-胺基丁酸藉由與它的受體部位結合，防止焦慮與緊張等相關訊息傳入運動神經中樞。

γ-胺基丁酸在體內的鎮定作用與精神安定劑（Valium）、鹽酸氯二氮（Librium）及其他鎮定劑是相當類似的，但是不用害怕會有上癮的情形發

生。γ-胺基丁酸曾被用於治療癲癇和高血壓，它對於降低性衝動方面有正面的影響，因為它具有遲緩劑的效用。它對於減輕攝護腺腫大也很有幫助，這可能是因為γ-胺基丁酸扮演了性荷爾蒙釋放調節機制的一個角色。γ-胺基丁酸可以有效地改善注意力不集中的問題，以及減少酒癮發作的情形（降低對酒的渴求），它還可以直接促進生長荷爾蒙的分泌。

然而，過多的γ-胺基丁酸會引起緊張焦慮、呼吸急促、嘴巴四周麻痺和四肢刺痛等情形，更進一步地，體內γ-胺基丁酸的量不正常會使腦部訊息傳導系統不平衡，還可能會引發癲癇發作。

麩胺酸（Glutamic Acid）

麩胺酸是一種增加神經衝動的神經傳導物質，會增加中樞神經系統的神經元興奮，它主要是興奮腦和脊髓神經的神經傳導物質，可以轉變成麩胺醯胺或是γ-胺基丁酸。

這個胺基酸對於碳水化合物和脂質的代謝是很重要的，它還幫助鉀進入脊髓液的轉運和通過血腦障壁。雖然它通過血腦障壁的速度不如麩胺醯胺來得快，但它在血液中有很高的含量，只有少量滲入腦部中。腦部可以把麩胺酸當做其燃料，在製造另一種胺基酸—麩胺醯胺的過程之中，麩胺酸可以藉由移除氮原子的方式來解除氨的毒性。麩胺酸轉變成麩胺醯胺的過程是腦部的氨毒可以被解除的唯一方式。

麩胺酸能糾正性格上的問題，在治療兒童時期行為障礙上很有幫助。它還被使用在癲癇、精神遲鈍、肌肉萎縮、潰瘍、低血糖性昏迷，以及治療糖尿病病患使用胰島素所產生的併發症。麩胺酸是葉酸的成分之一，葉酸是維生素 B 群中的一種，可以幫助身體胺基酸的分解。因為麩胺酸的其中一種鹽類是麩胺酸鈉（monosodium glutamate，MSG—味精），所以對麩胺酸鈉過敏的人也應該要避免吃到麩胺酸。

麩胺醯胺（Glutamine）

身體肌肉中含量最多的游離胺基酸為麩胺醯胺，因為它可以快速通過血腦障壁而被大腦當做燃料，所以它在腦部被轉變成為大腦功能所必需的麩胺酸，反之亦然。它也可以增加負責維持腦部正常功能及精神狀況之γ-胺基丁

酸的量，它幫助維持體內正常的酸鹼平衡，以及作爲合成去氧核糖核酸和核糖核酸的基本構造之一，它可以促進良好的精神狀況及維持消化道的健康。

當一個胺基酸進行分解時，氮就被釋放出來。我們人體雖然需要氮，但是游離的氮會形成對腦組織具有毒性的氨。肝臟可以將氨轉換成尿素而隨著尿液排出，或者氮會自己依附於麩胺酸之上，這依附的過程會形成麩胺醯胺。麩胺醯胺在胺基酸中的獨特性，在於它每分子不是只有一個氮原子，而是有兩個。如此一來，它的產生可以幫助組織，特別是腦組織清除氨。另外，它也可以把氮從一個地方移轉到另一個地方。

麩胺醯胺在肌肉中被大量發現，它可作爲提供骨骼肌蛋白質合成時所需之來源，因爲這種胺基酸有助於建造及維持肌肉，所以麩胺醯胺對於節食者和建造身體來說是很有用的。最重要的是，它有助於預防因長期臥床或癌症患者及愛滋病這類疾病病人所產生的肌肉量耗損，這是因爲壓力和外傷（包括外科手術的創傷）會使肌肉將麩胺醯胺釋放到血流之中。事實上，在壓力持續的這段時間中，存在於肌肉中的麩胺醯胺約有三分之一的含量有可能會被釋出。根據這個結果，壓力和疾病會造成骨骼肌耗損，然而若是供給足量的麩胺醯胺，這樣的情形是可以預防的。

L-麩胺醯胺的補充品對於治療關節炎、自體免疫性疾病、纖維變性、腸道障礙、消化性潰瘍及多肌炎和硬皮病這類的結締組織疾病，以及癌症因放射治療而導致的組織傷害等問題有幫助。L-麩胺醯胺除了可以增加心智功能，還可以用於治療生長功能障礙、癲癇、疲勞、性無能、精神抑鬱、精神分裂症以及衰老等問題。麩胺醯胺可將麩胱甘肽儲存在肝臟之中，且保護器官不因止痛退熱藥物 acetaminophen 的過量使用而被影響，它可以增強抗氧化防護的能力。L-麩胺醯胺還可改善嗜吃甜食、降低對酒的渴望以及酗酒的情形。

有很多的植物和動物中都含有麩胺醯胺，可是它很容易因爲食物的烹煮而被破壞。所以如果吃生的食物、菠菜和蘿勒，都會是很好的麩胺醯胺來源。麩胺醯胺的補充品必須要保持絕對的乾燥，不然其粉末將會降轉成氨和焦性麩胺酸（pyroglutamic acid）。麩胺醯胺應避免給予下列特殊病人食用，肝硬化、腎臟病、雷氏症候群（Reye's syndrome），以及會造成氨在血液中堆積的其他疾病，以上病例若食用麩胺醯胺可能只會對身體造成更進一步的傷害。你可能會發現麩胺醯胺、麩胺酸、麩胱甘肽、麩質和麩胺酸鈉等名字

很相似，但是它們全部都是不同的物質。

麩胱甘肽（Glutathione）

　　麩胱甘肽和肉鹼很像，但技術上它並不算是胺基酸中的一個，它在組成上是屬三胜類，是由半胱胺酸、麩胺酸以及甘胺酸三種胺基酸合成的，因為它與胺基酸的關係相近，所以常會與胺基酸聯想在一起。

　　麩胱甘肽是一種由肝臟製造出來的強抗氧化劑，負責解毒工作的肝臟是麩胱甘肽最大的儲存場所，所以有毒的化合物就可以經由膽汁排出。一部分的麩胱甘肽會直接被肝臟釋入血液之中，用以幫助維持紅血球的正常性及保護白血球。在肺部及腸腔中也可以發現麩胱甘肽，它是醣類代謝所需並可用於抵抗老化帶來的影響，幫助分解可能造成動脈粥狀硬化的氧化脂肪。它可以緩和一些由吸菸所引起的危害，因為它可以延緩醛類，香菸內會損害細胞和分子的化學物質所造成的不良影響，它也可以保護肝臟免於酒精引起的傷害。

　　缺乏麩胱甘肽，最先被影響的神經系統會引起協調功能缺失、精神障礙、震顫以及難以維持平衡等病症，一般認為這些病症是損害腦部發展的原因。在美國癌症協會所發表的一項研究中發現，愛滋病病人至少有超過三年的時間，體內麩胱甘肽的含量比正常人低。隨著我們年紀的增長，麩胱甘肽的含量下降，我們並不知道是否是因為它的使用速度太快，或是說在一開始製造的量就不多。如果不加以改善，麩胱甘肽的缺乏會加速老化過程的進行。

　　麩胱甘肽的營養補充品是很昂貴的，而且其口服配方的療效還有爭議，想要提高體內麩胱甘肽的含量，比較好的方法是提供身體用以組成它的原料物質：半胱胺酸、麩胺酸和甘胺酸。要增加麩胱甘肽的含量，N-乙醯半胱胺酸被認為是最有效的。

甘胺酸（Glycine）

　　甘胺酸是藉由供應大量的肌酸來延緩肌肉的退化，它是由肌肉組織提供的化合物，是去氧核糖核酸和核糖核酸建構時所需。它也可以提高肝醣儲存，所以能增加用於能量所需的葡萄糖。甘胺酸是體內合成核酸、膽酸及其

他非必需胺基酸所需。它被應用在胃部制酸劑方面，因為在皮膚及結締組織上發現到高濃度的甘胺酸，它對於修補受損組織以及促進傷口癒合方面非常有幫助。

甘胺酸對於中樞神經系統功能的正常與攝護腺的健康而言，是不可或缺的。它的功能就像是一個神經傳導物質的抑制劑，例如它可以預防癲癇病人的癲癇發作。這個胺基酸已被用於治療雙極性憂鬱症，也可以改善過動的情形。

過量的甘胺酸會造成疲勞，但適量的甘胺酸可以產生較多的能量。如果必要時，體內甘胺酸還可以轉換成另一種胺基酸─絲胺酸。

組胺酸（Histidine）

對生長及組織修補而言，組胺酸是一個很重要的必需胺基酸，它對保護神經細胞的髓鞘之保養而言是很重要的。另外，它也是製造紅血球、白血球所需。組胺酸還可以防止身體受到放射線傷害、幫助血壓下降，將重金屬從人體中移除，以及幫助預防愛滋病。

過量的組胺酸可能導致壓力，甚至於像焦慮、精神分裂症這類的心理障礙，已知患有精神分裂症的病人體內含有高量的組胺酸，而組胺酸的缺乏可能會導致風溼性關節炎，還和神經性失聰有關。甲硫胺酸具有降低體內組胺酸含量的能力。

組織胺對免疫系統而言是很重要的化學物質，它是從組胺酸衍生而來的。組織胺能夠引發性慾，因為組胺酸的量會影響到組織胺的生成，所以補充組胺酸，並同時補充從組胺酸轉變成組織胺所需的菸鹼素和維生素 B_6，可以幫助促進性能力及滿足感。因為組織胺還能夠刺激胃酸分泌，所以組織胺可以幫助因為胃酸不足而導致消化不良的病人。

除非已被確認為缺乏組胺酸，否則患有雙極性憂鬱症的病人應避免食用組胺酸的營養補充品，組胺酸的天然來源包括白米、小麥以及裸麥（黑麥）。

同半胱胺酸（Homocysteine）

同半胱胺酸是體內甲硫胺酸代謝過程中製造出來的一種胺基酸，近幾年

來，它已漸漸成爲被注意的焦點，這是由於血液中含過量的同半胱胺酸會增加罹患心血管疾病的危險性。進一步來說，同半胱胺酸對動脈管壁細胞有毒性，它會使血液較容易凝固，且會促進低密度脂蛋白（low-density lipoprotein, LDL，又稱做「不好的膽固醇」）的氧化，使得膽固醇更有可能會像血小板一樣的沈積在血管管壁上。

就如其他的胺基酸一樣，同半胱胺酸在人體內也負責執行某些必要性的人體功能。同半胱胺酸通常會很快的被分解成半胱胺酸以及其他化合物，包括：三磷酸腺苷酸（adenosine triphosphate, ATP，是細胞重要的能量來源）和 S-腺苷甲硫胺酸（S-adenosylmethionine, SAMe）。然而基因的缺陷或是缺乏維生素 B_6、B_{12} 及葉酸，會使得同半胱胺酸無法被充分代謝，因而造成此胺基酸大量的聚積在體內，進而對細胞膜和血管管壁造成傷害，還會增加心血管疾病的危險，特別是動脈粥狀硬化。維生素 B_6、B_{12} 及葉酸一同作用，使得同半胱胺酸被輕易的分解，對於對抗心臟病有所幫助。

異白胺酸（Isoleucine）

異白胺酸是必需胺基酸中的一種，是形成血紅蛋白所必需的，它還可以穩定及調節血糖與熱量的利用，它在肌肉中被代謝。異白胺酸是三種支鏈胺基酸的其中之一，這幾種胺基酸對於運動員來說很有價值，因爲它們可以提高能量、增強耐力，並幫助治療和修補肌肉組織。

許多因身心障礙所苦的病患，他們的身上有異白胺酸缺乏的情形，缺乏異白胺酸會導致類似低血糖症的症狀。

異白胺酸的食物來源包括：杏仁、腰果、雞肉、雛豆、雞蛋、魚肉、扁豆、肝臟、肉類、裸麥（黑麥）、大部分的種子類以及大豆蛋白，它也可以以補充品的形式來獲得。服用L-異白胺酸補充品時，應與另外兩種支鏈胺基酸：L-白胺酸和L-纈胺酸，保持適當的平衡，大約攝取每毫克的異白胺酸須補充 2 毫克的白胺酸和纈胺酸，綜合三種支鏈胺基酸的營養補充品是可以取得的，在使用上也會比較方便。

白胺酸（Leucine）

白胺酸是一種必需胺基酸，屬於支鏈胺基酸中的其中一個胺基酸（支鏈

胺基酸還包括了異白胺酸和纈胺酸），它們共同保護肌肉組織以及作爲燃料，促進骨骼肌、皮膚和肌肉組織的修復，在外科手術的復原上也需要它們。白胺酸具有降血糖的功能，還可以協助增加生長荷爾蒙的製造。

　　白胺酸的天然食物來源包括了：糙米、豆類、肉類、核果類、黃豆粉以及全麥。L-白胺酸營養補充品的使用必須和L-異白胺酸和L-纈胺酸取得平衡（異白胺酸的部分，請參照異白胺酸的介紹），營養補充品應適量的食用，否則可能會出現低血糖症的症狀。過量的攝取白胺酸可能會導致癩皮病，且會增加體內氨的含量。

離胺酸（Lysine）

　　離胺酸是一種必需胺基酸，也是所有蛋白質組成所必需的成分。離胺酸是孩童正常生長與骨骼發育所需的胺基酸，它幫助成年人吸收鈣及維持適當的氮平衡。此一胺基酸能協助抗體、荷爾蒙和酵素的製造以及膠原蛋白的形成與組織的修補，因爲它協助肌肉蛋白的製造，所以它對那些剛開刀過的人及運動傷害者的恢復非常有幫助，它也能降低血清中三酸甘油酯的含量。

　　這個胺基酸的另一個非常有用的功能，是它可以抵抗感冒病毒以及疱疹病毒。同時服用L-離胺酸營養補充品以及維生素C和生物類黃酮，可以有效的抵抗或預防疱疹的發作，這種病人特別應避免進食包含精胺酸的食物。L-離胺酸營養補充品還可以降低急性的酒精中毒。

　　由於人體無法自行合成製造離胺酸，因此飲食中包含適量的離胺酸是非常重要的。離胺酸缺乏會造成貧血、眼睛充滿血絲、酵素功能障礙、掉髮、注意力不能集中、過敏、體力衰弱、缺乏食慾、生殖方面的問題、生長受阻以及體重減輕。離胺酸的食物來源包括有乳酪、雞蛋、魚肉、青豆、牛奶、馬鈴薯、紅肉、黃豆製品以及酵母。

甲硫胺酸（Methionine）

　　甲硫胺酸是一種必需胺基酸，它可輔助脂肪分解，預防肝臟及動脈脂肪的堆積。堆積的脂肪可能會阻礙血液流到腦部、心臟及腎臟。半胱胺酸和牛磺酸在體內合成時，可能需仰賴甲硫胺酸。此胺基酸幫助消化系統，可以解除有害物質的毒性，如鉛或其他重金屬。它幫助減少肌肉衰竭、預防頭髮變

脆、抵抗放射線，對骨質疏鬆症或化學過敏也有益處，對治療風溼熱和因懷孕所引起的妊娠毒血症也很有用。

　　甲硫胺酸是一種強抗氧化劑，硫磺泉水之中富含甲硫胺酸，它可以抑制自由基的活動，幫助預防皮膚以及指甲的問題。它對於改善捷耳柏氏病（Gilbert's syndrome，為一種先天型溶血性黃疸）、肝功能異常也很有幫助。甲硫胺酸是身體所有細胞合成核酸、膠原蛋白及蛋白質所需。甲硫胺酸對正在服用口服避孕藥婦女而言是有益的，因為它可以促進動情激素的分泌，減少組織胺在體內的量。對於那些體內組織胺高於常人的精神分裂症患者而言，甲硫胺酸對他們也有所幫助。

　　體內的有毒物質增加，甲硫胺酸的需求也隨之增加。人體可以將甲硫胺酸轉換成麩胱甘肽，預防麩胱甘肽在身體出現過多有毒物時不至於被耗盡，麩胱甘肽是在肝臟中中和毒性的關鍵，它可以保護肝臟不受到有毒化合物的傷害影響。

　　甲硫胺酸無法在體內合成，必須由食物或營養補充品中獲得。甲硫胺酸良好的食物來源包括了豆類、雞蛋、魚肉、大蒜、扁豆、肉類、洋蔥、黃豆、種子以及優格。因為身體可以利用甲硫胺酸來衍生一種叫做膽鹼的大腦養分，因此在飲食中最好能補充膽鹼或卵磷脂（此物富含膽鹼），使得體內的甲硫胺酸不至於被耗盡。

鳥胺酸（Ornithine）

　　鳥胺酸有助於釋放一種生長激素，此種激素能促進代謝過多的體脂肪。如果鳥胺酸與精胺酸和肉鹼結合，就會增加對此種代謝的影響。體內免疫系統和肝臟功能的正常需要有鳥胺酸，它還可以解除氨毒並幫助肝臟的再生。因為已發現鳥胺酸在皮膚和結締組織中具有高濃度，使得它在促進復原及修補受損組織上很有幫助。

　　在體內，鳥胺酸是從精胺酸合成而來的，然後依序作為瓜胺酸、脯胺酸及麩胺酸的前驅物。除非是根據醫師開的處方，否則L-鳥胺酸的營養補充品應避免給孩童、懷孕和哺乳婦女，或有精神分裂症病史的人使用。

苯丙胺酸（Phenylalanine）

苯丙胺酸是一種必需胺基酸，因為它可以通過血腦障壁，所以能直接影響腦部的化學狀態。在體內，苯丙胺酸可以轉換成酪胺酸，酪胺酸是用來合成多巴胺和正腎上腺素這兩種能促進精神集中之關鍵神經傳導物質的胺基酸。因為作用於中樞神經系統上，這個胺基酸可以使人心情飛揚、減輕疼痛、協助記憶與學習，還可以抑制食慾。它可以被用於治療關節炎、憂鬱、生理痛、偏頭痛、肥胖、帕金森氏症以及精神分裂症。

苯丙胺酸有三種不同的化學結構，分別是 L-、D-以及 DL-三種形式，用於組成身體蛋白質的 L-苯丙胺酸是苯丙胺酸中最常見的形式，D-苯丙胺酸擔任消除疼痛的角色，DL-苯丙胺酸是結合了 D-以及 L-兩種形式的苯丙胺酸。D-苯丙胺酸在消除疼痛方面，特別是關節炎方面，非常有效。L-苯丙胺酸被用於建構蛋白質，它可加強精神集中力、抑制食慾以及有助於帕金森氏症的治療，它還能用於緩和經前症候群以及各種不同的慢性疼痛。

苯丙胺酸營養補充品，例如阿斯巴甜（是一種用苯丙胺酸和天冬門胺酸所製成的人工甜味劑），如果是懷孕的婦女以及患有精神焦慮、糖尿病、高血壓、苯酮尿症，以及一種皮膚癌—黑色素瘤等患者，應避免使用此類補充品。

脯胺酸（Proline）

脯胺酸藉由幫助膠原蛋白的形成，以及還原因老化所失去的膠原蛋白來進行皮膚構造，亦可以幫助治癒軟骨，使關節、肌腱、心肌更強韌。脯胺酸與維生素 C 共同作用，可以促進結締組織的健康。脯胺酸一開始是在肉品、乳製品及蛋中被發現。

絲胺酸（Serine）

絲胺酸是在脂肪及脂肪酸代謝、肌肉生長及維持免疫系統的健康上所必需。它是腦蛋白及包覆神經纖維的保護層—髓鞘之組成物，在去氧核糖核酸及核糖核酸的功能、細胞膜的形成以及肌酸的合成上皆扮演很重要的角色。絲胺酸也可幫助免疫球蛋白及抗體的形成，然而體內過量的絲胺酸可能會對

免疫系統產生不良的影響。

　　絲胺酸在體內可以由甘胺酸轉換而成，但此過程須有足量的菸鹼素、維生素 B6 及葉酸的輔助。絲胺酸的食物來源包括肉類、黃豆製品及多種常會造成過敏反應的食物，例如：乳製品、小麥麩皮和花生。絲胺酸的用途包括作為天然的保溼劑，運用於很多的化妝品及皮膚保養品上。

牛磺酸（Taurine）

　　在心肌、白血球、骨骼肌以及中樞神經系統中均發現高濃度的牛磺酸，它是所有胺基酸的基本組成單位之一，亦是膽汁的主要成分。膽汁能幫助脂肪消化、吸收脂溶性維生素及調節血清中膽固醇的含量。牛磺酸對於動脈粥狀硬化、水腫、心臟疾病、高血壓或低血糖症等疾病的改善是很有幫助的。它對於鈉、鉀、鈣和鎂的適當利用也很重要，且已知牛磺酸在減少鉀離子的流失上扮演特別的角色，它可幫助預防心律不整所造成的危險性。

　　牛磺酸對腦部具有保護的作用，特別是在腦部出現脫水現象的時候。牛磺酸通常用於治療焦慮、過動、大腦功能不良以及癲癇發作等病症。目前發現孩童腦部牛磺酸的濃度是成年人的四倍，正在發育中的腦，若是出現牛磺酸缺乏的情形，可能會導致癲癇發作，在癲癇病人身上通常也會缺乏鋅，而這也有可能是造成牛磺酸缺乏的原因之一。牛磺酸也與鋅維持眼睛正常功能的功用有關，若是同時出現牛磺酸和鋅都缺乏的情形，則可能會導致眼睛視力的傷害。對於患有唐氏症和肌肉萎縮症的孩童來說，牛磺酸的營養補充品對他們非常有幫助，也有部分診所用牛磺酸來治療乳癌患者。

　　牛磺酸如果經尿液流失的量過多，就會引起許多的代謝障礙，舉凡像是因血小板生成異常所造成的心律不整問題、腸道障礙、念珠菌的過度生長、物理或心理所造成的壓力、鋅的缺乏、飲酒過量等問題，全都與尿中流失高量的牛磺酸有關。過多的酒精含量也會造成身體失去適當利用牛磺酸的能力，牛磺酸營養補充品有可能減輕因戒酒所導致的症狀。此外，糖尿病患者對於牛磺酸的需求會增加，補充牛磺酸和胱胺酸可能具有降低糖尿病患者對胰島素需求量的功能。

　　牛磺酸存在於雞蛋、魚肉、肉類和牛奶等食物之中，但是植物蛋白是不含牛磺酸的。牛磺酸可以由肝臟中的半胱胺酸以及體內其他各處的甲硫胺酸

所合成，在這些胺基酸進行轉換的過程之中需要有維生素B₆。對於素食者來說，身體自行合成牛磺酸是極為重要的。至於患有基因或代謝上缺陷而導致有牛磺酸合成障礙的人來說，是有需要使用牛磺酸營養補充品的。

羥丁胺酸（Threonine）

羥丁胺酸是維持體內蛋白質平衡的必需胺基酸，它對於膠原蛋白、彈性蛋白的合成，以及保持牙齒光澤方面來說頗為重要。當羥丁胺酸與天門冬胺酸和甲硫胺酸結合時，能輔助肝臟功能和趨脂作用。在心臟、中樞神經系統和骨骼肌中被發現的羥丁胺酸，是合成甘胺酸和絲胺酸的前驅物，羥丁胺酸還幫助減少脂肪酸在肝臟中生成。它可以藉由協助抗體的製造而強化免疫系統，對部分憂鬱症的治療也有所幫助。

由於羥丁胺酸在穀類中含量不多，所以素食者比非素食者更容易出現羥丁胺酸缺乏的情形。

色胺酸（Tryptophan)

製造菸鹼素所需的色胺酸是一種必需胺基酸，它被腦部用來製造一種必需的神經衝動傳導物質—血清素，正常睡眠的維持需要由血清素來負責傳遞細胞間的神經衝動。因此，色胺酸能夠抗憂鬱、失眠以及用來穩定情緒。色胺酸對於控制孩童的過度好動、減輕壓力及心臟方面有益，它能因控制食慾而協助體重的控制，還可增加生長荷爾蒙的釋出，對於改善週期性偏頭痛和一些尼古丁的影響有幫助。足量的維生素 B₆、維生素 C、葉酸和鎂是形成色胺酸所必需的，而色胺酸則是形成血清素時的必需物質。一項《精神科醫學雜誌》（*Archives of General Psychiatry*）的研究報告指出，曾經患有精神性貪食症這種飲食缺失的婦女，在經過攝食缺乏色胺酸的胺基酸混合物之後，出現了症狀復發的情形。研究者相信，色胺酸缺乏時會改變腦中血清素的含量，因而使得神經衝動的傳遞受到影響。色胺酸和鎂的缺乏可能導致冠狀動脈痙攣。

色胺酸最好的食物來源包括了糙米、乾酪、肉類、花生和黃豆蛋白。在美國不能找到色胺酸的營養補充品，在 1989 年 11 月的時候，美國的疾病防制中心曾報導 L-色胺酸補充品經證實與一種血液疾病嗜伊紅血球過多肌痛症

候群（eosinophilia-myalgia syndrome, EMS）有關。研究報告指出，這種疾病的特徵是白血球數目的增加，還有疲勞、肌肉疼痛、呼吸性疾病、水腫以及發疹子等症狀。經過了新墨西哥的疾病防制中心確定，這種血液疾病與含L-色胺酸的產品有關之後，美國食品藥物管理局警告消費者停止使用所有含色胺酸或主含色胺酸的產品。後續的研究顯示造成此病症的原因是補充品本身受到污染，而非原本所認為的色胺酸所引起的，但是美國的市面上仍舊沒有供應色胺酸補充產品。根據美國食品藥物管理局的說法，因此病症而死亡的人至少有38件是歸咎於色胺酸補充品。

酪胺酸（Tyrosine）

酪胺酸是對整體代謝很重要的一個胺基酸，它是腎上腺素和神經傳導物質正腎上腺素和多巴胺的前驅物，這些是可以調節情緒和刺激代謝和神經系統的物質，酪胺酸扮演著一個提升情緒的角色，酪胺酸缺乏或不足會導致大腦中產生的正腎上腺素缺乏，造成憂鬱症的結果。酪胺酸同時也是一個中度的抗氧化劑、食慾抑制劑，及有助於減低體脂肪。它還可以幫助黑色素（負責皮膚和頭髮顏色的色素）的產生，還有腎上腺、甲狀腺及腦下腺的功能。還可以參與苯丙胺酸的代謝作用。

酪胺酸與碘結合來形成具活性的甲狀腺素，因此，低酪胺酸含量會導致甲狀腺機能不足，缺乏酪胺酸的症狀還包括低血壓、低體溫（手腳冰冷）及腿部不休息症候群。

補充 L-酪胺酸可以減低壓力，研究建議可能對於慢性疲勞和壞死有幫助，也可用來幫助那些容易焦慮、憂鬱症、性慾低、過敏、頭痛的人，及毒物戒斷症候群也有用。也可以用於帕金森氏症的患者。

天然的酪胺酸來源包括杏仁、酪梨、香蕉、乳製品、皇帝豆、南瓜子及芝麻等。體內的酪胺酸也可以由苯丙胺酸產生，補充酪胺酸必須要在睡前服用，或和醣類飲食一起，才不會和其他胺基酸一起競爭。

如有服用單胺氧化酶抑制劑類的藥物的人，這類通常是憂鬱症的處方用藥，必須嚴格的限制食物中含有酪胺酸的飲食，而且也不能補充L-酪胺酸，會導致突然的血壓上升的危險性，任何服用憂鬱症的處方藥物的人，都需和醫生討論他的飲食限制。

纈胺酸（Valine）

纈胺酸是一個必需胺基酸，具有刺激的作用。它是肌肉代謝、組織修復及維持體內適當的氮平衡所必需，纈胺酸被發現在肌肉組織中有高濃度，它是支鏈胺基酸之一，也就是說它可以當做肌肉的能量來源，也可以有助於治療肝、膽疾病，它也是一個良好的胺基酸來源，可當做缺乏症的矯正者，纈胺酸過多的症狀可能有皮膚感覺異常和可能有幻覺等。

纈胺酸的飲食來源包括乳製品、穀類、肉類、蘑菇、花生及黃豆蛋白等。補充纈胺酸要和其他支鏈胺基酸（白胺酸、異白胺酸）均衡（見異白胺酸部分）。

⑹抗氧化劑（Antioxidants）

引言

　　抗氧化劑是天然的化合物，可以幫助身體避免受到自由基的傷害。這些自由基是由一些原子或成群的原子所組成，可能會對身體產生一些細胞的損害，或是對免疫系統造成失調的作用，導致一些發炎或退化性的疾病，如心臟病和癌症，因此抗氧化劑對於疾病的預防扮演相當重要的角色，而且自由基被現今科學家認為是造成老化的元兇。（詳見自由基的敍述）

　　我們體內有多種的自由基，最常見的是由氧所衍化而成的，例如：超氧化物（superoxide radicals）、氫氧基（hydroxyl radicals）、次氯酸化合物（hypochlorite radicals）、過氧化氫（hydrogen peroxide）、各種不同的脂質過氧化物及一氧化氮（nitric oxide）等。它們可能是由輻射所產生的，包括暴露在陽光下和一些有毒的化學物質下，如抽菸、空氣污染、工業和家庭用的化學物質等，及一些體內的代謝過程，如體內儲存的脂肪轉換成能量的過程。

　　正常情況之下，身體自然發生的自由基清除者（free radical scavengers），會控制自由基的形成，某些酵素對這些作用有重要的功用，體內四大清除自由基的酵素為：超氧化物歧化酶（superoxide dismutase, SOD）、甲硫胺酸還原酶（methionine reductase）、過氧化氫酶（catalase）及麩胱甘肽過氧化酶（glutathione peroxidase）。我們身體視製造這些酵素為理所當然，除了這些酵素以外，還有許多的植物化學因子和營養素也扮演著抗氧化劑的角色，包括：維生素 A、β-胡蘿蔔素和其他種類的胡蘿蔔素、類黃酮素、維生素 C 和 E 及礦物質硒等。另外，某些荷爾蒙也有抗氧化劑的功能，如褪黑激素，還有一些藥用植物也有抗氧化劑的特性。

　　雖然有許多的抗氧化劑是可以由食物的攝取得來，如一些發芽穀類、新鮮的蔬菜和水果等，但是要得到足夠對抗環境污染的量並不容易。我們可以

補充這些抗氧化劑來減低自由基的侵害，研究也發現攝取較高量的抗氧化營養素，有預防癌症的功效。

不同種類的抗氧化劑一起，對避免自由基的傷害有加強的作用，所以建議以少劑量多種類的補充抗氧化劑，會比高劑量單一種補充要好。舉個例子來說，β-胡蘿蔔素本身是一個非常好的抗氧化劑，但是混合多種胡蘿蔔素的效果，比單一個β-胡蘿蔔素的效果要好。有許多種複合組成的抗氧化劑配方，可以很容易的來作爲我們日常的補充劑。

認識各種抗氧化劑

α-類脂酸（Alpha-Lipoic Acid）

α-類脂酸是一種強而有力的抗氧化劑，它可以同時當自己和維生素 E、C 的回收者，使這些維生素的抗氧化特性發揮出來，α-類脂酸也可以刺激體內產生麩胱甘肽，來幫助輔酶 Q_{10} 的吸收，這兩種都是重要的抗氧化劑。因爲α-類脂酸可以同時溶於水和油，它可以很容易的進入細胞內，來使自由基失去活性。

在歐洲，補充α-類脂酸已經有三十多年的歷史，它被用來治療周邊神經退化和有助於糖尿病患者控制血糖值。α-類脂酸還有助於肝臟的金屬污染的排毒，阻斷白內障的形成，保護神經組織不受到氧化壓力的傷害，及降低血中的膽固醇含量等。根據美國加州大學柏克萊分校的分子細胞生物學教授，Packer 博士的研究發現，α-類脂酸在預防和治療一些慢性退化性的疾病扮演非常重要的角色，包括糖尿病和心血管疾病。α-類脂酸已被認爲是一種代謝的抗氧化劑，如果少了它，細胞便不能利用碳水化合物來產生能量。身體並不能產生大量的α-類脂酸，而且它僅存在於少數的食物之中，如：菠菜、綠花椰菜及內臟類等，所以補充劑是有必要的。

山桑椹（Bilberry）

藥用植物—桑椹（*Vaccinium myrtillus*），是一種和美國藍莓類似的歐洲種植物，含有天然的抗氧化劑，它可以幫助血管壁的強度和彈性。桑椹還有助於維持紅血球細胞膜的彈性，使通過血管較爲容易。桑椹含有花青素（anthocyanidins），而花青素是一種植物化學因子，有助於降低血壓、抑制血栓的形成，加速血液運送至神經系統。許多研究也證實花青素可以提供約維生素 E 的五十倍抗氧化能力，和維生素 C 的十倍作用。除此之外，這個藥用植物還可以保護眼睛和增強視力、加強彈力蛋白的構造、抑制細菌的生長、扮演一個抗發炎、抗老化、抗癌等的功能，實驗也發現其中有一些化合物有降低血糖的功效。

自由基（Free Radicals）

　　所謂的自由基是一個原子或是一群原子，含有至少一個不成對的電子。電子帶有負電荷，通常在穩定的狀態下是以成對的形式存在的。如果一個電子沒有成對的話，這個不成對的電子很容易會被別的原子或分子所結合，引起一些化學反應，就是因為它們可以很容易的加入別的化合物中，所以自由基在體內很容易產生一連串的反應，而導致嚴重的傷害。每一個自由基停留在體內的時間可能只有短短的幾秒鐘而已，但是已可以達到損害身體健康的程度，而且造成的傷害是不可同復的，尤其是對於心臟肌肉、神經細胞，及免疫系統的感應細胞等影響更大。

　　在正常狀況下少量的自由基可以存於體內，我們的一些生化過程中多少都會產生一些自由基，而身體也能接受這少部分的含量，並非所有的自由基都會對我們造成傷害，免疫系統所生成的自由基，有殺死細菌和病毒的功能，還有一些參與重要的荷爾蒙和活化酵素的自由基則是人體所必須要有的。我們的身體需要某些自由基來產生能量和其他不同的物質，但是如果過多的自由基累積在體內會破壞細胞和組織，而過量的自由基又會引發更多自由基的形成，造成更嚴重的影響。

　　有許多因素可能產生過多的自由基，暴露在輻射下，不管是陽光或醫學檢驗 X 光下，都會促使自由基的形成，另外環境污染如：抽菸和吸入污染空氣也會產生過多的自由基，還有飲食也會影響體內產生過量的自由基，當我們飲食可獲取足夠的營養素的時候，身體可以利用氧氣和營養素去產生熱量，而在這個氧化的過程中，含有不成對電子的氧分子會被釋放出來，這些氧造成的自由基如果過量產生，會對身體產生嚴重的威脅。飲食中的油脂含量高較易產生過量的自由基，因為油脂比碳水化合物或是蛋白質更容易氧化。高溫烹調油脂，特別是油炸食物時會產生大量的自由基。

　　自由基存在有許多的危險性，它會以某些方法來改變我們身體中細胞的

一些遺傳物質，改變蛋白質的構造會導致蛋白質的合成有誤，身體的免疫系統會把這些合成錯誤的蛋白質當做是外來物質進而破壞它，而這些產生突變的蛋白質最後會破壞我們的免疫系統，導致白血病或形成某些癌症，同時也可能造成許多其他的疾病。

除此之外，自由基還會破壞細胞膜的保護功能，體內鈣的含量也會受到影響。長期下來，身體會產生更多的自由基，這些不平衡的結果就是老化的成因。

有一些我們已知的抗氧化劑，可以將這些成對的電子結合後進而中和自由基，減少自由基的傷害。這些抗氧化劑包括酵素、維生素 C、E、礦物質鋅和硒，及荷爾蒙褪黑激素等。藉由破壞自由基，這些抗氧化劑可以去毒和保護我們的身體。

牛蒡（Burdock）

藥用植物牛蒡的抗氧化特性是由台灣的嘉南藥理科技大學所研究出來的，他們發現這種植物有很強的抗氧化能力，它可以清除過氧化氫和超氧化物等自由基，也顯示有清除氫氧自由基的功能，研究也發現牛蒡和維生素 E 一起有更強的作用，另外它也可預防癌症和有助於控制細胞的突變。

類胡蘿蔔素

詳見維生素 A 和類胡蘿蔔素的部分。

輔酶 Q10（Coenzyme Q10）

輔酶 Q10 是一種構造類似維生素 E 的抗氧化劑，它在產生細胞能量上扮演非常重要的角色，它的生理功能還包括：免疫刺激的調節、促進循環、抗老化、保護心血管系統等。輔酶 Q10 又被稱為泛醌，被發現存在於心臟含量最高，其次是肝臟、脾臟及胰臟等。粒線體為細胞的能量製造中心，輔酶 Q10 可以幫助粒線體內的脂質和碳水化合物的代謝，它還有助於維持細胞膜的彈性。

在日本，輔酶 Q10 已被認可於使用在治療先天性心臟衰竭上，還有許多研究也建議輔酶 Q10 的補充在治療一些疾病上有助益，如：癌症、愛滋病、

肌肉萎縮、過敏、胃潰瘍、肌肉病變、牙周病、糖尿病、耳聾等。

薑黃素（Curcumin, Turmeric）

　　薑黃素被發現於辛香料薑黃中，具有抗氧化劑的特性，可以預防自由基的形成及中和已存在的自由基。它還可以阻止細胞中去氧核糖核酸產生的致癌作用，干擾癌症進展的酵素作用。薑黃素同時還可以阻礙膽固醇的氧化，因此能保護血管避免產生粥瘤，而形成動脈粥狀硬化。在一個針對慢性抽菸者的研究，補充薑黃素萃取物者有顯著的降低尿中的致突變物質，顯現出身體如何對抗致癌物質。另外，薑黃素還可以阻斷體內有毒物質與身體的組織反應，也可以預防白內障的發生。

　　薑黃素不建議部分的患者使用，如：膽管阻塞、服用抗凝血劑者，因為薑黃素會刺激膽汁的分泌，而且也會使血液不凝結。

類黃酮素（Flavonoids）

　　類黃酮素是非常強力的抗氧化劑及金屬結合劑，它們是植物產生的化學物質，可保護人體避免被寄生蟲、細菌感染和細胞的損害。已知有超過 4,000 種的化學物質具有此特性，多見於蔬菜、水果、香料、種子、核果、花及樹皮，而酒（特別是紅酒）、蘋果、藍莓、洋蔥、黃豆產品及茶是類黃酮素的較好食物來源。蔬菜、水果中的某些類黃酮素具有良好的抗氧化力，甚至比維生素 C 和 E 或β-胡蘿蔔素都強。事實上，類黃酮素可以保護抗氧化維生素不受到氧化損害。

　　另外，還有許多的藥用植物含有具療效量的類黃酮素，它們常常也是這個藥用植物的主要醫療效用的成分。

大蒜（Garlic）

　　這是個具有抗氧化特性的藥用植物，大蒜中的氫硫化物是很好的螯合劑，可以和一些有毒的重金屬結合排出體外，這些化學物質同時還具有抗氧化的特性，保護身體避免受到氧化傷害和自由基的損害。大蒜還有助於體內的去毒作用，預防脂肪氧化物質堆積在組織和動脈中，大蒜也含有和維生素 A、C、礦物質硒一樣的抗氧化營養素。

研究發現由老的大蒜萃取物（AGE）中有潛在的抗氧化特性，可以保護身體避免受到去氧核糖核酸的損害，使血管正常，防止我們受到輻射和日曬的破壞，根據研究專家和營養學家林博士的報告，發現大蒜萃取物可以預防四氯化碳導致的肝病變，四氯化碳是室內常見的污染物和輻射產生物。整體來說，補充大蒜萃取物可以得到較高濃度的大蒜有效物質。而且如果你擔心大蒜的臭味，也有公司製造無味的大蒜萃取物，這些大蒜萃取物有降低血中膽固醇、降低心血管疾病的危險、防止心臟衰竭、中風及降低血壓等功效。

銀杏（Ginkgo Biloba）

銀杏是一種對於腦部、眼睛和心血管系統，具有強力的抗氧化特性的藥用植物，最近《美國醫學協會期刊》的一篇研究得知，它對於阿茲海默氏症、失憶症及中風後復健的病人都有好處。另外，也有很多的研究顯示銀杏有增進記憶的效用，銀杏還有治療聽力問題、性無能及肌肉退化等毛病。

但值得注意的是，如果你服用醫生處方中的抗凝血劑或者在藥房買到的止痛藥，在你打算要補充銀杏之前，最好要徵求專業醫療人員的意見，因為銀杏與一些藥物合併服用，可能會有腸道出血的危險性。

麩胱甘肽（Glutathione）

麩胱甘肽是一種肝臟合成的蛋白質，從一些胺基酸如半胱胺酸、麩胺酸及甘胺酸而來。它可以保護細胞避免受到自由基的傷害，還可以幫助身體抵抗由抽菸、輻射、癌症化療，及一些毒素如酒精等造成的損害。麩胱甘肽也可當成一個重金屬和藥物的解毒劑，有助於治療血液和肝臟病變。

麩胱甘肽以許多的方式來保護細胞，它可以在破壞細胞之前中和氧分子，以達到保護身體的功能，麩胱甘肽可以和硒一起形成酵素過氧化氫酶，這個酵素可以中和過氧化氫，麩胱甘肽還是另一個抗氧化酵素的成分之一——麩胱甘肽硫轉移酶，這是一個肝臟的解毒酵素。

麩胱甘肽不但保護個人的細胞，同時也防禦我們的血管組織、腦、心臟、免疫細胞、腎、眼睛、肝、肺及皮膚不被任何的氧化所損害。它還扮演抗癌的重要角色，特別是針對肺癌，可以作用在目標致癌物，使致癌物質變成水溶性的，可以由體內排出。研究也發現它有抗老化的功能，老化的速度

與降低細胞液中麩胱甘肽的濃度有關，隨著我們年齡的增長，體內的麩胱甘肽會降低，結果降低自由基去活化的能力。

　　麩胱甘肽可以用補充劑的形式服用，體內麩胱甘肽也可以由補充還原雄性素（DHEA）、N-乙醯半胱胺酸（NAC）、L-半胱胺酸及 L-甲硫胺酸產生。不過研究證實如果要提高體內麩胱甘肽的濃度，最好還是直接補充麩胱甘肽。

葡萄子萃取物（Grape Seed Extract）

　　詳見前花青素聚合物（Oligomeric Proanthocyanidins）。

綠茶（Green Tea）

　　綠茶含有一種已知的化學物質，稱為多酚類，包括多種的植物化學因子，具有抗氧化的功能，還有抗細菌、抗病毒及許多促進健康的因子，以綠茶中特有的一種多酚類叫綠茶素（EGCG）來做實驗，顯示它有防禦我們身體去氧核糖核酸不被一些氧化所傷害，綠茶同時還有防癌的作用、降低血中膽固醇濃度及降低血中易凝血的物質。另外還有研究顯示綠茶對減輕體重也有幫助，它可以促進脂肪的燃燒，有助於調節體內血糖和胰島素的濃度。

　　綠茶是直接由茶植物乾燥而來，而紅茶則是經過天然的發酵所製成，紅茶會將茶中單寧酸、植物化學因子等轉換成複雜的化學物質，而且在發酵的過程中還會破壞許多多酚類，因此紅茶的抗氧化功能較差。

褪黑激素（Melatonin）

　　褪黑激素也是一種非常有效的自由基清除者，可以將單一氧基吸收掉，單一氧基是一個非常活潑的氧分子，釋放過多的能量會傷害身體其他的分子。多數的抗氧化劑僅可以作用於特定細胞的特定部位，而體內的褪黑激素則可以穿透身體任何部位的任何細胞。更重要的是，褪黑激素可以穿透粒線體，粒線體是細胞產生能量的地方，褪黑激素可以保護粒線體不被自由基破壞，在實驗室中我們發現補充褪黑激素的老鼠有抑制癌細胞的生長、促進免疫系統的功能，避免受到退化性疾病的攻擊。褪黑激素還可以刺激產生另一種抗氧化物質—麩胱甘肽過氧化酶。

甲硫胺酸（Methionine）

　　甲硫胺酸是一個特殊的胺基酸，可以中和氫氧自由基，氫氧自由基是自由基中最危險的一種，通常是由重金屬和一些較毒的自由基形成的次產物，也可以經由激烈的運動或暴露在高劑量的輻射中產生，它可以破壞身體任何的組織。

N-乙醯半胱胺酸（N-Acetylcysteine, NAC）

　　N-乙醯半胱胺酸是產生自由基清除者麩胱甘肽所必需的胺基酸，可以幫助體內維持該胺基酸正常的濃度，N-乙醯半胱胺酸較半胱胺酸穩定，可以當做補充劑的形式。

　　N-乙醯半胱胺酸可以被肝臟和淋巴細胞所利用，作為去毒性物質和其他的毒素，也是強而有力的酒精、香菸、環境污染及所有使免疫抑制物的除去劑，服用N-乙醯半胱胺酸補充劑可以提升體內一些保護性酵素的含量，延緩細胞因老化產生的損害，還可以降低一些感染疾病的發病率及罹病期，它也被使用於治療愛滋病和慢性支氣管炎等。

　　要特別注意的是糖尿病患者並不適合服用N-乙醯半胱胺酸補充劑，因為會干擾胰島素的有效性；如要補充，宜事先徵詢專業醫事人員的意見和同意，才可以進行補充。

菸鹼醯胺腺嘌呤二核苷（Nicotinamide Adenine Dinucleotide, NADH）

　　菸鹼醯胺腺嘌呤二核苷又被稱為輔酶 I，是體內細胞啓動能量的來源，它的抗氧化能力是來自於它的還原物質的能力，菸鹼醯胺腺嘌呤二核苷可以扮演去氧核糖核酸修復的作用、細胞免疫的防禦系統等非常重要的角色。研究報告發現菸鹼醯胺腺嘌呤二核苷也可以抑制神經傳導物質多巴胺的自我氧化作用，該作用會導致一些毒性物質的釋放，破壞腦部一些敏感的部位。

前花青素聚合物（Oligomeric Proanthocyanidins, OPCs）

　　前花青素聚合物是天然的物質，存在於不同食物和植物中，它們是獨特的植物化學物質，為類黃酮素的一種，具有非常強的抗氧化能力，前花青素

聚合物是高度溶於水的物質，所以我們身體可以很快速的吸收它。臨床試驗中有很多例子以此物質做測試，發現前花青素聚合物的抗氧化能力至少是維生素 E 的五十倍，大約是維生素 C 的二十倍。除此之外，前花青素聚合物如果與麩胱甘肽一起作用會加強維生素 C 的有效性，因為它們可以通過血腦障壁，保護大腦和脊髓神經不受到自由基氧化的傷害。除了抗氧化的作用之外，前花青素聚合物還有保護肝臟不受到一些藥物的損害，例如普拿疼等止痛藥，它們能加強及修復結締組織的功能，包括心臟血管系統的，它們有助於免疫系統並可延緩老化。前花青素聚合物的功效還可以藉由降低組織胺的產生，來調節過敏和發炎反應。

前花青素聚合物幾乎存在於所有的植物中，有兩大類是主要的來源，第一類是松樹皮中的成分（Pycnogenol），是由法國的松樹產生而來的；第二類是葡萄子萃取物，由釀酒用的葡萄（*Vitis vinifera*）中把葡萄子抽取出來。松樹皮中的成分為第一個被發現的前花青素聚合物，大約在 1950 年代左右即被發表出來，現在以 Pycnogenol 為松樹皮中的成分商品名，而非其他的來源。

松樹皮中的成分（Pycnogenol）

詳見前花青素聚合物。

硒（Selenium）

硒是一種身體必需的微量元素，它的功能是當抗氧化劑，與維生素 E 一起保護組織和細胞膜，除此之外，它可以增加細胞抗氧化酵素的濃度。硒也是抗氧化酵素麩胱甘肽過氧化酶的成分之一（每個分子含有四個硒原子），這個酵素把體內有害的過氧化氫轉換成水，這個作用對於血管細胞、心、肺及肝等有相當重要的影響。

許多的植物都含有硒，包括大蒜、蘆筍、穀類等，但是與土壤中含硒的濃度多寡有關，因此不同的地理位置，不同的區域生產的食物，硒的含量也會有差異。

牛奶薊（Silymarin）

這是由藥用植物牛奶薊（milk thistle）的種子萃取而來的，它長久以來被用來治療肝臟疾病，在藥用植物牛奶薊的活化成分中發現數種形式的類黃酮素，為強力的抗氧化劑，這些物質合成為牛奶薊，這個化學物質可以保護我們的肝臟不被氧化傷害所影響，它還可以避免肝臟受到一些毒素、藥物、酒精等的作用，以及促進細胞的再生。除此之外，牛奶薊還可以增加體內麩胱甘肽的濃度，它是肝臟產生的抗氧化酵素。

超氧化物歧化酶（Superoxide Dismutase, SOD）

這是一種酵素，健康的成年人每天體內可以製造將近 500 萬單位的超氧化物歧化酶及它的夥伴過氧化氫酶，超氧化物歧化酶可以使細胞恢復元氣，並且減低細胞的損傷，它可以去除常見的超氧化物，還可以幫助身體利用鋅、銅、錳等。隨著年紀的增加，超氧化物歧化酶的濃度會減少，此時體內的自由基含量就會增加，超氧化物歧化酶有延緩老化的功用，目前有許多科學家正在研究之中。補充超氧化物歧化酶如果是以藥丸或藥片的形式時，需要有一層特殊的保護膜，才能使補充品可以順利經過胃到達小腸被我們吸收，服用的補充品劑量要多於 500 萬單位，天然的超氧化物歧化酶可見於大麥草、綠花椰菜、甘藍菜、小麥草及大部分的綠色植物。

維生素 A 和類胡蘿蔔素

類胡蘿蔔素是脂溶性色素，被發現於黃、紅、綠及橘色的蔬菜和水果中，它們是一非常強的抗氧化劑的家族，包括：α-胡蘿蔔素、β-胡蘿蔔素、茄紅素、黃素及玉米黃質等。自然界已發現的類胡蘿蔔素超過 500 種以上，而其中約有 50 種可以在體內轉換成維生素 A。

類胡蘿蔔素可以結合掉單一氧基，嚴格來說，這個物質不算是一個自由基，但是它是高度活性的且可以破壞身體的分子物質。類胡蘿蔔素也是一種抗癌的物質，還可以減少白內障和老人斑的形成，以及抑制心臟疾病的產生。研究也發現一些類胡蘿蔔素，例如存在於番茄汁的茄紅素、胡蘿蔔中的α-胡蘿蔔素和β-胡蘿蔔素，及菠菜中的黃素等，都能保護體內不受到氧化傷害

而可以預防癌症的產生。

　　抗氧化劑α-類脂酸、輔酶 Q_{10}、維生素 E、維生素C 都可以保留類胡蘿蔔素在組織中。

　　體內可以依照我們的需要將β-胡蘿蔔素轉變成維生素 A，任何在體內剩餘的β-胡蘿蔔素則當做一個抗氧化劑，破壞自由基反應而保護膽固醇不受到氧化的傷害，還可以預防因日曬、空氣污染等產生的傷害。

　　最近的許多實驗發現服用高劑量的β-胡蘿蔔素（每天超過 50,000 國際單位），可能會干擾正常細胞的分化，最好是補充不同種類合在一起的複合類胡蘿蔔素。

維生素 C

　　維生素 C 是一個非常強的抗氧化劑，它也有助於加強其他抗氧化劑的作用，如維生素 E，保持它們的效力。它的水溶性特質還可以有效的在體液內發揮它的功效，有些研究顯示維生素 C 是我們第一線的抗氧化防禦機制，大腦和脊髓中的細胞需要有足夠的維生素 C，才不會被氧化傷害。維生素 C 也可以保護血管壁的正常完整性，有預防動脈血管粥狀硬化的功能。

維生素 E

　　維生素 E 也是一種強而有力的抗氧化劑，可以防止脂質的氧化，脂質氧化的過程也可以導致動脈血管粥狀硬化。維生素 E 是脂溶性的，而細胞膜是由脂質所組成，所以維生素 E 可以有效的保護防止細胞受到自由基的傷害，維生素 E 還可以促進氧的利用、加強免疫系統、預防自由基造成的白內障、降低冠狀動脈疾病的危險性。

　　天然的維生素 E（d-α-生育醇）較合成（dl-α-生育醇）的好，新的研究顯示鋅是維持血中正常的維生素 E 濃度所必需的，硒也可以加強維生素 E 的吸收，這兩種營養素在體內是一起作用的。

鋅

　　鋅的主要抗氧化功用是在於預防脂質的氧化，除此之外，它還是超氧化物歧化酶的組成之一，鋅也可以用來維持血中維生素 E 的濃度，及幫助維生

素 A 的吸收。

複方抗氧化劑（Combination Antioxidant Supplements）

沒有任何一種單一的抗氧化劑可以保護身體所有的系統，也就是說特定一種抗氧化劑都有它特定的作用及作用部位。綜合這些必需營養素兩種或兩種以上是可以取得的，你可以很容易找到均衡多種抗氧化劑的配方，建議可以使用一些廠商已經混合好的多種抗氧化劑，同時選用多種抗氧化劑比分別單獨補充一種抗氧化劑的效果較好。

(7)酵素（Enzymes）

引言

　　一位醫生且為酵素研究的權威，Edward Howell 博士將酵素又稱為「生命之火花」，這些能量化的蛋白質分子在身體所有的生物化學反應中扮演非常重要的角色。它是消化食物、刺激大腦、提供細胞能量、修復所有組織所必需的物質。儘管有足夠的維生素、礦物質、水和蛋白質，如果沒有酵素，仍然無法維持生命。

　　酵素的主要功能即是一種催化劑，所謂催化劑就是一種可以用來加速身體中控制生命活動的數百到數千種生化反應的物質，如果沒有這些酵素的催化作用，這些體內的反應都發生得非常緩慢而無法維持生命，而這些酵素則無法足夠的攝取在這些反應之中。

　　每一種酵素在體內都有特定的功能，非其他的酵素可以取代的。每一種酵素的性狀都是如此的特殊，以致於僅啟動特定的物質反應，受酵素改變的物質稱為受質，而因為要有不同的酵素來給這些受質作用，所以我們的身體必須產生相當多的不同種類的酵素。

酵素的功能

　　酵素主要是輔助體內的所有功能。在水解反應中，消化酵素分解食物顆粒，以儲存於肝或肌肉中，此儲存的能量稍後會在必要的時候，由其他的酵素轉換給身體使用。鐵可以藉由酵素的作用而被濃縮於血液中，其他的酵素可以在受傷流血時幫助血液的凝固。也有一種酵素可以催化尿素的形成，呼吸系統的酵素使二氧化碳由肺排出。酵素也可以協助腎、肺、結腸及皮膚等排出水分和毒素於體外。另一種酵素也利用攝取進來的食物以建造新的肌肉組織、神經細胞、骨骼、皮膚或腺體組織。例如：有一種酵素是可以將飲食中的磷轉化為骨骼。酵素還可加速葡萄糖氧化，來讓細胞產生能量。酵素也

可以將有毒廢物代謝為容易排出體外的形式，以保護血液。事實上，酵素的種類和功能相當的多且變化，所以我們不可能將它們全部命名出來。

　　通常可以將酵素分成兩大類，消化酵素和代謝酵素。消化酵素是由消化道分泌來分解食物，使營養素可以被吸收至血中，提供身體不同的功能。包括三種主要的消化酵素：澱粉酵素（澱粉酶）、蛋白質分解酵素（蛋白酶）及脂肪分解酵素（解脂酶）。澱粉酵素可以被發現存在於唾液、胰和腸液中，可以分解醣類。當你開始咀嚼食物時這個反應就開始了，所以很重要的是要慢慢的咀嚼食物，而不同的澱粉分解酵素可以分解不同的型態種類，舉例來說，乳醣酶是可以分解乳糖（牛奶中的糖），麥芽糖酶分解麥芽糖（麥芽中的糖），而蔗糖酶是分解蔗糖（甘蔗和甜菜中的糖）。而蛋白酶可以見於胃液及胰和腸液中，能幫助消化蛋白質。解脂酶則是在於胃液及胰液中，也可以在脂肪食物中見到，是負責幫助脂肪的消化。另外一個消化的組成物質是鹽酸，雖然它本身並不是酵素，但是它可以和酵素一起作用，來完成它的功用。

　　代謝酵素則是一類酵素可以催化細胞中不同的化學反應，例如能量的製造和解毒作用。所有身體的細胞、組織、器官活動都受到這類代謝酵素所作用，它們是一些將蛋白質、醣類、脂質用來建造身體的工人，這些代謝酵素存於它特定的血液、器官及組織之中，每一個組織有其特有的代謝酵素。

　　兩種特別重要的代謝性酵素是超氧化物歧化酶（SOD）和過氧化氫酶。SOD是一種抗氧化劑，可以用來使細胞避免受到超氧化物自由基的攻擊（請見第一部的抗氧化劑中的超氧化物歧化酶部分），過氧化氫酶則可以分解過氧化氫——一種代謝產物，且加速氧的利用。

　　身體所需要數十到數千種酵素中，可以利用它的潛能的約 24 種酵素來控制和分解利用蛋白質、醣類、脂質，而使用數百種代謝酵素來維持其他器官和組織的功能。

食品酵素

　　我們的身體可以製造酵素，也可以由食物補充而來，但是酵素對熱度相當的敏感，甚至於低到中溫（47.8℃以上）就會破壞食物中的酵素，因此如果要從食物中得到酵素，最好生吃。如果沒有生食的話，也可以藉由補充劑

來避免體內酵素的不足。

　　酵素存於多種食物之中，包括植物和動物的來源，酪梨、木瓜、鳳梨、香蕉及芒果都含高量的酵素，芽菜也含有相當豐富的酵素，未成熟的木瓜、鳳梨也是良好的來源，由木瓜和鳳梨抽取出的酵素稱為木瓜酵素、鳳梨酵素，都是分解蛋白質的酵素，可以將蛋白質分解成較小的分子。

　　許多含脂肪的食物也同時有解脂酶，可以分解脂肪，事實上食物中只有胰解脂酶，它可以消化食物的脂肪，在胃中的酸性環境較小腸中的鹼性環境作用好，因此同一種酵素在不同的環境下作用不同。

　　鹽酸也有不同的形式，包括離胺酸—鹽酸和鹽酸甜菜鹼，鹽酸甜菜鹼是由甜菜萃取出的，多數是膠囊或錠劑的形式，而且以白色居多，但是如果放久了會變成深紫色，鹽酸補充劑不以粉末或是液狀的形式存在，因為會使牙齒受傷，破壞牙釉質，鹽酸補充劑有一點硫的味道。

　　超氧化物歧化酶存於各種食物之中，例如苜蓿、大麥草、綠花椰菜、甘藍菜芽、甘藍菜、小麥草及大部分的深綠色植物等。

　　以酵素的作用強度而言，單一酵素並不能作用完全，它們需要一些其他的物質，就是所謂的輔酶，才能使酵素完全被活化，最重要的輔酶包括維生素 B 群、維生素 C、維生素 E 及鋅等。

商業用酵素

　　主要的商業用酵素為消化酵素，可以由各種來源萃取而來（科學家尚不能自己合成酵素）。大多數的酵素是來自於動物性的來源，例如胰蛋白酶、胃蛋白酶，食物一旦抵達胃底部和小腸時，可以幫助它消化。一些公司可以生產由某種黴菌 aspergillus 萃取出的酵素當做補充劑，這些酵素可以在胃的上部就開始做消化的工作，這些產品都是用來幫助消化食物和吸收營養素的功用，特別是蛋白質。

　　如果蛋白質沒有被完全消化，這些蛋白質粒子會經由血液與其他營養素結合穿過腸壁，這種現象稱為漏腸症候群（leaky gut syndrome），會導致過敏反應，嚴重程度與個人的免疫系統強弱有關，可見適當的消化蛋白質是非常重要的。

　　任何可以作用在蛋白質和使蛋白質準備好可以被消化的酵素都可稱為蛋

白質分解酵素，有許多可以補充的蛋白質分解酵素，包括凝乳酶、胰蛋白酶、胃蛋白酶等。這些酵素除了有幫助蛋白質消化的功用以外，還有抗發炎的作用，由動物的胰臟分泌抽取出的胰蛋白酶也被用於癌症的研究，因爲研究發現癌症病人缺乏這種酵素，它同時也被用來治療消化不良、病毒感染、運動傷害、胰酵素分泌失調、食物過敏、纖維囊腫、自體免疫疾病及其他慢性疾病等。

市售的酵素以補充劑的抗氧化劑形式出售的有超氧化物歧化酶和過氧化氫酶等。

下表列出一些常用的酵素和它們的受質。

酵素	受質
澱粉酶	碳水化合物
鳳梨酵素	蛋白質
纖維素酶	纖維
胰蛋白酶（chymopapain）	蛋白質
澱粉酶	碳水化合物
葡萄糖澱粉酶	碳水化合物
半纖維素酶	碳水化合物
玻糖醛酸酶	蛋白質
轉化酶	碳水化合物
乳糖酶	乳糖（牛奶的糖）
解脂酶	脂質
麥芽糖酶	碳水化合物
胰酶	蛋白質、脂質、碳水化合物
木瓜酶	蛋白質、脂質、碳水化合物
果膠分解酶	碳水化合物
胃蛋白酶	蛋白質
植酸酶	碳水化合物
血纖維蛋白溶酶	蛋白質
蛋白酶	蛋白質
凝乳酶	蛋白質
胰蛋白酶	蛋白質

酵素補充劑並不適用於所有的人，懷孕的婦女應特別注意，哺乳的人也

要小心，如果要服用補充劑，先諮詢專業人員的意見，避免影響到母奶的成分。患有血友病或者服用抗凝固劑的人，也需徵求專業醫療人員的許可才能補充。任何有出血危險性的人，如果要補充酵素都應特別經過醫事人員的同意才可以服用補充劑。

貨架上在賣什麼

酵素產品的種類包括錠劑、粉末及液體等形式，可以彼此搭配或分開單買，有些酵素產品還可以加蒜來幫助消化。

為了達到最大的益處，任何你選擇的消化酵素應該要含有主要的酵素群：澱粉酶、蛋白酶及解脂酶等。消化酵素應該要在餐後服用，除非你是吃加工食品和／或煮過的食物，這些食物最好是與食物一起服用酵素。你也可以自己製造一些消化酵素，將乾的木瓜子置於胡椒罐中攪成粉，灑於食物中，這樣也有些胡椒味道。

如果你有補充SOD，記得要選擇膜衣錠類的，也就是有外膜來保護這個酵素，可以通過胃來幫助小腸的吸收，千萬不要攪碎它，所有形式的酵素都應該存放在適冷的環境之下以確保它的效用，如果容易受潮最好存放在陰涼、乾燥的地方。

科學研究顯示隨著年紀的增加，身體產生酵素的能力則是減退，同時，營養素的吸收不良、組織破壞及慢性疾病的狀況也都隨著增加。補充酵素補充劑可以幫助你得到食物中的完整的營養素，我們相信酵素補充劑對於老年族群是相當重要的。

下列是一些建議的酵素產品：

● Nature's Sources 公司出產的 AbsorbAid 是由植物酵素中製造出來，包括解脂酶、澱粉酶及鳳梨酵素，還有纖維素酶和乳糖酶。已知可以顯著的幫助營養素的吸收，尤其是必需脂肪酸和鋅。

● Prevail 公司生產的 Acid-Ease 是一種源自天然植物的可幫助消化的產品，包括澱粉酶、解脂酶及纖維素酶，還有一些藥用植物藥屬葵根和北美滑榆。

● TriMedica 公司生產的完全酵素是一種植物酵素，可以提供很完整的必需酵素再加上一些輔酶以提高它的效用。它被設計成可以適應不同的體溫和

酸鹼值而不會破壞有效性，成分包括有澱粉酶、解脂酶、鳳梨酵素、木瓜酵素、蛋白酶，還有纖維素酶、嗜乳酸桿菌、比菲德氏菌及微量礦物質。

● Biotec Foods 公司（AgriGenic Food Corporation 的一個子公司）生產的 Bio-Gestin 是一種冷凍乾燥的成熟青木瓜，含有木瓜酵素和胰蛋白酶。這種天然的木瓜甜味特別可以於餐前灑於食物上食用。

● Metagenics 公司生產的 Bio-Zyme 含有蛋白質分解酵素，包括胰蛋白酶、胰酶、生的胰濃縮液，可以有助於發炎的狀況。

● Prevail 公司生產的 Cardio 酵素配方含有酵素、藥用植物及營養素，包括蛋白酶 1 和 2、澱粉酶、纖維素酶及解脂酶，還有黨蔘、銀杏葉及大蒜；鎂、維生素 B_6、維生素 B_{12}、葉酸、維生素 C、牛磺酸、肉鹼、離胺酸等，是可以特別針對心臟有益的一種產品。

● Prevail 公司生產的膽固醇酵素配方是一種酵素外加抗氧化劑的配方，專為心血管的健康設計的，成分包括有泛酸、大蒜、纖維素酶、澱粉酶、蛋白酶及解脂酶等。

● Carlson 公司生產的 D.A.#34 食物酵素含有胰蛋白酶、小牛膽汁，每一顆膠囊可以消化 34 公克的蛋白質、120 公克的碳水化合物及 21 公克的脂肪，所含的膽汁對患有膽囊疾病的人是有助於補充的。

● Source Naturals 公司生產的日常必需酵素是一種消化酵素補充劑，含有蛋白酶（對酸穩定的）、解脂酶、澱粉酶、纖維素酶及乳糖酶。此產品本身沒有什麼味道，可以適合於烹調不太熱的食物（低於 43.3℃）時灑入。這個補充劑是設計成同時在胃中較酸的環境和腸中較鹼的環境下都可以適用。

● Natrol 公司生產的 Digest Support 是一種複合性的酵素配方，主要包含有三種消化酵素（分解蛋白質、分解脂質及分解澱粉的），有蛋白酶 1 和 2、澱粉酶、纖維素酶、解脂酶、麥芽糖酶及蔗糖酶。還含有半乳糖酶，這是一種作用在半乳糖中的酵素，半乳糖是乳糖（牛奶中的糖分）分解的產物，同時這個配方還可以對付產氣。

● Cardiovascular Research 公司生產的 Elastase 含有彈力蛋白酶，是一種存在於胰液中的分解蛋白質的酵素。

● American Biologics 公司研發的 Infla-Zyme Forte 是一複合酵素和抗氧化劑，可以幫助需要補充消化酶的人，分解食物中的蛋白質、脂質和碳水化

合物。研究也發現使用此綜合酵素和抗氧化劑，對於慢性和急性發炎的臨床應用也非常有益。使用此產品的建議劑量是每餐後 1 到 3 錠劑，如果要使用在臨床試驗，則要在三餐前 1 小時，服用 3 到 6 錠劑，而且那些限鈉飲食者，也可以補充此產品。

● Ecological Formulas 公司生產的 Inflazyme 是一種鳳梨酵素和維生素 C。

● Cardiovascular Research 公司生產的 Lipothiamine 含特殊製備的維生素 B_1（硫胺素）和一些與細胞產生能量有關的輔酶。

● Enzymatic Therapy 公司生產的 Mega-Zyme 是一種超級強效的胰臟和消化酵素，每一粒錠劑包含有蛋白酶、澱粉酶、解脂酶、胰蛋白酶、木瓜酵素、鳳梨酵素及異化酶。

● MegaFood 公司生產的 MegaZymes 是專為素食者設計的酵素和藥用植物配方，是由植物來源的酵素組合而成，包括澱粉酶、纖維素酶、轉移酶、乳糖酶、解脂酶及蛋白酶。另外還有包含龍膽、薑及嗜乳酸桿菌，可以形成腸道健康的菌叢生態。

● Metagenics 公司生產的 Metazyme 是一種由植物中提出的酵素配方，包含蛋白酶、澱粉酶、解脂酶及纖維素酶。

● FoodScience Laboratories of Vermont 公司生產的 Multi-Zyme 為一種錠劑含有胃蛋白酶、鳳梨酵素、小牛膽汁、胰液抽取物、木瓜酵素、蛋白酶、澱粉酶、解脂酶、纖維素酶及鹽酸。鹽酸是另一種消化過程中的必需物質，可以和酵素一起分解食物。

● Cardiovascular Research 公司生產的 Serraflazyme 含有蛋白質分解酵素，此種酵素除可以分解蛋白質之外，還有抗發炎的特性。

● Futurebiotics 公司生產的素食酵素複合物包含有蛋白酶、澱粉酶、纖維素酶、解脂酶、木瓜酵素及鳳梨酵素。

● Marlyn Nutraceuticals 公司生產的 Wobenzym N 含有一系列的複合型酵素組合，這些酵素加在一起有加成的效果，它的成分包括鳳梨酵素、胰蛋白酶、木瓜酵素、凝乳酶等。

其他較有品質保證的酵素產品是來自國際酵素公司和 Miller Pharmacal Group，他們生產的補充品只能由專業醫療人員中獲得，下列是一些產品的

舉例：

　●Milcozyme，是一種由兩種部分合在一起的酵素補充品，包括麩醯胺酸、鹽酸、木瓜酵素、胃蛋白酶，及錠劑的另一面含有胰蛋白酶、解脂酶、澱粉酶及鳳梨酵素。

　●Carbozyme，含有鹽酸、胰蛋白酶、木糖醇、胸腺萃取物、解脂酶、澱粉酶及木瓜酵素。

　●Proteolytic Enzyme 為覆蓋有腸液的胰蛋白酶。

　●Karbozyme（與上述 Carbozyme 的發音相同，但請勿混淆，為不同的產品）含有胰蛋白酶、碳酸氫鈉與碳酸氫鉀。

　●MM-Zyme，為一種含有胰解脂酶、鳳梨酵素、澱粉酶、生胰液抽取物、木瓜酵素、胰蛋白酶及硒的產品。

　最後，由 Nature's Plus 出產的 Bioperine10 技術上並不算是眞的一種酵素補充品，但是它有加強消化的功能並能幫助營養素的吸收，它含有黑胡椒萃取物，當與食物或維生素、礦物質，或是藥用植物補充劑一起食用時，可以幫助食物的消化，而且可以加速營養素在身體各個地方的轉移。

(8)保健食品（Natural Food Supplements）

引言

　　保健食品包括了許多各式各樣的產品，而且幾乎所有的保健食品都可以在藥房或是超商購買到。一般而言，保健食品其實就是食物的組成成分、衍生物或是副產物，而且具有可以促進人體健康的要件。某一些保健食品所宣稱具有的健康療效，是根據一些流傳已久關於老祖先對這些藥物療效記載的書籍或文獻。此外，也有部分保健食品的療效是根據科學實驗證實的。

　　保健食品的組成成分中可能富含某些具有活性的成分或是營養素，可以幫助消化、代謝的過程。可是，有一些不道德的保健食品製造者會將保健食品的療效誇大或做不實的報導。因此，告知消費者哪些是不肖的製造廠商，及保健食品的真正療效是很重要的。

貨架上在賣什麼

　　保健食品有非常多的形狀及形式，如錠劑、膠囊、粉末、液體、膠體、乳液狀、細粒以及薄片狀等，保健食品的包裝內容完全取決於產品本身的組成成分，以及產品本身具有的療效。因為這些保健食品是由一些不易保存的食物、食品的衍生物或副產物所製造而成的，因此產品本身的療效可能會受到保存期限長短、儲存環境及溫度的影響。所以如果你不了解這個產品的性質及如何服用，請參考說明書或是直接詢問製造廠商。

　　假使你從未服用過保健食品，可能在剛開始服用時，你會有焦慮不安的心理狀況產生，這是正常的，但是慢慢的你就會習慣而且感受到保健食品帶給你的健康效益。

　　在這個章節中，我們會介紹一些保健食品，以及這些產品可以用來改善哪一些疾病，至於這些疾病將在本書的第二部詳細介紹。

嗜乳酸桿菌（Acidophilus）

請參考此章節中乳酸桿菌的部分。

三磷酸腺苷酸（Adenosine Triphosphate, ATP）

三磷酸腺苷酸可以提供身體細胞短時間內能量的來源。此外，三磷酸腺苷酸還可以增強肌肉的強度及耐力，也可以延緩肌肉疲勞。三磷酸腺苷酸在身體中是由腺嘌呤轉變而成的，腺嘌呤是一個含氮化合物，其結構包含五碳糖及多個磷酸單位，其中一個磷酸單位即含有一個磷酸分子及四個氧分子。

苜蓿（Alfalfa）

苜蓿是一種富含礦物質的植物，而且它的足跡遍布全世界。苜蓿的萃取液可以提供無法攝取任何東西時的營養液，因為它含有葉綠素、鈣、鎂、磷、鉀等多種礦物質及維他命。這些礦物質可以促進人體消化吸收，也具有中和小腸鹼性消化液的功能。如果你需要補充礦物質，那麼苜蓿是一個很好的選擇，此外，它也可以幫助改善關節炎病患的病情。除了苜蓿外，還有一些富含葉綠素的植物像是小麥草、大麥等，都可以幫助腸道潰瘍、胃炎、肝臟疾病、溼疹、痔瘡、氣喘、高血壓、貧血、便秘、牙齦出血、感染、燙傷及癌症等疾病的痊癒。

蘆薈（Aloe Vera）

蘆薈最為人所知的功能，除了可以幫助傷口的治癒外，它也常常作為化妝品及護髮的產品，目前全世界有超過 200 個以上不同品種的蘆薈，而且它們多半種植在乾燥的地區。蘆薈最常被用來作為皮膚的保溼劑、軟化劑。蘆薈對於因為燙傷、切傷、蚊蟲咬傷、淤傷、痔瘡、潰瘍及溼疹所引起的皮膚不舒適症狀都很有效。此外，百分之九十八～百分之九十九純度的蘆薈萃取液，對於幫助腸胃道潰瘍、便秘、痔瘡及所有大腸疾病的痊癒都有不錯的療效。蘆薈還可以減少感染的機會、改善靜脈瘤、皮膚癌、關節炎及愛滋病。

目前，我們也發現合併蘆薈及洋車前子的外殼，用於清除腸中不乾淨的物質，所得到的效果相當不錯。因此，蘆薈不但具有幫助傷口癒合的能力，

也可以預防便秘或腹瀉的情形發生。然而，不論是使用何種藥物或保健食品，時間久了可能會產生耐受不良的情形發生，因此建議不要長時間一直持續使用此種治療法。

大麥草（Barley Grass）

大麥草富含鈣、鐵、必需胺基酸、葉綠素、異黃酮素、維他命 B_{12}、維他命 C 和其他多種礦物質及酵素。大麥草可以促進胃及十二指腸潰瘍、大腸疾病、胰臟炎的痊癒，大麥草本身也具有抗發炎的功能。

蜜蜂產品（Bee Byproducts）

請參考此章節中花粉、蜂膠、蜂蜜和蜂王漿的部分。

花粉（Bee Pollen）

花粉是一種粉狀的物質，是蜜蜂由植物的花粉囊中採集而來的。花粉的成分中包含百分之十～百分之十五的蛋白質、維他命 B 群、維他命 C、必需脂肪酸、胡蘿蔔素、酵素、鈣、鐵、鎂、鉀、錳、植物激素及一些單醣類物質。

花粉和其他跟蜜蜂有關的副產品一樣，具有抗菌的效果，也可以用來對抗疲勞、憂鬱、癌症及一些大腸方面的疾病，花粉也可以增強人體的免疫功能。

最好購買來自原產地的花粉，因為可以增加人體食入花粉後抗過敏的能力。新鮮的花粉不會太黏稠或是成塊狀，而且一定要存放於密封的罐子中。約有百分之零點零五的人口對花粉過敏，因此，這些人可以在一開始時先食用少量的花粉，並且觀察自己的身體是否有起疹子、氣喘或其他不舒服的反應，假如這些症狀一直持續發生，則先暫停食用花粉。

蜂膠（Bee Propolis）

蜂膠是一種含有樹脂的物質，它是由蜜蜂從其他植物中採集得到的。蜂膠和蜂蠟一樣，為構成蜂巢的結構。蜂膠可以促進某些白血球的吞噬作用，因此能夠防止細菌感染。除此之外，蜂膠具有抗菌及促進免疫力的功能，可

以防止口腔、喉嚨的感染，以及改善口臭、扁桃腺炎、潰瘍等問題。

任何跟蜜蜂有關的副產品都要確保新鮮，而且一定要密封在罐子中。此外，最好向專門生產製造蜜蜂相關副產品的製造商購買，如此才能夠確保品質及安全。

β-1,3-聚葡萄糖（Beta-1,3-Glucan）

β-1,3-聚葡萄糖是一種多醣類，具有增進免疫功能的效用。特別的是，它可以藉由刺激巨噬細胞的活性來達到摧毀外來微生物、細菌的能力，因而增進整體的免疫力。β-1,3-D-聚葡萄糖就是β-1,3-聚葡萄糖的另一種形式，也是酵母菌細胞壁的成分之一，但是它卻不含有任何酵母菌的蛋白質。β-1,3-D-聚葡萄糖通常用來治療因爲細菌、病毒或是真菌所引起的疾病，而且效果不錯，也可以用來殺死一些腫瘤細胞。因爲β-1,3-D-聚葡萄糖具有保護免疫系統的功能，所以被認爲可以用來預防老化。在 1970 年代早期，就有研究發現β-1,3-D-聚葡萄糖可以降低老鼠體內惡性腫瘤的擴散，而目前的研究也發現，β-1,3-D-聚葡萄糖可以改善女性因乳房切除而導致的疼痛及潰瘍狀況。

雙歧桿菌（*Bifidobacterium Bifidum*）

雙歧桿菌爲腸道中主要且有益的菌叢，它可以幫助維生素 B 群及維生素 K 的合成，以及維持腸道菌叢在一個平衡的狀態。當你服用抗生素時，在你腸道中的雙歧桿菌及一些有害的細菌會一起被消滅。所以，在飲食中添加雙歧桿菌補充劑，可以幫助維持腸道中有益菌叢的生長及維持。不健康的腸道菌叢會導致血液中氨的含量上升，就像在你吃入大量富含蛋白質食物後一樣，血液中高含量的氨會刺激小腸細胞，而且這些氨最後經由血流運送到肝臟，由肝臟將其分解代謝掉，否則就會有噁心、嘔吐、食慾不振的情形或是產生其他不好的毒性物質。因此，雙歧桿菌除了可以促進正常消化吸收的過程，也能夠預防一些消化道方面的疾病，像是便秘、產氣或是食物過敏等症狀。因爲如果消化不良，就會使腸道中其他的細菌分解那些未被消化食物，因而產生一些組織胺等化學物質，導致過敏的發生。

含有雙歧桿菌的沖洗液對於改善陰道被真菌感染的情形非常有效，因爲雙歧桿菌可以摧毀這些致病原。此外，當你使用含有雙歧桿菌的灌腸劑時，

這些有益菌除了可以幫助你維持腸道中正常菌叢的生長外，還能夠促進腸胃蠕動以幫助排便。如此一來，腸道中不好的菌叢生長受到了抑制，而且糞便及一些有毒的廢物也不會堆積在腸道中了。

　　除了幫助維持腸道健康外，雙歧桿菌還可以改善肝硬化及慢性肝炎，因為經由促進消化，就可以降低肝臟的負擔。事實上，許多人對於雙歧桿菌的感受力比對乳酸桿菌來得好，而且許多專家也認為在改善肝臟疾病方面，雙歧桿菌的效果比乳酸桿菌來得有效。

啤酒酵母（Brewer's Yeast）

　　請參考此章節中酵母菌的部分。

雙歧菌（Bifidus）

　　請參考此章節中雙歧桿菌的部分。

牛軟骨（Bovine Cartilage）

　　乾燥粉狀的的牛軟骨可以用來改善傷口癒合及減少感染，就像鯊魚軟骨一樣，被發現可以幫助牛皮癬、各種類型的關節炎及潰瘍型腸炎的痊癒。Phoenix BioLabs 公司就是以不施打任何荷爾蒙的飼養牛，來生產健康無害的牛軟骨。當然視個人的選擇及需求不同，也有其他動物軟骨或是鯊魚軟骨可供食用。

纖維素（Cellulose）

　　請參考此章節中纖維的部分。

順式鯨蠟肉豆蔻酸（Cerasomal-cis-9-cetylmyristoleate）

　　順式鯨蠟肉豆蔻酸為一種改良過的中鏈脂肪酸，存在於蔬菜、核果及動物組織中。目前的研究發現它可能可以用來改善關節炎，動物實驗則是發現順式鯨蠟肉豆蔻酸具有抗發炎的功能，因此對於退化性關節炎、風溼性關節炎、乾癬性關節炎及牛皮癬的患者可能有幫助，因為學者認為順式鯨蠟肉豆蔻酸具有增強免疫功能，以及減少會引起發炎的前列腺素產生。

順式鯨蠟肉豆蔻酸的商標名稱爲CMO，但這不是一般的通稱，而Metabolic Response Modifiers所出產的CMO品質非常好。

綠藻（Chlorella）

綠藻是一種體積非常微小、單細胞的水生藻類植物，它含有一個細胞核而且含有大量可利用的葉綠素。此外，綠藻含有約百分之五十八的蛋白質、碳水化合物、維生素B群、維生素C及E、胺基酸及少量的微量元素。事實上，綠藻可以說是一個具有完整營養素來源的食物，綠藻所含的維生素B_{12}的含量遠比肝臟的儲存量多，而且胡蘿蔔素的含量也不少。因爲綠藻的細胞壁較厚，所以不易獲得綠藻內的營養素，因此綠藻必須經過加工後才能提升其營養價值。

綠藻是少數可食用的水生藻類植物，其所富含的葉綠素可以幫助清除血液中的物質，達到純化血液的功能。此外，綠藻也含有高量的去氧核糖核酸及核糖核酸，可以預防因紫外線所引起的傷害。研究也顯示綠藻因爲含有豐富的蛋白質，所以可以作爲不能食用肉製品民眾的另一項選擇。

葉綠素（Chlorophyll）

請參考本章節中綠藻或綠色飲品的部分。

硫酸軟骨素（Chondroitin Sulfate）

硫酸軟骨素爲軟骨中一個重要的物質，存在於關節中的結締組織也富含硫酸軟骨素。硫酸軟骨素可以使結締組織堅固但富有彈性，因此具有避震以及作爲身體架構的功能，例如外耳、鼻子尖端都是由結締組織構成的。從化學的角度來看，軟骨素屬於胺基糖蛋白（又稱爲黏多糖）其中一種，胺基糖蛋白會與一些蛋白質，如膠原蛋白、彈力蛋白鍵結，形成結構更複雜的糖蛋白。硫酸軟骨素能夠促使水分保留在糖蛋白中，如此可以使關節軟骨保有充分的水分。硫酸軟骨素也可以預防軟骨過早退化的情形，以及抑制一些會分解或破壞軟骨的酵素。

市面上一般的硫酸軟骨素大部分是由鯊魚軟骨粉末，或是牛的氣管軟骨萃取出來的，對於改善退化性關節炎都有良好的效果。若是將硫酸軟骨素與

糖化胺基酸一起合併使用，效果會更好。而硫酸軟骨素或是糖化胺基酸沒有毒性，但還是會有一些人在食用後產生副作用，因此關節炎基金會建議在這些改善退化性關節炎的產品包裝外標上警告標示。如果你有使用這些補充劑，應該告知你的家庭醫師，若出現任何不舒服或過敏的症狀要馬上就醫。此外，若是你有服用抗凝血劑、阿斯匹靈等藥物，在額外食用硫酸軟骨素補充劑時要很小心，因為硫酸軟骨素的化學結構和這些抗凝血劑很相似。懷孕的婦女最好也不要服用這些補充劑，因為到目前為止尚未有足夠的證據可以證明，懷孕的婦女食用這些補充劑對胎兒會不會有任何副作用或不良影響。

柑橘苷（Citrin）

柑橘苷是一個商品名稱，它是由產自印度的一種漿果中萃取出來的物質。柑橘苷可以抑制肝臟中脂肪酸的合成，以及促進身體燃燒脂肪作為能量供應的來源，而且還可以抑制食慾；然而，柑橘苷並不能用來減肥，但卻可以預防或延緩心血管疾病的發生。柑橘苷並不作用在中樞神經，也不會引起一些副作用，許多產品中都可以發現有柑橘苷的成分。

輔酶 A （Coenzyme A）

輔酶A在體內是由泛酸（又稱維生素 B_5）轉變而來的，在整個能量代謝過程扮演非常重要的角色。事實上，人體中約有百分之九十的能量代謝都需要輔酶A的幫忙，其中也包含了脂質的代謝。如果缺乏輔酶A，則會產生肌肉僵硬、疼痛及無力等症狀。所以補充輔酶A可以增加能量的產生，也能夠增強免疫系統。此外，研究也顯示輔酶A補充劑的功效與輔酶 Q_{10} 不相上下。

輔酶 Q_{10} （Coenzyme Q_{10}）

輔酶 Q_{10} 存在於所有細胞的粒線體中，而且對於供應細胞短時間能量來源（也就是三磷酸腺苷酸）非常重要，因為輔酶 Q_{10} 在電子傳遞鏈中扮演舉足輕重的角色，如果缺乏輔酶 Q_{10} 就無法產生三磷酸腺苷酸。而身體只能儲存少量的三磷酸腺苷酸，所以這樣一個電子傳遞的過程在體內是不間斷的。大約有超過百分之七十五的 50 歲以上的人有缺乏輔酶 Q_{10} 的情形，而缺乏這種輔酶可能導致心血管疾病的發生，因為缺乏輔酶 Q_{10}，心臟就沒有足夠的力

量將血液打出去，所以全身血液循環的情形也會不佳，因而導致心血管疾病的發生。

膠體銀（Colloidal Silver）

膠體銀是不貴的一種殺菌劑，而且可以應用在許多方面。它是一種金黃色的液體，內含有百分之九十九點九純的銀粒子（這些銀粒子直徑約 0.01 至 0.001 微米）。膠體銀可以溶於自來水或蒸餾水中，而且可以直接塗抹於局部、口服，或是直接打入靜脈中。

在局部塗抹的部分，膠體銀可以用來治療因真菌引起的皮膚、指甲的感染，或是改善燒傷、曬傷的傷口癒合。此外，膠體銀也可以用來改善牙齒痛，或是作為預防齲齒的漱口水以及改善口臭。膠體銀也可以當做空氣清淨劑，因為它可以殺滅空氣中的微生物以保持乾淨的空氣。總而言之，膠體銀可以預防因為微生物所引起的感染，這些微生物包括了大腸桿菌及真菌。

Lifestar Millennium 公司所生產的膠體銀品質相當良好，此外，TriMedica 公司所出產的產品除了含有膠體銀，也含有膠體銅、鋅等成分，這種產品對於治療感冒非常有效。

初乳（Colostrum）

初乳是由哺乳類動物的乳腺所分泌的淡黃色液體，初乳中內含高量的蛋白質、生長因子及一些免疫因子，以上這些物質都可以提升新生兒的免疫能力。服用初乳補充劑除了可以提升自體的免疫能力外，也能夠促使身體燃燒脂肪作為熱量來源，以及增加體內瘦體組織的含量。初乳也可以改善及幫助傷口的癒合、抗老化、增進體力及耐力。市面上的初乳補充劑成分多半是牛的初乳，而 New Life Colostrum 所出產的初乳補充劑品質相當佳，並且內含有高量的免疫球蛋白。

玉米胚芽（Corn Germ）

玉米胚芽是玉米在加工的過程中的副產物，富含許多可利用的營養素。玉米胚芽的半衰期比大麥胚芽長，而且有些營養素含量也高於大麥胚芽，尤其是鋅，玉米胚芽中鋅的含量是大麥胚芽的十倍。你可以用玉米胚芽粉灑在

雞肉或魚上，它也適合添加入麥片中及灑在其他食物上。

肌酸（Creatine）

肌酸為身體代謝過程所產生的化合物，當你使用肌肉時，肌肉中的三磷酸腺苷酸會分解為兩部分：二磷酸腺苷酸及無機磷，這整個分解的過程中就會產生能量，以及使肌肉有更多力量。然而這些能量只能供應短時間的能量來源，因此，若是補充肌酸則可以幫助二磷酸腺苷酸轉變回三磷酸腺苷酸，如此就可以增加能量的儲存。此外，補充肌酸還可以增加肌肉的耐力及強度，以及延長肌肉作用的時間。而肌肉在長時間作用之下，久而久之就會增加肌肉中瘦體組織的含量。

肌酸相當受到運動員的青睞，因為補充肌酸可以改善肌肉萎縮，以及因為老化而造成肌肉無力的情形。補充肌酸時最好配合均衡的飲食，如此才可以使肌酸發揮最好的療效。此外要注意的一點是，補充肌酸時，不要和果汁一起服用，因為這樣會使肌酸在體內轉變為肌酸酐，肌酸酐會增加腎臟的負擔，而且切記肌酸的補充劑量不要超過建議量。

還原雄性素（Dehydroepiandrosterone, DHEA）

還原雄性素是一種由腎上腺分泌的荷爾蒙，其他一些重要的荷爾蒙，如睪固酮、黃體激素及皮質固醇，這些荷爾蒙都可以藉由直接或間接的方式來合成。體內還原雄性素的量會隨著年齡增加而減少，尤其在40歲以後。研究顯示補充還原雄性素可以預防癌症、心血管疾病、多發性硬化症、阿茲海默氏症，以及治療紅斑性狼瘡和骨質疏鬆症。此外，還原雄性素還可以增進免疫功能及增強記憶力。

有一些醫師認為服用高劑量的還原雄性素，會抑制自體合成荷爾蒙的能力，所以醫師建議需在產品包裝外貼上警告標示。此外，有實驗報告發現食用高劑量的還原雄性素會導致肝臟損傷。因此，當你食用還原雄素性時最好補充一些抗氧化維生素（維生素 C 及 E）和抗氧化礦物質（硒），如此就可以預防肝臟受到傷害。服用過量的還原雄性素可能也會使女性臉上產生多毛的副作用，因此每天不要服用超過 10 毫克的還原雄性素。

酮基 DHEA（7-Keto DHEA）是還原雄性素的衍生物，酮基 DHEA 並不

會轉換為雌激素及睪固酮，所以對於女性乳癌患者或是男性前列腺癌症患者是一個很好的選擇，因此酮基DHEA為還原雄性素一個很好的取代物，而且它跟還原雄性素的功效一樣好。

脫水肝臟（Desiccated Liver）

此為濃縮乾燥的肝臟粉末或錠劑，其富含維生素 A、D、C、維生素 B 群，和鈣、銅、磷及鐵等礦物質。補充脫水肝臟對於貧血的患者相當有助益，因為它可以幫助健康紅血球的生成。此外，脫水肝臟可以增進體力、改善肝臟疾病以及減輕身體的壓力。

二甲基甘胺酸（Dimethylglycine, DMG）

二甲基甘胺酸是甘胺酸的衍生物，甘胺酸為結構最簡單的胺基酸，甘胺酸為許多重要物質的結構之一，包括了甲硫胺酸、膽鹼、荷爾蒙、神經傳導物質以及去氧核糖核酸。

在肉類、種子及穀粒，都存有少量的二甲基甘胺酸。二甲基甘胺酸是一種安全、無毒性的物質，但是二甲基甘胺酸並不是建造身體結構的物質。當飲食中缺乏二甲基甘胺酸並不會有什麼症狀產生，但是若補充二甲基甘胺酸則對身體有許多益處，例如提振精神。此外，二甲基甘胺酸還可以增進身體的免疫功能、降低血中膽固醇及三酸甘油酯的量。還有，二甲基甘胺酸也能夠改善身體對氧氣的利用、維持正常的血壓及血糖，甚至還可以改善癲癇的病情，所以有一些人就會以二甲基甘胺酸來取代平葡酸（pangamic acid）。平葡酸目前在美國已經不盛行了，不過在俄國還是有很多人食用它。平葡酸可以改善心臟病、肝臟疾病、酒精或藥物成癮症等問題，二甲基甘胺酸被認為可以增加身體中平葡酸的含量。FoodScience Laboratories 所生產的 Aangamik DMG 品質很好。

二甲基胺基乙醇 （Dimethylaminoethanol, DMAE）

二甲基胺基乙醇是一個結構和膽鹼很類似的物質，所以它參與了記憶及學習的過程，因此有研究顯示給自閉症患者、記憶力喪失及癡呆的人補充二甲基胺基乙醇，可以幫助改善他們的症狀，但是不需要每天服用二甲基胺基

乙醇，當你需要振奮精神、集中精神時再補充即可。Country Life 這家公司出產的 Lifespan 2000 的二甲基胺基乙醇產品是很好的選擇。

硫化二甲基 （Dimethylsulfoxide, DMSO）

硫化二甲基是木材用於造紙過程中所產生的一種副產物，它有一點類似油狀的液體，而且聞起來帶有大蒜氣味。硫化二甲基是很好的溶劑，常應用在作為油漆稀釋劑、抗凍劑以及潤滑劑。

必需脂肪酸（Essential Fatty Acids, EFAs）

脂肪酸是油、脂肪的基本組成，與現在的觀念相反，我們的人體是需要脂肪，只是要選對種類。

人體健康所必需而且無法自行合成的脂肪酸稱為必需脂肪酸，它們偶爾會被稱為維生素 F 或多元不飽和脂肪酸，必需脂肪酸必須經由飲食獲得。

必需脂肪酸對於很多種的失調有不可思議的效果，可以改善膚質與髮質、降低血壓、預防關節炎、降低血清膽固醇與三酸甘油酯量、減低栓血塊產生，對於念珠菌感染、心血管疾病、溼疹與牛皮癬也有所助益。必需脂肪酸在腦中有很高的濃度，被認為對於神經的傳導、腦部的發育與正常的功能有重要的地位，缺乏必需脂肪酸可能會導致學習能力與記憶力降低。

組成身體的每個細胞都需要必需脂肪酸，重建與產生新的細胞也需要必需脂肪酸，必需脂肪酸也被身體利用來製造前列腺素和類似荷爾蒙的物質，作為化學傳訊或體內反應的調節劑。

必需脂肪酸依化學結構分為兩大類：ω-3 和ω-6。ω-3 必需脂肪酸（包括α-次亞麻油酸和二十碳五烯酸〔eicosapentaenoic acid, EPA〕）富含於深海魚、魚油、某些蔬菜油、芥花子油、亞麻子油、胡桃油中。ω-6 必需脂肪酸（包括亞麻油酸和γ-次亞麻油酸）富含於加工的天然果仁、種子、莢豆類和不飽和蔬菜油中，如琉璃苣油、葡萄子油、月見草油、芝麻油、沙拉油。為了要保留最多的必需脂肪酸，這些油脂必須是純液體狀，不能加熱與烹飪，熱會破壞必需脂肪酸，更糟的是熱會產生危險的自由基（詳見第一部的抗氧化劑）。如果它們被氫化了（使油脂硬化的步驟，如乳瑪琳），亞麻油酸會變成反式脂肪酸，對人體則無助益。

　　必需脂肪酸的每日飲食量是總熱量的百分之十到百分之二十，最重要的必需脂肪酸則是亞麻油酸。本書推薦的必需脂肪酸來源有：魚油、亞麻子油、亞麻子、葡萄子油、月見草油。

◆ 鴯油（Emu Oil）

　　鴯油含有豐富的亞麻油酸、次亞麻油酸、油酸，有抗發炎的效應，局部塗抹有治療疹子、痔瘡、有毒常春藤、昆蟲咬傷、關節炎、關節痛、肌肉扭傷等功效，塗抹在燒傷處也有止痛的功效，也可以作為臉部的保溼劑防皺，Emu Country 公司所生產的 Emu Oil 和 Emu Plus 是良好的鴯油來源。

◆ 魚油（Fish Oil）

　　魚油富含ω-3 脂肪酸，鮭魚、鯖魚、鯡魚、沙丁魚都有較高含量的魚油與ω-3 脂肪酸。舉例來說，4 盎司（約 115 公克）的鮭魚含有大約 3,600 毫克的ω-3 脂肪酸，而 4 盎司的鱈魚只有 300 毫克的ω-3 脂肪酸。

　　我們建議使用 Carlson Laboratories 生產的一種挪威鮭魚油。來自挪威的鱈魚肝油是最常食用的魚油，味道也比較溫和，研發者 Dale Alexander 聲明這對於關節炎大有助益，其生產的一種魚油每一茶匙含有 13,800 國際單位的維生素 A 與 1,380 國際單位的維生素 D。不過我們並不建議過度倚賴這種鱈魚肝油來獲得必需脂肪酸，因為維生素 A 與維生素 D 的獲取量會超過。

　　糖尿病患者並不適合服用魚油，因為脂肪量較高，但是他們應該多吃魚，以獲得足夠的必需脂肪酸。

◆ 亞麻子與亞麻子油（Flaxseeds and Flaxseed Oil）

　　亞麻子富含ω-3 必需脂肪酸、鎂、鉀和纖維，亞麻子也是維生素 B、蛋白質與鋅的良好來源。亞麻子含有較少量的飽和脂肪酸與熱量，且不含膽固醇。磨碎的亞麻子嚐起來頗味美，可以混入水或是任何果汁、蔬菜汁中。亞麻子也可以加在沙拉、湯、優格、麥片、烘培食品或是新鮮果汁中，我們可以利用咖啡研磨機將這些細小的亞麻子磨碎。

　　如果你不喜歡吃種子，也可以用食用亞麻子油來替代，如同亞麻子一樣，有機、低溫擠壓出的亞麻子油富含必需脂肪酸。一些研究指出亞麻子油

可以減輕疼痛、降低發炎反應和減輕關節炎的腫脹。亞麻子油也證實可以降低血中膽固醇與三酸甘油酯的含量，還可以減低膽固醇對於細胞膜的硬化作用。

◆葡萄子油（Grape Seed Oil）

在許多種天然萃取的必需脂肪酸中，葡萄子油是亞麻油酸與最低飽和脂肪酸含量最多的一種。葡萄子油不含膽固醇與鈉，嚐起來味道很清淡，有些許堅果仁的味道，可以帶出許多食物中天然的味道。和其他油脂不同的是，葡萄子油加熱到251.7°C也不會變質，也不會產生自由基，所以葡萄子油很適合用作烹飪用油，最好是購買經由低溫擠壓且無添加防腐劑的成品，如 Lifestar International 所製造的 Salute Santé Grapeseed Oil。

◆月見草油（Primrose Oil 或 Evening Primrose Oil）

月見草油含有百分之九到百分之十的γ-次亞麻油酸（GLA），γ-次亞麻油酸可以幫助預防動脈硬化、心臟病、經前症候群、多發性硬化症與高血壓。月見草油可以減輕發炎造成的疼痛，加強性荷爾蒙的分泌，包含雌激素與睪固酮，降低膽固醇量，對肝硬化有所幫助。

許多婦女發現月見草油可以減輕更年期症候群如潮紅，因為月見草油可以促進雌激素的分泌，經診斷為雌激素接受器敏感的乳癌婦女應避免服用月見草油。黑醋栗子油是良好替代品。

◆複方必需脂肪酸補充物（Combination EFA Supplements）

由 Nature's Secret 生產的油品 Ultimate Oil，是由許多的天然低溫擠壓製成的有機油脂混合而成的。它提供了均衡的ω-3 與ω-6 脂肪酸。Ultimate Oil 含有 亞麻子油、黑醋栗子、南瓜子油、卵磷脂、紅花子油。我們也建議 Wakunaga of America 生產的 Kyolic-EPA，由成熟的大蒜萃取物與北太平洋沙丁魚魚油混合成，另外 Cardiovascular Research 公司生產的 Essential Fatty Acid Complex 也在推薦之列。

纖維（Fiber）

　　富含於許多的食物中，纖維可以幫助降低血中膽固醇的濃度，並可以穩定血糖值，幫助預防大腸癌、便秘、痔瘡、肥胖和許多其他的生理失調，纖維對於移除體內某些有毒重金屬也有幫助。由於現代食物的精緻化，當代的美國人飲食之中纖維的攝取量普遍不足。

　　纖維有一些基本分類，麥麩、纖維素、樹脂、半纖維素、木質素、黏膠與果膠，每一種都有它自己的功能。最佳的獲取方式是每種均衡的攝取，開始時先攝取少量，直到你的大便有足夠的濃稠度爲止。要注意的是，雖然現代人的纖維攝取量不足，過度的纖維補充也會降低鋅、鐵、鈣的吸收，所以在攝食纖維補充物時儘量避免與他種補充物一同食用，否則會降低其他補充物的效果。

　　除了藉由纖維補充物獲取纖維之外，我們也應該由日常飲食中獲取纖維。請確定你的飲食中含有全麥麥片、全麥麵粉、糙米、瓊脂、各種麥麩、新鮮的水果、乾的棗類、果仁、種子（尤其是亞麻子）、豆子、扁豆、豌豆、生鮮蔬菜，而且每天都要攝取幾種。吃有機食物時，蘋果皮與馬鈴薯皮不要食用，烤雞前可以把雞覆滿玉米殼或是燕麥片，多加一些麥麩到麥片和麵包中，未加鹽與奶油的爆米花也可以加一些纖維。

◆ 麩皮、膠質與黏膠（Bran, Gums, and Mucilages）

　　膠質與黏膠都可以調節血糖濃度，幫助降低膽固醇與移除毒素，富含於燕麥粥、燕麥麩、芝麻與乾豆子中。

　　以下任一種是你日常飲食中必備的項目：

　　● 茴香子（fennel seed）：茴香是一種藥草，可以幫助消化，這種藥草的種子可以幫助小腸道黏液的排除與減輕胃腸脹氣。

　　● 葡萄甘露聚糖（glucomannan）：由amorphophallis植物的塊莖萃取出的，它可以攜帶、清除大腸壁上的油脂。由於有幫助脂肪清除的功能，它對於糖尿病與肥胖症有所幫助，它也可以維持正常的血糖值，對於低血糖的病人也有幫助。葡萄甘露聚糖會膨脹六十倍，進而降低食慾，在進餐前30分鐘服用2至3粒葡萄甘露聚糖配合大量水分，對於減輕過敏反應與血糖過高或

過低所造成的症狀會有所幫助。記得要配合大量開水服用，未喝水可能會讓它黏著於喉嚨並且膨脹，造成呼吸堵塞。葡萄甘露聚糖無味、無臭，且可添加於食物中幫助血糖正常化。

● 瓜爾豆膠（guar gum）：是由植物種子所萃取出的，對於糖尿病的治療、食慾的抑制是一個很好的物質，可以降低膽固醇、三酸甘油酯及血中的低密度脂蛋白膽固醇，且可與有毒的物質結合，將它們排出體外，因為瓜爾豆膠會與唾液混合在喉嚨中形成球狀，所以食用瓜爾豆膠藥丸時要咀嚼完全或逐漸吞入，不可整個吞下去，且要喝大量的開水，有吞嚥困難或腸胃有開刀的人不宜食用，一些有大腸疾病的人，可能也會有使用瓜爾豆膠的問題。

● 燕麥麩（oat bran）和米糠（rice bran）：麩是穀類種子的外皮，可經由麵粉或粗粉過篩而分離出，可幫助降低血膽固醇的濃度。

● 洋車前子（psyllium seed）：是生長在印度的穀類，因為它的纖維含量而被使用。它是一個很好的清潔者及軟便物，是最受歡迎的纖維之一，當它與液體混合後，會很快的變濃厚而必須立即食用。有些醫生會建議使用含有洋車前子親水性的複合物，作為輕瀉劑和纖維補充劑，但是我們最好選擇加工較少及全自然的產品。

◆ 纖維素（Cellulose）

纖維素是不被人體消化酵素所分解的醣類，對於痔瘡、靜脈瘤、大腸炎、便秘及大腸壁中癌症物質的排除是一個很好的物質，它可在蘋果、甜菜、巴西核果、綠花椰菜、胡蘿蔔、芹菜、綠色豆子、皇帝豆、梨子、豌豆及全穀類中發現。

◆ 半纖維素（Hemicellulose）

半纖維素為不被人體消化酵素所分解但會吸收水分的醣類，有益於促進體重減輕、排除便秘、預防大腸癌及控制在腸道中的致癌物，可在蘋果、香蕉、甜菜、豆子、甘藍菜、玉米、綠色葉菜、梨子、胡椒粉及全穀類中發現。

◆ 木質素（Lignin）

為可降低膽固醇的一種纖維，可預防與膽汁結合所形成的膽結石生成及在結石形成前將膽固醇移除，對於糖尿病或大腸癌的病患有益，可在巴西核果、胡蘿蔔、綠色豆子、桃子、豌豆、馬鈴薯、草莓、番茄及全穀類中發現。

◆ 果膠（Pectin）

果膠可以降低飯後食物的吸收，因此對於糖尿病患者而言，果膠是一個很好的物質，可以排除不必要的金屬及有毒物質、降低放射線治療的副作用、幫助膽固醇下降及減少心臟病及結石的危險，可在蘋果、香蕉、甜菜、甘藍、乾豌豆、胡蘿蔔、枸櫞類水果及秋葵中發現。

◆ 複方的纖維補充劑（Combination Fiber Supplements）

有很多的產品是組合兩種或更多不同型態的纖維，或纖維與其他成分的組合，我們建議此類的產品有下列三樣：

● 從 Aerobic Life 公司來的有氧堆積清腸劑（Aerobic Bulk Cleanse, ABC）：此產品是很好的纖維來源，它包含洋車前子外殼、甘草及木槿。此飲料可幫助大腸的癒合及淨化，對於腹瀉及便秘也很好，可將它加入蘆薈汁和果汁各占一半的綜合汁液中，須於空腹前食用，食用前攪拌一下，在它變稠前，快速的喝下。來自 Aerobic Life 公司相關的產品包括 10-Day Colon Cleanse、45-Day Cleanse for Colon、Blood 及 Lymph。

● 來自 Aerobic Life 公司的 Aerobic Colon Care：此配方含有洋車前燕麥麩，一份可提供將近 3 克的可溶性纖維和 4 克的非水溶性纖維。

● 來自 Nature's Secret 的 A.M/P.M Ultimate Cleanse：此配方含有膠質、纖維素、半纖維素、果膠、木質素及藥用植物，有清潔血液和內部器官的功能，對於身體有解毒的作用。

5-羥基色胺酸（5-Hydroxy L-Tryptophan, 5-HTP）

5-羥基色胺酸是身體從色胺酸所自然合成的物質，它是被使用在合成身

體重要的神經傳導物血清素，補充的 5-羥基色胺酸是由生長於西非的 griffonia 植物（*Griffonia simplicifolia*）所獲得。它可用於幫助減輕體重、失眠及憂鬱，在某種意義上來說，5-羥基色胺酸可視為 L-色胺酸的替代品（見第一部的胺基酸），L-色胺酸在美國已經無法在市面上獲得。5-羥基色胺酸應與高醣類或液體，如柳橙汁一起食用，此外並不是每一個食用 5-羥基色胺酸的人都有益處，如果你經常性的服用大量的 5-羥基色胺酸（每天超過 300 毫克），每三個月你需要接受嗜伊紅性白血球測試（一種白血球細胞）。Natural Balance 生產的 HTP.Calm 是 5-羥基色胺酸良好的來源，如你在服用抗憂鬱的藥物，你應避免服用此補充劑。

大蒜（Garlic）

大蒜是地球上最珍貴的食物之一，從聖經時期就被使用了，且在古老的希伯來人、希臘人、巴比倫人、羅馬人、埃及人的文獻中有提到，據說為了耐力及體力，金字塔的建造者每天吃大蒜。

大蒜透過有擴張血管作用的甲烷蒜基三硫化物（methyl allyl trisulfide），可以降低血壓；藉由抑制血小板的凝集，稀釋血液的濃度，如此可以減少血塊凝結的危險，並且預防心臟病發生，它也降低血清中的膽固醇及幫助消化。大蒜對於許多疾病也有抑制的功能，包括癌症，它是一個有效的免疫系統刺激劑，為天然的抗生素，它應該每天進食，攝取的方式有直接攝取、服用補充劑或服用大蒜油。

大蒜含有胺基酸衍生物蒜胺酸（alliin），當攝取大蒜後，會釋放 alliinase 酵素並將蒜胺酸轉變成蒜素（allicin），蒜素有抗生素的作用，它的抗菌作用是盤尼西林的百分之一。因為它的抗生素特性，大蒜被用來處理傷口的部位，並且在第一次世界大戰時，被用來預防壞疽。

它對於預防黴菌的感染也很有功效，包括香港腳、全身性的念珠菌感染、陰道炎，有些研究證明，它也可消滅某些病毒，像是發燒性水痘、生殖器官的疱疹、普通感冒、天花及流行性感冒。

大蒜對心臟、大腸很有幫助，且對治療關節炎、念珠菌感染及循環系統疾病非常有效。製作大蒜油要將整個鱗莖加入一夸特（約 1.14 公升）的橄欖油或菜子油，實驗發現，鱗莖的數量可以調節大蒜油的口味，在放入大蒜之

前，先要把手洗乾淨，且去皮的大蒜也洗乾淨，因爲大蒜皮內的黴菌和細菌會污染橄欖油，大蒜油可以用於嫩煎菜餚、加在沙拉中或是其他料理。如果你覺得味道太重，吃完大蒜後，你可以嚼食蘿勒、茴香、葛縷子及薄荷的莖來去味。

另外一種替代品是來自 Wakunaga of America 的 Kyolic，Kyolic 是一個無臭的產品，有錠劑、膠囊或油狀萃取物等種類。

銀杏（*Ginkgo Biloba*）

銀杏來自於數千年前的中國，適合生長在溫和的氣候，它的扇形葉萃取物，是世界上最受歡迎的草藥產品，它在很多科學期刊上，被認爲具有促進血液循環，增加心臟、腦部和身體各部位的氧氣供應，它也有增加記憶力、減低肌肉疼痛的功能，它也是一個抗氧化劑，具有抗老化、降低血壓及抑制血液凝集的功能。對於耳鳴、眩暈、聽力喪失、陽痿與雷諾氏病有幫助，銀杏在當代被譽爲聰明的草藥，對於某些人它也具有抑制早期的阿茲海默氏症的功效。

人參（Ginseng）

人參是一種補藥，用於抵抗衰弱，給你額外的體力。人參有許多種，西伯利亞參、花旗參、中國參、韓國參及日本參，中國參或韓國參是最常用的種類。早期的美國原住民使用人參來治療胃、氣管的疾病、氣喘和頸痛。俄羅斯的科學家宣稱，人參根可以同時刺激身體與心理的活動力，促進內分泌腺的功能，對於性腺也有正向的刺激，人參對於疲勞也有幫助，因爲它藉由增加脂肪酸的消耗作爲能量的來源，節省儲存於肝臟與肌肉的肝醣。它也用於強化運動的機能，恢復青春、延長壽命、解毒及使整個系統正常化。

較低量的人參會提高血壓，較高量的人參會降低血壓，研究顯示，高劑量的人參，對於如類風溼性關節炎等發炎反應會有幫助，而不會有類固醇的副作用，也可以保護因輻射造成的傷害。人參對於糖尿病患者也有幫助，因爲它會降低血液中皮質醇的含量（皮質醇對於胰島素的分泌有影響）。然而，低血糖症患者應避免服用大量的人參。

市售的人參有很多種形式：整個根、分塊、有漂白或沒漂白、粉狀或粉

狀萃取物或液體狀萃取物、高濃縮物、即溶茶、作為酊劑、置於油基中、錠劑或膠囊，這些產品不應加入糖或其他色素，應為純的人參。許多補充品的製造商添加人參組合成一個產品，但這些產品通常人參含量極低以致於可能不會有作用，Wakunaga of America 經銷多種高品質的韓國和西伯利亞人參所製成的產品。

因此，我們建議使用人參的方法：食用人參 15 至 20 天後，休息兩個星期，且避免長期高劑量的使用。

葡萄糖胺（Glucosamine）

葡萄糖胺為胺基糖的一員，胺基糖是由碳水化合物所組成，不像體內其他的醣類，其主要功能乃是構成身體組織的架構，而不是被作為能量來源。葡萄糖胺伴隨著指甲、肌腱、皮膚、眼睛、骨頭、韌帶以及心臟瓣膜的形成，它也扮演消化、呼吸和尿道系統黏膜分泌的角色。

人體內的葡萄糖胺是由簡單的碳水化合物葡萄糖，以及胺基酸中的麩胺酸所構成，而在關節組織中有大量葡萄糖胺的聚集。目前以葡萄糖胺硫酸鹽的形式作為補充劑的形式，且對於骨關節炎的發生和症狀有幫助，已有超過三百多個研究及二十個臨床實驗證實葡萄糖胺確實可建造關節軟骨，它也能輕微地降低軟骨的破壞，並且降低關節炎患者常用處方非類固醇抗發炎藥（NSAIDs）所引起的憂鬱症。對於骨關節炎患者來說，葡萄糖胺與硫酸軟骨素同時食用會有良好的效果（見本章硫酸軟骨素部分）。

除了對骨關節炎患者有好處外，補充葡萄糖胺對氣喘、黏液囊發炎、念珠菌病、食物過敏、骨質疏鬆症、呼吸道過敏、肌腱炎、陰道炎以及各種皮膚問題也都有幫助。酵素治療的 GS-500 是葡萄糖胺的良好來源。其他葡萄糖胺建議產品如下：Source Naturals 的 GlucosaMend、FoodScience Laboratories 的 Glucosamine Plus 以及 PhytoPharmica 的 Glucosamine Sulfate Complex。另一相關性化合物 N-乙醯葡萄糖胺，可由 Source Naturals 的 N-A-G 產品來取得。

綠色飲品（Green Drinks）

綠色飲品是由植物所做成的自然食物配方，除了含有葉綠素、礦物質、

酵素和其他重要營養素外，且具有良好的解毒和清血的作用。一般是以粉末的形式來販售，食用前混合即可。很多公司銷售綠色飲品配方，以下爲一些推薦的產品：

● AIM International 公司生產的 Barley Green： 這個產品是由大麥草汁和海帶組成。

● Solgar 公司生產的 Earthsource Greens & More：此種配方結合了四種有機栽培植物（苜蓿、大麥草、kamut 和小麥草），夏威夷藍綠螺旋藻、中國綠藻和三種具有效免疫刺激的菇類（舞菇〔maitake〕、靈芝〔reishi〕 和香菇〔shiitake〕），並加上綠花椰菜、胡蘿蔔和紅甜菜粉末，來作爲植物營養素添加，因含有新鮮水果粉末，所以具有水果香味。

● Green Foods 公司生產的 Green Magma： Green Magma 是由日本有機栽培且無殺蟲劑的青大麥葉所製成的一種純正天然的果汁，並添加糙米以補充維生素 B_1（硫胺素）、B_3（菸鹼素）和亞麻油酸。Green Magma 含有上千種酵素，在身體代謝上扮演重要角色（見第一部的酵素），並含有高濃度的超氧化物歧化酶。粉末產品可加入果汁或等量開水混合食用。

● Wakunaga of America 公司生產的 Kyo-Green：此產品結合大麥草、水草、海帶和綠色海藻綠藻。大麥草和水草爲有機種植，它是天然大量濃縮葉綠素、胺基酸、維生素、礦物質、胡蘿蔔素和酵素的來源。綠藻是豐富維生素 A 的來源，海帶是提供碘和其他有用礦物質的來源（見綠藻和海帶章節）。

● NutriCology 公司生產的 ProGreens：ProGreens 包含有機的苜蓿、大麥草、燕麥、水草汁粉末、天然纖維、小麥芽、藍綠藻、海藻、果寡糖、卵磷脂、生物類黃酮萃取物、西印度櫻桃汁粉末、天然維生素 E，和藥草黃耆、紫錐花、甘草、西伯利亞人參以及巴西人參。

青木瓜（Green Papaya）

青（未成熟）木瓜是維生素、礦物質和酵素的良好來源，少量的青木瓜含有比胡蘿蔔多的維生素 A 和比橘子多的維生素 C，除此之外也含有豐富的維生素 B 和維生素 E。酵素複合物可幫助蛋白質、碳水化合物和脂質的消化。

青木瓜能新鮮食用或被當成補充劑，不論是新鮮水果或補充劑中，木瓜

酵素是含量最豐富也是活性最強的一種酵素，木瓜蛋白酶有很強的消化作用。Papaya John's 生產的不同木瓜產品，包括 Papaya Ginger & NONI Turmeric Milk Thistle & Flax，此產品對內部器官（尤其是肝臟）有益處，還有 Papaya Almond 和 Papaya Macadamia Nut。這個公司也出產濃縮的 Papaya Honey，它可被用為糖、蜂蜜、糖漿或果醬的替代品。

蜂蜜（Honey）

蜂蜜的產生是蜜蜂利用花所分泌的甜味物質花蜜和本身的酵素混合而成。蜂蜜是由百分之三十五蛋白質組成且含有一半的胺基酸，是許多必需營養素的大量來源，包括大量的碳水化合物、一些礦物質、維生素 B 群和維生素 C、D、E。

蜂蜜被當做能量來源並具有治療功效，它也是天然的殺菌劑並可製成燒傷和創傷的良好塗藥，蜂蜜也可用於其他食物和飲料的甜味劑。蜂蜜的不同在於顏色和口感，而這與原始花和花蜜的種類有關，蜂蜜的甜度大約是蔗糖的二倍，因此蜂蜜被當成甜味劑的原因是其需要量並不很多。有糖尿病或低血糖症的人在食用蜂蜜或其副產品應當特別小心，因這些物質影響血糖的作用和精製糖是一樣的。多花紫樹蜂蜜（tupelo honey）比其他蜂蜜還有更多的果糖，吸收速率慢，因此對於某些低血糖症者來說，對疾病沒有影響的情形下可適量使用此種蜂蜜。

購買未過濾、未加熱、未經處理的蜂蜜，以及不可將蜂蜜給於小於一歲以下的嬰兒食用。在自然的形勢下，蜂蜜可能含有細菌的孢子，而引起臘腸桿菌中毒。對於成人或較大的小孩，這個問題不會有危害，但對於嬰兒，細菌孢子可能在消化道繁殖並產生致命的臘腸桿菌毒素。因此對小孩來說，必須超過一歲，蜂蜜對他們來說才是安全的食物。

纖維核苷（Inosine）

纖維核苷是自然存在人體的，它可伴隨三磷酸腺苷酸的重建和刺激化合物 2,3-二磷酸甘油酸（2,3-DPG）的產生。2,3-二磷酸甘油酸是肌肉細胞運輸氧氣產生能量所必需的物質，舉重和耐力教練發現補充纖維核苷是有益的，它可增加肌肉發達和血液循環，並可加強免疫系統的功能。

如果你有腎臟方面的問題或痛風，則不應當食用纖維核苷，因為它含有氮而且會增加尿酸的產生。為了有最好的成果，建議的使用劑量是靠產品製造商和體重來判斷，並要在運動前 45 至 60 分前服用。

肌醇六磷酸（Inositol Hexaphosphate, IP$_6$）

肌醇六磷酸是包括維生素 B 肌醇加上六磷酸基團所組成的化合物。很多食物中有天然存在的肌醇六磷酸，包括小麥、米和莢豆類，它是有效的抗氧化成分且對身體有很多正面影響。實驗室研究顯示它可以對抗癌症、預防和治療心臟疾病、預防腎結石和肝臟疾病，並可以降低膽固醇和預防血栓的形成，避免心臟休克的發生。肌醇六磷酸可抑制身體自由基的活性，降低與癌症和腫瘤生長相關的異常細胞的分裂速度。它最好的作用是在惡性腫瘤發生之前，之後這些細胞會正常化並生長成有用的對抗細胞。

肌醇六磷酸含有β-1,3-D-聚葡萄糖的物質，可幫助進行化學和放射線治療的人維持一堅固的免疫系統。肌醇六磷酸可預防血管中血栓的形成，和降低血中膽固醇以及三酸甘油酯的濃度，來達到保護心臟的作用，它也可靠著預防肝臟脂肪酸的堆積來保護肝臟。研究顯示飲食中高量的肌醇六磷酸與乳癌、直腸癌和攝護腺癌的低發生率有關。

豆子、糙米、玉米、芝麻、小麥麩、玉米麵包、葡萄汁、葡萄乾和桑椹等食物含有大量肌醇六磷酸。某些研究顯示肌醇六磷酸會干擾身體礦物質的吸收，因此不應在餐後 1 小時內補充。肌醇六磷酸建議補充的是 Jarrow For-mulas 的 IP$_6$ 和 Enzymatic Therapy 的 Cell Forté with IP-6。

海帶（Kelp）

海帶是海草的一種，可生吃，但它通常是乾燥、顆粒或研磨成粉狀，它也可以是液體的形式以便加入飲用水中。顆粒或粉狀的海帶可當成調味品或香料來使用，也可當成鹽的替代品。如果你覺得海帶的口感不佳，你可購買藥丸形式的海帶。

除了有很多有用礦物質和微量元素外，海帶也是豐富的維生素來源，尤其是維生素 B。根據報導，海帶除了對指甲和血管外，也對腦部組織、腦膜周圍、感覺神經和脊髓有很多的益處。由於海帶含碘量豐富，也被用於治療

甲狀腺的問題，並且對於掉髮、肥胖和潰瘍等狀況也有幫助，它也有抗輻射和軟便的作用。海帶被當成每日飲食的補充品，尤其是針對有礦物質缺乏的人。

Kombucha 茶

kombucha 或 Manchurian，是一種已在亞洲國家和俄羅斯使用達百年之久的菇類，此種菇類本身無法食用。kombucha 茶的製備是將水、糖和綠茶或紅茶混合，靠著發酵菇類大約一星期，再與蘋果醋混合即可，這種混合物是由菇類再生的，這種發酵的菇類又可生產更多的茶。

雖然一般常視其為菇類，kombucha事實上結合很多不同的因子，包括苔癬、細菌和酵母菌。kombucha 茶含有許多不同的營養素和其他促進健康的物質。它是天然能量和解毒物質，並可幫助減緩或降低老化過程，與對抗愛滋病、癌症和多發性硬化症等一系列疾病。

kombucha很難被發現，雖然已有些藥用植物公司銷售菇類和罐裝茶，但很多人還是從朋友那裡取得發酵的菇類。

乳酸桿菌（*Lactobacillus Acidophilus*）

乳酸桿菌是有益菌的一種，可幫助蛋白質消化，而此消化過程會有乳酸、過氧化物、酵素、維生素 B 和抑制致病菌的抗菌物質產生。乳酸桿菌有抗黴菌的特性，可以降低血膽固醇、幫助消化以及增強營養素的吸收。

健康的菌叢應該包含百分之八十五的乳酸菌和百分之十五的大腸菌，然而今日典型的菌叢數量是相反的，因此會有脹氣、腸道和全身性中毒、便秘、營養素吸收不良，並且會增加念珠菌的過度繁殖。服用乳酸桿菌的補充劑可回復腸道菌叢的平衡而解決以上的問題。此外，乳酸桿菌也可幫助有毒物質的解毒作用。

有很多乳酸桿菌是可以取得的。乳酸桿菌產品是以藥丸、膠囊和粉末形式來販售，我們建議使用粉末形式的乳酸桿菌。Natren 銷售的產品含有很多有機體。對乳製品過敏者，無乳配方是最好的形式，而這些對抗念珠菌也有很好的作用。Wakunaga of America 的 Probiata 是一種無乳的產品且在高溫中穩定，其他好的無乳的乳酸桿菌產品包括Nature's Way 公司生產的 Primadophilus、New Chapter 公司生產的 Neo-Flora 和 DaVinci Labs 公司生產的 Flora。一般來說，我們相信購買含不同種乳酸桿菌的產品是不適當的，因為一種有機體可能會敵對另一種。每克含有至少 10 億單一乳酸桿菌通常較由多種乳酸桿菌組合的形式好。

乳酸桿菌在高溫中會死亡，不論你選擇什麼產品，將其置於陰涼、乾燥處，切勿冷凍。於早上空胃或飯前 1 小時食用乳酸桿菌效果較好。如果你有服用抗生素，不要將抗生素與乳酸桿菌一起服用。

乳鐵蛋白（Lactoferrin）

乳鐵蛋白是人體中自然存在的蛋白質，主要存在於膽汁、眼淚、黏膜、唾液和乳汁中。因為會與身體中游離的鐵結合，所以在鐵的調節上扮演一重要角色，並可預防和對抗一些需要鐵才能生長與繁殖的有機體的感染，它也在淋巴球——一種與免疫有關的重要白血球的運作上擔任一角。服用此種補充劑可加強免疫功能並幫忙對抗感染和發炎的情形，它對促進小腸健康也是有益的。

卵磷脂（Lecithin）

卵磷脂是脂質的一種，為身體每個活細胞所必需的物質。細胞膜可調節營養素進入或送出細胞，而卵磷脂為其主要組成分。腦部保護鞘的周圍是由卵磷脂所組成，而肌肉和神經細胞也含有這個必需脂肪的物質。卵磷脂的組成主要含有膽鹼、亞麻油酸和肌醇。雖然卵磷脂是一種脂質，但部分是水溶性的，因此可用來當做乳化劑，而這也是為什麼很多加工食品都含有卵磷脂的原因。

卵磷脂可幫助預防動脈硬化、預防對抗心血管疾病、促進腦部功能和幫助肝臟吸收硫胺素與小腸吸收維生素 A，也可促進能量吸收且對於酒精中毒者卵磷脂可幫助受損肝臟的修復。卵磷脂也能使脂肪如膽固醇和其他脂質，溶解於水中而有利於身體的移除，主要目的是要避免器官和血管脂質的堆積。

卵磷脂可添加於飲食中，尤其對老年人特別有用，因高血膽固醇和高三酸甘油酯而服用菸鹼素的人，也應同時服用卵磷脂。兩湯匙的卵磷脂顆粒可

加入穀類和湯汁或加入果汁和麵包中，卵磷脂也有膠囊的形式。飯前服用一顆含有 1,200 毫克的卵磷脂膠囊，可幫助脂肪的消化和脂溶性維生素的吸收。

　　大部分的卵磷脂是由大豆而來，但最近雞蛋卵磷脂也大受歡迎，這種形式的卵磷脂是由新鮮蛋黃萃取。雞蛋卵磷脂預期可以對抗愛滋病、疱疹、慢性衰竭症狀與老化相關的免疫失調。研究顯示，以人體來說雞蛋卵磷脂對失調症狀的療效較大豆卵磷脂好。其他卵磷脂的來源包括啤酒酵母、穀類、莢豆類、魚類和麥芽精。

舞菇（Maitake）

　　舞菇（*Grifola frondosa*）是一種蘑菇，在中國和日本藥草學和烹飪上已有長久的使用歷史，除了在某些北美東方的樹木繁盛地區外，日本的野外也有生長。雖然舞菇很難培養，然而最近有些蘑菇變得容易取得。

　　舞菇被認為是一種適當的物質，意思是它能幫助身體適應壓力和使身體的功能正常化。它的治療特性被認為是與它含量高而且效力強的多醣類物質有關，即所謂的β-1,6-聚葡萄糖。在實驗室研究發現，這類物質可預防致癌物形成、抑制癌化腫瘤生長、殺死愛滋病病毒，和加強免疫細胞T-細胞或CD4細胞的活性。舞菇對於糖尿病、慢性衰竭症狀、慢性肝炎、肥胖和高血壓也有幫助。

　　研究者建議舞菇的吸收較其他蘑菇好，如香菇（shiitake），其口服和靜脈注射有相同的效果。舞菇能被當成食物食用或以補充劑的形式服用。買有機生產的乾蘑菇（當烹調時，將其浸泡於水或煮肉的湯汁中）或可購買舞菇膠囊、萃取物或茶的形式。某些膠囊的形式含有少量的維生素 C，可增強舞菇活性，幫助其吸收。

褪黑激素（Melatonin）

　　褪黑激素是由腦部圓錐狀的松果腺所分泌，褪黑激素的產生就如同身體其他抗老化荷爾蒙，人類生長激素和還原雄性素一樣。整個生命的早期，褪黑激素的分泌量是很豐富的，然而年齡越大，褪黑激素的分泌量會開始減少，並隨著年齡的增加而持續穩定的降低。

　　研究證實褪黑激素對身體有長久的影響，因為褪黑激素是最有用的抗氧

化物之一，其作用比維生素 C、維生素 E 或β-胡蘿蔔素更有效。褪黑激素可幫助預防有害氧化反應的發生，此外褪黑激素也可預防高血壓和心臟休克，並降低某些癌症的危險性。研究發現褪黑激素濃度下降和許多老化問題有關，因身體內微量的褪黑激素無法預防和修復氧化性傷害。褪黑激素也具有刺激免疫系統的作用，對動情激素、睪固酮和其他荷爾蒙的產生有一重要作用，並可幫助預防癌症，延緩已存在惡性腫瘤的生長。最近研究發現，如果早上服用褪黑激素，則可能刺激腫瘤生長，但如果晚上服用，那麼腫瘤的生長可能會延緩。此外，褪黑激素的分泌是有週期性的，它在晚上分泌量會增加，因此這個荷爾蒙可幫助我們身體調節白天和夜晚的節奏，有助於調節睡眠。

褪黑激素的研究持續進行，因此我們對於身體褪黑激素的功能和補充褪黑激素的影響也有更深入的了解。根據人體研究實驗和一些證據發現，褪黑激素的補充對於有失眠症的成年人，和有自閉、癲癇、唐氏症、腦中風或其他問題造成睡眠失調的小孩來說，是有效且無副作用的。由動物和其他實驗研究指出褪黑激素的補充可幫助預防老化相關的失調，也許還可以延長壽命。褪黑激素的服用可舒緩經前症候群症狀、刺激免疫系統、預防記憶喪失、動脈硬化和中風，並可治療癌症和阿茲海默氏症。

雖然褪黑激素沒有毒性被發現，但有些研究者認為某些人可能無法利用此種補充劑，包括懷孕和授乳婦女、有嚴重過敏和自體免疫性疾病者、有免疫系統癌症者（如淋巴癌和白血病），以及已產生足量荷爾蒙的健康孩童。之前也發現高劑量的褪黑激素有避孕的作用，因此女性如果希望懷孕則應避免服用此種補充劑。褪黑激素應該於晚飯後 2 個小時或至少睡前即要服用，目的是要增加在相同時間內褪黑激素的自然產生量。如果你在幾小時的睡眠後清醒的頻率很高，則褪黑激素持續釋放的形式是最好的；如果你非常的虛弱和吸收不良，則採用舌下的形式，用自然的方式維持你體內褪黑激素的含量。

當夜晚降臨時，褪黑激素開始製造，到了早晨光線照射到視網膜後，經由神經脈衝而使得荷爾蒙分泌減少，因此白天與夜晚就是調節褪黑激素改變律動的主要因子；然而並非只有這兩個因素會影響到褪黑激素的產生，目前已發現許多方式可以延長褪黑激素製造的時間，以下有幾個方法，可以幫助

你在體內維持這些荷爾蒙的含量：

1. 維持正常飲食—我們可以利用每日正常且規律的飲食來延長褪黑激素製造的時間，儘量讓身體逐漸適應固定的用餐時間。

2. 晚餐吃得清淡些—當夜晚來臨時，褪黑激素開始製造，消化過程減緩，因此睡前吃太多或口味重的食物，會引發一些消化性的問題而難以入眠，所以如果要睡得更安穩，睡前儘量不要吃東西，若不得已也要吃清淡或少量的食物。

3. 避免攝取刺激性的食物—刺激性的食物包括咖啡、茶以及含咖啡因、碳酸飲料，它們藉由干擾你的睡眠而阻止褪黑激素的產生，儘量在平日生活及飲食中減少刺激物的攝取。

4. 避免深夜運動—充滿活力的身體會延遲褪黑激素的分泌。在白天運動，可以幫助你養成一個良好的睡眠習慣，並使褪黑激素正常產生，所以最好在充滿陽光的戶外活動。

甲基硫化甲烷（Methylsulfonylmethane, MSM）

甲基硫化甲烷又稱做硫化二甲基（DMSO），是一種在植物或動物的組織中可以發現的有機含硫化合物，它是維持健康的必要物質，尤其對於促進傷口癒合有良好的效果，並且可以幫助細胞去除毒性。甲基硫化甲烷可以幫助滋養秀髮、皮膚以及指甲，減輕疼痛及降低感染率，降低過敏症狀，並促進腸道健康，曾經有研究指出甲基硫化甲烷可以增強免疫系統，並且對於胃灼熱、關節炎、肺部疾病、偏頭痛以及肌肉疼痛等疾病有益處。

甲基硫化甲烷普遍存在於自然界的食物中，如新鮮的魚、肉類、植物、水果以及牛奶中，但是在簡單的烹調下如乾燥或加熱的過程中極容易流失。大部分北美的居民至今仍多食用加工食品，因此在傳統飲食下較難攝取到含有甲基硫化甲烷的食物，故大部分的人多額外補充。

研究證實若要維持一個良好的健康狀態，甲基硫化甲烷的攝取量應該要足夠，因為硫是身體必要元素之一。普通的建議攝取量大約是每天額外補充 2 克，早餐與晚餐時服用，為了不讓去毒性速度太快，因此剛開始先攝取 1 克。效果通常在 2～21 天內出現，配合維生素 C 服用效果更佳。由 Aerobic Life 公司生產的 MSM 和 Cardinal Nutrition 公司出廠的 OptiMSM 均是甲基硫

化甲烷良好的來源。

菸鹼醯胺腺嘌呤二核苷（Nicotinamide Adenine Dinucleotide, NADH）

菸鹼醯胺腺嘌呤二核苷是維生素 B_3（菸鹼素）的一種形式，它可以幫助形成許多神經傳導物質以及細胞能量的釋出，菸鹼醯胺腺嘌呤二核苷也是我們所熟知的輔酶 I，是一種抗氧化物質（見第一部的抗氧化劑單元）。

菸鹼醯胺腺嘌呤二核苷隨著年紀增加而逐漸減少，這會導致能量與腦部化學物質的降低。額外補充菸鹼醯胺腺嘌呤二核苷可以幫助生化能量的產生，尤其針對腦部及神經系統。此外，菸鹼醯胺腺嘌呤二核苷可增加腦部神經傳導物質多巴胺的含量，因此它也常被用來治療帕金森氏症，阿茲海默氏症的病患亦可使用此補充劑而達到很好的功效，有些罹患了慢性疲勞症候群的病人，使用菸鹼醯胺腺嘌呤二核苷補充劑也有非常好的改善效果，Kal Dietary Supplements 公司的產品 ENADA（NADH）是菸鹼醯胺腺嘌呤二核苷良好的來源。

二十八烷醇（Octacosanol）

二十八烷醇是由天然的小麥胚芽油中提煉萃取出來的衍生物。（二十八烷醇可由全麥中提煉出來，10 磅的小麥約可提煉出 1,000 微克的二十八烷醇。）長久以來小麥胚芽已被證實有許多益處，每天補充 2 毫克的小麥胚芽萃取物，可以達到顯著的功效。

二十八烷醇於臨床上證實在運動的過程中可以增加氧的利用率，以及在肌肉組織中增加肝醣的儲存。研究結果顯示，它可以增加體力，降低高海拔壓力，幫助組織的氧合能力。它對於運動後的肌肉疼痛有降低的功效，對肌肉營養不良或其他的神經肌肉性異常亦有幫助，此外它也具降血脂的功能。

橄欖葉萃取物（Olive Leaf Extract）

橄欖葉萃取物是一種藥草補充劑，它可以抵抗病毒與細菌的侵入，因為它可以阻止去氧核糖核酸的複製進而防止感染，它已被證實可以預防一些病毒的感染，如愛滋病病毒、疱疹病毒及流行性感冒病毒，以及對一些病症如肺炎、喉嚨痛、鼻竇炎，和皮膚疾病如慢性感染、發疹，及黴菌、細菌感染

等都有助益。DaVinci 實驗室的產品 Olivir 是橄欖葉萃取物的良好來源。

紫蘇（Perilla）

紫蘇是亞洲植物，薄荷家族的一種，它已被亞洲的藥用植物學家證實可以減輕咳嗽症狀和提供肺部的營養物質，解決一些食物中毒情況，除此之外，它可以增強學習能力而且常被用作料理食物的香料。

紫蘇有許多形式，包括種子油，它是一種不飽和油，其中含有亞麻油酸、次亞麻油酸以及油酸，因此紫蘇油都是以膠囊形式供應，研究顯示它是ω-3脂肪酸安全及有效的來源。

磷脂醯膽鹼（Phosphatidyl Choline）

磷脂醯膽鹼是卵磷脂的成分之一，補充磷脂醯膽鹼可以幫助脂肪分解並對於血管粥狀硬化（脂肪塊沈積於血管壁上容易造成粥狀硬化）、心臟病、膽結石及肝病有十分良好的預防效果。另外，它對於神經性異常、失憶以及憂鬱症也有幫助。磷脂醯膽鹼是安全有效的，但是躁鬱症患者則不適宜攝取大量的磷脂醯膽鹼。

磷脂絲胺酸（Phosphatidyl Serine）

磷脂絲胺酸是一種磷脂質（含有磷酸的脂肪），身體的每個細胞都需要它，特別是神經細胞。磷脂絲胺酸是磷脂質中最重要的成員，它用來維持一個正常且健康的細胞膜，即使腦部可以正常地生產足夠的磷脂絲胺酸，但隨著年紀的增長，磷脂絲胺酸會逐漸減少而造成缺乏的現象。

磷脂絲胺酸通常與黃豆油結合的型態供應，已被發現能治療憂鬱症與阿茲海默氏症，以及增強記憶力及學習能力。有一些人在攝取磷脂絲胺酸之後會有噁心的現象，若將之與食物共同服用可以改善這類的情況，沒有報告指出長期服用磷脂絲胺酸補充劑會有危險性，但對於孕婦尚未測試。

孕烯醇酮（Pregnenolone）

孕烯醇酮是一種類固醇荷爾蒙，在人體內通常由膽固醇製造而來，而且可以依序代謝成好幾種重要的荷爾蒙，包括還原雄性素、黃體激素、睪固酮

以及雌激素。體內所擁有的孕烯醇酮含量會隨著年齡而逐漸減少，而許多科學家相信依症狀給予孕烯醇酮補充的處方通常與老化有關，至於其他有關於補充孕烯醇酮的益處則包括增進腦部功能，因為它能明顯強化情緒、記憶及思考，孕烯醇酮也可以降低膽固醇及減輕一些疾病的症狀，如阿茲海默氏症、狼瘡、多發性硬化症、經前症候群、風溼性關節炎、硬皮病、癲癇發作、乾癬、前列腺失調、壓力、創傷、受傷、失眠以及慢性疲勞症候群。除此之外孕烯醇酮亦能增進荷爾蒙取代治療的效果及強化免疫系統。

　　使用孕烯醇酮必須很謹慎，它並沒有像其他一般荷爾蒙的作用，所以它在身體內的所有機轉尚未完全被發現，直到所有相關資訊明朗後，它應該以最低劑量供應並且嚴謹地監控。孕烯醇酮的副作用包括頭痛、失眠、易怒、焦慮、情緒起伏、心律不整、臉部長毛髮以及落髮。

原生物（Probiotics）

　　原生物是消化道常見的益生菌，它們對於消化作用很重要，並且有以下數種功能，避免酵母菌或其他的病原菌於腸道中過度生長，以及合成維生素K。通常用作補充劑的原生物包括嗜乳酸桿菌及比菲德氏菌（見此章節之乳酸桿菌和／或雙歧桿菌）。食物經過培養或發酵後通常會產生一些有益菌，這些食物包括牛奶、乳酪、克非爾發酵乳、味噌、酸菜、印尼的大豆發酵食品及優格。

黃體激素霜（Progesterone Cream）

　　黃體激素是一種荷爾蒙，它主要是由卵巢及腎上腺所分泌，它與雌激素共同維持月經週期並且對於維持孕期十分重要，此外，針對女性的生殖系統有其他重要的影響：它可刺激建構骨質的造骨細胞活性上升；在大腦中有抗憂鬱及鎮靜的效果；幫助血糖維持正常值；維持正常神經髓鞘並保護神經細胞。另外，它可以幫助身體合成其他荷爾蒙，包括還原雄性素、雌激素、睪固酮以及可體松。相對地，若缺乏黃體激素將會加重經前症候群及更年期不適症狀，增加罹患骨質疏鬆症的機率。黃體激素缺乏症在更年期婦女中愈來愈常見，年齡逐漸降低至35歲，症狀包括夜間盜汗、熱潮紅、憂鬱、經前不適。

　　黃體激素主要以霜狀形式存在，荷爾蒙經過皮膚吸收後直接穿透進入血液到達身體需要它的地方，Products of Nature 出廠的 Natural Woman Essential Body Cream 和 Wuliton 實驗室所生產的 Endocreme 900 是適合使用的產品。

紅麴米（Red Yeast Rice）

　　紅麴米是一種利用紅麴菌將米發酵後所得的產品，在中國與日本長期使用它來幫助消化及促進血液循環，直至目前為止，紅麴米的萃取物被發現可以降低血中總膽固醇及增加血中高密度脂蛋白膽固醇（好的膽固醇）與低密度脂蛋白膽固醇（不好的膽固醇）之比例，加州大學與洛杉磯醫學院共同研究發現，受試者在攝取紅麴米萃取物及低油飲食 12 個星期後，可以降低總膽固醇 40 個百分點，因為它的萃取成分中含降膽固醇的物質，可以藉由抑制 HMG-CoA 還原酶（速率限制酶）的活性來抑制膽固醇的合成。研究指出此物質可以降低膽固醇及心臟病的發生率，紅麴米萃取物並不像其他的藥物一般有副作用的產生。

蜂王漿（Royal Jelly）

　　蜂王漿是由一種特別的年輕母王蜂在出生後第六到第二十天由咽下腺所分泌的黏稠、乳狀物，當蜜汁與花粉混合之後會在母王蜂的體內精煉，蜂王漿由此而製造出來，它包含了維生素 B 群，含有高濃度的泛酸（維生素 B_5）及維生素 B_6，而且是乙醯膽鹼唯一的天然來源。蜂王漿中還包括許多礦物質、酵素、荷爾蒙、18 種胺基酸、抗菌物質及抗生素，維生素 A、C、D、E。它可以治療支氣管氣喘、肝病、胰臟炎、失眠、胃潰瘍、腎臟病、骨折、皮膚病，並且增強免疫系統的功能。

　　蜂王漿應與蜂蜜共同儲存，蜂王漿容易變壞，保存時應密封與冷藏。

S-腺苷甲硫胺酸（S-adenosylmethionine, SAMe）

　　S-腺苷甲硫胺酸是身體中的必需胺基酸—甲硫胺酸與三磷酸腺苷酸結合時所形成的衍生物，是細胞中主要的能量來源。S-腺苷甲硫胺酸有以下優點：它是一個很好的抗憂鬱劑；它對於維持關節與結締組織的異常有幫助，包括風溼性關節炎與纖維肌痛症；促進肝臟的健康；它可降低血中同半胱胺酸的

含量，因爲同半胱胺酸與心血管疾病有相當大的關聯性；除此之外，它也可以幫助降低人體老化的速度。S-腺苷甲硫胺酸通常與葉酸、膽鹼及維生素B₆、B₁₂ 有協同作用。它又稱爲甲基供應者，如同其名，供應者是一個含有氫原子與氧原子的甲基，它可接到其他的化合物上，此作用稱爲甲基化，在細胞層級上屬於一種保護作用。在其他方面，甲基供應者可以預防及抵抗一些疾病包括癌症、心臟病、神經疾病、老化相關性疾病，並且加速製造大量的去氧核糖核酸及腦中的神經傳導物質。攝取S-腺苷甲硫胺酸補充劑也可以使抗氧化物質如麩胱甘肽維持一正常含量；可增加卵磷脂以幫助脂質的代謝；以及增加褪黑激素的含量。有少部分的人在攝取高劑量S-腺苷甲硫胺酸後出現輕微噁心與腸胃道不適的現象，除此之外就沒有其他副作用被發現。即使S-腺苷甲硫胺酸被認爲非常安全，但若患有躁鬱症（雙極性情感異常）在攝取之前應先詢問醫師再行服用，S-腺苷甲硫胺酸應在空腹下使用。

海參（Sea Cucumber）

海參是海中的生物海星及海膽，在中國已使用了數千年用來治療關節炎。目前許多研究都堅信它對於肌肉骨骼免疫性疾病有幫助，特別是風溼性關節炎、骨性關節炎、風溼樣脊椎炎（一種影響脊椎的風溼性疾病）。

科學家相信海參可以促進前列腺素的平衡，進而調節免疫反應，在患有關節炎及結締組織異常的病人中常發現缺乏軟骨膠（見此章節的硫酸軟骨素），除此之外，海參提供維生素 A、B₁（硫胺素）、B₂（核黃素）、B₃（菸鹼素）以及維生素C，礦物質包括鈣、鐵、鎂及鋅。Futurebiotics公司生產的海參是一個很好的來源。

貽貝（Sea Mussel）

綠唇貽貝（*Perna canaliculus*）是一種可食用的貝類，它包含了許多建構身體蛋白質的胺基酸、酵素及微量必需元素。它們所包含的礦物質成分與人體血液中成分十分相似，而這些礦物質與胺基酸螯合在一起，讓身體能更有效地吸收這些礦物質。

貽貝可以調節心血管系統、淋巴系統、內分泌系統、眼睛、結締組織以及黏液膜，幫助降低感染、減輕關節炎的疼痛及僵硬，它可以幫助普通傷口

或是燒傷傷口的癒合。

鯊魚軟骨（Shark Cartilage）

我們將鯊魚堅硬、有彈性的骨骼，乾燥、磨成細微粉末之後，製成食物補充劑，鯊魚軟骨包含許多活性成分，最重要的是其中的一種蛋白質可當做血管生成抑制劑，可以抑制新的血管形成，用來對抗一些疾病。有許多癌症腫瘤，是因為它們可以引發身體產生新的血管組織而供應癌細胞的生長，鯊魚軟骨可以抑制這個機制，因此阻斷了癌細胞所需的營養物質，使癌細胞開始萎縮。此外，還有一些眼部疾病，如糖尿病性視網膜病變及黃斑退化症，它們主要病因是因新血管於眼中生成，這些新生的血管由於生成於不當的位置而導致了眼盲。以下情況都可使用鯊魚軟骨來改善，關節炎、牛皮癬、區域性腸炎（腸內感染）。除了血管生成抑制性蛋白質，鯊魚軟骨包含了鈣、磷，以及黏多醣以刺激免疫系統。

鯊魚軟骨以粉末或膠囊的形式供應，當你購買鯊魚軟骨時，應注意加工過程是否會降低其有效性，市面上鯊魚軟骨的產品純度不一定都是百分之百，因此使用時應認明標示。如果你發現純的鯊魚軟骨的氣味逐漸變重直到你無法忍受時，可以使用 BeneFin，它較沒有魚腥味並且口味較其他廠牌容易被大眾接受，它是由 Lane Labs-USA 所研發製造，目前已被許多公司合法地作為商品。如果你攝取大量的鯊魚軟骨，你也應相對地增加部分礦物質的攝取量，尤其是鎂與鉀，用以維持身體中礦物質的平衡。孕婦或小孩不適合食用鯊魚軟骨，近期計畫要動手術的病人或是心臟病的患者也不適宜服用。

香菇和靈芝（Shiitake and Reishi）

香菇（shiitake）是一種日本的蘑菇，它具有纖細的組織、堅硬的蕈柄，它們的外觀十分吸引人，對於身體健康有意想不到的促進作用。

香菇含有黏多醣、香菇多醣，它們藉由增加 T 細胞含量進而增進免疫系統，香菇含有 18 種胺基酸，其中有 7 種是必需胺基酸，它們富含維生素 B 群，尤其是B_1（硫胺素）、B_2（核黃素）及B_3（菸鹼素），當利用日光乾燥後，將會含有高量的維生素 D，在日本 Koibe 大學醫學院及 Nippon Kinoko Institute，都已經嚴謹地研究證實這些菇類可以用於治療癌症。

靈芝（reishi）在東方至少已經使用 2,000 年以上，在古代中國它是等級最高且最神奇的藥方，人們都相信它是一種長生不老藥。

在今日，不論是香菇或是靈芝皆常被用來治療一些疾病或是維持身體的活力，它可以預防高血壓及心臟病、降低膽固醇、增強對疾病的抵抗力、治療虛弱及病毒感染，此外它們還具有抗腫瘤的功效。

這些菇類有乾燥的與潮溼的，乾燥的可以在使用前浸泡於溫水中 30 分鐘使之柔軟，補充劑有膠囊、錠劑或者是萃取濃縮的形式。

螺旋藻（Spirulina）

螺旋藻是一種微藻類，它們蔓生於世界各地炎熱、充滿陽光的鹼性水域中，與等量的大豆相比，所產生的蛋白質較大豆多二十倍，其所含最具價值之營養素爲次亞麻油酸、花生四烯酸、維生素 B_{12}（爲紅血球生長所必需，素食者特別需要）、鐵、高蛋白（百分之六十～百分之七十）、核酸、必需脂肪酸、葉綠素及花青素等。若是藍綠色之藻類中，其所含之藍色素根據研究顯示可以增加肝癌老鼠的存活率。

螺旋藻是自然好消化的食物，它可保護免疫系統、降低膽固醇以及增加礦物質的吸收。它具有治療的功能，並且能抑制食慾，因此適合節食者食用。由於它的高蛋白質含量，有低血糖症的人可以藉著兩餐之間的攝取來穩定血糖的濃度。

小麥胚芽（Wheat Germ）

小麥胚芽是由小麥種子的胚芽，它是維生素 E 的良好來源之一，含有大量維生素 B 群，以及礦物質鈣、鎂、磷，和一些微量元素。

小麥胚芽唯一的缺點就是它容易被破壞，如果你所購買的小麥胚芽是由麵粉所分離出來的，你需確定此產品是否新鮮，它應該是眞空包裝或是冷藏的，且標有包裝日期或安全使用期限。烤過的小麥胚芽有較長的儲存期，但是未經加工烘培的產品比較好，小麥胚芽油膠囊也是可以使用的。

小麥草（Wheatgrass）

小麥草是一種非常營養的食物，它是由 Ann Wigmore 博士發現的，小麥

草包含多樣的維生素、礦物質及微量元素。根據 Wigmore 博士的說法，1 磅的小麥草相當於 25 磅精心挑選的蔬菜的營養價值。

Wigmore 博士認為，與生鮮食物搭配，小麥草可治療癌症及幫助其他許多病症，包括心理健康的問題。葉綠素的分子結構相似於可攜帶氧氣的紅血球蛋白質的血紅素，而這可能是小麥草有效用的原因。葉綠素與血紅素不同的地方在於分子中心所含的金屬元素，葉綠素中心是含鎂，血紅素中心是含鐵。針對貧血的動物做實驗，發現給予 4 到 5 天的葉綠素，動物的血球數就會恢復正常。

乳清蛋白（Whey Protein）

乳清蛋白是做乳酪的正常副產物，當牛奶中的固體聚集一起且被擠壓成固體狀時，乳清蛋白即是剩下的液體。乳清蛋白是經由過濾及純化的乳漿所產生的，之後去除水分變成粉末，含有高品質的蛋白質而沒有脂質及乳糖。

乳清蛋白可藉由增加身體肌蛋白的產生，幫助瘦體組織的建造，因為這個原因，乳清蛋白很受運動員及健美運動者歡迎，也可保護一些有愛滋病及癌症的病患肌肉的消耗；除了對於肌肉的影響，乳清蛋白似乎可抑制癌細胞的增生、減少自由基的傷害及增強免疫功能。有些建議的乳清蛋白補充品包括從 Country Life 公司生產的 Biochem Whey Pro 290、從 Bioforce A.G.公司生產的 Molkosan Whey of Life、從 Healing Arts 公司生產的 ProFlora Whey 及從 Solgar 公司生產的 Whey to Go。

酵母菌（Yeast）

酵母菌是單細胞生物，它能以極快的速度增生，在 2 小時內菌數變成兩倍；它包含很多基本的營養素，如：維生素 B 群（除了維生素 B_{12}）、16 種胺基酸及至少 4 種不同的礦物質。蛋白質占酵母菌重量的百分之五十二，酵母菌也是高磷的食物。

酵母菌可以在許多種類的培養基中生長，啤酒酵母菌也是一種營養酵母菌，它生長在啤酒花上，而啤酒花是啤酒的成分之一；圓酵母菌生長在糖蜜或木材紙漿上；由藥用植物、蜂蜜及麥芽而來的一種叫 Bio-Strath 的瑞士液體酵母菌，是一種我們極力推薦的產物。

活的酵母菌須避免食用，因為活的酵母菌會減少身體的維生素 B 群及其他營養素。

酵母菌可摻在果汁或水中飲用，且是兩餐間良好的能量提高物，它可以加入飲食中，治療某種疾病；它可以幫助醣類的代謝，對於溼疹、心臟不正常、痛風、神經質、疲勞來說都是一個很好的物質，對於正在進行放射線治療或化學療法的癌症病人，酵母菌可以提升免疫系統，酵母菌似乎也可以增加心理及生理的效能。William Crook 博士在《與酵母菌連結》（ *The Yeast Connection*）這本書中提到，如果一個人有念珠菌相關的問題，且對於酵母菌沒有特別的過敏，那麼服用含有酵母菌的補充品，對他是有好處的；但是，如果疑似患有念珠菌病，我們建議要避免食用酵母菌。如果有骨質疏鬆症，也應避免食用酵母菌。因為酵母菌含有高量的磷，因此服用酵母菌的人需要額外的補充鈣質。

特殊的營養補充品（Specialty Supplements）

除了以上所討論的成分以外，仍然有許多天然的食物補充品係針對特殊需求而設計的。這些補充品由於為數眾多，以致於我們無法完完全全在此討論，而以下則是我們挑選出幾樣值得大力推薦的產品：

●來自 bioAllers 公司生產的 Allergy Relief 配方：總共有 8 種類似的療法配方所組合而成的，分別針對不同的過敏原去幫助體內增強對這些過敏原的抵抗能力。這 8 種配方分別針對動物毛髮／蒲公英、大麥乾草、草子、黴菌／酵母菌／灰塵、花粉／乾草熱、鼻寶過敏性鼻腔內噴劑以及樹花粉。

●來自 Enzymatic Therapy 公司生產的 Arthogestic：這是一種熱帶植物凝膠，可以用來舒緩輕微的肌肉疼痛、關節炎所造成的關節疼痛、背痛、瘀傷、拉傷以及扭傷，其中活化的成分主要是辣椒鹼，是從辣椒所提煉出來的。

●來自 Nature's Plus Herbal Actives 公司生產的 Artichoke：這項營養補充品包含朝鮮薊萃取物，並且將之標準化，使每一份至少含有百分之二點五至百分之五的 caffeylquinic acids，並也含有 sesquiterpene lactones、高活性的類黃酮素、scolymoside、菊芋多醣及 taraxasterol，這些成分被設計來幫助肝臟及循環系統（見第一部藥用植物章節中的朝鮮薊及其使用方法單元）。

● 來自 NatureWorks 公司生產的 Betatene：這是一種混合胡蘿蔔素的飲食補充品，包含了α、β-胡蘿蔔素、黃素、茄紅素、玉米黃質及 cryptoxanth-in，這些可以維持健康以及強化免疫系統。

● 來自 Oxyfresh USA 公司生產的 Body Language Essential Green Foods：這是一種結合苜蓿、大西洋海草、甘藍、菠菜、螺旋藻、bladderwrack、紅藻、大麥草、綠藻、dunaliella、小麥草以及一些酵素，如麥芽糖酶、澱粉酶、蛋白酶、解脂酶、纖維素酶及果膠分解酶，這些能提供高濃度的β-胡蘿蔔素、葉綠素及微量元素。

● 來自 Metabolic Response Modifiers 公司生產的 Bone Maximizer：這是一種複合的營養補充品，包含微粒子氫氧基磷酸鹽濃縮物（MCHC），MCHC是一種骨蛋白和高吸收度鈣質的結合物。其他成分包含葡萄糖胺、孕烯醇酮、維生素D、鎂離子、甲基硫化甲烷（MSM，一種可被生物利用的硫化物），以及其他對於骨質生長很重要的營養素等。

● 來自 Twinlab 公司生產的 Bone Support with Ostivone：這是一種複合的營養補充品，用來幫助維持骨質健康。成分包含類黃酮素、鈣離子、維生素D、鎂離子、硼離子，以及純化黃豆中的植物雌激素萃取物。

● 來自 Bodyonics 公司生產的 BotanImmune：這是一種低致過敏的飲食補充品，可用來增強體內免疫系統。成分包含胸腺碎片、橄欖葉萃取物、raspberry-ellagic acid、大豆異黃酮、β-1,3-聚葡萄糖，和吲哚-3-甲醇，存在於綠花椰菜、甘藍菜或其他十字花科類蔬菜中的一種化合物，亦為一種在增強免疫力及抗癌方面具有前瞻性的物質。

● 來自 NaturalMax 公司生產的 Breast Health：這項補充品包含大豆異黃酮金雀異黃酮（genistein）、黑醋栗blend、冷凍乾燥的綠花椰菜、吲哚-3-甲醇、雷公根、鋸櫚、茄紅素等。

● 來自 Abkit 公司生產的 CamoCare 霜：這項產品包含了洋甘菊及其他活性成分，它可以舒緩不同程度的肌肉及關節疼痛，如背痛、關節炎及關節發炎所導致的疼痛。

● 來自 Bioforce AG 公司生產的 Cardiaforce：主要來自一種山楂果的萃取物，可以增進健康心血管功能、循環及心肌力量。這項補充品是液態的，可以和開水一同服用，一天三次餐前使用。目前為止雖沒有任何已知的藥物

交互作用，但是最好在連續使用幾個月後能有一段時間的停用期。

● 來自 Superior Source 公司生產的吡啶甲酸鉻（Chromium Picolinate）：這種舌下錠劑形式的吡啶甲酸鉻，對於小孩子、老年人及營養吸收不良的人特別有效。吡啶甲酸鉻可增進體內燃燒脂肪，增加瘦體組織的含量以及幫助體內新陳代謝的速度。

● 來自 ZAND 公司生產的感冒、過敏配方：這一類的產品被用來在不同易致過敏的季節中維持健康。個別化的配方包括 Insure Herbal，為一種紫錐花及金印草配方；Decongest Herbal，一種天然的祛鼻塞配方；Herbal-Mist 喉噴液；而 Allergy Season，包含了鳳梨酵素、蕁麻萃取液、檞黃素及維生素 B_5（泛酸）。這些配方可個別使用，或者是作為其他藥物的基本配方。

● 來自 Diamond-Herpanacine 公司生產的 Diamond Mind：這項產品包含了數種中藥萃取物和營養品，有銀杏、雷公根、人參、大蒜、磷脂絲胺酸及磷脂醯膽鹼。這些可以增強記憶力、專注力、意志力和警覺心。

● 來自 Diamond-Herpanacine 公司生產的 Diamond Trim：這項配方可以藉由控制食慾、減少對食物的需求、增加體內熱量的燃燒及減少對脂肪的吸收來達到減肥的目的，它亦含有一些自食物中流失的礦物質，其他成分包含纖維素、消化酵素及藥用植物金絲桃、鎂離子、鈣離子及一些微量元素。

● 來自 Matrix Health Products 公司生產的 Earth's Bounty NONI：noni（*Morinda citrifolia*）是一種生長於夏威夷及一些熱帶地區的小型樹。這種植物的果實已經被長期的使用來解決一些問題，如關節病變、疼痛、發炎、消化問題及心血管病變。它的活化複合物包括植物化學因子、蒽醌類化合物（anthraquinones）、酵素及一些生物鹼。

● 來自 Bioforce 公司生產的 Echinaforce：這是一種液態的紫錐花補充品，可以增進天然的疾病抵抗力，尤其在冬天時可以維持健康的免疫系統。

● 來自 Bodyonics 公司生產的 EstroGentle：這是一種幫助停經婦女維持健康的藥用植物補充品。成分包含許多可作為植物雌激素的植物成分，如北美升麻及大豆異黃酮、安古牡荊（*Vitex agnus-castus*）、當歸、甘草根、紅花苜蓿葉的萃取物及野山藥根。

● 來自 Metagenics 公司生產的 Fibroplex：這項補充品包含維生素 B_1（硫胺素）及維生素 B_6、鎂離子、錳離子及蘋果酸，這些可提供神經及肌肉營養

方面的補充。

●來自 Enzymatic Therapy 公司生產的 GastroSoothe：是一種天然的制酸劑，成分包含碳酸鈣、解甘草甜素（簡稱DLG）的萃取物，以及胺基酸中的甘胺酸，以緩和消化不良和胃灼熱的症狀。

●來自 Country Life 公司生產的 Herbal Mood Boost：這個補充劑為一種集合了許多已被證實，對情緒或焦慮症狀有正面作用的藥草及營養素的複合物，其中包括了金絲桃、5-羥基色胺酸（5-hydroxytryptophan，簡稱 5-HTP）、西伯利亞人參、爪哇胡椒以及西番蓮等。

●來自 Jason Natural Cosmetics 公司生產的 Hyper-C Serum：這是一種含有維生素 C 油性的保溼配方，維生素 C 是一種抗氧化劑，可保護皮膚免於受自由基的破壞，且可減少皺紋及細紋的產生，甚至可以提高皮膚的亮度，使皮膚更柔軟與細緻。

●來自 Enzymatic Therapy 公司生產的 HyperiCalm：這種補充劑含有金絲桃成分，且每一劑均標準化含有百分之零點三的海棠素，已證實可以維持精神和神經系統的正常功能（見第一部藥用植物章節中的金絲桃及其使用方法單元）。

●來自 Superior Source 公司生產的 Instant Enerjetz：這是一種非常方便且容易取得的維生素 B12 形式，使用時只需放置於舌下（並非吞嚥下去）。維生素 B12 可用來預防貧血以及維持一個健康的神經系統，還可提高能量及解除疲勞（見第一部的維生素章節）。

●耶路撒冷朝鮮薊錠劑：其為使用耶路撒冷朝鮮薊的塊根磨成粉末後製成的錠劑，是一個果寡醣（簡稱FOS）的良好來源，其可維持腸道中正常叢生菌的生長。

●來自 Enzymatic Therapy 公司生產的 Kava-30：這種補充品提供含有爪哇胡椒萃取物，並且將它們標準化成為每一個都含有百分之三十的 kavalac-tones，這些成分可以舒緩並維持中樞神經系統。

●來自 Forest Herbs 公司生產的 Kolorex：這是一種天然抗黴菌產物，包含有天然紐西蘭灌木 *Pseudowintera colorata* 及洋茴香子油的萃取物。將其製作成膠囊形式，它可以幫助腸胃道內腸內菌的平衡，防止念珠菌過度生長。另外還有一種局部塗抹使用的乳膠，可直接敷料於黴菌感染表面，包括香港

腳、騎師皮癬及指甲感染。製造商建議這兩種形式的藥物最好合併使用，以達到最佳的效果。

● 來自 Wakunaga of America 公司生產的 Kyolic Neuro Logic：這種補充品包含陳年的大蒜萃取物、銀杏萃取物、卵磷脂、乙醯肉鹼及磷脂絲胺酸等，可用來增強記憶力及心智活動力。

● 來自 Prevail Corporation 公司生產的 Maxi-Calm：是一種飲食補充品，包含爪哇胡椒、纈草、西番蓮、並頭草、野生萵苣。這些都可以用來幫助神經系統的正常運作。

● 來自 Earth Science, Inc.公司生產的 Micellized Multiple Vitamin and Minerals：這是液體形式的綜合維生素及礦物質補充品，可以很容易的被人體吸收和利用。

● 來自 Century Systems, Inc.公司生產的 Miracle 2000：這是一種複合的補充品，包含 27 種維生素、礦物質、8 種草藥、8 種胺基酸及無數的離子態微量元素。

● Nature's Answer FOR KIDS：這一類的草藥萃取物是為小孩子而設計的。它們製造時會如同一般標準萃取過程中使用到酒精，但之後酒精便會被移除，並以甘胺酸代替，甘胺酸是一種保存劑及天然的代糖。此外配方還包括：Bubble B-Gone，是一種合成的結腸配方，包含貓薄荷、洋甘菊、茴香及香蜂葉；KID Catnip；KID Chamomile；一種紫錐花萃取物 E-KID-nacea；含有紫錐花及金印草的 E-KID-nacea Plus；Ginger KID；KID B-Well Tonic，一種免疫系統補藥，包含紫雲英、牛蒡和蒲公英；一種對抗寒冷及感冒的配方，含有貫葉澤蘭、貓薄荷、紫錐花、小米草、薄荷的 NAT-Choo；及含有白芷、洋甘菊、茴香、生薑、珍珠花及北美滑榆的消化性配方 Tummie Tonic。

● 來自 Metabolic Response Modifiers 公司生產的 Osteo-Max：這項補充品包含相似於黃豆及黃豆製品中的異黃酮素及微粒子氫氧基磷酸鹽濃縮物成分。

● 來自 Enzymatic Therapy 公司生產的 Phytodolor：這項液體的補充配方包含了來自一般白蠟樹、白楊、鼠尾草。最重要的成分是含有水楊酸的衍生物、石碳酸、類黃酮素及三烯皂素。它主要是用來支持肌肉及關節功能，而

不像一般用來抒解關節炎的產品那樣，它不會引起胃部的不舒服。

●來自 Natrol 公司生產的 PreNatal Care：這項化合物是用來針對懷孕期的婦女及授乳的母親而設計的。成分包含許多必需維生素、礦物質及抗氧化劑，在這些成分之中，維生素 B 群中的葉酸及ω-3 必需脂肪酸中的二十二碳六烯酸（簡稱 DHA）對於懷孕婦女的健康及產前胎兒的發育都是必需的。

●來自 ZAND 公司生產的 Quick Cleanse Program：這是一種使用三種不同補充品的配方，Cleansing Fiber 配方是用洋車前草種子及外殼加上膨潤土及含水矽碳鋁的纖維質補充品；Cleasing Laxative 配方是以藥鼠李（一種草藥，可刺激腸胃蠕動）及含水矽碳鋁所合成的；Thistle Cleanse配方則是一種牛奶薊補充品。這些配方主要是用來清潔腸胃道、排除毒素及支持肝臟功能。

●來自 Enzymatic Therapy 公司生產的 Remifemin 和 Remifemin Plus：Remifemin 是一種北美升麻的標準化萃取物，在歐洲，北美升麻已經被用來治療停經期症狀超過 40 年。Remifemin Plus 也含有金絲桃的萃取物，可用來對抗憂鬱症狀，改善情緒安定（見第一部藥用植物章節中藥用植物的種類及用途單元的北美升麻及金絲桃），而這些配方並不會影響到體內的荷爾蒙分泌。

●來自 E'Ola Products 公司生產的 Smart Longevity：這項液態補充品可用來維持腦部的正常功能。它包含了許多可增強腦部功能的營養成分，及保護腦部不被自由基傷害的抗氧化劑，成分包括維生素 C、生薑萃取物、北五味子萃取物、二甲基胺基乙醇、膽鹼及維生素 E。

●來自 Country Life 公司生產的 Soy-Licious：這項飲食補充品是將含黃豆成分高蛋白飲品，混合以金雀異黃酮和二羥基異黃酮（daidzein）（大豆異黃酮）、必需維生素、礦物質、抗氧化劑及 adaptogenic herbs（adaptogen 是可以幫助身體適應及處理壓力所帶來的影響的一種藥用植物）。

●來自 American Biologics 公司生產的 Sub-Adrene：這是一項高濃度含有牛腎上腺皮質萃取物的產品。其主要形式為舌下含錠並帶有薄荷香味，以提供體內類固醇的平衡。

●來自 Prolongevity 公司生產的 Super Green Tea Extract：這項補充品包含百分之九十五的綠茶萃取物，且標準化使每一劑含有百分之三十五的 epigallocatechin gallate，它有一般及去咖啡因兩種形式。研究顯示綠茶可以幫助預防中風及心臟病發作，甚至可能抑制癌細胞的生長（見第一部藥用植物章節中藥用植物的種類及用途單元的綠茶）。

● 來自 Excel 公司生產的 Ultra High Performance Dietary Supplement：此補充品包含許多可使人精神振奮的藥用植物，它可以在不需要咖啡因的情況下快速地提高體內的能量。

● 來自 Nature's Plus 公司生產的 Ultra Juice Green：這種補充品是一種以海藻爲基本原料，且含有20種不同綠色食物的錠劑，包含許多的礦物質、維生素以及植物營養素。

● 來自 ABAR Therapeutic Skin Care 公司生產的 VitaSerum：這是一個保養皮膚的產品，可用來抵抗自由基、刺激細胞再生且減少老化的現象。它包含有西印度櫻桃果，接骨木花、綠茶、葡萄子和木賊之植物萃取物，枸橼類以及小紅莓中的生物類黃酮，玻璃醛酸，硫化鋅，薰衣草、玫瑰天竺葵以及甜薰衣草等的精油。

● 來自 The Synergy 公司生產的 Vita Synergy for Men：此補充品是一個複合的營養補充品，它均衡地包含所有主要的維生素、礦物質及微量元素，且含有許多促進男性健康的藥用植物萃取物。

● 來自 Source Naturals 公司生產的 Wellness Formula：此補充品可在寒冷的天氣中維持最佳的身體健康狀態。其中成分包含有維生素 A 和 C、β-胡蘿蔔素、生物類黃酮，提高免疫機能的礦物質鋅，蜂膠，以及白芷、紫雲英、貫葉澤蘭、番椒、大蒜、紫錐花、金印草、山楂果、苦薄荷、毛蕊花、保哥果和西伯利亞人參等藥用植物。

(9)藥用植物（Herbs）

引言

　　好幾世紀前，人類已知藥用植物的醫學價值。根據美國原住民、羅馬、埃及、波斯及希伯來人的醫藥記載指出，藥用植物廣泛地用於各種疾病的醫療上。許多藥用植物含有功效奇佳的成分，如能善用它們，可以治療身體的疾病。早期的製藥業界便是靠分離及純化這些物質的技術來生產醫藥。然而藥用植物學家辯稱，同一種藥用植物內尚含有其他成分，能與功效較強的成分平衡。雖然這些其他成分功效較弱，但它們可充當一種緩衝劑、協助劑或制衡劑，與功效較強的成分共存可使草藥和諧的作用，因此，藉由使用整株藥用植物，我們的身體才能夠利用大自然賜予的均衡成分。

　　十九世紀初期的美國，現代化的製藥工業開始能分離出藥用植物個別的有效化合物，並以其作為製藥的基本成分，且廣泛的使用藥用植物來治療疾病。在美國，幾乎把醫療體系中尋求調整體質以防止疾病發展或蔓延的醫師稱為特異療法的醫師。多年來，多數的美國人已改為以合成物質─市售成藥，來減輕痛苦。

　　然而，直至今日，科學家又再次注意到草藥治療法，特別是近十五年以來，活體實驗（多數於歐洲完成）指出，為數眾多的植物可能具有醫療效能。但是，仍有許多的研究工作留待完成，目前地球上已知的植物種類中，已被研究過是否可以應用於醫療之上的只有百分之十五而已。

　　現今大家對於藥用植物再次感到興趣，也反映出人們對於部分藥效較強的合成藥物之影響（副作用）更加關心。除此之外，同樣也反映出許多人希望自己的健康能由自己掌控，而非全然的依靠短暫的大眾醫療照護體系。我們又發現，用於烹煮的美味植物和香料植物等這些對健康有益的藥用植物，可用於提升和輔助平衡精神、心靈以及身體等方面的健康。

　　製造天然藥物的行業是很興盛的。許多藥用植物富含多種成分，對於組

織及器官有某些有益的影響，所以可以被當做藥物去處理、治療或預防疾病。草藥治療法可以幫助滋養免疫系統、刺激受損肝臟組織再生、使腎上腺腺體建構強韌、對抗化學治療時產生的負面影響、平衡內分泌系統、刺激增加乳汁的產量以及改善夜間視力，此外草藥治療還有許多其他不同的功效。

通常，醫療上的藥用植物基本上可分成兩類：滋補性藥用植物和刺激性藥用植物。

滋補性藥用植物能幫助人體的細胞、組織、器官維持健康或平衡，有些滋補性藥用植物可活化以及增強全身或身體部分的代謝，其他的滋補性藥用植物可提供細胞、組織、器官維持適當功能所需之重要營養素。滋補性藥用植物大約要持續規律的服用 3 到 9 個月的時間，可以緩慢的增強及促進全身的健康以及某些身體器官的功能。

刺激性藥用植物的作用比滋補性藥用植物強很多，它是特別用於治療疾病的，和滋補性藥用植物相比，刺激性藥用植物的使用劑量應較低，使用時間也應較短。

植物醫學：藥用植物的醫療功效

古代的人並不知道為何藥用植物具有功效—他們只知道某些植物製品確實具有一定的功效，在最近這一百年間，化學家和藥學家利用分離和純化出植物中有益化學成分的方法製造出可靠的藥品，現今大約有百分之二十五的市售處方藥（或草藥）是由植物加工製造而成的，例如：嗎啡和可待因是源於鴉片罌粟花；阿斯匹靈是源自柳樹的樹皮；心肌強化劑—毛地黃是由指頂花（foxglove plant）衍生而來；癌症化療用藥—泰克索（Taxol）是從太平洋紫杉樹所製成。

「植物醫學」（phytomedicine）是最近才創造出的專有名詞，它是指草藥是用整個植物製備而成，而非只是將化學成分分離出來製藥（字首「phyto」是源於希臘字「phyton」，是「植物」的意思）。即使藥用植物本身含有數百種的有效成分，但在製造草藥時，可能是將整個植物或是只將被認為具有療效的部位拿來製藥。植物醫學如今已被標準化了—也就是說，在製藥時，將藥草有效成分的分量及比例詳細的設定好。這些藥物的醫療價值，擁有藥理學、臨床研究以及實驗的背書。

植物醫學在歐洲被廣泛的認同，並將之列入「植物衍生藥」的範疇之內。在德國，草藥被當做「處方藥」，是由醫師處方並由藥師調劑的；在美國，則是將之當成非處方籤的飲食補充品，在保健食品及部分藥房中販賣。然而少部分醫師，除了在處方中開立一般成藥之外，也開始使用草藥來治療。美國健康協會中的一個部門—另類醫學研究室，提供了草藥治療的相關研究，根據發表在 *USA Today* 雜誌中的文章，將近有 5,000 萬名美國人是固定在使用草藥補充品的。

其他植物醫療體系

世界衛生組織估計，目前地球上約有百分之八十的人是倚靠植物來醫療一般的疾病。草藥醫學對於印度、亞洲、美國原住民以及自然療法來說，是不可或缺的一部分。對許多其他由植物所衍生出來的類似醫療方法而言，也是如此。

亞洲的藥用植物近來有加入美國藥用植物的情形，其中伴隨著數種中國普遍的藥用植物一同傳入。本著數千年來對草藥化合物的經驗、中藥醫療的根基以及草藥的認知等，中國人可說是現今最先進的藥用植物學家。在亞洲，通常是使用整株藥草來達到身體平衡及調和的目的。中國人認為，與其等到疾病發生後再來治療，不如在平時就使用藥草來作基本的疾病預防。在亞洲，藥用植物被用於食物的調味和當做食材，根據最近的中國作家和學者林語堂的說法，中國人將中藥和食物視為同樣的東西。他們相信，對身體有益的中藥，同時也可以是食物。有部分中藥在美國的草藥和天然食品店中都能很容易找到，其中包括：紫雲英、中國人參、銀杏、雷公根、甘草根、當歸、薑和北五味子。

每一個美國原住民的部落，根據植物生長的地理環境及其部落的所在地，而擁有屬於自己的草藥醫學。普遍來說，對所有的美國原住民文化而言，採集及使用藥草是件神聖的事情，許多原住民在醫療及正式儀式上是使用相同的藥草。例如，對（北美）納瓦伙族印第安人而言，草藥醫學是一種複雜且專門的信仰；在納瓦伙族印第安部落，醫師和神職人員都稱為「治療者」。採集植物前，要向大地與植物的神靈獻上祈禱儀式和牲禮。在治療大典上所使用的草藥是不會被丟棄的，它們會被虔誠的回歸於大地。美國原住

民的草藥醫學目標和亞洲的中醫類似，都致力於達成人體的整體平衡。通常美國原住民文化中，在醫療及正式儀式上所使用到的藥草包括有：美國人參、西洋蓍草、北美升麻、貫葉澤蘭、紫錐花、金印草、蕁麻、檜柏、野生蕎麥以及水木（dogwood）。

那些分布在世界各地，擁有悠久歷史的雨林區原住民部落，森林中的植物就是他們全部所能依靠的醫藥。他們同樣也把藥草融入他們的宗教信仰及生活之中。研究員估計，全世界的雨林區至少有數以千計的植物可能可以用於醫療。儘管現在多數的相關研究重心是針對南美洲的雨林區，特別是亞馬遜河以及南太平洋島嶼的雨林區，但是，每個大陸都有雨林的存在。目前，從雨林區這天然醫療寶庫的眾多藥草之中，只有少數能夠普遍的在保健食品店中被找到。其中有：保哥果、波耳多樹、貓勾藤、爪哇胡椒、巴拉圭茶、巴西人參、育亨賓、巴西野茶膏以及西番蓮，現在有愈來愈多的雨林植物能夠用於醫療。

藥草的應用方式

藥草的商業配方可用於幾種不同的形式，包括散裝藥草、藥草茶、藥草油、藥草酊劑、液態萃取物以及錠劑或膠囊。以下介紹一些藥草治療被應用的方式。

精油（Essential Oils）

精油是一種高濃度的萃取物—典型的精油有蒸餾或低溫萃取兩種。它是由花朵、葉子、根部、果實、莖部、種子、樹膠、針葉、樹皮，或為數眾多的植物樹脂所製成。精油含天然的荷爾蒙、維生素、抗生素以及殺菌防腐劑。精油是具揮發性的，因為它很容易就會蒸發消散掉，它可溶解於植物油，部分可溶於酒精之中但不溶於水。因為它的成分是如此的濃縮，所以，如果內服很可能會使黏膜以及胃部內層發炎。因此，在精油的使用上最好是採外用方式，像是用於外敷、吸入劑、洗澡水中或是皮膚上（幾小滴）。精油的特性是治療從失眠到呼吸障礙、陽痿以及關節炎等範圍的疾病。

萃取物（Extracts）

萃取物是將未經加工的藥草與適當的溶劑，例如：酒精或水混合而得到的濃縮物質。在藥用植物許多不同的形式之中，通常最有效的是萃取物的形式，因為萃取物活性成分的濃度較高，而且可將萃取濃度標準化以保證其功效。萃取物在保存上也比其他形式的藥草製品來得久，新鮮的藥草萃取物幾乎可以將植物所有最初的有益成分保留下來。

你可以找到不含酒精的萃取物。當藥草萃取物以舌下方式供給時（將之滴在舌頭下面），身體便可以很快的吸收。對有吸收障礙的人而言，這是一種使用藥草特別有效的方法。

膏藥、繃帶和糊藥（Plasters, Compresses, and Poultices）

這些是直接將藥草塗在皮膚上的治療方式。膏藥和繃帶都是由棉質的布條浸泡在藥液中或與藥草一起煎煮而成，可將溫熱的繃帶包裹在治療部位或將之敷在患部。糊藥是以潮溼的藥草製成的，將它們置於皮膚上，並用布條包裹使之停留在患部。潮溼及溫熱的藥草茶包還具有幫助鎮定及治療的效果，你可以試著用洋甘菊茶包減輕因昆蟲叮咬和溼疹所引起的搔癢及發炎。

藥粉（Powders）

藥粉是用乾燥的藥草磨碎至一個適當程度所製成。你可以將它們撒在食物上、拌入果汁和水這些液體之中來滋補或是將它們加入湯汁之中，也可以製成膠囊或錠劑。

藥膏、軟膏和乳膏（Salves, Ointments, and Creams）

這些與藥用植物合併的製法，基本上僅供外用。使用時，乳膏只需稀薄且少許的量，它會和皮膚的分泌物混合而讓其活性成分滲入肌膚之中。較濃稠且油滑的藥膏和軟膏，其醫療功效是在於將之塗抹在皮膚表面作為保護物質。

糖漿（Syrups）

　　糖漿通常用於改善具有苦味的藥方，且能提供鎮咳和喉嚨不適之醫療，野生櫻桃、藥屬葵根及甘草等藥草常以糖漿的形式服用。

藥草茶、浸液和煎煮的藥（Teas, Infusions, and Decoctions）

　　在有歷史記載以前，人們就知道如何將水加熱來飲用花草茶了。不僅是只有綠茶、紅茶及烏龍茶而已，事實上，藥草茶可以用任何植物及植物的任何部位製成，包括：根部、花朵、種子、果實或樹皮。然而，也有部分的藥用植物以藥草茶的形式使用無法具有醫療效果，例如紫錐花、銀杏葉、鋸櫚和牛奶薊等，因為這些植物所具有的活性成分並無法溶於水中。此外，這些植物要有很高的有效成分濃度才具有醫療效果，所以，只有以萃取物、藥丸或膠囊等形式供給才有效用。

　　含有數千種有益活性成分之不同的藥草茶，各自擁有其特殊的醫療功用。根據美國普渡大學榮譽退休的生藥學教授—Varro Tyler 博士的觀點（其專門研究天然藥物的特性），藥草茶可以溫和的幫助如胃部不適、喉嚨發炎、咳嗽、鼻塞及失眠等病症。

　　許多花草茶可以用茶包的形式來使用，也可以用生的花草製成。製作花草茶的方式是將葉子及花朵慢慢的磨碎，根部及樹皮則切成片狀（剪斷藥草會導致其精油的流失），再將處理好的花草植物置入陶質或玻璃容器之內，用煮沸的水沖泡藥草（不要直接將藥草拿去煎煮）並讓其浸泡在內。雖然有些花草茶，例如洋甘菊，需要在有蓋容器中浸泡 15～20 分鐘才能將其醫療用成分充分釋出，但大多的花草茶只需浸泡 4～6 分鐘即可。其他像人參這類藥草則可以煎煮使用，紫雲英可以用小火慢煮數小時。事實上，在亞洲，人參、紫雲英、當歸及其他藥草會被加入雞湯中，做成是食物也是藥物的進補湯。

　　浸液是另一種形式的茶，這是用藥草治療最容易的方式。要做浸液只需要將水煮沸再加入葉子、莖部、花朵或藥草粉末—植物的活性成分物質會快速的溶解到熱水中，之後再浸泡使水的顏色呈現藥草釋出的顏色，將之混勻後就可以像茶一般飲用。

用樹皮、根部、種子或果實等植物較粗大的部分所製成的茶，稱爲煎煮出的藥茶，這些部分還包含了木質素這種難以溶於水中的物質，所以煎煮出的藥茶在製備上需要用比浸液更強的萃取方式。

酊劑（Tinctures）

不管是不溶於水或是只能部分溶於水的植物成分，都可以用像是酒精或甘油這類的溶劑萃取出來。將藥草浸泡在溶劑中一段時間，然後將藥草擠壓，榨出活性成分使之成爲酊劑。以酊劑的形式可以將藥草萃取成分保存十二個月或是更久的時間。

醋（Vinegars）

藥醋可以同時當做藥物及沙拉的調味汁。要做藥醋，你可以自行選擇要將一種或多種的藥草加進生蘋果醋、香脂醋、米醋或麥芽醋中，讓藥草在醋中浸泡 4 天（每天搖動其容器），使醋的顏色因藥草改變，然後將醋用布過濾出來，放入深色玻璃容器中即可。

酒（Wines）

將藥草浸泡在酒中，是一種新穎且討喜的草藥醫療方式，但藥酒的保存並不如酒精容易，所以冷藏保存是一個不錯的方式。

在使用上，大多數藥草的作用情形是徐緩且巧妙的，並不會出現像處方藥一樣明顯且立即的效果。基本上，藥草在體內是扮演平衡器的角色，它可協同身體作用，幫助人體自我修復及調節。同時使用多種藥草的功效比單獨使用一種好，因爲通常藥草在合併使用時，會有互補及增強效用的情形。

雖然，絕大多數的藥草是不太可能具傷害性，但是千萬要記住：「天然」並不等於「安全」。就像是合成製造的藥物，藥草配方可能具有引起過敏反應或影響其他藥物治療反應的毒性。不論你要將藥草作爲食物或是藥物來使用，你都需要具備觀察力、關注力及深思熟慮等，以下列出幾點自行使用藥草保健所必須注意的方針：

● 自行使用藥草治療，僅能用於較輕的病症，不能用於嚴重或是具生命

威脅性的疾病。

● 在建議的時段內，使用建議的量。

● 使用正確的藥草，跟優良的公司購買所需的治療用藥草。如果你要自己採集或種植藥草，絕對要肯定你對藥草的鑑識能力。

● 使用藥草正確的部位，例如，別用根部代替葉子。在購買新鮮的藥草時，請檢查一下，確認那是你在治療上所需的部位─整株藥草、花朵、果實、葉子、莖部或根部。

● 初次使用藥草來治療疾病的人，爲了防止可能發生的過敏反應，請先從少量開始使用，以便測試。

● 如果你正在懷孕或是有計畫懷孕，請避免使用某些藥草。

● 如果你正在哺乳，請勿服用治療性藥草。

● 在和醫師諮詢過之前，請勿給孩童治療劑量的藥草。

購買治療性藥草

在選購治療性藥草時，選擇來源可靠的優良製品是很重要的。但你要如何得知製造者或是供應者是否可靠呢？開始打詢問電話給製造公司吧！詢問有關其公司營運多久了、如何進行品管作業以及他們如何進行自己公司產品之藥草鑑定和效能測定等問題。加入同業團體，像是加入美國藥草製造協會（American Herbal Products Association）成爲其會員的公司，雖然不算是擁有優良許可的標記，但可以藉此看出其公司的企業水準。我們建議，最好是向在藥草業界至少十年以上的優良廠商購買藥草。許多藥草製品的製造商和批發商，會把製品的藥草成分或是主要針對的病症列在產品標示中的製造商和批發商資訊的下面。如果你想買有機的藥草，可以找標有「有機認證」的產品，美國有半數以上的地方有有機藥草農場和有機藥草製品的規定檢驗項目。美國農業部的全國有機計畫（USDA's National Organic Program）已將檢定標準公式化了，因此，國家檢定標準成爲全國檢定系統的依據。

最後，請找出是從已知有效植物部位萃取，且其活性成分之百分比已標準化的藥草製品。

藥用植物的種類及用途

　　下表說明每一種藥用植物可能利用的部位，而且列出其化學及營養成分，並解釋其用途。

藥物植物	使用部位	化學及營養成分	用途	說明
西印度櫻桃 acerola (*Malpighia glabra*)	果實	植物化學因子：β-胡蘿蔔素 營養成分：鈣、鐵、鎂、磷、鉀、維生素 A、B_1、B_2、B_3、B_5、B_6 和 C	具有抗氧化劑、抗黴菌及收斂劑等性質，幫助肝臟的維持及皮膚的保水，對腹瀉及發燒也很有幫助。	為一種和櫻桃相似的雨林藥用植物，為富含維生素C的天然來源之一，可在許多的綜合維生素中找到。
苜蓿 alfalfa (*Medicago sativa*)	花、葉子、花瓣、芽、種子	植物化學因子：α-胡蘿蔔素、β-胡蘿蔔素、β-谷甾醇、葉綠素、香豆素、隱黃質、二羥基異黃酮、反丁烯二酸、金雀異黃酮、檸檬精油、黃素、皂素、豆甾醇、玉米黃質 營養成分：鈣、銅、葉酸、鐵、鎂、錳、磷、鉀、矽、鋅、維生素 A、B_1、B_2、B_3、B_5、B_6、C、D、E 及 K	鹼化體質並為身體解毒。用作利尿劑，可抗發炎及抗黴菌。降低膽固醇、平衡血糖及荷爾蒙、促進腦下垂體功能。對貧血、關節炎、潰瘍、出血性疾病、骨骼及關節疾病、消化系統和皮膚等均有益。	必須趁新鮮時使用，在生的狀態下可以提供其完整的營養（在使用前要確實徹底的清洗，以除去黴菌和細菌）。
蘆薈 aloe (*Aloe vera*)	肥厚葉子中的果肉	植物化學因子：acemannan、β-胡蘿蔔素、β-谷甾醇、菜油甾醇、肉桂酸、香豆素、木質素、對位香豆酸、皂素 營養成分：胺基酸、鈣、葉酸、鐵、鎂、磷、鉀、鋅、維生素A、B_1、B_2、B_3、C 及 E	當做收斂劑、潤滑劑，可抗黴菌、細菌及病毒。應用於燒傷、創傷的癒合與刺激細胞再生等方面。內服可幫助降低膽固醇、減少因放射治療而導致的發炎反應、增加血液循環不良之人末梢血管的增生、和緩和胃部刺激狀態、幫助癒合及作為緩瀉劑。對於愛滋病、皮膚及消化障礙等有益。	在半生的狀態下，可能會引起較敏感的人有過敏反應。在使用前，先塗少量在耳後或手腕上，如果出現刺痛感或發疹子則請勿使用。 注意：懷孕者請勿服用。

藥物植物	使用部位	化學及營養成分	用途	說明
洋茴香 anise (*Pimpinella anisum*)	種子、種子油	植物化學因子：α-松脂、芹菜配質、佛手柑腦、咖啡酸、金雞納酸、丁子香酚、檸檬精油、沈香油透醇、my-risticin、芸香苷、莨菪酚、角鯊烯、豆甾醇、繖形酮 營養成分：鈣、鐵、鎂、錳、磷、鉀、鋅、維生素 A、B_1、B_2、B_3、B_5、B_6、C 和 E	幫助消化道清除因空氣通過所帶來的黏液、抗感染和增加哺乳中母親乳汁產量。對消化不良以及竇炎這種呼吸性感染有幫助，對於更年期的症狀也很有幫助。	普遍的被用於香水和香料製品。
胭脂樹 annatto (*Bixa orellana*)	葉子、根部、種子	植物化學因子：β-胡蘿蔔素、紅木素、花青素、鞣花酸、水楊酸、皂素、單寧 營養成分：胺基酸、鈣、鐵、磷、維生素 B_2、B_3 和 C	具有利尿劑、抗氧化劑、抗菌劑、抗發炎以及祛痰劑等特性。幫助保護肝臟及腎臟，可以降低血糖值。對於消化不良、發燒、咳嗽、燒傷、皮膚問題以及體重流失等疾病很有幫助。	這種雨林藥用植物被當做潤滑劑，用於皮膚保養品中，或是用於澄黃色食物的著色。
南非醉茄 ashwagandha (*Withania somnifera*)	根部	植物化學因子：生物鹼、β-谷甾醇、金雞納酸、莨菪酚、衛菲靈 營養成分：胺基酸、膽鹼	可恢復精神，使神經系統興奮。幫助預防壓力調節方面的障礙，以及防止因壓力所導致的維生素C和可體松耗盡。能增強身體的耐力以及促進性功能，具有抗發炎、抵抗老化影響的功能。實驗證實，它還具有調整和刺激免疫系統的功用。	印度癒傷療法藥草也就是印度人參和冬季櫻桃，是印度癒傷療法醫藥中重要的一種藥草。
紫雲英；黃耆 astragalus (*Astragalus mem-branaceus*)	根部	植物化學因子：甜菜鹼、β-谷甾醇、阿奴尼斯根素、isoliquiritigenin 營養成分：鈣、膽鹼、銅、必需脂肪酸、鐵、鎂、錳、鉀、鋅	當做一種保護免疫系統的滋補品，協助腎上腺功能以及消化作用，促進新陳代謝、造成自發性的排汗、促進修復能力、提供體力以對抗疲勞和緩衝壓力、增加精力。對於傷風、流行性感冒以及如愛滋病、癌症、腫瘤等免	注意：如果正在發燒，請勿食用。

藥物植物	使用部位	化學及營養成分	用途	說明
			疫缺乏相關疾病有益，對慢性肺臟疾病也有效。	
刺檗；伏牛花 barberry (*Berberis vulgaris*)	樹皮、果實、根部	植物化學因子：berbamine、黃蓮素、β-胡蘿蔔素、咖啡酸、山柰酚、黃素、檞黃素、芥子酸、玉米黃質 營養成分：鈣、鐵、鎂、錳、磷、鉀、硒、矽、鋅、維生素 B_1、B_2、B_3 和 C	減少心跳頻率、緩和呼吸、減輕支氣管收縮的情形。對皮膚具殺菌作用，可刺激小腸蠕動。	注意：懷孕期間請勿使用。
臘果楊梅 bayberry (*Myrica cerifera*)	根部外皮	植物化學因子：β-胡蘿蔔素、沒食子酸、肉荳蔻脂酸、酚類 營養成分：鈣、鐵、鎂、錳、磷、鉀、硒、矽、鋅、維生素 B_1、B_2、B_3 和 C	作為解除充血劑以及收斂劑，幫助體內循環和退燒，幫助止血。有益於循環上的障礙、發燒、甲狀腺機能不足以及潰瘍，對於雙眼和免疫系統也很有益處。	其果實（莓）中的蠟，被用來做成芳香蠟燭。 注意：請勿使用高劑量或是長期使用，會使較敏感的胃感到短暫的个適。
山桑椹 bilberry (*Vaccinium myrtillus*)	整株植物	植物化學因子：花青素類（anthocyanosides）、β-胡蘿蔔素、咖啡酸、丁香油透醇、兒茶素、金雞納酸、阿魏酸、沒食子酸、hyperoside、黃素、檞黃素、檞皮鼠李苷（橡素）、烏索素、香荳酸 營養成分：鈣、肌醇、鎂、錳、磷、鉀、硒、矽、硫、鋅、維生素 B_1、B_2、B_3 和 C	作為抗氧化劑、利尿劑和泌尿道殺菌劑，保持血管柔軟通暢以增加血流量。幫助調節胰島素含量，使結締組織強健。幫助膠原結構的保持及強韌、抑制細菌生長，有抗老化和抵抗致癌物質影響的能力。對於低血糖症、發炎、壓力、焦慮、夜盲症以及白內障很有幫助，可以幫助暫停或是防止老人斑的形成。	也就是歐洲藍莓（Europeanp blueberry），和美國藍莓（American blueberry）有關。 注意：內服山桑椹時，會干擾鐵質的吸收，除非是在醫療專業人員的指導之下，否則糖尿病患者應避免使用山桑椹。
樺樹 birch (*Betula alba*)	樹皮、葉子、樹液	植物化學因子：樺木醇、betulinic acid、hyperoside、檉草黃素、quercetin glycosides、甲基水楊酸	作為利尿劑、抗發炎劑以及疼痛緩和劑，對於關節疼痛及尿道感染有益，應用於瘡及潰瘍上，也很有幫助。	存在於樺樹中的betulinic acid，被發現具有殺死癌細胞的功用。

藥物植物	使用部位	化學及營養成分	用途	說明
北美升麻 black cohosh (*Cimicifuga racemosa*)	地下莖、根部	植物化學因子：β-胡蘿蔔素、cimicifugin、阿奴尼斯根素、沒食子酸、植物甾醇、水楊酸、單寧酸、單寧 營養成分：鈣、鉻、鐵、鎂、錳、磷、鉀、硒、矽、鋅、維生素 B_1、B_2、B_3 和 C	降低血壓及膽固醇量，減低黏液產量。幫助循環系統方面的障礙。引發陣痛、協助分娩（許多中醫師建議，在預產期前兩週時，服用少量的北美升麻）。能緩和更年期的症狀、伴隨著背部酸痛的月經腹部絞痛、孕婦晨吐以及疼痛感，對於被毒蛇咬傷、關節炎也有益處。	又叫做 black snake-root。 注意：孕婦（直到要分娩以前）或有任何慢性疾病的患者，請避免食用此藥草。
黑胡桃木 black walnut (*Juglans nigra*)	外殼、內層樹皮、葉子、堅果	植物化學因子：β-胡蘿蔔素、鞣花酸、胡桃酮、楊梅樹皮色素、單寧 營養成分：鈣、鐵、鎂、錳、磷、鉀、硒、矽、鋅、維生素 B_1、B_2、B_3 和 C	協助消化且作為鬆弛劑，幫助口腔及喉嚨痛的復原，去除體內某些種類的寄生蟲。對於瘀傷、黴菌感染、疱疹、常春藤中毒以及疣等問題有益。有助於降低血壓及膽固醇量。	在烹煮時，外殼所產出的染色液被用作羊毛（毛線）的染色。
幸福薊 blessed thistle (*Cnicus benedictus*)	花、葉子、莖部	植物化學因子：β-胡蘿蔔素、β-谷甾醇、西尼辛、阿魏酸、山奈酸、樨草黃素、橄欖油酸、豆甾醇 營養成分：鈣、必需脂肪酸、鐵、鎂、錳、磷、鉀、硒、矽、鋅、維生素 B_1、B_2、B_3 和 C	刺激食慾及胃的分泌作用，治療肝臟，減輕發炎狀況、改善血液循環、純化血液以及強化心臟。可充當大腦的養分。對婦女疾病有益，並可增加母乳的分泌。	又稱做 St. Benedict thistle 或是 holy thistle。 注意：請小心處理，以免引起皮膚中毒。
藍升麻 blue cohosh (*Caulophyllum thalictroides*)	根部	植物化學因子：anagyrine、β-胡蘿蔔素、葳嚴仙鹼、caulophyllosaponin、caulosaponin、常春藤素、植物甾醇、皂素 營養成分：鈣、鐵、鎂、錳、磷、鉀、硒、鋅、維生素 B_1、B_2、B_3 和 C	放鬆抽筋的肌肉，以及在生產時刺激子宮收縮。有助於記憶力障礙、月經障礙以及神經性疾病。	注意：請勿在懷孕前六個月內使用。

藥物植物	使用部位	化學及營養成分	用途	說明
波耳多樹 boldo (*Peumus boldus*)	葉子	植物化學因子：α-松脂、as-caridole、安息香醛、β-松脂、boldin、波爾定鹼、樟腦、香豆素、丁子香酚、法呢醇、山柰酚、檸檬精油、沈香油透醇、1,8-桉油酚 營養成分：膽鹼	作為利尿劑、瀉藥、抗生素、肝臟滋補品以及抗發炎劑，幫助尿酸的排泄及刺激消化作用。	在智利及秘魯的當地人，用波耳多樹來治療肝臟疾病及膽結石。
貫葉澤蘭 boneset (*Eupatorium perfoliatum*)	花瓣、葉子	植物化學因子：astragalin、沒食子酸、eufoliatin、eufoliatorin、蘭草浸質、euperfolin、euperfolitin、沒食子酸、hyperoside、山柰酚、槲黃素、芸香苷、單寧酸	作為解充血藥、瀉藥、抗發炎劑以及利尿劑。可減低黏液濃度、減輕發燒、增加排汗及鎮定身體。對於傷風、流行性感冒、支氣管炎以及發燒所引起的持續性疼痛及不適等有幫助。	又稱為 white sna-keroot。 注意：由於貫葉澤蘭具有毒性，請避免長期使用。
琉璃苣 borage (*Borago officinalis*)	葉子、種子	植物化學因子：β-胡蘿蔔素、迷迭香酸、silicic acid、單寧 營養成分：鈣、膽鹼、必需脂肪酸、鐵、鎂、磷、鉀、鋅、維生素 B_1、B_2、B_3 和 C	扮演腎上腺的滋補品及腺體的平衡者，包含使循環系統功能正常，及肌膚、指甲健康所需的礦物質和必需脂肪酸。	琉璃苣的花朵是可以食用的。
乳香 boswellia (*Boswellia serrata*)	樹脂	植物化學因子：龍腦、bo-swellic acids、香荊芥酮、丁香油透醇、法呢醇、香葉醇、檸檬精油	可抗發炎、抗關節炎、抗黴菌和抗細菌。局部使用於疼痛的緩和上，可降低膽固醇、保護肝臟。對於關節炎、痛風、下背痛、肌炎以及纖維肌痛症有益。幫助修復因發炎所造成的血管傷害。在傳統上是使用它來治療肥胖、腹瀉、肺部疾病、錢癬以及癤。	為一種印度癒傷療法藥草，也是已知的 Indian frankincense，是印度癒傷療法重要的藥用植物。
布枯 buchu (*Barosma betulina*)	葉子	植物化學因子：α-松脂、α-terpinene、barosma-camphor、布胡腦、柑果苷、檸檬精油、menthone、pulegone、槲黃素、quercetrin、芸香苷	可減輕結腸、黏膜、陰道黏液、前列腺、靜脈竇等發炎的情況。可當做利尿劑，有助於控制	請勿烹煮布枯。

藥物植物	使用部位	化學及營養成分	用途	說明
		營養成分：鈣、鐵、鎂、錳、磷、鉀、硒、矽、鋅、維生素 B_1、B_2 和 B_3	膀胱和腎臟問題、糖尿病、消化問題、水腫以及前列腺方面問題，為膀胱感染的特效藥。	
牛蒡 burdock (*Arctium lappa*)	植物、根部、種子	植物化學因子：冰醋酸、arctigenin、arctiin、β-胡蘿蔔素、丁酸、咖啡酸、金雞納酸、costic acid、木香素、異戊酸、月桂酸、木質素、肉荳蔻脂酸、丙酸、谷甾醇、豆甾醇 營養成分：胺基酸、鈣、銅、鉻、鐵、鎂、錳、磷、鉀、硒、矽、鋅、維生素 B_1、B_2、B_3 和 C	可作為抗氧化劑。可藉由幫助控制細胞出現突變，進而抵抗癌症。協助過多的液體、尿酸及毒素排出體外。具有抗細菌和抗黴菌的特性。純化血液、恢復肝臟及膽囊的功能、刺激消化及免疫系統作用。幫助癤以及面皰這類的皮膚問題，可減輕痛風以及更年期的症狀。牛蒡根可用來滋潤頭髮，以促進頭皮及頭髮的健康。	注意：內服時會干擾鐵質的吸收。
假葉樹 butcher's broom (*Ruscus aculeatus*)	植物、根部、種子	植物化學因子：β-胡蘿蔔素、大黃根酸、甘醇酸、neor-uscogenin、芸香苷、皂素 營養成分：鈣、鉻、鐵、鎂、錳、磷、鉀、硒、矽、鋅、維生素 B_1、B_2、B_3 和 C	能減輕發炎的情形。對手腕隧道症候群、循環上的問題、水腫、梅尼艾氏病（為一種耳性眩暈疾病）、肥胖、雷諾氏症候群（為一種對稱性壞疽）、血栓性靜脈炎、靜脈曲張以及眩暈等問題有幫助，對於膀胱和腎臟也很有益。	與維生素 C 一同服用效果更好。
金盞花 calendula (*Calendula officinalis*)	花瓣	植物化學因子：α-欖香精、β-欖香精、β-谷甾醇、咖啡酸、菜油甾醇、丁香油透醇、金雞納酸、faradiol、半乳糖、龍膽酸、山柰酚、黃素、茄紅素、蘋果酸、肉荳蔻脂酸、橄欖油酸、對位香豆酸、十二氫茄紅素、檞黃素	可減輕發炎及舒緩肌膚。幫助調節月經週期及降低發燒溫度。不但可以改善如疹子及曬斑這類的皮膚問題，對神經炎以及牙痛也有效。對於小孩的	又稱做 pot marigold（一種金盞草屬植物），當做外用時，通常不具刺激性。

藥物植物	使用部位	化學及營養成分	用途	說明
		、芸香苷、水楊酸、皂素、豆甾醇、syringic acid、taraxasterol vanillic acid、zeta-胡蘿蔔素 營養成分：鈣、輔酶 Q_{10}、維生素 C 和 E	尿布疹及其他皮膚問題也有益處。	
藥鼠李 cascara sagrada (*Frangula purshiana*)	樹皮	植物化學因子：aloe-emodin、anthraquinones、barbaloin、β-胡蘿蔔素、casanthranol、大黃根酸、chrysophanol、frangulin、蘋果酸、肉荳蔻脂酸 營養成分：鈣、鐵、亞麻油酸、鎂、錳、磷、鉀、硒、矽、鋅、維生素 B_1、B_2、B_3 和 C	可當做一種結腸的清潔劑及通便劑，對結腸障礙、便秘以及寄生蟲感染很有效。	當成茶來服用時，味道非常苦。
貓薄荷 catnip (*Nepeta cataria*)	葉子	植物化學因子：α-humulene、β-elemene、樟腦、香旱芹菜酚、丁香油透醇、檸檬醛、香茅油、香葉醇、甲基碳二氫辛二烯、nepetalactone、piperitone、pulegone、迷迭香酸、百里香酚 營養成分：鈣、鉻、鐵、鎂、錳、磷、鉀、硒、矽、鋅	降低發燒溫度（用貓薄荷茶灌腸劑可迅速退燒）。可以消除脹氣及協助消化作用、改善睡眠品質、解除壓力、刺激食慾。對於焦慮、傷風、流行性感冒、發炎、疼痛以及壓力等有益。	兒童也可以使用。
貓勾藤 cat's claw (*Uncaria tomentosa*)	內層樹皮、根部	植物化學因子：alloisopteropodine、allopteropodine、isomitraphylline、isopteropodine、mitraphylline、橄欖油酸、pteropodine、rhynchophylline、烏索酸	作為抗氧化劑和抗發炎劑，可刺激免疫系統，幫助腸道清潔以及提升白血球的作用力。對於腸道問題和濾過性病毒感染有益。對患有愛滋病、關節炎、癌症、腫瘤或是潰瘍的人有幫助。	也稱為 uña de gato。根據美國農業部的研究，貓勾藤種子中，包含了有助飽和脂肪轉換成不飽和脂肪的酵素活性。 注意：在懷孕期間，請勿使用。
番椒；辣椒 cayenne (*Capsicum frutescens* or *C. annum*)	果實	植物化學因子：α-胡蘿蔔素、β-胡蘿蔔素、β-紫羅蘭酮、咖啡酸、菜油甾醇、辣椒鹼、葛縷酮、丁香油透醇、金雞納酸、檸檬酸、隱黃質、柑果苷、山奈酚、檸檬精油、黃素、肉荳蔻脂酸、1,	能幫助消化作用、促進循環和停止潰瘍出血，可作為其他藥用植物的催化劑，對於心臟、腎臟、肺臟、胰臟、脾臟以及胃部有益	又稱做辣胡椒、紅胡椒。 注意：請避免接觸眼睛。

藥物植物	使用部位	化學及營養成分	用途	說明
		8-桉油酚、對位香豆酸、槲黃素、莨菪酚、豆甾醇、玉米黃質 營養成分：胺基酸、鈣、必需脂肪酸、葉酸、鐵、鎂、磷、鉀、鋅、維生素 B_1、B_2、B_3、B_5、B_6、C 和 E	，有助於關節炎和風溼症，幫助避免感冒、靜脈竇感染及喉嚨痛，局部使用可減輕疼痛，與山梗菜屬的植物並用，可以改善神經過敏。	
香柏 cedar (*Cedrus libani*)	葉子、頂部	植物化學因子：龍腦、四羥環己甲酸	作為抗病毒、抗黴菌劑、治咳祛痰藥、淋巴腺清潔劑以及泌尿系統的微生物生長抑制劑，可以刺激免疫系統，增加靜脈血流，可以外用以治療疣。	
芹菜 celery (*Apium graveolens*)	植物、根部、種子	植物化學因子：α-松脂、芹菜配質、佛手柑腦、β-胡蘿蔔素、咖啡酸、葛縷酮、金雞納酸、香豆素、丁子香酚、阿魏酸、異槲皮鼠李苷（橡素）、檸檬精油、沈香油透醇、楔草黃素、甘露醇、肉豆蔻脂酸、myristicin、對位香豆酸、芸香苷、莨菪酚、莽草酸、百里香酚 營養成分：胺基酸、硼、鈣、膽鹼、必需脂肪酸、葉酸、肌醇、鐵、鎂、錳、磷、鉀、硒、硫、鋅、維生素 A、B_1、B_2、B_3、B_5、B_6、C、E 和 K	可以降低血壓，減輕肌肉痙攣以及促進食慾。對關節炎、痛風及腎臟問題有益處。可當做利尿劑、抗氧化劑以及鎮靜劑。	注意：在懷孕期間請勿使用芹菜種子，也不要大量使用此藥草。
洋甘菊 chamomile (*Matricaria recutita* or *M. chamomilla*)	花、植物	植物化學因子：α-bisabolol、芹菜配質、洋甘菊環、龍腦、咖啡酸、金雞納酸、法呢醇、龍膽酸、hyperoside、山奈酚、楔草黃素、對位香豆酸、perillyl alcohol、槲黃素、芸香苷、水楊酸、芥子酸、單寧、繖形酮 營養成分：膽鹼、維生素 B_1、B_3 和 C	可減輕發炎、刺激食慾、幫助消化及促進睡眠，可當做利尿劑和神經滋補品，能幫助結腸炎、憩室炎、發燒、頭痛及疼痛之活性。能改善經痛的情形，在傳統上是用於治療壓力和焦慮、消化不良以及失眠，可作為較輕的	又稱做德國洋甘菊、野洋甘菊、羅馬洋甘菊。 注意：請勿長期使用，因為洋甘菊可能會引起豕草過敏。如果對豕草過敏者，請謹慎的使用。避免將洋甘菊與鎮定劑或酒精一起使用。

藥物植物	使用部位	化學及營養成分	用途	說明
			口腔及牙齦感染的漱口藥。	
小返魂 chanca piedra (*Phyllanthus niruri*)	整株植物	植物化學因子：檸檬精油、lupeol、甲基水楊酸、檞黃素、檞皮鼠李苷（橡素）、芸香苷、皂素	抵抗發炎、細菌以及病毒感染，可當做利尿劑，對腎結石、膽結石、傷風、流行性感冒、消化作用、氣喘、支氣管炎、腹瀉、減輕痛苦、發燒、傳染性性病以及肌肉抽筋等有益處。	為一種名字意思為「石頭壓碎機」的雨林植物，其種子長在葉片上。
檞樹 chaparral (*Larrea tridentata*)	葉子	植物化學因子：α-松脂、β-胡蘿蔔素、龍腦、茨烯、樟腦、gossypetin、檸檬精油、nordihydroguaiaretic acid。營養成分：胺基酸、鈣、鎂、硒、硫、鋅、維生素B_1、B_2、B_3和C	可抵抗自由基以及和重金屬螯合，具有抗愛滋病病毒活性的功能。抵抗日曬及輻射的傷害，以及腫瘤和癌細胞的形成，緩和疼痛，對皮膚問題有益。	注意：建議只用於外用。內服時，特別是高劑量及／或長期使用，會引起肝臟受損。
安古牡荊 chaste tree (*Vitex agnus-castus*)	果實、葉子	植物化學因子：α-松脂、α-香油腦、chrysosplenol、類黃酮素、檸檬精油、沈香油透醇、甲基碳二氫辛二烯、1,8-桉油酚、松脂、黃體激素、睪固酮	具有鎮定及緩和的作用，可調節正常的荷爾蒙量以及月經週期，增加及促進乳汁量，對於經前及更年期症狀有益處。	又稱做 chasteberry、vitex。注意：懷孕期間及孩童請勿使用。
蘩縷 chickweed (*Stellaria media*)	葉子、莖部	植物化學因子：β-胡蘿蔔素、金雀異黃酮、芸香苷營養成分：鈣、必需脂肪酸、鐵、鎂、錳、磷、鉀、硒、矽、硫、鋅、維生素B_1、B_2、B_3、C 和 E	緩和鼻子充血，可以降低血脂質，對支氣管炎、循環問題、感冒、咳嗽、皮膚問題以及疣有幫助，是維生素 C 及其他營養素的良好來源。	又稱做 starweed。
美登木屬 chuchuhuasi (*Maytenus krukovit*)	樹皮	植物化學因子：花青素、兒茶素、maytensine、nocoünyl、sesquiterpenes、triterpenes、單寧	抵抗發炎反應以及刺激免疫系統。維持腎上腺系統，平衡且調節月經週期。對關節炎、風溼病、背痛、肌肉抽筋、發燒、皮膚腫瘤、支氣管炎、腹	為一種傳統上用於刺激性慾的雨林植物。

藥物植物	使用部位	化學及營養成分	用途	說明
			瀉等有效。	
肉桂 cinnamon (*Cinnamomum verum*)	樹皮	植物化學因子：α-松脂、安息香醛、β-胡蘿蔔素、β-松脂、龍腦、樟腦、丁香油透醇、cinnamaldehyde、香豆素、cuminaldehyde、丁子香酚、法呢醇、香葉醇、檸檬精油、沈香油透醇、甘露醇、黏液、1,8-桉油酚、非蘭侖令 (phellandrene)、單寧、ter-pinolene、香莢蘭素 營養成分：鈣、鉻、銅、碘、鐵、錳、磷、鉀、鋅、維生素 A、B₁、B₂、B₃ 和 C	能減輕腹瀉及反胃的情形，緩和充血狀況，幫助末梢循環。可使身體溫暖以及增強消化作用，特別是在脂質代謝的方面，還能抵抗黴菌感染。對糖尿病、減重、酵母菌感染以及子宮出血等有效。	注意：懷孕期間，請勿大量使用。
丁香 clove (*Syzygium aromaticum*)	花朵嫩芽、精油	植物化學因子：β-胡蘿蔔素、β-松脂、菜油甾醇、葛縷酮、丁香油透醇、chavicol、cinnamaldehyde、鞣花酸、丁子香酚、沒食子酸、山奈酚、沈香油透醇、methyleugenol、甲基水楊酸、黏液、橄欖油酸、豆甾醇、單寧、香莢蘭素 營養成分：鈣、鐵、鎂、錳、磷、鉀、鋅、維生素 A、B₁、B₂ 和 C	具有防腐劑及殺菌劑的特性，還可協助消化作用。精油局部被應用於減輕牙痛和嘴部疼痛。	注意：因為丁香精油是非常濃烈的，如果使用純丁香精油會引起刺激性反應，所以要使用橄欖油或是蒸餾水來稀釋。除非是有專業人員的建議及監督，否則精油不可以內服。
康復力草 comfrey (*Symphytum officinale*)	葉子、根部	植物化學因子：allantoin、β-胡蘿蔔素、咖啡酸、金雞納酸、迷迭香酸、谷甾醇、豆甾醇 營養成分：鈣、鐵、鎂、錳、磷、鉀、硒、鋅、維生素 B₁、B₂、B₃ 和 C	對於褥瘡、蚊蟲咬傷及螫傷、瘀血、大趾內側的腫脹發炎、燒傷、皮膚炎、皮膚乾燥、痔瘡出血、腿部潰瘍、流鼻血、牛皮癬、疥癬、皮膚發疹以及曬斑等疾病有益處。	又稱為 knitbone。注意：內服可能會引起肝臟受損，除非有專業人員的建議及監督，否則不建議內服。外用通常是安全的。請勿在懷孕期間使用。
玉蜀黍絲 corn silk (*Zea mays*)	花柱、長穗鬚	植物化學因子：安息香醛、β-胡蘿蔔素、甜菜鹼、β-谷甾醇、咖啡酸、菜油甾醇、香旱芹菜酚、丁香油透醇、dioxycinnamic acid、香葉醇、甘醇酸、檸檬精油、1,8-桉油酚、皂素、百里香酚、	可當做利尿劑，幫助膀胱、腎臟以及小腸。在就寢前的幾小時服用，可以減少尿床的發生。有益於手腕隧道症候群、水腫、肥胖	

藥物植物	使用部位	化學及營養成分	用途	說明
		vitexin 營養成分：鈣、鉻、鐵、鎂、錳、磷、鉀、維生素B₁、B₃和C	、經前症候群以及前列腺疾病等問題。與其他的「醫治腎臟藥草」一起使用，可以移除尿中的黏液，使泌尿道通暢。	
肝門英 cramp bark (*Viburnum opulus*)	樹皮、根部	植物化學因子：esculetin、莨菪酚、valerianic acid 營養成分：鈣、鐵、鎂、錳、磷、鉀、硒、鋅	緩和肌肉抽筋及疼痛，對於月經所引起的痙攣，以及下背痛和腿抽筋有幫助。	又稱為 guelder rose。肝門英和山楂（blackhaw）有密切的關係，因為兩者具有相同的藥理特性。 注意：懷孕期間應避免使用。
小紅莓 cranberry (*Vaccinium macrocarpon*)	果實	植物化學因子：α-香油腦、花青素類、安息香醛、安息香酸、β-胡蘿蔔素、金雞鈉酸、鞣花酸、丁子香酚、阿魏酸、黃素、蘋果酸、橄黃素 營養成分：鈣、葉酸、鐵、鎂、錳、磷、鉀、硒、硫、鋅、維生素 A、B₁、B₂、B₃、B₆、C 和 E	使尿液變成酸性，預防細菌黏附到膀胱細胞。對腎臟、膀胱、皮膚有益處。有抗癌的特性，對尿道感染者有幫助。	是維生素C的良好來源，應避免飲用含有小紅莓的加糖雞尾酒。
透納樹 damiana (*Turnera diffusa*)	葉子	植物化學因子：α-松脂、β-胡蘿蔔素、β-谷甾醇、1,8-桉油酚、單寧、百里香酚 營養成分：鈣、鐵、鎂、錳、磷、鉀、硒、鋅、維生素 B₁、B₂、B₃和C	刺激腸道的收縮和運送氧氣至生殖器的區域。可作為能量的補充劑及春藥，可治療性和荷爾蒙方面的問題，是一種女性性能力的滋補品。	注意：內服時，透納樹會干擾鐵質的吸收。
蒲公英 dandelion (*Taraxacum officinale*)	花、葉子、根部、頂部	植物化學因子：β-胡蘿蔔素、β-谷甾醇、咖啡酸、隱黃質、黃素、甘露醇、對位香豆酸、皂素、豆甾醇 營養成分：鈣、鐵、鎂、錳、磷、鉀、硒、鋅、維生素 B₁、B₂、B₃和C	當做利尿劑，可清血和清肝及增加膽汁的產量，降低血清膽固醇和尿酸的含量。改善腎臟、胰臟、脾臟和胃部的功能。減輕更年期症狀、膿腫、貧血、瘤、乳房的腫瘤、肝硬化、便秘	葉子可烹調而且吃起來味道像菠菜。（嫩的葉子可做沙拉）。 注意：不可與處方中的利尿劑一起使用。不建議有膽結石和膽管阻塞的病患使用。

藥物植物	使用部位	化學及營養成分	用途	說明
			、水腫、肝炎、黃疸和風溼病，有助於預防乳癌和老人斑。	
魔鬼爪 devil's claw (*Harpagophytum procumbens*)	地下莖	植物化學因子：金雞納酸、肉桂酸、harpagide、harpagoside、山柰酚、樨草黃素、橄欖油酸 營養成分：鈣、鐵、鎂、錳、磷、鉀、硒、鋅	可減輕疼痛及減少發炎。當做利尿劑、鎮靜劑和消化的刺激劑。對治療背部疼痛、關節炎、風溼病、糖尿病、過敏、肝臟、膀胱、腎臟疾病、動脈硬化症、腰部疼痛、痛風和更年期的症狀十分有效。	也稱為爪鉤草（grapple plant）、木蜘蛛（wood spider）。 注意：懷孕期不可使用。
當歸 dong quai (*Angelica sinensis*)	根部	植物化學因子：α-松脂、佛手柑腦、β-胡蘿蔔素、β-谷甾醇、香旱芹菜酚、falcarinol、阿魏酸、ligustilide、肉荳蔻脂酸、對一異丙基甲苯、莨菪酚、繖形酮、香荳酸 營養成分：鈣、葉酸、鐵、鎂、錳、磷、鉀、硒、鋅、維生素 B₁、B₂、B₅ 和 C	可作為溫和的鎮靜劑、緩瀉劑、利尿劑、抗痙攣劑和減輕疼痛、改善血液、強化生殖系統，幫助身體利用荷爾蒙。用來治療婦女疾病，如：熱潮紅和其他更年期的症狀、經前症候群及陰道乾燥。	也是大家所知的中國繖型科植物（Chinese angelica）。 注意：懷孕期間不可使用。若患有糖尿病及對光線敏感者不可服用。
紫錐花 echinacea (*Echinacea species*)	葉子、根部	植物化學因子：α-松脂、芹菜配質、樹膠半乳糖、β-胡蘿蔔素、β-谷甾醇、甜菜鹼、龍腦、咖啡酸、丁香油透醇、金雞納酸、二羥香豆素葡萄糖酸、非列墨可藥（cynarin）、菊花素、阿魏酸、山柰酚、樨草黃素、櫟黃素、芸香苷、豆甾醇、香莢蘭素、verbascoside 營養成分：鈣、鐵、鎂、錳、磷、鉀、硒、鋅、維生素 B₁、B₂、B₃ 和 C	可以對抗發炎、細菌及病毒的感染。刺激某些白血球細胞，對免疫和淋巴系統有益。對治療過敏、疝氣、感冒、流行性感冒和其他傳染性疾病有幫助，被蛇咬傷也很有效。	內服使用，建議使用冷凍乾燥形式或不含酒精的萃取方式。 注意：對豕草和向日葵科植物過敏的人必須小心使用。有免疫系統障礙的人不可長期使用，因為它會刺激免疫系統。
接骨木 elder (*Samubucus nigra*)	花、果實、內層樹皮、葉子、根部	植物化學因子：α-欖香精、astragalin、β-胡蘿蔔素、β-谷甾醇、樺木醇、咖啡酸、菜油甾醇、金雞納酸、	可對抗自由基和發炎，減輕咳嗽和充血狀況。可建造血液並有清血的功能	也稱為黑接骨木（black elder）、歐洲接骨木（European elder）。

藥物植物	使用部位	化學及營養成分	用途	說明
		cycloartenol、阿魏酸、異槲皮鼠李苷（橡素）、山柰酚、羽扇豆醇、蘋果酸、肉荳蔻脂酸、橄欖油酸、對位香豆酸、果膠、槲黃素、芸香苷、莽草酸、豆甾醇、烏索酸 營養成分：鈣、必需脂肪酸、維生素 A、B_1、B_2、B_3 和 C	，減輕便秘。加強免疫系統的功能。可增加流汗，降低發燒的溫度，緩和呼吸及刺激循環。可有效的對抗流行性感冒的病毒。接骨木花可用來緩和皮膚的疼痛。	注意：懷孕期間不可服用。應避免使用此植物的莖，因它們含有氰化物，毒性很強。
麻黃 ephedra (*Ephedra sinica*)	莖部	植物化學因子：β-胡蘿蔔素、d-norpseudoephedrine、鞣花酸、麻黃素、沒食子酸 營養成分：鈣、鐵、鎂、錳、磷、鉀、硒、鋅和維生素 B_1、B_2、B_3 和 C	減輕充血的狀況，有助於去除液體。可減輕支氣管的痙攣和刺激中樞神經系統。可以增加食慾和振奮情緒，對於治療過敏、氣喘、感冒、其他呼吸系統疾病、沮喪、肥胖很有幫助。	也是大家所知的麻黃（ma huang）。注意：有焦慮性疾病者（易驚慌）、青光眼、甲狀腺疾病、糖尿病、心臟疾病或血壓較高者及使用單胺氧化酶抑制劑者不可使用。
尤加利樹 eucalyptus (*Eucalyptus globulus*)	樹皮、精油、葉子	植物化學因子：α-松脂、β-松脂、咖啡酸、葛縷酮、金雞納酸、鞣花酸、阿魏酸、沒食子酸、龍膽酸、hyperoside、1,8-桉油酚、對一異丙基甲苯、二羥安息香酸、槲黃素、槲皮鼠李苷（橡素）、芸香苷	可作為消除充血劑和溫和的殺菌劑，降低因血流增加而造成的腫大，鬆弛疲勞且疼痛的肌肉。對治療感冒、咳嗽和其他呼吸道疾病有效。吸入數滴精油所產生的蒸氣有助於黏膜的修復。	建議只可外用。不可用於不完整的皮膚、開放的切傷或創傷上。
小米草 eyebright (*Euphrasia officinalis*)	整株植物，根部除外	植物化學因子：β-胡蘿蔔素、咖啡酸、阿魏酸、單寧 營養成分：鈣、鉻、鐵、鎂、錳、磷、鉀、硒、鋅、維生素 B_1、B_2、B_3 和 C	預防體液的分泌和減輕因眼睛疲勞或小發炎所造成的不舒服，可作為洗眼液。對於治療過敏、生疥癬和眼睛淚流不止及流鼻水很有效，可對抗乾草熱。	
false unicorn root (*Chamaelirium luteum*)	根部	植物化學因子：chamaelirin、helonin、皂素	使性荷爾蒙平衡。有助於不育、經期不規則和疼痛、經前症候群和前列腺疾病（prostrate di-	也稱為 helonias。

藥物植物	使用部位	化學及營養成分	用途	說明
			sorders）。可幫助預防流產。	
茴香 fennel (*Foeniculum vulgare*)	果實、根部、莖部	植物化學因子：α-松脂、安息香酸、佛手柑腦、β-胡蘿蔔素、β-非侖局令（beta-phellandrene）、β-谷甾醇、咖啡酸、樟腦、肉桂酸、非列墨可藥、阿魏酸、反丁烯二酸、isopimpinellin、異槲皮鼠李苷（橡素）、山柰酚、檸檬精油、沈香油透醇、myristicin、1,8-桉油酚、對位香豆酸、果膠、二羥安息香酸、補骨質素、槲黃素、芸香苷、莨菪酚、芥子酸、谷甾醇、徼形酮、香莢酸、香莢蘭素、xanthotoxin 營養成分：胺基酸、鈣膽鹼、必需脂肪酸、鐵、鎂、錳、磷、鉀、硒、維生素B_1、B_2、B_3、C 和 E	可作為食慾抑制劑和洗眼液。促進腎臟、肝臟和脾臟功能，也可清肺，減輕腹部疼痛、結腸疾病、腸胃脹氣和腸胃道痙攣，可治胃酸過多，對化學治療或放射線治療的病人有益。	植物研磨成粉末可作為跳蚤咬傷的消腫藥。
葫蘆巴 fenugreek (*Trigonella foenumgraecum*)	種子	植物化學因子：β-胡蘿蔔素、β-谷甾醇、香豆素、野蕷素、山柰酚、檉草黃素、對位香豆酸、槲黃素、芸香苷、皂素、葫蘆巴鹼、vitexin 營養成分：胺基酸、鈣、必需脂肪酸、葉酸、鐵、鎂、錳、磷、鉀、硒、鋅、維生素 B_1、B_2、B_3 和 C	可作為鬆弛劑、腸道潤滑劑和降低發燒的溫度，有助於降低膽固醇和血糖的含量，藉由減少黏液來幫助氣喘及鼻竇炎。促進乳汁分泌，對眼睛、發炎和肺病有益。	葫蘆巴的精油聞起來像楓樹的味道。
小白菊 feverfew (*Chrysanthemum parthenium*)	樹皮、乾燥的花、葉子	植物化學因子：β-胡蘿蔔素、小白菊內脂、santamarin 營養成分：鈣、鐵、鎂、錳、磷、鉀、硒、鋅、維生素 B_1、B_2、B_3 和 C	可對抗發炎和肌肉痙攣，增加肺臟及支氣管黏液的流動性，刺激食慾和子宮的收縮，減輕噁心和嘔吐。有效治療關節炎、結腸炎、發燒、頭痛、偏頭痛、月經的問題、肌肉緊繃和疼痛。	咀嚼小白菊的葉子是民間的療法，但這種方法可能會造成嘴巴痛。也稱為 featherfew、featherfoil。 注意：懷孕期間不可服用。若有服用抗凝血處方的藥物治療或經常沒依照處方服用止痛劑者，在使用小白菊之前，應先與營養師商量，因為一起使

藥物植物	使用部位	化學及營養成分	用途	說明
				用會造成腸道出血。
亞麻 flax (*Linum usitatissimum*)	種子、亞麻子油	植物化學因子：芹菜配質、β-胡蘿蔔素、菜油甾醇、金雞鈉酸、cycloartenol、卵磷脂、檞草黃素、肉荳蔻脂酸、角鯊烯、豆甾醇、vitexin 營養成分：胺基酸、鈣、必需脂肪酸、鐵、鎂、錳、磷、鉀、硫、釩、鋅、維生素 B_1、B_2、B_3、B_5 和 E。	促進骨骼、指甲和牙齒強健以及皮膚的健康。用來治療結腸疾病、婦女疾病和發炎。	亞麻是一種良好的食物，可添加至飲食中，而且其含有較少的纖維。
大蒜 garlic (*Allium sativa*)	鱗莖（蒜頭）	植物化學因子：蒜素、β-胡蘿蔔素、β-谷甾醇、咖啡酸、金雞鈉酸、二硫化丙烯、阿魏酸、香葉醇、山奈酚、沈香油透醇、橄欖油酸、對位香豆酸、間苯三酚、植物酸、檞黃素、芸香苷、s-丙烯基半胱胺酸、皂素、芥子酸、豆甾醇。 營養成分：鈣、葉酸、鐵、鎂、錳、磷、鉀、硒、鋅、維生素 B_1、B_2、B_3 和 C。	可解除體內毒素和利用加強免疫系統來保護對抗感染，可降低血壓，有助於血糖含量的穩定。對於治療動脈硬化症、關節炎、氣喘、癌症、血液循環問題、感冒、流行性感冒、消化問題、心臟問題、失眠症、肝臟疾病、靜脈竇炎、潰瘍及酵母菌感染都有益。靠抑制幽門桿菌（*Helicobacter pylori*；會造成胃潰瘍的細菌）的生長來預防胃潰瘍，對於各種疾病或感染都有效。	大蒜含有許多硫化物，它擁有治療功效的特質。沒有蒜臭味的大蒜補充劑已上市，是由較老的大蒜所萃取得到的濃縮物（如 Kyolic）是很好的補充劑。 注意：不建議服用抗凝劑患者補充大蒜，因為大蒜也有防止血液凝固的作用。
龍膽 gentian (*Gentiana lutea*)	葉子、根部	植物化學因子：咖啡酸、香旱芹菜酚、龍膽素、檸檬精油、沈香油透醇、mangiferin、芥子酸、swertiamarin。 營養成分：鈣、鐵、鎂、錳、磷、鉀、硒、鋅、維生素 B_1、B_2、B_3 和 C。	可幫助消化、刺激食慾和促進血液循環，消滅瘧原蟲（引起瘧疾的微生物）與寄生蟲，對血液循環方面的疾病和胰臟炎有益。	
薑 ginger (*Zingiber officinale*)	地下莖、根部	植物化學因子：α-松脂、β-胡蘿蔔素、β-紫羅蘭酮、β-谷甾醇、咖啡酸、樟腦、辣椒鹼、丁香油透醇、金雞鈉	可對抗發炎、清腸、減輕痙攣和抽筋及刺激血液循環。是一種強的抗氧化	若攝食大量的薑，會引起胃部疼痛。 注意：若有服用抗凝血劑或有膽結石

藥物植物	使用部位	化學及營養成分	用途	說明
		酸、檸檬醛、薑黃素、法呢醇、阿魏酸、香葉醇、薑油醇、卵磷脂、1,8-桉油酚、薑酮。 營養成分：胺基酸、鈣、必需脂肪酸、鐵、鎂、錳、磷、鉀、硒、鋅、維生素B₁、B₂、B₃、B₆ 和 C，磨碎的薑也含有維生素 A。	劑，對於疼痛和傷口是一種有效的殺菌劑，可保護肝臟和胃，對治療腸道疾病、血液循環問題、關節炎、發燒、頭痛、熱潮紅、消化不良、孕婦晨吐（害喜）、動暈症（暈車、暈船等之總稱）、肌肉疼痛、噁心和嘔吐很有幫助。	的病人不建議使用。懷孕期不建議增加用量。
銀杏 ginkgo (*Ginkgo biloba*)	葉子、種子	植物化學因子：amentoflavone、芹菜配質、β-胡蘿蔔素、bilobalide、ginkgetin、異拉尼丁（isorhamnetin）、山奈酚、檞草黃素、肉荳蔻脂酸、對位香豆酸、前花青素、檞黃素、莽草酸、豆甾醇、單寧、百里香醇。 營養成分：胺基酸、鈣、鐵、鎂、錳、磷、鉀、鋅、維生素 A、B₁、B₂、B₃、B₆ 和 C。	靠增加大腦末稍循環及組織的氧合作用，來提高腦部的功能。有抗氧化劑的特性。可以延緩阿茲海默氏症的進展，也可靠改善循環來減輕腿部的痙攣。對於氣喘、老年癡呆、憂鬱、溼疹、頭痛、心臟和腎臟疾病、記憶力喪失和耳鳴有益。研究顯示有希望治療因脈管造成的陽痿。	至少服用 2 週來觀察結果。 注意：若正服用抗凝血處方的藥物治療或經常沒依照處方服用止痛劑者，如要使用銀杏，需先和營養師商量，因為若一起使用會造成腸道出血。
人參 ginseng (*Panax quinque-folius* 〔American ginseng〕, *P. ginseng* 〔Chinese or Korean ginseng〕)	根部	植物化學因子：β-谷甾醇、菜油甾醇、丁香透醇、肉桂酸、依斯辛（escin；*P. quinquefolius*）、阿魏酸、反丁烯二酸、人參苷、山奈酚、橄欖油酸、panaxic acid、panaxin、皂素、豆甾醇、香莢酸。 營養成分：鈣、膽鹼、纖維素、葉酸、鐵、鎂、錳、磷、鉀、矽、鋅、維生素B₁、B₂、B₃、B₅ 和 C。	強化腎上腺和生殖腺，可加強免疫功能，促進肺臟功能和刺激食慾。對於支氣管炎、血液循環疾病、糖尿病、體力差和壓力大很有幫助；可戒古柯鹼；防止輻射線的傷害。運動員為了加強身體的強度而使用人參。也可改善老年人因藥物或酒精而造成的肝臟功能喪失。	西伯利亞人參在植物學上與美國和韓國人參是不同一屬的，但性質十分相近，因此通常把所有的種類歸之為人參。 注意：若有低血糖症、血壓較高、心臟疾病、氣喘或失眠症患者不可使用，孕婦或哺乳婦女也不可使用。

藥物植物	使用部位	化學及營養成分	用途	說明
金印草 goldenseal (*Hydrastis canadensis*)	地下莖、根部	植物化學因子：黃蓮素、β-胡蘿蔔素、氫化小蘗鹼、金雞納酸。 營養成分：鈣、鐵、鎂、錳、磷、鉀、硒、鋅、維生素 B_1、B_2、B_3 和 C。	可對抗感染和發炎，清潔身體，增加胰島素的作用和強化免疫系統、結腸、胰臟、脾臟、淋巴和循環系統。改善消化、調理月經、減少子宮出血、降低血壓和刺激中樞神經系統。對於過敏、潰瘍和影響膀胱、前列腺、胃或陰道的疾病都有益處。在感冒、流行性感冒或喉嚨痛的第一個病徵出現時使用，可抑制它們的形成。	可與紫錐花或其他藥草交替使用。不含酒精的萃取物是最好的形式。 注意：孕婦、哺乳婦女或有高血壓、失眠者不可長期使用。
雷公根 gotu kola (*Centella asiatica*)	核果、根部、種子	植物化學因子：β-胡蘿蔔素、β-谷甾醇、菜油甾醇、樟腦、山奈酚、皂素、豆甾醇。 營養成分：鈣、鐵、鎂、錳、磷、鉀、硒、鋅、維生素 B_1、B_2、B_3 和 C。	有助於除去過多的液體、減少疲勞及憂鬱、增加性衝動、縮小組織和刺激中樞神經系統。可中和血酸和降低體溫，促進傷口的癒合，對於靜脈曲張和心臟、肝臟功能有益。對於心血管疾病、疲勞、結締組織疾病、腎結石、食慾不佳和睡眠疾病均有幫助。	雷公根的局部使用，可能會造成皮膚炎。
紫花蘭香草根 gravel root (*Eupatorium purpureum*)	花、根部	植物化學因子：優巴靈（euparin）、蘭草浸質、樹脂。	可作為利尿劑和尿道的滋補品。可治療前列腺疾病、腎結石和體液滯留的相關問題。	也稱為 joe-pye weed、queen-of-the-meadow。
綠茶 green tea (*Camellia sinensis*)	葉子	植物化學因子：芹菜配質、astragalin、安息香醛、β-胡蘿蔔素、β-紫羅蘭酮、β-谷甾醇、咖啡酸、咖啡因、香旱芹菜酚、兒茶素、金雞納酸、肉桂酸、隱黃質、上兒茶素、epigallocatechin、丁子	可作為抗氧化劑，且有助於保護對抗癌症。降低膽固醇含量、減少血液凝結的傾向、刺激免疫系統、對抗齲齒、有助於調節血糖	為了獲得綠茶抗氧化的益處，不可與牛奶一起飲用（牛奶會與有益的化合物結合，使它們無法為身體利用）。 注意：綠茶含有少

藥物植物	使用部位	化學及營養成分	用途	說明
		香酚、法呢醇、沒食子酸、香葉醇、hyperoside、吲哚、異槲皮鼠李苷（橡素）、山柰酚、黃素、茄紅素、甲基碳二氫辛二烯、楊梅樹皮色素、肉荳蔻脂酸、柚花素、多酚、前花青素、槲黃素、槲皮鼠李苷（橡素）、芸香苷、水楊酸、單寧酸、百里香酚、vitexin、玉米黃質 營養成分：胺基酸、鈣、鐵、鎂、錳、磷、鉀、鋅、維生素 B_1、B_2、B_3、B_5 和 C。	和胰島素含量，可對抗精神疲勞和可以延緩動脈粥狀硬化的發生，對氣喘有益，也可預防前列腺的腫大。	量的咖啡因，孕婦或哺乳婦女不可大量飲用。若有焦慮性疾病或不規則的心搏動患者，每天飲用不可超過 2 杯。
巴西野茶膏 guarana (*Paullina cupana*)	種子	植物化學因子：腺嘌呤、咖啡因、D-兒茶素、皂素、單寧、咖啡鹼、茶鹼。	可作為一般的滋補品、刺激劑和腸道清潔劑，增加精神的機警性，提高精力和耐力，降低疲勞，對頭痛、尿道發炎、腹瀉有益。	也稱為巴西可可茶（Brazilian cocoa）、uabano。 注意：巴西野茶膏含有咖啡因，建議每天攝取少於 600 毫克。若有高血壓或有心臟病患者不建議使用。
山楂 hawthorn (*Crataegus laevigata*)	花、果實、葉子	植物化學因子：乙醯膽鹼、腺嘌呤、腺苷酸、花青素、β-胡蘿蔔素、β-谷甾醇、咖啡酸、兒茶素、金雞納酸、上兒茶素、七葉靈、hyperoside、果膠、槲皮鼠李苷（橡素）、芸香苷、烏索酸、vitexin。 營養成分：胺基酸、鈣、膽鹼、鉻、必需脂肪酸、鐵、鎂、錳、磷、鉀、硒、矽、鋅、維生素B_1、B_2、B_3和C。	用於擴張冠狀血管、降低血壓和血膽固醇及恢復心肌壁。減少脂肪量的儲存，增加細胞內維生素C的含量。對於貧血、心血管和循環疾病、高血膽固醇和降低免疫力的疾病有幫助。	將蛇麻草置於枕頭中可幫助睡眠。 注意：若有使用抗憂鬱劑者不可使用蛇麻草。
蛇麻草 hops (*Humulus lupulus*)	花、果實、葉子	植物化學因子：α-松脂、α-香油腦、β-胡蘿蔔素、β-eudesmol、β-谷甾醇、咖啡酸、菜油甾醇、兒茶素、金雞納酸、檸檬醛、丁香油酚、阿魏酸、檸檬精油、對一異丙基甲苯、一氮陸圜、前花青素、槲黃素、單寧。 營養成分：胺基酸、鈣、鉻、鎂、鉀、硒、矽、鋅、維	可減輕焦慮、刺激食慾。對血管疾病、機能亢進、失眠症、神經過敏、疼痛、焦慮、性慾疾病、休克、壓力、牙痛和潰瘍均有效。	將蛇麻草置於枕頭中可幫助睡眠。 注意：若有使用抗憂鬱劑者不可使用蛇麻草。

藥物植物	使用部位	化學及營養成分	用途	說明
		生素 B_1、B_3 和 C。		
苦薄荷 horehound (*Marrubium vulgare*)	花、葉子	植物化學因子：α-松脂、芹菜配質、β-谷甾醇、咖啡酸、沒食子酸、檸檬精油、椵草黃素、果膠、單寧酸、單寧、烏索酸。 營養成分：維生素 B 群、鐵、鉀、維生素 A、C 和 E。	減少支氣管及肺部黏液的稠度和增加其流動性，強化免疫系統，對於消化不良、食慾不佳、脹氣和乾草熱、靜脈竇炎及其他呼吸系統疾病有益。	注意：大劑量的攝取可能會引起不規則的心臟節律。
馬栗樹 horse chestnut (*Aesculus hippocastanum*)	樹皮、葉子、油、種子	植物化學因子：尿囊素、檸檬酸、上兒茶素、依斯辛（escin）、esculetin、七葉靈、栎皮亭、fraxin、異槲皮鼠李苷（橡素）、山柰酚、六羥黃烷素、楊梅樹皮色素、槲黃素、槲皮鼠李苷（橡素）、芸香苷、皂素、莨若酚、單寧。	可保護對抗血管的損傷，使血管壁的孔洞變少，遮蔽紫外線輻射的傷害。對於靜脈曲張、減少組織中過多的液體、減輕夜間腿部肌肉的痙攣有效。部分使用於減輕疼痛和腫脹及預防挫傷。	
木賊 horsetail (*Equisetum arvense*)	莖部	植物化學因子：β-胡蘿蔔素、β-谷甾醇、咖啡酸、菜油甾醇、equisetonin、阿魏酸、沒食子酸、異槲皮鼠李苷（橡素）、isoquercitroside、山柰酚、椵草黃素、柚花素、對位香豆酸、單寧酸、香莢酸。 營養成分：鈣、鐵、鎂、錳、磷、鉀、硒、矽、鋅、維生素 B_1、B_2、B_3 和 C。	當做一種利尿劑，減輕發炎及減少肌肉的抽筋和痙攣。有助於鈣質的吸收，可促進皮膚的健康和強化骨骼、頭髮、指甲和牙齒。幫助骨折和結締組織恢復健康。加強心臟和肺臟。對於治療關節炎、骨骼疾病，如骨質疏鬆症和佝僂病、支氣管炎、心血管疾病、水腫、膽囊疾病、痛風、肌肉痙攣和前列腺疾病有效。使用糊劑的方式，可減少出血和加速燒燙傷及創傷的痊癒。	也稱為 bottle brush、shavegrass。若長期使用木賊，則需補充維生素 B_1（硫胺素），因為木賊會干擾維生素 B_1 的吸收。

藥物植物	使用部位	化學及營養成分	用途	說明
繡球花 hydrangea (*Hydrangea arborescens*)	地下莖、根部	植物化學因子：山柰酚、槲黃素、芸香苷、皂素。 營養成分：鈣、鐵、鎂、錳、磷、鉀、硒、鋅。	刺激腎臟，可作為利尿劑。對於膀胱感染、肥胖和前列腺疾病有效。和紫花蘭香草根一起使用，對治療腎結石有益。	注意：繡球花的葉子不可使用，它們含有氰化物，毒性很強。
牛膝草 hyssop (*Hyssopus officinalis*)	花、葉子、嫩枝	植物化學因子：α-松脂、安息香醛、β-紫羅蘭酮、β-谷甾醇、龍腦、咖啡酸、樟腦、香旱芹菜酚、丁子香酚、阿魏酸、香葉醇、柑果苷、檸檬精油、沈香油透醇、夏至素、橄欖油酸、1,8-桉油酚、迷迭香酸、百里香酚、烏索酸。 營養成分：膽鹼。	促使呼吸道中黏液的排出，減輕充血的情形，調節血壓和消除氣體。外用則有助於傷口的痊癒。對於血液循環問題、癲癇、發燒、痛風和體重問題有益。用新鮮牛膝草的葉子製成糊劑，有助於刀傷的痊癒。	注意：懷孕期間不可使用。
鹿角菜 Irish moss (*Chondrus crispus*)	整株植物	植物化學因子：β-胡蘿蔔素 營養成分：鈣、鐵、鎂、錳、磷、鉀、硒、鋅、維生素 B_1、B_2、B_3 和 C。	可作為祛痰劑且有助於糞便的形成，對於支氣管炎和許多腸道疾病有益，也可用於皮膚乳液和乾性髮質的潤絲精。	
毛果云香葉 jaborandi (*Pilocarpus jaborandi*)	葉子	植物化學因子：α-松脂、檸檬精油、甲基碳二氫辛二烯、毛果云香鹼。	可對抗發炎和作為利尿劑，有助於刺激母乳的產生。對於發燒、感冒和流行性感冒、支氣管炎、結腸疾病和水腫有益，對於禿頭和促進微血管血液的循環也有效。	是一種雨林藥用植物，它含有有效的化合物—毛果云香鹼 (pilocarpine)，用於減輕青光眼患者眼球內的壓力已有120 年。
南美彎葉豆 jatoba (*Hymenaea courbaril*)	樹皮、葉子、果實	植物化學因子：β-谷甾醇、丁香油透醇、δ-桂子松香油烴、上兒茶素。	可對抗發炎、自由基及細菌和黴菌的感染，增加能量，有助於氣喘、支氣管炎、黏液囊發炎、膀胱感染、念珠菌和其他黴菌的感染、關節炎及前列腺炎。	是一種雨林藥用植物，使用的範圍很廣。

藥物植物	使用部位	化學及營養成分	用途	說明
檜柏 juniper (*Juniperus communis*)	果實	植物化學因子：α-松脂、β-胡蘿蔔素、β-松脂、樺木醇、龍腦、樟腦、丁香油透醇、兒茶素、法呢醇、上兒茶素、甘醇酸、檸檬精油、沈香油透醇、薄荷腦、芸香苷、單寧、繳形酮。 營養成分：鈣、鉻、鐵、鎂、錳、磷、鉀、硒、鋅、維生素 B_1、B_2、B_3 和 C。	可作為利尿劑，可抗發炎和解除充血，有助於調節血糖含量。對於治療氣喘、膀胱感染、液體滯留、痛風、肥胖和前列腺疾病很有幫助。	注意：當內服時會干擾鐵和其他礦物質的吸收，懷孕期間不可使用，有腎臟疾病者不可使用。
爪哇胡椒 kava kava (*Piper methysticum*)	根部	植物化學因子：肉桂酸、kavalactones（包括 kawain、dihydrokawain、methysticin、dihydromethysticin、甲基乙種卡法椒素）。	可放鬆生理和精神。可作為利尿劑、生殖泌尿道的殺菌劑、胃腸的滋補藥，減輕肌肉痙攣和疼痛。有助於焦慮性疾病、失眠、壓力造成的疾病、更年期的症狀和尿道感染。	也稱為 Kava。 注意：可能會引起困倦。若有此情形發生，則停止使用或減少劑量。不可與酒一起使用。18歲以下者、孕婦、哺乳婦女、患有憂鬱症者或服用某些處方藥，特別是抗焦慮藥者不建議使用。
葛 kudzu (*Pueraria lobata*)	葉子、根部、嫩枝	植物化學因子：二羥基異黃酮、daidzin、金雀異黃酮、對位香豆酸、puerarin、槲黃素。 營養成分：鈣、鐵、鎂、磷、鉀、維生素 B_2。	可抑制對酒的渴望，降低血壓和減輕頭痛、頸部僵硬、眩暈、耳鳴。有助於治療酒精中毒、感冒、流行性感冒和腸胃疾病。	在中國和日本，葛被用來當做食物澱粉和藥劑已有許多世紀了，中國使用葛的萃取物來治療心絞痛。
西洋鋸葉草 lady's mantle (*Achillea millefolium*)	整株植物，根部除外	植物化學因子：achilleine、α-松脂、芹菜配質、洋甘菊環、β-胡蘿蔔素、甜菜鹼、β-松脂、β-谷甾醇、betonicine、龍腦、咖啡酸、樟腦、丁香油透醇、洋甘菊帖（chamazulene）、香豆素、丁子香酚、guaiazulene、異拉尼丁、檸檬精油、榍草黃素、甘露醇、薄荷腦、甲基碳二氫辛二烯、肉荳蔻脂酸、1,8-桉油酚、對一異丙基甲苯、槲黃素、槲皮鼠李苷（橡素）、芸香苷、水楊酸、豆甾醇、單寧、側柏透酮	有抗發炎、利尿和抗菌的功效。有助於治療黏液、促進血液凝結和增加流汗。可以調節月經、減少過量的出血和減輕痙攣。有助於肌肉痙攣、發燒、腸胃病、發炎的疾病和病毒感染。局部使用可止血和促進痊癒。可作為刺激陰道的沖洗劑。	也稱為 soldier's herb、西洋蓍草（yarrow）。 注意：會干擾鐵和其他礦物質的吸收。對太陽敏感者不可單獨使用，懷孕期間不可使用。

藥物植物	使用部位	化學及營養成分	用途	說明
		營養成分：胺基酸、鈣、脂肪酸、葉酸、鐵、鎂、錳、鉀、硒、鋅、維生素 B_1、B_2、B_3 和 C。		
薰衣草 lavender (*Lavandula angustifolia*)	花	植物化學因子：α-松脂、β-松脂、β-白檀油透烯、龍腦、樟腦、丁香油透醇、香豆素、香葉醇、檸檬精油、沈香油透醇、檞草黃素、1,8-桉油酚、對一異丙基甲苯、迷迭香酸、單寧、繖形酮、烏索酸。	減輕壓力和沮喪，有益皮膚。對於燒燙傷、頭痛、牛皮癬和其他皮膚疾病有幫助。	薰衣草的精油在芳香療法中經常被使用。 注意：懷孕期間不可使用，薰衣草油不可內服。
檸檬香茅 lemongrass (*Cymbopogon citratus*)	葉子、莖部	植物化學因子：α-松脂、β-谷甾醇、丁香油透醇、檸檬醛、法呢醇、檸檬精油、檞草黃素、甲基碳二氫辛二烯、1,8-桉油酚、檞黃素、芸香苷、皂素、三十烷醇。 營養成分：鈣、鐵、鎂、錳、磷、鉀、硒、鋅。	是一種收斂劑、滋補劑且可幫助消化。對皮膚和指甲有益。治療發燒、流行性感冒、頭痛和刺激腸道有幫助。	可用於香水或其他產品作為香味的來源。
甘草 licorice (*Glycyrrhiza glabra*)	根部	植物化學因子：芹菜配質、安息香醛、β-胡蘿蔔素、β-谷甾醇、甜菜鹼、樟腦、香旱芹菜酚、雌三醇、丁子香酚、阿魏酸、阿奴尼斯根素、香葉醇、glabrene、glabridin、glabrol、glycyrrhetinic acid、甘油醛、isoliquiritigenin、isoliquiritin、異檞皮鼠李苷（橡素）、木質素、甘露醇、酚、檞黃素、水楊酸、芥子酸、豆甾醇、百里香酚、繖形酮、vitexin。 營養成分：鈣、膽鹼、鐵、鎂、錳、磷、鉀、硒、矽、鋅、維生素 B_1、B_2、B_3 和 C。	可對抗發炎、病毒、細菌和寄生蟲的感染，刺激干擾素的生成，也許可抑制愛滋病病毒（Human Immunodeficiency Virus, HIV）的複製。能清腸、減少肌肉痙攣、增加肺臟和支氣管黏液的流動性，促進腎上腺的功能。擁有類似動情激素和黃體激素的功效，能使人變聲。有助於抑制牙菌斑的形成和預防細菌黏在牙齒的琺瑯質上。對於過敏、氣喘、慢性疲勞、沮喪、肺氣腫、前列腺腫大、發燒、疱疹病毒感染、低血糖症、腺體的功能、發	在歐洲，甘草的衍生物被建議用來治療潰瘍。甘草味的糖果不可作醫療用途，因為它大部分是用洋茴香製成，而不是甘草。 注意：懷孕期間不可使用，若有糖尿病、青光眼、心臟病、高血壓、嚴重的月經問題或有中風的病史者不可使用。不可每天使用超過一星期，因為它會引起正常者的血壓上升，使用過多會造成血壓上升、水分滯留和鉀的含量降低。

藥物植物	使用部位	化學及營養成分	用途	說明
			炎性腸道疾病、經前症候群、更年期症狀和上呼吸道感染有幫助。可預防會引起肝癌和肝硬化的C型肝炎，及保護對抗動脈粥狀硬化。解甘草甜素會刺激自然的防禦機制，經由增加消化道中分泌黏液的細胞，可預防潰瘍的發生。可提高黏液的品質、延長腸道細胞的生命，和強化腸胃壁內襯的微循環。	
maca (*Lepidium meyenii*)	根部	植物化學因子：β-谷甾醇、皂素、豆甾醇、單寧。 營養成分：胺基酸、鈣、鎂、磷、鋅、維生素 B_1、B_2、B_{12}、C 和 E。	可增加能量和維持免疫系統，對於貧血、慢性疲勞症候群、陽痿、更年期症狀和月經問題有益。	是一種雨林藥用植物，與馬鈴薯是同一家族的。在秘魯當地是重要的食物，含有豐富的胺基酸和大量的蛋白質。
肉豆蔻 macela (*Achyrocline satureoides*)	揮發性物質	植物化學因子：α-松脂、咖啡酸、丁香油透醇、金雞納酸、香豆素、δ-桂子松香油烴、galangin、樨草黃素、1,8-桉油酚、quercetagetin、槲黃素、莨菪醚。	可抗發炎、抗菌、抗病毒和抗寄生蟲劑。對於胃腸和呼吸的疾病有益。治療癌症、克隆氏症(局部性迴腸炎)、感冒和流行性感冒、糖尿病、月經問題和更年期症狀和肌肉疼痛、痙攣有效。	是雨林藥用植物，被發現有部分抗愛滋病病毒的特性。
藥屬葵 marshmallow (*Althaea officinalis*)	花、葉子、根部	植物化學因子：β-胡蘿蔔素、甜菜鹼、咖啡酸、金雞納酸、阿魏酸、菜油甾醇、黏液、石蠟、對位香豆素、果膠、植物甾醇、槲黃素、水楊酸、莨菪酚、己六醇、單寧、香莢酸。 營養成分：胺基酸、鈣、鐵、鎂、錳、磷、鉀、硒、鋅。	有助於身體排出過多的液體和黏液，外用和內用都可減輕和治療皮膚、黏膜和其他組織症狀。對膀胱感染、消化的擾亂、體液滯留、頭痛、腸道疾病、腎臟問題、靜	經常作為調配藥丸的填充劑。

藥物植物	使用部位	化學及營養成分	用途	說明
		、維生素 B_1、B_2、B_3 和 C。	脈竇炎和喉嚨痛有益。	
珍珠花 meadowsweet (*Filipendula ulmaria*)	葉子、花的頂部	植物化學因子：花青素、avicularin、香豆素、hyperoside、甲基水楊酸、槲黃素、芸香苷、水楊苷、水楊酸、香莢蘭素。	使組織緊縮和減少過多的液體。減少發炎和強化系統的張力。對感冒、流行性感冒、消化疾病、肌肉痙攣和疼痛、腹瀉有益。	阿斯匹靈（aspirin）這個字是從珍珠花的舊名「spirea」衍生而來的。 注意：因為此物質含有與阿斯匹靈相關的化合物，所以孕婦不可使用，孩童因感冒、流行性感冒、麻疹、水痘或其他病毒感染引起的發燒，也不可使用，且會加強雷氏症候群的危險，危險的併發症會改變或傷害肝臟、腦部、心臟。
牛奶薊 milk thistle (*Silybum marianum*)	果實、葉子、種子	植物化學因子：芹菜配質、β-胡蘿蔔素、反丁烯二酸、菜油甾醇、柚花素、槲黃素、silandrin、silybin、silychristin、silydianin、silymarin、silymonin、taxifolin。 營養成分：鈣、脂肪酸、鐵、鎂、錳、磷、鉀、硒、鋅。	靠預防自由基的傷害和刺激新的肝臟細胞產生，來保護肝臟免於受到毒物和污染物的傷害，也可保護腎臟。對於膽囊和腎上腺疾病、發炎性腸道疾病、牛皮癬、衰弱的免疫系統和所有的肝臟疾病有益。對於前列腺癌和乳癌有抗癌的效果。	也稱為瑪莉薊（Mary thistle）、野朝鮮薊（wild artichoke）。因為牛奶薊水溶性差，所以無法有效的當做茶來喝。濃縮的膠囊或萃取的形式是最好的。
益母草屬植物 motherwort (*Leonurus cardiaca*)	葉子、花、莖部	植物化學因子：α-松脂、安息香醛、丁香油透醇、兒茶素、hyperoside、異槲鼠李苷（橡素）、檸檬精油、沈香油透醇、夏至素、橄欖油酸、槲黃素、槲皮鼠李苷（橡素）、芸香苷、皂素、水蘇鹼、單寧、烏索酸。 營養成分：維生素 C。	傳統的用法是減輕分娩的疼痛和作為安神劑，有助於月經的疾病、更年期症狀、陰道炎、甲狀腺和風溼病的問題。對心臟有滋補的效果，對頭痛、失眠、眩暈有幫助。	注意：懷孕期間不可使用（直到分娩發生），因為它會刺激子宮的收縮。若有血液凝結的疾病、血壓較高或心臟病者，不建議使用。

藥物植物	使用部位	化學及營養成分	用途	說明
勃起樹根 muria puama (*Ptychopetalum olacoides*)	樹皮、根部	植物化學因子：β-谷甾醇、菜油甾醇、香豆素、羽扇豆醇。	有助於減輕疼痛，可作為溫和的緩瀉劑和解毒劑，且可支持心臟，對性荷爾蒙有一般滋補和平衡的效果。有助於治療神經系統疾病、陽痿、沮喪、壓力、風溼病、掉髮、氣喘和更年期及月經問題。	對於此種雨林藥用植物，以酒精為基礎的萃取物是最好的形式，這有效成分是不溶於水的，且在消化過程中不會被分解。
毛蕊花 Mullein (*Verbascum thapsus*)	葉子	植物化學因子：β-胡蘿蔔素、β-谷甾醇、香豆素、柑果苷、皂素。 營養成分：鈣、鐵、鎂、錳、磷、鉀、硒、鋅、維生素 B_1、B_2、B_3 和 C。	可作為緩瀉劑和止痛劑，且有助於睡眠。內服有助於去疣，消除充血的情況。有助於氣喘、支氣管炎、呼吸困難、耳朵痛、乾草熱和 swollen glands。用在腎臟病的處方中，可減輕發炎。	
芥菜類 mustard (*Brassica nigra*)	芥菜子	植物化學因子：丙烯異硫氰酸、咖啡酸、金雞納酸、阿魏酸、對位香豆酸、二羥安息香酸、芥子酸、香莢酸。	改善消化且有助於脂肪的代謝。內服的方式使用，有助於胸部充血、發炎、受傷和伴隨的疼痛。	注意：直接使用在皮膚上會造成過敏，不建議小於 6 歲的小孩使用。
沒藥 myrrh (*Commiphora myrrha*)	從莖部得到的樹脂	植物化學因子：冰醋酸、β-谷甾醇、菜油甾醇、cinnamaldehyde、dipentene、丁子香酚、檸檬精油、m-甲酚。	是一種殺菌劑、消毒劑、祛痰劑和除臭劑，可刺激免疫系統和胃部的分泌，增強和刺激黏液組織，有助於對抗口中的有害細菌，對呼吸困難、牙周病、皮膚病、氣喘、支氣管炎、感冒、流行性感冒、靜脈寶炎、喉嚨痛、單純疱疹和潰瘍有益，有助於膿腫、疔、瘡、創傷。	被用在許多香水中，因為它有芳香的特性。印度香膠（guggul）是印度的 mukul 沒藥樹標準萃取出的，它可降低膽固醇和三酸甘油酯的含量。

藥物植物	使用部位	化學及營養成分	用途	說明
蕁麻 nettle (*Urtica dioica*)	花、葉子、根部	植物化學因子：冰醋酸、β-胡蘿蔔素、甜菜鹼、咖啡酸、阿魏酸、卵磷脂、茄紅素、對位香豆素、莨菪酚。 營養成分：鈣、銅、脂肪酸、葉酸、鐵、鎂、錳、磷、鉀、硒、硫、鋅、維生素 B₁、B₂、B₃、B₅、C 和 E。	可作為利尿劑、祛痰劑、止痛劑和滋補劑。對於良性前列腺增生、貧血、關節炎、風溼病、乾草熱、其他過敏性的疾病、腎臟疾病和吸收不良症候群有益。改善甲狀腺腫、發炎情況和肺部黏液情形。用於頭髮的保養產品上，有助於刺激頭髮毛囊和調節頭皮油酯的聚集。	也稱為刺蕁麻（stinging nettle）。
燕麥桿 oat straw (*Avena sativa*)	整株植物	植物化學因子：安息香醛、β-胡蘿蔔素、β-紫羅蘭酮、β-谷甾醇、甜菜鹼、咖啡酸、菜油甾醇、丁香油透醇、葉綠素、阿魏酸、木質素、檸檬精油、對位香豆酸、槲黃素、莨菪酚、芥子酸、豆甾醇、香莢酸、香莢蘭素。 營養成分：鈣、葉酸、鐵、鎂、錳、磷、鉀、硒、鋅、維生素 A、B₁、B₂、B₃、B₅、B₆ 和 E。	可作為抗憂鬱藥和恢復神經的滋補品。增加流汗，有助於減輕失眠。對於夜尿症、沮喪、壓力和皮膚病有益。	
橄欖葉 olive leaf (*Olea europaea*)	葉子的萃取物	植物化學因子：芹菜配質、β-谷甾醇、配醣體、cinchonidine、esculetin、山奈酚、樨草黃素、甘露醇、maslinic acid、橄欖油酸、優洛平（oleuropein）、槲黃素、芸香苷、單寧。 營養成分：鈣。	可對抗所有種類的細菌、病毒、黴菌和寄生蟲。有助於防止傷風和流行性感冒。有抗氧化的特性，及降低血壓的作用。有助於任何感染性疾病和慢性疲勞症候群、腹瀉、發炎性關節炎和牛皮癬。	
尖頭葉十大功勞 oregon grape (*Mahonia aquifolia*)	根部	黃蓮素、單寧。	可清血和清肝，是一種緩瀉劑，對許多皮膚症狀有效，從粉刺到牛皮癬都可以治療。	和金印草、伏牛花有相似的作用。

藥物植物	使用部位	化學及營養成分	用途	說明
木瓜 papaya (*Carica papaya*)	果實、葉子、根部、莖部	植物化學因子：安息香醛、β-胡蘿蔔素、丁香油透醇、沈香油透醇、茄紅素、蘋果酸、甲基水楊酸、肉荳蔻脂酸、木瓜酵素、十二氫茄紅素、玉米黃質。 營養成分：鈣、鐵、鎂、錳、磷、鉀、鋅、維生素B$_1$、B$_2$、B$_3$、B$_5$ 和 C。	刺激食慾和幫助消化，對胃灼熱、消化不良和發炎性腸道疾病有益。	木瓜葉可用來使肉類軟化。
蘿勒 parsley (*Petroselinum crispum*)	果實、葉子、根部、莖部	植物化學因子：α-松脂、芹菜配質、芹菜腦、安息香醛、佛手柑腦、β-胡蘿蔔素、咖啡酸、金雞納酸、香葉醇、乙醇酸、山柰酚、檸檬精油、沈香油透醇、黃素、肉荳蔻脂酸、myristicin、柚花素、對位香豆素、補骨質素、槲黃素、迷迭香酸、芸香苷、xanthotoxin。 營養成分：鈣、葉酸、鐵、鎂、錳、磷、鉀、硒、鋅、維生素 A、B$_1$、B$_2$、B$_3$、B$_5$、C 和 E。	含有抑制腫瘤細胞增生的物質。可驅逐蠕蟲、釋放氣體、刺激消化系統的正常活動、使呼吸清新。有助於膀胱、腎臟、肝臟、肺臟、胃和甲狀腺的功能。對夜尿症、液體滯留、脹氣、口臭、血壓較高、消化不良、腎臟疾病、肥胖和前列腺疾病有益處。	比同重量的柑橘含有較多維生素 C。
西番蓮 passionflower (*Passiflora incarnata*)	果實、葉子、嫩枝、莖部	植物化學因子：芹菜配質、類黃酮素、哈梅靈（harma-line）、山柰酚、樨草黃素、落葉松皮素、槲黃素、芸香苷、莨菪酮、豆甾醇、繖形酮、vitexin。 營養成分：胺基酸、鈣。	有溫和的鎮靜效果，有助於使血壓降低。對焦慮、過動、失眠、神經炎和壓力造成的疾病有幫助。	也稱為 西番蓮樹（maypop）。注意：懷孕期間不可使用，因為它會刺激子宮。
保哥果 pau d'arco (*Tabebuia heptaphylla*)	內層樹皮	植物化學因子：β-胡蘿蔔素、β-谷甾醇、熱帶海加冬紅木酚（lapachol）。	可對抗細菌和病毒的感染，可清血，對念珠菌、吸菸者的咳嗽、疣和所有種類的感染有益。有助於愛滋病、過敏、癌症、心血管問題、發炎性腸道疾病、風溼病、腫瘤和潰瘍等疾病。	也稱為 lapacho、tacheebo。
薄荷 peppermint (*Mentha piperita*)	花的頂端、油、葉子	植物化學因子：冰醋酸、α-胡蘿蔔素、α-松脂、洋甘菊環、β-胡蘿蔔素、β-紫羅蘭	增加胃的酸性，有助於消化，可輕微的麻醉黏膜和腸胃	注意：也許會干擾鐵的吸收，哺乳婦女不可使用，不可

藥物植物	使用部位	化學及營養成分	用途	說明
		酮、甜菜鹼、咖啡酸、香旱芹菜酚、葛縷酮、金雞納酸、香豆素、丁子香酚、柑果素、檸檬精油、沈油透醇、榭草黃素、薄荷腦、1,8-桉油酚、對位香豆酸、果膠、迷迭香酸、芸香苷、單寧、百里香酚、香莢蘭素。營養成分：鈣、膽鹼、鐵、鎂、錳、磷、鉀、硒、鋅、維生素 B_1、B_2、B_3 和 E。	道，用於受寒、腹痛、腹瀉、頭痛、心臟疾病、消化不良、腸躁症、噁心、食慾不佳、風溼病和痙攣。	食用純的薄荷腦或純的薄荷葉。
車前草 plantain (*Plantago major*)	葉子	植物化學因子：腺嘌呤、尿囊素、aucubin、芹菜配質、安息香酸、咖啡酸、金雞納酸、肉桂酸、阿魏酸、纖維、榭草黃素、橄欖油酸、對位香豆酸、水楊酸、單寧、烏索酸、香莢酸。營養素：鉀、維生素 A。	是一種利尿劑且可放鬆肺臟和泌尿道，可延緩肺結核菌的生長，局部使用於瘡和創傷有治療、抗生素和止血藥的功效。對消化不良和胃灼熱有用。糊劑的使用對被蜜蜂螫到和任何種類的咬傷都有效。	嫩的葉子很可口，且可做沙拉來吃。注意：不可將毛地黃（*Digitalis lanata*）誤認為車前草，因為外型很相似。
柳葉蓮生桂子花 pleurisy root (*Asclepias tuberosa*)	地下莖	植物化學因子：α-欖香精、asclepiadin、β-欖香精、異拉尼丁、山柰酚、羽扇豆醇、檞黃素、芸香苷、viburnitol。	減少肺腔的胸膜發炎，加強肺臟健康體液的分泌和刺激淋巴系統。有抗痙攣的特性，導致流汗，有助於咳痰，對胸膜炎、肺炎、支氣管炎、流行性感冒和咳嗽有益。	也稱為 butterfly weed。
櫻草花 primrose (*Oenothera biennis*)	種子油	植物化學因子：β-谷甾醇、咖啡酸、菜油甾醇、鞣花酸、沒食子酸、山柰酚、木質素、對位香豆酸、植物甾醇、檞黃素、單寧。營養成分：胺基酸、鈣、必需脂肪酸、鎂、錳、磷、鉀、維生素 E、鋅。	增進心血管的健康，有助於減輕體重和降低血壓，是一種天然的動情激素促進質，有助於治療酒精中毒、關節炎、熱潮紅、月經的問題如痙攣和嚴重出血、多發性硬化症和皮膚病。	也稱為月見草（evening primrose）。注意：懷孕期間不可使用櫻草花的根部。

藥物植物	使用部位	化學及營養成分	用途	說明
南瓜 pumpkin (*Cucurbita pepo*)	果肉、種子。	植物化學因子：astragalin、β-胡蘿蔔素、β-谷甾醇、咖啡酸、綠配質、隱黃質、野薔素、阿魏酸、吉妥吉寧（gitogenin）、山奈酚、黃素、甘露醇、肉荳蔻脂酸、植物甾醇、槲黃素、ruscogenin、水楊酸、玉米黃質。 營養成分：胺基酸、鈣、必需脂肪酸、鐵、鎂、錳、磷、鉀、硒、鋅、維生素 A、C 和 E。	有助於前列腺疾病和刺激膀胱。	
蒺藜 puncture vine (*Tribulus terrestris*)	花、果實、葉子、莖部。	植物化學因子：astragalin、β-谷甾醇、菜油甾醇、綠配質、野薔素、吉妥吉寧、山奈酚、槲黃素、ruscogenin、芸香苷、豆甾醇。 營養成分：胺基酸、鈣、必需脂肪酸、鐵、磷、鉀、維生素 C。	提高性慾，減輕更年期的症狀，刺激男性和女性荷爾蒙的產生和平衡，加強免疫系統，有助於建造肌肉，增加體力和耐力。有抗黴菌、抗細菌和抗發炎的作用，對肝臟、腎臟和尿道是種一般滋補劑和恢復劑。	也稱為 caltrop。
臀果木 pygeum (*Pygeum africanum*)	樹皮	植物化學因子：β-谷甾醇、橄欖油酸、烏索酸。	減輕發炎和消除充血，使前列腺中發炎物質的含量降低，用來減少前列腺的腫大很有效。	歐洲臨床上用來治療良性前列腺增生。
紅花苜蓿 red clover (*Trifolium pratense*)	花	植物化學因子：β-胡蘿蔔素、β-谷甾醇、biochanin、咖啡酸、菜油甾醇、金雞納酸、香豆素、香豆基香豆酮、二羥基異黃酮、丁子香酚、阿奴尼斯根素、金雀異黃酮、異拉尼丁、甲基水楊酸、楊梅樹皮色素、對位香豆酸、水楊酸。 營養成分：鈣、鐵、鎂、錳、磷、鉀、硒、鋅、維生素 B3、C 和 E。	可對抗發炎、抑制食慾和純化血液，有祛痰、抗痙攣和放鬆的效果。對細菌性感染、愛滋病病毒和愛滋病、咳嗽、支氣管炎、肺炎、發炎性腸道疾病、腎臟疾病、肝臟疾病、皮膚病和衰弱的免疫系統有益。	

藥物植物	使用部位	化學及營養成分	用途	說明
紅覆盆子 red raspberry (*Rubus idaeus*)	樹皮、葉子、根部	植物化學因子：α-胡蘿蔔素、安息香醛、β-胡蘿蔔素、β-紫羅蘭酮、咖啡酸、鞣花酸、法呢醇、阿魏酸、沒食子酸、香葉醇、黃素、單寧 營養成分：鈣、鐵、鎂、錳、磷、鉀、硒、矽、鋅、維生素 B_1、B_2、B_3、C 和 E。	減少經期的出血、放鬆子宮和腸道的痙攣及強化子宮壁。促進指甲、骨骼、牙齒和皮膚的健康。有益於腹瀉和婦女疾病，如晨吐、熱潮紅和月經的痙攣。也可治療趨馬疳瘡。與薄荷一起使用對晨吐（害喜）有效。	
大黃 rhubarb (*Rheum rhabar-barum*)	根部、梗	植物化學因子：冰醋酸、β-胡蘿蔔素、咖啡酸、大黃根醇、大黃素、上兒茶素、阿魏酸、反丁烯二酸、沒食子酸、異槲鼠李苷（橡素）、黃素、對位香豆酸、二羥安息香酸、芸香苷、芥子酸、香莢酸。 營養成分：鈣、鐵、鎂、錳、磷、鉀、硒、硫、鋅、維生素B_1、B_2、B_3、B_6、C和E。	可抗感染和去除蟯蟲，加強膽囊功能和促進十二指腸潰瘍的痊癒。對便秘、吸收不良和結腸、脾臟、肝臟的疾病有幫助。	注意：懷孕期間不可使用。
玫瑰；薔薇 rose (*Rosa canina*)	果實（野薔薇的果實）	植物化學因子：β-胡蘿蔔素、樺木醇、兒茶素、上兒茶素、類黃酮素、異槲皮鼠李苷 (橡素)、茄紅素、蘋果酸、果膠、單寧、香莢蘭素、玉米黃質。 營養成分：鈣、鐵、鎂、錳、磷、鉀、硒、鋅、維生素 B_1、B_2、B_3、C 和 E。	對膀胱問題和各種感染有益，新鮮的玫瑰果是維生素 C 的良好來源，玫瑰果茶對腹瀉很好。	許多維生素和其他補充劑都是由玫瑰果衍生得到的。
迷迭香 rosemary (*Rosmarinum officinalis*)	葉子	植物化學因子：α-松脂、芹菜配質、β-胡蘿蔔素、β-谷甾醇、betulinic acid、龍腦、咖啡酸、樟腦、肌醇、香旱芹菜酚、葛縷酮、丁香油透醇、金雞納酸、diosmin、genkwanin、香葉醇、柑果苷、檸檬精油、沈香油透醇、樨草黃素、橄欖油酸、1,8-桉油酚、植物甾醇、rosma-nol、迷迭香酸、水楊酸、角鯊烯、單寧、百里香酚、烏索酸。	可對抗自由基、發炎、細菌和黴菌。鬆弛胃部、刺激血液循環和消化，而且是一種收斂劑、消除充血劑。可改善腦部的血液循環。也有助於去除肝臟的毒性，有抗癌症和抗腫瘤的特性。對頭痛、高血壓和低血壓、血液循環問題和月經的痙	是良好的食物防腐劑。 注意：懷孕期不可使用。

藥物植物	使用部位	化學及營養成分	用途	說明
		營養成分：鈣、鐵、鎂、錳、磷、鉀、鋅、維生素B_1、B_3 和 C。	攀都有益，可作為一種抗菌的止咳藥。	
歐鼠尾草 sage (*Salvia officinalis*)	葉子	植物化學因子：α-欖香精、α-松脂、α-香油腦、芹菜配質、β-胡蘿蔔素、β-谷甾醇、樺木醇、龍腦、咖啡酸、菜油甾醇、茨烯、樟腦、carnosolic acid、丁香油透醇、兒茶素、金雞鈉酸、檸檬醛、法呢醇、阿魏酸、沒食子酸、genkwanin、香葉醇、hispidulin、檸檬精油、沈香油透醇、犀草黃素、maslinic acid、橄欖油酸，1,8-桉油酚、對位香豆酸、松脂、迷迭香酸、皂素、豆甾醇、單寧、松脂醇、百里香酚、烏索酸、香莢酸。 營養成分：硼、鈣、鐵、鎂、錳、磷、鉀、硒、鋅、維生素 B_1、B_2、B_3、B_5 和 C。	可刺激中樞神經系統及消化道，而且對身體有動情效應。會降低排汗及唾液分泌。對於動情素分泌不足引起的發熱或其他的症狀有益處，不論是因為更年期或是子宮切除手術所引起的。對因病引起的口腔或咽喉症狀，如扁桃腺炎也有好處。以藥草茶的形式，可用來沖洗頭髮以促進光澤（特別是深色頭髮）及生長。也可以用來使哺乳期的婦女退奶。	警告：內用時會干擾鐵及其他礦物質的吸收，及降低哺乳婦女的乳汁供應。不可在急性發作期時單獨使用，懷孕期間不可使用。
金絲桃 St. John's wort (*Hypericum perforatum*)	花、葉子、莖部、油	植物化學因子：類胡蘿蔔素、丁香油透醇、葉綠素、類黃酮素、hyperoside、異槲皮鼠李苷（橡素）、檸檬精油、黃素、甘露醇、肉荳蔻脂酸、酚類、間苯三酚、植物甾醇、槲黃素、槲皮鼠李苷（橡素）、芸香苷、皂素、單寧。 營養成分：維生素 C。	對憂鬱症及神經疼痛有益處，有助於壓力的調控。實驗證實，可保護骨髓及腸黏膜免於 X 光的傷害。局部使用，其油有助於傷口的癒合。	警告：大量使用會提高對陽光的敏感性提高，特別是對光敏感的人。不可讓服用抗憂鬱劑處方或服用任何單胺氧化酶抑制劑藥物的人使用。懷孕期可在建議下使用。
龍血 sangre de grado (*Croton lechleri*)	樹皮、樹脂	植物化學因子：α-松脂、甜菜鹼、β-松脂、龍腦、茨烯、雙戊烯、丁子香酚、γ-terpinene、木質素、沈香油透醇、甲基碳二氫辛二烯、對一異丙基甲苯、單寧、taspine、香莢蘭素。	可以對抗自由基，發炎反應，及細菌、病毒和黴菌感染，有助於癒合傷口及止血。對呼吸系統及皮膚的疾病、口腔和皮膚潰瘍、喉嚨痛、發寒和流行性感冒、念珠菌感染、牛皮癬、疱疹和陰道炎有益處	一種雨林的藥用植物，其名稱的涵義為「龍血」。

藥物植物	使用部位	化學及營養成分	用途	說明
洋菝葜 sarsaparilla (*Smilax species*)	根部、地下莖	植物化學因子：β-谷甾醇、皂素、豆甾醇。 營養成分：鐵、鎂、錳、磷、鉀、硒、鋅。	可增進體液的排泄，提升精力，保護對抗輻射的傷害，及調節荷爾蒙的分泌。對於發冷、蕁麻疹、陽痿、不孕、神經系統疾病、經前症候群、牛皮癬、風溼性關節炎和血中有雜質所引起的疾病有用處。	也稱為中國根、小甘松。
鋸櫚 saw palmetto (*Serenoa repens*)	果實、種子	植物化學因子：β-胡蘿蔔素、β-谷甾醇、阿魏酸、甘露醇、肉荳蔻脂酸、單寧、香莢酸、香莢蘭素。	可作為利尿劑、防腐劑及食慾促進劑使用。可以用前列腺增大分泌睪固酮的方式，抑制二氫睪固酮的產生，也可能提高性功能及性慾。	歐洲臨床上用來治療良性前列腺增生，也可以和蕁麻根併用，來治療良性前列腺增生。
並頭草 skullcap (*Scutellaria laterfolia*)	葉子、嫩枝	植物化學因子：β-胡蘿蔔素、木質素、單寧。 營養成分：鈣、鐵、鎂、錳、磷、鉀、硒、鋅、維生素 B_1、B_2、B_3 和 C。	可幫助睡眠，增進血液循環及增加心肌的強度。可減輕肌肉痙攣、疼痛、抽筋和緊張。對於焦慮症、疲勞、心血管疾病、頭痛、活動過度、神經疾病和風溼病有益處。可用來治療巴比妥酸鹽成癮症或戒除麻藥。	警告：6 歲以下的兒童不可以使用。
北美滑榆 slippery elm (*Ulmus rubra*)	內層樹皮	植物化學因子：β-胡蘿蔔素、菜油甾醇、黏液、澱粉、單寧。 營養成分：鈣、鐵、鎂、錳、磷、鉀、硒、鋅、維生素 B_1、B_2、B_3 和 C。	可鎮靜處於興奮狀態的腸、胃和泌尿道的黏膜細胞膜。對於腹瀉和潰瘍，以及感冒、流行性感冒和喉嚨痛的治療有益。有益於局部性迴腸炎、潰瘍性結腸炎、憩室症、憩室炎和胃炎。	也稱為糜榆木、紅榆木。

藥物植物	使用部位	化學及營養成分	用途	說明
蔓虎刺 squawvine (*Mitchella repens*)	葉子、莖部	植物化學因子：生物鹼、配醣體、黏液、皂素、單寧。	可緩和骨盆充血現象和鎮靜神經系統，對於經痛和生產前的陣痛有益處。	也稱為 partidge-berry。
石根 stone root (*Collinsonia canadensis*)	整株植物、新鮮根部	植物化學因子：α-松脂、咖啡酸、丁香油透醇、檸檬精油。 營養成分：鎂。	可作為利尿劑、鎮靜劑、鎮痙劑、收斂劑和滋補劑使用。對於泌尿道有益，可分解黏膜阻塞。有助於支氣管炎、頭痛、痙攣、消化不良和痔瘡。	
巴西人參 suma (*Pfaffia paniculata*)	樹皮、果實、葉子、根部	植物化學因子：β-谷甾醇、皂素、豆甾醇。 營養成分：鐵、鎂、錳、鋅、維生素 A、B_1、B_2、B_5、E 和 K。	可對抗發炎、提升免疫系統及對抗貧血、疲勞和緊張。對於愛滋病、關節炎、癌症、肺病、更年期症候群、高血壓、艾普斯坦—巴爾病毒和衰弱的免疫系統有助益。	也是大家所知的 Brazilian ginseng。
茶樹 tea tree (*Melaleuca alternifolia*)	精油	植物化學因子：α-松脂、α-香油腦、aromadendrene、β-松脂、樟腦、丁香油透醇、檸檬精油、沈香油透醇、1,8-桉油酚、對-異丙基甲苯、terpinenes、terpinolene。	可局部使用，避免傷口感染，治癒幾乎所有的皮膚問題，包括粉刺、香港腳、腫泡、割傷和擦傷、耳朵痛、黴菌感染、頭髮和頭皮問題、疱疹發作、昆蟲和蜘蛛咬傷、疥癬及疣。加入水中可以當做陰道炎的洗劑，和感冒、喉嚨痛和口腔痛的漱口藥用（但是不可以吞下去）。	警告：應該不可以內服，可能具有毒性。如果刺激性太強，請停止使用。或是以蒸餾水、蔬菜油、月見草油或維生素 E 油稀釋後使用，若是稀釋後仍然感到刺激，請停止使用。
百里香 thyme (*Thymus vulgaris*)	果實、花、葉子	植物化學因子：α-松脂、芹菜配質、β-胡蘿蔔素、龍腦、咖啡酸、樟腦、辛酸、香旱芹菜酚、葛縷酮、金雞納酸、肉桂酸、檸檬醛、丁子香酚、阿魏酸、沒食子酸、香葉醇、山柰酚、月桂酸、檸	可排氣並減輕發燒、頭痛和黏液，有很強的防腐性，可降低血膽固醇值。對氣喘、支氣管炎、哮喘和其他呼吸道的問題有益，有	

藥物植物	使用部位	化學及營養成分	用途	說明
		檬精油、沈香油透醇、樨草黃素、肉荳蔻脂酸、柚花素、橄欖油酸、對位香豆酸、對一異丙基甲苯、植物甾醇、迷迭香酸、水楊酸、單寧、百里香酚、烏素酸、香英酸。營養成分：胺基酸、鈣、必需脂肪酸、鐵、鎂、錳、璘、鉀、硒、鋅、維生素B₁、B₂、B₃和C。	助於發燒、頭痛和肺部疾病，消除由念珠菌引起的頭皮癢和頭皮屑。	
薑黃 turmeric (*Curcuma longa*)	地下根	植物化學因子：α-松脂、α-香油腦、洋甘菊環、β-胡蘿蔔素、龍腦、咖啡酸、丁香油透醇、肉桂酸、薑黃素、丁子香酚、癒創木酚、檸檬精油、沈香油透醇、1,8-桉油酚、對位香豆酸、對一異丙基甲苯、薑黃酮、香英酸營養成分：鈣、鐵、鎂、磷、鉀、鋅、維生素 B₁、B₂、B₃和C。	可對抗自由基的傷害，保護肝臟對抗毒素，抑制血小板凝集，幫助血液循環，降低血膽固醇和增進血管的健康。有抗菌、抗癌和抗感染的特性，對所有類型的關節炎都有助益。	當做緩和劑使用，而且是咖哩粉的主要成分。在實驗室的試驗中有抑制愛滋病病毒擴散的效果。警告：長期使用可能導致胃痛，不建議膽管阻塞的患者使用，因為薑黃會刺激膽汁分泌。
熊果葉 uva ursi (*Arctostaphylos uva-ursi*)	葉子	植物化學因子：熊果葉素、β-胡蘿蔔素、β-谷甾醇、鞣花酸、沒食子酸、hyperin、異槲皮鼠李苷（橡素）、楊梅樹皮素、橄欖油酸、槲黃素、槲皮鼠李苷（橡素）、烏素酸。營養成分：鈣、鐵、鎂、錳、磷、鉀、硒、鋅、維生素B₁、B₂、B₃和C。	促進體液的排泄，對抗細菌和強化心肌。對脾臟、肝臟、胰臟和小腸有益處。可以用來治療膀胱和腎臟感染、糖尿病和前列腺的疾病。	也稱為熊莓。警告：不建議懷孕期和哺乳期的婦女，及 12 歲以下的兒童使用。
纈草 valerian (*Valeriana officinalis*)	地下根、根部	植物化學因子：洋甘菊環、β-胡蘿蔔素、β-紫羅蘭酮、β-谷甾醇、龍腦、醋酸龍腦、咖啡酸、丁香油透醇、金雞納酸、異戊酸、山柰酚、檸檬精油、對位香豆酸、槲黃素、valepotriates、 valerenic acid、valerenone、戊酸營養成分：鈣、膽鹼、必需脂肪酸、鐵、鎂、錳、磷、鉀、硒、鋅、維生素 B₁、B₂、B₃和C。	可當做鎮靜劑使用，促進血液循環和降低感冒時分泌的鼻涕。對於焦慮、疲勞、高血壓、失眠症、腸躁症、經痛和肌肉抽筋、神經痛、抽筋、緊張和潰瘍有助益。	水溶性萃取物的形式，效果最好。警告：不可以和酒類同時使用。

藥物植物	使用部位	化學及營養成分	用途	說明
馬鞭草 vervain (*Verbena officinalis*)	花、葉子、嫩枝、莖部	植物化學因子：腺苷酸、aucubin、β-胡蘿蔔素、咖啡酸、檸檬醛、單寧、verben-alin、verbenin。	可強化神經系統，促進肝臟和膽囊的健康，降低興奮感和緊張感，增加排汗。促進月經週期和增進泌乳，用來治療輕微的憂鬱症、失眠症、頭痛、牙痛、傷口、發寒和發燒。	警告：懷孕期不可以使用，因為會刺激子宮收縮。
歐洲白櫟 white oak (*Quercus alba*)	樹皮	植物化學因子：β-胡蘿蔔素、β-谷甾醇、兒茶素、沒食子酸、果膠、槲黃素、槲皮鼠李苷（橡素）、單寧。營養成分：鈣、鐵、鎂、錳、磷、鉀、硒、鋅、維生素 B₁、B₂、B₃ 和 C。	可當做防腐劑使用，對皮膚傷口、蜜蜂叮咬、燒傷、腹瀉、發燒和發寒、支氣管炎、流鼻水、長春藤中毒、靜脈曲張有助益。對牙齒也很好，可以用來灌腸或沖洗。	
白柳 white willow (*Salix alba*)	樹皮	植物化學因子：芹菜配質、β-胡蘿蔔素、兒茶素、異槲皮鼠李苷（橡素）、木質素、對位香豆酸、槲黃素、芸香苷、水楊苷、水楊酸、單寧。營養成分：鈣、鐵、鎂、錳、磷、鉀、硒、鋅、維生素 B₁、B₂、B₃ 和 C。	可減輕疼痛。對過敏、頭痛、背痛、神經痛、關節痛、感染、經痛、牙痛和受傷有益處。	阿斯匹靈即為其衍生物。警告：懷孕期不建議使用。內服時可能會干擾鐵及其他礦物質的吸收，對阿斯匹靈過敏的人，不可以使用。
野黑櫻 wild cherry (*Prunus serotina*)	內層樹皮、根皮	植物化學因子：安息香醛、咖啡酸、山奈酚、對位香豆酸、槲黃素、莨菪酚、單寧、烏索酸。營養成分：鈣、鐵、鎂、磷、鉀、鋅。	可作為祛痰藥和溫和的鎮靜劑使用。對於咳嗽、發寒、支氣管炎、氣喘、消化性疾病和腹瀉有助益。	也稱為苦櫻桃、黑櫻桃、維吉尼亞櫻桃。警告：在懷孕期間不可以使用野黑櫻的樹皮，而且其葉子、樹皮和果實上的凹槽，含有毒性的氰酸，使用商業配方的糖漿或是酊劑比較好。
野馬郁蘭 wild oregano (*Origanum vulgare*)	葉子、嫩枝、莖部	植物化學因子：α-松脂、芹菜配質、β-胡蘿蔔素、龍腦、咖啡酸、樟腦、辛酸、香旱芹菜酚、丁香油透醇、兒	可對抗自由基、發炎和細菌、病毒及黴菌感染，可提升免疫系統。對於粉	超市販售的馬郁蘭（oregano）通常綜合了數種馬郁蘭，且不具野馬郁蘭

藥物植物	使用部位	化學及營養成分	用途	說明
		茶酚、金雞納酸、肉桂酸、eriodictyol、丁子香酚、香葉醇、山奈酚、檸檬精油、沈香油透醇、肉荳蔻脂酸、柚花素、柚苷、橄欖油酸、1,8-桉油酚、對位香豆酸、植物甾醇、櫟黃素、迷迭香酸、芸香苷、單寧、百里香酚、烏索酸、香莢酸、vitexin　營養成分：鈣、必需脂肪酸、鐵、鎂、錳、磷、鉀、鋅、維生素 A、B$_1$、B$_3$ 和 C。	刺、過敏、動物咬傷、關節炎、氣喘、香港腳、蜜蜂叮咬、支氣管炎、慢性傳染病、發寒、咳嗽、腹瀉、消化性問題、耳朵痛、溼疹、疲勞、牙齦疾病、頭痛、月經不規則、肌肉疼痛、寄生蟲感染、牛皮癬、鼻竇炎、皮膚感染、泌尿道疾病和傷口有用處。	（*Origanum vulgare*）的醫療效用。
野山藥 wild yam (*Dioscorea villosa*)	地下根、根部	植物化學因子：β-胡蘿蔔素、野蘋素。　營養成分：鈣、鉻、鐵、鎂、錳、磷、鉀、硒、鋅、維生素 B$_1$、B$_2$、B$_3$ 和 C。	鬆弛抽筋的肌肉，降低感染和促進排汗，成分和荷爾蒙黃體激素相似。對於疝氣、膽囊疾病、低血糖症、腸躁症、腎結石、神經痛、風溼病和婦女疾病有益處，包括經前症候群和更年期相關的症狀。	許多種以野山藥為基礎萃取出來的產品，包含植物的肥料和殺蟲劑。所以對於原料的選取、清潔和製造過程是很重要的。　警告：懷孕期間不應該使用。
冬青白珠樹 wintergreen (*Gaultheria procumbens*)	葉子、根部、莖部	植物化學因子：咖啡酸、阿魏酸、沒食子酸、對位香豆酸、甲基水楊酸、單寧、香莢酸。	減輕疼痛及降低發炎，促進血液循環，對於關節炎、頭痛、牙痛、肌肉酸痛及風溼性的疾病有益處。	冬青油由葉子蒸餾而來，使用在香水中添加香味。含一種具有百分之九十甲基水楊酸的化合物，成分和阿斯匹靈相似。
北美金縷梅 witch hazel (*Hamamelis virginiana*)	樹皮、葉子、細枝	植物化學因子：β-紫羅蘭酮、沒食子酸、異槲皮鼠李苷（橡素）、山奈酚、leucodelphinidin、myrcetin、酚類、櫟黃素、quercetin、皂素、單寧。	局部使用，具有收斂及治療的成分，可以減輕發癢的現象。對於痔瘡、口腔和皮膚感染，以及靜脈炎有益處，對護理皮膚也非常有效。	
藥用石蠶 wood betony (*Stachys officinalis*)	葉子	植物化學因子：甜菜鹼、咖啡酸、金雞納酸、迷迭香酸、水蘇鹼、單寧。	刺激心臟及放鬆的肌肉，增進消化作用及對食物攝取，	也稱為洋水蘇葉。警告：懷孕期間不應該使用。

藥物植物	使用部位	化學及營養成分	用途	說明
		營養成分：膽鹼、鎂、錳、磷。	對於心血管疾病、活動過度、神經痛、頭痛及焦慮症發作有益處。	
洋艾 wormwood (*Artemisia absinthium*)	葉子、頂部	植物化學因子：β-胡蘿蔔素、chamazulene、金雞納酸、異槲皮鼠李苷（橡素）、對位香豆酸、芸香苷、水楊酸、單寧、香莢酸。 營養成分：維生素C。	可作為温和的鎮靜劑，消除寄生蟲，增加胃酸和降低熱度。可用於失去食慾時，和肝臟、膽囊、腸和血管等疾病，包含偏頭痛之改善。局部使用有助於治療傷口、皮膚潰瘍及蚊蟲咬傷。	通常和黑胡桃木一起使用，來去除寄生蟲。 警告：懷孕期間不應該使用，因為會造成自發性的早產，可以長期習慣性使用。
黃酸模 yellow dock (*Rumex crispus*)	根部	植物化學因子：β-胡蘿蔔素、hyperoside、櫟黃素、槲皮鼠李苷（橡素）、芸香苷、單寧。 營養成分：鈣、鐵、鎂、錳、磷、鉀、硒、鋅、維生素 B_1、B_2、B_3 和 C。	可作為血液淨化劑或清潔劑，或是一般的滋補品來使用。可提升結腸和肝臟功能。對於鼻道和呼吸道發炎、貧血、肝臟疾病和皮膚病，如溼疹、蕁麻疹、牛皮癬和起疹子有益，和洋菝葜一起沖茶飲用，有助於慢性皮膚病。	也稱為皺葉酸模(curled dock)。 警告：黃酸模不應該加入湯或是沙拉中食用。因為其富含草酸鹽，會引起草酸中毒。
巴拉圭茶 yerba maté (*Ilex paraguariensis*)	葉子	植物化學因子：咖啡因、金雞納酸、葉綠素、芸香苷、單寧、咖啡鹼、茶鹼、烏索酸、香莢蘭素。 營養成分：膽鹼、肌醇、菸鹼素、吡哆醇、微量元素、維生素B_3、B_5、B_6、C和E。	可對抗自由基，清潔血液，抑制食慾，抗老化、刺激記憶、刺激可體松的產生，使神經系統維持在正常狀態，和其他藥用植物一起使用，可以增強治癒的能力，對於過敏、便秘和發炎性腸道疾病很有效。	也稱為馬黛茶、巴拉圭茶和南美冬青。 警告：患有失眠症的人不應該使用。
育亨賓 yohimbe (*Pausinystalia yohimbe*)	樹皮	植物化學因子：ajmaline、corynantheine、corynanthine、單寧、育亨賓素。	增加性慾和勃起組織的血流，也可以提升睪固酮量。	育亨賓是這種藥用植物的主要成分，可當做處方藥劑來出售。

藥物植物	使用部位	化學及營養成分	用途	說明
				警告：對某些人可能會引發焦慮、驚恐症發作和產生幻覺，也可能引起血壓和心跳加快、頭痛、頭昏眼花和皮膚泛紅。女性和高血壓患者、心臟、腎臟或肝臟疾病患者、精神病患者不應該使用。不應該和富含酪胺酸的食物，如起司、紅葡萄酒和肝臟一起食用，因為可能會有血壓增高的危險。
絲蘭 yucca (*Yucca baccata*)	根部	植物化學因子：β-胡蘿蔔素、sarsapogenin、單寧。 營養成分：鈣、鐵、鎂、錳、磷、鉀、硒、鋅、維生素 B_1、B_2、B_3 和 C。	可淨化血液，對於治療關節炎、骨質疏鬆症和發炎症有助益。	在某些診所是治療關節炎的例行處方，可以切碎加入水中（1杯的絲蘭加入2杯水中），可當做肥皂或洗髮精的替代品，也可加入洗髮精中使用。

藥用植物的作用和身體的目標器官

不同的藥用植物具有不同的效果，而且對不同的身體系統和器官會以其獨特的方式來產生作用。下表是將一些廣爲人知的藥用植物，根據其作用和主要活動區域將之分類。

抗菌／抗病毒	蘆薈、洋茴香、胭脂樹、紫雲英、黑胡桃木、貫葉澤蘭、乳香、牛蒡、貓薄荷、貓勾藤、番椒、香柏、小返魂、榭樹、繁縷、紫錐花、接骨木、麻黃、尤加利樹、大蒜、金印草、毛果云香葉、南美彎葉豆、葛、西洋鋸葉草、檸檬香茅、甘草、肉豆蔻、珍珠花、沒藥、橄欖葉、柳葉蓮生桂子花、蒺藜、保哥果、紅花苜蓿、玫瑰、迷迭香、龍血、北美滑榆、巴西人參、茶樹、薑黃、熊果葉、纈草、歐洲白櫟、野馬郁蘭。
抗癌／抗腫瘤	紫雲英、樺樹、牛蒡、貓勾藤、榭樹、美登木屬、小紅莓、蒲公英、茴香、大蒜、綠茶、甘草、肉豆蔻、牛奶薊、蘿勒、保哥果、迷迭香、巴西人參、薑黃。

作用	藥用植物
抗黴菌	西印度櫻桃、苜蓿、蘆薈、黑胡桃木、乳香、牛蒡、香柏、肉桂、南美彎葉豆、蒺藜、迷迭香、龍血、茶樹、野馬郁蘭。
抗發炎	苜蓿、蘆薈、胭脂樹、南非醉茄、山桑椹、樺樹、幸福薊、波耳多樹、貫葉澤蘭、乳香、布枯、假葉樹、金盞花、貓薄荷、貓勾藤、洋甘菊、小返魂、美登木屬、魔鬼爪、紫錐花、接骨木、葫蘆巴、小白菊、亞麻、薑、金印草、毛果云香葉、南美彎葉豆、檜柏、西洋鋸葉草、甘草、肉豆蔻、珍珠花、毛蕊花、芥菜類、柳葉蓮生桂子、蒺藜、臀果木、迷迭香、龍血、巴西人參、薑黃、白柳、野馬郁蘭、野山藥、冬青白珠樹、北美金縷梅、黃酸模。
抗氧化	西印度櫻桃、胭脂樹、山桑椹、牛蒡、貓勾藤、芹菜、榭樹、接骨木、薑、銀杏、綠茶、南美彎葉豆、牛奶薊、橄欖葉、迷迭香、龍血、薑黃、野馬郁蘭、巴拉圭茶。
清潔劑／解毒劑	苜蓿、黑胡桃木、幸福薊、藥鼠李、貓勾藤、香柏、蒲公英、接骨木、大蒜、薑、金印草、巴西野茶膏、甘草、勃起樹根、尖頭葉十大功勞、保哥果、迷迭香、野山藥、巴拉圭茶。

身體系統／器官	藥用植物
骨／關節	苜蓿、北美升麻、乳香、貓勾藤、番椒、芹菜、美登木屬、蒲公英、魔鬼爪、小白菊、亞麻、大蒜、薑、木賊、南美彎葉豆、勃起樹根、蕁麻、橄欖葉、保哥果、薄荷、櫻草花、紅覆盆子、金絲桃、洋菝葜、並頭草、巴西人參、野馬郁蘭、野山藥、冬青白珠樹、絲蘭。
腦／神經系統	南非醉茄、紫雲英、臘果楊梅、山桑椹、幸福薊、藍升麻、貓薄荷、芹菜、洋甘菊、安古牡荊、魔鬼爪、當歸、麻黃、小米草、茴香、葫蘆巴、小白菊、薑、人參、金印草、雷公根、巴西野茶膏、蛇麻草、毛果云香葉、爪哇胡椒、葛、薰衣草、檸檬香茅、甘草、藥屬葵、茺蔚屬植物、勃起樹根、燕麥桿、西番蓮、薄荷、車前草、迷迭香、歐鼠尾草、金絲桃、洋菝葜、並頭草、蔓虎刺、石根、巴西人參、百里香、纈草、馬鞭草、白柳、野黑櫻、野馬郁蘭、冬青白珠樹、藥用石蠶、洋艾、巴拉圭茶。
循環／心血管系統	蘆薈、刺檗、臘果楊梅、山桑椹、北美升麻、黑胡桃木、幸福薊、琉璃苣、乳香、假葉樹、番椒、芹菜、繁縷、肉桂、魔鬼爪、接骨木、大蒜、龍膽、薑、銀杏、人參、雷公根、綠茶、山楂、蛇麻草、馬栗樹、木賊、牛膝草、毛果云香葉、葛、甘草、茺蔚屬植物、勃起樹根、橄欖葉、蘿勒、西番蓮、保哥果、薄荷、櫻草花、迷迭香、並頭草、巴西人參、熊果葉、纈草、歐洲白櫟、冬青白珠樹、藥用石蠶。
腸胃／消化系統	西印度櫻桃、苜蓿、蘆薈、洋茴香、胭脂樹、山桑椹、黑胡桃木、幸福薊、波耳多樹、乳香、布枯、牛蒡、藥鼠李、貓薄荷、番椒、洋甘菊、小返魂、美登木屬、肉桂、丁香、蒲公英、魔鬼爪、茴香、葫蘆巴、亞麻、大蒜、龍膽、薑、人參、金印草、雷公根、綠茶、巴西野茶膏、木賊、苦薄荷、毛果云香葉、檜柏、爪哇胡椒、葛、西洋鋸葉草、檸檬香茅、甘草、肉豆蔻、藥屬葵、珍珠花、勃起樹根、芥菜類、橄欖葉、尖頭葉十大功勞、木瓜、蘿勒、保哥果、薄荷、車前草、蒺藜、紅花苜蓿、紅覆盆子、迷迭香、歐鼠尾草、北美滑榆、石根、巴西人參、百里香、薑黃、熊果葉、纈草、馬鞭草、歐洲白櫟、野黑櫻、野馬郁蘭、藥用石蠶、洋艾、黃酸模、巴拉圭茶。

身體系統／器官	藥用植物
毛髮／指甲／牙齒	琉璃苣、牛蒡、丁香、蛇麻草、木賊、鹿角菜、檸檬香茅、勃起樹根、蕁麻、紅覆盆子、歐鼠尾草、茶樹、馬鞭草、白柳、冬青白珠樹。
免疫系統	南非醉茄、紫雲英、臘果楊梅、牛蒡、貓勾藤、香柏、美登木屬、魔鬼爪、紫錐花、麻黃、小米草、接骨木、大蒜、人參、金印草、綠茶、苦薄荷、甘草、maca、肉豆蔻、牛奶薊、沒藥、保哥果、蒺藜、紅花苜蓿、巴西人參、白柳、野馬郁蘭、巴拉圭茶。
肌肉	藍升麻、芹菜、小返魂、美登木屬、尤加利樹、小白菊、薑、山楂、馬栗樹、木賊、爪哇胡椒、西洋鋸葉草、甘草、肉豆蔻、珍珠花、蒺藜、並頭草、熊果葉、纈草、野馬郁蘭、野山藥、冬青白珠樹、藥用石蠶。
生殖系統	更年期：安古牡荊、蒲公英、魔鬼爪、爪哇胡椒、甘草、茺蔚屬植物、蒺藜、歐鼠尾草、巴西人參、野山藥。 月經期：北美升麻、藍升麻、金盞花、洋甘菊、安古牡荊、美登木屬、玉蜀黍絲、肝門莢、當歸、false unicorn root、小白菊、甘草、maca、肉豆蔻、茺蔚屬植物、勃起樹根、櫻草花、紅覆盆子、迷迭香、洋菝葜、蔓虎刺、纈草、白柳、野馬郁蘭、野山藥。 前列腺：布枯、金印草、紫花蘭香草根、木賊、繡球花、檜柏、甘草、牛奶薊、蘿勒、南瓜、臀果木、鋸櫚、熊果葉。 性功能／荷爾蒙：苜蓿、南非醉茄、安古牡荊、美登木屬、透納樹、當歸、false unicorn root、雷公根、勃起樹根、蒺藜、洋菝葜、鋸櫚、育亨賓。
呼吸道	洋茴香、紫雲英、貫葉澤蘭、乳香、貓薄荷、番椒、小返魂、美登木屬、繁縷、接骨木、麻黃、尤加利樹、茴香、葫蘆巴、小白菊、大蒜、銀杏、人參、金印草、綠茶、苦薄荷、木賊、鹿角菜、毛果云香葉、南美彎葉豆、檜柏、甘草、肉豆蔻、勃起樹根、毛蕊花、芥菜類、沒藥、蕁麻、蘿勒、車前草、柳葉蓮生桂子花、紅花苜蓿、石根、百里香、歐洲白櫟、野黑櫻、野馬郁蘭、黃酸模。
皮膚	西印度櫻桃、苜蓿、蘆薈、胭脂樹、刺檗、琉璃苣、乳香、金盞花、樹樹、繁縷、美登木屬、康復力草、小紅莓、接骨木、亞麻、綠茶、木賊、鹿角菜、薰衣草、檸檬香茅、藥屬葵、牛奶薊、沒藥、燕麥桿、橄欖葉、尖頭葉十大功勞、櫻草花、紅花苜蓿、紅覆盆子、龍血、洋菝葜、茶樹、歐洲白櫟、野馬郁蘭、北美金縷梅、洋艾、黃酸模。
泌尿道	胭脂樹、山桑椹、樺樹、布枯、假葉樹、番椒、芹菜、香柏、小返魂、玉蜀黍絲、小紅莓、蒲公英、魔鬼爪、茴香、銀杏、金印草、雷公根、紫花蘭香草根、巴西野茶膏、繡球花、南美彎葉豆、檜柏、爪哇胡椒、藥屬葵、牛奶薊、毛蕊花、蕁麻、蘿勒、車前草、蒺藜、南瓜、玫瑰、紅花苜蓿、鋸櫚、北美滑榆、石根、熊果葉、野馬郁蘭、野山藥。

第 2 部

各種疾病的治療

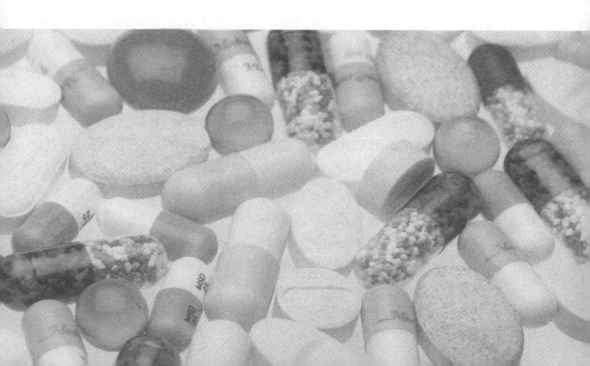

引　言

　　在前面的第一部之中我們探討身體對飲食和營養素的需求。為了保持健康，身體的各部分必須得到充足的能量，使身體不致於發生損害。現今的環境中我們會面臨到各種壓力，身體必須有足夠的營養補充，來維持我們健康的免疫系統。如果免疫系統衰弱，身體便容易受環境中有害物質的侵入。

　　第二部將按照疾病類別，列出身體因各種過度的壓力，或不良的飲食習慣所導致的各種病症。這些症狀的描述，有助於你來辨認是否患有此疾病。假如你的症狀與我們描述的某一病症符合，還要請與你的醫師確認。

　　你的醫師會建議你做一些檢驗來幫助診斷。有些檢驗，例如，羊膜穿刺或外科切片檢查是具有侵入性的；其他像驗尿，是不具侵入性的。許多診斷檢驗，特別是一些新的檢驗，例如，磁共振影像處理和電腦斷層掃描是相當昂貴的。所以，在你接受檢驗之前必須了解這個檢驗，要怎麼做、要檢驗什麼、為何在你的案例中它是必須的、有什麼潛在的危險、它將花費多少，最重要的是你必須要覺得你的決定是對的。你也應該告訴你的醫師你平日服用的所有藥物（包括天然藥物）和營養補充品；任何已知對你過敏的食物、藥物、麻醉劑、X 射線等物質；和其他你可能有的特殊考慮因素，例如懷孕是否適合等等。

　　一旦經由診斷確認後，你可以參考本書所提供的飲食指南、建議事項和營養補充計畫，來幫助你儘快恢復健康。你必須知道有關你所服用的任何營養補充品（在第一部中有詳盡的營養補充品資料）。第二部中大多數的建議不是單獨被使用，就是配合其他的治療方法。如果你對我們所建議的營養素或治療方法有疑問時，請向你的醫師請教。

　　最後有關本書所提到的商品名。有時我們被建議使用特定廠商所製造的特定產品。這些建議商品也許是製造商特有的，再加上一些市面上的一般商品。那並不意味著你只能服用這種產品，也不是只有這些產品才有這種功效。有許多來自不同廠商的好的補充品和營養品可被利用，這些新產品多半

會在市場上被介紹。然而，我們希望能選用建議的產品，因為它們是有效的而且有好的品質。

判別各種症狀

不同的疾病可能有相同的症狀。下面表格列出一些常見疾病及其相對的症狀。但是它並不能代替專業的診斷。雖然你可能有下列的某些症狀，但你未必患有任何列於右欄的疾病。你的身體只是在向你傳達有某部位不對勁了的訊息。學習聽從身體傳達的訊息，有助於你在病發之前及時遏止這個問題。如果你有下列任一症狀，請向醫師諮詢。

症狀	可能原因
腹部疼痛	橫越腹部：膀胱或腎臟疾病、骨盆發炎性疾病、經前症候群、子宮下垂（脫出）。 肚臍周圍：闌尾炎、便秘、脹氣。 左下方：結腸炎、克隆氏症（局部性迴腸炎）、腹瀉、憩室炎、乳糖不耐症、卵巢囊腫、區域性腸炎、子宮纖維瘤或息肉。 右下方：急性闌尾炎、結腸炎、克隆氏症、子宮纖維瘤或息肉。 左上方：食物過敏、胃灼熱、食道裂孔疝氣（hiatal hernia）、腸躁症、胃潰瘍。 右上方肋骨處：肝臟或膽囊問題。 整個區域：子宮內膜異位、食物中毒、內臟損傷、消化不良、流產、壓力。
肛門出血、癢、痛、腫	膿瘍、過敏、肛門裂傷、挫傷、惡性腫瘤、念珠菌病、克隆氏症、囊腫、憩室炎、食物中毒、生殖器疣、痔瘡、感染、肌肉痙攣、蟯蟲、息肉、性傳染疾病、腫瘤、潰瘍、潰瘍性結腸炎。
背痛	主動脈瘤、關節炎、不良的睡／坐姿勢、惡性腫瘤、椎間盤疾病、子宮內膜異位、膽囊疾病、心臟病發作、不適當的舉起、損傷、腎臟疾病、缺乏運動、月經性痙攣、肌肉痙攣、肥胖、骨質疏鬆症、佩傑特氏病（變形性骨炎）、骨盆發炎性疾病、胃潰瘍、肺炎、姿勢不當、懷孕、脊柱

症狀	可能原因
	側凸、脊髓腫瘤、扭傷、肌肉和／或韌帶拉傷、泌尿道感染、子宮纖維瘤。
呼吸不良	牙齒膿瘡、不正常的貪食或非自然的經常飢餓、便秘、糖尿病、口腔乾燥、齒齦疾病、消化不良、感染（特別是靜脈竇和肺臟感染）、肝臟疾病、肺臟疾病、口腔潰瘍、口呼吸、牙周病、口腔衛生習慣缺乏、腎衰竭、肝功能失常、代謝性疾病、竇炎、齲齒。
出血、月經量過多或是不規則	血液凝固異常、癌症、子宮內膜炎、內分泌異常、荷爾蒙不平衡、停經、流產、過量飲食或劇烈運動、尿道感染、使用不適合的口服避孕藥、甲狀腺異常、子宮肌瘤或纖維化、陰道感染、體重減輕和增加。
習慣性眨眼	焦慮、眼睛乾燥、眼睛中有異質物、損傷、表情肌痙攣或表情肌抽筋（也許發生在杜萊德氏症侯群）、帕金森氏症、中風、使用隱形眼鏡。
腫脹	過敏、闌尾炎、腸或腎阻塞、腎上腺疾病、憩室炎、水腫、膽囊疾病、心臟病發作、腸躁症、腎臟疾病、乳糖不耐症、月經期間、過度進食、胃潰瘍、腫瘤。
痰、嘔吐物、尿液、糞便、或來自陰道或陰莖中有血	肺部組織血液凝集且增大、惡性腫瘤、痔瘡、感染、胃潰瘍、息肉、前列腺炎、前列腺癌、血管破裂、性傳染疾病、腫瘤。
身體痠痛	關節炎、感染、流行性感冒、狼瘡、萊姆病、過度操勞。
體味	便秘、糖尿病、過多毒素、腸胃異常、消化不良、感染、肝功能障礙、衛生習慣缺乏。
乳房腫塊	癤、惡性腫瘤、囊腫、纖維囊腫疾病、損傷、輸乳管感染、汗腺或淋巴結感染、經前症候群。
乳房壓痛	胸部靜脈中有血塊、哺餵母乳之相關問題、惡性腫瘤、雌激素治療、脂肪、鹽和／或咖啡因攝取過多、乳房纖維囊腫疾病、荷爾蒙失調、更年期、懷孕、經前症候群、壓力。
呼吸淺短（氣促）	氣喘病、循環系統疾病（特別是婦女）、慢性支氣管炎、纖維性囊腫、肺氣種、肥胖、驚恐症、肺炎。
易瘀傷	愛滋病（後天免疫不全症候群）、貧血、惡性腫瘤、庫辛氏症候群、藥物反應、血友病、肝臟或腎臟疾病、維生素C或維生素K缺乏、衰弱的免疫系統。

症狀	可能原因
胸痛	心絞痛、焦慮、肋骨挫傷或斷裂、心臟炎（心肌發炎）、冠狀動脈疾病、脹氣、心臟病發作、胃灼熱、食道裂孔疝氣、換氣過度、肋膜炎、肺炎、肌肉緊張、壓力。
寒顫	急性傳染、貧血、暴露於低溫中、發燒、低體溫症、休克。
冒冷汗	愛滋病、惡性腫瘤、糖尿病、食物中毒、流行性感冒、更年期、單核白血球增多症、嚴重的心臟或循環的疾病、休克、結核病。
咳嗽、持續性	過敏、氣喘、癌症、慢性支氣管炎、肺氣腫、肺炎、鼻後漏、肺結核。
妄想	酒精濫用、闌尾炎、糖尿病、藥物反應、癲癇、高燒、藥物過量、躁症發作、中風。
定向力障礙	酒精濫用、阿茲海默氏症、貧血、急性焦慮（驚恐症）、藥物反應或過量、低血糖症、循環不良、精神分裂症、癲癇發作、中風、短暫性缺血症發作（TIA；暫時的干擾血液流到腦）。
頭暈	急性焦慮（驚恐症）、過敏、貧血、腦腫瘤、吸入化學產品、糖尿病、藥物反應、心臟疾病、高血壓、低血糖症、感染、低血壓、梅尼艾氏病（耳性眩暈症候群）、動暈症、壓力、中風、眩暈。
複視	白內障、腦震盪、酒精攝取過多、眼疾、甲狀腺機能亢進。
流口水	藥物斷除、不合適的假牙、帕金森氏症、懷孕相關的問題、唾腺疾病、癲癇發作、中風。
困倦	急性腎衰竭、過敏、咖啡因斷除、藥物反應或過量、腦炎、發作性昏睡病、頭骨骨折、睡眠疾病。
口乾	年老、用口呼吸、糖尿病、脫水、藥物反應、索格倫氏症候群。
耳朵異常	耳咽管阻塞、耳垢阻塞、免疫系統官能障礙、感染、中耳感染、鼓膜破裂、嚴重頭部傷害、腫瘤。
眼睛腫脹	動脈瘤、血液凝結或出血、青光眼、甲狀腺機能亢進、感染。
眼瞼下垂	臘腸桿菌中毒、糖尿病、頭部或眼瞼傷害、甲狀腺機能不足、肌肉無力、中風。

症狀	可能原因
持續性發燒	愛滋病、自體免疫疾病、惡性腫瘤（特別是白血病、腎臟癌、淋巴瘤）、慢性支氣管炎、慢性感染、糖尿病、肝炎、流行性感冒、單核白血球增多症、風溼病。
面部潮紅	喝酒、焦慮、脫水、糖尿病、心臟疾病、高血壓、甲狀腺機能亢進、更年期、懷孕、酒糟鼻、服用高劑量的菸鹼素或降膽固醇藥物。
脹氣、經常打嗝	過敏、念珠球菌感染、消化問題、膽囊問題、腸阻塞、腸寄生蟲、腸躁症、乳糖不耐症、胃酸缺乏、吞嚥空氣。
手腳冰冷	循環的問題、暴露於低溫中、雷諾氏現象、壓力。
持續性頭痛	過敏、氣喘病、腦腫瘤、聚集型頭痛、藥物反應、眼睛疲勞、青光眼、高血壓、偏頭痛、竇炎、壓力、維生素缺乏。
心跳不規律或快速	貧血、焦慮、動脈硬化症、氣喘病、攝取咖啡因、酒精或菸草、鈣、鎂、鉀缺乏、惡性腫瘤、循環系統疾病、藥物反應、發燒、心臟病發作、高血壓、荷爾蒙失調、低血壓、肥胖、飲食過量、運動過度。
熱汗後寒顫	急性感染、飲酒過量或糖的食用、發燒、低血糖症、甲狀腺疾病、結核病（主要夜晚冒汗）。
大小便失禁	神經性疾病、阿茲海默氏症、萎縮性陰道炎、膀胱感染、糖尿病、液體攝取過多、肌肉失去協調、多發性硬化症、前列腺炎、心理學上的問題、被限制行動的、脊髓外傷、中風、泌尿道感染。
性交疼痛	子宮內膜異位、女陰發炎或感染、肌肉痙攣、性交時姿勢異常、泌尿道感染、陰道乾燥。
易怒、情緒起伏	酒精或藥物濫用、阿茲海默氏症、焦慮、腦腫瘤、憂鬱症、糖尿病、藥物反應、糖攝取過多、食物過敏、荷爾蒙失調、甲狀腺機能亢進、低血糖症、甲狀腺機能不足、更年期、營養缺乏、經前症候群、精神分裂症、壓力、中風、任一實際上的慢性疾病或殘疾。
關節疼痛或腫大	關節炎、骨癌、骨折、骨刺、黏液囊發炎、手腕隧道症候群、長期的過度使用、肝硬化、糖尿病、水腫、痛風、血友病、肝炎、荷爾蒙失調、感染、損傷、腎臟疾病、萊姆病、狼瘡、神經炎、佩傑特氏病（變形性骨炎）、風溼熱、扭傷、肌肉和／或韌帶拉傷、腱炎。

症狀	可能原因
腿痛	動脈硬化症、骨折、惡性腫瘤（癌症）、纖維肌痛症、損傷、不適當的鞋、萊姆病、肥胖、軟骨病、過度使用、佩傑特氏病（變形性骨炎）、佝僂病、坐骨神經痛、腱炎、血栓靜脈炎、椎間盤或脊管的感染或腫瘤。
淋巴結腫大	愛滋病、任何急性或慢性的感染、惡性腫瘤、淋巴瘤、金屬毒性。
肌肉失去協調	酒精或藥物濫用、極度疲憊、纖維肌痛症、頭部傷害、多發性硬化症、原因未明原發性肌營養不良（muscular dystrophy）、發作性昏睡病、過度使用、帕金森氏症、癲癇發作、中風。
肌肉痙攣	關節炎、鈣、鎂、鉀缺乏、脫水、糖尿病、甲狀腺機能不足、損傷、過度使用、循環不良。
肌肉疼痛、虛弱	貧血、關節炎、慢性疲勞症候群、脫水、糖尿病、藥物反應、發燒、纖維肌痛症、感染、損傷、狼瘡、多發性硬化症、過度使用。
噁心	愛滋病、喝酒、過敏、焦慮、惡性腫瘤、腹腔疾病、肝硬化、銅中毒、脫水、藥物斷除、子宮內膜異位、極端疲勞、食物中毒、膽囊疾病、心臟病發作、肝炎、荷爾蒙失調、消化不良、流行性感冒、腎臟疾病、腎結石、梅尼艾氏病（耳性眩暈症候群）、偏頭痛、晨吐（懷孕）、動暈症、胰臟炎、中毒、寶炎、壓力、潰瘍性結腸炎。
頸部疼痛、僵硬	過敏、睡覺姿勢不良、椎間盤疾病、纖維肌痛症、損傷、腦膜炎、肌肉和／或韌帶拉傷、壓力。
夜汗	愛滋病、焦慮、自體免疫疾病、腸病、惡性腫瘤、循環系統疾病、發燒、肝炎、更年期、睡眠窒息症、壓力、結核病、衰弱的免疫系統。
麻痺	手腕隧道症候群、糖尿病、換氣過度、多發性硬化症、神經夾傷、循環不良、風溼性關節炎、中風、短暫性缺血症發作（TIA）。
脈搏虛弱	失血、脫水、藥物反應、心臟病發作、低血壓、營養不良、休克、外傷、嘔吐。
癲癇發作	酒精中毒、阿茲海默氏症、藥物濫用、藥物反應、腦炎、癲癇、頭部傷害、高燒、腦膜炎、中風、腫瘤。

症狀	可能原因
吞嚥困難	不正常的貪食或非自然的經常飢餓、惡性腫瘤、脫水、口乾、食道裂孔疝氣、壓力、腫瘤。
出汗、過度的	喝酒、焦慮、心血管疾病、吃熱的或辣的食物、纖維性囊腫、發燒、食物過敏、荷爾蒙不平衡、甲狀腺機能亢進、感染、腎臟疾病、肝疾病、淋巴瘤、痢疾、停經、過度縱慾、肺炎、壓力。
足踝、腳、腿、手、腹部腫大	關節炎、黏液囊發炎、循環系統疾病、長期的過度使用、肝硬化、糖尿病、藥物反應、水腫、食物過敏、痛風、不適當的鞋、關節感染、腎臟疾病、狼瘡、淋巴腺疾病、循環不良、懷孕、經前症候群、扭傷、肌肉和／或韌帶拉傷、靜脈曲張。
極度口渴	脫水、糖尿病、腹瀉、藥物反應、發燒、更年期相關問題、任何濾過性病毒或細菌感染。
震顫	酒精中毒、焦慮、攝取咖啡因、藥物反應、甲狀腺機能亢進、多發性硬化症、肌肉疲勞、帕金森氏症、中風、壓力、腫瘤、藥物或酒精斷除。
頻尿	酒精或咖啡因攝取、膀胱感染、惡性腫瘤、庫辛氏症候群、糖尿病、藥物反應、攝取過多液體、腎或膀胱結石、懷孕、前列腺炎。
陰道有排出物、癢	過敏、惡性腫瘤、披衣菌病、外陰部疱疹、骨盆發炎性疾病、息肉、性傳染疾病、泌尿道感染、陰道炎、酵母菌感染。
體重增加	年老、充血性心臟衰竭、憂鬱症、糖尿病、藥物反應、水腫、荷爾蒙失調、甲狀腺機能不足、腎臟疾病、缺乏運動、過度進食、貧乏的飲食。
體重減少	年老、愛滋病、阿茲海默氏症、神經性厭食症、惡性腫瘤、慢性感染、憂鬱症、糖尿病、肝炎、甲狀腺機能亢進、吸收不良症候群、單核白血球增多症、帕金森氏症、壓力、結核病。
氣喘	過敏、氣喘病、支氣管炎、循環系統疾病、慢性支氣管炎、假膜性喉炎、肺氣腫、肺癌、肺炎、抽菸、上呼吸道感染。

(1)神經系統與精神疾病

酒精中毒（Alcoholism）

　　根據估計，有百分之七十五的美國人有飲用酒類的習慣。而且不難看見，在十個飲酒人口中就有一個人是處於具有不利影響的酒精攝取方式。酒精中毒是一種慢性疾病的狀態，以依賴酒精為顯著的標記。這種依賴可能是生理上的、生理上的，或是兩者兼具的。這裡有兩個與酒精相關，但是類別不同的問題：酒精濫用，或說是「有問題的飲酒方式」；及依賴酒精，或說是「酒精中毒」。有問題的飲酒者，其實在喝酒時有一定的規則，雖然可能需要旁人的支持或是引導。但是有問題的飲酒者在生理和／或情緒上，並不像慢性酗酒者或酒精中毒者一樣依賴酒精。為了實際上的考量，我們將酒精中毒的適用標準放寬。但是牢記酒精濫用及酒精依賴的差異性，仍是十分重要的。

　　酒精中毒在男性中的發生率，幾乎是女性的四倍。但女性酒精中毒的發生率，正如在兒童、青少年和大學生之中的中毒率一樣節節上升中。女性在生理上，對酒精比男性更為敏感。因為女性的身體組成，水分占的比例較少、脂肪占的比例較多；酒精在血液中的濃度相對地就會變得比較高，而停留在體內的時間也會比較長。更因為男性會比女性產生更多的酒精去氫酶；這種酵素可以將酒精在尚未進入血液前，先在胃中分解掉。就算將女性的體重調整到和男性一樣，等量的酒精對女性的影響還是比對男性大得多。這就是為什麼長期間濫用酒精，對女性而言有更嚴重影響結果的原因。雖然男、女性因為酒精中毒引起相同的疾病，但是女性消耗酒精的比例就是比較低。舉例來說，女性罹患了肝臟疾病，但攝取的酒精卻比男性少。同樣的，女性也必須承擔因攝取酒精，使得骨質代謝不利、引起骨質疏鬆症的風險。由於

酒精濫用引起的早產兒，女性的猝死率也比男性高了百分之五十至百分之百。

　　酒精中毒的女性比男性更容易經歷心理上的疾病，包括憂鬱、焦慮和飲食方面的毛病。通常這些疾病在酒精中毒前就存在了，這表示問題沒有解決前，酒精中毒者是不會停止喝酒的。所以通常另外治療這些心理疾病，是有必要的。儘早開始治療，或許有助於阻止酒精濫用的發生。

　　酒精對於每一個人的影響並不相同。有些人可能在喝下第一杯酒就會醉了，其他人可能在喝了四或五杯之後，才會表現出受到酒精的一點影響，後者可能已經建立起對酒精的耐受性了。對酒精中毒的人來說，開始喝了一杯酒以後，就會渴望再多喝幾杯。酒精中毒是一種逐漸進行的疾病，大多數起源於接受社交性的飲酒。而且傾向於在各種情緒下，喝上一杯酒：喝一杯酒冷靜一下；喝一杯酒振作起來；喝一杯酒慶祝一下；喝一杯酒忘掉憂傷；和其他的種種情緒。酒精中毒者很快的就不需要因為藉口而喝酒，在此時，酒精中毒者就會完全被自己對酒精的依賴所控制住。縱情於飲酒經常會導致飲酒者有憂鬱、焦慮、記憶喪失及缺乏統合能力的狀況，而且會過分擴大違反社交的舉止，諸如攻擊他人和／或其他在人格上的缺失。喝醉酒一開始會引起血壓和心跳率的增加，之後再降低，而增長對酒精的消耗時間及消耗量。不規則、無效率的心搏會引起中風，呼吸率降低，反射和反應的時間也會變慢。

　　酒精中毒者通常會對自己強迫性的行為感到羞愧和生氣，而且將這些不好的情緒深深地藏在心中。也因此常常會引發未來酒精濫用的契機，正如他們藉由酒精來麻痺疼痛一樣。酒精中毒者也會將一些不切實際的挫折感引發出來。

　　國際酒精中毒及藥物依賴會議和美國藥物上癮團體定義酒精中毒，如同「一種原始的、慢性的基因上和生理上的疾病，而且環境因子會影響其發展和表現」。這對每一個人來說都是一種複雜的疾病；沒有任何一個病例是相同的。有一些人在成為臨床上的酒精依賴者前，可能已經有多年攝取適度至高量酒精的紀錄。其他人可能在喝下第一杯酒之後，就成了上癮者。醫藥科學還沒有辦法解釋，為什麼一個人不喝酒或是喝得很少，但是其他人卻會喝得過量。然而目前知道的是，酒精本身並不是引起酒精中毒唯一的原因。這個需要考慮的爭論在於，酒精中毒是基因、環境或是生理上引起的。酒精中毒者的家族史中，通常男性和女性都會有這種疾病。而且研究發現，這種疾

病幾乎有百分之五十的風險會遺傳。當這個考量中的證據支持各方面的起因，酒精中毒的實際起因可能就在各種假設之間；酒精中毒可能起源於多種原因的交互作用下。

就身體來考量，酒精是一種毒素。長期消耗酒精會產生一些影響，包括傷害腦部、肝臟、十二指腸和中樞神經系統。酒精不只會降低運送至腦部的氧氣量，也會直接傷害腦細胞，而導致健忘症、失去判斷力、產生幻覺、情緒不穩定，而且還會產生—若是極度濫用酒精—癲癇發作和神經性的疾病。酒精中毒會引發對身體每一個細胞的代謝性損害，以及抑制免疫系統的功能。可能需要很多年才會讓過度飲酒的結果明顯浮現，但只要酒精中毒的患者持續飲酒，這些人的生命期可能會縮短 10 年至 15 年，甚至更多。

肝臟會處理攝取到體內百分之九十五的酒精，其速率是每小時大約四分之一到二分之一盎司（1 盎司約 28.35 毫升）。重複不停地飲用酒精，會抑制肝臟生產代謝酵素，阻礙身體對蛋白質、脂肪、脂溶性的維生素（維生素 A、D、E 和 K）、維生素 B 群（特別是維生素 B_1 和葉酸）和其他水溶性維生素的吸收能力。酒精會抑制對蛋白質的攝取，導致胺基酸的缺乏，和減少體內鋅的儲存量。更甚者，會使得許多的必需營養素不再持續被身體利用；而是很快地經由尿液被排出體外。對肝臟而言，酒精毒性的影響是很嚴重的。首先，過多的脂肪會累積在肝臟中，原因是酒精會影響身體適量代謝脂肪的能力。其次，酒精中毒者可能會發展成肝炎，這是種讓肝細胞長期處於發炎，及可能導致肝細胞壞死的狀況。最後，通常卻是致命性的，酒精中毒者肝臟的損害，會進行到肝硬化的階段。肝硬化是一種肝臟的特徵為發炎、硬化及產生瘢痕的疾病，會妨礙血流正常地通過肝臟，抑制肝臟過濾毒素和外來物質的能力。據估計，有五分之一的慢性酒精中毒患者，會受到肝硬化的影響。

肝臟是體內最強韌的器官之一。肝臟也是唯一在受到某些特定型態的傷害之後，還能夠自體重生的器官。若是手術切除了百分之二十五以上的肝臟，經過一段時間之後，肝臟還可以長回到原來的形狀和大小。但若是適當地照料肝臟而不濫用這種功能，這種能力還是可以繼續作用幾十年的。酒精是肝臟不能順利分解的毒素之一。肝臟無法在受到酒精嚴重地損害後，還能夠持續進行新生。

以下還有幾個影響酒精中毒者健康的狀況。酒精中毒者時常會經歷周邊

神經系統的損害，這種傷害在一開始可能是手部或是足部失去感覺，而且會伴隨著行走困難。慢性酒精中毒也會引發胰臟發炎，因而阻礙身體消化脂肪和其他營養素的能力，導致糖尿病的產生。酒精中毒者，會因為酒精的毒性直接影響而面臨讓口腔癌、咽喉癌及胃癌發生的風險增加。肝癌、結腸癌及乳癌發生的風險，也會隨著酒精的濫用而加重。酗酒的同時通常也會吸菸，因此罹患癌症的機率更是提增了百分之五十以上。有問題的飲酒者，也可能會經歷高血壓、睪固酮的分泌減少、皮膚表面的血管清晰可見，且會病理性地使心臟肥大，而造成鬱血性心衰竭。

酗酒所引發的社會問題，也是很嚴重的。酒精濫用藉由交通及其他意外、粗劣的工作表現和對整個家庭的情緒性傷害，而對社會敲響了警鐘。

在懷孕期飲酒，更是特別地具有危險性。婦女在懷孕期間消耗酒精，可能會導致胎兒發育的缺陷及增加流產的機會。酒精會通過母體的胎盤，而進入胎兒的循環系統中。這種毒性物質，會抑制胎兒中樞神經系統的發展。更甚者，胎兒的肝臟會試圖代謝酒精，但是胎兒的肝臟尚未發育完全，所以酒精還是會停留在胎兒的循環系統中。懷孕期的婦女飲酒，也會造成生出來的嬰兒有較低的出生體重。這些嬰兒的發育會較為延遲或是受到阻礙；腦部可能會比正常的嬰兒小，智商會較一般人低，甚至會面臨心智遲緩的問題。四肢、關節、手指頭及面部的容貌，可能會有殘缺。心臟及腎臟可能有缺陷，皮膚可能會發生異常。有一些孩童在母體子宮內暴露於酒精之中，而在青春期顯現出過動的情形以及表現出缺乏學習能力。每一個懷孕期飲酒的婦女，都會讓自己的孩子一出生就面臨罹患胎兒酒精症候群的風險，而且也會增加流產的機率。就算是少量的酒精也可能帶來傷害，特別是在懷孕期的前三至四個月。

酒精中毒者在停止喝酒後，通常會經歷一段脫癮症狀的時期，特別是在自動戒酒的第一個禮拜左右。失眠、幻視和幻聽、抽筋、急性焦慮、脈搏加快、大量地出汗及發燒等症狀都會發生。經過一段時期及適當地監督，會渡過這些症狀，而且酒精中毒者會從酒精的束縛中解脫出來，之後進行終生的身體復原工作。

膳食的補充，對每個人都很重要，尤其是對酒精中毒者特別重要。酒精中毒者必須補充所有已知的維生素和礦物質。有一些證據顯示與酒精中毒相

關的疾病，在改善身體的營養照護之後，都有可能避免的。以下的計畫綱要，是設計來幫助酒精中毒者恢復並且增進身體的健康狀況的。也有一些補充劑是利用降低對酒精的渴望，以心理方面來幫助復原的。酒精中毒者應該可以由高效能的維生素和礦物質複合物開始補充，之後再增加列於下表而先前的複合物中所沒有包含的營養素來補充。

除非有其他情況，以下的建議劑量皆是針對成人的。對年齡介於 12 歲到 17 歲之間的兒童，可以將劑量降低至建議劑量的四分之三。

營養素

補充品	建議用量	說明
必需者		
游離形式的胺基酸複合物	空腹每次服用 500 毫克，每日 3 次。若同時服用 50 毫克維生素 B_6 及 100 毫克維生素 C 則更容易吸收。	有助於戒除酒癮；為腦部及肝臟作用時所需；對肝臟細胞的新生而言，是必需品。（請見第一部的胺基酸）
外加 L-半胱胺酸 或 N-乙醯半胱胺酸	開始時每日服用 500 毫克，之後逐漸增加至每日 1,000 毫克。	
γ-胺基丁酸（GABA） 加 肌醇 和 菸鹼醯胺	每次服用 750 毫克。若有需要，可每日服用 1 次或 2 次。 依照產品標示。 每次服用 500 毫克。若有需要，可每日服用 1 次或 2 次。	可以平穩身體狀態，以及預防焦慮和壓力。
麩胱甘肽 和 L-甲硫胺酸	每日 3,000 毫克，空腹服用。 每日 1,000 毫克，空腹服用。可與開水或是果汁一起服用，但勿與牛奶一起服用。若同時服用 25 毫克維生素 B_6 和 100 毫克維生素 C 則更容易吸收。	可以保護肝臟和降低對酒精的需求。 注意：不可以用麩胺酸來代替麩胱甘肽。避免麩胱甘肽被氧化，可對肝臟產生效用。（請見第一部的胺基酸）

補充品	建議用量	說明
必需者		
泛酸（維生素 B₅）	每日 3 次，每次 100 毫克。	可以幫助身體解除酒精的毒性。為消除壓力所需。
維生素 B 群注射或舌下的	遵照醫師指示。每日服用每種主要的維生素 B 各 100 毫克（在綜合錠劑中，各種維生素的含量會有所不同）。	可以矯正缺乏症。以注射的形式（在醫師的監督下），是最有效果的。若是無法注射，可以使用舌下形式。
外加維生素 B₆和	依照產品標示。	對於酒精中毒者，通常是缺乏的。可以減少水分滯留和幫助消除
維生素 B₁₂	每日 3 次，每次 1,000 微克。	復原期間帶來的焦慮、恐懼和緊張。
維生素 B₁（硫胺素）	每日 3 次，每次 200 毫克。	酒精中毒者通常缺乏維生素 B 群，特別是維生素 B₁。
非常重要者		
α-類脂酸	每日 2 次，每次 100 毫克。	幫助保護肝臟和胰臟，免於受到酒精的傷害。為強效的抗毒劑。
鈣和	每日睡前服用 2,000 毫克。	是一種具有鎮靜作用的重要礦物質。
鎂	每日睡前服用 1,000 毫克。	可以和鈣一起作用。使用酒精，會耗盡體內的鎂。
多種酵素複合物加	依照產品標示，餐後服用。	可以幫助消化。為進行蛋白質同化作用時所需。
蛋白質分解酵素	依照產品標示，兩餐之間服用。	注意：小孩勿使用這種補充劑。
月見草油	每日 3 次，每次 1,000 毫克，隨餐服用。	在歐洲使用效果非常卓越，這種補充劑是必需脂肪酸的良好來源。它也有助於降低戒斷症候群。
松樹皮中的成分或	每日 3 次，每次 30 毫克。	是保護細胞的強效抗氧化劑。
葡萄子萃取物	每日 3 次，每次 30 毫克。	
維生素 C 與生物類黃酮	每日 3,000～10,000 毫克，分成數次。	具有治療潛力的強效抗氧化劑，也可以促進干擾素的產生。因為酒精中毒者通常比較敏感，所以可以用來幫助身體對抗感染。

補充品	建議用量	說明
重要者		
嗜乳酸桿菌（來自 Wa-kunaga 的 Probiata）	依照產品標示，空腹服用。	為促進適當地消化所需，有益於受損的肝臟，有助於預防念珠菌的增生。Probiata 是一種非乳製品的配方，不需要冷藏。
來自 Coenzyme-A Tech-nologies 的輔酶 A	依照產品標示。	提供免疫系統多種危險物質的解毒能力。
磷酸六肌醇（IP_6）（來自 Enzymatic Therapy 的 Cell Forté 含 IP-6）	依照產品標示。	可增強自然殺手細胞的活動能力。
卵磷脂顆粒 或 膠囊	每日 3 次，每次 1 湯匙，餐前服用。 每日 3 次，每次 1,200 毫克，餐前服用。	有助於腦部的功能，可以幫助脂肪肝的新生作用，並且可以防止肝硬化。
來自 Wakunaga 的 Liquid Kyolic 含維生素 B_1 和 B_{12}	依照產品標示。	保護肝臟和腦細胞，降低緊張。
綜合維生素和礦物質複合物 與 錳 和 硒	依照產品標示。 每日 200 微克。要和鈣分開服用。 每日 200 微克。懷孕期間，每日勿超過 40 微克。	因為吸收不良的問題，所有的營養素都是需要的。重要的微量礦物質，可以增強免疫功能。
有幫助者		
膽鹼複合物 或 乙醯膽鹼複合物 或 磷脂膽鹼	依照產品標示。 依照產品標示。 依照產品標示。	為降低脂肪肝生成的有效組合，可以增進肝臟功能。
二甲基甘胺酸（DMG）（來自 FoodScience of Vermont 的 Aangamik DMG）	每日 3 次，每次 125 毫克。	可以攜帶氧氣到細胞。

補充品	建議用量	說明
有幫助者		
亞麻子油	依照產品標示。	可以補強腦部的灰質部分。
L-麩胺醯胺	每日 2 次，每次 500 毫克，空腹服用。可與開水或果汁一起服用，但勿與牛奶一起服用。若同時服用 50 毫克維生素 B_6 和 100 毫克維生素 C 則更容易吸收。	是一種可以幫助戒酒和平衡血糖的胺基酸。
鋰	遵照醫師指示。	這是一種可能有助於憂鬱症的微量礦物質。只有在醫師的指示下，才能使用。
生的肝臟萃取物 和 生的胰臟腺體	依照產品標示。 依照產品標示。	為維生素和礦物質的豐富來源，有助於修復肝臟和預防貧血。（請見第三部的腺體療法） 對於預防胰臟的損害有幫助。對於酒精中毒引起的糖尿病有益處。
S-腺苷甲硫胺酸（SAMe）	依照產品標示。	這是一種促進肝臟健康的抗氧化劑。 注意：如果你是躁鬱症患者或正服用抗憂鬱劑處方，請勿使用本補充品。
維生素 A	每日服用 25,000 國際單位。懷孕期間，每日勿超過 10,000 國際單位。	可以矯正缺乏症。在肝臟受損時，維生素 A 的吸收會很缺乏。使用乳劑形式較易吸收，且在高劑量時較安全。避免使用膠囊或是錠劑的形式。
維生素 E	每日服用 400～1,200 國際單位。	這是一種強效的抗氧化劑。使用的是 d-α-生育醇的形式。
鋅	每日服用 50 毫克。所有補充劑中的含量相加起來，每日不要超過 100 毫克。	缺乏症在胃中引起的病理改變，與酒精中毒引起的相似。

藥用植物

❏ 苜蓿是人體所需要礦物質的良好來源。

❏ 牛蒡根和紅花苜蓿，具有清除血液中雜質的功能。

❏ 蒲公英根和 silymarin（牛奶薊的萃取物），可以幫助肝臟損害的修復。sil-
ymarin 可作為強效的抗氧化劑。

❏ 纈草根具有鎮靜的效果，所以最好在睡前使用。

建議事項

❏ 避免所有的酒精飲品。完全地戒酒，是將生活和健康重新納入自己控制之
下的開始。即使經過多年的節制之後，也不能期望再次開始飲酒時，一定
能控制酒癮。就算是小小地啜一口含酒精的飲料，也有可能會重新恢復以
往的飲酒模式。所以必須選擇完全不喝酒。

❏ 可以向懂得酒精中毒這種疾病的人或團體尋求幫助。無名氏酗酒團體（Al-
coholics Anonymous）多年來在幫助酒精中毒者完成戒酒和節制飲酒方面，
做得非常地好。Al-Anon 和 Alateen 也是類似的團體，可以提供酒精中毒
者及其親友支持。一個強力的支援系統，可以讓每個人較容易改正其行
為。這些團體的援助和諮詢服務，幾乎在全國的每個城市和鄉鎮中都找得
到。可以尋找地區電話簿中最近的，或是向所在地區的精神健康社團查詢
相關的資訊。

❏ 有一些計畫，諸如「適度管理」（Moderation Management），可以幫助有
問題的飲酒者（並非真正的酒精中毒者）減低飲酒量，而不必完全停止喝
酒。這個計畫需要一段為期三十天的戒酒期。之後，也許可以飲酒，只要
別超過一天四杯及一個禮拜十四杯的飲酒量（女性的飲酒量，則是一天三
杯及一個禮拜九杯）。

❏ 如果可能，可以向營養師諮詢，來決定自己的特殊營養需求。

❏ 持續一個為期十天飲用新鮮果汁和淨化體內環境的禁食計畫，以快速地由
身體移除毒素。參見第三部的禁食。

❏ 食用以新鮮完整的食物，可能的話最好是以有機栽培而成，所製作的營養
濃縮食品。而且要遵循前面所列出的營養補充計畫綱要。食物應該要以生

的水果和蔬菜、全穀類和莢豆類爲主。

❏ 避免食用富含飽和脂肪酸和油炸的食品，因爲會對肝臟造成負擔。可以使用月見草油加上少量冷壓榨式的有機蔬菜油，來補充必需脂肪酸。

❏ 不要食用精製糖，或任何含精製糖的食品。因爲酒精中毒者通常會罹患糖代謝的疾病。

❏ 要充分休息，特別是在恢復期的前幾個禮拜，好讓身體自行治療和修復。

❏ 避免任何和與飲酒有關的人、事物、地方接觸。與不喝酒的人建立新的友誼。培養嗜好，成立包含運動和促進自我尊重及提供有利的精力發洩管道。

❏ 要儘量避免壓力。培養耐性；因爲這可能需要走一段漫長而費力的路才能恢復身體的狀態。

❏ 除了醫師開立的藥物外，別吃其他任何的藥物。

❏ 若是懷疑身邊的朋友可能濫用酒精，可以鼓勵朋友去尋求專業的協助。

考慮事項

❏ 營養不良會加重酒精的不利影響。酒精中毒者比起一般人，更容易面臨營養不良的風險。而酒精中毒者所消耗的熱量，有百分之五十是來自於酒精，卻損失了其他的營養素。酒精中毒者通常缺乏葉酸，而且吸收不良的主要問題經常是由於胰臟功能不良。

❏ 長期酒精濫用會促進體內鋅缺乏的狀態，大部分是因爲自排泄物和尿液排出的鋅量增加所致。鋅在體內酵素系統中扮演了一個重要的角色，如DNA和 RNA 的製造。鋅也有助於調節銅在腦部的含量，並且可以降低焦慮和偏執。缺乏鋅會引起焦慮、嗅覺及味覺損傷、生長遲緩、生殖系統疾病，和傷口癒合能力及免疫系統功能減弱。鋅缺乏也會引起胃部在病理上的改變。與酒精相關的鋅缺乏症狀會加速細胞中毒，這是由於酒精改變了脂質、醣類和營養素的代謝。這會導致吸收不良的問題，和其他營養素的缺乏。長期攝取酒精會導致代謝功能低下，起因也是由於鋅的缺乏。

❏ 健康和人文服務部的研究顯示，吸菸者和酗酒者會比一般人更規律地使用高酒精濃度的漱口藥水，因此可能較容易罹患口腔癌及咽喉癌。

❏ 酒精是一種最傷害胃和小腸的物質。酒精會降低小腸對營養素的吸收，亦

是少數可以貫穿胃部內膜的物質，而引起胃部的損害。酒精消耗增加，也會使胃部分泌增加，而引起過多的酸性和被稀釋的腸酵素。這會引發胃炎。

❑ 長期飲用酒精會改變紅血球的細胞膜，也會使其他多種細胞，包括胃腸細胞，失去正常的彈性。

❑ 已經復原的酒精中毒者又恢復飲酒的話，即使曾經戒酒多年，還是會對肝臟造成損害，一如不曾中斷飲酒的人一樣。

❑ naltrexone（ReVia）這種藥品會妨礙內生性 opioids 產生令人愉悅的影響。opioids 是一種似鴉片的物質，是腦部因酒精的存在而釋放出來的。naltrexone 可能有助於有問題的飲酒者降低飲酒的渴望，而維持清醒。由賓州大學和耶魯大學醫藥學院兩份獨立的研究報告指出，服用這種藥的戒酒者比起其他的戒酒者，約有三倍的人能堅持戒酒的課程。然而這種藥品並不適合有肝臟疾病的患者使用。

❑ 有一些醫師會開立 disulfiram（Autabuse）這種藥品，來幫助酒精中毒者維持清醒。若是服用這種藥的人，即使只喝了一小口含酒精的飲料，都會有反胃、嘔吐、嚴重頭痛、視力模糊的情形，甚至會出現迫近死亡的感覺。所以要戒除酒精的人，通常會使用這種藥。

❑ α-類脂酸是一種強效的抗氧化劑，可以成功地治療酒精引起的肝臟傷害。這種藥可以幫助保護肝臟和胰臟，免於受到酒精的傷害。

❑ 在某一些國家，高濃度的氧氣已經成功地用來治療酒精中毒。（請見第三部的高壓氧療法）

❑ 酒精中毒和酒精濫用的專門醫師有時候會建議以「涉入」管理法，來強迫酒精中毒者正視酒精中毒的問題，並且進行治療。在過去這幾年來，心理學上的技巧經過發展及精簡焠鍊之後，已經使得酒精中毒的恢復率及持續戒酒率成功地增加了。這種涉入療法的內容是很頂尖的。然而，應該在受過訓練的專家督導下，才能夠使用這種療法。

❑ 研究顯示現在的大學生喝醉酒的比例，比起以往的大學生更高也更頻繁，而且，喝酒也會喝到爛醉如泥。現今這些喝酒喝到爛醉的學生人數，比二十年前的人數多了二到三倍。

❑ 瘋狂飲酒是嚴重酒精中毒的前兆。這些瘋狂飲酒者會猛喝酒直到酒醉的臨

界點，而後維持在這種狀態幾天之久。通常也不會吃很多的固體食物。狂飲的最後結果，可能是嘔吐。這是身體為了排除過量酒精的方法，也可以使身體逐漸恢復。這些狂飲者通常都不記得，在狂飲的期間到底發生了什麼事。狂飲者比起一般的飲酒者，會喝下更大量的酒精，也會面臨更醉，及其他更多與酒精相關的問題。瘋狂飲酒可能會導致危險的心律不整的狀況。

❏ 有一些研究顯示，禁酒主義家庭的兒童，會比酒精中毒家庭的兒童在實際上有更高的風險成為酒精濫用者。這個報告指出，若是兒童在家裡就開始接受飲酒符合社交性的規範，並學習不濫飲，因此會比其他人不容易成為酒精中毒者。然而，最新的研究報告發現酒精中毒家庭的兒童，比起非酒精中毒家庭的兒童更有使用麻藥，包括古柯鹼的傾向。酒精中毒家庭的兒童比沒有酒癮家族史的兒童，有 400 倍的機率會使用麻藥。研究指出，在瑞典發現大多數酒精中毒家庭的嬰兒，若被非酒精中毒家庭領養，最終多半會成為酒精中毒者。這顯示了化學藥品的依賴性與遺傳間的相關性。

❏ 限制飲用啤酒或是葡萄酒，並沒有辦法免於酒精中毒或是避免受到酒精的傷害。12 盎司（1 盎司約 28.35 毫升）的啤酒或是 5 盎司的葡萄酒，與 1.5 盎司含有百分之八十標準酒精純度的利口酒濃度相等。因為利口酒是濃縮的酒類，會比啤酒或是葡萄酒更快被身體吸收而進入血液中。

❏ 相較於其他的營養素，酒精進入血液的速率是比較快的。因為酒精可以經由胃和小腸被吸收（不像食物，只可以由小腸來吸收）。身體分解酒精的速率，大約是一個小時可以分解血液中一單位的酒精（對老年人而言，這段時間會耗時較久）。在一個小時之內，喝愈多的酒，血中的酒精含量就會愈高。如果血中的酒精含量超過 400 毫克/dL，就可能會對生命造成威脅。

❏ 一旦酒精進入血液中，就沒有任何的東西可以加速移除酒精的進程了。洗冷水澡、喝咖啡和／或吃東西，能幫助醒酒，只是一些訛傳。

❏ 雖然有一些人喝了酒以後，可以很快地入睡，但是實際上酒精會抑制 REM（快速眼動期）睡眠。REM 是健康睡眠週期的一個必要部分。若是 REM 被擾亂，在清早經常會引起要睡得更久的慾望，而且持續一整天都會沒有精神。

❏「宿醉」被認定是由於許多原因聯合作用下的結果，包括脫水、飲食過量和睡眠被干擾。對某一些人而言，就算是很少量的酒精，都可能在隔天早上引起令人不舒服的後遺症。通常，最好的治療對策是多休息，及多補充水分。在休息前和早上起身後喝一大杯開水，有助於控制銳利的「早晨之後」的副作用。要掌控令人難以忍受的疼痛，可以在出現宿醉症狀之前服用藥物。如 acetaminophen、ibuprofen、naproxin 或是阿斯匹靈，有時候可以減輕頭痛。然而，使用時要非常小心，因為服用這些藥物並非毫無風險。在酒精聯合作用下，這些藥物可能會讓胃部感到不適，而且甚至可能會毒害肝臟。這就是為什麼現今這些難以忍受的止痛藥，需要貼上警告標籤。而且一定要警告每日飲酒超過三份酒精飲料的人，不可以服用藥物，其中也包括這些特定的藥物。不建議酒精和任何藥物混合服用。

❏ 諸如鎮靜劑、抗憂鬱劑、可待因、嗎啡、苯乙基巴比妥酸鹽和某些抗生素等藥物，會和酒精聯合作用而造成中毒。抗組織胺和酒精一起使用，會加強對中樞神經系統的抑制作用。酒精和安眠藥一起服用，可能造成死亡。

❏ 自酒精中毒的狀況恢復時，最好避免使用鎮靜劑。因為吃藥直到成癮來取代酒癮，是很危險的。戒酒應該是不需要藉助於任何藥物的。

❏ 懷孕期的婦女，應該避免飲用任何酒精飲料。

❏ 酒精對老年人的影響，不同於一般的成年人。酒精更容易影響老年人對營養素的吸收。而且若是酒精和任何控制老化或慢性疾病的藥物一起服用，更容易產生危險。不幸地是，老年人酒精中毒的現象，比想像中的更普遍，而且通常不被重視或是不加干涉。有些人傾向認為老年人「獲得喝酒的權利」；然而事實上是，老年人和其他人一樣有自酒精中毒脫離的權利。

❏ 現今在美國，酒精中毒是預防引起死亡的第二位主因，僅次於吸菸。

❏ 相對於最受歡迎的謠傳，酒精可以刺激性慾，實際上是有相反的效果—會抑制性慾。酒精會導致男性性功能障礙，以及中斷女性的生理週期。

❏ 許多研究顯示，在少量飲用的狀況下，酒精可以保護及對抗某些心血管疾病和癌症。而這具保護效果的少量酒精，在不同的研究間有著輕微的差異。根據美國農業部認定的適量酒精攝取的定義是，女性每日一份酒精或是少於一份；男性每日二份酒精或是少於二份（一份酒精的定義是 12 盎

司的啤酒，4 盎司的葡萄酒，或是 1.5 盎司百分之八十標準酒精純度的利口酒）。然而大部分的醫師和保健當局，不建議沒有飲酒習慣的人開始喝酒來保護心臟。而建議以其他風險較低的方式，如規律地且輕微的運動、不吸菸，以及降低膳食中飽和脂肪的量來代替飲酒。

❏ 治療酒精中毒者其中的一個問題，就是難以界定出酒精中毒者。不是所有的酒精中毒者都會時時刻刻地醉倒在公衆場合，失去工作和家庭，引起交通意外，或是被逮捕。有一些人會私下地喝酒，只有在週末或是晚上，或甚至每個月只有喝一次。有些人會因爲沮喪而喝酒，其他人會只因爲喜歡飲酒的感覺而喝酒。這些人可以成功地保有工作或追求專門的職業，但是對某些方面而言，他們失去控制該喝多少酒的能力。

❏ 酒精中毒是可以治療的。爲了由治療中獲得利益，飲酒者必須先了解酒精中毒的問題是存在的，而且要尋求適合自己特殊需求的治療方法。正如每一個酒精中毒者都不相同，每個人需要各個不同種類而且有效的療法。有些人面臨了非常嚴重的戒斷症候群，所以需要住院治療。對某些人而言，心理療法可能會有幫助；但是對其他人而言，可能就沒有效果。藥物治療對特定的人可能有幫助。自我救助計畫可以成功而且廣泛地幫助酒精中毒者，和長期酗酒者復原。

❏ 也需要參見第二部的肝硬化和藥物濫用。

鹼血症（Alkalosis）

鹼血症的症狀和酸血症相反─它是一種身體過度偏鹼性的疾病。鹼血症不如酸血症普遍，它會使神經系統過度興奮，末稍神經首先受到影響。包括換氣過度（hyperventilation）甚至於癲癇發作等症狀，會在高度緊張的狀況下清楚的顯示出來。其他還有肌肉疼痛、關節嘎嘎響、黏液囊發炎、困倦、眼睛凸出、高血壓、低體溫症、癲癇症（seizures）、水腫、過敏、半夜痙攣、月經不正常、糞便乾硬、前列腺炎（攝護腺炎）、皮膚加厚，並有灼熱及發癢的感覺。鹼血症會引起鈣質在體內沈積，會造成如骨骼或是腳後跟等處的骨刺。

　　鹼血症通常是過度使用鹼性藥物的結果，例如治療胃炎或是消化性潰瘍所使用的碳酸氫鈉。它也可以由嘔吐過度、高血膽固醇、內分泌失調、飲食不良、腹瀉及骨關節炎（osteoarthritis）等病症引起。

營養素

補充品	建議用量	說明
有幫助者		
苜蓿		請見下面藥用植物部分。
鹽酸甜菜鹼	依照產品標示。	一種釋放酸質到消化道的消化酵素。
來自 Coenzyme-A Technologies 的輔酶-A	依照產品標示。	提供免疫系統對多種危險物質的解毒能力。
L-半胱胺酸	每日 2 次，每次 500 毫克，空腹服用。可與開水或果汁一起服用，但勿與牛奶一起服用。若同時服用 50 毫克維生素 B_6 及 100 毫克維生素 C 則更容易吸收。	是製造一種主要解毒化學物質—麩胱甘肽所需。可幫助組織變得較酸性。請見第一部的胺基酸。
甲基硫化甲烷（MSM）	依照產品標示。	是一種形成酸性的礦物質，有助於矯正 pH 值的平衡。
生的腎臟腺體	每日 500 毫克。	刺激腎臟功能。
S-腺苷甲硫胺酸（SAMe）	依照產品標示。	對於神經系統和慢性疲勞有益處。 注意：如果你是躁鬱症患者或正服用抗憂鬱劑的處方，請勿使用本補充品。
硒	每日 200 微克。懷孕期間，每日勿超過 40 微克。	
維生素 B 群 外加	每日服用每種主要的維生素 B 各 100 毫克（在綜合錠劑中，各種維生素的含量會有所不同）。	是穩定及保持 pH 值正常所必需。

補充品	建議用量	說明
有幫助者		
維生素 B₆（吡哆醇）	每日 3 次，每次 50 毫克。	是製造鹽酸所需，還能減輕液體滯留的現象。
維生素 C 與 玫瑰果 與 枸櫞類生物類黃酮	每日 3,000～6,000 毫克，分成數次。	為強力抗氧化劑和自由基清除者。
維生素 D₃	每日 400 國際單位。	為小腸腸道吸收與利用鈣質和磷所需。
維生素 E	依照產品標示。	為強力抗氧化劑。使用 d-α-生育醇形式的維生素 E。

藥用植物

❏ 苜蓿有益於腸胃消化道，它是維生素 K 及其他營養素的優良來源，可使用補充劑再加上如苜蓿芽這樣的天然來源。

建議事項

❏ 建議患者的飲食中應採百分之八十的穀類，而且應包含豆類、麵包、糙米、薄脆餅乾、扁豆、通心麵、核果、醬油以及全穀類麥片。其他百分之二十的飲食，應包含新鮮的水果、蔬菜、魚、雞肉、蛋及天然乳酪。

❏ 兩週內，請勿使用制酸劑或是礦物質補充品，除了前面所提到的例外。

❏ 鈉應避免。

❏ 要縮減高劑量的維生素與礦物質達兩週之久。

❏ 請用石蕊試紙進行尿液 pH 值的檢測。請見食物酸鹼性分類表（第 531 頁）以避免食用「鹼性食物」，直到你的 pH 值恢復正常為止。

考慮事項

❏ 呼吸會影響到體內酸鹼情形。長期的換氣過度可能會引起暫時性的鹼血症，儘管呼吸本身事實上並沒有被限制，但是因為焦慮、覺得無法得到足

夠的空氣等原因，是會造成換氣過度的。如果此現象發生，可透過紙袋吸氣、呼氣，通常有助於矯正化學失調的情形。

阿茲海默氏症（Alzheimer's Disease）

　　阿茲海默氏症是一種很常見的的癡呆或是智力功能減低的疾病。曾經被認為是很罕見的疾病，但阿茲海默氏症現今已經影響超過 410 萬的美國人。它折磨了百分之十超過 65 歲的美國人和百分之五十超過 85 歲的美國人。然而，這個疾病並不只有影響老年人，也會侵襲 40 歲者。

　　這種疾病首先在 1906 年為一位名為 Alois Alzheimer 德國神經病學家發現。此病的特徵是漸進性的智力退化，使患者的社交和工作能力受到妨害。記憶力和思考力也會受到損害。阿茲海默氏症是一種不可逆的、漸進性的疾病。腦重要部位的退化可能存在 20～40 年。當阿茲海默氏症進展時，會有嚴重的記憶喪失，尤其是短期記憶。這類病人會回憶過去的事情，但是他們沒有辦法記得剛剛所看的電視內容，而在這個階段，退化通常已經在進行中。語言障礙症（沒有能力找出正確的單字）可能發生，以及不可預測的語調震動和遲鈍。在最後的階段，阿茲海默氏症會產生嚴重的困惑和失去判斷力，並且可能產生幻覺或妄想。有些人會變得暴戾和易怒，然而其他人可能會很溫順、消極。在這之後的階段，阿茲海默氏症患者可能會意志錯亂、大小便失禁和忽略個人衛生。因為腦部的變化而使阿茲海默氏症有行為的徵兆，而患者沒有能力去控制這類行為。

　　一旦考慮心理症狀，腦內特殊生理機能改變是阿茲海默氏症惡化失調的特徵。神經纖維圍繞著腦海馬，而腦海馬是腦的記憶中樞，當腦海馬神經錯亂時則不能攜帶腦中訊息，因此新的記憶無法形成並且也不能得到早期的記憶。此時腦內堆積著大量由蛋白質物質（稱為β-澱粉樣蛋白）所形成的血塊，而這些血塊的堆積和神經細胞的損害被科學家認為是阿茲海默氏症的另一個特徵。

　　很多人擔心他們的健忘是阿茲海默氏症的徵兆。大部分的人會忘記鑰匙或其他東西放在哪裡，但這並不代表阿茲海默氏症。下面有一個很好的例子

來區分健忘和癡呆兩者之間的差異：當你忘記眼鏡放在哪裡這就是健忘，當你忘記你有戴眼鏡這就是癡呆的徵兆。

其他的失調所造成的症狀與阿茲海默氏症相似。由動脈硬化症所造成的癡呆會慢慢的阻止血液供給到腦部。由一連串輕微的中風或是液體堆積在腦部，而使腦組織損壞，也可能造成癡呆症。腦血管小血塊的出現、腦腫瘤、甲狀腺機能減退以及梅毒，可能發生類似阿茲海默氏症的症狀。除此之外，平均超過65歲者大多會使用八到十種不同的處方籤和沒有處方籤的藥物，而藥物作用和營養不好的飲食通常會有身體上和精神上的副作用。

眞正造成阿茲海默氏症的原因還不知道，但是研究上有很多重要的線索。有很多研究指向營養缺乏，例如，阿茲海默氏症患者體內傾向於低濃度的維生素 B_{12} 和鋅。維生素 B 在認知功能上是非常重要的，並且在加工食品和流行的飲食中這些必需營養素已經被除去。在腦部神經原纖維糾結和澱粉樣蛋白血塊的形成，這些特徵已經與鋅的缺乏有關。普遍發生於老年人吸收不良問題，使他們比其他人更傾向於營養缺乏。酒精和很多的藥物治療會更進一步的使重要維生素和礦物質耗盡。

阿茲海默氏症患者體內，維生素 A 和 E 以及類胡蘿蔔素（包括β-胡蘿蔔素）的濃度會降低。這些營養素扮演了自由基的清除者，當此類營養素缺乏時可能會使腦細胞暴露而增加氧化傷害。除此之外，在阿茲海默氏症患者體內已經發現硼、鉀以及硒的缺乏。

有些研究已發現阿茲海默氏症與高量的鋁堆積於腦部有關。檢驗阿茲海默氏症患者的屍體發現在腦海馬和大腦皮層含有過量的鋁，腦灰質的外層負責較多的腦部功能，像是思考、判斷、記憶以及語言。當腦灰質暴露於過多的鋁含量，尤其是還缺乏必需維生素、礦物質以及抗氧化物，則更傾向於阿茲海默氏症的形成。然而近來有研究發現，皮質顳葉和前葉神經原纖維糾結和鋁的濃度之間沒有相關性。這個研究更進一步的證實鋁的濃度不能評估阿茲海默氏症患者的腦脊液。

阿茲海默氏症患者已經發現，腦內含有較正常者高毒性金屬汞濃度。對於大部分的人而言，從牙齒所釋放出的汞是人體暴露於汞的主要途徑，並且已經直接證實腦內無機汞的含量與嘴巴表面的汞量有關。由牙齒所釋放出的汞會通過身體組織，並且經過一段時間後會堆積於體內。汞的暴露，尤其是

來自於牙齒的汞，有可能是造成阿茲海默氏症的原因。

　　很多人患阿茲海默氏症與家族疾病史有關，這表示阿茲海默氏症可能會受到遺傳的影響。就 90 歲而言，患阿茲海默氏症的危險至少有百分之五十是來自於一等親（父親、母親、兄弟以及姊妹）。對於雙胞胎而言，大約有百分之五十的機會。其他腦部的失調，像是精神分裂症和躁鬱症是一種遺傳的併發症。至少有四個基因的變異與阿茲海默氏症相關。阿茲海默氏症患者會降低β-澱粉樣蛋白清除或者增加它的生成。發生在 40 至 50 歲之間的阿茲海默氏症，與合成β-澱粉樣蛋白基因的第 21 對染色體發生變異有關。很有趣的，唐氏症患者會攜帶額外的第 21 對染色體，並且在 30 和 40 歲時併發阿茲海默氏症。

　　另一個可能造成腦細胞死亡的原因是免疫系統。免疫系統機能不全所引起的侵襲自體組織，是很多疾病的起因。有力的免疫系統蛋白質稱為補體蛋白，而從阿茲海默氏症死者腦內發現有補體蛋白圍繞在血塊和糾結處。動物腦的損害被認為會造成兩種補體蛋白基因結構改變。有些專家的論點是正常的補體蛋白會幫助清除死亡的細胞，但在阿茲海默氏症補體蛋白會開始攻擊健康的細胞。細胞的退化會造成澱粉樣蛋白堆積。很多研究認為β-澱粉樣蛋白在破壞記憶疾病上扮演重要的角色。身體每一個細胞都會生成β-澱粉樣蛋白，並不是單獨存在於腦中，因此會使組織退化。澱粉樣蛋白本身不具有很高的毒性，但如果在腦中堆積到一個關鍵的量，就可能會引起癡呆。更進一步的證實發現，澱粉樣蛋白的出現可能會引起補體蛋白的釋放而造成嚴重的發炎和栓塞。然而，免疫系統攻擊腦細胞是導致阿茲海默氏症的結果，而不是原因。其他造成阿茲海默氏症的潛在危險因子是頭部傷害、血壓非常高以及低教育程度。

　　雖然這些發現給予有一天可以完全了解阿茲海默氏症的希望，進而可以去預防它的發生，但是科學家還不知道如何做可以阻止智力的退化，甚至在疾病的診斷上還沒有精確的技術。這些測試可以診斷阿茲海默氏症並且可以去除其他的問題，但是現在不能單一的以實驗流程或生化檢驗來判斷一個人是否有阿茲海默氏症的症狀。然而，醫生可能以一些診斷來判斷阿茲海默氏症，包括完整的健康史和身體檢查、心理狀態評估、神經學的測試、血液檢測、尿液分析、心電圖和 X 光。可能需要額外的測試，像是電腦斷層掃描、

腦波圖以及正式的精神病評估。這些檢測是要排除其他可能造成癡呆症狀的原因，像是惡性貧血、甲狀腺機能不足或是腫瘤。日記可以幫助醫生確認個體的症狀。很不幸地，阿茲海默氏症通常是在一個人長期失去溝通和理解能力後才診斷發現。所以需要獲得更多有關導致阿茲海默氏症的資訊，這樣或許可以延遲疾病的進行。

營養素

補充品	建議用量	說明
必需者		
乙醯膽鹼	每日 3 次，每次 500 毫克，空腹服用。	缺乏時，可能會導致癡呆。
乙醯肉鹼	每日 2 次，每次 500 毫克。	可能增加腦部代謝，減緩記憶的退化，以及降低自由基的產生。
硼	每日不要超過 3 毫克。	改善腦部和記憶的功能。
來自 Coenzyme-A Technologies 的輔酶 A	依照產品標示。	提供免疫系統對多種危險物質的解毒能力。
輔酶 Q_{10}	每日 100～200 毫克。	增加細胞的氧合作用以及參與細胞能量的產生。
葉酸	依照產品標示。	目標是控制同半胱胺酸濃度。研究顯示在阿茲海默氏症患者具有高濃度的同半胱胺酸。
鐵	遵照醫生指示。	阿茲海默氏症患者可能會缺乏。注意：如果醫生沒有指示，則不要自行使用。
卵磷脂顆粒 或 膠囊	每日 3 次，每次 1 湯匙，餐前服用。 每日 3 次，每次 1,200 毫克，餐前服用。	可改善記憶。含有膽鹼成分。
綜合維生素和礦物質複合物 與 鉀	每日 99 毫克。	所有營養素必需均衡，使用高效能配方。 需考慮電解質平衡。
磷脂醯絲胺酸	每日 3 次，每次 300 毫克。	改善記憶。

補充品	建議用量	說明
必需者		
松樹皮中的成分 或 葡萄子萃取物	每日 3 次，每次 60 毫克。 依照產品標示。	含有抗氧化物，可通過腦血管障壁，可減少自由基傷害腦細胞。
S-腺苷甲硫胺酸 （SAMe）	每日 2 次，每次 400 毫克。	降低同半胱胺酸濃度。 注意：如果你是躁鬱症患者或正服用抗憂鬱劑處方，請勿服用本補充品。
硒	每日 200 微克。	對腦細胞是強而有力的抗氧化物。
三甲基甘胺酸（TMG）	每日 500～1,000 毫克，在早上時服用。	促進身體利用維生素 B_{12}、葉酸以及維生素 B_6。它也會清除體內有毒物質（像是同半胱胺酸）以及增加 S-腺苷甲硫胺酸濃度。
維生素 A 加 類胡蘿蔔素（β-胡蘿蔔素） 和	每日 15,000 國際單位。 每日 25,000 國際單位。	抗氧化物質的缺乏會使腦部遭受到氧化傷害。
維生素 E	開始時每日 400 國際單位，慢慢增加至每日 800 國際單位。	抗氧化物質可以幫助氧運輸到腦細胞並且保護腦部免受自由基傷害。使用 d-α-生育醇形式。 注意：如有使用降血脂藥物，使用維生素 E 之前須與醫生討論。
維生素 B 群注射 加 維生素 B_6（吡哆醇） 和 維生素 B_{12} 或 維生素 B 群	每週 3 次，每次 2 毫升或遵照醫生指示。 每週 1 次，每次 0.5 毫升或遵照醫生指示。 每週 3 次，每次 1 毫升或遵照醫生指示。 每日 3 次，每次服用每種主要的維生素 B 各 100 毫克（在綜合錠劑中，各種維生素的含量	腦部功能所必需，可幫食物消化。 缺乏可能造成憂鬱症和心智障礙。對於腦部功能非常重要。 阿茲海默氏症患者會缺乏，以注射的形式（在醫師的監督下），是快速有效的。若無法注射，可以使用舌下形式。

補充品	建議用量	說明
必需者		
外加	會有所不同）。	
泛酸（維生素 D$_5$）	每日 3 次，每次 100 毫克。	在膽鹼轉變成乙烯膽鹼上扮演重要的角色。是記憶功能所必需。
鋅	每日不要超過 50～100 毫克。	可減少因鋅缺乏所造成的澱粉樣蛋白血塊形成。
重要者		
蘋果果膠	依照產品標示。	幫助有毒金屬物質移除。
鈣	每日 1,600 毫克，睡前服用。	有鎮靜作用並且和鎂起作用。
和		
鎂	每日 800 毫克。	會抑制鈣離子管道。
游離形式的胺基酸複合物	每日 1,000～2,500 毫克，飯前 1 小時服用。服用 8 盎司的水和少量的維生素 B$_6$ 和 C。	改善腦功能和組織損害所必需。使用游離胺基酸比較好吸收。
石杉鹼甲（huperzine A）	每日 100 微克。	改善認知和短期記憶功能。
海帶	每日 1,000～1,500 毫克。	可提供所需的礦物質和幫助甲狀腺功能。
RNA	依照產品標示。	這些物質是腦細胞的構造單位。所使用的配方含有 200 毫克 RNA 和 100 毫克 DNA。
和		
DNA		注意：痛風患者不要使用。
超氧化物歧化酶（SOD）	依照產品標示。	是一種抗氧化物，可改善氧的利用。
加		
銅	每日 3 毫克。	超氧化物歧化酶需要銅作為輔酶。
維生素 C	每日 6,000～10,000 毫克，分成數次。	增強免疫功能和體力；是一種有力的抗氧化物。
與		
生物類黃酮		

藥用植物

❏ 假葉樹可以促進血液循環。

❏ 液狀或膠囊狀的銀杏萃取物，具有抗氧化的作用可以增加腦部的血流。根

據 1997 年《美國醫學協會期刊》發現銀杏萃取物可以讓人安定，並且在有些病例上可以改善阿茲海默氏症的心理功能和社交行為。每日三次各 100 至 200 毫克。

❑ 爪哇胡椒和金絲桃可以幫助易怒者平靜。

❑ 中藥中的千層塔（*Huperzia serata*）可增加記憶的保留。石松的成分石杉鹼甲（huperzine A）與千層塔的成分相似。這類藥用植物的純化和萃取物已經發現可以使阿茲海默氏症患者頭腦清醒、增加語言能力以及記憶。這類萃取物是乙醯膽鹼酯酶抑制劑，這類酵素可以調節乙醯膽鹼的活性。而乙醯膽鹼是腦部的重要化學物質，可以維持健康的學習和記憶功能。

❑ 纈草根可以改善睡覺時間的睡眠品質。

建議事項

❑ 吃天然的均衡飲食，並且要遵守營養補充計畫。

❑ 毛髮的分析要排除可能重金屬中毒。（請見第三部的毛髮分析）

❑ 飲食中要攝取大量的纖維，試試燕麥麩或者米糠。

❑ 執行過敏的檢測，是要排除環境和／或食物過敏。（請見第二部的過敏症）

❑ 避免酒精、抽菸、加工食品以及環境中所存在的毒物，尤其像是鋁和汞這類的金屬。根據 *The Lancet* 的研究發現，抽菸形成癡呆和阿茲海默氏症的危險是正常者的兩倍以上。然而近來的研究並沒有證實鋁和阿茲海默氏症之間存在著相關性，但還是建議儘量避免鋁的攝取。所有的金屬如果過量就會對身體產生毒性。

❑ 不要喝含有鋁的水。每日至少喝八大杯的蒸餾水。

❑ 如果你想照顧阿茲海默氏症患者，可以向一些協會或團體尋求諮詢，像是阿茲海默氏症協會。他們可以教你如何處理一些事情，像是不隨和的態度。侵略性的行為例如謾罵、喊叫或是對照顧者身體攻擊，都必須要了解為什麼這些行為會發生。來自阿茲海默氏症協會的一些告誡：(1)思考會引起這個行為的反應之前發生什麼事；(2)思考這些字面下的意義；(3)用正面、可靠以及柔和的語氣慢慢去教導他；(4)利用音樂、語言、動作去幫助撫慰病人。記憶的喪失和困惑會造成阿茲海默氏症患者變得對周遭的事物

猜疑。如果此情形發生，試著不要去與他爭辯，而是提供簡單的答案或者轉變患者的注意力。

考慮事項

❏ 大體上多用腦、維持忙碌、閱讀、寫字以及學習新的事物，在抑制易怒和預防心智失調上很重要。

❏ carbamazepine（Tegretol），是一種抗癲癇的藥物，根據近來的研究發現，可以緩和阿茲海默氏症患者的情緒和敵意，並且會顯著降低阿茲海默氏症患者的攻擊性。

❏ 最近的研究發現阿茲海默氏症疾病的進行可以變慢，或者是經由使用抗氧化物質而使自由基的堆積減少。在瑞士，經過二十二年的研究發現證實抗氧化物的治療有較高的記憶分數。

❏ 研究發現藥用植物香油和歐鼠尾草，有利於腦部的化學作用。香油會刺激神經結合乙醯膽鹼的接受體。歐鼠尾草含有膽鹼酯酶抑制劑的成分。

❏ 美國華盛頓大學在老鼠的初步研究發現，當貓勾藤混合其他的藥用植物萃取物（銀杏、雷公根以及迷迭香）會抑制腦中血塊的形成。

❏ 根據研究顯示，維生素 E 可以減慢百分之二十五阿茲海默氏症進行的速度。

❏ 有些專家區分阿茲海默氏症在 36 到 45 歲之間是快速進展期，在 65 或 70 歲之間則進展較慢，如需更多的相關資料，可以查詢 H. Winter Griffith 醫生所著的《超過 50 歲的人的症狀・疾病與手術的完全指南》一書。

❏ 酗酒者的徵兆和阿茲海默氏症的症狀非常相似。

❏ 沒有人會接受阿茲海默氏症的診斷，而沒有先接受任何密集的營養治療，尤其是注射維生素 B12。維生素 B12 的功能是參與許多會影響神經組織的代謝過程，包括神經傳導物質的合成和神經髓鞘的形成，並且維生素 B12 可能在對抗阿茲海默氏症上扮演重要的角色。奇怪的刺痛或是刺痛的感覺、失去統合能力以及癡呆，可能是維生素 B12 缺乏所造成，即使並沒有惡性貧血（維生素 B12 缺乏的典型症狀）。如果對維生素 B12 的治療有反應，則可排除阿茲海默氏症。

❏ β-澱粉樣蛋白，是構成老人腦部血塊的一種含蛋白質物質，並且阿茲海默

氏症患者脊髓液也含有此物質。這個發現可能是早期診斷阿茲海默氏症的依據。有研究發現大蒜萃取物（Kyolic）或許可以改善阿茲海默氏症患者的症狀，Kyolic 可以使細胞免受β-澱粉樣蛋白的毒害。另一個研究發現β-分泌酶是負責β-澱粉樣蛋白的形成。但是，還沒發現有任何物質可以阻止β-澱粉樣蛋白的形成。

❑ 同半胱胺酸經分解形成甲硫胺酸，而甲硫胺酸是癡呆和阿茲海默氏症發展的生物標記。有些科學家推測血液中同半胱胺酸濃度降低可避免阿茲海默氏症，雖然我們還不確定同半胱胺酸會導致阿茲海默氏症的形成。同半胱胺酸濃度上升，會使阿茲海默氏症患者甲基化作用（是基因和神經傳導物質的修補和維持所必需）瓦解。缺乏甲基化作用可能會對腦細胞造成嚴重的傷害。其他的研究發現，阿茲海默氏症有異常的胺基酸代謝，而導致有較高濃度的同半胱胺酸。因此，當阿茲海默氏症進行時，會對神經細胞造成傷害。

❑ 檢測腦部帶電物質的活性，可用來幫忙診斷阿茲海默氏症。皮膚的檢測也在發展中，它可提供較早和更快速的診斷。

❑ 有研究發現嗅覺感覺的降低通常發生在心智開始降低的前兩年，並且嗅覺失調的人必須先在非常高濃度的環境下他們才可以聞到。失去嗅覺能力的速度通常是用來預測認知功能喪失的速度。然而，抽菸會傷害嗅覺細胞，因此在抽菸者很少利用此種方式來評估阿茲海默氏症。

❑ 成年期規律的運動（包括腳踏車、走路、游泳和高爾夫球）可降低阿茲海默氏症發生的機會。

❑ 關於 88 歲老人照顧者的問卷調查發現，有一半的阿茲海默氏症或是癡呆的形成與他們的飲食習慣有關。有一半的阿茲海默氏症患者喜歡吃大量的甜食，因此要限制他們吃這類食物。

❑ 還原雄性素（DHEA）可以預防阿茲海默氏症。

❑ 菸鹼醯胺腺嘌呤二核苷（NADH）可能對阿茲海默氏症患者有益。根據澳洲在 17 位具有阿茲海默氏症類型的癡呆症患者給予 8～12 週 NADH 的治療的研究，發現這類病人的認知功能改善，以及無任何副作用的情形發生。

❑ 高劑量的卵磷脂可能對於阿茲海默氏症患者有幫助，然而高劑量的卵磷脂

雙盲試驗研究發現，阿茲海默氏症患者可能對於卵磷脂作用具有治療性的空窗期存在，尤其是在老年人身上更明顯。

❑ Tom Warren 證實，飲食和化學過敏可能在阿茲海默氏症上扮演重要的角色。過敏原的反應可能造成腦部膨脹，再發性的頭痛可能是大腦過敏的一般症狀。（請見第二部的過敏症）

❑ 有研究發現阿茲海默氏症患者的腦部含有高濃度的汞，尤其是在負責認知功能、移動以及表達的大腦區域。阿茲海默氏症患者也含有與高濃度汞成比例的硒和鋅，因此可幫助身體對抗有毒的汞。

❑ 阿茲海默氏症婦女已經發現具有低濃度的動情激素（雌激素）。

❑ 有研究發現阿茲海默氏症患者體內膽鹼和乙醇胺濃度會顯著降低。膽鹼和乙醇胺兩者是合成磷脂質所必需的，而磷脂質是腦部細胞膜神經元的構成要素。

❑ 近來發現兩種治療阿茲海默氏症的藥物 donepezil（Aircept）和 tracrine（Cognex），以及很多其他還在臨床試驗階段的藥物包括 galantamine、lazabemide 以及 metrifonate。所有的藥物均是膽鹼酯酶抑制劑，主要是抑制將乙醯膽鹼分解的酵素作用。乙醯膽鹼牽涉到學習和記憶，因此當乙醯膽鹼濃度增加時可改善阿茲海默氏症患者的認知功能，但是乙醯膽鹼並沒有治療阿茲海默氏症的作用。除此之外，研究發現 tracrine 具有傷害肝臟的副作用。

❑ 有專家認為可以在阿茲海默氏症的早期給予抗免疫作用的藥物，因為這可抑制體內對血塊免疫作用的發生。事實上，免疫反應已經被懷疑是導致阿茲海默氏症的原因，部分是因為非類固醇抗發炎藥物（NASIDs），像是阿斯匹靈、indomethacin、naproxen 以及 ibuprofen，可以降低阿茲海默氏症進行的速度。

❑ 科學家發現麩胺酸合成酶是控制氨和麩胺酸的生成，並且在阿茲海默氏症患者有較高的濃度。少量的麩胺酸是維持腦部生命所必需，但高濃度的麩胺酸可能會有毒害作用。異常高濃度的麩胺酸可能與肌萎縮性側索硬化症（魯蓋瑞氏症）和青光眼有關。

❑ 百分之二的美國人有兩個複製的 APO-E4 基因。APO-E4 會運輸血漿中的膽固醇，並且也會改變腦部澱粉樣蛋白的形式。有這兩個複製的基因者在

70 歲前會有百分之五十的機會患阿茲海默氏症。相對地，如果沒有這個基因，90 歲之後發展形成阿茲海默氏症的危險並不會上升至百分之五十。

❑ 專家認為應該要有察覺阿茲海默氏症的能力，早期的預警雖然不能防止疾病的產生，但是可以讓人們有時間去安排他們的事務和未來更進一步的照護。

❑ 每個照顧阿茲海默氏症患者的人最終會發現該工作的壓迫性而需要社會支援，成人的日間托付中心就是一個好的選擇。一個良好的日間托付中心必須清潔、安全（沒有玻璃門、不平坦或易滑的樓梯和尖角的家具等等）以及在入口要有無障礙空間。食物應該要營養和開胃，員工應該友善、溫和以及具有專業照顧阿茲海默氏症患者的能力。應該要有心理學家和社工人員，來幫助阿茲海默氏症患者處理挫折感和評估他們處理易怒和抑鬱的能力。要有一個安靜的房間隔離焦慮或是生病者。其他特別的服務像是物理治療、家庭輔導或是照顧者的支持團體。活動中心是病人和家屬互動的場所。

❑ 根據研究發現，觀看玻璃缸中魚類溫和的游泳具有鎮定作用，可以使阿茲海默氏症患者吃得較多。

❑ 阿茲海默氏症的輕微症狀在非常年長者可能不會檢查出來，並且很多人在死亡之前才會有症狀的出現。阿茲海默氏症患者的家庭成員可以檢查出阿茲海默氏症的早期症狀。

阿茲海默氏症的警訊

　　每一個人都會有健忘或瞬間找不到適合的單字的時候，尤其是在我們逐漸變老時，我們或許會擔心這個是阿茲海默氏症的徵兆。阿茲海默氏症的症狀很難與每日的健忘區分。阿茲海默氏症協會提供了十個阿茲海默氏症的警訊：

1. 最近記憶的喪失影響到工作的執行。每一個人都會忘記一些事情，之後會想起。阿茲海默氏症患者通常會忘記但從來不會想起，並且會重複問相同的問題，忘記之前的答案。

2. 很難去執行做家事。例如阿茲海默氏症患者或許可以做一頓飯，但他們可能會忘記吃，甚至更嚴重的會忘記他們已經做過飯。

3. 語言上的問題。阿茲海默氏症患者會忘記簡單的單字或使用不適當的單字，並且會說出一些讓人無法理解的話。

4. 會迷失方向和忘記時間。阿茲海默氏症患者可能會迷路或是忘記回家的路。

5. 理解力較差。例如，任何人可能會一時疏忽忘記看緊小孩，但阿茲海默氏症患者會完全的忘記他們需要照顧小孩而獨自離開。

6. 抽象的思考問題。任何人都會有開支票的困擾，而阿茲海默氏症患者會完全忘記他們所需的金錢數目。

7. 遺忘事情。阿茲海默氏症患者會將東西放在不適當的位置，例如會將鐵放入冰箱或將手錶放入糖水中，而不會將東西取回。

8. 情緒或習慣的改變。每個人偶爾會有心情起伏，但阿茲海默氏症患者會有快速心情起伏的情形，例如只要數分鐘的時間，心情可以從鎮靜到流淚和生氣。

9. 人格改變。阿茲海默氏症患者可能會有激烈的和不適當的人格改變，會變得易怒、猜疑或嚇人的。

10. 失去進取心。阿茲海默氏症患者可能變得被動和不情願的活動。

神經性厭食症（Anorexia Nervosa）

神經性厭食症首先在 1988 年發現，神經性厭食症患者體重會減輕，並且沒有攝取足夠的食物來維持生命。

神經性厭食症是一種神經和心理上攝取食物方面的失調症狀，特徵是拒絕攝取食物，甚至在飢餓時也有此情形發生。其他的症狀包括：儘管已經很瘦但還是很懼怕肥胖；極度的運動並且妄想可以使體重減輕；對自己的體態有負面的觀感；深深的感到羞辱；以及有濫用藥物和酒精的問題。百分之九十五的女性有神經性厭食症的煩惱，並且神經性厭食症會出現在青春期。尤其在美國年輕的女性會發生攝食失調的情形，並且在過去幾年有擴大的情形。根據國家神經性厭食及相關疾病協會（ANAD）發現，平均 800 萬的美國人有神經性厭食症的困擾。攝食上的失調並不侷限在十幾歲的女性，40 歲

和更年老者也有此情形。醫生猜測可能是由於體內血清素的濃度偏低所造成，而有厭食和吃後立即催吐的精神問題發生。

有些厭食症患者會停止吃東西，有些會吃後立即嘔吐，有些進食後服用瀉藥，而有些則這三件事都會做。大部分神經性厭食症患者在疾病開始時會有正常的飢餓感覺，但他們會忽視這個感覺。儘管神經性厭食症患者拒絕食物，但他們通常變得迷戀食物和花很多的時間在幻想食物、閱讀食譜甚至為他人準備食物上。神經性厭食症患者另一個特徵是，會否認他們在減肥上有任何的錯誤，並且聲稱他們不會感到飢餓和堅持他們需要減輕更多的體重。

很多神經性厭食症女性也有攝取過多的食物的情形。神經性暴食症的特徵是在短時間內攝取大量的食物，之後再催吐或使用利尿劑或瀉藥。如果一個人同時有神經性厭食和暴食症，這就稱為濫食—厭食症。

厭食症會造成體重過輕、極度的虛弱、頭昏眼花、月經週期停止、脖子腫大、食道潰瘍和腐爛、重複的嘔吐而使臼齒的琺瑯質腐蝕、臉部的血管破裂、脈搏和血壓偏低。在一些極端的病例中發現患者會使用湯匙或筷子來誘導嘔吐，而導致消化道沾黏並且需要外科手術切除。神經性厭食症生理系統的變化包括甲狀腺功能失調、心跳不規律、生長荷爾蒙和可體松、性腺激素以及血管收縮素分泌不規律。

神經性厭食症行為改變與長期飢餓有關。不足的鉀和鈉會導致電解質不平衡，而造成脫水、肌肉抽筋，最後會心跳停止。瀉藥的使用，會使體內的鉀耗盡。神經性厭食症的主要問題是低血鉀，慢性低血鉀會使心跳不規律而造成心衰竭和死亡。

神經性厭食症是一種嚴重的心理問題，然而在這幾年醫生和營養學家認為神經性厭食症會有一些嚴重的身體問題。例如，攝食失調患者會與臨床上憂鬱症患者同樣具有化學不平衡的問題。有些神經性厭食症病例，已經發現是由嚴重的鋅缺乏所造成。

現今神經性厭食症的研究著重在生理，但是心理的研究還是很重要。同儕或父母的取笑，會讓神經性厭食症患者覺得自己很胖。除此之外，神經性厭食症患者往往對長大非常恐懼，並且通常女性患者母女的關係不好。有些會試著接受父母所給予的外表，但是會覺得很不適當—他們會覺得他沒有父母所期望的漂亮和聰明。神經性厭食症女孩可能會有自卑感，覺得自己很胖

和醜陋,並且沒有任何的資訊或信仰可改變她的心智。

　　約百分之三十神經性厭食症患者,一生都在此疾病中掙扎,百分之三十的患者至少會有一次威脅到生命的發作,而百分之四十的患者可以克服。雖然患者可以從急性失調中恢復,但是身體的傷害已經造成。

　　除非有其他情況,以下的建議劑量皆是針對成人的。對於 12 到 17 歲之間的兒童,可以將劑量降低到建議劑量的四分之三。

營養素

補充品	建議用量	說明
非常重要者		
綜合維生素和礦物質複合物 與		所有的營養素必需服用高劑量,因為它們會快速通過腸胃道,吸收較差。
天然的β-胡蘿蔔素 和	每日 25,000 國際單位。	
混合的類胡蘿蔔素 和		
維生素 A 和	每日 10,000 國際單位。	
鈣 和	每日 1,500 毫克。	
鎂 和	每日 1,000 毫克。	
鉀 和	每日 99～200 毫克。	
硒	每日 200 微克,懷孕期間,每日勿超過 40 微克。	
鋅 加 銅	每日 80 毫克,所有補充劑中的含量相加起來每日不要超過 100 毫克。 每日 3 毫克。	增加食慾和味覺的酵素需要鋅和銅。鋅和銅一起作用來防止銅的缺乏。

補充品	建議用量	說明
重要者		
嗜乳桿酸菌（來自 Wakunaga 的 Probiata）	依照產品標示。空腹服用，以便到達小腸。	可以補充使用通便劑和嘔吐時所流失的良性菌。
游離形式的胺基酸複合物（來自 Anabol Naturals 的 Amino Balance）	依照產品標示。	很容易吸收的蛋白質，組織修復所必需。
5-羥基色胺酸（5-HTP）	依照產品標示。	有助於抑鬱和神經疾病的治療。
γ-胺基丁酸（GABA）或	依照產品標示。	在焦慮和憂鬱者，這個胺基酸的濃度較低。
S-腺苷甲硫胺酸（SAMe）	依照產品標示。	有助於減少壓力和抑鬱，讓人感到舒服。 注意：如果你是躁鬱症患者或正服用抗憂鬱劑處方，請勿使用本補充品。
來自 Wakunaga 的 Liquid Kyolic 含維生素 B_1 和 B_{12}	依照產品標示。	減少壓力和焦慮。
多種礦物質複合物	依照產品標示。	有助於補充流失的礦物質。
月見草油或	依照產品標示。	對於身體功能和細胞修復以及減少神經細胞的免疫作用很重要。
亞麻子油或	依照產品標示。	
來自 Wakunaga 的 Kyolic-EPA	依照產品標示。	鎮定神統系統。
維生素 B 群	每日 3 次，每次服用每種主要的維生素B各100毫克（在綜合錠劑中，各種維生素的含量會有所不同）。	幫助預防貧血和減少維生素 B 的流失。維生素 B 對於腦部功能很重要，並且可以增加食慾。
維生素 B_{12} 注射加	每週 3 次，每次 1 毫升或遵照醫生指示。	增加食慾，以及防止掉髮和傷害身體功能。
肝臟萃取物注射	每週 3 次，每次 2 毫升或遵照醫生指示。	可提供維生素B和其他的營養素。

補充品	建議用量	說明
重要者		
維生素 C 與 生物類黃酮	每日 5,000 毫克，分成數次。	是受損免疫系統所必需，並且能減輕腎上腺的壓力。
有幫助者		
來自 Nature's Answer 的 Bio-Strath 或	每日 3 次。	是一種含有酵母的藥水。是天然的鐵來源。
來自 Salus Haus 的 Flora-dix Iron＋Herbs	依照產品標示，每日 3 次。	增加食慾。
啤酒酵母	開始時每日 1 茶匙，然後漸增至每日 1 湯匙。	含有均衡維生素 B。
海帶	每日 2,000～3,000 毫克。	可提供所需的礦物質和幫助甲狀腺功能。
蛋白質分解酵素	依照產品標示，兩餐之間和隨餐服用。	可幫助消化和重建組織。
維生素 D₃	每日 600 國際單位。	鈣吸收和預防骨鈣流失所必需。
維生素 E	每日 600 國際單位。	增加氧的攝取，並且是一種很強的抗氧化物。使用 d-α-生育醇的形式。

藥用植物

❏ 使用蒲公英、牛奶薊、紅花苜蓿或野山藥，可以重建肝臟組織和清潔血液。

❏ 下列草藥均能促進食慾：薑、人參、雷公根和薄荷。

　　注意：如果有高血壓不要使用人參。

❏ 金絲桃和爪哇胡椒可以鎮靜神經系統和預防抑鬱。

建議事項

❏ 建立規律的飲食習慣，採用高纖維和均衡的飲食。吃大量生鮮的蔬菜和水果，這些食物可以清除身體的廢物。當身體的廢物清除，則食慾就可以恢

復正常。

❏ 確定吃足夠量的蛋白質食物，像是魚和豆類。高級的蛋白質對於修復身體組織和儲存流失的肌肉是很重要的。

❏ 勿攝取任何糖，並且避免白麵粉做成的食品。

❏ 避免加工食品，這些添加物對身體有害。

❏ 尋找能治療攝食失調的醫生，並且可以提供身體和心理的治療。除了營養計畫外，也需要其他的特殊計畫。

❏ 檢視你的自尊的程度。自尊較低的女性，傾向於自我毀滅的行為，像是濫用肉體關係、衝動的性行為和攝食失調。培養與人的親密關係是很重要，而且是要有能贊賞和鼓勵你的同伴。儘可能的排除會使自己不舒服的人或事，避免學習不好的事物。

考慮事項

❏ 如果有厭食症，則應該儘早去找醫師。

❏ 在很多的病例中，厭食症患者必須住院和給予靜脈營養（含有鉀和綜合維生素）。

❏ 飢餓時會增加抑鬱、焦慮、不安和易怒的感覺。厭食症患者需花很多的時間從厭食中恢復，重建正常的飲食和減少飢餓對心情和行為的影響。

❏ 有些研究認為神經傳導物質，像是多巴胺、血清素、正腎上腺素和內生性麻醉物質在厭食症上扮演重要角色。

❏ 有研究發現鋅的補充不僅可以降低抑鬱和焦慮，但在神經性厭食症女性患者服用鋅的補充劑時會增加兩倍的體重或更多，因此不建議神經性厭食症女性患者服用鋅的補充劑。食物形式和補充劑形式的鋅，已經幫助很多神經性厭食症患者恢復正常的食慾和體重。然而，鋅的缺乏不會造成神經性厭食症。

❏ 神經性厭食症典型的自尊問題是發生在早年，孩提時如果告訴他們什麼是愚蠢的、無價值的以及討厭的事物，他們會深信不移。除此之外，近來研究發現很多的美國女孩在青春期早期會嚴重喪失自尊，而在此時就會發生攝食失調的情形。

❏ 很多的組織可以幫助你學習更多有關攝食失調和如何治療此症狀的資訊。

焦慮症（Anxiety Disorder）

　　焦慮症是近年來常見的情緒問題。年輕人易受到焦慮症影響，會一直持續到中年或老年。女性發生焦慮症的情況是男性的兩倍，但事實上焦慮症和性別並沒有關聯。心理學者認為男性在遇到這類問題時，很少會說出來或是承認。

　　焦慮症可能是急性的或是慢性的。急性焦慮症會顯示出驚恐症（panic attack），即在不適當的時機，身體自行做出的自衛反應。這情況非常複雜，自衛反應是當身體為應付緊急情況時，無意識的或自然而然的生理反應。緊張會使身體產生自衛反應而分泌腎上腺素，腎上腺素的分泌增加會加速體內蛋白質、脂質及醣類的代謝，以迅速產生能量提供給身體使用。除此之外，肌肉會繃緊，心跳和呼吸會加速，甚至血液的成分也稍微會有改變，變得有凝血的傾向。

　　在面臨威脅如攻擊、車禍或天災時，這類的反應是完全正常的並有助於生存。在其他情況，腎上腺素分泌過多時也會引起害怕和驚恐。有驚恐症的人常常會有一種大難臨頭、即將要被毀滅的感覺，在此情況下已經無法清楚地思考。驚恐症發作還另外伴隨有呼吸急促、喘不過氣來、心悸、胸痛、頭昏眼花、忽冷忽熱、麻木或激動的極端感覺、冒汗、噁心、脫離現實、時間感扭曲等等感覺。最後，這些症狀會有累積效果，諸如疼痛、肌肉抽筋或肌肉僵硬、憂慮、失眠、做惡夢和很早清醒、性慾降低，及異常緊張且無法放鬆。女性可能受月經週期變化，會另有經前症候群。

　　驚恐症發作通常是突然的和強烈的，在任何時間都有可能，會持續數秒到半小時，但對於發作者而言彷彿經歷很久。有驚恐症的人常常認為自己心臟病發作或中風。發作常是無法預知的，有些人可能會持續一至數週，而有些人可能只有幾天。發作情況通常是來自於壓力（有意識的或無意識的）或某些情緒，但也有可能是因為對某些食物、藥物或對疾病的反應而引起的。如一般人最常搞混食物過敏和低血糖兩者症狀，常引起驚恐症；也可能在進食後或喝太多含咖啡因飲料如茶和咖啡後發作。有些驚恐症的發生可能沒有

原因，這些無預警的發作常使患者感到非常痛苦。

很多有急性焦慮症的人會變得害怕獨處和到公共場所，因為他們擔心驚恐症會發作。由於上述原因，會增加焦慮症的程度，並使他們的生活受到限制。許多心理學者相信有些驚恐症者是屬於自發性的，也就是說，害怕驚恐症的事情常是自己引起的。

最近幾年，驚恐症已經不再是受到心理影響的現象，有許多研究顯示出這症狀真正是由身體引起。學者認為驚恐症主要是由腦部不正常的化學物質造成，即腦部某一處不正常的傳送和接收錯誤的「緊急訊號」。腦部某一區域運作太活躍會導致正腎上腺素的釋放，正腎上腺素會造成脈搏、血壓及呼吸增加，因此引起典型的驚恐症。根據梅約醫學中心（Mayo Clinic）的研究員指出，有百分之十到百分之二十的美國人曾有驚恐症發作。

慢性焦慮症是輕微的，也是一般常見的症狀。許多慢性焦慮者在大部分的時間感到輕微的焦慮，但緊張程度並不像驚恐症一樣，他們可能會感覺長期的不適，特別是在其他人面前，而且很容易緊張，頭痛和慢性疲勞是這些人最普遍的症狀。焦慮症在任何年齡都會發生，但第一次發作主要在 20 到 30 幾歲之間。而有些慢性焦慮症者也偶爾會有驚恐症。

焦慮症也許是遺傳的，因為有研究發現焦慮症好像和家族有關。有些患者甚至與二尖瓣脫垂有關聯，但是二尖瓣脫垂是不會影響心臟功能異常的症狀。焦慮症的表現有很多種，但醫生認同衝突，不論自我衝突或與其他人之間的衝突，都會增加焦慮的情況。

除非有其他情況，以下的建議劑量皆是針對成人的。對於 12 歲到 17 歲之間的兒童，可以將劑量降低到建議劑量的四分之三。

營養素

補充品	建議用量	說明
非常重要者		
鈣	每日 2000 毫克。	天然鎮定劑。
和		
鎂	每日服用 600～1,000 毫克。	有助於減輕焦慮、緊張、神經過敏、肌肉抽筋及抽搐。
來自 Salus Haus 的 Floradix Irons＋Herbs	依照產品標示。	是針對鐵缺乏者使用,鐵缺乏會增加驚恐症發作的危險。Floradix 是鐵的天然來源。
來自 Wakunaga 的 Liquid Kyolic 含維生素 B_1 和 B_{12}	依照產品標示。	有助減輕壓力和焦慮。
綜合維生素和礦物質複合物	依照產品標示。	均衡各種營養素。
與		
鉀	每日 99 毫克。	維持腎上腺正常功能所必需的。
和		
硒	每日 100～200 微克。懷孕期間,每日勿超過 40 微克。	焦慮症患者常發現硒的濃度低。硒是很強的抗氧化劑,可保護心臟。
S-腺苷甲硫胺酸（SAMe）	每日 2 次,每次 400 毫克。	參與體內 40 餘種重要生化反應。是天然的抗憂鬱物質,並有鎮定效果。 注意:如果你是躁鬱症患者或正服用抗憂鬱劑的處方,請勿服用本補充品。
維生素 B 群	依照產品標示。每日 3 次,每次 50 毫克,隨餐服用。	有助維持神經功能正常。
外加		
維生素 B_1（硫胺素）和	每日 3 次,每次 50 毫克,隨餐服用。	有助減輕焦慮和安定神經的作用。
維生素 B_6（吡哆醇）和	每日 3 次,每次 50 毫克。	是一種興奮劑,並有鎮定的作用。

補充品	建議用量	說明
非常重要者		
菸鹼醯胺	每日 3 次，每次 100 毫克。	對腦部某些化學物質的產生很重要。在高劑量時，有鎮定作用。注意：勿以菸鹼素取代菸鹼醯胺。菸鹼素劑量高時有毒性。
維生素 C	每日 5,000～10,000 毫克，分成數次。	是腎上腺素的正常功能和腦部的化學物質所必需。在高劑量有很強的安定效果，已知可以減輕焦慮症，治療壓力。
維生素 E	依照產品標示。	有助氧氣運送至腦細胞，並保護腦細胞免受到自由基傷害。請使用 d-α-生育醇形式。
鋅	每日 50～80 毫克，所有補充劑中含量相加起來，每日不要超過 100 毫克。	有安定中樞神經系統的作用。
重要者		
吡啶甲酸鉻	每日 200 微克。	鉻缺乏會產生各種焦慮的症狀。
DL-苯丙胺酸（DLPA）	每日 600～1,200 毫克，若在 1 週內沒有改善就停止服用。	針對慢性焦慮者。增加腦部產生腦內啡（endorphins），這可減輕焦慮和壓力。注意：懷孕或哺乳期間，或患有驚恐症、糖尿病、高血壓或苯酮尿症，請勿服用本補充品。
L-麩胺醯胺 和	每日 3 次，每次 500 毫克，空腹服用。可與開水或果汁一起服用，但勿與牛奶一起服用。若同時服用 50 毫克的維生素 B6 和 100 毫克維生素 C 則更容易吸收吸收。	
L-酪胺酸 加	每日 3 次，每次 500 毫克，空腹服用。	對焦慮症和憂慮症而言很重要。注意：若你正服用單胺氧化酶抑制劑藥物，請勿服用此補充品。
L-甘胺酸	每日 3 次，每次 500 毫克，空腹服用。	中樞神經系統功能必需的。

補充品	建議用量	說明
有幫助者		
來自 Coenzyme-A Technologies 的輔酶 A	依照產品標示。	提供免疫系統對多種危險物質的解毒功能。
必需脂肪酸（亞麻子油和來自 Health From The Sun 的 Total EFA 是良好來源）	依照產品標示。	對腦部正常功能很重要。
γ-胺基丁酸（GABA）加 肌醇	每日 2 次，每次 750 毫克。 依照產品標示。	腦部正常功能所必需的。有鎮定效果。
褪黑激素	開始每日 2～3 毫克，睡前 2 小時內服用。如果有必要時，慢慢增加劑量到有效的量。	天然的幫助睡眠物質，如果有失眠的症狀的話可服用。

藥用植物

❏ 身體在壓力下很容易受到自由基的傷害。山桑椹、銀杏、牛奶薊就含豐富的類黃酮素，可清除自由基。牛奶薊也可以保護肝臟。

❏ 可使用貓薄荷、洋甘菊、爪哇胡椒、蛇麻草、菩提花、莶蔚屬植物、西番蓮及並頭草，有幫助放鬆和預防驚恐症。

　注意：不要持續使用洋甘菊，可能會產生過敏。爪哇胡椒可能會增加睡意，若有這情況發生，則停止服用或減輕劑量。

❏ 茴香可減緩由焦慮症引起的腸胃道不適、胃脹氣、腹部緊張，及鬆弛大腸。在餐前或餐後，泡茶飲用非常有效，而且沒有副作用。香蜂葉和柳樹皮也可改善胃部不適。

❏ 小白菊常被用來紓解偏頭痛，對由焦慮症引起的偏頭痛也有所幫助。飲用珍珠花茶或萃取液也具有鬆弛由壓力和焦慮引起的頭痛，而且沒有副作用。

　注意：少數人在飲用珍珠花茶或萃取液時，會有口瘡和經常性噁心，若有該症狀發生，則停止服用。懷孕婦女勿服用小白菊。

❏ 金絲桃可以減輕憂鬱症和有助情緒穩定，效用約二到四週。

❏ 並頭草和纈草根在睡前服用有助於睡眠，並預防晚上時間驚恐症發作。

❏ 避免服用麻黃，因會使焦慮症更惡化。

建議事項

❏ 飲食中可包含杏果、蘆筍、酪梨、香蕉、綠花椰菜、糖蜜、啤酒酵母、糙米、水果乾、紅海藻、魚（特別是鮭魚）、大蒜、綠色蔬菜、莢豆類、黃豆製品、全穀類及優格等。這些食物可提供有益的礦物質，例如鈣、鎂、磷及鉀，這些礦物質會因為壓力而耗損。

❏ 少量多餐，不要像傳統一樣一天三餐。

❏ 限制動物性蛋白質的攝取，多吃高量的複合碳水化合物和植物性蛋白質。

❏ 避免富含精製糖或簡單碳水化合物的食物。為了使營養治療計畫得到最大的效果，飲食中不應該含有單糖和碳酸飲料，或抽菸和喝酒。

❏ 避免食用咖啡、紅茶、可樂、巧克力或任何含有咖啡因的東西。

❏ 避免食用會引起你發作的食物。食物過敏和對食物敏感可能會引發驚恐症或焦慮症發作。（請見第二部的過敏症）

❏ 學習有助於放鬆的課程。生物回饋法和靜坐可能會非常有幫助。

❏ 規律運動。不論是任何運動，例如快步走、騎單車、游泳、有氧運動或任何能使你放鬆的生活方式。在幾週規律運動後，許多人焦慮症狀都有所改善。

❏ 多休息和睡眠充足。若有睡眠障礙，請參考第二部的失眠症。

❏ 呼吸療法有助於急性發作時使用。緩慢從鼻子呼入四秒，屏氣四秒，緩慢從嘴巴呼出四秒，休息四秒。重複上述動作，直到發作平息。提醒自己，驚恐症會持續數分鐘。而有些人可能會持續數小時，但這情況很少見。

❏ 打電話給朋友或親人，聊天可以緩和焦慮。

❏ 假如這章節的建議事項沒有任何幫助，特別是驚恐症或焦慮還持續影響你的生活，最好與你的醫師諮詢。如果已經排除任何的身體問題，建議請心理醫師做評估和治療。

考慮事項

❏ 有焦慮症的人，特別是急性發作者，常常到醫院急診室做醫療檢查，而僅

被告知他們只是遭受到壓力，好好休息就會轉好。有研究發現百分之七十的驚恐症病患，在得到正確的診斷之前，曾經看過數十個醫師。

❑ 服用三環抗鬱劑如 imipramine hydrochloride（Janimine、Tofranil）或 imipramine pamoate（Tofranil-PM），若出現血清鐵濃度低時，會增加焦慮症和神經過敏的危險。

❑ 有一種認知行為治療叫做驚恐控制，是對慢性驚恐症者有長期的效果。治療員會指導患者回憶驚恐的感覺，然後再訓練患者如何處理這種感覺。驚恐控制療法常會配合服用抗憂鬱劑或鎮靜劑。

❑ 鉻缺乏會導致神經緊張、顫抖及焦慮，酗酒和常攝食大量精製糖都會造成鉻缺乏，而啤酒酵母是豐富的鉻來源。

❑ 許多研究指出 DL-苯丙胺酸（DLPA）可以有效治療焦慮症和憂鬱症。DLPA補充劑的成分是D-苯丙胺酸和L-苯丙胺酸，兩種一起服用比單獨服用任一種來得更有效，但必須要有營養師在營養方面的監督。

❑ 有研究顯示出硒會提升心情和減輕焦慮，硒缺乏者在飲食中開始添加硒時，有明顯的改善效果。

❑ 生物回饋法有助於處理焦慮的症狀。

❑ 音樂有助於減輕焦慮的效果。顏色也對放鬆和鎮靜有所幫助。

❑ 有各種藥物被用來治療驚恐症，但必須在醫師的監督下才能使用。任何藥物的效用會因人而異，而且焦慮症所使用的藥物都會產生令人不舒服的副作用。alprazolam（Xanax）是焦慮症最普遍使用的藥物之一，藥效非常好，但會引起睡意和輕微頭痛，並會讓人上癮。每日若服用超過4毫克的高劑量藥物8週以上，會引發對藥物產生依賴性的危險。

❑ 有娛樂性質的藥物如大麻會引起焦慮症發作。

❑ 正確的飲食再加上營養補充品被認為對減輕焦慮有所幫助，甚至可以減輕驚恐症發作的頻率和程度。若你有服用抗焦慮藥物，試著實行本章節所建議的計畫，也許會讓你停止服用藥物，或至少減輕藥物劑量。但是，在決定任何使用食物療法之前，應該先跟你的營養師討論。

❑ 請參考第二部的緊張／壓力。

注意力缺乏症候群（ADD/ADHD）

　　注意力缺乏症候群（attention deficit disorder 簡稱 ADD，或 attention deficit hyperactivity disorder 簡稱 ADHD）爲中樞神經系統活動機制失調的一最新名詞。雖然致力於命名已有多年，但是 ADD 或 ADHD 診斷的判斷標準仍是令人困惑的。在《心智失調診斷學及統計學》的第四版（DSM-IV）中，美國精神病協會描述三種不同類型的 ADHD —— ADHD 注意力缺乏型、ADHD 易衝動過動型及混合前二型的第三型。爲簡單區分，我們將無過動症狀之注意力缺乏型稱爲 ADD，而將易衝動過動型還有混合型稱爲 ADHD。

　　ADD/ADHD 爲美國快速生長期兒童失調症，據報導驚人的指出，其可影響到百分之九至百分之十的學齡兒童。男童診斷出有 ADD 或 ADHD 的比例是女童的十倍。雖然 ADD/ADHD 主要發生於孩童，但也同樣會發生於成人。它會造成許多學習以及行爲上的問題，非但影響個人，亦會影響全家。雖然 ADD/ ADHD 孩童常被認定學習有障礙，但實際上，他們的智力常爲中等或是中上，而且通常有高度的創造力。

　　形成 ADD/ADHD 的因子包括遺傳、焦慮、過敏、懷孕期抽菸、高胰島素血症、出生時缺氧、環境壓力或是環境污染、食品添加物、受傷、感染、鉛中毒以及胎兒創傷。近幾年，已多將重點放在 ADD/ADHD 的飲食上。許多患者會對食物中的防腐劑、色素及水楊酸起反應，破壞腦中化學物質的平衡，而造成不當的行爲改變。低蛋白飲食可作爲改善因子。然而，這話題已被熱烈討論數十年，許多研究顯示出食品添加物在過動症中扮演著重要角色。

　　ADD/ADHD 會有以下一種或多種混合症狀，不論有無過動症狀的 ADD 患者，這些症狀皆有可能發生；而以下打*者，與所列標題最相關。

ADD 症狀

- 對於解決問題及管理時間上有障礙*
- 極度不專心*
- 遲滯*

- 健忘；有經常遺失東西的傾向*
- 言談及聽力失調*
- 組織及工作上的完成有障礙*
- 心不在焉；無法記得順序或事件*
- 草率和／或快速的做完家庭作業，而錯誤連篇*
- 注意力不集中*
- 持續性的「碎碎念」*
- 學習有障礙
- 情緒不穩定；每日或是時時刻刻有情緒上的波動
- 睡眠受干擾
- 缺乏目標
- 在成人階段會缺乏事業或人際關係

ADHD 症狀

- 難以適應新事物*
- 有擾亂其他孩童的傾向*
- 自殘行為*
- 無法獨立完成工作*
- 性情暴躁*
- 沒耐性；無法等待*
- 抗壓性低，對於事物忍耐性低*
- 易感到洩氣*
- 無法長時間久坐*
- 急躁、無預警的、蠻橫行為*
- 笨拙*
- 話多*
- 在教室引起騷動*
- 未聽完完整問題即不加思索的回答*
- 雖然智力中等或中上，還是無法適應學校

　　ADD 孩童較 ADHD 孩童難以診斷，因為過動症狀較注意力不集中還來得明顯；然而，遲滯、精神不集中以及事業開始或是完成上有障礙，皆是此失調症的特徵，其影響會持續至成人時期。ADHD會造成過動、焦慮、不耐煩和急躁行為，雖然如此，患有ADHD的孩童仍會重視以及完成任務，也會花時間在感興趣的事情上；患有ADHD的成人會不斷的工作以完成任務，但是容易感到不耐煩，也容易動怒。ADD/ADHD 混合型為最虛弱的，患此調症的孩童較沒自尊心、易感到不耐煩、不願意遵守規定以及不負責任、行為笨拙、總是認為自己是對的、不願意接受改變和適應不良。

　　ADD 和 ADHD 的案例與日俱增，專家學者視之為過度的診斷。因為 ADD 和 ADHD 有許多症狀也同樣可在一般健康的孩童身上發現，因此很難做出診斷。事實上，許多父母親在教育孩童的過程中，會懷疑他們的孩子患有 ADD 或是 ADHD。可能僅僅只是富有創造力或是精力過剩，就可能被誤診為 ADD 或 ADHD。ADD 或 ADHD 應該由一群專研此失調症的專家來做診斷，而假如孩童被診斷出 ADD 或 ADHD，也應尋求第二個專家鑑定。

　　除非有其他情況，以下的建議劑量皆是針對成人的。對於 12 到 17 歲之間的兒童，可以將劑量降低到建議劑量的四分之三，而 6 到 12 歲之間的兒童則是降低一半的劑量，6 歲以下的兒童使用四分之一的劑量即可。

營養素

補充品	建議用量	說明
必需者		
鈣 和 鎂	依照產品標示，於睡前使用。	鎮靜效果。
來自 Coenzyme-A Technologies 的輔酶 A 和	依照產品標示。	提供免疫系統對多種危險物質的解毒能力。
輔酶 Q_{10}	依照產品標示。	加速新陳代謝，減緩壓力及疲勞，分解脂肪，維持身心健康。輔酶 A 結合輔酶 Q_{10} 後效用更好。

補充品	建議用量	說明
必需者		
來自 Efamol 的 Efalex Focus 或	依照產品標示。	提供必需脂肪酸及幫助維持眼睛和腦部功能。
Wakunaga 的 Kyolic-EPA	依照產品標示。	恢復適當脂肪酸平衡。
γ-胺基丁酸（GABA）	每日 750 毫克。	同鎮定劑效果，無副作用或危害添加物。（請見第一部的胺基酸）
綜合維生素和礦物質複合物	依照產品標示。	體內平衡所必需。
松樹皮中的成分 或	依照產品標示。	強力抗氧化劑，提供身體及腦部細胞的保護。
葡萄子萃取物	依照產品標示。	
槲黃素	依照產品標示。	避免過敏以免加重病情惡化。
S-腺苷甲硫胺酸（SAMe）	依照產品標示。	用於減緩壓力及沮喪。 注意：如果你是躁鬱症患者或正服用抗憂鬱劑的處方，請勿服用本補充品。12 歲以下孩童請勿使用。
維生素 B 群 外加	每日 3 次，每次服用每種主要的維生素 B 各 50 毫克（在綻合錠劑中，各種維生素的含量會有所不同）。	B 群維生素為正常腦部功能和消化吸收所必需。亦能促進腎上腺功能，調整神經傳導物，添加於加工過的碳水化合物。
維生素 B₃（菸鹼素） 加	每日 100 毫克。每日總計量勿超過 300 毫克。	注意：若有肝臟疾病、痛風或高血壓，請勿服用菸鹼素。
泛酸（維生素 B₅） 和	每日 100 毫克。	抗壓力維生素。
維生素 B₆（吡哆醇）	每日 50 毫克。	對於腦部正常功能之維持很重要。
有幫助者		
乙烯膽鹼	依照產品標示。	幫助記憶力及注意力。

補充品	建議用量	說明
有幫助者		
來自 Växa International 的 Attend	依照產品標示。	用於追蹤患有 ADD 或 ADHD 者的特殊飲食及神經化學物缺失的營養結合物。
來自 Bioforce 的 Bio-Strath	依照產品標示。	包含酵母菌、藥用植物和所有 B 群維生素，具鎮靜效果。
鉻	依照產品標示。	葡萄糖代謝及能量產生所必需，對於膽固醇、脂質、蛋白質的生成也很重要。促進胰島素正常利用以維持適當血糖值。
二甲基胺基乙醇（DMAE）	依照產品標示。	改善腦部神經衝動的傳導，有助於注意力的集中。亦有抗壓力效果。
來自 Health From The Sun 的 EFA Attention Formula	依照產品標示。	包含必需脂肪酸、維生素、礦物質和印度草藥，可維持腦部、神經和眼睛功能。適用於孩童及成人。
必需脂肪酸（琉璃苣油、亞麻子油和月見草油是良好來源）	依照產品標示。	常為 ADD 或 ADHD 患者所缺乏。
L-半胱胺酸	依照產品標示，空腹服用。可與開水或果汁一起服用，但勿與牛奶一起服用。若同時服用 50 毫克維生素 B_6 及 100 毫克維生素 C 則更容易吸收。	如毛髮分析顯示金屬含量過多，可服用此胺基酸。（參見第一部的胺基酸）
來自 Olympian Labs 的 Pedia-Calm	依照產品標示。	用於過動兒的一結合配方，包含磷脂絲胺酸、磷脂烯膽鹼、腦磷脂、磷酸肌酐、二甲基胺基乙醇以及 GABA。可用膠囊或直接灑在食物上食用。
磷脂絲胺酸	依照產品標示。	有助於腦部神經傳導物質的平衡及減緩沮喪。

補充品	建議用量	說明
有幫助者		
來自 American Biologics 的 Taurine Plus	依照產品標示。	為抗氧化及免疫功能的最重要調節者，白血球活化及神經功能所必需。
維生素 與 生物類黃酮	每日 3 次，每次 1,000 毫克。	為抗壓力維生素。
維生素 E	每日 600 國際單位。	強力抗氧化劑，保護細胞膜及促進循環。使用 d-α-生育醇形式。
鋅	依照產品標示，所有補充劑中的含量相加起來，每日不要超過 100 毫克。	許多 ADHD 孩童缺乏鋅，可服用綜合維生素和礦物質。

藥用植物

如要讓孩童食用藥草，必須注意年齡以及給予的劑量是否遵照廠商建議。

❏ Sabinsa 公司的 Bacopin 是一種印度草藥巴戈（對葉或小巴戈草）的萃取物，可加強記憶力。

❏ 銀杏，加強腦部功能及注意力集中。

❏ 人參或毛蕊花油可幫助記憶力。

❏ 纈草根萃取物已用於此失調症，效果顯著且無副作用。將此無酒精成分的萃取物加入果汁中（根據年齡依照產品標示使用），一天喝二至三次。

❏ 其他藥草對於過動現象也有助益的有貓薄荷、洋甘菊、雷公根、蛇麻草、爪哇胡椒、香蜂草、甘草、山梗菜、燕麥、西番蓮、並頭草、金絲桃、百里香以及藥用石蠶。

注意：切勿持續使用洋甘菊或山梗菜。如果對於豕草過敏的話，請完全避免使用洋甘菊。

建議事項

❏ 飲食中可包含麵包、穀片以及米或燕麥製成的脆餅，以及所有的水果和蔬菜（除了以下含水楊酸者除外）。

❑ 飲食中應包含深海魚類，如鮪魚、鮭魚及鯡魚。這些魚類為必需脂肪酸 DHA 的良好來源，與腦部發育息息相關，常為 ADD/ADHD 患者所缺乏。

❑ 食用高蛋白質飲食，類似低血糖飲食（請見第二部的低血糖症）。蛋白質 為提供人體胺基酸所必需。一些研究人員現正致力於低血糖和 ADD/ADHD 之間的關係。

❑ 注意孩童飲食中醣類來源，多用複合碳水化物，減少簡單碳水化合物攝 取。複合碳水化合物存於新鮮蔬果、豆類和天然全穀類。其提供膳食纖維 且熱量只有油脂和簡單碳水化合物的三分之一。簡單碳水化合物，如葡萄 糖、果糖和半乳糖，存於糖、一些果汁、加工品和精製穀類（非全穀 類）。

❑ 限制乳製品！假如發現孩童食用後行為發生改變的話。現今發現乳製品會 導致一些 ADD/ADHD 患者發生行為改變。

❑ 限制所有飲食中精製糖（簡單碳水化合物）及其製品，亦限制零食以及所 有含有人工色素、甜味劑、麩胺酸鈉（MSG，味精）、酵母或防腐劑的食 品、加工食品和含水楊酸的食品。部分含水楊酸的天然食品：杏仁、蘋 果、杏果、所有莓子、櫻桃、小黃瓜、橘子、桃子、胡椒、梅子、李子和 番茄。

❑ 禁止食用以下食品：蘋果醋、培根、奶油、糖果、番茄醬、巧克力、有色 乳酪、辣椒醬、玉米、火腿、熱狗、漢堡肉、乳瑪琳、牛排、牛奶、芥 末、豬排、義大利臘腸、鹽、豆漿、香腸、茶和小麥。

❑ 勿使用制酸劑、感冒糖漿、香水、喉糖或市售牙膏。使用健康食品店購買 的天然牙膏。

❑ 避免碳酸飲料，因為含有大量磷酸。磷酸添加物會造成運動機能亢進（肌 肉活動力過大）。高磷酸值和低鈣鎂值（可由毛髮分析得知）會造成過動 現象和抽搐。肉類和油脂也含高磷酸值。

❑ 不要在有電視、錄影機、電動、吵雜音樂的環境下，多鼓勵戶外耗費精力 的活動。

❑ 考慮嘗試行為辨識治療，可減緩或降低 ADD/ADHD 的行為問題。

❑ 使用消去法飲食，以確認會造成或加重症狀的食物。（請見第二部的過敏 症）

考慮事項

❑ 當你處理此失調症時，不單單只爲塡飽肚子，考慮使用對腦部有益的食物比較重要。許多研究人員相信，假如移除掉患者飲食中會導致症狀發生的物質，並添加正確的營養素，那麼神經症狀通常會消失，也就可以停止ADD/ADHD 用藥（某些有嚴重副作用）。

❑ 做毛髮分析以排除金屬中毒是重要的，鉛和銅皆與行爲問題相關。（請見第三部的毛髮分析）

❑ 家族性或過敏性問題會誘發 ADD/ADHD 相關行爲，因此與專家研究討論是很重要的。

❑ 學習障礙與靑少年犯罪間有很強的相關性。

❑ methylphenidate（利他寧〔Ritalin〕）是減輕過動症最普遍的用藥。然而，研究人員發現此用藥有嚴重且長時間的副作用，包括食慾增加、體重減輕、失眠、生長遲緩、心跳加快、血壓升高、易怒以及初期使用無法忍受，也有可能形成帕金森氏症。對此藥物不利的報導近幾年來不斷出現，憂心的家長甚至將利他寧的副作用與古柯鹼做比較。

❑ 其他常見的用藥，包括：右旋苯丙胺（detroamphetamine〔Dexadrine〕效用同利他寧，爲使患者冷靜下來）、柏摩蘭（pemoline，賽洛德〔Cylert〕已被食品藥物管理局限定使用，爲二級用藥，因爲會造成肝衰竭）、甲基安非他命（methamphetamine〔Desoxyn〕）、安非他命右旋苯丙胺結合物（阿迪羅〔Adderall〕）和三環抗憂鬱藥（當疑有憂鬱症時使用）。時期性的發怒或是侵略可使用鎮定劑—thiordazine（Mellaril），而此法爲最後的手段，不得已時才使用。這些藥物的各種副作用，有些十分嚴重，已有報導指出。

❑ 由於有些治療效果良好的 ADD/ADHD 用藥有嚴重副作用，因此愈來愈多的家屬以及健康學者轉由結合下列方法以減緩，甚至於除掉 ADD/ADHD之症狀。飲食的改變、維生素與礦物質的添加、草藥療法、勸告、關愛及師長朋友的支持。許多人認爲，藥物治療只是治標，並不能治本。

❑ 順勢治療藥物，施予小劑量，亦有減緩 ADD/ADHD 功效。胡蔓草（Gelsemium）對於早發性焦慮症有幫助，而 Ignatia 對於減緩發怒有所助益。

❑ 研究人員完成 261 位過動兒的 5 小時口服葡萄糖耐受試驗，發現百分之七十四呈現出不正常的葡萄糖耐受曲線，因而猜測過動行為與糖類消化間有著相關性。

❑ 一些研究顯示，許多 ADD/ADHD 孩童因服用有毒害的酵母副產品而造成尿液中帶有大量酵母菌或是其他有害菌種。益生菌（一添加有益菌至體內的補充品，如：嗜乳酸桿菌），可幫助減緩此症狀。

❑ 研究指出使用γ-胺基丁酸（GABA）可緩和過動症，對於減緩暴力傾向、癲癇症、心智遲緩和學習障礙亦有效果。

❑ 愈來愈多的證據顯示，ADD/ADHD 患者患有憂鬱症、酒精中毒、焦慮症、職業及人際關係不佳和成人反社會行為的危險機率增加。

❑ ADD/ADHD 孩童的父母常很辛苦的處理他們孩子的行為問題，因而值得受到讚賞，當然，要記得，他們的孩子也是同樣值得受到讚賞。當他們的行為失控時，要記得他們是 ADD/ADHD 患者，無處理行為的能力。雖然他們試著討人喜歡以及學著乖乖的，但是他們的意識卻無法順從他們，也因此，他們常感到困惑及丟臉而有自卑感。當問題發生時，要試著向他們解釋哪裡做錯？為什麼錯？儘可能冷靜的慢慢訓練培養。這樣的孩童需要極大的關愛、支持以及周遭親友的鼓舞，而最重要的就是他們的父母親。

❑ 你能詢問你的看護以幫助尋找專門照顧 ADD 的人員或是尋求處理此失調症組織的相關人員。

手腕隧道症候群
（Carpal Tunnel Syndrome, CTS）

手腕隧道症候群很迅速的變成現代生活的一個疾病，在一世紀前幾乎沒有聽過它。為累積性創傷疾病中的一種，此病包含扳機指、神經痙攣和手腕隧道症候群。手腕隧道症候群是描述手腕的正中神經被壓迫或受傷時的專有名詞。正中神經控制拇指球肌並負責感覺手的拇指、手掌和前三指。正中神經從手腕隧道通過，手腕隧道是在手腕表面下非常小的通道，約四分之一英

吋。正中神經容易由壓迫或受傷而損害的因素有懷孕導致的腫脹、水腫、骨刺的壓力、糖尿病、骨骼脫臼、骨折、關節炎甚至是肌腱炎。

手腕隧道症候群是和手腕重複地移動與連續快速使用手指而造成的受傷有關。直到 1980 年代個人電腦變成是工作場所中重要的配備前，手腕隧道症候群沒有被廣泛地知道，曾經認為只有超級市場付款台的收費員和記帳人會有這類的職業性傷害。今天，手腕隧道症候群普遍發生在常使用電腦者。手腕隧道症候群由長時間強烈、穩定震動手腕所引起的。會引起手腕隧道症候群的其他職業有裝配線上員、運動員、駕駛員、髮型設計師、音樂家、餐廳服務生和作家。雖然手腕隧道症候群對男女性都會有影響，但對 29 至 62 歲的女性比其他年齡的男女性都要影響更多。預估一年有 120 萬的人會因為這傷害去看醫師。增加罹患手腕隧道症候群風險的因素包括更年期、肥胖、雷諾氏病、懷孕、甲狀腺機能不足和糖尿病。

手腕隧道症候群的症狀隨著拇指肌肉的嚴重萎縮帶來輕微的麻木感和難以忍受的疼痛。大多一般會覺得有灼熱感、刺痛感或拇指和前三指麻木感（小指是不會受到傷害的，因為它接受手腕隧道外部的神經刺激）。這刺痛感和被針刺到的感覺相同，會使拇指逐漸的衰弱。開始時，症狀是間斷的，但症狀會變成持續惡化。手腕隧道症候群可以影響一或二隻手。當晚上或早上循環慢下來時，症狀常常會變更糟。疼痛會擴張到前臂，在嚴重的病例中甚至擴張到肩膀。手腕隧道症候群起源於脖子或背上兩者之一和／或肩膀。看脊椎指壓按摩者或整骨醫生可能可以幫忙決定是否得到此病。

不是所有神經壓迫問題都是在手腕隧道區域。較少出現的是位於肘部尺骨神經的壓迫，產生的症狀和手腕隧道症候群幾乎相同。這狀況是非常疼痛和無力感。它也許會誤診成肌筋膜痛症候群。肌筋膜痛症候群是過度使用肌肉造成的。它不是和神經受傷有關。

手腕隧道症候群的自我檢驗

簡單的自我檢測可以幫助你判斷是否罹患手腕隧道症候群。

把你的手一起放到背後，手指朝下，手腕成 90 度，你的手肘尖直直的往側邊朝外。假如維持一分鐘以上這姿勢會造成一些症狀，你就可能得到手腕隧道症候群。假如你的工作或嗜好引起你有灼熱感、麻木感或前三指中的一

或二指變笨拙，可能手腕隧道症候群就是元兇。

　　然而這自我檢測方法不是非常簡單的。手腕隧道症候群唯一真正的決定性測驗是用肌電圖，它是用傳送穿過手臂的電刺激。沒有其他是比神經衝動為更低電壓的流動。正常神經衝動傳送發生速度大約為每秒 136 公尺，快到足夠瞬間出現。假如神經因浮腫的組織而導致受傷，就不能用正常的速度傳送電神經衝動。假如你發現有一神經傳送素的傳送速度只有每秒 90 至 95 公尺，那這神經是受傷或受到壓擠的。

營養素

補充品	建議用量	說明
非常重要者		
輔酶 Q₁₀ 加 來自 Coenzyme-A Technologies 的輔酶 A	每日 30～90 毫克。	促進組織氧合作用。
卵磷脂顆粒 或 膠囊	每日 3 次，每次 1 湯匙，餐前服用。 每日 3 次，每次 1,200 毫克，餐前服用。	補充神經所需的膽鹼和肌醇。為脂肪乳化劑。
維生素 B 群	每日 3 次，每次服用每種主要的維生素 B 各 100 毫克（在綜合錠劑中，各種維生素的含量會有所不同）。	為神經作用時所必須的。
外加 維生素 B₁（硫胺素） 和	每日 3 次，每次 50 毫克，連續 12 週。	增加維生素 B₆ 的攝取並改善組織的氧合作用。
維生素 B₆（吡哆醇）	每日 2 次，每次 100 毫克，連續 12 週。不要超過此劑量，否則神經會受傷。	強效的利尿劑。

補充品	建議用量	說明
非常重要者		
鋅	每日50毫克。所有補充劑中的含量相加起來，每日不要超過 100 毫克。	增加治癒功能。使用葡萄糖酸鋅錠劑或 OptiZinc 可得到較好的吸收。
有幫助者		
葡萄子萃取物	依照產品標示。	有效的抗氧化和抗發炎劑。
海帶	依照產品標示。	對神經有益。
錳	依照產品標示。與鈣分開服用。	對神經問題有幫助。
綜合維生素和礦物質複合物	依照產品標示。	普遍的營養補充劑。使用不包含鐵的配方。
月見草油 或 來自 Wakunaga 的 Kyolic-EPA	依照產品標示。 依照產品標示。	包含神經作用時所必要的必需脂肪酸。
維生素 A 與 混合的類胡蘿蔔素	每日 25,000 國際單位。懷孕期間，每日勿超過 10,000 國際單位。	重要的抗氧化劑。
維生素 C 與 生物類黃酮	每日4次，每次1,000毫克。	重要的治療物，有效的抗氧化劑。有助於減輕腫脹。
維生素 E	每日 400 國際單位。	重要的抗氧化劑。使用 d-α-生育醇形式。

藥用植物

❑ 蘆薈、魔鬼爪、西洋蓍草以及絲蘭對恢復彈性和減低發炎作用有幫助。

❑ 鳳梨酵素和乳香都可以減低發炎作用和腫脹。

❑ 假葉樹幫助減輕發炎作用。

❑ 辣椒減輕疼痛並對其他藥草有催化作用。

❑ 玉蜀黍絲和蘿勒是自然的利尿劑，消除腫脹。

❑ 銀杏，由茶或濃縮的形式來攝取，對於改善循環系統非常有效且可以幫助

神經作用。

❏ 紫花蘭香草根可以強固、平順組織，並可當做殺菌劑。

❏ 藥屬葵可以鎮定、軟化組織並促進治癒。

❏ 山鹽青（rhus），一種順勢療法的治療，當關節僵硬時是優先使用的。這物質可以幫助鎮定晚上的心神不定和過度使用關節的受傷。

❏ 金絲桃刺激循環並幫助恢復局部的神經衝動。

❏ 並頭草減輕肌肉痙攣和疼痛。

❏ Bioforce 生產的靜脈曲張錠（Venaforce）從馬栗樹萃取出，幫助改善循環。

❏ 冬青油可以幫助肌肉減輕疼痛並促進循環。

❏ Zhen Gu Shi 是對關節發炎有效的中國擦劑，有益於減輕手腕隧道症候群的症狀。在亞洲很多市場上有販售。

降低手腕隧道症候群的危險因素

　　手腕隧道症候群對於工作需要重複移動手或手指的人是一種職業傷害。不只裝配線上員、記帳人、出納員、音樂家等，在這電腦的時代中，還有在辦公室工作的人。花費大量的時間忙於編織和刺繡等嗜好，也許也會引起問題。不管你的職業是什麼，根據以下建議可以幫助你減輕疼痛和無力的情況。

● 當你要握緊物品時，使用整個手和全部的手指。

● 不管任何情形下，使用工具取代強烈收縮你的手腕。

● 確定你的姿勢是正確的。譬如使用鍵盤的工作者，在椅子上坐直，身體稍微向後傾斜。升降椅子高度，使膝蓋彎曲成直角以及腳平放在地板。
手腕和手應該要成一直線，前臂平行於地面。持續地保持腕和手成一直線。

● 保持手肘彎曲。這樣可以減輕身體的負擔及減少工作所需花費的力氣。當保持手腕伸直時，給予手肘活動空間，使得你能使用大部分手臂。在工作時為了縮小手肘壓力，要使用你全部的手臂。

● 調整你的電腦螢幕，使螢幕距離你兩英呎遠，以及低於你的視線。

● 使用安裝在椅子的手臂支撐架，使手腕不要常處於收縮狀態。

● 假使在使用鍵盤時，你的桌、椅和鍵盤的相對位置不能使你的手腕伸直，高度地建議在鍵盤前方使用護墊以減輕腕部隧道的壓力。

●當要改變手腕和手的動作時，放慢節奏。

●每個小時都要讓手部暫停工作幾分鐘。

●每隔固定的時間要甩手。

●在一天的工作開始前，做一些簡單的伸展操好讓血液循環增加，並且幫助肌肉做暖身。美國物理治療協會建議運動應：

　1.前臂放在桌上，迅速的緊握雙拳，再慢慢的放開，要保持這樣的姿勢五秒鐘。並且換另一隻手重複同樣的動作。

　2.好像要起身似的平壓手掌在桌上，並且往前傾斜以伸展前臂的肌肉跟腕關節。

●另一個建議的緩和運動是旋轉手腕。手呈圓圈轉動兩分鐘，徹底地伸展手部肌肉。這樣可以幫助恢復血液循環且改善手腕的現況。

●做伸展運動。在手指處放置橡皮筋以提供阻力，然後開合手指。一天做三次，每隻手每次要做十下。

建議事項

❏ 有些食物的成分會產生草酸。這些包含蘆筍、甜菜、雞蛋、魚、蘿勒、大黃、酢醬草、菠菜、瑞士莙苣和甘藍菜。大量的草酸會加重關節問題。

❏ 每日吃一半新鮮的鳳梨，持續一到三星期，直到達到症狀減輕的功效。鳳梨包含鳳梨酵素（bromelain），這可以減輕疼痛和腫脹。只有新鮮的鳳梨才有效。鳳梨酵素亦可以利用補充品形式。

❏ 吃含高劑量維生素 B_6 的食物，如香蕉、酪梨、馬鈴薯、核果、黑鮪魚、大西洋鮭魚、雞肉、全穀類、番薯。

❏ 避免鹽和所以包含鈉的食物。這二者會促進水分滯留並加重手腕隧道症候群。它們也會和醫師開的利尿劑互相抵抗。

❏ 假如你從事於反覆機械性的工作，嘗試降低你的手和手腕的衝擊，參考「降低手腕隧道症候群的危險因素」。

❏ 如果有可能，停止幾天手指重複性的移動，看看有何改善發生。假如有改善，重新分配你的時間，減少刺激手腕隧道症候群的動作。可能的話，交替二份工作而不是長時間完成單一工作。幸運的是，雇主比起幾年前已變得更留意重複性移動所造成的傷害。現在很多人嘗試使他們的員工輪流工作來降低受傷的風險。

❏ 維持理想體重，如果有必要就降低體重。過重的體重會導致外加手腕隧道的壓力。減輕體重會減輕手腕隧道症候群。

❏ 嘗試使用 *Rhus toxicodendron*，一種順勢療法的治療，當關節僵硬時是優先使用的。這物質可以幫助鎮定晚上的心神不定和過度使用關節的受傷。

❏ 保持工作場所的溫暖和乾燥。寒冷和／或潮溼情況有加重手腕隧道症候群的跡象。

❏ 避免攝取包含鐵的補充劑。

考慮事項

❏ 懷孕水腫導致的手腕隧道症候群，通常會在嬰兒出生後和過量的液體排泄後消失復原。

❏ 醫生用多種方法治療手腕隧道症候群，最常用抗發炎藥物、夾板和避免任何會加重病情的活動。有時候使用手腕皮下注射皮質類固醇，這種治療是有爭議性的，注射之後變成非常不舒服的來源，除了手腕隧道症候群的疼痛會造成衰弱之外是不應該使用的。

❏ 假如拇指逐漸虛弱，表示正中神經持續的受到一些傷害，這時建議使用外科治療。這種外科手術包含切除覆蓋在手腕隧道部分的橫向腕骨韌帶，纖維帶。外科醫生可以做小型的切開或相對較大的切開。小型的切開會造成微小的疤痕，但它提供外科醫生相當有限的視野，會增加手腕其他重要構造受到傷害的風險。較大的切開會減低受傷的風險，結果通常是會有更凸起的疤痕，而這疤痕會引起一些疼痛與無力感。手術後必須戴二至四星期夾板或固定用敷料。內視鏡技術現在變成很普遍的一個小型的侵入性手術。從手掌上微小的切開，這步驟只需花 10 分鐘。大部分病人只要幾天就可以回去工作。

❏ 大部分醫生主張手腕隧道症候群的手術不必要常常去執行，其他人的意見為手術之前應該要獲得同意。假如第二次醫生的意見手術是不可避免的，最好不要拖太長的時間才手術，耽擱也許會造成永久性的神經傷害。

❏ 在手術之後麻木感、刺痛感和手腕隧道症候群的疼痛幾天之內會消失，但是發現有些人這些症狀消失需要兩年。這個發現是因為正中神經持續受到一些傷害，需要長時間讓神經恢復。假如手術是必需的，並拖延太長的時

間，拇指也許會變成永久性虛弱，手的移動會受到影響。

❑ 手腕隧道症候群新的治療方法是使用低能量的雷射穿透組織，刺激神經，
　　增加受到影響區域的循環。

❑ 也請見第三部的疼痛控制。

憂鬱症（Depression）

　　根據數字統計美國每年約有 1,700 萬人受到憂鬱症的影響，因此，這是
一種相當普遍的一種疾病。它會發生在各種年齡層，包括年輕人及老年人都
有機會得到，而且據統計數字發現女性大概是男性的兩倍。

　　憂鬱症是全身性的疾病，可能會影響到的是神經系統、情緒、甚至行為
等。它還會影響到一個人的飲食、睡眠、對事情的反應，及對周遭人、事物的
看法等，症狀可能會持續數週、數月，或者甚至數年。有各種不同形式的憂鬱
症，症狀也有各種不同的程度，有的並不嚴重，有的則是較嚴重；持續的時間
長短也有差異，有的是短期的，有的則是長期的，個別差異性相當大。

　　典型的憂鬱症的患者傾向於退隱於人群外，他們對於周遭的事物失去了
興趣，因而無法體驗到快樂的感覺，對他們而言，每件事物都顯得晦暗，而
時間也變得很難熬。通常他們脾氣暴躁，而且試著用睡眠來驅走憂鬱或煩
悶，或者他們會隨處躺，無所事事。大部分的憂鬱症患者並不嚴重，他們可
以仍像正常人一樣做各種活動，只是能力較差，動作較慢。憂鬱症的症狀包
括慢性疲勞症候群、失眠、經常睡覺且睡眠時間過長、沒有食慾或狼吞虎
嚥、頭痛、背痛和結腸毛病，而且會感到人生空虛及毫無意義，而有許多人
甚至想到用死來解脫。憂鬱症的症狀的演進可能是非常緩慢的，一個患有憂
鬱症的人可能慢性地改變他的情緒，長期處於易怒、焦慮、悲傷、甚至無任
何喜怒哀樂的感覺；有些人會試著以睡眠來擺脫這些症狀，有些人則是沒有
做任何動作去試著解決這些症狀。

　　憂鬱症一般有兩大類，就是所謂的單極性和雙極性異常，單極性的異常
主要是它會週期性的復發，一生中至少發作好幾次，而雙極性的異常則是一
開始發病症狀較輕，之後會愈來愈嚴重，會有兩種極端的狀況發生，有時是

憂鬱的症狀，有時會有躁鬱的症狀，即所謂的躁鬱型的憂鬱症（詳見第二部的躁鬱症）。此處僅針對於單極性的憂鬱症。

導致憂鬱症的原因到目前尚未完全明瞭，但是可能有很多的因素形成，包括：生活緊張、胃腸不適、頭痛、腦部化學物質不平衡、甲狀腺異常、子宮內膜炎、缺乏運動、嚴重的體能障礙、營養不良、飲食不均衡、攝取過量的糖分、單核白血球增多症和過敏等。有一種最常見的原因是食物過敏，另外，低血糖症（血糖過低）也是一種常見的造成憂鬱症的原因。

遺傳是憂鬱症的一個重要因素，大約有百分之五十的憂鬱症患者，他們的父親或是母親至少有一人以上，都曾經罹患憂鬱症。

不管是哪一種理由引起的憂鬱症，開始時都是干擾腦部與情緒有關的某部分組織，大部分人都能處理日常的情緒緊張和壓力，但是當這些壓力太大，超過了身體調節機制所能應付的範圍，憂鬱症就可能因此而產生。

可能最常見的一種憂鬱症是所謂的慢性低程度的憂鬱，又稱為心境惡劣（dysthymia）。這樣的症狀會長期性的持續下去，而且憂鬱的症狀也會不斷的重複發作，並不會影響到一般的作息，但是會干擾到一個人的生理功能的正常，及個人的人際關係和社交生活。研究也顯示這類的憂鬱症患者傾向有負面想法的習慣。雙重憂鬱症（double depression）與前者的差異在於長期的慢性低程度的憂鬱循環導致更嚴重的憂鬱症。

季節也會影響憂鬱症的發生，有些人在冬季晝短夜長時，會較易感到心情沮喪，這類的情況即所謂的季節性的憂鬱症（seasonal affective disorder, SAD），女性又比男性容易得到此症。患有這類型的多季憂鬱症的人，在冬季時會較沒有體力，容易焦慮，體重上升，容易想吃高熱量的垃圾食物，常常想睡，而且性慾減低。有許多人常易在12月的節日中感到心情沮喪，其中大部分只是所謂的節慶憂鬱症（holiday blue），另一些人則可能是患了季節性的憂鬱症，在這段時期中自殺率則是全年中最高的。

食物對腦部的行為影響相當大，飲食習慣不良是憂鬱症最常見的原因，特別是喜愛吃一些垃圾零食。腦部一些化學物質稱為神經傳導物質，負責管理我們的行為，其濃度會受我們所吃的食物影響，而且這些神經傳導物質也與我們的情緒密切相關。而其中有一些更是特別的重要，如：多巴胺、血清素（基色胺）及正腎上腺素。當大腦釋放出血清素時，我們的情緒較為放

鬆，呈休息狀態；而當釋放出多巴胺和腎上腺素時，我們傾向思考狀態，動作敏捷，也較具警覺性。

　　神經傳導物質對於神經化學和生理階段的影響非常大，這些物質會在神經細胞之間傳遞神經衝動。舉例來說，血清素對於情緒、睡眠及食慾扮演重要的角色，體內的血清素過低可能導致憂鬱、焦慮及睡眠障礙等。而有一種胺基酸—色胺酸是血清素的前身，飲食中攝取較高的色胺酸，有助於血清素的提高；因此，多攝取複合碳水化合物的食物（非簡單碳水化合物，如：果糖、蔗糖及乳糖等），可以提高大腦的色胺酸濃度（因此促使血清素的生成），而有安定情緒的作用。另一方面，高蛋白質的食物會促進多巴胺和腎上腺素的產生，會因此而提高警覺。

　　美國精神科學會估計大約有百分之八十到百分之九十的憂鬱症患者都可以有效的治療，但是多數的患者，約三分之二的人並不接受任何的治療，多數人會覺得找醫生是件丟臉的事，也有一些人可能是缺乏活力，或是根本不理會任何症狀。大部分的情況是，當人們處於非常大的危機、住院或是嘗試自殺時才會尋求醫療人員的協助（根據估計，大約有百分之十五的慢性憂鬱症病人會以自殺做結束）。來自朋友或家人的良好支持系統，對於憂鬱症患者尋求幫助或對疾病本身都是相當重要的。

　　下面所列出的一些營養素可以有助於這些憂鬱症的患者。除非有其他情況，以下的建議劑量皆是針對成年人的。對於 12 到 17 歲之間的兒童，可以將劑量降低到建議劑量的四分之三，而 6 到 12 歲的兒童則是降低一半的劑量，6 歲以下的兒童使用四分之一的劑量即可。

營養素

補充品	建議用量	說明
必需者		
必需脂肪酸（來自 Wa-kunaga 的 Kyolic-EPA、鮭魚油、亞麻子油和月見草油是良好來源）	依照產品標示，隨餐服用。	幫助神經衝動的傳導，正常腦部功能所需。
5-羥基色胺酸（5-HTP）	依照產品標示。	增加體內產生血清素，不要與其他抗憂鬱劑一起服用。

補充品	建議用量	說明
必需者		
L-酪胺酸	每英磅體重最多服用 50 毫克，空腹服用，若同時服用 50 毫克維生素 B_6 和 100～500 毫克維生素 C 則更容易吸收，最好睡前使用。	藉由提升腎上腺素的合成來減輕壓力，也可以提高多巴胺的濃度，而影響情緒。（請見第一部的胺基酸） 注意：如果你正服用單胺氧化酶抑制劑藥物，請勿服用酪胺酸。
S-腺苷甲硫胺酸（SAMe）（來自 Nature's Plus 的 SAMe Rx-Mood）	依照產品標示。	與抗憂鬱劑一起作用。 注意：如果你是躁鬱症患者或正服用抗憂鬱劑的處方，請勿服用本補充品。
來自 American Biologics 的 Sub-Adrene	依照產品標示。	一種飲食補充劑，針對腎上腺的作用。
來自 American Biologics 的 Taurine Plus	依照產品標示。	是重要的抗氧化劑和免疫調節物，為白血球細胞活化和神經功能的必需物質，使用舌下形式。
維生素 B 群注射 外加	每週 1 次，每次 2 毫升或遵照依醫生指示。	維生素 B 群是維持正常腦部和神經系統功能所必需的，如果症狀較嚴重的話，建議用注射的效果較好（在醫生的監督下），所有注射液應在一次注射。
維生素 B_6（吡哆醇） 和	每週 1 次，每次 0.5 毫升或遵照醫生指示。	維持腦部正常功能所需，可以減緩憂鬱症狀。
維生素 B_{12} 或	每週 1 次，每次 1 毫升或遵照醫生指示。	與產生神經傳導物質乙醯膽鹼有關聯。
維生素 B 群 外加	依照產品標示。	如果注射不可行，則建議以舌下形式服用。
泛酸（維生素 B_5） 和	每日 500 毫克。	最有效的抗壓力維生素。
維生素 B_6（吡哆醇） 加	每日 3 次，每次 50 毫克。	
維生素 B_3（菸鹼素） 加	每日 3 次，每次 50 毫克。請勿超過此劑量。	促進腦部循環。 注意：若有肝臟疾病、痛風或高血壓者，請勿服用菸鹼素。

補充品	建議用量	說明
必需者		
維生素 B₁₂ 和	每日 1,000～2,000 微克。	
葉酸	每日 400 微克。	研究顯示憂鬱症患者體內易缺乏。
鋅	每日 50 毫克，所有補充劑中的含量相加起來，每日不要超過 100 毫克。	研究顯示憂鬱症患者體內易缺乏。使用葡萄糖酸鋅錠劑或 Opti-Zinc 可得到較好的吸收。
重要者		
膽鹼 和 肌醇 或	每日 2 次，每次 100 毫克。	為維持腦部功能和神經傳導物質的重要物質。 注意：如果你是雙極性躁鬱症患者千萬不要補充此營養素。
卵磷脂	依照產品標示。	
有幫助者		
鈣 和	每日 1,500～2,000 毫克。	有鎮靜作用，鈣為神經系統所需。
鎂	每日 1,000 毫克。	和鈣一起作用，使用 magnesium asporotate 或鎂螯合物形式。
鉻	每日 300 微克。	有助於脂質氧化成能量。
γ-胺基丁酸（GABA）	每日 750 毫克。與 200 毫克的菸鹼醯胺一起服用效果較好。	有鎮定的作用，與一些藥物的功用相同，如 diazepam (Valium)。（請見第一部的胺基酸）
鋰	遵照醫生指示。	一種微量元素，可以用來治療雙極性躁鬱症，僅醫生處方可買到。
來自 Futurebiotics 的 Megavital Forte 或	依照產品標示。	一維生素和礦物質平衡配方，是維持能量和感覺正常所需。
綜合維生素和礦物質複合物	依照產品標示。	改善因維生素和礦物質缺乏所導致的憂鬱症。
菸鹼醯胺腺嘌呤二核苷（NADH）	每日 5～15 毫克。	加速一些神經傳導物質如：多巴胺、腎上腺素、血清素的生成。

補充品	建議用量	說明
有幫助者		
維生素 C 與 生物類黃酮 外加	每日 2,000～5,000 毫克，分成數次。	是正常免疫功能所需，可以幫助預防憂鬱症。
芸香苷	每日 200～300 毫克。	蕎麥衍生的生物黃酮類，可以加強維生素 C 的吸收。

藥用植物

❏ 一些藥用植物，如香油（balm）又稱香蜂葉（lemon balm），在身體處於緊張和壓力情況時對胃和消化器官有幫助。

❏ 麻黃對無精打采型的憂鬱症可能有幫助。

　注意：假如有焦慮症、青光眼、心臟病、高血壓或失眠，或是服用單胺氧化酶抑制劑藥物的話，則不可使用這個藥用植物。

❏ 薑、銀杏萃取物、甘草根、燕麥桿、薄荷及西伯利亞人參對憂鬱症患者可能是有用的。

　注意：若天天使用甘草，一次不要連續使用 7 天以上。假如有高血壓則避免使用。另外，如果你患有低血糖症、高血壓或是心臟病則要禁用西伯利亞人參。

❏ 爪哇胡椒有助於鎮靜心神和緩和憂慮的症狀。

　注意：注意此種藥用植物會導致暈眩的副作用，如果該症狀產生時，則要立刻停止服用或是減少服用的劑量。而懷孕或哺乳期間，或是已經在服用抗憂鬱劑者，則要禁止使用此種藥用植物。長期服用爪哇胡椒可能會造成皮膚乾燥、脫屑及頭髮和指甲微黃脫色的情形發生。

❏ 金絲桃與單胺氧化酶抑制劑藥物有類似的作用，但是效果較緩和。

　注意：如果已經在服用醫生處方的抗憂鬱劑或是服用任何與單胺氧化酶抑制劑有交互作用的藥物時，千萬不要使用金絲桃，而懷孕時要特別小心使用。

建議事項

☐ 飲食應包括生的水果和蔬菜、黃豆和其製品、全穀類、種子、糙米、小米及莢豆類等。複合碳水化合物含量太低的飲食會導致血清素濃度過低而造成憂鬱症。

☐ 如果你是容易緊張而希望放鬆心情的話，你必須多攝取一點複合碳水化合物類的食物；如果你想要提高警覺心，多吃一些高蛋白而且含有必需脂肪酸的食物。鮭魚和白色的魚肉都是很好的選擇，如果你需要提高你的精力，可能多吃點火雞或鮭魚會有幫助的，因爲它們含高量的色胺酸和蛋白質。

☐ 飲食要避免含小麥的製品，小麥中的麩質可能與一些憂鬱症症狀有關聯。

☐ 減少攝取汽水或其他含有人工甜味劑即代糖阿斯巴甜等的飲食。因爲這類食品添加劑會阻斷血清素的形成，而導致頭痛、失眠的發生，而且憂鬱症患者本身也已經是缺乏血清素了。

☐ 要避免攝取補充劑中含有苯丙胺酸這種胺基酸，它含有酚這類的化學物質，是非常容易造成高過敏的，而大部分的憂鬱症患者都會有對特定物質過敏，你如果要攝取含有游離胺基酸的補充劑，一定要檢查是否含有苯丙胺酸，而且苯丙胺酸還是阿斯巴甜的主要成分。

☐ 減少飲食中含有高飽和脂肪酸，例如肉類、油炸食物、漢堡、薯條等，會造成懶散、思考緩慢、容易疲倦等的作用。這些食物會使動脈和小血管阻塞而干擾血液流動，血液細胞因此而變得較黏稠且易聚集在一起，最後導致循環不良，特別是腦中的血液。

☐ 避免攝取含所有形式的糖，包括：所謂一般使用的甜味劑，如蜂蜜、糖蜜（molasses）及果汁等。我們的身體會對這些糖快速反應，相對於一些複合碳水化合物而言，如果以這些簡單碳水化合物（糖）來增加熱量，則會有疲倦和憂慮的狀況發生。甜菊萃（Stevia）是一種從南美洲的灌木提煉出的濃縮的天然甜味劑，它不會有如上述糖所產生的反應，也不會有人工甜味劑的副作用發生。

☐ 要避免酒精、咖啡因及加工製品的攝取。

☐ 有學者研究發現食物過敏可能會與憂鬱症的成因有關聯，請見第二部的過

敏症。

❏ 從分析毛髮的成分發現憂鬱症應該與重金屬中毒無關。詳見第三部的毛髮
分析。

❏ 要常常保持愉快的心境、充分休息及規律的運動。研究也顯示出運動如走
路、游泳及任一種你喜歡的活動，對於任何種類的憂鬱症患者都是非常重
要的。注意避免處於過多緊張和壓力的狀況。

❏ 要學習分辨和去除負面想法，與專業輔導人員共同協商找出適合的認知型
態，養成寫日記的習慣有助於發現一些負面的想法和克服這些思考模式，
轉向較正向的思考模式。

❏ 如果你是患有狀況式的憂鬱症（situational depression），即此種憂鬱症是
由於突發事件，可能是親人過世或是與愛人分手等而過度悲傷造成的，可
以試著服用 *Ignatia amara*，這是一種植物 Saint Ignatius bean 的抽取物，可
幫助情緒的控制，特別對於悲傷的情緒有效果。

❏ 如果你是季節性的憂鬱症，光療法可能會有用的，曝曬於陽光或強光下可
以調節身體產生褪黑激素，這是一種由松果腺所分泌的荷爾蒙，它可以部
分的預防憂鬱心情的產生。在天氣較灰暗的日子中，盡量待在光線較充足
的環境中，居家將窗簾、百葉窗儘可能全部打開，保持充分的光線。一般
的室內要 500 到 800 勒克斯（lux）的亮度，選擇一個光度大約 10,000 勒
克斯的房間，每日至少待在裡面半小時。

❏ 請見第二部中的甲狀腺機能不足，檢測甲狀腺的功能是否正常，如果體溫
太低則需要徵詢醫生的意見，甲狀腺機能異常會導致多種憂鬱症的發生。

❏ 嘗試使用顏色來減緩憂鬱症狀，請見第三部的顏色療法。

考慮事項

❏ 憂鬱症並不是正常老化過程的一個部分，也不會和一些老化造成的營養問
題有關聯，例如缺乏維生素 B 群或不良的飲食習慣等。憂鬱症的老年患者
與任何年齡的患者的治療是一樣的。

❏ 酪胺酸是維持腦部功能所必需的，這個胺基酸直接參與兩種由腦部和腎上
腺髓質合成的重要神經傳導物質：正腎上腺素（norepinephrine）和多巴胺
的產生。飲食中如果缺乏酪胺酸則會導致腦部缺乏正腎上腺素，而形成情

緒障礙，如憂鬱症的發生。可以從飲食中獲得這種胺基酸或是攝取肉類來預防壓力的影響，另外，芥菜、豆類及菠菜等都是酪胺酸良好的來源。

注意：如果你在服用單胺氧化酶抑制劑藥物治療憂鬱症，千萬不要攝取酪胺酸補充劑，或是避免攝取含有酪胺酸的食物，當藥物和飲食產生交互作用時，會導致突發性且相當危險的血壓上升。記得要與醫療人員或專業營養師討論食物和藥物的限制。

❑ 有些研究發現使用還原雄性素（DHEA）：這是一種身體自己合成的荷爾蒙，有治療憂鬱症的效果。而一篇研究報導顯示，使憂鬱症患者補充還原雄性素六星期後，明顯的改善憂鬱症的症狀，而且有一半的患者甚至有痊癒的結果，臨床上不再是憂鬱症的患者。

❑ 礦物質中硒也顯示有提升情緒和減少焦慮的功效，這些功效針對於飲食中含硒較低的人會較明顯。

❑ 止痛的化學物質：腦內啡（endorphins）和腦啡（enkephalins），這些運動後釋放出的化學物質會使人的心情較亢奮。大部分有規律運動的人都有感覺到運動後心情會較好，這也可能可以解釋爲什麼運動是最好消除憂鬱的方法。

❑ 音樂對情緒有相當大的影響力，可能有減緩憂鬱症狀的效用。（請見第三部的音樂和聲音療法）

❑ 有一個研究報告發現，憂鬱症患者與沒有患憂鬱症的人相比較，體內葉酸的含量較低，另外，也有許多的研究報告指出，有憂鬱症的人體內鋅的含量較低。

❑ 可以用電腦斷層掃瞄測量一個人的腎上腺來診斷是否有憂鬱症，美國杜克大學的學者研究發現，與正常人相比而言，有憂鬱症的人其腎上腺有腫大的現象。

❑ 有很多不同的藥物常被用來治療憂鬱症，抗憂鬱藥物對抗憂鬱症的原理是藉由改變體內神經傳導物質的平衡來達到療效，下面則是一些常用的藥物：

● 單胺氧化酶抑制劑：這些藥物會藉由阻斷單胺氧化酶來增加腦內影響情緒的神經傳導物質，這類藥物包括：isocarboxazid（Marplan）、phenel-zine（Nardil）及 tranylcrypromine（Parnate）。這些藥物可能的副作用

包括有：精神亢奮、血壓上升、過度興奮及心跳速度改變、心律不整等。單胺氧化酶抑制劑藥物會有產生交互作用的潛在危險性，包括食物和藥物。服用此類藥物的人，飲食上需要嚴格限制一些含有酪胺（tyramine）的食物，例如：杏仁、酪梨、香蕉、牛肝、雞肝、啤酒、乳酪、巧克力、咖啡、豆類、鯖魚、肉類軟化劑、花生、酸黃瓜、鳳梨、南瓜子、葡萄乾、香腸、芝麻、酸奶油、醬油、酒、酵母菌（包括啤酒酵母）、優格及其他食物。一般說來，高蛋白食物如果經過加工製造如發酵等過程時，應該要避免食用。而在藥房可以買到的感冒或過敏藥物也要避免使用。

- 四環黴素（tetracyclics）：這類藥物的作用方式與三環黴素類的藥物相似，只是在化學結構上有點不同而導致效果上有些許差別，maprotiline（Ludiomil）則是屬於這類藥物。

- 三環黴素（tricyclics）：這些藥物的作用是藉由抑制身體得到神經傳導物質，如：血清素、正腎上腺素和多巴胺等，而使得神經細胞可以製造更多的增進情緒的化學物質，這類藥物包括常用的：amitriptyline（Elavil、Endep）、desipramine（Norpramin、Pertofrane）、imipramine（Janimine、Tofranil）及 nortriptyline（Aventyl、Pamelor）等。可能導致的副作用有：視力模糊、便秘、口乾、心跳不規律、尿失禁和低血壓等，而當由突然的坐下或站起導致嚴重的血壓降低，則會容易造成暈眩、跌倒及骨折等。

- 其他藥物：其他所謂第二代的抗憂鬱藥物在近幾年來非常流行，這些藥物並沒有比從前的藥物效果好，但是所產生的副作用較小。這類的藥物包括：tricyclic amoxapine（Asendin）、fluoxetine（Prozac）、paroxetine（Paxil）及 sertraline（Zoloft）等。這些藥物會阻斷神經傳導物質血清素的合成，但不像傳統的三環黴素類藥物還會抑制身體得到正腎上腺素、多巴胺等。而 buproprion（Wellbutrin）這種抗憂鬱藥物則是對多巴胺有阻斷效用，但不會影響正腎上腺素、血清素。trazodone（Desyrel）這種藥物也有阻斷神經傳導物質多巴胺的功用，而有一個西班牙的研究發現，服用 fluoxetine、paroxetine 和 sertraline 等藥物會產生腸胃出血的副作用比其他藥物高出三倍多。

❑ 服用類固醇藥物和口服避孕藥也會導致大腦中的血清素降低。

❑ Prozac 與其他「選擇性血清素抑制劑」一起會增加血清素的活性，然而，與 5-羥基色胺酸一起可促進體內血清素的產生。

❑ 有一篇發表在《不列顛醫藥月刊》（*The British Medical Journal*）中的研究報告指出，金絲桃的萃取物對於輕度和中度的憂鬱症患者的效果和一些處方的抗憂鬱劑相同。在德國，金絲桃被當做處方的抗憂鬱劑來看，但是在美國，則被拿來當做補充食品，然而美國食品藥物管理局（FDA）仍然還沒有通過金絲桃是一種安全有效的藥物。現在有相當多的研究針對長期服用金絲桃的安全性和有效性做更進一步的探討，包括 1997 年美國健康協會開始的大型研究。

❑ 抽菸的人比沒有抽菸者易罹患憂鬱症，Zyban（由 buproprion 製造出來）這種藥物同時對抽菸和沒有抽菸的人都有好處，是一種抗憂鬱劑並且有助於戒菸。buproprion 可以提升多巴胺、腎上腺素的含量，菸草製品的尼古丁也有相同的作用，因此使病患戒除尼古丁後仍可以得到類似的感覺。

❑ 過敏、低血糖、甲狀腺機能不足和／或吸收不良的問題都可導致憂鬱症，如果是這些症狀所造成的憂鬱症，維生素 B_{12} 和葉酸可能可以有效的預防它的形成。

❑ 憂鬱症患者體內鈣的代謝情形較一般人容易被干擾。

❑ 一個人的心境、態度會影響身體健康是不容質疑的，所有的研究都顯示樂觀的人較快樂也較健康，而且這些人也較少生病，如果生病或開刀的話，復原也較快，通常他們的免疫能力也較強。

癲癇（Epilepsy）

超過 200 萬的美國人患有癲癇，這是一種猝發症，起因於大腦某部神經細胞的電訊錯亂。猝發是癲癇的徵兆，但並不是所有有猝發的情形的人都是癲癇患者，並且甚至有些不是癲癇患者也有猝發的情形。癲癇的猝發症狀起因於腦部暫時的發生故障，而導致大腦皮質神經細胞的電訊錯亂。猝發的症狀很少會傷害到腦部，但可能造成生活上的困擾。

　　癲癇的潛在原因還不清楚，而癲癇可能會受到很多的東西觸發，包括暴露在過敏原環境、藥物或酒精、發燒、閃光、飢餓、低血糖、感染、缺乏睡眠、代謝或營養不均衡、燒傷、頭部受傷。以下有一些癲癇發作的類型：

　　●癲癇小發作：最常見於孩童和十幾歲的青少年。症狀是眼神空洞的凝視持續半分鐘，患者會表現出做白日夢的情形。發作期間患者會不知道自己周遭的情形。孩童的凝視或者做白日夢，並不是癲癇的症狀。

　　●鬆弛性癲癇：發生於孩童時期，孩童會失去大約 10 秒鐘的意識，並且會腳軟倒地。

　　●複雜的部分性癲癇：特徵是眼神呆滯、隨意活動和咀嚼動作。患者可能對周遭失去去知覺，也可能舉止異常。患者對此發作會沒有印象。症狀發生前會有前兆發生，而前兆只是癲癇的一部分症狀，並且在前兆期患者還有知覺。前兆發生時可能在胃部會呈現蝴蝶狀或者聲音扭曲。癲癇患者在失去知覺之前，會像是激烈賽馬場的賭徒，吼叫著他們所喜愛的賽馬。

　　●癲癇大發作：此型的特徵是會突然的大叫、全身倒地、肌肉僵硬和抽搐、呼吸短淺和皮膚泛紅。有可能膀胱失禁。癲癇患者發作時通常會持續 2 至 5 分鐘，接著失去意識、疲倦以及喪失記憶。他們通常會害怕被人發現，尤其是第一次發作時。

　　●肌陣攣性癲癇：發生短暫的肌肉抽搐。

　　●簡單的部分性癲癇：手指和腳趾開始痙攣並且會漸漸的遍布全身，此時患者還有意識。

　　●感覺性癲癇：患者可能還能看見、聽見或者感覺到不存在的事物。這可能是大發作的預兆。

　　癲癇的孩童可能會有神經方面的問題而影響到日常生活，三分之一癲癇患者行為的失調主要發生在孩童。iodiopathic epilepsy 或熱病引起的癲癇大約會影響百分之三的孩童。天使般的症狀（罕見的小孩天生失調症狀）和癲癇或是發抖有關。Lennox-Gastaut 癲癇症狀，通常發生於 1 到 8 歲的孩童。幼童的癲癇通常與出生前的腦部受損、中樞神經受傷或者代謝失調有關。年長孩童的癲癇可能與家族遺傳、中樞神經系統的感染或者是頭部受傷有關。

　　營養補充對癲癇患者是很重要的，除非有其他情況，以下的建議劑量是針對成人。對於 12 至 17 歲之間的兒童，可以將劑量降低到建議劑量的四分

之三，而6至12歲的兒童則是降低一半的劑量，6歲以下的兒童使用四分之一的劑量即可。

營養素

補充品	建議用量	說明
必需者		
二甲基甘胺酸（DMG）	依照產品標示。	是一種強力的抗氧化物，可增加組織的氧合作用。
L-肉鹼	依照產品標示。	此胺基酸是製造蛋白質所必需，並且運輸必需脂肪酸到細胞內。抗凝血劑的藥物會消耗體內的肉鹼。
L-酪胺酸	每日3次，每次500毫克，空腹服用。可與水或果汁一起服用，但勿與牛奶一起服用。若同時服用50毫克維生素B_6和100毫克維生素C則更容易吸收。	可能對於腦部功能很重要。 注意：如果你正服用單胺氧化酶抑制劑藥物，請勿服用酪胺酸。
鎂	每日700毫克，分成數次。兩餐間空腹服用，並與蘋果醋或鹽酸甜菜鹼一起服用。	可以鎮靜神經系統和肌肉抽搐。使用氯化鎂的形式。
硒	依照產品標示。懷孕期間，每日勿超過40微克。	低濃度的硒會造成麩胱甘肽過氧化酶缺乏，而這個酵素會解毒細胞的過氧化物。
來自 American Biologics 的 Taurine Plus 或 牛磺酸	每日10～20滴，分成數次。 依照產品標示。	牛磺酸是一種重要的抗氧化物和免疫調節物，是白血球活化作用和神經功能所必需。使用舌下形式。 癲癇患者通常血液中牛磺酸濃度較低。牛磺酸會阻礙其他胺基酸的形成。

補充品	建議用量	說明
必需者		
維生素 B 群 外加	每日 3 次,每次服用每種主要的維生素 B 各 100 毫克,隨餐服用(在綜合錠劑中,各種維生素的含量會有所不同)。	對於中樞神經系統功能是非常重要的。必要時可用注射形式(在醫師的監督下)。
維生素 B₃(菸鹼素) 和	每日 50 毫克。	改善血液循環和腦部相關的失調。
維生素 B₆(吡哆醇) 和	每日 3 次,每次 100～600 毫克。	正常腦部功能所必需。
維生素 B₁₂ 和	每日 1,000～2,000 微克,空腹服用。	維持神經髓鞘,神經髓鞘會覆蓋和保護神經末端。
葉酸 和	每日 400 微克。如有使用抗凝血劑,每日不要超過 400 微克。	維持腦部正常神經系統。
泛酸	每日 500 毫克。	是一種抗壓力的維生素。
非常重要者		
鈣	每日 1,500 毫克。	對於正常神經衝動的傳送很重要。
來自 Wakunaga 的 Liquid Kyolic 含維生素 B₁ 和 B₁₂	依照產品標示。	增加熱量並且扮演抗氧化劑的角色。
鋅	每日 50～80 毫克。所有補充劑中的含量相加起來,每日不要超過 100 毫克。	保護腦部細胞。使用葡萄糖酸鋅錠劑或 OptiZinc 可得到較好的吸收。
重要者		
輔酶 Q₁₀ 加	每日 30 毫克。	改善腦部的氧合作用。
來自 Coenzyme-A Technologies 的輔酶 A	依照產品標示。	和輔酶 Q₁₀ 一起作用效果較好。
來自 American Bologics 的 Oxy-5000 Forte	依照產品標示。	是一種抗氧化劑,可破壞自由基。

補充品	建議用量	說明
重要者		
槲黃素	依照產品標示。	是一種類黃酮,具有抗發炎作用和抗氧化作用。效果比維生素 C 好。
有幫助者		
吡啶甲酸鉻	每日 200 微克。	對於維持大腦葡萄糖代謝穩定很重要。
海帶 或 昆藿	每日 1,000～1,500 毫克。	維持礦物質平衡所必需。 請見下面藥用植物部分。
褪黑激素	開始時每日 2～3 毫克,睡前 2 小時或更早服用如果是必要的,逐漸增加劑量,以達到所需的量。	對於失眠是很有幫助的。
蛋白質分解酵素 加 多種酵素複合物	依照產品標示,兩餐之間服用。 依照產品標示,餐後服用。	有助於治療由癲癇引起的發炎作用。 幫助消化和營養素的可獲率。
生的胸腺 和 甲狀腺萃取物	依照產品標示。 依照產品標示。	這兩者對於腦部功能是很重要的。(請見第三部的腺體療法)
維生素 A 與 混合的類胡蘿蔔素	每日 2,500 國際單位。懷孕期間,每日勿超過 1,000 國際單位。	一種重要的抗氧化物,協助保護大腦功能。
維生素 C 與 生物類黃酮	每日 2,000～7,000 毫克,分成數次。	對於腎上腺的功能是很重要的,而腎上腺是一種對付壓力的腺體。也是有效的抗氧化物。
維生素 E	開始時每日 400 國際單位,逐漸增加至每日 1,600 國際單位。	幫助血液循環。可以補償由抗凝血劑誘導的維生素缺乏。建議使用乳化劑形式,因較易吸收和服用劑量高時較安全。使用 d-α-生育醇的形式。

藥用植物

❑ 苜蓿是所需礦物質的良好來源。每日使用 2,000 毫克。

❑ 北美升麻、牛膝草以及山梗菜對於癲癇患者很有利，因爲它們可以協助控制中樞神經系統和有鎮靜的作用。這些藥用植物交互使用，會有較好的療效。

　　注意：懷孕時不要使用北美升麻。

建議事項

❑ 食用酸奶製品，像是優格和克非爾發酵乳。

❑ 飲食包括綠色甜菜、萵苣、蛋、綠葉蔬菜、生乳酪、生牛奶、生核果、種子和大豆。

❑ 喝新鮮的果菜汁，來自於甜菜、胡蘿蔔、綠色豆類、綠色葉菜類、豌豆、葡萄和海草。（請見第三部的果菜汁療法）

❑ 攝食少量，不要一次喝大量的液體以及每日 2 湯匙的橄欖油。

❑ 避免酒精飲料、動物性蛋白質、油炸食品、人工甜味劑（例如阿斯巴甜）、咖啡因以及尼古丁。避免精製的食物和糖。

❑ 如果每日腸不能蠕動，可在睡前喝一些檸檬汁（2 粒檸檬加 2.28 公升左右的水）。

❑ 每週兩次 Epsom 鹽水浴。

❑ 癲癇患者最好可以儘可能的不要服用藥物，並且學會自我照顧。正確的飲食和營養補充，對於控制癲癇病情是非常重要的。

❑ 適當的規律運動，可改善腦部的血液循環。

❑ 儘可能的避免壓力和緊張。學習壓力管理技巧。（請見第二部的緊張／壓力）

❑ 當你遇到有人癲癇發作，應採取下列的行動：

- 不要抑制患者。

- 不要放任何的東西在其口中。癲癇患者可能會咬住舌頭，但不會有生命危險。

- 將物品移開，避免癲癇患者跌倒。通常癲癇患者知道自己的病情，在跌

倒之前，可要求他們坐在地板上或幫助他們坐下。

- 讓患者平躺在地板上。不要在他們頭部下方放任何東西。癲癇發作期間，如果可能可將患者轉至側躺，並且背部用東西墊著。這個方式可以使任何的唾液或血液從口中流出。

- 有些病例出現膀胱或腸失去控制，所以儘可能在病人身上覆蓋毛毯來保護他們的隱私。

- 不要慌張，解開患者的緊身衣物使他們感覺舒服。陪在病人身邊直到他們的發作停止。在發作後，病人可能會感到困惑和疲倦。

- 如果病人重複發作，則需要醫生的援助。如果是嬰兒或孩童，則立刻請醫生協助。

考慮事項

☐ 大部分的癲癇患者會知道自己病情，並且會服用藥物來控制癲癇。抗癲癇藥物可能的副作用包括血液失調、疲勞、肝臟問題以及心智疲勞或模糊。

☐ 其他形式的藥物可能與抗癲癇的藥物起交互作用，而造成減少或增強藥物的作用。酒精、避孕藥、紅黴素、氣喘、潰瘍以及心臟病藥物，會與某些癲癇藥物起交互作用。使用癲癇藥物前須有醫生的診斷和藥師的確認才可服用。

☐ 癲癇可能會由其他的原因所造成，包括鹼血症、酗酒、動脈硬化症、腦部疾病（腦腫瘤、腦炎、腦膜炎、中風）、使用藥物、眼傷或中風所留下的疤痕組織、高燒（尤其是小孩子）、缺乏氧氣以及血管痙攣。

☐ 在癲癇患者體內發現鋁濃度較高。動物的研究發現腦部鋁的含量可能是電解質活性失調的開始，而造成抽搐。

☐ 研究發現人工甜味劑阿斯巴甜已經和癲癇的發作有關。毒性物質鋁可能也會造成此問題。

☐ 葉酸的劑量超過每日 400 微克可能會增加癲癇的發作，尤其是服用抗凝血劑 phenytonin 時。

☐ 至少百分之九十的婦女，在懷孕期間服用過癲癇藥物以使生產順利。在懷孕期間，癲癇發作可能會造成生命危險，因此醫生建議患有癲癇的懷孕婦女應該繼續的服用藥物，除非沒有癲癇發作才可停藥。

❏ 使用高壓氧療法治療癲癇已有很好的效果。（請見第三部的高壓氧療法）

❏ 如果是因爲腦部細小腫瘤引起的癲癇，可用外科手術來治療。此種方式是外科醫生利用電腦將細小腫瘤蒸發，對於腦部健康的組織傷害是很小的。

❏ 一種特殊的飲食計畫稱爲生酮飲食，已經成功控制孩童的癲癇症狀。這種嚴格的控制飲食是高脂肪、低醣類和蛋白質，可以強迫身體利用脂肪當做能量來源。當脂肪燃燒會生成酮體。正常情況下酮症是體內出現高濃度的酮體，通常只發生在飢餓或沒有控制的糖尿病病例。事實上攝取無醣類飲食也產生相同的結果，並且也會造成生化代謝改變使身體組織燃燒這些酮體當做能量。雖然還不是很清楚，但這或許可以控制癲癇發作的頻率。大多數癲癇孩童使用這種飲食都有益處，並且可以停止使用或降低藥物的量。使用這種飲食計畫對病人是一種挑戰，兒童的食品、液體、藥物甚至個人的衛生用品（例如牙膏）都必須嚴格的控制，並且這個計畫需要持續的追蹤。這必須在醫生嚴格的監控下才能執行。

❏ 假性癲癇發作已經知道與心理因素有關。

❏ 舞蹈症（Huntington's disease, HD）會造成抖動和顛簸移動，這可能類似肌陣攣性癲癇。舞蹈症並不是癲癇而是由於傳導性染色質不規則所造成，通常在生命的三十年間會有明顯的症狀。目前還不知道舞蹈症的治療方式，但是依循癲癇的診斷方式可以減緩疾病的進行。

頭痛（Headache）

　　實際上每一個人都有頭痛的情形。根據評估美國有百分之十七點六的女性和百分之六的男性偶爾會有頭痛的情形，並且 2,000 萬的人有偏頭痛的情形。頭痛是很平常並且很難去根治它，而流行性感冒也可能引起頭痛。壓力、緊張、焦慮、過敏、便秘、喝過多的咖啡、眼睛疲勞、飢餓、靜脈竇壓、肌肉繃緊、荷爾蒙不平衡、顳頜關節症候群、頭部創傷、缺乏營養、使用酒精、藥物或抽菸、發燒，以及暴露在刺激的環境中像是污染物、香料或刮鬍水。偏頭痛可能是頭部血液循環受到干擾所引起。

　　頭痛專家評估大約有百分之九十的頭痛患者是緊張所引起，百分之六是

偏頭痛。緊張型頭痛是因為肌肉緊張所引起，另一型頭痛是聚集型頭痛。大約有 100 萬的美國人是屬於嚴重的再發型頭痛，並且這也是常發生的頭痛類型。

頭痛通常也是健康問題的徵兆，頭痛的頻率或許可以反應特定食物和食品添加物，像是小麥、巧克力、味精（MSG）、亞硫酸鹽、糖、熱狗、罐頭豬肉、乳製品、核果、檸檬酸、發酵食品（乳酪、酸奶油、優格）、酒精、醋以及滷味。其他可能性包括貧血、腸子問題、腦部問題（腫瘤）、磨牙、高血壓、低血糖、鼻竇炎、使用過量的維生素 A、維生素 B 缺乏，以及眼睛、鼻子和喉嚨疾病。脫水也可能造成頭痛，通常會伴隨臉部發紅、發熱和頭部沈重。

除非有其他情況，以下的建議劑量是針對成人的。對於 12 到 17 歲之間的兒童，可以將劑量降低到建議劑量的四分之三，而 6 到 12 歲的兒童則是降低一半的劑量，6 歲以下的兒童使用四分之一的劑量即可。

營養素

補充品	建議用量	說明
有幫助者		
鳳梨酵素	500 毫克。	這個酵素可以幫助調節發炎作用。
鈣 和 鎂	每日 1,500 毫克。 每日 1,000 毫克。	鈣可減輕肌肉緊張的情形，使用螯合劑的形式。 鎂缺乏時可能引起偏頭痛。可以鬆弛肌肉和血管。
輔酶 Q$_{10}$ 加 來自 Coenzyme-A Tech-nologies 的輔酶 A	每日 2 次，每次 30 毫克。 依照產品標示。	改善組織的氧合作用。 提供免疫系統對多種危險物質的解毒能力，增加能量和促進結締組織的製造。
二甲基甘胺酸（DMG） （來自 FoodScience of Vermont 的 Aangamik DMG）	每日 2 次，每次 125 毫克。	改善組織的氧合作用，使用舌下腺的形式。
DL-苯丙胺酸（DLPA）	每日 750 毫克。	減輕疼痛。 注意：懷孕或哺乳期間，或患有

補充品	建議用量	說明
有幫助者		
		驚恐症、糖尿病、高血壓或苯酮尿症，勿使用本補充品。
5-羥基色胺酸（5-HTP）	依照產品標示。	很多臨床研究顯示對於緊張型頭痛和偏頭痛有很好的效果。
葡萄糖胺硫酸鹽	依照產品標示。	可以替代阿斯匹靈和非類固醇抗發炎藥物。
L-酪胺酸 加	依照產品標示。	可減輕聚集型頭痛。 注意：如果你正服用通常對憂鬱
L-麩胺酸 加	每日 2 次，每次 500 毫克。	症所開的處方單胺氧化酶抑制劑藥物，不要服用酪胺酸。
槲黃素	每日 2 次，每次 500 毫克。	
甲基硫化甲烷（MSM）	依照產品標示。	減輕疼痛。
鉀	每日 99 毫克。	鈉和鉀平衡可避免水滯留。水滯留可能會引起腦壓上升。
月見草油	每日 3～4 次，每次 500 毫克。	可提供必需脂肪酸，促進血液循環，調節發炎反應以及減輕疼痛。
維生素 B_3（菸鹼素） 和 菸鹼醯胺	使用結合形式，每日 300 毫克，請勿超過此劑量，若可減緩症狀，停止或維持此劑量。	改善血液循環和協助神經系統功能。 注意：若有肝臟疾病、痛風或高血壓，請勿服用菸鹼素。
維生素 B 群 外加	每日 3 次，每次服用每種主要的維生素 B 各 50 毫克（在綜合錠劑中，各種維生素的含量會有所不同）。	維生素 B 一起服用作用較好。使用無酵母配方。在嚴重的病例上，使用注射的方式（在醫師的監督下）。
維生素 B_6（吡哆醇）	每日 3 次，每次 50 毫克。	移除組織過多的水分。
維生素 C 與 生物類黃酮	每日 2,000～8,000 毫克，分成數次。	可以對抗有害的污染物，並且協助抗壓力荷爾蒙的生成。使用酯化或緩衝形式。

補充品	建議用量	說明
有幫助者		
維生素 E	開始時每日 400 國際單位並且慢慢增加劑量至 1,200 國際單位。	改善血液循環。使用 d-α- 生育醇的形式。

藥用植物

❏ 番椒粉可使血液變稀，減輕疼痛並且對於血流有利。

❏ 洋甘菊鬆弛肌肉和緩和緊張的情緒。

❏ 由薑、薄荷油以及多青油製成的軟膏塗抹在頸背和太陽穴可以減輕緊張型頭痛。

❏ 銀杏萃取物可改善腦部血液循環，並且幫助某些類型的頭痛。

❏ 有些臨床研究證實薑可以幫助減輕頭痛。

❏ 爪哇胡椒對於緊張型頭痛很有幫助。

❏ 珍珠花是一種抗發炎劑。

❏ 長春花已經發現可以增加大腦的氧含量和減輕頭痛。

❏ 並頭草具有對抗痙攣和鎮靜的作用，並且對於由肌肉緊張和痙攣引起的頭痛很有用。

❏ 在頭痛時可以使用纈草根，具有很好的鎮靜作用。

❏ 其他的藥用植物可以幫助減輕頭痛，包括 brighgam、牛蒡根、葫蘆巴、小白菊、金印草、薰衣草、山梗菜、藥屬葵、薄荷、迷迭香、並頭草以及百里香。

注意：懷孕期間不要使用小白菊。若每天內服金印草，一次不要連續使用超過 7 天。在懷孕期間不可使用，若你對豕草過敏，則使用時要小心。也不要持續的內服山梗菜。

建議事項

❏ 均衡的飲食，包括每餐要有蛋白質食物。避免嚼口香糖、吃冰淇淋、冰的汽水或鹽，並且要防止照太陽太久。

❏ 試著排除含有酪胺和苯丙胺酸的食物，這些食物容易造成頭痛。每次在吃

食物時要看食品標示內含物。阿斯巴甜、味素以及亞硝酸鹽含有苯丙胺酸。酒精飲料、香蕉、乳酪、雞肉、巧克力、枸櫞類水果、什錦冷盤、鯡魚、洋蔥、花生醬、豬肉、燻製的魚、酸奶油、醋、紅酒以及新鮮烘培的酵母製品均含有酪胺。酪胺會使血壓上升並且會導致隱約的頭痛。

❏ 練習深呼吸運動。缺氧也可能造成頭痛。

❏ 養成良好姿勢習慣。

❏ 每日使用纖維，並且每週使用灌腸劑。

　　註：服用纖維補充劑要與其他的補充劑和藥物分開使用。

❏ 當你感到頭痛時每三小時喝一次大量的水，直到頭痛消失。

❏ 當頭部劇痛可使用灌腸劑將體內有毒物質清除，因爲有毒物質是造成頭痛的原因之一。如果有毒物質沒有清除，則有毒物質會被吸收並且會隨著血液循環到全身。如果是禁食所引起的頭痛，可使用咖啡留置灌腸劑。

❏ 頭痛的地方冷敷 10 分鐘，可使血管收縮和肌肉放鬆，使頭痛減輕。

❏ 當頭痛是因爲太緊張所造成時，可使用熱敷使頸部和肩膀肌肉放鬆。

❏ 順勢療法適合特殊的頭痛症狀。顛茄可以幫助身體右半部的疼痛的解除。緊張型和間歇性頭痛建議使用 *Natrum muriaticum*。Sanguinaria 對於劇烈的疼痛是有幫助的。砒霜（*Arsenicum album*）、kali bichromium、*Mecurius solubilis* 以及毛莨科白頭翁（Pulsatilla）均可以排除頭痛。

❏ 指壓按摩對於緊張型的頭痛和疼痛很有幫助，用大拇指按摩頭部和頸部後面 1 至 2 分鐘。

❏ 如果是由靜脈竇充血所造成的頭痛，試著自己按摩，這樣可以使靜脈竇打開和減輕頭痛。按摩眼睛上面和下面的骨頭以及臉頰區域。學習將頭部向前傾可以促進靜脈竇血液的排出，並且可以在靜脈竇的部位熱敷。

❏ 尋找造成頭痛的原因，而不是頭痛的症狀。長期過度使用阿斯匹靈、乙醯氨酚（acetaminophen）以及其他未經診斷而自己服用的止痛藥，都會造成慢性頭痛。

❏ 如果頭痛的情形持續一週沒有消失，則需要請教醫生。這可能是潛在的器官問題，像是腫瘤。

❏ 進食少量和兩餐之間血糖的穩定可以預防頭痛。飲食中應該包括杏仁、杏仁牛奶、水田芥、蘿勒、茴香、大蒜、櫻桃以及鳳梨。

❏ 要有充足的睡眠。睡前服用肌醇或鈣以及半顆葡萄柚，可以幫助睡眠。在下午五點後，不要吃甜的水果或任何甜點。

❏ 如果使用安眠藥會有頭痛的情形，可以請醫生給予低劑量的雌激素。口服避孕藥可能會造成維生素 B₆ 缺乏，而導致頭痛和偏頭痛。

❏ 如果你必須吃的食物可能會引起過敏，可以服用木炭片。飯前一小時內服用 5 片並且在飯後服用 3 片。儘可能的使用清潔灌腸劑和咖啡留置灌腸劑。如果在飯後出現嚴重的頭痛時，將過敏原排除可以減輕頭痛。然而，不要每日服用木炭片，因為它們會阻礙營養素的吸收。

❏ 如果有下列伴隨頭痛而來的症狀，需要去看醫生：視力模糊、困惑或失去說話能力、發燒和頸部僵硬、對光敏感、嘔吐後能消除眼睛後面的壓力、臉部鼻竇內受到壓迫、頭部和太陽穴陣陣作痛、心悸、視覺顏色改變以及感到頭部即將爆裂。如果有突然的嚴重頭痛，或是頭部受傷引起的頭痛，甚至是無生命危險的跌倒和撞傷，都應立刻就醫。咳嗽、扭傷以及突然的移動所引起的慢性頭痛也需要去看醫生。

❏ 如果常發生緊張型頭痛，可以將頭痛的情形記錄下來讓醫生來診斷。至少要記錄兩個月，內容包括每次頭痛的時間和描述頭痛的類型、嚴重度、部位和持續期間。

❏ 如果每次運動都有頭痛的情形，應去看醫生以排除心臟問題。在運動開始和休息後有頭痛的情形，則可能有心臟問題。

考慮事項

❏ 頭痛通常是由過敏所引起。食物過敏日記可以幫助確認過敏的食物。（請見第二部的過敏症）

❏ 扁平足或是穿高跟鞋會造成脊椎排列不良，導致流至大腦血液減少。

❏ 例行的脊椎按摩療法和頸部肌肉按摩可以減少頭痛的頻率和減少頭痛藥的使用。

❏ 規律的運動可以防止緊張型頭痛，並且也可減少偏頭痛的頻率和嚴重度。但由器官原因所造成的頭痛，會因運動更加惡化。在欲用運動控制頭痛之前，要與醫生討論才可實施。

❏ 有研究顯示三叉神經途徑（這個神經可能負責臉部、嘴巴和鼻腔的感覺）

和大腦化學物質血清素，可能是造成嚴重頭痛的因子。血清素濃度異常與大部分的頭痛有關。偏頭痛開始前血清素濃度會增加，在頭痛期間血清素濃度會降低。慢性緊張型頭痛患者，血漿血清素濃度偏低。偏頭痛患者血漿血清素濃度低，會刺激三叉神經衝動移向蓋住腦膜的血管，這會導致腦膜血管擴大並且會變得紅腫和膨脹，而造成頭痛。

❏ sumatriptan（Imitrex）是偏頭痛的藥物，會增加大腦血清素含量。但此種藥物較昂貴，並且需要用注射的方式給予。可能的副作用包括心跳增加、血壓上升以及胸口、下巴或頸部感到壓迫感。

❏ 有些醫生會給予聚集型頭痛患者lidocaine（Anestacon、Xylocaine）藥物。

❏ 有研究將 20 位有長期聚集型頭痛的成人，給予 5 天從鼻子噴射 capsaicin 溶液。有百分之六十七的病患在 10 天內減少發作的情況。

❏ 有研究顯示在涼快的環境下睡覺可以防止聚集型頭痛。當體溫上升時，頭痛的頻率會增加，這可能是血管膨脹所造成。

❏ 有研究發現在接近睡覺時間服用 10 毫克的褪黑激素，可以減少聚集型頭痛的頻率。然而，這個方式並不能治療慢性聚集型頭痛。

❏ 偏頭痛的女性可以使用黃體激素霜，或許會有幫助。

❏ 通常造成頭痛的錯誤診斷包括靜脈竇疼痛、過敏和顳顎關節症候群（TMJ）。有很多人認為靜脈竇頭痛是偏頭痛。靜脈竇感染可能造成短暫的、劇烈的頭部陣痛，但再發的頭痛很類似緊張型頭痛、偏頭痛或聚集型頭痛。臉部、顎部或耳朵以上的疼痛通常被診斷成 TMJ 頭痛，這是常見的一種頭痛，由於這個部位的問題加速其症狀。

❏ 一氧化碳中毒也可能會有頭痛的情形，除此之外也會有噁心、嘔吐以及神經方面的問題。每年因暴露在一氧化碳的環境中，有 200 位美國人死亡和 10,000 名在急診室治療者。早期一氧化碳中毒有時候會造成錯誤的診斷。可以用一氧化碳偵測計來保護自己。

❏ 另見第二部的低血糖症、偏頭痛、疼痛控制及顳顎關節症候群等部分。

頭痛的類型

　　頭痛的類型有好幾種，主要依照造成頭痛的原因和特殊症狀來區分。不同的頭痛類型需給予不同的治療方式。以下列出常見的頭痛類型和它們的治療方式：

頭痛的類型	症狀	原因	治療方式
動脈瘤相關的頭痛	早期症狀類似聚集型頭痛和偏頭痛。如果動脈瘤破裂，會有突然的激烈的疼痛、複視、頸部僵硬以及中風導致意識不清楚。	在血管壁上有氣球型種塊或是細小的斑塊，高血壓。	讓血壓維持在低的狀態。如早期發現，則必須用外科手術摘除。
關節炎型頭痛	頭部或頸部疼痛，移動時會痛的更劇烈。關節、肩膀或頸部肌肉發炎。	原因不明。	可以服用小白菊。注意：懷孕期間不要使用小白菊。
因膽或肝病引起的頭痛	前額和太陽穴會隱隱作痛。	消化不良、吃得太多、缺乏運動。	清腸可能會有幫助。
咖啡因引起的頭痛	血管膨脹引起的陣痛。	過度使用咖啡因。	使用少量含咖啡因的食物，然後慢慢不要使用。
聚集型頭痛	持續一段時間發生頭部眼睛周圍嚴重的陣痛、臉部紅腫、眼睛有淚水、鼻子阻塞的情形，並且一天1～3次。	壓力、喝酒、抽菸。	使用 L-酪胺酸、DL-苯丙胺酸、銀杏萃取物、L-麩胺酸以及檞黃素。注意：如使用單胺氧化酶抑制藥物不要使用L-酪胺酸。懷孕期間或患有驚恐症、糖尿病、高血壓以及苯酮尿症，不要使用苯丙胺酸。
運動型頭痛	運動、性交後或者是在打噴嚏或咳嗽後出現頭痛情形。	通常和偏頭痛或聚集型頭痛有關。大約百分之十和身體疾病有關，像是腫瘤或血管畸形。	服用營養補充劑、頭痛部位使用冰敷。如在運動後疼痛消失，則需要看醫生。
眼睛疲勞型頭痛	兩側額股疼痛。	過度使用眼睛、眼睛肌肉不平衡、視力沒有矯正以及散光。	矯正視力。
發燒型頭痛	頭部血管發炎造成頭痛。	感染。	使用冰敷，降低體溫。
宿醉型頭痛	類似偏頭痛、會有陣痛和噁心。	酒精導致身體脫水和腦部血管膨脹。	喝大量的水。服用維生素 B 群補充劑。

頭痛的類型	症狀	原因	治療方式
飢餓型頭痛	起因於餐前低血糖、肌肉緊張以及血管膨脹反應。	沒有按時進食、節食過度。	規律的飲食並且要富含複合碳水化合物和蛋白質。
高血壓型頭痛	不明顯的全身性疼痛影響到頭部，並且移動或費力均會使疼痛惡化。	嚴重的高血壓。	控制血壓。
月經型頭痛	在月經前後或月經期間，或是在排卵期會出現偏頭痛的情形。	雌激素濃度變化所導致。	服用維生素B6、鉀和大量的鎂補充劑。
典型的偏頭痛	類似普通的偏頭痛，但是會出現一些前兆，像是視覺障礙、手臂或小腿麻木、聞到奇怪的氣味以及幻覺。	腦部血管過度膨脹或收縮。	請見第二部的偏頭痛。
普通偏頭痛	嚴重的陣痛，通常發生在頭的一側、噁心、嘔吐、手冰冷、頭昏眼花、對光或聲音敏感。	腦部血管過度膨脹或收縮。	請見第二部的偏頭痛。
鼻竇區域頭痛	在鼻竇部位和鼻骨呈現持續疼痛，通常會隨著時間進行而惡化。可能出現發燒和無色黏液。	過敏、感染、鼻息肉、食物過敏、通常是由鼻竇區域血管阻塞或急性感染造成。	增加攝取維生素 A 和 C，使用溼熱法幫助鼻竇地方液體排出。
短暫型頭痛	刺痛、燃燒痛、太陽穴或咀嚼時耳部周圍疼痛，類似流行性感冒症狀、視力方面問題。通常發生在超過 55 歲的人。沒有治療，可能會造成中風、心臟疾病或者是主動脈破裂。	暫時性動脈發炎。	用類固醇藥物治療。
顳頜關節性頭痛	短暫的、耳部上方或臉部疼痛，睡醒後太陽穴肌肉疼痛。	壓力、臉部一邊肌肉收縮、發出卡嗒聲或牙齒咬合不良。	減少壓力，使用放鬆技巧、生物回饋法、營養補充、冰敷。
緊張型頭痛	持續的頭痛，發生在頭部一個或整個區域、頸部和頸部上方肌肉痠痛、頭昏眼花。	情緒壓力、焦慮、擔憂、抑鬱、生氣、食物過敏、姿勢不良、呼吸短淺。	在頸部區域冰敷、使用維生素C和生物類黃酮補充劑、鎂、DLPA、橄欖油以及薑（可使肌肉放鬆）。
Tic douloureux	在嘴部、下顎或前額會有短暫的疼痛。通常發生在超過 55 歲的婦女。	原因不明。	使用營養補充劑。

頭痛的類型	症狀	原因	治療方式
腫瘤型頭痛	疼痛會持續的惡化、會出現說視覺、說話以及平衡的問題。	原因不明。	手術或放射線治療。
血管型頭痛	陣痛發生在頭部的一側，對光線敏感和感覺噁心。和聚集型和偏頭痛有關。	血管受到阻塞。	躺下並且要控制血壓。

失眠症（Insomnia）

　　失眠症典型的症狀是習慣性難以入睡，如果一個月的時間夜晚難以入睡，就可歸類為慢性失眠。失眠症會影響十分之一的美國人和大約百分之三十的年長者。失眠症患者在夜晚時無法入睡或是處在清醒狀態。失眠症是非常令人沮喪的，通常睡眠的問題會維持數個月或數年。

　　慢性失眠症通常是一種嚴重潛在的健康問題。百分之五十的失眠症是由抑鬱或精神失調像是焦慮、壓力或悲傷所引起的。失眠症是由很多原因造成，包括關節炎、氣喘、呼吸問題、低血糖、甲狀腺機能亢進、消化不良、腎臟或心臟疾病、肌肉疼痛、帕金森氏症或健康問題。咖啡因、時差以及使用某些藥物，包括抗憂鬱劑、抗癲癇藥物 phenytoin、大部分的食慾抑制劑、β-抑制劑、抗充血藥 pseudoephedrine 以及甲狀腺替代荷爾蒙藥物，都會引起失眠。

　　缺乏鈣和鎂營養素，會使你保持清醒無法入睡。體內系統失調包括腦部、消化系統、內分泌系統、心臟、腎臟、肝臟、肺臟以及胰臟，全部都會影響睡眠，而飲食習慣不好和在睡前吃東西都會影響睡眠。生活習慣是引起失眠的主要原因。

　　一兩次失眠可能起因於興奮和白天睡太多、降低創造力和執行反覆的任務，大部分的人可以適應短期失眠，但如果失眠超過三天可能引起執行能力的退化，甚至可能會造成人格改變。如果是慢性睡眠不足，會有與人相處的問題和其他健康問題。

　　無法評估睡眠到底足不足夠，因為每個人的需要量不同。有些人晚上只要睡少於五小時，然而有些人似乎需要九、十或更多小時的睡眠時間。大部分的成年人大約需要晚上睡眠八小時就可達到消除疲勞和工作有效率。尤其是非常年幼的孩童和青年人，一般比成年人需要更多的睡眠。年長者睡眠時間較少，尤其是在 60 歲以後此情形更明顯。

　　大部分的人會有睡眠障礙，可能是由於小腿無法得到休息的症狀所引起，這些人一躺在床上，就會出現小腿痙攣、抽痛以及無法控制的興奮。小腿無法得到休息的症狀在夜間會有小腿痙攣的現象，而這個症狀困擾著很多人。鎂缺乏會引起小腿無法得到休息的症狀，有些研究發現貧血也可能會有此症狀。

　　2,000 萬的美國人有睡眠時呼吸暫停的症狀，並且這是一種嚴重的睡眠失調症狀。這個症狀與夜晚打鼾和極度的不規律呼吸有關。睡眠時呼吸暫停，睡著時呼吸會停止兩分鐘。當呼吸停止時，會使氧氣耗損。之後會出現清醒、受到驚嚇以及喘氣。睡眠時呼吸暫停的人整晚大約會清醒 200 次，但他們不會記得。中樞睡眠呼吸暫停是很罕見的，他們呼吸停止不是因為處在密閉環境中，而是因為橫隔膜和呼吸肌肉停止工作所引起。

　　除了無法正常睡眠外和白天很想睡覺外，睡眠呼吸暫停可能與其他嚴重的健康問題有關。睡眠呼吸暫停患者有高血壓和中風的傾向，並且也會增加心血管疾病的危險，而這些原因還不是很清楚。睡眠呼吸暫停患者會比正常人更容易有情感和精神問題。有專家將睡眠呼吸暫停歸類為缺乏做夢（dream deficit），缺乏睡眠的快速眼動期，因此會發生白日夢。睡眠呼吸暫停患者通常沒有快速眼動期，而快速眼動期是正常睡眠所必需。做太多夢與缺發延長快速眼動期有關，因為它會誘導很多的精神失調和其他嚴重的情緒失調。

營養素

補充品	建議用量	說明
重要者		
鈣	每日 1,500～2,000 毫克，分成數次，在餐後和	有鎮靜作用。使用乳酸鈣和螯合劑的形式。
和	睡前服用。	
鎂	每日 1,000 毫克。	維持鈣平衡所必需，和使肌肉放鬆。
褪黑激素	開始時每日 1.5 毫克，睡前 2 小時內服用。如果沒有效果可慢慢增加劑量直到達到有效果劑量。	是一種天然的荷爾蒙，可促進睡眠。孩童不可服用。
有幫助者		
維生素 B 群 外加	依照產品標示。	幫助促進充分休息狀態。
泛酸（維生素 B₅） 和	每日 50 毫克。	減輕壓力。
肌醇 和	每日 100 毫克，睡前服用。	增強快速動眼期睡眠。
菸鹼醯胺	100 毫克	促進血清素生成。
維生素 C 與 生物類黃酮	每日 500 毫克。	可減輕壓力。
鋅	每日 15 毫克。	協助睡眠時體組織復原。

藥用植物

❏ 使用美國加州罌粟花、蛇麻草、爪哇胡椒、香蜂葉、西番蓮以及纈草根，可以改善失眠。很多專家都推薦纈草根。不要只使用一種藥草，要輪流著使用。在睡前服用這些藥草。

❏ 美國加州罌粟花、西番蓮以及纈草可促進睡眠和對快速動眼期睡眠有益。

❏ 貓薄荷和洋甘菊具有輕微鎮靜作用。這些藥草給孩童使用也是很安全的。

對於成人而言，一天喝數次洋甘菊茶可幫助鎮靜、調節神經系統以及促進睡眠。

注意：不要持續使用洋甘菊。若你對豕草過敏，則要完全避免洋甘菊。

❑ 複合性藥草萃取物例如來自 Nature's Answer 的 Slumber 或來自 Nature's Way 的 Silent Night 可能也有幫助。

建議事項

❑ 傍晚時可吃香蕉、棗類、無花果、牛奶、堅果油、鮪魚、火雞以及全穀類餅乾或優格。這些食物富含色胺酸，促進睡眠。睡前吃半顆葡萄柚也有幫助。

❑ 避免飲酒。少量的酒可促進睡意的產生，但之後會損害深沈睡眠循環。

❑ 避免抽菸。抽菸似乎有鎮靜作用，但尼古丁是一種神經刺激物會產生睡眠問題。

❑ 避免午餐以後攝取刺激物，像是含有咖啡因的飲料。

❑ 睡前避免食用燻豬肉、乳酪、巧克力、茄子、火腿、馬鈴薯、酸菜、糖、香腸、菠菜、番茄和紅酒。這些食物含有酪胺（tyramine），酪胺會增加正腎上腺素的釋放，而正腎上腺素會刺激腦部。

❑ 較晚時避免使用解鼻充血藥和其他感冒藥。這些藥物會導致困倦，但可能對一些人會有相反的作用和扮演刺激物的角色。

❑ 養成下列可以改善睡眠的習慣：

● 只有非常想睡覺時才上床睡覺。

● 沒有睡意時，不要躺在床上。起床並且到另外一個房間讀書、看電視、或做一些事情直到想睡覺。

● 臥房內不要從事閱讀、工作、吃東西或看電視。

● 設定鬧鐘，並且不管昨晚睡得如何每日都要在固定時間內起床。一旦有正常的睡眠模式，大部分的人就不需要再用鬧鐘。

● 如果沒有習慣睡午覺，就不要有這個習慣。

● 養成傍晚或早晨規律的運動，但不要在睡前運動。運動可使身體感到疲累，因此會比較好入睡。

● 睡前一兩個小時洗溫水浴。滴幾滴精油像是洋甘菊到浴池中，可進一步

的使身體放鬆。

- 臥房要保持舒適和安靜。太安靜也不好，可放一些柔和的音樂。
- 學習將煩惱去除。如果你偶爾有睡眠問題，可將注意力轉到愉快的記憶和思考。學習放鬆技巧像是冥想或是想像對於恢復睡眠是很有幫助的。

❏ 偶爾失眠時可使用褪黑激素和鈣片。這些是有效和安全的睡眠促進劑。

❏ 睡前一小時服用 5 毫克的褪黑激素，對於治療失眠有有用。如果在早晨感到無力，可減少使用的劑量。老年人使用的某些藥物包括β-抑制劑和阿斯匹靈會降低褪黑激素的濃度。

注意：不要過度使用褪黑激素。根據一些研究報告指出，太常使用褪黑激素可能會永久地使身體停止製造褪黑激素。

❏ 如果有打鼾的情形，可以嘗試側睡。在沙發椅上睡幾天，可習慣側睡。

考慮事項

❏ 睡覺期間，身體仍然會控制基本的功能。因此睡眠時間，身體還是需要一些營養素。

❏ 缺乏睡眠可能會加重病情和促進早熟。專家建議每晚至少要睡八小時。

❏ 婦女健康顧問（Women's Health Advisor）提出大約有百分之十的美國人有小腿無法得到休息的症狀，這個症狀是睡前移動小腳時會感到非常的不舒服。已經有很多治療針對小腿無法得到休息的症狀，但是多數無法持續的治療。pramipexole 藥物已經發現對於一些患者有用。使用適量的維生素和礦物質補充劑對於此症狀也有幫助，其中鈣、鉀、鎂以及鋅的效果最佳。下列營養素或許可以預防小腿無法得到休息的症狀和肌肉痙攣：400 毫克的維生素 B 群、1000 毫克的鎂和 400 國際單位的維生素 E。

❏ 不管夜晚睡多少小時，如果你在早上清醒後特別是在沒有設定鬧鐘的情況下，可以整天讀一會書或靜坐後不會感到精疲力竭或昏昏欲睡的，這表示你可能有得到足夠的睡眠。

❏ 研究發現很多女性有銅和鐵缺乏的情形，而這些缺乏可能會造成貧血。毛髮分析可以檢查出是否有缺乏的情形。（請見第三部的毛髮分析）

❏ 月經前和更年期荷爾蒙變動可能會造成失眠。雌激素會影響腦部負責失眠的化學物質平衡和製造。

❏ 5-羥基色胺酸（5-HTP）和色胺酸對失眠症和憂鬱症很有幫助。

❏ 還原雄性素（DHEA）可改善睡眠品質。

❏ 過度的打鼾者需要評估是否有呼吸暫停的情形。很多呼吸暫停的病例需要過敏治療、體重減輕或簡單的雷射手術將鼻通道的阻塞物移除。

❏ 輕微的阻塞性打鼾可能需要改變生活模式和飲食。口腔儀器對輕微的病例很有幫助，因為它支持舌頭或下顎向前，防止呼吸道阻塞。

❏ 打鼾的有效治療方式是使用無線電波來降低嘴部柔軟上顎組織阻塞到呼吸道。這個技術需要醫生將一探測物插入嘴部裡面，並且在上顎處用無線電波檢測。

❏ 很多的美國人不會認為他們的鼻子有問題，因為睡眠少可提升更多的生產能力。有些人甚至認為睡眠很少是一件很光榮的事情。然而，事實上長期下來最終對身體是一種傷害。很晚睡覺的人睡眠時間相對較少，並且他們的創造力和生產力較有足夠睡眠者差。Richard Bootzin 醫生研究發現每晚睡七到八小時者生命較長、心情較愉快和較健康。

❏ 睡眠治療和專家對睡午覺功效的看法分歧。有些認為對已充分休息過的人而言，睡午覺不是必要的，另有些則認為這是一種人類的本能不應該限制。有研究證實生產力較高和意外較低都與午休有關。如果有午睡習慣，讓午睡時間小於一個小時，並且要確定這是每日例行公事之一，而不是偶爾執行。

❏ 睡眠專家勸告失眠者避免咖啡因，但很多人在晚間喝咖啡使他們的睡眠循環瓦解。這似乎支持了維持穩定慣常的程序是建立健康睡眠模式的重要因子，當然這只適用在沒有任何睡眠障礙者。失眠者要在飲食中排除全部的咖啡因。

❏ 很多失眠者求助於安眠藥，但安眠藥不能治療失眠，而且可能會干擾快速動眼期。持續的使用安眠藥最後會破壞所有深層睡眠。有研究發現，百分之五十規律使用安眠藥物者，失眠情形會更加惡化。持續的使用安眠藥會造成心理或生理的依賴性。因此安眠藥物應該是使用在生理引起的失眠，並且不要長期使用。

❏ 鎮定劑類似benzodiazepines並且與安眠藥物很像，在高劑量時危險性較鎮靜劑低。大部分的處方藥物包括 quazepam、estazolam、flurazepam、temazepam 以及 triazolam。triazolam 可能造成心智障礙，甚至健忘。tema-zepam、secobarbital、flurazepam以及diazepam藥物可能會引起心智混亂、遲緩、心神不定、增加焦慮，以及延長鎮靜作用和藥物依賴性。

❑ zolpidem是另一種協助睡眠的藥物。製藥者主張此藥物不會抑制或破壞深層睡眠。

❑ 超過百分之五十規律使用安眠藥者，是死於意外災害。每年大約有200,000～400,000 件因爲睡意所引起的車禍，並且有三分之二是勞工所引起，大部分發生在清晨。三分之一是服用安眠藥自殺。

❑ 不用處方籤的幫助睡眠的藥物有很多的副作用，包括不安、困惑、抑鬱、口乾以及會使前列腺腫大更惡化。

❑ 也請見懷孕相關的問題。

躁鬱症（Manic-Depressive Disorder）

躁鬱症是一種憂鬱症的變體。憂鬱症開始時會抑鬱，之後會發展成抑鬱和狂躁。嚴重的躁鬱症患者會有不安全感，並且會被痛苦和悲傷甚至自殺的想法淹沒。有些躁鬱症的症狀會隨著睡眠、社會退縮、極度的厭世主義而改變，他們會突然間失去興趣並且無法完成一個計畫，因爲開始時會很有興趣，之後卻漸漸對事情感到易怒並且躁鬱症會突然發作。美國人大約有百分之三的人有躁鬱症。

躁鬱症的過程多變。狂躁和抑鬱變化是非常激烈的，從抑鬱到狂躁的循環週期非常長，可能是數天或是幾個月甚至是一年。在抑鬱期，會感到無自尊和絕望，並且會缺乏做任何事的意願，甚至包括起床。有些人會睡上好幾週、逃離社交圈以及避免和任何人有接觸，因此變得無法工作。另一些人或許可以正常的生活，但是內心會感到麻木並且無法感到眞正的快樂。

狂躁時期通常會突然開始並且沒有任何前兆。有些人會經歷所謂的低狂躁期，沒有出現任何心理問題的徵兆，只是非常的熱情和充滿活力；另一些人會表現精神病態，他們似乎有無限的力量，會不停的動並且容易分散注意力。他們可以二十四小時不用休息或睡覺，精神的活動會激烈的增速、產生

錯覺和困惑。大部分的人在此情況下似乎會非常興奮，但有些人會沒來由的易怒和不友善。儘管有以上那些症狀，狂躁症患者還是覺得自己處在高峰。

這些失調的原因不是很了解，但有一些理論已經提出。過大的壓力可能會引起狂躁症，遺傳因子也可能是其中的原因之一。有些研究認為早期經驗，像是失去父母或其他兒童早期的創傷也扮演了重要的角色，有些人則認為狂躁期是憂鬱症的心理補償作用。生物因子也有可能會引起狂躁症。躁鬱症患者情緒起伏期間，細胞內的鈉離子濃度會增加，在發作後鈉離子濃度會恢復正常。已經知道抑鬱患者腦部化學物質 monoamine 會減少。

孩童心理失調症狀像是缺乏注意力、過動、行為失調以及精神分裂症，很像躁鬱症，所以在診斷上要避免診斷錯誤。孩童精神抑鬱是很罕見的，診斷方式和大人一樣。

除非有其他情況，以下的建議劑量皆是針對成人的。對於 12 到 17 歲之間的兒童，可以將劑量降低到建議劑量的四分之三，而 6 到 12 歲的兒童則是降低一半的劑量，6 歲以下的兒童使用四分之一的劑量即可。

營養素

補充品	建議用量	說明
非常重要者		
游離形式的胺基酸複合物（來自 Anabol Naturals 的 Amino Balance）	依照產品標示，每日 2 次，空腹服用。	提供的胺基酸是正常腦部功能和對抗抑鬱所必需。
L-酪胺酸	起床時和睡前各服用 500 毫克。空腹時可與水或果汁一起服用，但不可與牛奶一起服用。若同時服用 50 毫克維生素 B$_6$ 和 100 毫克維生素 C 則更容易吸收。	對於治療抑鬱是非常重要的，可穩定情緒。（請見第一部的胺基酸） 注意：如果你正服用單胺氧化酶抑制劑，請勿服用此補充品。
牛磺酸	每日 3 次，每次 500 毫克，空腹服用。	缺乏可能會引起過動、焦慮以及腦部功能不好。
維生素 B 群注射或	每週 2 次，每次 2 毫升或遵照醫生指示。	維生素 B 是維持正常腦部功能和健康神經系統所必需。所有的注

補充品	建議用量	說明
非常重要者		
肝臟萃取物 外加	遵照醫生指示。	射維生素 B 可以結合成單劑。
維生素 B₆（吡哆醇） 注射 和	每週 2 次，每次 0.5 毫升或遵照醫生指示。	
維生素 B₁₂ 注射 或	每週 2 次，每次 1 毫升或遵照醫生指示。	
維生素 B 群	每日 3 次，每次服用每種主要的維生素 B 各 100 毫克（在綜合錠劑中，各種維生素的含量會有所不同）。	使用低過敏形式。
外加 維生素 B₁₂	每日 1,000～2,000 微克，空腹服用。	對神經髓鞘的生成很重要，神經髓鞘會覆蓋神經末端。使用錠劑或舌下形式。
鋅 加 銅	每日 50 毫克。所有補充劑中的含量相加起來不要超過 100 毫克。 每日 3 毫克。	保護腦部細胞。使用葡萄糖酸鋅錠劑或 OptiZinc 可得到較好的吸收。 維持鋅的平衡。
重要者		
鋰	遵照醫生指示。	這個微量元素可改變躁鬱症的循環，而使情緒穩定。只有醫生處方才可獲得。
有幫助者		
必需脂肪酸（來自 Wakunaga 的 Kyolie-EPA 是良好來源）	依照產品標示。	對於改善腦部循環和維持血壓穩定很重要。
5-羥基色胺酸 （5-HTP）	依照產品標示。	增加身體製造血清素。如有使用其他抗憂鬱劑，則不要使用。
綜合維生素和礦物質複合物 加 鈣 和	 每日 1,500 毫克。	礦物質不平衡可能會引起抑鬱。使用高效能的配方。

補充品	建議用量	說明
有幫助者		
鎂	每日 750 毫克。	有鎮靜作用，睡前服用可促進睡眠。
菸鹼醯胺腺嘌呤二核苷（NADH）（來自 KAL 的 Enada NADH 是良好來源）	依照產品標示。	增加多巴胺和血清素生成。
維生素 C 與 生物類黃酮	每日 3,000～6,000 毫克。	協助腦部功能和保護免疫和神經系統。

建議事項

❏ 飲食中包括蔬菜、水果、核果、種子、豆子以及莢豆類。建議使用全穀類和全穀類製品，但含有麩質製品需要適度攝取。

❏ 食用富含ω-3 脂肪酸魚類，像是鮪魚、鮭魚、青花魚以及鯡魚。ω-3 脂肪酸可以穩定情緒的起伏和刺激藥用鋰的作用。

❏ 食用不含糖或糖的副產品。也要避免酒精、乳製品、咖啡因、碳酸飲料以及所有含色素、香料、防腐劑以及其他添加物。

❏ 食物過敏可能會加速情緒起伏。要從飲食中排除會引起過敏的物質。

❏ 使用高劑量的維生素 B 群，每日三次每次 100 毫克。維生素 B 群對於情緒失調患者很重要。用注射或舌下服用形式吸收。躁鬱症患者不容易吸收維生素 B 群，因此常會有維生素 B 群缺乏的情形。

❏ 避免膽鹼、鳥胺酸以及精胺酸。這些物質會使症狀惡化。

❏ 不要自己服用任何藥物，需經由醫生診斷。

❏ 建立和維持每日規律的運動。缺乏睡眠會造成疾病復發。

❏ 儘可能避免會引起壓力的情況，像是混亂的人際關係或是適應環境不良。壓力是躁鬱症患者主要的發病原因。

考慮事項

❏ 注射維生素 B12 和高劑量的維生素 B 可改善躁鬱症。維生素 B 具有類似鋰

在腦部的作用。

❑ 胺基酸尤其是牛磺酸和酪胺酸，對於治療躁鬱症上是非常重要的。

❑ 碳酸鋰和檸檬酸鋰可改變腦部循環的節律，甚至可以幫助躁鬱症患者移除不好的情緒。鋰可以預防和減少狂躁發生。通常是使用膠囊、藥片或是液體形式。鋰的副作用包括腹瀉、水腫、多尿、腎功能不好、噁心、手部輕微顫抖、胃抽筋、口渴、甲狀腺腫大、體重增加以及皮膚惡化像是粉刺和牛皮癬。鋰在血液中的毒性會引起視力模糊、困惑、肌肉痙攣、發音含糊、顫抖以及嘔吐。飲食變化、激烈的運動、手術或流行性感冒，均會增加使用鋰的危險。如有服用鋰，則需要維持正常體重和避免應急食物（會使體重突然減輕）。要持續的告知醫生以上的情形，才可避免使用劑量不當。嚴重腎功能損害病人不能使用鋰。

❑ 健康食品 Lithium orotate，是一種有機鋰。

❑ 無法忍受鋰者，醫生會給予一種抗痙攣藥物，像是 divalproex。抗憂鬱藥物 Paroxetine 或 bupropion，用於抑鬱期。抗精神病藥物 risperidone 和 olanzapine，用於控制急性狂躁期。較強作用的藥物像是 haloperidol 或 chlorpromazine 很少使用，但這些藥物牽涉到正常認知功能以及很多的副作用。

❑ 電休克療法是治療躁鬱症的最後選擇，通常不建議使用，會造成創傷、困惑或記憶喪失。

❑ 心理療法和自立支持團體對於治療躁鬱症非常有幫助。

❑ 研究發現憂鬱症和躁鬱症患者會出現對於神經傳遞物質乙醯膽鹼非常敏感。因此，膽鹼使用不能超過服用綜合維生素的量。

❑ 躁鬱症患者會促使腸道酵母菌過度生長，而造成營養缺乏。食物過敏，像是對小麥過敏，食用大量的咖啡因以及精製糖，可能會使症狀惡化。

❑ 研究發現對環境敏感或過敏者，可能會引起躁鬱症。

❑ 某些系統失調可能導致抑鬱，包括阿茲海默氏症、糖尿病、腦炎、甲狀腺機能亢進或不足、多發性硬化症以及帕金森氏症。抑鬱的診斷應該排除以上的疾病。

❑ 也請見第二部憂鬱症。

增進記憶問題（Memory Problems）

　　記憶對我們而言，就像呼吸一樣自然。這是我們每個人都擁有的能力，但我們很少會察覺到這能力，除非當我們發覺我們的記憶能力正在逐漸喪失。記憶力衰減本身是一件令人煩惱的事，更壞的是焦慮常伴隨其發生。當我們開始詢問自己這是否爲其他問題的症狀之一時，例如中年憂鬱症或動脈硬化症，大概最害怕的是這記憶力減退經證實爲阿茲海默氏症的症狀，這是漸進的和讓人衰弱的疾病，通常在中年才發現有記憶力和行爲上的輕微障礙。雖然這在老人之間是很常見的問題，但是要確認記憶力衰退是否爲阿茲海默氏症造成，這一點很重要。

　　大家會預測的情況是隨著年齡，記憶的能力將會開始減退，回憶的能力也會降低。這不是一定的定律。老化的過程與回憶事情的能力若有關係，也是很小的關聯。偶爾記憶力喪失，例如忘記車子鑰匙放在哪裡或是將某些東西遺忘在倉庫裡，這是在每一年齡階段都會遇到的正常現象，並非嚴重的記憶力喪失。事實上，有正確的飲食、營養以及思考活動，到 90 多歲時，記憶能力仍會清楚且活躍地運作。

　　許多人會有記憶力遺失的原因之一是大腦所需要的必需營養素（特別是維生素 B 群和胺基酸）補充不足。身體的生命泉源都在血液中，提供身體每一個細胞所需要的營養。大腦被所謂的腦血管屏障所保護，這屏障只允許某些物質透過血液進入腦部。假如血液很黏稠，含有膽固醇和三酸甘油酯，那麼血液中能穿透腦血管屏障的營養素含量便會減少。長久下來，便會使得腦部缺乏營養。

　　除此之外，腦部的功能必須靠神經傳導物質來運作。神經傳導物質是腦部的化學物質，透過神經系統功能，參與腦部電子傳遞的開關作用，最後使身體全部的系統運作。當腦部沒有足夠量的神經傳導物質或重要的營養素來製造神經傳導物質，會使生物反應途徑無效或縮短。假如當你正在試著回憶特別的事情或是某內容片段時腦袋是一片空白，或是插入其他事情或其他的記憶取代，這樣極像所謂的「短路」發生。

有許多因素會涉及到記憶力衰退，其中最重要的因素之一，是暴露在自由基下，自由基會對記憶力造成極大的傷害。酒精中毒和藥物副作用也常常會導致記憶力減退。酒精是惡名昭彰的阻斷劑，會讓人記憶力空白，縱使在人的意志很清楚時。過敏、念珠菌病、壓力、甲狀腺功能異常以及腦部血液循環不良時，均是相關因素。低血糖症也對記憶力減退扮演重要的角色，因為大腦的功能正常運作，需要血液中的葡萄糖下降維持在一小範圍內，當血糖濃度大幅擺盪時，會影響腦部功能和記憶力。

營養素

補充品	建議用量	說明
必需者		
來自 American Biollgics 的 Ultra Brain Power	依照產品標示。	提供記憶力、專心以及其他大腦功能所需的營養素。
非常重要者		
乙醯膽鹼	依照產品標示。	最重要的神經傳導物質，有助心智能力和預防記憶力減退。
硼	每日3～6毫克，請勿超過此劑量。	促進腦部和記憶力功能。
二甲基胺基乙醇（DMAE）	依照產品標示。	有助訓練和記憶。請勿每日補充。最好留待需要更專注和提高警覺的時日使用。
大蒜（來自 Wakunaga 的 Kyolic）	依照產品標示。	有助改善生理機能上的退化和記憶力衰退。可保護腦部細胞。
石杉鹼甲（huperzine A）或	依照產品標示。	提增乙醯膽鹼對預防記憶力喪失的效用。
長春西汀（vinpocetine）	依照產品標示。	
卵磷脂顆粒或	每日 3 次，每次 1 湯匙，餐前服用。	可促進記憶力。其中含有膽鹼。
膠囊	每日3次，每次 1,200 毫克，餐前服用。	
錳	依照產品標示。與鈣分開服用。	滋養大腦和神經。有助膽鹼的利用。

補充品	建議用量	說明
非常重要者		
綜合維生素和礦物質複合物	依照產品標示。	均衡營養。最好使用高效能的配方。
與		
鉀	每日 99 毫克。	電解質平衡所需。
ω-3 脂肪酸複合物	依照產品標示。	與腦部功能正常有關。
磷脂醯膽鹼	依照產品標示。	促進記憶力。
磷脂醯絲胺酸	每日 3 次，每次 300 毫克。	促進記憶力。
超氧化物歧化酶（SOD）	依照產品標示。	清除自由基。
維生素 A	每日 15,000 國際單位。懷孕期間，每日勿超過 10,000 國際單位。	為抗氧化劑，可避免腦部受到氧化傷害。
加		
類胡蘿蔔素複合物	每日 25,000 國際單位。	
與		
β-胡蘿蔔素		
維生素 B 群	每日服用每種主要的維生素B各100毫克（在綜合錠劑中，各種維生素的含量會有所不同）。	促進記憶力所需。必要時可用注射形式（在醫生監督下）。
外加		
泛酸（維生素 B₅）和	每日 3 次，50 毫克。	有助胺基酸膽鹼轉換為神經傳導物質乙醯膽鹼。
維生素 B₆（吡哆醇）	每日 3 次，50 毫克。	大腦功能正常所需。
維生素 B₃（菸鹼素）和	依照產品標示。	促進腦部血液循環和有助腦部功能。
菸鹼醯胺		注意：若有肝臟疾病、痛風或高血壓，請勿服用菸鹼素。
維生素 C 與 生物類黃酮	每日 3,000～10,000 毫克。	強抗氧化劑，也可促進血液循環。
維生素 E	開始每日 400 國際單位，慢慢增加到每日 1,200 國際單位。	有助血管擴張，促進血流流入腦部。使用 d-α-生育醇形式。

補充品	建議用量	說明
非常重要者		
鋅	每日50～80毫克，每日劑量請勿超過 100 毫克。	可與腦部中有毒物質結合並將之排出。使用葡萄糖酸鋅錠劑或Op-tiZinc 可得到較好的吸收。
加		
銅	每日 3 毫克。	平衡鋅和銅的比率。
重要者		
乙醯肉鹼	每日 2 次，每次 500 毫克。	增加腦部的代謝作用，延緩記憶力退化和減少自由基產生。
L-麩胺醯胺 和 L-苯丙胺酸 加 L-天門冬胺酸	依照產品標示，空腹服用。可與開水或果汁一起服用，但勿與牛奶一起服用。若同時服用 50 毫克維生素 B₆ 及 100 毫克維生素 C 則更容易吸收。	此胺基酸為正常腦部功能所需，可提供腦部能源和預防產生過量的氨傷害腦部。 注意：懷孕或哺乳期間，或患有驚恐症、糖尿病、高血壓或苯酮尿症，請勿服用苯丙胺酸。
L-酪胺酸	每日最大劑量宜為每公斤體重的 100 毫克，同時空腹服用 1,000 毫克維生素C和50毫克維生素 B₆。	有助於學習、記憶和覺察能力的敏銳；可提振心情和行動力；幫助預防憂鬱症。 注意：如果你正服用單胺氧化酶抑制劑，請勿服用此補充品。
有幫助者		
輔酶Q₁₀ 加	每日 100 毫克。	促進腦部的氧合作用。
來自 Coenzyme-A Tech-nologies 的輔酶A	依照產品標示。	增加輔酶Q₁₀ 的效用。
還原雄性素（DHEA） 或	依照產品標示。服用維生素C和E以及硒以預防肝臟的氧化傷害。	改善記憶力。（請見第三部的還原雄性素療法）
酮基 DHEA（來自 Enzymatic Therapy 的 7-Keto）	依照產品標示。	還原雄性素代謝產物，增強記憶力的效用較還原雄性素佳。不同於還原雄性素，在體內不會轉變為雌激素或睪固酮。

補充品	建議用量	說明
有幫助者		
來自 Diamond-Herpanacine Associates 的 Diamond Mind 或	依照產品標示。	複方補充劑,有助於記憶相關功能。
來自 Bay to Bay Distribu-tion 的 Maximum Living Ginkgo Biloba 含 DHA 或	依照產品標示。	
來自 Life Time Nutritional Specialties 的 Life Time Brain Support Formula 或	依照產品標示。	
來自 America's Finest 的 Bacopin & Ginkgo Complex 或	依照產品標示。	
來自 Prolongevity 的 Cognitex 含孕烯醇酮	依照產品標示。	
二甲基甘胺酸(DMG) (來自 FoodScience of Vermont 的 Aangamik DMG)	依照產品標示。	促進腦部的氧合作用。
褪黑激素	每日 2～3 毫克,睡前 2 小時服用。	強抗氧化劑,可避免記憶力衰退。
菸鹼醯胺腺嘌呤二核苷 (NADH)(來自 Kal 的 Enada NADH)	依照產品標示。	菸鹼素的輔酶型態,製造某些神經傳導物質和能量所必需的。其濃度會隨著年齡而降低。NADH 補充劑可促進腦部和神經系統的能量釋放。
孕烯醇酮(來自 TriMedica 的 PREG)	依照產品標示。	改善腦部功能和增強記憶力。
RNA 和 DNA	依照產品標示。	增強腦部記憶力。 注意:痛風患者請勿服用此補充劑。

藥用植物

❑ 一種印度土生的草藥 Brahmi，可以增加腦部血液循環，研究發現可以促進短期和長期的記憶。

❑ 大蒜最近被發現具有增強記憶力的特性。

❑ 研究發現銀杏可集中注意力，因銀杏可增加腦部和中樞神經系統的血液循環，使腦部功能和記憶力增強。銀杏有膠囊或萃取液的形式，在大部分的健康食品商店皆可購得（American Biologics 的 Ginkgo Biloba Extract 是良好的來源）。若要增強記憶力，可以依照產品標示說明服用膠囊或將 6 滴無酒精成分萃取液置於舌頭上並含著數分鐘再吞嚥，每天兩次。

❑ 其他藥草有助於記憶力的還包括洋茴香、藍升麻、人參、雷公根以及迷迭香。

注意：高血壓患者請勿服用人參。

建議事項

❑ 多吃生菜食物。啤酒酵母、糙米、雞蛋、魚、莢豆類、粟、核果、黃豆、豆腐、小麥胚芽以及全穀類，以上皆可多食用。

❑ 飲食除了複合碳水化合物之外，其中需含百分之十蛋白質和百分之十必需脂肪酸。全都是醣類的餐飲對記憶力會有負面影響。

❑ 連續一個月避免乳製品和小麥製品（胚芽除外）。若記憶力沒有改善，再慢慢將這些食物水添加於原來的飲食中。

❑ 多吃藍莓和菠菜。研究人員認為這類食物含有類黃酮素，其有助記憶力加深。

❑ 偶爾可多食用適量的胺基酸、抗氧化劑、維生素 B 群、膽鹼、輔酶 Q_{10}、鐵以及孕烯醇酮，在飲食中增加或是服用補充劑兩者皆可。

❑ 避免精製糖，這些東西會讓大腦休息。

❑ 每小時練習憋氣 30 秒，連續 30 天，這樣可促進心智靈活。

❑ 可以檢驗頭髮確認是否有重金屬中毒，像是分析鋁和鉛等。若是有重金屬中毒也會引起心智障礙。

❑ 您若已經開始服用綜合維生素和礦物質補充劑，可以嘗試 Prolongevity 的

Cognitex 或 Natural's Plus 的 Fuel for Thought。花粉（bee pollen）也是有幫助。

注意：花粉使某些人引起過敏反應。開始應少量服用，若有出現紅疹、氣喘、不舒服等其他症狀，則停止使用。

❏ 可注意某些事情並賦予其意義，方便您將來想回憶起事情。我們經常將回憶不起來某些事情歸咎於記憶不好，但是問題常是我們並沒有特別注意。

❏ 每日多動腦筋，以保持心智活躍。可以從事閱讀、做填字遊戲、上網或有益心智增強的遊戲。研究顯示愈常使用記憶力，其能力就會愈好。

❏ 保持運動，有助增加腦部血液循環。

❏ 適度休息，避免疲勞。疲勞會直接影響注意力。

考慮事項

❏ 研究顯示人類生長激素（HGH）可促進腦部功能。

❏ 雌激素是否可以增加記憶力功能，目前仍有爭議。

❏ 某些藥物的副作用是會影響記憶力，包括：β-阻斷劑、bezodiazepines（治療焦慮症）、部分止痛劑和抗組織胺藥物以及抗副交感神經藥物（治療失禁或憂鬱症）。

❏ 偶爾記憶力喪失或健忘是很常見的情況。但是，也該注意是否有罹患與記憶力相關的問題發生，例如經常忘記剛剛的事情、某些對你而言是司空見慣的事卻忘記該如何做、在熟悉的環境下仍迷路、對同一個人不斷地反覆同樣的會話，這些症狀可能是由某個原因引起的。

❏ 要擁有良好記憶力的關鍵是態度和方式。隨著年齡增長，我們的態度會改變。但是，我們的記憶能力並非像我們所想像的那樣受到影響。唯一最大的改變是我們去記憶任何事情的動力。

❏ 可參考第二部的老化、阿茲海默氏症、動脈粥狀硬化以及低血糖症。

腦膜炎（Meningitis）

腦膜炎是一種腦膜發炎的疾病，特別指腦脊髓膜，即是圍繞中樞神經系

統表面的三層膜：硬膜、軟膜及蜘蛛膜。這層膜位於腦和頭顱之間，另外，覆蓋脊髓的薄膜通常也包括在內，而此種疾病發生於小孩身上比成人的機會要大得多。

最常見的腦膜炎種類為病毒型腦膜炎，這類的疾病產生的症狀相對於其他形式的腦膜炎輕微多了，包括頭痛、發燒，通常會在一、兩個星期後自己痊癒。此類型又稱為無菌型腦膜炎（aseptic meningitis），一般還會有其他的疾病合併發生，大約有將近百分之五十的病毒型腦膜炎是由於腸道中的病毒感染。這種狀況可能是麻疹或疱疹病毒所伴隨的，有時也會由蚊子攜帶病毒的。病毒型腦膜炎的早期症狀包括：喉嚨痛、發燒、頭痛、脖子僵硬、容易疲倦，及可能會有發疹、嘔吐的現象發生。

細菌型腦膜炎是比較嚴重的感染症，需要立刻且積極的接受藥物治療，容易轉成腦膜炎的細菌有腦膜炎球菌（*Neisseria meningitidis*, meningococcus）、肺炎球菌（pneumococcus）、B型流行感冒桿菌（*Hemophilus influenzae* type B）及 B 群葡萄球菌等。從 1990 年後，由於注射 B 型流行感冒疫苗，使得腦膜炎球菌和葡萄球菌成為導致此病的主要感染原因。大約有百分之五至百分之二十的人其口中唾液攜帶腦膜炎球菌，而不會有任何不舒服的感覺，但卻可以經由口水傳染給別人。肺炎球菌常被發現於喉嚨中，但不具有傳染性。細菌型腦膜炎的症狀包括有：脖子僵硬、頭痛、易怒、發高燒、發冷、噁心、嘔吐、妄想及對光敏感等。有時也有皮膚斑點或紅疹產生。而如果是發生在嬰幼兒時，症狀可能有發燒、嘔吐、肌肉無力、餵食困難、易怒、尖叫式的哭聲及囟門膨出等。性情改變和相當愛睡等是腦脊髓液改變的危險訊息。

在這部分的建議事項是設計來支援藥物治療而不是取代藥物治療，腦膜炎是一種進展非常快的疾病，嚴重時也會使成人在二十四小時內致死，而對小孩來說嚴重程度更大。如果不治療的話，可能會導致終生腦部壞死，甚至昏迷及死亡。

除非有其他情況，以下的建議劑量皆是針對成人的。對於 12 到 17 歲之間的兒童，可以將劑量降低到建議劑量的四分之三，而 6 到 12 歲的兒童則是降低一半的劑量，6 歲以下的兒童使用四分之一的劑量即可。

營養素

補充品	建議用量	說明
有幫助者		
嗜乳酸桿菌（來自 Wakunga 的 Kyo-Dophilus 是良好來源）	依照產品標示，空腹服用。	需要補充好菌，使用非乳製品配方。
膠體銀	依照產品標示。	內服的話可以有效的預防一些由有機物產生的疾病，也同時有抗黴菌的功用。
二甲基甘胺酸（DMG）（來自 FoodScience of Vermont 的 Aangamik DMG）	每日 2 次，每次 125 毫克。	攜帶氧氣進入細胞，可以減緩許多症狀，使用舌下形式較好。
來自 American Biologics 的 Dioxychlor DC-3	依照產品標示。	具有強力的抗菌、抗黴菌、抗病毒等功用。
游離形式的胺基酸複合物	依照產品標示。	為組織修復和保護細胞膜所需。
大蒜（來自 Wakunaga 的 Kyolic）	每日 3 次，每次 2 膠囊，隨餐服用。	為免疫系統的促進物質，也是天然的抗生素。
來自 American Biologics 的 GE-132	依照產品標示。	天然的抗氧化劑和免疫促進劑。
舞菇（maitake）萃取物 或	依照產品標示。	幫助提升免疫能力和抵抗病毒感染。
靈芝（reishi）萃取物 或	依照產品標示。	
香菇（shiitake）萃取物	依照產品標示。	
綜合維生素和礦物質複合物	依照產品標示。	所有的營養素為保護組織和修復所需，使用高效能配方。
生的胸腺	每日 2 次，每次 500 毫克。	加強免疫能力。
來自 American Biologics 的 Taurine Plus	依照產品標示。	為抗氧化劑和免疫調節劑，是白血球活化作用和神經功能所必需。使用液態形式較好。
維生素 A 乳劑 或	每日 50,000 國際單位。	具抗氧化劑功用和增進免疫功用。是保護和修復所有細胞膜所

補充品	建議用量	說明
有幫助者		
膠囊	每日 25,000 國際單位，使用 7 天，然後減至每日 15,000 國際單位。懷孕期間，每日勿超過 10,000 國際單位。	必需的，建議使用乳劑形式，因較易吸收和服用劑量高時較安全。
維生素 C 與 生物類黃酮	每日 3,000～10,000 毫克。	降低發炎和幫助清除血管。
鋅錠	每日 3 次，每次 15 毫克。所有的補充劑中的含量相加起來，每日不要超過 100 毫克。	加速免疫功能。

藥用植物

❏ 如果有發燒的話，可以用貓薄荷茶的偏方，詳見第三部的灌腸劑的部分。這個茶慢慢啜飲，效果還不錯。

❏ 紫錐花有促進免疫系統功能的效果。

❏ 金印草是一種天然的抗生素。

注意：若每天內服金印草，一次不要連續使用超過 7 天，它會干擾腸道正常的菌相，懷孕時也不能大量補充，如果對豕草過敏的話也要特別的小心補充此藥草。

❏ 橄欖葉萃取物可以幫助防禦病毒感染。

❏ 金絲桃是一種很好的抵抗病毒感染的藥草。

建議事項

❏ 如果你有典型的腦膜炎的症狀，請立刻到最近的醫院急診室就醫。

❏ 避免服用阿斯匹靈，它會增加出血的危險性。

❏ 一旦脫離了急性發病期進入復原的階段，均衡的飲食是非常重要的。包括新鮮的蔬菜、水果（至少要有百分之五十是生食的）、穀類、核果類、種

子、乳製品等。

❏ 經常攝取新鮮的鳳梨和木瓜，鳳梨可以降低發炎的機會，木瓜則可以幫助消化，但是只有生的才有效果。

❏ 避免一些會刺激黏膜分泌的食物，例如一些動物性蛋白質及其製品、咖啡因、乳製品（優格除外）、加工製品、鹽、糖及麵粉製品等。

❏ 多在光線微弱的室內休息，喝足夠量的高品質的液體。

❏ 用冷水擦澡。

考慮事項

❏ 診斷腦膜炎需要腦脊髓液的培養及顯微分析。

❏ 如果沒有任何併發症的話，一般病毒型腦膜炎需要三週以上的時間才可以復原。

❏ 抗生素並不能對抗病毒，所以對於病毒型腦膜炎並不是好的療法，只有對細菌型腦膜炎抗生素才有效果。

❏ 針對細菌型腦膜炎，強效抗生素的治療是有必要的。但是對於病毒型腦膜炎，抗生素則是沒有效果也是不合適的，如果是因黴菌感染引起的腦膜炎，則需要用抗黴菌的藥物治療。

❏ 皮質類固醇可以被用來降低發炎，減少噁心的發生和止痛藥也可以使用。

❏ 適當的治療身體任何一處的細菌感染是必要的，如喉嚨發炎或是耳朵發炎等。

❏ 抗生素還可以用來治療和腦膜炎病人接觸密切的人。

❏ 成人傾向對 B 型流行感冒桿菌免疫，而多數的小孩可以用注射疫苗來預防，但是你如果和已得病的人接觸過，就需要去找醫生徹底檢查與治療。

偏頭痛（Migraine）

　　偏頭痛是一種嚴重的頭部抽痛，並且可能會出現噁心、視覺混亂以及其他的症狀。大約有 2,800 萬的美國人有偏頭痛的困擾，並且大部分是女性患者。偏頭痛是一種常出現的頭痛類型。

　　近來研究發現偏頭痛是一種血管型頭痛，牽涉到腦部血管過度膨脹或收縮。電腦化的單一光子放射局部X射線檢法（SPECT）用來篩選偏頭痛患者腦膜的發炎情形。硬膜、蛛網膜以及軟腦脊膜這三種膜圍繞在腦部和脊椎神經周圍。疼痛的產生是因為神經活動異常所引起的，而不是由於發炎反應所造成。刺激三叉神經會放出一些降血鈣素基因相關的胜肽物質（CGRP），這會誘導發炎反應和傳送訊號到腦膜的疼痛接受體。

　　偏頭痛可能從一週發生一次到一年發生一、二次，而偏頭痛通常具有家族性。女性是偏頭痛的高危險群，可能與雌性激素的變化有關。當雌激素濃度低時，通常在月經期間會發偏頭痛。偏頭痛大部分發生在20至25歲之間，但孩童也可能發生偏頭痛，並且會隨著年齡增加而減少。孩童的偏頭痛屬於分散型而不是區域型，在第一次發生時不會有頭痛的情形，而會出現週期性下腹部絞痛、嘔吐、視力模糊以及嚴重的暈車。偏頭痛通常會有五個階段：

　　1. 頭痛發生前可能會有出現情緒變化、記憶問題、五種感覺改變或語言溝通問題。

　　2. 頭痛開始前，有些人會看到閃爍的光線和／或手部或嘴部麻木，這個情形很類似癲癇發作前的前兆。有前兆的偏頭痛稱為典型的偏頭痛，沒有前兆的偏頭痛稱為普通的偏頭痛。

　　3. 頭痛開始會在頭部的一側出現嚴重的陣痛，這種疼痛會從一邊移到另一邊。當頸部和頭皮溫暖起來，會開始嘔吐。眼睛可能對光線非常敏感，疼痛會使眼睛不能移動。

　　4. 頭痛消失，但噁心感覺仍會存在。

　　5. 患者會感到非常疲累和嗜睡。

　　對於敏感的人，任何事情都可能會引起偏頭痛，包括過敏、便秘、壓力、肝臟功能不好、睡太多或睡太少、情緒變化、荷爾蒙改變、注視陽光、閃爍的光線、缺乏運動以及空氣壓力變化。牙齒的問題也可能引起偏頭痛。低血糖與偏頭痛發生頻率有關，有研究發現偏頭痛發生時血糖會降低，並且當血糖降得愈低頭痛會愈劇烈。

　　除非有其他情況，以下建議劑量皆是針對成人的。對於12到17歲之間的兒童，可以將劑量降低到建議劑量的四分之三。12歲以下的孩童如出現嚴重的頭痛以及伴隨有噁心或視覺障礙的情形，則要立刻看醫生。

營養素

補充品	建議用量	說明
非常重要者		
鈣 和 鎂	每日 2,000 毫克。 每日 1,000 毫克。	可協助調節肌肉張力和運輸全身神經衝動到腦部。使用螯合劑的形式。
輔酶 Q10 加 來自 Coenzyme-A Technologies 的輔酶 A	每日 60 毫克。 依照產品標示。	增加運輸到腦部的血液和改善血液循環。 和輔酶 Q10 一起作用。
二甲基甘胺酸 （DMG） （來自 FoodScience of Vermont 的 Aangamik DMG） 和 三甲基甘胺酸（TMG）	每日 2 次，每次 125 毫克。 依照產品標示。	改善腦部的氧化作用。
DL-苯丙胺酸 （DLPA）	依照產品標示。	醫生診斷後才可服用。DLPA 可減輕疼痛和改善心情。
必需脂肪酸複合物 或 月見草油	依照產品標示。 依照產品標示。	腦部細胞和脂肪代謝所必需。 一種抗發炎製劑可維持血管收縮。
5-羥基色胺酸 （5-HTP）	依照產品標示。	可使身體增加調節血管的神經傳導物質血清素的生成。
綜合維生素和礦物質配方	依照產品標示。	維持所有營養素的平衡所必需。
芸香苷	每日 200 毫克。	移除可能造成偏頭痛的有毒金屬物質。
維生素 B 群 外加 維生素 B2（核黃素） 和 維生素 B3（菸鹼素） 和 菸鹼醯胺 和	依照產品標示。 每日 400 毫克。 每日 3 次，每次 200 毫克。勿超過此劑量。 每日 800 毫克。	維持健康的神經系統所必需。使用低過敏的形式，以注射的方式（在醫師的監督下）可能較有用。 細胞呼吸和生長所必需。 注意：如有肝臟疾病、痛風或高血壓，請勿服用菸鹼素。

補充品	建議用量	說明
非常重要者		
泛酸（維生素 B₅） 或	每日 2 次，每次 100 毫克。	當身體處在壓力環境下，是腎上腺所必需的維生素。
蜂王漿 和	每日 2 次，每次 1 茶匙。	蜂王漿富含泛酸，使用天然的形式。
維生素 B₆（吡哆醇）	依照產品標示。	正常腦部功能所必需。使用低過敏的形式。
有幫助者		
大蒜（來自 Wakunaga 的 Kyolic）	每日 3 次，每次 2 膠囊，隨餐服用。	強效的解毒功能。
槲黃素 和 鳳梨酵素 或	每日 500 毫克，餐前服用。	控制食物過敏。很多酵素功能所必需。
來自 Source Naturals 的 Activated Quercetin	依照產品標示。	含槲黃素加鳳梨酵素和協助吸收的維生素 C。
來自 American Biologics 的 Taurine Plus	每日 10～20 滴。	一種重要的抗氧化劑和免疫調節劑，是白血球活化作用和維持神經功能所必需。
維生素 C 與 生物類黃酮	每日 3,000～6,000 毫克。	協助抗壓力腎上腺荷爾蒙的生成和增強免疫作用。使用緩衝或酯化的形式最好。

藥用植物

❏ 來自 American Biologics 的 Bio-Rizin 包含甘草萃取物溶液，可改善身體能量狀態和幫助減輕導致偏頭痛過敏症狀。

注意：不要每日服用此種藥草持續 7 天以上，如有高血壓時不要服用。

❏ 冬蟲夏草是一種中國藥草，具有減輕焦慮和壓力的作用以及促進睡眠，對偏頭痛患者有所幫助。

❏ 小白菊可幫助減輕疼痛。

注意：懷孕時不要使用。

❏ 銀杏萃取物增強腦部血液循環。

❏ 其他藥草對於偏頭痛的治療有效，包括番椒（辣椒）、洋甘菊、薑、薄荷、迷迭香、纈草、柳樹皮和洋艾。

　注意：懷孕時不要使用洋艾，並且不建議長期使用洋艾。

建議事項

❏ 使用低醣和高蛋白質飲食。

❏ 飲食中包括杏仁、杏仁牛奶、水田芥、蘿勒、茴香、薑和新鮮的鳳梨。

❏ 避免以下含有酪胺（tyramine）的食物，包括：放置過久的肉類、酪梨、香蕉、啤酒、甘藍菜、罐頭魚類、乳製品、茄子、硬乳酪、馬鈴薯、覆盆子、紅色李子、番茄、紅酒和酵母菌。也要避免酒精性飲料、阿斯匹靈、巧克力、味精和亞硝酸鹽。

❏ 規律的運動。

❏ 每日按摩頸部和頭部後面。

❏ 避免鹽和酸性食品，像是肉類、穀類製品、麵包和穀粒。也要避免油炸和多脂肪食物。

❏ 吃少量，如有需要可以在餐與餐之間給予點心，這樣可使血糖穩定。避免少一餐。

❏ 只使用低過敏補充劑。

❏ 如有咀嚼性疾病、牙齒蛀蝕、細菌感染、顳頜關節症候群或磨牙等任何牙齒問題，都應該去看牙醫。

❏ 不要抽菸，並且避免二手菸。

❏ 避免大聲喧擾、強烈的氣味以及高海拔的地方。

❏ 如有下列頭痛的情形要去看醫生：

- 費力、彎曲或咳嗽時。
- 頸部僵硬和發燒。
- 頭部受傷。
- 嘔吐。
- 說話含糊不清、視覺變形、身體麻木或刺痛。

考慮事項

❏ 很多研究認為偏頭痛是由腦部化學不平衡所引起。在偏頭痛期間，腦部血清素濃度會降低，並且啟動三叉神經衝動到腦外圍的腦膜的血管，在腦膜上，血管會紅腫和膨脹，因此會導致頭痛產生。

❏ 女性月經期間所產生的偏頭痛，是由於荷爾蒙變化所引起。月經結束後，頭痛頻率會降低。

❏ 女性如有偏頭痛可使用黃體激素霜。

❏ 有研究發現偏頭痛如果是由過敏引起，排除引起過敏的食物，可以減少百分之九十三偏頭痛的發生。

❏ 已經發現咖啡因對於減輕頭痛而言，是非常有效和安全。咖啡因已經發現可降低百分之四十的頭痛。

❏ 家族性偏癱型偏頭痛可能與遺傳有關。

❏ 音樂有鎮靜作用，可以緩和偏頭痛。（請見第二部的音樂和聲音療法）

❏ 使用卵磷脂可以緩和一些偏頭痛。有研究發現，頭痛發生時可使用 1,200 毫克的卵磷脂膠囊 3 至 6 顆。

❏ 針灸療法、指壓按摩可以幫助很多偏頭痛患者控制疼痛。

❏ 有研究發現，使用小白菊者偏頭痛的發生會比無服用者減少百分之二十四，且也會減少嘔吐發生。

❏ sumatriptan可以減少急性偏頭痛的發生和增加腦部血清素的含量。臨床研究發現，百分之八十二偏頭痛患者服用sumatriptan兩小時內症狀會改善。sumatriptan可以用注射、口服或從鼻噴入。這個藥物的作用非常有效，但可能有以下的副作用：頭昏眼花、困倦、焦慮以及抑鬱。naratriptan、rizatriptan 以及 zolmitriptan 藥物類似 sumatriptan。dihydroergotamine 是另一種的噴霧形式偏頭痛藥物。midrin 和非類固醇抗發炎的藥物是偏頭痛的處方藥。以上這些藥物不適合每一個人服用，因為它們可能會造成心臟動脈收縮，所以缺血性心臟病患者不要服用。sumatriptan 可能會使血壓上升，因此如沒有控制高血壓最好不要使用。

❏ 偏頭痛患者有時候也會使用抗憂鬱劑，包括 amitriptyline 和 nortriptyline，作為預防急性發作而非治療之用。其他用於預防的藥物包括 diazepam、 methysergide 以及 propranolol。

❑ 請見第二部的頭痛和第三部的疼痛控制。

偏頭痛的分類

　　頭痛雖然是非常痛苦的，但我們不能確定是否就是偏頭痛。偏頭痛有某些區分的特徵，可將它們區分成幾種頭痛的類型。下表可以幫助你確認是否真的是偏頭痛或只是一般緊張型或聚集型頭痛：

特徵	偏頭痛	緊張型頭痛	聚集型頭痛
頭痛的部位	頭的一側或兩側	頭的兩側	頭的一側
疼痛時間	4～72 小時	2 小時至一天	每次頭痛 30～90 分鐘，但每日頭痛數次
疼痛的嚴重度	通常很嚴重，但也有可能很輕微	輕微或中度	非常嚴重
噁心、對光線、聲音或笑聲敏感	通常	無	無
眼睛泛紅或有淚水或流鼻水	有時候	無	無

動暈症（Motion Sickness）

　　動暈症（暈車、暈機及暈船）是發生在當震動導致耳朵、感覺神經和內耳前庭傳送雜亂無章的信號至大腦時，使平衡失調或有暈眩感。通常在搭車、飛機、火車、船、電梯或盪鞦韆時都會發生。而焦慮、吃得過飽、不通風及吃飽就上路，都是主要原因。在動暈症發作之前，都會對異味、景觀及噪音特別敏感。女性比男性較容易暈車或暈機，而老人和兩歲以下的幼童通常不受影響。

　　動暈症的症狀主要是劇烈頭痛到噁心嘔吐，其他症狀還包括冒冷汗、頭昏眼花、流口水、打哈欠、疲累、食慾差、臉色蒼白、不舒服、想睡覺、虛弱，及偶爾感到呼吸困難。如果情況嚴重，患者會完全失去協調性，有時候

還會因失去平衡而受傷。一旦移除不舒服的原因，動暈症通常會自然痊癒，但也有可能會持續數小時或數天。若動暈症時間過久，很可能會有抑鬱、脫水或低血壓，甚至可能會更加惡化宿疾。

　　天然療法已成功地應用在動暈症的治療上。預防是主要的關鍵，動暈症的預防比治療還容易。若已經有流口水和噁心的症狀出現，任何預防措施都來不及了，此時，可以在途中休息，待恢復時再出發。

　　除非有其他情況，以下的建議劑量皆是針對成人的。對於 12 到 17 歲之間的兒童，可以將劑量降低到建議劑量的四分之三，而 6 到 12 歲的兒童則是降低一半的劑量，6 歲以下的兒童使用四分之一的劑量即可。

營養素

補充品	建議用量	說明
重要者		
木炭錠	旅行前 1 小時，服用 5 錠。與其他的補充劑和藥物分開使用。	一種解毒劑。
鎂	旅行前 1 小時，服用 500 毫克。	一種神經滋補品。
維生素 B6（吡哆醇）	旅行前 1 小時，服用 100 毫克。2 小時後，再服用 100 毫克。	紓解噁心症狀。

藥用植物

❏ 苦薄荷（black horehound）可減輕噁心症狀。

❏ 假葉樹、葛及茺蔚屬植物有助於紓解暈眩。

❏ 薑對於預防和治療噁心和肚子痛是非常有效的。有研究指出薑比抗組織胺劑 dimenhydrinate（Dramamine）還有效，而且沒有副作用。從旅行前一小時開始，每三小時服用 2 粒薑膠囊（大約 1,000 毫克）。

❏ 薄荷茶具有舒緩和安定胃部的效果。滴一滴薄荷油在舌頭上對紓解噁心和動暈症非常有效用，服用薄荷錠劑也有效。

建議事項

❑ 在旅行途中，吃全麥餅乾將有所幫助。橄欖可避免噁心的症狀，因有減少唾液分泌的功能。

❑ 在長途旅行時，試著啜飲綠茶或薑茶。吸吮新鮮的檸檬也有安定胃部的作用。

❑ 特別注意自己的飲食，假如某些食物是你平常不吃的，那麼在旅途中也最好不要碰這類食物。

❑ 在旅行之前或在途中，不要吃太辣、太鹹、太甜、重口味或高油脂食物，特別是煙燻食物，也要避免吃乳製品、過度加工的食物及垃圾食物，這些食物可能都會引起噁心或腸胃不適。

❑ 在途中，也要避免過度飽食，最好是少量多餐，不要讓胃空腹著。

❑ 要避免酒精，因為酒精會引起內耳平衡機制產生混亂。若有動暈症如暈車、暈機及暈船的傾向，喝酒會容易使你的眼睛、內耳及大腦之間的溝通陷入混亂。

❑ 避免會引起噁心的氣味和香味。除了可察覺到的如抽菸和機車排廢氣、某些會使你不適的食物氣味、油漆氣味、指甲油及動物排泄物，甚至不同於上述的愉快味道，如香味或由刮鬍膏產生的，都可能造成有動暈症傾向的人產生身體不適。

❑ 坐著並深呼吸，會使你大腦較舒適些，特別是讓你的頭保持清靜，而且最好坐在晃動小的位置休息。眼睛保持看前方遠距離的景物，不要看近距離且移動快速的景色，也可以閉上眼睛做深呼吸。如果可以的話，躺在黑暗的地方，用冰涼的溼毛巾覆蓋在眼睛上。

❑ 儘可能保持通風涼快，新鮮的空氣較不容易引起動暈症。若是坐在車上，可以打開窗戶；若是坐船，可以站在甲板上吹些微風都會有所幫助；若是坐飛機，則可以打開頭上的通風口。

❑ 當你開始感到不舒服時，用三個手指的寬度，從手臂到手掌一直線按摩或指壓到你的手腕。按摩這些穴道通常對停止動暈症狀很有幫助。

❑ 在旅行途中，最好避免閱讀。

❑ 限制或減少視覺的刺激，因為這會使大腦接收到混亂的訊息。在晚上旅行

對很多人都有所幫助，簡單地說原因是能見度減低，感覺動盪的程度就比白天來得小。

考慮事項

❏ 有噁心的症狀往往意味著需要注意肝功能。

❏ 肝臟順勢療法可能有助減輕噁心症狀。

❏ 咀嚼木瓜錠也非常有用。

❏ 藥房也有賣許多預防動暈症的產品，例如 cyclizine（Marezine）、抗組織胺劑 dimenhydrinate（Dramamine）及抗噁心劑 meclizine（Antivert、Bonine）。這些藥物不一定都很有效，而且都會產生副作用，尤其是會讓人昏昏欲睡。治療動暈症的藥物，千萬不能與酒精、安眠藥及任何鎮定劑一起服用。給兒童服用前，應該要先特別注意使用說明和根據其建議劑量使用。

❏ 假如動暈症發作時，任何藥用植物、順勢療法及藥物無法改善時，醫生可能會使用 scopolamine 貼片，貼三天以上，將藥物透過皮膚作用。scopolamine貼片可能引起口乾舌燥、嗜睡、視力模糊等副作用。若有青光眼的人不能使用此藥物，因為會使眼壓增高。懷孕或哺乳期間，在使用scopolamine 之前應該先告知醫生；另外，這藥物不適用於兒童。

❏ 在某些程度上，動暈症是精神上的問題，只要你跟自己說你不會有任何問題的，就可以達到預防的效果。若你經常旅行又有動暈症的傾向，去看精神醫師或諮詢對你也許有助益。

多發性硬化症（Multiple Sclerosis）

多發性硬化症（簡稱 MS）是中樞神經系統包括大腦、視神經及脊髓的一種漸進式退化症，藉由破壞大腦和脊髓的神經髓鞘（包圍神經纖維的脂肪物質，myelin sheaths）而造成神經系統各部位的發炎反應。硬化症是指組織的硬化，多發性簡單地說是指許多部位都發生組織硬化。與體內免疫系統功能異常有關，製造出會攻擊髓鞘的抗體，使得髓鞘受到傷害，受傷的區域會

產生結疤，導致神經傳達受阻或中斷，造成口齒不清、視覺模糊及肢體無力。

美國大約有 350,000 人罹患多發性硬化症，發病的症狀因人而異，端看受影響的神經系統所司掌的部位決定。發病早期的主要症狀可能有嗜睡、極度疲勞、視力受損、四肢感覺麻痺或麻木、失去平衡或協調性、肌肉僵硬、口齒不清、震顫、膀胱和腸子出問題等等。其他併發的症狀包括骨質流失、肌肉萎縮、麻痺、性功能障礙、尿道感染及呼吸困難等，這些併發症的原因都是因為由疾病漸進式地影響肢體無力。

多發性硬化症若反覆性發作時則稱惡化期，若症狀減輕或消失時則稱緩解期。多發性硬化症的病情進展史是可以觀察的，若病情是良性的，往後幾年會較少發作；反之，病情會快速發展到四肢癱瘓。一般而言，病情進展是很緩慢的，而且可能會消失一段時間，又間歇性地發作，但是每一復發，症狀往往會更嚴重。

造成多發性硬化症的病因目前還不清楚，但已知是一種自體免疫性疾病，體內的白血球會將神經髓鞘視為外來物質而攻擊之。緊張、壓力及營養不良也容易引發此病。有些專家懷疑此病也可能與某些未知的病毒有關。遺傳也是原因之一。其他理論說法是可能與食物不耐或過敏引起，特別是對乳製品或麩質過敏。

由殺蟲劑、工廠化學物質及重金屬所造成的神經系統之化學中毒，對多發性硬化症的病勢發展有很大的影響。因環境毒性物質會造成體內正常代謝路徑的改變，可能會影響神經髓鞘。甚至有些物質對正常人不會造成毒害，但對患者有可能是個問題。在身體內的細菌和黴菌產生的毒素都已知會造成類似多發性硬化症的症狀。

許多專家懷疑水銀中毒也可能會引起多發性硬化症，並有研究顯示出水銀會結合在細胞的去氧核糖核酸和細胞膜上，導致細胞變形和抑制細胞功能。牙齒水銀汞劑填充物在美國已知對於某些人會引起與多發性硬化症相似的症狀，並且，多發性硬化症患者其體內水銀濃度平均高於正常人的七倍。

飲食也可能是引起多發性硬化症的關鍵之一，這說法是因為多發性硬化症在美國和歐洲較常見，在有些國家如日本、韓國及中國卻是很少見。在西方國家的飲食較常見攝取飽和脂肪、膽固醇及酒精，這些成分會使前列腺

素Ⅱ（PGⅡ）分泌，而前列腺素Ⅱ會刺激免疫反應並惡化多發性硬化症的症狀。而亞洲國家的飲食多半較少攝取脂肪，飲食中含豐富的海產食物、種子及水果油，這些食物含高量的必需脂肪酸，其中包括可抑制免疫反應的ω-3必需脂肪酸。

多發性硬化症通常發生於25～40歲的人身上，女性罹患的比率幾乎是男性的兩倍，兒童和60歲以上老人鮮少診斷出多發性硬化症。在美國，多發性硬化症發生的地方多在北緯37度處，即路易斯安那州、維吉尼亞州到加利福尼亞州，比其他地方還多。

多發性硬化症的診斷工作並不是很簡單，所以病情往往持續發展一段時間，這疾病可利用磁共振影像處理（MRI）察看斑痕或損害的跡象、腰椎穿刺偵測脊髓液內不正常的白血球或免疫蛋白質之濃度、視覺誘發電位檢查（VEP）評估視網膜到腦部視覺區域之間的連絡、聽覺誘發電位檢查（AEP）有助於診斷腦部受傷區域，及電診是測量神經衝動傳導的速度（多發性硬化症者神經傳導速度會比正常人來得慢）。

多發性硬化症目前尚未有治癒的方法，營養補充品和飲食計畫也許會有所幫助。長期的多發性硬化症患者，使用營養補充品所得的效果可能不大，但對於剛出現症狀的年輕病患，補充適當的營養素或許能延緩或甚至停止此病的進展。

營養素

補充品	建議用量	說明
非常重要者		
輔酶Q$_{10}$ 加	每日90毫克。	促進血液循環和組織的氧合作用。增強免疫功能。
來自 Coenzyme-A Technologies 的輔酶 A	依照產品標示。	提供免疫系統對多種危險物質的解毒能力。可緩解抑鬱和疲勞，增加體力，移除毒物，及增強免疫功能。
甲基硫化甲烷（MSM）	依照產品標示。	保持細胞膜的滲透性，允許水和營養素自由地進入細胞，將廢物和毒素排出。與維生素 C 一起服用，有助於新細胞建立。

補充品	建議用量	說明
非常重要者		
γ-次亞麻油酸（GLA） 或	依照產品標示，每日 3 次，隨餐服用。	必需脂肪酸有助於控制症狀。MS 患者常會有缺乏。
亞麻子油 或	依照產品標示，每日 3 次，隨餐服用。	可以這些補充品取代 GLA 以補充必需脂肪酸。
月見草油 或	依照產品標示，每日 3 次，隨餐服用。	
ω-3 必需脂肪酸複合物	依照產品標示，每日 3 次，隨餐服用。	
大蒜（來自 Wakunaga 的 Kyolic）	每日 3 次，每次 2 膠囊。	硫的豐富來源。
來自 American Biologics 的 Oxy-5000 Forte	依照產品標示。	為很強的抗氧化劑營養素。
維生素 B 群	每日 3 次，每次服用每種主要的維生素 B 各 100 毫克（在綜合錠劑中，各種維生素的含量會有所不同）。	增強免疫系統功能。低過敏型的產品最佳。
外加 維生素 B₆（吡哆醇）	每日 3 次，每次 50 毫克。	有助紅血球生成，增強神經和免疫系統，多發性硬化症者常會有缺乏。
和 維生素 B₁₂ 和	每日 2 次，每次 1,000 微克。	增加細胞壽命，保護神經髓鞘，可使用錠劑或注射方式。
膽鹼 和 肌醇	依照產品標示。	刺激中樞神經系統和保護神經髓鞘。
重要者		
嗜乳酸桿菌（來自 Wakunaga 的 Kyo-Dophilus 是良好來源）	每日 2 次，每次 1 茶匙，空腹服用。	解毒有害物質，增強營養素的吸收和消化。使用粉末形式。
來自 Carlson Labs 的 Amino-VIL 加	每日 2 次，每次四分之一茶匙，空腹服用。	綜合支鏈胺基酸，可協助肌肉吸收營養素。（請見第一部的胺基酸）
L-甘胺酸	每日 2 次，每次 500 毫克，空腹服用。	強化支持神經髓鞘。

補充品	建議用量	說明
重要者		
鈣 和 鎂	每日 2,000～3,000 毫克。 每日 1,000～1,500 毫克。	缺乏鈣會有多發性硬化症的危險。螯合形式的有益於吸收。 有益鈣吸收和增加肌肉協調性。
肌酸	依照產品標示。勿與果汁一起服用。勿超過建議劑量。	避免肌肉耗損。要配合均衡飲食。
游離形式的胺基酸複合物	依照產品標示，每日 3 次，兩餐之間服用。	有助於維持大腦功能正常運作所需營養素之良好吸收。
葡萄子萃取物	依照產品標示。	強抗氧化劑和抑制發炎反應。
多種酵素複合物 或	依照產品標示，隨餐服用。	有助於消化。
來自 American Biologlics 的 Inflazyme Forte	依照產品標示。	減少發炎反應，和有助於消化。
多種腺體複合物	依照產品標示。	內分泌、荷爾蒙和酵素系統所必需。（請見第三部的腺體療法）
菸鹼醯胺腺嘌呤二核苷（NADH）	依照產品標示。	有助於能量釋放，特別是在呼吸系統。
來自 Växa International 的 Parasitin＋ 或	依照產品標示。	解毒體內的寄生蟲。
來自 Solaray 的 ParasiVeda	依照產品標示。	
鉀	每日 300～1,000 毫克。	維持肌肉功能。
生的胸腺	每日 2 次，每次 500 毫克。	增強免疫功能。
硒	每日 150～300 微克。	抗氧化劑，免疫系統促進劑。
酮基 DHEA	依照產品標示。	延緩身體變差，促進肌肉生成。比還原雄性素好，還原雄性素在體內無法轉變成性荷爾蒙。
來自 American Biologics 的 Ultra Osteo Synergy	依照產品標示。	提供骨質更新所需營養素。
維生素 A 加	每日 25,000 國際單位。懷孕期間，每日勿超過 10,000 國際單位。	重要的抗氧化劑，使用維生素 A 乳劑較易吸收。

補充品	建議用量	說明
重要者		
類胡蘿蔔素複合物（Betatene）	依照產品標示。	
維生素 C 與 生物類黃酮	每日 3,000～5,000 毫克。	促進抗病毒的蛋白質生成，也是抗氧化劑和免疫促進劑。使用經緩衝處理過的或酯化過的抗壞血酸較佳，如 Natrol 製造的 Ester C Plus Bioflavonoids。
維生素 D₃	每日 800 國際單位。	促進鈣質吸收。
維生素 E	開始每日 400 國際單位，慢慢增加到每日 1,800 國際單位。	促進血液循環，破壞自由基，保護神經系統。使用 d-α-生育醇形式，建議使用乳劑形式，因較易吸收和服用劑量高時較安全。
維生素 K 或 苜蓿	每日 3 次，每次 200 微克，隨餐服用。	有助預防噁心和嘔吐。 請見下面藥用植物部分。
有幫助者		
啤酒酵母	開始每日四分之一茶匙，慢慢增加到每日 2 茶匙。	與鉻服用可促進血糖代謝，降低膽固醇，增加 HDL/LDL 值。
來自 Wakunaga 的 Kyo-Green（綠色飲品）	1 茶匙沖泡 1 杯，每日 3 次。	含天然的有機葉綠素、活性酵素、維生素、礦物質及胺基酸。
卵磷脂顆粒 或 膠囊	每日 3 次，每次 1 湯匙，餐前服用。 每日 3～4 次，每次 1,200 毫克，餐前服用。	保護細胞。為大腦正常功能所必需。
錳	每日 5～10 毫克，勿與鈣一起服用。	MS 患者常缺乏的重要礦物質。
多種礦物質複合物	依照產品標示。	體內酵素系統所必需和提供營養素。使用高效能配方。
磷	每日 900 毫克。	細胞間能量轉移必需的。

藥用植物

❏ 苜蓿是很好的維生素 K 來源，也可服用液態或錠劑形式。

❏ 牛蒡、蒲公英、紫錐花、金印草、保哥果、紅花苜蓿、金絲桃、洋菝葜及西洋蓍草是很有效的解毒劑。

注意：若每天內服金印草，一次不要連續使用超過 7 天。在懷孕期間不可使用，若你對豕草過敏，則使用時要小心。

❏ 冬蟲夏草是中國的藥草，會增強記憶力、幫助營養素有效吸收及增強能量。

❏ 山梗菜、並頭草及纈草根有放鬆神經系統和預防失眠的作用，於睡前服用。山梗菜也可於白天時服用。

注意：勿持續內服山梗菜。

建議事項

❏ 所有食物應該來自天然有機的培育方式（不含化學物質），包括蛋、水果、不含麩質的穀類、種子、核果、蔬菜及低溫壓縮蔬菜油。對多發性硬化症患者而言，最好的飲食就是素食。

❏ 多吃生芽菜、苜蓿或含乳酸的食品如酸菜也很好。「綠色飲品」產品也含有大量的葉綠素。

❏ 多吃深綠色蔬菜，為豐富的維生素 K 來源。

❏ 每日至少喝八大杯開水（每杯約 225 毫升），預防有害物質在體內堆積。

❏ 避免酒精、大麥、巧克力、咖啡因、乳製品、油炸食品、過度調味的食品、肉類、燕麥、精製食品、黑麥、鹽、香料、糖、菸草、小麥，或加工、罐裝及冷凍食品。

❏ 多攝取纖維以預防便秘。定期使用新鮮檸檬汁清腸，以避免有毒物質堆積於大腸中，進而影響肌肉正常之功能。（請見第三部的結腸清潔和灌腸）

❏ 不要攝取飽和脂肪、加工過的油、回鍋油或沒有儲存於冷藏的油。

❏ 找出可能會引起你過敏的食物（請見第二部的過敏症）。許多專家認為食物過敏對多發性硬化症的病勢進展是主要的因素之一，而且，往往在還沒診斷出過敏原時，就已經對神經系統造成不可逆的傷害。因此，早期預防

是很重要的。在飲食中將這些會造成過敏的食物予以排除，可能有助於延緩病勢的進展和避免病情進一步惡化。

❏ 避免壓力和緊張。多發性硬化症的發作往往因爲情緒不穩或精神上的創傷而引起。

❏ 避免暴露在極高的溫度下，例如熱水浴或淋浴、日光浴，及過度溫暖的環境，在走路或運動時，也要小心身體逐漸變熱。還要避免疲憊和病毒感染。以上情況都會引起病情發作或造成症狀惡化。

❏ 定期按摩和規律運動，並保持心智活動。主要目的是維持肌肉功能和延緩症狀擴展。雖然，運動可能會增加體溫，影響神經功能，造成症狀惡化；但是，游泳就是個很好的運動，也可以在冷水中做其他的運動，效果也是不錯，因爲水可以支撐身體重量並保持較低的體溫。伸展體操可以預防肌肉萎縮，因此，必須常常做物理治療。

❏ 當病情開始惡化時，至少要有兩天完全在床上休息，這樣常可以有效地停止輕微的發作。

❏ 多發性硬化症患者的家屬必須要了解此症，並尋求精神支柱。

考慮事項

❏ 增強免疫功能也許可預防多發性硬化症患者受到感染，因爲感染會造成此症突然發作。

❏ 懷孕婦女受到多發性硬化症的影響是很小的，僅在分娩後 6 個月常常只有輕微的發作。

❏ 麩質不耐症可能會產生疑似多發性硬化症的症狀。

❏ 近年來有研究顯示多發性硬化症和念珠菌感染有關。大部分的多發性硬化症患者都發現有腸道菌叢不平衡，含大量的念珠菌。而且，慢性疲憊是念珠菌感染的主要症狀，這症狀是多發性硬化症患者經常訴苦的。因此，治療患者的念珠菌活性常常可以改善疲憊的症狀。（請見第二部的念珠菌病）

❏ 萊姆病的症狀與多發性硬化症類似。（請見第二部的萊姆病）

❏ 肺炎披衣菌是常見的細菌，有研究證實可能會導致多發性硬化症，根據研究者指出，參與實驗的患者均有發現此細菌。但是，也有可能是多發性硬化症易引起此細菌的感染，而非是此細菌會造成多發性硬化症。

❑ 1997 年有一研究從天然的金絲桃提煉出一種化學物質叫做海棠素（hyperi-cin），在照光下具有破壞病毒和癌細胞的能力。海棠素顯示出可有效地對付疾病，而且尚有更多研究正在進行。

❑ 斯堪地那維亞的學者建議長期服用必需胺基酸補充品，治療多發性硬化症和降低新症狀的發生。

❑ 有些多發性硬化症患者使用蜜蜂毒液，有使症狀減輕。蜜蜂毒液的作用類似抗發炎反應和免疫功能促進劑。

❑ 高壓氧療法在有些國家已經成功地治療多發性硬化症患者，但是在美國仍有許多醫師有所遲疑。（請見第三部的高壓氧療法）

❑ 以下三種藥物是醫師有時候會開的處方：干擾素-β-1a、干擾素-β-1b 及共聚合子 1 號（copolymer-1），但可能會有憂鬱症的副作用。而維生素 C 可促進體內干擾素的生成。

❑ 口服皮質類固醇藥物，例如 prednisone（Deltasone），常常用於緊急治療和降低發作的嚴重度。短期（五天）靜脈給予類固醇，可避免經由口服治療而引起的副作用。同樣這類藥物也使用於移植手術的病人，以避免身體對捐贈器官發生排斥現象。這些免疫促進劑並非沒有副作用，可能會有噁心、嘔吐及掉髮，甚至增加罹患癌症的危險。

❑ 醫師有很多治療多發性硬化症的藥物，因此可以向醫師諮詢所有可以使用的藥物治療，並詢問潛在的副作用，以便讓你決定你要服用的藥物。

❑ 根據研究報告，對多發性硬化症患者以 X 光線照射淋巴腺和脾臟，可以停止病勢的進展。然而，輻射線會抑制免疫系統的功能。

❑ 因為多發性硬化症患者會隨著時間而有不同的症狀，包括腸道和膀胱問題、慢性疲憊、抑鬱、頭痛、陽痿、視覺模糊、聽力問題、顫抖、尿道發炎及暈眩。閱讀本章節也許會對你有所幫助。

發作性昏睡病（Narcolepsy）

發作性昏睡病是一種罕見的神經疾病，可能困擾著 250,000 名美國人。有四項典型的症狀可以用來定義這種症候群：昏睡、猝倒症、睡眠癱瘓、入

睡幻覺（指半睡半醒間的幻覺）。發作性昏睡病的患者可能經歷上述任一項或全部的症狀。

　　發作性昏睡病最為人所知的症狀就是昏睡（嗜睡）。患者可以在幾乎沒有任何預兆下突然陷入昏睡狀態。昏睡隨時都可能來襲，即使是在說話聊天中，且一天可發作十次之多（在一些案例中，甚至更多次）。昏睡的期間通常只維持幾分鐘，但一些案例中，一次可能睡上一個小時或更久。睡醒後，患者會暫時感到神清氣爽，但幾分鐘後，可能又陷入昏睡中。

　　儘管發作性昏睡病引起的睡眠和正常的睡眠看似沒什麼兩樣，但研究者已發現至少有一個重大的不同。正常的睡眠是快速眼動期（簡稱REM）和非快速眼動期（簡稱 NREM）交替發生的循環現象。在 NREM 期間，整個體內的生理機能緩慢下來—包括脈搏、呼吸、血壓、腦波活動，全都變慢。但當 REM 週期開始時，儘管身體還是睡眠狀態，腦部卻變得相當活躍；此時腦波經由腦波圖的紀錄，與清醒時的腦波頗類似。很多人做夢時就是發生在 REM 期。

　　健康的人，睡眠起始於 NREM 期。60 分鐘左右後，REM 期開始。稍後不久，NREM 與 REM 的循環又重新開始。在發作性昏睡病則情況相反。研究者發現，嗜睡症狀一來襲，幾乎是立即進入 REM 期，沒有 NREM 期的前導。這種差異性的意義究竟在哪，研究者還無法明白，但倒是提供一個有用的診斷工具以及線索來探討這個神秘的疾病。

　　發作性昏睡病的第二個典型症狀是猝倒症。這是一種麻痺（癱瘓），通常發生於某種加重的情緒中，例如生氣、恐懼或興奮。患者並未失去意識，但肌肉會經歷突發及暫時性的失常。往往，只有腿和／或手臂受影響。這樣的情節通常僅維持不到一分鐘，而且似乎當這個人莫名其妙的被某種事情嚇到時，最容易發生這種狀況。

　　睡眠癱瘓是第三種典型的症狀。就在當你要入睡時或你即將甦醒時，你試著移動或想說話，卻發現你辦不到，即使你的意識完全清醒。這症狀僅維持一、二秒，但已夠嚇人了，尤其是第一次發生時。這樣的情節通常不是自行消失，就是結束在當有人碰觸你或跟你說話時。很多醫生覺得睡眠癱瘓與猝倒症以及伴隨REM睡眠期出現的狀態相似，在這情況中即使大腦很活躍，身體卻無法移動。睡眠癱瘓不限於發作性昏睡病的患者，許多健康的人偶爾

也有這種經驗。

和睡眠癱瘓一樣，入睡幻覺通常發生在剛剛要睡著時，或有時是睡醒之際。患者可能出現幻聽和／或幻影，即使那些聲音或影像根本不存在，但卻十分逼真生動。這樣的現象也同樣會發生在沒有發作性昏睡病的人身上，尤其是小孩子。

由於發作性昏睡病的症狀因人而異（據估計，只有百分之十的患者四種症狀都出現），因此這個疾病經常被誤診。讓情況更複雜的是，其他的睡眠問題，例如睡眠窒息症，也會在白天出現一陣一陣的昏睡。發作性昏睡病不是什麼特別危險的病，除非你在開車時或操作機器時，忽然遭遇昏睡來襲。只是，這種疾病有時會讓患者很困窘或極度不方便。發作性昏睡病的病因尚不清楚，但在一些案例中，腦部感染、頭部創傷或腦瘤可能是此病背後的真正原因。已知的是，發作性昏睡病幾乎絕不會是失眠或睡眠不足的結果。這種病目前無藥可醫，因此重點必須放在症狀的治療上。

除非有其他情況，以下的建議劑量皆是針對成人的。對於 12 到 17 歲之間的兒童，可以將劑量降低到建議劑量的四分之三，而 6 到 12 歲的兒童則是降低一半的劑量，6 歲以下的兒童使用四分之一的劑量即可。

營養素

補充品	建議用量	說明
非常重要者		
鈣 和 鎂	每日 2,000 毫克，睡前服用。 400 毫克，白天 2 次，加上睡前服用。	神經系統以及製造能量所需之物。
膽鹼 或 卵磷脂顆粒 或 膠囊	每日 300 毫克。 每日 3 次，每次 1 湯匙，餐前服用。 每日 3 次，每次 1,200 毫克，餐前服用。	這是神經衝動傳遞物質，對腦部功能很重要。 膽鹼的良好來源。
吡啶甲酸鉻	每日 100 微克。	提振能量，調節糖的代謝。

補充品	建議用量	說明
非常重要者		
輔酶 Q~10~ 加 來自 Coenzyme-A Technologies 的輔酶 A	依照產品標示。 依照產品標示。	促進血液循環到腦部。
游離形式的胺基酸複合物（來自 Anabol Naturals 的 Amino Balance）	依照產品標示。	提升能量；正常的腦部功能所需之物。使用含有所有必需胺基酸的配方。
L-麩胺醯胺	依照產品標示，空腹服用。可與開水或果汁一起服用，但勿與牛奶一起服用。若同時服用 50 毫克維生素 B~6~ 及 100 毫克維生素 C 則更容易吸收。	促進心智能力。可說是一種腦部的燃料，因為它可以自由穿越血腦屏障。（請見第一部的胺基酸）
L-酪胺酸	依照產品標示。 睡前服用。	對甲狀腺功能重要。低濃度的酪胺酸已被認為與發作性昏睡病有關。 注意：如果你正服用單胺氧化酶抑制劑，請勿服用酪胺酸。
綜合維生素和礦物質複合物	依照產品標示。	所有的營養素都是平衡身體功能所需。
菸鹼醯胺腺嘌呤二核苷（NADH）	依照產品標示。	對化學能量的製造與轉移很重要，尤其是在呼吸期間。
二十八烷醇	每日 100 毫克。	增加氧合作用，並增加耐力。
ω-3 必需脂肪酸（魚油和亞麻子油是好的來源）	依照產品標示。	保護細胞膜。
維生素 B 群（來自 Source Naturals 的 Coenzymate B Complex） 外加 維生素 B~6~（吡哆醇）	每日服用每種主要的維生素 B 各 150 毫克（在綜合錠劑中，各種維生素的含量會有所不同）。 每日 200 毫克。	維生素 B 群能促進代謝，也是增加能量以及維護正常的腦部功能所必需的。

補充品	建議用量	說明
非常重要者		
維生素 C 與 生物類黃酮	每日 2,000～6,000 毫克，分成數次。	增加能量，促進體內製造干擾素，以避免自由基的破壞。
維生素 D₃	每日 400 國際單位。	吸收鈣質所必需的東西。
維生素 E	每日 400～600 國際單位。	增加循環並且保護心臟功能和腦細胞。使用 d-α-生育醇形式。

藥用植物

❑ 麻黃、雷公根、金絲桃能提升能量，且具有抗氧化的特性。

❑ 銀杏改善腦部的血液循環，是強而有力的抗氧化劑，能保護細胞。

建議事項

❑ 採取富含清潔性食物（例如綠葉蔬菜和海菜）的低脂飲食。也攝取含有豐富維生素 B 群的食物，例如啤酒酵母和糙米。

❑ 白天吃含有高蛋白的食物（肉類、家禽類、乳酪、核果、種子、大豆產品），晚上吃複合碳水化合物（新鮮水果、蔬菜、莢豆類、天然全穀類、義大利麵條）。高蛋白質食物增加警覺性，碳水化合物則有鎮靜的效果，也可以促進睡眠。

❑ 把富含酪胺酸的食物納入飲食中。好的來源包括雞蛋、燕麥、家禽類、小麥胚芽。

注意：你若正在服用單胺氧化酶抑制劑，要避免含有酪胺酸的食物，因為這種藥物和食物交互作用後，會造成血壓突然竄升，是很危險的事。不妨和你的醫療保健人員或合格的膳食專家徹底討論食物和藥物的限制。

❑ 避免酒精和糖。它們一開始似乎有刺激的效果，但事後只會讓你覺得更疲憊。

❑ 每日運動以改善血液循環和組織的氧合作用。

❑ 當你失眠時，小睡片刻可以幫助你恢復活力。可以在下午一、二點左右，睡個長達 45 分鐘的午覺。

❏ 確保你家和工作場所有充足的光線，不論是天然的日光或家中的照明設備都好。光線可以抑制褪黑激素的製造，褪黑激素是讓你感到昏昏欲睡的荷爾蒙。使用含有全面性光譜的燈泡最佳。

考慮事項

❏ 發作性昏睡病和睡眠窒息症是白天感到疲憊的首要因素。

❏ 診斷發作性昏睡病可能包含多重睡眠潛在因素測試，這通常可以在專治睡眠失調的診所裡做。

❏ 不規律的睡眠習慣就和睡眠不足一樣可能造成白天昏昏欲睡。坐飛機引起的時差、日夜班的輪值、睡眠時間不定、週末狂歡派對等等，都會打擾我們天然的睡眠／甦醒的週期。美國這個國家充滿著對睡眠飢渴的打呵欠者，白天都要對抗睡魔的來襲。我們活在一個人人都把一整天的時間表排滿，而無法獲得充足睡眠時間的世界裡。

❏ 有一些文獻記載的案例顯示，在飲食中剔除過敏食物後，發作性昏睡病便不藥而癒。例如，有一個患者經發現對馬鈴薯會過敏，當他把馬鈴薯從飲食中剔除，他從此沒有再出現發作性昏睡病的症狀。（請見第二部的過敏症）

❏ 有一些證據顯示，發作性昏睡病患者的免疫系統可能對腦部引發睡意的化學過程反應異常。

❏ 某些狗，主要是杜柏曼犬，經研究者觀察，有睡眠過量的傾向，且過度刺激後，會一蹶不振，頹廢無力。研究已揭露牠們腦中的軸突（這是神經細胞間傳遞訊號的「通訊纜線」）有逐漸衰退的現象，尤其在睡眠抑制區、運動控制區和情緒處理區這三個地方的神經細胞。如果患者的人腦中也展示出類似的退化現象，就可以為發作性昏睡病的病因提供進一步的解答。

❏ 醫生習慣上會開興奮劑（amphetamines）和抗憂鬱劑給發作性昏睡病的患者。較新的一種興奮劑叫做莫德菲尼（modafinil，商品名 Provigil），它作用在下視丘（腦中負責清醒的區域），可能減輕昏睡病的來襲。有心臟毛病、肝功能失調或精神疾病病歷的人，應避免使用這種藥物；這藥物還可能降低某些避孕措施的效果。

❏ 請見第二部失眠中的「睡眠呼吸暫停」。

帕金森氏症（Parkinson's Disease）

　　帕金森氏症是一種影響神經系統退化的疾病。這疾病的起因不明，但是，當腦部缺乏多巴胺時，就會出現病徵。多巴胺是一種神經傳導物質，負責將訊息從一個神經細胞傳送至另一個神經細胞。對一個正常人來說，其腦部的多巴胺會和另一種叫做乙醯膽鹼的神經傳導物質相互平衡。那什麼是帕金森氏症？黑質細胞是腦部主要生產多巴胺、正腎上腺素及血清素的細胞，當黑質細胞受到破壞或變色時，大腦就會喪失生產這些化學物質的能力，而引起帕金森氏症。

　　這疾病開始發作時，幾乎是沒有任何感覺，如手腳休息時出現不能克制的輕微或嚴重顫抖、感覺非常緩慢和有沈重感、肌肉僵硬、行動遲緩，及比平常更容易疲勞。後期症狀包括肌肉僵硬、流口水、失去食慾、步行時彎腰駝背並拖著雙腳走路、顫抖（包括拇指及食指不斷地互相搓揉）、語無倫次、臉部表情呆滯。身體會漸漸地僵直且四肢變硬，並隨著身體症狀可能會有憂鬱症或失憶症。

　　在美國，帕金森氏症是常見的退化性疾病之一，而且，男性較女性容易罹患。根據最近的統計發現，超過 60 歲以上的族群，每 200 人當中會有一人罹患帕金森氏症。

　　造成腦細胞消失的原因與帕金森氏症兩者之間的關係仍不明，因此目前有很多的理論說法。其中一個說法是體內的毒素造成腦細胞的破壞，可能是因為老化的緣故，使得肝臟喪失將毒素排除、代謝及去毒性之作用，繼而使毒素存積於體內，對腦細胞造成影響。另一個說法是由環境毒素如除草劑和殺蟲劑滲透到地下水而進入體內，引起帕金森氏症。

營養素

補充品	建議用量	說明
必需者		
鈣	依照產品標示。	帕金森氏症患者常會有骨質疏鬆和骨折的危險。鈣也支持神經系統功能。使用檸檬酸鈣形式。
和		
鎂	依照產品標示。	鎂對神經和肌肉功能很重要。
和		
鉀	依照產品標示。	鉀有助神經傳導和肌肉收縮。
輔酶 Q_{10}	依照產品標示。	有助於細胞產生能量。
加		
來自 Coenzyme-A Technologies 的輔酶 A	依照產品標示。	增加輔酶 Q_{10} 代謝的效率，減輕抑鬱和疲勞，增加體力。
肌酸	依照產品標示。勿超過建議劑量。	增強肌肉耐力以維持身體架構。也常用肌酸治療肌肉耗損的情況。
5-羥基色胺酸（5-HTP）	依照產品標示。	增加腦部血清素濃度，有助克服失眠症和憂鬱症。
麩胱甘肽	依照產品標示。	帕金森氏症患者常會缺乏。在腦部的黑質細胞也會發現。
L-苯丙胺酸	遵照醫生指示。	L-苯丙胺酸可轉變成多巴胺。
和		注意：懷孕或哺乳婦女，服用單胺氧化酶抑制劑、左多巴藥物，
L-酪胺酸	遵照醫生指示。	糖尿病、高血壓、苯酮尿症或驚恐症患者請勿服用此補充劑。
維生素 B 群	每日 3 次，每次服用每種主要的維生素 B 各 50 毫克，隨餐服用（在綜合劑中，各種維生素的含量會有所不同）。	對腦部功能和酵素系統非常重要。使用舌下形式效果佳。可考慮注射方式（在醫師的監督下）。
外加		
維生素 B_2（核黃素）	每日 3 次，每次 50 毫克，隨餐服用。	缺乏維生素 B_2 會造成憂鬱症、神經傷害，及降低神經傳導物質濃度。
和		
維生素 B_3（菸鹼素）	每日 3 次，每次 50 毫克，隨餐服用。請勿超	維持免疫系統和克服抑鬱和易怒。服用菸鹼素可能會臉紅，菸

補充品	建議用量	說明
必需者		
或 菸鹼醯胺 和 維生素 B6	過此劑量。 每日 3 次，每次 50～75 毫克，隨餐服用。	鹼醯胺不會。 注意：若有肝臟疾病、痛風及高血壓，請勿服用菸鹼素。 產生多巴胺需補充適量的維生素 B6。可考慮注射方式（在醫師的監督下）。 注意：若有服用左多巴藥物，請勿服用維生素 B6。
維生素 C 和 維生素 E 加 硒	每日 3,000～6,000 毫克，分成數次。 開始服用每日 400 國際單位，逐漸增加到每日 每日 200 微克。請勿超過此劑量。	為抗氧化劑，也許可延緩病勢和延遲對藥物的治療的需求。 強抗氧化劑。
非常重要者		
來自 FoodScience of Vermont 的 Aangamik DMG	每日 2 次，每次 50 毫克。	增加組織氧合作用。
來自 Synergy Plus 的 Bone Support	依照產品標示。	含有鈣、鎂、鋅、磷及其他營養素。
二甲基胺基乙醇（DMAE）	依照產品標示。	刺激膽鹼生成，有助於腦部功能。增加記憶力和學習能力。
來自 Salus Haus 的 Flora-dix Iron＋Herbs	依照產品標示。	來自天然食物的鐵，對帕金森氏症的治療較好。
γ-胺基丁酸（GABA）	依照產品標示。	為神經傳導物質，具有穩定神經元的功能。（請見第一部的胺基酸）
葡萄子油（來自 Lifestar International 的 Salute Santé Grapeseed Oil）	依照產品標示。	含高濃度的維生素E、必需脂肪酸亞麻油酸。
卵磷脂顆粒 或 膠囊 和／或	每日 3 次，每次 1 湯匙，餐前服用。 每日 3 次，每次 1,200 毫克，餐前服用。	補充膽鹼，神經傳導的重要物質。

補充品	建議用量	說明
非常重要者		
磷脂醯膽鹼	依照產品標示。	
菸鹼醯胺腺嘌呤二核苷（NADH）（來自 Kal 的 Enada NADH）	每日 10 毫克。	有助於能量釋放，特別是在呼吸系統。
松樹皮中的成分 或 葡萄子萃取物	依照產品標示。 依照產品標示。	含強效的生物類黃酮和自由基清除者。
超氧化物歧化酶（SOD）	依照產品標示。	延緩氧化作用的酵素，保護神經元，及避免神經傳導物質如多巴胺的消耗。
三甲基廿胺酸（TMG）	依照產品標示。	從甜菜根萃取的植物化學因子，可增加肌肉量、減少體脂肪及增加骨質密度。可降低同半胱胺酸濃度。
多種酵素複合物（來自 International Health Products 的 Novenzyme）	依照產品標示。	幫助消化和維生素 B 群吸收。
綜合維生素和礦物質複合物 與 鉀	依照產品標示。 每日 90 毫克。	避免帕金森氏症患者的營養素缺乏。
月見草油或 ω-3 必需脂肪酸複合物	每日 2,000～4,000 毫克，分成數次。	也許可減輕顫抖的次數和嚴重程度。
生的大腦腺體	依照產品標示。	改善腦部功能。（請見第三部的腺體療法）

藥用植物

　　退化性疾病經常與體內毒素的累積有關。以下的藥用植物具有解毒的性質。

❏ 牛蒡根、蒲公英根、薑及牛奶薊可以清除肝臟毒素。

❏ 番椒（辣椒）、金印草、毛蕊花、西伯利亞人參及西洋蓍草可刺激胸腺和

淋巴系統。

注意：若每天內服金印草，一次不要連續使用超過 7 天。在懷孕期間不可使用，若你對豕草過敏，則使用時要小心。若有低血糖、高血壓及心臟疾病，請勿服用西伯利亞人參。

❑ 山楂、甘草、紅花苜蓿、洋菝葜有淨血的功能。

注意：請勿每日服用超過一週以上，有高血壓者請勿服用。

❑ 黃酸模可清血和排除肝臟毒素。

❑ 北美升麻、貓薄荷、香蜂葉、西番蓮、並頭草及纈草根可以減輕壓力和滋養神經系統。

注意：懷孕婦女請勿服用北美升麻。

❑ 銀杏萃取物有助於改善記憶力和腦部功能。

建議事項

❑ 飲食中，需包含百分之七十五的生菜、種子、穀物、核果及生奶。

❑ 飲食中，需包含苯丙胺酸的食物，例如：杏仁、巴西核果、魚、胡桃、南瓜、芝麻子、皇帝豆、雛豆及扁豆。

❑ 減少動物性蛋白質的攝取，特別是有服用左多巴藥物（見稍後的考慮事項），這樣有助於控制動作的協調性和肌肉的運動，並儘可能限制動物性蛋白質攝取量於每日 7 克的量，然後最好在晚上吃。以大麥、豆腐、優格、豆類、扁豆及其他蛋白質來源，取代肉類和家禽。

❑ 若有服用左多巴藥物，應僅適量食用香蕉、牛肉、魚、肝臟、燕麥、花生、馬鈴薯及全麥等穀物，因為這些食物中所含維生素 B_6 將會干擾左多巴藥物的效果，同樣地，也請避免服用維生素 B_6 補充劑和綜合維生素補充品。另外，食物中某些胺基酸亦會影響左多巴作用到腦部的效果，所以蛋白質食物最好在晚上吃，並且不要同時服用左多巴。一旦開始治療時，與你的營養師討論你將要改變的飲食計畫，當然，在調整藥物劑量時也需要討論。

❑ 假如你有在工作或是暴露在化學物質和金屬物質中，例如鉛和鋁，最好要穿上保護的衣服，包括手套和面具。

考慮事項

❏ 手部顫抖是中年人和老年人常見的症狀。帕金森氏症顫抖在休息的時候最明顯，會抖個不停，緊張或疲勞都會惡化，但是在睡覺時症狀會消失。意向性震顫（intention tremor）是發生在意圖做某事時抖得特別厲害，而非休息時。原發性顫抖（essential tremor）大致上會一直顫抖，通常與遺傳有關。這些症狀都是影響雙手，休息時症狀會變得較輕微，在過度活動或壓力下反而會惡化。若希望使任一形式的顫抖停止住，反而常常使顫抖更嚴重。若有持續或不斷反覆顫抖，應該就要去做檢查，特別是已經影響到正常的活動。另外，有一點該注意的是並非所有的顫抖都是帕金森氏症。

❏ 有些帕金森氏症患者常在其腦部發現含有高濃度的鉛，使用螯合式療法是唯一能將鉛排除體外的方法。（請見第三部的螯合療法）

❏ 由於目前尚未有能夠確實診斷帕金森氏症的檢查，在某些時候，低血糖症患者常會被誤診為有帕金森氏症的情況。（請見第二部的低血糖症）

❏ 禁食和螯合式療法一起同時做，可能有助於延緩帕金森氏症病勢的進展。（請見第三部的禁食和螯合療法）

❏ 物理治療，包括主動和被動範圍的動作，另外配合每日適量運動如走路，有助於維持肌肉正常強度和功能。

❏ 「綠色飲品」可顯著減輕症狀。（請見第三部的果菜汁療法）

❏ 二十八烷醇是在大麥胚芽油發現的物質，有研究證實這對神經細胞有很好的影響，也許可能可以降低左多巴藥物的劑量需求。

❏ 有研究發現補充鐵對某些帕金森氏症患者有所幫助。酪胺酸羥化酶會參與多巴（dopa）的生成，多巴是多巴胺（dopamine）的前驅物，而補充鐵可刺激酪胺酸羥化酶的生成。

❏ 有研究結果發現在帕金森氏症早期服用 selegiline（Eldepryl），即所謂的deprenyl 藥物，可延緩許多症狀的發生。然而，這藥物的作用機制目前還不清楚，而且也沒有直接證明可延遲病勢的進展和改善症狀。

❏ 還原雄性素（DHEA）荷爾蒙治療也許可預防帕金森氏症。（請見第三部的還原雄性素療法）

❏ 抗氧化劑補充品可延遲帕金森氏症患者對左多巴治療的需求，有些病人甚

至在二到三年才用左多巴治療。在某一研究中，給帕金森氏症患者每日服用 3,000 毫克的維生素 C 和 3,200 國際單位的維生素 E，結果發現服用高劑量的抗氧化劑可顯著延緩疾病的進展。若帕金森氏症與產生多巴胺的腦細胞受到自由基傷害有關，理論上，服用抗氧化劑可使一般人免於罹患帕金森氏症。有其他研究表示神經膠細胞生長因子（GDNF）的重要性，因神經膠細胞生長因子可滋養產生多巴胺的腦細胞。

❏ 帕金森氏症的病因還不明，所以治療重點多放於減輕症狀和儘可能維持獨立的行動。治療方法有藥物治療、物理治療及手術。

❏ 藥物治療首先使用的是左多巴，這藥物單獨使用沒有效果，反而會有嚴重的副作用，包括幻覺和妄想症。常常合併使用左多巴和一種叫做 carbidopa（Sinemet）的藥物。這藥物可以降低僵硬的程度。其他使用於帕金森氏症患者的藥物尚有 bromocriptine（Parlodel）、entacapone（Comtan）、pergolide（Permax）、pramipexole（Mirapex）、ropinirole（Requip）及 tolcapone（Tasmar）。這些藥物有些可單獨使用或與左多巴一起服用，而有些則必須與左多巴一起服用。所有的藥物都有副作用。

❏ 有時會建議帕金森氏症患者實施淡蒼球切開術（pallidotomy）的外科手術。這手術是鎖定引起無法克制的動作之腦部區域，通過電流，破壞該處腦細胞。雖然技術上比較安全和精確，但這仍是一項高危險性的手術。

❏ 從動物腦部取出可以製造多巴胺的組織，移植到帕金森氏症患者腦部，證實可減輕病患的症狀。

❏ 腦幹刺激器會控制意志不能克制的動作，如同心律調整器會調整心臟。根據某些病患需求，會動手術將腦幹刺激器放入腦部。

❏ 另外，還可以從美國國家帕金森氏基金會（National Parkinson's Foundation）得到其他資訊。

精神分裂症（Schizophrenia）

　　精神分裂症的人是很難判斷什麼是虛幻的，什麼是眞實的。典型的症狀包括思考、語言及行爲多方面的障礙，缺乏好奇心，無情緒反應，倦怠，情

緒變化大如緊張或抑鬱，許多怪異的行為例如緊張、暴力及幻想。有精神分裂症的人會對現實有某種程度上的退縮，而生活在自己的幻想世界中。幻覺的症狀在精神分裂症的人身上很常見。

精神分裂症區分成以下四種：

●僵直型精神分裂症（catatonic schizophrenia）：保持某種姿勢好幾個小時不動，或呈現瘋狂躁動狀態。

●混亂型精神分裂症（disorganized schizophrenia）又稱為青春型精神分裂症（hebephrenic schizophrenia），在交談時缺乏正常的情緒反應，及炫耀不合邏輯的想法。

●妄想型精神分裂症（paranoid schizophrenia）：典型的症狀是會妄想與幻覺。

●未分類型精神分裂症（undifferentiated schizophrenia）：包含各種症狀。

精神分裂症的發作往往與生活中緊張的事情有關，而精神分裂症的成因目前仍不明。然而，有眾多的說法。有研究者認為精神分裂症是來自遺傳，研究指出，有些精神分裂症者的體內化學物質組成有先天性上的缺陷，這缺陷使得腦部神經傳導物質的功能異常。其他理論是精神分裂症是由外在因素引起的，諸如出生時的併發症、頭部外傷、流行病毒感染或環境毒素抵達腦部等等因素引起的，確實有不少精神分裂症患者在孩提時曾有頭部外傷或出生時有併發症。另外，過度濫用藥物也會引起精神分裂症類型的症狀。

也有其他學者認為營養因素與精神分裂症也有關係，例如有些精神分裂症患者體內的銅濃度很高，當銅濃度過高時，容易造成體內維生素C和鋅的濃度降低。身體缺乏鋅，會使腦內的松果腺受到影響，繼而使某些人罹患精神分裂症或其他精神疾病，男性特別容易會有鋅缺乏。除此之外，在較冷的季節裡，鋅的攝取也會降低，因此發現精神分裂症在這時候有好發的傾向。全美國有200萬精神分裂症患者，其中男性患者喪失自我照顧能力的較女性患者多，推測女性體內的雌激素荷爾蒙可能對腦部有保護的能力，而且女性患者一到更年期，也就是雌激素分泌減少時，精神分裂症的症狀就會逐漸惡化。

鎂缺乏也是一項因素之一，有研究者發現精神分裂症患者體內的鎂含量

較正常人低。因此，學者認爲有嚴重精神疾病的人若長期處於緊張環境下，會導致鎂缺乏，鎂的缺乏繼而又會引起焦慮、害怕、幻覺、虛弱和身體併發症，如此惡性循環。

　　神經傳導物質如多巴胺、血清素、腎上腺素及正腎上腺素相互之間的濃度平衡，會影響大腦的反應，因此，神經傳導物質在精神分裂症的形成也扮演重要的角色。

　　除非有其他情況，以下的建議劑量皆是針對成人的。對於 12 歲到 17 歲之間的兒童，可以將劑量降低到建議劑量的四分之三。

營養素

補充品	建議用量	說明
必需者		
5-羥基色胺酸（5-HTP）	依照產品標示。	增加血清素濃度，血清素為腦部重要的化學物質。
亞麻子油	依照產品標示。	補充必需脂肪酸，為腦部和神經功能正常所需。
葉酸 和	每日 2,000 微克。	約百分之二十五的住院精神病患有葉酸缺乏的情況。
維生素 B_{12} 和	每日 2 次，每次 1,000 微克。	葉酸與維生素 B_{12} 和維生素 C 共同作用會更有效。
維生素 C 與 生物類黃酮	每日 5,000 毫克。	
γ-胺基丁酸（GABA）	依照產品標示，空腹服用。可與開水或果汁一起服用，但勿與牛奶一起服用。若同時服用 50 毫克維生素 B_6 及 100 毫克維生素 C 則更容易吸收。	腦部代謝作用所必需的，有助腦部功能的正常。
大蒜（來自 Wakunaga 的 Kyolic）	依照產品標示。	增強腦部功能。
麩胱甘肽 或	依照產品標示。	麩胱甘肽缺乏時會影響神經系統。
半胱胺酸	依照產品標示。	這些營養素可合成麩胱甘肽。

補充品	建議用量	說明
必需者		
和 麩胺酸 和 甘胺酸	依照產品標示。 依照產品標示。	
L-天門冬醯胺	依照產品標示。	維持中樞神經系統平衡。
L-麩胺酸	依照產品標示。	腦部代謝作用所必需的,其作用為興奮性的神經傳導物質。
L-甲硫胺酸	依照產品標示。	可幫助中和組織胺,在精神分裂症患者發現有高濃度的組織胺。
L-苯丙胺酸	依照產品標示。	苯丙胺酸可轉換成酪胺酸,酪胺酸合成多巴胺和正腎上腺素。
松樹皮中的成分 或 葡萄子萃取物	依照產品標示。 依照產品標示。	對癡呆和腦部的其他症狀是非常有效的抗氧化劑。
鋅 加 錳	每日最多80毫克。所有補充劑中的含量相加起來,每日不要超過 100毫克。 與鈣分開服用。	鋅可以平衡過量的銅。 錳可促進大腦所需的維生素 B 作用。
非常重要者		
游離形式的胺基酸複合物	依照產品標示,空腹服用。	腦部正常功能所需,最好包含所有的必需胺基酸。
生的肝臟萃取物注射 或 維生素 B 群 外加 維生素 B₆（吡哆醇）	每週3次,各 1毫升,連續 3 週,接著每週 2次,連續 3 個月。接著每週 1毫升。 每週3次,各 1毫升,連續 3 週,接著每週 2次,連續 3 個月。接著每週 1毫升。 每週3次,各 0.5毫升,連續 3 週,接著每週 2	提供各種維生素 B 和其他營養成分。維生素 B 缺乏與大腦功能異常有關。所有要注射的東西可以合併注射一次。

補充品	建議用量	說明
非常重要者		
和	次，連續 3 個月。接著每週 0.5 毫升。	
維生素 B₁₂ 或	每週 3 次，每次 1 毫升。或遵照醫生指示。	
維生素 B 群	每日 3 次，每次服用每種主要的維生素 B 各 100 毫克（在綜合錠劑中，各種維生素的含量會有所不同）。	若是無法注射，可以使用舌下形式。
外加 維生素 B₆（吡哆醇） 加	每日 2 次，每次 100 毫克。	
維生素 B₃（菸鹼素） 或	每日 3 次，每次 100 毫克。請勿超過此劑量。	
菸鹼醯胺	每日 1,000 毫克。	缺乏菸鹼醯胺與精神分裂症有關，注射方式較佳。注意：若有肝臟疾病、痛風或高血壓，請勿服用於菸鹼素。
維生素 E 乳劑 或 膠囊	每日 800 國際單位。開始每日 200 國際單位，慢慢增加到每日 1,000 國際單位。	為抗氧化劑，促進腦部血液循環。建議使用乳劑形式，因較易吸收和服用劑量高時較安全。
重要者		
二甲基甘胺酸（DMG）（來自 FoodScience of Vermont 的 Aangamik DMG）	依照產品標示。	增強腦部氧氣的利用率。
必需脂肪酸（黑醋栗子油和月見草油是良好來源）	依照產品標示，每日 3 次。	幫助腦部血液循環。
卵磷脂顆粒 或 膠囊	每日 3 次，每次 1 湯匙，餐前服用。每日 3 次，每次 1,200 毫克，餐前服用。	促進腦部功能。含有膽鹼和肌醇。與維生素 E 共同作用效果較好。

補充品	建議用量	說明
重要者		
L-麩胺醯胺	每日 1,000～4,000 毫克，空腹服用。可與開水或果汁一起服用，但勿與牛奶一起服用。若同時服用 50 毫克維生素 B₆ 及 100 毫克維生素 C 則更容易吸收。	腦部正常功能所需。
有幫助者		
海帶	每日 1,000～1,500 毫克。	含均衡的必需礦物質。
綜合維生素和礦物質複合物 與 鈣 和 鎂	依照產品標示。	包含腦部所需的各種營養成分。
生的甲狀腺	依照產品標示。	甲狀腺功能減退會導致大腦功能不良。（請見第二部的甲狀腺機能不足和第三部的腺體療法）

藥用植物

❏ 銀杏可促進腦部功能、腦部血液循環及改善記憶力。

❏ 爪哇胡椒和西番蓮可減輕壓力和抑鬱。

建議事項

❏ 吃高纖維飲食，飲食中多吃大量的生鮮蔬菜和適量的蛋白質，並少量多餐，有助於控制血糖濃度，繼而穩定心情和行為。請參考第二部的低血糖症。

❏ 飲食應包括雞胸肉、啤酒酵母、大比目魚、豌豆、葵瓜子及鮪魚。也食用富含菸鹼素的食物，例如綠花椰菜、胡蘿蔔、玉米、雞蛋、魚、馬鈴薯及全麥。

❑ 減少食用含咖啡因的食品，因爲會使正腎上腺素分泌過多，這是一種興奮型的神經傳導物質。

❑ 避免酒精，酒精的攝取會消耗體內的鋅含量。鋅的缺乏對許多精神病症都會有不良影響。

❑ 控制環境中的壓力來源，過多的刺激會使情緒激動或躁動，易使症狀惡化。但是，也要避免憂慮。

考慮事項

❑ 英國有一研究發現居住在都市、冬天出生及嬰兒時期受到感染與精神分裂症有關聯。除此之外，這些因素也會影響另一個因素，與精神分裂症愈有關係，比方說在冬天的季節，在城市裡出生的會比在鄉下出生的有較多的精神分裂症者。

❑ 有時必須服用某些極高劑量的維生素，以保持心智正常運作。

❑ 毛髮分析可測知是否有礦物質失調的情況。（請見第三部的毛髮分析）

❑ 有專家認爲許多年輕人自殺事件可能與其潛藏的精神分裂症有關。

❑ 精神科專家認爲精神分裂症與癩皮病（缺乏菸鹼素所致）有關。在醫師的監督下，每日服用高劑量的菸鹼醯胺也許會有改善的結果。

❑ 麩質不耐症可能也會引起類似精神分裂症的症狀，同時也會導致嚴重的憂鬱症。（請見第二部的粥狀瀉）

❑ 藥物治療是較常作爲慢性精神分裂症的醫療，然而，沒有單一的醫療可以治療所有的精神分裂症患者，必須嘗試各種不同的藥物，以找到最能有效的控制症狀的藥物。

❑ 若有服用治療精神分裂症的藥物，在未經過醫師同意前，請勿自行中斷服用。同樣地，未與醫師諮詢前，也應要避免服用以上列出的補充品，因爲有可能會影響到多巴胺、血清素或正腎上腺素的合成。

❑ 有些精神分裂症患者與食物過敏有關，許多病人在禁食之後，情況有所改善。（也請見第二部的過敏症和第三部的禁食）

老人癡呆症（Senility; Dementia）

　　老人癡呆症曾被認為是不可避免的老化結果，然而現在我們知道它是腦細胞減少所造成的生理疾病。腦部某些功能喪失，導致心智機能日漸退化，典型症狀有健忘、害怕、激動、很難吸收新的資訊、無情緒反應，幾年前的記憶還記得，但是前幾分鐘發生的事卻不記得。其他症狀包括心情變化複雜、猜忌、妄想、挫折、憤怒、對其他的感覺沒反應、獨處時會感到害怕、不斷重複談話內容、無法做決定或完成一件事情、缺乏時間觀念、囤積東西、無法分辨陌生人及自我怠慢。這疾病通常會日漸惡化，可能會發生的併發症包括受傷（主要是跌倒）、營養不良、便秘及各種感染，使得疾病更複雜。

　　老人癡呆症也可能因為其他疾病影響到腦部功能而引起，亦可能是營養缺乏症（特別是缺乏維生素 B_1、菸鹼素、維生素 B_6 及維生素 B_{12}）、酒精中毒、阿茲海默氏症、肝臟或腎臟疾病、甲狀腺機能不足、中風、動脈粥狀硬化、多發性硬化症、愛滋病或糖尿病等引起。

　　有些老人實際上可能是假癡呆，症狀有輕微癡呆，但實際上是憂鬱症、耳聾、腦部腫瘤、甲狀腺問題、肝或腎臟疾病、使用某些藥物或其他問題。透過合格的醫師做醫療和精神方面檢查，以做正確的診斷是必要的。

　　老人癡呆症被認為是無法治癒的。然而，正確的飲食和營養補充品是有所幫助的，因為身體健康變差會導致其他問題。以下補充品有助於改善腦部功能。當選擇下列補充品時，避免使用過量包裝的或不易釋出的產品。因為這些很難被分解，可選擇液體、粉末、舌下形式取代。

營養素

補充品	建議用量	說明
必需者		
二甲基甘胺酸（DMG） （來自 FoodScience of Vemont 的 Aangamik DMG）	依照產品標示。	有助維持心智功能和增強免疫 力。
必需脂肪酸（亞麻子油 和月見草油是良好來 源）	依照產品標示。	促進腦部和神經系統功能和維持 免疫系統健康。
游離形式的胺基酸複合 物	依照產品標示。	提供蛋白質，為腦部功能正常所 需。蛋白質缺乏是老人常見的問 題。
γ-胺基丁酸（GABA）	依照產品標示，空腹服 用。可與開水或果汁一 起服用，但勿與牛奶一 起服用。若同時服用 50 毫克維生素 B6 及 100 毫 克維生素 C 則更容易吸 收。	為腦部功能和代謝所必需，有鎮 定效果。（請見第一部的胺基 酸）
大蒜（來自 Wakunaga 的 Kyolic）	依照產品標示。	增強腦部功能，有助減輕緊張和 焦慮。
L-天門冬醯胺	依照產品標示，空腹服 用。	維持腦部和神經系統的平衡。
L-苯丙胺酸	依照產品標示，空腹服 用。	增加注意力，改善記憶，及克服 憂鬱症。
L-酪胺酸	依照產品標示，空腹服 用。	促進腦部功能和對抗憂鬱症。 注意：如果你正服用憂鬱症常用 處方單胺氧化酶抑制劑藥物，請 勿服用酪胺酸。
褪黑激素	每日 2～3 毫克，睡前 2 小時服用。	有助睡眠，維持平衡，及增強免 疫力。

補充品	建議用量	說明
必需者		
菸鹼醯胺腺嘌呤二核苷（NADH）	依照產品標示。	菸鹼素的輔酶形式之一，產生能量和各種神經傳導物質所必需。
磷脂醯膽鹼	依照產品標示。	有助神經疾病、記憶力變差及憂鬱症的治療，是安全且有效。若有躁鬱症請勿大量服用。
磷脂絲胺酸	依照產品標示。	改善憂鬱症和阿茲海默氏症的症狀，增加記憶力和學習能力。正常情況是由大腦分泌，但會隨著年紀增加，產生的量逐漸減少。
孕烯醇酮	依照產品標示。	治療老化症狀，改善腦部功能，促進情緒、記憶及思考。
維生素 B 群注射	每週注射 1 毫升或遵照醫生指示。	維生素 B 群可維持腦部和神經健康。老人家年紀大，對維生素 B 的吸收能力變差，所以常會有缺乏情形，以注射的形式（在醫師的監督下），是最有效果的。
外加 維生素 B_6（吡哆醇）注射 和	每週 0.5 毫升或遵照醫生指示。	維持心智正常和體內電解質平衡。
維生素 B_{12} 注射 加	遵照醫生指示。	為良好的維生素 B 群來源。若是無法注射，可以使用舌下形式。
肝臟萃取物注射 或	每週注射 1 毫升或遵照醫生指示。	
維生素 B 群	每日 3 次，每次服用每種主要的維生素 B 各 100 毫克（在綜合錠劑中，各種維生素的含量會有所不同）。	
外加 維生素 B_3（菸鹼素） 和	每日 100 毫克，請勿超過此劑量。服用 100 毫克菸鹼醯胺可減少發紅。	促進腦部血液循環和降低血膽固醇。 注意：若有肝臟疾病、痛風或高血壓，請勿服用菸鹼素。
維生素 B_6（吡哆醇） 和	每日 50 毫克。	

補充品	建議用量	說明
必需者		
維生素 B₁₂	每日 2,000 微克。	預防貧血,避免神經受到傷害,幫助記憶力和學習。使用錠劑或舌下形式。
非常重要者		
S-腺苷甲硫胺酸（SAMe）	每日 2 次,每次 400 毫克。	減輕緊張、憂鬱及疼痛,具有抗氧化的功能。 注意:如果你是躁鬱症患者或正服用抗憂鬱劑的處方,請勿服用本補充品。
三甲基甘胺酸（TMG）	早上服用 500～1,000 毫克。	有助維生素 B₆、B₁₂ 及葉酸的利用,排除體內有害物質（如同半胱胺酸）,增加 SAMe 濃度。
維生素 C 與 生物類黃酮	每日 3,000～10,000 毫克。	減少凝血的危險,促進腦部血液循環。
維生素 E	開始服用每日 200 國際單位,慢慢增加到每日 600～1,000 國際單位。	促進腦部血液循環和增強免疫。使用 d-α-生育醇形式。
重要者		
來自 Gero Vita 的 GH3	依照產品標示。	促進腦部功能,可考慮注射方式（在醫師的監督下）。 注意:對亞硫酸鹽過敏者請勿服用 GH3。
有幫助者		
輔酶 Q₁₀ 加 來自 Coenzyme-A Technologies 的輔酶 A	每日 100～200 毫克。 依照產品標示。	自由基清除者和免疫促進劑。增加細胞內氧氣濃度。 幫助輔酶 Q₁₀ 能有效提供免疫系統對多種危險物質的解毒能力。
海帶	依照產品標示。	有研究指出對腦部神經組織有益。
卵磷脂顆粒 或	每日 3 次,每次 1 湯匙,餐前服用。	保護腦細胞和腦部功能。

補充品	建議用量	說明
有幫助者		
膠囊	每日3次，每次1,200毫克，餐前服用。	
L-麩胺醯胺	依照產品標示，空腹服用。可與開水或果汁一起服用，但勿與牛奶一起服用。若同時服用50毫克維生素B6及100克維生素C則更容易吸收。	腦部正常功能所必需。（請見第一部的胺基酸）
綜合維生素複合物	依照產品標示。	含必需的營養素。使用高效能配方。
鋅	每日50~80毫克，所有補充劑中的含量相加起來，每日不要超過 100毫克。	協助去除體內重金屬和增強免疫力。使用葡萄糖酸鋅錠劑或 Opti-Zinc 可得到較好的吸收。

藥用植物

❑ 洋茴香、幸福薊及藍升麻有助於頭腦敏銳。

❑ 銀杏可促進腦部血液循環，增強腦部功能和記憶，及破壞自由基以保護腦細胞，每日三次，一杯水加入半量的萃取物，先含在喉嚨數分鐘後再喝下。或是每日服用三次，每次 400 毫克的銀杏萃取物膠囊。

❑ 雷公根、人參及毛蕊花油有助改善記憶力。

❑ 爪哇胡椒和金絲桃可幫助易怒的人鎮定下來。

❑ 千層塔（*Huperzia serrata*）可恢復記憶力，並對阿茲海默氏症患者而言，可保持頭腦清醒、增加會話能力及記憶力。因千層塔能有效結合乙醯膽鹼酯的抑制劑，乙醯膽鹼酯會調節乙醯膽鹼的活性，而乙醯膽鹼是腦部的重要物質，會影響正常的學習能力和記憶力功能。

❑ 纈草根在睡前服用，有助於睡眠。

建議事項

❑ 飲食中，必須含百分之五十至百分之七十的生菜，並與種子、全麥穀類和麵包、生核果、低脂優格及酸酪乳一起服用。每日吃瑞士乳酪、糙米和大量纖維。

❑ 多喝水，即使你不感覺到口渴也要喝。因為年紀愈大，身體內的口渴機制就已經不如從前，漸趨遲鈍。

❑ 排便正常。燕麥、米糠及高纖維飲食都很重要的。有氧堆積清腸劑（Aerobic Bulk Cleanse, ABC）是一種結腸清潔劑，也非常有幫助。必要時可使用灌腸劑。（請見第三部的灌腸）

❑ 保持活動。多運動、走路、保持心智活躍、從事嗜好，都是非常重要的。認識新朋友和嘗試新的事情。有些人常迴避並遠離人群，以為這樣較單純和安全，但是反而容易變得孤僻和抑鬱。可以考慮投資和學習電腦，以消除這類問題，因為許多線上服務活動有提供認識朋友的服務和資訊。

❑ 保持家裡的環境安全。

❑ 小心頭部外傷，行車時請記得繫上安全帶，騎腳踏車時也請帶上安全帽。

❑ 確實做全身身體檢查，排除可能由其他疾病引起的問題。

考慮事項

❑ 確實做老人癡呆症的正確診斷檢查，必須讓醫師知道全部的症狀，包含症狀的形式、症狀發作的頻率、在什麼環境下發作的，及有注意到任何會使症狀惡化的因子，如此，醫師將知道你需要做哪一種醫療治療，和建議你服用可改善記憶力的補充品。為了排除其他情況，醫師可能會做許多的檢查，包括血液檢查、記憶力測驗、測量心臟功能的心電圖、腦波檢查、腦部掃描及骨髓穿刺。

❑ 目前沒有任何一種癡呆的形式能被治癒的，治療往往是針對控制憤怒、憂鬱、幻想及其他症狀，來對症下藥。在這些眾多的藥物中，比較建議的是抗憂鬱劑和鎮定劑。

❑ 有研究提議在許多癡呆的情況中，可以利用「減輕中風」的治療法來預防，該治療法涵蓋不抽菸、控制高血壓、以螯合療法移除體內有毒金屬、

配合正確的飲食及適當的營養補充品。

❑ 最後的情況是有長期癡呆的症狀，將面臨無法獨立生活，往往需要醫院護理照護。

❑ 孤立、寂寞、挫折、憤怒、疲憊及離開社會生活，常常會讓人隨之崩潰，多花時間與家人和朋友相處，心理上會較放心，可助於減輕這些感覺。

❑ 抽菸會增加罹患癡呆症的機率。

❑ 有動脈粥狀硬化症和高血壓的人，相對地罹患老人癡呆症的危險性很高。（參見第二部的動脈硬化症／動脈粥狀硬化和高血壓）

❑ 食物過敏會引起心理和生理的症狀。（請見第二部的過敏症）

❑ 體內金屬中毒會引發類似老人癡呆症的症狀。毛髮分析有助於顯示身體是否遭到類似鋁和鉛等金屬中毒的情況。（請見第三部的毛髮分析）

❑ 請參考第二部的鋁中毒、阿茲海默氏症及帕金森氏症。

緊張／壓力（Stress）

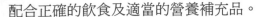

　　緊張可能是由身體、心理、社會及情緒所引起的反應，改變我們的行為、思想及感覺。改變通常會令人緊張，不論是好的改變或是壞的改變。焦慮也會造成緊張。的確，緊張是生活中不可避免的，許多事情都會導致緊張，身體上或心理上都有可能。工作壓力、經濟問題、家庭問題及準備活動，對某些人而言，都是顯然易見的緊張來源。而不容易察覺的緊張來源包括每日的人際關係、噪音、交通問題、痛苦、極端的溫度，甚至是開始新的工作、舉辦生日和孩子的適應問題。過度工作、缺乏睡眠及身體疾病都會增加壓力。酗酒和抽菸通常也會增加緊張，因此對身體又製造更多的壓力。每個人都有自己的壓力，不論是他們生活中可察覺到的，或是庸人自擾。對某些人而言，他們似乎很樂於處在壓力下。

　　有些人會把緊張處理得很好，使得緊張一點都不會影響到他的情緒和身體健康；有些人會受到緊張而有負面的反應。緊張會導致疲憊、慢性頭痛、心神不寧、沒胃口、記憶力減退、自卑、退縮、磨牙、手冷、高血壓、呼吸淺短、痙攣、性慾降低、失眠或睡眠習慣改變及消化系統疾病。有研究指出

壓力助長百分之八十的疾病，包括心血管疾病、癌症、內分泌和代謝疾病、皮膚疾病及各種疾病感染。許多精神科專家認爲大多數人都會逃避問題，這是美國常見的成人疾病之一，就是與緊張有關。緊張往往是許多精神問題的前兆，例如焦慮和憂鬱。

　　緊張可視爲是一種精神問題，但實際上卻會影響身體。當面對緊張時，身體會有一連串的生理改變，包括刺激腎上腺素分泌、血壓升高、心跳加速及肌肉繃緊。腸胃消化會變得緩慢或停止、脂質和醣類會釋放出來、膽固醇濃度上升及血液組成稍微改變，會有凝血的傾向。不斷地反覆緊張，會增加中風的危險和心臟病發作。幾乎所有的身體功能和器官反應都在應付緊張。腦下垂體會增加促腎上腺皮質荷爾蒙（ACTH）的分泌，這荷爾蒙會刺激叫做皮質酮（cortisone）和皮質醇的荷爾蒙分泌，這兩種荷爾蒙會抑制對付疾病的白血球的功能，和抑制免疫反應。綜合這些生理反應，可稱爲「戰鬥或反擊」反應，這設計是針對身體面臨危險時所激起的反應。現在，我們所談的緊張並不是指著對身體的威脅引起的，而是由人自己引起的反應。

　　腎上腺荷爾蒙的分泌增加都與緊張引起的症狀有關，這也是緊張會導致營養缺乏的原因。腎上腺素產生增加會造成身體對蛋白質、脂質及醣類的代謝加快，以產生能量提供給身體使用。上述反應會導致體內胺基酸、鉀及磷的排泄，肌肉組織中儲存的鎂流失，及鈣的儲存量減少。更進一步地，身體處於緊張情況下，會使身體無法吸收養分。結果是身體會普遍缺乏營養成分，而且也無法自行轉換成那些營養素，尤其是持續或反覆性的緊張。緊張造成的許多問題，包含營養的缺乏，特別是維生素 B 群的缺乏，這些維生素對維持神經系統功能的正常很重要；另外還有電解質問題，有些在身體處於緊張時會流失。緊張也會增加自由基的形成，使身體組織（特別是細胞膜）會被氧化和受到攻擊。

　　焦慮、驚恐症、強迫症、嚴重創傷後遺症（PTSD）、解離症及恐懼症都是屬於緊張顯示出較嚴重的情緒問題，通常都是個人無法處理所形成的結果。

　　許多人都將他們與緊張有關的症狀歸因於神經質，而事實上，緊張首先影響的是人體與神經系統有關的其他部位，特別是透過消化器官表現，症狀有突發性的潰瘍或腸躁症。假如緊張引起的這些症狀沒有善加處理，則可能

會引發更嚴重的疾病。

緊張可分爲短暫的或長期的，長期的緊張特別危險。長期持續的緊張會使身體崩潰，原因是會波及到免疫反應，增加感染疾病的危險和傷口癒合變慢。

營養素

補充品	建議用量	說明
必需者		
來自 Carlson Labs 的 ACES＋Zn	每日 2 粒膠囊。	含β-胡蘿蔔素、硒、維生素 C 及維生素E，抗氧化劑一起作用以減輕緊張引發的自由基傷害。
γ-胺基丁酸（GABA）（來自 Twinlab 的 GABA Plus）	每日 2 次，每次 750 毫克。與50毫克的肌醇和 500 毫克菸鹼醯胺一起服用可加強效果。	有鎮定作用，對腦部功能很重要。（請見第一部的胺基酸）
麩胱甘肽	依照產品標示。	為抗氧化劑，避免細胞受到傷害。
菸鹼醯胺腺嘌呤二核苷（NADH）	每日早上服用 10 毫克。	有助於能量釋放，特別是在呼吸系統。
S-腺苷甲硫胺酸（SAMe）	依照產品標示。	改善憂鬱。注意：如果你是躁鬱症患者或正服用抗憂鬱劑的處方，請勿服用本補充品。
牛磺酸（來自 American Biologics 的 Taurine Plus）	依照產品標示。	為腦部必需胺基酸和保護心臟。使用舌下形式。
三甲基甘胺酸（TMG）	依照產品標示。	降低血液同半胱胺酸濃度，作用像 SAMe 一樣可減緩憂鬱症。
維生素 B 群注射外加維生素 B$_6$（吡哆醇）注射和	每週注射 1 毫升或遵照醫生指示。每週 0.5 毫升或遵照醫生指示。	維生素 B 群是維持健康和神經系統正常所必需。肌肉注射（在醫師的監督下）是最快速的方法。
維生素 B$_{12}$ 注射和／或	每週注射 1 毫升或遵照醫生指示。	

補充品	建議用量	說明
必需者		
維生素 B 群 外加 泛酸（維生素 B_5）	每日服用每種主要的維生素 B 各 100 毫克（在綜合錠劑中，各種維生素的含量會有所不同）。 每日 500 毫克。	口服補充劑，可加注射的一起補充，若是無法注射，可以使用舌下形式。抗緊張的維生素為胸腺所必需。
維生素 C 與 生物類黃酮	每日 3,000～10,000 毫克。	為腎上腺功能所必需。緊張會使抗緊張的腎上腺荷爾蒙耗盡。
非常重要者		
來自 Biotec Foods 的抗緊張酵素	依照產品標示。	這些酵素可排除有毒廢物和恢復系統的平衡。
鈣 和 鎂	每日 2,000 毫克。 每日 1,000 毫克。	緊張時鈣會流失，使用螯合型鈣。 緊張時常會缺乏，缺乏時會造成焦慮、害怕、甚至產生幻覺。
輔酶 Q_{10} 加 來自 Coenzyme-A Technologies 的輔酶 A	依照產品標示。 依照產品標示。	這些輔酶共同作用會增加能量，和保護心臟和免疫系統。
L-酪胺酸	每日 2 次，每次 500 毫克，於白天和睡前服用。空腹時喝開水或果汁服用，但勿與牛奶一起服用。若同時服用 50 毫克維生素 B_6 及 100 毫克維生素 C 則更容易吸收。	有助減輕壓力，幫助睡眠，對憂鬱症也是個很好的產品。（請見第一部的胺基酸） 注意：如果你正服用單胺氧化酶抑制劑，請勿服用此補充品。
褪黑激素	開始每日 1.5 毫克，睡前 2 小時服用。若沒有效用可逐漸增加到有效的劑量，最高到晚上服用 5 毫克。	天然荷爾蒙，可促進睡眠，有助緊張引發的失眠。

補充品	建議用量	說明
有幫助者		
纖維（燕麥麩和洋車前子外殼是很好的來源）	依照產品標示。與各種補充品和藥物分開服用。	清腸和改善腸道功能。緊張會引起腹瀉和便秘。
游離形式的胺基酸複合物（來自 Anabol Naturals 的 Amino Balance）	依照產品標示。	補充蛋白質，緊張時身體會大量使用胺基酸。選擇含必需和非必需胺基酸的配方。
卵磷脂顆粒 或 膠囊	每日 3 次，每次 1 湯匙，隨餐服用。 每日 3 次，每次 2,400 毫克，隨餐服用。	保護細胞和腦部功能。
L-離胺酸	依照產品標示。與 50 毫克維生素 C 和一片 15 毫克的葡萄糖酸鋅錠劑服用。	唇疱疹常作早期緊張的指標，減輕緊張是最好的方法。 注意：不要長期服用超過 6 個月。
舞菇（maitake）萃取物 或 靈芝（reishi）萃取物 或 香菇（shitaki）萃取物	依照產品標示。 依照產品標示。 依照產品標示。	幫助身體適應緊張和使身體功能正常。
綜合維生素和礦物質複合物 與 天然的β-胡蘿蔔素 和 鉀 和 硒	 每日 25,000 國際單位。 每日 99 毫克。 每日 200 微克。	緊張時特別需要。 重要的抗氧化劑。 緊張時鉀會流失。 有效的抗氧化劑，減少焦慮症發作。
生的腎上腺 和 生的胸腺	依照產品標示。 依照產品標示。	刺激腎上腺和胸腺，對身體緊張的反應很重要。
維生素 E	每日 400～600 國際單位，隨餐服用。	免疫功能所需，為強抗氧化劑。使用 d-α-生育醇形式。

補充品	建議用量	說明
有幫助者		
鋅	每日50毫克。所有補充劑中的含量相加起來，每日不要超過 100 毫克。	免疫功能所需，保護細胞免受到自由基攻擊。使用葡萄糖酸鋅錠劑或OptiZinc可得到較好的吸收。

藥用植物

❏ 南非醉茄是來自印度的藥草，有鎮定作用和滋補神經。

❏ 山桑椹可預防全身細胞被破壞、突變及提早凋亡。

❏ 銀杏有助於腦部功能正常和促進血液循環。

❏ 牛奶薊有清潔和保護肝臟的效果，也具有抗氧化功能。

❏ 許多植物各自會產生其特殊的抗氧化劑，以保護植物免受到環境壓力。有些特定的藥草也對身體特定部位有某種保護功能。然而，因為這些藥草含有強效抗氧化劑的性質，所以對身體的其他部分有很重要的影響。為了當做提供體力的抗緊張滋補品，可混合下列任何三種藥草，各二分之一匙，浸泡在兩大杯沸騰的水或不含酒精的水。

❏ 貓薄荷是個有效的抗緊張藥草，也會讓人昏昏欲睡。

❏ 洋甘菊是個很好的放鬆劑，也是神經滋補品，可緩和腸胃道及幫助睡眠。
注意：請勿每日服用此藥草，另外，若對豕草過敏者也請勿服用。

❏ 當歸、地黃（rehmannia）及北五味子可支持腎臟、腎上腺體及中樞神經系統。在緊張時，這些器官最容易受到影響。

❏ 蛇麻草有助於緩和神經過敏、心神不寧及緊張。也可降低對酒精的需求。

❏ 爪哇胡椒可放鬆心情和全身。

❏ 西番蓮有鎮定作用，可增強其他抗緊張配方的效果。

❏ 遠志根（polygala root）和酸棗（sour jujube seed）是中藥草，已知對放鬆和鎮定精神非常有效。

❏ 絲桃改善憂鬱症和神經痛。

❏ 西伯利亞人參幫助身體對抗壓力。

❏ 並頭草對神經疾病有很好的效果，也可減緩頭痛和幫助睡眠。

❑ 纈草可保護神經系統，避免崩潰。在睡前服用可幫助安眠，也有助於緩和緊張引起的頭痛。

❑ 野燕麥（wild oat）可恢復神經系統的平衡。

建議事項

❑ 飲食中，須含有百分之五十至百分之七十五的生菜。新鮮的水果和蔬菜除了可以補充重要的維生素和礦物質之外，還含有豐富的類黃酮素，許多類黃酮素會清除和中和危險的自由基。

❑ 避免加工食品和所有會製造身體壓力的食品，例如人工合成精製糖、碳酸飲料、巧克力、蛋、油炸食物、垃圾食物、豬肉、紅肉、糖、白麵粉製品、含防腐劑或重口味的食物、洋芋片及餅乾。

❑ 三週內的飲食避免包含乳製品，之後，陸續加入飲食中，並觀察是否有什麼不適症狀。

❑ 限制咖啡因的攝取，咖啡因會讓人神經質和影響睡眠。

❑ 避免抽菸、喝酒及改變情緒的藥物。雖然，這些東西可以短暫讓人從緊張中解脫，但是實際上卻對問題沒有任何幫助，反而會讓身體更糟糕，緊張仍依舊存在。

❑ 規律運動。身體的活動可以讓你保持清醒和控制緊張。有人喜歡自行跑步或走路，有人喜好團體運動或拳擊。任何形式的運動都好，只要能夠定時運動最重要。一個月只運動一次，對鬆弛緊張是沒有幫助。

❑ 學習放鬆。人遇到緊張時往往很難放輕鬆，但是放鬆又是必要的。有個叫做漸進鬆弛法也許很有幫助，可放鬆肌肉和各種感覺。由雙腳先開始逐漸往上到雙手。繃緊肌肉 10 秒鐘，注意緊張的感覺，然後將肌肉放鬆並做深呼吸，去感受放輕鬆的感覺。

❑ 睡眠充足。這是很困難的部分，因為緊張會使你晚上要睡覺時仍處於繃緊的狀態，難以入眠，但是睡眠是很重要的，除非你是利用睡眠逃避事實。睡眠愈少，情緒將愈繃緊，還會使你的免疫系統變差，變得更容易生病。

❑ 試著冥想。有些人通常會以冥想來幫助他們放鬆和處裡緊張。冥想並不沒有指著精神上或宗教上的暗示。例如，你可以冥想安靜、鎮定、放鬆或溫緩。你可以發現對人、地點或事情冥想，都會很有幫助，在緊張時，仍使

你保持愉快的神情。每日練習冥想，效果會更顯著。試著每日練習兩次，每次 10～20 分鐘。

☐ 練習深呼吸。在你面臨緊張的情況時，例如在家裡、工作場所、車子裡、或任何地方，不妨做深呼吸，有助於紓解壓力。屏住呼吸也對放鬆有幫助。閉上嘴巴由鼻子深吸一口氣，屏住呼吸數秒（不要憋到讓身體不適），把舌頭頂住上面前排牙齒靠近牙齦的部位，慢慢由口呼出。做四到五次，或直到完全放輕鬆。

☐ 注意你內心的想法。這是指自己與自己談話，聊對自己和對環境的感覺。在緊張時，告訴自己諸如「我可以處理得更好」、「我不會出車禍」或「我不會被任何事妨礙」，不用做任何事情即可解決問題。學習停下來傾聽自己內心的話。有些治療建議在遇到任何被干擾或不愉快的麻煩下，立刻大喊「出去」（或其他字眼）。

☐ 確認會造成你緊張的來源，這是管理緊張的第一步。列出可能會引起你緊張的詳細清單，有助於你了解造成你的問題的根源。你可以使用以下列出的主要緊張來源作為出發點：

- 配偶或親人死亡。
- 離婚。
- 好朋友死亡。
- 經濟問題。
- 與配偶分居。
- 失去工作。
- 重大疾病。
- 新的婚姻。
- 預定的手術。
- 親人健康問題。
- 工作遇到大麻煩。
- 對工作或家庭的責任感加重。
- 性方面的問題。
- 更換工作。
- 小孩離家出走。

● 搬家。

● 飲食有重大的改變。

● 休假。

● 過敏。

記得在清單上徹底地列出，而且每一個人會遇到的難題都不同。小孩和年輕人也會各自列出不同的緊張情況，這些對他們而言可能很重要，如同以上的清單對大人一樣。

❑ 利用週末或假日期間，好好休息一天。可開車兜風、聽音樂、到海邊或湖邊逛逛或看書等等，儘量做有益身心和放鬆心情的事情，在這段時間，拋開緊張的煩惱。

❑ 從事嗜好是紓解心情的極佳方法。不妨花點時間去做自己喜歡的事情，不要覺得很浪費時間，為了健康，這是值得的。

❑ 確認會引發你緊張的事情，並且從生活中剔除或自行找出方法克服。例如，尖峰時間的車流會讓你很緊張，考慮是否能夠調整工作時間，以稍微避開這種情況；若不可行時，車子進入車流後可聽有聲書或聽音樂。

❑ 不要抑制或否認自己的情緒，這屬於壓力的一部分，承認你的感覺並接受它。若持續抑制強大的感覺，最後會以生病的方式浮出水面。不要害怕哭泣，學習哭泣可幫助你處理壓力。哭泣可減輕焦慮和讓被隱藏起來的情緒發洩出來。

❑ 創造無壓力的家庭環境。把噪音降到最小，噪音也是會引起緊張，將錄音機、立體音響及電視機關小聲一點，鋪地毯和在牆壁上裝飾會吸收噪音的擺飾品都是不錯的方法。周圍環境的顏色也是另一個很重要的關鍵，有些顏色會讓人感到寧靜和放鬆（請見第三部的顏色療法）。房間也儘可能用柔和的燈光，不要用螢光燈，那會讓人特別容易激怒。

❑ 嘗試芳香療法。這是從植物中提煉出的精油，稱為芳香精油，用作治療的目的。芳香精油不但會影響心情，還會影響身體，意指腦部的嗅覺區域。洋甘菊、佛手柑、檀香、薰衣草及馬郁蘭草的芳香精油產品，對紓解壓力很有效。在浴缸裡加入一種或多種上述芳香精油，各 10～20 滴左右，坐在浴缸裡鬆弛壓力；或簡單地滴在手帕上，在一天中定期的吸入這些香氣。（請見第三部的芳香療法和精油）

❏ 不要讓生活過得太嚴肅，試著微笑。

❏ 如果緊張引起的症狀變成慢性或反覆性發作，最好請醫師檢查和治療。

❏ 假如自己無法處理緊張情緒，不妨向外尋求專業人員或醫師求助，與專業人員或好朋友談談，常常會得到較客觀的啓示和建議。並可與專業人員學習一些減輕壓力的技巧。

考慮事項

❏ 有研究指出緊張會對身體健康和心理健康造成負面影響，根據研究發現：配偶死亡所造成的壓力最大，其次是離婚，接著是婚姻、生病等等情況；另外，長期處於緊張情況的人，也最容易生病。

❏ 年輕人的壓力問題不應該被忽視，諸如學校裡的問題、轉學、同儕競爭、個人外表問題、性別認同，及來自兄弟姊妹或男女朋友之間的問題，全都是會引發小學生和青少年焦慮的事情。年輕人不像大人一樣會尋求方法解決或克服緊張來源，而且，小學生和青少年往往是用大人不了解的方式，來表達他們對緊張的感覺。

❏ 有研究顯示還原雄性素（DHEA）荷爾蒙可以幫助人克服緊張。（請見第三部的還原雄性素療法）

❏ 有證據發現緊張會引發一連串的過敏反應，使過敏的症狀更加惡化。

❏ 緊張會加重某些皮膚疾病，例如牛皮癬和皮膚癌，因爲，緊張時神經細胞會釋放出某種化學物質作用，傷害皮膚上的免疫細胞。

❏ 漢斯・塞耶博士（Dr. Hans Selye）是研究壓力的專家且爲《無痛苦的壓力》一書的作者，他指出並不是壓力是有害的，而是痛苦。當沒有被充分的紓解的情緒壓力持續地存在，沒有以正向的方法解決時，會發生痛苦。

❏ 有研究小組對 80 個人做爲期六個月的觀察，發現有很大壓力的人，他們體內的抗體和沒有壓力的人相比較起來，剩下不到一半。

❏ 美國賓州大學對自認長期有煩惱的人做一項研究，發現這些人減輕他們的焦慮是每日安排一段特定時間去擔憂，他們每天安排了 30 分鐘去擔憂一些事情，其他時間中則不允許自己擔憂事情。

❏ 重金屬中毒和食物過敏會引發一些類似緊張引起的症狀，利用毛髮分析可判斷是否由重金屬中毒引起的。（請見第三部的毛髮分析；也請見第二部

的過敏症）

❏ 低血糖症的症狀與緊張的症狀很類似。（請見第二部的低血糖症）

❏ 也請見第二部的焦慮症和憂鬱症。

暈眩（Vertigo）

　　暈眩是因為感覺平衡失調，而引起的頭暈、虛弱及輕微頭痛。暈眩的人會感到自己一直往下沈或下降，周遭的物體似乎也在旋轉。暈眩的人有時還會有噁心和聽覺喪失。暈眩本身不是個病，而是反應身體其他疾病的症狀。

　　當中樞神經系統從內耳、眼睛、肌肉及皮膚接受到紊亂的訊息，使容易發生暈眩。而腦瘤、高或低血壓、過敏、糖尿病、頭部受傷、腦部缺氧、貧血、病毒感染、發燒、服用某些藥物、營養不良、神經疾病、情緒緊張、氣壓改變、耳管或耳咽管阻塞、中耳炎或耳垢過多等等，均可能會引起暈眩。腦部血液循環不良也會導致頭暈和不衡失調，而動脈硬化症、頸椎骨關節炎、糖尿病及貧血都有可能是造成腦部血液循環不足的原因。

　　至少有 100 多種症狀會有暈眩的情形，暈眩也有分為許多類型。慢性暈眩是由高血壓或動脈粥狀硬化所引起的，這類型的暈眩沒辦法完全治癒，但也不會常常發生。老人性暈眩則是由動脈粥狀硬化、慢性眼疾或良性位置性暈眩引起的。因此，有必要做進一步檢查，察看暈眩是否由上述疾病所引起的副作用。幼年性暈眩往往是由焦慮或換氣過度引起。

　　良性位置性暈眩是保持一特定姿勢而發生暈眩的感覺。陣發性位置性眩暈症（BPPV）也是良性位置性暈眩的一種，常見於內耳平衡機制受到傷害的人。眼睛的水晶體可能遭受到外傷、感染或年紀逐漸變大，使得在轉動頭部時，會感到暈眩。

　　暈眩可能會持續數分鐘或數小時，暈車、梅尼艾氏症或腦部忽然缺氧都會引起。低血糖所造成的頭暈也與暈眩類似。

　　由於身體逐漸老化的影響，老人家也常會有暈眩的傾向。身體內的平衡感覺機制非常複雜，涉及到內耳和視覺的刺激。內耳有一構造叫做聽石（otoliths），是個微小的碳酸鈣結晶體，壓住在內耳道底部特殊的細毛。重

力會對聽石作用,所以頭部轉動時,會引起聽石變化,使連結的纖維細胞彎曲,繼而傳導神經訊息到腦部,腦部接收到訊號後,會計算頭部的位置。年紀愈大,內耳會有一丁點碎片累積並壓在細毛上,結果會傳達錯誤的訊息到腦部,就會干擾平衡的感覺和造成暈眩。此外,隨著年紀愈大,由眼睛傳達的神經衝動到脊髓和腦部所需的時間就愈長,因此,突然移動時會造成平衡感失調和頭暈。

頭暈和暈眩並不是同義詞。有低血壓的人突然由坐著或躺著站起來,偶爾會頭昏眼花、頭暈、不穩定或四肢無力。有人頭暈可能是代表心臟病發、中風、腦震盪或腦部受傷的徵兆。

除非有其他情況,以下的建議劑量皆是針對成人的。對於 12 到 17 歲之間的兒童,可以將劑量降低到建議劑量的四分之三,而 6 到 12 歲的兒童則是降低一半的劑量,6 歲以下的兒童使用四分之一的劑量即可。

營養素

補充品	建議用量	說明
非常重要者		
二甲基甘胺酸(DMG)(來自 FoodScience of Vermont 的 Aangamik DMG)	依照產品標示。	增加腦部氧氣量。
維生素 B 群 外加	每日 3 次,每次服用每種主要的維生素 B 各 100 毫克(在綜合錠劑中,各種維生素的含量會有所不同)。	維生素 B 群為腦部和中樞神經系統功能正常所需。可考慮注射方式(在醫師的監督下)較易吸收。若是無法注射,可以使用舌下形式。
維生素 B_3(菸鹼素) 和	每日 3 次,每次 100 毫克。請勿超過此劑量。	促進腦部血液循環和降低膽固醇。注意:有肝臟疾病、痛風或高血壓者,請勿服用菸鹼素。
維生素 B_6(吡哆醇) 和	每日 50 毫克。	
維生素 B_{12}	每日 1,000～2,000 微克。	建議使用舌下形式。
維生素 C 與 生物類黃酮	每日 3,000～10,000 毫克,分成數次。	強抗氧化劑,也有促進血液循環作用。

補充品	建議用量	說明
非常重要者		
維生素 E	開始服用時每日 200 國際單位，慢慢增加到每日 400～800 國際單位。	促進血液循環。使用 d-α-生育醇形式。
重要者		
膽鹼 和 肌醇 和／或	依照產品標示，每日 3 次。	神經功能所必需，預防動脈硬化，促進腦部功能。
卵磷脂	依照產品標示。	
輔酶 Q$_{10}$ 加	每日 100～200 毫克。	促進腦部血液循環。
來自 Coenzyme-A Technologies 的輔酶 A		幫助輔酶 Q$_{10}$ 作用，提供免疫系統對多種危險物質的解毒能力。
維生素 A 與 混合的類胡蘿蔔素 包括天然的 β-胡蘿蔔素	每日 10,000 國際單位。	增強免疫力，有抗氧化功能。
鋅	每日 30 毫克，所有補充劑中的含量相加起來，每日不要超過 100 毫克。	促進免疫系統的健康，和有助於維持維生素 E 的濃度。使用葡萄糖酸鋅錠劑或 OptiZinc 可得到較好的吸收。
啤酒酵母	每日二分之一茶匙，連續 3 日，接著增加到每日 1 湯匙。	含有均衡的維生素 B 群。
鈣 和	每日 1,500 毫克。	維持正常的神經衝動。
鎂	每日 750 毫克。	有助預防暈眩。
海帶	每日 1,000～1,500 毫克。	含有均衡的必需維生素和礦物質。
褪黑激素	每日 1.5～5 毫克，睡前 2 小時服用。	有助於維持平衡。
綜合維生素和礦物質複合物	依照產品標示。	含有均衡的維生素和礦物質。

藥用植物

❏ 北美升麻可降低血壓。

注意：懷孕婦女請勿使用此藥草。

❏ 假葉樹和番椒（辣椒）有助於血液循環。

❏ 蒲公英茶或萃取物對高血壓有非常好的效果。

❏ 薑可紓解頭暈和噁心。

❏ 銀杏可促進血液循環，和增加腦部氧氣以促進腦部功能。可每日服用 120 毫克的銀杏萃取物。

建議事項

❏ 避免劇烈移動和快速改變身體姿勢。

❏ 限制鈉的總攝取量，每日宜少於 2,000 毫克。太多的鈉會使內耳運作陷入混亂。

❏ 避免酒精、咖啡因、尼古丁和油炸食品。

❏ 爲了減輕頭暈的症狀，可坐在椅子上並把雙腳平放在地板，雙眼凝視一件物體數分鐘。

❏ 若在服用新的藥物後，會出現頭暈的症狀，可能要考慮是藥物的作用，可向醫師或藥劑師諮詢。

❏ 若暈眩會反覆性發生，最好給醫師檢查，這是表示可能有某種問題應該做治療的警訊。

考慮事項

❏ 暈眩的人有時會發生一件特殊的症狀，叫做眼球震顫，是雙眼會不自主的快速或痙攣移動，可能會突然或在改變姿勢時發生。眼球震顫或眼睛不尋常移動，通常應該給醫師做檢查。

❏ 引起頭暈的原因很多，有些原因可能很嚴重。當你感到暈眩並發現說話、吞嚥或保持思慮清楚是非常困難時，就應該做身體檢查。這些可能是中風的症狀，如果伴隨有麻木刺痛感或視力減退也可能是中風。

❏ 如果暈眩伴隨噁心、出汗及蒼白，還有心跳加速，也要更進一步檢查。這

代表可能有許多健康上的問題，包括心肌梗塞，若有糖尿病者可能是低血糖。低血壓或是血壓突然下降都會造成短暫頭暈，特別是在用餐後會發生。

❏ 在高山上，空氣中的氧氣較稀少。氧氣濃度低時，可能會導致輕微的短暫性頭暈或頭昏眼花。

❏ 某些活動，例如玩遊戲腳踏車、看動畫、搭船或玩電動遊戲，都可能會有暈眩或頭暈。在這些情況，當活動停止時，症狀即可減輕。

❏ 開始治療良性位置性暈眩時，通常需要配合特殊的運動，有時可能還需要動手術。

❏ 請參考第二部的動脈硬化症／動脈粥狀硬化、心血管疾病和梅尼艾氏症。

(2)眼、耳、鼻、喉、口腔、牙齒疾病

眼睛的疾病（Eye Problems）

眼睛是人體許多重要器官之一，可提供我們對四周環境即時的視覺回饋。我們都曾經經歷過同時數個或一個的眼睛疾病—眼睛疲勞、充血、乾燥、發炎、搔癢、對光線敏感或淚流不止，和其他眼部疾病。一些眼睛的障礙—如近視、白內障是局部的問題，但眼睛不舒服可能是人體某些部分疾病的徵兆。舉例來說—淚流不止可能是普通感冒的症狀；甲狀腺的問題可能有突出或膨出的眼睛和閱讀障礙；眼睛下有黑眼圈和眼睛發紅、膨脹和／或淚流不止，可能是過敏造成的；黃疸所造成的眼睛發黃是肝炎、膽囊疾病或膽管阻塞而有的症狀；眼睛下垂經常是重肌無力症的早期症狀，重肌無力症是一種眼睛肌肉虛弱無力的疾病。瞳孔極端不同的大小可能指出身體某部分有腫瘤，而高血壓和糖尿病可能顯示出週期性的視力模糊。

維持眼睛的健康

像身體其他部分一樣，眼睛也需要適當地滋養。除了確定眼睛不會為了過分的連續工作而睜大眼睛或在不適當的光線下，適當的眼睛保護包括含有足夠量之維生素和礦物質的飲食。

為了促進良好的視力，你必須確認你的飲食含有適量的維生素B、維生素A、C和E，及礦物質硒和鋅。新鮮水果和蔬菜都是這些維生素和礦物質的良好來源；在你的飲食中大量的攝取這些食物，尤其是黃色和黃橘色食物，如紅蘿蔔、地瓜和哈密瓜。攝取大量的新鮮水果及蔬菜的均衡飲食，有助於維持你的視力健康。

營養素

補充品	建議用量	說明
脫水肝臟	依照產品標示。	是許多維生素和礦物質的良好來源。只使用取自有機飼養牛隻的肝臟。
游離形式的胺基酸複合物 加 麩胱甘肽 或 N-乙醯半胱胺酸	依照產品標示。 每日 500 毫克，空腹服用。 每日 500 毫克，空腹服用。 可與開水或果汁一起服用，但勿與牛奶一起服用。若同時服用 50 毫克維生素 B_6 及 100 毫克維生素 C 則更容易吸收。	是必需的胺基酸。游離形式的胺基酸是最好消化吸收的。 是有力的抗氧化劑，可保護眼睛的水晶體。
綜合維生素和礦物質複合物 與 硒	 每日 200 微克。懷孕期間，每日不可超過40微克。	所有的營養素必須平衡。 破壞會損傷眼睛的自由基。
來自 Nature's Plus 的 Ocu-Care 或 來自 Twinlab 的 OcuGuard 或 來自 Source Naturals 的 Visual Eyes	依照產品標示。 依照產品標示。 依照產品標示。	這些配方提供許多強化眼睛的營養素，和保護及抗氧化劑的物質，可支持和滋養眼睛。
來自 American Biologics 的 Taurine Plus	依照產品標示。	牛磺酸和鋅結合可維持眼睛的功能。它可使眼睛中的視網膜高度集中。使用舌下形式。

補充品	建議用量	說明
維生素 A 乳劑 或 膠囊 加 類胡蘿蔔素複合物 與 葉黃素 和 玉米黃質	每日 25,000 國際單位。懷孕期間，每日不可超過 10,000 國際單位。 每日 15,000 國際單位。 依照產品標示。	對於適當的眼睛功能是非常需要的。保護眼睛免於自由基的傷害。建議使用乳劑形式，因較易吸收和服用劑量高時較安全。 是維生素 A 的前驅物。
維生素 B 群	每日 2 次，每次 100 毫克（在綜合錠劑中，各種維生素的含量會有所不同）。	對於眼睛內細胞的代謝是必要的。
維生素 C 與 生物類黃酮	每日 3 次，每次 2,000 毫克。	是一種抗氧化劑，可降低眼球內的壓力。
維生素 E	每日 400 國際單位。	對於傷口的痊癒和免疫是十分重要的。使用 d-α-生育醇的形式。
鋅	每日 50 毫克。所有補充劑中的含量相加起來，每日不要超過 100 毫克。	鋅缺乏可能會造成視網膜剝離。使用葡萄糖酸鋅錠劑或 OptiZinc 可得到較好的吸收。

藥用植物

❏ 臘果楊梅的樹皮、番椒（辣椒）和紅覆盆子的葉子，由口食用是相當有益的。

❏ 山桑椹的萃取物顯示可改善正常和夜間的視力。

建議事項

❏ 把這些食物包括在你的飲食中：綠花椰菜、生的甘藍菜、紅蘿蔔、白花椰菜、綠色蔬菜、南瓜、葵花子和水田芥。

❏ 飲用新鮮的紅蘿蔔汁。它有助於保護或減輕一些眼睛的疾病。

❏ 把糖和白麵粉的製品從你的飲食中排除。

❏ 假如你有戴眼鏡，佩戴乾淨的鏡片有助於遠離日光中的紫外線。它有益於對抗暴露於紫外線所帶來的傷害。避免因為這個原因而戴有色的鏡片，特別是日常使用的眼鏡；深色的鏡片會阻止必要的光線進入眼睛。松果腺的功能，在代謝、反應和生理的功能上扮演相當重要的角色，它受陽光的影響相當大。

❏ 不可使用含有煤焦油的染髮劑在睫毛或眉毛上；這樣做會造成傷害或失明。雖然含有煤焦油的染髮劑是合法的，但若是用以染睫毛或眉毛的販售則是違法的。

❏ 不管是處方籤或藥局販售的藥品，在使用時要十分注意。因為一些藥品會造成眼睛的疾病。藥品可能會對視神經、視網膜或眼睛其他重要的部分造成傷害，有下列藥物：

● 促腎上腺皮質激素（adrenocorticotropic hormone）或 ACTH（Acthar、Cortrosyn）。

● 別嘌呤醇（allopurinol，商品名 Zyloprim），是治療痛風的藥物。

● 抗凝血劑如肝磷脂和殺鼠靈（warfarin, Coumadin）。

● 阿斯匹靈。

● 皮質類固醇如可抗發炎的類固醇（dexamethasone, Decadron）、氫化可體松（Cortenema、Hydrocortone、Solu-Cortef、VoSol HC）、腎上腺皮質酮（Blephamide、Hydeltra-T.B.A）和強體松（Deltasone）。

● 抗糖尿病藥劑（Diabinese）是使用於非胰島素依賴型的病人。

● 利尿劑、抗組織胺劑和毛地黃的藥劑。這些藥都可能會干擾辨色的能力。

● 吲哚美洒辛（indomethacin, Indocin）是治療關節炎的藥物。

● 大麻（marijuana）。

● 菸鹼酸（菸鹼素），如果長期使用。

● 鏈黴素（streptomycin）。

● 硫化物藥劑。

● 四環黴素（tetracycline）。

❏ 若你發現有發現下列的症狀，應向你的醫生詢問：瞳孔的大小改變；眼睛疼痛或眼睛轉動時疼痛；視力減弱；對光線無法忍受；暴露於已知的淋病或披衣菌病中；或有疙瘩（swelling）、柔軟（tenderness）或有發紅。

❏ 假如你家的嬰兒或兒童，表現出眼睛感染的症狀，必須靠醫生的確認。

考慮事項

❏ 有三種專業人員可處理眼睛的問題：

1. 眼科醫生（ophthalmologists）是內科醫生，是治療眼睛疾病的專業人員。他們可診斷和治療眼睛的疾病、施行眼睛的手術、給眼睛做測試且可開處方籤以矯正水晶體。

2. 驗光師（optormetrists）不是內科醫生，他們擁有經各州認定的執照，可做眼睛的測試且可執行非眼睛的手術性治療。他們可開處方矯正水晶體。在某些州他們也可開藥品的處方籤。

3. 配鏡師（opticians）所做的工作是開處方配眼鏡和隱形眼鏡。只有 26 州的配鏡師需要有執照。

❏ 吸收光線的視網醇色素是由維生素 A 和蛋白質所構成，它可持續的使影像形成，適當的營養素供應，對於適當的眼睛功能是十分重要的。

❏ 尼古丁、糖和咖啡因的混合物會暫時性的影響視力。

❏ 眼科醫生和作者 Gary Price Todd 説乳瑪琳和蔬菜酥油的使用是非常危險的，因為這會造成某些疾病。奶油和蔬菜油可被用來作替代品。做過眼科手術的病人，建議在手術前攝取綜合維生素和礦物質的補充劑，最好配方中含有 10,000 國際單位的維生素 A、1,000 毫克維生素 C 和 1,200 國際單位的維生素 E。在手術後持續每天攝取這些營養素，再加上 2 毫克的銅和 20 毫克的鋅。若有出血或有出血的傾向時，在手術前兩天內不可攝取維生素 E。於手術後可重新開始服用維生素 E。

❏ 貽貝是一種蛋白質的來源，它有助於眼睛組織的功能和眼睛液體的分泌。

❏ 鋅有助於減少視力的衰退，因為它是脈絡膜與視網膜複合物（眼睛中血管覆蓋處）中數種酵素代謝功能中的一個因子。不管如何，一天不可攝取超過 100 毫克的鋅。

❏ 根據 *Ocular Diagnosis and Therapy* 中的報導，抗感染物質、精神安定劑二氮平（diazepam, Vallum）、神經麻痺藥 haloperidol（Haldol）、一些抗憂鬱劑、奎寧和硫化物藥劑會加速眼睛的異常。

❏ 那些每天使用電腦的人，有較高罹患眼疲勞、頭痛、視力模糊、乾燥或眼睛發炎、對光線敏感、複視和閉眼留像。

❏ 配戴隱形眼鏡的人必須預防眼睛的傷害，因為會增加受傷和感染的危險性。

❏ 有兩篇研究指出配戴隱形眼鏡連續超過二十四小時，會導致角膜的潰爛，這個現象是因為角膜細胞與隱形眼鏡相互摩擦，造成感染和斑痕。若不

好好治療，這種狀況會造成失明。根據《新英格蘭醫學期刊》指出配戴長戴型隱形眼鏡的人發展成角膜潰爛，是其他人的十到十五倍。若佩戴普通型隱形眼鏡超過一個晚上，危險性會上升至相同的程度。

☐ 負責眼睛轉動的肌肉若有一條或更多不正常，或這些肌肉的協調性缺乏，會造成內斜視或散開性斜視的狀況。這些肌肉可被訓練和鬆弛以改善它們的功能。這些內在的肌肉也可被訓練以改善眼睛專注的能力，不論遠近。

眼球是一個球體，直徑約有 1 吋，由一牢固的外層覆蓋，稱爲鞏膜（sclera），就是「眼白」。在鞏膜的下面，也就是眼睛中層的地方是脈絡膜（choroid），它包含有供給眼睛的血管。眼睛前面所覆蓋的透明膜，稱之爲角膜（cornea）。在角膜的後面是一個充滿液體的腔室，稱爲前室（anterior chamber），在那後面─即鞏膜的中央，在眼球的前面─是含有高度色素的虹膜（iris），虹膜的中間就是瞳孔（pupil）。在虹膜後方的是透明的水晶體（lens）。在內層中，視網膜是在眼睛的後方，是一靈敏之對光線敏感的膜，它和腦部的連接是靠視神經。

眼睛中也含有兩種重要的液體。睫狀體（ciliary body）的肌肉是負責眼睛中水晶體的焦距，也可製造水狀的物質，稱爲「眼前房水」（aqueous humor），它填充在角膜和水晶體之間。眼前房水含有血液中所有的成分，除了紅血球細胞之外。其他的液體是眼後房水（vitreous humor），是果凍狀的物質，填充在眼球的後方，水晶體和視網膜之間的空間。

在眼球之外有六條肌肉，負責眼睛的運動。眼瞼之下的是淚腺（lacrimal glands），可分泌眼淚。淚管在眼瞼內側的角落，小小的開口會經過，眼淚徐徐的流入鼻子和喉嚨的後方。睫毛在眼瞼的邊緣，腺體可製造油脂、汗水和其他的分泌物。

我們認爲視覺是一種簡單的活動，事實上是很複雜的，很多的步驟要連續進行，且要配合呼吸的速度。光線通過瞳孔進入眼睛，依據光線進入眼睛的量，來改變瞳孔的大小。當進入的光線非常少，瞳孔會擴大；在明亮的光線下，瞳孔會收縮。當光線進入眼睛時，水晶體會調整焦距，根據睫狀體肌肉和韌帶活動的方式來調整形狀。水晶體可變大或變小，根據物體遠近的焦距。水晶體會將光線放映至視網膜上，視網膜上有特別的色素可吸收光線，

且可形成相符合的影像。最後，影像經由視神經傳送至大腦，大腦會解釋影像。任何干擾結果產生步驟的事都會造成視力不良。

許多眼睛傷害和視力衰弱的病例顯示，和一種或其他不明顯的疾病有關。糖尿病常會導致視網膜和眼後房水的出血，最終會造成失明。糖尿病也會造成早期的白內障。高血壓會使眼睛中的血管壁變厚，會造成視力不良甚至是失明。其他會導致視力降低的原因，包括：曬太多太陽、營養不良、抽菸或其他污染物質，和脫水。

主要造成眼睛問題的是攝食不良，特別是充滿變質的、化學的和防腐劑的食物，就是大多數美國人每天所攝食的。就算只有一種維生素缺乏，也會造成許多種眼睛的疾病。補充劑中含有正確的維生素和礦物質，有助於預防或矯正眼睛的疾病。這些補充劑中有一些也可預防自由基的生成，自由基會對眼睛造成傷害。這一節將討論在飲食中補充維生素和其他的營養素，將有助於某些眼睛的疾病。

除非有其他情況，營養素建議的劑量是針對成人的。對於 12 到 17 歲之間的兒童，可以將劑量減至建議量的四分之三，而 6 到 12 歲的兒童則是降低一半的劑量，6 歲以下的兒童使用四分之一的劑量即可。

散光（Astigmatism）

見此部分的「視力模糊」。

眼袋（Bags Under the Eyes）

皮膚會隨著老化流失它部分的彈性，眼皮內的肌肉也會失去它的張力，造成我們所知的眼袋。另外，脂肪會在眼皮上聚集，且液體也會堆積在那裡造成腫脹，眼睛周圍腫大可能由於過敏或攝取過多的鹽分，且抽菸會加重這個問題。

◆ 建議事項

❏ 避免在睡前喝水。
❏ 減少味精和鹽分攝取。
❏ 不要抽菸，也勿吸二手菸。

❑ 充足的睡眠。

❑ 使用冰水置於溼毛巾中，或冰袋，敷眼睛 15 分鐘，每天 1～2 次，也可以
　 試試看微溫的溼茶包或小黃瓜片，冷的溫度可使腫脹消除。

❑ 見第二部的過敏症，自我檢視看看有無過敏的問題，來決定眼袋是否由過
　 敏所造成。

結合膜乾燥／畢托氏斑點（Bitot's Spots）

　　畢托氏斑點的特徵是在結膜（conjunctiva）的地方有明顯的白色斑點，
結膜是覆蓋在眼睛大部分可見處的薄膜。它可表示嚴重的維生素 A 缺乏。

營養素

補充品	建議用量	說明
維生素 A	每日 25,000 國際單位持續 2 週，然後 15,000 國際單位治療 1 個月，之後降至每日 10,000 國際單位。懷孕期間，每日勿超過 10,000 國際單位。	有助於溶解畢托氏斑點，這些白斑可能由於維生素 A 缺乏所引起的。使用乳劑形式較易吸收，且在高劑量時較安全。
加類胡蘿蔔素複合物與葉黃素和玉米黃質	依照產品標示。	

◆ 建議事項

❑ 避免用眼過度及香菸瀰漫的室內。

眼瞼炎（Blepharitis）

　　眼瞼炎是一種眼瞼外圍發炎的現象，會造成發紅、癢、刺痛，且經常覺
得有異物在眼睛之中。其他可能的症狀還包括眼瞼腫脹、睫毛掉落、過度流
淚及對光較敏感，在睡覺時分泌物可能會形成硬皮把眼睛黏在一起。

　　這種症狀可能是由於眼瞼外圍的眼睛毛囊或腺體受到感染所導致，眼睛疲勞、衛生不良、生活起居和睡眠習慣不好、飲食不正常，及一些系統上的疾病都會造成免疫力受到抑制，是常見的造成眼瞼炎的原因，眼瞼炎也有可能與臉部或頭皮上的皮脂漏有相關聯。（請見第二部的皮脂漏）

營養素

補充品	建議用量	說明
來自 American Biologics 的 Inflazyme Forte	依照產品標示。	有助於減低發炎。
維生素 A 加	每日 25,000 國際單位。懷孕期間，每日勿超過 10,000 國際單位。	對於所有眼部疾病都很重要。
類胡蘿蔔素複合物 與 葉黃素 和 玉米黃質	依照產品標示。	是重要的抗氧化劑和維生素 A 的前驅物。
維生素 C 與 生物類黃酮	每日 6,000 毫克，分成數次。	是強而有力的抗氧化劑，可以保護眼睛和減少發炎。
鋅	每日 50 毫克，所有補充劑中的含量相加起來，每日不要超過 100 毫克。	為適當免疫功能所需，使用葡萄酸鋅錠劑或 OptiZine 可得到較好的吸收。

◆ 藥用植物

❏ 溫的小米草、金印草或毛蕊花敷劑可以有助於舒緩和降低發炎的情形。準備上述之一的藥草泡成茶，冷卻到微溫的時候再將乾淨的紗布或是無菌棉花浸泡於其中製成敷劑，使用此敷劑並靜置 10 到 15 分鐘，再換一個新的敷劑，輕輕的擦拭眼瞼周圍和眼瞼與眼睫毛之間的區域，移去任何鱗屑狀的物質或是像頭皮屑的碎屑，一天這樣做兩次或是依照個人所需，每個敷劑只能使用一次後就應丟掉。

◆ 建議事項

❑ 攝取均衡的飲食，且強調要多新鮮、生的蔬菜和穀類、莢豆類及新鮮水
　果。

❑ 保持眼瞼的清潔，特別是邊緣的部分（見上述藥用植物所說的步驟），且
　除非有必要外千萬不要觸摸或搓揉眼睛，要觸摸眼睛前一定要洗手。

❑ 要有足夠的睡眠，且避免眼睛疲勞，任何會使眼睛疲勞增加的都會使這個
　不適的症狀加重。

◆ 考慮事項

❑ 請見第二部的皮脂漏。

眼佈血絲（Bloodshot Eyes）

　　眼佈血絲是發生在眼睛上的小血管紅腫和充滿了血液，經常反應出角膜
或覆蓋在眼睛上的組織氧氣供應缺乏。它們經常是由用眼過度、疲勞和飲食
不當所造成，特別是飲酒。但是它們也可顯示出身體周邊的微血管破裂、血
塊的出現或高血壓。

　　維生素 B_2（核黃素）和 B_6（吡哆醇）及胺基酸—組胺酸、離胺酸或苯丙
胺酸缺乏也會造成眼佈血絲的出現。一旦身體得到需要的營養素，血管的充
血就會消失。

營養素

補充品	建議用量	說明
維生素 A	每日 25,000 國際單位。	所有的眼睛疾病都需要。
	懷孕期間，每日勿超過	
加	10,000 國際單位。	
類胡蘿蔔素複合物	依照產品標示。	
與		
葉黃素		
和		
玉米黃質		

補充品	建議用量	說明
維生素 B 群	每日 3 次，每次服用每種主要的維生素 B 各 100 毫克（在綜合錠劑中，各種維生素的含量會有所不同）。	缺乏會造成眼佈血絲。
加 游離形式的胺基酸複合物	依照產品標示。	使用的配方包含所有的必需和非必需胺基酸。
維生素 C 與 生物類黃酮	每日 4 次，每次 1,000 ～2,500 毫克。	重要的抗氧化劑和必要的自由基破壞者，組織生長和修復所需。

◆ 藥用植物

❑ 使用覆盆子的葉子可減輕紅腫和發炎。也可製成茶，冷卻後，將乾淨的紗布或無菌棉花浸泡於其中，可做成敷劑。敷劑使用時眼睛要閉上，敷上敷劑 10 分鐘或視需要而定。

視線模糊（Blurred Vision）

許多原因都會造成視線模糊。折射異常（refractive error；近視、遠視和／或散光）會造成慢性的視線模糊，通常可利用矯正水晶體來改善。體內液體混亂也會造成視線模糊。

週期性的視線模糊一再發生，可能是由眼睛中對光線敏感的色素供應不適當所造成，對光線敏感的色素稱為視紫質（rhodopsin 或 visual purple），此色素是由維生素 A 和蛋白質所組成。任何進入眼睛的光線，都會破壞部分的視紫質，經由視紫質的破壞它會產生神經衝動，可告訴大腦眼睛看到了什麼。若沒有足夠的色素呈現，從眼睛看物品調整焦距的時間到大腦形成影像的時間會延遲。這種狀況會造成視線模糊。

營養素

補充品	建議用量	說明
鉀	每日 99 毫克。	對於維持適當的體液是需要的。
維生素 A	每日 25,000 國際單位。懷孕期間，每日勿超過 10,000 國際單位。	對於色素的形成和適當的平衡眼球內的液體是必需的。
加類胡蘿蔔素複合物與葉黃素和玉米黃質	依照產品標示。	對於所有的眼睛疾病是必需的。

◆ 考慮事項

❑ 折射異常所造成的近視（myopia; nearsightedness）、遠視（hyperopia; far-sightedness）和散光（astigmatism; distored vision），目前愈來愈流行使用雷射手術的方式來矯正。有兩種雷射手術的過程—光折射角膜切除術（photorefractive keratectomy, PRK）和角膜間隔雷射（laser in situ keratomileusis, LASIK）—可用來治療輕微到中度的近視。所有做過手術的門診病人，恢復的時間都比較短。兩種治療過程的成功率都非常高，但沒有一種過程是簡單的。有些病人做過雷射手術，視力有一些改善，但之後仍要戴眼鏡來矯正。其他的人可經由接下來的雷射手術來改善結果。有很少數的案例，在經過雷射手術後視力變更差。有痊癒較慢的傾向的人，或有進行中的醫學問題如青光眼或糖尿病患者，並不適合做雷射手術。有控制不良高血壓、自體免疫疾病或有某種角膜或視網膜的眼睛疾病的患者，也是不適合施行雷射手術的。孕婦不應該接受任何一種折射手術，因為眼睛的折射會因為懷孕期而改變。

白內障（Cataracts）

白內障是眼睛的水晶體出現雲霧狀，會造成視力的問題。如果眼睛中的水晶體變厚，和變得朦朧或不透明，它將會無法聚焦或容納適當的光線。有

一些原因會造成白內障，包括：老化、糖尿病、重金屬中毒、暴露於輻射中、眼睛受傷和某些藥物的使用，如類固醇。

發展成白內障的主要症狀是慢慢的、無痛的視力減弱。白內障是世界上造成失明的主要因素，雖然大部分白內障的情況，可經由手術成功的改善。白內障不時的會腫脹且會造成第二級的青光眼。

最常見的白內障是老年型的白內障，典型的會影響 65 歲以上的人。這種類型的白內障經常是由於自由基的傷害所造成。暴露於紫外光和少量 X 光的輻射在眼睛內會形成一些易起反應的化學物質。老年人的水晶體的抵抗力會開始下降。自由基會開始攻擊水晶體的結構蛋白質、酵素和水晶體的細胞膜。食物、水和環境中的自由基，是造成人們白內障逐漸增加的主要因素。

營養素

補充品	建議用量	說明
銅 和 鎂	每日 3 毫克。 每日 10 毫克。和鈣分開服用。	這些礦物質對於適當的痊癒和阻礙白內障的生長，是十分重要的。
麩胱甘肽	依照產品標示。	是一種胺基酸和有效的抗氧化劑，有助於維持水晶體的健康及對抗有毒物質。顯示出可延緩白內障的進行。
葡萄子萃取物	依照產品標示。	是一種有力的抗氧化劑。
L-離胺酸	依照產品標示，空腹服用。可與開水或果汁一起服用，但勿與牛奶一起服用。若同時服用 50 毫克維生素 B_6 及 100 毫克維生素 C 則更容易吸收。	對於膠原蛋白的形成是重要的，對水晶體的修護是必需的。也可中和對水晶體造成傷害的病毒。注意：不可攝取離胺酸一次超過 6 個月。
泛酸（維生素 B_5）	每日 500 毫克。	是一種抗壓力的維生素。
硒	每日 200 微克。懷孕期間，每日不可超過 40 微克。	是一種重要的抗氧化劑，可與維生素 E 協同作用。

補充品	建議用量	說明
維生素 A	每日 25,000 國際單位。懷孕期間，每日勿超過	對於正常的視覺功能是重要的。
加	10,000 國際單位。	
類胡蘿蔔素複合物	依照產品標示。	是維生素 A 的前驅物。對所有的
與		眼睛疾病是必需的。
葉黃素		
和		
玉米黃質		
維生素 B 群	依照產品標示。	若維生素 B 群一起服用，則效果
外加		更好。
維生素 B$_1$（硫胺素）	每日 50 毫克。	對於眼睛內的代謝十分重要。
和		
維生素 B$_2$（核黃素）	每日 50 毫克。	白內障與維生素 B$_2$ 有關聯。
維生素 C	每日 4 次，每次 3,000 毫克。	是必要的自由基破壞者，也可降低眼睛內的壓力。
與		
生物類黃酮		
維生素 E	每日 400 國際單位。	是一種重要的自由基破壞者。在某些病例中，它可抑制白內障的形成。使用 d-α-生育醇的形式。
鋅	每日 50 毫克。所有補充劑中的含量相加起來，每日不要超過 100 毫克。	保護因光線導致的傷害。使用葡萄糖酸鋅錠劑或 OptiZinc 可得到較好的吸收。

◆ 藥用植物

❑ 食用山桑椹的萃取物，可提供生物類黃酮，有助於移除在視網膜中的毒性化學物質。

❑ 銀杏可改善微血管的循環。

◆ 建議事項

❑ 增加攝取綠色的葉菜類，特別是綠葉羽衣甘藍、芥藍、芥菜葉、菠菜和蕪菁葉、莢豆類、黃色蔬菜，及含有大量類黃酮素的漿果，如藍莓、黑莓和

櫻桃，和含有豐富維生素 E 與 C 的食物，如生的水果和蔬菜。

❑ 避免將乳製品、飽和脂肪和任何動物性、植物性油脂加熱，無論是在烹調或加工的過程。這些食物會促使自由基的形成，自由基會傷害水晶體。只可使用經低溫壓榨處理的蔬菜油。

❑ 飲用有品質的水，最好是蒸餾水。對於白內障的預防是十分必要的。避免飲用含氯和氟的水。即使經過徹底的去除也不安全，因為許多地下蓄水層（地下水源頭），特別是那些靠近或在田地之下的水層，已被毒性殘餘物污染。

❑ 避免直接日曬。在室外時戴寬邊的帽子，戴太陽眼鏡（經極化處理過）以攔阻紫外線。確定太陽眼鏡大到可以保護你的眼睛。

❑ 假如已有白內障，則避免攝取抗組織胺。

◆ 考慮事項

❑ 數篇研究發現攝取富含葉黃素和玉米黃質—綠花椰菜、綠葉羽衣甘藍、芥藍、芥菜葉、菠菜和蕪菁葉的人，因年老所導致白內障的數量，比那些不攝取這些食物的人要少。這些食物也可有效的減少斑點退化的危險。研究者相信黃素和玉米黃質可作為抗氧化劑，可保護眼睛內的細胞免於自由基的傷害。

❑ 根據哈佛醫學院的研究者指出，攝取維生素 C 的補充劑至少 10 年並食用富含抗氧化劑食物，可降低罹患白內障的危險性。

❑ 《松果腺研究雜誌》（*Journal of Pineal Research*）發表的文章指出，褪黑激素對於實驗室內造成白內障的大白鼠，可有效的預防。控制組的大白鼠未給予褪黑激素，有百分之八十九發展成白內障，只有百分之七接受褪黑激素的大白鼠發展成白內障。已知褪黑激素的生成隨年齡而減慢，且大部分白內障病例發生在 60 歲以上。褪黑激素已知是一種有力的抗氧化劑，它可滲透到各個層級的細胞中。它是否有效的抑制人類白內障的形成，必須仰賴更進一步的研究。

❑ 老年人和罹患白內障的病人，他們的水晶體中含有大量的重金屬。例如鎘（cadmium），發現有白內障的病人是正常人的二到三倍。其他金屬如鈷（cobalt）、鎳（nickel）、銥（iridium）和溴（bromine）的濃度也上升。

☐ *Science* 的一篇文章指出造成白內障的最大原因，是人體無法應付飲食中的糖。乳糖（lactose; milk sugar）是最糟糕的兇手，接下來是精製的白糖。許多眼科專家指出大多數白內障的患者攝取大量的乳製品和精製的白糖。若飲食不適當和持續的長期壓力，白內障也會發生。

☐ 病人若缺乏使半乳糖轉變成葡萄糖（通常是指血糖）的酵素，發展成白內障比那些沒缺乏酵素的人還快。

☐ 抽菸是白內障的危險因子之一，可能是自由基增加體內的氧化壓力所引起。《美國醫學協會期刊》中有一篇關於抽菸與罹患白內障的危險的報告，發現抽菸與白內障的發生有很大的相關性。

☐ 白內障常見的治療是做手術。在白內障的手術中，移除眼睛中已無功能的水晶體，經常植入塑膠或矽膠製人工補綴過的水晶體。水晶體可整個植入，或使用稱為水晶體乳化術（phacoemulsification，通常稱為「phaco」的技術）的手術過程。在這個手術中外科醫生執行微小的切開術，把震動儀器的尖端插入白內障中震動，直到它轉變成液體。之後把這些液體吸出，並植入新的水晶體。這種方式的手術只切開十分之一吋長，比較常見的方法是切開三分之一或二分之一吋。其他的方法是使用囊外的手術，就是在角膜的一邊切開稍微有點長的切口，外科醫生移除中間較硬的水晶體，剩餘的水晶體則吸出。

色盲（Colorblindness）

一般稱無法與大多數人一樣可分辨顏色的人為色盲。視網膜上有一種專門的細胞稱為視錐（cones），對於解釋光波變成顏色的感覺是十分重要的，可能是完全或部分缺失，或沒有適當的功能，如此會導致色盲。有許多不同類型和多種嚴重的情況。大多數色盲的人會混淆某些顏色（例如他們無法分辨紅色和綠色）；罕見的病例中，病人看不到任何一點顏色。一些人只可在某些光線下能分辨顏色。

有某些疾病包括惡性的貧血和鐮形血球性疾病，和許多不同的疾病，會造成顏色視覺的干擾。

只有少數人接受過顏色視覺的檢查，因為色盲是無法診斷的狀況，特別是女性。在大多數的病例中，一出生即有色盲，雖然白內障會造成視覺模

糊,之後會減少分辨顏色的能力。

營養素

補充品	建議用量	說明
維生素 A	每日 25,000 國際單位。懷孕期間,每日勿超過 10,000 國際單位。	是很有幫助的,因為對於視網膜上視錐的適當功能是十分必需的。也可改善夜盲症。使用乳劑的形式,在高劑量時比膠囊形式的還安全。
加類胡蘿蔔素複合物與葉黃素	依照產品標示。	
維生素 B$_{12}$	每日 1,000～2,000 微克。	缺乏會導致黃－藍色盲。

結合膜炎(Conjunctivitis;紅眼,Pinkeye)

結合膜炎就是結合膜發炎—結合膜是在眼瞼邊緣的膜,包裹住大部分的眼白。眼睛可能會出現腫脹和充血;經常會搔癢和發炎。因為受感染的膜經常化膿的關係,所以閉眼一段時間後眼瞼容易黏貼在一起。

引起結合膜炎的原因包括細菌感染、病毒、眼睛受傷、過敏,和暴露於會刺激眼睛的物質中,如氣體、抽菸、隱形眼鏡的溶劑、游泳池中的氯、化學物質、化妝品或其他進入眼睛中的外來物質。若是病毒感染所造成的結合膜炎,則有高度的接觸傳染力。

營養素

補充品	建議用量	說明
維生素 A	每日 25,000 國際單位持續服 1 個月;之後減至每日 15,000 國際單位。懷孕期間,每日勿超過 10,000 國際單位。	維生素 A、維生素 C 和鋅對於促進免疫都有幫助,免疫對於一般的病毒感染的結合膜炎是特別重要的。使用乳劑形式較易吸收,且在高劑量時較安全。
加類胡蘿蔔素複合物與	依照產品標示。	

補充品	建議用量	說明
葉黃素 和 玉米黃質		
維生素 C 與 生物類黃酮	每日 2,000～6,000 毫克，分成數次。	可保護眼睛免於發炎。加強癒合的能力。
鋅	每日 50 毫克。所有補充劑中的含量相加起來，每日不要超過100毫克。	可加強免疫反應。使用葡萄糖酸鋅錠劑或OptiZinc可得到較好的吸收。

◆ 藥用植物

❑ 金盞花、洋甘菊、茴香和／或小米草藥草茶，可用來做成熱的敷劑。小米草可使用口服膠囊或藥草茶的形式。它對於任何的眼睛刺激和發炎都有益。這個藥草茶也可用來清洗眼睛。

❑ 金印草和小米草也可輪流使用，因為它們對於感染所引起的結合膜發炎很有用。
注意：若每天內服金印草，一次不要連續使用超過 7 天。在懷孕期間不可使用。

◆ 建議事項

❑ 增加綠色葉菜類的攝取—特別是綠葉羽衣甘藍、芥藍、芥菜葉、菠菜和蕪菁葉、莢豆類、黃色蔬菜；富含類黃酮素的漿果，如藍莓、黑莓和櫻桃；富含維生素 E 和維生素 C 的食物，如生的水果和蔬菜。

❑ 使用熱敷劑每天數次。許多引起結合膜炎的微生物，都不能耐熱。使用上述建議的藥草茶，並製成的敷劑，可得到很大的益處。

❑ 假如發生疼痛或視力模糊，立刻去看醫生。這些可能是其他嚴重疾病的症狀。

❑ 假如你的眼瞼腫脹，可使用磨碎且脫水的新鮮馬鈴薯，用紗布包裹並敷在你的眼睛上。這可作為收斂藥，並有使傷口癒合的功效。

◆ 考慮事項

❑ 紅眼與乾草熱有關，可用含有類固醇的滴劑來治療。

❑ 若細菌感染的眼疾，使用敷劑和服用補充劑已 4 天並無改善，傳統的治療
方式是使用抗生素。

角膜潰瘍（Corneal Ulcer）

　　如果角膜—覆蓋眼睛最前面的一層膜受損，眼睛可能會變成發炎和自發
性的感染而導致潰瘍，這種損害可能是由於受傷、外來物質入侵眼睛，或是
過度的、不適當的配戴隱形眼鏡所造成，而使角膜潰爛的感染來源可能是病
毒、細菌或黴菌。

營養素

補充品	建議用量	說明
維生素 A 加 類胡蘿蔔素複合物 與 葉黃素 和 玉米黃質	每日 25,000 國際單位。 懷孕期間，每日勿超過 10,000 國際單位。 依照產品標示。	對於所有眼部疾病都很重要。
維生素 C 與 生物類黃酮	每日 6,000 毫克，分成 數次。	是修復和抗病毒物質。

◆ 建議事項

❑ 如果你一旦懷疑可能有角膜潰瘍的形成，要立刻去找醫生。

糖尿病性視網膜病變（Diabetic Retinopathy）

　　糖尿病可以導致視網膜病變，這是供給營養的部分小的微血管漏出液體
或血液，損害桿狀或角膜細胞，新的微血管在受傷處開始形成也會干擾視

力，血管的問題可以導致視網膜出血（轉運眼睛液體的血管漏出）、微血管瘤（眼睛血管不正常的腫脹）、視網膜水腫（液體堆積在眼睛中），且很有可能會失明。糖尿病性視網膜病變影響約 700 萬的美國人，而且約造成每年 7,000 的失明人口，不幸的是，很少有警訊，常常是沒有症狀的，直到知道時已經是相當惡化的時候。

營養素

補充品	建議用量	說明
維生素 A 加 類胡蘿蔔素複合物 與 葉黃素 和 玉米黃質	每日 25,000 國際單位。懷孕期間，每日勿超過 10,000 國際單位。 依照產品標示。	對於所有眼部疾病都很重要。
鯊魚軟骨	每日依照體重每 15 英磅服用 1 公克，分 3 次劑量。如果不能接受口服的話，也可以利用留置灌腸法，從直腸進入。	為了藉由抑制眼睛的細小血管生長來預防或阻止症狀的惡化，防止失明。

◆ 建議事項

❏ 見第二部的糖尿病部分，遵循飲食建議。

❏ 如果你患有糖尿病，記得每年都要做眼睛檢查來檢測視網膜病變的發生，如果在檢查的同時發現有視網膜病變，要及時以雷射手術治療，可以避免視力損失。

◆ 考慮事項

❏ 有一個研究報告發現胰島素依賴型（第一型）糖尿病的病患，如果好好控制血糖則可以減低約百分之六十的視網膜病變發生。

❑ 國際眼科機構研究學者誘發狗的糖尿病性視網膜病變，再給予動物一種叫做 sorbinil 的藥物，這種藥物可以抑制血中過多的糖分轉換成酒精的酵素作用，因為這個作用會破壞視網膜的血管，在此項研究中，這個藥物可以完全阻擋視網膜病變的進展。

視力模糊或減弱（Dimness or Loss Vision）

　　許多不同的狀況會造成視力模糊和減弱。其中最常見的是白內障、青光眼和糖尿病性視網膜病變。黃斑退化症和色素性視網膜炎很少見，但發生有一定的頻率。其他的也是相同。視網膜剝離會造成一些視力的喪失，好像一層薄幕拉過視野。視力減弱之前也許會有「冒火花」或「像閃電一樣的閃光」，或在視野中出現巨大且數量眾多的黑色浮游物（請看本部分的浮游物）。葡萄膜炎是眼睛的中層發炎所造成，這層包含有虹膜、睫狀體和脈絡膜。在許多病例中，它會造成不明顯的全身性疾病，如風溼性關節炎或感染。也許會發生疼痛和發紅，最主要發生的症狀是視力減弱或視力模糊。其他會造成視力減弱的原因，通常是供應視網膜的血管被血塊阻塞。若影響的血管是動脈，普遍來說視力會突然的減弱，若阻塞的是靜脈，則視力沒那麼迅速的減弱。通常只影響一個眼睛。

　　視神經發炎可能是引起視力減弱的另一個原因。若有發炎，則會導致全身性的疾病或感染，但是在許多病例中無法判斷。這種狀況通常只影響一個眼睛，但也許會影響二個眼睛，在幾天的過程中會造成多種不同程度的視力減弱。毒物性弱視是視神經被毒物反應所傷害，會在視野中形成一個小洞，一段時間後會變大，甚至會造成失明。在大多數的病例中，雙眼都會被影響。這個疾病最常見在抽菸的人身上─事實上，有些時候是指抽菸性弱視（tobacco amblyopia）─似乎大多發生在抽菸斗的人。飲酒過度或和鉛、甲醇、綠黴素、毛地黃、乙烯二胺基丁醇和其他化學物質接觸的人也會發生這種情形。

◆ 建議事項

❑ 假如有上述的情況發生，要去看醫生。對於大多數的症狀而言，及早治療有助於維持視力，至少可以延緩視力的減弱。

❏ 不可抽菸，並且禁止其他人抽菸。即使已經因抽菸而導致毒性弱視，假如戒菸，則視力可有所改善。

◆ 考慮事項

❏ 這些被討論的症狀，經常是無痛的。生理上的不舒服，並不是判斷視力健康的可靠指標。超過 35 歲以上的人建議做傳統的眼部檢查。

❏ 請見此部分的白內障、糖尿病性視網膜病變、青光眼、黃斑退化症和色素性視網膜炎。

眼睛乾燥（Dry Eyes）

燒傷和發炎會使淚管無法製造足夠的液體（眼淚）來保持眼睛的溼潤，那眼睛就會乾燥。這種情況女性較男性容易發生，且在停經期之後女性的敏感性會增加。佩戴隱形眼鏡的人，特別容易會有眼睛乾燥的問題。維生素 A 缺乏經常會造成眼睛乾燥，經常會影響超過 65 歲以上的人。已知有些藥物會抑制眼淚的產生或改變眼淚的組成，包括抗組織胺、抗充血劑和其他用來控制帕金森氏症和高血壓的藥物。

營養素

補充品	建議用量	說明
月見草油	每日 2～3 次，每次 1,000 毫克。	一種必需脂肪酸的來源。
維生素 A 軟膏 和／或	依照產品標示。	對於眼睛的乾燥和搔癢有幫助。眼淚中含有維生素 A。
維生素 A	每日 25,000 國際單位。懷孕期間，每日勿超過	
加	10,000 國際單位。	
類胡蘿蔔素複合物 與	依照產品標示。	對於所有的眼睛疾病都是必要的。
葉黃素 和		
玉米黃質		

◆ 建議事項

❏ 每天至少喝水八大杯（每杯 225 毫升）。最好是蒸餾水。

❏ 若你有眼睛乾燥的狀況，要去看醫生。它可能是許多嚴重情況的症狀，如風溼性關節炎或狼瘡。而且乾燥會造成不斷的發炎，對眼睛造成傷害和危險。

❏ 假如你的淚管腫大，在你的飲食中添加更多的鈣和避免攝取加工食品。

❏ 人工淚液對於保持眼睛的濕潤是安全且有效的。選擇不含防腐劑的產品，如 Allergan 的 Cellufresh、Bausch & Lomb 的 Dry Eye Therapy 或 Alcon 的 Tears Naturale。

❏ Similasan Eye Drops #1 和 #2 是緩和順勢療法的眼藥水，含有顛茄（Belladonna）、Euphrasia 和 *Mercurius sublamitus*；有的含有蜜蜂（*Apis mellifica*）、Euphrasia 和沙巴蔾蘆（Sabadilla）。

❏ 使用增溼器增加乾燥空氣中的溼氣。

❏ 在風大的日子佩戴鏡片可延伸至頭部兩側的眼鏡。

❏ 避免抽雪茄或其他方式的抽菸。

❏ 避免使用宣稱可「消除充血」的產品。有些藥局販賣的滴劑，被用來減輕眼睛的充血和疼痛，其中含有血管緊縮藥，會使你的眼睛更加乾燥，特別是使用一段很長的時間。

❏ 限制使用吹風機。讓你的頭髮自然乾燥，保護你的眼睛避免吹風機或其他熱源所產生直接的、快速的熱風。

◆ 考慮事項

❏ 在某些病例中，眼科醫師會施行關閉內側的淚管，內側淚管會使一些眼淚從眼睛注入鼻子，來保存眼淚並保持眼睛的溼度。

❏ 對於那些眼睛易於乾燥或頻繁眼睛感染，而無法佩戴隱形眼鏡的人，他們可使用某種隱形眼鏡，隱形眼鏡用一種稱為 sulfoxide hydrogel 的材料所製成。這種新的材料可比現在隱形眼鏡的材料保持含有更多的水分，目前正在臨床實驗中。

❏ 索格侖氏症候群是一種疾病，會造成眼睛乾燥。

眼睛疲勞（Eyestrain）

　　眼睛疲勞會造成眼睛周圍或後面的模糊、搔癢感覺，也會延伸到形成一般的頭痛，也可能當眼睛注視的時候會有疼痛或疲勞感覺。眼睛疲勞通常是由於過度使用眼睛在一些需要近的、專注的活動，例如閱讀或使用電腦，有些特定職業的人，像是珠寶製造商等，特別容易有眼睛疲勞的問題，配戴不適當的鏡片（不論是錯誤的視力處方或不正確製造的眼睛）也都會導致眼睛疲勞的問題。

　　急性閉角型青光眼也可以導致眼睛周圍疼痛，但是感覺敏銳且通常會伴隨其他的症狀，大部分其他的眼睛症狀，甚至很嚴重的，僅會造成一點點或沒有不舒適。

營養素

補充品	建議用量	說明
維生素 A 加 類胡蘿蔔素複合物 與 葉黃素 和 玉米黃質	每日 25,000 國際單位。懷孕期間，每日勿超過10,000 國際單位。 依照產品標示。	對於所有眼部疾病都很重要。
維生素 B 群 加 維生素 B₂（核黃素）	每日服用每種主要的維生素 B 各 50～100 毫克（在綜合錠劑中，各種維生素的含量會有所不同）。 每日 3 次，每次 25 毫克。	促進眼內細胞代謝。 幫助減緩眼睛疲勞。

◆ 藥用植物

❏ 服用小米草膠囊或茶包的形式都有助益，小米草茶也可以用來沖洗眼睛。

❑ 金印草可以使用當成除小米草外的另一個選擇。

注意：若每天內服金印草，一次不要連續使用超過 7 天。在懷孕期間不可使用，若你對豕草過敏，則使用時小心。

◆ 建議事項

❑ 躺下來，閉上眼睛，且置放一個冷的敷袋在眼睛上，休息 10 分鐘或更久，要更換新的敷袋，這樣會減輕你的不舒適，也可以試看看茶包或是小黃瓜片，冰冷可以使腫脹的血管收縮。

❑ 測試距離來避免眼睛疲勞，試著做不同的工作，使你的眼睛對焦的距離常常改變，如果要長時間做近距離的工作時，記得要有定期的變焦，也就是每 20 分鐘左右，讓你的眼睛離開工作，讓眼睛換一個焦距一、兩分鐘。

❑ 如果你是要長期使用電腦的人，記得每小時要有 5 到 10 分鐘的休息，儘可能往遠距離處望一望，電腦螢幕的位置會降低所有光源的閃光，試看看美國眼科學會通過的降低閃光的濾片，如果可能的話，也可以使用 LCD 平面顯示器，比一般的 CRT 顯示器較清楚且明亮。

❑ 要有充足的睡眠，疲憊會促進眼睛疲勞。

❑ 如果疼痛很嚴重且突然而來，特別是當視力受影響或是除了疼痛外還有噁心、嘔吐的現象，要立刻找專業醫師求助，這種症狀有可能是一個急性青光眼的發作。

浮游物（Floaters）

最常見的是少許的細胞殘骸漂浮在眼睛中，指的就是漂浮物（floaters）。因為這些漂浮物在視網膜上會造成陰影，特別是在某些光線下和某些背景中，這些物質看起來好像小的斑點慢慢的在眼睛前移動。老人和近視的人大多抱怨有此症狀。大多數的漂浮物最後會變得不明顯，被認為是良性的。玻璃狀的纖維退化（fibrillar degeneration of the vitreous）是一種疾病，會使漂浮物合併成長的、多纖維的線狀物。這種狀況經常是由過度曝曬於太陽光所造成的。

營養素

補充品	建議用量	說明
蘋果果膠	依照產品標示。	可螯合眼睛循環中的重金屬。
L-甲硫胺酸	依照產品標示，空腹服用。可與開水或果汁一起服用，但勿與牛奶一起服用。若同時服用 50 毫克維生素 B_6 及 100 毫克維生素 C 則更容易吸收。	可螯合重金屬。（請看第一部的胺基酸）
米自 American Biologics 的 Oxy-5000 Forte	依照產品標示。	對於健康和壓力是一種強有力的營養抗氧化劑，可破壞自由基。
維生素 A 加 類胡蘿蔔素複合物 與 葉黃素 和 玉米黃質	每日 25,000 國際單位。懷孕期間，每日勿超過 10,000 國際單位。 依照產品標示。	對於所有的眼睛疾病是必需的。

◆ 建議事項

☐ 有時候看到一些漂浮物是正常的，但是假如你突然看到大量的漂浮物，必須去看眼科醫生。這可能是視網膜剝離的一種症狀。視網膜剝離若延誤就醫，則需要施行一個較長時間的手術。

青光眼（Glaucoma）

青光眼是一種嚴重的疾病，眼球內的液體對眼睛其他部分施加的壓力增加所造成。假如這壓力不解除，則會對視網膜造成傷害，最後破壞視神經，導致視力減弱甚至是失明。最常見於 35 歲以上、近視和高血壓的人身上。

遠視（Hyperopia; Farsightedness）

請見此部分的「視力模糊」。

眼睛癢或疲勞（Itchy or Tired Eyes）

有許多因素會造成眼睛癢或疲勞，包括過敏、淚流不止、疲勞、感染（結膜炎）和角膜與眼睛外部的組織氧氣供應不足。

營養素

補充品	建議用量	說明
維生素 A	每日 25,000 國際單位。懷孕期間，每日勿超過	對於所有的眼睛疾病是必需的。
加	10,000 國際單位。	
類胡蘿蔔素複合物	依照產品標示。	
含		
葉黃素		
和		
玉米黃質		
維生素 B 群	每日 50〜100 毫克。	可改善眼睛內細胞的代謝。
外加		
維生素 B$_2$（核黃素）	每日 50 毫克。	有助於改善眼睛組織的氧合作用。

◆ 建議事項

❏ 閉上眼睛冷敷，可快速的減輕眼睛的疼痛或疲勞。使用敷料敷 10 分鐘。若有需要可經常使用此敷料。

◆ 考慮事項

❏ 假如這種情況一再出現，過敏極有可能是主要的原因。（請見第二部的過敏症）

❏ 假如搔癢和疼痛伴隨著眼睛有亮粉紅或是發紅，且有較濃的分泌物，那你就有結膜炎（請見此部分的結膜炎）。

❏ 假如眼睛搔癢和疼痛持續一段很長的時間，可能有基本的營養問題。在你的飲食中添加上述營養素中的維生素 B 群。

黃斑退化症（Macular Degeneration）

這個症狀會由於黃斑的退化而造成視力進展式的流失，黃斑是網膜針對細微的視力作用的部分，這個黃斑退化症是美國和歐洲超過 55 歲以上老人主要視力減退的原因，它導致的視力減退可能是突然的，也可能是慢慢進展的，通常對周邊的和顏色的視力是沒有影響的。

黃斑退化症一般有兩種形式，一種是萎縮型（乾性的），另一種是滲出型的（溼性的）。後者還可能會有網膜中心下的細小血管網出血或液體滲出，會造成結疤和視力退化。

黃斑退化症可能是由於自由基的破壞所致，與白內障原因類似，可能導致的危險因子包括老化、動脈粥狀硬化、高血壓及環境毒素等，遺傳也可能扮演重要的角色。

營養素

補充品	建議用量	說明
輔酶Q10 加 來自 Coenzyme-A Tech-nologies 的輔酶A	每日 60 毫克。 依照產品標示。	強的抗氧化劑可以防止黃斑退化。
葡萄子萃取物	依照產品標示。	一種強力的抗氧化劑，可以用來保護眼睛避免自由基的傷害。
來自 Neways 的 Orbitol	依照產品標示。	包含山桑椹、小米草、β-胡蘿蔔素及其他許多對眼睛有益的營養素。
硒	每日 400 毫克。	一種重要的抗氧化劑。
鯊魚軟骨	每日依照體重每 15 英磅服用 1 公克，分 3 次劑量。如果不能接受口服的話，也可以利用留置灌腸法，從直腸進入。	為了藉由抑制眼睛的細小血管生長來預防或阻止黃斑退化症狀的惡化，防止失明。

補充品	建議用量	說明
維生素 A 加 類胡蘿蔔素複合物 與 葉黃素 和 玉米黃質	每日 25,000 國際單位。懷孕期間，每日勿超過 10,000 國際單位。 依照產品標示。	抗氧化劑且對眼部功能很重要。使用乳劑形式較易吸收，且在高劑量時較安全。
維生素 C 與 生物類黃酮	每日 4 次，每次 1,000～2,500 毫克。	是強而有力的抗氧化劑，為破壞自由基所必需。 預防眼睛傷害，也可以減低白內障的壓力。
維生素 E	每日 600～800 國際單位。	一種重要的抗氧化劑且為破壞自由基所必需。使用 d-α-生育醇的形式。
鋅 加 銅	每日 45～80 毫克。所有補充劑中的含量相加起來，每日不要超過 100 毫克。 每日 3 毫克。	缺乏與眼睛疾病有關，使用葡萄糖酸鋅錠劑。 平衡鋅所需。

◆ 藥用植物

❏ 臨床研究顯示服用山桑椹萃取物（每日 160 毫克以上）且吃新鮮的藍莓（每日 225～280 公克），再加上服用銀杏萃取物和鋅，可以有助於防止視力減退。藍莓富含豐富的生物類黃酮，在早期治療是很有效果的。

◆ 建議事項

❏ 多增加攝取綠色的葉菜類特別是綠葉羽衣甘藍、芥藍、芥菜葉、蕪菁葉、莢豆類、黃色蔬菜、富含黃酮類的莓果（如藍莓、黑莓及櫻桃）等，還有富含維生素 E 和 C 的食物，例如生的水果和蔬菜。

❏ 避免酒精、抽菸、所有糖類、飽和脂肪和高脂食物，那些加熱會暴露在空氣中，如油炸食物、漢堡、午餐醃肉及烤核果。

◆ 考慮事項

☐ 在一篇由路易斯安那州立大學眼科學家發表在《美國眼科醫學會雜誌》的研究中，發現到對黃斑退化症病患補充鋅的影響，一半每日給予 100 毫克的鋅補充劑兩次，另一半給予安慰劑，12 到 24 個月後，鋅補充組顯著的比安慰劑組有較少的惡化。

☐ 抗氧化營養素已知可以保護避免得到黃斑退化症，但是有兩種物質很特別：葉黃素和玉米黃質，被認為對這種疾病有預防的效果，美國麻州波士頓的眼科及耳科醫院的 Johanna M. Seddon 醫生的研究，比較 356 位黃斑退化症的病患和 520 位其他眼科疾病患者的飲食，發現β-胡蘿蔔素並沒有影響，但是葉黃素和玉米黃質則有相關聯，富含葉黃素和玉米黃質的食物包括綠葉羽衣甘藍、芥藍、芥菜及蕪菁葉等。

黏液（Mucus in the Eyes）

有許多不同的情況會造成黏液蓄積於眼睛中，如過敏、傷風感冒和感染（結膜炎）。

◆ 藥用植物

☐ 使用稀釋過不含酒精的金印草萃取物或冷的金印草茶，輕輕地並小心地清洗眼睛。

注意：懷孕期間不可使用金印草，若你對豕草過敏，那你使用金印草要小心。

近視（Myopia）

請見此部分的「視線模糊」。

懼光（Photophobia）

懼光是指眼睛對於光線的耐受能力不正常；暴露於光線中會損傷眼睛。這種情況常見於淺色眼睛的人，通常不是嚴重的問題。然而，在某些病例中，它可能與角膜的發炎和損傷、急性青光眼或葡萄膜炎有關。它也是麻疹

的症狀之一。

營養素

補充品	建議用量	說明
維生素 A	每日 25,000 國際單位。懷孕期間，每日勿超過 10,000 國際單位。	對於所有的眼睛疾病是必需的。
加		
類胡蘿蔔素複合物	依照產品標示。	
與		
葉黃素		
和		
玉米黃質		

◆ 考慮事項

❑ 請見第二部的青光眼和／或麻疹。

❑ 請見本部分「視力模糊或減弱」中葡萄膜炎的討論。

紅眼（Pinkeye）

請見此部分的「結合膜炎」。

視網膜水腫（Retinal Edema）

請見此部分的「糖尿病性視網膜病變」。

視網膜出血（Retinal Hemorrhage）

請見此部分的「糖尿病性視網膜病變」。

色素性視網膜炎（Retinitis Pigmentosa）

色素性視網膜炎這個症狀是一群遺傳的疾病，影響約每 3,700 人就有一個人有這種病例，視網膜是眼球最內層的部分，它含有光接受器細胞可以直接連接大腦的視神經，色素性視網膜炎是由於這些光接受器細胞經一段時間後退化所造成，最初的症狀是晚上看不見，會從青春期或成年期開始，接著

會有周邊視力損失，最後造成失明，通常會在 30 到 80 歲之間。艾許症候群（usher syndrome）是色素性視網膜炎的一種變異，也會導致聽力受損。

營養素

補充品	建議用量	說明
輔酶Q$_{10}$	每日 60 毫克。	強的抗氧化劑可以改善色素性視網膜炎的症狀。
維生素 A 加 類胡蘿蔔素複合物 與 葉黃素 和 玉米黃質	每日 15,000 國際單位。懷孕期間，每日勿超過 10,000 國際單位。 依照產品標示。	對所有眼部疾病都有幫助。使用乳劑形式，較易吸收，且在高劑量時較安全。

◆ 建議事項

❏ 需經過一個專業眼科醫生，且是在色素性視網炎上有專科訓練的徹底眼部檢查，正確的診斷有時是很困難的，不過可以由細心和更複雜的技術中得到更可靠的結果。

◆ 考慮事項

❏ 美國哈佛醫學院的眼科專家 Eliot Berson 醫生團隊在 1993 年做的一個研究，發現高劑量的維生素 A 可能可以減緩視力的損失約每年百分之二十。這個研究同時發現高劑量的維生素 E 補充（每日 400 毫克或更多），可能對色素性視網膜炎患者是有害的。

❏ 視網膜細胞移植或是基因療法都仍在研究測試階段當中，而這兩種是對於色素性視網膜炎治療有效的方法，在動物實驗中已經可以成功的移植光接受器細胞，不管使用何種治療的過程對抗失明仍是這類疾病的首要目的，同時研究學者也找出多種與此疾病有關的突變基因，未來也許可以用在基因療法中將這些有缺陷的基因替換掉，也就可以治療這種疾病。

眼前暗點（Scotoma）

眼前暗點是在視野中出現一個盲點。除非眼前暗點很大或在視野的中央，否則可能不會被注意到。然而，專業人員會利用一種稱為視野檢查的測驗來檢查眼前暗點。

眼前暗點是一種疾病的症狀，並不是疾病的本身。它們可能是視網膜的問題或視神經損傷的徵兆之一，這些疾病是由青光眼所造成的。

營養素

補充品	建議用量	說明
維生素 A	每日 25,000 國際單位持續 2 個月。懷孕期間，每日勿超過 10,000 國際單位。	對於眼睛的健康是必需的。使用乳劑形式較易吸收，且在高劑量時較安全。
加		
類胡蘿蔔素複合物	依照產品標示。	
與		
葉黃素		
和		
玉米黃質		

帶狀疱疹（Shingles; Herpes Zoster）

帶狀疱疹是一種水痘─疱疹病毒（varicella-zoster virus）感染所引起的，此病毒是疱疹家族中的成員之一，這種相同的病毒會引起水痘（chicken-pox）。特別的症狀是會長出疼痛的水痘。帶狀疱疹會出現在身體的各處。若出現在前額靠近眼睛或在鼻尖，眼睛有可能被影響，會出現角膜損傷。當第一個水泡出現時補充適當的補充劑，可使水泡快速的乾燥，而且不舒服感也會得到緩和。

營養素

補充品	建議用量	說明
L-離胺酸	每日 1,000 毫克，空腹服用。可與開水或果汁一起服用，但勿與牛奶一起服用。若同時服用50 毫克維生素 B_6 及 100毫克維生素 C 則更容易吸收。	可對抗疱疹病毒。（請見第一部的胺基酸）注意：不可一次服用離胺酸超過 6 個月。
維生素 A加類胡蘿蔔素複合物與葉黃素和玉米黃質	每日 25,000 國際單位。懷孕期間，每日勿超過10,000 國際單位。依照產品標示。	對於所有的眼睛疾病是必需的。
維生素 B_{12}	每日 1,000～2,000 微克，空腹服用。	預防眼睛中神經的傷害。使用錠劑或舌下形式。
維生素 C與生物類黃酮	每日 2,000～6,000 毫克或更多。	是一種抗病毒和免疫系統的強化劑。
維生素 E	每日 1,000 國際單位。假如你有高血壓，不可提前使用維生素 E，開始每日 400 國際單位，慢慢的增加至每日 800國際單位。	有助於預防疤痕和組織的傷害。使用 d-α-生育醇的形式。

◆ 建議事項

❑ 若出現在前額靠近眼睛或在鼻尖，必須去看眼科醫生尋求治療。

❑ 在水泡處和影響的部分使用氧化鋅的乳膏。在水泡痊癒後，在那些地方敷上蘆薈膠和維生素 E。

◆考慮事項

☐ 假如使用氧化鋅、蘆薈膠和／或維生素 E 達 3 天，水泡並未痊癒，則使用 25 克的維生素 C 靜脈注射，幾乎可立即減輕。

☐ 請見第二部的帶狀疱疹。

瞼腺炎（Stye）

　　瞼腺炎是眼瞼邊緣的油脂線被細菌感染。因為眼睛的組織因為感染而發炎，瞼腺炎外觀像小的粉刺。這粉刺會慢慢的冒出頭、破裂和有液體流出。早期的治療可加速痊癒的過程，有助於避免更進一步的併發症。

◆藥用植物

☐ 準備覆盆子葉藥草茶，可用來作為洗眼液來減輕瞼腺炎。

◆建議事項

☐ 使用熱的敷料在那些被影響的部分，每天六次，每次 10 分鐘，有助於減輕不舒服感，且使瞼腺炎冒出頭，就可引流出而傷口會開始痊癒。

☐ 假如瞼腺炎頻繁出現，在飲食中補充維生素 A。維生素 A 缺乏其中一個症狀就是瞼腺炎一再出現。

◆考慮事項

☐ 假如瞼腺炎沒有迅速的痊癒，它就必須引流出來。這個程序必須由醫生來操作。不可在家中擠壓傷腫或試圖引流。它會傳播至血流中造成感染，引起全身的疾病。

☐ 在一些嚴重和／或嚴重的病例中，使用抗生素是必要的。

眼睫毛稀疏（Thinning Eyelashes）

　　有許多問題會導致眼睫毛稀疏或甚至完全掉光。這些問題中有過敏，特別是眼部化妝品的接觸傳染；使用某種藥物；暴露於環境的毒物中；甲狀腺機能亢進；眼部手術；飲食不良和／或營養缺乏；和創傷。

營養素

補充品	建議用量	說明
維生素 A	每日 25,000 國際單位。懷孕期間，每日勿超過	可促使皮膚和頭髮的健康。
加	10,000 國際單位。	
類胡蘿蔔素複合物	依照產品標示。	對於所有的眼睛疾病是必需的。
與		
葉黃素		
和		
玉米黃質		
維生素 B 群	每日 50～100 毫克。	維生素 B 群有助於預防眼睫毛的掉落。
外加		
維生素 B_2（核黃素）	依照產品標示。	
和		
維生素 B_3（菸鹼素）	依照產品標示。	
加		
啤酒酵母	每日 1 湯匙。	是維生素 B 群的良好來源。

◆ 建議事項

❑ 晚間睡覺前在眼睫毛上輕輕的塗抹維生素 E 油，它可慢慢的滲入眼瞼中。有助於使眼睫毛變多且促進正常的生長。

眼睛潰瘍（Ulcerated Eye）

請見此部分的「角膜潰瘍」。

眼皮潰瘍（Ulcerated Eyelid）

假如你的眼皮因為感染而搔癢有抓痕，則潰瘍的區域會形成。慢性的眼瞼炎也會造成眼皮潰瘍。

乾眼症（Xerophthalmia）

乾眼症是一種角膜發炎，可能與營養缺乏有關，特別是維生素 A 的缺乏。角膜變乾燥，感染和／或潰瘍會開始出現。畢托氏斑點會出現，並且會發生夜盲症。

營養素

補充品	建議用量	說明
維生素 A	每日 25,000 國際單位。懷孕期間，每日勿超過	特別針對眼睛乾燥。
加	10,000 國際單位。	
類胡蘿蔔素複合物	依照產品標示。	對於所有的眼睛疾病是必需的。
與		
葉黃素		
和		
玉米黃質		
維生素 B6（吡哆醇）	每日 50 毫克。	營養素一起使用對於治療眼睛乾
和		燥有良好的作用。
維生素 C	每日 2,000～14,000 毫	
與	克，分成數次。	
生物類黃酮		
和		
鋅	每日 50 毫克。所有補充劑中的含量相加起來，每日不要超過 100 毫克。	使用葡萄糖酸錠劑或 OptiZinc 可得到較好的吸收。

◆ 考慮事項

❏ 也請見此部分的「畢托氏斑點」。

耳朵感染（Ear Infection）

　　3 歲左右的小孩大約有百分之七十五曾經罹患某些種類的耳朵感染。外耳炎（external otitis）就是大家所知的游泳者的耳朵（swimmer's ear），會影響耳朵的外部。它可能是由上呼吸道感染，或一些食物所引起的過敏反應所造成，這些食物最常見的是乳製品。耳管是從鼓室延伸至外面，容易發炎和腫大。症狀包括輕微的發燒、耳朵有分泌物和疼痛，經常會很嚴重且有抽痛感，當耳垂被觸摸或拉動，情況會更加嚴重。

　　中耳炎（otitis media）最常見於嬰兒和小孩。感染的位置是在鼓室的後方，就是耳朵內小骨頭的所在位置。這個位置中的歐式管或聽覺管會調節空氣壓力，範圍是在耳朵的後方到鼻腔。若有細菌或病毒進入這個位置，這個區域會發炎且開始產生液體，會造成有壓力的感覺。其他的症狀包括耳朵痛；尖銳的、鈍的或抽動的疼痛；耳朵內有充滿的感覺；和有 39.4°C 或更高的高燒。小孩們經常會拉他們的耳朵，試圖來減輕這股壓力。高海拔和氣溫低會增加不舒服的感覺，且會使感染的情況變得更糟。

　　嚴重的中耳炎會使鼓室出現穿孔，它事實上會使疼痛的感覺突然減弱。這是因為在受限的空間內產生壓力，會造成感染的耳朵疼痛；而此壓力在感覺神經的末梢會引起疼痛。鼓室遭到刺穿會造成聽覺喪失，而且有液體會從耳朵中流出。

　　耳朵感染經常發生是一種指標，最初的感染對於處方治療會有耐受力。在嬰兒中，耳朵痛經常與長牙有關。在家庭中居住的某些抽菸者，他們是造成兒童耳朵問題的元兇。

　　除非有其他情況，以下的建議劑量皆是針對成人的。對於 12 到 17 歲之間的兒童，可以將劑量降低到建議劑量的四分之三，而 6 到 12 歲的兒童則是降低一半的劑量，6 歲以下的兒童使用四分之一的劑量即可。

營養素

補充品	建議用量	說明
非常重要者		
來自 American Biologics 的 AE Mulsion Forte 或	依照產品標示。	針對成年人。有助於控制感染。
類胡蘿蔔素複合物 或	每日 20,000 國際單位。	
鱈魚肝油	每日 1 茶匙。	針對小孩。是維生素 A 的良好來源。
膠體銀	依照產品標示。	是一種天然的抗生素。可用口服或作為洗眼劑。
鎂	每日 10 毫克。與鈣分開服用。	缺乏與耳朵疾病有關。
維生素 C 與 生物類黃酮	每日 3,000～7,000 毫克,分成數次。	可推動免疫和對抗感染。使用酯化過或經緩衝處理過的形式,如 Ester-C 或鈣或鋅的抗壞血酸鹽。
鋅	每日服用 10 毫克的錠劑 3 次,持續 5 日,之後每日服用 50 毫克的藥丸。請勿超過此劑量。	可加快免疫反應。有助於減輕感染。
重要者		
來自 American Biologics 的 Dioxychlor	加 3 滴到 10 滴的蒸餾水中,可用來作為洗眼劑。	是一種重要的抗菌、抗黴菌和抗病毒的物質。
月見草油 或 來自 Wakunaga 的 Kyolic-EPA	成年人和 6 歲以上的兒童每日 1,000 毫克;6 歲以下的小孩每日 500 毫克。 依照產品標示。	可減輕感染和發炎。
維生素 B 群	每日 3 次,每次服用每種主要的維生素 B 各 50	對於傷口癒合和免疫反應是必需的。建議使用舌下形式。

補充品	建議用量	說明
重要者		
外加	毫克（在綜合錠劑中，各種維生素的含量會有所不同）。	
維生素 B₆（吡哆醇）	每日 50 毫克。	對於免疫功能是重要的。
維生素 E	剛開始每日 200 國際單位，每週慢慢的增加直到每日 800 國際單位。	可加強免疫功能。使用 d-α-生育醇的形式。
有幫助者		
來自 Enzymatic Therapy 的 ThymuPlex #398	依照產品標示。	若問題一直持續則可使用。有助於免疫系統。

◆ 藥用植物

❏ 口服不含酒精成分的紫錐花萃取物；若你及早使用它通常可結束耳朵的感染。

❏ 為了緩和疼痛，可加數滴溫的大蒜油或橄欖油到耳朵中，之後再加 1 或 2 滴的山梗菜油或毛蕊花油。你可使用棉花球鬆鬆的塞入耳朵中。可使用洋蔥粉或黏土（健康食品店中所販賣的）和溫水所做成的糊劑，把糊劑用在外耳，可減輕疼痛。

❏ Eardrops 含有大蒜、毛蕊花和金絲桃，可在藥局和健康食品店買到。

❏ 橄欖葉的萃取物有助於身體對抗感染。

❏ 在你的嘴中滴入二分之一滴不含酒精成分的金印草萃取物，在吞下前漱口幾分鐘。每三小時做一次，持續 3 天。紫錐花和金印草交替使用，有不可思議的功效。對嬰兒來說，可加在嬰兒配方奶粉中或直接加入母奶中，或水果口味不含糖的優格中。

注意：若每天服用金印草，一次不要連續使用超過 7 天，在懷孕期間不可使用。假如有心血管疾病、糖尿病或青光眼的病史，只可在醫生的監督下使用。

❏ 洋蔥製的糊藥對於耳朵的感染是有益的。（請見第三部的使用糊藥）

建議事項

❑ 避免食用最常見的過敏食物：小麥、牛奶製品、玉米、柑橘、花生醬和所有簡單碳水化合物，包括糖、水果和果汁。

❑ 為了減少和預防食物過敏的情況發生，食物不可經常重複。4 天一個循環的飲食是有益處的（請看第二部的過敏症）。對於較小的小孩，一次只添加一種新的食物，然後小心的觀察是否有任何的反應。

❑ 假如利用奶瓶餵食的小孩罹患耳朵感染，可試著減少小孩的牛奶和乳製品 3 天，來觀察結果是否有幫助。給你的嬰兒嘗試飲用豆奶、Rice Dream 或核果牛奶來取代牛奶。

❑ 若毒物聚積至危險的程度且造成身體產生反應，可使用大蒜灌腸劑。危險的毒物程度的徵兆有發燒、發冷和一般的疼痛。請見第三部的灌腸。

❑ 在耳朵的後方的頭皮上，使用熱的和冷的敷料。

❑ 若有耳鳴，在 1 品脫（約半公升）的溫水中混合 1 茶匙的鹽和 1 茶匙的甘油（藥局賣的）。在兩個鼻孔內壁中使用鼻子的噴霧瓶，直到液體開始慢慢流到喉嚨的後方。也可使用這混合物，噴灑在喉嚨上。每天使用數次。

❑ 假如罹患慢性感冒至少持續 3 週以上，必須要去看醫生。耳屎在耳管的神經上施加壓力，會引起慢性感冒，因為會刺激咳嗽反應。醫生很容易看出你是否有過多的耳屎產生，可小心的吸出或利用溫水和鈍的微小刮匙把耳屎移出，加上特別的顯微鏡有助於移動阻塞物。

❑ 耳鏡（耳朵內側的檢查）是可在家庭中使用。你的醫生會教你如何使用。假如你的小孩一再的罹患耳朵感染，你可找一種裝置，稱為 EarCheck 中耳炎探測器，是由 Safe Home Produce 所製造。這種裝置可在 5 秒內探測出中耳裡是否有液體聚集，這種狀況是中耳感染的徵兆。

❑ Hyland's 製造的 Earache Tablets 是一種順勢聯合治療法，含有顛茄、*Calcarea carbonica*、洋甘菊屬植物、石松屬植物、毛茛科白頭翁（Pulsatilla）和硫，在減輕疼痛和發燒上有顯著的功效。

❑ 假如你有耳朵感染，不可以用你的鼻子吹氣。保持耳道的乾燥。對耳道使用肥皂和水是十分危險的。當洗澡或淋浴時，在耳道中塞入棉花。在完全痊癒前，不可以去游泳。

❏ 避免接觸不衛生的環境。對最近罹患的疾病的抵抗力降低可能會引起耳朵的感染。非處方籤開的耳藥可減輕疼痛。鼻的噴霧可有助於打開歐式管，且可減輕壓力。

❏ 假如有眩暈、耳鳴、充血或流出血液、突然的疼痛（或疼痛忽然減輕），和一個耳朵或兩個耳朵失去聽覺，必須立即去看醫生。這些症狀可能是鼓室破裂所引起的。

◆ 考慮事項

❏ 抗生素的治療和／或手術引流受影響的區域中的液體，對於耳朵感染的痊癒是必需的。然而，有一些研究顯示出：小孩有或沒有接受抗生素的治療，在痊癒的時間或耳朵感染的復發上並無顯著的不同。除此之外，許多嬰兒對於治療耳朵感染的抗生素也會有反應產生，特別是經常使用的話。

❏ 在大多數的病例中，接受適當的治療，透過鼓室自然的痊癒，不會有長時間的聽覺喪失。鼓室破裂可能是由感染或游泳、潛水、摑臉、靠近爆炸處或甚至親吻耳朵時，耳朵內壓力突然改變所造成。

❏ 母乳哺育的嬰兒比用奶瓶哺育的嬰兒不容易罹患耳朵感染。

❏ 耳朵的疾病在有抽菸者的家庭中是很常見的。

❏ *Branhamella catarrahalis*（B-cat）是一種常引起耳朵感染的原因，經常濫用會對於標準治療的抗生素有抵抗力。幸運地是抗生素 Augmentin（結合 amoxicillin 和 clavulanate）仍可破壞 B-cat 菌。

❏ 耳朵感染不是引起疼痛的唯一原因。空氣壓力迅速改變，如發生於坐飛機時，經常引起耳朵疼痛且會對鼓室造成傷害。這稱為 aerotitis 或 barotitis media。假如有感染出現，則壓力改變的影響會擴大。

❏ 小孩若經常罹患耳朵感染，應該對食物過敏做測試。過敏在引起慢性中耳炎的主要原因上，是有緊密關聯的。（請見第二部的過敏症）

梅尼艾氏病／耳性眩暈症候群
（Ménière's Disease）

　　耳朵有鳴叫聲、不定時的聽覺喪失、失去平衡、頭昏眼花或眩暈、耳鳴（耳朵中有嗡嗡聲或鈴聲）和充滿壓力的感覺，是內耳受到干擾的症狀，就是大家所知的梅尼艾氏病。這種症狀可能會影響一個或二個耳朵。梅尼艾氏病是很罕見的，且確實引起的原因也未知，但許多專家相信它是由研究者所知的內淋巴的積水的情況所引起，內耳中小的、充滿液體的腔室過度的增大。最後內耳的壓力和嚴重的崩解會造成週期性的眩暈。這種的發作會持續10分鐘到數個小時。在嚴重的發作之中，症狀有噁心、盜汗、嘔吐和失去平衡感。之後不穩定的情況會持續數天。動脈阻塞後到腦部的血流會減弱，也會有循環不良的情形發生。過敏、飲用酒類和咖啡、壓力、壓力的改變、懷孕、視覺的刺激、過度興奮的感受、糖、暴露於大聲的噪音中和攝取過多的食鹽，會促使這個疾病的發生。其他因素如肥胖和高血膽固醇，也會造成這種症狀。過敏、供應內耳的血管發生痙攣和女性在行經前的液體滯留也與梅尼艾氏症有關。藥物的使用、抽菸、創傷和顳頜關節（temporomandibular joint, TMJ）症候群也會造成這疾病。

　　梅尼艾氏病經常會影響30歲到60歲的成年人（男性經常比女性多）。對大多數的人來說，梅尼艾氏病是一種無法預知的疾病，偶爾會發生；至於其他人，則是非常嚴重的且會引發全聾和一再發生虛弱的眩暈。

　　除非有其他情況，以下的建議劑量皆是針對成人的。對於12到17歲之間的兒童，可以將劑量降低到建議劑量的四分之三，而6到12歲的兒童則是降低一半的劑量，6歲以下的兒童使用四分之一的劑量即可。

營養素

補充品	建議用量	說明
必需者		
鎂	每日 5 毫克。與鈣分開服用。	缺乏會造成梅尼艾氏病。
非常重要者		
來自 Bioforce 的 Bio-Strath	依照產品標示。	是一種維生素 B 群的天然來源。可作為滋補劑和加強大腦功能。
吡啶甲酸鉻	每日 200 微克。	有助於控制血糖的含量，有這種疾病的人，血糖值通常都很高。
輔酶 Q_{10} 加	每日 100 毫克。	可改善循環。
來自 Coenzyme-A Technologies 的輔酶 A	依照產品標示。	可支持和推動免疫系統。
維生素 B_3（菸鹼素）	每日 2 次，每次 100 毫克。請勿超過此劑量。	可改善循環。假如你會因為攝取菸鹼素而造成臉紅不舒服，可使用部分的菸鹼醯胺。注意：若有肝臟疾病、痛風或高血壓，請勿服用菸鹼素。
重要者		
維生素 B 群 外加	依照產品標示。	對於靜脈系統是很重要的。使用高張配方。
維生素 B_6（吡哆醇）	每日 2 次，每次 100 毫克。	可減少液體的滯留。
維生素 C 與 生物類黃酮	每日 3,000～6,000 毫克，分成數次。	可推動免疫系統。使用酯化過或經緩衝處理過形式。
有幫助者		
鈣 和	每日 1,500 毫克。	對於神經系統的穩定和肌肉的收縮是必需的。螯合的形式是最有效的。
鎂	每日 1,000 毫克。	

補充品	建議用量	說明
有幫助者		
必需脂肪酸（月見草油、鮭魚油和來自 Wakunaga 的 Kyolic-EPA 都是良好的來源）	依照產品標示，每日 3 次，隨餐服用。	可校正代謝的混亂。
卵磷脂顆粒 或 **膠囊**	每日 3 次，每次 1 湯匙，餐前服用。 每日3次，每次 1,200 毫克，餐前服用。	針對細胞的保護和大腦的功能。
維生素 E	每日 400～800 國際單位。假如有高血壓，開始每日服用 100 國際單位，慢慢的加到每日 800 國際單位。	可促進氧氣的有效使用。使用 d-α-生育醇的形式。

藥用植物

❏ 假葉樹可對抗液體的滯留和改善血液循環。

❏ 薑對於噁心是有幫助的。

❏ 銀杏服用萃取物或錠劑形式，可增加腦部的血液循環。

❏ 金絲桃可減輕焦慮和憂鬱。

建議事項

❏ 嘗試低血糖的飲食二週。假如對你有幫助，則可繼續此種飲食。（請見第二部的低血糖症）

❏ 不可攝食過多的脂肪、油炸食物、食鹽、味精（monosodium glutamate, MSG）、酒類、糖類（任何形式）或任何含有咖啡因的食品。

❏ 檢查食物過敏。（請見第二部的過敏症）

❏ 限制頭部的移動和在看遠處的東西時，讓你的眼睛固定看一個物品，有助於預防頭昏眼花的發生。而且，你可以躺著並將未受影響的耳朵貼近地面，將你的視線看向受影響耳朵的那一側。

❏ Heel Inc.製造的 Vertigoheel 是一種順勢的藥物治療法，對於頭昏眼花發生的頻率和強度有幫助。

❏ 儘可能的減少生活中的焦慮。壓力是引起梅尼艾氏病的主要因素。

考慮事項

❏ 一些醫師建議一個高蛋白質、低精製糖類的飲食，因為他們發現罹患這個疾病的病人，都有較高的血糖值。高的血糖值會使血液循環不良。（請見第二部的動脈硬化症和血液循環問題）

❏ 對於頭昏眼花和噁心合併的症狀，醫生開了許多不同種類的藥物。抗組織胺 promethazine（Phenergan）經常被醫生開處方來治療噁心、嘔吐和頭昏眼花的症狀。為了減少系統中液體滯留，處方中會開利尿劑。低鹽飲食常會伴隨這個計畫。符捷盼（安定藥）氯甲苯基聯二氮草酮（diazepam, Valium）經常會用來減輕焦慮並使前庭系統平靜。對於一些人內科醫生會開抗組織胺藥，另一些人則會開類固醇。

❏ 體內高鈣含量和梅尼艾氏病的發生率有很大的相關性。歐洲的內科醫生會開鈣通道阻斷劑 flunarizine，並且對於頭昏眼花有正面的效果。在美國 flunarizine 並不容易取得。

❏ 假如症狀十分嚴重且會影響到日常生活，則建議施行手術。治療梅尼艾氏病的手術有許多種，包括把一個小管子插入鼓室中（鼓膜切開管），在周圍的骨頭上鑽孔以擴大淋巴囊，或將液體引流出可減少壓力（內淋巴囊減壓），在內淋巴囊中放入一塊小骨頭，可排出過多的液體（內淋巴囊），移除迷路或部分的迷路（手術性的迷路切開術），切開前庭神經會破壞耳朵的平衡功能，在耳朵內放入耳毒性的藥物（毒性抗生素）以破壞耳朵內的平衡功能（化學性的迷路切開術），或利用雷射注射器將藥物放入鼓室內。

過敏性鼻炎（Allergic Rhintis）

請見乾草熱。

流鼻血（Nosebleed）

　　鼻子內側的組織若有任何的損傷，則會發生流鼻血。鼻子受撞擊、外來物品進入（包括手指）、大氣壓力突然改變或單純的擤鼻涕太過用力，皆可能造成損傷。冬天經常會發生流鼻血，是因為熱空氣過於乾燥。過度的乾燥會使鼻黏膜破裂、形成硬外皮和流血。

　　在某些病例中，流鼻血—醫學專有名詞「epistaxis」—與潛在的疾病有關。動脈硬化症、高血壓、瘧疾、猩紅熱、鼻竇炎和傷寒發燒，是已知會引起流鼻血的疾病，某些會很嚴重並造成大量失血。有某些情況會增加流鼻血的傾向，如血友病、白血病、血小板減少症（血液中血小板的濃度比正常低）、再生不良的貧血或肝臟疾病，也會引發流鼻血。

　　兒童比成年人容易流鼻血。這是無庸置疑的，因為小孩容易把手指或其他的物品塞入鼻孔中。除此之外，兒童的身體組織包括鼻子中覆蓋的黏膜比成年人薄，因此很容易受傷。

　　流鼻血可分成兩種，依照血液從鼻子的哪部分來而決定。老年人和高血壓的人主要是鼻後出血。這種形式的流鼻血，不管人們的姿勢為何，血液來自於鼻子的後方且流過嘴巴的後方，然後流入喉嚨中。這血液經常是暗紅色的，也可能是鮮紅色的。假如出血的情況嚴重，血液也會從鼻孔中流出。

　　絕大多數的流鼻血是鼻前出血，血是鮮紅色的且從鼻子的前方流出，經常是鼻子的組織受到某些創傷所造成。假如人是站立或坐著，血液從一個或兩個鼻孔中流出。假如他或她是躺著的，血液會往後方流進入喉嚨。這種的流鼻血，看起來像流很多血會十分嚇人，但事實上通常並不嚴重，且實際上失血很少。

營養素

補充品	建議用量	說明
有幫助者		
生物類黃酮複合物 與 芸香苷	依照產品標示。	缺乏會與流鼻血有關。
維生素 C 與 生物類黃酮	當流鼻血開始時服用 3,000 毫克，之後每小時服用 1,000 毫克直到出血完全止住。	可促進傷口癒合。

藥用植物

❑ 假如你的鼻黏膜因為乾燥而疼痛，使用蘆薈膠、金盞花軟膏或康復力草軟膏是必要的。

❑ 鼻吸藥是由橡樹皮細細研磨製成，可減輕狀況並使傷口癒合。

❑ 為了促使傷口癒合，鼻血止住後，可在鼻孔中塗抹少量 Natureworks 製造的金盞花軟膏。重複塗抹是必需的。

建議事項

❑ 為了止住鼻前出血，可使用下面的方法：

1. 坐在椅子上並向前傾（不可讓頭部向後傾）。不可將頭部放在兩腿之間或躺平。

2. 用你的拇指和食指一起捏住鼻子兩側柔軟的部分大約 10 分鐘。這個力道要固定但不會造成疼痛。用嘴巴呼吸。

3. 把碎冰塊或冷毛巾敷在鼻子、頸部和臉頰上。可在捏住鼻子時（請看上面的第 2 點）或之後使用。

4. 之後躺著直到鼻血止住。再幾個小時內要忍住不可做運動，至少兩天內不可從事劇烈運動。

5. 假如出血無法停止，在鼻腔中放入用水溼潤的布或棉花，或使用解充血劑的噴霧。緊緊的夾住兩個鼻孔大約 5 分鐘。

❏ 為了有助於止住流鼻血，可嘗試拿一團棉球或紗布，並把它置放在上唇的頂端和牙齦之間。提供鼻子血液的動脈就在這個區域。這個方法可在血管上施加壓力，有助於收緊血流。

❏ 假如你認為是鼻後出血，則必須去看醫生。這種出血需要接受醫療照顧。

❏ 鼻血止住後至少 12 個小時不可以擤鼻涕。因為這樣做會把止住流血的凝塊移開。一但出血被止住則傷口就開始癒合，可在受影響的組織上使用少量的維生素 E—打開膠囊並輕輕的塗抹在鼻子內。假如無法取得維生素 E，可使用少量的凡士林或 A＆D 軟膏。假如你願意，可用紗布把鼻子塞住防止液體流出。

❏ 當傷口開始癒合時，攝取含有大量維生素 K 的食物，維生素 K 對於正常的血液凝結是必需的。良好的來源包括苜蓿、芥藍和所有的深綠色葉菜類。

❏ 避免含有高量水楊酸的食物，水楊酸是在茶、咖啡、大多數的水果和某些蔬菜中所發現類似阿斯匹靈的物質。避免食用的食物包括蘋果、杏果、杏仁、所有的漿果、丁香、櫻桃、小黃瓜、紅醋栗、葡萄、薄荷、冬青油、鐘形辣椒、桃子、醃黃瓜、李子、葡萄乾、橘欒果和番茄。

❏ 為了對抗鼻道的乾燥，特別是在冬天的時候，可使用鼻子沖洗劑。不時的用溫水或生理食鹽水噴灑在鼻子的內側。

❏ 為了預防流鼻血的發生，可增加環境中的溼度，特別是在冬天的時候。可使用冷噴霧的增溼器、噴霧器或甚至在散熱器上放裝水的平盤。

❏ 當你在打噴嚏時，要把嘴巴張開。

❏ 假如你經常流鼻血，則必須去看醫生。經常流鼻血的原因往往是一種潛在疾病，如高血壓，這疾病應該接受治療。

❏ 假如你容易流鼻血，鐵補充劑有助於使血液恢復原貌。鐵是血紅素中重要的物質，血紅素在紅血球中是一種十分重要的元素。
注意：除非是已被診斷過的貧血，否則不可使用鐵補充劑。

考慮事項

❏ 假如用紗布或棉花包住鼻子對於止住血流是必需的，某些醫學專家建議包裹的材料要用白醋潤溼。他們認為白醋中的酸會溫和燒灼破裂的血管，有

助於止血。

❏ 有些時候使用某些會使血液稀薄的藥物，如抗凝血劑殺鼠靈（warfarin; Coumadin）或肝磷脂，會引發流鼻血。甚至是阿斯匹靈也扮演抗凝血劑的作用，會干擾在使鼻血停止所必需的血液凝固作用。

❏ 高含量的動情激素會使鼻子中黏膜的血流量增加，這就是為什麼懷孕期間容易流鼻血的原因。使用口服避孕藥也會引發流鼻血。

❏ 血友病、霍吉森氏病、風溼熱、維生素C缺乏或長時間使用鼻滴劑或噴霧的人，引發嚴重流鼻血的危險性增加。

❏ 流鼻血時常發生在酗酒者身上。因為酒精會使血管擴張，包括鼻腔中的血管，這些血管較容易出血。烈酒也會引起血液凝結的問題，因為酒精會對肝臟和骨髓有毒性反應。

❏ 有高血壓的人特別容易流鼻血。建議採取一種低脂防、低膽固醇的飲食，可有效的控制血壓。（請見第二部的高血壓）

❏ 假如流鼻血的情況一再發生，醫生也許會建議動手術或接受化學治療。在某些情況下，在血管上使用局部的化學溶液可收緊血流。假使局部的應用無效，則鼻子中的血管可使用燒灼（手術的燒灼組織）的方式來收緊，可使用化學溶液或電加熱器的方式來燒灼。假如上面所述的方式都失敗，則鼻腔兩側可塞入像海綿或紗布的物質。當鼻前流血無法停止時，鼻填充物幾乎是經常使用的標準程序。醫生在2到5天之內都不會把這個填充物移除。

❏ 請見第二部的懷孕相關的問題。

鼻竇炎（Sinusitis）

鼻竇炎 是一種鼻竇發炎的疾病。在眼睛的上方（額竇）；鼻子的兩側、頰骨的內側（上顎竇）；鼻樑的後方（蝶竇）；和鼻子的上方（篩骨竇）有竇。在頭蓋骨裡竇是充滿空氣的囊，是連接鼻子和喉嚨之間的通道，可讓黏液通過。竇是保護肺臟對抗感染的第一道防線。大多數的鼻竇炎會影響額竇和／或上顎竇，但是任一個或所有的竇都可能被影響，所有的人都有個別的

竇發生問題的傾向。假如竇太小或處理黏液產生的容量姿勢不良，都會造成阻塞。竇中的壓力增加會引起疼痛。竇長期的阻塞似乎會引起感染。

鼻竇炎可能是急性的或慢性的。急性鼻竇炎經常是由鼻子、喉嚨和上呼吸道遭受細菌或病毒感染所引起的，如感冒。鼻竇炎的病例中有超過百分之五十是由細菌所引起的。坐飛機也會造成竇的急性發炎，是因為壓力的改變。慢性鼻竇炎的問題可能是由鼻中的小瘤、鼻骨的傷害、空氣污染、牙科的併發症、情緒的壓力、抽菸和暴露於刺激性的氣體和味道中所引起。過敏性的鼻竇炎可能是由乾草熱或食物中毒引起，特別是對牛奶和乳製品過敏。易於罹患黴菌性鼻竇炎的人，會危及免疫系統，是一種有潛在危險的情況，需要接受侵入性的治療。

鼻竇炎的症狀包括發燒（經常是輕微發燒，但又有些病例是發高燒）、咳嗽、頭痛、耳朵痛、牙齒痛、顏面疼痛、顱內產生壓力、鼻子呼吸困難、嗅覺消失且前額和頰骨一觸就痛。假如輕拍眼睛上方的前額、頰骨或鼻樑周圍的區域會引起疼痛，則竇可能被感染。有時候鼻竇炎會造成顏面腫脹，是因為鼻塞和排出濃厚的黏液所引起。這些鼻竇炎引起的症狀會有其他不舒服的影響。鼻後漏會造成喉嚨痛、噁心和口臭；呼吸困難會引發鼾聲和失眠。

除了不同敘述外，以下的建議劑量皆是針對成人的。對於 12 到 17 歲之間的兒童，可以將劑量降低到建議劑量的四分之三，而 6 到 12 歲的兒童則是降低一半的劑量，6 歲以下的兒童使用四分之一的劑量即可。

營養素

補充品	建議用量	說明
非常重要者		
嗜乳酸桿菌（來自 Wakunaga 的 Kyo-Dophilus 是良好來源）	依照產品標示。	可更換大腸中的益菌。若處方籤中有使用抗生素則是十分重要的。使用非乳製品的配方。
花粉	剛開始每日二分之一茶匙，慢慢增加到每日 1 湯匙，和果汁一起服用。	可增加免疫和傷口痊癒的速度。注意：花粉可能會對某些人人造成過敏反應。假如任何時間有發疹、哮喘、不舒服或其他症狀發生，則停止服用。

補充品	建議用量	說明
非常重要者		
亞麻子油	依照產品標示。	可減輕疼痛和發炎。可加強全身的功能。
綜合維生素和礦物質複合物	依照產品標示。	可改善全身的健康和確定攝取適當的營養。
槲黃素加	依照產品標示。	可對抗過敏原且增加免疫力。
鳳梨酵素或	依照產品標示。	可加強槲黃素的效力。
來自 Feeda Vitamins 的 AntiAllergy 配方	依照產品標示。	含有槲黃素、泛酸鈣和抗壞血酸鈣，可提供營養支持和降低過敏反應。
生的胸腺	每日 2 次，每次 500 毫克。	可保護免疫功能和黏膜細胞的健康。
來自 Enzymatic Therapy 的 SinuCheck	每日 4 次，每次 2 膠囊。	是一種天然的解充血劑，有助於清除因為感冒和鼻竇炎所造成的鼻道阻塞。
維生素 A 與混合的類胡蘿蔔素包括	每日 10,000 國際單位。	可加強免疫系統；對抗感冒、流行性感冒和其他感染。有助於保持黏膜的健康。
天然的β-胡蘿蔔素	每日 15,000 國際單位。	是維生素 A 的前驅物。
維生素 B 群	每日 3 次，每次服用每種主要的維生素 B 各 75～100 毫克，隨餐服用（在綜合錠劑中，各種維生素的含量會有所不同）。	有助於維持神經的健康和減輕壓力。舌下形式最好。有助於抗體的生成。
外加泛酸（維生素 B$_5$）和	每日 3 次，每次 100 毫克，隨餐服用。	有助於免疫系統的功能。
維生素 B$_6$（吡哆醇）和	每日 3 次，每次 50 毫克，隨餐服用。	
維生素 B$_{12}$	每日 3 次，每次 1,000 微克。	

補充品	建議用量	說明
非常重要者		
維生素 C 與 生物類黃酮	每日 3,000～10,000 毫克，分成數次。	可推動免疫功能和有助於預防感染及減少黏液。
維生素 E	每日 400～1,000 國際單位。	可改善血液循環和加速傷口的癒合。使用 d-α-生育醇的形式。
有幫助者		
輔酶 Q₁₀	每日 60 毫克。	是一種有用的免疫系統刺激物。可增加細胞的氧合作用。
膠體銀	依照產品標示。	是一種自然的抗生素。
硫化二甲基（DMSO）	依照產品標示。	可減輕疼痛和強化免疫系統。只可使用健康食品店中販賣的 DMSO。
大蒜（來自 Wakunaga 的 Kyolic）	每日 3 次，每次 2 膠囊。	是一種免疫系統的促進物，有助於制止感染。
甲基硫化甲烷（MSM）	依照產品標示。	可用來減少疼痛和減輕發炎的情況。
蛋白質分解酵素（來自 International Health Products 的 Novenzy-me）	依照產品標示，隨餐和兩餐之間服用。	可破壞自由基。也有助於食物的消化。
松樹皮中的成分 或 葡萄子萃取物	依照產品標示。 依照產品標示。	是有利的抗氧化物，可降低發炎和罹患感冒及流行性感冒的頻率，可減輕過敏反應。
貽貝	依照產品標示。	可提供必需的胺基酸且有助於黏膜的功能。可減輕發炎的情況。
鋅錠	清醒的時間內每2～4個小時服用1顆15毫克的錠劑，持續1週。請勿超過此劑量。	是抗病毒劑和免疫的推動者。

藥用植物

❏ 洋茴香、葫蘆巴、藥屬葵和紅花苜蓿有助於減少痰量和清除阻塞。

❏ 臘果楊梅是一種解充血劑和收斂藥。

❏ 為了局部的減輕可用苦橙油來擦拭鼻道。

❏ Source Naturals 製造的 Cat's Claw Defense Complex 含有數種藥用植物，可用來強化身體和有助於處理外來的成分。

注意：懷孕期間不可使用貓勾藤。

❏ RidgeCrest Herbals 製造的 ClearLungs 含有中國的藥用植物成分，可恢復自然的呼吸、減輕黏液的蓄積和加強組織的修復。紫錐花可推動免疫系統並對抗病毒感染。

❏ Nature's Way Products 製造的 Fenu-Thyme 可減輕鼻子和竇的阻塞。每天三3 次，每次 2 個膠囊。Terra Maxa 製造的 P.S.I.也不錯。

❏ 薑的根磨碎做成糊劑貼在前額和鼻子上，可刺激血液循環和排出液體。

❏ 金印草對於對抗鼻竇炎是十分有效的。它的優點是與 250 到 500 毫克的鳳梨酵素混合可以加強效用，鳳梨酵素是一種新鮮鳳梨中才有的酵素。金印草可做成茶或這茶可用來做鼻內沖洗劑。或在嘴巴中滴入 1 滴不含酒精成分的金印草萃取物，然後漱口數分鐘再吞下。每天做三次。

注意：若每天內服金印草，一次不要連續使用超過 7 天。在懷孕期間不可使用，若你對豕草過敏，則使用時要小心。

❏ 苦薄荷有助於減輕症狀。

❏ 毛蕊花可減輕發炎的情況和緩和刺激。

❏ 蕁麻對所有種類的過敏和呼吸道疾病都有益。

❏ 橄欖葉的萃取物有抗菌和抗發炎的特質。

❏ 玫瑰果是維生素 C 的良好來源。

建議事項

❏ 攝取含有百分之七十五生食的飲食。

❏ 喝大量的蒸餾水和新鮮的蔬菜及果汁。也可攝取大量的熱飲如湯和藥茶。這些有助於黏液的流動、減輕阻塞和竇的壓力。在湯或茶中加入番椒、大蒜、薑、西洋山葵菜和生的洋蔥可加速症狀的減輕。

❏ 在飲食中減少糖的攝取。減少食鹽的攝取。

❏ 不可吃乳製品，除了低脂的發酵製品像優格和乾酪。乳製品會增加黏液的生成。

❏ 採取一種淨化的禁食。（請見第三部的禁食）

❏ 混合 1 杯的溫水和二分之一茶匙的海鹽及一撮的小蘇打。在擠壓噴霧瓶（在藥局的櫃檯可買到）或是點眼藥器中裝入這個溶液，把它噴入鼻孔中，一次一邊。如果需要可每天重複這個過程三或四次，來減輕鼻塞的情形。

❏ 試著在竇上使用含有薄荷腦或尤加利樹的敷料，可減輕疼痛和腫脹。假如這敷料會引起過敏則停止使用。

❏ 使用噴霧器來減輕呼吸和清除分泌物。

❏ 使用蒸氣吸入藥來促使排水和減輕壓力。煮一壺水並在裡面加入數滴的尤加利樹油或迷迭香油。將茶壺移開熱源，將你的臉靠在茶壺上距離 6 吋，然後吸入所產生的蒸氣。（要小心不可以太靠近，要不然會有過於刺激或燙傷的後果。）將毛巾覆蓋在頭上，可保留較多的蒸氣然後深呼吸。每天做數次，每次持續 5 到 10 分鐘。或簡單地沖個熱水澡，有助於減輕疼痛和鼻竇炎的壓力。

　　你也可以使用Neti壺，它是一種小小的像茶壺一樣的裝置，是特別設計用來做鼻沖洗器的。這些可在許多的健康食品店中買到。在壺中裝入海鹽和水（半公升左右的水中加入 2 茶匙的鹽），然後用這溶液沖洗你的鼻子。這樣應該會降低發炎和阻塞的情形。

❏ 使用溫的繃帶或冰袋有助於減輕疼痛（試試看哪一種對你最有效）。

❏ 嘗試用順勢治療法來緩和症狀。顛茄對於感染所伴隨而來的發燒和臉部及前額的疼痛是有益的。假如有過多的黏液在喉嚨，*Kali bichromicum* 是很有用的。

❏ 假如你因為竇的感染而使用抗生素，一定要在你的治療計畫中加入嗜乳酸桿菌的補充劑。不可以同時服用嗜乳酸桿菌和抗生素。

❏ 假如要使用解充血劑，只有在醫生的監督下和處方籤中規定的時間才可以使用。假如可以，避免使用鼻滴劑和噴液。使用這些會上癮和干涉正常的竇的功能。除此之外，滴劑和噴液還有吸入劑會使鼻子中的血管收縮，最後這些血管會變得脆弱。而且，停止服用解除充血劑會造成回躍（rebound effect）反應，就是腫脹的情形會在停止使用後比剛開始使用時變得更糟。它們也會使血壓上升到危險的高度。假如你有高血壓或心臟問題，則不可

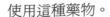

使用這種藥物。

❏ 假如鼻竇炎使你的眼睛變得腫脹、發紅或搔癢或開始流淚，可以試試名爲 OcuDyne 的產品。是由 NutriCology 製造的，這是一種複合物，含有維生素、礦物質、抗氧化物、重要的胺基酸、活化的生物類黃酮和歐洲越橘及銀杏這兩種藥用植物，可保護眼睛和推動免疫功能。

❏ 當你再擤鼻涕時不可以太用力，因爲太用力會使黏液流回到竇腔中。反而，用鼻子將分泌物吸到喉嚨的後方，然後把它吐出來。

❏ 不可以抽菸，且要避免二手菸。假如你居住在煙霧瀰漫的地區，要考慮購買空氣淨化器或搬家到污染較少的地方。Alpine Industries 製造的 Living Air XL-15 是一種家庭用的空氣淨化機。Wein Products 製造的 Air Supply 是一種個人使用的空氣淨化器。可以戴在脖子上，它會形成一種自衛的保護物，對抗存在於任何地方的微生物和空氣中的微小顆粒。

❏ 假如你發現在眼睛的四周出現腫脹，要去看醫生。這是一種嚴重的徵兆。

❏ 定期做牙齒的檢查。在口腔中的感染很容易會蔓延到竇。

考慮事項

❏ 假如在一週後鼻子的分泌物變得澄清，則很可能沒有被感染；假如黏液是帶綠色的或微黃的，你可能被感染了。假如分泌物是澄清的，而且沒有任何感冒的症狀，那你可能是過敏了。

❏ 爲了清除細菌感染，必須使用抗生素。即使早期症狀似乎有好轉，但在所有的療程中要一直服用抗生素。過早停止使用抗生素，會使細菌對抗生素有抗性，並且會使感染變更嚴重。

❏ 有一些時候，即使內科醫生並未確定是細菌感染，但他們還是會開抗生素的藥。原因是很難確定是否爲細菌所引起的鼻竇炎，並且要預防細菌感染出現在後，這樣做是值得的。在使用任何藥物前，了解使用抗生素及不使用抗生素的好處、危險性和代價是很重要的。

❏ 假如竇的問題是慢性且嚴重的，且藥物無法減輕症狀，必須用開刀的方式使液體引流出竇，並不只是可以減輕疼痛，而且可以防範嚴重的後果。

❏ 有些時候建議慢性且嚴重的鼻竇炎使用內視鏡檢查的手術，就可以清除鼻道，不會有切口或傷疤在外表。這個手術只需要使用局部麻醉，結果只會

有一點點疼痛和腫脹而已。

❏ 特別是在大的上顎竇或額竇裡頭，會有罕見的息肉和良性的囊腫保留黏液
的情形發生。有侵入性的和惡性的生長，則需要靠手術來移除。

❏ 若不停的罹患鼻竇炎，則應該去找醫生諮詢，排除潛在的免疫不全。在邁
阿密大學的研究中，百分之五十的慢性鼻竇炎病患發現有免疫方面的疾
病。

喉嚨痛（Sore Throat）

　　喉嚨痛是一種常見的健康問題。它們的特徵是在喉嚨的後方有紅腫發
炎、灼熱感和／或搔癢的感覺。大部分的喉嚨痛是由病毒感染所引起的，如
感冒。細菌的感染，特別是指鏈球菌（Streptococcus）感染，也是原因之一。
除此之外，任何物質刺激喉嚨後方和口腔中敏感的黏膜也會引起喉嚨痛。一
些刺激物包括藥物、手術、放射線治療、灰塵、抽菸、廢氣、太燙的食物或
飲料、牙齒或牙齦的感染、牙齒的勞動和擦傷。慢性咳嗽或過度大聲的說話
也會刺激喉嚨。急性的喉嚨痛通常要歷時數天到數週。喉嚨痛很少會很嚴
重，但經常是其他疾病的第一個徵兆。喉嚨痛可能是感冒、流行性感冒、單
核白血球增多症、非洲淋巴瘤病毒、單純疱疹，和兒童的疾病如麻疹和水痘
的症狀。喉嚨痛是慢性疲勞症候群、白喉、會厭炎、牙齦炎、喉癌或扁桃腺
周圍有膿腫的象徵，這些是很罕見的。

　　除了不同敘述外，以下的建議劑量皆是針對成人的。對於 12 到 17 歲之
間的兒童，可以將劑量降低到建議劑量的四分之三，而 6 到 12 歲的兒童則是
降低一半的劑量，6 歲以下的兒童使用四分之一的劑量即可。

營養素

補充品	建議用量	說明
有幫助者		
嗜乳酸桿菌（來自 Wakunaga 的 Kyo-Dophilus 是良好來源）	依照產品標示，空腹服用。	能補足益菌。特別在處方籤中有使用抗生素時，是十分重要的。使用非乳製品配方。
蜂膠	依照產品標示。	可保護口腔和喉嚨的黏膜。
膠體銀	依照產品標示。在吞下前先漱口。	是一種已知沒有副作用且有效的抗菌劑。
大蒜（來自 Wakunaga 的 Kyolic） 或	每日 3 次，每次 2 膠囊，隨餐服用。	可改善免疫功能。
來自 Wakunaga 的 Kyo-Green	依照產品標示。	含有活的酵素、胺基酸、維生素、礦物質和葉綠素，有助於傷口的癒合。
舞菇（maitake）萃取物 或	依照產品標示。	可推動免疫和對抗病毒感染。
靈芝（reishi）萃取物 或	依照產品標示。	
香菇（shiitake）萃取物	依照產品標示。	
綜合維生素和礦物質複合物	依照產品標示。	可維持所有必需的營養素的平衡。
維生素 A 乳劑 或 膠囊	每日 100,000 國際單位持續 1 週，之後每日 50,000 國際單位持續 1 週，最後減到每日 25,000 國際單位。懷孕期間，每日勿超過 10,000 國際單位。 每日 25,000 國際單位持續 1 週，然後減到每日 10,000 國際單位。懷孕期間，每日勿超過 10,000	有助於傷口的癒合和增強免疫功能。建議使用乳劑形式，因較易吸收和服用劑量高時較安全。

補充品	建議用量	說明
有幫助者		
加 類胡蘿蔔素複合物 與 β-胡蘿蔔素	國際單位。 依照產品標示。	提供重要的抗氧化保護。加強免疫力。
維生素 C 與 生物類黃酮	每日 5,000～20,000 毫克，分成數次。（請見第三部的抗壞血酸沖洗）	擁有抗病毒的特質。
維生素 E	每日 600 國際單位。	可促進傷口的癒合和組織的修護。使用 d-α-生育醇的形式。
鋅錠	依照產品標示。	有助於疼痛的減輕、傷口的癒合和改善免疫功能。

藥用植物

❏ 花粉、黑莓、金盞花和番椒，已知可以用來緩和或治療喉嚨痛。

❏ 用貓薄荷茶做成的灌腸劑有助於退燒。（請見第三部的灌腸）

❏ 紫錐花和金印草可以對抗細菌性的和病毒性的感染。

　　注意：若每天內服金印草，一次不要連續使用超過 7 天。在懷孕期間不可使用，若你對豕草過敏，則使用時要小心。

❏ 用葫蘆巴來漱口，可以減輕喉嚨痛和減少腺體腫脹的疼痛。在一杯水中加入 20 滴的萃取物，每天用這個混合物漱口三次。

❏ 甘草會緩和疼痛、喉嚨嘶啞。兜蘚可舒緩喉嚨的刺激。北美滑榆對於舒緩疼痛、抓傷的喉嚨痛和口腔的發炎很有效。甘草和北美滑榆可以買到錠劑的形式。

　　注意：若天天使用甘草，一次不要連續使用 7 天以上。假如有高血壓則避免使用。

❏ 藥屬葵根茶可以緩和抓傷的、搔癢的喉嚨。覆盆子葉茶有助於緩和因喉嚨痛和水泡所引起的疼痛。

❏ 熱的毛蕊花糊藥可以紓解喉嚨的疼痛。（請見第三部的使用糊藥）

❏ 發現橄欖葉萃取物是治療喉嚨痛的良藥。

❏ Herbs Etc.製造的 Singer's Saving Grace 是一種緩和喉嚨的噴霧，其中含有數種藥用植物，包括紫錐花、甘草和薑。

建議事項

❏ 將你的食物確實的煮到柔軟。水煮和蒸是保留水分的良好烹調方式。

❏ 將食物切成很小的碎片―或如果需要可以磨碎或煮爛過濾。

❏ 吃冰棒、冰淇淋、優格和果汁牛奶凍可以緩和喉嚨痛。

❏ 避免吃辣的、熱的、鹹的或酸的食物。它們會刺激喉嚨。

❏ 假如你有某段特別的時候會吞嚥困難，且無法攝取適當的營養素，試著飲用即溶的早餐飲料。

❏ 假如醫生因為感染細菌性的喉嚨感染，在處方籤中開了抗生素，則要吃優格和嗜乳酸桿菌的補充劑，因為這些可以補足益菌。然而，不可以在同一時間服用嗜乳酸桿菌和抗生素。

❏ 液態的維生素 C 是將維生素 C 的粉末溶於水或果汁中，有助於小口的啜飲。讓它慢慢地流經喉嚨。

❏ 每數個小時輪流用液態的葉綠素和海鹽（在一杯溫水中加二分之一茶匙）漱口。

❏ 喝大量的液體。新鮮的果汁最好。

❏ 啜飲由洋甘菊或歐鼠尾草或一些雞肉或蔬菜製成的清湯，來潤滑你的喉嚨。

❏ 混合未加工的蜂蜜和檸檬汁，可以覆蓋並緩和喉嚨。

❏ 請見第三部的禁食和接下來的計畫。

❏ 假如你有抽菸，停止吸菸。抽菸是引起喉嚨痛的主要原因。（請見第二部的抽菸成癖）

❏ 發出鼾聲會使喉嚨更加的疼痛。假如你會打鼾，試著睡覺時側躺或使用有黏性的支板將鼻孔撐開。這東西可在藥局和許多超級市場中買到。

❏ 假如喉嚨痛伴隨著下列任何一種情況，要去看醫生：

　● 高燒或持續的發燒。發燒超過 38.9°C，應該去看醫生。

　● 發疹。這可能是鏈球菌性喉炎或其他潛在嚴重情況的徵兆。

● 嚴重的頭痛和頸部僵硬。這可能是腦脊髓膜炎的徵兆。

● 長時間的聲音嘶啞。這可顯示出潛在的醫學問題如喉癌和口腔癌。

考慮事項

☐ 不斷的搔癢或慢性發炎的咳嗽可能顯示出是食物過敏。（請見第二部的過敏症）

☐ 假如喉嚨痛一再的發生或持續超過二星期，你可能有潛在的疾病如單核白血球增多症。

☐ 許多喉嚨痛和感染是由牙刷上的細菌感染。牙刷應該每個月換一次，而且在任何種類的感染性疾病之後也要更換。在下一次使用牙刷的中間，將牙刷浸泡在雙氧水或葡萄柚子萃取物中，可以殺死細菌。（假如浸泡在雙氧水中，在刷牙前要先清洗過）

☐ 呼吸乾燥的空氣，有時候會使喉嚨痛的情況更糟。增溼器或噴霧器有助於增加空氣中的溼度。

☐ 請見第二部的感冒、單核白血球增多症、鼻竇炎和扁桃腺炎。

口臭（Halitosis; Bad Breath）

　　口臭具代表性的是由牙齒衛生不良所引起。然而，有許多其他的原因在裡面，包含有牙齦的疾病、蛀牙、重金屬聚積、呼吸道的感染（喉嚨、肺部、鼻子和氣管）、飲食不良、便秘、抽菸、發燒、糖尿病、口中的外來細菌、消化不良、蛋白質消化不適當、肝臟或腎臟功能障礙、鼻後漏、壓力和有太多不友善的菌叢在大腸中。口臭也可能是因腸胃道中重金屬蓄積、唾液腺障礙、慢性支氣管炎、鼻竇炎或糖尿病所造成。飲食、酒精的濫用或禁食也都會引起口臭。「早晨起床口氣」是由唾液脫水和量減少所引起，必須把口中的細菌清洗乾淨。節食者和禁食者都曾經有過口臭的經驗，因為食物的缺乏會使身體分解儲存的脂肪和蛋白質來作為燃料；這個過程中所產生的代謝性廢棄物，會使他們在呼吸時從肺中排出令人不愉快的氣味。

營養素

補充品	建議用量	說明
非常重要者		
來自 Aerobic Life Industries 的有氧堆積清腸劑（ABC）或燕麥麩或洋車前子外殼或米糠	在果汁或水中加入 1 湯匙，每日 2 次，空腹服用。與其他的補充劑和藥物分開使用。	可補充所需的纖維。纖維會移除在大腸中會引起不良氣味的毒素。
葉綠素（苜蓿液體、小麥草和大麥汁都是良好的來源）或	每日 2 次，每次 1 湯匙。在二分之一杯的水中加入 1 湯匙的葉綠素也可作為口腔清洗劑。	「綠色飲品」是對抗口臭的最好方法。
來自 Wakunaga 的 Kyo-Green	依照產品標示。	含有葉綠素可清除體內的毒素。
維生素 C 與生物類黃酮	每日 2,000～6,000 毫克。	對於口腔和牙齦疾病的痊癒和預防牙齦出血是很重要的。也可除去體內會引起口臭的過多液體和毒素。
重要者		
來自 Wakunaga 的嗜乳酸桿菌 Kyo-Dophilus 和 Probiata	依照產品標示，空腹服用。	必須在大腸中再裝滿的「益」菌叢。「益」菌叢不足和有害菌叢過度生長都會造成口臭。
大蒜（來自 Wakunaga 的 Kyolic）	每日 4 次，每次 2 膠囊，隨餐和睡前服用。	可作為天然的抗生素，可破壞口腔中和大腸中的外來細菌。使用無臭味的形式。
鋅	每日 3 次，每次 30 毫克。每日不可超過 100 毫克。	擁有抗菌的功效，且可中和最常引起口中氣味的硫化物。

補充品	建議用量	說明
有幫助者		
蜂膠	依照產品標示。	有助於牙齦的痊癒且可控制身體的感染，擁有抗菌的功效。
維生素 A 加 類胡蘿蔔素複合物	每日 15,000 國際單位。懷孕期間，每日勿超過 10,000 國際單位。 依照產品標示。	對於控制感染和口腔的痊癒是必需的。
維生素 B 群 外加 維生素 B₃（菸鹼素） 和 維生素 B₆（吡哆醇）	每日服用每種主要的維生素 B 各 100 毫克（在綜合劑中，各種維生素的含量會有所不同）。 每日 3 次，每次 50 毫克。請勿超過此劑量。 每日 50 毫克。	對於適當的消化是必需的。 可使微小的血管膨脹，讓血流至受感染的部位。 注意：若有肝臟疾病、痛風或高血壓，請勿服用菸鹼素。 對身體中所有的酵素系統是必需的。

◆ **藥用植物**

❏ 首蓿可供應葉綠素，葉綠素可清血和清潔大腸，大腸是不良氣味經常開始的地方。在果汁或水中加入 500 到 1,000 毫克的藥片或 1 湯匙的液體，每天服用三次。

❏ 牙齦疾病是引起口臭的主要原因。假如感染出現，在小片的棉花上加不含酒精的金印草萃取物，然後把棉花放在受感染的牙齦或嘴巴疼痛處。每天做 2 小時持續 3 天，則感染的部位會快速的痊癒。

❏ 使用沒藥（刷牙和清洗口腔）、薄荷、迷迭香和歐鼠尾草。

　注意：假如你有癲癇或其他癲癇類疾病，則不可使用歐鼠尾草。

❏ 在飯後咀嚼蘿勒的嫩枝，對於口臭的治療是有卓越效果的。蘿勒含有大量的葉綠素，在目前流行的使口氣芳香的薄荷中是富含活性的成分。

❏ 其他有許多藥用植物也有助於口臭，包括洋茴香、丁香、茴香和蘿勒。

◆建議事項

❏ 採取五天生食的飲食。在節食後，每天至少吃百分之五十的生食。這是一種好的日常飲食，可堅持不間斷的作爲飲食的基礎。

❏ 飲用大量有品質的水。

❏ 避免辣的食物，它們的味道會持續數個小時。食物包括鯷魚、帶藍紋的乳酪、卡門貝軟質乳酪、大蒜、洋蔥、煙燻牛肉、義大利辣味香腸、羊乳乾酪、薩拉米香腸和鮪魚油，在嘴巴中會二十四小時散發味道，不管你漱口或刷牙多少次。啤酒、咖啡、威士忌和葡萄酒留下的殘渣會與牙齒上無刺激性的、黏的斑點黏附在一起，然後進入腸胃道中。在每一口的呼吸中，會將它們的味道散發到空氣中。

❏ 避免易黏附在齒縫之間或會造成蛀牙的食物，例如肉類、多纖維的蔬菜和甜食，特別是黏稠的甜食。

❏ 利用新鮮檸檬汁和水的清潔禁食法，來去除系統中的毒性。（請見第三部的禁食）

❏ 在每一餐之後刷洗牙齒和舌頭。

❏ 在舌頭的表面上使用刮舌板，有助於清除菌斑和剝落的死細胞和食物的殘渣。

❏ 每個月更換牙刷，在任何一種感染疾病之後也要更換，可有助於預防細菌的堆積。

❏ 每天使用牙線和葉綠素漱口水。

❏ 使用 Stim-U-Dent 木製的牙籤，可在大多數的藥局中買到，在每餐飯後可於牙齒間按摩。對於預防牙齦疾病是很重要的。

❏ 保持牙刷的清潔。在每次使用之間，放在雙氧水或葡萄柚子的萃取物中，可殺死細菌（假如是使用雙氧水，在使用前要先沖洗過）。這樣在一整天中，都可達到破壞細菌的成效。

❏ 不可使用商業配方的漱口水。大多含有較多的香料、色素和酒精。當它們在殺死細菌的時候，會引起口臭，而細菌會很快的回復擁有更強的力量。漱口水也會刺激牙齦、舌頭和口腔中的黏膜。

❏ 口臭可能是一些不顯著健康問題的徵兆。若這部分的建議無法改善這些情

形，去找醫生尋求身體檢查。

◆ 考慮事項

❏ 也請見第二部的牙周病、鼻竇炎和／或喉嚨痛。

牙周病（Periodontal Disease）

在美國牙周病是僅次於感冒的感染疾病。超過 35 歲以上的美國人有百分之七十五受到影響，這是成年人牙齒掉落的主要原因。牙周病發生的機率隨著年齡而增加。

periodontal 是指「牙齒的周圍」。牙周病是指牙齦或其他牙齒的支撐結構所罹患的疾病。牙齦炎（gingivitis；牙齦發炎）是罹患牙周病的早期狀況。它是由齒菌斑所引起—黏的細菌沈澱物、黏液和食物的顆粒—齒菌斑會黏附在牙齒上。齒菌斑的聚積會引起牙齦的發炎和腫大。當牙齦腫脹時，會在牙齦和牙齒之間形成袋狀，而聚集更多的齒菌斑。其他會引起牙周病的原因，包括用嘴巴呼吸、不適合的牙齒填充物和人工彌補術會刺激牙齦周圍的組織，和含有過多柔軟食物的飲食，因為這種飲食大部分會剝奪牙齒和牙齦所需的「運動」。牙齦會變得發紅、柔軟和磨損，並且容易流血。在某些病例中，有疼痛的感覺，但是牙周病實際上是不痛的。

假如不接受治療，牙齦炎會導致成膿溢（pyorrhea）或牙周炎（periodontitis）的情況。牙周病進一步的狀況是，支持牙齒的骨頭因為受到感染而開始侵蝕。膿腫是十分常見的。膿溢會引起口臭，牙齦會經常出血和疼痛。營養不良、不適當的刷牙方式、不好的食物、糖的攝取、慢性疾病、腺體的疾病、血液方面的疾病、抽菸、藥物和過度的飲用酒類，都會使人容易罹患膿溢。它經常與維生素 C、生物類黃酮、鈣、葉酸或菸鹼酸的缺乏有關。吸菸者比不吸菸者容易罹患牙周炎和掉牙。牙周炎會因為缺牙、食物嵌塞、咬合不正、舌頭的推擠、牙齒的摩擦和刷牙造成的創傷而變得更嚴重。

口腔炎（stomatitis）是一種口腔組織發炎的疾病，它會影響嘴唇、上腭和臉頰的內部。它和其他的疾病一樣經常發生。口腔炎會造成牙齦腫脹並且

容易出血。嘴巴會開始疼痛，最後會形成像水泡一樣的損傷，這種損傷會影響牙齦。兩種最常見的口腔炎是急性疱疹口腔炎（acute herpetic stomatitis；是所知的口部疱疹）和口瘡口腔炎（口壞疽瘡）。

　　口腔的問題經常反映出身體的缺乏或潛在疾病。牙齦出血是維生素 C 缺乏的徵兆；嘴角乾燥且破裂可表示維生素 B2（核黃素）缺乏。這些所有的症狀也是綜合營養缺乏的徵兆。過敏反應會造成嘴唇乾燥或破裂。破皮、發紅的口腔組織可能是壓力的徵兆；平滑、微紅的舌頭表示是貧血或飲食不良。舌下潰瘍是早期口腔癌的警告徵兆。定期的牙齒檢查有助於早期發現這些情況。

營養素

補充品	建議用量	說明
必需者		
輔酶 Q10 加	每日 100 毫克。	提供牙齦細胞生長和牙齦組織癒合的能量需求。
來自 Coenzyme A Technologies 的輔酶 A	依照產品標示。	與輔酶 Q10 一起作用更有效，提供免疫系統對多種危險物質的解毒能力。
維生素 C 與 生物類黃酮	每日 4,000～10,000 毫克，在一整天內分次服用。	可促使傷口癒合，特別是牙齦流血。生物類黃酮會延緩齒菌斑的生長。
非常重要者		
來自 Synergy Plus 的 Bone Support 或	依照產品標示。	含有鈣、鎂、磷、鋅和其他的營養素，可容易的被身體吸收，用來重新建造骨骼。
鈣 和	每日 1500 毫克。	有助於預防牙齦周圍骨骼的流失。
鎂	每日 750 毫克。	可與鈣一起作用。使用螯合的形式。
甲基硫化甲烷（MSM）	依照產品標示。	擁有值得注意的治療特性。

補充品	建議用量	說明
非常重要者		
維生素 A	每日 25,000 國際單位持續 1 個月,之後減少到每日 10,000 國際單位。懷孕期間,每日勿超過	對於牙齦組織的痊癒是必需的。建議使用乳劑形式,因較易吸收和服用劑量高時較安全。
加	10,000 國際單位。	
類胡蘿蔔素複合物(Betatene)	依照產品標示。	身體利用抗氧化物來製造維生素 A 必需的。
維生素 E	開始每日攝取 400 國際單位,慢慢增加到每日 1,000 國際單位。也可打開膠囊,把油塗抹在牙	對於牙齦組織的癒合是必需的。使用 d-α-生育醇的形式。不可使用 dl 的形式。
加	齦上,每日 2~3 次。	
硒(來自 Carlson Labs 的 E-Sel)	每日 200 微克。懷孕期間,每日勿超過 40 微克。	是一種強有力的抗氧化劑,可與維生素 E 一起作用來預防癌症。
重要者		
葡萄子萃取物	依照產品標示。	是一種強有力的抗氧化物且可抗發炎。
蛋白質分解酵素與胰蛋白酶	依照產品標示,兩餐之間和睡前服用。	有助於控制減弱發炎,且有助於適當的消化。
槲黃素	依照產品標示。	擁有抗發炎的特性。
維生素 B 群	每日 3 次,每次服用每種主要的維生素 B 各 50 毫克,隨餐服用(在綜合錠劑中,各種維生素的含量會有所不同)。	對於適當的消化和健康的口腔組織是必需的。
鋅	每日 50~80 毫克。所有補充劑中的含量相加起來,每日不要超過 100	可加強免疫功能。對於預防感染和促進傷口的癒合是必需的。使用葡萄糖酸鋅錠劑或 OptiZinc 可得到較好的吸收。
加	毫克。	
銅	每日 3 毫克。	對於鋅的平衡是必需的。

藥用植物

❏ 直接在發炎的牙齦上使用蘆薈膠，可減輕不舒服感和使組織鎮定。

❏ 已過濾的洋甘菊茶和金盞花茶，都可使人鎮靜且有助於治療牙齦組織。

❏ 丁香油對於暫時減輕牙齒和／或牙齦的疼痛是有用的。在受影響的區域滴上 1 或 2 滴的丁香油，給予簡單的塗抹。。假如純的丁香油過於強烈，可加入 1 或 2 滴的橄欖油稀釋。

❏ 紫錐花、山楂果、沒藥樹脂和玫瑰果，有助於控制減輕發炎和加強免疫功能。你可把這些藥用植物做成糊劑或藥茶，直接使用在發炎的區域上。

❏ 金印草可破壞引起牙周病的細菌。每天服用 3,000 毫克。或在嘴巴中滴入 1 滴不含酒精成分的金印草萃取物，用它來漱口持續 3 分鐘，之後把它吞入。針對發炎的牙齦，可在紗布或棉花上滴 5 滴不含酒精成分的金印草萃取物，然後把它放在發炎的區域上。每當嘴巴潰爛或開始發炎時，立刻這麼做，然後你會被神奇的結果嚇到。在嚴重的病例中，潰爛需要 3 到 5 個晚上才會痊癒。確定紗布和棉花緊緊的覆蓋在嘴唇和牙齦之間。

　　注意：若每天內服金印草，一次不要連續使用超過 7 天，因為它會干擾正常的腸道菌叢。在懷孕期間不可使用，若你對豕草過敏，則使用時要小心。

❏ 歐鼠尾草擁有良好的抗發炎特質。在一杯水中煮 2 湯匙經乾燥磨碎的歐鼠尾草，並浸泡 20 分鐘，每天數次盡力的沖洗你的嘴巴。

❏ 在牙齦上塗抹茶樹油，有助於預防和治療牙齦的疾病。

　　注意：不可內服茶樹油。

❏ 百里香是一種自然的殺菌劑，可減少嘴巴中細菌的數量。

建議事項

❏ 攝取多種類的新鮮水果、綠色葉菜類、肉類和全穀類，可提供牙齒和牙齦所需的運動，並可供應身體牙齒健康所必需的維生素和礦物質。雖然所有的維生素和礦物質對於牙齒是的生成和健康的維持是必需的，但維生素 C 的攝取對於預防牙齦炎和膿溢是特別的重要。維生素 A 似乎可以控制牙齦的生長和一般的健康；維生素 A 的缺乏經常會導致牙齦感染。維生素 A 對

　　於小孩的牙齒健康生長也是必需的。礦物質對於牙齒健康是很重要的，包括鈉、鉀、鈣、磷、鐵和鎂。

❏ 攝取大量含有高纖維的食物，如全穀類、蔬菜和莢豆類。

❏ 避免攝取糖類和所有精製的碳水化合物。糖類會造成齒菌斑的生成，且會抑制白血球對抗細菌的能力。

❏ 每天用金印草粉刷牙，至少持續一個月。你可打開金印草的膠囊，把內容物和牙膏混合，或使用液態的萃取物與牙膏混合。一個月之後，更換牙膏的廠牌。不可持續使用相同的廠牌，有些廠牌的牙膏會刺激牙齦。

❏ 每月更換牙刷以檢查此疾病，且使用期間保持牙刷清潔，細菌會在牙刷中生存，有些特別的設備可以在當你沒有使用牙刷的時候殺死細菌。

❏ 每天至少使用一次牙線。使用不含蠟的牙線，有益於清除牙齦下緣。

❏ 每天早上在你刷牙和使用牙線後，刮你的舌頭可去除細菌。可使用刮舌板（可在健康食品店和一些藥局中買到）或湯匙的背面。這是十分重要的，因為細菌會在潮溼的舌頭上大量繁殖。

❏ 藥局中所販售的 Stim-U-Dent，對於牙齦的按摩和刷牙之間的清潔是很有益處的。你要確定將它浸泡在水中或放在嘴巴中直到它變軟，這樣才不會傷害牙齦。在每餐之間按摩所有的牙齒。這樣做有助於移除齒菌斑，而且應該在每天用餐後使用。

❏ 用指尖按摩牙齦，可增加血液的循環。

❏ 齒間牙刷（Interdental-space brushes）有益於清潔牙齒之間的空隙。

❏ 嘗試使用稱為Plax的牙齒沖洗劑，可有助於減少齒菌斑。它不像漱口水，被設計使用在刷牙前。李斯德霖漱口水也有助於移除齒菌斑。

❏ 使用非常柔軟、天然刷毛的牙刷。確實的刷洗你的牙齦和舌頭還有牙齒，每天至少二次。清潔牙齦下緣最有效的方法是傾斜你的牙刷，讓刷毛與牙齦成 45 度角，前後移動的刷洗，在牙齦上短暫的刷洗可去除細菌。

❏ 假如有發炎的情況發生，在使用牙刷前先用熱水沖洗過使刷毛變軟，在完全痊癒前刷牙要十分小心。

❏ 打開維生素 A 的膠囊，並把油塗抹在發炎的牙齦上。對於傷口的癒合和疼痛的緩和十分有幫助。

❏ 在去看牙醫師減輕牙痛之前，可在牙齦上敷上冰塊。丁香油也有效。（請

見上述的藥用植物）

❏ 避免使用抗生素。抗生素在口腔中幾乎無法作用，而且它們會破壞腸道中所需的益菌。先嘗試使用金印草。（請見上述的藥用植物）

❏ 除了上述的產品外，我們建議使用下列牙齒與牙齦的產品。大部分都可在健康食品店中買到。

- ● Nature de France（Piere Cattier）。含有對傷口癒合的黏土基質。
- ● Nature's Gate。含有小蘇打和海鹽，對於齒菌斑和牙齦疾病很有效。也含有維生素 C。
- ● Peelu。萃取自小 peelu 樹中，含有使牙齒潔白的自然成分，這種植物出產自中東和亞洲。人們咀嚼它的樹枝來保持牙齒的潔白，已有許多個世紀了。它也含有天然的香味、果膠、月桂酯硫酸鈉（來自椰子油）和蔬菜甘油。它不像其他藥局販賣的牙齒潔白產品，並不會對牙齦造成刺激或傷害。
- ● 由 The Natural Dentist 製造的 Herbal Toothpaste and Gum Therapy with Baking Soda。可對抗齒菌斑和牙齦炎。
- ● Herbal Crème de Anise。另一種可在健康食品店買到的產品。
- ● Herbal Mouth and Gum Therapy Mouth Wash。在兩次刷牙間潤溼口腔是十分有益。
- ● Tom's Natural Toothpaste。含有天然的鈣成分。以含有沒藥（一種收斂藥）和蜂膠為特色。
- ● Weleda Salt Toothpaste。是含有小蘇打、鹽及有醫療作用的藥用植物和矽的配方。
- ● Vicco Pure Herbal Toothpaste。含有植物、樹皮、根部和花朵的萃取物，在印度癒傷療法中被使用。

❏ 確定牙科醫生在避免疾病的傳染上，採取適當的措施。牙科醫生的診療室和等候室要很乾淨。牙科醫生、衛生學家和牙科助手在診療下一位病人前，要清洗雙手並更換手套。各種可再使用的儀器，在下一位病人使用前要消毒，而治療室中大型的儀器和所有物品的表面必須是乾淨的且定期地消毒。假如對牙科醫生的診療過程有任何疑問，不要猶豫馬上詢問醫生。

考慮事項

❑ 牙周病由牙周病專家治療是最理想的，這種牙醫在牙科醫學中，對這個疾病是擁有專門技術的。

❑ 若早期發現牙周病，則治療過程會很簡單的解決。了解症狀和定期的為牙周病做牙科檢查是很重要的。

❑ 在嚴重的牙周病病例中，也許需要施行手術移除牙齦上受感染的組織並將骨頭整型。

❑ 某些疾病如糖尿病和數種血液疾病，對於罹患牙齦疾病有很高的危險性。

❑ 研究建議有嚴重牙周病的患者，對於罹患心臟疾病、肺部疾病、中風、潰瘍、糖尿病控制不良和早產有很高的危險性。在研究中不斷的注意到牙周病會對身體的健康造成影響。在研究中懷疑存在牙周病病患牙齒孔隙中的細菌，它會很容易的進入血流中。所以注意牙齒的健康，也可照顧全身的健康。

❑ 根據德州大學的健康科學研究中心的牙周病學教授 Jeffrey Ebersole 博士指出，簡單的血液檢查可以在症狀出現前 8 個月查出罹患牙齦疾病。牙醫師可採一滴手指的血液，分析出會引起牙周病的細菌。

❑ 與感染者定期的親密接觸會傳播引起牙周病的細菌。

❑ 抽菸是刺激牙齦和口腔的主要因素。它也和口腔癌和食道癌有關。

❑ 有某些人比其他人容易感染引起牙齦疾病的細菌，這是因為基因的誘因。

❑ 口腔乾燥，是一種唾液不足的情況，會促使蛀牙和牙周病的罹患。唾液對於除去口中的齒菌斑、糖和殘渣是十分必需的。口腔乾燥的問題會隨著年齡的增加而變多；55 歲以上的人超過一半會被這個問題影響。它也有可能由酒類的飲用或處方或藥局販售的藥物引起，特別是那些有高血壓、憂鬱症、感冒和過敏的人要注意。糖尿病也與口腔乾燥有關。口腔乾燥最好的治療是咀嚼胡蘿蔔、芹菜或無糖口香糖；每天飲用 8 到 10 杯的水、咀嚼冰塊和／或用鼻子呼吸的方法，使唾液腺分泌維持溼度。

❑ 植牙比全副的假牙看起來更自然，而且許多人都選擇這種方式。不幸地，植牙不適當會促使牙周病的罹患或使情況更加嚴重。假如你對植牙有興趣，請向植牙專家諮詢。

❏ 研究者正在研究荷爾蒙補充療法（hormone replacement therapy, HRT）是否和掉牙的減少有關聯。位於波士頓的哈佛醫學院和布里格姆婦女醫院中的研究者發現，接受荷爾蒙補充療法的婦女中，有百分之二十四掉牙的情況降低。研究者懷疑荷爾蒙補充療法可能有助於減少顎的骨質密度流失。接受荷爾蒙補充療法並不是沒有危險性的，部分的婦女病情可能會更加嚴重。（請見第二部的停經與更年期的問題）

❏ 空氣剝落技術（air abrasion technology）是一種牙科技術，不必經鑽鑿就可拔除蛀牙，牙科醫師只要做一個小的填塞物，就可以拯救大部分的健康牙齒。這是一種新的技術，被認為是重要的突破性發展，不需要服用數種藥物或麻醉就可施行。

❏ 定期的牙科檢查對於發現口腔癌是十分重要的，每年有 30,000 的美國人罹患這個疾病。假如口腔癌早期治療，約有九成的人可存活。

❏ 過敏的一項好處（可能是只有一個），過敏的人因為牙周病而掉牙的情形較少。這個理由顯然是因為過敏者的免疫系統過度活化，較易於對抗引起牙周病的細菌。

❏ 你可以在大多數的藥房買到一種錠劑，它可以顯示出牙刷漏掉的區域。在刷牙後咀嚼這種錠劑，然後繼續刷牙直到顏色消失。

❏ 電動牙刷像 Braun 或 Oral B 系統，有助於移除齒菌斑。

❏ 自動牙刷的清潔劑被實驗出，可有效的去除牙刷上的細菌。這種裝置可二十四小時運作，每半個小時會自動打開 2 分鐘消毒刷毛。可將牙刷放入雙氧水中或葡萄柚子萃取液中，有兩種方式可供選擇來殺死細菌（假如是使用雙氧水，在使用前要先沖洗過）。

❏ 氟化物是一種礦物質，它可加強牙齒的基本支持構造─對於停經期婦女顎骨骨質流失特別的重要。因為年齡的增加所伴隨的衰退，會使得牙齦露出根部的表面，氟化物也有助於保護它。對於氟化物的使用，在醫療專家之間有許多爭論。一些人相信使用它可得到效用，另外一些人則不這樣認為。

❏ 請見第二部的口壞疽瘡和疱疹病毒感染。

❏ 也請見第二部懷孕相關的問題中的「牙齦出血」。

扁桃腺炎（Tonsillitis）

　　扁桃腺炎是腭扁桃腺發炎，腭扁桃腺在喉嚨上方的左右兩側，聚集了淋巴組織。病毒性或細菌性的感染都會造成扁桃腺炎。一般來說，幼童容易罹患病毒性扁桃腺炎，較大的兒童和成年人則容易罹患細菌性扁桃腺炎—經常是由鏈球菌引起。症狀包括喉嚨痛、吞嚥困難、聲音嘶啞、咳嗽和扁桃腺發紅、疼痛和腫大。其他可能的症狀包括頭痛、耳朵痛、發燒和寒慄、噁心和嘔吐、鼻塞和流鼻涕和全身上下的淋巴結腫大。

　　這種疾病常見於兒童，但也會發生在任何年齡。對成年人來說，它顯示出身體對疾病的抵抗力比應該有的低。含有大量精製醣類和低蛋白質及其他營養素的不適當飲食，也會使人容易罹患扁腺炎。有一些人一再的罹患扁桃腺炎，可能會變成慢性疾病。假如罹患扁桃腺炎不接受治療，會變成一種非常嚴重的情況稱爲扁桃腺周圍膿溢（peritonsillar abscess），它會使呼吸道阻塞，而產生呼吸困難。這種感染也會蔓延至頸部和胸部。一般來說，經常罹患扁桃腺炎，則很難治癒。每次只要扁桃腺發炎，疤組織會聚集在扁桃腺的周圍。

　　除非有其他情況，以下的建議劑量皆是針對成人的。對於 12 到 17 歲之間的兒童，可以將劑量降低到建議劑量的四分之三，而 6 到 12 歲的兒童則是降低一半的劑量，6 歲以下的兒童使用四分之一的劑量即可。

營養素

補充品	建議用量	說明
重要者		
維生素 C 與 生物類黃酮	每日 5,000～20,000 毫克。（請見第三部的抗壞血酸沖洗）	可對抗發炎和推動免疫反應。
鋅錠	在清醒的時間每2～3小時服用 1 顆 15 毫克的錠	是一種免疫增強物，有助於傷口的痊癒。

補充品	建議用量	說明
重要者		
鋅錠	劑，持續服用 3 日，然後減至每日 4 次，每次 1 錠，直到痊癒。	
有幫助者		
嗜乳酸桿菌（來自 Wakunaga 製造的 Kyo-Dophilus 是良好來源）	依照產品標示，空腹服用。	假如處方籤中有使用抗生素，則服用嗜乳酸桿菌是必需的。使用非乳製品的配方。
葉綠素	依照產品標示當做漱口水使用。	有抗菌的效果且可治療口腔和喉嚨的發炎。使用液體的形式。
鱈魚肝油	依照產品標示。	有助於免疫反應和組織的痊癒。
膠體銀	依照產品標示。	是一種抗生素可以減輕發炎和抑制感染。
舞菇（maitake）萃取物 或	依照產品標示。	菇類有推動免疫和抗病毒的特性。
香菇（shiitake）萃取物 或	依照產品標示。	
靈芝（reishi）萃取物	依照產品標示。	
蛋白質分解酵素	依照產品標示，兩餐之間服用。	有助於減輕發炎的情況。
松樹皮中的部分 或	依照產品標示。	是一種抗氧化劑，可保護皮膚、減輕發炎和加強免疫。
葡萄子萃取物	依照產品標示。	
維生素 A 與 混合的類胡蘿蔔素 包括 β-胡蘿蔔素	每日 10,000 國際單位持續 3 天，之後減至每日 5,000 國際單位。	對於組織的修護是必需的。有助於傷口的癒合。建議使用乳劑形式，因較易吸收。
維生素 B 群 外加	每日 3 次，每次服用每種主要的維生素 B 各 50 毫克（在綜合錠劑中，各種維生素的含量會有所不同）。	有助維持口腔和喉嚨的健康。

補充品	建議用量	說明
有幫助者		
泛酸（維生素 B₅） 和	每日 100 毫克。	在抗體的生成製造上很重要且有助於利用其他的維生素。
維生素 B₆（吡哆醇）	每日 50 毫克。	有助於減輕腫脹。
維生素 E	每日 400 國際單位。	可以破壞自由基和加強免疫系統。使用 d-α-生育醇的形式。

藥用植物

❑ 用貓薄荷茶製成的灌腸劑，有助於退燒。（請見第三部的灌腸）

❑ 洋甘菊可以減輕發燒、頭痛和疼痛。

注意：不可以不間斷的把這種藥用植物當做主要用藥，會有像對豕草過敏的結果產生。假如會對豕草過敏，則要完全避免使用。

❑ RidgeCrest Herbals 製造的 ClearLungs 是一種藥用植物組合，有助於強化免疫系統、加強組織的修護和控制發炎的情況。

❑ 紫錐花可以對抗發炎和推動免疫系統。把它製成紫錐茶，並盡你所能的喝。或把它做成酊劑的形式，每 3 到 4 個小時服用二分之一茶匙，直到症狀有所改善。

❑ 把等量的乾接骨木花、薄荷和西洋蓍草做成熱的溶液，可以減輕扁桃腺炎的疼痛。整天飲用此溶液。

❑ 亞麻子油可以減輕疼痛和發炎，且有助於恢復。

❑ 藥屬葵茶可以覆蓋受感染的黏膜。在 3 杯的冷水中浸泡滿滿 3 茶匙的藥屬葵花 12 小時，然後加熱使它滲出。每天喝 2～3 杯。

❑ 熱的毛蕊花糊藥有緩和的效用。（請見第三部的使用糊藥）

❑ 保哥果是一種天然的抗菌劑，可以增加免疫功能。它也是一種有力的抗氧化劑。

❑ 歐鼠尾草加上少許的明礬可以用來漱口。它也可以加在熱的麥芽醋中，口服 2～3 盎司（每盎司約 28.35 毫升）。

注意：假如有任何種類的癲癇疾病，則不可使用。

❑ 可以使用不含酒精成分的金印草或金絲桃萃取物，來治療喉嚨痛。在舌頭

下滴 6 滴或二分之一滴管的萃取物，在吞下前停留於嘴巴中數分鐘。每天做四次，持續 3 天。

注意：若每天內服金印草，一次不要連續使用超過 7 天。在懷孕期間不可使用，若你對豕草過敏，則使用時要小心。

❏ 百里香可以減輕發燒、頭痛和黏液。對於慢性呼吸道疾病和喉嚨痛有益。

建議事項

❏ 使用溫的鹽水漱口。在 1 杯溫水中溶解二分之一茶匙的食鹽，用這混合物漱口每天三次，有助於減輕腫脹、紓解疼痛和移除黏液。

❏ 使用熱的或冷的敷料，每個敷料都可使喉嚨得到舒緩。

❏ 不要抽菸，且避免二手菸。抽菸會刺激喉嚨。可用增溼機、置於散熱器附近的盤子中裝水或在爐子上燒開水，來增加空氣中溼度。充滿溼度的蒸氣會刺激血流至黏膜，可促進痊癒。

❏ 吸入佛手柑、薰衣草、茶樹、百里香、安息香、檸檬的精油所產生的蒸氣，可以減輕扁桃腺炎的疼痛。

❏ 假如 2 個星期後，喉嚨痛的情形沒有改善，要向醫生詢問，確定罹患的喉嚨痛是哪一種。

❏ 假如醫生因為細菌性扁桃腺炎而使用抗生素，要攝取優格和嗜乳酸桿菌的補充劑，可補足益菌。然而，嗜乳酸桿菌不可以和抗生素同時服用。

❏ 休息並攝取大量的液體。

考慮事項

❏ 採取蔬菜清湯和果汁的清潔禁食法，是有幫助的。（請見第三部的禁食）

❏ 蜂膠對於治療扁桃腺炎有良好的功效。

❏ 假如有膿腫產生，外科手術的引流是必需的。

❏ 假如扁桃腺炎一再發生或轉變成慢性的疾病，則建議採取扁桃腺摘除手術（tonsillectomy；移除扁桃腺）。在過去，醫生經常執行移除扁桃腺的手術。現在我們知道，扁桃腺對免疫系統的適當功能是很重要的。除非必要，否則不可摘除扁桃腺。

蛀牙（Tooth Decay）

　　蛀牙勝過普通感冒成爲人類最常見的毛病。蛀牙不是一種必經的天然過程，而是由細菌引起的問題，這些細菌要是進入人體的血液中，可能引發其他的問題。口腔內的細菌結合了口腔裡的黏液與食物殘屑，形成一種黏物質叫做齒垢，黏附在牙齒的表面。齒垢中的細菌靠著飲食中的糖維生，並產生酸性物質，導致牙齒上脫鈣、脫磷。日積月累下來，如果這些齒垢未經清除，牙齒就會漸漸被腐蝕：先是琺瑯質（牙齒的外層），再來是象牙質（牙齒的主體）。如果未經治療，蛀牙的問題會更進一步延伸到牙髓，這是牙神經的所在，所以會導致牙痛。還可能出現細菌感染，使牙齒容易形成膿瘡。

　　蛀牙的產生決定於三種因子：細菌的存在、口腔內有糖可供養細菌、以及脆弱的琺瑯質。大多數蛀牙都是因爲營養不佳及口腔衛生習慣不良所致。攝取大量精製醣類的人（尤其是容易沾黏牙齒的黏性食品）或愛吃零食且事後不刷牙的人，最可能出現蛀牙的問題。不過有一些人不知爲何似乎容易有不尋常的酸性唾液和／或口腔內有較高的細菌數量，這些人也比較容易產生蛀牙。

　　蛀牙一開始通常沒什麼症狀，直到較後來的階段，才會漸漸出現不舒服。蛀牙部位可能對冷熱敏感，遇到糖也敏感。蛀牙一直到較後面的階段將會出現牙痛。

　　除非有其他情況，以下的建議劑量皆是針對成人的。對於 12 到 17 歲之間的兒童，可以將劑量降低到建議劑量的四分之三，而 6 到 12 歲的兒童則是降低一半的劑量，6 歲以下的兒童使用四分之一的劑量即可。

營養素

補充品	建議用量	說明
重要者		
嗜乳酸桿菌（來自 Wa-kunaga 的 Kyo-Dophilus 是良好來源）	依照產品標示。	正服用抗生素的人要記得補充嗜乳酸桿菌，以補充腸內的益菌。使用非乳製品配方。
鈣	每日 1,500 毫克。	強健牙齒所必需的。
和		
鎂	每日 750 毫克。	與鈣平衡所需。
葡萄子萃取物	依照產品標示。	一種強效的抗氧化劑及抗發炎劑。
L-酪胺酸	依照產品標示，空腹服用。可與開水或果汁一起服用，但勿與牛奶一起服用。若同時服用 50 毫克維生素 B_6 及 500 毫克維生素 C 則更容易吸收。	用以紓解疼痛與焦慮。（請見第一部的胺基酸。） 注意：如果你正服用單胺氧化酶抑制劑，請勿服用此補充品。
維生素 A	每日 1,000 國際單位。	幫助牙痛復原及協助牙齒形成。
與		
混合的類胡蘿蔔素		
包括		
β-胡蘿蔔素		
維生素 B 群	依照產品標示。	幫助維持神經與牙齦的健康。服用舌下形式最佳。
維生素 C	每日 3,000 毫克，分成數次。	防止感染和發炎。勿使用咀嚼式的維生素 C，以免磨損牙齒的琺瑯質。
與		
生物類黃酮		
維生素 D_3	每日 400 毫克。	吸收鈣質及幫助牙齦組織復原所需之物。
維生素 E	每日 600 國際單位。	促進復原。
維生素 K	依照產品標示。	幫助預防蛀牙。

補充品	建議用量	說明
有幫助者		
輔酶 Q$_{10}$ 加	依照產品標示。	提供牙齦細胞生長及牙齦組織修補所需的能量。
來自 Coenzyme-A Technologies 的輔酶 A	依照產品標示。	與輔酶 Q$_{10}$ 有效的合作，提供免疫系統對多種危險物質的解毒能力。
綜合維生素和礦物質複合物	依照產品標示。	提供均衡的營養素。
S-腺苷甲硫胺酸（來自 Nature's Plus 的 SAMe Rx-Mood）	每日 2 次，每次 400 毫克。	缺乏會導致無法維持軟骨正常運作。協助減輕疼痛與發炎。 注意：如果你是躁鬱症患者或正服用抗憂鬱劑的處方，請勿服用本補充品。
鯊魚軟骨（來自 Lane Labs 的 BeneFin）	一開始每 15 磅的體重每日使用 1 公克，分 3 次使用。待症狀紓解後，將用量減到每 40 磅體重每日使用 1 公克。	治療疼痛和發炎。協助修補關節與骨頭。
鋅	每日 30 毫克。所有補充劑中的含量相加起來，每日不要超過 100 毫克。	提振免疫功能。使用葡萄糖酸鋅錠劑或 OptiZinc 可得到較好的吸收。

藥用植物

❏ 金盞花、洋甘菊、薄荷、西洋蓍草是天然的抗發炎劑。

❏ 丁香油對牙痛有幫助。可在牙痛處滴上 1～2 滴的丁香油（或沾在棉花棒上使用）。如果覺得丁香油太嗆，可以用橄欖油稀釋一下。

❏ 無酒精的金印草萃取液可當做消毒口腔的漱口水。如果出現發炎，可將金印草萃取液滴幾滴在乾淨的棉花上，再擦拭於疼痛的牙齦上，睡覺時，則將這樣的棉花卡入口腔內的患部過夜。一連三個夜晚都這樣處理，可幫助殺菌與消炎。

❏ 爪哇胡椒、金絲桃、白柳樹皮和冬青白珠樹，皆有麻醉效果，白柳樹皮也有消炎作用。

❏ 歐鼠尾草也幫助消炎。把一杯水與 2 湯匙脫水的歐鼠尾草葉（壓碎）混合煮沸。靜置 20 分鐘後濾出歐鼠尾草液。冷卻到舒適的溫度，以此液體作爲漱口水，一天數次。

❏ 百里香是一種天然殺菌劑，可減少口腔內的細菌數量。

建議事項

❏ 吃大量的生菜、水果。這些食物含有礦物質，可防止唾液變得過酸。

❏ 避免碳酸飲料，它們含有高量的磷酸，會促使琺瑯質脫鈣。

❏ 避免所有的精製糖。

❏ 不要抽菸。

❏ 培養良好的口腔衛生習慣。吃東西過後要記得刷牙，每天也要用牙線清理牙齒。這是移除引起蛀牙的齒垢的最佳方式。有些漱口水還可增強刷牙與用牙線剔牙的除垢功效。切勿過度用力刷牙，一天也不要刷太多次牙，因爲刷牙過多容易使牙肉萎縮，讓齒根暴露在外，更容易引發蛀牙。最好使用軟毛牙刷，且每個月換一次牙刷。

❏ 不要服用咀嚼式的維生素C片，以免侵蝕牙齒的琺瑯質。選用可吞式的維生素 C 錠劑或粉末就沒有這種威脅。

❏ 想要在看牙醫前先紓解牙痛或膿瘡，可以先用溫的鹽水漱口（把半茶匙的鹽加入約 225 毫升的溫水中）。

考慮事項

❏ 藥房賣的 Stim-U-Dent 對清潔與按摩牙齦有益，它也協助去除齒垢。爲了避免牙齦受傷，使用前先將它泡進水中或握在手中直到變軟，再用它在牙齦間按摩。

❏ 一年至少定期看一次牙醫。

❏ 研究者正在嘗試把小紅莓添加入牙膏或漱口水中的可能性。證據顯示小紅莓中有某成分可能幫助抵制齒垢形成。

❏ 英國的一些研究者認爲他們已藉由去除口腔中的細菌，順利發展出預防蛀牙的疫苗。美國牙醫學會的科學部對此發現頗樂觀，且期待更進一步的研究。

❏ 目前要阻止已經形成的蛀牙的唯一方式是移除蛀牙部分，並用補牙粉填補。有許多材料都可作為補牙粉，最常見的是所謂的銀汞合金粉。合金的配方有很多種，但幾乎都含有百分之五十左右的汞（這是有毒的重金屬）。不過也是有別種合金，包括含金與瓷質的混合物（這種材料外觀類似牙齒色澤）。補牙前，可先與牙醫討論補牙材料的問題。

❏ 以前曾有人認為補牙可能會對某些人造成心內膜炎，但目前尚無足夠的證據顯示這之間的關聯。

❏ 氟化物可以提高蛀牙的抵抗力，很多牙膏還有自來水中都有添加氟化物。許多牙醫建議定期以氟化物處理牙齒，尤其是小孩子，以防蛀牙。氟化物源自氟元素，氟本身是一種可怕的化學物質，但少量的氟化物卻無害人體。不過遭受爭議的是，氟化物究竟是不是造成癌症的危險因子。動物和人類的流行病學研究目前尚無法做出相關的結論。

❏ 噴磨技術可針對蛀牙噴出磨粉，以移除蛀牙部分，而無需使用有刺耳聲音的鑽牙機。雷射技術也可能代替傳統的鑽牙法。

(3)呼吸系統

氣喘（Asthma）

　　氣喘是一種肺部的疾病，由肺的氣道阻塞所引起。在氣喘發作的期間，支氣管（肺部的小氣道）周圍的肌肉會痙攣收縮，使外來的空氣通過受到阻礙。罹患氣喘的人經常描述這種情形為「渴望得到氧氣」。氣喘發作時典型的症狀有咳嗽、喘息、胸部有窘迫的感覺和呼吸困難。發作的時間會持續數分鐘到數小時。

　　急性發作時痙攣的現象，並不是引起氣喘的原因，而是氣道對於某種刺激物慢性發炎或過度敏感所造成的。假如過於敏感的人暴露於過敏原或刺激物，則會引起氣喘。氣喘分成兩種類型：過敏性或非過敏性，雖然這兩種經常一起發生。最常引起氣喘的過敏原包括動物毛髮、化學物質、藥物、極小的灰塵、環境污染物、羽毛、食物添加物（例如亞硫酸鹽）、煙、黴菌和抽菸。但是，不管任何一種的過敏原都會促使氣喘發生。促使非過敏性氣喘發生的原因，包括腎上腺疾病、焦慮、溫度的變化、運動、過度的乾燥或潮溼、害怕、大笑、血糖過低和壓力。呼吸道的感染例如支氣管炎，也會促使氣喘發生。不管是哪一種特定的原因引起，支氣管會腫脹且被黏液阻塞。發炎的情況除了會刺激氣道，甚至會使敏感度變大。氣喘則會經常發生，且發炎的情況會更嚴重。

　　氣喘很被難確實地被診斷出來。它的症狀與其他的疾病相似，例如肺氣腫、支氣管炎和下呼吸道感染。為了區分氣喘和其他疾病，內科醫生建議採用血液測試、照胸部 X 光和肺量測量法（是測量肺部吸氣和呼氣的方法）。假如治療不適當，支氣管的氣喘會變成肺氣腫。然而，立即的診斷和適當的治療，就可預防氣喘所造成的嚴重傷害。

　　心臟的氣喘和其他種類氣喘引起的症狀相同，但它是由心臟衰竭所引起。內在的氣喘在所有種類的氣喘中是少見的，經常出現在成年期，且與其他呼吸道疾病有關，如支氣管炎或鼻竇炎和容易出現在上呼吸道的病毒感染。罹患內在氣喘的人經常容易受氣候的變化、運動、情緒的壓力和其他會引起精神心情的原因影響。

　　在 1999 年晚期，美國加州柏克萊的研究者發現氣喘和遺傳有關，研究者將人類的基因和大鼠的基因連結在一起，降低這兩種特別的基因活性，會使氣喘的活性降低。他們說這篇研究的重要性，是在集中在科學家可以研發出一種藥物來預防氣喘的發生，而不是僅僅可治療症狀。

　　在氣喘預防中，這個以基因為基礎的研究，在這個重要的時機中得到一個里程碑。每一年醫療學家擔心在新的氣喘病例的數字愈來愈多。在過去的 15 年內，美國人罹患氣喘的病例數字成長為兩倍。最近，超過 1,400 萬的人罹患氣喘（500 萬的兒童和 900 萬的成年人）。16 歲以下的兒童，尤其是居住在都市地區和超過 65 歲的成年人，較容易罹患氣喘。它是住院兒童和學齡前兒童的第一位病因。自 1980 年後，氣喘的發生率推測超過百分之七十五，且不幸地，兒童的發生率增加百分之一百六十。研究者苦思和廣泛的研究，在這一年中，氣喘罹患率繼續上升的原因包括污染、全球氣溫上升、食品添加物、基因遺傳、毒物和過敏原。研究氣喘的專家推測環境中污染的增加會造成氣喘的高罹患率。氣喘的流行和大氣污染有關—置身於有大量灰塵和化學物質粒子的地方，特別是周遭的環境中—是已知的。因為職業而暴露於某種物質中，如在膠黏劑和塑膠工廠中使用的胺基鉀酸酯和聚胺基鉀酸酯；油漆中的橡膠環氧樹脂；紡織清潔的煙霧和乾洗的化學物質和其他原因，也可能是主要的危險因子。

　　除非有其他情況，以下的建議劑量皆是針對成人的。對於 12 到 17 歲之間的兒童，可以將劑量降低到建議劑量的四分之三，而 6 到 12 歲的兒童則是降低一半的劑量，6 歲以下的兒童使用四分之一的劑量即可。

營養素

補充品	建議用量	說明
必需者		
亞麻子油 或 月見草油	每日 2 次，每次 1,000 毫克，餐前服用。	是製造抗發炎物質前列腺素所需的必需脂肪酸的來源。
泛酸（維生素 B_5）	每日 3 次，每次 50 毫克。	是抗壓力的維生素。
來自 Ecological Formulas 的 Quercetin-C 加	每日 3 次，每次 500 毫克。	是有力的免疫刺激物。Quercetin-C 有抗組織胺的功效。可以穩定細胞來停止發炎的情況。一起使用
鳳梨酵素 或	每日 3 次，每次 100 毫克。	這些補充劑，可以得到最好的效果。
來自 Source Naturals 的 Activated Quercetin	依照產品標示。	含有檞黃素加上鳳梨酵素和維生素 C。
維生素 A 加	每日 15,000 國際單位。懷孕期間，每日勿超過 10,000 國際單位。	對於組織的修護和免疫是必需的。
天然的β-胡蘿蔔素 或	每日 10,000 國際單位。	是一種抗氧化物和維生素 A 的前驅物。
類胡蘿蔔素複合物 （Betatene）	依照產品標示。	
維生素 B 群 外加	每日 4 次，每次服用每種主要的維生素 B 各 50 毫克（在綜合錠劑中，各種維生素的含量會有所不同）。	可刺激免疫系統。
維生素 B_6（吡哆醇）注射 或	每週 0.2 毫升或遵照醫生指示。	有助於治療過敏和氣喘。以注射的形式（在醫師的監督下），是最有效果的。
膠囊 加	每日 3 次，每次 50 毫克。	
維生素 B_{12}	每日 2 次，每次 1,000 微克，兩餐之間服用。	在氣喘發作時可減輕肺部的發炎。使用錠劑或舌下的形式。

補充品	建議用量	說明
必需者		
維生素 C 與 生物類黃酮	每日 3 次，每次 1,500 毫克。 注意：假如有腎臟病或色素沈著病的病史，則不可服用這種劑量。	對於保護肺臟組織和控制發炎是必需的。 也可增加空氣流動和對抗發炎。
維生素 E	每日 600 國際單位或更多。	是一種強有力的抗氧化劑。使用 d-α-生育醇的形式。
非常重要者		
鹽酸甜菜鹼 和 胃蛋白酶	依照產品標示，或遵照醫生指示。	可對抗因營養不良問題所造成的「漏腸症候群」。
輔酶 Q10	每日 100 毫克。	有對抗組織胺的能力。
鎂 加 鈣	每日 750 毫克。 每日 1,500 毫克。	也許可以靠增加肺臟中的肺活量來制止部分的急性氣喘。有擴張支氣管肌肉的功效。使用螯合或夾帶的形式。
綜合維生素和礦物質複合物 與 硒	依照產品標示。 每日 200 微克。懷孕期間，每日勿超過 40 微克。	對於加強免疫功能是必需的。使用高效能的配方。 可有力的破壞來自空氣中污染物的自由基。
有幫助者		
花粉	剛開始一次服用少許的顆粒，慢慢地增加到每日 2 茶匙。	可強化免疫系統。使用天然未加工的花粉，最好產自距離你家方圓 10 英里的範圍之內。 注意：對部分人花粉可能會產生過敏反應，如果有紅癢、打噴嚏、其他不適的症狀，請停止使用。
來自 Coenzyme-A Technologies 的輔酶 A	依照產品標示。	促進來自免疫系統危險物質的解毒能力。

補充品	建議用量	說明
有幫助者		
二甲基甘胺酸（DMG）（來自 FoodScience of Vermont 的 Aangamik DMG）	依照產品標示，每日 2 次。	促進肺臟組織的氧合作用。
葡萄糖胺硫酸鹽 或 N-乙醯葡萄糖胺（來自 Source Naturals 的 N-A-G）	依照產品標示。 依照產品標示。	對於呼吸道黏液分泌的調節是很重要的。
海帶	每日 2,000～3,000 毫克，持續服用 21 天，然後減少到每日 1,000～1,500 毫克。	可使礦物質的量達到平衡。
L-半胱胺酸 和 L-甲硫胺酸	每日 2 次，每次 500 毫克，空腹服用。可與開水或果汁一起服用，但勿與牛奶一起服用。若同時服用 50 毫克維生素 B6 及 100 毫克維生素 C 則更容易吸收。 每日 2 次，每次 500 毫克，空腹服用。	可修護肺臟組織和減輕發炎。（請見第一部的胺基酸） 是一種重要的抗氧化劑。
松樹皮中的成分 或 葡萄子萃取物	依照產品標示。 依照產品標示。	是強有力的抗氧化劑和抗發炎劑。
S-腺苷甲硫胺酸（SAMe）	依照產品標示。	可減輕壓力和減輕憂鬱。促使擁有幸福的感覺。 注意：如果你是躁鬱症患者或正服用抗憂鬱劑的處方，請勿服用本補充品。
來自 Source Naturals 的 Urban Air Defense	每日 2 錠。	含有許多必需營養素，列在標示中。
維生素 D3	每日 600 國際單位。	對於組織的修護是必需的。

藥用植物

❏ Olympian Labs 製造的 Asthma-X5 含有多種草藥，包括 coleus forskohlii、小白菊、薑、綠茶、甘草根、山梗菜、摩門茶、schisandra berries 和並頭草。建議劑量是 500～1,000 毫克，每天服用三次。持續使用約 8 星期，可以得到最好的結果。

❏ RidgeCrest Herbals 製造的 ClearLungs 是一種中國藥草的配方，可用來減輕發炎和黏液，打開肺部的氣道可促使自然的呼吸。每天服用二次，每次 2 個膠囊。

❏ 銀杏是一種藥用植物，它含有活化的成分銀杏鹼 B（ginkgolide B），這個成分在許多研究中得到很好的結果。

❏ 山梗菜萃取物對於氣喘病發作時是很有幫助的；它是支氣管平滑肌的鬆弛劑和祛痰藥。

　　注意：不可持續內服山梗菜。

❏ 有人說毛蕊花油對於支氣管充血的治療很有幫助。這油可以使咳嗽停止、打開支氣管且有助於制止氣喘病發作。使用過的人說，當他們喝含有此藥草的茶或水、果汁時，效果幾乎是立即出現。

❏ 蕁麻萃取物有助於減輕氣喘引起的呼吸疾病。它含有大量的丁酸，對於健康的代謝是必需的，其他的維生素和礦物質也一樣重要。

❏ 保哥果可作為天然的抗生素，且可減輕發炎。每天喝 3 杯保哥果茶。

❏ Shuan Huang Lian 是一種中國藥草所製成的藥物，它由至少 29 種成分製成，包括黃蓮（*Lonicera japonica* 的花蕾）、連翹（*Forsythia suspensa* 果實）和黃芩（*Scutellaria baicalensis* 根）。這在中國已被使用很長的時間，用來治療呼吸道的感染。根據 1999 年 6 月在《另類醫學雜誌》*Complementary Medicine for the Physician*）發表的研究，中國的醫生和研究者對罹患急性支氣管炎的嬰兒使用 Shuan Huang Lian，然後看到症狀快速的減輕且患病的時間減短。它是一種未被分類的抗生素，研究者仍要探索出，它是如何減輕罹患急性支氣管炎的嬰兒的症狀。

❏ 東印度身心靈哲學體系印度癒傷療法的擁護者，他們建議氣喘的病人使用下列的藥草：vasaka（*Adhatoda vasica*）可減輕咳嗽、支氣管炎和其他氣

喘的症狀；乳香（*Boswellia serrata*）可減輕疼痛和發炎；和 tylophora（*Ty-lophora indica*）可減輕呼吸的問題。Sabinsa Corporation 是提供印度癒傷療法藥草的良好來源。

❏ 其他對氣喘有幫助的藥用植物包括紫錐花、麻黃、金印草、木賊、檜柏的漿果、甘草根和用北美滑榆的樹皮製成的錠劑。

　注意：假如你有自體免疫方面的疾病，則不可使用紫錐花。假如有焦慮症、青光眼、心臟疾病、高血壓或失眠，或因為憂鬱症而使用單胺氧化酶抑制劑，則不可使用麻黃。若每天服用金印草，一次不要連續使用超過 7 天，在懷孕期間不可使用。假如有心血管疾病、糖尿病或青光眼的病史，只可在醫生的監督下使用。若天天使用甘草，一次不要連續使用 7 天以上。假如有高血壓，則要完全避免使用。

建議事項

❏ 攝取主要含有新鮮水果和蔬菜、核果、燕麥片、糙米和全穀類的飲食。這種飲食應該含有高蛋白質、低醣類且不含糖。（請見第二部低血糖症的建議）

❏ 在你的飲食中加入薑和洋蔥。這些食物中含有檞黃素和芥茉油，這些物質顯示出可抑制有助於釋放發炎化學物質的酵素。

❏ 在你的飲食計畫中加入「綠色飲品」。Wakunaga 製造的 Kyo-Green 是很不錯的。每天三次，在飯前半小時服用。

❏ 避免攝取產氣性的食物，如豆類、芸苔屬植物（綠花椰菜、白花椰菜和甘藍菜）和大量的麥麩或服用酵素複合物如美國的 Wakunaga 製造的 Be Sure。氣體在橫膈膜上加壓，會刺激氣喘的情況。

❏ 不可以吃冰淇淋或喝過冷的飲料。冰冷的食物會使支氣管收縮。

❏ 採用果汁的禁食法、使用蒸餾水和檸檬汁的禁食，或兩者一起每個月使用 3 天，有助於去除體內的毒素和黏液。（請看第三部的禁食）

❏ 試著使用蜂膠，它可緩和黏膜。

❏ 飲食清淡─攝取大量的肉會使胃部壓迫橫膈膜，讓呼吸變短促。

❏ 假如某些食物會使氣喘的情況更加嚴重，則在飲食中要去除不攝取。常見的罪魁禍首包括苜蓿、玉米、花生、大豆、蛋類、甜菜、紅蘿蔔、可樂、

冰的飲料（它會使支氣管痙攣）、乳製品（包括牛奶和冰淇淋）、魚類、紅肉（特別是豬肉）、加工食品、鹽、菠菜、雞肉和火雞肉、白麵粉和白糖。（請見第二部的過敏症）

❏ 我們都需要運動來維持身體的健康。假如發現運動會促使氣喘發作，試著在運動前 1 小時服用 2,000 毫克維生素 C。最近的研究顯示在運動前服用維生素 C，就不會有咳嗽、喘息或呼吸急促的情況發生。然而，有罹患腎結石和色素沈著病危險的人，不可服用這個劑量的維生素 C。

❏ 假如運動會產生氣喘的反應，請檢查飲食中食鹽的攝取。根據一篇報導，氣喘的人攝取高鈉飲食（每天 4,000 毫克）比那些習慣攝取較少的人（每天 1,500 毫克），在運動時和運動後更容易、更快出現呼吸困難。詢問你的醫生，攝取多少鈉對你才最好。

❏ 假如要使用阿斯匹靈或其他非類固醇的抗發炎藥（nonsteroidal anti-inflammatory drugs, NSAIDs），要十分小心。止痛劑如阿斯匹靈、治療關節炎的止痛退燒藥（ibuprofen，Advil、Nuprin 和其他藥物）、naproxen（Naprosyn）和 piroxicam（Feldene）超過三分之二會產生氣喘反應，而其中多於二分之一的氣喘反應由阿斯匹靈引起。化學治療劑和抗生素也會引發氣喘反應。

❏ 持續服用上面所舉出的藥物和食品，會引起氣喘反應，最好盡你所能的避免。同樣地，試著每天記錄症狀、藥物和其他的物品。對於你和你的醫生在設計和管理對你最好的氣喘管理計畫上，是很有幫助的。

❏ 在背部及肺部附近及腎臟部位，使用蓖麻油敷袋。把蓖麻油倒在盤子中，並且加熱但不可以煮沸，如此就可以做蓖麻油敷袋。將一條包乳酪的紗布或其他白色純棉材質的布浸泡在油中，直到布料吸油飽和為止。將此布敷在患部，並蓋上一塊比此布還大的塑膠袋。在這個塑膠袋上放一個加熱墊，目的是使這個敷袋保持熱度。用這個敷袋敷半小時到 2 小時，視需要而定。

❏ 運動可以使壓力減輕。壓力和過分激動像擔心和害怕會促使氣喘的發生。（請見第二部的緊張／壓力）

❏ 避免靠近有毛皮的動物；食品添加物 BHA 和 BHT；食品色素 FD&C Yellow No.5；香菸和其他種類的煙霧；和胺基酸─色胺酸。

❏ 假如懷疑塵蟎是引起氣喘症狀的原因，試著去除微小的蟲子。市售的眞空吸塵器可以消滅塵蟎。使用苯甲基苯酸鹽粉末（如 Allersearch 製造的 X-MITE）可在 2 到 3 個月內消滅塵蟎。一磅的粉末可以使用在大約 150 平方英呎的地毯或織物上。假如當地的藥局沒有販售這種藥粉，你可以向 Aller-Guard Corporation of Ocean, New Jersey 訂購，電話是 800-234-0816。

❏ 考慮把地毯移開，至少臥房中的要移開，有助於去除會引起氣喘的塵蟎、微生物和細菌。用塑膠的床套來覆蓋床墊，並用熱水清洗床單，至少一星期一次，這樣做也有幫助。

考慮事項

❏ 險惡大氣所引起的氣喘被診斷爲 status asthmaticus，需要適當的住院治療，病人需要住院數天。

❏ 氣喘的人缺乏某種營養素，如維生素 B_6（吡哆醇）、維生素 C、鎂、錳和硒，還有酵素—麩胱甘肽過氧化酶。有氣喘的人胃酸經常比正常的水平要低，胃酸對於正常的消化是必需的。一位知名的營養學家 Dr. Jonathan Wright，爲了治療氣喘他主張一起使用胃酸取代治療（經常是使用鹽酸甜菜鹼）和補充維生素 B_6、維生素 B_{12} 和鎂，可以得到顯著的結果。

❏ 根據《營養健康文獻回顧》（*Nutrition Health Review*），生氣、焦慮和憂鬱的強烈感覺，也是主要引起氣喘的原因。不幸地，許多用來控制和緩和氣喘的藥物，會引發神經過敏、心情起伏不定和失眠。

❏ 許多罹患氣喘的人對於食品添加物亞硫酸鹽很敏感。有些人在攝取含有亞硫酸鹽的食品後，會發生嚴重的氣喘。許多餐廳使用亞硫酸鹽劑—包括重亞硫酸鈉、雙硫酸鉀、重亞硫酸鉀和二氧化硫—可以預防綠色蔬菜沙拉、切過和切片的水果、冷凍貝類和其他食物變色和細菌生長。雖然在這些食物中經常含有亞硫酸鹽，但是在任何種類的食物中都會發現亞硫酸鹽。（請看第 890 頁中的亞硫酸鹽過敏）

❏ β-阻斷劑被用來治療高血壓，會使支氣管的肌肉收縮和引起氣喘病患的生命威脅問題。

❏ 臭氧、二氧化硫、二氧化氮、抽菸、一氧化碳、碳氫化合物、一氧化氮和光化學物質是空氣污染物，會促使氣喘發作。

❏ 吸入肌肉鬆弛劑,如 albuterol（Proventil、Ventolin）來自於支氣管擴張藥,可立即打開支氣管,緩和急性氣喘的發生。但是支氣管擴張藥無法治療潛在的問題。

❏ theophylline 製成持續釋放藥效的形式,市售的品牌是 Theo-Dur Sprinkle,有很好的使用療效。對兒童而言,利用打開膠囊然後把藥灑在柔軟的食物上如蘋果醬,來減少藥量的使用。在某些使用 theophylline 的人身上出現副作用,如使心跳加快和／或失眠。有一些醫生相信吸入藥或傳統療法比使用氣喘藥來得安全,因爲這些藥會直接作用在支氣管和肺臟。

❏ 哈佛與美國環保局（EPA）的研究者表示,氣喘的病患若有喝咖啡和其他含咖啡因的飲料,一般來說比那些沒有喝的氣喘病患症狀要少三分之一。這極有可能是因爲咖啡因的作用,咖啡因對於支氣管有擴張的功用。

❏ 刊登於《過敏與臨床免疫學雜誌》（*Journal of Allergy and Clinical Immunology*）的一篇研究建議在每餐之前服用 2 個鮭魚油膠囊並且每星期吃魚三次,也許對氣喘有益。

❏ Wein Products 製造的個人空氣淨化器 Air Supply 是一種小型的裝置,它可以帶在脖子上。它豎立起一道無形的純淨空氣擋板,可對抗空氣中的微生物（如病毒、細菌和黴菌）和微粒（包括灰塵、花粉和污染物）。它也可以消除煙霧、味道和空氣中有害的揮發成分。Alpine Air of American 製造的 Living Air XL-15 是一種離子化的裝置,對於家中或工作地點的空氣純化是很有益的。

❏ 適當的運動是有益處的,但是運動會使某些人急性氣喘發作。沒有人知道爲什麼會如此,但是推測出是因爲在外面工作時吸入冷的、乾燥的空氣,而使呼吸系統的問題變得更嚴重。舉例來說,跑步比游泳更容易造成氣喘病發作。有一種方式可以控制運動引起的氣喘,佩戴可以保留熱氣和溼度的口罩,並且有限制吸入冷的、乾燥的空氣的效用。

❏ zanamivir（Relenza）是一種相當新的抗病毒藥,可以用來治療流行性感冒,對氣喘病患有不利的副作用。美國食品藥物管理局指明有氣喘或其他慢性疾病的人使用時要注意,若氣喘的病人服用此藥,他或她應該立刻接受支氣管擴張治療。有趣的是,雖然食品藥物管理局同意了解除藥物的銷售,但是食品藥物管理局顧問小組人員卻投票反對批准,指出藥物的有效

作用被忽視。

❑ 北達可他州立大學發表的一篇文章，發現罹患氣喘和關節炎的人，保留時間—從一天 20 分鐘到一星期 3 天—以寫出的方式可以顯著改善他們的健康。有 70 名的病患參加這個為期 1 個月的研究，有百分之四十七顯示出明確的改善，僅僅有百分之二十四顯示沒有改善。研究者得出如下結論，將你們的想法和觀察寫在紙上，可以減輕壓力並且使心情自在。

❑ 根據最近的數篇研究指出，有氣喘的孩子們透過心理和身體的控制訓練，可以得到更成功的處理。紐約市研究氣喘的專家 Richard Firshein, D.O.把一個技術用於教孩子們在面臨氣喘發生時，不被驚慌打倒的方法。將他們的想法過程平靜導引到令人高興的圖像和氣味的焦點上；像溫暖的太陽、熱狗或令人喜愛的寵物。在同時，他協助病童控制他們自己的呼吸。這幫助他們較不會感到無助和害怕，成年人也能夠經由這個令人鎮定的技術得到幫助。

❑ 鵝毛會引起肺部疾病，且會使病情更加嚴重。

❑ 通風管的清潔，有時對氣喘的人有所幫助，因為家中的空氣可能有很多的過敏原。根據 Milwaukee 的美國過敏與免疫學學會指出這個功效是沒有科學根據的。

支氣管炎（Bronchitis）

肺臟是人體中最大的器官。經由氣管（trachea; windpipe）我們將空氣吸入身體裡，氣管與支氣管相連接，支氣管是呼吸管，可導入肺臟的肺泡（氣囊）裡。在肺臟中，空氣可以交換二氧化碳。

支氣管炎是支氣管發炎或發生阻塞。這種發炎會使黏液產生，伴隨著咳嗽、發燒、胸部和／背部疼痛、疲倦、喉嚨痛、呼吸困難和經常突然發生寒慄和顫抖。支氣管痙攣是由支氣管壁的平滑肌收縮所造成，也經常會發生。支氣管腺體的黏膜細胞經常腫脹和分泌過度，常伴隨著支氣管痙攣。

支氣管炎有可能是急性或慢性的。急性支氣管炎經常是由感染所引起，可能是由細菌、病毒、披衣菌、黴漿菌或合併這些因子所引起。它典型的伴

隨有上呼吸道感染，像感冒或流行性感冒。在急性支氣管炎中，病毒性的感染（而不是細菌性感染）經常與支氣管痙攣有關聯。大多數的急性支氣管炎要完全康復需要數個星期。然而，在某些病例中，這種情況會導致肺炎。罹患慢性呼吸疾病或其他使人健康衰弱的問題的人，更容易發生。

　　慢性支氣管炎經常是由刺激肺部所引起的，如暴露於抽菸、空氣污染或其他有害的煙霧中，而不是感染所引起的。過敏也會引起慢性支氣管炎。當慢性支氣管炎會使肺部氧氣和二氧化碳的交換減少時，心臟會工作更努力企圖抵銷這種狀況。經過一段時間，會造成肺部的高血壓、心臟擴張和最後心臟衰竭。

　　過敏學家、耳鼻喉科學家和家庭醫生發現慢性支氣管炎是常見疾病中的一種。職業醫學的專家很久之前知道，不利的環境會使呼吸道感染易於發生。氣候因子和病毒感染的流行病也會使危險增加。居住或工作在不健康的環境中的人們，潮溼和冰冷、暴露於灰塵中或即使是小的呼吸道感染，經常都會使呼吸短促的情形變得更糟。

　　除非其他特別的情況，以下的建議劑量是針對 18 歲以上的人。對於 12 到 17 歲之間的兒童，可以將劑量降低到建議劑量的四分之三，而 6 到 12 歲的兒童則是降低一半的劑量，6 歲以下的兒童使用四分之一的劑量即可。

營養素

補充品	建議用量	說明
必需者		
膠體銀	依照產品標示。服用 1 週，然後停止 1 週，間隔的使用，直到發現症狀減輕。	是一種天然的抗生素，可以破壞細菌、病毒和黴菌。促進痊癒。
松樹皮中的成分	依照產品標示。	可移除有害的物質，和保護肝臟。是一種有利的抗氧化劑。
來自 Ecological Formulas 的 Quercitin-C 或	每日 3 次，每次 500 毫克。	可針對過敏性的支氣管炎。有抗組織胺的功效。
來自 Source Naturals 的 Activated Qrercetin	依照產品標示。	含有槲黃素加上鳳梨酵素和維生素 C，可以促進吸收。

補充品	建議用量	說明
必需者		
維生素 A 加	每日 2 次，每次 20,000 國際單位，持續服用 1 個月；然後減至每日 15,000 國際單位。假如懷孕，則每日不可超過 10,000 國際單位。	可治療和保護所有的組織。
天然的β-胡蘿蔔素 或	每日 50,000 國際單位。	對於肺臟組織的保護和修護是必需的。
類胡蘿蔔素複合物 （Betatene）	依照產品標示。	
維生素 C 與 生物類黃酮（包括芸香苷）	每日 3,000～10,000 毫克，分成數次。	可加強免疫系統功能和減少組織胺的含量。使用緩衝的粉末形式。
非常重要者		
輔酶 Q10 加	每日 60 毫克。	可以改善血液循環和呼吸。
來自 Coenzyme-A Tech-nologies 的輔酶 A	依照產品標示。	和輔酶 Q10 一起使用，可移除身體中的有害物質。
甲基硫化甲烷 （MSM）	依照產品標示。	臨床上的試驗顯示可以改善肺臟問題，如支氣管炎、肺炎、肺氣腫、囊腫或大量吸菸所形成的傷害。
蛋白質分解酵素 加 鳳梨酵素	依照產品標示，兩餐之間服用。	有助於減輕發炎情況。
維生素 E	每日 2 次，每次 400 國際單位或以上。和 50～100 毫克的維生素 C 一起服用。	是有力的自由基清除者和氧氣攜帶者。對於組織的治療和促進呼吸是必需的。使用 d-α-生育醇的形式。
鋅錠	每日 5 次，每次 1 顆 15 毫克的錠劑。所有補充劑中的含量相加起來，每日不要超過 100 毫克。	對於組織的修護是必需的。

補充品	建議用量	說明
重要者		
葉綠素 或 綠色飲品（新鮮的小麥草果汁或 Wakunaga 製造的 Kyo-Green）	依照產品標示，每日 3 次。 依照產品標示。	可改善血液循環和保護組織擋開毒性物質。使用液體的或錠劑的形式。可以供給葉綠素和重要的營養素。
大蒜（來自 Wakunaga 的 Kyolic）	每日 3 次，每次 2 顆，隨餐服用。	是一種天然的抗生素，可減輕發炎和去除身體的毒性。
維生素 B 群	每日 3 次，每次服用每種主要的維生素 B 各 100 毫克（在綜合錠劑中，各種維生素的含量會有所不同）。	可活化傷口痊癒所需的酵素。
有幫助者		
鎂 加 鈣	每日 500 毫克。 每日 1,000 毫克。	可作為支氣管擴張劑。使用螯合或夾帶的形式。 對於鎂的平衡是必需的。
舞菇（maitake）萃取物 或 香菇（shiitake）萃取物 或 靈芝（reishi）萃取物	依照產品標示。 依照產品標示。 依照產品標示。	蘑菇的萃取物可以推動免疫系統和對抗病毒感染。
綜合維生素複合物	依照產品標示。	所有維生素的平衡對於傷口的痊癒是必需的。
N-乙醯半胱胺酸（NAC） 加 L-精胺酸 和 L-離胺酸 和	每日 2 次，每次 500 毫克，空腹服用。可與開水或果汁一起服用，但勿與牛奶一起服用。若同時服用50毫克維生素 B_6 及 100 毫克維生素 C 則更容易吸收。 每日 2 次，每次 500 毫克，空腹服用。 每日 2 次，每次 500 毫克，空腹服用。	可以保護和維持細胞。是一種帶有硫的胺基酸，可以減輕支氣管黏液的黏性，使它更容易排出。請見第一部的胺基酸。 有助於肝臟的解毒作用。 對於有助於痊癒的蛋白質合成是必需的。也有助於破壞過多的病毒。

補充品	建議用量	說明
有幫助者		
L-鳥胺酸	每日 2 次，每次 500 毫克，空腹服用。	可減少血液中氨的含量，呼吸道疾病會使血液中的氨增加。
生的胸腺	每日 2 次，每次 500 毫克。	對於保護和加強免疫系統功能是必需的。（請見第三部的腺體療法）
矽 或 木賊	依照產品標示。	可作為抗發炎劑，可減輕黏液的流動和減輕咳嗽。 請見下面藥用植物部分。

藥用植物

　　藥草在支氣管炎的治療上，被證明有許多功效。下面所敘述的治療計畫，有助於減輕一些支氣管炎常見的症狀。並不是只使用一種下列的藥用植物，而是輪流使用數種有益於痊癒的藥用植物。

❏ 美國參和西伯利亞人參對於肺臟特別有益。它們可以清潔支氣管通道和減輕發炎。

　　注意：假如有高血壓，則不可使用美國參。假如有低血糖症、高血壓或心臟疾病，不可使用西伯利亞人參。

❏ 紫雲英、沒藥、橄欖油萃取物和保哥果是天然的抗生素。

　　注意：假如有發燒的現象，不可使用紫雲英。

❏ 黑大菜、繁縷、接骨木的漿果、銀杏、山梗菜和毛蕊花可以改善肺部的和支氣管的充血和血液循環。

❏ 貫葉澤蘭含有刺激免疫的多醣體，它對於發炎的黏膜有益。

　　注意：若天天使用貫葉澤蘭，一次不要連續使用 7 天以上，長期使用會有毒性。

❏ 乳香、鳳梨酵素、番椒、薑和薄荷有助於減輕發炎。

❏ Nature's Herbs 製造的 Bronc-East 是一種有效的藥用植物配方。它可減輕充血、咳嗽和刺激。

❏ 祛痰的藥用植物如番椒、土木香、苦薄荷、牛膝草和毛蕊花對於清除充血是很有功效的。

❏ RidgeCrest Herbals 製造的 ClearLungs 是一種中國藥草的配方，有助於提供紓解呼吸短促、胸部窘迫和支氣管充血導致的氣喘。可以取得二種配方：一種含有麻黃另一種不含麻黃。發現這二種配方有相同的功效。每天三次，每次服用 2 個膠囊。

❏ 款冬、北美滑榆樹皮和野黑櫻樹皮可以緩和喉嚨且有益於咳嗽。

❏ 冬蟲夏草（cordyceps）是一種藥用植物，使用於中國的醫學裡，可以恢復在肺臟和腎臟中陰與陽的關係。它也含有抑制攻擊受傷肺臟細胞的物質和減緩肺臟退化。其他的中國藥用植物白乾（*Cynanchum stautoni*）有助於咳出阻塞於支氣管通道的痰。

❏ 紫錐花、甘草和西伯利亞人參對於免疫系統的建立是有幫助的。
注意：若使用過度，甘草可能升高血壓。若天天使用甘草，一次不要連續使用 7 天以上。假如有高血壓，要完全避免使用。假如有低血糖症、高血壓或其他心臟疾病，則不可以使用西伯利亞人參。

❏ 紫錐花和金印草有助於對抗病毒和細菌，且可推動免疫系統。疾病的第一個病徵出現時，在嘴中滴入二分之一滴。在嘴中停留 10 分鐘，然後吞下。每三小時做一次，直到症狀減輕（但是不可以一次使用超過 1 星期）。確定使用不含酒精成分的萃取物。

❏ 麻黃有助於減輕鼻子的和胸腔的充血，和支氣管痙攣。這個植物性藥物作用像腎上腺素。
注意：假如有焦慮症、青光眼、心臟疾病、高血壓或失眠，或因為憂鬱症而使用單胺氧化酶抑制劑，則不可使用這個藥用植物。

❏ 吸入尤加利樹葉的蒸氣，有助於減輕呼吸問題。使用尤加利做蒸氣吸入器，將約 1.14 公升的水煮滾，然後離開火源加入 6 到 8 滴的尤加利萃取物。在頭上蓋上一條毛巾，用鼻子深呼吸，屏住呼吸直到感覺舒服。

❏ 葫蘆巴有助於減輕黏液的流動。

❏ 銀杏葉是一種自由基的對抗者，特別是針對肺臟。

❏ 金印草有抗菌的特質，有助於支氣管黏膜、喉嚨、鼻道和寶發炎引起的所有情況。金印草除了口服之外，亦可外用，將布料浸入裝有濃的金印草茶的熱水瓶中。兩邊的肺臟外放置浸泡過的布料，在布料下各放 3 個溼的金印草茶包。

注意：若每天服用金印草，一次不要連續使用超過 7 天，懷孕或哺乳期間不可使用。假如有心血管疾病、糖尿病或青光眼的病史，只可在醫生的監督下使用。

❏ Gumplant（*Grindelia squarrosa*）是一種祛痰劑和止痙攣藥。

❏ 使用木賊的萃取物形式，是矽的良好來源，它有抗發炎和祛痰的特質，也可減輕咳嗽。

❏ 冰島苔蘚對於黏液的阻塞有幫助。

❏ 用薰衣草的精油按摩對支氣管炎有幫助。也可以減輕充血，在一壺滾水中單獨加入 4 滴薰衣草油或和尤加利及檸檬油一起使用。在頭上覆蓋毛巾，將頭保持在充滿水蒸氣的壺上，然後吸入蒸氣。

注意：薰衣草油不可以內服。

❏ 山梗菜可以直接擦在胸部，有助於呼吸。它也可以作為祛痰劑；然而，使用它時要注意，使用太多會導致嘔吐且不可連續使用。

❏ Lomatium（*Lomatium dissectum*）被美國原住民印地安人用來治療支氣管炎。Lomatium 用來減輕肺臟的黏液，有抗菌的功效。

❏ Herbs, Etc.製造的 Lung Tonic 含有多種有機的藥用植物，可用來支持肺臟。

❏ 兜蘚葉含有豐富的維生素 C 和檞黃素，可有效的治療咳嗽和黏液。

❏ 百里香可強化肺臟組織。它可用來治療兒童的肺臟疾病。

建議事項

❏ 在飲食中加入大蒜和洋蔥。這些食物含有檞黃素和芥菜油，顯示出可抑制脂質氧化酶，這是一種酵素，在身體內有助於釋放發炎的化學物質。大蒜是一種天然的抗生素。

❏ 飲用大量的液體。蒸餾水、藥草茶和湯都是不錯的選擇。

❏ 避免攝取會產生黏液的食物，如乳製品、加工食品、糖、甜的水果和白麵粉；也避免攝取產氣性的食物，如豆類、甘藍菜、白花椰菜和其他。素食是最好的。

❏ 不可以抽菸，也要避免二手菸。抽菸是有害的。假如罹患慢性支氣管炎，除非除去產生黏液的刺激物質，否則空氣通道的阻塞很難獲得改善。

❏ 增加空氣中的溼度。使用增溼器、噴霧器或甚至在散熱器上放裝水的平

盤。經常清洗器具，預防細菌的生長。

❏ 當發燒出現時，及早躺在床上休息。一旦退燒且感覺較好，適當的活動和休息交替，防止肺臟中的分泌。

❏ 睡前在胸部和背部使用溫的、溼熱的或熱水瓶，有助於幫助睡眠和減輕發炎。事先在胸前塗抹尤加利樹油也有效。

❏ 為了有助於痊癒，每天吹氣球數次。一篇研究報告顯示，在這治療後 8 星期，罹患支氣管炎的人大多數都不會有呼吸困難的情形發生。

❏ 在飲食中補充維生素 C。維生素 C 對於所有的感染疾病是必要的，因為白血球細胞會大量使用維生素 C 來對抗感染。

❏ 假如罹患支氣管炎，則不可以使用咳嗽抑制劑。咳嗽對於減輕黏液的分泌是必要的。

❏ 不可以將黏液吞入，因為身體的組織機能會被干擾到。

❏ 假如咳嗽、呼吸困難、高燒、昏睡、虛弱、發出氣喘聲和／或產生胸痛的情況持續不斷和／或很嚴重，要去向醫生詢問。這些可能是發生肺炎的徵兆。（請見第二部的肺炎）

考慮事項

❏ 飲食、營養和環境對任何呼吸疾病都扮演重要的角色。健康的居家環境使呼吸的問題更容易獲得控制。

❏ 科學家發現許多營養素可強化肺部和細支氣管，因此，更能夠對抗感染。許多這些營養素也使肺臟對有時能夠觸發支氣管炎的空氣粒子更不敏感。

❏ 對於無法咳出痰液的人，建議採取支氣管鏡檢法。這個療程是將柔軟的管子伸入要測試的支氣管分支中，這個檢查能夠完全做到吸引出阻塞物。而利用視覺檢查的緣故，是為了確定微生物感染部位而來移走異物，或甚至對支氣管的活組織檢查。

❏ 假如支氣管炎未在合理的時間內痊癒，建議照胸部 X 光，以排除肺癌、肺氣腫、結核病或其他引起類似症狀的疾病。

❏ 罹患慢性呼吸疾病的人經常採用多種藥物來治療─吸入藥、抗焦慮藥甚至是利尿劑─來幫助呼吸。運動是重要的；它有助於使呼吸更有效率且對日常運動有耐力。

❏ 假如細菌是引起急性支氣管炎的原因，則使用抗生素來治療感染和預防罹患肺炎是必需的。

❏ 在最近幾年有一種新型態的支氣管炎，起源可能是病毒，影響許多婦女。這種疾病很難治療且經常持續3星期到5個月。抗生素，特別是 doxycycline hyclate（Doryx、Vibramycin），和較新的藥物，azithromycin（Zithromax）對於慢性支氣管炎是有益的。

❏ 支氣管炎常見的治療法是使用支氣管擴張劑。假如使用支氣管擴張劑，則不可吸入超過處方籤的劑量，吸入過多的劑量會產生副作用，包括神經質、心神不定和發抖。在使用吸入藥前，詢問醫生可能會有的副作用和危險作用的警告標誌。你的醫生應該關心你的個人健康問題，如是否有懷孕的可能；內科的問題，如糖尿病、甲狀腺機能不足或癲癇疾病；藥物使用的歷史；藥物有害的作用；或經常服用其他藥局販售的藥或處方藥。

❏ Wein Products 製造的個人空氣淨化器 Air Supply 是一種可戴在脖子上的小裝置。它豎立起一道無形的純淨空氣擋板，可對抗空氣中的微生物（如病毒、細菌和黴菌）和微粒（包括灰塵、花粉和污染物）。它也可以消除煙霧、味道和空氣中有害的揮發成分。在旅行時 Air Supply 是一種非常有用的物品，特別是空氣污濁的長途飛行。Alpine Air of American 製造的 Living Air XL-15 是一種離子化的裝置，對於家中或工作地點的空氣純化是很有益的。

❏ 請見第二部的氣喘、肺氣腫、乾草熱、肺癌和鼻竇炎。

感冒（Common Cold）

感冒是病毒感染上呼吸道所引起的。寒冷的天氣並不會引起感冒，雖然感冒大多是發生在秋天和冬天。這是因為感冒病毒在氣溫較低時生長繁殖較好，而此時空氣中的溼度較低。大約有 200 種以上病毒會引起感冒，感冒是上呼吸道感染的疾病，但是大部分常見的是病毒所引起。眾所皆知的症狀包括頭部充血、鼻塞、喉嚨痛、咳嗽、頭痛、打噴嚏和淚流不止。兒童也許會出現輕微的發燒，但是在成年人則很少見。病毒進入人體後，通常在 8 小時

到 24 小時內會引發感冒。大多數的感冒要一星期到 10 天才會痊癒，但感冒經常會導致許多嚴重的疾病，如支氣管炎、中耳感染或竇感染。感冒、流行性感冒和過敏的症狀經常混淆。流行性感冒也是因病毒感染呼吸道所引起，但是引起的病毒是不同種類的，流行性感冒顯然是三個問題中最嚴重的，且會引發危害生命的併發症，特別是針對老年人或身體虛弱的人而言（請見第二部的流行性感冒）。感冒和流行性感冒與過敏不同的症狀，請看下面所列的描述。

　　平均健康的成年人一年罹患感冒二次。兒童一般來說罹患較多次，因為他們的免疫系統尚未成熟，對大多數引起感冒的病毒仍無法形成免疫。

　　除非有其他情況，以下的建議劑量皆是針對成人的。對於 12 到 17 歲之間的兒童，可以將劑量降低到建議劑量的四分之三，而 6 到 12 歲的兒童則是降低一半的劑量，6 歲以下的兒童使用四分之一的劑量即可。

感冒、流行性感冒或過敏？

　　因為感冒、流行性感冒和季節性的過敏都會起上呼吸道的症狀，所以有一些時候很難區分出這些疾病。無論如何，還是有顯著不同的地方。下面是特徵和所有症狀的摘要。

特　徵	感　冒	流行性感冒	季節性過敏
胸腔感染／咳嗽	常見。輕微到中度。	常見。有可能會嚴重。肺炎是常見的併發症。	罕見。
發燒	罕見（除了幼童之外）。	經常溫度高（38.9℃～40℃）。會持續 3～4 天。	不會出現。
一般的疼痛	輕微的。	經常有。有可能嚴重。	罕見。
打噴嚏／眼睛發紅、淚流不止、眼睛癢	經常有，但大多普遍於過敏。	罕見。	經常有，特別是打噴嚏。這些症狀會很快出現，沒有感冒的警告前兆，且會持續較長的時間。
喉嚨痛	經常有。	偶爾有。	偶爾有。
鼻塞	經常有。	偶爾有。	偶爾有。
疲勞	輕微。	嚴重。	罕見。
主要流行的季節	8 月下旬～4 月。	冬天。	3 月～9 月。
持續時間	7～10 天。	至少 1 個月。	只要有過敏原存在，症狀就會持續出現。

營養素

補充品	建議用量	說明
必需者		
來自 Carlson Labs 的 ACES + Zn	依照產品標示。	含有維生素 A、C 和 E，加上礦物質硒和鋅。
維生素 A 加 類胡蘿蔔素複合物（Betatene）	每日 15,000 國際單位，懷孕期間，每日勿超過 10,000 國際單位。	有助於治療發炎的黏膜和加強免疫系統。 是抗氧化劑和維生素 A 的前驅物。
維生素 C 與 生物類黃酮	每日 5,000～20,000 毫克，分成數次。請見第三部的抗壞血酸沖洗。	可對抗感冒病毒。針對兒童，可以使用維生素 C 緩衝的形式或抗壞血酸鈣。
鋅錠	針對成年人和兒童，於清醒時間內每 3 個小時服用 1 顆 15 毫克的鋅錠，持續 3 天，然後每 4 小時 1 錠，持續服用 1 週。所有補充劑中的含量相加起來，每日不要超過 100 毫克。	可推動免疫系統。在感冒的第一個症狀出現時使用，可以使感冒獲得控制。 註：錠劑中避免含有檸檬酸、山梨醇或甘露醇。這些成分會抑制鋅的吸收。
重要者		
游離形式的胺基酸複合物 加 N-乙醯半胱胺酸	依照產品標示。 依照產品標示。	可提供痊癒所需的蛋白質。 是一種有力的抗氧化物。
大蒜（來自 Wakunaga 的 Kyolic）	每日 3 次，每次 2 膠囊。	是一種天然的抗生素和免疫系統加強劑。
L-離胺酸	每日 500 毫克，空腹服用。可與開水或果汁一起服用，但勿與牛奶一起服用。若同時服用 50 毫克維生素 B6 及 100 毫克維生素 C 則更容易吸收。	有助於破壞病毒，可預防嘴巴周圍和裡面形成唇泡疹。（請見第一部分的胺基酸） 注意：不可一次服用離胺酸超過 6 個月。
有幫助者		
嗜乳酸桿菌（來自 Wakunaga 的 Kyo-Dophilus 是良好來源）	依照產品標示，空腹服用。 依照產品標示。	可增加好的菌叢。 針對成年人。

補充劑	建議劑量	說明
有幫助者		
來自 Olympian Labs 的 Cold-X10	依照產品標示。	結合了營養素、藥用植物萃取物和酵素，可推動免疫系統和對抗病毒、細菌感染。
舞菇（maitake）萃取物 或 香菇（shiitake）萃取物 或 靈芝（reishi）萃取物	依照產品標示。 依照產品標示。 依照產品標示。	蘑菇有推動免疫和抗病毒的特性。
多種礦物質複合物 與 海帶	依照產品標示。 每日 1,800～3,600 毫克。	礦物質對於傷口的癒合和免疫反應是必需的。
綜合維生素複合物 與 維生素 B 群	每日 3 次，每次 50～100 毫克（在綜合錠劑中，各種維生素的含量會有所不同）。	可使傷口癒合和減輕壓力。
橄欖葉萃取物 或 膠體銀	依照產品標示。 依照產品標示。	補充劑有抗菌和抗病毒的特性。

藥用植物

❏ 蒙古和中國產的野生紫雲英，有助於促進白血球細胞的增殖，白血球細胞對於對抗感染是十分重要的。

❏ 貫葉澤蘭是一種美國印地安人的藥用植物，可用來治療發燒。

❏ 為了治療發燒，可使用貓薄荷茶灌腸劑，加入四分之一至二分之一茶匙的山梗菜酊劑，每 3～4 小時服用一次直到退燒。這個劑量兒童也可以使用。注意：不可以持續內服山梗菜。

❏ 貓勾藤對於減輕感冒的症狀很有幫助。

❏ Chuan xin lian 是一種中國的藥用植物的治療法，就是大家所知的 Andrographis Anti-Inflammatory Tablets，可以清除呼吸道的黏液。

❏ 麻黃用來治療充血和咳嗽很有用。

注意：假如有焦慮症、青光眼、心臟疾病、高血壓或失眠，或因爲憂鬱症而使用單胺氧化酶抑制劑，則不可使用這個藥用植物。

❏ 在感冒的第一個前兆出現時，合併使用不含酒精成分的紫錐花和金印草萃取物，可推動你的免疫系統，並且阻止病毒增殖。對於成年人而言，在嘴巴中滴一滴，含著數分鐘（或盡兒童所能的含住），然後吞下。每三小時做 1 次，持續 3 天。然後每天在飲料中加 8～10 滴，直到症狀消失爲止。紫錐花除了可對抗感冒、流行性感冒、支氣管炎和其他上呼吸道感染外，對於鏈球菌引起的喉嚨痛也有幫助。

注意：若每天服用金印草，一次不要連續使用超過 7 天，在懷孕或哺乳期間不可使用。假如有心血管疾病、糖尿病或青光眼的病史，只可在醫生的監督下使用。

❏ 接骨木的漿果被建議用來治療感冒所引起的上呼吸道感染和頭痛。它可促進流汗且有助於治療發燒。研究者發現接骨木的漿果可以有效的對抗感冒，因爲它含有抗氧化的類黃酮素，可保護細胞壁對抗外來的物質。

❏ 尤加利樹精油對於減輕充血很有幫助。在熱洗澡水中加 5 滴或在 2 杯滾水中加 6 滴然後吸所產生的蒸氣。最好將滾水移開爐子，在頭上放一條毛巾，用鼻子深深的吸氣，持續 3～5 分鐘（小心不要太靠近蒸氣的源頭—可能會引起燙傷）。迷迭香和歐鼠尾草精油可加入尤加利樹的精油中，有助於解除充血。

❏ Nature's Way 製造的 Fenu-Thyme 是一種藥用植物的配方，有助於除去鼻子通道的黏液。每天三次，每次 2 個膠囊。

❏ 薑、保哥果、北美滑榆樹皮和西洋蓍草茶可作爲祛痰劑，且有抗病毒的特質。

❏ 牛膝草是一種長青的植物，可以茶的方式服用，有祛痰和抗病毒的功效。

❏ 毛蕊花對於咳嗽和充血很有用。

❏ 紅花苜蓿有助於清除淋巴系統中聚積的毒素，因爲這些毒素會造成阻塞和發炎。

❏ 在溫水或漱口水中加 3～6 滴純的茶樹油可治療喉嚨痛。每天重複做三次。服用 2 個茶樹油製成的錠劑，讓錠劑在嘴巴中慢慢地溶解。視情況的需要重複這個治療，和金印草的萃取物輪流使用。這些產品可在大多數的健康

食品店中購得。

❏ 野黑櫻的樹皮可緩和咳嗽。

建議事項

❏ 在喉嚨痛或頭部腫脹、鼻塞的第一個前兆開始出現時，服用維生素C和鋅的錠劑。這些可以縮短感冒的病程，甚至可使感冒完全停止。在有感冒症狀的第一天，每三小時服用這些錠劑。啜飲熱的液體如火雞或雞的清湯。每天喝馬鈴薯皮湯（Potato Peeling Broth）二次—每天製作新鮮的。可在清湯中加入胡蘿蔔、芹菜莖、大蒜和／或洋蔥。雞湯對於減輕最糟的症狀和減短感冒病程很有效。（請見第三部的有療效的液體中所有的食譜）

❏ 儘可能的保持活動。因普通的鼻塞而臥床是不需要的，臥床會使你感覺更糟。四處走動有助於減少黏液和體液的產生。除非有發燒，否則快步走或任何其他中度的運動，應該會使你感覺更好。

❏ 考慮使用順勢療法來治療感冒的症狀。*Calcarea carbonica* 對於治療喉嚨痛、感冒或支氣管炎有很好的功效。*Anas barbariae*（也可使用 Boiron 製造的 Oscillococcinum）、*Ferrum phosphoricum*（假如有發燒）和 Metagenics 製造的 HP2（是一種液體的順勢合併治療法）對於治療感冒也很有效。

❏ 洗臉的毛巾在使用後要清洗過。因為它們會藏匿病毒，毛巾會傳遞病毒或使你被自己再度感染。

❏ 經常清洗雙手。感冒病毒可在手上、毛巾或堅硬的表面存活數個小時。一個健康的人觸摸受到污染的物體表面，然後再接觸到他或她的嘴巴或鼻子則會被病毒入侵。使用抗菌的香皂，可使你免於再次受到自己的感染，但是這些香皂會使有抗藥性的細菌大量繁殖，所以最好在有需要的時候才使用。

❏ 試著不要將感冒傳染給家人或同事。避免與所愛的人有親密的接觸。甚至不可以握手；因為手的接觸會傳遞病毒。

❏ 兒童有任何病毒感染的症狀包括感冒，則不可以服用阿斯匹靈或任何含有阿斯匹靈的產品（請見第二部的雷氏症候群）。服用大量的阿斯匹靈也會使體內的維生素 C 大量減少。

感冒的治療法

　　美國人每年花超過 10 億美元在治療咳嗽和感冒的非處方籤藥物上。而這些藥物最多只可短暫的減輕症狀而已。下面列的是一些常見的感冒藥物，而且有一些可以使用，一些則不可使用：

● 止痛劑如乙醯胺酚、阿斯匹靈和 ibuprofen，有助於減輕疼痛和退燒。由於使用這些藥物，感冒並不會經常引起顯著的發燒。在病程中允許輕微的發燒，事實上是有幫助的；溫度的上升是身體對抗感染的其中一種方式。假如發燒到 38.9℃ 或更高，就可能是其他問題引起而不是感冒。發燒是一種身體內有細菌感染發生而需要治療的徵兆。因為可以退燒，所以止痛劑會掩飾這種徵兆。

● 抗組織胺劑可利用阻斷組織胺的作用來減少鼻子的分泌物，組織胺是身體中的化學物質，它會引起小血管的腫脹，而這樣會造成打噴嚏和流鼻水。這些藥物也許會使你昏昏欲睡。除此之外，讓含有病毒的分泌物流出體外比嘗試阻止它好。

● 咳嗽藥基本上分成二種：祛痰藥和止咳藥。祛痰藥是靠增加痰量和減少痰的黏稠度，才能把痰咳出。這有助於移除呼吸道中的刺激物。Guaifenesin 是一種祛痰藥可在許多藥局中購得，可能有效。其他在藥局中販售的祛痰藥，它們的功效值得懷疑。止咳藥可以減少咳嗽的頻率。有一種稱為 dextromethorphan 的止咳藥一般認為相當安全和有效。經常會在產品標籤上標示「DM」的字頭。然而，因為咳嗽是身體清除肺臟分泌物的機制，最好不要完全壓制住，除非經常很嚴重或持續不斷或干擾睡眠。

● 解充血藥會使鼻子內的血管收縮，可減輕腫脹和充血。這些藥物引起的副作用包括神經過敏、失眠和疲倦。

　　大多數藥局販售的感冒藥中合併含有乙醯胺酚和數種解充血藥、抗組織胺劑和咳嗽抑制劑。一些專家相信這些成分可能對某些人有害。例如，乙醯胺酚會增加鼻塞，而解充血藥會減少。假如感冒使你非常不舒服，並且覺得應該為它做些什麼，最好是服用單一成分的產品，適當的治療特別的症狀。

考慮事項

❏ 因為沒有治療感冒的方法，而最好的方法就是預防。一旦罹患感冒，則很

難抑止。

❑ 在感冒和流行性感冒的季節飲用牛的初乳，有助於避開感染。

❑ 可以在藥局裡買到許多種的感冒藥。事實上任何一種藥都無法治療感冒，雖然有時候它們有助於減輕症狀。

❑ 不太可能發明出一種抗體來預防感冒，因為病毒有能力可改變大小和外型，而且有上百種不同的形式。然而，英國的研究者提供感冒者一個希望。tremacamra是一種研究藥物，顯示出可阻止病毒進入鼻通道的末端。到目前為止，這個藥物的成功率令人印象深刻，可阻斷百分之三十三感染的危險和減少百分之四十五的症狀。

❑ 真正感冒的減輕，要依靠某些物質，如干擾素，干擾素是身體為了反應病毒感染所產生的天然蛋白質。干擾素似乎可改善呼吸道避開病毒的能力。維生素 C 可促進干擾素的生成。

❑ 抗生素無法對抗病毒感染，但是許多人仍要求醫生開處方籤。了解盤尼西林和大多數的抗生素只可以對抗細菌性的感染是很重要的，如鏈球菌所引起的喉嚨痛—不是病毒感染引起的。病毒和細菌會引起相似的症狀，但是它們是不同種類的微生物，且治療的方式也不同。事實上，因為抗生素會殺死益菌和害菌，抗生素實際上會盡力抑制身體保護自己對抗病毒的入侵。

❑ 就某種意義來說，你可以讓你自己遠離感冒。當你的免疫系統因為一些因素變得虛弱，如壓力和／或飲食不良，病毒就會入侵。這些病毒會暫時性的潛藏在身體中伺機而動，當免疫系統虛弱時則發作。壓力經常是其中一個因子。

❑ 79 名年輕人故意感染感冒病毒，參加一個為期 5 星期的研究，顯示出他們接受 naproxen（Naprosyn）藥物的治療，這個藥物是治療關節炎的處方籤，則比那些給予安慰劑的人罹患感冒的症狀幾乎少於三分之一，這些症狀如頭痛和咳嗽。

❑ 達特茅斯大學的醫學研究者給一群 35 個罹患感冒的人服用鋅錠，然後告訴這些人每二小時就要服用 1 錠。其餘 35 個罹患感冒的人則給予安慰劑。這些服用鋅錠的感冒者，感冒平均 4 天就消退，而控制組則與感冒對抗多 9 天。

❑ 在實驗的情況下，紫錐花中的多醣體，顯示出可加強免疫反應。

❑ 過敏會引起類似感冒和流行性感冒的症狀。建議採取過敏試驗。（請見第二部的過敏症）

❑ 若經常罹患感冒或罹患流行性感冒持續一段時間，應該確定是否有甲狀腺功能不良。當你感冒痊癒時，要做甲狀腺功能自我測試（第二部的甲狀腺機能不足）。假如體溫較低，則要詢問你的醫生。

❑ 充血、咳嗽和／或喉嚨痛是感冒的徵兆，但是這些症狀和發燒或疲倦一起發生的話，你就是罹患了流行性感冒（請見第二部的流行性感冒）。假如胸腔充血最好詢問醫生，因為胸腔（肺部）感染的情況會很嚴重。假如持續 3 天以上發燒超過 38.9°C，或喉嚨出現黃色或白色的斑點，或下顎下方和頸部的淋巴結腫大，和／或寒顫或呼吸短促發生時，也要去看醫生。

假膜性喉炎（Croup）

假膜性喉炎和喉氣管支氣管炎是病毒感染所引起，造成喉頭或氣管（氣管的上方，靠近聲帶的地方）腫脹而變得狹窄。喉頭會發生痙攣，罹患者有呼吸困難的經驗；刺耳的咳嗽聲；聲音沙啞；肺部窘迫且有窒息的感覺。黏液的生成也會增加，進而會阻塞氣道。

在剛開始的時候，假膜性喉炎有罹患感冒的所有症狀。開始會有充血、流鼻涕和假膜性喉炎引發的特殊咳嗽聲。假膜性喉炎其他的症狀有刺耳的氣喘聲，是來自於呼吸時，空氣經過收緊的氣管和發炎的聲帶所發出的聲音。

假膜性喉炎大多數經常發生於 3 個月到 3 歲之間的嬰兒和兒童身上，因為他們的氣道比成年人要窄了許多。這個疾病經常發生在夜晚。在過去，這疾病經常是由麻疹病毒所引起，但是現在的兒童對於麻疹已有免疫力，所以假膜性喉炎比以前少發生。這個病毒引發的病程要 5 至 6 天。

營養素

補充品	建議用量	說明
必需者		
維生素 C 與 生物類黃酮	6～12 個月的兒童每日 4 次，每次 60 毫克；1～4 歲的兒童每日 4 次，每次 100 毫克；4 歲以上的兒童每日 4 次，每次 500 毫克。	可推動免疫系統，有助於控制感染和發燒。
鋅	6～12 個月的兒童服用每日 1 次，每次 5 毫克；1～3 歲的兒童每日 2 次，每次 5 毫克；3 歲以上的兒童每日 3 次，每次 5 毫克。	可促進免疫功能，對於痊癒是必需的。使用錠劑可以快速的吸收。
非常重要者		
維生素 A 與 混合的類胡蘿蔔素	每日 2,000 國際單位。	對於黏膜的痊癒是必需的。使用乳劑的形式。
維生素 E	3 歲以下的兒童每日 10 毫克；3～6 歲的兒童每日 20 毫克；6 歲以上的兒童每日 50 毫克。	可破壞自由基和攜帶氧氣到所有的細胞中。使用乳劑形式可得到較好的吸收。使用 d-α-生育醇的形式。

藥用植物

❑ 治療假膜性喉炎建議使用下列的藥用植物：紫錐花、葫蘆巴、金印草和百里香。假如發燒則應該使用紫錐花的酊劑。在飲料中加 15 滴，每 3 至 4 小時服用一次。

注意：若每天服用金印草，一次不要連續使用超過 7 天，在懷孕或哺乳期間不可使用。假如有心血管疾病、糖尿病或青光眼的病史，只可在醫生的監督下使用。

❑ 在蒸氣機中加入數滴尤加利樹的精油，然後吸所產生的蒸氣。假如空氣保

　　持溼度會使兒童的呼吸更加容易。

❑ Nature'sWay 製造的 Fenu-Thyme 對於充血有益。

❑ 罹患假膜性喉炎的兒童，可洗一個加入薑的熱水澡，然後快速的用厚毛巾
　　或毯子包住，讓他或她躺在床上發汗。這樣會有助於減少黏液和清除體內
　　的毒素。你可以讓你的小孩待在充滿蒸氣的浴室中 10 或 15 分鐘。溼度會
　　使呼吸更容易。

建議事項

❑ 假膜性喉炎是病毒感染所引起，所以使用抗生素無效。

❑ 新鮮的冷空氣可以使腫脹的氣管和喉頭消腫，有助於兒童的呼吸。

肺氣腫（Emphysema）

　　肺氣腫是一種肺部的退化性疾病，經常是因為長年暴露於抽菸或空氣污
染的毒物中所引起。它是稱做慢性阻塞性肺病（chronic obstructive pulmonary
disease, COPD）的其中一種肺部疾病。慢性阻塞性肺病也包括氣喘和慢性支
氣管炎，它們會妨礙正常的呼吸。肺氣腫主要的症狀是呼吸短促，和在做任
何生理性活動時有氧氣不足的感覺。

　　罹患肺氣腫的人，肺泡（肺臟中的小氣囊）受到損傷，造成肺臟失去彈
性。因為這個原因，呼氣變得困難且不新鮮的空氣仍會留在肺臟中，阻礙了
所需的氧氣和二氧化碳的交換。罹患肺氣腫後期的人，會持續的呼吸較少、
慢性咳嗽和氣喘，和從呼吸道中經常會排出痰液。肺氣腫經常會引起其他健
康上的問題，如肺部感染和一種稱為紅血球增多症（erythrocytosis）的狀況，
這種疾病是血液中含有比正常量多的紅血球細胞。紅血球增多症會引起一些
症狀，如虛弱、頭昏眼花、疲倦、頭痛和視力問題。

　　診斷有肺氣腫的病人，大多是老菸槍。直到中年症狀才會出現，然後運
動或做重度工作的能力減弱，開始有生痰性的咳嗽。這些症狀剛開始很輕
微，但隨著年齡的增加愈來愈嚴重。

　　在某些罕見的病例中，肺氣腫是因為基因所引起的，會導致一種血液中

的蛋白質稱爲α-1-antitrypsin 缺乏。然而大部分的病例，是因爲抽菸所引起。習慣性的抽菸，不管是菸草製品或大麻菸，都會引起慢性輕微的肺臟發炎，而這樣會增加形成肺氣腫的機會。

　　美國肺臟協會估計有 1,600 萬的美國人罹患某些 COPD 的疾病。COPD 位居美國死因的第四位，僅次於心臟病、癌症和中風。

營養素

補充品	建議用量	說明
必需者		
葉綠素（來自 Wakunaga 的 Kyo-Green 是良好來源）	依照產品標示，每日3次。	有助於無障礙的呼吸。
二甲基甘胺酸（DMG）（來自 FoodScience of Vermont 的 Aangamik DMG）	每日3次，每次250毫克。	可增加耐力和提供細胞氧氣。使用舌下形式。
必需脂肪酸（來自 Wakunaga 的 Kyolic-EPA、鮭魚油、亞麻子油和月見草油都是良好來源）	依照產品標示。隨餐服用。	對於新細胞的重建和產生是必需的。
鋅 加 銅	每日 80 毫克。所有補充劑中的含量相加起來，每日不要超過 100 毫克。 每日 3 毫克。	可作為抗氧化劑，對於肺臟蛋白質有特別的保護功效。 對於鋅的平衡是必需的。
非常重要者		
輔酶 Q$_{10}$ 加 來自 Coenzyme-A Technologies 的輔酶 A	每日 60 毫克。 依照產品標示。	是一種有力的抗氧化劑；可增加肺臟中的氧氣。 有助於移除體內的毒素。
游離形式的胺基酸複合物	依照產品標示。	對於肺臟組織的修護是重要的。
大蒜（來自 Wakunaga 的 Kyolic）	每日 3 次，每次 2 膠囊。	是一種免疫加強劑，可對抗肺炎。
L-半胱胺酸 和 L-麩胱甘肽	每日 2 次，每次 500 毫克，空腹服用。可與開水或果汁一起服用，但勿與牛奶	有助於修護受損的肺臟組織，且可作為抗氧化劑來保護肺臟組織。（請見第

補充品	建議用量	說明
非常重要者		
和 L-甲硫胺酸	一起服用。若同時服用 50 毫克維生素 B6 及 100 毫克維生素 C 則更容易吸收。	一部的胺基酸）
來自 Enzymatic Therapy 的 Lung Complex #407	依照產品標示。	請見第三部的腺體療法的益處。
來自 Gero Vita 的 Lung Support Formula	依照產品標示。	促進傷口的痊癒和改善呼吸。
松樹皮中的成分 或 葡萄子萃取物	每日 3 次，每次 30 毫克。 依照產品標示。	是有力的抗氧化劑，有助於保護肝臟。
維生素 A 加 類胡蘿蔔素複合物	每日 25,000 國際單位。懷孕期間，每日勿超過 10,000 國際單位。 依照產品標示。	對於肝臟組織的修護和免疫系統是必需的。建議使用乳劑形式，因較易吸收和服用劑量高時較安全。 是有力的抗氧化劑，可對抗過多的自由基。
維生素 C 與 生物類黃酮	每日 5,000～10,000 毫克，分成數次。	可強化免疫反應且有助於治療發炎的組織。
維生素 E 乳劑 或 膠囊	每日 1,000 國際單位。 開始時每日 400 國際單位，然後慢慢的增加到每日 1,600 國際單位。假如有心臟問題，開始時每日 200 國際單位，然後慢慢增加至每日 800 國際單位。	是氧氣的攜帶者，強有力的抗氧化劑。缺乏會導致細胞膜破裂。建議使用乳劑形式，因較易吸收和服用劑量高時較安全。
有幫助者		
來自 Aerobic Life Industries 的 Aerobic 07	每日在水中加 1 次，每次 9 滴。	可供應氧氣和殺死細菌。
β-1,3-D-聚葡萄糖	依照產品標示。	可促進痊癒和是一種高效力的自由基清除者。
鈣 和	每日 2,000 毫克，睡前服用。	作為神經的滋補劑，可保護神經末梢，可促進充分的睡

補充品	建議用量	說明
有幫助者		
鎂	每日 500～1,000 毫克，睡前服用。	眠。使用螯合劑的形式。
海帶	每日 1,000～1,500 毫克。	含有促進呼吸和痊癒的礦物質。
多種酵素複合物 與 胰蛋白酶 加	依照產品標示，隨餐服用。	靠清潔肺臟來抑制感染。
蛋白質分解酵素 或	依照產品標示，隨餐服用。	
來自 American Biologics 的 Inflazyme Forte 或	依照產品標示。	維持強有力的酵素和輔因子的平衡，可作為有力的發炎抑制劑。
來自 American Biologics 的 Oxy-5000	依照產品標示。	對於健康和壓力是一種強有力的營養性抗氧化劑，因為它可破壞自由基。

藥用植物

❑ 紫雲英是一種中國藥草，就是大家所知的黃耆，可加速支氣管的痊癒和促進改善呼吸。

❑ RidgeCrest Herbals 製造的 ClearLungs 合併數種藥用植物，有助於提供紓解呼吸短促、胸部窘迫和支氣管充血導致的氣喘。可以取得二種配方：一種含有麻黃，另一種不含麻黃。發現這二種配方有相同的功效。

❑ 冬蟲夏草可減緩肺臟退化的過程。中國醫學中教導在腎臟和肺臟之間有協同作用。冬蟲夏草可加強這個關係，可打開細支氣管，和使腎臟產生較大的氧化作用。R-Garden 製造的冬蟲夏草是這種藥用植物良好的來源。

❑ 麻黃對於呼吸疾病很有益處。百里香也很有幫助。
　注意：假如有焦慮症、青光眼、心臟疾病、高血壓或失眠，或因為憂鬱症而使用單胺氧化酶抑制劑，則不可使用這個藥用植物。

❑ 甘草的萃取物可增加能量，有助於改善器官功能。使用不含酒精的萃取物

或 American Biologics 製造的 BioRizin。

注意：假如使用過度，甘草可能升高血壓。若天天使用甘草，一次不要連續使用 7 天以上。假如有高血壓則要完全避免使用。

❏ 其他對肺氣腫有幫助的藥用植物，包括苜蓿、葫蘆巴、新鮮的西洋山蓴菜、毛蕊花藥草茶和迷迭香。

建議事項

❏ 避免與香菸接觸。抽菸對罹患肺氣腫病人是最危險的一種情況。假如你有肺氣腫和抽菸，你必須立刻戒菸。避免任何有人抽菸的地方。在你的家中、車上或靠近你的任何地方禁止吸菸。

❏ 攝取含有百分之五十生食的飲食。其他的百分之五十必須含有湯類、去皮的雞肉或火雞肉、魚類、糙米、小米和全穀類。

❏ 每天攝取洋蔥和大蒜。

❏ 不可以攝取典型的美國早餐。反而在早上要啜飲熱的、澄清的飲料（如藥草茶），有助於清除氣道中的黏液。每天至少要喝 8 杯優良的水。使用以洋車前為基本成分的纖維產品或 Aerobic Life Industries 製造的有氧堆積清腸劑（ABC）（可在健康食品店中買到的大腸清潔劑），在喝完液體後很有幫助。把一杯果汁和 ABC 混合在一起，然後快速的喝下。有助於清除大腸中過多的黏液，且可減少氣體和減輕脹氣。

❏ 避免攝取油炸的或沾有油脂、鹽的食物和所有會在腸胃管、肺部、竇和鼻腔產生過多黏液的食品。會使黏液產生過多的食品包括肉類、蛋類、所有的乳製品和乳酪、加工食品、香菸、垃圾食物和白麵粉製品。閱讀產品標示時要小心；這些成分有些時候會隱藏在食物製品中。

❏ 避免攝取產氣性的食品如莢豆類和甘藍菜。這些食物會引起腹部脹氣，因而影響呼吸。當你攝食太多產氣性食品，可試著使用一種稱為 Beano 的產品。在飲料中加入數滴，然後在你咬下第一口食物時喝下，可以得到最好的效果。

❏ 避免攝取需要咀嚼多次的食物，如肉類和核果類。慢性肺病會在咀嚼時發生呼吸困難。假如需要，可將蔬菜蒸煮過，就更容易食用。

❏ 適度的運動。每天做運動，特別是走路，對於肺氣腫的病人有非常大的益

處。它可以增加耐度、改善血液循環且經常可減輕呼吸短促的狀況。剛開始盡你所能的走，即使每小時運動只有 1 或 2 分鐘，然後盡你所能的慢慢增加。任何一種運動，要從低強度先開始，然後隨著時間慢慢增加。瑜珈或武術運動如太極拳也很有幫助。

❏ 使家中保持潮溼，特別是假如有充血或排出濃痰的情況。

❏ 定期的採取淨化的禁食，食用胡蘿蔔、芹菜、菠菜、芥藍和所有深綠色的新鮮果汁。請見第三部的禁食。

❏ 在胸部和背部使用溫熱的蓖麻油敷袋，有助於減少黏液和加強呼吸。在平盤中加入大約 1 杯蓖麻油，並且加熱但不可以煮沸，如此就可以做蓖麻油敷袋。將一條包乳酪的紗布或其他白色純棉材質的布浸泡在油中，直到布料吸油飽和為止。將此布敷在患部，並蓋上一塊比此布還大的塑膠袋，最後在上面放上一塊熱的布或熱水瓶。用這個敷袋敷半小時到 2 小時，視需要而定。

❏ 休息且避免壓力。呼吸大量新鮮的空氣。

❏ 當清掃房屋或執行其他的家庭計畫時，要遠離房子至少 2 小時。因為清掃房屋會攪動灰塵和黴菌。

❏ 有一種技術就是大家所知的深呼吸，經由鼻子吸氣會拉動腹部中的肌肉，則可吸入較多的空氣。用嘴巴穩定的、慢慢的呼氣，而此時舌頭要頂住嘴巴的上方和牙齒的上方，然後氣管和胸腔要輕微的加壓吐氣。會有嘶嘶的聲音發出，是因為經由嘴唇排出空氣。呼氣的時間要比吸氣的時間長二倍，強迫呼出所有的氣體。每天做二到三次，每次 10 分鐘。這樣做有助於肺臟中氣體的交換，和改善肺活量。

❏ 因為任何額外添加的化學物質，可能會對肺臟造成傷害，只使用必要的（無味的）洗衣物產品。避免使用香水或任何含有香味的東西。也要避免使用瓦斯爐，有呼吸疾病的人最好使用電爐。選擇使用硬木、陶製地磚或石製的地板，比使用地毯好，因為地毯會藏匿灰塵、黴菌和許多來自於空氣中的化學物質，都會刺激肺臟。避免使用窗簾和帳幔，因為這些也會藏匿灰塵。用油漆（現在可以買到「無味」的新配方）裝飾比貼壁紙好；因為貼壁紙的膠水中含有揮發性的化學物質，會影響某些人。在家中避免使用塑膠椅、塑膠盤和其他塑膠製品。不可使用氣溶膠的產品。

❑ 避免空氣污染。假如你現在的工作環境很髒、充滿灰塵或有吸入性毒物，立刻換工作。

❑ 避免溼熱的天氣。假如你住的地方天氣是如此，則連續使用空氣調節機是必需的。有空氣調節的汽車也是必需的。禁止車中的人吸菸或噴香水。

❑ 避免有軟毛的或有羽毛的動物進入家中或車中，因爲它們的毛髮和皮毛刺激肺臟。

考慮事項

❑ 現在並無可治療肺氣腫的方法，但是下列所述的方法可以延緩肺氣腫的病程、減輕不舒服感並使呼吸更容易。

❑ 肺部切除手術對於加強呼吸功能非常有幫助。這個治療過程是包括切除肺臟受損的部分，並使用特殊的設備使健康的肺部組織有更大的伸展空間。在相似的程序中，外科醫生將受損的肺臟組織切除和加強褶層，可使用牛的圍心囊（牛的肌肉）來加強組織的能力。其他的手術在建議使用前，要先小心地篩選。

❑ 在某些病例中，可考慮肺臟移植。這是一種高度侵入性、複雜的治療法，會帶來實際的危險。這只可實施在少數肺氣腫的人。

❑ 補充氧氣對於任何有肺部功能不良的人是有幫助的。長時間的氧氣治療可對抗紅血球增多症，且可降低心臟衰竭的危險性。

❑ 老年人容易有鎂缺乏的危險，而鎂的缺乏進一步會影響呼吸能力。服用鎂的補充劑（每天 500～1,000 毫克）可顯著的加強呼吸肌的力量，和促進身體細胞得到較好的氧合作用。

❑ Wein Products 製造的個人空氣淨化器 Air Supply 是一種小型的裝置，它可以帶在脖子上。它豎立起一道無形的純淨空氣擋板，可對抗空氣中的微生物（如病毒、細菌和黴菌）和微粒（包括灰塵、花粉和污染物）。它也可以消除煙霧、味道和空氣中有害的揮發成分。Alpine Air of American 製造的 Living Air XL-15 是一種離子化的裝置，對於家中或工作地點的空氣純化是很有益的。

❑ 賓夕法尼亞大學附設醫院的過敏部門報導說罹患呼吸疾病的人在臥房中放置空氣調節機和電動空氣清淨機，是健康者有呼吸問題的最大因素。

❑ 例行性的肺部檢查可以確定肺活量或其他特性，有助於確定肺氣腫的各種
階段。可接受數種檢查：

- 動脈氣體（arterial blood gas, ABG）。ABG 是一種血液檢查，可測量血
液中二氧化碳和氧氣的總量。這種測試是用來估計肺氣腫發展的階段。
- 脈搏氧氣測量（pulse oximetry）。使用特殊的光線夾住手指或耳垂，可
測量血液中氧氣的總量。
- 呼吸測量（spirometry）。在這種測試中，深吸一口氣然後儘快把氣體呼
進管子中，這個管子與機器相連接，可以記錄流量和肺活量。
- X 光。是一種完全的胸部 X 光，且是利用電腦軸做的斷層攝影（compu-
terized axial tomography, CAT scan），有助於診斷中度或重度的肺氣腫。

❑ 請見第三部的抗壞血酸沖洗和第二部的環境中毒。

乾草熱（Hay Fever）

　　乾草熱（過敏性鼻炎）是一種對花粉和黴菌的過敏反應，會影響鼻子的
黏膜、眼睛和氣道。症狀包括搔癢、眼睛發紅；流鼻水和淚流不止；打噴
嚏；疲倦和神經過敏。乾草熱的許多症狀與感冒的症狀相似。不過，過敏會
產生特殊透明、較稀的鼻子分泌物，罹患感冒所產生的分泌物經常較黏稠且
是黃綠色的。而且，感冒經常會有輕微的感冒持續約 1 星期，而過敏者會連
續 1 星期有精疲力盡的感覺。

　　至少有 3,200 萬的美國人有季節性的乾草熱，會帶來打噴嚏、鼻涕不止
和眼睛癢。實際上會罹患乾草熱的季節有 3 個，依據不同季節產生的花粉而
有所區分。最早花粉經常是出現在二月和三月之間，依當地的氣候決定。最
大的問題是在春天和夏天之後，當樹木、野草和青草花粉—和人們—在這些
出現的同時。秋天是豕草花粉的季節。依據個人對花粉過敏的狀況，乾草熱
會出現在一個或所有的季節。

　　有過敏的人經常也有其他所謂的遺傳性過敏疾病，如氣喘和皮膚炎。乾
草熱的症狀會持續一整年，稱為罹患常年性鼻炎（perennial rhinitis）。動物
的毛髮、灰塵、羽毛、真菌的孢子、黴菌和／或其他的環境物質會引起這些

症狀。對於乾草熱容易敏感，是會遺傳的。

　　易於過敏的人大多對於每年會過敏的季節和症狀有警覺心。Radioaller-gosorbent（RAST）測試容易操作且結果值得信賴，可以得到明確的診斷。

　　下列所列的營養計畫大綱對於乾草熱有很大的幫助。有乾草熱的人應該經常選用低過敏性的補充劑。除非有其他情況，以下的建議劑量皆是針對成人的。對於12到17歲之間的兒童，可以將劑量降低到建議劑量的四分之三，而6到12歲的兒童則是降低一半的劑量，6歲以下的兒童使用四分之一的劑量即可。

營養素

補充品	建議用量	說明
非常重要者		
鳳梨酵素（來自Nature's Plus 的 Ultra Bromelain 或來自 Twinlab 的 Mega Bromelain）	每日 3 次，每次 1,000 毫克，兩餐之間服用。	可減輕因乾草熱所引起的發炎症狀。
輔酶 Q_{10}	每日 2 次，每次 30 毫克。	可以改善氧合作用和免疫。
檞黃素 或 來自 Source Naturals 的 Actived Quercetin 或 來自 Freeda Vitamins 的 Anti-Allergy 配方	每日2次，每次400毫克，餐前服用。 依照產品標示。 依照產品標示。	是一種生物類黃酮，可穩定分泌組織胺的細胞膜，組織胺會引起過敏症狀。 含有檞黃素加上鳳梨酵素和維生素C，可得到較好的吸收。 結合了檞黃素、泛酸鈣和抗壞血酸鈣。
生的胸腺顆粒 加 腎上腺顆粒	每日 2 次，每次 500 毫克。 依照產品標示。	可促進免疫系統。 注意：16 歲以下的兒童不可服用這些補充劑。
維生素 A 與 混合的類胡蘿蔔素	每日 2,500 國際單位。懷孕期間，每日勿超過 10,000 國際單位。	是有力的免疫刺激劑。建議使用乳劑形式，因較易吸收和服用劑量高時較安全。

補充品	建議用量	說明
非常重要者		
維生素 B 群 外加 泛酸（維生素 B₅） 和 維生素 B₆（吡哆醇）	依照產品標示。 每日 3 次，每次 100 毫克。 每日 2 次，每次 50 毫克。	所有的維生素 B 對於免疫系統的正常功能是必需的。使用低過敏性的配方。
維生素 C 與 生物類黃酮	每日 3 次，每次 3,000～10,000 毫克。	是強有力的免疫刺激劑和抗發炎劑。使用酯化或經緩衝處理過的形式。
重要者		
蛋白質分解酵素	依照產品標示，隨餐和兩餐之間服用。	對於推動免疫系統的必需營養素之消化是必需的。注意：小孩勿使用這種補充品。
鋅	每日 50～80 毫克。所有補充劑中的含量相加起來，每日不要超過 100 毫克。	可推動免疫功能。使用葡萄糖酸鋅錠劑或 OptiZinc 可得到較好的吸收。
有幫助者		
來自 CC Pollen 的 Aller Bee-Gone	依照產品標示。	結合了藥用植物、酵素和營養素，可對抗急性的症狀。
鈣 和 鎂	每日 1,500 毫克。 每日 1,000 毫克。	礦物質對於免疫系統有鎮靜的功效。
來自 American Biologics 的 Dioxychlor DC-3 或 來自 Aerobic Life Industries 的 Aerobic 07	在水中滴 5 滴，每日 2 次。也可以局部使用：2 盎司的水加 30 滴，然後慢慢的灌入鼻孔中。 依照產品標示。	可穩定的提供氧氣和對抗細菌、黴菌和病毒。
大蒜（來自 Wakunaga 的 Kyolic）	依照產品標示。	有助於竇的發炎。使用液體的形式。
海帶	依照產品標示，每日 2 次。	礦物質的豐富來源。
錳	每日 10～30 毫克。與鈣分開服用。	有助於維生素、礦物質、酵素和碳水化合物的代謝。

補充品	建議用量	說明
有幫助者		
松樹皮中的成分 或 葡萄子萃取物	依照產品標示。	是有力的自由基清除者，可作為抗發炎劑和加強維生素 C 的活性。
超氧化物歧化酶（SOD） （來自 Biotec Foods 的 Cell Guard）	依照產品標示。	是有力的抗氧化劑。
維生素 E	每日 400～800 國際單位。	可推動免疫系統。使用 d-α-生育醇的形式。

藥用植物

❑ 苜蓿可提供葉綠素和維生素 K。使用液體的形式。在果汁或水中加 1 湯匙，每天二次。

❑ American Biologics 製造的 Bio-Rizin 含有甘草萃取物，可增進體力且有助於減輕過敏症狀。每天二次，每次 10 至 20 滴或視需要而定。

注意：不可以一次連續使用甘草超過 7 天。假如有高血壓則要完全避免使用。

❑ 要是眼睛發紅搔癢，可將冷的小黃瓜切片敷在眼睛上。與冷的、浸泡過的紅茶包輪流敷在眼瞼上。

❑ 麻黃有助於減輕支氣管的痙攣、充血和咳嗽。然而，並不可以治療過敏，長時間使用會使腎上腺萎縮。

注意：假如有焦慮症、青光眼、心臟疾病、高血壓或失眠，或因為憂鬱症而使用單胺氧化酶抑制劑，則不可使用這個藥用植物。

❑ 吸入尤加利樹的精油所產生的蒸氣，有助於減輕充血。（請見第三部的蒸氣吸入法）

❑ 使用不含酒精的小米草和西洋鋸葉草（西洋蓍草）的液體萃取物，對於減輕乾草熱的症狀有很好的幫助。每天使用二次，每次加入 20 到 30 滴做成茶，或在舌頭下放入萃取物，含住數分鐘然後吞下。吞下萃取物後要喝一杯水。

❑ 假如喉嚨發癢或感覺要咳嗽，則使用不含酒精成分的金印草萃取物。在嘴

巴中含住 1 滴停留數分鐘，然後吞下。這樣可以停止喉嚨痛。

注意：若每天內服金印草，一次不要連續使用超過 7 天，因為它會干擾正常的腸道菌叢。在懷孕期間不可使用，若你對豕草過敏，則使用時要小心。

❑ 苦薄荷、毛蕊花葉、刺蕁麻和／或野黑櫻樹皮有助於制止嚴重的過敏反應。

❑ 使用薑黃有助於減輕發炎的現象。

❑ 蕁麻葉對於所有種類的過敏都很有幫助。

❑ noni 果汁有助於減輕乾草熱的症狀。

建議事項

❑ 對抗乾草熱最好的方法是試著避免引起過敏的物質。

❑ 攝取大量的水果（特別是香蕉）、蔬菜、穀類和生的核果類和種子。持續攝取高纖飲食。

❑ 假如你喜歡西洋山葵菜的味道，則可大量的攝取。西洋山葵菜對於流鼻涕和充血很有幫助。

❑ 攝取優格或任何發酵過的產品，每星期三次。自製的優格最好。不過，要注意你是否會對酪蛋白過敏，酪蛋白是牛奶中的主要蛋白質。

❑ 不可攝取蛋糕、巧克力、咖啡、乳製品（除了優格外）、包裝或罐頭食品、派類、碳酸飲料、糖、香菸、白麵粉製品或任何垃圾食物。

❑ 避免抽菸，因為抽菸會刺激肺部和眼睛，還有酒類，因為酒會增加黏液的產生。

❑ 當會過敏的季節來臨時，儘可能少待在戶外。假如可能要關閉窗戶和門，並使用空氣調節機。

❑ 當你在開車時，要使用車子的空氣調節機。特別要避免在午後出門。假如你在戶外活動或從事運動，在早上比在午後好；因為青草的授粉是在正午，且風會使花粉飄浮在空中，直到晚上才落到地面上。

❑ 試著避免在庭園中工作─配戴口罩和護目鏡可避免花粉進入眼睛中。避免把衣物晾在戶外，因為花粉會聚集在布料的表面上。

❑ 當你在外頭停留一段時間後，回到屋內要沖澡和換衣服。花粉會黏附在頭

髮上，尤其是在多風的日子裡。洗頭髮也有幫助。

❏ 考慮使用順勢治療法。沙巴藜蘆對於淚流不止、流鼻涕和喉嚨乾有幫助。針對其他的症狀，最好選擇使用 Wyethia。

❏ 採取有清潔功效的禁食法。請見第三部的禁食。

❏ 在室內或室外都不可以養寵物。因爲狗和貓身上的毛髮會黏附花粉，並將花粉帶進屋內。

❏ 試著在家中使用品質良好的空氣淨化器和濾紙。Wein Products 製造的個人空氣淨化器 Air Supply 是一種小型的裝置，它可以帶在脖子上。它豎立起一道無形的純淨空氣擋板，可對抗空氣中的微生物（如病毒、細菌和黴菌）和微粒（包括灰塵、花粉和污染物）。它也可以消除煙霧、味道和空氣中有害的揮發成分。Alpine Air of American 製造的 Living Air XL-15 是一種離子化的裝置，對於家中或工作地點的空氣純化是很有益的。

考慮事項

❏ 控制過敏最好和最安全的方法是採取自然的方式—避免過敏原和對正常的免疫功能採取步驟且避免或減輕症狀。假如你願意更改你的生活方式、飲食和精神狀況，經常可使你的過敏情形獲得控制。

❏ 加州大學戴維思分校的一篇研究發現每天攝取優格，可以明顯的減少乾草熱的發生，特別是青草花粉所引起的乾草熱。

❏ 假如你是留有鬍鬚的男人，每天用肥皂和水或洗髮精清洗你的鬍髭或鬍鬚兩次，可以減少乾草熱所引起的症狀。

❏ 德國的吉生大學的研究者發現 3 根香蕉含有足夠的鎂—180 毫克—可減少乾草熱的發生。其他富含鎂的食物有萊豆、黃豆、杏仁、皇帝豆、全麥麵粉、糙米、糖蜜（molasses）和豌豆。也可以服用鎂的補充劑。

❏ 抗組織胺劑是最常建議用來治療乾草熱的藥物。它們可減輕眼睛、耳朵和喉嚨的搔癢；使流鼻涕停止；且可減少打噴嚏的發生。然而，它們也會引起困倦、憂鬱和其他副作用。抗組織胺劑的新產品，如 terfenadine（Seldane）、astemizole（Hismanal）和 loratidine（Claritin），不會引起困倦和憂鬱。但是它們價格昂貴且要醫生開處方籤才可買到，可能對某些人沒有功效。這些藥物不可以和葡萄柚汁一起服用。

❏ 類固醇的藥劑比抗組織胺劑是更有力的過敏反應抑制劑。醫生經常開 Beconase 和 Vancenase 販賣的鼻吸劑，其中含有類固醇 belcomethasone。這些對於減輕症狀很有效，但是有一些類固醇一定會蓄積在身體內。類固醇會抑制免疫功能。

❏ 有一些內科醫生會建議乾草熱的病患注射降低敏感度的藥物。這些藥物價格昂貴、注射時會疼痛且並不是沒有危險性。且令人失望的，即使在注射後一年，病人對症狀減輕滿意度的百分比很低。典型的病人每週注射一次持續 1 年，和每個月注射一次持續 5 年，全部的花費會達到數千美元。

❏ 乾草熱的患者可採取下列的治療方式：抗組織胺劑、解充血藥、局部的皮質類固醇、leukotriene 對抗藥、免疫治療法和手術（針對那些身體構造的問題，氣道有開口，使藥物無效）。不幸地是，大部分的治療法都有缺點。只有在症狀大大的干擾你每天的生活品質時，才考慮使用這些治療法。

❏ 美國食品藥物管理局對於抗組織胺劑 astemizole（Hismanal）的處方籤提出警告。當服用其他某種藥劑或超過建議劑量時，astemizole 會增加心律不整、藥物交互作用或過敏性休克所引起的死亡率。astemizole 應該不可與 indinavir（Crixivan，治療 HIV 和愛滋病的藥物）、mibefradil（Posicor，用來治療高血壓）、抗生素 clarithromycin（Biaxin）和 troleandomycin（TAO）、一些抗憂鬱藥和其他一些藥物一起服用。有肝臟疾病的人也應該避免使用 astemizole，且不可與葡萄柚汁一起服用。製造商自從更改產品標示後，會告知使用者使用這些藥物可能有的副作用。

❏ 也請見第二部的過敏症和第三部的抗壞血酸沖洗。

流行性感冒（Influenza）

　　流行性感冒是上呼吸道接觸到病毒而感染的。流行性感冒病毒有分兩種，分別為 A 型和 B 型，會引起喉嚨、鼻子、支氣管、肺部以及中耳的急性感染。病毒會經由鼻子、眼睛以及口腔等黏膜進入呼吸道。流行性感冒傳播特別快，尤其是在冬季，原因是病毒很容易因病人咳嗽和打噴嚏而四處散

佈。當發生流行時，大約有百分之二十五到百分之五十以上的人會被傳染。流行性感冒通常無法預測，任何人和任何年齡層的人都會被感染。約有 200 種以上的病毒株會造成感冒和流行性感冒，而這些病毒株會一直變化，因此，以疫苗來預防感冒和流行性感冒的成功機率是很小的。

　　流行性感冒的症狀和感冒非常相似，會有全身痠痛、咳嗽、疲憊、頭痛以及忽冷忽熱。在許多病例中，也有出現發燒的症狀，但仍會有上一秒感到很熱而下一秒打冷顫和發抖的情形。大部分的流行性感冒也會喉嚨乾燥和咳嗽，也會發生噁心和嘔吐。通常流行性感冒的病人會感到很虛弱、不舒服以及食慾不振或全身無力。平均而言，感冒會持續一週至 10 天；而流行性感冒會持續約 12 天或更久，接著數週仍會有咳嗽和疲憊。

　　流行性感冒很少對年輕人或 60 歲以上的健康老人構成威脅，但仍會使人容易得到肺炎、耳朵感染以及靜脈竇問題。美國每年約有 20,000 例與流行性感冒相關的死亡病例。在 65 歲以上老人，嚴重呼吸道感染例如：流行性感冒和肺炎是造成其百分之十五死亡的原因，因此，流行性感冒是老人的嚴重感染之一。流行性感冒的高危險群還包括有任何年齡層中有衰弱的免疫系統者或有慢性疾病者例如心臟病和肺部疾病者。

　　除非有其他情況，以下的建議劑量皆是針對成人的。對於 12 到 17 歲之間的兒童，可以將劑量降低到建議劑量的四分之三，而 6 到 12 歲的兒童則是降低一半的劑量，6 歲以下的兒童使用四分之一的劑量即可。

營養素

補充品	建議用量	說明
必需者		
來自 Carlson Labs 的 ACES + Zn	依照產品標示。	含有維生素 A、C 以及 E，加硒和鋅。依照說明和補充鋅錠劑。
維生素 A	每日 15,000 國際單位。懷孕期間，每日勿超過 10,000 國際單位。	強抗氧化劑和免疫促進劑。
加		
天然的β-類胡蘿蔔素 或	每日 15,000 國際單位。	抗氧化劑和維生素 A 前驅物。

補充品	建議用量	說明
必需者		
類胡蘿蔔素複合物（Betatene）	依照產品標示。	
維生素 C 與 生物類黃酮	每日 5,000～20,000 毫克，分成數次。（請見第三部的抗壞血酸沖洗）	增加白血球的質和量，以增強免疫系統。孩童最好是使用已緩衝過的維生素 C 液或抗壞血酸鈣。
鋅錠	成人或 6 歲以上孩童初期有流行性感冒症狀時，每 2 小時服用 15 毫克錠劑連續 2 天。接著每日總劑量小於 80 毫克。	為細胞的免疫促進劑，當出現症狀時最好立即並持續補充。
重要者		
膠體銀	依照產品標示。	對病毒感染很有效。促進痊癒。
游離形式的胺基酸複合物	依照產品標示。	有助組織修復和控制體溫。游離形式的胺基酸有利於身體吸收。
大蒜（來自 Wakunaga 的 Kyolic）	每日 3 次，每次 2 膠囊。	具有抗病毒和抗細菌的特性。
L-離胺酸	每日 500 毫克，空腹服用。可與開水或果汁一起服用，但勿與牛奶一起服用。若同時服用 50 毫克維生素 B_6 及 100 毫克維生素 C 則更容易吸收。	當身體處於疾病壓力下，有助對抗病毒感染和預防感冒的侵擊。（請見第一部的胺基酸）注意：不可一次服用離胺酸超過 6 個月。
N-乙醯半胱胺酸（NAC）	依照產品標示。	稀釋黏液並助預防呼吸疾病。
有幫助者		
來自 American Biologics 的 Dioxychlor	每日 1～2 次，10～20 滴在舌下。或是 1 盎司（約 28.35 毫升）開水添加 20 滴，每日由鼻孔慢慢滴入。	重要的抗菌劑、抗黴菌劑以及抗病毒劑。對老人使用很好。

補充品	建議用量	說明
有幫助者		
舞菇（maitake）萃取物 或	依照產品標示。	有助促進免疫力和對抗病毒感染。
香菇（shiitake）萃取物 或	依照產品標示。	
靈芝（reishi）萃取物	依照產品標示。	
綜合維生素和礦物質複合物 與		痊癒需要所有的維生素，為細胞和酵素功能必需。
維生素 B 群 和	每日服用每種主要的維生素B各 100 毫克（在綜合錠劑中，各種維生素的含量會有所不同）。	減少因病毒感染引起的生理壓力。
硒	每日 200 微克。懷孕期間，每日勿超過 40 微克。	促進免疫反應，增強身體對抗感染的能力。

藥用植物

❏ 紫雲英、黑櫻桃、紫錐花、薑、金印草、保哥果、北美滑榆以及西洋蓍草茶有益於流行性感冒。在任何藥草茶中添加薄荷茶有助鼻子通暢。紫錐花對孩童也非常有益。

　注意：若每天內服金印草，一次不要連續使用超過 7 天。在懷孕期間不可使用，若你對豕草過敏，則使用時要小心。

❏ 貫葉澤蘭屬藥草有助於祛痰和減少肺部產生黏液。

❏ 若要退燒時，可以使用貓薄荷茶灌腸和四分之一至二分之一茶匙的山梗菜酊劑塗抹，每 3 到 4 小時做一次，直到退燒。這對孩童也很有效。

　注意：懷孕或哺乳婦女請勿使用，一歲以下嬰兒也不適用。開始使用山梗菜時，請勿每日使用。

❏ 貓勾藤可抑制流行性感冒。來自 Olympian Labs 的 Cold-X10 即含有貓勾藤和許多對抗流行性感冒和一般感冒的有效營養素。

❏ 番椒（辣椒）有助於黏液的排出，預防鼻塞和頭痛。可簡單地在濃湯或其他食物添加少量的番椒粉末。

❏ RidgeCrest Herbals 製造的 Clearlungs 是一種中國藥草的配方，可提供營養成分給肺部。

❏ 冬蟲夏草可滋補肺部。

❏ 開始有咳嗽症狀時，可以滴一滴無酒精成分的紫錐花和金印草萃取液於口腔中，並含住約 5 到 10 分鐘，每小時重複一次，連續 3 到 4 小時。這樣可遏阻病毒生長。

❏ 含有無酒精成分的紫錐花和金印草混合的萃取液可建議使用於孩童。將 4 到 6 滴萃取液滴入白開水或果汁中，每四小時一次，連續 3 天。紫錐花可有效增強身體的防禦能力。金印草是天然的抗菌劑和有助舒緩鼻塞。

❏ 接骨木果實具有抗病毒的特性和減輕流行性感冒的症狀。

❏ 麻黃對鼻塞和咳嗽的舒緩非常有效。

注意：有焦慮症、青光眼、心臟病、高血壓、失眠或使用單胺氧化酶抑制劑藥物者，請勿使用麻黃。

❏ 尤加利精油可有效紓解鼻塞。可在熱水浴中滴入 5 滴或在一杯熱水滴入 6 滴，將毛巾置於頭上，和吸入氣體。

❏ 葫蘆巴會分解黏液，北美滑榆有助黏液排出身體外。

❏ 來自 Nature's Way 的 Fenu-Thyme 有助於清除鼻腔黏液，可使黏液稀釋，較易流通，不會使黏液變乾，所以可以加速復原。

❏ 來自 Herbs Etc.的 Lung Tonic 是一種複合式的草藥，設計為了保護肺部而用。

❏ 舞菇（maitake）、香菇（shiitake）以及靈芝（reishi）含有β-1,3-D-聚葡萄糖，這是一種多醣體，會刺激免疫細胞。此藥草引起的免疫反應可使免疫細胞對抗流行性感冒。

❏ 橄欖葉萃取物可增強免疫功能和對抗所有形式的感染，包括流行性感冒病毒。

❏ 針對咳嗽和喉嚨痛時，可將一湯匙北美滑榆樹皮粉末加入一杯熱水中混合，再加入二分之一杯的蜂蜜，每 3 到 4 小時飲用一茶匙。可依喜好喝冷或熱的。

建議事項

❏ 多喝水，特別是新鮮果汁、藥草茶、濃湯以及白開水，以預防脫水和有助身體代謝。為了縮短感冒的時間，連續一兩天吃流質飲食可增強藥草茶和熱水浴的效果。

❏ 喝熱雞湯或熱濃湯，這是祖傳的方法之一，至今仍很有效用。可再加入一點番椒，有助預防和改善鼻塞。要避免乳製品、會產生黏液的食物以及糖。

❏ 儘可能多睡覺多休息。

❏ 欲治療喉嚨痛時，請勿使用阿斯匹靈嚼碎膠囊和阿斯匹靈漱口藥。阿斯匹靈的作用是直接對黏膜表層，無法減輕疼痛，反而會更刺激喉嚨。

❏ 服用鋅的同時，請勿飲用枸櫞類水果或果汁，這樣會降低鋅的效用。但可吃一些其他種類的水果。

❏ 發燒時，請勿服用鐵補充劑。

❏ 當孩童感染流行性感冒時，請勿給予孩童服用阿斯匹靈。可能會引起雷氏症候群這種潛在性的危險併發症。（請見第二部的雷氏症候群）

❏ 發燒是身體防禦流行性感冒的主要機制之一，流行性感冒病毒在溫暖的環境下不易散播。所以當你發燒時，不要試著降溫，除非體溫超過 39.4°C。

❏ 若你有經常性喝酒或有肝、腎臟疾病，使用乙醯氨酚（acetaminophen）類止痛劑（Tylenol、Datril 等）時要多注意。當酒精和乙醯氨酚混合服用時，會引發嚴重的肝臟疾病問題。

❏ 假如你年齡超過 65 歲以上，最好看你自己的家庭醫生。因為流行性感冒會對此年齡層造成嚴重的併發症。

❏ 流行性感冒病毒也常會透過雙手而傳染，最好經常用抗菌性的肥皂洗手。沖洗和乾燥雙手，避免接觸你的眼睛、鼻子以及嘴巴。打噴嚏時，最好使用拋棄式衛生紙。

❏ 該買新的牙刷，牙刷也會傳播病毒和延長病情。

❏ 可試著使用以下一或多種順勢療法以減輕流行性感冒的症狀：

　● *Anas barbariae*（Oscillococcinum），一種順勢療法，在任何流行性感冒的症狀出現時使用，可以讓人感到舒服。

　● 烏頭（*Aconitum napellus*）、顛茄（Belladonna）以及 *Eupatorium perfoli-*

atum 有助減輕流行性感冒的症狀。

- HP 2 是來自 Metagenics 的產品，合併順勢療法中的烏頭、瀉根屬植物
  （Bryonia）、尤加利、*Eupatorium perfoliatum*、吐根（Ipecacuanha）、
  胡蔓草（Gelsemium）、磷以及毛茛科白頭翁（Pulsatilla），都可減輕寒
  顫、疲勞、發燒、頭痛、鼻塞、打噴嚏以及所有疼痛和不舒服的症狀。
  懷孕婦女請勿使用此配方。

考慮事項

❑ 抗生素對於病毒所引起疾病如流行性感冒是沒有效果的。避免流行性感冒
和其他感染疾病的最好方法就是增強自身的免疫系統。胸腺和腎上腺是免
疫系統最重要的部位。當身體感冒時，或是快感冒，這些部位會感受到壓
力，壓力會造成免疫系統的負擔。研究人員還發現感冒和流行性感冒也與
精神上壓力有關聯。

❑ zanamivir（商品名 Relenza）是一種吸入性的抗病毒藥物，對抗流行性感
冒的症狀和縮短病期。這藥物預防流行性感冒的兩種流行性感冒病毒株都
有效用。其他藥物，如 oseltamivir（商品名 Tamiflu），也有相似的效果。
這兩種藥物可適用於有免疫系統問題的病人。

❑ 一般不建議注射流行性感冒疫苗，它的實用性仍有問題存在，其所引起的
副作用往往造成比流行性感冒所引起的更嚴重。增強自身的免疫功能才是
最好、較安全的方法。若你本身對蛋黃或雞肉過敏，你更應該明確地避免
流行性感冒疫苗，這些疫苗都是從雞蛋黃製造出的。

❑ 經常容易感染流行性感冒的孩童，應該要確認一下其甲狀腺功能異常否。

❑ 「腸胃性流行性感冒」通常是指腸胃炎，並非是流行性感冒，是胃部的急
性發炎反應。腸胃炎的特徵有腹瀉、嘔吐以及劇烈下腹痛，也會有發燒、
畏寒、頭和全身痠痛、胸痛和咳嗽以及極度疲累。造成腸胃炎的原因有很
多，包括食物中毒、病毒感染、酒精中毒、藥物中毒以及某些過敏原引
起。這種疾病通常會持續一或兩天。

❑ 可參考第二部中的感冒和肺炎。

退伍軍人病（Legionnaires' Disease）

這是一種由退伍軍人桿菌（Legionella）屬的細菌，尤其是嗜肺性退伍軍人桿菌所引起的嚴重肺部及支氣管感染。最初發現這種疾病是在 1976 年一項美國退伍軍人大會中爆發出來的，有 182 名參與者受害，故將此病命名爲退伍軍人病。這種細菌主要居住在水中，並藉由空氣中的小水氣傳播，儘管有時它們也出現在鑿土的工地及剛犁過的土壤中。在接觸到這種細菌後，潛伏期從 2 天到 10 天不等。這種病不會從一個人身上傳到另一個人。

此病最初的症狀可能類似流行感冒，包括酸痛、疲勞、頭痛、輕微發燒。進一步的症狀則有高燒（高達 40.6°C左右）、發冷、咳嗽、腹瀉、噁心和嘔吐、嚴重的胸痛、呼吸困難，結果造成缺氧，使嘴唇、指甲或皮膚發青。咳嗽一開始無痰，但終究會出現灰色或略帶血絲的痰。實驗室的血液化驗以及痰的培養有助於診斷此病。

一些慢性病會提高罹患退伍軍人病的機率，例如糖尿病、肺氣腫或腎臟衰竭，以及一些壓抑免疫系統的生活習慣，例如抽菸、喝酒。年輕的成人患者通常能痊癒，然而較年長者，尤其健康狀況不是很好的人，有較高的機率形成呼吸方面的問題。

營養素

補充品	建議用量	說明
必需者		
大蒜（來自 Wakunaga 的 Kyolic）	每日 3 次，每次 2 膠囊，隨餐服用。	幫助破壞細菌。
天然的β-胡蘿蔔素 或	每日 25,000 國際單位。	維生素 A 的前驅物，可以保護肺部。
類胡蘿蔔素複合物（Betatene）	依照產品標示。	

補充品	建議用量	說明
必需者		
維生素 C 加 生物類黃酮	每日 3 次，每次 3,000 毫克。 每日 2 次，每次 100 毫克。	強效的抗氧化劑，能幫助殺菌。靜脈注射（在醫師的監督下）也許有幫助。
非常重要者		
輔酶 Q_{10} 加 來自 Coenzyme-A Technologies 的輔酶 A	每日 60 毫克。 依照產品標示。	提升及調節免疫力。攜帶氧氣帶細胞。 提振免疫系統。與輔酶 Q_{10} 合作無間。
保加利亞乳酸桿菌	依照產品標示。	協助消化，並破壞有害的細菌。
L-肉鹼 加 L-半胱胺酸	每日各 500 毫克，空腹服用。可與開水或果汁一起服用，但勿與牛奶一起服用。若同時服用 50 毫克維生素 B_6 及 100 毫克維生素 C 則更容易吸收。	對免疫功能很重要。保護肺部組織。（請見第一部的胺基酸）
維生素 B 群	每日服用每種主要的維生素B各 100 毫克（在綜合劑中，各種維生素的含量會有所不同）。	這可算是重要輔酶的複合物，是維持細胞正常功能及保護細胞所需。
重要者		
來自 Biotics Research 的 Intenzyme	每日 3 次，每之 2 錠，空腹服用。	刺激免疫系統，並減少體內的發炎。
生的胸腺 和 生的肺腺	依照產品標示。 依照產品標示。	這些腺體可以助長胸腺和肺部的功能，也能加強免疫力。
維生素 A 與 混合的類胡蘿蔔素	每日 25,000 國際單位。懷孕期間，每日勿超過 10,000 國際單位。	提振免疫系統，且保護及修補肺部組織。使用乳劑形式較易吸收，且在高劑量時較安全。
維生素 E 乳劑 或 膠囊	每日 2 次，每次高達 400 國際單位。 每日 400 國際單位。	重要的抗氧化劑，可保護肺組織。使用 d-α-生育醇的形式。乳劑形式較易吸收。

補充品	建議用量	說明
重要者		
鋅	每日 80 毫克。所有補充劑中的含量相加起來，每日不要超過 100 毫克。	對免疫反應有幫助的重要物質。葡萄糖酸鋅錠劑是最佳的形式。
有幫助者		
來自 Aerobic Life Industries 的 Aerobic07 或	依照產品標示。	破壞感染的細菌，但不會殺害體內的益菌。
來自 American Biologics 的 Dioxychlor DC₃	依照產品標示。	一種強效的抗菌、抗黴菌及抗病毒的藥劑。

藥用植物

❏ 貓薄荷茶有助於退燒。

❏ RidgeCrest Herbals 公司製造的清肺劑（Clear Lungs）是中藥配方，可以保護肺部。服用 2 粒膠囊，一天三次。

❏ 紫錐花是強效的免疫刺激劑。

❏ 尤加利樹幫助打通呼吸道。

❏ 金印草是天然的抗生素。

注意：若每天內服金印草，一次不要連續使用超過 7 天。在懷孕期間不可使用，若你對豕草過敏，則使用時要小心。

❏ 橄欖葉萃取物幫助對抗細菌和病毒感染。它已經證實是對抗肺炎和喉嚨痛的有效物質。

建議事項

❏ 採取含有百分之七十五生食和稍微清蒸蔬菜的飲食計畫。

❏ 避免下列食物或飲料：酒、乳製品、脫水食物、糖、菸草。

❏ 使用冷水溼氣機來增加空氣中的水氣含量，並使肺部的分泌物變稀。

❏ 讓身體保持溫暖，不要著涼了，以免惡化病情。

❏ 練習深呼吸。（請見第三部疼痛控制中的「呼吸練習」）

❏ 在胸前放置熱敷包或熱水瓶，以紓解疼痛。

❏ 要知道退伍軍人病的復原需要一段時間，所以別急，給自己二到四週的時間恢復，也要確保獲得充分的休息。不要提前逼自己回到正常的活動與作息。

考慮事項

❏ 退伍軍人病的進展快速，可能變得很危險。必要時還得住院，及接受抗生素的靜脈注射和供應氧氣等較激烈的治療。

❏ 退伍軍人桿菌（*Legionella*）可能抑制體內的增溫和散熱系統。聰明的你不妨在家裡和工作場所都安裝暖氣和冷氣，並定期清理、檢查，也要勤換濾網。

肺炎（Pneumonia）

　　肺炎是指肺部受到嚴重感染，感染原包括病毒、細菌、黴菌、原生菌以及黴漿菌。這些感染原會使肺部充滿黏液和膿汁，阻礙氧氣進入血液循環。大葉性肺炎（lobar pneumonia）只會影響肺部某一區域或一肺葉。支氣管肺炎（bronchial pneumonia）都會影響左右肺部。雖然症狀變化多端，但是通常都有發燒、寒顫、咳嗽、痰含有血液、肌肉酸痛、疲勞、喉嚨痛、頸部淋巴腺腫大、發紺（皮膚和指甲呈紫藍色）、胸痛以及呼吸急促和困難。

　　肺炎通常都在上呼吸道感染例如感冒、流行性感冒或麻疹之後發生。增加肺癌的危險因素包括1歲以下或60歲以上、免疫系統差、心血管疾病、糖尿病、感染愛滋病病毒（HIV）、中風、麻醉時肺內吸入異物、酒精中毒、抽菸、腎臟衰竭、鐮形血球性疾病、營養不良、呼吸道內有外來物、暴露在化學刺激物環境以及過敏。

　　細菌性肺炎（bacterial pneumonia）也是會非常危險的，通常會來得很突然或是慢慢造成，往往是其他健康問題所引起的併發症，例如呼吸疾病、免疫系統差或病毒感染。老人、小孩、酒精中毒以及手術病人都是危險群。肺炎雙球菌（*Streptococcus pneumoniae*）是最常見的細菌性肺炎病因，症狀通常包括發抖、寒顫以及發高燒。首先會出現乾咳，然後會再出現鐵鏽色的濃

痰，呼吸也會變得急促和吃力。胸痛會使呼吸更惡化，還有腹痛和疲累也都是常見的症狀。這種肺炎不會從一個人傳染給另一個人。

病毒性肺炎（viral pneumonia）的病程和嚴重度較具變化性。它可以來得很突然或是慢慢形成，症狀和細菌性肺炎一樣，有輕微、嚴重或介於兩者之間。其沒有較細菌性肺炎嚴重，但是若沒有適當照顧好，接著會再併發細菌性肺炎感染。

黴菌類肺炎（fungal pneumonia），特別是卡氏肺囊蟲肺炎（*Pneumocystis carinii* pneumonia, PCP），和細菌性或病毒性肺炎比較起來是較不常見的，常與免疫系統虛弱或是受抑制有關。有愛滋病病毒（HIV）、愛滋病、某些癌症或服用免疫抑制藥物的器官移植者，都是最可能感染的此肺炎的族群。

黴漿菌肺炎（mycoplasma pneumonia），又稱「行走中的肺炎」（walking pneumonia），為非典型肺炎，不是由細菌或是病毒引起的。此肺炎通常是感染40歲以下的人。症狀也不會較細菌性或是病毒性肺炎嚴重，包括咳嗽但是是抽筋，並有寒顫和發燒。

嬰兒會經由砂眼披衣菌（*Chlamydia trachomatis*）感染而引起肺炎，披衣菌是孩童在出生時感染的。兒童期的肺炎也可能由引起百日咳的細菌造成。

較小的兒童（尤其是嬰兒）、老人以及有免疫系統問題的人，通常會較易受到這疾病對生命威脅的影響。美國有百分之五十的人因為肺炎而死亡。無論造成的原因為何，肺炎經常是在急性期感染之後體力變差的四到八週期間侵襲。

除非有其他情況，以下的建議劑量皆是針對成人的。對於12到17歲之間的兒童，可以將劑量降低到建議劑量的四分之三，而6到12歲的兒童則是降低一半的劑量，6歲以下的兒童使用四分之一的劑量即可。

營養素

補充品	建議用量	說明
必需者		
膠體銀	依照產品標示。	減緩發炎反應和促進肺部組織癒合。
大蒜（來自 Wakunaga 的 Kyolic）	依照產品標示。	保護呼吸道避免受到感染和消滅身體細菌。
液氧補充劑	依照產品標示。	增加氧氣吸入和有助排除毒物物質。
菸鹼醯胺腺嘌呤二核苷（NADH）（來自 Kal 的 Enada NADH）	每日 10 毫克。	與能量的轉移和製造有關，特別是呼吸作用。
維生素 A 與 混合的類胡蘿蔔素	每日上限為 25,000 國際單位。懷孕期間，每日勿超過 10,000 國際單位。	增強免疫力和有助肺部組織修復。使用乳劑形式較易吸收，且在高劑量時較安全。勿服用膠囊型的。
維生素 C 加 生物類黃酮	每日 5,000～20,000 毫克，分成數次。（請見第三部的抗壞血酸沖洗）每日 2 次，每次 100 毫克。	對免疫反應很重要，也會減輕發炎反應。有助維生素 C 活性。
非常重要者		
游離形式的胺基酸複合物（來自 Anabol Natruals 的 Amino Balance）	依照產品標示。	提供重要蛋白質以作組織修復之用。
L-肉鹼 加 L-半胱胺酸 加 麩胱甘肽	依照產品標示，空腹服用。可與開水或果汁一起服用，但勿與牛奶一起服用。若同時服用 50 毫克維生素 B_6 及 100 毫克維生素 C 則更容易吸收。	保護肺部避免自由基傷害和分解呼吸道黏液。
松樹皮中的成分 和／或 葡萄子萃取物	每日 4 次，每次 50 毫克。依照產品標示。	促進免疫系統和保護肺部組織；減少感冒的次數和嚴重性。

補充品	建議用量	說明
非常重要者		
維生素 B 群	每日 3 次，每次服用每種主要的維生素 B 各 100 毫克（在綜合錠劑中，各種維生素的含量會有所不同）。	為消化、抗體製造、紅血球生成以及黏膜健康所需。使用舌下形式。
重要者		
生的胸腺和	每日 2 次，每次 500 毫克。	刺激免疫反應和促進肺部組織癒合。
生的肺臟腺	依照產品標示。	
維生素 E 乳劑或	每日 1,500 國際單位。	為抗氧化劑，可保護肺部組織和增強氧氣利用。建議使用乳劑形式。使用 d-α-生育醇形式。
膠囊	每日 2 次，每次 400 國際單位，餐前服用。	
鋅	每日 80 毫克。所有補充劑中的含量相加起來，每日不要超過 100 毫克。	為組織修復和免疫系統所需。使用葡萄糖酸鋅錠劑較佳。
有幫助者		
輔酶Q$_{10}$加	每日 100 毫克。	增強細胞對氧氣的利用。
來自 Coenzyme-A Tecnologies 的輔酶A		與輔酶Q$_{10}$ 一起作用和提供免疫系統對多種危險物質的解毒能力。
必需脂肪酸（亞麻子油、月見草油、鮭魚油和來自 Nature's Secret 的 Ultimate Oil 是良好來源）	依照產品標示。	建造新的肺部組織所需和減少發炎反應。增加修復速度和刺激免疫力。
舞菇（maitake）萃取物或	依照產品標示。	有助免疫力產生和對抗病毒感染。
香菇（shiitake）萃取物或	依照產品標示。	
靈芝（reishi）萃取物	依照產品標示。	
褪黑激素	每日 1.5～5 毫克，睡前 2 小時服用。	幫助睡眠。為腦部松果腺製造的荷爾蒙，有助身體睡眠和清醒的週期。

補充品	建議用量	說明
有幫助者		
		注意：孩童不適合服用此補充劑。
綜合維生素和礦物質複合物	依照產品標示。	維持身體所需營養素之平衡。
蛋白質分解酵素（來自 International Health Products 的 Novenzyme）	依照產品標示。	促進營養素吸收和減緩發炎反應。

藥用植物

❏ 紫雲英可增強免疫系統。

❏ 紫錐花可以增加免疫力。

❏ 薑可以有效的抗微生物和減輕發燒症狀。

❏ 金印草和甘草根是天然的抗菌劑。

注意：若每天內服金印草，一次不要連續使用超過 7 天。在懷孕期間不可使用，若你對豕草過敏，則使用時要小心。有高血壓患者請勿使用甘草根。

建議事項

❏ 若懷疑有肺炎時，請務必看醫生確認。肺炎是個潛在性的危險疾病。

❏ 多吃新鮮蔬菜水果。

❏ 服用蔬菜來源的蛋白質補充劑，例如游離形式的胺基酸複合物，胺基酸是蛋白質的建造物質。黃豆就是極佳的非奶類蛋白質來源。

❏ 喝大量的新鮮果汁。液體有助肺部黏液稀釋。空腹喝純果汁、新鮮檸檬汁以及白開水。（請見第三部的禁食和果菜汁療法）

❏ 可服用「綠色飲品」或服用葉綠素補充劑。Solgar 製造的 Earth Source Greens & More 是良好的綠色飲品。

❏ 如果有服用抗生素，可服用嗜乳酸桿菌膠囊或液體，每天三次。

❏ 避免乳製品、糖類以及白麵粉製品。

❏ 請勿抽菸。

❏ 利用增溼器和噴霧器製造涼爽的霧氣有助呼吸順暢。

❏ 胸痛時可將熱的襯墊或熱水瓶置於胸部有助減輕疼痛。

❏ 可考慮使用 Wein Products 製造的個人空氣淨化器 Air Supply，可使頸部周圍的空氣淨化，將空氣中的病毒、細菌、黴菌或胞子殺死或去活性。

❏ 孩童若感染肺炎應小心照顧。若懷疑孩童可能感染肺炎時，請迅速就醫。

考慮事項

❏ 維生素 A 是維持呼吸道健康所必需的。缺乏維生素 A 時，會增加呼吸導感染的潛在危險性，嚴重會轉而肺炎。

❏ 肺炎雙球菌疫苗可提供抗體以對抗會造成肺炎的 20 種不同微生物。這建議使用於沒有脾臟者、有任何慢性疾病（特別是會影響肺臟的疾病）者以及年齡超過 65 歲以上者皆可適用。

❏ 尿液檢測肺炎雙球菌只需 15 分鐘，比黏液、血液或唾液還準確。

❏ 輕微感染例如感冒時就使用抗生素，容易使上呼吸道內產生細菌的抗藥性，繼而使引起肺炎。

❏ 可參考第二部的流行性感冒和感冒。

抽菸成癮（Smoking Dependency）

　　當一個人每次吸菸時，他或她會吸入包括尼古丁在內超過 4,000 種不同的化學物質。尼古丁是一種非常容易上癮的物質，它可以藉由提高腦部化學物質的分泌，如血清素、多巴胺及正腎上腺素而使人產生愉快的感覺。幾個世紀以來，香菸被當成可轉換情緒的物質。它可以用幾種不同的方式攝取，其中包括：咀嚼菸草、以鼻吸入煙以及以口吸入煙（抽菸）。現今，一般大部分的消費者多採以口抽菸的方法。

　　尼古丁對中樞神經系統而言，是一種興奮劑。當攝取尼古丁時，腎上腺產物分泌會增加，使血壓升高以及心跳加速。尼古丁也會影響到其他身體各部分的代謝速率：體溫的調節、肌肉收縮的程度和體內某些荷爾蒙的含量。

上述情形以及其他代謝的改變，常常使抽菸者產生愉悅振奮的感覺—矛盾的—抽菸者同時也會有放鬆心情的感覺。這種舒適的感覺是香菸如此令人容易上癮的原因之一，另一個因素則是因為身體對尼古丁耐受量的成長相當快速；也就是說，想要達到上述滿足的效果，所需的尼古丁劑量會愈來愈多，而這種情形會使吸菸者去抽更多的菸，因而增加了吸菸者對尼古丁上癮的可能。一旦上了癮，你的身體便會出現對尼古丁的依賴；若是你打算要戒菸，那麼，停止吸菸的相關症狀就會一一顯現，其中包括了：過度敏感、有挫折感、易怒、焦慮、注意力不易集中、心神不寧、食慾增加、頭痛、胃部絞痛、心跳加快、血壓升；並且絕大多數的人對尼古丁會出現非常強烈的渴求。

　　一旦開始有了抽菸的習慣，要戒掉就很不容易；部分專家認為要戒掉菸癮比戒掉海洛英或古柯鹼還要困難。這是因為吸菸者會同時產生身體及心理上的依賴性；身體上的依賴情形可能會比心理上的依賴來得容易戒掉。吸菸習慣突然終止，不舒服的感覺就會持續一段時間，但通常會在數週後消失。長時間對尼古丁的渴求，主要可能是源於心理上的依賴；而持續的吸菸便會導致吸菸問題，時間一久便會演變成尼古丁上癮，而吸菸本身則成為了「愉悅」感受的來源，即使你在做其他事情時，你也會想要抽菸—享用早餐時的咖啡、看報紙、工作中、從事社交活動時—總之，若是沒有香菸在手，你便會發現你無法投入各種活動之中。染上了菸癮以後，抽菸便提供了一個當你想休息片刻時的藉口，特別是在感到壓力很大，和麻煩棘手的時刻，抽菸可以幫忙緩和一下氣氛。許許多多的吸菸者也會怕停止吸菸後可能產生的症狀；也就是害怕戒菸症候群：如體重上升或是注意力降低等。綜合上述所有的原因，使得戒菸變得更加困難。

　　雖然說想要停止抽菸是很困難的事，但是每天仍有許多人嘗試著去做；當然，要讓人戒菸的理由不少。在美國，每年有大約百分之十七的死亡人口與香菸有關—大約是每年 350,000～400,000 人。這個數目字大於酗酒、吸毒、車禍、自殺、殺人等死亡人數的總和。有大約百分之三十三的癌症死亡者、百分之二十五胎兒心臟病發作者、百分之八十五死於慢性阻塞肺病者是源於抽菸。至少有百分之八十五肺癌是因為抽菸所引起。抽菸也與許多的健康問題有關，其中包括：心絞痛、動脈粥狀硬化、白內障、慢性支氣管炎、

血液循環疾病、結腸直腸癌、腹瀉、肺氣腫、胃灼熱、高血壓、陽痿、消化性潰瘍、呼吸性疾病、小便失禁，以及口腔、咽喉的癌症，特別是同時還有酗酒和／或使用的漱口水中含有酒精的吸菸者更加容易罹患。抽菸會增加被傳染感冒的危險性，而且在被傳染後，也需要較長的時間才會痊癒。抽菸會使纖毛麻痺（在鼻子及咽喉中類似頭髮狀的突出裡襯），進而降低了它們藉由移出黏液—感冒病毒即是被包裹在黏液之中—以達到清潔的能力。

長期以來，我們已知尼古丁是一種致命的毒素，只需要有一小滴液態的尼古丁直接進入血流之中就有可能會致命。而正常情況下，抽菸者藉由吸菸所攝入人體之尼古丁的劑量會使心跳加速並且增加心臟負擔，使罹患心臟病的可能性增加。尼古丁也會使周圍血管收縮而造成循環性疾病，如雷諾氏現象（Raynaud's phenomenon）以及動脈硬化。此外，尼古丁並不是香菸中唯一對健康造成危害的成分。香菸中被證實含有超過 4,000 種化學物質，而其中已知至少有 43 種化學物質會引起人體的癌症。香菸中包含了一氧化碳、苯、氰化物、氨、nitrosamines、氯乙烯、放射性顆粒及其他已知的刺激性物質和致癌物質。一氧化碳會和血紅素結合，進而阻礙了體內氧氣的輸送。一氧化碳還會促進膽固醇在動脈管壁沈積。這兩個因素增加了心臟病發作與中風的危險。氰化氫會藉由刺激支氣管內襯而造成支氣管發炎。經過一段長時間的抽菸以後，流往腦部的血液會急劇的減少。長年吸菸的男性較有可能因出現陰莖血壓異常低下而造成勃起困難的情形。這種情況可能是由於抽菸會對血管造成傷害所致，其中也包括了供給陰莖血液的微細血管。抽菸還會導致不孕的情形；男性抽菸者的精子活動力比男性非抽菸者低，因此，其精子較不易穿透卵子形成受精卵。

女性抽菸者的更年期會來得比較早；停經後罹患骨質疏鬆症的機率也較大，並且罹患子宮頸和子宮癌的機率也比一般女性高。女性抽菸者的生育能力也比正常較低，且在懷孕期間會出現較多的問題。女性抽菸者出現流產、死胎及早產的情形較多。此外，她們的寶寶和女性非抽菸者的寶寶相比，體型較小且較不健康。嬰兒的母親若是在懷孕期間或者是生產後抽菸，那麼嬰兒出現嬰兒猝死症候群（sudden infant death syndrome, SIDS）的機率是母親沒有吸菸的嬰兒的三倍。

孩童的父親抽菸，同樣也使得孩童的健康問題增加；目前的情況已顯

示，暴露在吸菸環境之下的男孩子，罹患腦癌和白血病的機率比正常情況來得高。

　　抽菸對於營養方面也有不良的影響。吸菸者消耗維生素 C 的速度大約是非吸菸者的二倍，這種情形使得體內其中一種最強力且多用途的抗氧化物維生素 C 被消耗殆盡，體內其他的抗氧化維生素同樣也會被耗盡。香菸的煙中含有高濃度的二氧化氮臭氧，目前已知是一種會造成 DNA 傷害的物質；它會加速抗氧化物的使用消耗，再加上傷害 DNA 的能力，會使得老化的過程加速。

　　最後，抽菸者的行為出現了愈來愈多的公眾問題；有愈來愈多的非吸菸者開始關心有關「二手菸」對於他們健康的影響，而這是有原因的，有愈來愈多的證據顯示，二手菸的煙甚至於比吸菸者所吸入的煙更加具有傷害性。現在，在許多的工作場所以及公共建築中是禁止吸菸的。

　　抽菸的危險目前已經廣為人知，但是人們還是繼續的抽菸，這是為什麼呢？有一部分的人是在菸害廣為人知以前就開始抽菸了，另一部分的人則是在青少年時期開始抽菸的；在此時期的少年大多覺得自己不會因此受害，並且更有可能是因為他們想做一些「冒險刺激」的事情，特別是做這類事情似乎很「大人樣」；這樣可以幫助他們融入某些特定的族群，和／或藉以向父母挑釁。總而言之，上述情形顯示，吸菸者無論他們是何時，或是為何開始抽菸，大多數的抽菸者都不是因為他們自願想抽菸才抽的（有超過百分之五十的吸菸者表示，他們希望他們從未開始抽菸），而是因為他們已經上癮了。

　　現在有一個好消息，菸癮已經是可以被戒掉的了，而且戒菸對健康的好處幾乎是會立即產生的。只要距離你抽最後一根菸二十四小時後，你的血壓及脈搏速率就會恢復正常，血液中氧氣及一氧化碳的含量也會恢復正常。戒菸一週之內，你心臟病發作的危險性就會開始降低，你的嗅覺及味覺將會有所改善，呼吸也會變得比較順暢。

　　在你努力於戒掉抽菸習慣的期間，下列營養素以及各項飲食建議可以幫助你矯正與吸菸有關的缺乏症以及所受到的危害；如果你無法避免自己成為吸食二手菸的人，那麼下列的各項建議也同樣適用於這樣的你。

　　除非是在特殊情況之下，以下的建議劑量皆是針對成人的。對於 12 到 17 歲之間的兒童，可以將劑量降低到建議劑量的四分之三。

營養素

補充品	建議用量	說明
必需者		
輔酶 Q$_{10}$	每日 2 次，每次 200 毫克。	幫助氧氣送往腦部；保護心臟組織。它還可以扮演抗氧化劑的角色以保護細胞及肺臟。
加 來自 Coenzyme-A Technologies 的輔酶 A	依照產品標示。	和輔酶 Q$_{10}$ 一起使用有很好的效果，可以移除體內的有毒物質。
來自 American Biologics 的 Oxy-5000 Forte	每日 3 次，每次 2 錠。	強力抗氧化劑，可破壞因香菸所產生的自由基。
松樹皮中的成分 或 葡萄子萃取物	依照產品標示。	幫助保護及修復肺臟。
維生素 B 群 外加 維生素 B$_{12}$ 和 葉酸	每日服用每種主要的維生素B各 100 毫克（在綜合錠劑中，各種維生素的含量會有所不同）。 每日 2 次，每次 1,000 微克。 每日 400 微克。	為吸菸者常受損的細胞酵素系統所必需。使用舌下形式。 增加能量，為肝臟功能所需。使用錠劑或舌下形式。 為紅血球細胞生成所需；對於健康細胞的分裂及複製而言非常重要。
維生素 C 與 生物類黃酮	每日 5,000～20,000 毫克。（請見第三部的抗壞血酸沖洗）	為保護細胞抵抗傷害的抗氧化劑。抽菸會使體內的維生素 C 大量流失。
維生素 E	開始每日攝取 200 國際單位，之後每個月增加200國際單位，直到達到每日 800 國際單位的量。	為極重要的抗氧化劑之一，為保護細胞及器官免於菸害所需。請使用 d-α-生育醇形式之維生素 E。

補充品	建議用量	說明
非常重要者		
維生素 A 和 天然的β-胡蘿蔔素 加	每日 25,000 國際單位。懷孕期間，每日勿超過 10,000 國際單位。 每日 15,000 國際單位。	為一抗氧化劑，協助黏膜組織的復原。對肺臟的保護而言很重要。
類胡蘿蔔素複合物 （Betatene）	依照產品標示。	
鋅	每日 50～80 毫克。所有補充劑中的含量相加起來，每日不要超過 100 毫克。	對免疫系統而言很重要。使用葡萄糖酸鋅錠劑或Op-tiZinc 可得到較好的吸收。
有幫助者		
來自 Oxyfresh 的 Body Language Super Antioxidant	依照產品標示。	含有抗氧化維生素及藥草，可以幫助身體抵抗自由基的傷害。
來自 Biotec Foods 的 Cell Guard	依照產品標示。	可提供高量的抗氧化酵素，以利細胞的健康。
二甲基甘胺酸（DMG） （來自 FoodScience of Vermont 的 Aangamik DMG）	依照產品標示。	可為身體解毒，並且幫助身體維持能量充足的狀態。
來自 Diamond-Herpanacine Associates 的 Herpanacine	依照產品標示。	可為身體解毒、平衡神經系統以及提升免疫力。
L-半胱胺酸 和 L-甲硫胺酸 和 L-胱胺酸 加	依照產品標示，空腹服用。可與開水或果汁一起服用，但勿與牛奶一起服用。若同時服用 50 毫克維生素 B_6 及 100 毫克維生素 C 則更容易吸收。	為強力解毒劑，可以保護肺臟、肝臟、腦部以及組織免於吸菸的傷害。
麩胱甘肽	依照產品標示。	保護肝臟。
舞菇（maitake）萃取物	每日 1,000～4,000 毫克。	抑制致癌物質的生成，並且在致癌物質轉移通過肺臟時，提供保護及抵抗的功能。

補充品	建議用量	說明
有幫助者		
綜合維生素和礦物質複合物	依照產品標示。	為免疫功能所必需。
與		
硒	每日 200 微克。	幫助預防細胞受損。
生的胸腺	依照產品標示。	是一種可以改善免疫功能的腺體。

藥用植物

❏ 牛蒡根和紅花苜蓿可以幫助清除血液中的毒素。

❏ 番椒可以讓呼吸道細胞對於來自吸菸所產生的刺激物敏感度降低。

❏ 貓薄荷、蛇麻草、山梗菜、並頭草和／或纈草根可用於減輕戒菸所伴隨的煩躁及焦慮等症狀。

　　注意：勿持續內服山梗菜。

❏ 蒲公英根及牛奶薊可以保護肝臟抵抗來自因吸菸所產生的有害毒素。

❏ 薑可以引發出汗，因而可以幫助身體排出因吸菸而吸入的部分毒素。有時候薑還可以緩和因使用番椒或山梗菜所致的胃部刺激感。

❏ 北美滑榆可以緩和肺部充血及咳嗽等症狀。

建議事項

❏ 攝取更多的蘆筍、綠花椰菜、甘藍菜芽、甘藍菜、白花椰菜、菠菜、番薯以及蕪菁。大量的攝取穀類、核果、種子類以及未經加工的糙米。黍、粟、小米等穀類加工品是良好的蛋白質來源。攝取小麥、燕麥和麥麩。而黃色以及深橘紅色蔬菜，例如：紅蘿蔔、南瓜、南瓜屬植物和山藥等，也應多攝取。蘋果、漿果、巴西核果、哈密瓜、櫻桃、葡萄、莢豆類（包括雛豆、扁豆和紅豆）以及李屬植物等也都有幫助。

❏ 攝取洋蔥及大蒜，或是攝取大蒜製劑。

❏ 每天喝新鮮的紅蘿蔔汁可以當做預防肺癌的方法。喝新鮮的甜菜汁（將根和葉一起打汁）和蘆筍汁也可以有此功效。所有的深色果汁，例如黑醋粟

等都是很好的果汁；如果是新鮮的蘋果汁，也是很有益的。你可以在早上喝果汁，下午喝蔬菜汁。

❏ 除了用來生吃的苜蓿芽以外，其他所有的芽類都只要稍微煮過就可以吃了。

❏ 不要吃垃圾食物、精製的加工食物、飽和脂肪、鹽、糖或是白麵粉製品。你可以使用海帶或是鉀作為鹽的替代品。在必須加糖的情況下，可以使用少量的糖蜜或楓糖漿作為天然甜味劑，用以取代糖。而白麵粉則可以用全麥或黑麥麵粉來代替。除了藥草茶之外，酒、咖啡及所有的茶類都需限制。

❏ 除了烤魚之外（每週最多三份），不要吃任何的動物蛋白。絕對不要吃午餐肉、熱狗，或者是煙燻、醃漬肉類。原則上，若是在特殊場合、狀況下，低脂優格、克非爾發酵乳或未加工乳酪的量雖然一樣要限制，但是可以少量攝取。

❏ 不要吃任何的花生。有關大豆製品方面，攝取量要限制，但是不要全部不吃，因為其中含有酵素抑制劑。

❏ 請記住，想要抽根菸的衝動僅會持續 3 到 5 分鐘，只要能夠專心的想著這個事實，要忍過抽菸的衝動會變得比較容易。並且請記得，你會發現愈來愈容易忍到慾望消失。當菸癮來襲時，試著走走路、做仰臥起坐，或做任何可以暫時轉移對香菸注意力的事情。

❏ 請見第三部的禁食部分，並照其方法執行以加速體內毒素的排出。

❏ 每天使用咖啡灌腸劑。使用檸檬加水或是大蒜加水的清潔灌腸劑，每週二至三次進行灌腸。（請見第三部的灌腸）

❏ 只喝泉水或者蒸餾水。

❏ 儘可能的避免壓力。

❏ 若是你正在進行任何的藥物治療，戒菸後請與醫師商討有關劑量是否需要調整的事宜。因為香菸會改變許多藥物吸收及利用的情形，包括了胰島素、氣喘藥以及部分抗憂鬱劑、血壓藥和止痛劑等。

考慮事項

❏ 每天你抽多少包菸（抽菸的量）和你是從何時開始抽菸（開始抽菸的年

齡）與戒菸困難度的關聯性，是何時開始抽菸的關聯性較大。

❏ 有許多的人找到了能使他們成功戒菸的方法—只喝鮮果汁和高品質蒸餾水的禁食法。鮮果汁禁食法可以很快的將體內的尼古丁及其他有害性化學物質移除。施行「五日鮮果汁禁食法」就會有不可思議的效果。

❏ 現在各大賣場有賣各種可以幫助解除戒菸症候群的天然產品，例如：來自 Natra-Bio Homeopathic 的「Smoking Withdrawal」。

❏ 缺乏β-胡蘿蔔素及維生素 B 群已被認為和肺癌及喉癌有關。

❏ 一項由英國及挪威政府所贊助的研究中，有一個值得讓人注意的發現：從女性抽菸者肺部所取出的檢體中發現其 DNA 受到損害的情形比男性抽菸者嚴重。而 DNA 損害的情形，可以視為癌症機率增加的指標。

❏ 從印第安那州的大學所做的研究發現，每天喝 6 杯茶的人在肺部中可以防止香菸所造成約百分之五十的毒性影響。

❏ 根據多倫多的大學所做的研究建議使用一種叫做 methoxsalen（8-MOP、Oxsoralen-Ultra）的藥，有些時候它會被用來治療牛皮癬。這種藥可以藉由阻斷酵素作用，使身體代謝尼古丁的速度變得更快，進而幫助減少他或她抽菸的量。

❏ 根據威斯康辛大學中的一名研究員指出，一天抽一包或一包以上的菸，會使椎間盤突出需要進行手術的危險率多出三倍，但若是戒菸則可以降低此危險率。

❏ 根據一項《內科醫學雜誌》（*Archives of Internal Medicine*）中的研究報告指出，抽菸會使罹患白血病的危險率增加百分之三十。

❏ 想要戒菸的人，現在有幾種戒菸輔助品可以用以替代尼古丁；有藥膏型式、戒菸口香糖、經鼻吸入的噴霧劑及吸入器等。這些輔助品有一部分在門市就可以買到了，但是某些戒菸輔助品需要有醫師處方籤才可以得到。

❏ buproprion（Zyban）是一種在腦部作用方式和尼古丁一樣的抗憂鬱劑。它可以幫助部分的人停止抽菸，如果你擔心戒菸後體重上升的問題，那麼 buproprion 可以幫助你控制體重增加的情形。

❏ 一種叫做「唾液細胞學診斷法」的檢測法，有時可以在病症出現前或是在其他檢驗顯示出疾病存在之前就發現癌症。測試方法是：收集由肺部及支氣管所咳出的痰，用以檢驗是否有癌細胞存在。

❏ 有許多不同的方法可以用來克服菸癮的問題，而想要成功戒菸的秘訣就是找出一個適合自己的戒菸方法。由 Harlan M. Krumholz 和 Robert H. Phillips（Avery Publishing Group, 1993）所著的 *No If's And's or Butts, The Smoker's Guide to Quitting* 是一個涵蓋範圍廣且內容詳盡的戒菸指南，它包含了多種且多樣化的戒菸方法，能夠幫助吸菸者戒掉抽菸的習慣。除此之外，還有很多可以提供有關戒菸寶貴資訊和方案的組織可以幫助你戒菸。其中，評價最高的兩個組織是美國癌症學會（American Cancer Society）和美國肺臟協會（American Lung Association）。

肺結核（Tuberculosis）

肺結核（TB）是一種年代已久的疾病，且是具有高度接觸傳染的疾病，這種疾病是由一種 *Mycobacterium tuberculosis* 的細菌所引起。它主要是引起肺部發生疾病，但是它可影響身體任何的器官，包括骨頭、腎臟、腸道、脾臟和肝臟。肺結核是世界上許多致命性傳染病中的一種。它特別在亞洲和非洲具有破壞力，在那些地方愛滋病毒（HIV）和愛滋病廣泛的遍布，且危及許多人的免疫系統，以致於對肺結核菌只有些許或無任何的抵抗力。預計在2020年時，約有2億的肺結核新病例，全球約有7,000萬的人死於肺結核病。

肺結核經常是由急性肺結核病人咳嗽所產生的水滴，散布於空氣中，之後被容易感染的人吸入。一旦吸入，這細菌通常會寄宿於肺臟中。針對這點，人體可以成功的對抗這種感染。假如免疫系統無法適當的執行功用，或其他細菌猛烈的到達肺臟，結核菌會增多並開始液化和破壞肺臟組織。由於過度擁擠，在室內會換氣不良和人數過多，是肺結核散播、大量增殖的地點。肺結核也會經由受污染的食物或未採取巴士德滅菌處理的牛奶所傳染。在這樣的病例中，主要的重點是感染經常發生在消化道。這種類型的肺結核常見於發展中國家。在西方國家則是十分罕見的。

肺結核的症狀出現較慢且初期類似流行性感冒──一般的不舒服、咳嗽、失去胃口、夜間盜汗、胸部疼痛和輕微的發燒。首先，咳嗽可能不會有分泌物，但是隨著疾病的進展，痰液的產生會增加。當病情變得嚴重時，有發

燒、夜間盜汗、慢性疲倦、體重減輕、胸部疼痛和呼吸急促會發生。在嚴重的病例會出現喉結核,它可能會無法說話只可低語。

　　能成功的對抗肺結核的抗生素療法已發展,而且生活的水平已上升,因此有助於肺結核散播和繁殖的營養不良和衛生水平差,這種情形在美國不常發生。有一個非常不好的事實,就是對藥物有多樣抗性的肺結核菌種出現(假如對於所有肺結核所開的處方藥,出現抗藥性的菌種,這被認為是有多樣抗性),自從 1993 年之後美國肺結核的罹患率開始下降。1998 年只有超過 18,000 例的肺結核被報導。

　　但是全球的肺結核傳染病,是經由移民群帶著肺結核一起遷徙至另一個國家,大概意指,除非在全世界的任何地方採取積極行動消滅肺結核,否則在未來的十年內美國罹患肺結核的病人會增加。對抗肺結核最好的方式是,加強身體的免疫系統和採取健康的飲食。

營養素

補充品	建議用量	說明
非常重要者		
來自 American Biologics 的 AE Mulsion Forte	依照產品標示,每日供應 200,000 國際單位的維生素 A。懷孕期間,每日勿超過 10,000 國際單位。	可供應維生素 A 和 E,對於肺臟組織的痊癒和對抗自由基是必要的。乳劑的形式可得到較好的消化吸收,且高劑量也很安全。
或		
維生素 A	每日 25,000 國際單位,懷孕期間,每日勿超過 10,000 國際單位。	
加		
天然的胡蘿蔔素複合物(Betatene)	每日 25,000 國際單位。	
加		
維生素 E	每日 400～800 國際單位。	使用 d-α-生育醇的形式。
輔酶 Q$_{10}$	每日 75 毫克。	有助於攜帶氧氣至組織中,可以幫助傷口的痊癒。
膠體銀	依照產品標示。	是一種抗菌物,可以抑制發炎反應和治療受損傷處。

補充品	建議用量	說明
非常重要者		
游離形式的胺基酸複合物	依照產品標示。	對於組織的修護是必需的。游離形式的胺基酸可快速的被身體消化吸收。
大蒜（來自 Wakunaga 的 Kyolic）	每日3次，每次2膠囊，隨餐服用。	可作為天然的抗生素，可以抑制感染和刺激免疫反應。
葡萄子萃取物	依照產品標示。	是一種有力的抗氧化劑，可以加強免疫。
L-半胱胺酸 和 L-甲硫胺酸	每日2次，每次500毫克，空腹服用。可與開水或果汁一起服用，但勿與牛奶一起服用。和 50 毫克維生素 B_6 及 1,500 毫克維生素C一起服用，可以得到較好的消化吸收，且可預防含半胱胺酸的腎結石生成。	可以利用去除有害的毒性物質來保護肺臟和肝臟。（請見第一部的胺基酸）
硒	每日 200 微克。懷孕期間，每日勿超過 40 微克。	可對抗自由基，且可促進免疫系統的健康。
維生素 B 群	每日3次，每次服用每種主要的維生素 B 各 100 毫克（在綜合錠劑中，各種維生素的含量會有所不同）。	對於紅血球和抗體的生成是必需的。有助於氧氣的利用。使用高張配方。採用注射的方式是必需的。（在醫師的監督下）若無法注射，可以使用舌下形式服用。
外加 泛酸（維生素 B_5） 和	每日3次，每次 100 毫克。	是一種抗壓的維生素。
維生素 B_6（吡哆醇）	每日3次，每次 50 毫克。	一些用來治療肺結核的藥物，會造成這種維生素的缺乏。
維生素 C 與 生物類黃酮	每日 5,000～20,000 毫克，分成數次。（請見第三部的抗壞血酸沖洗）	可以強化免疫反應和促進傷口的癒合。

補充品	建議用量	說明
非常重要者		
維生素 D₃	開始每日 1,000 國際單位，慢慢減少至每日 400 國際單位，服用超過 1 個月。	對於鈣和磷的利用是必需的。罹患肺結核的病人每日都需要曬太陽，和／或維生素 D 可以幫助痊癒。
維生素 E	開始每日攝取 400 國際單位，慢慢增加至每日 1,600 國際單位，服用超過 1 個月。	是一種有力的自由基清除者。可以保護肝臟組織和提供細胞氧氣。使用 d-α-生育醇的形式。建議使用乳劑形式，因較易吸收和服用劑量高時較安全。
重要者		
來自 Carlson Labs 的 ACES + Zn	依照產品標示。所有補充劑中鋅的總量每日不可超過 100 毫克。	這是一種含有酵素和抗氧化劑的配方，可以對抗自由基。
來自 PhysioLogics 的 CTR Support	依照產品標示。	可以減少因為發炎反應所造成的損傷。
必需脂肪酸（來自 Nature's Secret 的 Ultimate Oil 是良好來源）	依照產品標示。	對於所有細胞的生成，包括肺臟組織是很重要的。
麩胱甘肽	每日 500 毫克，空腹服用。	可以保護肺臟和細胞，免於自由基的傷害。
海帶	每日 2,000～3,000 毫克。	是一種礦物質的天然補充劑。富含碘。
L-絲胺酸	每日 500 毫克，空腹服用。可與開水或果汁一起服用，但勿與牛奶一起服用。若同時服用 50 毫克維生素 B₆ 及 100 毫克維生素 C 則更容易吸收。	有助於身體維持免疫系統。（請見第一部的胺基酸）
多種酵素複合物加蛋白質分解酵素	依照產品標示，隨餐服用。依照產品標示，兩餐之間服用。	對於抑制發炎反應是必需的，可以消化必需營養素，且可改善吸收。

補充品	建議用量	說明
重要者		
多種礦物質複合物 與 硼 和 鈣 和 鎂 和 矽	每日3毫克。請勿超過此劑量。 每日 1,000 毫克。 每日 750 毫克。 每日 25～100 毫克。	所有的營養素對於擁有力量和傷口的痊癒是必需的。隨餐服用。使用高效力的配方。不可使用持續釋放型配方。
綜合維生素複合物	依照產品標示。	可供給必需的營養素的平衡。
來自 American Biologics 的 Oxy-5000 Forte	依照產品標示。	是一種含有超氧化物歧化酶（SOD）的抗氧化物。
鋅	每日 50～80 毫克。所有補充劑中的含量相加起來，每日不要超過 100 毫克。	可以促進免疫功能和傷口的痊癒。使用葡萄糖酸鋅錠劑或 OptiZinc 可得到較好的吸收。

藥用植物

❏ 假葉樹、金盞花、番椒（辣椒）、洋甘菊、薄荷和西洋蓍草，有抗發炎的特性。

❏ 土木香、麻黃、金印草根、苦薄荷、甘草、山梗茱、藥屬葵根、沒藥膠和百里香，有解除充血和袪痰的特性。

❏ 紫錐花和保哥果混合製成的茶是很有幫助的。紫錐花是一種有力的抗氧化劑，且可推動免疫系統；保哥果可以幫助身體清血，可作為抗菌劑，也有抗腫瘤的成分。每天喝這種茶 3 杯。或混合等份量的紫錐花酊劑及土木香和毛蕊花酊劑，每次服用 1 茶匙，每天服用三次。

❏ RidgeCrest Herbals 製造的 ClearLungs 是一種中國藥草的配方，可以減輕支氣管和肺部阻塞的情況。

❏ Herbals, Etc.製造的 Lung Tonic 可以支持肺臟功能。

建議事項

❑ 假如你懷疑你可能罹患肺結核，或你曾經暴露於肺結核病源中，請去看你的家庭醫生。迅速、適當的治療是必需的。

❑ 請確實的遵照醫生所指示的食物治療法。假如任何一種治療法都會引起副作用，請去詢問你的醫生。不可以任意的停止服用你現在所服用的藥物。

❑ 攝取至少含有百分之五十以上的生的蔬菜和水果，可以幫助痊癒。也可攝食苜蓿芽、魚類、禽肉、石榴、未加工的乳酪、未加工的種子和核果、全穀類和大蒜。

❑ 每天飲用新鮮的鳳梨和胡蘿蔔榨的果汁，和「綠色飲品」。飲用新鮮的生馬鈴薯汁；馬鈴薯汁含有一種稱爲「蛋白質酶抑制劑」的化學物質，這個物質會阻止致癌物質且可預防細胞突變。（請見第三部的果菜汁療法）

❑ 用果汁機攪碎煮熟的蘆筍。冷藏後每天服用二次，每次服用 4 湯匙，隨餐一起服用。蘆筍可刺激免疫功能且具防癌的功效。

❑ 在你每天的飲食中加入克非爾發酵乳、白脫牛奶和不含糖的新鮮優格。只要你在服用抗生素，就要服用嗜乳酸桿菌的補充劑，因爲這樣可以減輕腸胃道的壓力，且可加強營養素的吸收。嗜乳酸桿菌的補充劑不可以和抗生素一起服用，但是你要確定服用嗜乳酸桿菌。

❑ 不可以抽菸或飲酒或使用會再生分泌物的藥物。這些會影響免疫系統對抗發炎的能力。當肺部感染出現時，此時抽菸則比一般情況還要危險。

❑ 避免壓力。休息、曬太陽和呼吸新鮮的空氣是非常重要的。建議生活在乾燥的氣候中。

考慮事項

❑ 感染肺結核的人應該避免使用皮質酮（cortisone）製劑。皮質酮會抑制免疫功能且會使發炎更嚴重而難以治療。假如持續有不良的生活習慣，即使使用疫苗和藥物，也很難控制肺結核。衛生的和適當的營養對於對抗這種疾病是非常重要的。

❑ 專家估計大約有超過百分之九十的人，在他們的一生中曾經感染過肺結核桿菌，但是大多數的人，可以成功對抗肺結核的感染。人們若無法徹底的

戰勝肺結核，經常會使微生物處於一種冬眠的狀況，在免疫系統虛弱且細菌開始增殖並感染宿主前，可能有數十年的時間。

❑ Wein Products 製造的個人空氣淨化器 Air Supply 是一種小型的裝置，它可以帶在脖子上。它豎立起一道無形的純淨空氣擋板，可對抗空氣中的微生物（如病毒、細菌和黴菌）和微粒（包括灰塵、花粉和污染物）。它也可以消除煙霧、味道和空氣中有害的揮發成分。Alpine Air of American 製造的 Living Air XL-15 是一種離子化的裝置，對於家中或工作地點的空氣純化是很有益的。

❑ 肺結核桿菌會增殖到無法置信的數量。一個單一的微生物，在一個月內有增殖百萬個後代的能力。

❑ 美國肺臟協會估計每 100,000 個美國人中，大約有 6.8 個人罹患肺結核。國際衛生組織評選出肺結核為「全球健康危機」。

❑ 罹患愛滋病的病人，在他們患病期間更容易罹患肺結核。

❑ Bacillus Calmette-Guerin（BCG）疫苗含有衰弱的肺結核桿菌，可作為注射疫苗來對抗肺結核。多數的醫學權威相信 BCG 可以有效的預防肺結核，而其他人則嚴重的懷疑這種疫苗的安全性。肺結核的皮膚測試，甚至可在肺結核的症狀出現前，就可以指出你是否帶有肺結核桿菌。

❑ 世界衛生組織建議採用一種全球性的策略—在短暫的治療中直接觀察，或 DOTS—是一種治療肺結核的方法。這個療程的基礎是結合治療和密切的監控感染肺結核的病人，確定他們全程都有服用抗生素。即使過去罹患肺結核的情形非常嚴重，但是使用這種方式的治癒率可高達百分之九十五。

(4)血液循環系統

酸鹼失衡（Acid/Alkali Imbalance）

身體酸鹼度的測量是依據 pH 值（氫的電位）。水的 pH 值是 7.0，為中性—既不是酸性也不是鹼性。任何 pH 值低於 7.0 的物質皆為酸性，pH 值高於 7.0 則為鹼性。

人類身體理想的 pH 值範圍是在 6.0～6.8 之間（人體 pH 值自然的呈弱酸性）。對身體而言，pH 數值低於 6.3 是屬於酸性，高於 6.8 則是屬於鹼性。

酸性及鹼性的自我檢測

此檢測將檢查出你的體液是否有過酸或是過鹼。購買石蕊試紙，然後將唾液和／或尿液沾在試紙上，藉由石蕊試紙顏色的變化，可指示出你的身體是否過酸或過鹼。石蕊試紙在鹼性環境下會由紅色變成藍色，在酸性環境下則會由藍色變成紅色。通常，此測試是在進食前或是進食後至少 1 小時進行。如果測試結果顯示你的身體過酸，則建議的事項在下面所提到的酸血症（acidosis）中。如果身體是過鹼，請見第 228 頁的鹼血症（alkalosis）部分。

酸血症（酸毒症，Acidosis）

所謂的酸血症就是體內化學狀態變成不平衡，並且過度酸化的一個現象。與酸血症有關的症狀包括：經常嘆氣、失眠、水分滯留、眼睛凹陷、關節炎、偏頭痛、不正常的低血壓、汗水呈酸性或是氣味濃重、糞便乾硬、肛門灼熱伴隨著糞便惡臭、便秘及腹瀉交替發生、吞嚥困難、口腔和／或舌下灼熱、牙齒對醋及酸性水果敏感、舌頭或是口腔上顎出現小腫塊。

酸血症分成兩種：呼吸性與代謝性酸血症。呼吸性酸血症是因體內酸度

調節機能受阻，導致酸液過多，且鹼（base）被耗盡所引起的。也就是說，如果肺部無法移除二氧化碳（CO_2），就會出現呼吸性酸血症。呼吸性酸血症會引起氣喘、支氣管炎或阻礙呼吸道。它可以是輕微的也可以是嚴重的。

　　當體內化學狀態改變，干擾到身體酸鹼平衡時，進而會於體液中製造出過多的酸，如此一來便會引發代謝性酸血症。有些情況會導致體內鹼基（alkaline base）被耗盡，例如：糖尿病、腎衰竭、不正常的使用大量阿斯匹靈以及代謝方面疾病等。其他還包括有肝臟和腎上腺疾病、胃潰瘍、不當的飲食、營養失調、肥胖、酮中毒、發怒、壓力、恐懼、厭食症、毒血症、發燒以及菸鹼素和維生素 C 過量攝取等因子也會造成代謝性酸血症的發生。

營養素

補充品	建議用量	說明
非常重要者		
來自 Ecological Formulas 的 Tri-Salts	依照產品標示。	促進酸鹼平衡。
有幫助者		
來自 Växa International, Inc. 的 Buffer pH +	依照產品標示。	協助降低體內酸度至正常值。
來自 Coenzyme-A Technologies 的輔酶A	依照產品標示。	提供免疫系統對多種危險物質的解毒能力。
海帶	每日 1,000～1,500 毫克。	此物可降低體內酸度，有助於維持礦物質的平衡。
來自 FoodScience of Vermont 的 Multi-Zyme	依照產品標示。	含有鹽酸，對胃酸不足的人有益。
來自 Earth's Bounty 的 Oxy-Caps 或 Oxy-Max	依照產品標示。 依照產品標示。	可增加耐力與生命力，在身體酸性恢復正常的過程中，藉由增加氧量來滋養細胞。具有可以幫助有益菌正常化的抗病毒、抗細菌及抗黴菌的特性，還能維持標準的酸鹼平衡狀態。
磷	依照產品標示。	為一種幫助食物轉換成能量的礦物質。

補充品	建議用量	說明
有幫助者		
鉀	每日 99 毫克。	增加新陳代謝作用。有助平衡血液的 pH 值。
S-腺苷甲硫胺酸（SAMe）	依照產品標示。	有助於減輕壓力。 注意：如果你是躁鬱症患者或正服用抗憂鬱劑的處方，請勿服用本補充品。
維生素 A	每日 50,000 國際單位，使用一個月，然後減至每日 25,000 國際單位。懷孕期間，每日勿超過 10,000 國際單位。	有助於保護黏膜。
維生素 B 群	每日 2 次，每次服用每種主要的維生素 B 各 100 毫克（在綜合錠劑中，各種維生素的含量會有所不同）。	為適度的消化所必需。

藥用植物

❏ 酸血症者可使用接骨木樹皮、蛇麻草和柳樹。

❏ 使用含薑的繃帶外敷於腎臟的部位。

建議事項

❏ 飲食中要有百分之五十是生食，生食不只可以維持體內正常的酸鹼平衡狀態，而且它們還含有較豐富的營養素，能輕易地被人體消化吸收。建議使用的食物包括：蘋果、酪梨、香蕉、山桑椹、黑莓、葡萄柚、葡萄、檸檬、梨子、草莓以及所有的蔬菜類。新鮮的水果，特別是枸櫞類水果和蔬菜類可以減輕酸血症的情形。先從少量的枸櫞類水果開始吃起，之後再慢慢的增加其份量。

❏ 食物要慢慢的咀嚼，不要狼吞虎嚥，在吞下食物之前，先確認食物已和唾液充分的混合。不要在吃正餐的過程中喝液態的食物。

❑ 在製備食物的過程中要注意，保持工作檯面清潔並且蔬菜、水果要清洗。將肉類和蔬菜類分開製備—生的肉品有可能會造成蔬菜被細菌感染。蔬菜不宜過度烹煮，過度的烹煮不只會使蔬菜的風味喪失，還會導致它們的營養價值流失。加工食品只能夠適量的使用，因為加工食品的營養素含量低，且會造成消化系統過度的負擔。對食物進行烹煮及加工，同樣有使身體傾向呈現較酸的情況。避免在晚上很晚的時候吃東西，因為這樣也會讓身體在消化方面的工作加重，使得用於復原方面的工作較少。

❑ 每日飲用馬鈴薯湯。（其配方請見第三部的有療效的液體）

❑ 避免食用動物性蛋白質（特別是牛肉及豬肉），它們會使身體變成酸性。

❑ 避要免食用豆類、麥片、薄脆餅乾、蛋、麵粉製品、穀類、油膩的食品、通心麵以及糖。梅子、李子及小紅莓不會氧化，所以到身體裡還是呈酸性，請避免這類食物，直到病情獲得改善。

❑ 過量的維生素C可能會導致酸血症，減少維生素C的攝取量數週。而服用維生素C時，可以選用不形成酸性（有緩衝處理過的）的種類。

❑ 食物的消化不當會導致胃部灼熱以及消化不良。如果你因為胃部灼熱而感到不適或疼痛，緩慢的飲用一杯加有1或2茶匙天然蘋果醋的水，可能會有所幫助。在剛喝下含有蘋果醋的水時，可能會出現熱熱的感覺，但是大約在20分鐘以後，就會感到不適感緩和了。若是這種方法奏效，就可能表示你有胃酸不足的現象，而蘋果醋則是補足了這個胃酸不足的情形。在這種情形之下，可以考慮服用含鹽酸的消化酵素補充劑。胃酸對分解食物而言是很重要的，並且能夠防止細菌刺激腸道。

❑ 練習深呼吸。

❑ 每天使用石蕊試紙檢查尿液的pH值。請見第551頁的食物酸鹼性分類表，避免食用不當的食物，直到pH值恢復正常為止。

考慮事項

❑ 磷及硫可以充當緩衝劑以維持pH值。硫可以補充劑的形式服用。

❑ 日本梅子（Umeboshi）包含了許多鹼性的礦物質，對於治療酸血症有幫助。你可以每四小時吃一顆梅子（每日4顆），持續3天，之後可減低每日的攝取量。

鹼血症（鹼毒症；Alkalosis）

請見第 248 至 251 頁。

食物酸鹼性分類表

要達到及維持 pH 值平衡的基本原則是，飲食中鹼性食物以及飲料占百分之八十，酸性食物以及飲料占百分之二十。如果 pH 值檢測顯示你的身體呈現過度的酸性，那麼，一直到你在之後的檢測 pH 值恢復正常以前，飲食應多選用形成鹼性的食物，少吃酸性的食物。相反的，如果你的身體呈現過度的鹼性，則飲食應多選用酸性的食物，少吃鹼性的食物。哪些為酸性的食物、哪些為鹼性的食物，請參照下列食物酸鹼性指南。

石蕊試紙也可以稱做 nitrazine 試紙，它可以在大多數的地區性藥房買到，如果你家附近的地區性藥房沒有賣石蕊試紙或是尿液 pH 值檢測帶，請查查看藥品供應公司（列於電話簿的藥物器材廠商之中）或是醫院中的藥局。

酸性食物

酒精	玉米粉	芥末	乾梅
蘆筍	小紅莓	麵條	酸菜
豆類	蛋類	燕麥	甲殼類動物
甘藍菜芽	魚	橄欖	汽水
蕎麥	麵粉；麵粉製品	內臟	糖類；所有含糖的食物
番茄醬	莢豆類	義大利通心粉	茶
雛豆	扁豆	胡椒	醋
可可	肉類	梅子	
咖啡	牛奶	家禽肉	

阿斯匹靈、香菸以及多數的藥物也屬酸性食物

含低量酸性食物

奶油	冰淇淋
罐裝或冷凍的水果	冰牛奶
乳酪	羊肉（羊切四分之一後包括整條腿的
脫水的椰子	大塊肉；Lamb's quarters）
脫水或加硫化物的水果（大部分）	核果和種子（大部分）

穀類（大部分）	蘿勒

鹼性食物

酪梨	糖蜜（molasses）
玉米	蘑菇
棗子	洋蔥
新鮮的椰子	葡萄乾
新鮮的水果（大部分）	黃豆製品
新鮮蔬菜（大部分；特別是葛、洋	芽菜
蔥、馬鈴薯、蕪菁）	Umeboshi 梅子
蜂蜜	水田芥（西洋菜）
西洋山蓴菜	楓糖漿

　　所有的蔬菜，特別是生的蔬菜，它們可以平衡血液的酸鹼度。雖然說枸櫞類水果對身體似乎有酸性的影響，但事實上，它所含的檸檬酸對系統有鹼化的影響。

含低量鹼性食物

杏仁	西洋栗子	酸的乳製品
黑糖蜜（blackstrap molasses）	皇帝豆	
巴西核果	粟	

貧血症（Anemia）

　　有數百萬的美國人患有貧血症，此症狀是血液中紅血球的數目降低或是血紅素的含量減少，進而導致血液中攜氧量的減少，使身體細胞所能夠獲得的氧氣降低。因此，貧血的人身體會沒有足夠的能量實行正常的功能，例如肌肉活動、細胞組織的建立和修補等等，還會行動緩慢及身體虛弱。當大腦缺乏氧氣時，會昏昏欲睡，且心智活動會降低。

　　貧血症本身不是疾病，而是各種疾病的症狀。任何會引起紅血球的製造減少或使紅血球快速破壞掉的情況，都會造成貧血症的發生。有時候，貧血症還會是關節炎、感染或其他嚴重疾病，包括癌症等的最初病徵。藥物的使用、荷爾蒙病變、慢性發炎、外科手術、感染、胃潰瘍、痔瘡、憩室症、經

血過多、多次懷孕、肝臟受損、甲狀腺問題、風溼性關節炎、骨髓疾病，及飲食缺乏鐵、葉酸、維生素 B_6 及 B_{12}，都可能是造成貧血症的原因。有一些遺傳疾病也會引起貧血，像是鐮形血球性貧血和地中海型貧血。在美國，約有 31,000 人患有鐮形血球性貧血，大多是非裔美國人的後代。鐮形血球性貧血是非常罕見的遺傳性血液疾病，會使紅血球細胞變得非常脆弱，且使紅血球細胞形成像新月的形狀，當這些不正常的紅血球堵塞在狹窄的血管時，尤其在四肢手腳處，會使危險性增高，且產生像發燒、虛弱及類似肺炎的併發症。

　　惡性貧血是由於維生素 B_{12} 缺乏所引起的嚴重性貧血症。有惡性貧血的患者是因為他們無法從腸胃道吸收維生素 B_{12}。除了吸收不良之外，還有不適當的飲食習慣、腸胃道感染、克隆氏症、胃部切除、甚至是嚴格吃素食者，都會導致惡性貧血。當維生素 B_{12} 濃度太低時，會有能量釋放不足、憂慮症、消化不良、腹瀉及貧血，若維生素 B_{12} 長期缺乏，會有神經性損害的危險。

　　最常造成貧血的原因多半是鐵缺乏，鐵是貧血的主要因子，因為鐵可以製造紅血球的組成物質即是血紅素，血紅素是紅血球上主要接觸氧氣並運送氧氣的物質。紅血球的平均壽命約是 120 天。若一個人缺乏足夠的鐵，會使紅血球的形成受損。引起缺鐵性貧血的原因可能是鐵攝取不夠或吸收不良，甚至是因為嚴重失血。經血過多的女性最常發生缺鐵性貧血，進而會引起荷爾蒙失調、纖維瘤或子宮癌，另外，使用子宮內避孕法的女性也是容易大出血的危險群。過度濫用抗發炎藥物包括阿斯匹靈類藥物會刺激腸胃道造成出血，尤其是老年人使用過量的阿斯匹靈可能會發生腸胃內出血。

　　貧血的症狀不容易被辨認出來，在形成貧血症的最初症狀包括沒有食慾、便秘、頭痛、煩躁及很難集中注意力。已經有貧血症時，會產生身體虛弱、疲累、四肢末端冰冷、憂鬱、昏昏欲睡、嘴痛，指甲、嘴唇及臉色蒼白，甚至造成性慾降低和女性月經停止。在所有貧血患者中，有百分之二十是女性，百分之五十是孩童。

　　貧血症發生時應該要找出原因。當你有貧血且飲食正常時，醫師可能會為你做簡單的測驗，叫做紅血球沈降速率，檢查體內是否有其他潛在性問題。

　　除非有其他情況，以下的建議劑量皆是針對成人的。對於 12 到 17 歲之間的兒童，可以將劑量降低到建議劑量的四分之三，而 6 到 12 歲的兒童則是降低一半的劑量，6 歲以下的兒童使用四分之一的劑量即可。

營養素

補充品	建議用量	說明
必需者		
肝臟萃取物	每日 2 次，每次 500 毫克。	含有製造紅血球必需的所有元素養，肝臟來源最好是以生機飲食餵養的牛。可考慮注射方式（在醫師的監督下）。
非常重要者		
糖蜜	成人每日 2 次，每次 1 湯匙，孩童和嬰兒則加 1 茶匙在牛奶裡。	糖蜜含有鐵和必需維生素 B 群。
葉酸 加 生物素	每日 2 次，每次 800 微克。 每日 2 次，每次 300 微克。	製造紅血球必需的。
鐵 或 來自 Salus Haus 的 Flora-dix Iron＋Herbs	遵照醫生指示服用，同時服用 100 毫克維生素 C 可幫助吸收。 每日 2 次，每次 2 茶匙。	使用葡萄酸亞鐵。 注意：沒有貧血症時，請勿服用過量的鐵。 含有可以迅速吸收的鐵，也是無毒性的且來自於天然。
維生素 B₁₂ 注射 或 維生素 B₁₂	每週 2 毫升或遵照醫生指示。 每日 3 次，每次 2,000 微克。	製造紅血球必需的。以注射的形式（在醫師的監督下），是最有效果的。若是無法注射，可以使用舌下形式。
重要者		
維生素 B 群 外加	每日 3 次，每次服用每種主要維生素 B 各 50 毫克（在綜合錠劑中，各種維生素的含量會有所不同）。	各種維生素 B 群共同作用效果最佳。建議使用舌下形式的。

補充品	建議用量	說明
重要者		
泛酸（維生素 B₅） 和	每日 3 次，每次 50 毫克。	對紅血球的製造很重要。與細胞生殖有關。
維生素 B₆（吡哆醇）	每日 100 毫克。	可幫助維生素 B₁₂ 吸收。
維生素 C 加 生物類黃酮	每日 3,000～10,000 毫克。	幫助鐵吸收的重要因子。
有幫助者		
啤酒酵母	依照產品標示。	富含各種基本營養素，和維生素 B 的良好來源。
來自 Coenzyme-A Technologies 的輔酶 A	依照產品標示。	提供免疫系統對多種危險物質的解毒能力。
銅 和 鋅	每日 2 毫克。 每日 30 毫克。勿超過此劑量。	製造紅血球必需的。 注意：若服用過多的鋅，則須增加銅的含量。 必須與銅相互平衡。
生的脾臟腺體	依照產品標示。	詳見第三部的腺體療法部分的好處。
S-腺苷甲硫胺酸（SAMe）	依照產品標示。	有助減輕壓力和憂鬱。 注意：如果你是躁鬱症患者或正服用抗憂鬱劑的處方，請勿服用本補充品。
維生素 A 加 天然的β-胡蘿蔔素 或 類胡蘿蔔素複合物（Betatene）	每日 10,000 國際單位。 每日 15,000 國際單位。 依照產品標示。	重要的抗氧化劑。
維生素 E	每日 600 國際單位，請與鐵劑分開服用。	保護紅血球，延長紅血球壽命。乳劑形式吸收較佳。使用 d-α-生育醇形式。

藥用植物

❑ 苜蓿、山桑椹、櫻桃、蒲公英、金印草、葡萄皮、山楂果、毛蕊花、蕁麻、尖頭葉十大功勞根、保哥果、紅覆盆子、薺菜及黃酸模均對貧血有益。

注意：懷孕婦女請勿服用金印草和尖頭葉十大功勞根。有心血管疾病、糖尿病或青光眼者，服用金印草時，一週服用一次，而且最好在醫師的監視下。

❑ 蕁麻（*Urtica dioica*）含有豐富的鐵、維生素 C、葉綠素及其他礦物質，對缺鐵性貧血者而言，是個很有效的補充劑治療。

建議事項

❑ 飲食中多包含蘋果、杏果、蘆筍、香蕉、海帶、深綠色蔬菜、秋葵、蘿勒、豌豆、李子、梅乾、葡萄、葡萄乾、米糠、南瓜、蕪菁葉、全穀類及地瓜。亦可多吃富含維生素 C 的食物，以幫助鐵的吸收。

❑ 每天食用糖蜜兩次，每次食用一湯匙。孩童則每天添加一茶匙在一杯牛奶裡，一天兩次。蜜糖是鐵的良好來源，且含必需維生素 B。

❑ 少量或適量食用含有草酸的食物，因為草酸會干擾鐵的吸收。含有高量草酸的食物包括杏仁、腰果、巧克力、可可、芥藍、大黃、蘇打、酸模（羊蹄，sorrel）、菠菜、瑞士萬苣及大部分的核果和豆子。

❑ 避免啤酒、巧克力棒、乳製品、冰淇淋及不含酒精的飲料，因為這些食物中的添加物會干擾到鐵的吸收。同樣地，也要避免咖啡所含的多酚類和茶中的單寧。

❑ 在服用鐵劑補充品之前，應該先做個徹底的血液檢查，確認是否為缺鐵性貧血。過量的鐵會損害肝臟、心臟、胰臟及免疫細胞的活力，而且已被認為與癌症有關。最好在醫師的指示下使用鐵補充劑。

❑ 在吃富含鐵的食物或鐵補充劑的同時，不要和纖維一起食用，因為鐵會被排泄到糞便中。避免將麥麩當做纖維的來源。

❑ 嚴格素食者，要注意自己的飲食，建議必要時補充維生素 B_{12}。

❑ 避免抽菸，也要儘量避免二手菸。

❏ 儘可能不要暴露在鉛和其他有毒物質下。（請見鋁中毒、鎘中毒、鉛中毒
　　及汞中毒）
❏ 服用鐵補充劑時，避免食用鈣、維生素 E、鋅或制酸劑，這些都會干擾鐵
　　吸收。

考慮事項

❏ 下列食物所含有的鐵量最高，每份可提供 5 毫克以上的鐵，這類食物包括
　　萊豆、來自動物的肝臟、糖蜜、米糠、生的甜菜葉（非甜菜）、芥菜葉、
　　扁豆、乾燥的桃子及黑棗汁。含鐵量中等的食物（每份提供 3～5 毫克的
　　鐵）包括：杏乾、煮熟的甜菜葉、棗子、瘦肉（羊肉、火雞、及小牛
　　肉）、皇帝豆、紅辣椒、乾燥菠菜及豌豆。
❏ 吃魚的同時也吃含鐵的蔬菜，可以增加鐵的吸收。飲食中避免糖類也可以
　　增加鐵吸收。
❏ 當缺鐵性貧血的病因治癒後，缺鐵性貧血的症狀就會消失。
❏ 有時候醫師會檢查是否有維生素 B_{12} 缺乏，所以會檢驗血清維生素 B_{12} 濃
　　度、全血球計數分析及希林試驗（Schilling test），希林試驗是評估維生素
　　B_{12} 的吸收。若有惡性貧血的人，要服用舌下型維生素 B_{12} 錠劑，或以注
　　射、留置灌腸（retention enema）方式給予維生素 B_{12}，這治療可能要持續
　　半輩子，除非導致缺乏的病因已經根除。
❏ hydroxyuria（Droxia）是一種治療癌症的藥物，可以治療 18 歲以上或一年
　　有三次以上危險性的鐮形血球性貧血症患者。此藥物僅可以緩和症狀，但
　　無法治癒此疾病。
❏ 美國小兒科醫學會（AAP）建議一歲以下的嬰兒不要喝牛奶，因為牛奶會
　　干擾鐵吸收且可能會導致腸內出血，進而引起貧血症。美國小兒科醫學會
　　有刊登愛荷華大學所做的一項研究，結果發現喝牛奶的嬰兒糞便中出現血
　　液的危險性是喝嬰兒配方奶粉的嬰兒的五倍以上，研究人員認為，鐵含量
　　的減少是主要的營養因素。

動脈硬化症（Arteriosclerosis）／動脈粥狀硬化（Atherosclerosis）

　　動脈硬化症和動脈粥狀硬化是沈積物堆積於動脈內壁造成的，會導致動脈增厚及變硬。在動脈硬化症中，沈積物的成分含有大量鈣質；而在動脈粥狀硬化中，沈積物的組成為脂質，會使得動脈壁失去彈性及變硬。這兩種情況對血液循環的影響是一樣的，會引起高血壓，進而導致心絞痛、心臟病、中風和／或心臟猝死。

　　雖然動脈硬化症會導致高血壓，但是高血壓也會引起動脈硬化。鈣質或脂質沈澱物常堆積於因高血壓或緊繃而變得脆弱的動脈部位，繼而使動脈狹窄，迫使本來已很高的血壓變得更高。當動脈變得缺乏彈性及滲透性差時，會因血液循環不良，而使細胞缺血（缺氧）。假如，其中一條冠狀動脈由於沈澱物的堆積、血塊的形成或血塊擱淺於沈積部位等因素而完全阻塞時，心臟肌肉將會因缺氧而導致心臟病，也稱為心肌梗塞（myocardial infarction, MI）或冠狀動脈栓塞。老年人罹患此種心臟毛病的機率較高。當動脈硬化症發生在供應血液給腦部的動脈時，則會引起腦血管疾病或中風。

　　估計每年有 100 萬美國人罹患周邊血管疾病（這是四肢的血管病變）。動脈粥狀硬化的主要危險因子有：抽菸、家族史、高血壓、糖尿病或膽固醇值不正常。隨著年紀愈大，罹患此疾病的可能性就愈大，當然也包括冠狀動脈或腦血管動脈的動脈粥狀硬化。

　　周邊動脈粥狀硬化，又叫做閉塞性動脈硬化（arteriosclerosis oblite-rans），是下肢的一種周邊血管疾病。在此病初期，攜帶血液到腿部及足部的主要動脈因脂質沈積而逐漸狹窄。腿部或足部發生動脈粥狀硬化時，不僅會限制行動，嚴重還會截肢。而腿部或足部發生動脈粥狀硬化的病人，身體可能還有其他地方也有此種情況，尤其是心臟和腦部。周邊動脈粥狀硬化的初期徵兆是肌肉疼痛、疲勞，及在腳踝和腿部有類似的痙攣，視哪一條動脈被阻塞而決定疼痛部位，臀部和大腿也有可能發生疼痛。

有一種病症稱間歇跛（intermittent claudication），當走路時腿會痛（通常是在小腿，也有人是足部、大腿或臀部痛），但坐下時便迅速減輕疼痛。這病症常是發展成周邊動脈粥狀硬化的早期症狀，其他症狀還包括神經麻痺、身體虛弱和雙腿感到沈重。這些症狀的發生是因為通過粥狀動脈的血液和氧氣量不足以供應腿部肌肉的需要，問題可能和腹主動脈（從中央動脈分枝到腿部的血管）息息相關，影響許多組織，情況也很危險。

動脈功能自我檢驗

有一種簡單的測試可檢查腿部動脈中的血流情況。在腿的下半部有三處動脈位置可用手輕觸到脈搏，第一處是足部表面，第二處是腳踝內側，第三處是膝蓋背面。

用手輕壓這些可感覺到動脈脈搏的部位。假如你摸不到脈搏，表示供應腿部的動脈變窄了。此時，你可能需要特殊的檢查，請向你的醫生諮詢。

營養素

補充品	建議用量	說明
非常重要者		
鈣 和 鎂 加	每日 1,500 毫克，睡前服用。 每日 750 毫克，睡前服用。	鈣與鎂為維持血管適度的肌肉張力所必需。使用螯合形式。
維生素 D₃	每日 400 毫克。	幫助鈣的吸收，並加強免疫系統。
輔酶 Q₁₀	每日 100 毫克。	促進組織氧合作用。
必需脂肪酸（亞麻子油、MaxEPA、ω-3 和 ω-6 油是良好來源）	依照產品標示。	降低血壓及膽固醇值，有助於維持血管彈性。需確定產品含維生素 E 以預防必需脂肪酸的酸敗。
大蒜（來自 Wakunaga 的 Kyolic）	依照產品標示。	具有調節脂肪作用。
綜合維生素和礦物質複合物	依照產品標示。	所有營養素都需要，有助於預防。
硒	每日 200 微克。	促進維生素 E 作用。

補充品	建議用量	說明
非常重要者		
維生素 A 加 天然的β-胡蘿蔔素 或	每日 25000 國際單位，懷孕期間，每日勿超過 10,000 國際單位。 每日 15,000 國際單位。	抗氧化劑，能清除自由基。使用乳劑形式有易於吸收。
類胡蘿蔔素複合物（Betatene） 和	依照產品標示。	抗氧化劑，維生素 A 的前驅物。
維生素 E	開始時每日 200 國際單位，每週逐漸增加 200 國際單位直到每日 1,000 國際單位。	強抗氧化劑，可預防疾病。使用 d-α-生育醇。乳劑形式有易於吸收。
維生素 C 與 生物類黃酮	每日 5,000～20,000 毫克，分成數次。	抗氧化劑，可清除自由基。
重要者		
膽鹼 或	依照產品標示。	幫助脂質分解及排出體外。磷脂醯膽鹼較佳。
卵磷脂顆粒 或	每日 3 次，每次 1 湯匙，隨餐服用。	膽鹼的良好來源。
膠囊	每日 3 次，每次 2,400 毫克，隨餐服用。	
柑橘苷（citrin）		請見下面藥用植物部分。
二甲基甘胺酸（DMG）（來自 FoodScience of Vermont 的 Aangamik DMG）	每日 3 次，每次 125 毫克。	促進組織氧合作用。
鍺	每日 200 毫克。	降低膽固醇和促進細胞氧合作用。
來自 Source Naturals 的 Heart Science	依照產品標示。	含抗氧化劑、藥草、維生素和其他可促進心血管功能的營養素。
肌醇六磷酸（來自 Phyto Pharmica 的 Cellular Forte with IP-6）	依照產品標示，空腹服用。	預防血液凝塊、降低膽固醇及三酸甘油酯，以保護心臟。

補充品	建議用量	說明
重要者		
褪黑激素	每日 2～3 毫克，睡前 2 小時服用。	強抗氧化劑，亦可幫助睡眠。
多種酵素複合物	依照產品標示，隨餐服用。	有助消化。
蛋白質分解酵素	依照產品標示，隨餐服用。	協助破壞自由基及幫助消化。
松樹皮中的成分 或	每日 2 次，每次 50 毫克。	可能是最強的自由基清除者。
葡萄子萃取物	依照產品標示。	可加強及強化結締組織，包括心血管系統。
維生素 B$_{12}$ 和	依照產品標示。	維生素 B$_{12}$ 與葉酸同時給予可降低同半胱胺酸，因同半胱胺酸過高
葉酸	依照產品標示。	是一個動脈粥狀硬化的危險因子。亦可減輕壓力，增強體力及耐力。
有幫助者		
來自 Coenzyme-A Technologies 的輔酶 A	依照產品標示。	提供免疫系統對多種危險物質的解毒能力。
L-半胱胺酸	每日 500 毫克，空腹服用。可與開水或果汁一起服用，但勿與牛奶一起服用。若同時服用 50 毫克維生素 B$_6$ 及 100 毫克維生素 C 則更容易吸收。	促進脂質分解，建造肌肉。
和 L-甲硫胺酸 加	每日 500 毫克，空腹服用。	有助於預防脂肪酸堆積於動脈中。
L-肉鹼	每日 500 毫克，空腹服用。	保護心臟及降低血液三酸甘油酯值。
維生素 B 群 外加	每日 3 次，每次服用每種主要的維生素 B 各 100 毫克（在綜合錠劑中，各種維生素的含量會有所不同）。	各種維生素 B 分工合作，如同一複合體。

補充品	建議用量	說明
有幫助者		
菸鹼醯胺	每日 3 次，每次 100 毫克。	菸鹼醯胺能擴張小動脈。注意：勿以菸鹼素取代菸鹼醯胺。
鋅	每日 50 毫克，所有補充劑中的含量相加起來，每日不要超過 100 毫克。	有助於清潔體內及治療患部。使用螯合形式的。（也請見第三部的螯合療法）
加		
銅	每日 3 毫克。	需與鋅協調。

藥用植物

❑ 如果你有動脈硬化症，下列藥用植物可以幫助你：番椒（辣椒）、蘩縷、和山楂果。

❑ 柑橘苷（citrin）是一種藥草萃取物，可抑制體內潛在的危險脂質的合成。

❑ 銀杏萃取物可促進體內血液循環，增加手臂、腦部和心臟的氧氣和血流。

❑ 綠茶可以降低膽固醇和脂質，進而減少動脈粥狀硬化的發生。飲用綠茶時，建議每日喝 1 到 4 杯；或服用綠茶萃取物。最近日本研究指出綠茶和紅茶可減少脂蛋白的氧化速率，這是一種化學反應，會使得血液中的脂質沈積在動脈。

建議事項

❑ 多吃高纖維食物，可以降低三酸甘油酯及膽固醇。主要食物有水果、蔬菜和穀類。

❑ 多吃富含維生素E的食物以促進血液循環，如綠色葉菜類、莢豆類、花生、種子、黃豆、小麥和全穀類。

❑ 僅使用冷壓處理的純橄欖油或是未精製的芥花子油當做飲食中的油脂來源，這些油可幫助降低膽固醇，但是請勿加熱這些油。

❑ 只飲用蒸餾水。

❑ 不要吃任何點心、油炸食物、肉湯、高膽固醇食物、派、加工食品、紅肉或含飽和脂肪。避免蛋黃、冰淇淋、鹽和所有含白麵粉和／或糖的食物。

勿使用刺激品如咖啡、可樂和菸草，也要避免酒精和辛辣食物。

❏ 維持理想體重。肥胖會使血清脂蛋白有不好的變化。

❏ 減輕壓力，若無法避免壓力則學習如何處理壓力。（請見第二部的緊張／壓力）

❏ 定期運動，每日快走是很好的運動。

　注意：若你已經超過 35 歲或亦不常運動，在開始任何形式的運動計畫應考量你自身的健康狀況。

❏ 定期監測血壓，如果需要時做些步驟以降低血壓（請見第二部的高血壓），控制高血壓是很重要的。

❏ 避免抽菸，也要避免暴露在二手菸的環境。抽菸會吸進大量的自由基，已知過多的自由基會氧化低密度脂蛋白膽固醇（LDL-C，又稱為「壞的膽固醇」），使氧化的低密度脂蛋白膽固醇堆積於血管管壁。自由基是形成動脈硬化的主要因子之一。吸菸的影響可能是由於會直接氧化脂質和蛋白質，或間接影響使各種抗氧化劑失去活性而流失，因抗氧化劑可改善被修飾過的 LDL。除此之外，抽菸會增加 LDL 的量，降低高密度脂蛋白膽固醇（HDL-C，稱「好的膽固醇」），及增加血塊形成的趨勢。

❏ 勿服用任何含有鯊魚軟骨的補充品，除非對你的健康有直接的需要。鯊魚軟骨可能抑制新血管的生成，而新血管生成的機制有助於增加體內血液循環。

考慮事項

❏ 研究生活形式對心臟影響的試驗，指出 22 位接受素食並嚴格限制脂肪攝取占總熱量的百分之十，且實行六年，有 18 位（百分之八十二）在一年後發現有顯著的改善冠狀動脈疾病，且每日也限制飲食膽固醇不超過 5 毫克。因大部分的美國人每日飲食中脂肪占總熱量的百分之三十七且膽固醇約 300 到 500 毫克。

❏ 還原雄性素（DHEA）是一種天然荷爾蒙，可以幫助預防動脈硬化。（請見第三部的還原雄性素療法）。

❏ 螯合療法可分解動脈的斑痕及促進血液循環。美國有 2,000 到 3,000 位醫師以這種形式治療。（請見第三部的螯合療法）

❏ 有些國家用高壓氧療法來治療動脈硬化。（請見第三部的高壓氧療法）

❏ 有些醫師建議用血管擴張術（angioplasty）或心臟繞道手術（bypass surgery）來治療硬化的動脈，特別是有不正常的心絞痛病人。血管擴張術是去除動脈管壁上的膽固醇和殘渣，以將阻塞的血管重新疏通擴張。心臟繞道手術是從體內其他地方（通常是腿部）取下健康的血管，繞過不正常的冠狀動脈血管的周圍，將健康的血管插入。然而，很少有人會動這些手術，因會使得生活習慣改變及需要很高的營養需求，因此，這動脈粥狀硬化疾病仍持續發展。

❏ 抗凝血劑如阿斯匹靈常用來預防血液凝塊。為有效使抗凝血劑作用，必須要避免維生素 K 補充劑及富含維生素 K 的食物。（請見第二部的心血管疾病）

❏ 此病能造成陽痿。（請見第二部的陽痿）

❏ ω-3 和ω-6 必需脂肪酸（EFAs）有益於心血管系統，是前列腺素的前驅物，可減輕高血壓、偏頭痛、關節炎和其他情況。ω-3 必需脂肪酸多在新鮮的深海魚、魚油、芥花子油、亞麻子油和核桃油。ω-6 必需脂肪酸可以從花生、莢豆類、種子、葡萄子油、芝麻油和黃豆油中得到。有報導指出住在北極的人，因飲食常攝取這些油，發展成動脈粥狀硬化的速度慢。

瘀傷（Bruising）

　　瘀傷是指著皮膚下層的組織受傷，雖然皮膚未破裂，但是皮膚下的微血管（小血管）已經破裂，血液流出血管到四周組織。血液聚積在皮下，會引起疼痛、腫脹及黑青。瘀傷當開始時，顏色是呈現紅色的，會逐漸轉變成藍黑色，最後當顏色轉為黃色表示皮下的血液已經被吸收了。

　　身體各部位在撞到硬的物質時，常常會造成瘀傷，但是，也有其他因素使人容易瘀傷，即使皮膚沒有任何的外傷。若沒有吃足夠的新鮮食物以補充體內所需的各種營養，則易有瘀傷的傾向。營養上的缺乏（特別是維生素 C 缺乏）或是血液凝集異常，都會使血管管壁變得很薄又很脆弱，即使是很輕微的壓力也會造成血管破裂。容易瘀傷可能與抽菸和月經有關，也可能是身

體健康的警訊，暗示可能有愛滋病、過敏、貧血、癌症、血友病、感染、肥胖、骨髓性白血病、肝及腎功能問題引起的血小板功能異常等疾病。

　　除非有其他情況，以下的建議劑量皆是針對成人的。對於 12 到 17 歲之間的兒童，可以將劑量降低到建議劑量的四分之三，而 6 到 12 歲的兒童則是降低一半的劑量，6 歲以下的兒童使用四分之一的劑量即可。

營養素

補充品	建議用量	說明
非常重要者		
綜合維生素和礦物質複合物 與 鋅	依照產品標示。	強化皮膚所需，及減輕瘀傷。
維生素 C 與 生物類黃酮	每日 3,000～10,000 毫克，分成數次。	預防瘀傷，強化微血管管壁。
維生素 K 或 苜蓿	依照產品標示。	血液凝結和痊癒所需。 請見下面藥用植物部分。
重要者		
肌醇六磷酸（IP_6）（來自 Enzymatic Theray 的 Cell Forté with IP-6 或來自 Jarrow Formulas 的 IP_6）	依照產品標示。	強抗氧化劑，預防瘀血。
維生素 E	開始每日 400 國際單位，逐漸增加到每日 800 國際單位。若有服用抗凝血劑，每日請勿超過 400 國際單位。	強抗氧化劑，促進血液循環，延長紅血球壽命，預防細胞老化。使用 d-α-生育醇形式。
有幫助者		
輔酶 Q_{10}	每日 60 毫克。	建造和修補組織所需。

補充品	建議用量	說明
有幫助者		
二甲基甘胺酸（DMG）（來自 FoodScience of Vermont 的 Aangamik DMG）	每日 100 毫克。	促進氧合作用。
鐵（來自 Freeda Vitamins 的硫酸亞鐵）或 來自 Salus Haus 的 Floradix Iron ＋ Herbs	遵照醫生指示。與 100 毫克維生素 C 服用吸收佳。 依照產品標示。	改善鐵缺乏狀況。 注意：不要服用鐵質補充品，除非你經診斷有貧血症狀。 天然的鐵來源。
多種酵素複合物加 蛋白質分解酵素	依照產品標示，隨餐服用。 依照產品標示，兩餐之間服用。	預防瘀傷處發炎。
松樹皮中的成分或 葡萄子萃取物	依照產品標示。 依照產品標示。	為抗氧化劑，強化皮膚組織。
維生素 B 群	每日 2 次，每次服用每種主要維生素 B 各 100 毫克（在綜合錠劑中，各種維生素的含量會有所不同）。	有助保護組織。
維生素 D 加 鈣 和 鎂	每日 400～800 國際單位。 每日 2,000 毫克。 每日 1,000 毫克。	有助保護皮膚，形成血管管壁所需要的。

藥用植物

❏ 苜蓿可以提供足夠的礦物質和維生素 K，這些營養素是瘀傷痊癒所必需的。服用苜蓿錠時，請依照產品標示。

❏ 矢車菊（bluebottle）、布枯、康復力草根已知可減輕瘀傷者的腫脹、疼痛

和黑青。將這些藥草熬煮後,再用毛巾浸溼,在瘀傷的地方敷上 20 分鐘左右,每天敷二到三次。

❏ 台灣市面上賣的辣椒膏用來塗抹瘀傷部位,效果非常好,使用次數約每隔兩天塗一次。

❏ 蒲公英和黃酸模是鐵的良好來源。

❏ 馬郁蘭(oregano)油對瘀傷部位的療效很好。

❏ 將新鮮蘿勒葉磨碎,直接敷在瘀傷部位,在幾天內可使黑青顏色變淡。

❏ 野生三色堇也可用來治療瘀傷。

❏ 其他有益的藥用植物還包括山桑椹、黑胡桃木(black walnut)、大蒜萃取物、木賊及玫瑰果等。

建議事項

❏ 為了將瘀傷減到最小,受傷時立刻用冰塊敷在瘀傷部位 20～30 分鐘,有助於止血。若瘀傷非常嚴重,剛開始用冰塊冰敷 24 到 48 小時,接著每日熱敷三次,每次 15 分鐘,在受傷部位熱敷可使血液迅速流離瘀傷處,使瘀傷面積縮小。

❏ 如果你的身體任一區域有瘀傷,可以用一個模型的冰袋,裡面裝入一個塑膠袋或一個橡膠的外科手術的手套,填入 2 份水和 1 份的擦拭酒精,然後置於冷凍櫃中。這個袋子可以使你的身體感到舒適,且和一般冰袋一樣不會漏水,這種冰袋也可以適用於黑眼圈。另一種可以針對於眼睛或任何部位的冰袋,是用一袋冷凍的豆子,可以使受傷部位得到緩和,也同時可以一再反覆的使用,不過要記住這種冰豆子只能當冰敷用,千萬不要解凍後食用。

❏ 用冰袋冰敷黑眼圈或其他部位,效果最好,不斷地冰敷可使瘀傷部位逐漸緩和。不幸的是,如果顏色已經改變、有瘀青的現象,冰敷則無法使顏色變淡。

❏ 用無菌棉花紗布浸溼蒸餾金縷梅,來按摩瘀傷部位,可以減輕腫脹。

❏ 如果要減少變色和酸痛,可以試看看用生的碎馬鈴薯直接放於受傷處 1 小時。

❏ 多吃新鮮生菜,較不易有瘀傷的傾向。

❑ 多吃深綠色蔬菜、蕎麥及新鮮水果，這類食物含有豐富的維生素C和生物類黃酮，有助於預防瘀傷。深綠色蔬菜例如綠花椰菜、甘藍菜芽、甘藍菜、芥藍及菠菜，也是維生素 K 的良好來源，維生素 K 對凝血及瘀傷痊癒的過程是必需的。

❑ 多吃富含鋅的食物，包括雞肉、蛋、黃豆及小麥胚芽。鋅對血管管壁的強化很重要，且有幫助凝血作用。

❑ 假如你發現你很容易瘀傷，可多吃維生素C與生物類黃酮，因爲缺乏這些營養素時，會很容易瘀傷。

❑ 請勿服用阿斯匹靈和 ibuprofen（Advil、Nuprin 及其他）等止痛藥，會抑制凝血使得黑青惡化，可用乙醯氨酚（acetaminophen，商品名Tylenol）依照產品說明使用來取代。

❑ 若經常有瘀血的情況，請勿服用任何非類固醇抗發炎藥（NSAIDs），最好向醫師諮詢。

考慮事項

❑ 由腫脹形成的瘀傷或腸道出血，可能意味著缺乏維生素C、葉酸及維生素B_2。

❑ 有研究發現缺乏維生素C的人，會比其他沒有缺乏維生素C的人更容易瘀血，因爲這些人的血管管壁都較脆弱之故。其他研究發現維生素C可以將黑青褪色。

❑ 黑眼圈實際上是臉頰、眉毛及眼睛周圍瘀血。通常造成黑眼圈的衝擊也足以對眼睛造成傷害，若有腫脹時，就該小心不要讓眼睛再受到壓迫，若視力出現模糊或看東西有雙重影像時，就應該要去給眼科醫師檢查，醫師可能會開抗生素或眼睛藥膏來治療眼睛。

❑ 通常瘀傷到痊癒時，需要數天到一個禮拜左右才會好，假如一個禮拜仍沒有復原，可能就需要請醫師檢查一下。

❑ 有些治療可能會影響到正常的血液凝結，所以可能會有瘀傷的情形，例如局部麻醉、或服用抗凝血劑、抗憂鬱劑、抗組織胺、阿斯匹靈、皮質類固醇及盤尼西林。假如你正服用任何藥物，且沒來由地發現有瘀傷，應該要向醫師諮詢，醫師可能會更換或停止你的用藥。

❑ 假如你手指甲下有瘀傷的情況，這可能是皮膚黑色瘤的早期徵兆，最好請
　醫師檢查。

心血管疾病（Cardiovascular Disease）

　　心血管疾病一般包括心臟病、中風和其他心臟或血管系統的疾病。心血
管疾病是西方國家首屈一指的健康問題，美國每年有超過 100 萬人死於這類
疾病，估計有 5,000 萬美國人罹患心臟和血管疾病，雖然有些人可能因爲沒
有出現症狀而不知道。一般認爲，心血管疾病主要是影響男性，但對女性的
影響也逐漸增加。在美國，每年有 250,000 女性死於心血管疾病，而且事實
上，死於心臟疾病的女性遠超過罹患乳癌和子宮頸癌的女性。非洲裔美國女
性的危險性高於其他種族的女性。

　　供應血液給心臟的動脈稱爲冠狀動脈。當心臟的血管變窄，則供應心臟
的血液量就會不足以提供心臟所需要的氧氣，心臟氧氣不足時，會產生一種
胸痛稱爲心絞痛（angina pectoris）。心絞痛的特徵是胸部緊繃、有強烈的疼
痛，常在某種使勁出力之後發作，但休息可獲改善。

　　假如當供應氧氣和養分給予心肌的冠狀動脈受阻塞時，血流完全中斷，
則會發生心臟病或心肌梗塞，導致心肌受損。動脈硬化症或動脈變硬、血管
中有血栓的情形或凝塊都是常見的引起阻塞的原因。大部分死於心臟病者，
都與動脈硬化有關，而冠狀動脈的痙攣也會引起心臟病。心臟病發作時，病
人會覺得好像有人用力壓迫他的胸部，這疼痛可能會持續數分鐘，而且通常
會延伸到肩膀、手臂、頸部或下顎。其他心臟病的徵兆還包括：流汗、噁心
嘔吐、呼吸短促、頭暈、昏倒、焦慮、吞嚥困難、突然耳鳴和喪失語言能
力。胸口疼痛的程度因人而異，有些心臟病人會覺得胸部劇烈疼痛，有些人
只稍微感到不舒服，也有些人將心臟病誤以爲是消化不良。另外，有些人完
全沒有任何症狀，這種情況稱爲「沈默的」心臟病。

　　高血壓常是心臟出毛病的前兆，而且高血壓也是心血管疾病常見的症
狀。高血壓通常會導致動脈管壁彈性喪失，這可能是由動脈硬化症、鈉代謝
失調、壓力、營養缺乏和酵素失調所造成，而腎臟疾病、甲狀腺機能亢進、

腦下腺或腎上腺素失調、遺傳都是可能會引起這些症狀的原因。女性經常使用口服避孕藥，也會增加心臟病的危險，雖然，這些藥丸含有少量不超過 35 毫克的雌激素，但會使某些高危險群如有糖尿病、抽菸、經常心臟病發作或中風的女性有其他的危險。

　　因為心血管疾病常沒感覺到疼痛，尤其是在病情早期時，因此許多人不知道自己身體已經罹病，故有「沈默的殺手」之稱。當高血壓導致其他副作用的症狀（如脈搏過快、呼吸短促、頭暈、頭痛和流汗）時，病情往往更難治療了。若高血壓尚未治療，常是造成中風的主要原因，也會大大增加心臟病、心衰竭和腎臟衰竭的危險。

　　其他心血管疾病還包括心衰竭、心律不整和瓣膜疾病。心臟病是因為血液流入心臟受阻而發生，但是，心衰竭是因為血液流出心臟的量太少─則心臟無法供出足夠的血液給全身之需求。心衰竭的症狀有疲累、氣色差、呼吸短促，和水腫（液體積蓄在身體組織間），常發生在腳踝周圍。

正常的血脂值和血壓

　　有兩種重要的測量指標常用來評估心血管的健康狀況，即是血脂質濃度（包含膽固醇和三酸甘油酯）和血壓。下表列出膽固醇和血壓的參考值。注意這兩個濃度值是會因人而異，所以必須與你的醫師確認正常的膽固醇和血壓的標準值。

沒有心臟疾病者之膽固醇和三酸甘油酯濃度 （mg/dL）

血脂質	良好	臨界值	過高
總膽固醇	< 200	200～239	> 240
LDL 膽固醇（壞的膽固醇）	< 130	130～159	> 160
三酸甘油酯	< 200	200～399	> 400
良好的 HDL 膽固醇（好的膽固醇）濃度值是大於 60 mg/dL。			

沒有心臟疾病者之血壓

血壓	良好	正常	臨界值	過高
收縮壓（當心臟收縮及擠出血液時）	＜ 120	120～130	131～140	＞ 140
舒張壓（在心跳之間即心臟再度充滿血液）	＜ 80	80～85	86～90	＞ 91

　　心律不整（arrhythmias）是心跳的正常顫動發生不規則的情況。心律不整有分成許多種類，有些則相當危險—甚至會立即脅迫生命—儘管有些人可能只會覺得討厭（或幾乎沒有特別注意），認為沒有任何特別問題。

　　瓣膜疾病（valvular disease）是指心臟的一個或多個瓣膜的功能性損害之問題，可能是由鬱血性症狀造成，或是其他疾病如風溼熱和心內膜炎（心臟肌肉發炎）引起。二尖瓣脫垂（mitral valve proplapse, MVP）是發生在二尖瓣的情形，二尖瓣是位於左心房與左心室（左心室是心臟主要幫浦的腔室）之間，當心臟收縮時，只允許血液由左心房流向左心室，避免血液回流至左心房。在許多病例中，這一點都不會導致任何症狀，雖然有些人可能偶爾會感到疲累、頭暈、心悸、胸痛。二尖瓣脫垂也會引起特殊的聲音，醫師可經由聽診器加以確認。但是，二尖瓣脫垂這種情況非常少見，而且即使有這種症狀，也不會導致嚴重的併發症。

　　不幸地，儘管診斷及治療心臟毛病都已使用新的科技，但是，當心血管疾病的第一個徵兆出現時，可能已經對生命造成威脅，因心血管方面的疾病在出現症狀後，病情往往已經進一步惡化。估計約有百分之二十五的心臟病患根本沒有前兆。

　　心血管疾病不是老化的必然結果，有許多預防的措施可以避免心臟病，導致心臟病的可控制因子包括抽菸、高血壓、酗酒、血清膽固醇的增加、A型個性、壓力、肥胖、經常久坐和糖尿病。因此，可藉由改善生活方式，以保護心臟，避免心血管疾病。

心臟功能的自我檢驗

　　心臟肌肉是全身最重要的肌肉。有一個簡單的脈搏測試可幫助你了解自己的心臟功能，檢查脈搏的最佳時間是早晨剛起床的時候，心臟跳動的速度每分鐘應該介於 60 到 100 下。測量脈搏時，將右手的兩隻手指前段，放置在左手手腕的骨骼和肌腱中間，計算 15 秒所跳的次數，再乘以四，即得到一分鐘所跳的次數。假如你的脈搏仍跳得過速，請向醫師詢問可能的問題所在。因為脈搏長期跳得過快，往往是高血壓的前兆。因此，每天測量脈搏，使自己提高警覺。

　　當身體肌肉在活動時，心臟需要特殊的營養。當營養不良時，可能對心臟有極深的影響，另外，有研究發現老化、飲食習慣不正常，都會增加心血管疾病的危險。

營養素

補充品	建議用量	說明
必需者		
輔酶 Q$_{10}$ 加	每日 3 次，每次 50～100 毫克。	增加心臟組織的氧合作用。預防缺氧導致心臟受損。
來自 Coenzyme-A Technologies 的輔酶 A	依照產品標示。	促進代謝，增加能量，分解脂肪，移除體內毒性，增強免疫功能。
來自 Wakunga 的 Kyolic-EPA 或	依照產品標示。	降低血液三酸甘油酯濃度。
必需脂肪酸（黑醋栗子油、亞麻子油、月見草油和鮭魚油是良好來源）	依照產品標示。	有助於預防動脈硬化。若使用魚油則產品中需添加維生素 E 以預防酸敗。
L-精胺酸	依照產品標示。蛋白質會抑制吸收，故與醣類服用。	促進血液循環。

補充品	建議用量	說明
必需者		
維生素 C 與 生物類黃酮 和 L-離胺酸	每日 3 次，每次 1,000 毫克。	對高血壓的調節極為重要。
非常重要者		
來自 Biotics Research 的 Bio-Cardiozyme Forte 或	每日 3 次，每次 1 錠，空腹服用。	一種複合物，能強化心肌。
來自 Source Naturals 的 Heart Science	依照產品標示。	含抗氧化劑、膽固醇箝合劑、藥草、維生素，其共同作用可保護心臟促進心血管功能。
鈣 和 鎂	每日服用 1,500～2,000 毫克，分成數次，餐後和睡前服用。 每日服用 750～1,000 毫克，分成數次，餐後和睡前服用。與 50 毫克的維生素 B6 服用。	對心肌的正常功能非常重要。使用螯合形式的。 心臟必需的。參與 300 多種調控葡萄糖、蛋白質和脂質的酵素作用。
來自 Wakunaga 的 Cardio Logic	依照產品標示。	增加心臟組織的氧合作用。
L-肉鹼	每日 2 次，每次 500 毫克，空腹服用。若同時服用 50 毫克維生素 B6 及 100 毫克維生素 C 則更容易吸收。	降低血脂質包括三酸甘油酯值。增加吸氧量及耐壓力。
卵磷脂顆粒 或 膠囊	每日 3 次，每次 1 湯匙，餐前服用。 每日 3 次，每次 2,400 毫克，隨餐服用。與維生素 E 一起服用。	脂質乳化劑。

補充品	建議用量	說明
非常重要者		
來自 Wakunaga 的 Liquid Kyolic 含維生素 B_1 及 B_{12} 和	每日 3 次，每次 2 膠囊。	降低血壓及稀釋血液。
來自 Wakunaga 的 Kyo-Green	依照產品標示。	是濃縮大麥草和小麥草汁；含有各種幫助組織復原及預防心臟病的養分。
茄紅素 加 黃素	依照產品標示。 依照產品標示。	類胡蘿蔔素可降低 LDL 膽固醇（壞的膽固醇）。
雙泛醯硫乙胺（pantethine）	依照產品標示。	泛酸的衍生物，可降低 LDL 膽固醇。
磷脂醯膽鹼 或 趨脂因子	依照產品標示。 依照產品標示。	降低血脂質包括三酸甘油酯。
松樹皮中的成分	依照產品標示。	比阿斯匹靈更能有效地降低動脈中血小板凝塊的形成，這是心臟病的主要危險因子。
重要者		
來自 Aerobic Life Industries 的 Aerobic Heart	依照產品標示。	含維生素 B_6、B_{12}、葉酸和三甲基甘胺酸，這些有助於降低同半胱胺酸。
甲殼素	依照產品標示。	從甲殼類萃取出的一種多醣類，可降低血液中的膽固醇。
二甲基甘胺酸（DMG）（來自 FoodScience of Vermont 的 Aangamik DMG）	每日4次，各50毫克。	促進氧的利用。
菸鹼素 加 吡啶甲酸鉻	依照產品標示。 依照產品標示。	降低 LDL 膽固醇。
鉀	每日 99 毫克。	平衡電解質，特別是有服用皮質酮或降血壓藥物。

補充品	建議用量	說明
重要者		
紅麴米	依照產品標示。	含降血脂藥物 lovastatin，可降低膽固醇（合成的藥物 lovastatin 就是因這個目的而開立處方的）。
硒	每日200微克，懷孕期間，每日勿超過40微克。	缺乏硒與心臟相關性。可破壞自由基。
超氧化物歧化酶（SOD）	依照產品標示。	強的抗氧化劑。
來自 American Biologics 的 Taurine Plus	每日 1,000 毫克，若同時服用50毫克維生素B_6及 100 毫克維生素 C 則更容易吸收。	有助穩定心跳及矯正心律不整。抗氧化劑之一，調節免疫，白血球細胞活性及神經功能所必需。使用舌下形式。
維生素 E	開始時每日 100～200 國際單位，漸漸地每週再添加 100 國際單位，直到每日劑量達到 800～1,000 國際單位。若另有服用抗凝血藥物，則每日勿超過 400 國際單位。	增強心肌及免疫功能，促進血液循環，破壞自由基。使用 d-α-生育醇形式。注意：應在醫師的監督下才能服用這補充劑。
有幫助者		
銅	遵照醫師指示。	某些心臟毛病與缺乏銅有關。
海帶	每日 1,000～1,500 毫克，隨餐服用。	含豐富的維生素和礦物質及微量元素。
褪黑激素	每日 2～3 毫克，睡前 2 小時服用。	強的抗氧化劑，可預防中風及幫助睡眠。
多種酵素複合物（來自 American Biologics 的 Inflazyme Forte）加	依照產品標示，兩餐之間服用。	幫助消化。
鳳梨酵素	每日 300 毫克。	
二十八烷醇 和／或	依照產品標示。	增強耐力，紓解肌肉疼痛。
小麥胚芽	依照產品標示。	

補充品	建議用量	說明
有幫助者		
貽貝	依照產品標示。	蛋白質來源，協助心血管系統的功能性。
三甲基甘胺酸（TMG）	依照產品標示。	可將同半胱胺酸轉變成甲硫胺酸。
維生素 B 群 外加	每日 3 次，每次服用每種主要的維生素 B 各 50 毫克（在綜合錠劑中，各種維生素的含量會有所不同）。	各種維生素 B 聯手合作時，效果最好。
維生素 B₁（硫胺酸） 和	每日 50 毫克。	
維生素 B₃（菸鹼素） 和	每日 50 毫克。若有風溼性心臟病或心臟瓣膜毛病的病史，則每日服用勿超過 200 毫克。	降低膽固醇及促進血液循環。注意：若有肝臟疾病、痛風或高血壓勿服用菸鹼素。
維生素 B₆（吡哆醇） 和	每日 50 毫克。	維生素 B₆ 缺乏可能與心臟病有關聯性，對紅血球細胞的生成及神經傳導很重要。
葉酸	每日 400 微克。	缺乏葉酸和維生素 B₆ 會增加同半胱胺酸濃度，同半胱胺酸與心臟病有關。

藥用植物

❏ 柑橘苷（citrin）是一種藥草萃取物，可抑制肝臟中脂肪酸的合成，有助於預防脂質可能堆積在體內的危險。

❏ 冬蟲夏草是一種中國的藥草，可減緩心跳速度、增加動脈和心臟的血流，及降低血壓。

❏ 銀杏可抑制自由基的形成，故有益於心臟血管系統。服用的銀杏萃取物是含有百分之二十四的銀杏黃鹼素配醣體。

❏ 葡萄子萃取物含有前花青素聚合物（OPCs），可減緩高血壓的症狀，因高血壓會導致心臟病。

❏ 山楂果會增加血液流速並降低血壓。

❏ 來自 Health From The Sun 的 Sanhelio's Circus Caps 是效果不錯的藥用植物配方。

❏ 巴西人參藥茶對心血管疾病病患有佳良的功效。每日飲用此藥茶三次，與銀杏萃取物一起服用。

❏ 其他藥草及藥用產品如：刺檗（伏牛花）、北美升麻、假葉樹、番椒（辣椒）、蒲公英、人參、來自 Solaray 的 SP-8 Hawthorn Motherwort Blend 及纈草根，有益於心血管疾病。

注意：懷孕婦女勿使用伏牛花及北美升麻。若有高血壓情況，勿使用人參。

❏ 避免麻黃及甘草這些藥用植物，因為會造成血壓升高。

建議事項

❏ 當心臟病發作時，應迅速就醫，即使症狀只出現數分鐘。有一半的心臟病人是在心臟病一發作後 3 到 4 小時死去，因此，當心臟病發作時應立刻到醫院檢查。

❏ 確保飲食均衡及含有豐富的纖維質。有研究結果發現膳食纖維的來源如穀類、蔬菜及水果，比營養麥片中的纖維來得有效。

❏ 多吃生菜、烘魚、火雞和雞肉，這些脂肪含量較少。

❏ 飲食中也應該包含大蒜及洋蔥，這些食物含有某些化學成分，可降低血液膽固醇濃度。

❏ 多吃新鮮水果和蔬菜。有一個為期八年的研究，針對 40,000 多個人做調查，發現：每天吃五份以上水果和蔬菜的人，比沒有吃五份以上蔬果的人，罹患中風的危險機率降低了百分之三十九。

❏ 飲食中也別忘了加入生的核果（不包含花生）、橄欖油、紅鮭魚、鱒魚、鮪魚、大西洋鯖魚及鯖魚，這些食物含有必需脂肪酸。

❏ 避免刺激性的食物，例如咖啡、茶等含有咖啡因的食物。有研究發現咖啡會增加體內的壓力性之荷爾蒙，嗜喝咖啡者罹患心臟病的危險性高。也要避免抽菸、喝酒、巧克力、糖、奶油、紅肉、脂肪（尤其是動物性脂肪和氫化油）、煎炸食物、加工和精製食品、不含酒精的飲料、辣食、白麵粉產品例如白麵包。

❑ 只喝蒸餾水，每天至少喝八大杯水，每一杯水 8 盎司（約 225 毫升），即建議你一天喝 2 公升的水。有報告指出，每天至少喝五大杯水的男性，罹患心臟病的危險機率降低了百分之五十一，而女性則降低了百分之三十五。

❑ 飲食中絕對不含鈉。購買食物時，閱讀所有標籤，避免有「soda」、「鈉」或「Na」符號等字樣的產品，這些符號表示食品中含有鈉。低鹽飲食中，也應該避免的食品或食品添加劑有：

　● 添味劑（味精）。

　● 碳酸氫鈉（小蘇打）。

　● 罐頭蔬菜。

　● 已調配好的商業食品。

　● 不含酒精的飲料。

　● 含發霉抑制劑的食品。

　● 含防腐劑的食品。

　● 肉類軟化劑。

　● 糖精（思維樂〔Sweet'n Low〕）及含糖精的食品。

　● 某些藥物及牙膏。

　● 軟化過的水。

❑ 若有服用抗凝血劑如 warfarin（香豆醇的一種，Coumadin）或肝磷脂，甚至是阿斯匹靈，則要避免含高量的維生素 K 食物。攝取含維生素 K 的食物，會增加血液凝塊的形成，所以僅能少量攝取維生素 K。含豐富的維生素 K 食物有：苜蓿、綠花椰菜、白花椰菜、蛋黃、肝臟、菠菜和綠色葉菜。要加強抗凝血劑的效果，可多吃下列東西：小麥草、維生素 E、大豆及葵花子。

❑ 仔細閱讀所有藥物的醫囑。了解在緊急情況時該如何應變，也要隨時準備好叫救護車的電話號碼。你若有心臟方面的毛病，與你最親近的人應該知道當心臟病發作時該如何處理，確認你的親人知道該如何做心臟按摩法以及口對口人工呼吸。

❑ 保持輕盈體重，肥胖是心臟病和高血壓的危險因子之一。建議你可做適量的規律運動。

注意：假如你已經超過 35 歲，和／或經常久坐不活動，在開始運動前應該考量自身的健康狀況。

❑ 避免緊張壓力，並學習壓力管理技術。（請見第二部的緊張／壓力）

常見的心臟問題及治療方法

假如你或你的親人有心臟毛病，你最好要了解及參與治療，你的醫師可能會提到下列的醫學用語。

● 動脈瘤：血管壁上的突起物，若破裂掉時會使血液循環中斷，端視動脈瘤部位決定其嚴重程度，若即時發現，可利用手術治療。

● 心絞痛（狹心症）：當心臟肌肉供氧不足時，會引起胸部疼痛或有沈重的壓迫感。這種胸痛可能劇烈或溫和，通常因使勁出力引起，但休息或放鬆即得到紓解。心絞痛常是心臟病來臨的前兆。

● 血管Ｘ光顯影圖：利用Ｘ光照射血管或心臟所顯影出來加以診斷的圖片。可用來判斷瓣膜疾病、血管阻塞和其他狀況。

● 血管擴張術：將一個小氣球放入封閉或局部阻塞的動脈使之膨脹的技術。是藉由緊壓血管壁上的斑痕，使動脈變寬，讓更多的血流通過。

● 主動脈：是動脈血管系統中主要的大動脈，將充滿氧氣的血液從心臟帶到全身。

● 主動脈狹窄：動脈瓣膜開合的狹窄症狀，限制血液從心臟到主動脈。原因可能是先天性瓣膜形成不全，或受過傷害如風溼熱。這疾病常發生在兒童，症狀有：昏迷、胸痛、呼吸短促，特別是在使勁出力時發生。

● 心律不整：心臟電流傳導系統出現問題，使正常的心跳節奏受到阻礙。心律不整有分許多不同類型。心悸是指感覺心跳過速，但心跳可能是規律或不規律。心搏過速是指心跳速度不正常的加快；心搏徐緩則相反，是指心跳速度不正常的緩慢。也有的是常感覺心臟漏跳了一、兩下。撲動和纖維顫動是指心臟穩定的快速跳動。這些作用都可能會使身體組織無法得到足夠的血液。

● 心跳停止：表示心臟停止跳動。結果，供應到腦部的血液被中斷，使病人失去意識。當一個健康的人突然發生心臟停止，通常有冠狀動脈的隱疾。

● 心臟擴大：指心臟變大的意思。當心衰竭時，會使心臟無法有效作用；或當血壓過高，會使心臟在正常搏動將血液流到血管時，受到很大的阻力，因此心臟會變大以增強力量。心臟擴大是許多心臟毛病的共同特徵。而心

臟擴大又稱為心肌肥大。

- 心肌病變：心臟肌肉的疾病，會導致心臟功能不正常。心肌病變的分類是根據心臟的生理變化特徵決定，例如心臟的變大是一個或多個心臟腔室變大或是心肌變厚所致。這些疾病可能與遺傳缺陷有關，或其他疾病造成，但原因不明。

- 心跳轉向術：對不正常心跳的心臟施以電擊，以使心臟恢復規律的節奏。

- 心臟炎：心臟肌肉發炎。病因可能是因為風溼熱，使心肌受到感染，引起發炎反應，若不治療會對心臟造成永久性傷害。

- 頸動脈：通到腦部的主要動脈血管。

- 插管：在診斷心臟或血液循環系統狀況時，或在治療心血管疾病時，所執行的步驟。是用一種空心、易彎曲的管子，即所謂的導管，放入體內某處的血管裡（通常是手臂、頸部或腿部），透過血管延伸到心臟或其他部位檢查。插管也可以被用來檢查（或治療）動脈阻塞情形、發現心臟缺陷及研究心臟電子傳導等等其他情形。

- 跛行：因為動脈粥狀硬化而造成腿部血液循環不良，造成的小腿肌肉疼痛。

- 先天性心臟缺陷：在出生時就有的心臟缺陷，不一定是由遺傳造成。

- 充血性心衰竭：是一種慢性心衰竭，會導致肺部積水、輕微運動後呼吸費力，及腳踝與足部水腫而腫大。

- 冠狀動脈：供應血液給心臟的主要動脈。

- 冠狀動脈疾病：指冠狀動脈發生動脈粥狀硬化。

- 心臟超音波檢查：利用超音波顯影出心臟的過程，用來檢查外型和機能的不正常、心臟的肥大或發炎及其他情況。

- 心電圖：記錄心臟電流活動的診斷檢查。

- 栓塞：血管被血塊、脂質、氣泡、從體內別處轉移的腫瘤或其他外來物所阻塞，造成血流受阻。

- 動脈內膜炎：動脈管壁發炎，會造成動脈管徑狹窄及血液流暢受阻。

- 心內膜炎：包圍在心臟表面的心內膜，受到細菌感染而發炎。心內膜炎通常容易發生在免疫系統差的人，例如感染愛滋病毒者。也可能是執行取代缺陷性心臟瓣膜手術後的併發症。這疾病會造成心臟永久性傷害。

- 纖維顫動：心跳不規則，特徵是心肌快速顫動而非緩慢且穩定的跳動。心房性纖維顫動可能是偶爾發生的或是慢性的，甚至是穩定的，症狀常伴有頭暈、昏倒及虛弱。心室性纖維顫動時，應迅速做醫療處理，因為會很快失去意識，甚至死亡。這是心臟病最常見的併發症。

- 血池造影術：一種心室功能檢查。注射少量的放射性物質，標定紅血球，追蹤被標定的紅血球通過心臟的情形，並拍下一系列的圖片，可顯示出心臟的大小與形狀、心臟壁跳動的情形及心臟的幫浦能力。這檢查可以在你休息或運動時操作。又稱為 MUGA。
- 心臟病：心臟病包括心肌梗塞。心肌梗塞是發生在心臟肌肉，局部組織區域壞死衰竭的情形。梗塞通常是由血塊阻塞在狹窄的冠狀動脈，使流向該區域的血流受阻。要視受到影響的區域大小決定嚴重程度，可能是輕微或嚴重，但對心臟常造成某種程度的永久性傷害。
- 心衰竭：當受損的心臟變得沒有辦法有效地幫浦時，就會發生這症狀，然後使身體組織無法獲得足夠的氧氣和養分來發揮作用。心衰竭可能是急性的（短時間）或是慢性的，是由各種不同原因引起。
- 心臟雜音：除了正常的心跳外，心臟可以被聽到某些由心臟發出的不正常聲音。舒張期雜音是發生在兩心跳之間，收縮期雜音是當心臟收縮時才會聽見。
- 血腫：較多的血液累積在皮下，或在器官中，通常發生在外傷或手術之後。
- 霍特氏行動心電圖：一種小型裝置，可配戴在身上二十四小時，會持續監測心臟二十四小時。
- 高血壓：血壓較高。
- 低血壓：血壓較低。
- 缺血性心臟病：缺血性心臟病通常是動脈粥狀硬化使血液流向心臟受阻所致。氧氣供應不足，會引起心絞痛、心律不整、充血性心衰竭或心臟病。
- 磁譜分析：與磁共振影像處理（MRI）一起使用，這顯影技術可顯示出受傷害的心肌區域。磁譜分析可測量肌酸酐激活酶的濃度，當心臟受到傷害時，這酵素濃度會遞減。
- 二尖瓣脫垂：是發生在二尖瓣，二尖瓣是控制左心房到左心室的血流，在心臟收縮時，避免血液回流。這可能會也可能不會導致其他症狀，如：頭暈或心悸。這症狀不被認為是很危險的。亦稱為巴羅氏病。
- 心包炎：心臟周圍部位發炎。
- 靜脈炎（或血栓靜脈炎）：靜脈發炎，常伴隨血塊。造成靜脈炎的原因，可能是靜脈管壁受到外傷、血塊的形成、感染，或長期靜止不動。
- 正子斷層掃描術（PET）掃描：可評估動脈到心臟的血流狀況之診斷方法。
- 肺動脈瓣狹窄：指肺動脈瓣情況狹窄，限制心臟到肺動脈的血流，肺動脈

是將血液從心臟攜帶到肺部。這是最常造成充血性缺陷的原因。肺動脈狹窄會有特殊的雜音，而且有可能會或不會造成任何症狀。

● 風溼性心臟病：因感染 A 型鏈球菌（這細菌會在喉嚨中被測到）而併發風溼熱，風溼熱會進一步影響到心臟，故稱之。這疾病會使心臟瓣膜會結疤及萎縮，導致心律不整和心衰竭。

● 壓力測試：評估血流到心臟的診斷方法。這方法的第一個步驟，先將含放射顯影劑注射至手臂，數小時後，拍照心臟。第二個試驗，將靜脈內管放置在手臂上，病人一邊踩腳踏車一邊以心電圖監測，此時，若病人的心臟工作得非常吃力，要再重複第一個步驟，再拍一次照相。這也是所謂的心肌灌注壓力試驗。

● 中風：腦部的血流受阻所致。當腦部出血時，會導致出血性中風；而最常見的是缺血性中風，引起原因是腦部的血管出現血塊，血塊可能來自身體其他地方而到達腦部裡。

● 靜脈栓塞：血管中的凝塊造成。

● 肌鈣蛋白T試驗：一種血液測量法，可藉由評估一種蛋白質叫做肌鈣蛋白T的濃度，發現出因心臟病受影響的心臟肌肉的情況，這種蛋白質在罹患心臟病時，會大量釋放到血液裡。這種檢查方法甚至可以發現到「沈默的」心臟病。

考慮事項

❑ 去心房（室）纖維顫動器是一種裝置。在心臟病發時，有助於恢復心臟正常的跳動。攜帶型的去纖維顫動器較方便，常見於飛機和警車上，方便於緊急急救。但是，不適合使用在一般家庭中，除非家中有一人做過正確的訓練，或經由醫師指導過。

❑ 當心臟描波器（CKG）與心電圖（ECGs）搭配使用，可幫助醫師檢查出「沈默的」心臟病。近來有一項比較顯示，僅用心電圖檢查，會遺漏百分之三十九的心臟病案例，但是當心臟描波器與心電圖併用，則失誤率降至百分之八。

❑ 市售硝化甘油有舌下含片、錠片和口腔噴霧劑，常用來紓解胸痛和增加心臟的氧氣供應量。當一有胸痛時，要服用此藥物。如果口腔乾燥時，無法溶解舌下型的硝化甘油錠，此時噴霧型的是最好的選擇。硝化甘油有一些

副作用，例如：頭痛、虛弱和頭昏眼花，但持續服用一段時間就會消失。

❑ 有研究建議還原雄性素（DHEA）荷爾蒙有助於預防心血管疾病，根據研究，接受還原雄性素療法的實驗對象，死亡率降低百分之四十八。（請見第三部的還原雄性素療法）

❑ 控制高血壓，無論是透過藥物或改變生活習慣，都能預防或延遲危險的併發症發作。

❑ 不建議以飲酒的方式預防心臟病。但有研究指出喝少量的啤酒、葡萄酒或偶爾喝酒，都可以使你遠離心臟病。

❑ 最近有研究指出，黃豆異黃酮素可增強冠狀動脈的血流和預防血塊形成。

❑ 根據有些研究，鎂補充劑可改善一些不規則心跳的情形，對有心臟毛病的人有益。

❑ 順勢療法中的山金車（*Arnica montana*）、砒霜（*Arsenicum album*）、磷酸氧化鎂（*Megnesia phosphorica*）和 *Spongia tosta*，常常建議治療心絞痛，但須在有取得資格的順勢療法醫師的監督下才能使用。

❑ 在手術之前，改善鉀缺乏的情形，可減輕冠狀動脈繞道手術後的危險。

❑ 近來證據顯示，有些披衣菌肺炎、幽門桿菌、疱疹病毒、甚至有可能是牙菌斑感染，都與心臟病有關係。免疫反應，是指因感染引起的體內一連串的防禦機制，很有可能影響到動脈，最後導致沈積物堆積在動脈。研究人員甚至發現，引起呼吸系統感染的腺性病毒，也會導致左心室功能障礙，這會突然發生猝死。由於感染與心臟病之間的關係，研究結果建議使用抗生素治療及預防心臟病病發。《美國醫學協會期刊》刊載的資料亦指出，有服用四環黴素（tetracycline）或 quinolones 三年以上者，罹患心臟病的機率較低。

❑ 有研究發見一氧化氮對心血管系統的影響。一氧化氮會使血管保持平滑，因此，血小板不會凝集在一起變成具有危險性的血塊。但研究人員也警告，一氧化氮量太多反而會對身體造成毒性，將會再研究控制一氧化氮的方法。

❑ 轉移心肌血管雷射重新形成手術是治療較頑強的心絞痛之方法。這是利用雷射技術，在心臟製造許多小孔洞，以增加血液無法流到之處的血流。

❑ 心臟科專家使用的血栓溶解劑，包括鏈球菌激酶（Streptase）和 alteplase

（Activase，即組織纖維蛋白溶酶原活化物〔TPA〕），這些血栓溶解劑可將血塊分解。經由靜脈注射進入血液循環，將血塊分解破壞掉。有研究指出當心臟病發時六小時內，用血栓治療可增加存活機會。但是，這種治療方法對於某些病人禁止使用，如有胃潰瘍、極端高血壓、曾有中風、最近有頭痛或動過腹部手術的病人。

❑ 當女性年齡超過 55 歲或停經後，要考慮心臟病的危險，可能會有胸痛或心臟不適。可能是輕微的胸痛、上腹部輕微的疼痛、呼吸短促或噁心。有調查發現，女性並不像男性一樣，只要服用藥物就能遠離心臟病，而且也很少接受心臟繞道手術或血管擴張術，另外，當心臟病發作時，也不會像男性一樣儘快就醫。由於上述種種原因，有心血管疾病的女性的死亡率比男性多。

❑ 有甲狀腺機能不足症的女性，其主動脈發生阻塞的危險性，會驟然增加很多。

❑ 美國食品藥物管理局堅稱，一天服用一粒阿斯匹靈，能減低心臟病的發生機率或中風的副作用；然而，有些專家指出，尚無足夠的證據來支持此論點。假如你正服用阿斯匹靈，切記，阿斯匹靈可引起內出血和胃潰瘍。

❑ 近來證據顯示，過敏症可能與某些心臟病有牽連。當動脈管壁的某一反應促使冠狀動脈發生痙攣，可能導致心臟病及脈搏短暫性跳過速。當你吃某些食物或與特殊的過敏原接觸，你的脈搏跳動速度會加快。建議你做一次過敏測試，找出可能會造成你過敏的食物或過敏原。（見第二部的過敏症）

❑ 40 歲以上、有體重增加的女性，若有胰島素抗性（糖尿病的初期）可能會導致心臟病。你的醫師會做結合蛋白質（BP-1）試驗，確認胰島素抗性。

❑ 避免暴露於過大的噪音中超過 30 分鐘以上，這會使血壓上升。

❑ 心臟病患其左心室可能會受到影響者，發現服用血管加壓素轉化酶（ACE）抑制劑 trandolapril（Mavik）至少兩年，會有明顯的好處。ACE 抑制劑是常用來治療高血壓的藥物之一，其他 ACE 抑制劑還包括 enalapril（Vasotec，第二代轉化酶抑制劑）和 ramipril（Altace）。這些藥物會阻斷體內造成動脈狹窄的化學物質，即是血管加壓素 II 的生成。（另一個相同的化學物質：血管加壓素 II 抑制劑，僅能阻斷其作用，而非抑制其生成。）

這藥物的副作用可能有便秘、口乾、性慾減低、陽痿及心智功能降低。

❑ 醫師常開給高血壓患者的其他藥物，包括β-阻斷劑、鈣離子管道阻斷劑、中樞性降壓劑及利尿劑。β-阻斷劑的作用是減緩心跳及降低壓力，但是其副作用包含：左心室功能不全、女性性慾減低及造成男性陽痿。鈣離子管道阻斷劑即所謂的鈣拮抗劑，可鬆弛血管平滑肌，其副作用有性功能障礙、口乾舌燥、肌肉疼痛和心律不整。中樞性降壓劑是作用在腦部，藉由控制神經系統，以避免心跳加快與血管收縮。利尿劑可幫助腎臟排出鈉和水，減低體內的血液循環量，利尿劑可能造成的副作用包括：脫水、糖尿病、短暫性昏迷，及可能會有心臟與腎臟功能不全。

❑ 抗凝血劑如 warfarin（Coumadin，香豆醇的一種），常常用來治療會有血塊形成的高危險群，例如久臥在床的人、癌症病人（癌症細胞也會在血塊上繁殖）及某些心律不整的病患。血塊可能再復發的危險病人與有服用降血脂藥物者，建議至少再服用兩年抗凝血劑。維生素E和阿斯匹靈可以加強降血脂藥物的作用。但是，以上三種藥物，即抗凝血劑、降血脂藥物和阿斯匹靈，應該要避免同時服用，可能會導致嚴重的出血。

❑ 服用高血壓治療藥物的男性可能會有勃起障礙的副作用。而威而鋼（Viagra，治療陽痿的藥物）對這些人也不適用，會造成血壓升高。最好跟醫師諮詢，確認你的降血壓藥物的效果，或確認你的藥物是否含有硝酸鹽。硝酸鹽與威而鋼一起服用，會引起血壓過低。或是醫師會建議你服用抗陽痿的藥物之後，再做壓力測試。

❑ 請見第二部的動脈硬化症、血液循環問題及高血壓，與第三部的螯合療法。

血液循環問題（Circulatory Problems）

有許多疾病都與血液循環問題有關，例如某些情況或遺傳因素，使得含氧血無法順利循環全身。在腿部下大靜脈或骨盆部位可能會形成血塊，接著血塊隨血液循環到肺部的肺動脈，則會造成血流減少和含氧血不足，即所謂的肺栓塞，這種情況很難被檢查出來，但是常常突然會有呼吸急促，且隨時有生命危險。

當動脈管壁有斑痕或脂肪沈積物堆積時，會使血管壁變硬和變厚，高血壓隨之產生。由於血管狹窄或粗糙，會增加血液壓迫血管管壁，使血壓上升。高血壓還會引起中風、心絞痛（胸痛）、腎臟疾病及心臟病。

有一種血液循環問題是四肢的血管受到慢性感染所引起的，稱為血栓閉塞性血管炎，又稱倍耳勾氏病（Buerger's disease）。這疾病最常見於抽菸的人，通常會影響小腿部或腳，但也會發生在手指、手臂或大腿。倍耳勾氏病的初期徵兆是刺痛的感覺（有如針刺一般），且手指和腳趾會有灼熱感，嚴重則會導致潰瘍和壞疽，必要時要進行截肢。

另一種嚴重的血液循環疾病稱為雷諾氏病（Raynaud's disease），這疾病特徵是手指、腳趾及鼻尖等血管末梢處會發生緊縮及痙攣的現象。寒冷、緊張、抽菸及其他因素，均可能使手指和腳趾麻木失去感覺；由於血液循環不良和動脈抽筋，會使四肢看起來蒼白無血色或黑青，偶爾還會因組織缺氧壞死，而造成乾性壞疽。這種疾病最常見於 15 歲到 50 歲的女性。雷諾氏現象（Raynaud's phenomenon）與雷諾氏病有相同的症狀，但是由其他情況包括手術、受傷或凍傷所引起的。雷諾氏症可能會激增某些心臟病藥物或其他偏頭痛、狼瘡及風溼性關節炎的藥物之使用量。（請見第二部的雷諾氏現象）

馬方氏症（Marfan's syndrome）是非常罕見的症狀，會導致嚴重的血液循環問題。這症狀特徵是骨骼系統、眼睛及血管部位的結締組織有缺陷，或是身體構造上的不正常，例如手指或腳趾很長、上顎很高、主動脈擴大，或身高異常的高。這疾病通常與遺傳有關。

靜脈管壁失去彈性所造成的靜脈曲張，也會導致不良的血液循環。

營養素

補充品	建議用量	說明
必需者		
L-肉鹼	每日 2 次，每次 500 毫克。	有助增強心臟，輸送長鏈脂肪酸以促進血液循環。
非常重要者		
葉綠素（來自 Wakunga 的 Kyo-Green 和小麥草是良好來源）	依照產品標示。	促進血液循環，並有助建造正常細胞。使用液體或錠劑。也可用綠葉菜自製綠色飲品。

補充品	建議用量	說明
非常重要者		
輔酶 Q_{10} 加	每日 100 毫克。	促進組織的氧合作用。
來自 Coenzyme-A Technologies 的輔酶 A	依照產品標示。	排除體內有毒物質。
卵磷脂顆粒 或 膠囊	每日 3 次，每次 1 湯匙，餐前服用。 每日 3 次，每次 2,400 毫克，餐前服用。	卵磷脂可以乳化脂肪。
來自 Wakunaga 的 Liquid Kyolic 含 B_1 和 B_{12}	依照產品標示。	有助建造紅血球，並降低血壓。
多種酵素複合物	依照產品標示，隨餐服用。	幫助消化和血液循環，促進組織對氧的利用。
維生素 B 群 外加	每日 3 次，每次服用每種主要維生素B各50～100毫克（在綜合錠劑中，各種維生素的含量會有所不同）。	對脂肪和膽固醇代謝是必需的。可考慮注射方式（在醫師的監督下）。若無法注射，可以使用舌下形式。
維生素 B_1（硫胺素） 和	每日 50 毫克。	促進血液循環和腦部功能。
維生素 B_6（吡哆醇） 和	每日 50 毫克。	天然利尿劑，可保護心臟。
維生素 B_{12} 和	每日 1,000～2,000 微克。	預防貧血，為天然的能量推動者。
葉酸 和	每日 300 微克。	形成含氧紅血球所必需。
對胺基安息香酸（PABA）	每日 25 毫克。	有助於製造紅血球。
維生素 C 與 生物類黃酮	每日 5,000～10,000 毫克，分成數次。	有助於預防血液凝塊。
重要者		
鈣 和	每日 1,500～2,000 毫克，分成數次，餐後和睡前服用。	維持正常血液黏度。

補充品	建議用量	說明
重要者		
鎂 和	每日 750～1,000 毫克，分成數次，餐後和睡前服用。	增強心跳。鈣和鎂須一起作用。
維生素 D$_3$	每日 400 國際單位。	有助於鈣的利用。
二甲基甘胺酸（DMG）（來自 FoodScience of Vermont 的 Aangamik DMG）	每日 2 次，每次 50 毫克。	增強組織氧合作用。
綜合維生素和礦物質複合物	依照產品標示。	營養均衡則血液循環才會良好。
長春西汀（vinpocetine，商品名：長胺）	依照產品標示。	為長春花（periwinkle）萃取物，可改善腦部血液循環的問題。
維生素 A 與 混合的類胡蘿蔔素 和	每日 25,000 國際單位。懷孕期間，每日勿超過 10,000 國際單位。	穩定脂肪的儲存，是作為抗氧化劑。
維生素 E	開始每日 200 國際單位，慢慢增加到每日 1,000 國際單位。	避免自由基的產生。使用 d-α-生育醇形式，乳劑式的較易吸收。
有幫助者		
膽鹼 和 肌醇 加	每日 3 次，每次 100 毫克，隨餐服用。	移除脂肪沈積物和促進血液循環。 降低膽固醇。
維生素 B$_3$（菸鹼素）	每日 3 次，每次 50 毫克。所有補充劑的含量相加起來，每日不要超過 300 毫克。	降低膽固醇。 注意：若有肝臟疾病、痛風或高血壓，請勿服用菸鹼素。
L-半胱胺酸 和 L-甲硫胺酸	每日 500 毫克，空腹服用。可與開水或果汁一起服用，但勿與牛奶一起服用。若同時服用 50	排除有毒物質，保護細胞。 預防脂肪堆積在肝臟和動脈，可避免血管阻塞。（請見第一部的

補充品	建議用量	說明
有幫助者		
	毫克維生素B₆及 100 毫克維生素 C 則更容易吸收。	胺基酸）
蛋白質分解酵素	依照產品標示，兩餐之間服用。	對抗漏腸症候群。
松樹皮中的成分 或 葡萄子萃取物	依照產品標示。 依照產品標示。	中和自由基，增強維生素 C 的作用，和強化結締組織，包括心血管系統。
硒	每日 200 微克。懷孕期間，每日勿超過 40 微克。	硒缺乏與心臟疾病有關聯。
香菇（shiitake）萃取物 或 靈芝（reishi）萃取物	依照產品標示。 依照產品標示。	有助於避免高血壓和心臟疾病，降低膽固醇濃度。
鋅	每日 50 毫克。所有補充劑中的含量相加起來，每日不要超過100 毫克。	為免疫系統所必需的。使用螯合形式。
加 銅	每日 3 毫克。	平衡鋅所必需的。

藥用植物

❏ 以下藥用植物可以幫助心臟和血液循環系統：北美升麻、假葉樹、番椒（辣椒）、藜縷、龍膽根、銀杏、金印草、山楂果、西洋山蘿菜、木賊、牛膝草、甘草根、玫瑰果及洋艾。番椒會增加脈搏速度，而北美升麻則會減緩脈搏。銀杏在臨床上已經被用來改善血液循環疾病。
注意：懷孕婦女或有任何慢性疾病者，請勿使用北美升麻，懷孕婦女也請勿服用洋艾。請勿每天使用甘草，若有高血壓則禁止服用甘草。另外，不論是任何藥用植物，都不建議長期服用，避免上癮等副作用形成。

❏ 來自 Health From The Sun 公司的 Sanhelio's Circu Caps 是一種對循環障礙問題有助益的複合配方。

建議事項

❑ 多吃高纖維飲食，像燕麥可幫助降低血膽固醇濃度。

❑ 飲食中必須包含香蕉、糙米、萵苣、大蒜、皇帝豆、洋蔥、西洋梨、豌豆及菠菜。

❑ 每天只喝蒸餾水。

❑ 飲食中儘量避免動物性蛋白質、高脂食物（例如紅肉）、糖及白麵粉製品。也要避免刺激性物質，包括咖啡、可樂、含刺激性調味料的食品或抽菸。

❑ 規律運動，有助於血液循環，和保持動脈管壁的彈性及順暢。

注意：35 歲以上或很久沒運動者，在開始任何形式的運動計畫，都需要考慮到自己的身體狀況。

❑ 保持理想體重。

❑ 想再增進血液循環，可在洗澡完後用絲瓜浴綿或沐浴刷按摩全身。最好經常由遠端向心臟按摩，甚至按摩腿部。

❑ 若你本身有血液循環問題，除非有醫師的指示，請勿服用任何含有鯊魚軟骨的補充品。

考慮事項

❑ 抗凝血藥物，例如 warfarin（Coumadin），是治療容易有血液凝結的危險病人，這些人多半是經常臥床或是癌症病人。有研究指出，血液容易不斷反覆地產生凝塊的病人，至少要服用抗凝血藥物兩年以上。

❑ 定期做健康檢查。因為，一旦血液循環系統受到影響，身體就容易產生各種問題了。

❑ 螯合療法有助於促進血液循環。

❑ 懷孕時，孕婦的血液系統負荷會增加，因為，血液量在懷孕第九個月時會增加原來的百分之五十。雖然，有心臟病的孕婦也可平安地生下嬰兒，但是，不論如何，懷孕時應該要有心臟科醫師和產科醫師這兩位醫師的檢查。

❑ 請見第二部的動脈硬化症／動脈粥狀硬化、心血管疾病、高血壓、高膽固醇、甲狀腺機能不足、雷諾氏病及靜脈曲張。

血友病（Hemophilia）

　　一般健康的人受到輕微的撞擊時，血管可能會破裂，使得血液流到四周組織，形成瘀傷。受傷的血管會形成血塊，停止流血和阻止瘀傷擴大，這過程稱為止血（或凝結）。

　　對血友病的病患而言，流血卻是個嚴重的問題。因為他們血液無法正常凝血所致，這些病患的血液中可能缺乏某種可以修復血管的蛋白質，或是凝血因子的過少、缺乏甚至完全沒有。在美國大約有 20,000 個血友病患。

　　血友病可分為主要兩種類型，是根據缺乏某特定的蛋白質或凝血因子來區分。A 型血友病是缺乏凝血因子Ⅷ，幾乎百分之八十的血友病患是屬於此類，病患通常是男童，母親帶有遺傳缺陷。B 型血友病是缺乏凝血因子Ⅸ，又稱為聖誕節病（Christmas disease）。另外，不歸類為 A 型或 B 型血友病的是 C 型血友病，主要是缺乏凝血因子ⅩⅠ，是父母有一人帶有隱性遺傳，可能會隔代遺傳給子孫，男孩和女孩都有可能被遺傳。

　　有些人以為血友病患遭到輕微割傷或受傷即會流血死亡，這是個錯誤的觀念；事實上，血友病患者外傷時很少會是個嚴重問題，只是流血時間比一般人較長，在輕微受傷時，依一般的處理步驟即可控制出血的情況。

　　受傷時通常也會導致身體內部出血，只是我們無法用眼睛直接看見或是感覺到，若內出血沒有被診斷出來，對血友病患者而言，情況會變得很危險，甚至威脅到性命。膝關節是最常見的內出血部位，當血液流到膝關節內腔時會造成腫脹疼痛，若不斷地經常反覆出血，可能會使膝關節內的軟骨受到破壞，而關節內軟骨的作用是使關節活動較平滑和容易，久而久之，關節會永久性僵硬和疼痛，形成所謂的血友病性關節病。其他部位的關節如腳踝、手腕或手肘等，都可能因為內出血而受到類似的影響。血友病患者血液可能也會流到肌肉和其他柔軟組織，內出血最後會阻斷空氣流動，或對腦部及其他器官造成傷害。

　　血友病的病情程度可分成輕度、中度及重度，依其凝血因子缺乏的多寡作為區分。重度血友病是其凝血因子活性少於正常的百分之一，外傷、手術

或牙齒護理都可能對這類患者帶來很大的危險，重度血友病也常會有自發性出血，則一個禮拜可能需要注射好幾次凝血因子。而中度血友病患者，其凝血因子活性只有正常的百分之一至百分之五之間，通常不會有自發性出血，但是輕微的外傷若不立即處理，會拉長流血時間。在輕度血友病患者中，其凝血因子活性為正常的百分之五至百分之五十間，可能只有在手術、拔牙或外傷時會造成出血，但是血液很少會流到關節，通常這症狀還不會影響到患者的日常生活。

美國國家血友病基金會估計美國每年有 450 位血友病男孩出生，而血友病女孩的數量則無法推測。血友病主要影響男性，而女性很少受到影響，主要原因是製造凝血因子的基因是位在 X 染色體，而女性有兩條 X 染色體，男性只有一條 X 染色體。當女性的兩條 X 染色體都帶有基因缺陷才會有血友病，而男性只有一條 X 染色體，只要凝血因子的基因一有缺陷即會受到影響。

帶有一條 X 染色體基因缺陷的女性，本身並不會有血友病，但卻是血友病的帶因者，她們的孩子，若是女孩則有百分之五十的機率遺傳到缺陷的基因而成為帶因者，但是不會有血友病，就像她們的母親一樣；若是男孩則有百分之五十的機率會有血友病。若只有母親是帶因者，兒子沒有受到影響，女兒會變成帶因者。若血友病發生在女性，則她的父親也是有血友病的症狀，而她的母親可能是血友病患者或是帶因者。

血友病患者的治療通常是輸入血漿。結果，在美國導致三分之二的血友病患者感染到愛滋病毒。因此，現在捐血者也會檢查是否有愛滋病，而且通常凝血因子產品也會稍微加熱，若無法完全除去，至少將散布病毒的風險降至最低；但是，血友病患者仍會擔心有接觸到愛滋病毒的可能性。另外，肝炎病毒也是血友病患者輸入血液產品時所擔憂的。

除非有其他情況，以下的建議劑量皆是針對成人的。對於 12 到 17 歲之間的兒童，可以將劑量降低到建議劑量的四分之三，而 6 到 12 歲的兒童則是降低一半的劑量，6 歲以下的兒童使用四分之一的劑量即可。

營養素

補充品	建議用量	說明
有幫助者		
鈣	每日 1,500 毫克。	為血液凝固所需。
和		
鎂	每日 1,000 毫克。	平衡鈣濃度。
肝臟萃取物注射	每週注射 1 毫升或遵照	含血液凝結所需的營養素。
或	醫師指示。	
生肝臟萃取物	依照產品標示。	
綜合維生素和礦物質複合物	依照產品標示。	提供必需的維生素和礦物質。
維生素 B 群	依照產品標示。	在血液的形成和凝結所有維生素 B 是必需的。
外加		
維生素 B₃（菸鹼素）	依照產品標示。	注意：若有肝臟疾病、痛風或高血壓，請勿服用菸鹼素。
和		
菸鹼醯胺	依照產品標示。	
維生素 C	每日 3,000 毫克。	對血液凝結非常重要。
與		
生物類黃酮		
維生素 K	每日 300 微克。	血液凝結機制必需的。
或		
苜蓿		請見下面藥用植物部分。

藥用植物

❑ 苜蓿是維生素 K 非常好的來源，維生素 K 有參與血液凝結的過程，可以服用苜蓿錠或是吃天然食物如：苜蓿芽。

建議事項

❑ 多吃含豐富維生素 K 的飲食，食物中含高量維生素 K 者有苜蓿、綠花椰菜、白花椰菜、蛋黃、芥藍、肝臟、菠菜及其他綠色葉菜。

❑ 利用以上列出的蔬菜製成的「綠色飲品」也是對健康非常有益，可以每天

喝這一杯含有維生素 K 和其他必需的凝血因子的飲料。

❏ 注意內出血的早期徵兆，如某些易受影響的部位有氣泡或刺痛的感覺、溫暖的感覺或僵硬的感覺。若有頭受到重擊的感覺、頭痛、意識混亂、嗜睡或其他神經失調現象，都可能是顱內出血的警訊。

❏ 可以戴有識別證明的手鐲等，在緊急時，其他人才會知道你是血友病患者。

❏ 請勿服用阿斯匹靈，阿斯匹靈是具有抗凝血效果的藥物。

❏ 假如你要照顧血友病嬰兒或幼兒，要特別注意內出血造成的肌肉或關節疼痛的徵象。小孩可能會以哭的方式表達，這時候最好活動一下他們的腳或手臂，讓小孩站起來走路看看，並檢查是否有腫脹或嚴重瘀傷。若你擔心有內出血，可立即請醫師檢查治療。

考慮事項

❏ 血友病的治療是以靜脈注射凝血因子，現在多是在居家治療，至於需要多少量的凝血因子，則需要看病情的嚴重度來決定。

❏ 基因治療是將來治療血友病的課題，然而，凝血因子Ⅷ的基因非常複雜，在科學家可以修復血友病患者的這個基因之前，仍需等待一段時間。

高血壓（High Blood Pressure）

當心臟將血液打入動脈時，動脈管壁所受到的壓力即稱爲血壓。有高血壓的人，其動脈管壁所受到的壓力則太高了，不是正常的。

當血壓太高、太低或正常，全都會受到許多因素影響：從心臟輸出的情況、流經血管的阻力、血液的體積量及血液在各個器官分布的情形。以上這些因素都會受到神經系統和某些荷爾蒙的影響而隨之調節。

當血壓增高時，心臟勢必要更費力地幫浦出足夠的血量到全身細胞，最後，這情況會導致腎臟衰竭、心臟衰竭和中風。除此之外，高血壓常與冠狀心臟病、動脈硬化症、腎臟疾病、肥胖、糖尿病、甲狀腺機能亢進及正腎上腺瘤有關。

　　美國約有 3,500 萬人患有高血壓的症狀，有 1,500 萬人沒有察覺到自己有高血壓，而不知道自己有高血壓的這些人，在發生危險的情況時，每五個人中只有兩個人接受適當的治療。根據美國公共衛生部門指出，65 歲以上老年人，有半數以上會受到高血壓影響。非裔美國人有高血壓的比例大約是白種人的三分之一高。介於 24～44 歲的非裔美國人，因高血壓引起的腎臟衰竭是白種人的十八倍以上。雖然，高血壓被稱為「男人的疾病」，但是事實上，女性也會遇到同樣的情況，而且死於高血壓併發症的通常是女性多於男性，因為女性和某些醫師常常會忽略或沒有診斷出高血壓，以致於太遲了。

　　因為高血壓本身不會導致任何症狀，往往到併發症產生時才會發現，因此常有「沈默的殺手」之稱。有一些警訊與高血壓惡化有關的包括頭痛、流汗、脈搏太快、呼吸急促、昏睡及眼睛問題。

　　高血壓的成因通常可以區分為兩個，原發性和續發性。原發性高血壓即是血壓高，並非由其他疾病引起的。原發性高血壓的原因目前尚未明瞭，但是有一些危險因子已經被確認，包括有抽菸、緊張、肥胖、濫用藥物、咖啡或茶等刺激性食物及高鈉飲食。口服避孕藥也被認為是促進因子，現在已經有低劑量的藥片可以使用，而且到目前為止並沒有許多問題發生。因為太多水分的滯留也會對血管造成壓力，所以攝取太多的高鈉食物的人，也是高血壓的危險群之一。體重過重的人，血壓通常也會上升。緊張也會引起血壓增加，因為緊張會導致動脈管壁收縮所致。另外，有高血壓家族史的人也容易會有血壓高的情形。

　　當由其他潛在性的健康問題例如荷爾蒙異常或遺傳性主動脈狹窄，使增高的血壓持續再上升，則稱為續發性高血壓。有些人續發性高血壓的原因，是由於血管慢性收縮，或血管內的管壁由於脂肪沈積物堆積而漸漸失去彈性，即所謂的動脈粥狀硬化所引起的。動脈硬化症和動脈粥狀硬化是高血壓最常見的前兆，動脈狹窄或硬化會使得血液循環通過血管的阻力變大，結果使血壓變高。腎臟功能不全會滯留過量的鈉和水分，導致續發性高血壓，因血管內的血液體積量增加會造成血壓上升。腎臟分泌的某些物質會使血管收縮以增加血壓。

　　醫師會利用血壓器測量，以診斷高血壓。血壓的表示是有兩個數字，第一個是收縮壓，是每當心臟跳動時，將血液打入血管時的壓力，這時後的血

壓最高；第二個數字是舒張壓，是代表心臟在跳動後到下一次跳動時，中間休息時的血管壓力，這時候的血壓最低。常用收縮壓對舒張壓的比值來表示合併血壓讀值。

只測量單次血壓，醫師不可能正確地診斷出高血壓，必須在一天中不斷地重複測量才能確定。如果可以的話，最好平常在家裡就定期測量。在家裡測量血壓時，要在同一時間測量，也許：

- 可幫助判斷是否只在就醫時，才造成血壓上升，即所謂的白袍症候群。
- 可與你的醫師一起控制你的高血壓。
- 為了減輕高血壓的頻率，必須要定期看醫生。

測量血壓的儀器有兩種，一種是機械式血壓器，另一種是自動電子血壓器。機械式血壓器是醫療機構最常使用的形式，有氣囊膨脹帶（可灌入空氣）和壓力球。血壓測量儀的氣囊膨脹帶長度之一般標準大小約是 35 公分，假如你的手臂比 35 公分還粗，可能必須購買更長的。在這些測量儀中，血壓數值會從測量儀上讀出。

機械式血壓器通常比電子血壓器便宜，而且醫師也能根據經驗，判斷出較正確的數值。假如你要利用這機械式血壓器自我測量，你必須先將氣囊膨脹帶圍在一隻手臂上，看著血壓器上的刻度，利用聽診器聽出最大和最小聲的聲音（稍後會教你如何測量血壓）。換句話說，要自行使用這血壓器，必須雙手靈活、視力良好、聽力正常及練習測量。

另一種血壓器是數字血壓器，使用這儀器時，將氣囊膨脹帶套在手臂上，接著會直接顯示測量結果，通常這儀器較機械式血壓器昂貴，但是操作方便，所以建議一般家庭使用。

也有其他電子血壓器，包括手腕或手指血壓器，雖然這些儀器也容易操作，但是大部分的醫師較不建議使用，因為測量結果的正確性較低，且易受溫度和血液循環不良的影響。

營養素

補充品	建議用量	說明
必需者		
鈣	每日 1,500～3,000 毫克。	鈣和鎂缺乏與高血壓有關聯。
和		
鎂	每日 750～1,500 毫克。	
和		
鉀	依照產品標示。	若有服用可體松或高血壓藥物，服用過多的鉀會抵銷其作用。
輔酶 Q10	依照產品標示。	促進心臟功能。
加		
來自 Coenzyme-A Technologies 的輔酶 A	依照產品標示。	與輔酶 Q10 協同作用，提供免疫系統對多種危險物質的解毒能力。
必需脂肪酸（黑醋栗子油、亞麻子油、橄欖油、月見草油，和來自 Wakunaga 的 Kyolic-EPA 是良好來源）	依照產品標示。	對血液循環很重要，並能減輕血壓。
大蒜（來自 Wakunaga 的 Kyolic）	每日 3 次，每次 2 膠囊。	能有效降低血壓。
L-精胺酸	依照產品標示。	可降低血壓和膽固醇濃度，以保護心臟的健康。
L-肉鹼	每日 2 次，每次 500 毫克，空腹服用。	運送長鏈脂肪酸，與 L-麩胺酸和 L-麩胺醯胺協同作用可預防心臟疾病。
加		
L-麩胺酸	每日 500 毫克，空腹服用。可與開水或果汁一起服用，但勿與牛奶一起服用。若同時服用 50 毫克維生素 B6 及 100 毫克維生素 C 則更容易吸收。	將氨去毒性，並有助於預防心臟疾病。
和		
L-麩胺醯胺		
硒	每日 200 微克。	硒缺乏與心臟病有關聯。

補充品	建議用量	說明
必需者		
維生素 E 和／或 二十八烷醇 （octacosonol）	開始每日 100 國際單位，每月增加 100 國際單位逐漸至每日 400 國際單位。 依照產品標示。	促進心臟功能，也有稀釋血液的作用，有使用抗凝血劑請勿服用。使用 d-α-生育醇形式。 使用乳劑形式較易吸收，且在高劑量時較安全。
非常重要者		
維生素 C 與 生物類黃酮	每日 3,000～6,000 毫克，分成數次。	促進正腎上腺功能，降低凝血的傾向。
重要者		
卵磷脂顆粒 或 膠囊 或 趨脂因子（lipotropic factors）	每日 3 次，每次 1 湯匙，餐前服用。 每日 3 次，每次 1,200 毫克，餐前服用。 依照產品標示。	乳化脂肪，促進肝功能，及降低血壓。
有幫助者		
鳳梨酵素	依照產品標示。	有助於消化脂肪的酵素
中國紅麴米萃取物	依照產品標示。	具有降低膽固醇的性質。
海帶	每日 1,000～1,500 毫克。	碘和礦物質的良好來源。
來自 Wakunaga 的 Kyo-Green	依照產品標示。	大麥和小麥草汁的濃縮物，含有重要的營養素。
舞菇（maitake）萃取物 或 香菇（shiitake）萃取物 或	依照產品標示。 依照產品標示。	有助於降低高血壓和預防心臟疾病。
綜合維生素和礦物質複合物 與 維生素 A 和 鋅	 每日 15,000 國際單位，懷孕期間，每日勿超過 10,000 國際單位。 每日 50 毫克。	各種營養素必須均衡。

補充品	建議用量	說明
有幫助者		
蛋白質分解酵素	依照產品標示，隨餐和兩餐之間服用。	有助清淨血液循環。幫助蛋白質消化完全。
生的心臟腺體加	依照產品標示。	強化心臟。
來自 Biotics Research 的 Bio-Cardiozyme Forte 或	依照產品標示。	強化心臟肌肉。
來自 Source Naturals 的 Heart Science	依照產品標示。	含有抗氧化、降低膽固醇物質、藥草、維生素，可以促進心血管功能。
維生素 B 群 外加	每日 2 次，每次服用每種主要維生素 B 各 100 毫克，隨餐服用（在綜合錠劑中，各種維生素的含量會有所不同）。	對血液循環功能和降低血壓很重要。服用菸鹼素需要有醫師的監視。
維生素 B₃（菸鹼素）和	每日 2 次，每次 50 毫克。	
膽鹼 和	每日 2 次，每次 50 毫克。	
肌醇	每日 2 次，每次 50 毫克。	
維生素 B₆	每日 3 次，每次 50 毫克。	減少組織中水含量，以舒緩心血管系統的壓力。

藥用植物

❏ 高血壓患者可以選擇番椒（辣椒）、洋甘菊、茴香、山楂果、蘿勒及迷迭香。

  注意：請勿每天使用洋甘菊，可能會有對豕草過敏的情形，若平常就有對豕草過敏，則要完全避免使用洋甘菊。

❏ 蛇麻草和纈草根具有鎮定神經的作用。

❏ 每天喝 3 杯巴西人參茶，巴西人參是一種南美野生植物的抽取物。

❏ 高血壓患者要避免甘草和麻黃類藥草，這些藥用植物具有增加血壓的作用。

建議事項

❏ 遵循嚴格低鹽飲食，這是要降低血壓必須改變的生活習慣，只降低鈉的攝取是不足夠的，飲食中必需將鹽完全排除。在選擇食品時，應仔細閱讀食品標籤，凡是有「鹽」、「碳酸鈉」、「鈉」或符號「Na」的標示，都應該避免。有些食品或食品添加物也都儘量避免，包括：味精、蘇打粉、罐頭蔬菜（除非有標示「無鹽」）、商業的半成品食品、自行在藥局購買的 ibuprofen（例如 Advil 或 Nuprin）、無酒精飲料、含有防腐劑或含糖食品、肉類軟化劑、軟水、醬油。

❏ 多吃高纖維食物，燕麥麩即是很好的纖維來源。
　註：在服用纖維補充品時須與其他補充品或藥物分開服用。

❏ 多吃新鮮蔬菜和水果，例如蘋果、蘆筍、香蕉、綠花椰菜、甘藍菜、甜瓜、茄子、大蒜、葡萄、深綠色蔬菜、檸檬、豌豆、黑棗、葡萄乾、菠菜及番藷等。

❏ 飲食中也可以搭配些新鮮蔬果汁，例如：甜菜汁、紅蘿蔔汁、芹菜汁、醋栗汁、小紅莓汁、枸櫞類水果汁、蘿勒汁、菠菜汁及西瓜汁等，都是對健康有益的果汁。

❏ 多吃全穀類食物，例如：糙米、蕎麥、粟及燕麥。

❏ 多喝白開水。

❏ 每日食用 2 湯匙的亞麻子油。

❏ 避免動物性脂肪，像是培根、牛肉、肉湯、雞肝、鹹牛肉、乳製品、豬肉、香腸及煙燻或加工肉類等，都應該避免。唯一可以接受的動物性食物，包括有魚類、不含皮脂的火雞或雞肉，但是也應該適量攝取即可。而飲食中的蛋白質來源可以蔬菜、全穀類及莢豆類來取代動物性蛋白質。

❏ 避免放置過久的乳酪和肉類、鯷魚醬、酪梨、巧克力、蠶豆、醃製鯡魚、雪利酒、酸奶油、白酒及優格。

❏ 避免各種酒類、咖啡因和抽菸。

❏ 若服用的抗憂鬱藥、降血壓藥、抗發炎藥及抗癌症藥物是屬於單胺氧化酶抑制劑這類的藥物，則要避免含有酪胺酸（tyrosine）和酪胺（tyramine）

成分的食物，包括有杏仁、酪梨、香蕉、牛肉或雞肝、啤酒、乳酪（包括乾酪）、巧克力、咖啡、蠶豆、鯡魚、肉類軟化劑、花生、醃黃瓜、鳳梨、南瓜子、葡萄乾、香腸、芝麻、酸奶油、醬油、白酒、酵母萃取物（包括啤酒酵母）、優格等等食品，因為酪胺會與單胺氧化酶抑制劑結合，使得血壓驟然增高而導致中風。簡言之，任何醃製的、發酵的、加工過的或放置過久的高蛋白食品，都應該避免。另外，自行購買的感冒藥和過敏藥也都應該避免服用。

❏ 保持理想體重。假如體重過重，最好按部就班地減輕體重。

❏ 每個月安排 3～5 天的時間禁食，如此週期性禁食有助於清除體內有毒物質。

❏ 規律地做運動，注意勿運動過量，尤其是在炎熱或潮溼的天氣時。
注意：在開始任何運動計畫前，要先考慮到自己的健康狀況，特別是已經有一段時間未運動的人更應特別注意。

❏ 睡眠要充足。

❏ 每個月至少要測量 4～6 次的血壓，因為高血壓通常不會有顯示任何跡象，定期由醫護人員測量血壓是很重要的，特別是屬於高血壓的高危險族群。

❏ 懷孕婦女也應該定期給醫護人員測量血壓，高血壓若未予以治療，在懷孕過程可能會對母體和嬰兒帶來很大的危險。

❏ 沒有醫師指示，請勿服用抗組織胺藥物。

❏ 請勿服用含有苯丙胺酸或酪胺酸這些胺基酸的補充品。也要避免人工甜味劑，例如阿斯巴甜（商品名為 Equal、NutraSweet）等，這些人工甜味劑含有苯丙胺酸。

❏ 儘可能避免緊張或壓力。

如何測量血壓

　　機械式血壓器實際上是藉由阻斷動脈的血流來告訴你的血壓為多少，也是假設當心臟幫浦完一次時的血壓。

　　血壓是在測量心臟規律跳動時的兩個時間點：收縮壓是測量心臟跳動的瞬間，舒張壓是心臟跳動完的休息時刻。要測量血壓時，將血壓器的氣囊膨

脹帶圍繞在手臂上端後將之膨脹，收縮壓就是測量當血液流過手臂上的氣囊膨脹帶時的跳動，而舒張壓是當氣囊膨脹帶漸漸放氣時，測量血液完全流過時的血壓。合併這兩個血壓的表示法通常以分數表示，例如 120/80。

　　在測量血壓時，最好將手臂赤裸，太緊的袖子可能會使手臂收縮或無法正確的使用血壓器的氣囊膨脹帶，氣囊膨脹帶最好圍繞在手肘彎曲的上方 2～3 公分之間。在開始使用血壓器時，最好先確認以下四點：

1. 確認血壓器在未加壓時，讀數為 0。
2. 當壓力球關閉時，確認指針仍在指標上。
3. 確認壓力球的螺旋在操作時仍非常順手。
4. 檢查使用的聽診器沒有裂縫或漏洞。

　　你應該先感覺一下血壓，先找出在拇指同側的手腕上的脈搏，將氣囊膨脹帶圍繞在手腕上，壓力約增高到 30 mm Hg 脈搏即被阻斷，接著以每秒放鬆 2～3 mm Hg 的速度鬆開壓力球上的螺旋，當第一個再次出現的脈搏聲即是收縮壓，當動脈振動時即是舒張壓，有時候舒張壓會很難觀察到。

　　接著，使用聽診器依照下列步驟來找出血壓。

1. 將聽診器的圓筒放置在手肘彎曲的位置上，右手臂在中點偏左一點，左手臂則在中點偏右一點。聽診器和皮膚之間應該沒有空隙，否則測量到的血壓則不準，也要確定聽診器沒有碰到氣囊膨脹帶。
2. 聽診器的聽筒直接放進兩耳裡。
3. 一隻手將聽診器的圓筒固定在正確的位置上，另一隻手則灌入空氣將帶子膨脹。
4. 一次灌入約 30 mm Hg 空氣，直到不再感覺到脈搏，大約是 200 mm Hg。
5. 稍微打開壓力球的螺絲，讓壓力緩慢下降，注意聆聽，當第一個出現跳動的聲音時，所看到的數值即是收縮壓；假如你認為你錯失第一個跳動或不確認時，可再關緊螺旋，將帶子灌入空氣，重複步驟，仔細聆聽。
6. 持續緩慢地放氣，直到血流通過血管的聲音消失時，所得到的數值即為舒張壓。

　　當在測量血壓時，遵循以下的建議，以得到較正確的數值：

● 在測量血壓前一個半小時以前，避免吃東西、抽菸或運動。
● 每天要在同一時間點自我測量，在測量之前最好不要有憤怒或焦慮的感覺。
● 安靜坐著，並且排除外來噪音。
● 依照製造商的説明方法仔細操作。
● 手臂的位置要與心臟同水平高，手掌張開朝上。氣囊膨脹帶要圍繞上手肘

彎曲的上方，若有袖子記得捲上去，也要注意不會繞得太緊。

- 注意帶子不要纏結或皺在一起。
- 在測量時，注意不要讓帶子移動。
- 再重複測量時，至少等待 5 分鐘讓帶子完全放氣。
- 最好每年至少一次以上，請醫護人員測量血壓，以確定血壓值的正確性。

考慮事項

❏ 高血壓和許多症狀都有直接的關聯，像是動脈硬化症、心血管疾病、心臟病及高膽固醇，這些症狀在第二部都有個別討論，假使你只有一種症狀，也都要注意這些疾病的相互關係。

❏ 由於利尿劑的使用，會增加尿液中鎂的排泄，對老年人而言，可能會導致低鎂血症，而鎂的主要功能是結合鈣以預防骨骼疏鬆、維持心臟規律跳動及肌肉正常收縮。另外，利尿劑的使用也會造成鉀的流失，鉀流失會導致心臟功能異常，因此，鉀的流失是非常危險的。藥草的利尿劑功效並非很清楚，在使用上有安全之虞。不論使用任何利尿劑之前，最好向醫師諮詢。

❏ 高血壓患者通常會有睡眠窒息症，是在睡覺時，呼吸會停止 10 分鐘以上甚至一整晚。窒息症與打鼾和睡眠淺短有關，可能會使患者在白天時仍非常想睡覺，評估和治療呼吸暫停症，可能對降低高血壓有助益。

❏ 有些高血壓的危險因子是無法改變的，比方說，有高血壓的家族疾病史；然而，有很多危險因子是可以藉由改變飲食習慣和生活型態以避免高血壓。

❏ 根據國際中風協會（NSA），高血壓是控制中風的最重要危險因子，會增加七倍的機會罹患中風。

❏ 美國大約有 8,000 萬人的飲食中鈉的攝取增加，特別是非裔美國人有罹患鈉敏感性高血壓的傾向。

❏ 有研究顯示有些人帶有兩種變異的基因，在攝取鹽時，罹患高血壓的機會是一般人的兩倍。也有研究發現兒童愈早攝取鈉，在兒童時就愈有罹患高血壓的傾向，因此，可能要提早改變他們的飲食，以避免往後發展成高血

壓的情況。

❑ 沈重的鼾聲可能會有高血壓或心絞痛的危險，也有研究指出打鼾可能會影響大腦負責呼吸順暢的區域功能，更進一步因氧氣不足導致心臟和肺臟異常。

❑ 美國紐約州立大學的研究人員發現，身體裡鎂濃度過低會使血壓增高，他們進一步實驗發現服用鎂補充劑有顯著的結果，而且收縮壓和舒張壓皆會與鎂有劑量反應地降低。

❑ 蘋果果膠可幫助降低血壓。

❑ 某些顏色會對血壓有改善的影響（請見第三部的顏色療法）。音樂也被使用於降低壓力和降低血壓方面（請見第三部的音樂和聲音療法）。

❑ 服用治療高血壓的藥物可能會使血壓降低（低血壓），低血壓會引起虛弱、疲勞及暈眩，可能還會有噁心、流汗及注意力不集中。姿勢性低血壓是突然站起來而引起的短暫性血壓降低，會感覺暈眩但是一下就沒事了。有些老年人在吃過東西後，也會有低血壓的情況，則稱爲餐後低血壓，這是因爲血液流到腸胃道幫助消化食物的緣故。對老年人而言，血液都流到腸胃道幫助食物消化，而老人家的心臟又無法運作得太快，就沒辦法增加血流的速度，因此供應腦部的血流就減少，這時候可以喝大量的水，以增加血液的體積量，減輕這種症狀。在某些情況下，血壓降低可能是心臟病或出血的徵兆，尤其是車禍時引起的大出血也會造成血壓降低。然而，低血壓也是代表健康狀況良好，特別是在年輕人的案例中。

❑ 請見第二部的動脈硬化症／動脈粥狀硬化、心血管疾病、血液循環問題。

高膽固醇（High Cholesterol）

高血膽固醇，尤其是低密度脂蛋白升高，會在動脈形成血斑並且妨礙血流至腦部、腎臟、生殖器官、四肢和心臟。膽固醇堆積在動脈是造成心血管疾病的主因，並且高膽固醇也涉及膽結石、陽痿（通常是治療高膽固醇藥物所造成）、心理障礙、高血壓等問題。

膽固醇是每一個細胞結構所必需，並且也是腦和神經結構以及性荷爾蒙

所必需。膽固醇在肝臟製造，並且經由血液運輸到需要膽固醇的地方。膽固醇是一種脂溶性的物質，而血液是水溶性，因此它會結合在脂蛋白分子上才能成功的在體內運輸。低密度脂蛋白（LDL）是血液中主要運輸膽固醇的物質，而LDL似乎會增加膽固醇堆積在動脈，因此它被認為是壞的膽固醇。另一方面，高密度脂蛋白（HDL）被認為是好的膽固醇，因為它會從細胞中攜帶沒有用的膽固醇回到肝臟中，並且在肝臟中會將膽固醇分解。如果每一個機制都有在作用，則會維持系統的平衡。然而，如果沒有足夠的高密度脂蛋白來執行來執行回收膽固醇的工作，則膽固醇可能在動脈血管壁形成血斑並且可能造成心臟疾病。

　　區分血清中的膽固醇以及飲食中的膽固醇是很重要的，血清中的膽固醇是血流中的膽固醇，而飲食中的膽固醇是出現在食物中的膽固醇。當攝食高膽固醇飲食，可能會使血清中的膽固醇升高，但這並不是血清中膽固醇的唯一來源。事實上，在沒有攝食任何含有膽固醇食物時，血漿中依然會有膽固醇存在，這是因為體內會自己生成膽固醇。

　　膽固醇的濃度受到飲食的影響很大，但是也會受到個體遺傳上的影響。攝食高膽固醇飲食和／或高飽和脂肪酸飲食，會使膽固醇濃度增加，然而，當攝取素食飲食、規律的運動以及菸鹼素和維生素C可能會使膽固醇濃度降低。

　　全國膽固醇教育計畫已經設定總血清膽固醇（包括低密度脂蛋白和高密度脂蛋白）的安全濃度，是 200（mg/dl）。當超過 200，則會增加心血管疾病發生的潛在危險；在 200 到 239 之間，是發生的邊界；當超過 240 時，則是發生的高危險群。在美國，成年男性高密度脂蛋白的濃度是在 45 到 50mg/dl克之間，而女性是在 50 到 60mg/dl之間。高濃度的高密度脂蛋白，像是 70 或 80mg/dl，會抵抗心臟病的發生；當高密度脂蛋白低於 35mg/dl時，則會有心臟病的危險。所以，當總膽固醇濃度是在 200，而高密度脂蛋白是在 80、低密度脂蛋白是在 120 時，則被認為是心臟病的低危險群。另一方面，即使總膽固醇在 200 以下，而高密度脂蛋白是在 35 以下時，仍然會增加心血管疾病的發生。換言之，當高密度脂蛋白減少，則會潛在增強心臟問題。

膽固醇含量的自我檢驗

這個檢測稱爲「提升照顧膽固醇的工具」（Advanced Care Cholesterol Kit），是由 Johnson & Johnson 所製造，可以在家中自己檢測膽固醇濃度。可以在沒有處方的情況下由藥房獲得，並且可以在 15 分鐘內得到膽固醇濃度。如果當血液流出後，等待測試的時間超過 5 分鐘或是在測試前服用 500 毫克的維生素 C 或是醋氨酚，均會造成檢測結果有誤差。而這個檢測只呈現出總膽固醇，並且有百分之九十七的準確度。

這個檢查方式是滴一滴血在紙片上（約信用卡大小），其上塗有化學試劑。當這些化學試劑與血液中的酵素反應，會造成顏色的改變。然後，將其顏色與顏色對照表相比對，以查出與此顏色對應的血清膽固醇濃度。

如果發現自己的膽固醇過高，可採取下列的營養計畫以及建議事項，並向醫生求診。

營養素

補充品	建議用量	說明
非常重要者		
蘋果果膠	依照產品標示。	經由結合脂肪酸和重金屬來降低血膽固醇。
鈣	依照產品標示。	可以預防低血鈣。使用天門冬胺酸鈣形式。
紅麴米萃取物	依照產品標示。	降低膽固醇的能力。
吡啶甲酸鉻	每日 400～600 微克。	降低總膽固醇並且改善高密度脂蛋白與低密度脂蛋白的比例。
輔酶 Q_{10} 加 來自 Coenzyme-A Technologies 的輔酶 A	每日 60 毫克。 依照產品標示。	改善血液循環。 和輔酶 Q_{10} 一起使用，對於促進代謝、分解脂肪、毒物的移除以及增加免疫系統方面的作用有很好的效果。
纖維（燕麥麩和瓜爾豆膠是良好來源）	依照產品標示，在第一餐前半小時使用，並且	有助於降低膽固醇。

補充品	建議用量	說明
非常重要者		
	要與其他補充劑和藥物分開使用。	
大蒜（來自 Wakunaga 的 Kyolic）	每日 3 次，每次 2 膠囊。	降低膽固醇和血壓。
L-肉鹼	依照產品標示。	研究顯示每天使用 4 克的 L-肉鹼維持 12 個月，可降低心臟病患者死亡率和血膽固醇濃度。
卵磷脂顆粒 或 膠囊	每日 3 次，每次 1 湯匙，餐前服用。 每日 3 次，每次 1,200 毫克，餐前服用。	降低血膽固醇。脂肪乳化劑。
趨脂因子	依照產品標示。	預防脂肪沈積（如動脈粥狀硬化）。
維生素 A 與 混合的類胡蘿蔔素	依照產品標示。	如果使用降膽固醇藥物，則體內茄紅素的濃度會降低。茄紅素是一種類胡蘿蔔素，會增強免疫系統。
維生素 B 群 外加 維生素 B₁（硫胺素）和 維生素 B₃（菸鹼素）	依照產品標示。 每日 300 毫克。請勿超過此劑量。	維生素 B 一起使用時，作用較好。 對於控制膽固醇濃度很重要。 降低膽固醇。不要使用持續釋放型配方以及菸鹼醯胺。 注意：若有肝臟疾病、痛風或高血壓，請勿服用菸鹼素。
維生素 C 與 生物類黃酮	每日 3,000～8,000 國際單位，分成數次。	降低膽固醇。
維生素 E	開始時每日 200 國際單位，之後慢慢增加至每日 1,000 國際單位。	改善循環。使用乳劑較快被吸收。使用 d-α-生育醇形式。

補充品	建議用量	說明
有幫助者		
必需脂肪酸（黑醋栗子油、琉璃苣油、月見草油和來自 Wakunaga 的 Kyolic-EPA 是良好來源）	依照產品標示。建議和維生素 E 一起使用。	降低低密度脂蛋白的濃度以及使血液變淡。
來自 Source Naturals 的 Heart Science	依照產品標示。	含有抗氧化物質可以降低膽固醇，加上藥草、維生素和其他營養素可以保護心臟以及促進健康的心血管功能。
蛋白質分解酵素	依照產品標示，隨餐和兩餐之間服用。	幫助消化。 注意：不要給小孩使用。
硒	每日 200 微克。懷孕期間，每日勿超過 40 微克。	缺乏硒與心臟疾病有關。
香菇（shiitake）萃取物 或 靈芝（reishi）萃取物	依照產品標示。 依照產品標示。	幫助控制和降低膽固醇。

藥用植物

❑ 番椒（辣椒）、金印草、山楂果等，有益於降低血膽固醇。
   注意：若每天內服金印草，一次不要連續使用超過 7 天。在懷孕期間不可使用，若你對豕草過敏，則使用時要小心。
❑ 螺旋藻作為每天的基礎用藥，可降低血膽固醇。

建議事項

❑ 降低血膽固醇濃度的食物：蘋果、香蕉、胡蘿蔔、冷水魚類、乾豆、大蒜、葡萄柚和橄欖油。
❑ 大量攝取來自於水果、蔬菜和全穀類的纖維。水溶性纖維對於降低血清膽固醇是很重要的，主要的食物來源為大麥、豆類、糙米、水果、葡萄甘露聚糖、瓜爾豆膠和燕麥。燕麥麩及糙米糠是降低血膽固醇的最佳選擇，而全穀類和糙米也是良好來源。因為纖維會吸收食物中的礦物質，因此需額

外補充礦物質，但勿與纖維同時使用。

❏ 喝新鮮的果汁，尤其是胡蘿蔔、芹菜和甜菜汁。胡蘿蔔汁可幫助肝臟中的脂肪由膽汁排出並且幫助降低膽固醇。

❏ 每月禁食一次是相當有益的。禁食期間，使用螺旋藻以及胡蘿蔔和芹菜汁或檸檬以及蒸餾水。（請見第三部的禁食）

❏ 只使用未精製的冷凍或榨油機擠壓出的油。冷凍加壓油加工期間未加熱超過 43.3℃—在此溫度，會開始酵素的破壞。使用的蔬菜油，在室溫下是液態，像是橄欖油、黃豆油、亞麻子、月見草和黑醋栗子油。但橄欖油是被建議使用的。

❏ 不要吃任何核果類，除了未加工的、未添加鹽的胡桃以及杏仁。杏仁含有豐富的精胺酸，並且有研究顯示攝取超過四週會使血膽固醇濃度降低。

❏ 降低飽和脂肪酸和膽固醇的攝取。所有來自動物性脂肪以及椰子油，富含飽和脂肪酸。飲食中排除所有的氫化脂肪和硬化的脂肪和油類，像是乳瑪琳（植物奶油）、豬油和牛油。但是，乳瑪琳含有植物固醇，對身體很好。不要攝取加熱的脂肪或是加工過的油類，並且避免動物性產品（尤其是豬肉和豬肉產品）以及油煎或多脂肪的食物。小心閱讀食物產品的標籤。攝取脫脂牛奶、含低脂肪的乾酪以及無皮的白色家禽肉類。

❏ 不要攝取酒精、蛋糕、糖果、碳酸飲料、咖啡、肉汁、合成奶油、派、加工或精製的食物、精製的醣類、茶、抽菸或白麵包。

❏ 規律的運動。在執行任何新的運動計畫前，必須與自己的醫療照顧人員商討。

❏ 試著避免壓力和緊繃的情緒。學習壓力管理技術。（請見第二部的緊張／壓力）

考慮事項

❏ 高膽固醇直接與動脈硬化、心血管疾病、循環上的問題、心臟病以及高血壓有關。這些疾病在第二部個別討論。

❏ 肉類和乳製品是飲食中膽固醇的主要來源，而蔬菜和水果不含膽固醇。

❏ 有些人使用乳瑪琳或植物酥油來取代牛油，因為它們不含膽固醇。然而，這些產品含有順式和反式的脂肪酸，一旦遇到熱很容易氧化並且可能使動

脈阻塞，並且與自由基形成造成的傷害有關。

❏ 咖啡可能會使血膽固醇升高，因此發生心臟病危險會超過兩倍。根據《新英格蘭醫學期刊》報導，觀察 15,000 位嗜飲咖啡者發現咖啡的攝取增加，則血膽固醇濃度會上升。

❏ 奶油代替品，很可惜的並非取代乳製品的最佳選擇。因為許多這類產品均含椰子油，這是高度飽和的脂肪酸。豆奶或杏仁奶較好。

❏ 身體是需要一些脂肪，但是它們必須是正確的種類。好的脂肪會提供必需脂肪酸，對於維持健康的身體是很重要的。脂肪會提供熱量並且在消化管的時間較蛋白質或醣類長，因此會有飽足感。它們在腸道扮演潤滑劑的角色，產生體熱以及攜帶脂溶性維生素 A、D、E、K。保護神經纖維的保護髓磷脂束是由脂肪所組成的。所有的細胞膜也是由脂肪所組成。很不幸的，大部分美國人攝取太多錯誤的脂肪，是飽和脂肪酸、氫化和加熱脂肪，而這些與肥胖、心血管疾病以及某些癌症有關。

❏ 人類生長激素療法已經發現會降低膽固醇。（請見第三部的生長激素療法）

❏ 許多速食餐廳使用牛油烹調漢堡、薯條、炸雞、魚排等等。這些油炸食物不僅含有高膽固醇，而且這些脂肪在高溫下烹調會形成氧化物質以及自由基。加熱的脂肪尤其是油炸食物，也會產生有毒的順式脂肪酸，而此種脂肪酸類似飽和脂肪酸合造成動脈阻塞和使血膽固醇升高。

❏ 有些藥物會使血膽固醇升高，包括類固醇、高劑量口服避孕劑、furosemide（Lasix）和其他的利尿劑、左多巴（L-dopa，商品名 Dopar、Larodopa 和 Sinemet，治療帕金森氏症的藥）。β-阻斷劑通常可以控制高血壓，但是可能會造成低密度脂蛋白與高密度脂蛋白的比例改變。這些藥物或其他的任何藥物，均需醫生的指示才可使用，不然可能會造成高血膽固醇。

❏ 有些人主張服用木炭錠可以降低血膽固醇。然而木炭也會連同膽固醇一道吸收好的營養素。活性木炭不能每天使用，並且它不能同時與其他的補充劑或藥物一起使用。其他的專家建議使用魚油膠囊來降低膽固醇，但是魚油是百分之百的脂肪，並且攝取魚油可以降低血脂肪還沒有證實。

❏ 純的橄欖油有助於降低血膽固醇。含豐富的單元不飽和脂肪酸的橄欖油或許可以解釋為何義大利人以及希臘人體內的血膽固醇不高。

❏ 研究顯示，穀類、水果和蔬菜會使血膽固醇降低。美國以及北歐人大量攝取肉類和乳製品，心血管疾病的發生率很高。甚至在這些地區的小孩，因爲高膽固醇血症而有漸進性的血管疾病症狀發生。

❏ 在超市中的降膽固醇藥物必須要有醫生的處方才能獲得，並且它們可能有一些副作用。我們相信這些藥物應該只有使用在長期需要者。正確的藥物使用方式並且配合飲食中去除動物脂肪（包括肉類、牛以及所有的乳製品）以及增加大量的纖維攝取（包括全穀類、水果和蔬菜），可以使血清脂肪維持在正常範圍內。

❏ 陽光，或是說缺乏日曬，顯示出與膽固醇有相反的影響。

❏ 一些有遺傳疾病的人，爲了降低低密度脂蛋白的濃度而減少攝取對健康有益的食物。對於這些人，有研究顯示在皮膚下植入可以使低密度脂蛋白分解的酵素，使它們堆積於動脈壁形成血斑之前先被移除，以控制血漿中低密度脂蛋白的濃度。

❏ 有一些有關高膽固醇濃度對立的理論。有一些開業醫生認爲高膽固醇與心血管疾病的相關性是很小的。印度、瓜地馬拉、波蘭和美國的研究主張動脈粥狀硬化和膽固醇濃度之間並沒有相關性。然而，最好還是把膽固醇含量以嚴肅態度看待，與你會不會有心臟疾病有很大相關。

❏ 另可見第二部中的動脈硬化症／動脈粥狀硬化、心血管疾病、血液循環問題及高血壓。也可見第三部的螯合療法。

單核白血球增多症（Mononucleosis）

單核白血球增多症是一種感染性病毒的疾病。大約有百分之八十五的病患是受到艾普斯坦—巴爾病毒（EBV）感染，也有不少數病患是感染到巨細胞病毒（CMV），這兩種病毒都是疱疹之一。病毒一旦進入人體，會刺激淋巴球（白血球），而單核白血球主要影響呼吸系統、淋巴組織和頸部、鼠蹊、腋窩、肺支氣管、脾臟和肝臟的腺體。症狀包括抑鬱、容易疲累、發燒、全身疼痛、頭痛、黃疸、食慾降低、喉嚨痛、左上腹疼痛、眼皮腫大及腺體腫大，有時甚至皮膚會起紅疹。脾臟可能會腫大，也可能影響到肝功

能。腦膜炎、腦炎（腦部發炎）或脾臟破裂，都會引起單核白血球增多症這種併發症。

引發單核白血球增多症的病毒會藉由人與人之間的親密接觸例如接吻、一起吃東西或共用器皿，而傳染給其他人，也會經由性行為或像感冒一樣由空氣傳染。此疾病的潛伏期，兒童大約是 10 天，成人是 30 到 50 天之間。多數的病患都是在軍隊裡或是在學院裡受到感染，也是生活條件擁擠或是睡眠模式不適當，因此，中學生也是最易受到這疾病感染的高危險群。單核白血球增多症最常見於兒童和成人，所以大約百分之九十的人血液中都有單核白血球抗體，即表示他們曾經有受到感染過，甚至有些人可能都沒發覺。

由於單核白血球增多症的症狀常與感冒相似，因此常會被誤判，但是，單核白血球增多症的症狀通常會持續很久。此症狀急性發作時會持續二到四週，而且在症狀消失後，仍會感到疲勞，約三到八週之久。在某些患者，這症狀可能會不斷地復發，長達有一年以上。若器官移植、愛滋病或其他病毒而造成免疫系統變差，則會使單核白血球增多症變得更嚴重或是變成慢性症狀。

單核白血球增多症的診斷是透過培養血液得知，當有特異性抗體出現時，即表示有單核性白血球的存在。肝功能檢查也有助於診斷。

除非有其他情況，以下的建議劑量皆是針對成人的。對於 12 到 17 歲之間的兒童，可以將劑量降低到建議劑量的四分之三，而 6 到 12 歲的兒童則是降低一半的劑量，6 歲以下的兒童使用四分之一的劑量即可。

營養素

補充品	建議用量	說明
非常重要者		
嗜乳酸桿菌（來自 Wa-kunaga 的 Kyo-Dophilus 和來自 American Biologics 的 Bio-Dophilus 是良好來源）	依照產品標示。	對有益菌非常重要。使用非乳製品配方。

補充品	建議用量	說明
非常重要者		
蛋白質分解酵素	依照產品標示，每日 3 ～4 次，空腹服用，兩 餐之間和睡前服用。	降低發炎，和有助於營養素的吸 收。
維生素 A 與 混合的類胡蘿蔔素 和 維生素 E	每日 25,000 國際單位， 服用 2 週，再慢慢減少 到每日 15,000 國際單 位。懷孕期間，每日勿 超過 10,000 國際單位。 每日 400～800 國際單位 ，服用 4 週，再慢慢減 少到每日 400 國際單位。	為免疫系統所需。使用乳劑形式 較易吸收，且在高劑量時較安 全。 使用 d-α-生育醇形式。
維生素 C 與 生物類黃酮	每日 5,000～10,000 毫 克，分成數次。	增強免疫系統和破壞病毒。使用 緩衝處理過或酯化過的形式較 佳。
重要者		
二甲基甘胺酸（DMG） （來自 FoodScience of Vermont 的 Aangamik DMG）	每日 2 次，每次 125 毫 克。	免疫促進劑，可增強組織氧合作 用。
游離形式的胺基酸複合 物	每日 2～3 次，每次四分 之一茶匙，空腹服用。	提供蛋白質，為組織建造及修復 所需。使用粉末形式較佳。
大蒜（來自 Wakunaga 的 Kyolic）	每日 3 次，每次 2 膠 囊，隨餐服用。	強的免疫促進劑，為天然抗生 素。
維生素 B 群 外加 維生素 B$_{12}$	每日 3 次，每次服用每 種主要的維生素 B 各 100 毫克，隨餐服用 （在綜合錠劑中，各種 維生素的含量會有所不 同）。 每日 2 次，每次 2,000 微 克。	維生素 B 群可增加能量釋放，維 持基本生理功能所需，例如正常 腸胃道和腦部功能。建議使用舌 下形式，必要時可用注射形式 （在醫師的監督下）。 腸胃道正常消化所需和預防貧 血。使用錠劑或舌下形式維生素 B$_{12}$。

補充品	建議用量	說明
重要者		
鋅錠	依照產品標示。	強抗氧化劑，有助於預防自由基。
有幫助者		
舞菇（maitake）萃取物 或	依照產品標示。	為蘑菇萃取物，可增強免疫，且具有對抗病毒的特性。
靈芝（reishi）萃取物 或	依照產品標示。	
香菇（shiitake）萃取物	依照產品標示。	
綜合維生素和礦物質複合物 與		為維持正常細胞所需的所有營養素。使用高效能配方。
鈣 和	每日 1,000 毫克。	
鎂 和	每日 75～1,000 毫克。	
鉀	每日 99 毫克。	
生的胸腺 加	每日 3 次，每次 500 毫克。	增強免疫反應。（請見第三部的腺體療法）
多種腺體複合物（來自 American Biologics 的 Multi-Glandular）	依照產品標示。	

藥用植物

❑ 紫雲英和紫錐花可增強免疫系統。

❑ 貓勾藤有加強免疫的特性和防止病毒感染。

❑ 蒲公英和牛奶薊可以保護肝臟。

❑ 金印草可以對抗感染。喉嚨痛時，可將無酒精成分的金印草滴在嘴巴數滴，含著幾秒鐘後再吞下，每四小時服用一次，連續 3～5 天。

　　注意：若每天內服金印草，一次不要連續使用超過 7 天。在懷孕期間不可使用，若你對豕草過敏，則使用時要小心。

❑ 橄欖葉萃取物發現可幫助抑制引發單核白血球增多症的病毒之生長。

❏ 保哥果會平衡結腸內的菌叢。

❏ 螺旋藻含有植物營養素，其可促進免疫系統。

建議事項

❏ 飲食中至少有百分之五十的生鮮食物，而且儘可能多吃。例如：強調有益健康的濃湯、根莖類蔬菜和全穀類，包括糙米等。

❏ 每天至少喝八大杯的水，可額外喝新鮮果汁。

❏ 避免咖啡、油炸食物、加工食品、不含酒精的飲料、刺激性物、糖、茶、或白麵粉食品，這些都會降低免疫力。

❏ 每天少量多餐，每天約 4～6 餐，避免其中任一餐暴飲暴食。

❏ 多休息，在疾病的急性期，最好按照生理時鐘休息。

❏ 在一杯溫開水裡加二分之一茶匙的鹽巴，用溫鹽水漱口可減輕喉嚨痛的症狀，一天多漱口幾次。

❏ 使用植物來源的蛋白質補充劑，Nature's Plus 的 Spirutein 是很好的蛋白質飲料，於隨餐飲用。

❏ 使用葉綠素錠劑，或來自深綠色蔬菜或小麥草汁製成的液體形式之「綠色飲品」。Wakunaga 的 Kyo-Green 即是濃縮的天然大麥和小麥草製成的，是胺基酸、維生素、礦物質、類胡蘿蔔素、葉綠素及酵素的豐富來源，另外，綠藻、海帶及糙米亦有同樣效果。

❏ 在腸道消化蠕動時，腹部不要太過用力，以防傷害到腫大的脾臟。

❏ 罹患有單核白血球增多症的兒童或成人，請勿服用阿斯匹靈，可能會導致一些併發症，例如雷氏症候群。（請見第二部的雷氏症候群）

❏ 儘可能避免與其他人有身體上的接觸。任何東西在使用過後都必須擦拭，也要避免分享食物、餐具或毛巾等，而且要經常洗手。

❏ 在身體尚未痊癒之前，避免激烈運動。

❏ 假如發燒超過 38.9°C以上，或左上腹部至少痛 5 分鐘以上，或喉嚨發炎引起呼吸和吞嚥困難時，最好請醫師檢查，這些徵象可能會嚴重惡化。

考慮事項

❏ 一旦被感染EBV和CMV會終生帶有此病毒，雖然在大部分的患者中，急

性發作的症狀最後會消失。由於單核白血球增多症目前尚無治癒的方法，適當的飲食和補充品，以及多休息，對這病患而言最重要的。

❑ 除非有二次感染，如耳朵發炎或喉嚨痛，否則很少會使用抗生素。然而，大約有百分之二十的病患有喉嚨痛的症狀，所以會用抗生素治療。但是，要避免使用ampicillin（商品名：Omnipen、Polycillin）這類抗生素，因為這類藥物會引起皮膚紅疹，和惡化與單核白血球增多症有關的併發症。

❑ 適當的休息、運動及營養對健康的維持是很重要的，也可預防單核白血球增多症。

❑ 蛋白質是促進抗體生成所必需的元素，產生的抗體可以對抗一些併發症如肝炎和黃疸。

❑ 請見第二部的慢性疲勞症候群。

雷諾氏病
（對稱性壞疽，Raynaud's Disease）
／雷諾氏現象（Raynaud's Phenomenon）

雷諾氏病是四肢的血液循環異常引起的，有時會對冷非常敏感。當雙手暴露在低溫時，手指或腳趾的小動脈會突然收縮而引起抽筋，結果手指或腳趾的組織無法從血液獲得足夠的氧氣，而變成蒼白或是藍紫色。時間一久，手指或腳趾周圍則布滿缺氧的組織且容易造成慢性感染，最後，潰瘍則形成。若動脈收縮的時間持續拉長，症狀嚴重的患者往往需要截肢，這些情況最常見於女性。雷諾氏現象（Raynaud's phenomenon）的症狀與雷諾氏病很相像，但它是由手術、外傷、凍傷、自發性免疫疾病例如：狼瘡或風溼性關節炎等所引起的併發症。

有些藥物也會影響血管，例如鈣離子阻斷劑、麥角甾醇（ergot）藥物、及α-或β-腎上腺素阻斷劑等藥物，都是已知會產生類似雷諾氏症的副作用。最近有研究者發現，雷諾氏症與某些血管收縮異常症狀有關聯，像是偏頭痛

和變黃型心絞痛（Prinzmetal's angina）有關，變黃型心絞痛是冠狀動脈痙攣引起的心絞痛之一。（請見第二部的血液循環問題）

營養素

補充品	建議用量	說明
必需者		
輔酶 Q$_{10}$ 加 來自 Coenzyme-A Tech- nologies 的輔酶 A	每日 100～200 毫克。	促進組織氧合作用。 與輔酶 Q$_{10}$ 協同提供免疫系統對多種危險物質的解毒能力。
維生素 E	開始每日 200 國際單位，慢慢增加到每日 1,000 國際單位。	促進血液循環，具有抗凝血作用，可溶解血塊。使用 d-α-生育醇形式。使用乳劑形式較易吸收，且在高劑量時較安全。
非常重要者		
鈣 和 鎂 和 鋅	每日 1,500 毫克，睡前服用。 每日 750 毫克。 每日 50 毫克，所有補充劑中的含量相加起來，每日不要超過 100 毫克。	保護動脈免於由突然的血壓改變所造成的壓力。
葉綠素 或 來自 Wakunaga 的 Kyo-Green	依照產品標示。 依照產品標示。	有助於對抗感染和促進血液循環。綠色飲品是從深綠色蔬菜製備的，可提供葉綠素和其他營養素。
膽鹼 和 肌醇	依照產品標示。	降低膽固醇和促進血液循環。
二甲基甘胺酸（DMG） （來自 FoodScience of Vermont 的 Aangamik DMG）	每日 3 次，每次 1 錠。	促進組織氧合作用。

補充品	建議用量	說明
非常重要者		
卵磷脂顆粒 或 膠囊	每日 3 次，每次 1 湯匙，隨餐服用。 每日 3 次，每次 1,200 毫克，隨餐服用。	降低血脂質濃度。
維生素 B 群 外加 維生素 B6（吡哆醇） 和 葉酸 加 維生素 B3（菸鹼素）	每日服用每種主要的維生素 B 各 100 毫克（在綜合錠劑中，各種維生素的含量會有所不同）。 每日 50 毫克。 每日 400 微克。 每日 100 毫克，請勿過量。	代謝脂肪和膽固醇必需各種維生素 B。使用高效能配方。 擴張小動脈，促進血液循環。 注意：若有肝臟疾病、痛風或高血壓，請勿服用菸鹼素。
重要者		
來自 Aerobic Life Industries 的 Aerobic 07	依照產品標示。	促進組織氧合作用。
蜂膠 或 蜂王漿	依照產品標示。 依照產品標示。	強化心血系統，且為天然的抗生素。
亞麻子油 或 月見草油 或 鮭魚油	每日 1,000 毫克。 每日 1,000 毫克。 依照產品標示。	提供必需脂肪酸，為血液循環所需，且有助於預防動脈血管硬化。

藥用植物

❑ 北美升麻有助於血液循環和降低膽固醇濃度。

　　注意：懷孕婦女請勿服用此藥草。

❑ 假葉樹、番椒（辣椒）、銀杏及保哥果可促進血液循環和強化血管，這些

藥草可以個別使用或是合併使用。

❏ 牛膝草證實有助於改善血液循環的問題。

建議事項

❏ 飲食中必需有包含百分之五十的生鮮食物。見第一部中的營養、飲食與健康中的飲食指南。

❏ 避免油膩和油炸的食物。

❏ 避免咖啡因，咖啡因會刺激血管收縮。

❏ 保持四肢手腳的暖和，最好住在溫暖的氣候。外出時請勿打赤腳，並且最好穿著合適的鞋子。天氣冷時，最好都戴著手套。

❏ 儘可能避免緊張。

❏ 避免會引起血管收縮的藥物，例如口服避孕藥和治療偏頭痛的藥物。

❏ 請勿抽菸，菸裡的尼古丁會刺激血管收縮。

考慮事項

❏ 鈣離子阻斷劑如 nifedipine（商品名：Adalat、Procardia）是普遍用來治療雷諾氏現象的藥物，但是與其他所有藥物一樣，是有副作用的。

❏ 請見第二部的血液循環問題。

血栓靜脈炎（Thrombophlebitis）

靜脈炎是指靜脈的發炎。這問題常發生在四肢末端，特別是腿部。如果發炎作用與靜脈內血栓（血塊）的生成有關，這種情況又稱為血栓靜脈炎。

血栓靜脈炎有淺層或是深層之分。淺層是指皮下靜脈或接近皮膚表面的靜脈受到影響。血栓淺靜脈炎（superficial thrombophlebitis）可以觸摸得出來（其感覺較硬），皮膚下可看出有一條淡紅色的線，局部有腫起、疼痛以及觸摸時很柔軟。假如有大範圍的靜脈受到牽連，淋巴管也有發炎的可能。血栓淺靜脈炎通常是由創傷、感染、長時間站立、缺乏運動以及使用靜脈內藥物而引起的。懷孕、靜脈曲張、肥胖以及抽菸都會增加血栓淺靜脈炎的危

險。血栓靜脈炎也可能與環境因子或過敏有關聯。這種症狀的診斷有賴於醫生發現或是由醫療史發現其潛伏性的危險增加。

深部靜脈血栓（deep venous thrombosis, DVT）也是所謂深部靜脈的血栓，指肌肉裡或是肌肉之間的靜脈發炎。DVT比血栓淺靜脈炎還要嚴重，因為受到影響的靜脈管徑較大而且位於腿部肌肉內層。這些靜脈通常也身負重任，將腿部百分之九十的血液運送回心臟。DVT的症狀包括疼痛、溫暖、腫脹和／或腿部皮膚變成藍紫色，這些症狀有時還會伴隨發燒和寒顫。疼痛的感覺是深處內痛覺，當站立或行走時會更痛；在休息時感覺會較好，尤其是休息時將腿抬高。在皮膚下的靜脈可能會擴大變得更容易看見。靜脈的發炎反應若發生在骨盆則稱為骨盆血栓靜脈炎。

形成 DVT 最主要的危險因子是血液通過靜脈時受到限制，導致靜脈慢性功能障礙，其症狀包括有腫脹、色素沈著增加、皮膚炎以及潰瘍。DVT甚至會對生命造成威脅，若靜脈內襯有剝落形成血塊，便會隨著血流到心臟、肺臟或腦部，以及其他器官的血液循環受到中斷。但是，儘管其有潛在性的危險，DVT有時完全不會出現症狀，當然，幾乎有半數的人完全沒有症狀。為了有效診斷出DVT，醫師必須藉由其他異常症狀發現，包括蜂窩組織炎和動脈阻塞性疾病，常以血液凝集試驗或都卜勒超聲波檢查。

靜脈中血塊形成的原因目前尚未清楚。在大多數的病例中，血塊多是血管內襯的極小傷口形成。舉例來說，假如血管有極微小的撕裂，身體修復過程的正常部分：最初的凝塊。血小板會聚集在傷口區域，進行一系列的反應產生纖維蛋白原，其會捕捉細胞、血漿以及很多血小板構成一個網，結果是一個血液凝塊。其他深層血栓形成的原因包括不正常的血液凝血趨勢、血液循環不良、某些癌症以及貝賽特氏病（Behçet's syndrome）。貝賽特氏病是患者其小血管有形成血塊的傾向。其他會增加 DVT 的危險因素包含有新生兒、手術、創傷、避孕藥。

任何人都可能會得血栓靜脈炎，但是女性較男性好發。發展成 DVT 的危險性也會在 40 歲以後明顯增加，是 20 歲時的三倍。

營養素

補充品	建議用量	說明
重要者		
乙醯-L-肉鹼（acetl-L-carnitine）	每日 500 毫克。	預防脂肪堆積在血管和腦部。
輔酶Q10	每日 100～200 毫克。	促進血液循環和保護心臟。
亞麻子油 或 來自 Nature's Secret 的 Ultimate Oil	每日 2 茶匙。 依照產品標示。	提供必需脂肪酸，其可減少血塊產生並保持靜脈和動脈柔軟及圓滑，促進心血管系統的健康。
大蒜（來自 Wakunaga 的 Kyolic）	每日 3 次，每次 2 膠囊，隨餐服用。	促進血液循環和稀釋血液。
來自 Source Naturals 的 Heart Science	依照產品標示。	包含強力的抗氧化劑和動脈內襯保護因子。
L-半胱胺酸 和 L-甲硫胺酸	每日 500 毫克，空腹服用。可與開水或果汁一起服用，但勿與牛奶一起服用。若同時服用 50 毫克維生素 B6 及 100 毫克維生素 C 則更容易吸收。	保護細胞，預防脂肪堆積在血管管壁。（請見第一部的胺基酸）
卵磷脂顆粒 或 膠囊	每日 3 次，每次 1 湯匙。 每日 3 次，每次 1,200 毫克，餐前服用。	脂肪乳化劑，促進血液循環。
L-組胺酸	每日 500 毫克。	血管擴張的重要因子。
鎂 加 鈣	每日 1,000 毫克。 每日 1,500 毫克。	為血液中自然的稀釋因子，可減少異常血塊形成。 與鎂共同作用。
甲基硫化甲烷（MSM）	依照產品標示。	舒緩疼痛和發炎反應。
松樹皮中的成分 或 葡萄子萃取物	每日 3 次，每次 50 毫克。 依照產品標示。	抗氧化劑，其可回復動脈管壁彈性、減少血管疾病的危險以及血栓靜脈炎。

補充品	建議用量	說明
重要者		
維生素 C 與 生物類黃酮	每日 4,000～8,000 毫克。	促進血液循環和減少血塊形成。 預防瘀傷和促進痊癒。
維生素 E	開始服用每日 400 國際單位，慢慢增加至每日 1,600 國際單位。若有凝血異常或是高血壓者，開始服用每日 100 國際單位，慢慢增加至每日 400 國際單位。	稀釋血液和減少血小板的黏稠性。使用 d-α-生育醇形式。建議使用乳劑形式，因較易吸收和服用劑量高時較安全。
鋅	每日 50 毫克。所有補充劑中的含量相加起來，每日不要超過 100 毫克。	有助潰瘍痊癒和促進免疫作用。可維持體內維生素 E 濃度。使用葡萄糖酸鋅錠劑或 OptiZinc 可得到較好的吸收。
有幫助者		
來自 Solgar 的 Advanced Carotenoid Complex	依照產品標示。	包含抗氧化劑、免疫強化因子、自由者清除者、強力的癌症對抗因子和心臟疾病保護因子。
來自 Natureworks 的 Body Essential Silica Gel	依照產品標示。	對靜脈和皮膚組織的痊癒有益。
來自 OxyFresh 的 Body Language Super Antioxidant	依照產品標示。	保護身體免於自由基、環境壓力和污染物侵害。
維生素 B 群	依照產品標示。	促進痊癒和身體機能正常。

藥用植物

❑ 苜蓿、保哥果、紅覆盆子、迷迭香以及西洋蓍草是抗氧化類藥草，可促進血液氧合作用。

❑ 假葉樹可促進血液循環。

❑ 番椒（辣椒）可稀釋血液、降低血壓以及促進血液循環。番椒也可以與薑、車前草以及金縷梅混合，直接敷在受影響的部位。

❑ 薑、並頭草以及纈草根具有稀釋血液和改善血液循環。

❑ 銀杏可以促進血液循環和腦部功能，也是一種強力的抗氧化劑。

❑ 腿部潰瘍可使用無酒精成分的金印草治療。可以數滴萃取液將消毒過的紗布沾溼，敷在患部。

❑ 山楂具有稀釋血液、降低膽固醇以及保護心臟的作用。

❑ 橄欖葉萃取物有預防感染的作用。

建議事項

❑ 多吃新鮮蔬菜水果、生核果和種子、黃豆製品以及全穀類。

❑ 減少紅肉的攝取，最好是能夠完全不吃。

❑ 避免任何乳製品、燒烤或鹽製品、加工製品或部分氫化的蔬菜油。

❑ 定期運動。走路、游泳以及其他運動皆可促進血液循環、預防靜脈功能變差以及降低血塊產生的傾向。

❑ 可以使用以上建議的藥用植物來泡三溫暖，或以冷熱毛巾交互溼敷。（請見第三部的坐浴療法）

❑ 若站了一整天，可躺下將雙腳抬起並高於頭部 15 分鐘，每日一次，這樣非常有效。

❑ 考慮穿特殊的彈性襪（具有抗血栓功能的襪子），促進血液循環。

❑ 如果有抽菸，最好戒菸。菸會使血管收縮，導致血液循環變差和血流不順。尤其是有服用避孕藥者，這點非常重要。（請見第二部的抽菸成癮）

❑ 避免穿緊身衣服，例如穿及膝襪子和繫緊腰帶，會使血液循環不良。

❑ 曾經有腿部靜脈腫脹和疼痛持續兩週，建議請給醫生檢查。

❑ 假如你必須臥床，建議儘可能多移動你的腿，促使靜脈內的血液回流。每日需清洗雙腿，預防微生物感染。儘量避免使用會使皮膚乾燥的東西。若腿部有任何紅疹或腫脹，這可能是感染的徵兆，最好請醫生檢查。

❑ 若腿部已經有潰爛，儘量保持傷口清潔，預防感染微生物。並遵從醫生的醫療指示治療傷口，腿部潰瘍通常會花三個月到一年的時間才會痊癒。（請見第二部的腿潰瘍）

考慮事項

☐ 血栓淺靜脈炎的治療通常是抬高腿部、在腿部敷溫熱的毛巾以及臥床休息。醫師也可能會開抗發炎藥物的處方箋。

☐ 阿斯匹靈（每天服用少於一顆量）是可以有效治療 DVT 的抗凝血劑。

☐ DVT 是潛伏性的嚴重健康問題，住院病人多半會擔心這情況。醫師通常會給予抗凝血劑例如肝磷脂（heparin）或 warfarin（Coumadin），有口服和靜脈注射。也可能以手術治療受損的靜脈，以預防血塊形成並運送到肺部，會導致所謂的肺栓塞。治癒時間因人而異，端看疾病的嚴重程度。
註：若有服用降血脂藥物者，請勿同時服用維生素 E。

☐ 貝賽特氏病（Behçet's syndrome）是慢性的全身性疾病，會有血栓靜脈炎合併關節炎、眼睛的虹膜炎和葡萄膜炎（uveitis）以及口腔和生殖器的潰瘍。這疾病遍及全世界，但是較好發於亞洲和地中海岸之年輕男性。貝賽特氏病患者應該要避免穿刺的行為，這樣會誘發皮膚傷口引起發炎反應。

☐ 請參考第二部的血液循環問題和腿潰瘍。

靜脈曲張（Varicose Veins）

　　靜脈曲張是靜脈血管不正常的擴大、呈藍紫色及靜脈好像隆起來的樣子，並且常常有麻木和疼痛的感覺。造成靜脈曲張的主要原因，是靜脈內的瓣膜功能失調所致。當血液從心臟出去流入動脈，提供身體組織養分和氧氣後，會再從靜脈回到心臟。靜脈和動脈一樣是有各種大小的管子，但是，靜脈管壁內有動脈所沒有的瓣膜，可使血液流回心臟且避免回流。假如，靜脈內的瓣膜無法正常作用，會使血液循環受阻，並堆積在靜脈部位，導致靜脈擴張。因此，靜脈曲張的特徵就是腫脹、腿部不舒適、腿部腫大、搔癢、抽筋及腿部有沈重感。

　　長時間維持一種姿勢如坐著或是站著、坐時雙腿交叉或是不常運動的人，容易造成血液循環不良而導致靜脈曲張。體重過重、提重物以及懷孕，會增加腿部的壓力，易造成靜脈曲張。而便秘、心臟衰竭、肝臟疾病及腹部

腫瘤也對靜脈曲張的形成扮演重要的成因。若缺乏維生素 C 和生物類黃酮（主要是芸香苷），會使靜脈管壁的膠原纖維變得較脆弱，進而形成靜脈曲張。有靜脈曲張家族史的人也會有這症狀的傾向。有研究指出荷爾蒙補充療法（HRT）和口服避孕藥也與靜脈曲張的形成有關。在美國，估計有一半以上的中年人都有靜脈曲張的症狀，而且女性多於男性。

　　大部分患者的靜脈曲張症狀並不會引起嚴重的問題，且可以在家裡做些簡單的居家護理。然而，有些患者對其靜脈曲張的症狀未給予適當的治療，則容易引起皮下出血、深層靜脈形成血塊、曲張部位附近出現類似溼疹的情形、腳踝附近有潰爛的斑點等併發症。如果情況嚴重的話，會有更多的併發症，例如靜脈炎（靜脈發炎）、血栓性靜脈炎（受損的靜脈內有血塊形成）、缺血性後期的症狀（指許多種症狀包括腿部潰瘍）、靜脈破裂出血或肺栓塞（腿部的血塊跑至肺部）。

營養素

補充品	建議用量	說明
非常重要者		
輔酶 Q_{10} 加	每日 100 毫克。	促進組織的氧合作用、血液循環及增強免疫力。
來自 Coenzyme-A Technologies 的輔酶 A	依照產品標示。	與輔酶 Q_{10} 共同作用提供免疫系統對多種危險物質的解毒能力。
二甲基甘胺酸（DMG）（來自 FoodScience of Vermont 的 Aangamik DMG）	每日 3 次，每次 50 毫克。	促進組織對氧的利用。
必需脂肪酸（來自 Nature's Secret 的 Ultimate Oil 是良好來源）	依照產品標示。	減輕疼痛和有助保持血管的柔軟和圓滑。
麩胱甘肽	依照產品標示。	保護心臟、靜脈及動脈避免受到氧化傷害。
松樹皮中的成分 或 葡萄子萃取物	依照產品標示。 依照產品標示。	促進血液循環、增強免疫力、清除自由基及強化心血管系統等的結締組織。

補充品	建議用量	說明
非常重要者		
維生素 C 加	每日 3,000～6,000 毫克。	減少血液凝塊，促進血液循環。
生物類黃酮複合物 外加	每日 100 毫克。	促進健康和預防瘀傷。
芸香苷	每日 3 次，每次 50 毫克。	為強力的非枸櫞生物類黃酮，有助於強化血管。
重要者		
維生素 E	開始每日 400 國際單位，慢慢增加至每日 1,000 國際單位。	促進血液循環和預防腿部的沈重感。使用 d-α-生育醇形式。
有幫助者		
來自 Aerobic Life Industries 的有氧堆積清腸劑（ABC）	依照產品標示。與其他補充劑和藥物分開使用。	維持大腸的清潔是很重要的。
啤酒酵母	依照產品標示。	含必需的蛋白質和維生素 B。
卵磷脂顆粒 或 膠囊	每日 3 次，每次 1 湯匙，隨餐服用。 每日 3 次，每次 1,200 毫克，隨餐服用。	脂肪乳化劑，可幫助血液循環。
綜合維生素和礦物質複合物	依照產品標示。	均衡各種營養素。
維生素 A 加 天然的類胡蘿蔔複合物（Betatene）	每日 10,000 國際單位。 依照產品標示。	強化疫力，保護細胞及延緩老化。
維生素 B 群 外加 維生素 B6（吡哆醇） 和 維生素 B12	每日 3 次，每次 50～100 毫克，隨餐服用。 每日 50 毫克。 每日 300～1,000 微克。	食物消化需要各種維生素 B，舌下形式的維生素 B 效果最好。
維生素 D3 加 鈣	每日 1,000 毫克，睡前服用。 每日 1,500 毫克，睡前	一起給予有助於減輕腿部的抽筋。 使用鈣螯合形式。

補充品	建議用量	說明
有幫助者		
和	服用。	
鎂	每日 750 毫克，睡前服用。	
鋅	每日 80 毫克。	幫助痊癒。
加		
銅	每日 3 毫克。	平衡鋅所需。

藥用植物

❏ 蘆薈膠是使用起來很清涼並可減輕靜脈曲張的局部用藥。

❏ 山桑椹可維持結締組織（包括靜脈曲張）的健康。

❏ 鳳梨酵素可減少血管內凝塊的形成。

❏ 假葉樹、銀杏、雷公根及山楂果可促進腿部的血液循環。

❏ 番椒有助於減輕疼痛和發炎，且亦會擴張血管，降低微血管的壓力。可使用膠囊或乳膏形式。

❏ 蒲公英可以降低水分滯留引起的組織腫脹。

❏ 馬栗樹常用來治療靜脈曲張造成的不適症狀。使用方法：在兩杯量的水中加入二分之一茶匙的馬栗樹粉末，混合均勻後，用消毒棉紗布浸溼，輕輕地在靜脈曲張部位按摩，可減輕靜脈曲張的症狀。也可使用金縷梅這方法來減輕不適的症狀。

❏ Planetary Formulas 製的馬栗樹乳膏，裡頭包含了馬栗樹、假葉樹、金縷梅、歐洲白櫟及沒藥，可減輕靜脈曲張。

❏ 傳統中藥藥草辛夷花（ *Magnolia liliflora* ）、黃芩（ *Scutellaria baicalensis* ）、栝樓（ *Trichosanthes kirilowii* ）以及白芷（ *Angelica dahurica* ）有助於減輕症狀。

❏ 將足部或靜脈曲張的區域浸泡在歐洲白櫟樹皮藥草茶裡，每天三次，以藥草刺激血液循環。慢慢熬煮（但不要滾沸）濃茶，並將此藥草茶製成繃帶，敷於患部。

建議事項

❏ 應少吃脂肪和精製醣類飲食，且多吃魚類和新鮮蔬果等食物。

❏ 儘可能多吃黑莓和櫻桃，可以預防或改善靜脈曲張的症狀。

❏ 飲食中多包含大蒜、薑、洋蔥以及鳳梨。

❏ 檢討自己的飲食中是否有攝取大量的纖維以預防便秘，並保持腸道暢通。

❏ 避免動物性蛋白質、加工或精製食品、糖、冰淇淋、油炸食物、乳酪、花生、垃圾食物、菸草、酒精及鹽。

❏ 維持理想體重並規律運動，走路、游泳及騎腳踏車都會促進血液循環。最好改變日常生活習慣，讓腿部能夠運動。

❏ 穿著寬鬆的衣裳以避免血流受阻，建議可以著彈性襪，有助於改善靜脈曲張和預防靜脈腫大。

❏ 每天至少一次將雙腳抬高至心臟以上，維持 20 分鐘，則可改善靜脈曲張的症狀。

❏ 避免長時間坐著或站著，工作休息時間最好將雙腿抬起，高於心臟以上。另外，要避免雙腿交叉、抬重物以及在腿部重壓。

❏ 若必須久坐在椅子上工作，可定期站起來在四周圍走路。你也可以伸展雙腿肌肉和動一動腳趾頭，以增加血液循環。在坐著的時候，如果環境許可，可將雙腳放置在某些東西上以抬離地面，可讓雙腳獲得休息。

❏ 若必須長時間站著，建議不斷地變換足部重心以支撐身體重量，例如可以腳趾站立，或走一小段路以減輕腿部壓力。

❏ 當坐著看書或看電視時，可將雙腳抬起來放在你前面。

❏ 洗完澡後，可利用蓖麻油直接按摩靜脈曲張部位，並且由足部往上按摩。

❏ 裝滿一桶冰水，並站在冰水桶內原地踏步，有助於促進血液循環和減緩疼痛。

❏ 可嘗試順勢療法以減緩症狀。常用來治療靜脈曲張的順勢療法有包括 *Ferrum metallicum*、*Hamamelis virginiana* 以及毛莨科白頭翁（Pulsatilla）。

❏ 請勿搔癢靜脈曲張的皮膚。

考慮事項

❏ 纖維素是蔬菜和水果裡發現的不可消化醣類，可改善許多症狀。含纖維素的蔬果有蘋果、甜菜、巴西核果、綠花椰菜、胡蘿蔔、芹菜、四季豆、皇帝豆、梨子、豌豆及全穀類等等。

❏ 有些醫師會在靜脈曲張部位注射硫酸鹽（sodium tetradecyl sulfate, saline）溶液，且用繃帶包裹一段時間，目的是此將溶液與靜脈管壁黏合，使受損的靜脈永久性關閉，而身體血液會走其他途徑回流。

❏ 蜘蛛靜脈是指靠近皮膚表皮的微血管慢性擴張，這症狀並無害處且很少引起任何問題，但是在使用化妝品時可能會不舒服。

❏ 痔瘡是指肛門和直腸處發生靜脈曲張，痔瘡的症狀包括直腸搔癢疼痛和血便。（請見第二部的痔瘡）

❏ 按摩可以刺激腿部，但勿直接按摩曲張的靜脈，而是在靜脈周圍區域，往心臟方向按摩。

❏ 壓力療法（compression therapy）是在腿部套上一種壓力衣，施壓在腿部以幫助靜脈瓣膜正常關閉，有助於改善症狀。

❏ 硫化二甲基（DMSO）常用來減緩嚴重靜脈曲張的腫脹和疼痛。硫化二甲基是液態的，為木製品加工業的副產品，但是，只有健康食品商店專賣的硫化二甲基才能作為治療之用途。

❏ 靜脈曲張的症狀與血栓靜脈炎的症狀類似，另外，若曾經有血栓靜脈炎，則形成靜脈曲張的可能性就愈大。（請見第二部的血栓靜脈炎）

❏ 靜脈曲張硬化注射療法（selerotherapy）是治療靜脈曲張的方法之一，在治療過程，會將一種硬化劑注射到靜脈內，使靜脈喪失其功能而萎縮，但是在治療過程中可能會有其他副作用產生。

❏ 手術移除曲張的靜脈也是治療之一，是建議將受損且產生許多不適的靜脈移除，但是手術後會產生瘢痕。

❏ 靜脈抽除術主要是針對表層靜脈，給予移除或打結，使血液從深層靜脈回流至心臟。

❏ 瓣膜修復是治療靜脈曲張的另一種方法，是利用人工合成材料修復瓣膜。

❏ 請見第二部的血液循環問題。

❏ 也請見第二部的懷孕相關的問題。

⑸消化系統

食慾不振（Appetite, Poor）

　　食慾不振並不是一種失調症，而是身體因其他毛病所造成的症狀，諸如憂鬱、疾病、壓力、創傷等情緒因子，皆可造成食慾不振。某些可控制性因子如酒精、菸草或藥物的使用，也會導致食慾不振。暗疾、重金屬中毒和／或營養匱乏，也可能造成食慾不振。

　　除非有其他情況，此節所建議的劑量皆是針對成人的。對於 12 到 17 歲之間的兒童，可以將劑量降低到建議劑量的四分之三，而 6 到 12 歲的兒童則是降低一半的劑量，6 歲以下的兒童使用四分之一的劑量即可。

營養素

補充品	建議用量	說明
非常重要者		
來自 Nature's Answer 的 Bio-Strath	依照產品標示。	一種含酵母和藥草的配方，幫助體力及元氣的恢復。
來自 Coenzyme-A Tech-nologies 的輔酶 A	依照產品標示。	提供免疫系統對多種危險物質的解毒能力。
來自 Salus Haus 的 Floradix Iron ＋ Herbs	依照產品標示。	幫助消化及刺激食慾。
綜合維生素和礦物質複合物 與		所有營養素均需要大量補充。使用高效能配方。

補充品	建議用量	說明
非常重要者		
維生素 A 和 鈣 和 鎂	每日 25,000 國際單位。 懷孕期間，每日勿超過 10,000 國際單位。 每日 1,500 毫克。 每日 750 毫克。	
S-腺苷甲硫胺酸 （SAMe）	依照產品標示。	幫助紓解壓力與憂鬱情緒。 注意：如果你是躁鬱患者或正服用抗憂鬱劑的處方，請勿服用本補充品。
維生素 B 群	每日服用每種主要的維生素 B 各 100 毫克以上，餐前服用（在綜合錠劑中，各種維生素的含量會有所不同）。	增加食慾。使用高張配方。建議使用舌下形式。必要時可用注射方式（在醫師的監督下）。
維生素 E	每日 600 國際單位。	修正營養匱乏現象。所有營養素都有助於食慾的改善。使用 d-α-生育醇形式。
鋅 加 銅	每日 80 毫克。所有補充劑中的含量相加起來，每日不可超過 100 毫克。 每日 3 毫克。	增強味蕾感覺。 平衡鋅。
有幫助者		
啤酒酵母	剛開始時使用二分之一茶匙，然後漸增至每日 1 湯匙。	富含維生素 B 群。增加食慾。
來自 Nature's Plus 的 Spiru-tein	依照產品標示。兩餐之間服用。	供應蛋白質，用以建造及修補組織，同時也可以作為食慾刺激劑。

藥用植物

❏ 刺激食慾，可嘗試使用貓薄荷、茴香子、薑根、人參、雷公根、木瓜葉、
薄荷葉和／或鋸櫚實。
注意：高血壓者不宜使用人參。

建議事項

❏ 為了補充蛋白質及熱量，每日宜飲用三杯以上的脫脂牛奶、豆奶、米漿或
杏仁奶。食用大豆角豆飲料及水果優格奶昔。宜食用全麥麵包、麵包捲、
通心麵、脆餅乾、熱和冷穀類製品。使用由豆奶所製成的奶油湯，此湯比
清湯含更高蛋白質。

❏ 在兩餐之間，應食用的點心如，酪梨、香蕉大豆布丁、白脫牛奶、乳酪、
雞肉或鮪魚、牛奶蛋糊、水果奶昔、核果及核果醬、全麥麵包和穀類食
品、火雞肉及優格。這些點心除了有助於體重增加外，也易於消化並含高
量蛋白質及必需脂肪酸和好菌。

❏ 餐前或用餐時不宜飲用任何液體。

❏ 補充維生素 B 群，以增加食慾。

❏ 宜少量多餐。大份量的食物易使到食慾不振的患者喪失食慾，少量多餐，
易於耐受，且可逐步增加食物的量。

❏ 運動是必需的，但禁止激烈運動。走路和／或中度的運動可以增加食慾，
運動也有助於身體對營養素的吸收。

❏ 禁止抽菸。抽菸會降低食慾，抽菸是使食慾消失的重要肇因。

❏ 利用食物的香味及環境來刺激食慾。

❏ 如果你已有相當程度的食慾不振，請諮詢醫師，以便逐一排除潛在的身體
的問題。

考慮事項

❏ 為了刺激食慾，食物的調配須根據個人的耐受力及口味。

❏ 在市場上有許多產品具有幫助提升食慾及體重的功能。請參閱第二部的神
精性厭食症及貪食症，也請參考甲狀腺機能不足的自我檢驗。

貪食症（Bulimia）

貪食症是一種進食障礙，其特徵是無法自我控制的狂飲暴食，然後再伴隨催吐或使用緩瀉劑、利尿劑或灌腸劑來強迫把已吃下去的食物排出體外。此種狂飲暴食／催吐的情形，其出現的頻率，可從一週出現數次到一天出現數次；狂飲暴食的時間長短也可從數分鐘至 1 到 2 小時不等。貪食症患者往往無法管控自己的進食慾望，直至患者吃到全飽為止，隨後患者會立即產生愧疚或羞愧的情緒，致使出現希望把已進食的食物從體內排除的念頭。此種貪食和催吐的行為，通常都是秘密在執行，是一種嚴重醫療和精神疾病的警訊，並且潛藏有嚴重的併發症。

許多貪食症患者會出現貧血、體液不平衡、電解質不平衡、不規律的心跳、低血糖、不孕、內出血、腎臟或肝臟傷害、營養不良、停經、頭昏腦脹、肌肉、骨質流失、心搏率及血壓降低、胃或食道穿孔、唾液腺結石、牙齒或牙齦遭受腐蝕、潰瘍及免疫系統下降的現象。若女性的體脂肪下降得太低時，體內無法產生足夠的雌激素，造成骨骼組織耗損，增加骨質疏鬆的危險性。由於快速的體重下降，激烈運動、飢餓或缺乏必需維生素和礦物質，身體自然會轉而利用肌肉作為能量來源，漸漸地影響到生命健康，並可能導致乳癌、大腸癌、食道癌或生殖器官癌、腎臟或肝臟受損，最後導致心臟停止。

根據美國神經性厭食與相關障礙症狀學會（National Association of Anorexia Nervosa and Associated Disorders）的統計，美國有 800 萬人口患有進食障礙，至今數目至今仍在成長。貪食症對女性的影響高於男性，此影響不曾因年齡、性別、社經狀態而有所區隔。現今社會一直抱持「瘦」就是美的觀念，使得人們都以藝人、歌手、模特兒所設定的標準為榜樣。可惜的是，此種「美的標準」並不是每個人都能夠達到，人們為了讓自己看起來更美，結果就被貪食症找上了。貪食症典型的精神併發症包括「對自身曲線扭曲的認知」、「深度厭惡自己、當無法達到完美曲線」、「易憤怒」、「焦慮」、「憂鬱」、「害怕暴露」、「自閉」、「孤立」、「強制行為」。貪食症患

者也可能展現其他偏激的行為，如酗酒、濫用藥物、濫用錢財或偷東西。貪食症患者通常花費大量錢財於食物、藥物或特定食物上。有時，貪食症患者也會忽視自己在工作或社會的責任。

貪食症的致病因並不清楚，但許多人相信貪食症是精神、生理及社會因素所造就出來的疾病。家庭和雙胞胎的研究讓我們知道遺傳也扮演重要角色。狂飲暴食通常與壓力有關，它可能是企圖轉移不高興、不舒服情緒的結果。許多患者來自性濫交家庭，許多女性患者開始第一次狂飲暴食是源自於被異性拒絕，其他的患者可能是完美主義者、過度要求自我者和極度自卑者，尤其是女性在孩提時代無法獲得周遭認同時，就會衍生出「如果自己夠吸引人，所有的問題都不再是問題」的情結，此種情結導致貪食症發生。

患有貪食症者有以下共通現象：

1.體內擁有高濃度的促腎上腺皮質激素（ACTH，一種由腦下垂體分泌的荷爾蒙，能抑制 T 細胞功能及免疫力）。

2.體內擁有低濃度的血清素，造成身體非常渴望簡單碳水化合物食物。

貪食症者與厭食症者是有所不同，貪食症者的病情不易被發現，因為他們體重正常，其狂飲暴食和催吐都是秘密進行，不易被人發現。貪食症者在生理上出現的症狀包括臉部及頸部的腺體腫大、臼齒琺瑯質受到腐蝕、眼部或臉部出現小血管破裂、食道發炎及裂孔疝氣，這些都是催吐所造成的結果。有時候還需利用手術來移除催吐時用的湯匙或筷子。假如患者有緩瀉劑濫用的情形，大腸受傷、直腸流血及終生腹瀉都會發生。緩瀉劑把體內的鉀和鈉從體內被帶走而造成電解質不平衡，結果導致脫水、肌肉痙攣，最後心臟停止。貪食症者其他的生理症狀包括作惡夢、口臭、手腳冰冷、頭昏眼花、多體毛、體虛、落髮、神智不清、肌肉疲乏、皮膚乾燥、膚色帶黃及皺紋產生。

貪食症者對於自己的行為會產生罪惡感，這是為什麼他們能夠藏匿多年而不被家人或配偶發現。若發現你的家人吃飽飯後就進入廁所、家裡的食物突然消聲匿跡、多次看牙醫門診、手及手指關節有刮傷及磨損和情緒變化，都一一暗示貪食症的存在。

除非有另外特別規定，此節所建議的劑量主要是針對 18 歲成人以上。對於 12 到 17 歲之間的兒童，可以將劑量降低到建議劑量的四分之三。

營養素

補充品	建議用量	說明
非常重要者		
綜合維生素和礦物質複合物 與 類胡蘿蔔素 和	遵照醫生指示，隨餐服用。	貪食症者嚴重缺乏維生素和礦物質。高劑量營養素補充是有必要，因為它們迅速通過消化道而吸收率低。勿使用持續釋放型配方。
鉀 和	每日 99 毫克。	
硒	每日 200 微克，懷孕期間，每日勿超過 40 微克。	
鋅 加	每日 50～100 毫克，所有補充劑中的含量相加起來，每日不要超過 100 毫克。	蛋白質代謝所必需。協助味覺及增強食慾，改善憂鬱、焦慮和增加體重。貪食症者易出現鋅缺乏現象。
銅	每日 3 毫克。	平衡鋅。
重要者		
嗜乳酸桿菌（來自 Wakunaga 的 Probiata）	依照產品標示，空腹服用使它快速抵達小腸。	安定腸內有益菌，保護肝臟。
鈣 和	每日 1,500 毫克，睡前服用。	有安撫作用及補充流失鈣質。
鎂	每日 750 毫克。	放鬆平滑肌及呈現氣管放鬆作用。
來自 Coenzyme-A Technologies 的輔酶 A 和	依照產品標示。	改善憂鬱及疲憊，增強活力，支持腎上腺，處理脂肪和袪除毒素。增強免疫系統及改善生理及心理狀態。
輔酶 Q_{10}	每日 60～100 毫克。	保護心肌及協助血液循環。
來自 Efamol 的 Efalex Focus 或 來自 Nature's Way 的 Attention Focus	依照產品標示。	提供必需脂肪酸及維持眼睛及腦部功能。

補充品	建議用量	說明
重要者		
或 來自 Wakunaga 的 Kyolic-EPA	依照產品標示。	回復身體適當的脂肪酸平衡，為身體所有細胞所需。
5-羥基 L 色胺酸 （來自 Solary 的 5-HTP）	依照產品標示。	改善體內血清素之濃度。
游離形式的胺基酸複合物（來自 Anabol Naturals 的 Amino Balance）	依照產品標示。	改善蛋白質缺乏，游離形式的胺基酸比其他蛋白質形式更適用。
γ-胺基丁酸 加	依照產品標示。	疏解壓力、協助神經建造。
Ester-C 與 生物類黃酮	每日 3,000 毫克。	改善組織健康和膠原蛋白的合成。
γ-穀維素（GO）	每日 60 毫克。	調整熱量及協助肌肉生長。
S-腺苷甲硫胺酸 （SAMe）	依照產品標示。	幫助疏解壓力與憂鬱，減輕疼痛及生成抗氧化作用。 注意：如果你是躁鬱症患者或正服用抗憂鬱劑的處方，請勿服用本補充品。
維生素 B 群	每日 3 次，每次服用每種主要的維生素B各 100 毫克（在綜合錠劑中，各種維生素的含量會有所不同）。	改善細胞功能。
維生素 B12 注射 或 維生素 B12	每週 3 次，每次 1 毫升或遵照醫生指示。 依照產品標示。	是消化食物與營養素（包括鐵質）吸收所需的。以注射形式（在醫師監督下），是最有效的。若是無法注射，可以使用口含錠或舌下形式。
維生素 C 與 生物類黃酮	每日 5,000 毫克，分成數次。	細胞及腺體功能所需。

補充品	建議用量	說明
有幫助者		
來自 Nature's Answer 的 Bio-Strath 或	依照產品標示每日 3 次。	用於體力及元氣的恢復。幫助組織修護和增加食慾。
啤酒酵母	開始時使用二分之一茶匙，然後漸增至產品標示的建議量。	富含維生素 B 群，和其他必需營養素。是維生素 B 群的良好來源。注意：如有任何過敏反應須停止服用。
鐵（來自 Freeda Vitamins 的延胡索酸亞鐵）或	遵照醫生指示，同時服用 100 毫克維生素 C 則更容易吸收。	改善營養不良，增強食慾。注意：除非診斷出貧血，不然不宜使用。
來自 Salus Haus 的 Floradix Iron＋Herbs	依照產品標示，每日 3 次。	鐵劑天然來源，易於吸收。
海帶	每日 2,000～3,000 毫克。	補充必需礦物質，特別是碘。
蛋白質分解酵素 或	依照產品標示。	營養素消化與吸收。
來自 American Biologics 的 Inflazyme Forte	隨餐和兩餐之間服用。	
二氧化硒	依照產品標示。	協助膠原蛋白及新組織之生長。
維生素 D₃（cholecalciferol）	每日 600 國際單位。	協助鈣質吸收及預防骨質流失。
維生素 E 或	每日 600 國際單位。	組織修護所必需，為強力抗氧化劑。使用 d-α-生育醇形式。
來自 Carison Labs 的 ACES＋Zn	依照產品標示。	供應複合型抗氧化劑。

藥用植物

❏ 牛蒡根、牛奶薊及紅花苜蓿具有清血及保護肝臟作用。

❏ 薑的乾燥萃取物（來自於 Sabinsa Corporation），有助於消化。

❏ 甘草有助於腺體功能。

　　注意：若甘草使用過量，會增高血壓。若天天使用甘草，一次不要連續使用 7 天以上。假如有高血壓則避免使用。

❏ 蜂王漿加白芷茶，每日飲用一次，效果很好。

❏ 金絲桃為很棒的抗憂鬱的草藥，有助於減輕暴飲暴食。

建議事項

❏ 建立營養均衡、高纖維的飲食模式。多食用植物性蛋白及複合碳水化合物。

❏ 嚴禁糖類食物，避免垃圾食物、澱粉類及白麵粉製品。當糖類食物從飲食中剔除，患者可能會出現焦慮、憂鬱、疲倦、頭痛、失眠、急躁的症狀。

❏ 飲食模式宜少量多餐。少量多餐可以控制患者的飢餓感，同時可以預防狂飲暴食。

❏ 在辦公室、學校或家中多準備健康點心，以控制狂飲暴食行為。

❏ 細嚼慢嚥。當感到不舒服時，想要催吐時，立即停止進食。

❏ 記錄每天所吃的食物、食物價格、進食環境，有助於你了解和避免貪食情形。當看到實際紀錄上你攝取的食物，當然會使你了解到自己到底做了什麼和花費多少預算，也同時可以讓你注意到你的周圍環境（是否獨自一人，或和誰在一起、做什麼事等等），還有你的心情，進食或催吐前後之間等等感覺。也會讓你看見如何發生，和你的感覺如何，同時可以找出發生的週期性，例如：某些食物、狀況或甚至某些人，一旦找出致病因子，儘可能減少它的發生。

❏ 低血清素濃度與貪食症可能有關，食用 5-羥基 L 色胺酸可改善體內血清素濃度。研究也顯示降低熱量會引發飢餓，當使用高劑量的 5-羥基 L 色胺酸每天大於 300 毫克時，每三個月要檢測嗜酸性白血球的數量。

❏ 對吃的渴望往往會造成狂食，所以必須謹記，當想狂食時，不能持續超過 20 分鐘。當有狂食念頭時，可執行下列三大對策：吃低熱量點心、轉移注意力或直接面對想吃的念頭。我們可以喝一大杯的水，然後出外散步，做自己喜歡做的事及完成該完成的工作來轉移注意力。當達到轉移注意力效果後，以低熱量點心來獎勵自己。

❏ 訓練並控制自己來面對酗酒、過度運動、購物或其他不當舉動。提升自尊心的關鍵是在於控制自己的生命，而非由物質來控制自己的生命。

❏ 多接觸具有正面思考的人，那些會使你感覺好且欣賞的人，任何使你有不

好的念頭的人都是浪費時間與精力的。

☐ 練習壓力管理，以對抗貪食情形。適當運動、深呼吸、冥想、形象化想像和瑜伽有助於壓力紓解及改善憂鬱症。

考慮事項

☐ 把貪食症歸類為「食物上癮」是一種錯誤的想法。貪食症的病因是由許多因素所造成，其中包括自卑、心理性、生理性及社經性因子。

☐ 最有效的治療貪食症的計畫應該包括心理諮詢師和醫師。長期的治療應注重在改善自尊及恢復患者的心理及生理狀態。

☐ 根據世界健康心理研究所（NIMN）及杜克大學的研究報告顯示，貪食症患者在進食後，體內的激膽囊激素並無上揚現象，結果造成暴飲暴食。

☐ 根據哈佛心智醫學會訊在 1997 年 10 月發表的報告顯示，糖尿病婦女有貪食問題者，會藉由降低胰島素劑量而催吐後通常會降低體重，這樣可能會造成眼睛損害且增加糖尿病視網膜病變的機會，會導致失明。

☐ 一份由愛阿華州醫學大學及威斯康辛大學所指導的研究顯示，部分運動員訓練所造成的體重減輕，會造成貪食症。700 位高中摔跤選手，有百分之二患上貪食症，並且利用催吐、禁食、過度運動或緩瀉劑來避免體重上升。

口壞疽瘡／鵝口瘡
（Canker Sores; Aphthous Ulcers）

　　口壞疽瘡是一種帶有白色紅腫的潰瘍。它可以出現在舌頭、嘴唇、牙齦及臉頰內側。潰瘍的地方會被一層混合有液體、細菌、白血球的黃色物質所包圍。口壞疽瘡可能會出現灼熱及刺痛的感覺。口壞疽瘡並不像唇疱疹，會產生水泡。這兩種通常容易混淆，唇疱疹是由第一型單純疱疹病毒引起的，口壞疽瘡是一種發炎現象而非感染。

　　口壞疽瘡的大小可從針頭至硬幣般大。通常，它們來得快，去得也快，

持續時間為 4 天至 20 天 。有些專家認為此種口腔潰瘍會傳染，其實並不然。口壞疽瘡好發於女性，影響口壞疽瘡產生的因子包括牙齒衛生不佳、牙齒受到刺激、食物過敏、營養匱乏、荷爾蒙不平衡、病毒感染、免疫力功能不全、創傷壓力和／或勞累。口壞疽瘡可能是免疫系統對口腔正常菌叢所不正常反應。克隆氏症偶爾會伴隨有口壞疽瘡，克隆氏症患者會出現鐵質、離胺酸、維生素 B12 及葉酸的缺乏現象。

除非有其他情況，以下的建議劑量皆是針對成人的。對於 12 到 17 歲之間的兒童，可以將劑量降低到建議劑量的四分之三，而 6 到 12 歲的兒童則是降低一半的劑量，6 歲以下的兒童使用四分之一的劑量即可。

營養素

補充品	建議用量	說明
非常重要者		
嗜乳酸桿菌（來自 Wakunaga 的 Probiata）	依照產品標示，空腹服用。	協助維持腸道菌叢的平衡健康。使用高效能粉末形式。
離胺酸	每日 3 次，每次 500 毫克，空腹服用。可與開水或果汁一起服用，但勿與牛奶一起服用。若同時服用 50 毫克維生素 B6 及 100 毫克維生素 C 則更容易吸收。	缺乏時會造成口腔潰瘍。請見第一部的胺基酸。注意：不可一次服用離胺酸超過 6 個月。
維生素 B 群 外加	每日 3 次，每次服用每種主要的維生素 B 各 50 毫（在綜合錠劑中，各種維生素的含量會有所不同）。	維生素 B 群是免疫功能和傷口癒合的基石。缺乏會造成口腔潰瘍。注意：若有肝臟疾病、痛風或高血壓，請勿服用菸鹼素。
維生素 B3（菸鹼素）加	每日 3 次，每次 50～100 毫克。	抗壓維生素，為腎上腺功能所必需的。
泛酸（維生素 B5）加	每日 3 次，每次 50～100 毫克。	使用口含錠或舌下形式。
維生素 B12 加	每日 1,000～2,000 微克，空腹服用。	使用口含錠或舌下形式。
葉酸	每日 400 微克。	

補充品	建議用量	說明
非常重要者		
維生素 C 與 生物類黃酮	每日2,000～8,000毫克，分成數次。	對抗感染並增強免疫力。使用緩衝形式。
重要者		
鋅錠	清醒時每 3 小時服用 1 錠 15 毫克，持續 2 天，每日總劑量不能超過 100 毫克。	增強免疫功能及協助傷口癒合。
有幫助者		
大蒜（來自 Wakunaga 的 Kyolic）	每日 3 次，每次 3 膠囊。	天然抗生素，免疫刺激素。
鐵	遵照醫生指示。	如果與鐵缺乏有關時可以使用鐵劑。 注意：除非醫生發現你有缺鐵，不然不宜使用鐵補充劑。
綜合維生素和礦物質複合物	依照產品標示。	礦物質的平衡是很重要的。
維生素 A 與 類胡蘿蔔素	前 10 天，每日 50,000 國際單位，接下來每日 25,000 國際單位。懷孕期間，每日勿超過 10,000 國際單位。也可直接滴幾滴維生素 A 油於患部。	加速癒合，尤其是黏膜部分。使用乳劑形式有助於吸收。

藥用植物

❏ 苜蓿、金盞花、辣椒、康復力草、大蒜及薄荷有效治療口壞疽瘡。
　　註：康復力草只建議外用，不宜內服。
❏ 利用牛蒡、金印草、保哥果及紅花苜蓿來清血及減輕感染。
　　注意：若每天服用金印草，一次不要連續使用超過 7 天，在懷孕期間不可使用。假如有心血管疾病、糖尿病或青光眼的病史，只可在醫生的監督下

使用。

❏ 金印草萃取物或茶樹油，早晚睡前使用在傷口上，以利傷口癒合。以 3 滴金印草萃取物或茶樹與約 115 毫升的水混合，充作漱口水；在牙膏上加入 1～2 滴金印草萃取物或茶樹油。請使不含酒精成分的金印草萃取物。

❏ 紅覆盆子茶含有珍貴的類黃酮，也非常有效。

❏ 石玫瑰可作漱口用，有利於癒合和解痛。

❏ 多青白珠樹漱口水具有好的抗菌效果。把多青油擦在傷口上可暫時解痛。

建議事項

❏ 吃含大量的洋蔥的沙拉。洋蔥含硫有助於傷口癒合。

❏ 多食用含優格及酸性奶製品，如克非爾發酵乳、乾酪及乳酪。

❏ 避免食用糖類食物、枸櫞類水果及加工和精製食品。

❏ 兩週內不能吃魚或肉類。動物性蛋白質會增加體內的酸性而減緩癒合。

❏ 避免使用任何誘發潰瘍的口香糖、錠劑、漱口水、香菸、咖啡、枸櫞類水果。

❏ 考慮嘗試顛茄、紫錐花及硼砂的配方，這些物質多用於治療口壞疽瘡。

❏ 如果重複受到口壞疽瘡的襲擊，應檢查是否有營養匱乏情形。

❏ 維持礦物質平衡和身體酸鹼度平衡，有效遠離口壞疽瘡（見第二部的酸鹼平衡）。可以分析毛髮來檢測礦物質的含量（見第三部的毛髮分析）。

❏ 除非是來自醫師處方，不然不宜服用鐵劑。應從天然食物中攝取鐵質。

❏ 若嘴巴潰瘍不易癒合，請諮詢牙醫。

考慮事項

❏ 嘴巴潰瘍與壓力及過敏有關。

❏ 有些醫師會開含四環黴素的漱口水於口壞疽瘡患者。

❏ 注意牙膏，它可能是口壞疽瘡的罪魁禍首。牙膏中的成分月桂酯硫酸鈉，使口腔黏膜表面乾燥，導致黏膜受酸性食物攻擊。同時相同的牙刷不能使用超過 1 個月。當牙齦上的口壞疽瘡癒合時，應使用非常柔軟的牙刷。

❏ Zilactin 是一種可直接塗抹在潰瘍的藥膏。它使口壞疽瘡免於刺激性食物的刺激。

❑ 請見第二部的唇疱疹。

粥狀瀉（Celiac Disease）

粥狀瀉是一種慢性消化道障礙，是由遺傳性麩質不耐症所造成。麩質存在於小麥（durum、semolina、spelt）、裸麥、大麥、燕麥及五穀類中。雖然它影響許多歐洲高加索後裔，然而其發生的原因則不詳。

當粥狀瀉患者食用含麩質的食物後，小腸會受傷害，這是因人體把麩質誤認為外來抗原，而命令免疫系統攻擊吸收麩質的小腸，結果導致小腸紅腫、小腸絨毛受損，進而削弱營養素吸收能力，吸收不良成為身體一大問題。同時維生素、礦物質和熱量流失，造成營養不良。雖然飲食正常，腹瀉使得問題更嚴重。因為消化不良，食物過敏也隨之出現。

粥狀瀉喜歡襲擊任何年齡層的成人和小孩。它常發生在3～4個月大，第一次接觸穀類食物的嬰孩身上。此症也可能是因為情緒壓力或生理創傷如手術或懷孕所造成。最初常出現的症狀有腹瀉、體重下降、營養不良，其他的症狀包括噁心、腹腔腫大及經常性排泄出米白或淺黃色且帶有惡臭的糞便、憂鬱、勞累、急躁、肌肉痙攣及關節和骨頭疼痛。嬰兒和小孩會出現生長遲緩、嘔吐、皮膚灼熱和疱疹性皮膚炎。嬰兒若患有粥狀瀉，其體重會比同年齡的學童來得低，食慾差、易有漲氣。小孩則會有貧血、營養不良及嘴巴潰瘍現象。

如果粥狀瀉不加以治療，它會演變得更嚴重，甚至影響生命。粥狀瀉患者易患上一些長期性的慢性病，包括骨骼疾病（骨質疏鬆症）、中樞及周邊神經系統損害、猝發（因缺乏葉酸）、內出血、胰臟疾病、不孕、流產、生產缺陷及婦科失調。它也會增加腸淋巴瘤及其他惡性腸腫瘤的發生率。有時候，粥狀瀉也會與某些自體免疫疾病有關聯，其中包括腎臟病、類肉瘤症、胰島素依賴型糖尿病、全身性紅斑性狼瘡、甲狀腺疾病及稀有型猛暴性肝炎、硬皮症、重症肌無力、愛迪生氏症、類風溼性關節炎和索格侖氏症候群。

因為粥狀瀉與腸躁症的症狀很相似，故不易被診斷出來。血液檢查是檢測粥狀瀉的基本方法。雖然粥狀瀉患者的症狀有各式各樣，或無任何明顯症

狀，但對於門診病人的診斷，仍然是根據血液檢測和腸組織切片。許多長期患者是經由檢測才被診斷出來。由於粥狀瀉為遺傳疾病，只要家中有成員被診斷出來，其他成員也應接受檢查。粥狀瀉的普及程度比想像中還要廣，研究指出在美國每 500 人就有一人受到此症侵擾，它的發生率比歐洲還要嚴重。粥狀瀉無法治療但可經由終生食用不含麩質食物來控制。

除非有其他情況，以下的建議劑量皆是針對成人的。對於 12 到 17 歲之間的兒童，可以將劑量降低到建議劑量的四分之三，而 6 到 12 歲的兒童則是降低一半的劑量，6 歲以下的兒童使用四分之一的劑量即可。

營養素

補充品	建議用量	說明
必需者		
必需脂肪酸（來自 Wakunaga 的 Kyolic-EPA、亞麻子油、月見草是良好來源）	依照產品標示。	小腸絨毛所需。
游離形式的胺基酸複合物	依照產品標示。	以一種可被身體使用的形式來補充蛋白質。
麩胱甘肽	每日 3 次，每次 500 毫克。	修補消化道所需之胺基酸。
來自 Wakunaga 的 Kyo-Dophilus	依照產品標示。	為不含乳類和酵母的益生菌配方。補充有益菌。
來自 Wakunaga 的 Liquid Kyolic 含維生素 B_1 和 B_{12}	依照產品標示。	增加維生素 B_1 及 B_{12} 的體內濃度，加強免疫力。
綜合維生素和礦物質複合物 與 維生素 A 和 混合的類胡蘿蔔素 和 維生素 E	每日 15000 國際單位。懷孕期間，每日勿超過 10,000 國際單位。 每日 10,000 國際單位。 每日 400 國際單位。	身體平衡所需之營養素。為不含小麥及酵母的配方。

補充品	建議用量	說明
必需者		
維生素 B 群注射 外加 維生素 B₆（吡哆醇） 或 維生素 B 群	每週 2 毫升或遵照醫生指示。 每週 0.5 毫升或遵照醫生指示。 依照產品標示。	為適當消化所必需。以注射的形式（在醫師的監督下），是最有效果的，因為不需要經過消化道。若是無法注射，可以使用舌下形式。使用不含小麥及酵母的配方。
維生素 B₁₂ 和 葉酸	每日 1,000～2,000 微克。 每日 400～800 微克。	粥狀瀉會造成維生素 B₁₂ 吸收不良。必要時可用注射方式。若是無法注射，可以使用口含錠或舌下形式。
重要者		
N-乙醯葡萄糖胺（來自 Source Naturals 的 N-A-G）	依照產品標示。	為小腸黏膜基本構造。
維生素 K 或 苜蓿	依照產品標示。	脂溶性維生素吸收不良。 請見下面藥用植物部分。
鋅錠 加 銅	每日 5 次 15 毫克鋅片。所有補充劑中的含量相加起來，每日不要超過 100 毫克。 每日 3 毫克。	免疫力及癒合之用。 平衡鋅。
有幫助者		
鎂 加 鈣	每日 750 毫克。 每日 1,500 毫克。	協助維持體內酸鹼值。粥狀瀉患者通常缺乏鎂。 與鎂協同作用。
蛋白質分解酵素	依照產品標示。每日 3 次，兩餐之間空腹使用。	可能需要額外的消化酶以幫助食物的分解和吸收。
洋車前子 或 亞麻子 或 來自 Aerobic Life Insdutries 的有氧堆積清腸劑（ABC）	依照產品標示。與其他的補充劑和藥物分開使用。	纖維產品不會被小腸吸收。要喝大量的水，因為這種纖維會膨脹為原體積的數倍。

補充品	建議用量	說明
有幫助者		
維生素 C 加 生物類黃酮	每日 2,000～5,000 毫克,分成數次。	刺激免疫功能。
維生素 D₃	依照產品標示。	刺激鈣質吸收。粥狀瀉患者通常有鈣缺乏情形。

藥用植物

❑ 粥狀瀉患者多缺乏維生素K,苜蓿能提供維生素K,每天服用2,000～3,000 毫克苜蓿錠。

❑ 橄欖葉萃取物和／或金印草能協助減輕感染。

注意:若每天服用金印草,一次不要連續使用超過7天,在懷孕期間不可使用。假如有心血管疾病、糖尿病或青光眼的病史,只可在醫生的監督下使用。

建議事項

❑ 避免食用含有麩質的食物,禁止食用含大麥、裸麥、燕麥或小麥的產品,可食用含米及玉米的產品。利用米、馬鈴薯、玉米片及大豆粉來替代麵粉。小心「隱藏性麩質」產品,如水解蔬菜蛋白、粗製蔬菜蛋白、水解植物性蛋白,及小麥、裸麥、燕麥及大麥的衍生物,其中包括麥芽、食物澱粉、醬油、五穀醋、凝固劑、充填劑、賦形物及天然調味料。不可食用熱狗、肉汁、醃肉、啤酒、芥末、番茄醬、奶精、白醋、辣椒粉或調味料。在健康食品店可買到不含麩質的產品。

❑ 食用生鮮蔬菜、莢豆類(扁豆、豆子、豌豆)、米糠、核果。葵花子、葡萄乾、無花果、帶子水果(草莓、覆盆子、黑莓)和糖蜜(含豐富鐵質及維生素 B 群)。粥狀瀉患者需要豐富纖維、鐵質及維生素 B 群食物。

❑ 吞嚥前,記得把食物咀嚼完全,以增進營養素的吸收。

❑ 勿食用糖類產品、加工食品、乳製品、肉湯塊、巧克力及瓶裝沙拉醬。

❑ 粥狀瀉會造成維生素 B 群及脂溶性維生素的吸收不良,因此多攝取此類營養素。麩質存在於許多營養補充劑中,仔細認明產品標示,及使用低過

敏、不含小麥及酵母的產品。

❑ 如果小孩出現粥狀瀉症狀，應在小孩的飲食中嚴禁含麩質食物。同時剔除牛奶，因為粥狀瀉患者會出現乳糖不耐症現象。此疾病會發生在小孩出生幾個月後，並且與小孩飲食有關。

考慮事項

❑ 小孩若不好動，就有可能患上粥狀瀉。此疾病所顯示出來的症狀是因人而異。症狀包括急躁、疲憊及或行為改變。消化道問題有時並不常見。

❑ 如果小孩全身長滿水泡及爛瘡，應檢查是否患上粥狀瀉。

❑ 如果懷疑患上粥狀瀉，應進行小腸組織切片檢查，以做更進一步的診斷。

❑ 剛開始使用不含麩質飲食，是非常具有挑戰性的，因為麩質存在於許多食用中，包括五穀、麵食、雜糧及加工食品。粥狀瀉患者仍然可以攝取到多種類、營養均衡飲食，其中包括有由馬鈴薯、米、大豆或豆粉所製成的麵包或麵食。不含麩質的產品也可在健康食品店及特殊食品公司購買到。許多烹調書也有不含麩質飲食的食譜。

❑ 多項研究贊成粥狀瀉患者可以安全使用燕麥，然而燕麥存在於許多加工五穀類食品中，因此很難偵測出燕麥是否不含麩質。添加燕麥於不含麩質飲食中時應遵照醫師或營養師勸導。

❑ 可能有必要要將飲食中的牛奶和奶製品移除，因為常會有次發性的乳糖不耐症。（見第二部的乳糖不耐症）

❑ 粥狀瀉所造成的維生素 K 缺乏會導致低凝血酶原症。維生素 K 可由腸道有益菌製造或存在於某些食物中，尤其是綠葉類食物、苜蓿、番茄、草莓、全穀類及優格。優格中的活菌和嗜乳酸桿菌可以協助腸道菌叢合成維生素 K。

❑ 加州聖地牙哥醫學院的醫師 Martin F. Kagnoff 認為粥狀瀉的發生與遺傳有關。他認為粥狀瀉多發生在孩童期，消失於青少年；某一些案例則在成人 30～40 歲時又再出現。粥狀瀉的發病因子包括情緒壓力、生理創傷、病毒感染、懷孕或手術。

❑ 一份發表在 *The Lancet* 的報告指出，粥狀瀉與癲癇有關。把二者相連一起可能是因為麩質中所含的腦內啡類似物質影響腦部的新陳代謝；另一方面

的可能是粥狀瀉增加了腸道的通透性，結果造成影響腦部活動的物質被吸
收。

❑ 精神分裂症較常見於粥狀瀉者。（請見第二部的精神分裂症）

❑ 若想獲得粥狀瀉的資訊，可連絡粥狀瀉基金會。坊間也有很多書籍有粥狀
瀉資訊。

❑ 也請參第二部的過敏症和吸收不良症候群。

結腸炎（Colitis）

請見潰瘍性結腸炎。

便秘（Constipation）

便秘是因為體內的廢棄物通過大腸的速度太慢，導致大腸不通暢的問
題。許多人都曾經歷過便秘，但只要改變生活習慣及飲食習慣，就有助於疏
解便秘症狀及預防發生。

許多的個案，便秘是由於飲食中缺乏纖維及水分攝取不足引起的。纖維
存在於許多食物中如全穀類、水果及蔬菜。可溶性纖維使糞便柔軟蓬鬆；不
可溶性纖維則增加糞便體積，促進腸子蠕動。其他可能造成便秘的因子包括
缺乏運動、年齡增長、肌肉障礙、構造性不正常、大腸疾病、神經性障礙及
飲食不良，尤其是食用大量的垃圾食物。食用鐵劑及藥物的副作用，如止痛
劑及抗憂鬱劑也可能造成便秘。懷孕時也會有便秘情形。

血鈣濃度增加及甲狀腺荷爾蒙濃度減少都會導致便秘，腎臟衰竭或糖尿
病患者也會有便秘問題。年長的人便秘是源自於脫水，其他的年齡層，便秘
可能源自於憂鬱。造成便秘的藥物如可待因、抗憂鬱劑、鐵劑、血壓及心臟
藥、鈣片及一些抗組織胺的藥物。

有少部分的人是因脊椎受傷，而無法調控大腸運動、巨結腸症（大腸中
沒有神經，無法正常排泄物糞便）、因長期使用輕瀉劑而使結腸上神經細胞

受損，都會導致便秘。因內痔、肛門裂傷或肛門發炎而產生劇烈疼痛也會使糞便無法排泄。

便秘可以造就許多不同種類的疾病，其中包括盲腸炎、口臭、體味異常、舌苔增厚、憂鬱症、憩室炎、疲累、脹氣、頭痛、痔瘡、疝氣、消化不良、失眠、吸收不良症候群、肥胖及靜脈曲張。它也可能發展為更嚴重的疾病如大腸癌。

體內毒素的排除仰賴大腸的運動。結腸的功能主要是放置廢棄物。由大腸細胞所產生的抗原、和毒素及未消化完畢的食物顆粒都可能造就糖尿病、腦膜炎、重症肌無力、甲狀腺疾病、念珠菌炎、慢性腹脹、偏頭痛、疲憊不堪及潰瘍性結腸炎的發生。

除非有其他情況，以下的建議劑量皆是針對成人的。對於 12 到 17 歲之間的兒童，可以將劑量降低到建議劑量的四分之三，而 6 到 12 歲的兒童則是降低一半的劑量，6 歲以下的兒童使用四分之一的劑量即可。

營養素

補充品	建議用量	說明
重要者		
大蒜（來自 Wakunaga 的 Kyolic）	每日 2 次，每次 2 膠囊，隨餐服用。	消滅結腸中有害細菌。
維生素 C 與 生物類黃酮	每日 5,000～20,000 毫克，分成數次。（請見第三部的抗壞血酸沖洗）	具淨化、癒合功效。使用緩衝形式。
有幫助者		
蘋果果膠	每日 500 毫克。與其他補充劑和藥物分開使用。	纖維來源，主要改善便秘。
來自 American Biologics 的 Bio-Bifidus	依照產品標示。如要效果快，可與其他灌腸劑一起使用。	改善腸道菌叢，改善營養素吸收。
液態葉綠素 或 苜蓿	每日 1 湯匙，餐前服用。	排除毒素及口臭。 請見下面藥用植物部分。

補充品	建議用量	說明
有幫助者		
必需脂肪酸（來自 Wa-kunaga 的 Kyolic-EPA、亞麻子油和月見草油是良好來源）	依照產品標示。	補充脂肪酸之平衡，改善腸道蠕動。
來自 Wakunaga 的 Kyo-Dophilus	依照產品標示。	協助腸道之正常功能。讓益生菌能夠存活並很快通過胃至小腸。
多種酵素複合物	依照產品標示，餐後服用。	協助消化。
綜合維生素和礦物質複合物 與 維生素 A 和 混合的類胡蘿蔔素	依照產品標示。 懷孕期間，每日勿超過 10,000 國際單位。	便秘會阻礙營養素吸收，導致維生素與礦物質缺乏。使用不含鐵質的配方。
來自 Earth's Bounty 的 Oxy-Cleanse	依照產品標示。	把消化道的有毒厭氧菌移除。
維生素 B 群 外加 維生素 B$_{12}$ 和 葉酸	每日 3 次，每次服用每種主要的維生素 B 各 50 毫克（在綜合錠劑中，各種維生素的含量會有所不同）。 每日 1,000～2,000 微克。 每日 200 微克。	協助脂肪、碳水化合物、蛋白質之正常消化。使用高效能配方。以舌下形式服用最有效果。 協助消化，預防貧血。 缺乏會造成便秘。
維生素 D$_3$ 加 鈣 和 鎂	每日 400 毫克。 每日 1,500 毫克。 每日 750 毫克。	協助結腸癌的預防。 協助肌肉之正常收縮，也可以協助結腸癌的預防。 與鈣質共同來調節肌肉之張力。
維生素 E	每日 600 國際單位，餐前服用。	協助結腸傷口癒合。使用 d-α-生育醇形式。

藥用植物

❏ 苜蓿含葉綠素可排毒和淨化口氣。茴香子使口氣清新。

❏ 蘆薈有癒合及淨化消化道和軟便功能，早晚喝半杯蘆薈汁。蘆薈汁可與其他藥草茶混合飲用。

❏ 薑刺激消化系統及改善腸道食物排空。試看看 Sabinsa Corporation 出售的 Ginger Dry Extract 和 Ginger Soft Extract。

❏ 牛奶薊有助於肝臟功能和強化膽汁分泌以軟化糞便。

❏ 來自 Nature's Way 的 Naturalax 2 是有助於改善便秘的藥草配方。

❏ 來自 Planetary Formulas 的 Triphala Internal Cleanser 有助於生成無異味、結實的糞便。

❏ 改善便秘的藥用植物有藥鼠李、金印草、大黃根、番瀉葉、巴拉圭茶。若使用巴拉圭茶宜取 2 至 3 茶匙溶入熱水中且空腹食用。

注意：若每天服用金印草，一次不要連續使用超過 7 天，在懷孕期間不可使用。假如有心血管疾病、糖尿病或青光眼的病史，只可在醫生的監督下使用。

建議事項

❏ 食用高纖維食物如新鮮水果、生鮮綠葉蔬菜、全燕麥及糙米。同時也可食用蘆筍、豆子、甘藍菜芽、甘藍菜、胡蘿蔔、大蒜、芥藍、秋葵、豌豆、番薯及全穀類。含可溶性纖維者有adzuki豆、大麥、乾豆類、燕麥及水果（蘋果、杏果、香蕉、黑莓、藍莓、小紅莓、無花果、葡萄、桃子及李子）。含不可溶性纖維者有穀類、種子類、麥麩、全穀類、水果皮和蔬菜。

❏ 喝足量的水。如果飲食中添加了纖維，必須要喝足量的水。每天至少喝 8 至 10 大杯（每杯 225 毫升）的水，無論你是否口渴。

❏ 遵守低脂飲食。禁止食用油炸食物。

❏ 避免食用會刺激黏膜分泌的食物，如乳製品、脂肪及辛辣食物。

❏ 禁止攝取乳製品、汽水、肉類、白麵粉、高度加工品、鹽、咖啡、酒精或糖。這類食物不易消化且不含纖維。

❏ 為了快速疏解便秘宜每 10 分鐘喝一大杯的水，且持續半小時，這樣可以淨化毒素及疏解便秘。

❏ 多吃烏梅和無花果，它們是最佳的天然輕瀉劑。

❏ 宜少量多餐。

❏ 喝大麥草汁、Green Foods Corporation 生產的 Green Magma，或 Wakunaga 產的 Kyo-Green 或小麥草汁的葉綠素。

❏ 多運動。運動能夠加速廢物通過小腸。20 分鐘的散步有助於疏解便秘。規律運動是預防便秘的首要因素。

❏ 規定每天在特定時間上大號，即使無便意也要去試試看。有些人會藉由閱讀來放輕鬆。千萬不要忽略便意。

❏ 保持腸道清潔。（見第三部的結腸清潔）

❏ 如便秘持續很久，宜使用清潔灌腸劑。（請見第三部的灌腸）

❏ 禁止使用含礦物質油的產品，因它會干擾脂溶性維生素的吸收。避免使用鎂乳及檸檬酸鎂，它會使礦物質流失。

❏ 如有使用輕瀉劑的習慣，宜食用嗜乳酸桿菌來補充益生菌，持續使用通便劑會流失益生菌並導致慢性便秘。

考慮事項

❏ 洋車前子有助於便秘。如使用洋車前子一定要喝足量的水。

❏ 亞麻子油有助於軟便。新鮮亞麻子具有核果風味，可與早餐麥片、沙拉及其他食物搭配食用。

❏ 定期禁食也有幫助。（請見第三部的禁食）

❏ 偶爾可利用輕瀉劑疏解便秘，然持續使用會造成嚴重腹瀉、上腹腔痙攣、脹氣、脫水及結腸受傷。輕瀉劑易有依賴性，生活習慣之改變包括規律運動、食用高纖食物皆有益防止便秘。

❏ 如果加入天然纖維和藥草輕瀉劑都無法疏解便秘，則要考量是否為肌肉不協調症。通常腸子上半部位的肌肉收縮，下部位的肌肉就會放鬆，如果下部位的肌肉收縮、痙攣就有問題了。

❏ 如果便秘已不是偶爾的問題，有可能是癌症或下腸道的某種阻塞，除非是檢查證明沒有阻塞之外不能排除可能性。大腸癌的其他症狀包括大便出

血、嚴重抽痛、腹部腫脹，及大便非常細長等，然而，也有可能沒有症狀的癌症。

❏ 糞便惡臭，肛門有灼熱感可能是酸血症之徵兆。（請第二部酸鹼失衡中的「酸血症」）

❏ 交替性腹瀉和便秘可能是腸躁症，此障礙為慢性但危險性不大，其他的症狀有痙攣痛、易產氣及糞便黏稠。腸躁症的病因不詳，但許多專家認為與壓力有關。（請見第二部的腸躁症）

❏ 也請見第二部的憩室炎及潰瘍性結腸炎。

❏ 也請見第二部的懷孕相關的問題章節。

克隆氏症（Crohn's Disease）

克隆氏症的特徵是某一段消化道發生慢性及長期性發炎。此發炎多發生在小腸的下半部位，但是它也會發生在消化道其他部位。克隆氏症所造成之發炎可以擴散至小腸壁的每一層，其症狀包括經常性的上腹腔痙攣疼痛、腹瀉、直腸出血、無食慾及體重減輕。其較常見的併發症是腸道阻塞，因為發炎部位癒合後所形成的疤痕組織使腸道變窄。此症也會造成其周圍組織形成瘡疤或潰瘍。克隆氏症患者會出現營養匱乏的情形。

在美國只有少部分的人患上克隆氏症（每 100,000 人口有 1.2 至 15 個患者）。它對性別的影響是均等的，而且為遺傳性。根據克隆氏症和結腸炎美國基金會（CCFA）表示，如果你有親戚罹患克隆氏症，則你罹患此症的機率比正常人高十倍。此疾病會影響每一年齡層，尤其是 15～30 歲或 60～80 歲的人。小孩若罹患克隆氏症則會出現發育遲緩及生長遲鈍的情形。

克隆氏症不易被診斷，因其症狀與其他的腸道障礙如潰瘍性結腸炎很相似。克隆氏症的症狀可能會在幾個月或幾年內間歇性的出現，有少部分的個案，其症狀只出現一兩次就沒有再出現。如果症狀持續出現好幾年，腸道功能會逐漸退化，若不加以治療其致癌的機率為平常的二十倍。

醫生相信克隆氏症是一種基因疾病，如無誘因的誘發是不會發病的。克隆氏症的發病是非常戲劇性的，如突發性的高燒、二天內體重下降 5 磅以上、

直腸出血、上腹腔持續疼痛達 1 小時以上及持續嘔吐並伴隨有腸道停止蠕動的情形。克隆氏症的診斷需要進行一系列的檢查，如貧血檢查、白血球數目檢查、上腸胃道 X 光片，或結腸鏡，這個檢查是使用一個長的、可靈活轉動的燈管，可連結到電腦或螢幕上觀察大腸的內部。如果檢查後確定是克隆氏症，則醫師需進行上消化道和下消化道 X 光檢查，以找出受到感染的部位。克隆氏症無法治本，其治療目的是控制發炎、減輕症狀及改善營養缺乏情形。上述治療都能夠減輕克隆氏症症狀。

　　除非有其他情況，以下的建議劑量皆是針對成人的。對於 12 到 17 歲之間的兒童，可以將劑量降低到建議劑量的四分之三，而 6 到 12 歲的兒童則是降低一半的劑量，6 歲以下的兒童使用四分之一的劑量即可。

營養素

補充品	建議用量	說明
必需者		
十二指腸腺體	依照產品標示。	協助胃腸道潰瘍之癒合。
L–麩胺醯胺	每日 2 次，每次 500 毫克，空腹服用。可與開水或果汁一起服用，但勿與牛奶一起服用。若同時服用 50 毫克維生素 B_6 及 100 毫克維生素 C 則更容易吸收。	腸道細胞的代謝能源。維持小腸絨毛的吸收功能。（請見第一部的胺基酸）
肝臟萃取物注射加	每週 2 毫升或遵照醫生指示。	正常消化所需。
維生素 B 群和	每週 1 毫升或遵照醫生指示。	幫助預防貧血。
維生素 B_{12} 和	每週 2 次，每次 1 毫升或遵照醫生指示。	正常消化所需與預防貧血。此維生素缺乏會加速吸收不良。
葉酸 或	每週 2 次，每次四分之一毫升或遵照醫生指示。	新細胞合成所需。以注射的形式（在醫師的監督下），是最有效果的。若是無法注射，可以使用口含錠或舌下形式。
維生素 B 群外加	每日 3 次，每次 100 毫克。	

補充品	建議用量	說明
必需者		
維生素 B₁₂ 和 葉酸	每日 1,000～2,000 微克。 每日 200 微克。	
N-乙醯葡萄糖胺（來自 Sources Naturals 的 N-A-G）	依照產品標示。	為障壁層的主成分，可保護小腸細胞不受到酵素或其他物質損害小腸內容物。
ω-3 必需脂肪酸（來自 Wakunaga 的 Kyolic-EPA、來自 Health From The Sun 的 Intestamend、亞麻子油、月見草油和鮭魚油是良好來源）	依照產品標示。	為修復消化道所需，可以減低發炎反應。研究顯示必需脂肪酸可以減緩克隆氏症的症狀及維持不再惡化。
胰蛋白酶 加 鳳梨酵素	依照產品標示。隨餐服用。 依照產品標示。	分解蛋白質和幫助消化。
來自 American Biologics 的 Taurine Plus	每日 500 毫克，空腹服用。若同時服用 50 毫克維生素 B₆ 及 100 毫克維生素 C 則更容易吸收。	牛磺酸為一重要的抗氧化劑，及免疫調節劑。使用舌下形式。
維生素 C 與 生物類黃酮	每日 3 次，每次 1,000 毫克。	預防發炎並改善免疫力。使用緩衝態。
維生素 K	依照產品標示。	為大腸健康的重要物質，維生素 K 缺乏常見於克隆氏症患者，由於吸收不良或是腹瀉所造成。
鋅	每日 50 毫克。所有補充劑中的含量相加起來，每日不要超過 100 毫克。	為免疫系統和癒合所需。使用葡萄糖酸鋅錠劑或 OptiZinc 可得到較好的吸收。
重要者		
游離形式的胺基酸複合物（來自 Anabol Naturals 的 Amino Balance）	每日 2 次，每次四分之一茶匙。	蛋白質是小腸修復的重要物質，使用舌下形式。

補充品	建議用量	說明
重要者		
大蒜（Kyolic）	每天 2 次，每次 2 膠囊，隨餐服用。	能對抗克隆氏症的自由基。有助組織復原。
乳酸菌（來自 Wakunaga 的 Kyo-Dophilus）或	依照產品標示。	可以有助於消化，選用非乳製品形式，最好同時含有乳酸桿菌和比菲德氏菌兩種菌。
來自 Probiologic 的 Capricin	依照產品標示。	與酪酸同時作用，可以降低發炎的產生，使未消化的食物團分解。
來自 Nature's Plus 的 Spiru-tein	每日 3 次，每次 2 膠囊。	補充必需的蛋白質，有助於餐間血糖的穩定。
有幫助者		
鈣	每日 2,000 毫克。	有助於預防大腸癌。
和		
鎂	每日 1,500 毫克。	
來自 Salus Haus 的 Floradix Iron + Herbs	每日 2 茶匙。	可以預防貧血，此為容易吸收的鐵劑，且為無毒性和從食物中提煉出來的。
來自 Olympian Labs 的 Gastro-Calm	依照產品標示。	為一結合藥用植物和消化酵素之混合物，可以幫助消化，減緩消化不良，降低腸胃發炎的機會。
綜合維生素和礦物質複合物	依照產品標示。	此疾病常常會導致吸收不良，銅、硒及鎂是治療此疾病的重要營養素，而且病患亦常由於吸收不良而缺乏這些營養素。可以選擇液體、粉末或膠囊的形式。
與		
銅		
和		
鎂		
和		
硒		
外加		
鉀	每日 99 毫克。	可以減少手術的併發症和同時為手術所必需的營養素。
自來 Earth's Bounty 的 Oxy-Caps	依照產品標示。	為一氧氣補充劑，來對抗克隆氏症常導致之營養缺乏。

補充品	建議用量	說明
有幫助者		
槲黃素 加	每日 2 次，每次 500 毫克，餐前服用。	減慢組織胺的釋放，有助於食物過敏的控制，為不同酵素功能所需。
鳳梨酵素 或	每日 2 次，每次 100 毫克，餐前服用。	有助於槲黃素的吸收。
來自 Source Naturals 的 Activated Quercetin	依照產品標示。	含有槲黃素再加上鳳梨酵素和維生素 C。
鯊魚軟骨（BeneFin）	依照產品標示。如果無法接受由口補充，可以利用留置灌腸法，從直腸進入。	對抗惡性腫瘤的轉移。
維生素 A 和	每日 25,000 國際單位，懷孕期間，每日勿超過 10,000 國際單位。	為抗氧化劑可以幫助控制發炎，和修復腸道組織。
維生素 E	最多每日 800 國際單位。	使用乳劑形式較易吸收，以 d-α-生育醇較好。
維生素 D$_3$	每日 400 國際單位。	可以預防由於吸收不良導致的代謝性骨骼疾病。

藥用植物

❑ 蘆薈具有軟便及癒合消化道的功能，每天喝三次半杯蘆薈汁。

❑ 許多藥用植物產品有助於減輕胃腸道問題。Enzymatic Therapy、Olympian Labs 及 Solaray 為建議之來源。

❑ 藥用植物，牛蒡根、紫錐花、葫蘆巴、金印草、甘草、藥屬葵、保哥果、薄荷、紅花苜蓿、玫瑰果、牛奶薊萃取物、北美滑榆及巴拉圭茶。這些藥用植物促進消化、清血及減輕發炎和感染。

注意：若天天使用甘草，一次不要連續使用 7 天以上，假如有高血壓，則完全避免使用。若每天服用金印草，一次不要連續使用超過 7 天，在懷孕期間不可使用。假如有心血管疾病、糖尿病或青光眼的病史，只可在醫生的監督下使用。

建議事項

❏ 食用含非酸性新鮮蔬菜，如綠花椰菜、甘藍菜芽、甘藍菜、胡蘿蔔、芹菜、大蒜、芥藍、菠菜及蕪菁。烹調方法宜採用蒸、烤、水煮或烘烤。

❏ 喝大量的水（蒸餾水、藥用植物茶及新鮮果汁）。新鮮甘藍菜果汁最有效。

❏ 在飲食中添加木瓜，最好連子一起吃，以利消化。

❏ 在急性發作期，應食用有機嬰兒食品、蒸青菜及完全烹煮的米、粟和燕麥。

❏ 剔除所有乳品（包括乳酪）、魚、香腸、醃漬甘藍菜及酵母產品。這些食物含高量的組織胺。許多克隆氏症患者爲組織胺不耐族群。牛奶或乳製品中多含角叉膠，一種紅色海藻萃取物，廣泛的被使用在食品加工中，可能有安定牛奶的作用，可誘發潰瘍性結腸炎。

❏ 避免酒精、咖啡因、碳酸飲料、巧克力、玉米、核果、爆米花、蛋、含人造添加物或防腐劑的食物、油炸及油膩食物、植物奶油、肉類、乳製品／（牛奶、乳酪）、胡椒、辛辣食物、菸草、白麵粉，及所有動物性產品，除了來自潔淨水域的白魚。這些食物皆會刺激消化道。會刺激黏膜分泌的食物如加工食品及乳製品也要避免。限制性使用大麥、裸麥及小麥。

❏ 避免加工精製的碳水化合物產品。不要攝取盒裝的乾燥穀類或任何含糖食物。高精製碳水化合物飲被認爲與克隆氏症有關。

❏ 每天檢查糞便是否有帶血。

❏ 避免情緒緊張，思考、神經系統與身體操作功能是相互聯繫。發病期要多休息。

❏ 確保腸道每天通暢，不宜使用粗纖維通便（請見第二部的便秘和／或腹瀉）。利用不含酒精的藥草萃取物及 1 茶匙嗜乳酸桿菌（不含牛奶）粉末加入約 2.28 公升溫水中，來製作溫和的灌腸劑，體內毒素囤積易成爲寄生性細菌橫行繁殖的場所，在此可利用洋車前子外殼作爲每日所需之纖維來源，以協助毒素祛除。

註：纖維應與營養補充劑及藥物分開使用。

❏ 禁止使用含氫化油脂的直腸栓劑。

❏ 若有便秘，請用清潔灌腸劑。（請見第三部的灌腸）

❏ 使用熱敷袋來減輕上腹腔疼痛。

考慮事項

❏ 對於克隆氏症患者，應攝取均衡飲食以補充流失的營養素，同時必需脂肪酸及麩胺醯胺被認爲具有協助減輕發炎的功效。

❏ 營養匱乏狀況一定要修正，以改善傷口癒合。發炎性腸道障礙患者的蛋白質需求量比正常人增加百分之三十。如有慢性腹瀉現象，電解質及微量元素的缺乏也要考量。慢性脂肪瀉會造成鈣質及鎂的缺乏。

❏ 皮質類固醇及 sulfasalazine（Azulfidine，發炎性腸道疾病處方藥）、cholestyramine（Questran，下降膽固醇處方藥），這些藥物會增加營養素需求量。皮質類固醇抑制蛋白質合成及藉由增加維生素 C 在尿液中排出而抑制鈣質吸收。鋅、鉀、維生素 B_6、葉酸和維生素 D 的缺乏，降低骨質合成及減緩癒合。sulfasalazine 抑制葉酸、鐵質的運送而造成貧血。

❏ 抗氧化劑能夠降低克隆氏症的危險性。在小腸壁上有少數的抗氧化酵素超氧化物歧化酶、過氧化氫酶、谷胱甘肽過氧化酶。當組織發炎時，它們祛除自由基的能力就會受到影響，因組織受傷緣故。

❏ 爲了重建適當的癒合環境，體內酸鹼值必須維持在鹼性。

❏ 吃不含過敏原的食物、補充流失的營養素及選擇適當藥用植物可以加速癒合和預防此症再發。研究顯示，康復後再次食用病發前的飲食，會造成此症再發。其他與此症相關聯的因子，還包括持續性的情緒緊張、創傷及精神和血管因子。

❏ 吸收不良造成營養缺乏，且使免疫系統變差，進而造成發炎及潰瘍時間延長。

❏ 許多微生物如黴菌、細菌、病毒、分枝桿菌、綠膿桿菌及披衣菌都被認爲與克隆氏症有關聯。然而克隆氏症病因至今不詳，一般被認爲是由多重因子所造成的。

❏ 抗原反應有可能是因爲漏腸症候群，漏腸症候群的發生是因爲未被消化完整的食物顆粒經由腫大發炎的腸壁滲漏出血液中。腸黏膜應愼防此種狀況出現。避免任何會造成此反應的食物（請見第二部的過敏症）。以丁酸來

減輕發炎現象、減少未被消化完整的食物顆粒滲漏及協助腸黏膜修補。N-乙醯半胱胺酸（NAG）預防漏腸症候群。

❏ 食用魚油膠囊。義大利的研究顯示服用一年魚油膠囊，有二分之一以上的受試者無症狀，而控制組則有四分之一無症狀。

❏ 研究尚未發現有特定的克隆氏症基因，但是顯示高加索人和猶太人患上克隆氏症機率為其他種族的四倍，有百分之二十至百分之四十的個案，其家庭成員有人罹患有克隆氏症或潰瘍性結腸炎。

❏ 克隆氏症患者的初期治療藥物為皮質類固醇，用來控制發炎。抑制免疫的藥物也被使用，但卻增加感染機會。食品藥物管理局最近核准一種新藥稱為 infliximab（Remicade）予中度和重度的克隆氏症患者。Remicade 是來自於人類及老鼠的細胞，其任務是對抗體內的致發炎蛋白質。在臨床實驗中一劑 Remicade 可以減輕許多症狀至 2～4 週，而科學家仍在研究長期的影響。

❏ 若克隆氏症持續好幾年，腸道功能逐漸退化，最後唯有利用手術把感染部位切除。然而手術切除只是治標不能治本，但是可以減輕症狀，有百分之五十患者在 5 年內可以享受健康生活和工作。

❏ 克隆氏症患者比一般人更易罹患上結腸癌，如果你是克隆氏症患者，每 2 年要做結腸鏡並持續 8～10 年。

腹瀉（Diarrhea）

　　腹瀉的特徵是糞便稀鬆呈流質，且次數頻密，有時還附帶有嚴重的嘔吐、痙攣、口渴及上腹腔疼痛。有些人還會出現發燒現象。腹瀉極少會轉移成嚴重的狀況，除非是孩童及老人。腹瀉會導致水分和電解質的雙重流失。

　　腹瀉有時可單獨為一症狀或伴隨其他的症狀，食物未完全消化、食物中毒、食物過敏、進食過量酒精、細菌、病毒或其他的感染、喝入不乾淨的水。咖啡因、鎂離子、輕瀉劑及山梨醇（幼童使用）都可能引起腹瀉。藥物使用如抗生素（四環黴素、氯林肯黴素或ampicillin）也會引起腹瀉。急性腹瀉伴隨有高燒、便中帶血或帶黏液，這可能是感染徵兆或是由寄生蟲所引

起。

　　除非有其他情況，以下的建議劑量皆是針對成人的。對於 12 到 17 歲之間的兒童，可以將劑量降低到建議劑量的四分之三，而 6 到 12 歲的兒童則是降低一半的劑量，6 歲以下的兒童使用四分之一的劑量即可。

營養素

補充品	建議用量	說明
非常重要者		
來自 Aerobic Life Industries 的有氧堆積清腸劑 (ABC) 或	依照產品標示。	可以有助於糞便的形成。
洋車前子	每日 4 膠囊，睡前服用。與一大杯的開水一起服用。	
木炭錠	每小時 4 錠與開水一起服用，直到腹瀉停止。與其他的補充劑和藥物分開使用。	可吸收大腸和血液中的毒素，有助於糞便的硬化。註：一次不要連續服用 3 天以上。
必需脂肪酸複合物	依照產品標示。	有助於糞便的形成。
海帶	每日 1,000 毫克。	補充因腹瀉流失的礦物質。
L-麩胺醯胺	依照產品標示。	有助於腸道產生新的細胞和提升免疫功能。
鉀	每日 99 毫克。	補充腹瀉流失的鉀。
來自 Wakunaga 的 Pro-Flora 乳清蛋白	依照產品標示。	為維持大腸菌叢的適當酸鹼值。迅速減緩腹瀉的產生。
重要者		
嗜乳酸桿菌（來自 Wakunaga 的 Kyo-Dophilus 或 Probiata）	每日 2 次，將 1 茶匙溶於蒸餾水中，空腹服用。	補充流失的益生菌，選擇非乳製品的粉末形式。
膠體銀	依照產品標示。	當天然的抗生素作用。
大蒜（來自 Wakunaga 的 Kyolic）	每日 3 次，每次 2 膠囊。	殺死細菌和寄生蟲，促進免疫功能。

補充品	建議用量	說明
有幫助者		
鈣 和	每日 1,500 毫克。	可以補充身體缺乏的鈣，同時可以有助於糞便的形成。
鎂 和	每日 1,000 毫克。	為鈣吸收所需之營養素。可以促進酸鹼平衡。
維生素 D_3	每日 400 國際單位。	為鈣吸收所需之營養素。
多種酵素複合物 和 胰蛋白酶	依照產品標示，隨餐服用。	為正常消化所需。
維生素 B 群 外加	每日 3 次，每次服用每種主要的維生素 B 各 100 毫克（在綜合錠劑中，各種維生素的含量會有所不同）。	所有維生素 B 群為消化吸收所需。建議選擇舌下形式的吸收較好，必要時可用注射形式（在醫師的監督下）。
維生素 B_1（硫胺素） 和	每日 200 毫克，持續 2 週。	
維生素 B_3（菸鹼素） 和	每日 50 毫克。	
葉酸	每日 50 毫克。	
維生素 C 與 生物類黃酮	每日 3 次，每次 500 毫克。	為修復組織和免疫功能所需之營養素。使用緩衝形式。
維生素 E	每日 400～1,000 國際單位。	可以保護大腸壁的細胞膜。使用 d-α-生育醇形式。
鋅	每日 50 毫克，所有補充劑中的含量相加起來，每日不要超過 100 毫克。	有助於修復消化道損壞的組織，和加強免疫反應。使用葡萄糖酸鋅錠劑或 OptiZinc 可得到較好的吸收。

藥用植物

❏ 如為偶發性的腹瀉，可嘗試黑莓、洋甘菊、保哥果和／或覆盆子葉，這些藥用植物可沖泡成茶或與蘋果醬、香蕉、鳳梨或木瓜汁搭配使用。

❏ 每天服用二至三次番椒膠囊。

❏ 把葫蘆巴沖泡成茶，有潤腸和減輕發燒之效。

❏ 薑茶對痙攣及腹痛有效。

❏ 葡萄柚子萃取物可抗寄生蟲。

❏ 藥屬葵根茶可安撫胃腸問題。

❏ 北美滑榆皮泡成茶或其萃取物膠囊都有安撫胃腸之效。

❏ 野生奧利岡香草油擁有抗菌、抗黴菌、抗寄生蟲、抗病毒的成分。

建議事項

❏ 喝大量的水，例如溫泉水、「綠色飲品」及大量品質好的水。不宜飲用太
冷或太熱的茶。持續性的腹瀉，會導致水分流失，造成脫水及礦物質鈉、
鉀、鎂流失。如有需要，可將薑茶、膠質液體及加蜂蜜的淡茶來替代飲用
白開水。胡蘿蔔汁可使糞便不稀鬆。蘋果汁會使腹瀉更嚴重。

❏ 避免高纖維食物，因其可能對消化系統產生壓力，以容易消化的食物取代
之，如煮熟的馬鈴薯、米飯、香蕉、蘋果泥或吐司等。

❏ 每天喝 3 杯的米水，製作米水的步驟為半杯的糙米加到 3 杯水中煮沸 45
分鐘，濾掉米飯後喝那米水；也可吃米飯，米飯可以幫助糞便的形成且補
充 B 群的維生素。

❏ 不宜攝取乳製品（除了低脂來源的產品），因它們為高過敏原食物，且腹
瀉會造成乳糖酵素活性消失。減少攝取脂肪、含麩質食物，包括大麥、燕
麥、裸麥和小麥。避免使用酒精、咖啡因及辛辣食物。

❏ 2 天以內的輕微腹瀉不需操心，因此乃身體自我淨化毒素、細菌及其他外
來物的現象。此時不能使用任何止瀉藥來止瀉，只要食用流質食物以讓腸
道休息即可。

❏ 可考慮使用順勢療法。砒霜（*Arsenicum album*）是用來治療晚間灼熱型腹
瀉，*Podophyllum* 是用來治療水狀腹瀉，硫磺是用來治療突然間腹瀉。

❏ 如果你有以下症狀，請諮詢你的家庭醫師：腹瀉超過 2 天、血便、糞便呈
現黑色、發燒至 38.3℃、嚴重上腹腔疼痛或直腸疼痛、脫水並出現口乾及
皮皺、排尿減少或停止超過 8 小時。如嬰兒無尿超過 4 小時，則必須諮詢
醫師。

考慮事項

❏ 角豆樹粉含高蛋白質，可暫停止瀉。

❏ 出國旅遊，除非確定水質安全，不然不宜飲用。避免食用冰塊、生鮮蔬菜、乳製品及未去皮水果。利用瓶裝水來刷牙。腹瀉常在旅遊時發生，可以準備乳酸菌補充劑或止瀉劑。

❏ 如果孩童一天拉五次以上，很明顯表示，該孩童患上慢性腹瀉。嬰兒如果患有腹瀉很容易導致脫水，需找醫療人員評估。

❏ 可以注射抗輪狀病毒疫苗，輪狀病毒會造成嬰兒和小孩腹瀉，但是美國疾病防制中心與食品藥物管理局發現這種疫苗會產生一種特殊的腸阻塞問題，因而停止此疫苗的注射，相關研究仍在進行之中。

❏ 如果腹瀉已成慢性或常重複發生，則要檢討是否是因為食物過敏、感染或腸道寄生蟲所造成。過敏測試可以判斷是否為食物過敏，進行糞便培養可以檢查出感染或寄生蟲。

憩室炎（Diverticulitis）

　　大腸內所形成之囊狀突出物（憩室）發炎和感染的情形稱之為憩室炎。憩室就是就是大腸壁上呈囊狀或葡萄狀的突出物。此種囊狀物多典型地發生在慣性便秘者身上。開發中國家的低纖維飲食就可能引發憩室炎。缺乏足以軟化糞便及增加糞便體積的纖維，糞便將變得乾硬，且不易排出。為了把糞便排出，腸壓增加，結果使得結腸壁較弱的部位突出形成囊狀。憩室一旦形成就不會消失。憩室本身不會引起任何症狀，許多人都有憩室，但並無憩室炎發生。然而當有排泄物陷入憩室時就會形成感染或發炎，結果可以是很嚴重的發燒、發冷、噁心及疼痛。

　　憩室炎可以是急性或是慢性。它的症狀包括痙攣、脹氣、腹腔左邊會有觸痛、便秘或腹瀉、噁心。它也有可能是血便。若憩室破裂其內排泄物擴散至腹腔則會導致腹膜炎。

　　由於大腸壁會隨年紀增長而變薄，也就是一個症狀對老年人影響較年輕

人大，通常發生在 50 到 90 歲之間，美國有上百萬人有此問題，但是多數人並不自知，因為他們不是沒有感覺症狀就是認為只是簡單的消化不良的毛病。

憩室炎病因不詳，但抽菸和情緒緊張會使症狀惡化。事實上它是一種典型與壓力有關聯的障礙。飲食習慣不佳、家族病史、膽囊炎、肥胖及冠狀動脈疾病，都可以增加憩室炎發生機率。

時下有幾種檢查憩室炎的方法。鋇灌腸是一種利用液態鋇來灌滿結腸，然後經由 X 光照射以呈現腸壁上的囊狀物、結腸寬窄情形或結腸上不正常情形的檢查。乙狀結腸鏡是利用一條細長、有彈性且輕的管子，經由直腸插入，以便讓醫師能夠在近距離觀察下結腸部位，如有需要也可以進行組織切片檢查。為了要觀察結腸其他部位，也可使用結腸鏡。結腸鏡的檢查方法與乙狀結腸鏡很類似，但重點是在於結腸鏡是觀察整條結腸。

營養素

補充品	建議用量	說明
必需者		
來自 American Biologics 的 Bio-Bifidus	依照產品標示。	補充小腸菌叢，主要可以促進吸收。
來自 Wakunaga 的 Kyo-Dophilus	依照產品標示，空腹服用。	補充腸道菌叢，主要可以促進吸收和排泄。
纖維（燕麥麩、洋車前、亞麻子和來自 Aerobic Life Industries 的有氧堆積清腸劑〔ABC〕是良好來源）	依照產品標示。飯前 1 小時前與一大杯水一起服用，與其他補充劑和藥品分開使用。	有助於預防便秘，預防廢物堆積於結腸壁的小囊內所導致的感染。
維生素 B 群	每日 3 次，每次服用每種主要的維生素 B 各 100 毫克（在綜合錠劑中，各種維生素的含量會有所不同）。	為所有酵素系統所需，可以維持正常消化作用，選用低過敏的配方。

補充品	建議用量	說明
非常重要者		
多種酵素複合物 與 胰蛋白酶	依照產品標示，隨餐服用。	為分解蛋白質所需。使用含高量胰蛋白酶的配方。
來自 Wakunaga 的 Pro-Flora 乳清蛋白	每日 2～3 湯匙。	可以幫助預防便秘和藉由維持適當的酸鹼平衡來預防一些感染。
蛋白質分解酵素	依照產品標示，兩餐之間服用。	有助於消化和降低結腸的發炎。
重要者		
來自 American Biologics 的 Dioxychlor	依照產品標示。	為一重要的抗細菌、抗黴菌、抗病毒的物質。
必需脂肪酸（亞麻子油、月見草油、鮭魚油和來自 Wakunaga 的 Kyolic-EPA 是良好來源）	依照產品標示，每日 3 次，餐前服用。	淋巴功能的重要物質，且可以保護結腸壁的細胞。
大蒜（來自 Wakunaga 的 Kyolic）	每日 3 次，每次 2 膠囊，隨餐服用。	可以幫助消化，殺死不必要的細菌和寄生蟲，選擇不含酵母的配方。
來自 Wakunaga 的 Kyo-Green	依照產品標示。	有助於正常腸道的功能。
L-麩胺醯胺	每日 2 次，每次 500 毫克，空腹服用。可與開水或果汁一起服用，但勿與牛奶一起服用。若同時服用 50 毫克維生素 B$_6$ 及 100 毫克維生素 C 則更容易吸收。	為小腸細胞主要的代謝燃料，可以維持絨毛的正常功能，及腸道的吸收作用。（請見第一部的胺基酸）
維生素 K 或 苜蓿	每日 100 微克。	缺乏此營養素與腸道疾病有關聯。 請見下面藥用植物部分。
有幫助者		
游離形式的胺基酸複合物（來自 Anabol Naturals 的 Amino Balance）	依照產品標示，空腹服用或是至少餐前半小時食用。	補充蛋白質，為組織修復和復原所需。

補充品	建議用量	說明
有幫助者		
生的胸腺	依照產品標示。	請見第三部的腺體療法。 注意:小孩勿使用這種補充品。
維生素 A 與 混合的類胡蘿蔔素	每日 25,000 國際單位,懷孕期間,每日勿超過 10,000 國際單位。	保護和修復結腸細胞。
維生素 C 與 生物類黃酮	每日 3,000～8,000 毫克,分成數次。	降低發炎的機會和提升免疫能力。使用緩衝形式。
維生素 E	每日最多 800 國際單位。	為強而有力的抗氧化劑,可以保護腸道黏膜。使用 d-α-生育醇形式。

藥用植物

❑ 苜蓿是天然維生素和礦物質來源。它含有葉綠素,有助於癒合,每天 2,000 毫克膠囊或萃取物。

❑ 蘆薈改善發炎部位的癒合。它也可以預防便秘。每天喝三次半杯蘆薈汁或與其他藥草茶一起食用。

❑ American Biologics 的 Bio-Rizin 為甘草萃取物,可改善腺體功能及幫助減輕過敏症狀。每天二次,每次各 10～20 滴。

❑ 保哥果具有殺菌、潔淨和癒合效果。每天喝 2 杯保哥果茶。

❑ 其他對憩室炎有效之藥用植物有番椒、洋甘菊、金印草、木瓜、紅花苜蓿及西洋蓍草萃取物或茶。

注意:不要持續使用洋甘菊,以免引發對豕草的過敏。若你對豕草過敏,則要完全避免洋甘菊。若每天服用金印草,一次不要連續使用超過 7 天,在懷孕期間不可使用。假如有心血管疾病、糖尿病或青光眼的病史,只可在醫生的監督下使用。

建議事項

❑ 控制憩室炎的關鍵是在於足量纖維和水分。每天至少 30 克纖維,可利用

含有甲基木質素或洋車前子來當做膨脹劑或軟便劑，因它們不會造成結腸產氣，尤其是小麥麩皮也可。每天八大杯水（每杯 225 毫升），可以利用藥草茶、清湯及新鮮果汁來替代飲用水。水分有助於維持憩室乾淨，免於排泄物陷入，預防發炎。

❏ 食用高蛋白（植物和魚）低醣飲食。禁止食用五穀、種子或核果，不過煮熟的糙米除外，這些食物難以消化，易產氣。剔除乳製品、紅肉、糖類製品、油炸食物及加工食物。

❏ 吃大量綠色葉菜，綠色葉菜含維生素 K，腸道障礙患者宜由飲食中攝取此維生素。

❏ 大蒜具有癒合及祛毒功能。

❏ 當發生急性憩室炎時，宜暫時使用低纖維飲食，待發炎停止再逐漸恢復高纖維飲食。

❏ 當憩室炎發作或疼痛時，可利用 2.28 公斤左右的溫水及新鮮檸檬汁來灌腸。此可除去結腸中未消化完全的渣滓，減輕疼痛。

❏ 在急性期，食用 4 顆木炭錠配一大杯水有助於吸附廢氣。木炭錠在健康食品店就可以買到。勿將木炭錠與其他補充劑一起使用。此物不能長期使用因它，除了吸附廢氣也吸附營養素。

❏ 在急性期，流體補充劑有助於吸收。將所有蔬菜放入果汁機中打碎均勻。只可以食用蒸煮過的蔬菜。急性期時，食用嬰兒食品直到傷口癒合為止。Earth's Best 所生產的有機配方嬰兒食品，可在健康食品店及各大超市購買得到。在嬰兒食品中添加纖維。在恢復期逐漸添加生鮮蔬果於飲食中。喝胡蘿蔔汁、甘藍菜汁及綠色飲品，或者是服用液態葉綠素或苜蓿汁。

❏ 為了減輕疼痛，按摩腹腔左邊。站起來做伸展運動。

❏ 黏土錠對此症也有幫助，遵照產品標示食用，起床空腹時食用。

❏ 每天檢查糞便是否帶血。如糞便為黑色，取少許送醫做化驗。

❏ 規定每天在特定時間上大號。一大早起來早餐前，服用纖維以幫助腸子蠕動。

　　註：纖維不能與其他補充劑和藥物一起使用。

❏ 禁止濫用輕瀉劑，它會刺激結腸壁。

考慮事項

❑ 食物過敏也會造成腸道障礙，需要檢查過敏原。（請見第二部的過敏症）

❑ 如憩室受到感染，醫師可能會開抗生素處方，此時別忘了補充酸性食品及非乳製品的嗜乳酸桿菌。

❑ 禁食也有幫助。（第見第三部的禁食）

❑ 也請見第二部的克隆氏症、腸躁症及潰瘍性結腸炎。

食物中毒
（Foodborne ／ Waterborne Disease）

　　以食物或是水為媒介而引起的疾病，是由於人們吃下或喝進含有有害毒素、化學物質、寄生蟲或者是微生物（通常是細菌）的東西所致。說起由食物所引起的疾病，一般都會提到食物中毒；在美國，每年有大約 650 萬件已知病例是由食物所引起的，其中，每年約有 9,000 人死於食物中毒。事實上，食物中毒的案例無疑的遠超過被報導出的數目，那是因為人們往往會將食物中毒的症狀誤以為是胃部不適之故。

　　食物中毒的症狀包括：噁心、嘔吐、腹部絞痛以及腹瀉，甚至於畏寒、發燒、頭部劇烈疼痛，在更嚴重的情況時，症狀會持續數小時至數日。有些食物中毒的類型，例如臘腸毒菌病（botulism），是比較嚴重的食物中毒，特別是對老人及小孩而言。此外，有許多食物中毒會導致慢性疾病，例如反應性關節炎以及慢性免疫疾病。會引發疾病的病原菌及分泌毒素的微生物都是種潛在的威脅；因為你無法藉由味道、氣味以及外觀來判斷它們是否存在。所有種類的細菌都可能具有毒性。

　　根據引起中毒的原因，可將食物中毒分為幾種不同的類別。（有關食物中毒類別之整理，請見第 676 頁的食物中毒類別一覽表）

　　最常見的食物中毒種類是沙門桿菌病或沙門氏桿菌感染，美國地區每年約有 200 至 400 萬件的病例接受治療。對於許多動物而言，沙門氏桿菌是腸

道內自然存在菌種的其中一種，它們很容易藉由食物供應、製備食物者的手以及菜刀、桌面等傳播開來。與沙門桿菌病有關的代表性食物是蛋類。源自於外來排泄物的污染，曾經也是引起沙門桿菌病的常見原因，但是由於1970年代起，對於相關事項實施了更加嚴格的測試及檢查後，這項因素就幾乎在沙門桿菌病的病源中被排除了。由於沙門氏腸炎菌（*Salmonella enteritidis*）感染的關係，使得蛋類成為現今沙門桿菌病的主要危險因子（傳播媒介）；沙門桿菌病大多正是因為受到此菌感染所致，而現在美國地區專門飼養來產蛋的母雞卵巢中出現此菌的比例相當高。所以，雞蛋在蛋殼未成形前就已遭到沙門氏桿菌感染了；因此，雞蛋的沙門氏桿菌感染，並非只在蛋殼破裂或是表面不潔的情況下才會發生。使用生雞蛋製作出的食物，包括：凱撒沙拉、蛋酒、荷蘭臘腸醬（hollandaise sauce）以及冰淇淋也都被發現含有此菌。在這兩年之間，爆發了35起確認為食物中毒的病例中，有24件病例是因為攝食受到感染的蛋或其中含被感染蛋的食物所引起的；而因攝食生蛤蜊、牡蠣和生魚片壽司而導致沙門桿菌病的例子也曾被報導過。雖然說因為蛋類、肉類和家禽肉類感染沙門氏桿菌而引起沙門桿菌病的案件並不常發生，但是它確實是存在的。

沙門氏桿菌感染的症狀可從輕微的腹痛至嚴重的腹瀉，以及從脫水到類似傷寒發燒的狀況。其中毒症狀的潛伏期通常是在吃下受感染食物後的8到36小時之間。此外，沙門氏桿菌還會使免疫系統衰弱，引起腎臟、心血管方面的危害以及關節炎。

沙門桿菌病主要是發生在較溫暖的月份，大多數的病例是因為攝食受到沙門氏桿菌感染的食物所引起，主要包括了雞肉、雞蛋、牛肉及豬肉製品。喜歡吃生肉或是半生不熟肉類的人，發生沙門氏桿菌感染的危險性也較高。在處理生肉或生家禽肉後沒有洗手就直接料理其他食物的廚師，很容易將病菌傳染給他人；此外，廚師若是在處理生肉或生家禽肉後舔自己的手或手指，也很容易使自己有發生沙門氏桿菌感染的危險。另外，使用抗生素的人也有較高的感染機率；抗生素能有效的治療細菌感染，但反過來說，它也可以殺死良性菌，並促進具有抵抗抗生素能力的壞菌生長。患有愛滋病的患者受到感染而發生沙門桿菌病的可能性比其他人高出二十倍。

僅次於沙門氏桿菌，金黃色葡萄球菌（*Staphylococcus aureus*）是第二大

食物中毒原因；將近有百分之二十五的食物中毒案件是葡萄球菌所引起的。葡萄球菌屬菌的感染方式從食物中毒到因皮膚感染所致的敗血病（血液感染）等，有很多種方式。嚴重時有可能威脅到生命。這種菌常存在鼻內及喉嚨內，但若是食物遭到此菌的感染（例如：對著食物打噴嚏或咳嗽），此菌會在食物中增長，並且會產生一種以小腸細胞為特定目標的腸毒素。金黃色葡萄球菌本身並非是引起中毒的原因，引起中毒的是細菌所產生的毒素；其中毒症狀包括腹瀉、噁心、嘔吐、腹部痙攣以及虛弱。其潛伏期為吃下受感染食物後的 2 至 8 小時。葡萄球菌毒素最常在肉類、家禽肉類、蛋類製品、鮪魚、馬鈴薯、通心麵沙拉以及奶油餡餅中發現。

　　肉毒桿菌（*Clostridium botulinum*）通常以無害的孢子形式存在於土壤之中，由此菌所引起的食物中毒形式是特別危險的，在各種不同種類的食物中毒之中，肉毒桿菌中毒可以說是最嚴重的一種；它會影響中樞神經系統的功能。和葡萄球菌屬菌一樣，肉毒桿菌中毒是因肉毒桿菌所產生的毒素而非細菌本身所引起的─此外，它和葡萄球菌屬菌一樣會感染傷口的表面。以傷口為媒介而感染到肉毒桿菌的情形並不常見，但若是在傷口發炎有膿瘡的情形之下，肉毒桿菌感染的情形也是會出現。在做靜脈注射時，若是使用不潔的針頭或是與人共用針頭也可能會被感染到肉毒桿菌。嬰兒肉毒桿菌中毒症是一種通常出現在小於 12 個月嬰兒的病症，如果小孩子吃到了任何已遭肉毒桿菌芽孢感染的東西，就會發生這種情形；包括土壤、水槽中的水、灰塵以及一些易被此菌污染的食物，如蜂蜜。

　　在肉毒桿菌中毒當中，由肉毒桿菌所產生的毒素會阻礙由神經至肌肉的神經衝動之傳遞，所以會導致肌肉麻痺癱瘓的情形。通常，肌肉麻痺的情況會從負責眼睛活動、吞嚥和說話能力的肌肉開始，然後再進一步的擴大到軀幹及四肢的肌肉。肉毒桿菌中毒初期的症狀包括四肢無力、視覺出現雙重影像、眼皮下垂和吞嚥困難等現象，這些症狀通常出現在攝取受到肉毒桿菌污染食物後的 12 至 48 小時內。這種肌肉無力的現象，最終會影響到全身，其中也包括了負責呼吸功能的肌肉在內，較嚴重的病例還可能會出現癱瘓及死亡。

　　肉毒桿菌毒素有七型，分別是 A、B、C、D、E、F、G 七型；其中，人類的肉毒桿菌中毒是由 A、B、E 和 F 型毒素所引起的，而 C 和 D 型毒素則是屬於引起動物肉毒桿菌中毒的類型。G 型肉毒桿菌毒素曾在阿根廷的土壤

檢體中被發現，但是目前尚未發現由 G 型肉毒桿菌毒所引起中毒的例子。每年大約有 110 件肉毒桿菌中毒事件被報導出來，其中，有百分之七十二是嬰兒肉毒桿菌中毒，百分之二十五是以食物爲媒介所傳播的肉毒桿菌中毒，而其餘的肉毒桿菌中毒事件，則是以水爲媒介所傳播。

　　肉毒桿菌毒素被發現出現在酸度較低的家庭自製罐頭食物，例如：蘆筍、甜菜、玉米和綠豆子。較不常見的食物來源包括：內含蒜泥的油品、番茄，還有存放於鋁箔紙中的烤馬鈴薯以及家庭自製的魚罐頭或醃鹹魚。罐頭出現隆起或是裂痕時，可能是內含食物已受到肉毒桿菌污染的徵兆，但即使是盛裝食物的容器沒有損壞的跡象，還是可能發生肉毒桿菌中毒。長時間將食物放在室溫中也是個危險的因子，有報導指出，曾有一家餐館將大批沙嗲洋蔥置於室溫中整整一天沒有冷藏，但每次只使用一點點的量。有些食客在吃下這些洋蔥之後發生了非常嚴重的肉毒桿菌中毒症。

　　冷藏、乾燥以及添加化學物質，如亞硝酸鈉等，可以防止肉毒桿菌的孢子生長和產生毒素。雖然說，將食物加熱到至少 80°C 的溫度 30 分鐘本身並沒有殺掉孢子，但是可以藉由破壞其致命毒素而避免食物中毒的發生。

　　另外一個會引起食物中毒的微生物是彎曲弧菌（*Campylobacter jejuni*）。人們通常不會將這一型的食物中毒與食物聯想在一起，因爲這種細菌需要三到五天的時間才會造成中毒的症狀，其症狀包括：腹部痙攣、腹瀉、發燒和糞便帶血等。彎曲弧菌會存在於健康牛群、羊群、雞、火雞、狗和貓的腸道內，它可能是因爲吃進或喝下受到已感染此菌的人或動物的排泄物所感染的食物或水，因而受到感染。雞、火雞以及水鳥類是最常見的帶原者。所幸，加熱處理可以破壞這些菌，所以，攝取徹底煮熟的肉品就可以避免此種類型食物中毒的發生。

　　另一型會引起食物中毒的細菌是產氣性夾膜桿菌（*Clostridkum perfringens*），有時被稱做「自助餐菌」。它最常引起以食物爲媒介的食物中毒；這種微生物會在已先煮好卻長時間放在室溫下的食物中繁衍增長，其毒素最可能的來源是肉製品和肉汁、滷汁，當食物變冷時細菌便會倍增，進而形成芽孢、產生毒素，其毒素通常是具有抗熱性的。產氣性夾膜桿菌中毒的症狀通常是持續一天或是更短時間的輕微噁心及嘔吐，但是對年紀較大的人、患有克隆氏症（局部性迴腸炎）或是感染愛滋病毒的人而言，受到產氣性夾膜桿

菌感染會是一個非常嚴重的問題。

　　並非所有以食物為媒介的食物中毒都是因細菌感染所引起；腸蘭伯氏鞭毛蟲（*Giardia lamblia*）就是一種原生動物（是一種單細胞的寄生蟲），它會感染小腸。梨形蟲病是和受到污染的水有關，它也可以傳染給生長於污染水源中的天然食物。陰涼、潮溼的環境有助於此類微生物的生長。它的中毒症狀通常出現在一至三週內，其症狀包括：腹瀉、便秘、腹部疼痛、腸胃脹氣、食慾不振、噁心以及嘔吐。諾瓦克病毒（Norwalk virus）是能藉由食物和水傳播之非常常見的一種病毒，它引起許多小孩及成人的腹瀉病例。A 型和 E 型肝炎的傳播途徑是直接受到排泄物感染或者是因排泄物污染食物所致，受到污染的水源也可能傳染 A 型和 E 型肝炎。旋毛蟲屬微生物（*Trichinella spiralis*）是種寄生性的蛔蟲，被它感染就會引起旋毛蟲病；此病最常見的致病原因是吃下生的或是不當調理或加工的豬肉或是豬肉製品（火腿和香腸）以及野外狩獵。

　　大腸桿菌（*Escherichia coli; E. coli*）是人類和部分動物小腸內能提供有用功能之自然存在的菌種之一，它能幫忙抑制有害細菌以及有助於維生素的吸收。但有時在某些情況之下，大腸桿菌會引起很嚴重的病症；此菌會從有益菌轉變成為致病菌的原因目前還不清楚，但對年紀非常小的人、老年人及免疫功能較差的人而言，大腸桿菌中毒確實會引起嚴重的病症。此菌已被發現存在肉類、蔬菜類和部分未進行加熱殺菌的果汁或水果之中。

　　鯖魚毒素中毒（又叫做組織胺毒素中毒）是一種相當罕見的食物中毒類型，它會在攝食魚類例如：鮪魚、青花魚、鬼頭刀、沙丁魚、藍魚及鮑魚後出現中毒症狀。在捕捉到這些魚類之後，存在魚類中引起持續腐敗的細菌會使一種叫做組織胺的化學物質大量的被製造。在你吃下魚之後，幾分鐘內組織胺就會引起包括臉部潮紅、噁心、嘔吐、腹部疼痛和／或蕁麻疹等症狀。所幸，這些症狀通常會在二十四小時內消退。弧菌通常是由一群不同種類的細菌所組成，此菌會引起食物中毒，大多是在生的或是不當調理的魚類及貝類中發現。

　　多虧了我們有食品安全、標示及檢驗的相關法令，超市貨架上陳列之林林總總的商品都必須通過政府嚴格的各項標準；事實上，現在美國在食物中毒方面只剩下一個主要的問題，而這個問題是以驚人且令人擔憂的頻率在發

生。美國疾病防制中心提出了幾項原因說明爲何會如此；第一：現今的食用
動物都是在非常封閉且狹小受限的地方飼養，而這種情況有利於像沙門氏桿
菌這類的細菌增長。同時，食物的加工作業變得愈來愈集中，所以原本是一
種原料受到污染，到最後污染的情形可能會出現在許多不同的產品上。另
外，現在美國也有從國外進口前所未有的大量食品，而這些食品通常是從本
身在食品衛生方面並不如美國一般可靠的發展中國家進口而來。

　　在有關於食物製備方面的問題：有愈來愈多的美國人完全忽略了在食物
供應上普遍存在的危險微生物，此外，又缺乏管理、調理及儲存食物基本方
法的知識；如果你有這方面的知識，那麼就能輕鬆的預防大多數的食物中毒
事件（請見：預防食物中毒的秘訣）。另外，還有愈來愈多的美國人選擇不
在家吃飯，而是購買餐館做好的食物或是在食物外帶的商店購買食物。

　　除非有其他情況，以下的建議劑量皆是針對成人的。對於 12 到 17 歲之
間的兒童，可以將劑量降低到建議劑量的四分之三，而 6 到 12 歲的兒童則是
降低一半的劑量，6 歲以下的兒童使用四分之一的劑量即可。

營養素

補充品	建議用量	說明
非常重要者		
木炭錠	在一開始出現中毒前兆時吃 5 錠，6 小時後再吃一次。與其他的藥物和補充劑分開使用。	將毒素從結腸和血流中移除。
大蒜（來自 Wakunaga 的 Kyolic）	每日 3 次，每次 2 膠囊，隨餐服用。	是一種也能殺死結腸中細菌的強力解毒劑。
鉀	每日 99 毫克。	能將體內電解質恢復平衡。
維生素 C 與 生物類黃酮 加	每日 8,000 毫克，分成數次。	幫助身體解毒，且協助細菌及毒素的移除。
維生素 E	每日 600 國際單位。	加強免疫功能以減輕病症。使用 d-α-生育醇形式。

補充品	建議用量	說明
重要者		
嗜乳酸桿菌（來自 Wakunaga 的 Kyo-Dophilus 是良好的來源）	依照產品標示，每日 2 次，空腹服用。	補充腸道內必需的良性菌。請使用非乳製品來源的嗜乳酸桿菌。
來自 Aerobic Life Industries 的 Aerobic 07	加 20 滴於一杯水中，每 3 小時服用 1 次。	可破壞有害的細菌，例如沙門氏桿菌。
纖維（來自 Aerobic Life Industries 的有氧堆積清腸劑〔ABC〕及燕麥麩是良好的來源）	依照產品標示，在第二次服用木炭錠之後 6 小時開始服用，之後每日 2 次。與其他的藥物和補充劑分開使用。	可移除依附在結腸壁上的細菌，防止細菌進入循環系統；能減輕病症且加速復原。
海帶	每日 1,000～1,500 毫克。	含有能恢復體內電解質所需的礦物質。
L-半胱胺酸 和 L-甲硫胺酸 和 硒 和 超氧化物歧化酶（SOD）加	每日 500 毫克，空腹服用。若同時服用維生素 B_6 和維生素 C 各 50 毫克則更容易吸收。 每日 200 微克。懷孕期間，每日勿超過 40 微克。 每日 5,000 毫克。	這些均為免疫系統所必需的營養素。
麩胱甘肽	每日 500 毫克。	是一種強力的抗氧化劑。

食物中毒類別一覽表

　　食物中毒有很多不同的形式，其中有些是比較常見的，下列為一些較常見的食物中毒種類及其主要中毒症狀。

類　　型	發　生　頻　率	中　毒　症　狀	中毒症狀之潛伏期
細菌型感染源			
肉毒桿菌	罕見的	雙重影像、語言障礙、呼吸及吞嚥困難；噁心、嘔吐和腹部疼痛；腹瀉；肌肉無力。	12～48 小時，但也許需要 8 天。
彎曲桿菌感染	常見的	肌肉疼痛、噁心、嘔吐、發燒、腹部痙攣。	2～10 天。
產氣性夾膜桿菌中毒	常見的	腹瀉、腹部痙攣。	9～15 小時。
大腸桿菌中毒	常見的	腹瀉、腹部痙攣、嘔吐。	1～7 天。
李斯特氏菌病	罕見的	類似感冒症狀，包括：發燒、畏寒；引起非自主性的流產或死產；於新生兒及免疫功能不佳者會引起嚴重的病症。	2～4 週。
沙門桿菌病	常見的	噁心、嘔吐、腹瀉、腹部痙攣、發燒、頭痛。	6～48 小時
葡萄球菌食物中毒	常見的	噁心、嘔吐；偶爾會衰弱、頭昏眼花。	30 分鐘～8 小時
弧菌	不常見的，但在較溫暖的月份中較會爆發。	腹瀉、發燒、畏寒、痙攣、頭痛、嘔吐。	4～96 小時
寄生性感染源			
梨形蟲病	常見的	噁心、產氣、腹部疼痛和／或痙攣、腹瀉；嚴重的病例會出現吸收不良和體重下降的問題。	1～3 週
旋毛蟲病	罕見的	發燒、眼皮浮腫、肌肉疼痛。	1～2 天
病毒感染源			
A 型肝炎／E 型肝炎	偶爾爆發	發燒、噁心、嗜睡、腹部疼痛。A 型肝炎感染會引起黃疸現象。	A 型肝炎 10～50 天 E 型肝炎 2～9 週
諾瓦克病毒感染	常見的	噁心、嘔吐、腹瀉、頭痛。	1～2 天

類　　　型	發 生 頻 率	中 毒 症 狀	中毒症狀之潛伏期
病毒感染源			
壞疽羊病毒；輪狀病毒	常見的	噁心、嘔吐及可能出現暫時性乳糖不耐症。	1～3 天
毒素引起的鯖魚中毒	不常見的	頭痛、頭昏眼花、喉嚨灼熱、蕁麻疹、噁心、嘔吐、腹部疼痛。	5 分鐘～1 小時

預防食物中毒的秘訣

下列幾項快又容易的原則能告訴你如何在家中及上館子都能預防食物中毒的發生。

● 用冷藏或保溫的方式保存食物；將食物置於室溫中會促進細菌的增長。

● 將易腐敗的食物冷藏；含有藥草或大蒜的油品也應冷藏。

● 儘快將剩菜送入冰箱中。請勿將生食和熟食放在同一個容器中冷藏；要冷藏時，將剩菜放入乾淨的容器中，會使得剩菜較快降溫。

● 將冰箱的空間做好規劃，讓生肉和其他食物分開放，也可以避免血水滴到其他食物上。

● 將肉類、家禽肉類和海鮮類食物徹底煮熟。肉類的烹調，應該要使肉的內部溫度至少達到 165°F（73.9°C）。

● 如果用鋁箔烤馬鈴薯，要將之用保溫或冷藏的方式保存。

● 絕不使用蛋殼有裂縫的生雞蛋。

● 處理食物前以及處理生肉或生家禽肉後需清潔雙手；因為，為寶寶換尿布或擤鼻涕後調理食物，有害的細菌可能會由此傳播到食物。

● 砧板要有兩個，一個用於切肉，一個用於切菜；這樣可以避免細菌由肉類轉移到蔬菜。每週使用內含四分之一杯百分之三過氧化氫加入 2 加侖水（約 9 公升）的消毒水清洗砧板至少三次。或者你也可以將二分之一杯漂白劑加入 1.14 公升左右的水混勻變成漂白水，用它漂淨砧板後再用乾淨的水徹底沖洗。

● 買完菜後應直接回家，尤其是在溫暖的天氣裡。回到家中後，請依照產品標籤指示儘速將食物妥善保存。

● 清洗任何與生漢堡牛肉餅、家禽肉類、雞蛋或海鮮類接觸過的炊具。這些器皿在清洗消毒前，不可以再接觸其他的食物。

- 每次使用過便當盒和熱水瓶後，要徹底洗淨。

- 請勿使用膨脹的罐頭、有裂痕的罐子或蓋子鬆開的產品。丟掉那些罐身凸起、生鏽、彎曲或黏膩的罐頭。注意瓶罐上的裂痕及紙包裝上的破洞，且在使用家庭自製罐頭時，請遵行相關的注意事項。

- 可能的話，在要重新加熱食物時儘可能的迅速煮沸，且保持在這種溫度至少 4 分鐘。

- 將冰箱冷藏庫的溫度設在 40°F（4.4°C）或更低，冷凍庫則設在 0°F（－17.7°C）或更低。

- 每天用漂白水洗淨廚房的抹布及海綿。（漂白劑和水的比例為 1：20）

- 請勿將美奶滋、沙拉醬和牛奶製品等置於室溫中，或是更糟的暴露於陽光下；在野餐或是野炊時，請特別注意。

- 請不要給小嬰兒食用蜂蜜，它可能會使肉毒桿菌芽孢在嬰兒的腸道中增生及產生毒素，進而導致嬰兒的肉毒桿菌病。蜂蜜對於一歲後的嬰兒而言，就是安全的。

- 霉常生長於腐壞的食物中，下列食物如果發現有霉應避免：燻豬肉（焙根）、麵包、午餐肉罐頭、軟的乳製品、麵粉、罐頭火腿、熱狗、乾核果、花生醬、烤雞、烤鴨、蔬菜以及全穀類。將長滿霉的生食及熟食丟掉。

- 所有食物都請在冷藏室中解凍而非在室溫中解凍，特別是肉類及家禽肉類。

- 在吃漢堡牛肉餅或是其他肉類時，最好吃至少烹煮到顏色轉成咖啡色的肉品；肉類及家禽肉類在烹調後即使只剩一點點的粉紅色，還是可能有細菌藏匿其中，為了確保能殺死所有的細菌，最好是能將肉品煮至全熟。

- 在準備雞或火雞的填料時，除非你已經要將雞或火雞送入烤箱烤了，否則不要先將填料填充進去；你可以先將填料另外先煮好或者是在食物送入烤箱前立即填入家禽中，然後在食物完成時儘快取出。

- 在餐廳或沙拉吧進餐時，請遵行相關的注意事項：不吃看起來不新鮮、不乾淨或沒有玻璃櫃製罩住的沙拉吧。請避免進食沙拉吧中的下列食物：雞肉、魚類、含鮮奶油食品、含美奶滋的食物、不熟的食物以及未以將近沸騰溫度保存的湯類。

- 在吃外食前，先吃兩錠大蒜錠劑以幫助預防食物中毒的發生，來自 Carlson Labs 的產品 ACES ＋ Zn 也有同樣的效果，它可以消滅任何因食物中不明毒素及氧化脂肪所造成的自由基。

藥用植物

❏ 當一出現食物中毒徵兆時，使用不含酒精的金印草萃取物滴劑，每四小時使用一次，持續一天。金印草是一種天然的抗生素，它可以幫助殺死結腸中的細菌。

　注意：若每天內服金印草，一次不要連續使用超過 7 天。在懷孕期間不可使用，若你對豕草過敏，則使用時要小心。

❏ 牛奶薊和紅花苜蓿可以協助肝臟及血液的淨化。

❏ 使用山梗菜茶灌腸劑排除體內的毒素（詳情請見第三部的灌腸）。將不含酒精的金印草萃取物滴劑加入灌腸劑中也很有幫助。

建議事項

❏ 假如懷疑有食物中毒的情況，則要立即聯絡當地的毒物管制中心。二十四小時全天都可連絡到毒物管制中心，管制中心會提供最新的相關治療資訊。最好的方法是將當地管制中心的電話記錄在你的電話中和／或輸入電話機自動撥號的程式中。

❏ 在一開始懷疑食物中毒時，立即服用 6 顆木炭錠，來保護你的免疫系統。木炭錠在大多數的健康食品店中可購得，而且必須在危及時能馬上服用。這些錠劑中的物質會在血流中循環，有助於中和作用和減少毒性物質。6 個小時後，再服用 6 顆。飲用大量的水，有助於清潔體內的毒性物質。

❏ 使用清潔灌腸劑，可移除結腸和血流中的毒性物質。（請見第三部的灌腸）

❏ 假如嘔吐再發生，則要確定不要被噎到。假如二十四小時內嘔吐仍然不停止，要收集部分的嘔吐物供分析使用，可有助於準確地找出引起疾病的原因。

❏ 假如你有嘔吐和腹瀉的情況發生，則有可能會出現嚴重的脫水。飲用大量的清水或其他專門為脫水情況所設計的飲料，來補充流失的體液和電解質。

❏ 假如你懷疑食物中毒是在公共的餐廳或其他用膳的地點發生的，則要立即連絡當地的衛生健康部門。這樣做可以使其他人免於食物中毒的危險。

❏ 在一些中毒的病例中，希望藉著嘔吐的方式，來排出引起問題的毒物。為了這個原因，所以要將吐根糖漿放置在隨手可得的地方。

注意：吐根糖漿只可以在醫生或是毒物管制局的監督之下使用。

❏ 假如食物中毒的症狀很嚴重或持續不斷，則要詢問你的醫療保健人員。

考慮事項

❏ 英格蘭伍爾弗漢普頓大學中的微生物學家 David Hill，觀察在腸道中出現的菌種，發現添加大蒜，則會使引發疾病的微生物減少。根據 Hill 的研究，大蒜中的硫化物在對抗危險細菌時，是一種神秘的武器。

❏ 昔日相信使用尼龍或塑膠製的砧板比木製的要好。在此之後，研究者指出木製的砧板可能較其他材質的砧板好。研究者發現引起食物中毒的微生物在污染砧板後，木製砧板上的微生物大部分在 3 分鐘後會死亡，而塑膠砧板上的微生物則幾乎沒有任何的死亡。為了增加安全感，你可以定期的用雙氧水和清水或漂白水清洗木製砧板。最好的解決辦法是一塊砧板專門處理蔬菜，另一塊則是處理肉製品（請見第 677 頁預防食物中毒的秘訣）。玻璃製的砧板比所有的砧板來得安全。

❏ 水煮蛋、炒蛋或荷包蛋等蛋類的表面，仍發現有部分種類的細菌存活。

❏ 美國利用較適當的家庭製備罐頭的技術，成功的戰勝大部分臘腸毒菌病的病例（大約百分之九十）。對抗這種疾病最好的保護方法是，所有家庭製肉品、水果和蔬菜罐頭，都要經過加壓烹調和遵循製作方法確實製作。舊式製造家庭罐頭的「爐頂法」，無法適當的密封罐頭的蓋子。

❏ 食物過敏是最常引起疾病和發生胃痛的原因。舉例來說，有人在攝食某些引發食物中毒的食物後，不久即有嚴重頭痛和嘔吐的情形。假如是這種情況，你應該注意會發生食物過敏的某些食物（請看第二部的過敏症）。在同時，服用木炭錠和使用咖啡留置灌腸劑，可以幫助身體去除引起過敏反應的物質。

❏ 有趣的是，臘腸毒菌素是一種已知對人類有相當大毒性的毒素，在醫學領域引起注意，可作為一種有潛力的醫療工具。美國食品藥物管理局最近許可已純化臘腸毒菌素的使用，作為藥物來治療影響眼睛的兩種肌肉疾病，眼輪匝肌強直性痙攣（眼瞼肌肉不受控制的痙攣）和斜視（平行直視時一隻眼睛有偏離另一隻眼睛的傾向）。直接注射少量的臘腸毒菌素到肌肉中，可以麻痺肌肉，而減輕症狀。

胃灼熱（Heartburn）／食道逆流症（Gastroesophageal Reflux Disease）

胃灼熱是胃部或胸部有灼燒及疼痛感覺。它可能伴隨有脹氣、噁心、呼吸短促和或喉嚨處有酸味或鹹味。在美國有近 6,000 萬人次罹患胃灼熱。當鹽酸逆流至食道造成組織受到刺激，胃灼熱就會出現。在正常的情況下，食道擴約肌會閉鎖，以防止胃酸回流；若食道擴約肌無法好好發揮其功能時，胃酸就會逆流而上，此稱為食道逆流。這種影響食道的症狀和引起胃酸逆流到食道的問題現在統稱為食道逆流症（GERD），而不稱為消化不良、慢性胃灼熱或酸消化不良症。食道逆流症可以發生在任何年齡層和族群。食道逆流症使食道結疤。如果胃酸逆流至肺，則會造成氣喘。食道逆流症也會導致巴利艾氏氣食道，巴利艾氏氣食道的特徵是食道細胞層出現變化，可能會誘發癌症。

裂孔疝氣患者常有胃灼熱現象。胃灼熱的發生也可能是因為吃過多辛辣食物、油炸食物、酒精、咖啡、枸櫞類水果、巧克力或番茄為主的食物。潰瘍、膽囊問題、壓力、過敏症及酵素缺乏也會產生胃灼熱。

營養素

補充品	建議用量	說明
非常重要者		
胰蛋白酶 加 鳳梨酵素	依照產品標示，隨餐服用。 依照產品標示。	為適當消化作用所必需的酵素。
木瓜錠	依照產品標示。	可以減緩症狀，使用健康食品店販售的嚼片。
維生素 B 群	每日 3 次，每次服用每種主要的維生素 B 各 50 毫克，隨餐服用（在綜	為適當消化所需。使用錠劑或舌下形式。

補充品	建議用量	說明
非常重要者		
外加 維生素 B₁₂	合錠劑中，各種維生素的含量會有所不同）。 每日 1,000～2,000 微克。	
有幫助者		
來自 Prevail 的 Acid-Ease	依照產品標示。	為一種酵素和藥用植物的配方，可以有助於食物的分解和吸收。
嗜乳酸桿菌（來自 Wa-kunaga 的 Probiata）	依照產品標示。	增加胃部的益生菌。
鈣 和 鎂 和 鉀	每日 2 次，每次 300 毫克。 每日 2 次，每次 150～200 毫克。 每日 2 次，每次 100 毫克。	可以有鹼性的作用來結合胃的酸性。記得與食物一起服用。選擇碳酸鈣或螯合形式的鈣較好。
甲基硫化甲烷（MSM）	依照產品標示。	可以減少酸性且不干擾正常酸鹼平衡。

藥用植物

❏ 蘆薈汁有助於腸道癒合。

❏ 貓薄荷、茴香、薑、藥屬葵根及木瓜茶，皆有助於正常消化，並可充作緩衝劑以停止胃灼熱現象。

❏ 多喝洋甘菊茶可以有助於食道不適的舒緩。

❏ 解甘草甜素（DGL）有效治療胃灼熱及胃和食道潰瘍。

注意：高血壓患者不宜使用甘草。

建議事項

❏ 初感胃灼熱時，喝一大杯水，頗能奏效。

❏ 試用生馬鈴薯汁。勿削皮，只需洗淨，放入果汁機攪拌。混合二分之一的水及二分之一的馬鈴薯汁，儘速喝下，每天三次。

❏ 每天嘗試喝一大杯新鮮甘藍菜汁或芹菜汁。

❏ 改變飲食習慣。多吃新鮮生菜，少量多餐，細嚼慢嚥。慢慢的進食且享受你的食物，遵循飲食指導對食道逆流症病人是很重要的。

❏ 把一湯匙的蘋果醋加入一水杯中，用餐時飲用，餐間不要再喝其他的飲料。

❏ 食用新鮮含子木瓜、鳳梨來協助消化，且可以咀嚼一點木瓜子。

❏ 睡前 3 小時禁止吃東西。飯後 3 小時才能躺平。

❏ 避免酸性食物如枸橼類水果及果汁。（請見第二部的酸鹼失衡）

❏ 禁止食用碳酸飲料、脂肪、油炸食品、加工食品、薄荷、綠薄荷、香菸、番茄、洋蔥、咖啡因產品、糖或辛辣食品或高度調理食物。

❏ 禁止使用含鹽酸配方的酵素複合物。

❏ 維持運動計畫，包括散步、騎腳踏車或低刺激度的有氧運動。避免跑步及舉重，此些運動會對胃會造成壓力。飯後禁止運動。

❏ 睡覺時床頭要提高。

❏ 避免壓力與生氣。

❏ 如有服用藥物請諮詢醫師，胃灼熱可能是因為藥物之副作用所造成。

❏ 腰部的衣物不能繫得太緊。睡覺時不能穿太緊的衣物。

❏ 不要忽略食道逆流症的症狀，它會造成嚴重的健康問題。如果胃灼熱持續出現二週以上，一定要找醫生進行治療。

❏ 心肌梗塞及心臟病的初期症狀也會出現胃灼熱感。如果症狀沒有停止，而疼痛轉移至左手臂或伴隨有體力不濟、眩暈或呼吸短促，應找尋緊急醫療支援。

考慮事項

❏ 雌激素會削弱食道括約肌的能力，這個括約肌是控制胃酸停留在胃內的作用。所以孕婦或服用含有動情激素和黃體激素的口服避孕藥的婦女較易發生胃灼熱。

❏ 癌症病人體內有過量酸性物質較易會發生胃灼熱。常吃加工食品及調理包食品的人，其體內多呈酸性。

❏ 阿斯匹靈 及 ibuprofen 會導致胃灼熱。

❏ 左側睡可以協助紓解胃灼熱。這可使胃在食道之下，胃酸不會回流。

❏ 制酸劑時常提供紓解食道逆流症的症狀，但它有可能把潛在性的問題隱藏起來。許多制酸劑含過量的鈉、鋁、鈣、鎂，如果長期使用此類產品會導致嚴重的礦物質不平衡現象。過量的鈉會形成高血壓。過量的鋁與阿茲海默氏症有關聯。使用制酸劑請詳閱標示上的成分。坊間制酸劑如下：

- 鋁鹽或鋁胃乳：AlternaGEL、Amphojel。
- 鋁、鎂混合物：Aludrox、Di-Gel、Gaviscon、Gelusil、Maalox、Mylanta、Riopan。
- 碳酸鈣：Alka-Mints、Chooz、Titralac、Tums。
- 鈣、鎂混合物：Rolaids。
- 鎂鹽或鎂胃乳：Phillips' Milk of Magnesia。
- 重碳酸鈉：Alka-Seltzer、Bromo Seltzer、Citrocarbonate。

❏ 碳酸鈣制酸劑不含鋁。

❏ 來自 Prevail Corporation 公司的 Acid-Ease 制酸劑不含鋁，可以在健康食品店購買到。。

❏ 時常發生胃灼熱的人會被建議使用抑制胃酸產生的藥物。它們包括cimetidine（Tagamet）、famotidine（Pepcid）、nizatidine（Axid）、omeprazole（Prilosec）及 ranitidine（Zantac）。長期使用此類藥物會使胃黏膜細胞受傷，增加惡性腫瘤的發生。根據《約翰霍普金斯醫學院院訊》（*John Hopkins Medical Letter*）指出，一天超過 3 公克的 cimetidine 可能造成陽痿或乳房擴大，停止藥物使用就會恢復正常。

❏ 一項研究顯示胃灼熱患者有百分之五十七患上裂孔疝氣，有一半的患者有食道黏膜的耗損，有百分之六患者有巴利艾氏氣食道。

❏ 假如你一週有服用制酸劑超過三次，則應該諮詢醫師。

❏ 有關食道逆流症的資訊可從 American College of Gastroenterology 獲得。

❏ 請見第二部的胃潰瘍。也請見第二部的懷孕相關的問題章節。

痔瘡（Hemorrhoids）

痔瘡就是肛門周圍和直腸內（大腸最底下的部分）的靜脈腫脹，而且會

突出肛門外。hemorrhoid 這個字是從 hemo（希臘字是指「血液」）和 rrhoos（「排出」）所構成的。它們就是大家所知的痔（piles），是從拉丁字 pila 來的，意思是指「球狀」。痔瘡和靜脈曲張是非常相似的；靜脈會腫脹且會失去彈性，結果會在肛管中形成像囊狀的突出物。它們並不是腫瘤或是贅瘤。長時間坐著或站立、劇烈咳嗽、提重物（或甚至是用不適當的方式提相當輕的物品），和腸道運動過於勞累（特別是在便秘的時候，腹瀉併發的非自主性的痙攣會使這個問題更加嚴重），都會造成痔瘡並使病情加劇。其他的因素會引起痔瘡或促使痔瘡的形成，包括肥胖、缺少運動、肝臟損傷、食物過敏和膳食纖維攝取不足。痔瘡常見於懷孕期和分娩之後。荷爾蒙的改變和分娩時過度的用力可能是形成的原因。50 歲左右的美國人大約有二分之一罹患痔瘡。痔瘡的罹患率會隨著年齡的增加直到 70 歲，罹患率才會開始再次下降。

　　痔瘡最常見的症狀包括搔癢、灼熱感、疼痛、發炎、腫脹、刺激感、有滲液和出血。在腸道運動時，這種出血經常是鮮紅色的，是令人吃驚的，甚至是令人恐懼的。雖然有些時候這是消化系統有缺陷時會出現，但直腸出血並不能作為嚴重疾病的指標。

　　痔瘡有不同的種類，依照發生的位置、嚴重程度和引起疼痛、不舒服和聚集的程度來區分。痔瘡有：

　　●外痔（external）。它們是出現在肛門管腔開口的皮膚上。它們會形成堅硬的腫塊，而且假如血塊形成時會有腫脹的疼痛。當外痔腫脹時，這個地方的組織會變得堅硬但是很敏感，且會變成藍色或紫色。年輕人經常罹患這種類型的痔瘡，且會非常地疼痛。

　　●內痔（internal）。內痔通常是位於直腸的內側。通常並不會疼痛，特別是位在肛門與直腸線上，因為直腸組織缺乏神經纖維。然而，內痔有出血的傾向。當內痔出血時，可以看見鮮紅的血。

　　●脫痔（prolapsed）。脫痔是內痔的一種，它脫落並突出於肛門外面，經常嚴重出血並伴隨著排出黏液。脫痔會形成栓塞——也就是通常的情形下它們會形成阻塞來預防脫落。脫痔也會極度地疼痛。

　　只有人類才會罹患痔瘡是眾所皆知的，其他的動物並不會有這種問題。我們的飲食和營養習慣，在這個疾病上扮演非常重要的角色，比任何東西更

適合作爲一種指標。雖然許多人都對於罹患痔瘡不是十分注意，在美國人大約有之百分之五十至百分之七十五的人曾經罹患過痔瘡一次或更多。任何年齡都可能會罹患痔瘡，但是成年人較容易罹患痔瘡。年輕人、孕婦和生過孩子的婦女較有可能罹患痔瘡。可知痔瘡的罹患也是會遺傳的。雖然罹患痔瘡是相當的疼痛，但是它們對健康並不會造成嚴重的危害。

營養素

補充品	建議用量	說明
非常重要者		
來自 Aerobic Life Industries 的有氧堆積清腸劑	依照產品標示。將二分之一的果汁和二分之一的蘆薈汁一起混合，在纖維變粗之前快速的喝下。與其他的補充劑和藥物分開使用。	可以清潔大腸，減輕直腸壓力。
鈣	每日1,500毫克。	對於血液的凝結是必需的。有助於預防大腸罹患癌症。使用鈣的螯合劑或胺基酸複合物的形式。
和		
鎂	每日750毫克。	對於鈣的平衡是必需的。
維生素 C	每日3,000～5,000毫克。	有助於傷口的癒合和正常的血液凝結。
加		
混合的生物類黃酮	每日3次，每次100毫克。	
與		
橙皮苷		
和		
芸香苷		
維生素 E	每日600國際單位。	可以促進正常的血液凝結和傷口的癒合。使用d-α-生育醇的形式。
重要者		
維生素 B 群	每日3次，每次服用每種主要的維生素 B 各50～100毫克，隨餐服用（在綜合錠劑中，各種維生素的含量會有所不同）。	所有的維生素 B 對於消化是十分重要的。藉著改善消化，來減輕直腸的壓力。使用口含錠或舌下的形式。
外加		

補充品	建議用量	說明
重要者		
維生素 B₆（吡哆醇）和	每日 3 次，每次 50 毫克，隨餐服用。	
維生素 B₁₂ 加 膽鹼 和	每日 2 次，每次 1,000 微克。	
肌醇	每日 2 次，每次 50 毫克。	
有幫助者		
輔酶 Q₁₀	每日 100 毫克。	可以增加細胞的氧合作用，且對傷口的癒合有幫助。
二甲基甘胺酸（DMG）（來自 FoodScience of Vermont 的 Aangamik DMG）	每日 2 次，每次 125 毫克。	可以改善細胞的氧合作用。
大蒜（來自 Wakunaga 的 Kyolic）	依照產品標示。	是一種天然的抗生素和免疫系統的刺激物。使用液體的形式。
來自 Carlson Labs 的 Key-E Suppositories	依照產品標示。	可以抑制發炎、出血的組織。
鉀	每日 99 毫克。	便秘是造成痔瘡的原因，而造成便秘最常見的原因是鉀缺乏。
鯊魚軟骨（BeneFin）	每日每 15 磅的體重 1 毫克，分 3 次服用。可以用口服或是直腸栓劑，以「留置灌腸」的方式。	可以對付疼痛和發炎反應。
維生素 A 與 混合的類胡蘿蔔素	每日 15,000 國際單位，懷孕期間，每日勿超過 10,000 國際單位。	對於黏膜和組織的痊癒有很大的幫助。
維生素 D₃	每日 600 國際單位。	有助於黏膜和組織的癒合。對於鈣的吸收也是必需的。

藥用植物

❑ 可將蘆薈膠直接敷在肛門上，因為它與阿斯匹靈有相似的特性。它可以減

輕疼痛和舒緩灼熱的感覺。使用新鮮的果肉是最好的。

❏ 臘果楊梅、金印草的根、沒藥和歐洲白櫟，製造成藥膏的形式，藥膏的作用與可方便取得的痔瘡藥相似—效果可能更好。

❏ 將康復力草的根部磨成粉而製成的糊藥，可以用來治療出血性的痔瘡。

　　註：康復力草只建議用在外痔。

❏ 由接骨木漿果製成的糊藥，可以減輕因爲罹患痔瘡所帶來的疼痛。毛蕊花製成的糊藥也可以使用。（請見第三部的使用糊藥）

❏ 將西洋蓍草沖泡成溫熱的濃茶，棉球沾溼後敷於患部，一天數次。

❏ 北美金縷梅是很有用的，因爲它擁有收斂的特性。將滅過菌的棉墊直接敷在患部，每天三次可以使腫脹的靜脈皺縮。

❏ 其他有用的藥用植物包括歐鼠李（buckthorn）的樹皮、北美夏枯草（collinsonia）的根部、蘿勒、紅葡萄藤葉和石根。這些可以製成膠囊或茶包的形式。

建議事項

❏ 攝取含有高纖維的食物，如小麥麩皮、新鮮的水果和幾乎所有的蔬菜。建議攝取蘋果、甜菜、巴西核果、綠花椰菜、甘藍菜家族的蔬菜、胡蘿蔔、青豆、瓜爾豆膠、燕麥麩、皇帝豆、梨子、豌豆、洋車前子和全穀類。痔瘡的預防和治療，可能考慮採用高纖飲食是最重要的。

❏ 攝食如苜蓿、糖蜜和深綠色葉菜類，深綠色葉菜類含有大量的維生素K，對於出血性的痔瘡十分有幫助。

❏ 飲用大量的飲料，特別是水（最好是蒸餾水）。水是最好的，它的存在可使糞便自然的變柔軟。它也有助於預防便秘。

❏ 避免攝取脂肪、動物性製品、咖啡、酒精和會使人變熱的香料（hot spices）。紅肉和高蛋白的飲食會增加消化道後段的工作負擔。

❏ 每天食用 1 或 2 湯匙的亞麻子油。亞麻子油可幫助軟化糞便。

❏ 假如你計畫服用膳食纖維的補充劑，剛開始服用適當的量，然後慢慢的增加。假如一開始服用太多，可能會引起疼痛與脹氣、放屁且可能會腹瀉。

　　註：膳食纖維的補充劑要與其他藥物分開服用。

❏ 使用含有番椒和大蒜的灌腸劑，來保持腸道的清潔。在大部分的病例中，

溫熱的清水可快速的作用，且可減輕不舒服的感覺。（請見第三部的灌
腸）

❏ 使用去皮、切開大蒜所製成的栓劑，每天三次。你也可以使用生的馬鈴薯
製成的栓劑，有助於治療痔瘡和減輕疼痛。可將馬鈴薯去皮並切成小丁
狀。

❏ 假如你被血流不止所困擾，可以服用維生素和礦物質的補充劑，來預防貧
血。鐵劑、強效的維生素 B 群和維生素 C，可以使血液更加的健康。維生
素 B 群的舌下錠，如 Pharmaceutical Purveyors of Oklahoma 製造的 Perfect
B 或 Source Naturals 製造的 Coenzymate B Complex，是吸收維生素 B 最有
效的形式。

❏ 當腸道運動時記住不要過於勞累。使腸道保持清潔並且避免便秘。坐在馬
桶上一次不要超過 10 分鐘，因為這樣會使血液聚集在罹患痔瘡的靜脈上。

❏ 固定用溫水清潔有問題的部分。每天洗 15 分鐘的熱水澡是非常有幫助的。
不可以在水中加入洗澡用的小珠、精油或泡沫，因為這些東西會刺激敏感
的組織。有許多人會在水中加入 Epsom 鹽，但是這種方法證實在臨床上並
無價值。事實上溫水可以減輕腫脹和緩和疼痛。清潔肛門時避免使用肥皂
製品。

❏ 溫熱的坐浴是特別有幫助的。每天都要使用礦物質形式的坐浴。（請見第
三部的坐浴）我們推薦以 Para Laboratories/Queen Helene 的坐浴療法，它
們在水中加入一種含有多種重要礦物質的粉末，這些也可以由健康食品店
購得。

❏ 坐在柔軟的坐墊上，不可以坐硬皮的。使用普通的坐墊，不可以用充氣類
的坐墊。過去流行的充氣類坐墊，事實上會增加罹患痔瘡的靜脈壓力，會
使腫脹和出血的情況更加的嚴重。

❏ 學習提東西的適當技術。要彎曲膝蓋，而不是彎曲背部。在提東西的時
候，不可以屏住你的呼吸；因為如此會施加巨大的張力和壓力在你罹患痔
瘡的靜脈上。相反的，要保持深呼吸並在提起東西的時候呼氣。確定使用
的是大腿肌肉，而不是背部。儘量避免提重物。

❏ 採取規律且適當的運動。

❏ 避免使用強烈的或粗糙的輕瀉劑。大多數的這種產品會增加腸道不必要的

勞累，而且經常將它們的工作「做得過火」，產生一種類似腹瀉的情形。
使用化學性的輕瀉劑不會提供對健康有益的好處，但是天然物質會提供。
輕瀉劑製品會使腸道習慣依賴輕瀉劑，而必須使用輕瀉劑才能有正常的功
能，就像是一種會上癮的藥物。假如有便秘或排便部位過於勞累的情形，
則使用可軟便的物質如蘆薈或梅汁，來取代一些化學製品。

❑ 避免使粗糙的衛生紙。可使用溼的衛生紙巾或嬰兒紙巾來取代。

❑ 避免坐著或站立過久的時間。假如久坐是無法避免的，則經常休息伸展和
離開位置（這樣對血液循環、背部、腿部也有幫助）。

❑ 為了止痔瘡所引起的疼痛，不可以使用含有 ibuprofen 和阿斯匹靈的藥物
─因為它們會促進出血。相反的，要選擇止痛藥含有如乙醯氨酚（aceta-
minophen，Tylenol、Datril、Valadol 和其他藥物中含有此物質）。

❑ 假如無法相信居家照護是否正確，特別是問題一再的出現和持續出血超過
3 天，則可和醫生進行諮詢。雖然失血的量並不大，甚至是少量失血，最
後也會造成貧血和其他相關的問題（請見第二部的貧血症）。除此之外，
持續的直腸出血會導致感染，甚至會危及免疫系統。假如出血是暗紅色
的，則可能是更嚴重的問題，如膿腫、肛門裂傷、瘻管或癌症。克隆氏症
（局部性迴腸炎）的病人常會有肛門裂傷的情況。

考慮事項

❑ 依照問題發生的位置和嚴重度，現代的醫生使用下列的方式來治療痔瘡：

- 雙極性的電凝法。也稱為 BiCap 凝固法，這個治療法是利用射出的電流
  來使痔瘡皺縮。這個方法比得上紅外線光催化凝固法，兩個方法有相同
  的優點與缺點。

- 保守療法。除了那些痔瘡有栓塞的病人之外，在大多數的病例中，病人
  採取服用纖維補充劑和自我幫助的治療是十分有幫助的。

- 紅外線光催化凝固法。這是使用紅外線所產生的熱，來治療較輕微的外
  痔。這個方式比結紮要來得不痛，但是經常不是很有效。

- 硬化注射療法。這種療程是利用直接注射含有奎寧和尿素或酚類的溶液
  到痔瘡中，以皺縮外痔來止血。

- 雷射治療法。近幾年在治療外痔上是較常使用的方法，它的方法簡單且

是最不痛的療法。然而，在功效上是具有爭議的。經常性的重複治療是必需的。大多數研究者相信，在例行性建議使用雷射治療法前，必須多加研究如何增加功效。

- 結紮法。這是治療外痔最常用的方法。使用小的橡膠帶綁住血管的底部。一旦發生痔瘡的血管血流減少時，即立即鬆開，橡膠帶會減少身體的消耗。這種療法經常需要重複治療，而且非常地疼痛。

- 外科手術。上述的方法對於一些痔瘡的幫助不大，而且對短期的激進性手術沒有任何反應。假如痔瘡非常地疼痛或大量的失血，你應該儘快接受醫生為你所做的全身性檢查，最好是做直腸鏡檢查。現在的手術改善了以往外科技術的缺點，可以減輕手術的疼痛和縮短痊癒的時間。百分之九十五的病患接受手術是相當有效的。然而，假如痔瘡再復發，可能需要接受另外的手術。

❏ Anurex 是一種不含化學藥劑的產品，有助於快速緩和和持續減輕因痔瘡所造成的灼熱感、搔癢和出血。這是一種小的塑膠製裝備，內含有一種永久密封的冷保留膠。放置在冷凍庫中有最好的使用效果。假如將它放在疼痛的部位，則會給予發炎組織一個控制穩定的冷度。所有的 Anurex 裝置可重複使用最多 6 個月。這個產品可在許多藥局或健康食品店發現，或直接向 Anurex Labs 訂購。

❏ 三硝酸甘油酯是一種用在心臟疼痛（心絞痛）時的血管擴張藥，似乎可以減輕痔瘡切除術（移除痔瘡的手術）時的疼痛。有一些醫生會開這個藥給痔瘡病人。然而，這個藥劑的使用仍未有研究認可。其他痔瘡的實驗性治療法，包括注射肉毒桿菌的毒素（Botox），這會帶來一些障礙，如肛門括約肌的控制力減低。

❏ Carlson Labs 製造的 Key-E 對於搔癢和疼痛的減輕是有幫助的。

❏ 攝取某些食物，特別是甜菜，因為它會使糞便成淡紅色，而造成糞便的誤認。使用粗糙的廁所衛生紙造成組織創傷，是引起肛門搔癢最常見的原因。白色念珠菌（*Candida albicans*）、過敏和寄生蟲感染也會引起肛門搔癢。

❏ 也請見第二部的懷孕相關的問題章節。

裂孔疝氣（Hiatal Hernia）

請參閱胃灼熱／食道逆流症。

消化不良（Indigestion; Dyspepsia）

　　消化不良可能是胃病或小腸疾病的症狀，或它本身也可能是一種疾病。消化不良的症狀包括腹痛、過敏、打嗝、腹脹感、吃飽後有灼熱感、慢性腸子不適、慢性疲勞、便秘、腹瀉、脹氣、失眠、肌肉關節痛、噁心、腹部有咕嚕聲、皮膚病、想吃甜食、嘔吐。胃灼熱常伴隨消化不良出現。

　　一邊吃東西一邊講話，會吞入空氣，可能造成消化不良。一邊吃飯一邊喝湯或喝飲料也會造成消化不良，因為液體會稀釋消化所需的酵素（缺乏消化酵素會造成腸子的問題）。某些食物和飲料包括酒精、咖啡因、油膩食物、辣食、精製食物、醋等，會刺激腸道，造成消化不良。其他導致消化不良的因子包括小腸阻塞、缺乏益生菌、吸收不良、胃潰瘍、膽囊有問題或肝臟、胰臟有毛病。食物過敏及乳糖不耐症（或其他不耐症）也可能造成消化不良。

　　當食物未經充分消化，它將在胃及小腸前段發酵，產生氫氣、二氧化碳、有機酸。這些酸不會幫助消化，卻會惹來惱人的脹氣。富含複合碳水化合物的食物，例如穀類和莢豆類，是造成脹氣的主兇，因為這類食物比較不易消化，比較容易產生未被消化的顆粒，引起腸內細菌的作用。未經消化的食物與腸道中的細菌在一起會製造出毒素，破壞小腸的黏膜組織，引發漏腸症候群。當未經消化的食物顆粒穿過小腸黏膜上的微小裂縫而被身體吸收時，會引發嚴重的消化問題。促成此問題的因子包括小腸內異常的菌群（例如念珠菌屬）、食物過敏、經常喝酒、寄生蟲、化學物質或藥物刺激小腸。心理因素像是焦慮、壓力、擔憂、沮喪等也可能搗亂控制胃腸肌肉收縮的神經機制。

胃酸的自我檢驗

鹽酸是由胃裡的腺體製造的，它是分解、消化許多食物所必需的。鹽酸分泌不足會導致消化不良。鹽酸的濃度往往隨著年齡而逐漸下降。

下面這個簡單的測試幫助你了解是否需要補充鹽酸。服用一湯匙的蘋果醋或檸檬汁。如果消化不良的症狀因此消除，那麼你確實需要更多的胃酸。如果喝下蘋果醋反而使症狀更嚴重，那麼你的胃酸過多，且要避免任何含有鹽酸的補充品。

營養素

補充品	建議用量	說明
非常重要者		
葡萄甘露聚糖 或 來自 Aerobic Life Industries 的有氧堆積清腸劑	1 湯匙配一杯水，早上起床時服用。 與其他的補充品和藥物分開使用。	結腸清潔劑，幫助正常的排便。
蛋白質分解酵素 或 來自 American Biologics 的 Inflazyme Forte 或 胰蛋白酶	依照產品標示，與三餐一起服用。可將建議劑量的二分之一加入點心中食用。	協助蛋白質分解以利吸收。可以抗脹氣。 注意：小孩勿使用這些補充品。
重要者		
嗜乳酸桿菌（來自 Wakunaga 的 Kyo-Dophilus 和 Probiata 以及來自 New Chapter 的 All Flora 是好的來源）	依照產品標示，每餐飯前半小時服用。	正常消化作用所必需的。使用非乳製品配方。
大蒜（來自 Wakunaga 的 Kyolic）	每日 3 次，每次 2 膠囊，隨餐服用。	協助消化及破壞腸內的害菌。
ω-3 脂肪酸的（來自 Health From The Sun 的 Intestamend 是好來源）	依照產品標示。	維持適當的消化功能。

補充品	建議用量	說明
重要者		
維生素 B 群 外加	每日 3 次，每次服用每種主要的維生素 B 各 100 毫克，隨餐服用（在綜合錠劑中，各種維生素的含量會有所不同）。	正常消化作用所必需的。
維生素 B₁（硫胺素） 和	每日 3 次，每次 50 毫克。	增加鹽酸的製造。
維生素 B₆ 和	每日 2 次，每次 150 毫克。	消化蛋白質增加對這種維生素的需求，維生素 B₆ 是製造鹽酸所需之物。
維生素 B₁₂	每日 2 次，每次 1,000 微克。	幫助消化正常。使用口含錠或舌下形式。
有幫助者		
來自 Nature's Sources 的 AbsorbAid	依照產品標示。	預防胃酸逆流。
活性碳	依照產品標示。	可吸收腸內的氣體。
苜蓿		請見下面藥用植物部分。
銅	每日 2～3 毫克。	蛋白質代謝所需之物。
鹽酸	依照產品標示。	消化蛋白質所需之物。
L-肉鹼	依照產品標示。	把脂肪帶入細胞中以分解成能量。
卵磷脂顆粒 或	每日 3 次，每次 1 湯匙，餐前服用。	脂肪乳化劑，協助分解脂肪。
膠囊 或	每日 3 次，每次 1,200 毫克，餐前服用。	
磷脂醯膽鹼	依照產品標示。	強化腸胃黏膜組織。
L-甲硫胺酸	依照產品標示，空腹服用。可與開水或果汁一起服用，但勿與牛奶一起服用。若同時服用 50 毫克維生素 B₆ 及 100 毫克維生素 C 則更容易吸收。	一種強效的肝臟解毒劑。（請見第一部的胺基酸）

補充品	建議用量	說明
有幫助者		
錳	每日 3～10 毫克。	代謝脂肪、碳水化合物所需之物。
多種酵素複合物	依照產品標示，隨餐服用。	改善消化作用。不要使用含有鹽酸的配方。
N-乙醯半胱胺酸	每日 500～1,000 毫克，空腹服用，搭配少許的維生素 B6 和維生素 C。	修補大、小腸所必需的。也有解毒功效。
來自 Wakunaga 的 ProFlora 乳清蛋白	依照產品標示。	滋養大腸內的益菌群，並維持適當的 pH 值。 註：有糖尿病的人勿使用此產品。
硒	每日 100～300 微克。懷孕期間，每日勿超過 40 微克。	維護正常的胰臟功能所必需的。
鋅	每日 20～50 毫克。	維護碳水化合物與蛋白質代謝正常所需之物。

藥用植物

❑ Acid-Ease（來自 Prevail Corporation 公司）是藥草配方，可幫助食物消化吸收，還含有天然的植物酵素以紓解胃灼熱。可以在兩餐之間服用。

❑ 苜蓿提供維生素 K 及微量礦物質，有液態或錠劑形式的產品。

❑ 蘆薈對胃灼熱及其他腸胃症狀有益。趁起床時與睡覺前的空腹服用四分之一杯蘆薈汁。

❑ 洋茴香子可幫助紓解胃酸過多。可以咀嚼整顆種子，或磨成粉末撒在食物上。

❑ 貓薄荷、洋甘菊、茴香、葫蘆巴、金印草、木瓜、薄荷等，都可幫助消化。

注意：不要天天使用洋甘菊，如果你對豕草過敏，要完全避免洋甘菊。若每天內服金印草，一次不要連續使用超過 7 天。在懷孕期間不可使用，若你對豕草過敏，則使用時要小心。

❑ 自古以來薑一直是治療噁心的好療法。

❑ 服用一些新鮮蘿勒或四分之一茶匙的乾蘿勒，配上一杯溫開水，可幫助紓解消化不良的問題。

❑ 北美滑榆對結腸發炎有益；可做成灌腸劑以達快速紓解之效。（請見第二部的灌腸）

❑ Tum-Ease（來自 New Chapter 公司）是一種藥草配方，可增強消化作用。

建議事項

❑ 如果你容易出現消化不良，可以攝取營養均衡的飲食，含有豐富的纖維食物，像是新鮮水果、蔬菜及全穀類。

❑ 飲食中包含新鮮的木瓜（含有木瓜酵素）及新鮮的鳳梨（含有鳳梨酵素）。這些都是消化酵素的天然來源。

❑ 飲食中也要攝取嗜乳酸桿菌。消化不良經常是因為腸內的益菌群不足，補充嗜乳酸桿菌可以紓解這樣的情形。打開 10 粒膠囊或使用 1 湯匙粉末狀的嗜乳酸桿菌。Neo-Flora（來自 New Chapter 公司）和 Kyo-Dophilus（來自 Wakunaga 公司）是非乳品配方的嗜乳酸桿菌產品，適合對乳品過敏的人使用。把嗜乳酸桿菌做成灌腸劑絕少出現什麼問題的。你的肚子可能出現一些咕嚕聲及些微的不適，但約一小時後就自然消失了。（請見第三部的灌腸）

❑ 如有脹氣、胃灼熱的困擾，可以嘗試糙米水和／或大麥汁。使用 5 份的水及 1 份的穀類，混合均勻，打開鍋蓋煮沸 10 分鐘。再將鍋蓋蓋上，慢煮 55 分鐘。濾出湯汁，待冷卻後隨時可以啜飲。

❑ 限制扁豆、花生、大豆等的攝取量。這些食物含有酵素抑制劑。

❑ 避免麵包、糕餅、豆類、咖啡因、碳酸飲料、枸櫞類果汁、油炸多脂的食物、麵食、胡椒、洋芋片、零食、紅肉、糖類、番茄、鹹食或辣食。

❑ 避免乳製品、垃圾食物、加工食物。這些東西會造成過多的黏液形成，導致蛋白質無法充分消化分解。

❑ 若脹氣是發生在上半段消化道，可服用胰蛋白酶；若是發生在下半段消化道，可補充微量礦物質。出現脹氣時可以把一粒新鮮檸檬的汁加入 1.14 公升左右的溫水中做成灌腸劑以中和體內的 pH 值。如果脹氣持續數天，使

用比菲德士菌灌腸劑將可在數小時內紓解脹氣問題。（請見第三部的灌腸）

❏ 想要紓解偶發性的消化問題，不妨試試木炭錠的功效，此產品可在健康食品店購得。木炭錠可以有效吸收氣體與毒素，但由於它也會干擾藥物與營養素的吸收，所以應該分開使用，且不宜長期使用。所幸偶爾使用木炭錠沒有害處，也無副作用。

❏ 如果糞便出現惡臭，且肛門還伴有灼熱的感覺，這通常顯示結腸中含有有毒物質，不妨進行禁食計畫來清清腸子。（請見第三部的灌腸和禁食）

❏ 如果腹部開過刀（例如腸子曾被截短過），可以服用胰蛋白酶來幫助食物的消化。如果你有低血糖症，也需要服用胰蛋白酶。飯後若覺得腹部充塞飽脹且有氣體的咕嚕聲，也可以服用胰蛋白酶。

❏ 如果你在胃酸的自我測試中發現你需要補充鹽酸，在進餐時可以啜飲由 1 湯匙蘋果醋與 1 杯開水混合成的溶液，以幫助消化。

❏ 細嚼慢嚥，徹底咀嚼食物。消化作用由口腔開始，咀嚼的動作會通知消化系統準備開始分解食物。

❏ 心情低落或過度疲勞時不要進食。

❏ 不要邊吃邊喝，液體會稀釋胃酸，阻礙正常的消化。

❏ 找出你對哪些食物會產生消化困難，將這些食物由飲食中剔除。（請見第二部的過敏症）

❏ 如果你感覺自己胃酸過多，且出現胃灼熱現象，可以請醫生幫你看看是不是有胃液逆流或胃灼熱的問題。

❏ 如果你發生胃灼熱，且症狀持續很久，可以向你的專業醫療保健人員請教。如果疼痛開始沿著你的左臂而下，甚至出現衰弱無力、頭暈、呼吸短促等不適，務必要儘快就醫。心臟病的最初症狀可能與消化不良的症狀很類似，尤其是胃灼熱，許多人因此錯失了及早發現心臟病的機會。

考慮事項

❏ 果寡糖已經臨床證實可以促進腸內益生菌的生長。

❏ 每天早上一起床就喝一杯新鮮檸檬汁，頗有療效，且可幫助清血。

❏ 做運動，例如快走或伸展體操，可幫助消化作用。

❏ 食物的組合很重要。蛋白質加澱粉是不好的組合，只吃蔬菜和水果也不好。牛奶不宜與正餐一起使用。含糖的食物（例如水果）不宜與蛋白質或澱粉一起食用。

❏ 年紀較大的人經常缺乏足夠的鹽酸與胰蛋白酶以充分消化食物。

❏ 許多人服用制酸劑來紓解消化不良及胃灼熱引起的不適，但這類藥物可能反而讓情況更糟。制酸劑會中和胃酸，干擾食物的正常消化與養分的吸收。這只會造成持續的消化不良。制酸劑對解決脹氣毫無用武之地。

❏ 在美國製造的制酸劑大多含有鋁化合物、碳酸鈣、鎂化合物或碳酸氫鈉（小蘇打）。含鋁的制酸劑可能引起便秘；碳酸鈣會造成反效果，也就是當制酸劑的作用耗損後，胃會製造出比之前還多的胃酸；鎂化合物可能造成腹瀉；碳酸氫鈉可能引發脹氣。

❏ Beano（來自 AkPharma 公司）和 Be Sure（來自 Wakunaga 公司）都是預防脹氣的藥物，效果不錯，但必須在吃進第一口食物的同時服用才有效。

❏ 《約翰霍普金斯醫學院院訊》（*Johns Hopkins Medical Letter*）中曾報導長期過量（一天 3 公克以上）使用胃灼熱藥物 cimetidine（Tagamet）可能形成暫時性的陽痿或乳房脹大。

❏ 也請見第一部的酵素。

❏ 也請參考第二部的過敏症，並做過敏的自我測試。

❏ 也請見第二部的憩室炎、食物中毒、膽囊疾病、胃灼熱／食道逆流症、腸躁症、乳糖不耐症、動暈症、胰臟炎、胃潰瘍和／或潰瘍性結腸炎。

腸躁症（Irritable Bowel Syndrome）

　　腸躁症（簡稱 IBS）是醫生最常見到的消化毛病，有人估計，每五個美國成年人中就有一位患有腸躁症，儘管少於半數的人為此去求醫。女性患者是男性的兩倍。腸躁症有時又叫做腸神經官能症、黏液性結腸炎、痙攣性結腸炎或痙攣性結腸，它通常困擾著 25 歲到 45 歲的人。

　　在腸躁症中，原本消化道正常規律的肌肉收縮變成不規律、不協調。這阻礙食物和廢物的正常移動，導致黏液與毒素累積在小腸內。這些累積的物

質會部分堵塞消化道，使氣體與糞便滯留體內，造成脹氣、腹脹和便秘。腸躁症從嘴巴到結腸，可能影響整個消化系統。這個毛病在腸組織中看不出什麼病症，而且真正的原因未明，不過有一個理論指出腸躁症是因為負責腸子蠕動的荷爾蒙：激膽囊素、蠕動素、腸血管活性多胜等，分泌失調所造成的。根據這個理論，腸躁症患者消化道的平滑肌收縮不正常。有些科學家認為某種病毒或細菌也許與腸躁症有關。平日生活中的因子，例如生活壓力和飲食習慣，可能是常見的原因，或與食物過敏有關；過度使用抗生素、制酸劑或輕瀉劑，搗亂了腸內的益菌社群，也可能導致腸躁症。

腸躁症的症狀包括腹痛、厭食、脹氣、便秘和／或腹瀉（經常是兩者交替出現）、腹脹、對某些食物過敏、糞便有黏液、噁心。疼痛經常是由吃東西時引發，但只要腸子蠕動起來，就會紓解多了。由於疼痛、腹瀉、噁心，加上有時嚴重的頭痛甚至嘔吐，造成有的腸躁症患者會害怕吃東西。不論腸躁症患者飲食正不正常，都可能出現營養不良的問題，因為養分在他們的腸胃中多少都有吸收不良的情形。結果，有腸躁症的人需要比一般人多攝取百分之三十的蛋白質，也要增加礦物質和微量元素的用量，因為拉肚子時很容易將這些東西排出。

很多其他的疾病可能與腸躁症有關，包括念珠菌病、結腸癌、糖尿病、膽囊疾病、吸收不良問題、胰臟功能不足，以及阿米巴病、梨形蟲病等寄生蟲感染病。超過 100 種不同的疾病可能都與腸躁症有關，其中一種與百分之二十五的腸躁症成人患者有關聯的疾病是關節炎，通常屬於周邊（末梢）關節炎，患部包括腳踝、膝蓋和手腕。偶爾也影響到脊柱。腸躁症也可能與皮膚病有關，不過這很罕見。有些腸躁症患者血液中的肝臟酵素出現異常的濃度。

診斷腸躁症，需要靠剔除那些會引起相似症狀的毛病，例如粥狀瀉、結腸癌或良性瘤、克隆氏症（局部性迴腸炎）、憂鬱症、憩室炎、子宮內膜異位、糞塊嵌塞、食物中毒、感染性腹瀉、缺血性結腸炎或潰瘍性結腸炎、乳糖不耐症。醫生可能建議一種或更多種步驟來診斷腸躁症，包括鋇灌腸、結腸鏡檢法、直腸活組織檢法、乙狀結腸鏡檢法、糞便檢驗（看看有沒有病菌、便血和／或寄生蟲）等。

儘管腸躁症會令人很不舒服，所幸這不是嚴重的問題，大部分患者若能

改變飲食習慣、定期做運動、攝取必需的營養物質，都可以過著活躍有勁且充實的生活。

營養素

補充品	建議用量	說明
非常重要者		
必需脂肪酸（亞麻子油和月見草油是好的來源）	依照產品標示。	保護小腸內膜所需的物質。
L–麩胺醯胺	每日 2 次，每次 500 毫克，空腹服用。可與開水或果汁一起服用，但勿與牛奶一起服用。若同時服用 50 毫克維生素 B6 及 100 毫克維生素 C 則更容易吸收。	這是小腸細胞主要的代謝燃料；可以維護小腸絨毛（這是小腸表面的吸收部位）；請見第一部的胺基酸。
維生素 B 群 外加	每日 3 次，每次服用每種主要的維生素 B 各 50～100 毫克，隨餐服用（在綜合錠劑中，各種維生素的含量會有所不同）。	讓腸胃消化道的肌肉維持健康。
維生素 B12	每 日 1,000～2,000 微克。	幫助正常的食物吸收、合成蛋白質，以及碳水化合物、脂肪的代謝，還可預防貧血。服用口含錠或舌下形式。
重要者		
嗜乳酸桿菌（來自 Wakunaga 的 Probiata）或 來自 American Biologics 的 Bio-Bifidus	依照產品標示。 依照產品標示。	重新補給益生菌。幫助消化，也是製造維生素 B 群所需的東西。使用非乳製品的配方。

補充品	建議用量	說明
重要者		
初乳（來自 Symbiotics 的 New Life Colostrum 和來自 Jarrow Formulas 的 Colostrum Specific 都是很好的來源）	依照產品標示。	修復小腸內膜，並協助養分的吸收。
纖維（燕麥麩、亞麻子、洋車前子和來自 Aerobic Life Industries 的有氧堆積清腸劑都是很好的來源）	依照產品標示。與其他的補充劑和藥物分開使用。	既有治療功效，也有清腸作用。避免使用小麥麩，它可能太刺激小腸。
游離形式的胺基酸複合物	依照產品標示。	修復小腸黏膜的必要物質。
大蒜（來自 Wakunaga 的 Kyolic）	依照產品標示。	協助消化作用以及破壞結腸內的毒素。液態的形式最佳。
綜合維生素和礦物質複合物	依照產品標示。	補充流失或未被吸收的營養素。使用低過敏性的配方。
N-乙醯葡萄糖胺（來自 Source Naturals 的 N-A-G）	依照產品標示。	這是小腸內膜的主要組成物，它形成一層屏障，保護小腸內膜不要被消化酵素或腸內其他可能破壞小腸組織的物質侵害。
蛋白質分解酵素與胰蛋白酶	依照產品標示。	用以協助蛋白質消化，並預防「漏腸症候群」。也可幫助減輕發炎反應。使用含低量鹽酸且含高量胰蛋白酶的配方。
檞黃素	依照產品標示。	幫助控制對食物的過敏反應。
來自 Metagenics 的 Ultra Clear Sustain	依照產品標示。	這是一種複合物提供胃腸黏膜所需的營養。只能經由醫療專業人士取得。
有幫助者		
鈣和鎂	每日 2,000 毫克。 每日 1,000 毫克。	幫助「緊張的胃」以及中樞神經系統。協助預防結腸癌。使用螯合的形式。

補充品	建議用量	說明
有幫助者		
來自 American Biologics 的 Dioxychlor	依照產品標示。	破壞消化道中的外來細菌,且把氧氣攜帶到各組織。
鯊魚軟骨（BeneFin）	依照產品標示。如果你無法忍受口服的方式,可以「留置灌腸」的方式由直腸進入。	可以對抗癌細胞的生長與轉移。腸躁症與結腸癌罹患機率上升有關係。

藥用植物

❏ 如果你有腸躁症,用 silymarin（牛奶薊的萃取物）善待你的肝臟和消化道,是明智的做法。甘草也不錯。其他一些有益的藥草包括牛蒡根、紅花苜蓿,都有清血的作用,進而也有清肝的效果。

  注意:若使用過度,甘草可能升高血壓。若天天使用甘草,一次不要連續使用 7 天以上。假如有高血壓則完全避免使用。

❏ 苜蓿含有維生素 K,是建立小腸內共生菌以幫助消化所需的物質,苜蓿還含有葉綠素,可以清血。苜蓿有做成液體服用,也有藥錠的形式。

❏ 蘆薈對消化道也有療效。可以與有氧堆積清腸劑（Aerobic Bulk Cleanse,簡稱 ABC,來自 Aerobic Life Industries 公司）一起服用,有助於保持結腸壁清潔,不會存留過多的黏液,還可減緩食物的反應。飲用半杯的蘆薈汁,每天三次,空腹服用。

❏ 薄荷能協助腸子復原、幫助消化,也能紓解胃部不適、脹氣,以及「過飽」的感覺。服用時,要記得使用有「腸溶衣」的膠囊形式,以免薄荷油還沒到達結腸就都釋放出來了。除此,其他的形式都不要使用,不然可能導致胃灼熱。

❏ 並頭草、纈草根對調節腸肌功能的神經有幫助。這兩種藥草適合在睡覺前或當腸胃感到不舒服時服用。

❏ 其他對腸躁症有幫助的藥用植物包括香蜂草、洋甘菊、葫蘆巴、薑、金印草、山梗菜、藥屬葵、保哥果、玫瑰果、北美滑榆。

  注意:洋甘菊和山梗菜不要持續的使用。如果你對豕草（會引發乾草熱)

過敏，應完全避免洋甘菊。若每天內服金印草，一次不要連續使用超過 7
天。在懷孕期間不可使用，若你對豕草過敏，則使用時要小心。

建議事項

❏ 採取高纖飲食，攝取大量的水果、蔬菜，加上全穀類（尤其是糙米）和一
些莢豆類。

❏ 使用纖維補充品。洋車前子粉末可以調節腸子的蠕動，應該天天使用。每
天也可交替使用燕麥麩和磨碎的亞麻子。

❏ 避免動物性脂肪、奶油、所有碳酸飲料、咖啡、糖果、巧克力、所有的乳
製品、油炸食物、冰淇淋、所有的零食（垃圾食物）、甘露醇和山梨醇等
添加物、植物奶油、核果、柳橙汁、葡萄柚汁、麵粉糕餅類、所有加工食
品、種子類的食物、辣食、糖類、無糖口香糖、小麥麩和小麥食品。這些
食物促進黏膜分泌黏液，會阻礙營養素的吸收。

❏ 控制容易製造氣體的食物的攝取量，例如豆類、綠花椰菜、甘藍菜（包心
菜）（假設它們讓你很不舒服的話）。

❏ 避免酒精與菸草；這些東西會刺激胃和結腸的內膜。

❏ 當小腸發生不適，要改採溫和清淡的飲食。把蔬菜與非酸性的水果用食物
處理機或果汁機打碎。有機的嬰兒食品也不錯。如果你正實行軟質飲食，
不妨服用某種形式的纖維及蛋白質補充品。

❏ 想紓解偶爾的腹脹及脹氣的困擾，可以使用木炭錠（可在健康食品店購
得）。一旦出現這類的問題，立即服用 5 錠。不過，木炭錠不要每天服
用，因為它也會把體內所需的營養素吸收掉，也不要與其他的補充品或藥
物同時服用。

❏ 氣體過多且腹脹持久時，請參閱第三部的灌腸，依照指示做「留置灌
腸」。這將迅速補充腸內的益生菌，以解決腸子不適。做做伸展操、游泳
或步行，也很重要。

❏ 請醫生幫你檢查是否有食物過敏；這問題是引起腸躁症的重要因子。在很
多案例中，把過敏的食物從飲食中剔除，可以紓解一些症狀。（請見第二
部的過敏症）

❏ 吃東西時要細嚼慢嚥。不要吃過量或吃得很匆忙。

❏ 練習深呼吸的運動。呼吸淺會減少維持小腸正常功能所需要的氧氣。

❏ 穿寬鬆的衣服。不要穿任何會把腰部束緊的衣服。

❏ 睡覺前不要進食。若吃了東西，最好等 1 到 2 個小時後再躺下休息。

❏ 請見第二部的酸鹼失衡，並做自我檢測。嚴重的酸血症（酸毒症）可能伴隨腸躁症發生。

考慮事項

❏ 採取正確的飲食、使用纖維補充品以及飲用大量的優質水，對控制腸躁症很重要。及早發現這個疾病，加上好的營養和正面積極的觀點與看法，有助於把併發症的機率減到最小。

❏ 讓食物徹底消化，大概需要 12 到 15 個小時。肉類食物恐怕還要更久，但新鮮的食物、生菜或清蒸的食物則快多了。

❏ 某些食物會刺激小腸壁。乳糖是常見的兇手，其他各式的乳品也一樣。在症狀減輕前，應避免穀類、核果和各式種子食物。吃這類的食物時，最好咀嚼到它們好像在口中液化了的感覺。

❏ 不應該將腸躁症與一些更嚴重的腸子疾病搞混，例如克隆氏症（局部性迴腸炎）或潰瘍性結腸炎。這些也都是腸子發炎的疾病，但不像腸躁症，它們會導致消化道出現明顯的損害。克隆氏症會影響整段大腸和／或小腸的腸壁；潰瘍性結腸炎則影響大腸（指消化道最後面的 5 到 7 英呎之處）的內膜。（請見第二部的克隆氏症和／或潰瘍性結腸炎）

❏ 有腸躁症的人也可能出現下列相關的狀況，例如吞嚥困難、胃液反流入食道、球塊感（感覺喉嚨好像有一顆球卡住）、婦科問題、胃灼熱、非心臟引起的胸痛，以及泌尿系統機能障礙。

❏ 腸躁症患者經常出現腸內共生菌失衡的情況。往往是有害的細菌數量勝過有益的細菌。

❏ 有腸躁症的人應該定期做身體檢查。這個毛病一直與較高的結腸癌和憩室炎罹患率有關聯。

❏ 假如腸躁症造成慢性腹瀉，可能出現電解質及微量元素不足。（請見第二部的腹瀉，看看需要哪些礦物質補充品。也可參閱第二部的吸收不良症候群）

❑ 某些會加重吸收不良的藥物，經常以腸躁症的毛病顯現出來。這些藥物包括抗生素、皮質類固醇、膽苯烯胺（cholestyramine，商品名Questran）、sulfasalazine（Azulfidine）等等。這些藥物會增加營養補充品的需求。

❑ 抗痙攣藥物（例如Di-Spaz和Lomotil）以及止瀉藥物（Imodium）能減緩腸胃道的功能，是經常被醫生用來治療腸躁症的處方。然而，這些藥物有嚴重的副作用，且可能誘發對藥物的依賴性。有些從醫人員也會開很容易讓人上癮的鎮定劑和抗憂鬱劑。

❑ 許多腸躁症患者在服用中藥後，發現症狀改善許多。

❑ 研究和測試已發現呼吸練習不僅能控制腸躁症，那些練習壓力管理的人，也較不受腸躁症困擾。壓力的管理也有助於紓解症狀。（請見第二部的緊張。也可參閱第三部的疼痛控制中的「呼吸練習」）

❑ 腸躁症的症狀類似許多其他的疾病，包括癌症。假如飲食的修正以及營養的療法並未產生功效，聰明的辦法就是去找醫生問問，以剔除其他潛在的問題。不過，我們建議僅在自然的療法試了無效之後才這麼做。

❑ 也請參閱第二部的憩室炎、胃灼熱和／或消化不良。

乳糖不耐症
（Lactose Intolerance; Lactase Deficiency）

　　乳糖不耐症就是無法消化乳糖，這是因為乳糖酵素缺乏或不足所致。乳糖酵素是小腸裡製造的一種酵素，它會把乳糖分解成葡萄糖和半乳糖。當一個有乳糖不耐症的人喝了牛奶或其他乳製品之後，食品中的部分或全部的乳糖無法消化，它們會在結腸中發酵，導致腹部痙攣、腹脹、腹瀉、排氣。症狀通常在吃下乳製品的30分鐘到2小時之間開始發作。

　　乳糖不耐症的程度因人而異。對全世界大多數的成年人來說，乳糖不耐症是一個正常的狀況。只有源自北歐的高加索人在童年過後還普遍保留消化乳糖的能力。在美國，據估計有3,000萬到5,000萬人患有乳糖不耐症。乳糖酵素缺乏症也可能源自腸胃毛病，使消化道受損，這些毛病例如粥狀瀉、腸

躁症、區域性腸炎或潰瘍性結腸炎。不過，乳糖不耐症也會自己形成，似乎還沒有有效的方式來預防。

儘管很不常見，乳糖不耐症也可能發生在小孩身上。在嬰兒時期，若遭受嚴重的腸胃炎打擊，導致小腸內膜受損，也可能出現乳糖不耐症。嬰兒的乳糖不耐症可能出現的症狀包括泡沫狀腹瀉加上尿布疹、體重增加得很慢，以及嘔吐。

乳糖不耐症可能造成身體不適和消化受阻，但它對健康沒有嚴重的威脅，而且能夠簡單的經由飲食的調整來控制。除非有其他情況，以下的建議劑量皆是針對成人的。對於 12 到 17 歲之間的兒童，可以將劑量降低到建議劑量的四分之三，而 6 到 12 歲的兒童則是降低一半的劑量。

營養素

補充品	建議用量	說明
非常重要者		
嗜乳酸桿菌（來自 Wakunaga 的 Kyo-Dophilis 是好的來源）	泡1茶匙在蒸餾水中，每日2次，空腹服用。	補充流失的益生菌，並促進消化。只使用非乳品配方。
木炭錠	急性發作時，每小時服用4錠，與白開水一起使用，直到症狀減輕為止。與其他的藥物和補充品分開使用。	可以吸收毒素和減輕腹瀉。
有幫助者		
來自 KAL 的 Bone Defense 或	依照產品標示。	補充必要的鈣質以及幫助鈣質吸收所必需的營養素。
來自 Synergy Plus 的 Bone Support	依照產品標示。	
來自 Lactaid, Inc. 的 Lact-Aid	依照產品標示。	補充乳糖酵素，這是消化乳糖所必需的物質。
鎂	每日1,000毫克。	吸收鈣質所需的物質。促進pH值的平衡。
綜合維生素和礦物質複合物	依照產品標示。	維持身體健康所需的營養素。

補充品	建議用量	說明
有幫助者		
來自 Metagenics 的 Ultra Clear Sustain	依照產品標示。	促進腸道內的益菌生長,並提供消化系統額外的營養補充品。只能經由醫療專業人員取得。
維生素 D₃	每日400國際單位。	吸收鈣質所需之物。
維生素 E	每日400～1,000國際單位。	保護襯在結腸壁表面的細胞膜。使用 d-α-生育醇的形式。
鋅	每日3次,每次30毫克。所有補充劑中的含量相加起來,每日不要超過100毫克。	維持免疫系統和適當的礦物質平衡。使用葡萄糖酸鋅錠劑或 Opti-Zinc 可得到較好的吸收。
加		
銅	每日3毫克。	用以平衡鋅。

建議事項

☐ 避免牛奶和所有乳製品,優格除外。這是無法承受乳糖的人最重要的飲食措施。用豆奶或米漿取代牛奶,用人豆做成的乳酪取代牛奶做成的乳酪。尤其要避免空腹攝取含有乳糖的食物。

☐ 把優格納入你的飲食中。優格是對乳糖不耐症患者有益的一種乳製品。優格中的益菌會分解其中的乳糖,使乳糖不再是個問題。這些益菌也幫助整體的消化作用。要確保你吃的優格中含有活的益菌群,自己家裡做的優格是最好的選擇。

☐ 要多吃含高鈣的食物。好的鈣質來源包括杏果、糖蜜、綠花椰菜、綠葉羽衣甘藍、脫水無花果、芥藍、添加鈣質的柳橙汁、大黃、鮭魚、沙丁魚、菠菜、豆腐、優格。使用鈣質補充品也有益處。

☐ 在服用任何藥物前,與你的藥劑師諮詢一下。許多藥丸的配方中,都使用乳糖當做填充物。一些避孕藥和胃藥也含有乳糖。

☐ 在急性發作時,不要服用任何固體食物,但要記得飲用大量的優質水,並補充流失的礦物質。請見第二部的腹瀉,參考飲食的建議。

☐ 仔細閱讀食物的產品標示,以避免任何含有乳糖或「牛奶固體」的食品。許多種類的加工食品都添加了乳糖,包括麵包、罐頭湯、粉末湯包、餅

乾、鬆餅粉、飲品調和粉（例如三合一咖啡包）、加工的穀類早餐、加工的肉類、沙拉醬。

❑ 如果你是孕婦且有乳糖不耐症的家族病歷，可以認眞考慮給你的寶寶餵母奶。如果餵母奶不可行，那麼選擇一種非乳製品的嬰兒食品，例如以大豆爲主原料的產品。

考慮事項

❑ 有幾種檢驗法可以測量消化系統吸收乳糖的情況。第一種檢測法叫做「乳糖耐受性測試」。在這方法中，受測者在一整夜禁食後，喝下一種含有乳糖的液體。大約半小時後，測量血液中的葡萄糖（即血糖）濃度，同時評估是否有什麼症狀。如果血糖濃度沒有上升至少 20 點，且特別是還出現諸如腹脹或肚子不舒服等症狀，那麼可以確認該受測者有乳糖不耐症。另一種方法是「氫氣呼吸測試」，它測量的是呼吸中的氫氣含量。同樣的，受測者喝下一種含有高濃度乳糖的飲料。當乳糖在結腸中無法正常的消化時，會形成氣體，並隨著血液循環到達肺部被呼出。呼吸中若含有較高量的氫氣，表示乳糖的消化異常。這種測試適用於成人與小孩，但不建議用於嬰兒或很年幼的小孩。年幼的小孩和嬰兒用的檢測方法是「糞便酸性測試」，也就是測量糞便的酸度。這方法也能評估葡萄糖和乳酸在糞便中的含量。

❑ 乳糖不耐症與對牛奶過敏是兩回事。乳糖不耐症專指由於無法消化牛奶中的乳糖所引起的症候群；而對牛奶過敏的人也許還能正常的消化牛奶，只是他或她的免疫系統將會對牛奶中的一種或更多種成分產生過敏反應。（請見第二部的過敏症）

❑ 帕馬森乳酪是一種陳年的硬乳酪，它的乳糖含量相當低，也許比其他的乳製品容易接受。

❑ 冰淇淋對有乳糖不耐症的人來說，是特別難以消化的食物。不只冰淇淋本身是由牛奶製成的，很多品牌的冰淇淋爲了達到想要的質感，都會再添加額外的乳糖；再者，冰淇淋的冰冷低溫對消化系統也可能很刺激。

❑ 用餐時，攝取一點乳製品也許有助於改善乳糖不耐症的程度。當我們定期一點一滴的引進乳糖，大腸將能夠慢慢適應對乳糖的消化。

❏ 乳糖不耐症的症狀與粥狀瀉的症狀類似，這兩種毛病可能一起發生。（請見第二部的粥狀瀉）

❏ 在大部分的超市都可以買到零乳糖或低乳糖的食品。

吸收不良症候群
（Malabsorption Syndrome）

吸收不良是身體無法順利的從食物中吸取維生素、礦物質和其他營養素所造成的問題。即使飲食充足的人，若發生吸收不良，還是會出現各種營養缺乏症。這樣的問題可能來自消化不正常，或小腸吸收營養素進入血液中的能力受損，或兩者因素皆備。

吸收不良症候群的常見症狀包括便秘或腹瀉、皮膚乾燥、疲勞、脹氣、精神方面的問題（例如憂鬱症，或無法集中注意力）、肌肉痙攣和／或肌肉衰弱、經前症候群、脂漏便（脂肪痢，即淺色、量多且帶脂的糞便）、容易產生瘀青、無法正常生長、頭髮稀疏、原因不明的體重下降、視力障礙，尤其有夜間視力的困擾。也可能出現腹部不舒服。貧血、腹瀉、體重減輕的相伴出現是典型的症狀。不過奇怪的是有些人體重不減反增，如果脂肪被儲存在組織裡而未被身體適當的利用，還可能導致肥胖症。此外，當身體試著汲取它所需的營養，卻遲遲吸收不到時，它可能渴望愈來愈多的食物，這往往導致消耗許多沒營養和／或高脂熱量的食物。

消化不良是當今美國最常見的健康問題之一。不正常的消化導致吸收不良，因為當食物無法充分被分解，它所含的營養素就無法經由小腸內膜被吸收。小腸道、胰臟、肝臟和膽囊在吸收養分的過程中，都各自扮演要角。因此，任何會阻礙任何這些器官正常功能的東西，都會導致消化不良的問題。造成消化不良的因素包括缺乏足夠的消化酵素；食物過敏；營養不足的飲食，例如缺乏維生素Ｂ群（這是製造消化酵素必需的東西）；胰臟、膽囊、肝臟或膽管出了毛病，使膽汁和必需酵素缺乏。任何類型的營養素都會受到消化不良影響，但以脂肪最常受到影響。除了造成營養不足，無法正常消化

食物還會造成腸胃病。未經消化的食物會在小腸道內發酵，產生氣體、腹脹、腹痛等不舒服的狀況。

即使食物已充分被消化了，還是有一些情況會阻礙營養素被吸收入血液中，去供應各組織所需。專司吸收營養素的小腸壁要是受損，就會引發這樣的問題。有哪些狀況會導致小腸壁受損呢？這包括粥狀瀉、結腸炎、克隆氏症、憩室炎、腸躁症、乳糖不耐症、寄生蟲感染、飲酒過量，或制酸劑、輕瀉劑使用過多等。慢性的便秘和／或腹瀉也可能導致這種結果。另一種問題是食物通過小腸的時間太短、速率太快，使得在養分來得及被吸收前，已經變成廢物被排出體外了。放射性療法、毛地黃治療（一種強心劑）和縮短小腸道的手術治療，都會減少小腸的吸收面積，進而減低小腸的吸收能力。

其他可能促成吸收機制異常的因子包括營養差的飲食；小腸內膜表面覆蓋過多的黏液（這經常是攝取過量會刺激黏液分泌的食物及加工食品所產生的後果）；腸內菌群失衡，例如感染念珠菌病；使用某些藥物，例如新黴素（一種抗生素）、秋水仙素（抗痛風藥物）、膽苯烯胺（一種降低膽固醇的藥物）；食物過敏；疾病，例如癌症和愛滋病。愛滋病患者尤其容易發生吸收不良問題，因為他們會出現慢性腹瀉、缺乏食慾，以及消化道內的白念珠菌生長過盛。淋巴系統受阻也可能干擾營養素的吸收。

不管你的飲食多佳或你服用多少營養補充品，如果你有吸收不良症候群，你還是照樣會出現營養不良的現象。結果，會導致其他的問題。蛋白質吸收不良可能誘發水腫（由於液體滯留體內造成的組織腫大現象）。缺乏鉀會導致肌肉衰弱及心臟血管問題。貧血起因於缺乏必需的鐵和葉酸。缺鈣、缺維生素Ｄ會導致骨質流失以及手足抽搐（這狀況的特徵是疼痛的肌肉痙攣和發抖）。缺乏維生素Ｋ會容易瘀青，維生素Ａ不足則會出現夜盲症。吸收不良也是一種惡性循環的毛病，好比說當你的小腸無法吸收維生素Ｂ，且無法讓胺基酸穿越小腸內膜，這將會阻撓消化酵素的製造，進而使吸收不良的問題更嚴重，因為這些營養素在消化、吸收過程中是不可或缺的要素。

除了本身是一種嚴重的狀況，吸收不良也是造成其他疾病的因素。身體需要均衡的營養，所有的營養素彼此和諧運作著。即使只是缺乏單單一種營養素，身體都可能無法發揮正常功能，使原本和諧的運作頓時走樣、變調，結果當然就是產生疾病。吸收不良是促成很多種疾病的共同因子，包括癌

症、心臟疾病、骨質疏鬆症和各式各樣的感染（因為缺乏必需的營養素造成免疫功能受損）。

吸收不良也是整個老化過程的一個重要因子，它可以解釋為何有些人好像比別人老得快。當我們變老時，小腸道會漸漸的「變形」，小腸內膜會覆蓋一些糞便硬塊及黏液，這將使營養素的吸收更困難。這是為何年紀較大的人需要攝取較多營養素的原因之一。這也說明了為何保持結腸乾淨是如此的重要。糞便沈積物會刺激結腸的末梢神經，導致結腸痙攣或發炎。這兩種情況都會干擾腸子正常吸收養分的功能。除此，緊塞的沈積物在腐爛的過程中，會釋出毒素，並滲入血液中，去毒害器官與組織。

患有吸收不良的人必須比一般人攝取更多的營養素，好補償、治療及修正這個問題。在供應營養素時，最好能儘量繞過小腸道（也就是儘量不經由小腸來吸收）。選擇營養補充品時，應該避免使用持續釋放型的產品以及大又硬的錠劑。許多吸收不良的人無法分解硬藥丸形式的補充品，有些人甚至整粒藥丸吃進去後又全部從糞便排出來。注射液、粉末、液體、口含錠等形式的營養補充品比較容易被體內吸收，也因此較受青睞。

除非有其他情況，以下的建議劑量皆是針對成人的。對於 12 到 17 歲之間的兒童，可以將劑量降低到建議劑量的四分之三，而 6 到 12 歲的兒童則是降低一半的劑量，6 歲以下的兒童使用四分之一的劑量即可。

營養素

補充品	建議用量	說明
非常重要者		
嗜乳酸桿菌（來自 Wa-kunaga 的 Kyo-Dophilus 是好的來源）	每日 3 次，每次 1 茶匙，空腹服用。	吸收及製造許多營養素所需的物質。使用非乳製品配方。
來自 American Biologics 的 Dioxychlor DC-3	依照產品標示。	破壞小腸道內的有害細菌並清潔血液。
來自 Earth Science 的 Micellized Multiple Vitamin and Mineral	依照產品標示。	以較容易被吸收的形式來補充均衡的營養素。

補充品	建議用量	說明
非常重要者		
維生素 B 群注射 外加	每週2次，每次2毫升，或遵照醫生指示。	可以彌補缺乏的營養素。維生素 B 群要每天補充。以注射的形式（在醫師的監督下），是最有效果的。
維生素 B₁₂注射 和	每週2次，每次1毫升，或遵照醫生指示。	正常的消化所需之物，也可避免貧血。
肝臟萃取液注射 或	每週2次，每次1毫升，或遵照醫生指示。	維生素 B 群和其他營養素的好來源。
維生素 B 群 外加	依照產品標示。	如果注射方式不可行，可使用口含錠、舌下錠或噴液形式。（例如由 Superior Source 公司所製的 No Shot B-6/B-12/Folic）
維生素 B₁₂ 和	每日3次，每次1,000微克，空腹服用。	
維生素 B₆（吡哆醇） 和	每日3次，每次50毫克。	
葉酸	每日3次，每次400微克。	
重要者		
Bioperine（來自 Sabinsa 的 Bioperine 或來自 Nature's Plus 的 Bioperine 10）	依照產品標示。	增加營養素的吸收及改善消化作用。
鈣	依照產品標示。	維護健康骨質所必需的。使用檸檬酸鈣螯合劑形式。
游離形式的胺基酸複合物（來自 Anabol Naturals 的 Amino Balance）	依照產品標示，每日3次，空腹服用。	當食物中的蛋白質無法完全分解成胺基酸，就需要這種補充品，胺基酸是維持生命正常運作所需的重要物質。
大蒜（來自 Wakunaga 的 Kyolic）	依照產品標示，隨餐服用。	協助消化及促進消化道的復原。使用液態形式。
來自 American Biologics 的 Inflazyme Forte	每餐服用2錠。	一種均衡、強效的酵素，也是有力的消炎輔助因子。
鎂	依照產品指示。	製造能量的重要因子。協助鈣和鉀的吸收。使用螯合形式。

補充品	建議用量	說明
重要者		
維生素 C 與 生物類黃酮	每日2,000～8,000毫克，分成數次。和果汁一起服用。	刺激免疫功能所需，且協助吸收營養素。使用緩衝的粉末形式。
維生素 E	依照產品標示。	重要的抗氧化劑，改善血液循環，且是修補組織所必需的。使用 d-α-生育醇的形式。
有幫助者		
來自 Ecological Formulas 的必需脂肪酸複合物	依照產品標示。	用以修補小腸壁的細胞，並協助脂肪的適當利用。
來自 Enzymatic Therapy 的液態的肝臟萃取物 #521	依照產品標示。	預防貧血，且以天然的形式提供必要的維生素 B 群。
綜合維生素和礦物質複合物 加	依照產品標示。	補充損失的營養素。礦物質是利用蛋白質和維生素的關鍵物質。
類胡蘿蔔素複合物	依照產品標示。	使用不含酵母及過敏原的粉末形式。
蛋白質分解酵素 或 多種酵素複合物（含有胰臟酵素）	依照產品標示，每日3～6次。隨餐及兩餐之間服用。 依照產品標示，每日3次，隨餐服用。	消化蛋白質以及分解碳水化合物和脂肪所必需的。
鋅錠 加 銅	每日3次，每次1錠15毫克的口含錠，持續服用一個月。所有補充劑中的含量相加起來，每日不要超過100毫克。 每日3毫克。	協助消化酵素的製造以及蛋白質的吸收。 用以平衡鋅。

藥用植物

❏ 苜蓿、蒲公英根、茴香子、薑、蕁麻，都富含礦物質，可以協助身體吸收營養素。

❏ 蘆薈和薄荷能幫助消化。

❏ 黑胡椒含有胡椒鹼，這東西幫助營養素的消化和吸收。

❏ 布枯可減輕結腸和腸黏膜的發炎。

❏ 金印草提升結腸、肝臟和胰臟的運作能力。

　　注意：若每天服用金印草，一次不要連續使用超過 7 天，它可能破壞小腸內有益的共生菌群。在懷孕期間不可使用。假如有心血管疾病、糖尿病或青光眼的病史，只可在醫生的監督下使用。

❏ 鹿角菜（一種食用海草）和大黃對結腸毛病有幫助。

❏ 黃酸模（黃羊蹄）能改善結腸和肝臟的功能。

建議事項

❏ 參照本篇推薦的飲食，實行至少 30 天，好讓結腸有機會復原，並清除結腸壁上的硬物和黏液。30 天後，你可以再度把這段時間剔除的食物逐漸引進飲食中；不過千萬不要引進得太快，或一次全部引進。最好是每次都增加少量，且一次一種，慢慢的引入飲食中。

❏ 採取富含複合碳水化合物且低脂的飲食。把糙米（要煮熟）、小米、燕麥和清蒸蔬菜納入飲食中。

❏ 吃大量的水果（枸橼類除外）。

❏ 常吃新鮮的木瓜、鳳梨。飯後咀嚼 4～6 粒的木瓜子。

❏ 一週吃三次燒烤、清蒸或烘焙的白魚。

❏ 避免吃大餐，這會給消化系統增添很大的負擔。相反的，每天應該少量多餐。

❏ 每天喝 6～8 杯的液體，包括果汁、優質水、藥用植物茶（請參考上面的「藥用植物」）。必要的話，可加入麥芽糖、少量的蜂蜜，或核果、豆奶，當做甜味劑。

❏ 不要攝取小麥產品，直到完全復原為止。

❏ 避免含有咖啡因的食品，咖啡因會阻撓鐵質的吸收。茶葉、咖啡、可樂、巧克力、許多加工食物和一些開架上的藥物（讀一下產品的成分說明），都含有咖啡因。

❏ 把脂肪和油的攝取量減到最低程度。不要吃任何動物性產品（包括奶油）、油炸或多脂的食物或植物奶油。這些食物中所含的油脂會使胃和小

腸覆上一層厚油，阻礙營養素的通過，因而加重吸收不良的問題。也避免所有乳製品及加工食品，它們會刺激黏液分泌。

❑ 把枸櫞類水果、貝、蟹、蝦類以及白米飯從飲食中剔除。

❑ 不要吃肉類或肉製成的產品。肉類不易消化，且容易產生酸性物質。

❑ 嚴格的禁吃所有的零食，例如洋芋片、糖果，以及其他含有糖、鹽、味精及防腐劑的產品。

❑ 請見第三部的結腸清潔法，依照該方法清腸。

❑ 每月做一次禁食計畫。（請見第三部的禁食）

❑ 避免使用礦物油或其他輕瀉劑。尤其避免長期使用這些東西，以免結腸對這類產品產生依賴性，或導致結腸受損。

❑ 如果腹瀉或其他的消化不適症狀持續出現 3 天以上，要去詢問你的醫療保健人員。如果你發現糞便呈現黑色焦油狀或鮮紅色，或有嚴重腹痛或發燒超過 38.3°C 伴隨著消化毛病出現，應該向專業人士諮詢。

❑ 如果經過幾個月後，飲食的改變加上使用正確的補充品並沒有改善你的健康狀況，應該去找醫生。你可能有嚴重的吸收不良問題，需要醫療看護。

考慮事項

❑ 慢性的胰臟功能不足是胰臟無法分泌足夠的酵素以幫助正常消化的毛病。嚴重的胰臟疾病會導致嚴重的吸收不良，足以損害神經系統。膽囊和／或肝臟問題可能導致必需脂肪酸的消化與吸收發生異常，必需脂肪酸是維持健康的必要物質。而脂肪吸收不良將導致脂溶性養分的缺乏，例如β-胡蘿蔔素和維生素 A、D、E、K。

❑ 治療吸收不良症需要明確的知道原因，可能的話，找出潛藏的確實原因，並採取健康的飲食計畫和添加補充品。在與癌症藥物的使用、胰臟機能不足和腸胃開刀引發的特殊問題等狀況有關的案例中，需要尋求適當的醫療諮詢。

❑ 研究發現那些吃了含有脂肪代替品 olestra（零卡油）的食物的人們，可能對吸收不良症出現偽陽性反應。如果你吃了含有olestra的食物，則在做這類檢驗前，應該先告訴你的醫療保健人員。

❑ 某些藥物會干擾營養素的吸收，例如皮質類固醇、膽苯烯胺（商品名Questran）、sulfasalazine（Azulfidine），還有尤其是各種抗生素。皮質類固醇會抑制蛋白質合成、抑制正常的鈣質吸收，並提高維生素C經由排泄所流失的量。膽苯烯胺會干擾脂溶性維生素A、D、E、K的吸收。sulfasalazine抑制葉酸和鐵質的運輸，造成貧血。抗生素會破壞小腸內必需的共生益菌群。這些藥物都提高營養補充品的需求量。

胃潰瘍（Peptic Ulcer）

胃潰瘍就是胃或小腸的內膜及下面的組織（有時牽涉到胃肌本身）被侵蝕，產生一個內部的開放性傷口，其周邊的組織會腫大疼痛。整條消化道的任何部位都可能出現潰瘍，但以胃潰瘍和十二指腸潰瘍最常見到（十二指腸是最靠近胃的小腸）。在美國，每年有大約500萬人受胃潰瘍之苦，有人估計，將近百分之十的美國人在一生中的某個時期都會發生胃潰瘍的問題。

胃潰瘍的症狀包括慢性的灼熱或囓咬、啃噬般的胃痛，通常在吃過東西後的45到60分鐘內發作，或在夜晚發作。不過當你吃下東西、服用制酸劑、嘔吐或喝一大杯水後，胃痛又獲得紓解。疼痛有輕有重，它可能使患者半夜痛醒。其他的症狀包括下背痛、頭痛、呼吸困難的感覺、發癢，還可能噁心、嘔吐。

當胃的內膜無法提供足夠的保護來抵抗胃酸與消化酵素的作用時，會導致胃酸與酵素去消化胃本身的組織，於是產生胃潰瘍。

從前大家相信緊張與焦慮是胃潰瘍的主要原因。不過，證據顯示胃潰瘍是由幽門桿菌的感染加上胃酸的存在而引起的。幽門桿菌可以生存在胃和小腸的內膜，它們除了破壞內膜組織之外，也會損害保護內膜不受胃酸侵蝕的黏膜層。許多醫療保健專家認為，幽門桿菌是經由近距離的接觸，從一個人傳染給另一個人。但也有專家仍然認為，緊張與壓力是引發胃潰瘍的危險因子，因為處在緊張與壓力下，會增加胃酸的分泌。某些藥物和補充品也可能刺激胃酸的製造。服用阿斯匹靈或非類固醇抗發炎藥，尤其是長期使用，可能增加胃的酸性，導致胃潰瘍。類固醇藥物，例如治療關節炎的用藥，可能造成胃潰瘍。若有胃潰瘍的家族病歷，也會提高罹患率，喝酒也是。菸癮很

重的人容易形成潰瘍，且不容易復原。非裔美國人和拉丁美洲的人得到胃潰瘍的機率是白人的兩倍。胃潰瘍若不治療，會造成內出血或胃穿孔、小腸穿孔。

胃酸的自我檢驗

如果你老是胃痛，不妨檢查一下是不是因爲胃酸過多造成的。你可以簡單的做這樣的測試：當胃痛來臨時，吞一湯匙的蘋果醋或檸檬汁，如果胃痛因此而消失，表示你很可能胃酸過少，而不是過多。如果胃痛反而更劇烈，表示你可能有胃酸過多的情形。下面的建議，也許能幫助你克服胃潰瘍。

營養素

補充品	建議用量	說明
重要者		
來自 Prevail 的 Acid-Ease	依照產品標示。	平衡體內的酸性，減輕症狀。對一些人來說，也許可以取代潰瘍藥物例如 ranitidine（Zantac）。
L-麩胺醯胺	每日 500 毫克，空腹服用。可與開水或果汁一起服用，但勿與牛奶一起服用。若同時服用 50 毫克維生素 B_6 及 100 毫克維生素 C 則更容易吸收。	是治療胃潰瘍的重要物質。（請見第一部的胺基酸）
果膠	依照產品標示。	藉由在小腸壁上形成平滑的保護層來減輕十二指腸潰瘍。
維生素 E	每日 400～800 國際單位。	一種強效的抗氧化劑，協助減少胃酸及紓解疼痛。促進復原。使用 d-α-生育醇的形式。
有幫助者		
嗜乳酸桿菌（來自 Wa-kunaga 的 Kyo-Dophilus 是好的來源）	每日 1～3 次，每次 2～3 膠囊。	提供小腸益生菌，可改善營養素的吸收，並幫助消化。使用非乳製品且不需要冷藏的配方。

補充品	建議用量	說明
有幫助者		
鳳梨酵素	每日 3 次，每次 250 毫克。	來自鳳梨的酵素，能改善消化及紓解症狀。咀嚼式的木瓜錠也有幫助。
薑黃素	每日 2～3 次，每次 250～500 毫克，兩餐之間服用。	促進復原。
必需脂肪酸（MaxEPA、月見草油、鮭魚油，都是好的來源）	依照產品標示。	保護胃和小腸道的完整，免受潰瘍損害。
鐵 或 來自 Salus Haus 的 Floradix Iron＋Herbs	遵照醫生指示。與 100 毫克的緩衝型或酯化型維生素 C 一起使用，以利吸收效果。 依照產品標示。	幫助預防出血性潰瘍所引起的貧血，使用亞鐵螯合劑或延胡索酸亞鐵（ferrous fumarate）形式。 注意：不要服用鐵，除非診斷出有貧血症。 這是一種無害的鐵質，來自天然的食物。
綜合維生素和礦物質複合物	依照產品標示。	提供均衡的必需營養素。
蛋白質分解酵素 或 來自 American Biologics 的 Inflazyme Forte 或 來自 Marlyn Nutraceuticals 的 Wobenzym N	依照產品標示，兩餐之間服用。 依照產品標示。 依照產品標示。	分解結腸內剩餘的未消化食物，且幫助減輕發炎。 注意：勿使用含有鹽酸的配方。
松樹皮中的成分 或 葡萄子萃取物	依照產品標示。 依照產品標示。	強而有力的自由基清除者，也當做抗發炎藥，並能強化組織。
S-腺苷甲硫胺酸（SAMe）	200 毫克，早晚各一次。	協助減輕壓力、憂鬱、疼痛，及產生抗氧化作用。 注意：如果你是躁鬱症患者或正服用抗憂鬱劑的處方，請勿服用

補充品	建議用量	說明
有幫助者		
		本補充品。有一小部分使用高劑量的人出現腸胃不適的現象，如果發生此症狀，不要繼續使用此產品。
維生素 A 乳劑	每日 50,000 國際單位，使用一個月；然後，每日 25,000 國際單位，使用一個月；然後，每日 10,000 國際單位。	復原所需之物。保護胃和小腸的黏膜。
或 膠囊	每日 25,000 國際單位，懷孕期間，每天勿超過 10,000 國際單位。	
維生素 B 群	每日 3 次，每次服用每種主要的維生素 B 各 50 毫克（在綜合錠劑中，各種維生素的含量會有所不同）。每天從各種來源獲取的維生素 B_3（菸鹼酸）不要超過 25 毫克。	正常消化所需。舌下形式最佳。
外加 維生素 B_6（吡哆醇）	每日 3 次，每次 50 毫克。	酵素製造和傷口復原所需。
維生素 C	每日 3,000 毫克。	促進傷口復原並防止感染。使用緩衝或酯化形式的產品。
維生素 K	每日 100 微克。	復原所需，可預防流血；促進營養素的吸收，對小腸道有中和的作用。消化有問題的人，常缺乏維生素 K。
鋅	每日 50～80 毫克。所有補充劑中的含量相加起來，每日不要超過 100 毫克。	促進復原。使用葡萄糖酸鋅錠劑或 OptiZinc 可得到較好的吸收。

藥用植物

❏ 苜蓿是維生素 K 的好來源。

❏ 蘆薈協助紓解疼痛及加速復原。每天服用 4 盎司（約 115 毫升）的蘆薈汁或蘆薈膠。要確保買到的蘆薈產品是可食用的。

❏ 柴胡與白芷和甘草根共用，對治療潰瘍有幫助。

❏ 貓勾藤對消化道有清潔與修復的功能。Cat's Claw Defense Complex（來自 Source Naturals）是結合了貓勾藤和其他藥草，加上一些抗氧化劑（β-胡蘿蔔素、N-乙醯半胱胺酸、維生素 C 和鋅）而成的複合物。

注意：懷孕期間勿使用貓勾藤。

❏ 康復力草對治療潰瘍有幫助。

注意：若內服這種藥草，一次不要連續使用一個月以上，且僅在醫護人員密切的監視下使用。

❏ 大蒜有殺菌功效，也許能幫助根除潰瘍。

❏ 蛇麻草、西番蓮、並頭草、纈草根能促進充分休息的睡眠。這些藥草可以在單一種複合物中發現。

❏ 爪哇胡椒和金絲桃（一種德國藥草）有鎮靜和減壓的效果。

❏ 甘草促進胃潰瘍和十二指腸潰瘍的復原。服用 750 到 1,500 毫克的解甘草甜素，一天二到三次，兩餐之間使用，維持 8 到 16 週。研究顯示，解甘草甜素和治療胃潰瘍所使用的藥物 cimetidine（Tagamet）或 ranitidine（Zantac），功效差不多。

注意：不要以甘草根取代解甘草甜素。一般的甘草如果每天使用，且一次連用 7 天以上，可能使血壓上升，所以有高血壓的人應該完全避免使用。解甘草甜素不同的是，它已將甘草酸成分去除，這樣應可以避免高血壓這個副作用。

❏ 錦葵茶能鎮定胃，並減少小腸的不適。

❏ 藥屬葵根和北美滑榆能緩和受刺激的黏膜。

❏ 大黃（果汁或錠劑的形式）對治療小腸出血（有時伴隨著胃潰瘍出現）有幫助。

❏ 其他有益的藥草包括臘果楊梅、貓薄荷、洋甘菊、金印草、沒藥、歐鼠尾

草。這些都可以茶的形式服用。

注意：不要持續使用洋甘菊，以免引發對豕草的過敏。若你對豕草過敏，則要完全避免洋甘菊。若每天服用金印草，一次不要連續使用超過 7 天，以免破壞腸道的益菌群。在懷孕期間不可使用，若你對豕草過敏，則使用時要小心。若患有任何種類的猝發症，勿使用歐鼠尾草。

建議事項

❏ 吃大量的深綠色葉類蔬菜，它們含有維生素 K，是幫助潰瘍復原所需的物質，也是消化有問題的人常缺乏的維生素。

❏ 不要喝咖啡（即使是不含咖啡因），也不要喝酒。

❏ 每天喝新鮮的甘藍菜汁。要趁剛榨好後，新鮮的喝下去。（請見第三部的果菜汁療法）

❏ 如果症狀很嚴重，可以吃軟質食物，例如酪梨、香蕉、馬鈴薯、南瓜、番薯。把蔬菜放入果汁機中絞碎再吃。偶爾吃一些蒸軟的綠花椰菜和胡蘿蔔。

❏ 少量多餐；包括煮熟的小米、白米飯、生羊奶、優格、乾酪、克非爾發酵乳。喝大麥汁、小麥汁、苜蓿汁，它們含有葉綠素，是很好的抗潰瘍物質。

❏ 你若有出血性潰瘍，可以吃一些嬰兒食物，或清蒸的蔬菜（用果汁機打碎或壓爛）。加一些無刺激性的纖維，例如瓜爾豆膠和洋車前子外殼。這些食物容易消化，又有營養，且不含化學物質。

❏ 想要快速紓解疼痛，不妨喝一大杯水。這樣可以稀釋胃酸，並將胃酸經由胃、十二指腸沖出體外。

❏ 避免油炸食物、茶、咖啡因、巧克力、動物性脂肪、碳酸飲料。用蒸餾水加一些檸檬汁來啜吸，而不要喝汽水。

❏ 避免鹽和糖，它們一向被認為與增加胃酸分泌有關。

❏ 減少精製碳水化合物的攝取量，它們也被認為與胃潰瘍有關。

❏ 不要喝牛奶。即使牛奶可以中和既有的胃酸，但牛奶中的鈣和蛋白質卻會刺激更多胃酸產生，進而與潰瘍的形成有關。杏仁、米飯或豆奶是不錯的取代品。

❑ 吃東西時要細嚼慢嚥，這樣有助消化。使用苦酒也可幫助消化。用餐前在
舌下滴 10 至 15 滴。

❑ 喝熱茶或其他熱飲前，不妨先讓它們冷卻，以免引發胃部的不適。

❑ 保持結腸乾淨。確保每天排便，可以定期使用清腸的灌腸劑。（請見第三
部的結腸清潔法和灌腸）

❑ 不要抽菸。抽菸會延誤甚至阻礙復原，且容易造成舊病復發。

❑ 避免阿斯匹靈止痛藥。許多開架式的藥品中都含有阿斯匹靈；購買藥品時
要仔細閱讀標籤上的說明。也避免使用 ibuprofen，這種成分存在 Advil、
Nuprin 及其他藥品中。

❑ 試著避免緊張、壓力的狀況。學習壓力管理技巧。（請見第二部的緊張／
壓力和第三部疼痛控制中的「使用藥物」）

考慮事項

❑ 醫生可以使用兩種方式來找出胃潰瘍的所在：一種是上消化道鋇劑攝影
術，你得先喝下大量的鋇劑，然後照一系列胃和十二指腸的X光片；另一
種方法就是照胃鏡，醫生會把一根細細的管子接上一個小攝影機，讓你經
由喉嚨吞入胃或十二指腸。

❑ 儘管醫生開的藥方或藥房買到的成藥可以紓解潰瘍的症狀，但這並沒有根
本的解決問題—受損的組織。這些藥物只是暫時減少胃酸，帶來一時的紓
解。長期來看，使用藥物可能讓問題更糟糕，因爲它們讓人們誤以爲潰瘍
已經治癒了，同時也破壞正常的消化過程，及改變消化道內膜的結構和功
能。

❑ 經由治療，大部分的潰瘍都會復原，但可能需要 8 週或更久的時間。

❑ 有潰瘍的人，醫生多會建議他們使用制酸劑，如果你必須服用制酸劑，應
避免含有鋁的產品，因爲鋁被認爲與阿茲海默氏症有關係（請見第二部的
阿茲海默氏症）。在罕見的案例中，潰瘍藥 Maalox 會在舌頭上形成一層
灰色薄膜，如果你出現這情況，應停止使用此藥物。

❑ 服用 cimetidine（Tagamet）或 ranitidine（Zantac）等藥物來治療潰瘍的
人，應該小心使用酒精。這些藥物會放大酒精對腦部的作用。

❑ 使用苦艾飲料（Kool-Aid）可以簡單測驗出是否有胃潰瘍（此方法是由紐

約市的 Cabrini 醫療中心發明出來的）。受試者喝下兩杯摻糖的苦艾，等一會兒後，接受驗尿。有胃潰瘍的人，糖分會從胃壁漏出，流到尿液中成為未經消化的糖。如果沒有胃潰瘍，喝下的糖會在消化道中被正常分解。

❑ 幽門桿菌的感染是很常見的。不過只有六分之一的受感染者形成潰瘍，原因未明。醫生可以經由直接的胃內膜切片檢查、驗血或檢驗呼吸，來檢驗你是否有幽門桿菌感染。如果檢查結果呈陽性反應，有好幾種抗生素治療法可以用。

❑ 胃潰瘍一旦變成慢性病，你就得學會如何與它「共處」了。不過，只要經過適當的治療，百分之九十的胃潰瘍是可以治癒的。

❑ 如果潰瘍還是未癒，醫生可能會以切片檢查來確定是否發生癌症。

❑ 對於幽門桿菌感染及十二指腸潰瘍的患者，醫生有時會開 omeprazole（Prilosec，一種潰瘍藥）和 clarithromycin（Biaxin，一種抗生素）兩種藥物來治療。不過這兩種藥物不宜使用過久，以免發生副作用。

❑ 食道逆流症的症狀和胃潰瘍的症狀非常相似，不過，食道逆流症的問題更常見，且通常較不嚴重。（請見第二部的胃灼熱／食道逆流症）

❑ 許多專家相信食物過敏可能是潰瘍的原因之一。請見第二部的過敏症，並參照自我檢驗來找出可能的問題食物。

潰瘍（Ulcer）

請見褥瘡、口壞疽瘡、腳潰瘍、胃潰瘍及眼睛的疾病。

潰瘍性結腸炎（Ulcerative Colitis）

潰瘍性結腸炎是一種慢性病，問題出在襯在結腸上的黏膜發炎及形成潰瘍，導致出血性腹瀉、疼痛、脹氣且有時候糞便乾硬。於是結腸的肌肉需要更用力才能將硬化的糞便排出，這可能造成結腸壁上的黏膜向外突起，擠成一個個突出的小囊袋稱做憩室。儘管憩室可能出現在結腸的任一段落，它通

常發生在乙狀結腸部位（即大腸下方靠左的一段 S 型腸道）。腸炎和迴腸炎這兩種小腸炎通常與結腸炎有關係。

潰瘍性結腸炎的情況可從輕微到嚴重不等，常見的併發症包括腹瀉及出血，且經常造成重要的營養素及液體流失。較罕見的併發症是巨結腸中毒，其症狀是腸壁變得脆弱，且如汽球般向外膨脹，恐有脫腸之虞。

大部分的結腸炎案例的原因都不明，不過可能的促成因子包括飲食習慣不良、壓力、食物過敏。結腸炎也可能由細菌等感染物引起。這種類型的結腸炎通常與抗生素的使用有關係，因為抗生素改變了腸道裡正常的益菌群，使原本受到控制的有害細菌開始繁衍。其症狀從簡單的腹瀉到與潰瘍性結腸炎有關的嚴重症狀。

除非有其他情況，以下的建議劑量皆是針對成人的。對於 12 到 17 歲之間的兒童，可以將劑量降低到建議劑量的四分之三，而 6 到 12 歲的兒童則是降低一半的劑量，6 歲以下的兒童使用四分之一的劑量即可。

營養素

補充品	建議用量	說明
必需者		
鐵	遵照醫生指示。	慢性腸炎的患者體內經常流失鐵質。 註：未經診斷有貧血，切勿服用鐵質補充品。
蛋白質分解酵素 加	依照產品標示，兩餐之間服用。	幫助蛋白質消化以及有助控制發炎。
多種酵素複合物 與 胰蛋白酶	依照產品標示，餐後服用。	抗發炎酵素。使用含高量胰蛋白酶及低量鹽酸的配方。
維生素 B 群 外加 維生素 B$_6$ 和	依照產品標示。 每日 2 次，每次 50 毫克。	分解脂肪、蛋白質與碳水化合物時所必需之物，幫助消化正常。使用低過敏性配方。

補充品	建議用量	說明
必需者		
維生素 B$_{12}$ 和	每日2次，每次1,000微克。	舌下形式最佳。
葉酸	每日2次，每次400微克。	結腸炎患者體內經常流失葉酸。也有助於對抗結腸癌。
非常重要者		
嗜乳酸桿菌（來自 Wakunaga 的 Kyo-Dophilus 是好的來源） 或 來自 American Biologics 的 Bio-Bifidus	依照產品標示，每日2次，空腹服用。	補充腸內的共生益菌群，你若正服用抗生素，尤其應補充嗜乳酸桿菌。使用非乳製品配方。
來自 Aerobic Life Industries 的有氧堆積清腸劑或洋車前子的外殼	1湯匙，泡入開水中或果汁中，趁晨間的空腹服用。迅速喝下，以免凝結變硬。與其他的補充品和藥物分開使用。依照產品標示服用。	保持結腸壁清潔無毒物。
游離形式的胺基酸複合物	依照產品標示，每日2次，空腹服用。	提供組織復原所需的蛋白質原料。
L-麩胺醯胺	每日2次，每次500毫克，空腹服用。可與開水或果汁一起服用，但勿與牛奶一起服用。若同時服用50毫克維生素 B$_6$ 及 100毫克維生素 C 則更容易吸收。	小腸細胞的主要代謝燃料；維護小腸絨毛（這是小腸表面的吸收部位）。（請見第一部的胺基酸）
維生素 A 與 混合的類胡蘿蔔素包括 天然的β-胡蘿蔔素 和	每日25,000國際單位。懷孕期間，每日勿超過10,000國際單位。	一種抗氧化劑，可保護黏膜及協助復原。 一種抗氧化劑，可促進復原。
維生素 E	每日最多800國際單位。	缺乏維生素 E 一直被認為與腸癌有關聯。使用 d-α-生育醇形式。

補充品	建議用量	說明
有幫助者		
來自 Aerobic Life Industries 的 Aerobic 07 或	依照產品標示，每日 2 次。	提供穩定的氧給結腸，並破壞有害的細菌。
來自 American Biologics 的 Dioxychlor	每日 1～2 次，每次 10～20 滴，滴在舌下。	對抗細菌、黴菌、病毒的重要物質。
膠體銀	依照產品標示。	一種天然的殺菌劑，作用範圍廣，可以對抗多種感染、抑制發炎、促進復原。可以口服或塗在局部。
必需脂肪酸（亞麻子油和月見草油是好的來源）	依照產品標示。	對細胞的形成很重要。保護結腸內膜。
大蒜（來自 Wakunaga 的 Kyolic）	每日 3 次，每次 2 膠囊，隨餐服用。	一種天然的抗生素，對結腸有幫助復原的效果。
葡萄糖胺硫酸鹽 或 N-乙醯葡萄糖胺（來自 Source Naturals 的 N-A-G）	依照產品標示。 依照產品標示。	構成消化道裡的黏膜分泌物之重要組成物。
多種礦物質複合物 和 鈣、鉻、鎂、鋅	依照產品標示。	礦物質吸收不良會出現結腸炎的問題。結腸若經常出現不適症狀，可能導致腸癌，而補充鈣質可以預防這種癌症。使用高效能配方。
生的胸腺	每日 2 次，每次 500 毫克。	對免疫功能很重要。（請見第三部的腺體療法）
來自 Phoenix BioLabs 的 VitaCarte 或 鯊魚軟骨	依照產品標示。 依照產品標示。	含有純的牛的軟骨，對改善潰瘍性結腸炎有效。
維生素 C 與 生物類黃酮	每日 3,000～5,000 毫克，分成數次。	提振免疫功能及治療黏膜組織所需。使用緩衝形式的產品。

藥用植物

❑ 來自 Aerobic Life Industries 公司的有氧堆積清腸劑（ABC）含有藥草，能
清腸。可混合一半的果菜汁及一半的蘆薈汁，餐前飲用。
註：使用此產品時，要與其他的補充品及藥物分開使用。

❑ 苜蓿（膠囊或液態形式）可提供維生素K及葉綠素，是復原所需之物。請
依照產品標示服用，一天三次。

❑ 蘆薈協助修復結腸，能紓解疼痛。早上及睡前飲用半杯蘆薈汁。

❑ 乳香、鳳梨酵素、布枯葉、薑黃（含有薑黃素）可消炎。

❑ 牛蒡根、牛奶薊、紅花苜蓿有清血功效。牛奶薊也改善肝功能。

❑ 洋甘菊、蒲公英、小白菊、木瓜、紅花苜蓿、北美滑榆、西洋蓍草的萃取
物或茶對結腸炎有益，保哥果茶也不錯。
注意：洋甘菊不宜天天使用，且你若對豕草過敏，應該完全避免洋甘菊。
孕婦切勿使用小白菊。

❑ 飲用山梗菜茶有益。也可把山梗菜當做一種灌腸劑，幫助快速紓解結腸發
炎。（請見第三部的灌腸）
注意：若是內服山梗菜，切勿天天使用。

❑ 蕁麻、檞黃素協助抑制過敏反應。

建議事項

❑ 不要穿緊腰或束腰的衣物。

❑ 若發生急性疼痛，可試著喝下一大杯水。這協助體內排出卡在結腸道中的
顆粒，以紓解疼痛。

❑ 在結腸炎發作期間，僅吃軟性食物，直到疼痛平息為止。把燕麥麩或清蒸
的蔬菜放進攪拌機內與其他食物一起攪拌；或者，在早餐麥片中加入一湯
匙燕麥麩或米糠以及果汁，來增加纖維攝取量，以幫助清潔結腸。或在果
汁中加入一湯匙有氧堆積清腸劑，趁早上起床的空腹時飲用。

❑ 多吃深綠色葉類蔬菜，它們富含維生素K。缺乏維生素K與潰瘍性結腸炎
有關聯。

❑ 嘗試食用兩週的嬰兒食物，因為嬰兒食物比較容易消化。Earth's Best 牌的

嬰兒食物是有機食品,且在許多健康食品店都可購得。當你正採用嬰兒食物期間,可額外補充纖維,例如葡萄甘露聚糖。服用葡萄甘露聚糖時,應在飯前半小時至 1 小時,並配上一大杯水。

註:服用纖維補充品時,要記得與其他的補充品及藥物分開使用。

❏ 做伸展體操,且服用蛋白質分解酵素來改善消化作用。

❏ 以 2.3 公升左右的溫水做成清潔灌腸劑,這幫助清除結腸中未消化的食物以及紓解疼痛。使用小麥草汁當做留置灌腸劑。若是有嚴重的腹脹與排氣,可使用比菲德士菌灌腸。請見第三部的灌腸。

❏ 想要長期控制潰瘍性結腸炎及預防急性爆發,請見本篇所附的「結腸炎的飲食」,並依照其中的建議去做。

❏ 請見第三部的禁食,依其方法一個月進行一次。

考慮事項

❏ 有結腸炎的人不妨做一次食物過敏檢驗。許多結腸炎的患者在改變飲食及生活習慣之後,結腸炎的問題已改善許多。

❏ 以靜脈注射方式給予鎂及維生素 B_6,可幫助放鬆腸壁的肌肉,並控制結腸痙攣的來襲。

❏ 如果出現嚴重的併發症,且所有的治療方法都無效時,也許需要開刀處理。

❏ 缺乏維生素 K 與潰瘍性結腸炎有關聯。磺胺劑及礦物油會使維生素 K 流失。

❏ 潰瘍性結腸炎與克隆氏症(局部性迴腸炎)皆被歸為腸子發炎的疾病。儘管腸躁症(IBS)也會引起類似症狀,但卻與發炎無關,不可混為一談。(請見第二部的腸躁症)

❏ 潰瘍性結腸炎最初的症狀有時與關節炎的症狀類似:關節疼痛。這樣的症狀可能會、也可能不會伴有結腸炎典型的腹痛。如果你開始出現類似關節炎的症狀,不妨試著改變飲食習慣,看看情況是否因此改善。(請見本篇的「結腸炎的飲食」)

❏ 任何曾患過潰瘍性結腸炎至少五年的人(即使症狀輕微或從此未復發),應該定期做結腸鏡檢查,因為有這種毛病的人比一般人容易發生結腸癌。

結腸鏡是一種細長、可彎曲的儀器，可以讓醫生檢視整條結腸內的情形。
❑ 也請見第二部的憩室炎和吸收不良症候群。

結腸炎的飲食

　　潰瘍性結腸炎可能讓患者極度疼痛，甚至暫時失去行為能力。飲食也許是控制及維持結腸炎不要發作的重要因子。下面是營養師萊德曼（Shari Lieberman）提供給結腸炎患者的飲食指南：

- 最重要的是記錄每天的飲食與出現的症狀。這樣可以讓你知道什麼樣的食物會惡化或改善你的問題。某些人僅對某些食物過敏，例如酵母產品、小麥產品或乳製品。記錄每天的飲食，可以讓你知道什麼食物會引發結腸炎，或什麼食物可以舒緩你的症狀。
- 攝取低醣、高植物性蛋白的食物。飲食中可納入苜蓿或大麥。燒烤的魚、雞肉、火雞肉（去皮）等是可接受的蛋白質來源。
- 多吃蔬菜。如果無法忍受生菜的味道，可以清蒸蔬菜。
- 吃高纖維食物。燕麥麩、糙米、大麥及其他的全穀類、扁豆都是不錯的食物。確保這些五穀雜糧都煮熟了才可以吃。
- 飲食中避免脂肪與油，也避開高脂牛奶及乳酪。脂肪與油會加重結腸炎所引發的腹瀉。
- 把大蒜帶進你的飲食中，它有修復和抗菌的作用。
- 不要吃油炸或用奶油煎的食物，燒烤的方式比較合宜。避免用奶油製成的醬。
- 避免碳酸飲料、辣食以及含有咖啡因的食物，這些食物會刺激結腸。也避免紅肉、糖、加工食物。
- 以豆漿或米漿取代牛奶。少吃乳製品，不然最好選擇無脂肪的產品。如果你有乳糖不耐症，可以嘗試不含乳糖的牛奶。許多乳糖不耐症患者可以忍受低脂酸酪乳。
- 飲用大量的液體，每天至少八大杯（每杯 225 毫升）的水，來補充腹瀉所損失的液體。胡蘿蔔汁和甘藍菜汁以及「綠色飲品」都不錯。不然也可以在果汁中加一些葉綠素液。
- 空腹時不要吃水果，兩餐之間吃水果比較合適。避免柑橘、葡萄柚等酸性水果。果汁應該用水稀釋，在用餐時或餐後飲用。

寄生蟲感染（Worms; Parasites）

　　寄生蟲存在腸胃消化道中，最常見的是圓蟲（包括蛔蟲、鉤蟲、蟯蟲、線蟲）與絛蟲。圓蟲是腸內的寄生蟲，形狀像蚯蚓，但是體型較小，有傳染性。圓蟲可以用肉眼看到。蟯蟲是白色的線狀寄生蟲，體長約三分之一英吋。絛蟲的長度可從 1 英吋到 30 英呎不等，且可在體內存活二十五年之久。在美國，小孩子的蟯蟲感染是目前最常見的寄生蟲問題。

　　感染寄生蟲的症狀很多種，這要視寄生蟲的種類及感染的嚴重性而定。但在一些案例中，根本毫無症狀可言。而在某些案例中，寄生蟲會出現在糞便中。

　　蟯蟲可能引起嚴重的肛門發癢（尤其在夜間，當蟯蟲爬出肛門外面產卵時）、失眠、騷動不安。鉤蟲可能引起足底發癢，在某些案例中，還出現血痰、發燒、長疹子、沒有食慾。線蟲會造成咳嗽或支氣管炎、腹痛、腹瀉、脹氣。小絛蟲可能造成體重下降、沒有食慾、腹痛、嘔吐、腹瀉。大絛蟲也會造成類似症狀，但通常不會造成感染者體重下降。由蛔蟲引起的蛔蟲症特徵是腹脹、胃痛、嘔吐、呼吸困難。旋毛蟲病是由微小的圓蟲引起的，若未經治療，可導致肌肉受損及心臟或神經方面的併發症。

　　寄生蟲感染可能從輕微到嚴重、甚至威脅生命的程度，尤其對小孩而言。寄生蟲感染會造成無法吸收營養，使身體無法獲得必需的養分，在一些例子中，還會出現腸胃道失血，因而導致貧血及生長方面的問題。寄生蟲感染所引起的吸收不良會使人容易得到各種疾病，因為感染寄生蟲會削弱免疫力。

　　感染寄生蟲的管道很多種，包括人類或動物的排泄物處理不當、赤腳走在有污染的土壤上、未經煮熟的肉類中所含的蟲卵或幼蟲。在一些案例中，蟲卵可經由空氣傳播，被人們吸入體內。

　　寄生蟲感染比大多數人想像的還常發生，它們可能隱藏在許多疾病背後，包括大腸的疾病。患者中，小孩比成人多。愛滋病、慢性疲勞症候群、念珠菌病以及其他許多疾病的患者也比較常出現寄生蟲感染。可惜醫生通常

不會檢驗這些疾病的患者是否有寄生蟲感染。

　　以下的建議劑量皆是針對成人的。對於 12 到 17 歲之間的兒童，可以將劑量降低到建議劑量的四分之三，而 6 到 12 歲的兒童則是降低一半的劑量，6 歲以下的兒童使用四分之一的劑量即可。

營養素

補充品	建議用量	說明
重要者		
嗜乳酸桿菌（來自 Wakunaga 的 Kyo-Dophilus 是好的來源）	依照產品標示。	恢復正常的腸道菌群。使用非乳製品配方。
β-胡蘿蔔素	每日 50,000 國際單位，直到復原。	當做一種抗感染劑。
必需脂肪酸（來自 Nature's Secret 的 Ultimate Oil 是好的來源）	依照產品標示。	幫助保護腸胃道。
大蒜（Kyolic）	每日 3 次，每次 2 膠囊，隨餐服用。也可以在鞋子內放進一瓣新鮮大蒜，讓它經由皮膚被吸收。	有抗寄生蟲特性。
來自 Wakunaga 的 Kyolic-EPA	依照產品標示。	恢復正常的脂肪酸平衡。修補組織及協助復原。
Liquid Kyolic 含維生素 B_1 和 B_{12}	依照產品標示。	一種極佳的造血劑。
綜合維生素與礦物質複合物	依照產品標示。	促進整體的健康及均衡的營養。有寄生蟲感染的人需要補充各種營養素。
來自 Växa International 的 Parasitin＋	依照產品標示。	清除體內的寄生蟲。

補充品	建議用量	說明
重要者		
維生素 B 群 外加 維生素 B₁₂	每日 3 次，每次服用每種主要的維生素 B 各 50 毫克，隨餐服用（在綜合錠劑中，各種維生素的含量會有所不同）。 每日 2 次，每次 1,000～2,000 微克。	預防寄生蟲引起的貧血。使用舌下形式以利吸收效果。
維生素 C 與 生物類黃酮	每日 3,000 毫克。	避免感染且增強免疫功能。
鋅	每日 50 毫克。所有補充劑中的含量相加起來，每日不要超過 100 毫克。	促進健康的免疫系統及幫助傷口復原。

藥用植物

❏ 蘆薈汁有鹼化體質及消炎功效，依照產品標示，一天服用二次。

❏ 黑胡桃木萃取物可破壞許多種寄生蟲。空腹服用黑胡木桃萃取物，一天三次。

❏ 灰胡桃樹皮、茴香子、亞麻子、甘草根、番瀉葉，可幫助清潔腸道。

　注意：若使用過度，甘草可能升高血壓。若天天使用甘草，一次不要連續使用 7 天以上。假如有高血壓則完全避免使用。

❏ 金盞花製成的軟膏或金縷梅可幫助紓解肛門發癢不適的症狀。

❏ 藥鼠李、洋甘菊、榭樹、紫錐花根、ficus、龍膽根、艾草、毛蕊花油、蘿勒、保哥果、大黃根、北美滑榆、百里香、纈草、洋艾，都能有效對抗多種寄生蟲。

　注意：懷孕期間勿使用洋艾。洋艾不宜長期使用，以免養成習慣與依賴。

❏ 番椒（辣椒）、大蒜、薑黃有助於強化免疫系統及破壞許多類型的寄生蟲。

❏ 葡萄柚子萃取物對破壞寄生蟲非常有效，可以內服，也可用來清洗蔬果

（把 10 滴萃取液加入 2.3 公升左右的水中），以去除細菌與寄生蟲。

❏ Pinkroot 對抗圓蟲效果不錯。

❏ 南瓜萃取物含有鋅，可協助驅除寄生蟲。

建議事項

❏ 採取高纖飲食，以生鮮的蔬果及全穀類為主。

❏ 吃南瓜子、芝麻、無花果（或飲用無花果汁），趁空腹時吃，一天三次。也可以搭配黑胡木桃萃取物一起使用。

❏ 僅喝瓶裝的蒸餾水或過濾水。

❏ 注意自己喝水及排尿的情形，一有水分不足的情況，就儘快補充。

❏ 飲食中剔除所有的糖類、精製的碳水化合物、水果（但無花果與鳳梨沒關係）、豬肉、豬肉製品，直到寄生蟲完全根除為止。豬肉裡可能隱藏寄生蟲。糖也可能滋養寄生蟲。

❏ 若有縧蟲寄生，可以禁食三天，僅以生的鳳梨維生（請見第三部的禁食）。鳳梨中的酵素可以破壞縧蟲。

❏ 喝大量的木瓜汁。

❏ 若有蟯蟲寄生，可以吃苦瓜，這對抗蟯蟲頗有功效，苦瓜也是免疫系統的強化劑。一天吃 1 到 2 個苦瓜，持續 7 到 10 天。二個月後，重複這樣的食療法，以確保寄生蟲感染未重返。

❏ 切勿吃未經煮熟或在室溫下放置太久的的肉、魚、雞、鴨。（請見第二部的食物中毒）

❏ 以每加侖（約 4.5 公升）溫水放半杯 Epson 鹽的比例泡個溫水澡。在入水前，可在肛門處塗一些氧化鋅。重複做三天。

❏ 檢查家裡的寵物貓、狗，可能的話，一買來就幫牠們做寄生蟲防治，隨後每年的春秋兩季都要繼續追蹤。

❏ 走在土壤中最好都穿上鞋子，不要打赤腳。

❏ 做好個人衛生保健。避免抓搔肛門，經常洗手，最好使用有抗菌功效的肥皂，徹底清潔指甲底下的部位。如果小孩感染寄生蟲，你可藉機教導他們正確的個人衛生觀念。

❏ 用抗菌肥皂清洗所有接觸過生魚、生肉的器皿與表面。

❏ 用高溫熱水加漂白劑清洗內衣褲、床單、毛巾。可能的話，可以天天更換床單與毛巾。

❏ 嚴重的寄生蟲感染可以使用高劑量結腸灌注劑，這方法通常由專業人士處理。如果此方法不可行，也可以嘗試本書第三部介紹的結腸清潔法。我們也推薦試試 Aerobic Life Industries 公司出品的 10-Day Colon Cleanse。

考慮事項

❏ 寄生蟲感染可能頑強難除。有時可能全家大小都需要治療，以徹底根除寄生蟲。如果家中有一個人感染，全家都需要檢查是否也感染。除此，也需要過濾有誰最近曾與感染者密切接觸，建議他們也去給保健人員評估是否有寄生蟲感染。

❏ 下面是不同的寄生蟲進入體內的途徑：

- 蛔蟲：經由土壤，或污染的生食或未經煮熟的食物。

- 鉤蟲和線蟲：經由足部或飲水。

- 蟯蟲：經由已感染者的手指上所沾到的蟲卵（因為抓搔肛門而沾到蟲卵）而傳給其他人。

- 縧蟲：在生的或未煮熟的牛肉、魚肉、豬肉，或不慎食入寵物身上的跳蚤或蝨子（這些小東西本身已感染了寄生蟲）。

❏ 醫生多以藥物治療各種寄生蟲感染，這些藥物包括 mebendazole（Vermox）或 thiabendazole（Mintezol）或 pyrantel pamoate（Antiminth），這些藥物可在藥房購得。若有發癢不適的症狀，可用一些合適的乳霜或軟膏來紓解。

❏ 有一些壽司被發現含有海獸胃線蟲，感染這種寄生蟲會出現類似克隆氏症（局部性迴腸炎）的疾病。這種寄生蟲身體透明、全身盤繞得很緊，長度約半英吋到四分之三英吋。它們經常埋藏於鮭魚及其他魚中。所幸經驗老到的廚師可以很快的發現它們，使壽司中不會出現這種寄生蟲。

❏ 到公共衛生不良的地方旅行要注意防範寄生蟲感染。

❏ 感染寄生蟲會使身體普遍缺乏各種營養素，因此好的營養很重要。富含蛋白質與鐵質的食物尤其重要。

⑹內分泌、新陳代謝、泌尿系統

腎上腺疾病（Adrenal Disorders）

　　腎上腺是一對位於腎臟上方的三角形器官，每一個腺體在正常情況下約為 5 公克重（比五分之一盎司略輕），而且是由兩個部分所組成，一是皮質或稱外部，此部分是負責製造可體松、醛固酮、雄脂烯二酮以及還原雄性素（dehydroepiandrosterone, DHEA）等荷爾蒙；另一部分是髓質（medulla）或稱中心部，此部分則負責分泌腎上腺素（adrenaline，又稱為 epinephrine）以及正腎上腺素（norepinephrine），這兩種荷爾蒙都同時具有荷爾蒙及神經傳導物質的功能。

　　腎上腺素、可體松、還原雄性素以及正腎上腺素是四種主要的壓力荷爾蒙，這些荷爾蒙在早上時釋放的量最高，在夜晚時釋放的量最低。可體松還參與了醣類的新陳代謝以及血糖調節。醛固酮幫助維持體內電解質（鹽類）及水分的平衡。雄脂烯二酮和還原雄性素為雄性激素，是種與睪固酮（testosterone）相似且可以轉換成睪固酮的荷爾蒙。腎上腺素可以加速新陳代謝的速率，以及引發其他的生理變化以協助身體應付危急的狀況，它會在身體處於壓力之下時製造。當身體處於會導致許多健康方面問題的極度壓力之下時，身體會釋放大量的可體松。

　　下列情形的發生，可能表示了腎上腺功能的減退：虛弱、昏睡、頭昏眼花、頭痛、記憶方面問題、貪吃、過敏以及血糖問題。如果腎上腺功能減退，可能會衍生一種罕見的病症，稱為愛迪生氏病（Addison's disease）。其病症包括疲勞、喪失食慾、頭昏眼花、暈眩無力、低血壓、反胃、腹瀉、想吃鹹的食物、憂鬱、身體的毛髮減少並且無力抵抗壓力，患者也可能時常抱怨身體畏寒。患有愛迪生氏病的病人通常皮膚會變色且變深；而且當身體各

部分暴露於陽光下時，膝蓋、手肘、疤痕、皮膚褶痕及手掌紋路變色的情形會更加明顯。嘴巴、陰道及雀斑顏色也會變得更深。此病症的特徵還有指甲上出現縱向的色素沈澱條紋，及頭髮顏色變深。

　　愛迪生氏病中最常見的類型是自體免疫型愛迪生氏病，這是因爲免疫系統錯誤的攻擊並摧毀腎上腺組織所致。這可能與影響其他內分泌腺的自體免疫疾病有關，最常見的是甲狀腺機能不足。愛迪生氏病和甲狀腺機能不足共存，稱做史密氏症候群（Schmidt's syndrome）。較少見的有愛迪生氏病與胰島素依賴型糖尿病、其他自體免疫疾病或副甲狀腺（parathyroid）和／或生殖腺（gonads）功能不足，或是惡性貧血等一起發生。愛迪生氏病是一種需要終生治療的慢性疾病，幸運地，患有愛迪生氏病的患者，若是保持有遵照內分泌醫學專家（荷爾蒙方面疾病的專科醫師）的處方進行藥物治療，就可以期望擁有正常的生活。

　　庫辛氏症候群（Cushing's syndrome）是一種由可體松產量過多，或者是可體松或與其類似的葡萄糖皮質激素（glucocorticoid；類固醇）荷爾蒙的使用過量所引起的一種罕見病症。患有庫辛氏症的患者會出現以下特徵：他們通常都會腹部及臀部肥胖但四肢纖細，並且會有圓胖的「月亮」臉。肌肉衰竭及肌肉的耗損也是此病的特徵。紅色類似粉刺的圓斑可能會出現在臉上，同時，眼皮也可能會發腫。體毛數量增多也是常見的現象，女性還可能會長出鬍子。庫辛氏症患者通常較容易生病，且比較不容易治癒。庫辛氏症中的皮膚薄化現象，往往會留下延展後的痕跡及瘀血。其他症狀包括：疲勞、情緒起伏不定、憂鬱症、易口渴及頻尿，並且婦女會停經。如果不治療，庫辛氏症會引起極度的肌肉衰弱、皮膚修復不佳、骨骼脆弱以致於發生骨質疏鬆症，並且更容易受到像肺炎和肺結核這類嚴重的感染。

　　腎上腺機能受損最常見的原因，是過度使用可體松於治療非內分泌性疾病上，例如關節炎及氣喘。長期使用可體松藥物會導致腎上腺縮小，並且造成「似庫辛症候群」（Cushinoid）的出現。腦下垂體疾病及肺結核也會造成腎上腺皮脂衰竭。不良的飲食習慣、抽菸、酗酒及藥物濫用也會導致腎上腺衰竭。

　　除非有其他情況，以下的建議劑量皆是針對成人的。對於12到17歲之間的兒童，可以將劑量降低到建議劑量的四分之三，而6到12歲的兒童則是

降低一半的劑量，6 歲以下的兒童使用四分之一的劑量即可。

腎上腺功能的自我檢驗

在正常情況下，血液的收縮壓（血壓測量時的第一個數字—120 ／ 80）站立時比躺臥時約高 10 毫米汞柱，如果腎上腺的功能不正常，就不會是如此。

測量及比較 2 個血壓值——一是躺臥時的血壓，一是站立時的血壓。首先，躺著休息 5 分鐘後測量血壓，之後，站起且立刻再量一次血壓，如果站立時的血壓低於躺臥時的血壓，那麼腎上腺的功能就可能已減退。站立時血壓下降的程度，通常與腎上腺機能衰退（hypoadrenalism）的程度成正比。

營養素

補充品	建議用量	說明
必需者		
維生素 B 群	每日 2 次，每次服用每種主要的維生素 B 各 100 毫克（在綜合錠劑中，各種維生素的含量會有所不同）。	所有的維生素 B 均是腎上腺功能所必需的。
外加		
泛酸（維生素 B_5）	每日 3 次，每次 100 毫克。	缺乏泛酸會使腎上腺功能不足。
維生素 C 與 生物類黃酮	每日 4,000～10,000 毫克，分成數次。	為正常腎上腺功能所必需。
非常重要者		
來自 Coenzyme-A Technologies 的輔酶-A	依照產品標示。	為正常腎上腺功能所需。可減輕壓力。
L-酪胺酸	每日 500 毫克，空腹使用。可與開水或果汁一起服用，但勿與牛奶一起服用。若同時服用 50 毫克維生素 B_6 及 100 毫克維生素 C 則更容易吸收。	可協助腎上腺功能，並減輕腎上腺的壓力。（請見第一部的胺基酸）注意：如果你正服用單胺氧化酶抑制劑，請勿使用酪胺酸。

補充品	建議用量	說明
重要者		
生的腎上腺 和	依照產品標示。	此腎上腺物質所含的蛋白質,有助於重建及修護腎上腺。(請見第三部的腺體療法)
生的腎上腺皮質	依照產品標示。	
有幫助者		
葉綠素	依照產品標示。	清潔血液。
輔酶 Q$_{10}$	每日 60 毫克。	攜帶氧氣到所有的腺體。
綜合維他命和礦物質複合物 與		含所有維護腎上腺功能所需的營養素。可使用高效能配方。
鈣 和	每日 1,500 毫克。	
鎂 加	每日 750 毫克。	
天然的β-胡蘿蔔素 和	每日 15,000 國際單位。	若是患有糖尿病者,請使用不含β-胡蘿蔔素的配方。
銅 和	每日 3 毫克。	
鉀 和	每日 200 毫克。	需要和鈉平衡。此病會使鉀耗盡。
鋅	每日 50 毫克。所有補充劑中的含量相加起來,每日不要超過 100 毫克。	提升免疫系統功能。
生的肝臟萃取物	依照產品標示。	提供天然的維生素 B 群、鐵質及酵素。
生的脾臟腺體 和 生的腦下腺垂體	依照產品標示。	提升免疫系統功能,並協助治療疾病。(請見第三部的腺體療法)
S-腺苷甲硫胺酸(SAMe)(來自 Nature's Plus 的 SAMe Rx-Mood 或是來自 Enzyme Process International 的 SAMe)	依照產品標示。	協助減輕壓力以及改善憂鬱症。給予一個幸福安康的感覺。 注意:如果你是躁鬱症患者或正服用抗憂鬱劑的處方,請勿服用本補充品。

藥用植物

❑ 紫雲英藥草能改善腎上腺功能，並有助於壓力的減輕。

注意：如果正在發燒者，請勿使用此藥用植物。

❑ 來自 Aerobic Life Industries 的 China Gold 是一種液體藥用植物混合配方，可以協助刺激腎上腺功能及對抗疲勞。它含有 10 種不同的人參，另外，加入了 26 種珍貴的藥用植物。

❑ 使用紫錐花來增加白血球數目及保護組織抵抗細菌入侵。

注意：如果患有自體免疫性疾病者，請勿使用紫錐花。

❑ 牛奶薊萃取物可輔助肝臟功能，進而協助腎上腺功能。

❑ 具有鎮定效果的藥用植物如爪哇胡椒、金絲桃和纈草，有利於壓力的減輕。

❑ 西伯利亞人參是一種有助於腎上腺對付緊張情況的藥用植物。

注意：如果患有低血糖症、高血壓或是心臟方面疾病者，請勿使用此藥用植物。

建議事項

❑ 攝取大量新鮮的水果和蔬菜─特別是綠葉菜類。啤酒酵母、糙米、莢豆類、核果、橄欖、紅花子油（safflower oils）、種子、小麥芽和全穀類等，都是健康的食物，可以添加進飲食之中。

❑ 一週至少要吃深海魚、鮭魚或鮪魚三次。

❑ 在飲食中包括大蒜、洋蔥、香菇（shiitake mushrooms）及珍珠大麥（pearl barley）。這些時食物含有鍺，為免疫系統強而有力的激活劑。

❑ 避免使用酒精、咖啡因、菸草，這些物質對腎上腺及其他腺體具有高度的毒性。

❑ 遠離脂肪、油炸食物、火腿、豬肉、高度加工食品、紅肉、汽水、糖類及白麵粉等食品，這些物質會增加腎上腺不必要的壓力。

❑ 有規律且適度的運動。這樣有助於刺激腎上腺功能，還能夠協助緩和壓力。

❑ 儘可能的避免產生壓力。來自婚姻問題、工作方面問題、生病或不受尊

重，或是感到寂寞等所引起的持續性、長期性之精神負擔，對腎上腺是有害的。採取正面的行動以緩和有壓力的情況。（請見第二部的緊張／壓力）

考慮事項

❑ 愛迪生氏病的患者必須遵照醫師的指示服用藥物，並且要嚴格的管制飲食。建議使用營養補充品。

❑ 使用過量的類固醇來治療疾病，會影響到高血糖飲食和其藥物治療的管理、鉀的補充、高血壓的治療、所有感染症的初期治療、適當的鈣質攝取以及在急性疾病、外科手術或受傷時類固醇劑量適當調節的功能。

❑ 處於壓力下時，腦下垂體會分泌一種荷爾蒙，稱做促腎上腺皮質激素（adrenocorticotropic hormone, ACTH），此物負責活化能提高血壓的物質。此荷爾蒙的存在會造成鈉離子滯留與鉀離子排出。這個機制不僅造成腎上腺承受沈重的壓力，還會引起水分保留在體內，因而導致高血壓。

❑ 引起痛苦或悲痛的事物—未解決的壓力—是「腎上腺燃料耗盡」最重要的因子，所有的表現形式包括免疫不全以及退化性疾病。

遺尿／夜尿症（Bed-Wetting）

　　夜尿症在醫學界上又稱爲遺尿（enuresis），是一種習慣性尿床，特別是在晚上睡覺時無法控制的尿出。尿床常見於小孩子，但是也會發生在成人時期，更常見於老年人的身上。引起的原因通常是不明的，較被普遍接受的理論是行爲混亂、睡眠吵雜、睡前喝太多的液體飲料、夢見正在上廁所、食物過敏、遺傳、壓力、營養素缺乏及心理問題（這是年輕成人最常見的原因）。

　　對於 5 歲以下的孩童，發生尿床的原因基本上是膀胱太小，無法容納一整夜不上廁所的尿液。這種類型的夜尿症，通常會隨著生長發育後而有所改善。兒童期的偶爾夜尿到了青春期也會自動的消失。而一些疾病如：糖尿病併發尿道感染也可能產生夜尿的症狀，在治療之前，最好先去除任何和其他的醫療問題有關之病因。

營養素

補充品	建議用量	說明
非常重要者		
游離形式的胺基酸複合物	依照產品標示。	可以有助於膀胱的肌肉拉力,使用來自植物來源的產品。
重要者		
鈣 和	每日 1,500 毫克。	幫助控制膀胱的收縮。
鎂	每日 350 毫克。	
有幫助者		
綜合維生素和礦物質複合物與維生素 B 群	依照產品標示。	幫助減緩壓力,及提供營養素所需。
鉀	每日 99 毫克。	有助於鈉和鉀在體內的平衡。
維生素 A 或 鱈魚肝油 和	依照產品標示。懷孕期間,每日勿超過 10,000 國際單位。 依照產品標示。	幫助膀胱的肌肉功能正常。
維生素 E	每日 600 國際單位。	使用 d-α-生育醇的形式。
鋅	小孩每日 10 毫克;成人每日 80 毫克。千萬不要過量。	可以增進膀胱的功能和同時有助於免疫系統的作用。

藥用植物

❏ 有些藥草可以對夜尿患者有益處,包括:布枯、玉蜀黍絲、燕麥桿、蘿勒和/或車前草。

建議事項

❏ 攝取較多含有豐富維生素 B_2(核黃素)和泛酸(維生素 B_5)的食物,包括:花粉、啤酒酵母、核果和螺旋藻等。

注意:花粉和啤酒酵母對某些人可能會造成過敏的反應,開始以少量補

充，如果有任何的過敏反應發生，請立刻停止食用。

❏ 睡前 30 分鐘請勿喝任何飲料。

❏ 可以去醫療單位檢測食物過敏反應，很多夜尿症的原因是食物過敏。要避免喝牛奶，它具有高度過敏性。另外，也要儘量少吃：碳酸飲料、巧克力、可可、煮熟的菠菜、精製醣類、大黃及含有咖啡因和色素的食物等。

❏ 常尿床的小孩會造成自尊心較低、缺乏注意力或是一些行為上的問題。所以治療時，需要考慮心理的層面，千萬不要嚴厲處罰小孩尿床，而是要在沒有尿床時給予鼓勵。

考慮事項

❏ 我們已知有些小孩或是成人的夜尿症，可以經由一些營養素的補充而獲得改善。這些營養素包括：鎂、維生素 B_2、泛酸等。除此之外，所有會導致過敏的食物最好都要去除，和蛋白質可能需要補充。而花粉、啤酒酵母和螺旋藻都是蛋白質的良好來源。

❏ 鎂的補充對特定的一些人有好處，檸檬酸鎂是較好的選擇，身體的吸收較好。

❏ 行為修正技巧對於部分的患者是非常有幫助的，特別是針對小孩，一種小計謀是當一有尿床事件發生時，使用警鈴的方式，久而久之，小孩會自己訓練自己當他在夜晚有尿意時會起床尿尿。

❏ 美國腎臟基金會有提供一服務熱線，可以幫助你在特定區域找到專業人員治療此症狀。

膀胱感染／膀胱炎
（Bladder Infection; Cystitis）

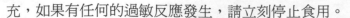

不論男性或是女性，皆可能有膀胱發炎的困擾。腎臟、輸尿管、膀胱、陰莖以及尿道，對於身體內廢物（尿液）的過濾與排除，皆扮演著重要的、角色。膀胱炎（膀胱感染）、尿道炎（尿道感染）及急性腎盂腎炎（腎臟發

炎）多發生在女性。但是男性也可能發生，並且可能為前列腺疾病的徵兆。男性常發生尿道炎的原因是由於性方面的接觸而來。腎臟、膀胱、尿道的感染統稱為泌尿道感染（urinary tract infections, UTIs），而大多數的泌尿道感染則集中發生在膀胱及尿道。

幾乎百分之八十五的泌尿道感染是由大腸桿菌所引起，其為一種常在腸道中發現的細菌。披衣菌病也常導致膀胱方面的問題。在女性方面，細菌藉由排泄物或陰道分泌物的污染，經由尿道進入膀胱。膀胱炎、急性腎盂腎炎和尿道炎發生的機率，女性多於男性，是由於女性的肛門、陰道及尿道十分靠近，還有女性的尿道較短的緣故。因此細菌容易由肛門轉移至陰道和尿道，進而到膀胱。在男性方面，細菌能經由尿道或是由受感染的前列腺攀爬到膀胱。雖然膀胱感染較常發生在女性，但是對於男性而言，卻是種更嚴重疾病的前兆，例如：前列腺炎。

膀胱感染會有迫切使膀胱淨空的症狀。典型的有頻尿以及尿痛的現象，甚至即使膀胱已經淨空，但是仍有尿意。感染者的尿液多有強烈的臭味以及呈現混濁狀。兒童感染者多會抱怨下腹部疼痛以及尿尿時有灼熱感。有時會有血尿的情形發生。膀胱炎十分擾人，而如果置之不理、不加以治療的話，則可能會危及腎臟。

增加膀胱發炎可能性的原因有很多，包括懷孕、性交、使用子宮帽以及體內失調，如糖尿病。如果泌尿道本身結構不正常或是阻塞而造成尿液流出受阻，亦或曾經遭受感染而造成尿道狹窄，這些都會增加膀胱炎的發生。膀胱癌的發生率則是男性多於女性，且多會造成膀胱發炎。（參見第二部的癌症）

除非有其他情況，以下的建議劑量皆是針對成人的。對於 12 到 17 歲之間的兒童，可以將劑量降低到建議劑量的四分之三，而 6 到 12 歲的兒童則是降低一半的劑量，6 歲以下的兒童使用四分之一的劑量即可。

泌尿道感染的自我檢驗

FDA 公布的一居家檢測法可幫助感染者自我檢測。Bayer N-Multistix reagent strips 在藥房可購得，如果缺貨，藥師必須加以訂貨。

營養素

補充品	建議用量	說明
非常重要者		
膠體銀	依照產品標示。	一天然抗菌劑,殺滅細菌、病毒和黴菌,促進康復。
大蒜(來自 Wakunaga 的 Kyolic)	每日3次,每次2膠囊。	一天然抗菌劑,促進免疫。
維生素 C 加	每日4,000〜5,000毫克。	藉由酸化尿液達到抗菌效果。對於免疫功能很重要。
生物類黃酮	每日 1,000 毫克。	
重要者		
嗜乳酸桿菌(來自 Wakunaga 的 Kyo-Dophilus 為良好來源)	依照產品標示,空腹服用,亦可 1 湯匙加入約 1.14 公升溫水當做灌洗液。	為維持益生菌所必需,對於抗生素的使用者更為重要。
鈣 和	每日 1,500 毫克。	降低膀胱不適。
鎂	每日 750〜1,000 毫克。	協助壓力反應,與鈣一起作用效果較好。使用鎂螯合劑。
來自 American Biologic 的 Dioxychlor	每日 2 次,每次 10 滴,亦可30滴加入約 1.14 公升溫水當做灌洗液。	一重要抗細菌、抗黴菌以及抗病毒的試劑。
綜合維生素和礦物質複合物 加		平衡維生素、礦物質所必需。使用高效能、低過敏性配方。
維生素 A 加	每日 1,000 國際單位。	
類胡蘿蔔素	每日 1,500 國際單位。	
N-乙醯半胱胺酸	每日 2 次,每次 500 毫克,空腹服用。	可中和自由基,為有效的解毒劑。
鉀	每日 99 毫克。	補充由尿液流失的鉀。

補充品	建議用量	說明
重要者		
維生素 B 群	每日 2 次，每次服用每種主要的維生素 B 各 50～100 毫克，隨餐服用（在綜合錠劑中，各種維生素的含量會有所不同）。	促進消化吸收所必需，如有使用抗生素，則需使用高劑量。
維生素 E	每日 600 國際單位。	抗感染菌，使用d-α-生育醇形式。
鋅	每日 50 毫克，所有補充劑中的含量相加起來，	細胞修復和免疫功能所必需。
加	每日不要超過 100 毫克。	
銅	每日 3 毫克。	為鋅平衡所需。

藥用植物

❏ 小紅莓為治療膀胱感染的良好藥草之一。優質的小紅莓汁能使尿液中產生海馬尿酸，酸化尿液及抑制細菌生長。小紅莓汁中的其他成分，能避免細菌附著於膀胱內壁。每日喝約 1.14 公升的小紅莓汁，須由健康食品店購買純的、不加糖的。如果無法購得純的小紅莓汁，則可用濃縮品代替，不過須用水稀釋。避免購買廣告產品或是品質不良的小紅莓混合物，因為這些產品中的小紅莓組成量很少（有些產品更少於百分之三十）以及含有高量的玉米糖漿或添加其他甜味劑。

❏ 樺樹葉為天然利尿劑以及能減緩膀胱感染所造成的疼痛；蒲公英茶或其萃取物可作為利尿劑及肝臟清潔劑，用於減緩膀胱的不適；繡球花為腎臟良好刺激劑，而能沖洗乾淨。利尿劑便是協助清洗的角色。利尿劑除了能促進組織釋放液體外，亦能解除錯誤的急迫排尿感，此為膀胱炎患者的一重要特徵。結合這幾種藥草，能幫助有效沖洗腎臟，以及減緩急迫的排尿感。

❏ 新鮮的藍莓為非常有效的抗氧化物。花青素呈現藍色，對於預防泌尿道感染與小紅莓同樣有效用。山桑椹，為藍莓的其中一種，也是同樣有用。

❏ 布枯對於減緩膀胱感染伴隨的排尿灼熱感有功效。

❑ 金印草,對於膀胱感染所造成的血尿有功效,為最有效的抗菌藥草。
注意:若每天服用金印草,一次不要連續使用超過 7 天,在懷孕期間不可使用。假如有心血管疾病、糖尿病或青光眼的病史,只可在醫生的監督下使用。

❑ 來自 Nature's Way 的 Kidney Bladder 配方和來自 Solaray 的 SP-6 Cornsilk Blend 為有利尿效果和降低膀胱痙攣的藥草配方,每日二次,一次 2 膠囊。

❑ 藥屬葵根可增加尿液酸度,以降低細菌生長。每日喝約 1.14 公升藥屬葵根茶,可增加膀胱張力及幫助清洗膀胱。

❑ 熊果葉(桃類植物,小紅莓的一種),使用小劑量並加入其他草藥茶一起稀釋服用,作為輕度利尿劑及抗菌劑,對於抗大腸桿菌很有效。

❑ 其他有用的草藥包括:牛蒡根、檜柏果、爪哇胡椒和玫瑰果。
注意:食用爪哇胡椒可能會造成嗜睡,如發生此情形,可停止使用或降低劑量。

建議事項

❑ 多補充液體,尤其是多喝小紅莓汁(參考以上的藥用植物)。每日每小時至少喝一杯 225 毫升左右的水,這對泌尿道感染者很有幫助。而蒸餾水又比自來水好。

❑ 飲食中多攝取芹菜、蘿勒和西瓜,這些食物為天然的利尿劑以及清洗劑。芹菜和蘿勒汁或其萃取物可由健康食品店購得,如家中有果汁機,也可在家自行製備。

❑ 避免枸櫞類水果;這些水果會鹼化尿液而促使細菌生長。增加尿液的酸度才可抑制細菌生長。參見第二部酸鹼失衡的「酸血症」,其中列有酸性食物。

❑ 避免酒精、咖啡因、碳酸飲料、咖啡、巧克力、加工食品和單糖類食物。食物中的化學物質、藥物以及受污染的水,都會對膀胱造成傷害。

❑ 做一次 1～3 天的禁食。

❑ 每餐服用 2 湯匙乳清蛋白粉或是 2 顆嗜乳酸桿菌錠劑或膠囊,這對於使用抗生素治療者而言是重要的。

❑ 每日泡二次熱水澡(坐浴)。熱水澡可幫助減緩感染所造成的疼痛。使用

Batherapy，其可在健康食品店中購的，效果更加顯著。或者，你可在熱水浴中加入一瓶蓋的醋（或加至淺的泡澡水中），每日泡一次。女性在泡澡時必須曲起膝蓋並打開雙腿，如此水才能進入陰道中。可輪流交換泡加入2瓣打碎的大蒜或是等量大蒜汁的泡澡水。（請見第三部的坐浴療法）

❑ 使用上列建議營養素中的嗜乳酸桿菌灌洗液，如果感染與陰道炎有關，則可改用蘋果醋。

❑ 在康復之前，避免服用鋅和鐵補充品。每日服用超過 100 毫克的鋅會降低免疫系統功能；而細菌的生長需要鐵的幫助。當身體受到感染時，身體會將鐵儲存於肝臟、脾臟和骨髓以避免細菌生長。

❑ 切勿憋尿。注意清醒時每 2～3 小時排一次尿—「時間到就尿」是有所幫助的。

❑ 保持生殖器和肛門處清潔。女性尿後或是便後須由前往後擦，須在運動和性交前後排尿，且在性交後清洗陰道。

❑ 穿著棉質內衣褲，避免尼龍製內衣褲。

❑ 游泳後儘快換著乾衣服，避免坐在溼的浴衣中。

❑ 避免使用「陰道衛生噴霧」、瓶裝灌洗液、泡泡浴、衛生棉條、公共衛生坐墊和芳香廁紙，這些製品上的化學物質很有可能造成疼痛。

❑ 如果患有習慣性泌尿道感染，使用衛生棉會比衛生棉條要好。

❑ 如果排尿會痛但是並無發現任何有害菌，則停止使用任何肥皂用品，改用清水清洗陰道區域。有些人對肥皂過敏，可建議使用健康食品店販售的天然性肥皂。

❑ 假如發生血尿，詢問你的醫療保健人員。這可能為更嚴重的問題，可徵求使用藥物治療。

考慮事項

❑ 最理想的免疫功能是兼具對抗以及預防菌種失調功能。

❑ 咖啡因會造成膀胱周圍的肌肉無法收縮以及疼痛的膀胱痙攣。

❑ 習慣性憋尿會加女性罹患泌尿道感染的機率，也會增加膀胱癌的機率。

❑ 尿道和陰道細胞膜的減少，常發生於停經後婦女，是因體內雌激素減少所導致，這會增加膀胱感染的機率。尿道擴張可幫助拉開緊縮的尿道。

❑ 食物過敏經常導致類似膀胱感染的症狀，食物過敏反應可以測試出何種食物會造成過敏。（請見第二部的過敏症）

❑ 使用鋁製廚房用具可能會造成膀胱炎症狀。鎘爲一種有毒金屬，亦會造成尿道方面的問題。

❑ 膠質銀是一種廣泛用於對抗感染、抑制發炎及促進癒合的天然抗菌劑。其爲純金屬液體，含有百分之九十九點九的純銀顆粒，直徑近乎 0.001 到 0.01 微米（百萬分之一到十萬分之一公釐）懸浮於純水中。可經由口服、靜脈注射或局部擦拭。膠質銀可在健康食品店購得。

❑ 抗生素及止痛劑對於膀胱炎可能是必需的，尤其是持續性或是疼痛性感染。然而，需謹防依賴它們。抗生素干擾正常菌株生長，且由於菌種對抗生素產生抗藥性而促進感染復發。事實上由於抗生素被廣泛使用已經好幾年了，許多在我們體內的細菌（約百分之五十至百分之八十）對於一般抗生素已產生抗藥性，如：磺胺類藥物及四環黴素。這導致醫生使用更多更有效也更危險的抗生素，而產生有害的反應及副作用的危險性也更高。因而對大多數膀胱感染，天然的治療方式是最好的。

❑ 週期性膀胱炎可能爲更嚴重的疾病的前兆，如：膀胱癌、生理構造異常或是免疫功能缺失。可經由膀胱鏡，一簡單肉眼觀測膀胱試驗而觀察出。

❑ 參見第二部的腎臟疾病、前列腺炎及陰道炎。

肝硬化（Cirrhosis of the Liver）

　　肝硬化是一種退化性發炎疾病，由於肝臟細胞變硬和結痂產生的結果。肝臟由於結痂組織無法正常運作，而且使血液無法運送至肝臟。

　　最常見的肝硬化原因是由於過度的攝取酒精，酒精性肝臟疾病對美國人年齡在 25 到 60 歲者，爲死亡原因的第四位。形成肝硬化其次的原因是 C 型肝炎病毒。據估計美國約有 400 萬罹患 C 型肝炎的患者，而且百分之八十五的患者會轉變成慢性肝臟疾病，包括肝硬化。輸血常是導致 C 型肝炎的感染，因此，輸血前需要檢查 C 型肝炎是很重要的。營養不良和慢性發炎也是引起肝功能異常的主因。

早期肝硬化的症狀包括：便秘、腹瀉、發燒、胃不舒服、疲倦、虛弱、食慾不振、一般發癢、體重減輕、肝腫大、嘔吐、手掌發紅及腹部和腿部腫大等。後期的症狀會有貧血、皮下瘀血、黃疸和水腫。而一些酒精性肝臟病患可能會沒有任何症狀，或是可能進展非常緩慢。

營養素

補充品	建議用量	說明
必需者		
來自 Wakunaga 的 Liquid Kyolic 含維生素 B₁ 和 B₁₂	依照產品標示。	為優良的肝解毒劑。
卵磷脂 加	依照產品標示。	針對脂肪肝。
膽鹼 和 肌醇	依照產品標示。	
月見草油 或 來自 Health From The Sun 的 Total EFA	每日 2 次，每次 500 毫克，隨餐服用。	預防肝硬化病人的脂肪酸不平衡。
維生素 B 群 外加	每日 3 次，每次服用每種主要的維生素 B 各 100 毫克（在綜合錠劑中，各種維生素的含量會有所不同）。	維生素 B 群為營養素適當的消化、吸收所必需，也是紅血球形成所需。選用高效能配方，必要時可用注射方式（在醫師的監督下）。
維生素 B₁₂ 和	每日 1,000～2,000 微克。	可以預防貧血和保護神經損壞，使用口含錠或舌下形式。
葉酸	每日 200 微克。	可以防止缺乏症狀。
非常重要者		
來自 Natren 的 Bifido Factor	依照產品標示，空腹服用。	修復肝細胞和幫助傷口復原。
來自 Wakunaga 的 Kyo-Dophilus	每日 3 次，每次 2～3 膠囊。	從腸道的培養菌叢，主要可以促進營養素的吸收利用。將氨解毒。

補充品	建議用量	說明
非常重要者		
大蒜（來自 Wakunaga 的 Kyolic）	每日 3 次，每次 2 膠囊，隨餐服用。	解肝臟和血管的毒。
Inflazyme Forte	依照產品標示。	使抑制發炎的酵素達到平衡。
L-精胺酸 加 L-半胱胺酸 和 L-甲硫胺酸 加	每日 500 毫克，空腹服用。可與開水或果汁一起服用，但勿與牛奶一起服用。若同時服用 50 毫克維 u 生素 B₆ 及 100 毫克維生素 C 則更容易吸收。	幫助解毒氨，氨是蛋白質消化後的副產物，如果肝的功能不全時則會堆積。 幫助有害毒素的去除。
L-肉鹼 加	每日 500 毫克，空腹服用。	有助於預防肝中脂肪的堆積。
麩胱甘肽	每日 500 毫克，空腹服用。	為一強而有力的抗氧化劑，可以預防肝癌。
卵磷脂顆粒 或 膠囊	每日 3 次，每次 1 湯匙，隨餐服用。 每日 3 次，每次 2,400 毫克，隨餐服用。	為一強而有力的脂肪乳化劑。
多種酵素複合物 和 甜菜鹼 和 鹽酸 加 牛膽汁萃取物	依照產品標示，隨餐服用。 依照產品標示。	為消化所需，可以減少肝的負擔。 可以取代正常的膽囊產生的消化酵素。
來自 Symbiotics 的 New Life Colostrum	依照產品標示。	增進免疫系統和保護肝臟。
來自 Wakunaga 的 Probi-ata	依照產品標示。	一嗜酸性益菌，為肝的解毒劑。
生的肝臟萃取物	依照產品標示。	預防貧血和有助於建造肝臟。（請見第三部的腺體療法）

補充品	建議用量	說明
非常重要者		
S-腺苷甲硫胺酸（SAMe）	依照產品標示。	提供抗氧化作用來促進肝臟的功能。 注意：如果你是躁鬱症患者或正服用抗憂鬱劑的處方，請勿服用本補充品。
來自 American Biologics 的 Taurine Plus	每日 3 次，每次 20 滴。	為最重要的抗氧化劑，可以促進健康和避免受到自由基的傷害。可選用舌下形式。
重要者		
苜蓿		請見下面藥用植物部分。
鈣 和 鎂	每日 1,500 毫克，分成數次，餐後和睡前服用。 每日 750 毫克。	可促進傷口癒合。 對神經系統有益處，選擇螯合形式。
二甲基甘胺酸（DMG）（來自 FoodScience of Vermont 的 Aangamik DMG）	依照產品標示。	供應氧氣給修復用。
維生素 C 與 生物類黃酮	每日 3,000～8,000 毫克，分成數次。	重要的抗氧化劑，使用緩衝形式。
有幫助者		
α-類脂酸	每日 400 毫克。	作用為抗氧化劑和平衡血糖濃度。
輔酶 Q10 加	每日 100 毫克。	促進組織產生氧。
來自 Coenzyme-A Technologies 的輔酶 A	依照產品標示。	與輔酶 Q10 一起作用，可以去除身體的有毒物質。
游離形式的胺基酸複合物	依照產品標示。	為蛋白質的良好來源，可減輕肝的負擔。
葡萄子萃取物 或 松樹皮中的成分	依照產品標示。	為一強而有力的抗氧化劑，可以去除身體的有毒物質。

補充品	建議用量	說明
有幫助者		
肌醇六磷酸（IP₆）（來自 Enzymatic Therapy 的 Cell Forté 含 IP-6 和肌醇）	依照產品標示。	有助於減少肝臟脂肪的堆積。
硒	每日 200 微克。懷孕期間，每日勿超過 40 微克。	為一良好的解毒劑。
維生素 A（來自 American Biologics 的 Micellized Vitamin A 乳劑是良好來源）	依照產品標示。但每日不得超過 10,000 國際單位。	為修復組織所必需，使用乳劑形式較易吸收，且在高劑量時較安全。 注意：不要以藥丸形式取代乳劑形式，因為藥丸形式對肝的壓力較大。
加 維生素 D 和	依照產品標示。	可矯正缺乏症。
維生素 E	依照產品標示。	為抗氧化劑，可以有助於循環。選擇 d-α-生育醇形式。
鋅	每日 50 毫克。所有補充劑中的含量相加起來，每日不要超過 100 毫克。	為免疫系統和修復功能所需，使用葡萄糖酸鋅錠劑或 OptiZinc 可得到較好的吸收。

藥用植物

❑ 首蓿可以幫助消化道的健康，也是維生素 K 的良好來源，還可以預防因維生素 K 缺乏產生出血，而出血是肝硬化常見的症狀。可以以錠劑或液體的形式補充。

❑ 蘆薈有助於清除和修復腸道，每天早晚可以喝四分之一杯的蘆薈汁。Warren Laboratories 所生產的 George's Aloe Vera Juice，品質相當不錯，也可以加在藥草茶中一起飲用。

❑ 牛蒡根、蒲公英和紅花首蓿都有助於清潔血液來修復肝臟的功能。

❑ 許多研究也顯示牛奶薊萃取物對肝臟有修復的功能。每天服用 200 毫克三

次，對肝臟有好處。Nature's Plus 出產的 Liv-R-Actin 是良好的牛奶薊來源。

❏ 其他對肝硬化病患有好處的藥草還包括：刺檗、黑大菜、白屈菜、紫錐花、茴香、穗樹、金印草、蛇麻草、木賊、鹿角菜、玫瑰果、巴西人參、百里香、野生尖頭葉十大功勞。

注意：懷孕時千萬不要服用伏牛花、白屈菜、金印草或野生尖頭葉十大功勞。若每天服用金印草，一次不要連續使用超過 7 天，在懷孕期間不可使用。假如有心血管疾病、糖尿病或青光眼的病史，只可在醫生的監督下使用。

建議事項

❏ 由植物來源獲得蛋白質，不要攝取含有動物性蛋白質的食物。

❏ 飲食攝取包含百分之七十五的生鮮食物，如果肝硬化嚴重的話，攝取新鮮的蔬菜和水果和果汁持續二週。

❏ 你的飲食包括下列食物：杏仁、啤酒酵母、穀類、種子、生的羊奶及羊奶的製品。核果類必須是生的而且要密封裝袋。

❏ 增加飲食中攝取豐富的鉀，例如：香蕉、糖蜜、啤酒酵母、紫紅藻、海帶、李子、葡萄乾、米和小麥麩。

❏ 多吃食物中含維生素 K 多的食物，因為發現多數的肝硬化患者，都有維生素 K 缺乏的問題。富含維生素 K 的食物包括：苜蓿芽和綠色葉菜等。

❏ 將一些莢豆類（菜豆、豌豆、黃豆）和種子食物放入飲食之中。這些食物含有高量的精胺酸，可以有助於蛋白質代謝副產物：氨的去毒。

❏ 多喝新鮮的蔬菜汁，如：甜菜、胡蘿蔔、蒲公英萃取物和「綠色飲品」。

❏ 整天要多喝蒸餾水或大麥水（請見第三部的有療效的液體）。有補充任何健康食品，記得要多喝白開水。

❏ 僅選用冷壓植物油為飲食之油脂來源。只攝取未烹調油脂，如沙拉醬。

❏ 減少魚類（鮭魚、沙丁魚等）的攝取至每週最多二份。而且不要吃生的或不熟的魚類。當肝臟受損時，無法處理這些食物所含的維生素 A，還有要避免食用鱈魚肝油。

❏ 保持結腸的清潔，因為堆積在肝臟中的毒性物質，都會經由結腸和腎臟排出體外。（請見第三部的結腸清潔法）

❏ 避免會產生便秘的食物，因爲如果便秘的話，肝臟需要花更多的力氣來工作。記得飲食要攝取足夠的膽鹼、肌醇和卵磷脂等，而且同時要攝取大量的纖維。

❏ 不要使用任何輕瀉劑來清洗身體。檸檬灌腸劑是較好的選擇，可以每週使用二次。你也可以用小麥草灌腸劑和咖啡灌腸劑來替換，持續二週。這兩種都有解毒的作用。（請見第三部的灌腸）

❏ 不要服用除了醫師處方用藥外的任何藥物（藥妝店販售的成藥），包括一些針對小孩的藥物，這些藥物都含有酒精類的物質，會導致肝臟問題和中度的醉酒。

❏ 不要攝取任何形式的酒精。而且要減少下列食物的攝取：動物性食物、糖、牛奶、麵條、胡椒、鹽、香料、任何刺激性的食物，包括咖啡、可樂、白米、含白糖和白麵粉的製品，及調味重和油炸的食物。大致上市售的商業製品都含有上述這些東西。

❏ 選擇食物前，應先仔細看清食物標示。儘量避免大部分油脂，也不要吃下列這些食物：奶油、乳瑪琳、植物酥油和任何其他的動物性油脂、油炸和油脂高的食物、融化的乳酪和硬乳酪、高溫油炸核果、洋芋片和其他加工製品。這些食品加工後的食物對肝臟都有傷害。

❏ 避免抽菸，而且也要避免二手菸。

考慮事項

❏ 如果你是診斷爲早期的酒精性肝硬化的話，記得要避免攝取含酒精性飲料，會使肝臟的損害減少。

❏ 有一個研究報導，發現肝硬化患者可能有必需脂肪酸不平衡，這些必需脂肪酸是對細胞有保護作用。每天 10 顆，經過三週的月見草油補充後，患者明顯的改善體內必需脂肪酸的平衡狀況。

❏ 動物實驗也發現到傳統的美國飲食是非常傷害肝臟的，不適當的飲食導致過敏、消化障礙、體能差和無法排出體內的有毒物質。

❏ 下列四項是肝臟功能缺損的主要原因：

　1. 有毒物質堆積。殺蟲劑、防腐劑和其他的毒素都會造成對肝臟的傷害。即使這些毒素沒有累積於肝臟內，肝功能也會因其他器官—尤其是胰臟

與腎臟功能遭毒素侵害而受損。

2. 不適當的飲食。飲食如果含低蛋白質和高碳水化合物、高脂肪，特別是飽和脂肪、油炸食物和氫化脂肪等，會造成肝臟硬化，且無法提供身體足夠的蛋白質以修補組織。不好的食物選擇，包括：加工製品、垃圾食物、精製的白麵粉製品、白糖製品及一些仿造原始製品的食物，這些仿造品的維生素、礦物質及酵素成分比原來產品少。

3. 過度攝食。過度攝食可能是導致肝臟功能不全的主要原因，過多的攝取不需要食物會使肝臟負擔過重，使肝疲勞。除此之外，肝還要應付所有食物中含的化學物質，當肝臟過度使用，其解毒的作用就無法完全了。

4. 藥物。藥物對肝臟造成相當大的影響，藥物對身體而言是外來的非天然物質，這些外來物質會促使肝臟加倍工作來排除毒素，肝臟會中和藥物在身體內產生的作用。酒精特別會對肝造成傷害，當過多的酒精堆積在肝內，肝臟就會失去正常功能。其他會造成肝功能不良的物質包括：口服避孕藥和咖啡因等。

❏ 也請見第二部的酒精中毒和肝炎。

肝臟

　　肝臟為人體最大的腺體，重量約有 4 英磅，且是身體唯一當它受到損壞時，可以自行修復的內部器官。去除到百分之二十五的肝臟，都還可以在短時間回復到原來的形狀和大小。

　　肝臟具有許多的生理功能，最重要的功能可能是分泌膽汁，而膽汁儲存在膽囊，當需要消化時才釋放出來。膽汁是消化脂肪所必需的，可將脂肪分解成小微粒。除此之外，還可以幫助脂溶性維生素（A、D、E、K）的吸收，及加速鈣的利用。它還可以促進腸道蠕動，防止便秘的發生。

　　當營養素被吸收進入血管之後，它們會經由肝門靜脈轉運至肝臟。一些營養素，如：鐵、維生素 A、B$_{12}$ 和 D 都會經由血液運送至肝臟儲存，需要利用時才釋放出來。這些儲存的物質可以被每日的活動所利用，和同時對付一些身體的壓力。肝臟也在脂肪的代謝上、由胺基酸和糖分合成脂肪酸、產生脂蛋白、膽固醇和磷脂質、氧化脂肪成熱量等都扮演非常重要的角色。肝臟還會製造出一種物質，稱為葡萄糖耐受因子（glucose tolerance factor, GTF），

是由鉻和麩胱甘肽形成。GTF和胰島素一起作用，調節血糖的濃度。一些不需要馬上轉變成能量的糖分，可以在肝中轉換成肝醣，而肝醣儲存在肝和肌肉之中，當身體需要能量時，肝醣則會轉換成糖分，產生能量。過多食物的攝取，會在肝臟之中產生過多的脂質，然後轉運到身體的脂肪組織儲存。

其他除了在消化和能量產生之重要的功能以外，肝臟還扮演解毒的功能。當蛋白質消化後或腸內細菌發酵後會產生氨（ammonia），這些氨會經由肝臟來解毒。肝臟會結合有毒物質（包括：代謝廢物、殺蟲劑殘留物、藥物、酒精及其他有害物質）和一些較無毒的物質，從腎臟和腸道排出。因此，要維持肝臟的正常功用，我們還需要使腎臟和腸道的作用適當。

最後，肝臟還是調節甲狀腺功能正常的器官，可以將甲狀腺荷爾蒙：甲狀腺素 T_4 轉換成較活化的形式 T_3。如果肝臟中無法將 T_4 轉換足夠的 T_3 時，就會有甲狀腺機能不足的情形。肝臟也會在腎上腺素、醛固酮、雌激素和胰島素等荷爾蒙行使正常的功能後，將它們分解掉。

糖尿病（Diabetes）

糖尿病是一種由於胰臟分泌的荷爾蒙：胰島素，產生問題所造成的疾病。胰島素可以調節血中葡萄糖的含量，和葡萄糖被吸收的速度。身體的細胞需要葡萄糖來產生能量，而對於患有糖尿病的人，葡萄糖會留在血液中，而不會進入身體的細胞內被利用，最後導致高血糖症（指血中葡萄糖的濃度高於正常範圍），而高血糖症會造成血管受到破壞，也就是說會導致一些併發症，例如：眼睛疾病、心臟疾病、周邊和自主神經病變（神經病變常見於四肢和體內器官）及所謂的糖尿病腎病變（腎臟疾病）。

糖尿病主要有兩大類型：即第一型糖尿病和第二型糖尿病。第一型糖尿病又稱為胰島素依賴型糖尿病（IDDM），約占所有糖尿病患的百分之五到百分之十，通常在年少時就會發病。這是一種自體免疫發生問題的疾病，也就是說身體中的免疫系統遭受到破壞，進而影響到胰臟產生胰島素的細胞，其作用受到抑制，有一些專家認為這類的糖尿病可能與病毒感染後產生的副作用有關。

　　第二型糖尿病也可說是最常見的一種類型，約占所有糖尿病患的百分之九十到百分之九十五，這類的糖尿病患體內仍然可以產生少量的胰島素，只是產生的量並不能足夠讓身體細胞所利用，而這些患者也可能對這些少量的胰島素產生抗性。多數的第二型糖尿病患並沒有任何的感覺和不舒服的症狀，以往這類型的糖尿病多發生於年紀大的人，但近年來，有逐漸降低年齡的現象。容易罹患此疾病的危險因子有很多，包括：飲食、體重、種族、年紀、缺乏運動及遺傳等，與白種人比較來看，這種疾病常見於拉丁族、印地安族、美國黑人及亞洲人等。而從一些數據來看，近三十年來，美國黑人被診斷的病例案約為從前的三倍。

　　另外還有一種糖尿病：妊娠糖尿病，這是特別發生於懷孕期的糖尿病，約占懷孕婦女的百分之四左右，懷孕時體內荷爾蒙的改變會影響到對胰島素的抗拒性。通常這些症狀會因生產後而消失，但是這會使得日後容易罹患第二型糖尿病的機率。還有一些人會對於葡萄糖耐受性產生異常的現象，在美國成年人約有百分之十一會有此症狀，這些人血中葡萄糖濃度比正常的要高，但是並不在診斷的範圍內，然而，這些葡萄糖耐受異常的人約有百分之七的人將來會轉變成第二型糖尿病。

　　根據美國糖尿病學會的數據顯示，美國約有 1,570 萬患有糖尿病的人。這個疾病也是美國死亡原因排名的第六位，而對於 20 到 70 歲的年齡是主要造成失明的原因。對美國黑人的死亡率約比白人高出百分之二十七，而糖尿病如果不好好的控制，結果會得到心臟病、腎臟病、水腫、神經病變及許多部位容易受到感染，例如：口腔、牙齦、肺部、皮膚、四肢、膀胱及生殖部位等。皮膚的問題也常可能會造成傷口不易癒合。

　　糖尿病患者通常會處於高血糖、低血糖交替出現，高血糖（血中糖分太高）的症狀包括疲倦、多尿、口渴、容易感到飢餓、體重減輕及眼睛的症狀等，而低血糖（血中糖分太低）的症狀可能是突發性的，原因可能是由於忘記吃飯、運動過量或是注射過多的胰島素等。剛開始初期的症狀包括：飢餓、暈眩、冒汗、神智不清、脈搏加速、嘴唇麻木等。如果沒有即時治療，可能會產生視力模糊、發抖、迷失方向感，還可能會有一些奇怪的反應發生，最後會因此而導致昏迷。

　　然而，糖尿病主要的危險性並不是疾病本身，而是因血糖沒有維持在正

常範圍之中而形成的併發症，如果沒有治療的話，會造成糖尿病酮酸中毒症（diabetic ketoacidosis, DKA）或是高滲透性症候群等。糖尿病酮酸中毒症的發生是由於體內胰島素太低，使得身體拿儲存的脂質當燃料來利用。當身體中的脂質被分解之後，有一種物質：酮體會被產生出來，當酮體過量的產生，會使得身體變得過酸性，通常酮酸中毒較容易發生在第一型的糖尿病患者身上，症狀包括有：噁心、呼吸困難、呼吸有甜味及神智不清等，嚴重還會導致昏迷。而高滲透性症候群則是由於血糖過高（但是並沒有出現酮酸中毒現象）和脫水的現象產生。這種併發症較常見於第二型的糖尿病患者而且服用類固醇藥物的人身上，而這些症狀會因受到一些壓力而惡化，高滲透性症候群患者血糖會過高而致血液非常濃稠，其症狀包括：神智不清、疲倦及昏迷。高滲透性症候群通常是年紀大的患者首次發現糖尿病的症狀，這兩種併發症都需要馬上處理，而尿液分析通常可以測得一些無預警的糖尿病。

　　除非有其他情況，以下的建議劑量皆是針對成人的。對於 12 到 17 歲之間的兒童，可以將劑量降低到建議劑量的四分之三，而 6 到 12 歲的兒童則是降低一半的劑量，6 歲以下的兒童使用四分之一的劑量即可。

糖尿病自我檢驗

　　有很多的方法可以自我檢測你是否有糖尿病，第一型糖尿病的檢測方法也同時可以用在自我監測上，在家自行檢測的方法通常較不精準，而在醫院檢測的較爲準確。

◆ 第一型糖尿病

　針對第一型糖尿病的檢測方法包括：

1. 從較具信譽的藥房購買葡萄糖測試的試紙。

2. 以針刺手指，滴一滴血入試紙的上端。

3. 使之停留約一分鐘後，與對照表比較顏色的變化，得到結果。

　　另外還有電動分析儀可以做較準確的分析，讀出血中葡萄糖的正確含量，印地安那的 Bayer Corporation of Elkhart 公司有兩種商業檢驗試劑—Glucometer Elite 和 Glucometer Encore，可以提供自己在家準確的分析血糖，測出血糖的濃度，也可以在家裡很容易的使用。由手指頭扎一滴血，滴入測試

的試紙上，放入機器之中即可馬上讀取到血糖的濃度。

下列的約略準則可使用於評估是否有罹患糖尿病，測量出的數值是以每100毫升的血液中所含的葡萄糖量（毫克）表示：

●正常範圍：110 或是低於 110。

●臨界值或葡萄糖耐受性異常：110 到 126。

●糖尿病：兩天或三天的期間都高於 126。

◆ 第二型糖尿病

通常第二型糖尿病的患者並無法敏感的嚐出甜味，這種異常的味覺反應是非常重要的，會影響到他們對飲食的接受程度和日後的治療，因為在我們的文化中，甜食是相當被濫用的，而在我們的族群中，對於甜味異常者是相當的常見的。

下面的一些方法可以用來檢測甜味異常與否：

1. 參加此測試之前一個小時，千萬不可攝取一些刺激性飲料，如：咖啡、茶、汽水等，或任何甜食。

2. 在 7 個相同的玻璃杯中倒入 225 毫升左右的水，分別有標示無糖、四分之一茶匙糖、半茶匙糖、一茶匙糖、一茶匙半糖、二茶匙糖、三茶匙糖。加入標籤上的糖分後，再重新排列杯子並將標籤撕下。

3. 拿吸管喝下每一杯含糖水，然後寫下含糖的量，每兩杯間以白開水漱口。

健康的成人一般對於約 225 毫升一杯的水中，加入一茶匙或更少的糖，可以很容易就嚐出來其甜味。然而，對於糖尿病的患者則不然，可能要加入超過一茶匙半茶匙到二茶匙糖才可能會被嚐出來。也就是說他們會對甜味較不敏感，需要加入更多的糖才有味覺。

營養素

補充品	建議用量	說明
必需者		
α-類脂酸	依照產品標示。	用來治療糖尿病病人的周邊神經壞死，有助於血糖的控制。
吡啶甲酸鉻 或	每日 400～600 微克。	促進胰島素的作用效力，可以降低血糖的濃度。
來自 Progressive Research Labs 的 Diabetic Nutrition Rx 或	依照產品標示。	為一結合吡啶甲酸鉻、硫酸釩及其他多種維生素和礦物質，可以一起來調節血糖濃度和治療缺乏症。
啤酒酵母 加有機鉻	依照產品標示。	注意：如果你是糖尿病患者，補充任何含有鉻的健康食品時，記得要先徵詢醫生和專業人員的意見。
大蒜（來自 Wakunaga 的 Kyolic）	依照產品標示。	有降低和穩定血糖的功用。也可以增強免疫和促進循環的作用。
L-肉鹼	每日 2 次，每次 500 毫克，空腹服用。可與開水或果汁一起服用，但勿與牛奶一起服用。若同時服用 50 毫克維生素 B_6 及 100 毫克維生素 C 則更容易吸收。	可使脂肪游離出。
加 L-麩胺醯胺 加	每日 2 次，每次 500 毫克，空腹服用。	可以降低對糖分的渴望。
牛磺酸	每日 2 次，每次 500 毫克，空腹服用。	幫助釋放出胰島素。
檞黃素（來自 Source Naturals 的 Activated Quercetin、來自 Ecological Formulas 的 Quercetin-C）	每日 3 次，每次 100 毫克。	幫助保護眼睛的角膜免於堆積一些因高血糖產生的化合物。

補充品	建議用量	說明
必需者		
生的腎上腺 和 生的胰腺 和 生的甲狀腺	依照產品標示。 依照產品標示。 依照產品標示。	有助這些器官重新再建造和補充足夠的營養素。（請見第三部的腺體療法）
釩	依照產品標示。	幫助胰島素將葡萄糖移到細胞內的作用。選用硫酸釩的形式。
維生素 B 群 外加 生物素 和 肌醇	每日3次，每次服用每種主要的維生素 B 各50毫克（在綜合錠劑中，各種維生素的含量會有所不同）。每日最高不要超過300毫克。 每日50毫克。 每日50毫克。	維生素 B 群最好一起補充效果最好。 促進葡萄糖的代謝。 對循環和預防動脈粥狀硬化很重要。
維生素 B₁₂ 加 葉酸	遵照醫生指示或依照產品標示。	有助於預防糖尿病的神經病變，以注射的形式（在醫師的監督下），是最有效的。若是無法注射，可以使用口含錠或舌下形式。
鋅	每日50～80毫克。所有補充劑中的含量相加起來，每日不要超過100毫克。	鋅缺乏與糖尿病有關聯。使用葡萄糖酸鋅錠劑或OptiZinc可得到較好的吸收。
非常重要者		
輔酶 Q₁₀ 加 來自 Coenzyme-A Technologies 的輔酶 A	每日80毫克。 依照產品標示。	促進循環和穩定血糖。 與輔酶 Q₁₀一起保護細胞，且可以將毒素移出體外。
鎂	每日750毫克。	為酵素系統和酸鹼平衡之重要物質。保護預防動脈硬化症的冠狀動脈痙攣。增加能量利用。糖尿

補充品	建議用量	說明
非常重要者		
		病病患通常體內含鎂量較低，而且低含鎂量與眼部疾病的併發症相關聯。
錳	每日 5～10 毫克，與鈣片分開補充。	為胰臟修補所必需，同時也是葡萄糖代謝之主要酵素的輔助因子。糖尿病患者體內缺乏錳也是很常見的。
洋車前子外殼 或 來自 Aerobic Life Industries 的有氧堆積清腸劑（ABC）	依照產品標示。與一大杯的水一起服用。與其他的補充劑和藥物分開使用。	為纖維的良好來源，且可以幫助脂肪游離。
重要者		
維生素 A 與 類胡蘿蔔素	每日 15,000 國際單位，懷孕期間，每日勿超過 10,000 國際單位。	是重要的抗氧化劑，為維持眼睛健康的重要物質，使用乳劑形式的吸收較好。
維生素 C 與 生物類黃酮	每日 3,000～6,000 毫克。	糖尿病的患者若缺乏此營養素可能會導致血管的問題。維生素 C 可以延緩和預防一些糖尿病的併發症的發生。
維生素 E	每日 400 國際單位以上。	可以促進循環和藉由抗氧化的特性來預防一些糖尿病的併發症的發生。選擇 d-α-生育醇的形式。
有幫助者		
鈣	每日 1,500 毫克。	是酸鹼平衡的重要物質。
銅複合物	依照產品標示。	幫助蛋白質代謝和許多酵素系統的作用所需。
舞菇萃取物	每日 1～4 克。	可能有助於血糖濃度的正常。
多種酵素複合物 加 蛋白質分解酵素	依照產品標示，隨餐服用。 依照產品標示，兩餐之間服用。	可以幫助消化，對於糖尿病的管理適當的消化作用是必需的。

補充品	建議用量	說明
有幫助者		
雙泛醯硫乙胺（pantethine）	依照產品標示。	為泛酸的一種形式，可以有助於降低低密度脂蛋白膽固醇（LDL-C）和預防在血管中堆積。
松樹皮中的成分 或 葡萄子萃取物	依照產品標示。 依照產品標示。	為一強而有力的抗氧化劑，可以加速維生素 C 的活性，和增強結締組織的構造，包括心臟血管系統。

藥用植物

❏ 一些以豆類泡製成的茶，包括：菜豆、白豆、紅豆、皇帝豆等，有助於胰臟排毒。

❏ 苦瓜（bitter melon, *Momordica charantia*）、gudmar（*Gymnema sylvestre*）及 gulvel（*Tinosporu cordifo*）是印度癒傷療法中常用來調節血糖的藥草。

❏ 松莓（cedar berry）是對胰臟非常好的營養食物。

❏ 蒲公英的根有護肝的功用，也就是可以將營養素轉換成葡萄糖。

註：如果你患有膽囊疾病，請務必避免大量的服用蒲公英。

❏ 葫蘆巴子（Fenugreek seeds）被發現具有降低膽固醇和血糖的功效。

❏ 人參茶被相信有降低血糖的作用。

注意：如果你有高血壓的毛病，千萬別嘗試使用此藥草。

❏ 酸越桔（huckleberry）有助於促進胰島素的形成。

❏ 檜柏果也具有降低血糖的效用。

❏ 其他一些藥用植物也被證實對糖尿病具有功效，包括：山桑椹、布枯、蒲公英根、金印草及熊果葉等。

注意：若每天服用金印草，一次不要連續使用超過 7 天，在懷孕期間不可使用。假如有心血管疾病、糖尿病或青光眼的病史，只可在醫生的監督下使用。

建議事項

❏ 日常飲食應以低脂肪、高纖維為主要原則，包括高量的生的蔬菜和水果以

及新鮮的蔬菜汁。這樣會降低身體對胰島素的需求，同時也會降低血中脂質的含量。纖維素也具有降低血糖的作用，如果要吃點心的話，可以選擇燕麥或米糠製成的高纖餅乾。豆類、根類蔬菜及全穀類也是很好的選擇，記得需要調節你攝取複合碳水化合物的含量。

❏ 可以補充螺旋藻於你的飲食之中，螺旋藻可以有助於穩定你的血糖濃度，其他還有一些食物可以使你的血糖保持在正常範圍內，包括：莓類、啤酒酵母、乳製品（特別是乳酪）、蛋黃、魚類、大蒜、海帶、酸菜、黃豆及一些蔬菜。

❏ 蛋白質的來源最好從植物而來，包括穀類和莢豆類，魚類和低脂乳製品也是可以接受的食物來源。

❏ 儘量避免攝取飽和脂肪和單糖類（除了需要平衡胰島素的作用時，可以攝取）。

❏ 多吃碳水化合物或是運動前減少胰島素的用量，運動可以產生類胰島素的作用，選擇任何一種運動前應先徵詢醫生或專業醫療人員的意見。

❏ 不要服用魚油膠囊或補充含有高量對胺基安息香酸（PABA）的保健食品，另外，還要避免攝取過量食鹽和白麵粉製成的食物，這些加工食品都會使血糖上升。

❏ 千萬不要服用含有胺基酸中的半胱胺酸的補充劑，這個胺基酸會打斷胰島素的鍵結，因此會干擾胰島素被身體細胞所吸收。

❏ 記得不可以服用高劑量的維生素B_1（硫胺素）和C，此維生素過量可能會使胰島素不活化，然而，也應該攝取足夠的量。補充前應認清標示，請營養師給予建議。

❏ 如果有高血糖症狀出現，立刻送到附近的急診室檢查，這是具有相當潛在危險性，靜脈注射適量的液體、電解質是必要的，若有需要時，胰島素也是需要的。

❏ 避免攝取高劑量的維生素 B_3（菸鹼素），然而，少量（每天50到100毫克）的補充可能會有益處。

❏ 如果你有糖尿病的孩子，千萬要記得告訴他的老師如何處理高血糖和低血糖症狀。

❏ 如果有低血糖的現象發生，馬上喝入果汁、汽水或任何含糖的飲料。如果

這樣在 20 分鐘後也無法改善症狀，可以再重複一次，如果第二次也沒有改善的話，或是你無法攝取任何食物，則需立即尋求醫療人員的幫忙，可能需要注射升糖素。任何胰島素依賴型的糖尿病患者，應隨身攜帶升糖素試劑，而且要熟悉如何使用。

❑ 避免抽菸，因為任何形式的菸草製品都會使血管收縮，和抑制血液循環。保持你的雙腳清潔、乾爽及暖和，要穿著白色棉質的襪子和合腳的鞋子。因為循環不良而缺乏氧氣，和周邊神經壞死是導致糖尿病足部潰瘍的主要因素。記得要儘量避免受傷，促進腿和腳部的血液良好循環。

❑ 請見第二部的血液循環問題。

考慮事項

❑ 為了要補償缺乏胰島素的合成問題，第一型糖尿病患者需要每天注射胰島素。注射是有必要的，因為胰島素並不能經由腸胃道吸收進入血液之中，所以無法以口服的形式補充。胰島素幫浦和胰島素筆（個人使用的可拋棄式針頭）也可以用來運送胰島素進入體內。第一型糖尿病的控制是屬於較具挑戰性的，此類的病人在對胰島素的調節上是較難克服的。在美國的市售胰島素有許多不同的形式和種類，其中最常被使用的是從豬和牛身上提煉純化出來製成及合成的人體胰島素。純化豬的胰島素是由豬的胰臟抽出更進一步純化而來，純化牛的胰島素也是由牛的胰臟抽出再更進一步去純化而來。合成的人體胰島素則藉由基因工程在實驗室中製造而成。

❑ 而患有第二型糖尿病者通常都有甜味障礙的問題，使得這些人在控制體重上有困難，因為這些人對甜味不敏感導致會攝取過多的糖分而不知，所以對於第二型糖尿病的病人，需要有更深入的營養知識認知，了解運動和如何選擇適合的食物，注意所有食物的標籤，並且對於如何處理藥物或胰島素治療後的一些併發症有所認識。

❑ 一般來說，第二型糖尿病較容易用飲食和運動所控制，而口服降血糖藥和胰島素可以用在飲食無法控制時的治療方式。肥胖是第二型糖尿病的主要危險因子，所以體重減輕是控制糖尿病所必需的。

❑ 一旦罹患有糖尿病的話，應該儘量避免甜食，而對於控制體重上仍有些差異，然而，多數的研究顯示糖分，尤其是簡單碳水化合物，並不是會增加

很多的血糖，而早餐吃下一個烤馬鈴薯或是早餐麥片所提升的血糖更多。
實際上看來，吃下一些紅蘿蔔後比吃下冰淇淋後的血糖上升更多。碳水化
合物在身體轉換成葡萄糖的速度相當快，這是許多高蛋白質、低碳水化合
物飲食的原理依據。但是重點是不僅簡單碳水化合物使血糖上升，複合碳
水化合物也會使血糖上升，因此，記得糖尿病患者同時要攝取這些食物。

❑ 近年來有研究一些吸入型的胰島素，由口腔吸入的量可以進入肺部，再由
肺部可以進入我們的血液中。吸入型的與注射型的胰島素相比好處是明顯
易見的，然而也有一些壞處存在，它沒有辦法精確的算出劑量，而且吸入
量只有百分之十可以進入肺部，使得如果病患需要較多的胰島素的話，會
是一筆很大的開銷。這種藥物顆粒的大小也是很重要的，如果太小的話，
會黏在一起，而如果太大的話，胰島素則無法達到肺部。

❑ 也有研究發現補充荷爾蒙 DHEA，以酮基 DHEA 的形式補充，可能有助於
預防糖尿病的發生。（請見第三部的還原雄性素療法）

❑ 甲狀腺素機能不足可能是導致糖尿病的原因，知名研究學者和作家 Stephen
Langer 博士發現，如果對於糖尿病病患給予甲狀腺素補充，可以減少神經
病變的發生。而且很多糖尿病的併發症，和甲狀腺素機能不足都會造成血
管阻塞，最後導致無法運送營養素和氧氣，同時也無法排除廢物和垃圾。

❑ 糖化作用：在血中將葡萄糖和其他糖類與血液、神經細胞和眼睛中的蛋白
質結合的作用，可能是與許多糖尿病長期的併發症有關。薩裡大學生物科
學研究中心的科學家和倫敦威靈頓醫院的糖尿病和內分泌中心都發現到，
維生素 C 可以避免這種作用的發生。也就是說，糖化作用是一種老化過程
中的自然現象，而補充維生素 C 可以有助於延緩糖化作用的發生。

❑ 磁石療法有助於部分糖尿病患者克服足部的疼痛和相關的問題。（請見第
三部疼痛控制中的「磁石療法」）

❑ 糖尿病女性患者如果有打算要懷孕的話，需要在計畫受孕之前就控制血糖
達到正常範圍內，懷孕的頭 5 到 8 週是最容易得到先天缺陷的時期，但這
也是多數婦女得知懷孕消息的時候。通常要將血糖調節至一定的正常範圍
內要一段時間，所以如果糖尿病婦女在受孕時才開始控制血糖，等到血糖
控制好了，可能對於胎兒的危險性已經形成了。

❑ 糖尿病的視網膜病變是美國導致失明的主要原因，然而，近年來由於雷射

手術的進步，使得因此而失明的人有減少的趨勢，如果患者是視網膜病變的末期而且又沒有有效治療的話，有一半的人會在五年內失明。因此，糖尿病患者應在每一年都針對此做仔細的檢查。

❏ 關於糖尿病腎病變也是非常常見的，而當人們了解到控制血糖的重要性時，此併發症就較少了。所以對於糖尿病的患者要定期檢查腎功能也是相當的重要。另外，治療高血壓也是非常重要的，最好可以每天攝取一個含蛋白質少於 40 公克的低蛋白飲食。

❏ 糖尿病的神經病變一般會影響周邊神經，例如：手、腳的神經，常見的症狀有麻木、刺痛及疼痛等。臨床常用的抗憂鬱藥物 amitriptyline 和 desipramine 被證實可以用來治療糖尿病的神經病變之症狀。這些藥物藉由增加神經化學物質的含量，使得細胞間的訊息傳導較易，增進感覺的形成。自主神經病變可能是最常見的，使得胃酸的分泌會增加，而太多的胃酸會導致噁心、腹瀉等，這些症狀可以用制酸劑或是少量、低脂飲食來獲得改善。對於男性患者神經病變或循環不良會造成性功能異常的現象發生，威而剛（Viagra）可以減緩此症狀，當醫生開此藥物前可能需要測試一下你的壓力測驗。

❏ 有一個科學研究，發現給非胰島素依賴型糖尿病的患者吃大量的菸鹼素會提升大約百分之十六血糖的濃度，長期下來，可能會導致需要使用藥物或是胰島素。菸鹼素也同時會使尿酸濃度上升，也會造成腎臟的一些功能障礙，或是形成痛風。然而，另一種形式的菸鹼素，菸鹼醯胺則是會使胰臟細胞功能延緩損害，同時可以促進形成胰島素，所以，對於第一型糖尿病患者是相當有幫助的。

❏ 眼睛中的葡萄糖濃度上升會使得一些物質在眼睛中堆積，導致眼睛的損壞。而這種破壞，是永久性的，就算後來血糖恢復正常時，也不會痊癒。研究發現一些類黃酮素可以抑制此現象的發生。

❏ 糖尿病和高血壓通常是難兄難弟，會同時出現，而二者皆會導致腎臟疾病，在一個最近的研究發現，有高血壓的糖尿病患者可以服用一種藥物，稱爲 ACE 抑制劑，可以有效的減少發生嚴重的腎臟疾病的機率。

❏ 冠狀性心臟病也是常發生在糖尿病病人身上，而女性的危險性又較高，長期高血糖濃度是導致心臟問題的最主要原因。（請見第二部的心血管疾

病）

❑ 美國科羅拉州大學的健康科學中心研究發現，抽菸的糖尿病病患較非抽菸的得到腎臟病變高約二到三倍。通常會導致要洗腎或換腎。抽菸會使血管收縮，而對糖尿病病患來說，會使一些蛋白質從血管推出至腎臟，最後造成腎衰竭。

❑ rosiglitazone（Avandia） 是一種常用於第二型糖尿病病人，這種藥物藉由調整體內脂肪和肌肉組織對於胰島素的敏感性來控制血糖。

❑ 有許多營養素可以一起補充，對於糖尿病的患者是有幫助的。而在美國休士頓有家公司有針對糖尿病的保健食品成立專門的研究室，叫做Progress-ive Research Labs。

❑ 糖尿病病患針對足部的護理是相當的重要，神經的損壞會導致四肢末端失去知覺，所以一旦受傷後，皮膚破裂的傷口就很難癒合。治療糖尿病的足部問題，becaplermin（Regranex）這種皮膚專用的軟膏，可以使傷口局部的癒合較快，而植皮則是用於收集健康的皮膚植入受傷的傷口，可以加速被感染的傷口之癒合。

❑ 糖尿病病患的血脂肪和膽固醇可能異常，對於糖尿病的人血中的LDL，所謂壞的膽固醇大約是 100 左右；HDL，所謂好的膽固醇應在 45 以上；而血中的三酸甘油酯宜在 200 以下。

水腫（Edema）

　　水腫是一種體內在細胞和軟組織間的空隙堆積過多的液體的現象，身體任何的部分都會產生水腫的問題。可能會在局部腫大，例如：臉部、手臂、脖子，或可能在腿部和腳踝等，又稱為依賴型水腫（dependent edema）。另外還有眶骨膜型水腫（periorbital edema），是在眼睛周圍水腫。還有角膜基質（corneal stroma）是角膜水腫。一般性的水腫是所謂的全身水腫（Anasarca）。大約有百分之五的懷孕婦女有妊娠毒血症，這是一種症狀，包括高血壓、液體蓄積在組織內及蛋白尿。

　　引起水腫的原因可能是相當的嚴重的，水腫表示許多疾病的臨床問題，

包括：愛滋病、肝硬化、鬱血性心臟病、糖尿病或是血管阻塞症狀（供應上半身到心臟的血管狹窄）。較輕微的水腫可能是由於感染發炎後長期臥床所致。過敏反應也可能會導致水腫。

營養素

補充品	建議用量	說明
非常重要者		
游離形式的胺基酸複合物（來自 Anabol Naturals 的 Amino Balance）	依照產品標示。	有些時候如果蛋白質不足會導致水腫，蛋白質缺乏與水腫有關聯。
維生素 B 群	每日 2 次，每次服用每種主要的維生素 B 各 50～100 毫克，隨餐服用（在綜合錠劑中，各種維生素的含量會有所不同）。	維生素 B 群一起作用效果較好。
外加		
維生素 B$_6$（吡哆醇）	每日 3 次，每次 50 毫克。	可以減少水分滯留。
重要者		
苜蓿		請見下面藥用植物部分。
鈣	每日 1,500 毫克。	可以補充治療水腫時所損失的礦物質。
和		
鎂	每日 1,000 毫克。	
矽	依照產品標示。	為天然的利尿劑。
有幫助者		
鳳梨酵素	依照產品標示，每日 3 次。	為一種由鳳梨抽取出的酵素。可以幫助消化和過敏症。
大蒜（來自 Wakunaga 的 Kyolic）	每日 2 次，每次 2 膠囊，隨餐服用。	為一解毒劑。
海帶	每日 1,000～1,500 毫克。	補充所需之礦物質。
來自 Enzymatic Therapy 的 Kidney-Liver Complex #406	依照產品標示。	可以促進肝臟功能。

補充品	建議用量	說明
有幫助者		
鉀	每日 99 毫克。	對於服用利尿劑者是非常的重要。可以有助於液體留在細胞之內。
松樹皮中的成分	依照產品標示。	為一強而有力的抗氧化劑，可以加強循環組織的強度。
超氧化物歧化酶（SOD）	依照產品標示。	有助於心臟和肝臟疾病。
牛磺酸	依照產品標示。	幫助心臟功能。
維生素 C 與 生物類黃酮	每日 3,000～5,000毫克，分成數次。	為腎臟功能所必需，且為產生腎上腺荷爾蒙所需。這些荷爾蒙對適當液體平衡和控制水腫很重要。
維生素 E	每日 400 國際單位以上。	促進循環，選擇 d-α-生育醇的形式。

藥用植物

❑ 苜蓿是重要礦物質的良好來源，同時它還富含葉綠素，而葉綠素是一解毒劑，每日攝取 2,000 到 3,000 毫克，分成數次補充。

❑ 山楂果、木賊、檜柏及熊果葉等藥草都有利尿的效果。藉由增加尿液的排出而減少水腫的形成。

❑ 馬栗樹被證實對於手術後的水腫有治療的效果。

❑ 玫瑰果含有生物類黃酮，也對於水腫的治療有幫助。

❑ Solaray 公司出產的 SP-6 Cornsilk Blend 含有玉蜀黍絲和其他的一些草藥，對身體的額外液體的排除有很大的作用。每日可以補充三次，每次 2 粒膠囊。

❑ 其他針對患有水腫問題的有用的藥草，還包括：假葉樹、蒲公英根、木賊、檜柏果、山梗菜、藥屬葵、洋芫荽和保哥果茶等。

注意：勿持續內服山梗菜。

建議事項

❑ 攝取富含纖維素的飲食。

❏ 至於蛋白質的食物，要多吃蛋、烘烤的白魚和烘烤的去皮雞肉和火雞肉。
攝取少量的白脫牛奶、乾酪、克菲爾發酵乳及低脂優格。

❏ 多吃海帶來補充身體所需的礦物質。

❏ 避免攝取酒精、動物性蛋白質、牛肉、咖啡因、巧克力、乳製品（除了上
述所說之外）、乾的帶殼魚類、油炸食物、肉湯、橄欖、醃黃瓜、鹽、醬
油、菸草、白麵粉和白糖等。

❏ 如果你是水分堆積在腳部和腿部時，儘量把你的腿抬高，而且可以穿著彈
性絲襪以增加支持力。

❏ 白天要多做運動，一星期至少泡熱水澡或是三溫暖兩次。

❏ 減低壓力。

❏ 請見第三部的禁食，和遵循其方法。禁食可以排除身體組織中過多的液
體。

❏ 如果用手指按壓你的腿和腳踝會產生一個小壓痕時，請立刻找尋專業的醫
療人員。

考慮事項

❏ 根據傳統的中國醫學理論，儘量避免生的食物、冷的飲料和油炸食物可以
對水分滯留體內有好處。

❏ 建議偵測有無食物過敏。（請見第二部的過敏症）

❏ 同時可以參考第二部的懷孕相關的問題。

膽囊疾病（Gallbladder Disorders）

　　膽囊為一3到4英吋長梨形的器官，位於身體的右方，直接在肝的下面。
肝臟的功能之一是將血液中的毒性物質儘可能的排除至體外，肝臟用一種物
質將這些毒素集合起來，這就是膽汁。膽汁還包含膽固醇、膽鹽、卵磷脂及
其他物質。每天分泌的量約有半公升，先進入到膽囊之中儲存起來，直到小
腸有食物進來為止，膽囊會將膽汁釋放出來，經過膽管進入到小腸中，最後
有毒的物質則會經由糞便排除到身體之外。

　　異常的濃縮膽汁中的膽酸、膽固醇及磷脂質會導致膽結石的產生。根據統計約有 2,000 萬的美國人患有膽結石的問題。而事實上大約有十分之一的膽結石患者並沒有任何症狀。然而當結石被推出後，阻塞膽管會造成噁心、嘔吐和上右腹部疼痛等現象。而且這些症狀在食用油炸食物或油脂高的食物後會明顯產生。

　　膽結石的大小可由非常小像一粒沙到大像一粒豌豆般，百分之七十五的膽結石爲膽固醇結石，剩下的百分之二十五爲色素結石。色素結石爲鈣鹽成分，雖然形成色素結石的原因還不清楚，但是一些因素可能是導致的成因，例如：腸道手術、肝硬化及血管障礙等都會使危險性提高。

　　膽結石的存在會增加膽囊炎的機會，膽囊炎即是膽囊發炎的症狀，這可能會造成右上腹部嚴重的疼痛，嚴重會到整個胸部，還可能會有發燒、噁心和嘔吐等症狀。其他膽囊疾病的症狀還有：胸骨下面有持續的疼痛，疼痛可能延伸到右或左肩，也可能到背部。疼痛可以從 30 分鐘到數小時都有。尿液的顏色可能是茶色至咖啡色，而患者可能會有發抖、發冷和黃疸（眼睛和皮膚有黃色的色素沈積）的現象。病症的發作通常是在傍晚，有時會週期性的發作。腹痛在白天的情況可能與膽囊疾病無關聯，膽囊疾病的發作常和心肌梗塞的症狀類似，都有胸口疼痛。膽囊收縮障礙（biliary dyskinesia）是一種存在所有膽囊疾病的症狀，但並沒有膽結石的現象。

　　膽囊發炎的話，應該立刻接受治療，如果沒有馬上做適當的處理，則可能會有生命的危險，如果你常有上腹部疼痛，持續超過一個小時的話，你的醫生可能會建議你去做超音波檢查是否有膽囊疾病。

營養素

補充品	建議用量	說明
必需者		
苜蓿		請見下面藥用植物部分。
必需脂肪酸複合物 或 來自 Wakunaga 的 Kyolic-EPA	依照產品標示。	是每個活細胞組成所必需。修補和預防膽結石所需。

補充品	建議用量	說明
必需者		
卵磷脂顆粒 或 膠囊	每日 3 次，每次 1 湯匙，餐前服用。 每日 3 次，每次 1200 毫克，餐前服用。	脂肪乳化劑，幫助脂肪消化。
L-甘胺酸	每日 500 毫克，空腹服用。可與開水或果汁一起服用，但勿與牛奶一起服用。若同時服用 50 毫克維生素 B_6 及 100 毫克維生素 C 則更容易吸收。	核酸和膽酸生合成所必需營養素。（請見第一部的胺基酸）
多種酵素複合物 與 牛膽汁（來自 Carlson Labs D.A. #34）	依照產品標示，餐前服用。	可以幫助膽汁不足的消化作用。如果你有膽囊切除手術，可以補充牛膽汁。 注意：小孩勿使用這種補充品。如果你有潰瘍的病史，不要選用含有鹽酸的製劑。
來自 American Biologics 的 Taurine Plus	依照產品標示。	是形成重要膽汁所必需和可能可以預防膽結石的產生。使用液體形式的。
維生素 A 與 類胡蘿蔔素	每日 25,000 國際單位。懷孕期間，每日勿超過 10,000 國際單位。	為修復組織所需營養素。使用乳劑形式較易吸收。
維生素 B 群 外加 維生素 B_{12} 和 膽鹼 和 肌醇	每日 3 次，每次 50 毫克，隨餐服用。 每日 2,000 微克。 每日 500 毫克。 每日 500 毫克。	維生素 B 群為適當消化所必需，使用高效能配方。 為膽固醇代謝和肝臟膽囊功能之重要物質。
維生素 C 與 生物類黃酮	每日 3,000 毫克。	缺乏可能導致膽結石。

補充品	建議用量	說明
必需者		
維生素 D₃	每日 400 國際單位。	膽囊功能缺損會影響維生素 D 吸收。
維生素 E	每日 600 國際單位。	預防脂肪酸敗。使用 d-α-生育醇形式。

藥用植物

❑ 苜蓿可以清潔肝臟和提供多種維生素和礦物質,每天二次,持續二天,服用 1,000 毫克錠劑或膠囊形式,以白開水服用。

❑ 歐洲有一種薄荷油的膠囊,可以對清潔膽囊有作用。

❑ 如果你已經患有膽結石,或是可能有膽結石的傾向,薑黃可以減低你的危險性。

❑ 其他有好處的草藥還包括:刺檗根部的表皮、貓薄荷、肝門莢、蒲公英、茴香、薑根、木賊、蘿勒、野山藥等。

注意:懷孕期間,千萬不可使用刺檗。

建議事項

❑ 如果你正在發作時,可以喝下含 1 湯匙蘋果西打的蘋果汁一杯。對疼痛的減輕有幫助,如果疼痛沒有減輕的話,要立刻送急診室檢查是否有其他的疾病,如:食道逆流症(GERD)或是心臟問題。

❑ 如果是膽囊發炎,則需禁止食用固體食物幾天,僅可喝蒸餾水或礦泉水。然後接著三天可以喝果汁,如:梨子、甜菜和蘋果榨汁。再慢慢的加上固體的食物,切絲的甜菜加入 2 湯匙的橄欖油、新鮮的檸檬汁和新鮮製作的蘋果泥。蘋果汁可以幫助膽結石軟化。

❑ 如果患有膽結石,以 3 湯匙的橄欖油加上檸檬汁早晚服用,結石會由糞便排出(不妨找找看),你也可以用葡萄柚汁取代。如果要減輕疼痛,可以用蓖麻油(castor oil)袋敷在膽囊附近區域上。將蓖麻油置於鍋中加熱但不能沸騰。剪一塊棉布,將加熱的油置於整塊的布上。再將沾滿油的棉布外面覆蓋上一塊塑膠布,外面再以加熱袋覆蓋,熱敷部位,可以持續半小

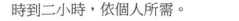

時到二小時，依個人所需。

❑ 飲食中百分之七十五攝取生的食物，包括：蘋果泥、蛋、優格、乾酪、烘烤的魚、新鮮的蘋果和甜菜。

❑ 為了清潔身體的代謝系統，儘可能的喝純的蘋果汁至少五天，偶爾可以加上梨子汁，另外，甜菜汁也同時有清肝的作用。

❑ 避免攝取糖分和含糖的食物。研究發現攝取過多的糖分的人，較容易患有膽結石。還要避免所有動物性脂肪、肉類、飽和脂肪（尤其是來自肉類）、全脂的乳製品、油炸食物、重口味的食物、植物奶油、碳酸飲料、巧克力及精製醣類等的攝取，

❑ 當你感覺有疼痛、噁心、嘔吐及發燒等現象時，可以禁食和使用咖啡灌腸劑幾天。咖啡灌腸劑是重要的。你也可以用大蒜灌腸劑。（請見第三部的灌腸和禁食）

❑ 針對肝臟和大腸的清潔法，對於促進膽囊的功能也有作用。如果你有慢性的問題可以使用清潔灌腸劑。

❑ 千萬不可以過度飲食，肥胖和膽囊疾病是有相關聯的，40歲以上的婦女，如果體重過重和生過小孩都是較容易罹患膽囊疾病的危險族群。

考慮事項

❑ 快速的體重變化是導致膽囊問題的原因。有篇發表在美國《內科醫學雜誌》（*Annals of Internal Medicine*）的科學論文中，顯示攸攸飲食（yo-yo diet），也就是節食造成重複減肥又復胖的現象，會增加膽結石的危險性到百分之七十。

❑ 膽結石的建議療法為手術切除法，然而，如果僅顯示在X光片中而沒有任何的症狀，則沒有手術的需要。

❑ 膽結石可能會掉入膽管中，這是一種會阻塞膽囊和肝臟的現象。如果有此情形發生的話，可以用膽囊手術法（laparoscopic cholecystectomy）：腹部內視鏡的膽囊去除法來將膽囊拿除。這是現今最常用的手術方法，外科醫生用一套針管由臍部進入腹部，同時使用至少三根這樣的管子，再將腹腔內視鏡放入管中，內視鏡中有照相機，因此醫生可以很精確的找到膽囊的位置，所以不用開太大的刀口，一般傷口可以小於6～9英吋，而復原後

就會更小了。但是美國華盛頓大學的研究發現，患者如果常有感染發炎現象，或是超過十次以上的發作，或是超過 65 歲的人，都較會發生手術後的併發症。而併發症的增加可能是由於膽囊已經不是原來的毛病所造成的問題，可能是有膽汁漏出的問題。

❏ 有些時候膽結石可以不用手術的方法去除，使用藥物或碎石機（一種利用聲波來震碎結石的方法）也可以排出體外。膽汁用來溶解膽結石的情況，可能只有當結石非常小的時候。

❏ 百分之八十的膽結石患者並沒有任何的症狀發生，且不需要治療。因此，需和專業的醫療人員討論，是否有必要做手術的治療法。

❏ 身體活動增加可以減少膽囊疾病罹患機率的百分之二十至百分之四十。

❏ 有一個發表在《美國醫學協會期刊》上的一篇論文，顯示一天喝 3 杯咖啡可能可以降低男性（女性也可能）罹患膽結石的機率，但是也不建議你因為這一個研究報告來增加喝咖啡的次數。

❏ 如果是色素型的結石，也就是含有鈣鹽成分的結石，應該要避免服用鈣片，雖然也有一些學者認為補充鈣片並沒有影響。

❏ 膽結石患者以女性較多，女性罹患的機會大約是男性的兩倍。

痛風（Gout）

　　痛風是一種常見的關節炎形式，發生於血液、組織及尿液中的尿酸（尿酸鈉）多時，尿酸的形成是由於體內的一種物質叫做普林（purine）代謝而來，在有痛風的病人身上，可能無法產生足夠代謝尿酸的酵素，這種酵素的功能是將不可溶的尿酸氧化分解成可溶的化合物。所以痛風患者體內的酵素不足，導致這些不可溶的尿酸最後形成結晶而堆積在血液和組織之中。

　　當這些結晶形成後，常會聚集成針狀，這些針狀的結晶會刺痛關節，而最常會攻擊腳的大拇指頭的關節，而其次包括腳中部的關節、腳踝、膝蓋、手腕甚至手指頭等都會被侵襲。尿酸結石常會發生在溫度較低的時候，這是為什麼痛風較會發生在四肢的末端，特別是腳的大拇指頭的關節上。通常急性的疼痛是最開始的症狀，然後被侵襲的關節則開始發炎，外表看起來是感

染的樣子，包括：發紅、腫大、熱痛及觸摸起來有發炎的感覺。

值得注意的是尿酸本身並不是有害的物質，而且是一種強而有力的抗氧化劑，幾乎和維生素Ｃ有相同的效果，可以幫助細胞避免氧化的傷害。只有在濃度上升到不正常的範圍時，才對人體有威脅。據估計大約有百分之七十的痛風患者是因為產生過多的尿酸，而僅有百分之三十的患者是因為無法將尿酸排除掉。且遺傳也是影響很大，有百分之二十五的痛風患者是有家族遺傳的，血中的尿酸含量太高，可能是導致腎功能損壞的指標。

尿酸是部分食物的副產物，因此，痛風是與飲食有極大的相關性。肥胖和飲食不適當都是增加痛風形成的危險因子。痛風也被稱為帝王疾病，因為它的形成和攝取太多油脂和高蛋白的食物及酒精有關。痛風可以發生在任何一個年齡層，但是主要是以 40 到 50 歲的男性最為常見。它的成因包括：遺傳、飲食不均衡、酗酒、服用某些藥物、過度飲食、壓力、手術或關節受傷等。大約有百分之九十的痛風患者是男性，可能與腎臟的尿酸結石有些關聯。

當症狀發生在關節時，會造成痛風的診斷較困難，因為有其他的疾病與痛風類似，例如：類風溼性關節炎和發炎等。有另一種形式的關節炎，又稱為假性痛風，導致關節發炎、紅腫，通常會發生在較大的關節，包括：膝蓋、手肘和腳踝等。最好的診斷是根據醫生由關節患部以針抽取出部分發炎組織的液體，在顯微鏡底下檢查是否有尿酸的結晶來判定是否為痛風。

營養素

補充品	建議用量	說明
非常重要者		
必需脂肪酸（來自 Wakunaga 的 Kyolic-EPA 是良好來源）	依照產品標示。隨餐服用。	為組織修復、傷口癒合所必需。也是維持適當脂肪酸平衡的重要物質。過多的飽和脂肪常是痛風的成因。
來自 Wakunaga 的 Liquid Kyolic 含維生素 B_1 和 B_{12}	依照產品標示。	可以減低壓力。抗氧化的自由基清除者，可以減輕關節的問題。

補充品	建議用量	說明
非常重要者		
蛋白質分解酵素（來自 Marlyn Nutraceuticals 的 Wobenzym N 或來自 American Biologics 的 In-flazyme Forte）	隨餐服用 2 膠囊和兩餐之間服用 2 膠囊。	與食物一起食用可以幫助蛋白質的消化。而在餐與餐之間補充則可以有助於降低發炎。
維生素 B 群	每日 2 次，每次服用每種主要的維生素 B 各 100 毫克（在綜合錠劑中，各種維生素的含量有所不同）。	為適當消化和維持身體酵素系統所必需。 抗壓力的維生素。
外加 泛酸（維生素 B₅） 和	每日 500 毫克，分成數次。	為核蛋白代謝的重要物質。
葉酸	每日 400～800 微克。	
維生素 C 與 生物類黃酮	每日 3,000～5,000 毫克，分成數次。	可降低血中尿酸濃度。
維生素 E	每日 400 毫克。	可以促進循環。使用 d-α-生育醇形式。
重要者		
游離形式的胺基酸複合物	依照產品標示。	如果缺乏必需胺基酸時，尿酸的產生會增加。可選用包含所有必需胺基酸的補充劑。
海帶 或 苜蓿	每日 1,000～1,500 毫克。	含有完全蛋白質和重要的礦物質，可以降低血中的尿酸含量。請見下面藥用植物部分。
來自 American Biologics 的 Micellized Vitamin A 乳劑	依照產品標示。	幫助降低尿酸在血中的含量，也是一有效的抗氧化劑。
鉀	每日 99 毫克。	為適當的礦物質平衡所必需。
松樹皮中的成分或葡萄子萃取物	依照產品標示。	強而有力的抗氧化劑。
超氧化物歧化酶（SOD）	依照產品標示，空腹時（早晨最佳）配一大杯水服用。	為一抗氧化劑和有效的自由機破壞者。

補充品	建議用量	說明
重要者		
鋅	每日50〜80毫克。所有補充劑中的含量相加起來，每日不要超過 100 毫克。	鋅為蛋白質修復和組織修補的重要物質。使用葡萄糖酸鋅錠劑或 OptiZinc 可得到較好的吸收。
有幫助者		
鈣 和 鎂	每日 1,500 毫克。 每日 750 毫克。	可以降低因此疾病所帶來的壓力，在睡眠時發揮功能。使用螯合形式。
葡萄糖胺 和 軟骨素 加 甲基硫化甲烷（MSM）	依照產品標示。	為關節組織的重要營養素，具有抗發炎和止痛的效用。
海參（bêche-de-mer）	依照產品標示。	為海中的動物，在中國作為治療關節炎用物已有悠久歷史。

藥用植物

❏ 苜蓿是一種富含多種礦物質和營養素的食物來源，可以有助於血中尿酸的降低，如果可以每天補充膠囊或錠劑的形式 2,000 到 3,000 毫克是有好處的。

❏ 山桑椹萃取物為花青素和前花青素的豐富食物來源，這些是強而有力的抗氧化劑。

❏ 乳香和薑黃也具有強力的抗發炎的特性。

❏ 將番椒（辣椒）粉與冬青油混合成糊狀，塗在發作之處，可以減緩發炎和疼痛。這種配方剛開始使用時可能有點刺痛，但是如果重複使用幾次，會發現止痛的作用很好。番椒粉也可以用膠囊或液態的形式。

❏ 芹菜子萃取物也含有多種的抗發炎的化合物。

❏ 嘗試著用洋甘菊、西洋蓍草、薄荷或是並頭草等藥用植物，可以用膠囊的或是藥草茶的形式。

❏ 魔鬼爪和絲蘭都有減緩疼痛的作用。

❏ 其他一些對於痛風有幫助的草藥還包括：樺樹、牛蒡、colchicum tincture、牛膝草及檜柏等。

建議事項

❏ 當痛風發作時，持續二週僅吃生的水果和蔬菜，果汁是最好的。冷凍或是新鮮的櫻桃汁也是較好的選擇，也可以飲用芹菜汁，但是注意只能用蒸餾水去稀釋，千萬不可以用自來水稀釋。藍莓、櫻桃及草莓都有中和尿酸和抗氧化的特性，所以要大量的攝取這些水果，另外，飲食中還需包括穀類、種子及核果類等。

❏ 隨時注意飲食中攝取低普林的食物，普林是有機化合物，提供尿酸的製造。避免攝取含普林高的食物包括：鰻魚、鯖魚、帶殼的海鮮、蘆筍、肉湯、鯡魚、牛肉汁、高湯、蘑菇、貽貝、沙丁魚、花生、酵母菌、絞肉、甜麵包等。胸腺和甲狀腺萃取物如果長期食用後一段時間，也可能會產生一些問題。

❏ 下列這些食物是可以好好的享用，例如：米飯、小米、澱粉類的蔬菜、綠色蔬菜、玉米、玉米麵包、水果、乳酪、蛋類、核果及牛奶等。

❏ 儘量攝取大量的水分，液體的攝取可以有助於尿酸的排除。

❏ 不要攝取任何種類的肉類，包括內臟類，肉類包含相當高的尿酸。

❏ 千萬不要喝酒。酒精會同時增加尿酸的形成和減緩尿酸的代謝。而且啤酒和酒類也含有酵母。

❏ 也不要攝取任何油炸食物、烤的核果或任何其他食物以高溫含油的烹調方式處理。因為當高溫時，使得油脂容易酸敗，酸敗的油脂會使維生素E很快的被破壞掉，結果導致釋放出的尿酸量增加。

❏ 儘量避免一些甜點如蛋糕和派的攝取，減少白麵粉和糖製作的甜食。

❏ 避免胺基酸的甘胺酸，因為甘胺酸在痛風的患者體內會快速的轉換成尿酸。

❏ 限制飲食中含咖啡因、白花椰菜、乾豆、魚、蛋、燕麥、家禽、菠菜及酵母製品。

❏ 如果你的體重過重或是肥胖，則需要減輕體重。體重減輕可以降低血中的

尿酸濃度，然而，需要避免非常嚴格的飲食控制。太快速的限制飲食會導致尿酸的上升。

❏ 可以考慮用順勢療法的偏方藥膏，其中用來治療痛風的療法有合併使用顛茄（Belladonna）來治療嚴重的疼痛，較輕的疼痛時可用金山車（Arnica），而關節痛和癢時可用 *Rhus toxicodendron*。每天可以用三倍到十二倍的強度劑量三次。

❏ 避免服用高劑量的菸鹼素（每天超過 50 毫克）。

考慮事項

❏ 非常少婦女罹患痛風，如果有的話，多數是到了 70 歲左右，體內的雌激素含量低的時候。

❏ 部分的人可以有非常高的尿酸含量而沒有任何症狀。

❏ 硫化二甲基（DMSO）可以有助於痛風的發作，將這種油狀的液體塗抹到局部或是常發作的部位，可以非常有效的減緩疼痛和降低紅腫。

   註：只能使用健康食品店所賣的 DMSO。五金行所賣的商業用 DMSO 不適合用來幫助復原。使用 DMSO 可能導致暫時性的大蒜體味，但這不是應該憂慮的原因。

❏ 以蜜蜂的針刺療法可以使部分痛風患者的疼痛減輕，這種療法稱為針療法，將蜜蜂的刺刺入患者的部位，蜜蜂的刺可能有抗發炎和免疫抑制劑的效果。更多的資訊可由美國蜂刺療法學會中得到。蜂針也可以由一些食品公司購得乳霜的形式如：Aerobic Life Industries，但是如果你對蜜蜂過敏的話，千萬別使用。

❏ 缺乏某些營養素也會加速形成痛風，例如：泛酸（維生素 B_5）的缺乏則會導致體內更多的尿酸合成。而動物實驗也發現到維生素 A 的不足，可能會導致痛風的形成。另外，缺乏維生素 E 也會使細胞核壞損，造成更多的尿酸的形成。

❏ 對於有念珠菌感染的人，或是長期服用抗生素者，都會增加血中尿酸的含量。

❏ 癌症治療的化學療法常使細胞受到破壞，而釋放出多量的尿酸，常會導致痛風性的關節炎。

❏ 有部分相當少見的案例，爲續發性的痛風形式，稱爲沈默性痛風（saturnine gout），可能是由於體內毒性物質囤積太多的緣故。

❏ 別嘌呤醇（allopurinol, Zyloprim）是最常用來抑制尿酸的合成的處方藥物，這種藥物與皮膚潰爛、血管發炎及肝中毒有關聯，如果你有腎臟疾病，在使用此藥需要小心的監督腎功能。

❏ 秋水仙素（colchicine）是一種由 autumn crocus（*Colchicum autumnale*）衍生來的藥物，可以同時用在減少急性發作和預防更進一步的發作。然而最有效的藥物常常是有嚴重的副作用和毒性，特別是以高劑量長期服用時發生。另外一種常用來治療痛風的藥物：indomethacin（Indocin）是一種非類固醇抗發炎藥（NSAID），可能的副作用包括：神智不清和頭痛。

❏ 腎上腺皮脂素也是常用來減緩急性發作的症狀，然而，這也會加強腎上腺的作用，導致壓力產生更多的疼痛。

❏ 針對假性痛風，直接注射非類固醇抗發炎藥和類固醇進入關節，可以有效的減輕疼痛。

❏ 請見第二部的關節炎和第三部的疼痛控制。

生長問題（Growth Problems）

生長問題通常發生於腦下腺機能失常的時候，腦下腺分泌的荷爾蒙包括生長激素，可以到身體的各個部位。生長激素可以刺激小孩的肌肉和骨骼的成長。

生長激素不論是過多或是不足都會導致生長異常的問題。如果生長激素分泌太少會導致侏儒症，過多的話則導致身體生長過快，形成異常的大手、大腳及大骨骼的巨人症。有部分的腦下腺異常是由於這個腺體上長了腫瘤的原因。

也有部分患者是由於甲狀腺的機能異常所致，胸腺的功能也可能有關聯，如果胸腺的功能受損的話，這個小孩可能經常會受到感染的問題，而營養也同時對於小孩的生長和發育扮演重要的角色。

侏儒症是一種個子矮小的疾病，一些情況下，會有身材非常矮小但是比

例正常，但是也有一部分是和其他的身體部分比較來看只有四肢特別的短小。還有一些侏儒症是由於沒有被診斷或治療的先天性甲狀腺機能不足（俗稱的呆小症）、唐氏症、軟骨發育不全、軟骨發育低下和脊髓感染所造成。

軟骨發育不全主要是由於單一基因受到化學變化導致的骨骼異常問題，軟骨發育不全的患者可能有巨大的頭、四肢，但是相對來看有較小的軀幹，通常患者有較大的前額、眼睛部位較平及下巴突出，牙齒常常是排列不齊，大部分的患者，智力是正常的，但是運動發展是較正常人慢。不論小孩和成人患有軟骨發育不全的話，都需要有一特別的飲食和營養攝取，而肥胖常是一個問題，同時這些患者也會比一般人較易有一些影響健康的問題，如：某些呼吸和神經問題、骨骼問題、疲倦、麻木、下肢和大腿疼痛等。

先天性甲狀腺機能不足是一種症狀，被定義為甲狀腺素分泌不足夠量或沒有分泌的問題，多數缺乏甲狀腺素的患者都是先天代謝異常的毛病。如果先天性的甲狀腺機能不足患者沒有被檢查到，或是沒有適當的做治療的話，會導致很多的異常症狀，包括：身材矮小、四肢的比例異常、頭髮粗糙及智能不足等。

巨人症也是一種生長異常的疾病，特性是身高比正常人高，通常在末端長骨有過多的軟骨和骨骼的形成。這是由於腦下腺分泌過多的生長荷爾蒙的原因所致。

營養不均衡、青春期發育較晚、肥胖和某些疾病（包括：先天性心臟病和慢性腎衰竭等）都是其他可能會造成生長問題的因素。如果你擔心你的小孩有生長的問題，一定要請醫生仔細檢查出是否有問題，而且是哪裡出問題。但是記得一個事實：有些人就是天生矮子，而有些人就是天生的高個子。

除非有其他情況，以下的建議劑量皆是針對 17 歲以上的成人和青少年。對於 12 到 17 歲之間的兒童，可以將劑量降低到建議劑量的四分之三，而 6 到 12 歲的兒童則是降低一半的劑量，6 歲以下的兒童使用四分之一的劑量即可。

營養素

補充品	建議用量	說明
非常重要者		
苜蓿		請見下面藥用植物部分。
鱈魚肝油	依照產品標示。	富含維生素 A 和 D，是適當生長和強壯骨骼和組織所需。
必需脂肪酸複合物或月見草油	依照產品標示。	為正常生長的必需營養素。
海帶	依照產品標示。	含有碘，因為碘缺乏會導致生長問題。
L-離胺酸	依照產品標示，空腹服用。可與開水或果汁一起服用，但勿與牛奶一起服用。若同時服用 50 毫克維生素B6 及 100 毫克維生素 C 則更容易吸收。	為正常生長和骨骼發育所必需。（請見第一部的胺基酸）注意：不可一次服用此補充品超過 6 個月。
鋅	依照產品標示。所有補充劑中的含量相加起來，每日不要超過 100 毫克。	缺乏此營養素與生長問題有關聯，使用葡萄糖酸鋅錠劑或 Opti-Zinc 可得到較好的吸收。
重要者		
鈣和鎂	依照產品標示。 依照產品標示。	正常骨骼生長所需。
游離形式的胺基酸複合物	依照產品標示。	缺乏此營養素與生長問題有關聯。
生的腦下腺	依照產品標示。	對小孩而言，有刺激生長的作用。
有幫助者		
來自 American Biologics 的 Bio-Bifidus	依照產品標示。	補充腸道菌叢，促進身體的吸收、轉運和代謝。

補充品	建議用量	說明
有幫助者		
L-鳥胺酸	遵照醫生指示。	有助於促進釋放出生長激素，必須在醫生的監督下使用。
多種腺體複合物	依照產品標示。	對內分泌、荷爾蒙及酵素系統有作用。
維生素 B 群	每日服用每種主要的維生素B各50毫克（在綜合錠劑中，各種維生素的含量會有所不同）。	維生素 B 群一起作用的效果較好。
外加 維生素 B₆（吡哆醇）	每日 3 次，每次 50 毫克，隨餐服用。	為胺基酸利用和適當生長所需。

藥用植物

❏ 苜蓿是重要維生素、礦物質和其他營養素的良好來源，可以促進腦下腺的正常功能，可以錠劑或膠囊形式補充或是多吃天然的苜蓿芽都會有好處。

建議事項

❏ 攝取均衡且含有高品質蛋白質的飲食，蛋白質為生長所必需。

❏ 飲食中要包含高胺基酸精胺酸的食物，精胺酸在身體中可以合成另外一種胺基酸：鳥胺酸，此為促進生長激素釋放的重要物質，食物中含有較多精胺酸的包括：椰子、乳製品、膠質、燕麥、花生、黃豆、核桃、小麥及小麥胚芽等。

考慮事項

❏ 當評估一個小孩的生長，是要以整體的生長情形，而非只比較身高而已，如果一個小孩突然降下之前的生長曲線，就是比之前的生長速度突然減緩，表示要檢查營養是否有缺乏的問題，及可能會有一些健康上的問題。

❏ 目前無任何治療可以促進軟骨發育不全的病患的生長，治療僅針對預防和治療併發症的發生。

❏ 針對軟骨發育不全者，有手術可以讓手臂和腿部增長，但是這是一種危險

的步驟，常會導致許多的併發症。

❏ 公共衛生政策在飲水中添加碘，顯示有降低美國部分地區的先天性甲狀腺機能不足的發生率。

❏ 如果生長遲緩是由於生長激素分泌不足的話，可以請醫生開荷爾蒙的處方。

❏ 如果生長問題是由於腦下腺腫瘤的話，可以用手術切除掉，同時建議以藥物來治療。

❏ 有一種蛋白質／熱量不足的營養不良的疾病，稱為瓜西奧科兒症。這種疾病也會使生長遲緩，對疾病的抵抗力很差，於開發中國家的貧窮人很常見的疾病。然而這種疾病可以發生在任何的地方，只要是蛋白質和熱量不足持續一段時間就會有此症狀。如果早期診斷出來，也可以根治。一些吸收不良的問題，例如：粥狀瀉等，就算是營養足夠，也會產生類似生長不良的問題。

❏ 高濃度的鉛金屬中毒，可能會導致生長問題。毛髮分析可以確定排除鉛中毒的可能原因。（請見第二部的鉛中毒和第三部的毛髮分析）

❏ 有很多和生長相關的研究發現，矮個子的人活得比高個子來得久。

❏ 請見第二部的甲狀腺機能亢進和甲狀腺機能不足的部分。

肝炎（Hepatitis）

　　肝炎是一種肝臟發炎的疾病，通常是由於病毒感染所致。肝臟的生理功能是負責過濾出血液中的一些有害物質，包括：死細胞、毒素、脂肪、過多的荷爾蒙，及一種稱為膽色素的黃色物質，它是老的紅血球細胞的代謝產物。如果肝臟發炎、腫大，則無法執行正常的功能。毒素如果沒有經過肝臟過濾，會累積在身體各部位，營養素則無法正常的消化和吸收，也無法正常的儲存。肝炎的一般症狀包括：發燒、虛弱、噁心、嘔吐、頭痛，食慾不振、肌肉疼痛、關節疼痛、昏眩、尿液色深、糞便色淺、肚子不舒服及經常會伴隨有黃膽的症狀（由於膽色素堆積導致皮膚變黃），還有血中的肝臟酵素上升。類似流行性感冒的症狀，可能輕微，或可能嚴重。

　　肝炎有許多不同的種類，可以依照不同的病毒引起而有不同的肝炎形式。科學家已經確認有三種是最常見的肝炎，分別是 A 型肝炎、B 型肝炎及 C 型肝炎。另外較不常見的還有 D 型肝炎、E 型肝炎及 G 型肝炎，所有這些肝炎皆有傳染性。

　　A 型肝炎，也就是俗稱的感染性肝炎，容易經由人與人的接觸、糞便污染到食物和水、來自污水的生貝殼類海鮮而傳染，感染後兩到三星期就會有黃疸發生。

　　B 型肝炎也稱為血液型肝炎，傳染的途徑是經由血液而來（例如：媽媽傳給嬰兒，或經由污染的針筒、針頭或是輸血等途徑），對於成人傳給小孩，是從親密的生活接觸而來，還可能由性接觸和輸血而來。大部分—約有百分之七十五的人會復原，但是剩下的百分之二十五的人則會繼續轉變成為肝硬化或是肝癌。

　　C 型肝炎是最嚴重的一種肝炎。估計美國每年約有 8,000 到 10,000 人死於 C 型肝炎，而且據估計約有 400 萬的人感染此病，這也是肝移植的主要原因。C 型肝炎大約是愛滋病患者的四倍，而且較愛滋病二十倍容易被感染到。而約有百分之八十五的患者會導致更進一步的慢性肝臟疾病，這個病毒會慢慢的進展成最後損壞肝臟。除此之外，患有 C 型肝炎的人，通常會使肝中的鐵含量上升，這也會使肝臟受損害。我們可以由捐血的血液中測得是否有無 HCV 的抗體，但是受到感染的人要 6 個月左右才有抗體產生，因此，到目前為止，仍然無法檢測出所有受感染的血液。由美國食品藥物管理局發現現有約百分之七的 C 型肝炎是從輸血而感染的，而且會接觸到此病毒的機會大約是十萬分之一。然而，1992 年後，由於篩檢的技術進步，從輸血而罹患 C 型肝炎的機率就減少很多了。但是仍然還存在有危險性，因為 1992 年之前還有很多沒有被檢查出來，而且 1992 年之前還有其他導致 C 型肝炎傳染的原因，例如：共用針頭、靜脈注射藥物、性接觸等。HCV 還可能由母親在生產時傳給嬰兒。

　　D 型肝炎，或稱為 δ 型肝炎，會發生在一些患有 B 型肝炎的人身上，為所有肝炎中較不常見的一種，但是卻是最嚴重的一種，因為兩種肝炎會一起對身體產生危害。也可能由性行為時被傳染，或母親在生產時傳給嬰兒。

　　E 型肝炎在美國相當少見，但是在其他國家是蠻常見的，例如：墨西哥、

印度及亞洲和非洲等國家。通常是由糞便污染而受感染的,而且對於懷孕的婦女危險性更大,但是一般來說,並不會像其他的肝炎會導致慢性肝臟疾病。

其他還有一些原因會產生肝炎,如:暴露在某些毒素、酒精或藥物的使用等,藥物中包括常用的成藥,如止痛藥、退燒藥:普拿疼等。這類的肝炎又稱為毒素型的肝炎,而環境中的毒素,也可能會經由皮膚的吸收之後,使肝臟受損。碳氫化氯(chlorinated hydrocarbons)和砷是會造成嚴重肝損害的例子。在這類的毒素型肝炎,接觸毒素的量可以決定對肝臟損害的程度。

營養素

補充品	建議用量	說明
必需者		
α-類脂酸(ALA)	依照產品標示。	具有抗氧化特性,可以保護肝臟。
β-1,3-聚葡萄糖	依照產品標示。	為一良好的抗氧化劑,可以刺激包圍和消化細胞殘渣的巨噬細胞的活性。
游離形式的胺基酸複合物(來自 Anabol Naturals 的 Amino Balance)	依照產品標示。	提供所需的蛋白質,肝臟將蛋白質分解,補充游離形式的胺基酸,可使肝臟消除疲勞。
麩胱甘肽 加	每日 2 次,每次 500 毫克,空腹服用。	保護肝臟。
L-精胺酸 和	依照產品標示。	解肝臟毒性。
L-半胱胺酸 和 L-甲硫胺酸	每日 2 次,每次 500 毫克,空腹服用。可與開水或果汁一起服用,但勿與牛奶一起服用。若同時服用 50 毫克維生素 B6 及 100 毫克維生素 C 則更容易吸收。	去除有害的肝毒素和保護麩胱甘肽。(請見第一部的胺基酸)
肌醇六磷酸(IP6)	依照產品標示。	一強而有力的抗氧化劑,對身體有許多的好處,包括:保護肝臟等。又稱為植酸。

補充品	建議用量	說明
必需者		
來自 Wakunaga 的 Liquid Kyolic 含維生素 B_1 和 B_{12}	依照產品標示。	強而有力的肝臟保護者和有效的抗氧化劑。
生的肝臟萃取物 或 脫水肝臟	依照產品標示。 依照產品標示。	促進肝功能。（請見第三部的腺體療法）可考慮注射方式（在醫師的監督下）。
S-腺苷甲硫胺酸(SAMe) 或 三甲基甘胺酸（TMG）	依照產品標示。 依照產品標示。	促進肝臟的健康。 為轉換有毒的同半胱胺酸成甲硫胺酸所必需，為 S-腺苷甲硫胺酸合成的基本物質。
來自 American Biologics 的 Selenium Forte	依照產品標示。	研究發現硒有預防肝癌的功用。
非常重要者		
輔酶 Q_{10} 加 來自 Coenzyme-A Technologies 的輔酶 A	每日 60 毫克。	免疫作用和促進組織產生氧。
二甲基甘胺酸（來自 FoodScience of Vermont 的 Aangamik DMG）	依照產品標示。	促進細胞氧的濃度。
卵磷脂顆粒 或 膠囊	每日 3 次，每次 1 湯匙，餐前服用。 每日3次，每次 1,200 毫克，餐前服用。	保護肝臟細胞且為一強而有力的脂肪乳化劑。有助於預防脂肪肝。
綜合維生素複合物 和 維生素 B 群	每日 3 次，每次服用每種主要的維生素 B 各 50〜100 毫克，隨餐服用（在綜合錠劑中，各種維生素的含量會有所不同），但是一天的總量不要超過 100 毫克的維生素 B_3（菸鹼素），	所有的營養素都必須均衡的攝取，所有的維生素 B 群都是肝臟維持正常功能所需。舌下的形式較好。必要時可用注射形式（在醫師的監督下），尤其是維生素 B_{12} 和葉酸。

補充品	建議用量	說明
非常重要者		
外加 維生素 B_12 加 膽鹼 和 肌醇	直到復原。 每日2次，每次1,000微克。 依照產品標示。	
超氧化物歧化酶 （SOD） 或	依照產品標示。	有效的抗氧化劑，可以中和自由基，促進肝功能。
來自 Biotec Foods 的 Cell Guard 或	依照產品標示。	
American Biologics 公司的 Oxy-5000 Fort	依照產品標示。	
維生素 C 與 生物類黃酮	每日5,000～10,000毫克以上。	為一強的抗病毒劑，研究發現高劑量可以很快的修復肝臟。
維生素 E	開始時每日400國際單位，然後1個月後增加至1,200國際單位。	有效的抗氧化劑。選用 d-α-生育醇形式。
重要者		
鈣 和 鎂	每日1,500毫克。 每日1,000毫克。	為血液凝固所需，因為肝臟疾病患者多有血液凝固上的問題。使用螯合形式。不用使用骨粉的形式。
必需脂肪酸（月見草油和鮭魚油是良好來源） 或	依照產品標示。	為必需脂肪酸的重要來源，可以對付肝發炎，和降低肝中脂肪含量。
鯊魚肝油 或	依照產品標示。	
角鯊烯 或	依照產品標示。	
來自 Wakunaga 的 Kyolic-EPA	依照產品標示。	

補充品	建議用量	說明
重要者		
多種酵素複合物 和 鹽酸甜菜鹼	依照產品標示。	為適當的消化之重要物質。
有幫助者		
舞菇（maitake）萃取物 或	依照產品標示。	促進免疫系統和對抗病毒感染。
靈芝（reishi）萃取物 或	依照產品標示。	
香菇（shiitake）萃取物	依照產品標示。	
生的胰腺	依照產品標示。	幫助消化和胰臟功能。
酮基 DHEA	每日 50～75 毫克。	增加抗體和白烯素-2（interleu-kin-2）的形成。
維生素 A（來自 American Biologics 的 Micellized Vitamin A 乳劑）	每日 25,000 國際單位，懷孕期間，每日勿超過 10,000 國際單位。	為傷口癒合所需，使用乳劑形式較易吸收和較安全。避免選用β-胡蘿蔔素或是膠囊形式的維生素A，直到復原。

藥用植物

❏ 朝鮮薊可以增加肝功能的有效性。

❏ 印度癒傷療法已經用甜菜根於促進肝細胞的再生。

❏ 牛蒡和蒲公英都是清肝和清血的重要物質。

❏ 研究發現甘草對於治療病毒的肝炎很有效的，特別是慢性開放性的肝炎，因為文獻也證實有抗病毒的功效。

　注意：若天天使用甘草，一次不要連續使用 7 天以上。假如有高血壓則避免使用。

❏ ligustrum 是一種免疫增強和抗發炎的製劑。

❏ 牛奶薊萃取物所含的 silymarin，是一種類黃酮素，有助於肝臟復原和再生的作用。可以選用膠囊或是不含酒精的萃取物形式。每日三次，每次 200～400 毫克。

❏ 橄欖葉萃取物是一種抗黴菌的物質。

❏ 一種印度癒傷療法藥草：phyllanthus，對於 B 型肝炎有效果。在第一次發現病毒後，可能並沒有任何的症狀，但是仍然是帶原者，這種藥草可以使部分患者消除帶原的狀況。

❏ 有種中國藥草北五味子是對肝有保護功效。

❏ 一種中藥黃芩，也稱爲 Baikal skullcap 或是 Chinese skullcap，有抗氧化的功效。

❏ 薑黃是具有抗發炎的功效。

❏ 其他對肝炎有好處的藥草還包括：黑大菜、綠茶、紅花苜蓿及黃酸模。

建議事項

❏ 只吃生的蔬菜和水果，連續 2 到 4 星期，由清腸禁食開始此飲食計畫。（請見第三部的禁食）

❏ 將朝鮮薊放在日常飲食之中，它有護肝的功用，抽取液也是可以取得的。

❏ 多喝所謂「綠色飲品」、胡蘿蔔汁、甜菜汁等。（請見第三部的果菜汁療法）

❏ 只喝蒸餾水。

❏ 不要攝取任何形式的酒精，而且有一些被認爲不含酒精的藥物中含有與酒精類似的化合物丙二醇，也同時需要避免。

❏ 避免所有的油脂、糖和加工製品。

❏ 避免所有的生魚、生的貝殼類及任何動物性蛋白質。還要避免食用化學物質或食品添加劑。

❏ 得到足夠的休息。

❏ 使用含葉綠素的灌腸劑，例如新鮮的小麥草汁，或是 Wakunaga 公司產的 Kyo-Green，一週三次，一次使用一品脫（約半公升），且停留 15 分鐘。（請見第三部的灌腸）

❏ 儘量與患有 A 型肝炎的人隔離開，避免被傳染。經常洗手和換洗衣物，A 型肝炎患者的衣服和床單還需要特別的處理，將它們分開來清洗，而且要用熱水加上漂白水或其他殺菌劑清洗。另外，因爲可以藉由糞便污染，所以，廁所也要經常的清洗和消毒，廁所的地板和灌洗器都要加殺菌劑清洗。

❏ 特別在出外旅遊時，要注意食物或水的污染。

❏ 千萬不要吃醫生處方以外的藥物，任何包裝都要先仔細閱讀其標示，注意任何會對肝臟產生毒性的藥物。

考慮事項

❏ 長期過量的補充維生素A可能會導致肝臟的酵素濃度上升。任何人如果每日服用 50,000 國際單位的維生素 A 長達一年以上，則應降低劑量或選用乳劑形式，因其對肝的毒害較少。

❏ 如果你是C型肝炎的患者，在補充任合補充劑前，應先將體內的鐵含量降低，因為高鐵含量會抑制肝臟的治療。

❏ 兒茶素（catechin）是一種存在於綠茶或紅茶中的類黃酮素，研究顯示它可以有效的降低任何一種病毒感染的肝炎患者血清中的膽紅素濃度。

❏ 肝萃取物可補充肝再生所需的營養素，僅可由飼養的牛中提煉出使用。

❏ 實驗室的研究發現，注射全肝細胞可以迅速的修復一些實驗患有致死性和急性肝衰竭動物的肝臟組織。

❏ 牛奶薊萃取物所含的silymarin，已知可以降低肝的酵素濃度，和回復部分C型肝炎的肝臟受損的情形，而且部分研究也發現牛奶薊萃取物可以使老鼠的肝癌治癒。

❏ ribavirin（Virazole）和干擾素是常用的C型肝炎的處方，被證實可以有效的治療此疾病。

❏ 肝炎的診斷是由血液檢測，在部分的病患也是需要重複做檢查，特別是針對C型肝炎患者，有種測試方法叫做RIBA HCV 3.0 Strip Immunoblot Assay（SIA）就是用於此處。

❏ 也有可以自行在家檢測的方法，可以在藥房或是醫療器材公司中購買得到。

❏ 紫外線血液雷射治療（ultraviolet blood irradiation therapy, UBIT）可以促進組織產生氧氣，幫助發炎、刺激免疫系統及對抗病毒感染。這種治療方法是經過美國食品藥物管理局檢驗合格的療法。可使病毒經由紫外線雷射後而不活化，提供這種療法的單位是美國加州的 Bradford 研究中心。

❏ 如果你有手術需要輸血時，與你的醫生和外科醫生討論有關血液事宜，可

先存下自己的血液或是親屬的血液放於血庫中在手術時後使用。

❏ 現在有疫苗可以預防 A 型肝炎，所以建議有高危險群的人，包括：罹患肝疾病者、常接觸感染 A 型肝炎患者的人、有多性伴侶者、經常在 A 型肝炎罹患區域如非洲、中東、加勒比亞、南美、中美洲等的旅遊者。美國疾病防制中心（Centers for Disease Control, CDC）現今建議任何州內若有高危險機會的小孩，都需要打預防針來抵抗此疾病，包括：亞利桑納州、阿拉斯加州、加州、愛達華州、新墨西哥州、奧瑞岡州及華盛頓州等。徵詢醫生的意見和此疫苗的任何副作用。

❏ 也有疫苗可以預防 B 型肝炎，徵詢醫生的意見和此疫苗的任何副作用。

❏ 由於 C 型肝炎有很多種亞型和種類，到現今還沒有很有效的疫苗可以預防C 型肝炎，另外，D 型和 E 型肝炎也一樣沒有疫苗。

甲狀腺機能亢進（Hyperthyroidism）

這是甲狀腺分泌過多的甲狀腺素導致的疾病，造成代謝狀況過度活化的情形。這個症狀會導致所有的身體的任何過程速度加快，甲狀腺機能亢進的症狀包括：神經緊張、易怒、持續感覺非常熱、流汗增多、失眠及疲倦、腸道蠕動加速、月經週期減少、經期流量降低、虛弱、頭髮和體重減少、皮膚厚度改變、指甲分離、手較粗糙、心跳加快、甲狀腺腫大，及有時候會產生眼球突出的現象等。甲狀腺機能亢進也稱為甲狀腺中毒症（thyrotoxicosis），最常見的形式叫做格雷武司氏病（Graves' disease）。

甲狀腺是維持身體內部的溫度的恆定，它可以分泌兩種荷爾蒙來調節身體的溫度，藉而使身體快速的消耗熱能和使用能量，如果甲狀腺分泌過多的荷爾蒙則導致甲狀腺機能亢進的問題；但是如果分泌太少的話，也會產生甲狀腺機能不足的毛病。許多甲狀腺機能亢進或是甲狀腺機能不足的患者是由於免疫反應不正常所導致。確實的原因到目前仍然不清楚，但是免疫系統可以產生一些抗體，來侵襲身體的甲狀腺，進而干擾荷爾蒙的產生。甲狀腺機能亢進的原因還可能是紅斑性狼瘡或是腫瘤而干擾荷爾蒙的合成產生的。甲狀腺的發炎或感染也可能導致暫時性的甲狀腺機能亢進，可能由於某些處方

藥物造成。

　　甲狀腺機能亢進並不如甲狀腺機能不足常見，這兩種疾病都是女性的罹患率較男性高，甲狀腺功能異常的問題常常都可能是由於一些疾病的復發所造成的。

　　除非有其他情況，以下的建議劑量皆是針對成人的。對於 12 到 17 歲之間的兒童，可以將劑量降低到建議劑量的四分之三，而 6 到 12 歲的兒童則是降低一半的劑量，6 歲以下的兒童使用四分之一的劑量即可。

營養素

補充品	建議用量	說明
非常重要者		
綜合維生素和礦物質複合物	依照產品標示。	增加維生素和礦物質的量可以有助於這種代謝「亢進」的狀況所需。選擇超高效能形式。
維生素 B 群 外加	每日 3 次，每次服用每種主要的維生素 B 各 50 毫克，隨餐服用（在綜合錠劑中，各種維生素的劑量會有所不同）。	為維持甲狀腺正常功能所需，必要時可用注射形式（在醫師的監督下）。
維生素 B₁（硫胺素）和	每日 2 次，每次 50 毫克。	為血液合成和能量所需。
維生素 B₂（核黃素）和	每日 2 次，每次 50 毫克。	是體內所有細胞、腺體及器官維持功能正常所需。
維生素 B₆（吡哆醇）	每日 2 次，每次 50 毫克。	可活化多種酵素和免疫功能及抗體產生所必需。
有幫助者		
啤酒酵母	每日 1～3 湯匙以上。	富含多種基本營養素，特別是維生素 B 群。
必需脂肪酸（來自 Wakunaga 的 Kyolic-EPA 是良好的來源）	依照醫生處方。	為甲狀腺功能所需。

補充品	建議用量	說明
有幫助者		
卵磷脂顆粒 或 膠囊	每日 3 次，每次 1 湯匙，餐前服用。 每日 3 次，每次 1,200 毫克，餐前服用。	有助於脂肪的消化，可以保護所有細胞和器官的外膜。
維生素 C 與 生物類黃酮	每日 3,000～5,000 毫克以上。	對此種症狀特別重要。
維生素 E	每日 400 國際單位。請勿超過此劑量。	為抗氧化劑和必需的營養素。然而，過量可能會刺激甲狀腺功能，選用 d-α-生育醇形式。

建議事項

❑ 多吃下列這些食物：綠花椰菜、甘藍菜芽、甘藍菜、白花椰菜、芥藍、芥菜葉、梨子、桃子、蕪菁甘藍、黃豆、菠菜及蕪菁等。這些食物可以抑制甲狀腺荷爾蒙的產生。

❑ 減少乳製品的攝取至少三個月。同時也要避免刺激物、咖啡、茶、尼古丁及碳酸飲料等。

❑ 要特別小心以放射性碘化鈉來治療（碘-131 或 I-131），這種是一般用來治療此症的方法，有一些嚴重的已知副作用會發生。同時，也不要過於心急的做手術，先嘗試用飲食方法來改善。

考慮事項

❑ 與一些身體的其他作用相同，甲狀腺機能亢進的患者消化能力也會加速。吸收不良常常會發生，因此，適當的飲食是非常重要的。

❑ 英格蘭的研究學者發現 10 位正在治療的帕金森氏症患者，全都有甲狀腺機能亢進的問題。如果可以同時治療甲狀腺的問題，帕金森氏症的症狀會改善較快。

❑ 如果大脖子的問題影響到呼吸或是吞嚥的話，手術將部分或是全部的甲狀腺切除是有相當的必要。而手術後可能要服用甲狀腺素。

❑ 腦下腺、副甲狀腺以及性腺都一起會影響甲狀腺的功能，如果其中之一有問題，則會影響到其他的腺體功能。

❑ 副甲狀腺是位於甲狀腺後方表面的一個小的內分泌腺體，可以分泌副甲狀腺素（PTH），它的功能是幫助調節鈣的濃度。副甲狀腺素機能亢進的毛病是很少見的，因為這個如蘋果種子大小般的器官要變大或是過度活化是不常見的。當副甲狀腺分泌過多的荷爾蒙時，過多的鈣質會從骨質流失到血中，一般血液的檢測可以得知血中的鈣濃度過多，如果沒有適當的治療的話，會導致許多的其他問題產生，如：骨骼疼痛、腎結石等。這種疾病的標準療法只有手術切除，可能會有一些副作用，如果聲帶的神經受損的話，會造成永久性的聲音沙啞。

❑ 未診斷出的甲狀腺問題可能會被誤以為停經症候群，症狀例如：疲倦、情緒不穩及憂鬱症是同時會存於此兩種毛病之中的，如果你有發現有停經的症狀時，同時也需檢測甲狀腺的功能。

甲狀腺機能不足（Hypothyroidism）

　　甲狀腺機能不足是由於甲狀腺分泌不夠造成的疾病，症狀包括：疲倦、食慾不振、對寒冷的耐受性差、心跳變慢、體重上升、經前疼痛、乳房有牛奶般的分泌物、不孕、肌肉虛弱、肌肉抽搐、皮膚乾燥脫皮、皮膚有黃橙色的沈積（特別是手和手掌）、眼皮有黃色突起、掉頭髮（包括眉毛）、重複性的感染、偏頭痛、呼吸道發炎、便秘、憂鬱症、注意力不集中、講話速度很慢、甲狀腺腫及眼睛腫大等。疲倦和對寒冷的耐受性差是最常見的毛病，如果你一直覺得冷而旁邊的人都覺得熱的話，可能你的甲狀腺功能就不足了。

　　甲狀腺是維持身體內部的溫度的恆定，它可以分泌兩種荷爾蒙來調節身體的溫度，藉而使身體快速的消耗熱能和使用能量，如果甲狀腺分泌過多的荷爾蒙則導致甲狀腺機能亢進的問題；但是如果分泌太少的話，也會產生甲狀腺機能不足的毛病。美國大約有 1,300 萬的人有甲狀腺機能不足的問題，而其中約有百分之九十的為女性。30 到 50 歲的女性更是好發的族群，根據估計大約 8 個女性有一人在一生中的某個階段，會有此症狀產生。甲狀腺的

問題可能會導致很多復發的疾病和疲倦症狀。甲狀腺可能會受到一些因素的影響，如：飲食不均衡、飲水中含氟、過量攝取不飽和脂肪、耐力運動、蔬菜水果中殺蟲劑殘留、放射線、酒精和藥物等。

有一種疾病稱爲橋本氏病或是慢性甲狀腺炎（Hashimoto's disease）被相信是最常導致甲狀腺機能不足的原因，這種疾病患者的身體會對甲狀腺素過敏，產生抗體來對抗自身的甲狀腺素，這種疾病與成人型的甲狀腺腫大（大脖子病）有關，其他會發生此疾病的相關的疾病還包括：惡性貧血、紅斑性狼瘡、酵母菌感染及類風溼性關節炎等。在小孩的先天性甲狀腺機能不足患者，如果沒有適當的治療的話，會導致智能不足及侏儒症（dwarfism）等。一般來說，當嬰兒出生幾個月後就可以由血液檢測出是否有甲狀腺的問題。

有一種罕見的症狀可能是由於長期沒有診斷出甲狀腺機能不足所導致的，稱爲黏液水腫型昏迷（myxedema coma），這種昏迷可以由於疾病、意外、感冒，或是服用鎮靜劑和安眠藥等產生，這種症狀需要立刻送急診室治療。

檢測血液中多種荷爾蒙的含量，可以判斷甲狀腺的功能是否正常。醫生可能會檢查一種荷爾蒙，叫做促甲狀腺生成激素（TSH），這種荷爾蒙是由腦下腺分泌，幫助調節甲狀腺素的合成。只要TSH有一點點的異常，就會影響甲狀腺素的分泌，多數的內分泌學家相信，早期的甲狀腺機能不足是由於患者的 TSH 異常所致。

同時也需要檢查碘的吸收測試，這種檢驗需要食用一定量的放射線碘，由 X 光可知甲狀腺中有多少碘被吸收，低碘吸收可能就是甲狀腺機能不足的結果。

除非有其他情況，以下的建議劑量皆是針對成人的。對於 12 到 17 歲之間的兒童，可以將劑量降低到建議劑量的四分之三，而 6 到 12 歲的兒童則是降低一半的劑量，6 歲以下的兒童使用四分之一的劑量即可。

甲狀腺自我檢驗

要檢測是否有甲狀腺機能低下，可在夜晚將溫度計置於床邊，當清晨一起床就將溫度計放在腋下 15 分，保持靜止，不說話。任何的移動都會干擾數值。如果體溫約 36.4°C 或更低時，則可能表示有甲狀腺機能低下的問題，保持溫度記錄至少 5 天，如果體溫持續的低，則應找專業醫療機構再做更深入

的檢查。

營養素

補充品	建議用量	說明
必需者		
海帶	每日 2,000～3,000 毫克。	含有碘，為甲狀腺荷爾蒙的基本物質。
L-酪胺酸	每日 2 次，每次 500 毫克，空腹服用。可與開水或果汁一起服用，但勿與牛奶一起服用。若同時服用 50 毫克維生素 B_6 及 100 毫克維生素 C 則更容易吸收。	低血漿濃度與甲狀腺機能不足有關。（請見第一部的胺基酸）
非常重要者		
來自 American Biologics 的 Multi-Glandular	依照產品標示。	為一內分泌、荷爾蒙及酵素系統的營養補充劑。
生的甲狀腺	遵照醫生指示。	補充缺乏的甲狀腺荷爾蒙（請見第三部的腺體療法），天然萃取的較好，如 Armour Desiccated Thyroid Tablets。僅醫生處方可得。
來自 Silver Sage 的 ThyroStart	依照產品標示。	一種草藥的補充劑，包含支持甲狀腺的成分，如碘。
重要者		
維生素 B 群	每日 3 次，每次服用每種主要的維生素 B 各 100 毫克，隨餐服用（在綜合錠劑中，各種維生素的含量會有所不同）。	維生素 B 群可以促進細胞氧化，和形成能量，是正常消化、免疫功能、紅血球細胞形成及甲狀腺功能所必需。
外加		
維生素 B_2（核黃素）和	每日 2 次，每次 50 毫克。	
維生素 B_{12}	每日 3 次，每次 1,000～2,000 微克，空腹服用。	選用口含錠或舌下形式的吸收較好。

補充品	建議用量	說明
有幫助者		
啤酒酵母	依照產品標示。	富含基本營養素,特別是維生素B群。
必需脂肪酸(來自 Wa-kunaga 的 Kyolic-EPA 是良好來源)	依照產品標示。	是適當甲狀腺作用的必要物質。
鐵 或 來自 Salus Haus 的Floradix Iron+Herbs	遵照醫生指示。與100毫克維生素C一起服用吸收較好。 依照產品標示。	為酵素和血紅素生成的必需營養素,使用亞鐵螯合形式。 注意:千萬不要服用鐵劑,除非是已經診斷為貧血。 為天然、無毒性的食物來源。
硒	依照產品標示。懷孕期間,每日勿超過40微克。	為重要的抗氧化劑,對免疫系統有保護作用。
維生素 A 與 混合的類胡蘿蔔素 加 天然的β-胡蘿蔔素 或 類胡蘿蔔素複合物	每日15,000國際單位,懷孕期間,每日勿超過10,000國際單位。 每日15,000國際單位。 依照產品標示。	為適當的免疫功能和健康眼睛、皮膚及頭髮所需之營養素。可以服用綜合維生素的形式。 抗氧化劑和維生素 A 的前驅物。 註:如果你患有糖尿病的話,去掉β-胡蘿蔔素。因為糖尿病患者無法將β-胡蘿蔔素轉換成維生素A。
維生素 C 與 生物類黃酮	每日4次,每次500毫克,請勿超過此劑量。	為免疫功能和壓力荷爾蒙生成所必需。 注意:千萬不要服用高劑量的維生素C,這樣會影響到甲狀腺荷爾蒙的合成。
維生素 E	每日400國際單位,請勿超過此劑量。	重要的抗氧化劑,可以促進循環和免疫反應。選用 d-α-生育醇形式。
鋅	每日50毫克,所有補充劑中的含量相加起來,每日不要超過100毫克。	免疫系統刺激劑,使用葡萄糖酸鋅錠劑或OptiZinc可得到較好的吸收。

藥用植物

❏ 臘果楊梅、北美升麻及金印草等草藥可以有助於此症狀的改善。
  注意：若每天內服金印草，一次不要連續使用超過 7 天。在懷孕期間不可使用，若你對豕草過敏，則使用時要小心。

❏ 龍膽和艾蒿等萃取物都對甲狀腺機能不足有幫助。

❏ 藥草苦酒如瑞典苦味酒可能有助於甲狀腺機能低下的症狀之改善。

建議事項

❏ 飲食需包括下列各種食物，例如：杏果、棗子、蛋黃、糖蜜、蘿勒、馬鈴薯、黑棗、生種子及全穀類等。多吃魚、雞及牛牛奶和乳酪。

❏ 適量的攝取以下的食物：綠花椰菜、甘藍菜芽、甘藍菜、芥藍、芥菜葉、梨子、桃子、黃豆、菠菜及蕪菁等。如果你的症狀相當的嚴重，這些食物都不要攝取，因為這些食物會抑制甲狀腺的功能。

❏ 避免加工和精製的食物，包括：白麵粉和白糖。

❏ 僅喝蒸餾水。

❏ 開始一個適度運動的計畫，例如：瑜珈或散步等。

❏ 千萬不要服用含磺胺類或抗組織胺類的藥物，除非是醫生處方或是指定用藥。

❏ 減少氟（牙膏和飲水中含有）和氯（也是自來水中含有）的攝取。氯、氟和碘都是在化學性上有相關聯的，氯、氟會抑制甲狀腺的碘接受器作用，因而影響含碘荷爾蒙的產生，最後造成甲狀腺機能不足。

❏ 服用順勢療法的 *Calcarea carbonica* 可能有幫助，對部分患者可以促進甲狀腺的功能。

❏ 因為甲狀腺藥物會與其他藥物發生交互作用，因此，需要間隔數小時服用。記得要諮詢你的醫生有關何種藥物會發生交互作用的問題，一種潰瘍藥物 sucralfate（Carafate）；制酸劑（Alu-Tab、Amphojel 和 Nephrox）中的氫氧化鋁；及兩種降膽固醇的藥 cholestyramine（Questran）、colestripol（Colestid）等都會影響到甲狀腺藥物的作用。也不要與碳酸補充劑或鈣片一起服用，可能會抑制甲狀腺素（T_4）的吸收。

考慮事項

☐ 由於血糖不耐症、停經及憂鬱症都有類似甲狀腺障礙的症狀，因此，一些簡易的檢測方法，可以確定是否是甲狀腺的問題。

☐ 如果患者每日清晨的體溫維持在 35.5℃，則服用 3～4 粒甲狀腺素（僅醫生處方可得）。如果患者每日清晨的體溫維持在 36.1℃，則服用 1～2 粒甲狀腺素。如果有任何的副作用發生，一定要告訴醫生以降低劑量。

☐ Synthroid 和 Levothroid 是合成的甲狀腺素 T_4，也是最常見的處方用藥，這些藥會有一些副作用包括：頭痛、焦慮不安、易怒、神經質、失眠、腹瀉、體重減輕、食慾改變等。如果病患對藥物無反應，可以使用醫生處方的 liothyronine（Cytomel），此藥含有 T_3，為調節代謝所需，美國麻州大學的研究發現到使用甲狀腺素可能會造成骨質的流失。

☐ 治療橋本氏病或是慢性甲狀腺炎（Hashimoto's disease）的病患，需要終生服用甲狀腺素。

☐ 系統中存在過多的甲狀腺荷爾蒙會導致所謂的甲狀腺風暴（thyroid storm）。心跳速度會加速，而且如果是很嚴重的情況下，會導致心肌梗塞的發生。

☐ 最近的證據顯示甲狀腺機能低下會增加心肌梗塞的危險性，甚至是只有一點點的機能不足。

☐ 使用健康食品店的天然的黃體激素乳霜，有助於促進甲狀腺的活性。

☐ 一種微量元素鋰，可以用來治療躁鬱症的藥物，有時候會導致甲狀腺的功能異常。

☐ 威爾森氏症為一種甲狀腺素 T_4 轉換成甲狀腺素 T_3 異常所致，造成甲狀腺功能降低的一些症狀，特別是明顯的影響身體和情緒壓力的功能。症狀可能會持續存在，就算情緒壓力的減少。威爾氏症的病患可能會有甲狀腺機能不足的一些症狀，包括：體溫降低、容易疲倦、頭痛、經期不規律、記憶力減退、注意力不集中、缺乏性慾、焦慮、過敏、失眠、不耐寒冷、缺乏能量和動力等。這些患者的血液檢驗可能是正常的。（請見第二部的威爾森氏症）

低血糖症
（Hypoglycemia; Low Blood Sugar）

低血糖症或是血中糖分太低，是一種體內的血液中含葡萄糖的濃度異常的症狀。反應性低血糖症（reactive hypoglycemia）為發生於吃下一頓飯後 2 到 5 小時血糖濃度仍不正常的情形，反應性低血糖症的症狀包括：出汗、發抖、心跳加速、焦慮、飢餓等。通常是由於胰島素過度的作用所導致，胰島素可以將血液中的葡萄糖轉送到細胞之中。尤其是在肌肉和脂肪組織之中，可將葡萄糖在肝臟中合成。如果胰臟不能適當的作用，則醣類就無法代謝完全。當血糖濃度下降時，會有一些和壓力有關的荷爾蒙會分泌出來，例如：腎上腺素等來預防血糖過度的降低。還有另外一種低血糖症，即所謂的禁食性低血糖症（fasting hypoglycemia），這種是發生於飯後 8 小時或更長的時間。它的症狀通常比反應性低血糖症更嚴重，包括：癲癇、感覺失常、心智損失等，肝臟疾病和胰臟腫瘤一般會有此種低血糖的症狀發生。

一個人如果罹患有低血糖症，可能會有下列的症狀發生，例如：疲倦、昏眩、心跳脈搏不正常、噁心、視覺模糊、注意力無法集中、輕微頭痛、焦慮、昏倒、憂鬱、焦躁不安、渴望甜食、混亂、盜汗、腿部虛弱、下肢腫脹、胸口鬱悶、持續飢餓、身體不同部位疼痛（特別是眼睛）、神經質、精神混亂及失眠等等。低血糖症的患者常常會變得非常激進而且容易發脾氣，這些任何的症狀會發生於吃下甜食或脂肪性食物數小時後，症狀的發生和嚴重程度直接與最後進食的時間和進食的內容有相關性。

愈來愈多的美國人患有此症狀是由於不良的飲食習慣所導致，包括：攝取大量簡單碳水化合物、糖、酒精、咖啡因、碳酸飲料及複合碳水化合物不足，而且壓力過大也是導致低血糖症的主要原因。

低血糖症也可能是由於遺傳的，不過還是由於飲食不當所造成的較多。這種即是所謂的功能性低血糖症（functional hypoglycemia, FH），另外身體其他的一些病症也會造成低血糖症，例如：腎上腺功能不足、甲狀腺異常、腦下腺障礙、腎臟疾病及胰臟炎等。免疫缺乏和念珠菌感染等都與低血糖症

有關聯，葡萄糖不耐症和高胰島素血症（血中胰島素濃度過高）都會造成低血糖症，也常見於慢性肝衰竭的病患身上。其他還有一些常見的原因，如：抽菸、大量的咖啡因攝取，包括：巧克力、可樂、咖啡等。值得爭議的是有人認為低血糖可能是糖尿病（高血糖）的初期症狀。

要診斷低血糖是不容易的，因為這些症狀與其他一些疾病很容易搞混，包括：腎上腺功能不全、過敏症、氣喘、念珠菌感染、慢性疲勞症候群、消化或腸道障礙，飲食障礙、食物過敏、甲狀腺機能不足、腎臟衰竭、吸收不良症候群、停經、智力障礙、神經問題、營養缺乏、壞血病（血液感染）、壓力及體重的問題等。

為了診斷低血糖症，醫療人員可能會要求你測試一種叫做葡萄糖耐受性試驗，但是也有一部分具有低血糖症狀的患者，經過 5 小時的葡萄糖耐受試驗並沒有任何異常的結果發生。一個有用的診斷方法是，使用下列的營養素補充或飲食改善，可以將一些症狀有所改善。

營養素

補充品	建議用量	說明
非常重要者		
啤酒酵母	依照產品標示。	有助於血糖的穩定。
鉻	每日 300～600 微克。	為葡萄糖代謝所需，也是胰島素正常活性所必需的。
來自 Wakunaga 的 Kyo-Dophilus	依照產品標示。	補充身體的益生菌，此疾病通常會缺乏益生菌，選用液態形式的。
大蒜（來自 Wakunaga 的 Kyolic）	依照產品標示。	當低血糖發作時很好的減緩物質。
麩胱甘肽	依照產品標示。	一種由三種胺基酸構成的化合物，可以將葡萄糖轉換成能量。
胰蛋白酶	依照產品標示，隨餐服用。	為適當消化蛋白質所需，使用高效能形式。
蛋白質分解酵素	依照產品標示，兩餐之間服用。	患有此症的病患通常會有蛋白質的消化問題，也就是有所謂的漏腸症候群及過敏症。注意：小孩勿使用這種補充品。

補充品	建議用量	說明
非常重要者		
槲黃素	依照產品標示。	可減輕症狀,有助於因為食物過敏的因素。
維生素 B 群	每日服用每種主要的維生素 B 各 50～100 毫克,或以上(在綜合錠劑中,各種維生素的含量會有所不同)。	在醣類和蛋白質代謝上扮演重要角色,且是食物適當的消化和吸收所需,可以有助於身體對低血糖反應的食物有耐受性。也會幫助低血糖症患者常有的吸收不良症狀有所改善。
外加		
維生素 B_1(硫胺素)和	每日 100 毫克。	幫助鹽酸的產生,是適當消化所需。
維生素 B_3(菸鹼素)	每日 100 毫克,請勿超過此劑量。	有助於神經系統和適當消化作用所需。 注意:若有肝臟疾病、痛風或高血壓,請勿服用菸鹼素。
和		
泛酸(維生素 B_5)和	每日 1,000 毫克,分成數次。	為腎上腺功能和轉換葡萄糖成熱量的重要物質。
維生素 B_{12}	每日 1,000～2,000 微克,空腹服用。	重要性在預防貧血,因為患者常因吸收不良而導致貧血。
鋅	每日 50 毫克,所有補充劑中的含量相加起來,每日不要超過 100 毫克。	是胰島素適當釋放所必需,通常患者會有鋅缺乏。使用葡萄糖酸鋅錠劑或 OptiZinc 可得到較好的吸收。
重要者		
L-肉鹼 加	依照產品標示。	可以將儲存的脂肪轉換成能量。
L-半胱胺酸 和	依照產品標示。	抑制胰島素的作用,使之無法降低血糖。
L-麩胺醯胺	每日 1,000 毫克,空腹服用。可與開水或果汁一起服用,但勿與牛奶一起服用。若同時服用 50 毫克維生素 B_6 及 100	降低對糖的渴望。

補充品	建議用量	說明
重要者		
	毫克維生素 C 則更容易吸收。	
鎂 和 鈣	每日 750 毫克，分成數次，餐後和睡前服用。 每日 1,500 毫克，分成數次，餐後和睡前服用。	促進醣類（糖分）的代謝。 和鎂一起有助於預防結腸癌。
錳	依照產品標示。與鈣分開食用。	可以促進和維持血糖濃度，大部分低血糖症患者體內的此種微量元素有缺乏的現象。
維生素 C 與 生物類黃酮	每日 3,000～8,000 毫克，分成數次。	針對腎上腺功能不足者有幫助，因為低血糖症的患者常有此問題。
維生素 E	400 國際單位以上。	改善能量代謝和循環，使用 d-α-生育醇形式。
有幫助者		
來自 Aerobic Life Industries 的有氧堆積清腸劑 或 洋車前子外殼	依照產品標示。與蘆薈汁一起在早晨服用，與其他補充劑或藥物分開使用。	幫助延緩血糖的降低，和清潔結腸的作用。
肝臟萃取物注射 或 脫水肝臟	每週 2 次，每次 1 毫升，持續 3 個月，或更久。或是遵照醫生指示。 依照產品標示。	可以補充維生素 B 群和一些重要的營養素。
綜合維生素和礦物質複合物	依照產品標示。	所有復原需要的營養素。
來自 Natrol 的 Cravex	依照產品標示。	控制糖分的渴望，有助於代謝的平衡。

藥用植物

❏ 下列這些藥草可以有助於血糖的正常，例如：angostura 苦酒（或是任何苦酒的混合物）、朝鮮薊葉及龍膽的根。

❏ 紫雲英或是甘草根有助於對抗壓力。

注意：若使用過度，甘草可能升高血壓。若天天使用甘草，一次不要連續使用 7 天以上。假如有高血壓，或懷孕或是哺乳期間則完全避免使用。

❏ 山桑椹和野山藥可以幫助控制胰島素的濃度。

❏ 蒲公英的根是良好的鈣來源，對胰臟和肝臟有支持的作用。

❏ gudmar（*Gymnema sylvestre*），為一種草藥，可以有助於腸道中醣類的吸收，進而可以有助於血糖的穩定。

❏ 甘草可以有助於腎上腺的作用。

❏ 牛奶薊可以幫助肝臟的功能。

❏ 其他對於血糖控制有幫助的還有，紫錐花、蘿勒、保哥果、覆盆子葉及熊果葉。

建議事項

❏ 飲食中避免下列各項食物：酒精、罐裝和包裝食物、精製和加工食物、水果乾、鹽、糖、飽和脂肪、碳酸飲料及白麵粉等。同時也要避免人工色素和防腐劑。

❏ 減少甜的水果和果汁的攝取，例如：葡萄和李子。如果要喝的話，以相同量的白開水混合飲用。

❏ 甜食以天然的甜味劑，甜菊萃，一種液體形式的南美洲藥用植物，它的甜度是糖的 200 倍，其他可以接受的甜味還有：大麥焦糖、糖蜜及糙米糖漿等。

❏ 飲食多攝取負含纖維質和包括大量的蔬菜，特別是綠花椰菜、紅蘿蔔、朝鮮薊、生菠菜、葫瓜及豆類等。蔬菜最好生吃或以蒸的烹調方式，同時也要多吃豆類、糙米、燕麥、燕麥麩、馬鈴薯、黃豆製品（豆腐），及水果類，如：蘋果、杏果、酪梨、香蕉、哈密瓜、葡萄柚、檸檬及柿子等。

❏ 蛋白質的部分，要多吃低脂乾酪、魚類、穀類、克非爾發酵乳、生乳酪、

生核果類、種子、去皮的火雞和白雞胸肉及低脂優格等。

❏ 澱粉類食物例如：玉米、碎玉米粥、麵條、白米、美洲地瓜等要適量攝取。

❏ 飲食要包括舞菇等菇類。這些食物可以有助於壓力的控制與調整。

❏ 儘量避免攝取高油脂的食物，例如：培根、冷盤、油炸食物、肉汁、火腿、香腸或乳製品（除了低脂酸性食品）等。

❏ 千萬不要暴飲暴食，每天可以吃 6～8 餐，少量多餐，有些患者發現睡前吃一些點心可以有幫助。

❏ 使用循環菜單，食物過敏與低血糖症常常是有關聯的。而且可能會使症狀加重。（請見第二部的過敏症）

❏ 嘗試每天補充 200 微克的鉻，這可以有助於減緩許多症狀，而且如果是飯後發生的低血糖症還可以使血糖濃度上升。鉻，也被稱為是葡萄糖耐受因子 GTF，已知可以預防突發性的休克。

❏ 在低血糖反應的時期，吃一些纖維質與蛋白質的食物，例如：麩皮，或米餅加上乾酪或杏仁奶油。

❏ 如果要吃蘋果泥還不如以整個蘋果取代，因為這樣可以攝取較多的纖維質，蘋果中的纖維質可以幫助抑制血糖起伏不定，而纖維質本身（存在於爆米花、燕麥麩、米糠、餅乾、亞麻子、洋車前子外殼等的纖維質）顯示可以減慢低血糖反應的發生。飯前半小時前補充纖維質較好。餐間補充螺旋藻錠劑更能有效的穩定血糖。

❏ 維持正常的運動時間表，這樣可以有助於維持血糖的恆定。運動前 1～3 小時要進食。

❏ 壓力是低血糖症的主要因素，因為它會影響到腎上腺的功能和血糖的濃度。練習經由冥想、聽音樂、按摩或泡澡等來減輕壓力。

❏ 一個月一次的禁食，僅攝取蔬菜汁，和檸檬汁等（請見第三部的禁食和灌腸）。為了預防禁食時的低血糖發生，可以補充螺旋藻或蛋白質的粉狀補充劑，許多人都發現這樣會很快的感覺較好。

考慮事項

❏ 酪梨含有一個七碳的糖，可以抑制胰島素的生成，因而使此食物為低血糖

患者的優良選擇。

❏ 胰島素的生成受到腎上腺功能的影響，腎上腺分泌腎上腺素會將胰島素生
成抑制掉，如果腎上腺受到太大的壓力或疲勞所致功能無法正常運作時，
結果可能會導致胰島素的不正常分泌，因而影響到血糖的濃度，產生血糖
過低的現象，和全身缺乏能量的結果。

❏ 對於這些低血糖患者，可以注射維生素 B 群加上額外的維生素 B₆ 及肝萃
取物都會對他們的症狀有改善的作用。肝臟萃取物補充劑包含有助於肝臟
再生作用的營養物質，但是只有由有機飼養的牛的肝臟才可以被使用。

❏ 低血糖的症狀與停經的症狀非常類似，特別是兩者都是好發於中年之後。

❏ 少數的個案是因為藥物過量使用導致低血糖的現象，包括阿斯匹靈和 sul-
fonamides（磺胺藥物），即一些常是針對尿道感染所開的處方抗生素等。

❏ 最容易發生低血糖現象的人，就是那些因高血糖或糖尿病而服用藥物者。

❏ 低血糖症常常是注意力缺乏症候群（ADD）病患的不當診斷的結果。（請
見第二部的注意力缺乏症候群）

❏ 根據估計約有一半的低血糖患者是超過 50 歲的人，且是甲狀腺功能降低
或是甲狀腺機能不足的患者。（請見第二部的甲狀腺機能不足）

❏ 咖啡因、酒精及菸草都是會導致血糖不穩的食物，失眠可能發生於餐後食
用任何一種糖分。

❏ 部分研究顯示飲食中降低肉類蛋白質的攝取，和加入一些澱粉如馬鈴薯，
是有用的。

❏ 對牛奶過敏是此疾病的進展問題，因此，建議測試過敏反應。（請見第二
部的過敏症）

尿失禁（Incontinence）

尿失禁是常見的惱人問題，有許多原因會造成尿失禁。這問題可分為急
性與持續性。急性尿失禁最常由感染引起，持續性尿失禁是漸漸形成的，而
且可能成為長期的困擾。持續性的尿失禁有幾種，包括壓力性失禁、緊迫性
失禁、機能性失禁、反射性失禁、完全性失禁。

壓力性失禁是最常見的膀胱問題，當你咳嗽、打噴嚏、大笑、舉重物或增加下腹壓力時，就會出現漏尿。患者的膀胱很少能一次排淨尿液，通常是分多次少量的流出，這是骨盆肌衰弱無力的結果，可能由老化、肥胖和／或懷孕引起。

緊迫性失禁是膀胱過度活躍所導致的。膀胱周圍的迫尿肌會不自主的收縮，並開始漏尿。這種尿失禁常常有頻尿及半夜尿床的問題，尤其是男性患者。排尿困難也可能是前列腺發炎所致。緊迫性失禁潛在的因素包括曾患過骨盆肌發炎、做過腹部手術、使用酒精及咖啡等興奮劑以及膀胱感染。也可能是由前列腺問題造成的。

機能性失禁的特徵是在抵達廁所前無法忍住尿液而洩出來了，造成此問題的原因可能是壓力、改變環境（例如當你必須住院且無法及時趕到廁所時）、行動不便。有些人不知道自己的膀胱已經漲滿尿液，因而導致漏尿。這種失去尿意知覺所引起的失禁即爲反射性失禁，通常是由於脊髓受傷或其他神經受損所導致。完全性失禁是隨時隨地都可能出現無法預期的漏尿，這可能是由神經功能異常、腹部手術、脊髓受傷或生理結構異常所造成的。

尿失禁最常見於50歲以上的人，不過對膀胱失去控制力可能發生在任何年紀，尤其是懷孕的婦女。不要以爲尿失禁是老化的必然現象，也不要以爲尿失禁是無藥可救。

營養素

補充品	建議用量	說明
非常重要者		
游離形式的胺基酸複合物	依照產品標示。	幫助強化膀胱肌肉。使用蔬菜來源的產品。
重要者		
鈣	每日 1,500 毫克。	協助控制膀胱痙攣。
和		
鎂	每日 350 毫克。	

補充品	建議用量	說明
有幫助者		
綜合維生素與礦物質複合物 與 維生素 B 群	依照產品標示。	協助紓解壓力及提供均衡的營養。
鉀	每日 99 毫克。	協助體內的鈉、鉀平衡。
維生素 A 和 維生素 E	依照產品標示。懷孕期間，每日勿超過 10,000 國際單位。 每日 600 國際單位。	協助膀胱肌肉功能正常化。 使用 d-α-生育醇形式。
鋅	每日 80 毫克。所有補充劑中的含量相加起來，每日不要超過 100 毫克。	改善膀胱功能。也增強免疫系統。

藥用植物

❏ Kidney Bladder Formula（來自 Nature's Way）以及 SP-6 Cornsilk Blend（來自 Solaray 公司）都是草藥配方，有利尿及減輕膀胱痙攣的作用。一次服用 2 粒膠囊，一天二次。

建議事項

❏ 遠離酒精、咖啡因、碳酸飲料、咖啡、巧克力、精製或加工食物，還有單糖類。食品、藥物及不乾淨的水質中所含的化學物質對膀胱不利。

❏ 如果你體重過重，要進行健康的減肥飲食及運動計畫，以幫助你減掉過多的重量。（請見第二部的肥胖）

❏ 不要憋尿、忍尿，在非睡眠期間要確保每 2～3 小時一定要排尿一次。

❏ 女性要避免使用衛生清潔噴劑、灌洗劑、泡沫浴、衛生棉條或香水衛生紙。這些產品可能含有一些刺激性成分。

❏ 凱格爾氏運動可以鍛鍊骨盆肌（請見第二部的子宮脫垂），因為膀胱控制問題常與骨盆肌無力有關。每天做凱格爾氏運動可以強化骨盆肌及改善膀

胱的控制力，一天三次，一次只需 5 分鐘，你的情況會漸漸好轉。美國腎臟和排尿疾病諮詢中心可提供你各種非常有用的骨盆運動的相關資料。

考慮事項

❏ 膀胱控制能力失調的人可以找醫生詢問是否有什麼潛在的原因，並討論可能的治療。不同類型的膀胱控制問題有不同的治療方式。

❏ *Cantharis* 是一種順勢療法中使用的藥物，可治療排尿引起的疼痛以及頻尿的問題。

❏ tolterodine（Detrol）是一種抗痙攣藥物，可治療某些尿失禁問題。也可以嘗試肌肉鬆弛劑及鈣離子通道阻劑。

❏ 若膀胱控制力是因為前列腺出問題而受影響，則局部性注射肉毒桿菌素（BoTox）有時可以補救這問題。

黃疸（Jaundice）

黃疸就是皮膚和眼睛呈黃色的現象，這是由血液中堆積的膽紅素所造成的。膽紅素是一種黃棕色的物質，是老化的紅血球分解之後所產生的廢物。這廢物若沒有順利的被肝臟從血液中移除，將會在血液中囤積，導致皮膚和眼白變黃。患者的尿液也許比正常人的暗色，糞便則可能顏色較淺。身體軀幹的水腫、疲勞、全身性的發癢、噁心、皮膚發疹以及嘔吐等，可能伴隨黃疸出現。

黃疸本身不是病，但它是幾種血液疾病或肝臟疾病的徵兆。幾種會造成黃疸的情況包括肝硬化、惡性貧血、肝炎和溶血（即異常的紅血球溶解）。黃疸也可能是膽汁從肝臟分泌出來，流經膽管到膽囊、再到小腸道的流動途徑受阻的徵兆。如果膽管阻塞，膽汁（含有膽紅素）會回流到血液中，而不是進入消化系統，造成黃疸現象。偶爾，黃疸是由某些形式的寄生蟲入侵所引起的，例如縧蟲或鉤蟲，或者是被帶有病毒、細菌或寄生蟲病原的跳蚤或蚊子叮咬。黃疸還可能由腫瘤、膽結石或發炎反應造成。

新生兒中常見到某種程度的黃疸，尤其是早產兒，這不算什麼嚴重的問

題。這是因爲新生兒的肝臟處理膽紅素的能力有限。在大多數的案例中，新生兒黃疸的問題很快就自行消失了。

營養素

補充品	建議用量	說明
非常重要者		
輔酶 Q10 加 來自 Coenzyme-A Tech-nologies 的輔酶 A	依照產品標示。 依照產品標示。	促進組織的氧合作用，並將毒素由身體移除。 與輔酶 Q10 合作，提供免疫系統對多種危險物質的解毒能力。
初乳（來自 Symbiotics 的 New Life Colostrum）	依照產品標示。	改善免疫功能，以及保護肝臟。
葡萄子萃取物	依照產品標示。	一種強而有效的抗氧化劑，協助肝臟移除有毒的物質。
來自 Wakunaga 的 Kyo-Dophilus	依照產品標示。	保護肝臟和小腸道。
來自 Wakunaga 的 Kyolic	依照產品標示。	強效的免疫系統促進劑。
L-麩胱甘肽 和 L-甲硫胺酸	每日 500 毫克，空腹服用。可與開水或果汁一起服用，但勿與牛奶一起服用。若同時服用 50 毫克維生素 B6 及 100 毫克維生素 C 則更容易吸收。	這兩種東西可以合作維護肝功能。（請見第一部的胺基酸）
來自 Wakunaga 的 Liquid Kyolic 含維生素 B1 和 B12	依照產品標示。	是極佳的肝臟解毒劑。
生的肝臟萃取物	依照產品標示。	協助整建肝臟功能。（請見第三部的腺體療法）肝臟來源最好使用以有機方式飼養的牛。
S-腺苷甲硫胺酸（SAMe）	依照產品標示。	協助紓解緊張、憂慮症，解痛，且產生抗氧化作用，可以改善肝臟的健康。

補充品	建議用量	說明
非常重要者		
		注意：如果你是躁鬱症患者或正服用抗憂慮劑的處方，請勿服用本補充品。
維生素 B 群	每日 3 次，每次服用每種主要的維生素 B 各 50 毫克（在綜合錠劑中，各種維生素的含量會有不同）。	維生素 B 群對正常的消化吸收功能以及紅血球的形成，都是必要的。它們有助於維護眼睛、肝臟和皮膚的健康。使用高效能配方。
維生素 C 與 生物類黃酮	每日 3,000～6,000 毫克。	維生素 C 可與毒素結合，使毒素變成無害的東西，並將它們從體內移除。

藥用植物

❏ 牛蒡根和紅花苜蓿有助於清血。

❏ 白屈菜、榭樹和蒲公英有助於清肝。

❏ 奧利岡香草對紓解黃疸有幫助。

❏ 牛奶薊的萃取物（silymarin）含有活性類黃酮素，已知能修補受損的肝臟組織。Nature's Plus 公司所製造的「Liv-R-Actin」是很好的 silymarin 來源。

建議事項

❏ 一週內維持每天只吃生的蔬菜和水果。然後採取含有百分之七十五生食的飲食，維持一個月；在這段期間，每天進行新鮮檸檬的灌腸。（請見第三部的灌腸）

❏ 在你的烹飪中使用胡荽、薑黃（可做染料、刺激劑、調味料、咖哩粉）等香料。這些東西是很好的清肝劑。

❏ 喝下列的飲料：檸檬汁加水、甜菜汁、蒲公英或黑大菜的萃取物。這些都有益於清肝以及重整肝臟功能。

❏ 切勿食用生的或未煮熟的魚類、肉類或家禽類。所有的生魚都可能潛藏細菌、病毒和寄生蟲感染的危險。

❏ 不要攝取任何含有酒精的東西。酒精對肝臟的負擔很大，可能加重病情。

考慮事項

❏ 如果黃疸是因為腫瘤或膽囊有問題而引起的，必要時可能得動手術來解決黃疸問題。

❏ 在診斷造成黃疸的原因時，醫生可能會對你做驗血、肝臟活組織切片檢查或超音波掃描肝臟等項目。

❏ 請見第二部的肝硬化、肝炎，以參考更多關於營養與飲食的建議。

腎臟疾病
（Kidney Disease; Renal Failure）

　　腎臟的主要工作就是把體內的廢物移出體外、保持身體化學物質的平衡，並且幫助維護體內的水分平衡。腎臟可能發生的問題有若干種。當腎臟接觸到某些藥物或毒素時，例如重金屬、溶劑、化學治療劑、蛇毒或昆蟲的毒液、毒菇以及殺蟲劑等，可能造成損害。腎臟疾病也可能源自或伴隨其他疾病出現，像是充血性心臟衰竭、糖尿病、慢性高血壓、肝病、狼瘡、鐮形血球性貧血症等。

　　布萊德氏病是一種腎臟病，特徵是患者尿液中出現血蛋白，並有高血壓與水腫（即水分堆積在組織中）的現象。絲球體性腎炎是腎臟內用來濾除血中廢物的微血管出現發炎的毛病。這可能是免疫系統對抗感染（例如發生在喉嚨的鏈球菌感染）所導致的結果。腎盂腎炎是一種腎臟感染疾病，可能由先天的缺陷造成的。絲球體性腎炎和腎盂腎炎都可能是慢性或急性的，也都可能變成嚴重的問題。腎水腫，或稱腎盂積水，這個狀況發生在當腎臟和腎盂（即尿液從腎臟釋出後進入的結構）因為尿流受阻而積滿尿液時。多囊性腎臟病是一種遺傳疾病，使腎臟長出許多囊腫，導致腎臟無法工作。腎結石是礦物質（主要是鈣質）堆積在腎臟中所造成的。腎小管酸毒症是由於腎臟無法正常的再吸收碳酸氫鹽所引起的疾病，導致有害的氨形成以及酸的排

泄。還可能出現嚴重的酸毒症、鉀的流失和骨骼的毛病。腎病症候群本身不是疾病，但可能是腎臟疾病的徵兆。它的特徵是水腫和尿液中的蛋白質過多。這問題可能由絲球體（即腎臟裡由微血管構成的小結構）受損、發炎引起，也可能由糖尿病或狼瘡等慢性病造成。

　　腎臟各種問題的一個重要症狀是水腫。當腎臟無法正常的排泄鹽分及其他廢物、導致尿液減少時，液體就會堆積在體內。腳踝和雙手可能腫大，且患者會變得呼吸困難。腎臟功能失調可能造成毒素累積在血液中，產生所謂的尿毒症。腎臟毛病的症狀包括腹痛、缺乏食慾、背痛、發冷、發熱、液體滯留（腹脹）、噁心、尿急以及嘔吐。尿液可能混濁、帶血。可能突發背痛，且劇烈疼痛，從腰部正上方一直蔓延到鼠蹊部。

　　下列的補充品有助於控制尿道感染，且協助維護腎臟的正常功能。除非有其他情況，以下的建議劑量皆是針對成人的。對於12到17歲之間的兒童，可以將劑量降低到建議劑量的四分之三，而6到12歲的兒童則是降低一半的劑量，6歲以下的兒童使用四分之一的劑量即可。

營養素

補充品	建議用量	說明
非常重要者		
嗜乳酸桿菌（來自 Wakunaga 的 Kyo-Dophilus 是好的來源）	依照產品標示，每日 3 次，空腹服用。	對使用抗生素的人尤其重要。
來自 Coenzyme-A Technologies 的輔酶 A	依照產品標示。	作為一種抗氧化劑，可從體內移除有害物質。
維生素 B$_6$（吡哆醇）加	每日 3 次，每次 50 毫克。	可減輕液體滯留的問題。
膽鹼和	每日 50 毫克。	
肌醇六磷酸（IP$_6$）	每日 100 毫克。	
維生素 C 與生物類黃酮	每日 2,000～4,000 毫克。	酸化尿液，提升免疫功能，協助腎臟復原。

補充品	建議用量	說明
有幫助者		
鈣	每日 1,500 毫克。	用以維護礦物質平衡；鈣和鎂在體內的正確比例應該是 2：1。勿使用骨粉、牡蠣殼或白雲石作為鈣質的來源。
和		
鎂	每日 750 毫克	鎂對水分的吸收很重要。
L-精胺酸	每日 4 次，每次 500 毫克。	幫助治療腎臟疾病。
和		
L-甲硫胺酸	依照產品標示，空腹服用。可與開水或果汁一起服用，但勿與牛奶一起服用。若同時服用 50 毫克維生素 B_6 及 100 毫克維生素 C 則更容易吸收。	改善腎臟的血液循環。（請見第一部的胺基酸）
卵磷脂顆粒	每日 3 次，每次 1 湯匙，餐前服用。	對腎臟炎有幫助。
或		
膠囊	每日 3 次，每次 1,200 毫克，餐前服用。	
多種酵素複合物	依照產品標示。	消化所必需的東西。注意：16 歲以下的小孩勿使用這種補充品，除非有醫師的指示。
加		
氯化氫（鹽酸）	依照產品標示。	對於年紀大的人尤其重要，因為他們容易缺乏鹽酸。注意：如果你有潰瘍的記錄，則勿服用鹽酸。
多種礦物質複合物	依照產品標示。	補救礦物質流失，這是腎臟疾病患者常有的問題。使用高效能配方。
鉀	每日 99 毫克。	作為一種腎臟刺激物，腎臟炎所需。註：若血清中的鉀濃度上升，則省略使用這種補充品。

補充品	建議用量	說明
有幫助者		
維生素 A 與 混合的類胡蘿蔔素	前3天，每日使用100,000 國際單位，然後每日 50,000 國際單位，使用 5 天；最後減到每日使 用 25,000 國際單位。懷 孕 期 間，每日勿超過 10,000 國際單位。	有助於尿道內膜的復原以及幫助 免疫功能。使用乳劑形式較易吸 收，且在高劑量時較安全。
維生素 B 群 外加 維生素 B₂（核黃素）	每日服用每種主要的維 生素 B 各 100 毫克（在 綜合錠劑中，各種維生 素的含量會有所不同）。 每日 3 次，每次 25 毫 克。	維生素 B 群一起服用，效果最 好。使用高效能配方。 腎臟炎所需的物質。
維生素 E 乳劑 或 膠囊	每日 800 國際單位。 一開始每日 200 國際單 位，漸漸增加到每日 1,000 國際單位。	促進免疫功能。重要的自由基破 壞者。使用 d-α-生育醇形式。
鋅 加 銅	每日50～80毫克。從各 種補充品中獲得的鋅， 每日不要超過 100 毫 克。 每日 3 毫克。	一種免疫刺激劑，對腎臟的復原 有幫助，也是抑制結晶化和晶體 生成的重要物質。使用葡萄糖酸 鋅錠劑或OptiZinc可得到較好的吸 收。 是與鋅平衡所需的物質。

藥用植物

❏ 布枯茶不錯，但不要煮沸它。

❏ 芹菜和蘿勒的種子是天然的利尿劑。兩者一併使用，對於血液中出現高尿 酸濃度尤其有幫助。攝食大量的動物性蛋白質，容易引發高尿酸，這兩種 植物可以幫助控制血液中的尿酸含量。

❏ 小紅莓所含的物質可以酸化尿液、破壞細菌聚集生長，以及促進膀胱的修

復。每天至少喝三次小紅莓汁，每次大約 225 毫升左右。只喝純的、不加糖的天然小紅莓汁（可在健康食品店購得），不要喝調雞尾酒使用的小紅莓汁，因爲這種商品含有大量的糖。如果找不到天然的小紅莓汁，可以用小紅莓膠囊取代。

❑ 蒲公英根的萃取物能協助腎臟廢物的排泄，對腎臟炎很有益處。

❑ 繡球花和熊果葉是極佳的天然利尿劑。清潔尿道、維護尿道健康的首要步驟之一就是幫助尿道能自行沖洗、保持暢通。排空尿道的東西可以避免有害的鈣質沈積物或其他礦物鹽阻塞尿道。熊果葉還有輕微的殺菌功效，所以尿道若有任何細菌存在，熊果葉也可能破壞它們。

❑ 藥屬葵茶能幫助清腎。一天喝大約 1.14 公升。

❑ Solaray 公司所生產的玉蜀黍絲（SP-6 Cornsilk Blend）有助於減低水分滯留體內。Nature's Way 所製造的 Kidney Bladder Formula（腎臟膀胱配方）也是很好的天然利尿劑。

❑ 其他對腎臟問題有幫助的藥用植物包括鼠尾草茶、檜柏果、藥屬葵根、蕁麻、蘿勒、紅花苜蓿、西瓜子茶。

建議事項

❑ 採取由百分之七十五的生食所構成的飲食。吃蘆筍、香蕉、芹菜、小黃瓜、大蒜、木瓜、蘿勒、馬鈴薯、水田芥（西洋菜）。西瓜和南瓜的種子也有益。西瓜應該要單獨吃，使它能迅速通過體內；若它羈留體內太久，會開始形成毒素。也攝取一些芽菜以及大部分的綠色蔬菜。

❑ 飲食中要包含莢豆類、種子類和黃豆。這些食物含有精胺酸（胺基酸的一種），對腎臟有益。

❑ 如果體內的鉀、磷含量升高，應該減少它們的攝取量。不要食用任何的鹽或氯化鉀（這是鹽的替代品）。也避免甜菜、巧克力、可可、雞蛋、魚類、肉類、大黃、菠菜、瑞士萵苣以及茶。

❑ 如果你出現腎臟問題，尤其是尿液中有血或嚴重的背痛，應儘速諮詢你的醫療保健人員。你可能需要接受醫療。

❑ 每小時（睡眠時除外）飲用 170 毫升到 225 毫升的蒸餾水。優質的水對尿道的功能是必要的。

❑ 減少攝取動物性蛋白質，甚至完全都禁吃。含高量動物性蛋白質的飲食會增加腎臟的負擔。蛋白質累積過多可能導致尿中毒。如果把蛋白質分解成游離的胺基酸，將是最好被利用的形式。其他好的蛋白質來源包括豆類、扁豆、粟（小米）、豌豆、大豆，以及全穀類。

❑ 避免所有的乳製品，但除了一些酸性的乳品以外，例如低脂優格、白脫牛奶、乾酪。

❑ 嘗試生的羊奶飲食兩週，每天只吃 4 夸特（一夸特約 1.14 公升）的生羊奶，加熱到體溫。每一夸特，加入一湯匙未經加工的糖蜜。在這段期間，服用 1,000 國際單位的維生素 E 以及 75,000 國際單位的維生素 A（兩者皆採用乳劑的形式爲宜）。

註：懷孕時，每天勿服用超過 10,000 國際單位的維生素 A。

❑ 嘗試三天清腸，只喝果汁，以及用咖啡或貓薄荷茶灌腸。（請見第三部的灌腸和禁食）

❑ 如果你正服用抗生素來治療腎臟問題，則在你的毛病還未消失以前，都不要服用鐵質的補充品。

考慮事項

❑ 爲了檢查是否有腎臟疾病，醫生可能會檢驗你的尿液，以檢查白蛋白（一種蛋白質）、鈣、肌酸酐（是肌肉細胞產生的廢物）、血紅素（當腎臟機能失調時，血紅素的濃度可能下降）、磷、鉀，以及尿素（從你吃的蛋白質所產生的廢物）等物質的含量。

❑ 鉛和其他的金屬毒物對腎臟很有害，只要你的工作與鉛有關係，或經常暴露在有鉛的場所，都應該採取措施保護腎臟免於受損。（請見第二部的鉛中毒）

❑ 如果你有糖尿病、高血糖、高血壓，或腎臟疾病的家族病歷，你可能有較高的機率罹患腎臟疾病。

❑ 傳染病像是麻疹、猩紅熱、扁桃腺炎等，若未經妥善、完整的治療，可能損害腎臟的功能。

❑ 一項在日本千葉大學的藥學系所做的研究發現，螺旋藻可以減輕由汞和藥物引發的腎中毒。研究人員發現，某些藥物對腎臟產生的有害作用也能藉

由螺旋藻來紓解。

❑ 利用人類生長激素來治療，可以改善腎功能。（請見第三部的生長激素療法）

❑ 尿道感染的復發意味著可能潛藏嚴重的問題，應向你的醫療保健人員諮詢。

❑ 使用高劑量的 ibuprofen 止痛藥（例如 Advil、Nuprin 及其他產品），可能導致腎機能失調。

❑ 也可以參閱第二部的膀胱感染和腎結石。

腎結石（Kidney Stones）

腎結石（在醫學上稱 renal calculi）是礦物鹽的沈積物，沿著整條尿道而下，它們可以隨意停留。腎結石恐怕是所有身體毛病中最疼痛的一種之一。人類的尿液中往往充滿了尿酸、磷酸和草酸鈣（它們經常呈飽和狀態）。在正常情況下，由於各種有保護作用的化合物的分泌，加上控制尿液 pH 值的自然機制，尿液中這些物質總是維持懸浮狀態。然而當保護的化合物不敷使用時，或免疫力受到壓抑時，這些物質可能開始結晶，形成的晶體會聚集起來，久而久之就產生結石，大到足以阻礙尿液的流通。這些結石表面可能呈鋸齒狀或很平滑。腎結石的症狀包括放射性疼痛（從上背到下腹及鼠蹊）、大量的流汗、頻尿、尿中帶膿及血、尿液發臭或混濁、缺少尿液，有時甚至出現發冷及發熱。腎結石可說是所有疾病中最痛苦的病之一。在情況較輕微的案例中，患者的症狀可能類似嚴重的「腸胃型流感」或其他腸胃疾病。

根據估計，百分之十的美國人在一生中的某階段都曾出現過腎結石。這種毛病最常見於 30 歲到 50 歲的白人男性，不過你若是天生就容易長腎結石的人，也可能在 20 多歲就出現了。腎結石很少見於孩童及非洲裔的美國人。在美國，腎結石盛行於美國的東南部各州（這一地帶即為醫生們暱稱的「結石帶」），其他州較少見。為何如此？原因不明，不過有人提出一種理論表示，因為那些地區氣候較熱，促進身體脫水，和／或地區性的飲食習慣也可能是病因。男性比女性容易得到腎結石，成年男性在第一次病發後的八年

內，還有百分之五十的機率復發。

結石的大小從極細小的顆粒到指尖般大都可能出現。腎結石可分為四種：鈣結石（由草酸鈣構成）、尿酸結石、磷酸銨鎂結石、胱胺酸結石。

百分之八十左右的結石都是草酸鈣結石。高血鈣濃度會導致高鈣尿症候群─即從小腸吸收過量的鈣，這樣會增加尿液中的鈣濃度，過量的鈣終究導致結石的形成。副甲狀腺（位在頸部的小腺體，用以調節血鈣濃度）的機能失調、維生素Ｄ中毒以及多發性骨髓瘤，也可能造成高血鈣濃度。攝取精製的碳水化合物，尤其是糖類，也會促進腎結石產生，因為糖會刺激胰臟分泌胰島素（因素林），結果造成額外的鈣質被排放到尿液中。溫和的慢性脫水或復發性脫水也可能是造成腎結石的原因；脫水導致尿液濃縮，增加結石形成的可能性。

當尿液排量太少和／或血液中的尿酸濃度異常高時，會形成尿酸結石。後者的狀況經常與痛風的症狀有關。磷酸銨鎂結石和其他三種腎結石不同，它與代謝問題無關；這類的結石是由感染造成的，女性患者常常有復發性的尿道感染。胱胺酸結石是由胱胺酸尿症引起的，這是一種罕見的先天缺陷，能造成由胱胺酸構成的結石在腎臟或膀胱形成。

鈣結石這種問題經常有家族性，因為吸收過多鈣質的傾向是具有遺傳性的。再者，在那些有腎結石家族病歷的人中，維生素Ｃ或草酸的攝取和尿液中的草酸鹽排泄物之間的相互關聯比一般人強。顯然，這些人不是能從飲食中吸收較多的草酸，就是能代謝較大量的草酸前驅物。克隆氏症（局部性迴腸炎）或腸躁症的患者，或飲食中含有高量草酸的人，罹患腎結石的機率也可能比其他人高，因為這些因子都會造成尿液中的草酸鹽含量增多。腎結石的其他危險因子包括尿量少、身體的 pH 值偏低、遺傳因素、居住在熱帶地區、天然的尿液結晶抑制劑的產量減低。

現今，腎結石的發生率是二十世紀初期的十倍。儘管在當時，美國人對含高量草酸的食物（主要是蛋類、魚類，以及某些蔬菜）的攝取已明顯降低，但一般美國人的飲食中對動物性脂肪和蛋白質的攝取量卻大幅的增加。在二十世紀初的典型飲食中，植物性和動物性蛋白質的比例大約是 1：1 左右。這個比例從那時起到現在，已漸漸降到 1：2。攝取動物性蛋白質與草酸鹽的吸收有很強的相關性。

補充品	建議用量	說明
非常重要者		
肌醇六磷酸 與 肌醇	依照產品標示。	許多研究都證實這能預防及治療腎結石。
L-甲硫胺酸	每日500毫克，空腹服用。可與開水或果汁一起服用，但勿與牛奶一起服用。若同時服用50毫克維生素 B₆及100毫克維生素 C 則更容易吸收。	可破壞與結石形成有關的自由基，來減低腎結石的發生率。（請見第一部的胺基酸）
檸檬酸鎂	每日500毫克。	可減少鈣質的吸收，並能減低尿中的草酸鹽（這是腎結石中常見的礦物鹽）。
維生素 B 群 外加	每日3次，每次服用每種主要的維生素 B 各50毫克（在綜合錠劑中，各種維生素的含量會有不同）。	維生素 B 群一起服用，效果最好。
維生素 B₆（吡哆醇）	每日 2 次，每次 50 毫克。	與鎂一起服用，可減少草酸鹽。
鋅	每日50～80毫克。一天不要超過100毫克。	重要的結晶抑制劑，結晶作用會導致結石形成。使用葡萄糖酸鋅錠劑或 OptiZinc 可得到較好的吸收。
有幫助者		
綜合維生素複合物	依照產品標示。	用以維護所有營養素的平衡。
L-精胺酸	每日 500毫克。如果你容易爆發疱疹，可與 L-離胺酸一起服用。	幫助治療腎臟各種毛病。
鉀	每日99毫克。	抑制結晶作用，結晶會導致結石形成。使用檸檬酸鉀的形式。

補充品	建議用量	說明
有幫助者		
蛋白質分解酵素	依照產品標示。兩餐之間服用。	協助正常的消化。
生的腎臟腺體	每日 500 毫克。	強化腎臟功能。（請見第三部的腺體療法）
維生素 A 與混合的類胡蘿蔔素	每日 25,000 國際單位。懷孕期間，每日勿超過 10,000 國際單位。	促進尿道內膜的復原，因為患者的尿道經常被結石損壞。懷孕時，則使用天然的類胡蘿蔔素複合物，例如 Betatene，來取代維生素 A。
維生素 C 與生物類黃酮	每日 3,000～6,000 毫克，分成數次。	可以酸化尿液。大部分的結石不會在酸性的尿液中形成。
維生素 E	每日 600 國際單位。	強效的抗氧化劑。使用 d-α-生育醇形式。

藥用植物

❑ 服用蘆薈汁，只要濃度不會高到產生瀉藥功效的地步，喝蘆薈汁可以預防結石的形成，並在結石發作期間讓結石變小。

❑ 服用銀杏和金印草的萃取物，能協助血液循環，並有消炎的特性。它們也是強效的抗氧化劑。

注意：若每天內服金印草，一次不要連續使用超過 7 天。在懷孕期間不可使用，若你對豕草過敏，則使用時要小心。

❑ 山梗菜酊劑（取 3 到 4 滴）和野山藥酊劑（取 15 滴）混合後加入一杯溫開水，有助於紓解輸尿管、減輕疼痛，並加速結石的排出。可以在一整天裡斷斷續續的啜吸這種混合物。

❑ 藥屬葵的根部泡成茶每天喝，能幫助清潔腎臟，並排除腎結石。每天喝一夸特（約 1.14 公升）。

❑ 熊果葉有助於紓解疼痛與腹脹。

❑ 其他有助於減輕腎結石症狀的植物包括八重律、紫花蘭香草根、木賊、檜柏果和梅笠草。

建議事項

❑ 想要減輕結石的疼痛，可以用半顆新鮮檸檬加 225 毫升的開水做成檸檬汁，每半小時喝一次，直到疼痛減輕爲止。也可以把檸檬汁與新鮮的蘋果汁交替喝。

❑ 想要維持腎功能正常，可以喝大量的優質水—每天至少 3 夸特（3.5 公升左右）。顯然，要預防腎結石形成的一個最重要的方法就是增加水分的攝取。水可以稀釋尿液，並有助於防止形成結石的礦物質和鹽類堆積。（在腎結石的患者中，有百分之十五到百分之二十主要是由慢性的脫水引起的。）也可以喝天然、不加糖的小紅莓汁，來協助酸化尿液（除非你傾向得到尿酸結石）。把喝新鮮檸檬汁（即把檸檬與一杯溫開水混合）當做每天早上起床的第一件事，可以幫助預防結石的形成。

❑ 增加富含維生素 A 的食物的攝取量。維生素 A 對尿道有益，而且有助阻礙結石的形成。好的維生素A的來源包括苜蓿、杏果、哈密瓜、胡蘿蔔、南瓜、番薯和葫瓜。

❑ 只用蒸餾水當做飲水及烹飪的用水。在飲水中添加幾滴微量礦物質。

❑ 把動物性蛋白質的攝取量減到最低，或甚至完全從飲食中剔除。富含動物性蛋白質的飲食會造成體內排出鈣質，導致腎臟出現過量的鈣、磷和尿酸，這往往導致疼痛的腎結石。

❑ 減少鉀、磷的攝取量。勿使用任何鹽或氯化鉀（鹽的代替品），也避免碳酸飲料。

❑ 飲食中不要省略鈣質的攝取，鈣質是降低骨質疏鬆發生率的重要物質，骨質疏鬆是比腎結石還常見的問題，尤其是女性。補充額外的鎂，能藉由提升草酸鈣的溶解度來降低腎結石的發生率。海鮮、糙米、豆腐、大豆都是含高鎂的天然物質。

❑ 試著飲用大量的液體（最好是純水），停 20 分鐘消化一下，然後去樓梯間跑上跑下，這方法已知能讓小而頑強的腎結石自然的排出。

❑ 如果結石無法排出，應該求醫。醫生可能要求你驗尿和做X光檢查等正式的診斷，以便做適當的治療。

❑ 你若有腎結石的家族病歷，不妨在用餐時順便服用鈣質補充品。當你把高

鈣食物和草酸一併食用時，鈣會和草酸結合，並被排放到糞便中，減低腎結石的發生率。只有那些帶有腎結石個人病歷的人才需避免鈣質補充品。

❏ 避免那些含有草酸或會導致草酸形成的食物，例如蘆筍、甜菜、藍莓、芹菜、蛋類、魚肉、葡萄、蘿勒、大黃、酸模（醡醬草）、瑞士萵苣以及甘藍菜家族的蔬菜。也要避免酒精、紅茶（綠茶是好的替代品）、巧克力、可可、脫水無花果、核果類、胡椒、罌粟子。

❏ 避免所有的精製糖類和含有精製糖類的產品。糖會刺激胰臟分泌胰島素，結果造成額外的鈣質排放到尿液中。

❏ 經常活動。久坐的人容易在血液中累積高濃度的鈣。運動幫助鈣質從血液中進入骨骼中，這才是鈣質所屬的地方

❏ 如果你有胱胺酸結石的病歷，應避免攝取L-胱胺酸（一種胺基酸）。若你必須服用含有 L-胱胺酸的補充品，那麼應同時服用至少三倍量的維生素C。否則，胱胺酸可能在腎臟中結晶，並形成大結石，充塞在腎臟內部。

考慮事項

❏ 一項哈佛大學的研究顯示，攝取乳製品也許確實能降低腎結石的發生率，先前的研究是認為乳製品會提高腎結石的發生率。他們還發現鈣質補充品會略微提高腎結石的風險，除非和三餐一起服用。

❏ 喝咖啡、茶、酒，也許有助於降低腎結石的機率，但葡萄柚汁可能提高機率。

❏ 在日本，腎結石的發生率自從二十世紀的中期一個工業化國家典型的飲食習慣改變開始發生時，便節節攀升。日本的腎結石患者攝取的蛋白質、精製糖類、脂肪和油，遠超過他們的祖先。

❏ 大部分的腎結石最後都會自行排出。視結石的種類與大小而定，你的醫生也許建議使用體外震波碎石術、輸尿管視鏡結石移除法或隧道手術（在這方法中，外科醫生會從皮膚鑿一個小隧道，然後插入一種儀器把結石取出）等方式來瓦解結石，或者還可使用雷射或其他可以穿越尿道的微小儀器來分解結石。

❏ 一旦腎結石已形成且被治療過，它的復發性會提高；一旦長過結石，在接下來的十年內有百分之二十到百分之五十的復發機率。

❏ 含有磷酸鈉纖維素的藥物對以鈣質爲主的結石頗有療效。檸檬酸鉀（Ur-ocit-K）對非鈣質的結石有效。別嘌呤醇（allopurinol，例如 Lopurin、Zyloprim）和氫氯苯塞（hydrochlorothiazide，例如 Esidrix、HydroD 國際單位 RIL 等）是其他可能有助於預防結石的藥物。

❏ 每天服用 100 毫克的鋅，有助於抑制晶體的形成（一旦形成晶體，稍後將聚積成結石）。儘管我們建議的鋅量有助於提升免疫功能，但每天若超過 100 毫克，將可能抑制免疫力。

❏ 想控制鈣結石，應該提升身體的 pH 值，若想控制尿酸結石，則要降低身體的 pH 值。（請見第二部的酸鹼失衡）

❏ 光靠飲食是無法移除腎結石，但卻可以有效預防它們。腎結石主要發生在豐衣足食的社會裡，因爲人們攝取大量的動物性蛋白質。對任何容易出現腎結石的人而言，採行素食將有很大的幫助。不含任何動物性蛋白質的全素飲食，幾乎沒有任何加工食品，且低鈉、高纖、多水分，基本上被認爲對腎結石的預防很有幫助。

❏ 治療腎結石以及預防結石復發的方法得視結石本身的特性而定，所以把任何由體內排出的結石提供給你的醫療保健人員分析，是頗重要的。

腮腺炎（Mumps）

　　腮腺炎是常見的病毒感染病，大部分出現在童年時期，它是由副黏液病毒引起的，主要感染腮腺（這是位在耳下的唾腺）。腮腺炎的症狀包括頭痛、發燒、發冷、食慾缺缺、喉嚨痛、吞嚥或咀嚼時疼痛，尤其是在吞食酸性物質例如枸櫞類果汁時。通常，某一邊的腮腺會先發腫，等腫大的這邊消退後，另一邊才開始變腫。

　　腮腺炎可藉由感染者的唾液飛沫傳給其他的人，或經由接觸到被病原污染的物質而感染。它的感染途徑包括打噴嚏、咳嗽、親吻、說話、呼吸、與感染者共飲一杯水或共用一些器具用品。此病毒的潛伏期約在 14 到 24 天（平均是 18 天）。感染者從症狀出現以前的 48 小時到症狀出現後的 6 天之間，隨時都具有傳染性。腮腺炎不像麻疹和水痘那麼容易傳染，且一旦感染過通

常就終生免疫了。腮腺炎最常見於 3 到 10 歲的小孩，儘管它也可能發生在青少年身上，甚至成年人（這很罕見）。如果是在青春期過後才感染腮腺炎，卵巢或睪丸可能受到影響，還可能導致不孕。當睪丸受到影響，它會發腫、疼痛；若卵巢或胰臟受到影響，可能出現腹痛。在罕見、嚴重的案例中，腦部、胰臟、腎臟等器官會受影響，可能產生嚴重的併發症。

除非有其他情況，以下的建議劑量皆是針對成人的。對於 12 到 17 歲之間的兒童，可以將劑量降低到建議劑量的四分之三，而 6 到 12 歲的兒童則是降低一半的劑量，6 歲以下的兒童使用四分之一的劑量即可。

營養素

補充品	建議用量	說明
非常重要者		
比菲德氏菌（雙叉乳桿菌）	依照產品標示。	這是一種益菌，含有抗生素物質，能抑制病菌生長。
維生素 C 與 生物類黃酮	每 2 小時服用 500 毫克，直到症狀明顯改善，每日最多不要超出 3,000～10,000 毫克。	可破壞病毒並排除毒素。小孩子可使用抗壞血酸鈉的形式，以減輕腹瀉。
鋅口含錠（來自 Nature's Plus 的 ImmunAcintZinc 口含錠）	每 4～6 小時服用一粒 15 毫克的口含錠。每日的總量不要超過 100 毫克。	協助復原。口含錠的作用很快。不要用咀嚼的，要讓它們在口中慢慢溶解。
重要者		
嗜乳酸桿菌（來自 Wakunaga 的 Kyo-Dophilus 和來自 American Biologics 的 Bio-Dophilus 是良好來源）	依照產品標示。	成人小孩皆適用。含有抗生素物質，可以抑制病菌生長。使用非乳製品配方。
游離形式的胺基酸複合物 加 維生素 B 群	依照產品標示。	是修補組織和幫助復原的重要物質。
	每日 3 次，每次服用每種主要的維生素 B 各 100 毫克（在綜合錠劑	復原所需之物。

補充品	建議用量	說明
重要者		
加	中，各種維生素的含量 會有所不同）。	
鉀	每日99毫克。	補充發燒流失的電解質。發燒超 過38.3℃，會使鉀的濃度下降。
維生素 A 與 混合的類胡蘿蔔素 和 維生素 E	12歲以下的小孩，每日 15,000國際單位。成人 每日50,000國際單位。 懷孕期間，每日勿超過 10,000國際單位。 小孩，每日200國際單 位，持續1週。成人， 每日 400～800 國際單 位，持續1週。	維生素 A 和 E 能強化免疫功能。 使用乳劑形式較容易吸收利用。 使用 d-α-生育醇形式。
有幫助者		
海帶	每日1,000～1,500毫克。	含有必需礦物質、碘、各種維生 素。

藥用植物

❏ 貓薄荷茶和洋甘菊茶是不錯的鎮靜劑，有助於睡眠。貓薄荷茶灌腸劑幫助
降低發燒。（請見第三部的灌腸）

❏ 服用蒲公英茶，可以清肝及提振肝功能。不然，把蒲公英磨成粉，混合一
些蘆薈膠，做成糊藥，也有助於減輕發腫。

❏ 紫錐花幫助減輕發腫，並清潔血液和淋巴系統。以茶的方式服用，並加入
一些果汁，均勻混合。一天喝四次或更多。

❏ 接骨木的花茶幫助退燒。

❏ 山梗菜萃取物幫助紓解疼痛。每 3 到 4 小時服用二分之一茶匙。
注意：勿持續內服山梗菜。

❏ 毛蕊花糊藥對紓解疼痛和唾腺腫脹有幫助。（請見第三部的使用糊藥）

❏ 薄荷茶舒緩反胃的不適，且幫助將感染驅除體外。

❏ 用大麥水和一些北美滑榆樹皮粉末調和成飲料，對喉嚨和消化道有滋潤和

紓解的功效。（請見第三部的有療效的液體）

❏ 西洋蓍草可以退燒、消炎，還是好的淋巴系統清潔劑。

建議事項

❏ 在腮腺仍然發腫的期間，最好多攝取新鮮水果汁和蔬菜汁以及蒸軟的蔬菜。吃軟的食物可以將咀嚼引起的疼痛降到最低程度。

❏ 喝大量的純水和新鮮果汁，以保持身體水分充足，並有利於清潔體內的環境，把髒東西排出去。

❏ 不要接觸咖啡、乳製品、菸草或白麵粉、糖類。避免酸性食物，例如酸黃瓜、枸櫞類水果或果汁，這些食物可能造成身體不適。

❏ 進行一次禁食計畫，以幫助身體解毒。（請見第三部的禁食）

❏ 保持身體溫暖、乾燥，也要充分的休息。

❏ 間歇性的對腫大的腺體做冷或熱的處理，看看哪一種方式比較舒服。不過，使用熱毛巾、熱水瓶和冰敷袋時，要小心謹慎。

❏ 如果發生睪丸腫大及疼痛，可以使用一種有黏性的膠布橫跨在大腿間來支撐陰囊，並使用冷敷來紓解疼痛。

考慮事項

❏ 如果沒有併發症，腮腺炎一般可以在十天左右完全復原。但如果出現下列症狀，你應該儘快求醫：睪丸柔軟、敏感或腫脹；嚴重嘔吐（這可能暗示感染已擴散到胰臟）；發燒超過40°C；昏睡、懶散；頸部僵硬，伴有嚴重的頭痛（這也許是腦膜炎的徵兆）。

❏ 成人若感染腮腺炎，通常較容易出現併發症，因此若還沒得過腮腺炎的成人或尚未接受疫苗注射的成人，應考慮去注射預防針。

❏ 腮腺炎病毒即使在潛伏期都可能有傳染性，所以任何人要是接觸了腮腺炎患者，應該在接下來的14到28天中觀察是否有相關的症狀出現，並減少與其他人接觸的機會，以免繼續傳給別人。

❏ 腮腺炎沒有什麼特效藥。治療的方式主要是躺在床上充分的休息，並讓身體保持最佳狀態，好讓病毒漸漸被破壞或排出體外。如果發燒引起嚴重的不適，醫生可能推薦你使用乙醯氨酚（acetaminophen，例如Tylenol、Datril 或其他商品）或 ibuprofen（例如 Advil、Nuprin 或其他商品）。

❏ 醫生也可能建議使用皮質類固醇以減輕睪丸的疼痛和腫脹。這些是強效的藥物，必須謹慎使用。

❏ 如果吞嚥時出現的噁心和／或疼痛，嚴重到無法進食，也許需要採取葡萄糖液（dextrose）的靜脈注射。

❏ 腮腺和／或其他唾腺的腫大也可能由其他因子造成，包括肝硬化、貪食症、鏈球菌咽喉炎、口腔衛生差、唾腺腫瘤或唾液管中含有鈣結石、米苦立茲氏症候群（此病的特徵是腮腺腫大，通常不會痛，有時淚腺也會腫大，這情況發生於身體還有各種疾病的人身上，例如白血病、狼瘡、非何杰金氏淋巴瘤、肺結核等）。唾腺腫大也可能與使用某種藥物有關係。綜觀這些情況，要正確的診斷一個獨立的腮腺炎案例（無關此病在某地區的流行大爆發），還得格外小心謹慎。

❏ 在美國大多數的州裡，小孩必須先經過腮腺炎的免疫，才能進入公立的幼稚園就讀。

肥胖（Obesity）

肥胖的定義很簡單，就是有過多的體脂肪。通常體重超過正常值的百分之二十，就算是肥胖。根據明尼蘇達州羅徹斯特的梅約診所（Mayo Clinic in Rochester, Minnesota），當個人體重是在他的身高和年齡所能接受的範圍內就算是健康的個體，脂肪分布的模式並不能代表會增加某一個疾病的罹患率，醫生建議如果減輕體重則可減少健康問題。

體重過重可能會產生很多可預防的疾病。然而，比體重更重要的是體脂肪百分比。健康的女性體脂肪百分比為百分之二十五，而健康的男性體脂肪百分比為百分之十七。女性的身體攜帶較多的體脂肪組織，以確定在懷孕和哺乳期間（甚至在食物缺乏時）可以產生足夠的熱量。

人體平均有 300～400 億的脂肪細胞。大部分我們所吃的過多熱量，會以脂肪的形式來儲存。如果我們仍然像老祖宗一樣需要過著打獵／採集的生活，則脂肪的儲存可以用在得不到食物時的熱量來源。事實上，有些研究相

信，我們天生喜歡高熱量飲食（尤其是含脂肪食物）來儲存食物當做熱量的來源，可能與老祖宗生存策略的遺跡有關。但在現今的科學發現，以脂肪來儲存熱量已經不是大部分的人所必需的。大部分的美國人，兩餐或點心之間相隔不會超過 4 小時。所以取代生存的機制是身體可以儲存脂肪，但是這對健康可能會有副作用的存在。當脂肪堆積時，會占據內臟器官的空間。肥胖─甚至是中度的體重過重─會造成背部、小腿和內臟器官的壓力，以及會使健康問題惡化。肥胖會增加胰島素阻抗性和易感染性，並且有發展心血管疾病、糖尿病、膽結石、高血壓、腎臟病、中風和其他造成早死健康問題的危險。體重過重的人會有懷孕併發症以及肝臟損害的危險。肥胖者要給予心理以及生理的治療，因為在我們的社會認為瘦者是等於美麗的、有智慧的甚至是成功者。

飲食習慣不好以及缺乏運動，是造成肥胖的一般原因。其他造成肥胖的原因包括腺體機能不全、糖尿病、低血糖症、高胰島素血症、情緒緊張、無聊以及熱愛食物。肥胖已經和食物的敏感性以及過敏有關，這強烈的暗示遺傳是造成的另一個原因。肥胖基因的發現是肥胖研究上突破性重大發展。很諷次的，營養不好可能是造成肥胖的重要因子。當某種必需營養素攝取不足時，脂肪不容易或不適當燃燒而累積在體內。

肥胖是一種很嚴重的健康問題，根據美國疾病防制中心發現肥胖的比例逐漸增加。至少三分之一的美國人是體重超過理想體重的百分之二十或更多。在最近幾年雖然經過數次瘋狂的瘦身運動，而現今的美國人仍是較肥胖的以及較少規律的運動。並且如果我們變胖，這並不代表我們停止減輕體重。國家調查評估發現，百分之二十五至百分之五十的美國成年人，每年花300 億元在飲食支援和治療上。很不幸地，減輕的體重會回復，經由評估發現三分之二的人在三至五年內減輕的體重會回復。

傳統上，有三種營養補充劑的方式來管理體重。首先是使用利尿作用的草藥和營養素來減少水的滯留。第二種方式是使用親脂肪性的維生素，有降低膽固醇和脂肪的能力。第三種方式是使用天然的食慾抑制藥。然而，永久的減重需要終生實行健康的生活型態。

營養素

補充品	建議用量	說明
非常重要者		
來自 Aerobic Life Industries 的有氧堆積清腸劑 或 洋車前子外殼	依照產品標示。 通常使用纖維補充劑要與其他補充劑和藥物分開。 飯前半小時服用 1 湯匙，配一大杯水，快速喝下。	尤其對高或低血糖問題有益，也提供纖維。並且也會有飽足感，減少飢餓的感覺。
吡啶甲酸鉻	每日 200～600 微克。	藉由穩定簡單碳水化合物（糖類）的代謝來減少糖類的慾望。
二甲基胺基乙醇（DMAE）	依照產品標示。	增加體力。
必需脂肪酸（亞麻子油、月見草油和鮭魚油是良好來源）	依照產品標示。	配合低脂飲食，以補充必需脂肪酸，且可以控制食慾。
海帶	每日 1,000～1,500 毫克	平衡礦物質及碘。協助減肥。
卵磷脂顆粒 或 膠囊	每日 3 次，每次 1 湯匙，餐前服用。 每日 3 次，每次 1,200 毫克，餐前服用。	是一種脂肪乳化劑，可將脂肪分解，所以能將身體的脂肪移除。
螺旋藻 或 來自 Nature's Plus 的 Spiru-tein	依照產品標示，每日 3 次，兩餐之間服用。	蛋白質的極佳來源。含必需營養素，穩定血糖，及能取代一餐。
維生素 C 與 生物類黃酮	每日 3,000～6,000 毫克	正常腺體功能所必需。加快慢的代謝速率，促進更多卡路里的燃燒。
有幫助者		
鈣	每日 1,500 毫克。	牽涉到解脂酶的活化，而解脂酶會將脂肪分解給身體利用。

補充品	建議用量	說明
有幫助者		
膽鹼 和 肌醇	依照產品標示。	幫助體內脂肪燃燒。
輔酶 Q$_{10}$ 加	依照產品標示。	能量所必需。
來自 Coenzyme-A Technologies 的輔酶 A	依照產品標示。	改善輔酶 Q$_{10}$ 的作用，代謝脂肪以及幫助體重減輕。
還原雄性素（DHEA）	依照產品標示。	抑制牽涉到脂肪生成酵素的作用。
γ-胺基丁酸（GABA）	依照產品標示。	抑制慾望以及抗憂鬱。（請見第一部的胺基酸）
5-羥基色胺酸（5-HTP）	依照產品標示。	抑制食慾。 注意：如有懷孕或哺乳不要使用。
L-精胺酸 和 L-鳥胺酸 加 L-離胺酸	睡前各服用 500 毫克，或依照產品標示。可與開水或果汁一起服用，但勿與牛奶一起服用。若同時服用 50 毫克維生素 B$_6$ 及 100 毫克維生素 C 則更容易吸收。	這些胺基酸會減少脂肪的吸收。 注意：如果有糖尿病時不要使用這些補充劑。在沒有離胺酸時，不要使用精胺酸或鳥胺酸。
L-肉鹼	每日 500 毫克。	有能力分解堆積的體脂肪以及幫助體重的減輕。
L-麩胺醯胺	依照產品標示。	減少對醣類的渴望。
L-甲硫胺酸	依照產品標示。	幫助脂肪的分解
L-苯丙胺酸	依照產品標示，空腹服用。	食慾抑制劑。（請見第一部的胺基酸） 注意：懷孕或哺乳期間，或患有驚恐症、糖尿病、高血壓或苯酮尿症，勿使用本補充品。
L-酪胺酸	依照產品標示，睡前服用。	抑制慾望以及抗憂鬱。 注意：如果你正服用單胺氧化酶抑制劑，則不要使用。

補充品	建議用量	說明
有幫助者		
舞菇萃取物	依照產品標示。	幫助體重減輕。
綜合維生素和礦物質複合物 與	依照產品標示。	肥胖症與營養素缺乏有部分相同的症狀。
鉀	每日 99 毫克。	對熱量的產生很重要。鈉和鉀的濃度必須平衡。
丙酮酸	依照產品標示。	促進體重減輕以及幫助體脂肪的減少。
牛磺酸	依照產品標示。	為其他胺基酸的建造物質，幫助脂肪的消化。
維生素 B 群 外加	每日 3 次，每次服用每種主要的維生素 B 各 50 毫克（在綜合錠劑中，各種維生素的含量會有所不同）。	正常消化所需要。
維生素 B₂（核黃素） 和	每日 3 次，每次 50 毫克。	燃燒卡路里所必需。
維生素 B₃（菸鹼素） 和	每日 3 次，每次 50 毫克。請勿超過此劑量。	減少對於糖類的慾望。 注意：若有肝臟疾病、痛風或高血壓，請勿服用菸鹼素。
維生素 B₆（吡哆醇） 和	每日 3 次，每次 50 毫克。	幫助代謝。
維生素 B₁₂ 和	每日 3 次，每次 1,000 微克。	消化和吸收所必需，以舌下形式效果最好。
對胺基安息香酸（PABA）	依照產品標示。	幫助醣類和蛋白質利用。
鋅 加	每日 80 毫克。所有補充劑中的含量相加起來，每日不要超過 100 毫克。	增強胰島素的效用以及免疫的功能。使用葡萄糖酸鋅錠劑或 Opti-Zinc 可得到較好的吸收。
銅	每日 3 毫克。	平衡鋅所必需。

藥用植物

❏ 苜蓿、玉蜀黍絲、蒲公英、紫花蘭香草根、木賊、繡球花、牛膝草、檜柏
　 果、燕麥桿、蘿勒、大葉藻、百里香、熊果葉、白樺木和西洋蓍草，可以
　 泡成茶幫助利尿。

❏ 蘆薈汁可以改善消化和清潔消化道。

❏ amla 是印度癒傷療法藥草，可幫助增加瘦肉組織以及減少脂肪。

❏ 紫雲英增加能量和促進營養素的吸收。
　 注意：發燒時不可使用。

❏ 琉璃苣子、山楂果、甘草根和洋菝葜刺激腎上腺以及改善甲狀腺的功能。
　 注意：若使用過度，甘草可能升高血壓。假如有高血壓則完全避免使用。
　 若天天使用甘草，一次不要連續使用 7 天以上。

❏ 假葉樹、cardamom、番椒、肉桂、麻黃、藤黃果（*Garcinia cambogia*）、
　 薑、綠茶（在幫助體重減輕上得到很大的注意）和芥茱子是產熱的藥草，
　 可以改善消化以及幫助脂肪代謝。
　 注意：不要在懷孕時大量使用肉桂。使用過多含有麻黃的產品，可能會有
　 一些副作用的產生，包括噁心、不規律的心跳、焦慮、胸痛、心悸、高血
　 壓、失眠甚至死亡。如有焦慮症、青光眼、心臟病、高血壓、不規律的心
　 跳或失眠，或因為憂鬱症而使用單胺氧化酶抑制藥物時，不要使用。

❏ 綠藻、gudmar、北五味子和巴西人參會幫助葡萄糖的利用、荷爾蒙、神經
　 調節和消化。

❏ 柑橘苷是由植物 *Garcinia cambogia* 的水果，也是已知的印度漿果中抽出的
　 標準物的商品名稱，被認為是安全的、可抑制肝臟脂肪酸的合成、促進體
　 脂肪的燃燒以及抑制食慾，並且可以預防或減慢動脈粥狀硬化或心臟病的
　 形成。

❏ 茴香移除腸道的黏液和脂肪以及抑制食慾。

❏ 葫蘆巴可分解肝臟內的脂肪。

❏ 雷公根幫助減少體重以及幫助腎上腺促進醣類的代謝。它也會增加熱量。

❏ 巴西野茶膏和可樂果會抑制食慾。

❏ guggul 也是一種古老的印度癒傷療法的藥草，幫助血膽固醇和三酸甘油酯

正常，並且也會輕微刺激甲狀腺。

❑ 西伯利亞人參可幫助液體和營養素通過身體以及降低新的飲食習慣之壓力。

注意：低血糖症、高血壓或心臟病不要使用此類藥物。

❑ trifala 也是一種印度癒傷療法的藥草，可恢復腺體平衡並且長期使用會刺激甲狀腺荷爾蒙。

❑ 薑黃強化消化、增加熱量和清潔血液。

建議事項

❑ 不要擔心由食物攝取過多的熱量，但是必須多樣化的選擇食物來源。每一餐須有均衡的蛋白質、複合碳水化合物和一些脂肪。蛋白質含量占總熱量的百分之三十可增加代謝速率，並且藉由促進胰臟昇糖激素的釋放來平衡胰島素的釋放。蛋白質誘導的升糖素會動員體內儲存的脂肪，因此可幫助體重的減輕。均衡的飲食可以使血糖穩定，並且對於長期體重減輕而言可使儲存的體脂肪燃燒。

❑ 攝取較多的複合碳水化合物也可以提供蛋白質，像是豆腐、扁豆、烘烤的馬鈴薯（沒有加任何料，但蔬菜可以）、芝麻種子、豆類、糙米、全穀類、去皮火雞或雞胸和白魚。家禽和魚類用烤或烘不要用炸。

❑ 攝取豐富的水果及生菜。每天有一餐專吃蔬菜和水果。多選用低熱量的蔬菜，例如，綠花椰菜、甘藍菜、胡蘿蔔、白花椰菜、芹菜、黃瓜、綠豆子、芥藍、萵苣、洋蔥、蘿蔔、菠菜和蕪菁。低熱量／低糖的水果包括蘋果、哈密瓜、葡萄柚、草莓、西瓜。下列水果含高熱量，應該限制使用：香蕉、櫻桃、玉米、無花果、葡萄、綠豌豆、梨子、鳳梨、番薯、白米、地瓜。

❑ 勿使用油膩或油炸的食物。生時最佳，不然可用清蒸、水煮、烘培等方式。

❑ 每天喝 6 至 8 杯的液體，藥草茶或加微量礦物質的蒸餾水是良好的選擇（Trace Minerals Research 生產的 ConcenTrace）。在餐前使用，可降低食慾。它們是不含脂肪的填充物，所以可幫助稀釋毒物以及排出體外。藥草茶混合無糖的果汁是非常安全的低熱量飲料並且也會有飽食感。在餐和餐

之間以及當做點心使用。蘇打水混合果汁來取代碳酸飲料。

❏ 要特別留意飲食中的脂肪。有些脂肪是必需的，但必須是正確的脂肪形式。酪梨、橄欖、橄欖油、生核果和種子，以及小麥和玉米胚芽是好的脂肪來源，含有必需脂肪酸。要適當的使用這些食物，一個禮拜不要超過兩次。要完全排除飲食中的脂肪酸，避免食用動物性脂肪，如牛油、奶油、肉汁、冰淇淋、蛋黃醬、肉類、沙拉醬和全脂牛奶。勿食用任何油炸的食物。

❏ 適當的攝取下列食物：蘋果、糙米、喬麥、西洋栗子、玉米、葡萄、燕麥、馬鈴薯和黃色蔬菜。這些食物含有少量的必需脂肪酸，但不可使用過量。

❏ 如果必須偶爾吃點心來降低飢餓，則你必須確定它們是健康的食品。好的來源包括：
- 生芹菜和胡蘿蔔。
- 低脂乾酪，淋上新鮮蘋果醬及胡桃片。
- 由新鮮果汁做成無糖的洋菜，來取代糖水。
- 天然無糖的全麥小糕點。
- 新鮮不加鹽的爆米花。
- 塗核果醬（不包括花生醬）的爆米香。
- 西瓜、新鮮水果或冷凍水果冰。
- 不含糖的優格，拌核果或新鮮水果。

❏ 勿食用白麵粉產品、鹽、白米或加工食物。也避免速食店及所有的垃圾食物。

❏ 不要攝取甜食，例如碳酸飲料、酥皮點心、派、蛋糕、油炸圈餅或糖果。從飲食中刪除所有的精製糖類。糖會刺激胰島素的釋放，會促進使脂肪由血液運輸到脂肪細胞的酵素活化。

❏ 每個月進行一次禁食計畫。（請見第二部的禁食）

❏ 螺旋藻幫助對抗肥胖。在餐前 30 分鐘使用螺旋藻可以降低食慾。螺旋藻也會提供熱量，幫助解毒作用以及腸道功能的維持。

❏ 在睡前以及夜晚避免吃東西。補充褪黑激素可能會有幫助。吃宵夜者血漿中褪黑激素的濃度較低。

❏ 可使用小麥草來緩和食慾，這是一個非常營養的燃料，來自完整的食物，可以幫助代謝功能。海帶也可以。

❏ 不要攝取任何形式的酒精，包括啤酒和紅酒。酒精不只提供卡路里也會抑制堆積脂肪的燃燒，而且會干擾你的判斷力，因此你可能會吃一些你通常不吃的東西。

❏ 使用麥芽糖取代純糖。麥芽糖是高度濃縮的產品，但不危險。它每一公克僅含三大卡熱量。此甜味劑尤其適合糖尿病或低血糖症患者。

❏ 每天補充額外的纖維。瓜爾豆膠和洋車前子外殼是良好的來源。飯前半小時，服用纖維及一大杯水。
　　註：通常纖維補充劑要與其他補充劑和藥物分開使用。

❏ 養成每天排便的習慣，一個乾淨的結腸有助於穩定體重。（請見第三部的結腸清潔法）

❏ 飲食日記可以追蹤你所吃的食物、卡路里和熱量。這可幫助你找出和排除一些影響的因子，以及讓你了解到吃太多錯誤的食物。

❏ 運動。在早餐前或晚餐前快走，可以燃燒脂肪。走樓梯來取代坐電梯。儘量以走路或騎腳踏車來取代開車。運動會增加代謝速率以及卡路里的燃燒。

❏ 有氧運動，例如走路、慢跑、騎腳踏車或游泳以及有力量和彈性的運動，像是瑜珈或伸展運動。運動比極度的控制飲食來維持健康以及控制體重好。運動是一種很好的除去脂肪以及維持肌肉良好狀態的方式。在運動期間需要喝水以預防脫水和肌肉抽筋。
　　注意：如果你年過 35 歲和／或長期間久坐、不常運動，則在你展開運動計畫前，最好向醫療專業人員諮詢。

❏ 如果常常生活在不太活動的環境，則試著在水中運動。水中的有氧運動對於體重過重或對慢跑、走路困難者很有益，並且也對關節炎患者有益處。水中有氧可以伸展心臟和身體而不傷到關節，可由居家附近的健身中心試看看一堂課，長時間久坐的人在開始運動前需諮詢醫療專業人員。

❏ 改變飲食習慣。這不僅對減輕體重很重要，也對體重減輕的維持很重要。開始時要遵循下列幾項：
　　●吃早餐。早餐是一天代謝機制的開始。吃少量但是營養濃縮，每 3 到 4

小時一次，可以使代謝穩定，維持飽足感以及避免血糖變化過大。好的選擇包括 2 盎司（1 盎司約 28.35 公克）的蛋白質食物（豆類、雞蛋、家禽）和半杯的新鮮沙拉以及蘋果酒醋；或半杯的蔬菜和一些穀類（半杯的糙米或一片全穀或多穀類的麵包）。

● 不要少吃任何一餐，這只會增強飢餓和對食物的渴望。

● 主要的餐是午餐而不是晚餐，某些人在下午三點後不吃任何食物，有相當好的效果。

● 在進餐時，桌上放少量的食物。緩慢咀嚼。沒有飢餓感時停止進食。

❑ 在給予高蛋白質食物前先吃少量的複合碳水化合物（約 200 大卡）。因為會提供色胺酸到腦，減少對食物的慾望。

❑ 如果有吃東西的慾望時，繫上皮帶，會讓你感到不舒服並且提醒你要減去過多的脂肪。

❑ 學習除去對食物的慾望。對食物的慾望就像是海波一樣有起有落。當你真的想吃東西時，告訴你自己可以使想吃的慾望獲得飽足，然後等待 10 分鐘，這可以讓你確定是真正想吃東西而不是一時衝動。必須要記住慾望只會維持幾分鐘，做一些事情來分散注意力。食物的成癮和其他東西的成癮是一樣的。首先，會刺激你要更多。最後，如果你真的想要吃東西，可以決定一個合理的量好好享受。慢慢的吃。

❑ 找出造成想吃的食物。渴望鹽、巧克力或糖可能代表了一些潛在的症狀像是礦物質缺乏、食物過敏、低血糖症或甲狀腺機能不足。如果你是在看電視時想吃零食，就改成看書或喝大杯水，或去散步來取代。什麼地方會造成你想吃的渴望就離開，如果是廚房就走出去散步一下，或做做庭院的雜事，逛百貨公司時，少靠近賣食物的櫃台。

❑ 如果你通常在上午或正午時感到疲倦時，渴望醣類的攝取而感到飢餓，可能需要攝取較多的簡單碳水化合物。簡單碳水化合物包括精製糖和甜的水果；複合碳水化合物包括全穀類、豌豆和豆類，提供長期的熱量（請見第一部營養、飲食與健康的「碳水化合物」）。蛋白質是另一種長期的熱量來源。

❑ 時常的飽脹和水的滯留可能造成過多的胰島素生成，而使脂肪堆積。試著減少醣類攝取以及增加蛋白質和脂肪的攝取。過多的鈉攝取可能造成水的

滯留。

❑ 考慮會造成過敏的食物。很多的人會從飲食中排除會過敏的食物，使體重
可以穩定。

❑ 不要吃口香糖。口香糖會觸發消化液的流動並且會造成飢餓。

❑ 在空腹時不要去雜貨店購物。這會使你去買一些禁止的食物，並且可能買
太多的東西或者是在失去新鮮前使用。

❑ 避免節食。非常低熱量的食物會造成代謝緩慢，造成更少熱量燃燒。可以
增加活動量來取代，這會使代謝速率增加，燃燒脂肪，並且幫助防止瘦肉
組織流失。

❑ 計算每天所需的熱量來維持體重減輕。然後乘以你的體重再除以 10，再加
百分之三十（大約三分之一）。中適的活動程度且吃少於計算的熱量可以
使體重減輕。

考慮事項

❑ 每一磅的體脂肪是 3,500 卡路里，然而，一個禮拜減輕一磅是安全合理的，
在自己喜好範圍內可以每天增加或減少 500 卡路里。減少 250 卡路里，可
以使用檸檬水或者是檸檬汁來取代蘇打水，並且在午餐的三明治裡不要添
加乳酪，而藉由走半英里到兩英里的路可以消耗另外 250 卡路里。

❑ 減輕體重最好的方式且唯一的方法是─維持所減輕的體重─採用較健康、
較多運動的生活型態。生活型態包括自然的、健康的飲食以及規律的運
動，會使你保持健康，給予你更多精力，降低心臟病、中風和癌症的危
險，以及使體重減輕。那些以所謂坊間偏方飲食而不改變生活形式的人，
之後會使減輕的體重回復或者復胖更多。百分之九十五的節食者在一年內
都復胖。

❑ 流行的飲食會產生一些後果，事實上不僅是這些飲食不是很健康，當你開
始進行此飲食時會使體重恢復，除此之外也會增加幾磅。有一些飲食會產
品使體重快速減輕可能是由於水的體重減輕所造成。

❑ 快速的減輕體重可能會抑制免疫系統。現今流行的高蛋白質低醣類飲食受
到爭議，是因為醣類缺乏而使酮酸生成過多（由體內燃燒脂肪當做熱量來
源所產生）。重要的電解質，尤其是鉀會有耗盡的危險，而使你處在心律

不整或心臟病高危險中。過度的酮症，有學者認爲是體內處於飢餓狀態，將身體的組織當做熱量來源，甚至會用到內臟器官。另一種節食方式是飢餓飲食，可能會對身體有一些影響。爲了確保身體健康，在使用任何飲食模式最好有醫師或營養師協助。

❑ 重複的節食是不健康的並且可能增加心血管疾病的危險。快速的體重減輕易於快速的體重回復。這種快速體重增加通常導致血膽固醇濃度上升，並且也可能會傷害內臟器官。有一項研究顯示，三分之一操之過急的減肥者，每天僅攝取 500 大卡的熱量或更少出現膽結石。十四年的佛明罕心臟研究顯示，體重變化很大者會比一般人有較高的死亡率和較高的冠狀心臟病罹患率。有研究顯示體重上下變動很大的人，會引起較高的心臟疾病機率和體重過重增加死亡一樣。

❑ 生熱作用解釋了體內自然燃燒熱量的過程。科學家研究生熱作用主要焦點是在了解以及改善生熱作用，而這可能會增加體重的減輕。有很多使體重減輕的產品主要的重點在生熱作用。很多這些產品含有麻黃素，是麻黃的衍生物。運動時使用麻黃是很危險的，因爲它會使血壓升高以及心跳加快。

❑ 美國農業部門研究顯示，每四個青少年中就有一人體重過重，而造成他或她生命後期罹患心臟病、中風、大腸癌、痛風和其他健康問題的高風險─不論在成人時是否減輕體重。

❑ 美國癌症學會發現，時常使用人工甜味劑傾向於體重增加而不是體重減輕。這些物質似乎會增加食慾以及使消化液製造緩慢。

❑ 美國紐約洛克菲勒大學研究發現老鼠的基因如果有缺陷，會造成肥胖。當活化時，這個基因（稱爲肥胖基因或 ob 基因）會製造類似荷爾蒙的蛋白質稱爲瘦體素，瘦體素是由脂肪細胞分泌到血流中。人類有百分之八十五與老鼠基因相似。這個發現最後可能會造成減肥藥物的發展。這個理論可能解釋有些人天生就是體重較其他人多。

❑ 當一個人有較高的肌肉對脂肪比例，則代謝速率較相同體重但有較低的肌肉對脂肪比例者高，因此需要較多的卡路里。這是因爲肌肉組織較脂肪組織需要較多的卡路里。相反地，肥胖者有較低的代謝速率。但很不幸地，這會使減輕體重很困難且易受挫的。

❑ 身體質量指數（BMI）是專家用來評估是否這個人有體重過重的指標，計算方式是使用體重以及身高來決定總脂肪的量。

身體質量指數

　　身體質量指數（BMI）是一個可以代表你身體脂肪重量百分比的數字，它是觀察你的體重和結合你的身高，下表將給你自己對身體質量指數一個概念。

身　高	健康體重（英磅） BMI = 19～25	中度過重（英磅） BMI = 25～29	嚴重過重（英磅） BMI = 25 或超過
4 英呎 10 英吋	91～118	119～137	138＋
4 英呎 11 英吋	94～123	124～143	144＋
5 英呎	97～127	128～147	148＋
5 英呎 1 英吋	101～131	132～152	153＋
5 英呎 2 英吋	104～136	137～157	158＋
5 英呎 3 英吋	107～140	141～162	163＋
5 英呎 4 英吋	111～145	146～168	169＋
5 英呎 5 英吋	114～149	150～173	174＋
5 英呎 6 英吋	118～154	155～178	179＋
5 英呎 7 英吋	121～159	160～184	185＋
5 英呎 8 英吋	125～163	164～189	190＋
5 英呎 9 英吋	129～168	169～195	196＋
5 英呎 10 英吋	132～173	174～201	202＋
5 英呎 11 英吋	136～178	179～206	207＋
6 英呎	140～183	184～212	213＋
6 英呎 1 英吋	144～188	189～218	219＋
6 英呎 2 英吋	148～194	195～224	225＋
6 英呎 3 英吋	152～199	200～231	232＋
6 英呎 4 英吋	156～204	205～237	238＋

來源：美國農業部及健康與人文服務部

❑ 來自於脂肪的卡路里較其他來源的卡路里，更容易轉變成贅肉。在消化過程中，脂肪卡路里只有百分之三會燃燒。相對的，在消化過程中，來自複

合碳水化合物（水果、蔬菜、全穀類）的卡路里百分之二十五會燃燒。

❑ 在餐後，有些人會感覺需要吃點甜的食物，但這是一種養成的習慣，可以將它改進。在很多的文化中，甜食是很難得到只有在很少的機會下才可吃到（在美國人每天吃的許多食物中，甜的味道是較少的），這需要花些時間來調適，不過如果堅持下去你也會了解最後你並不會太常想吃甜食。你也會發現其他味道的食物可能更好。當你一旦將你的味蕾由長期接觸甜味回復到正常時，你將驚訝的發現你吃的許多食物製品的口味有多重。

❑ 食用低脂肪、高複合碳水化合物飲食並不代表味道差、平淡無味的食物，反而是美味的健康食物。這個目標是降低飲食中的總脂肪、飽和脂肪和膽固醇以及增加複合碳水化合物的含量。番茄、通心粉、麵包、玉米、米以及其他含豐富複合碳水化合物的食物，並不會造成肥胖。醣類上癮者對醣類有反應，而酒精成癮者對酒精有反應。當他攝取醣類，會造成胰島素釋放較多，這可能導致不滿足感，以至於會有強烈吃東西的慾望。醣類成癮者需要吃更多的醣類來終結飢餓感。因此，醣類成癮者應該限制他們攝取高量的複合碳水化合物，以及避免全部簡單的糖類。他們每天應該攝取低醣類飲食以及避免所有含豐富醣類的食物。每天需要飲食記錄，來探討是否含有醣類附加物。

❑ 藤黃果抽出物氫氧基檸檬酸（HCA）已經證實對於體重的管理非常有用。並不只是它會抑制飢餓，並且也會藉由抑制 ATP-citrate lyase 酵素的活性來預防醣類轉變成脂肪。藤黃果抽出物是一種可獲得的補充劑形式，並且也是很多飲食組成的構成要素。

❑ γ-次亞麻油酸（GLA）是在琉璃苣油、亞麻子油以及月見草油中活性的組成，幫助控制脂肪的代謝。每天至少使用 250 國際單位的 GLA 可以幫助控制食慾。

❑ 由 Esteen Products 公司出售的 Diet Esteem Plus 含有許多在這裡建議的營養素還加上 HCA，除了有良好的營養再加上運動，這個產品可以幫助很多人減重及維持體重。

❑ 美國農業部研究發現微量礦物質硼可能會加快卡路里的燃燒。葡萄乾和洋蔥是硼的良好來源。

❑ 在人類的研究中，荷爾蒙還原雄性素（DHEA）會藉由抑制生成脂肪組織

酵素來使體脂肪減少。（請見第三部的還原雄性素療法）

❏ 在英格蘭體重減輕飲食研究中心報導，使用一份植物油及兩份蘋果醋按摩，有助去除體脂肪。我們建議使用純的橄欖油，因其不需冷藏，輕輕隱隱地揉捏脂肪部位，每週至少三次，可以快速收效。此方法也有益於消痛及消除關節僵硬。

❏ 肥胖已經和很多的疾病有關，包括哮喘、糖尿病、膽囊疾病、心臟病、高血壓、高血脂質、不孕、中風和某些癌症。

❏ 研究發現，綜合使用L-鳥胺酸、L-精胺酸及L-離胺酸，可幫助體重減輕。L-鳥胺酸幫助一種生長激素分泌（成人缺乏此荷爾蒙），以燃燒脂肪及建造肌肉。這三種胺基酸的組合，在身體休息時，功效最佳。
註：L-離胺酸平衡L-精胺酸，故勿單獨使用L-精胺酸，否則可能引起失調將可能爆發唇疱疹或潛伏的疱疹。

❏ 許多進行的研究利用遺傳工程製造的人類生長激素（HGH），在動物中已經發現有減輕體重的效用。然而，給予人類注射或者膠囊服用是這幾年的事。長期使用 HGH 的後果還未知。

❏ Phenylpropanolamine是一種食慾抑制劑，在中樞神經系統活化並且會使血壓上升。如有糖尿病、高血壓、甲狀腺功能亢進或是排尿困難，在使用前應該與醫生商量。

❏ 如果肥胖威脅到生命，則建議胃部手術。限制食物的攝取量做法是在胃部上端縫一個小囊袋使進入到胃部的開口變小，或是藉由封一個小袋並且直接連接到小腸而使繞過正常消化管道。明顯的，這是一個激烈的方法，僅對那些非常重度肥胖患者可以考慮使用，或用其他的健康體重範圍內方法仍無法減輕體重者。

❏ 美國食品藥物管理局已經同意，在點心食品使用合成的脂肪稱為 olestra。合成的脂肪酸和糖類複合物 olestra 不能被吸收，因此不會提供熱量。然而，它可能造成消化不良、氣體以及腹瀉。科學家對於此也提出極度的關切，因為它可能抑制脂溶性維生素的吸收。

❏ 現今在超級市場上有很多是醫生認為有減肥功效的藥物。這些藥物有副作用的存在以及潛在的危險。因此在使用這些藥物時必須與醫生討論並且了解對健康的影響。

❑ 現今有很多的減肥營養商品，包括下列：

- Enhanced Fitness 生產的 Calorad 是一種液體食品，可以幫助體脂肪的減少，而不會有瘦肉組織的流失。主要的成分是水解膠原蛋白，其他成分皆由植物中萃取而來。
- Nature's ScienCeuticals 生產的 Cell Pill 可以支持循環系統，減少蜂窩組織的出現。
- Bodyonics 生的 CellaFree 是一種藥草製品，可以減少蜂窩組織的出現。組成物質包括熊果葉可以減少水分的滯留，以及幾丁聚醣可以抑制飲食中脂肪的吸收。
- Rexall Sundown 的 Cellasene 是一種藥草製品，可以減少蜂窩組織的出現。組成物質包括葡萄子萃取物、甜苜蓿萃取物、bladderwrack 和銀杏。
- Växa International 生產的 Cell-U-Lite 減少蜂窩組織。
- BioTech Corporation 生產的 CelluRid 是一種藥草製品，可以減少蜂窩組織的出現。組成物質包括海帶、熊果葉、檜柏果、卵磷脂和番椒。
- Natrol 生產的 Cravex 含有 *Gymnema sylvestre*、吡啶甲酸鉻、L-麩胺醯胺以及其他的營養素，可以降低對食物的慾望，尤其是甜食。
- Diamond-Herpanacine Associates 的 Diamond Trim 降低對食物的慾望、燃燒熱量以及增加能量的消耗。
- Bluebonnet 公司產的 Diet Chrome-Care 抑制脂肪和膽固醇的合成。這個產品是結合 L-肉鹼、CitriMax 以及吡啶甲酸鉻。
- Omni Nutraceuticals 的 Diet System 6 Cellulite Removal Program 是一種藥草製品，可以減少蜂窩組織的出現。組成物質包括雷公根、木賊、銀杏、馬栗樹以及山楂。這種補充劑可以減少水的滯留。
- Natrol 生產的 Tonalin 1000-CLA 和 Tonalin750-CLA 可以促進體脂肪的減少而不會有肌肉組織的流失，以及可以增加熱量消耗。主要組成是共軛的亞麻油酸（CLA）。

❑ 有助於減重之更多的細節與飲食建議，包括營養資料與食譜，都可以在 Phyllis A. Balch 和 James F. Balch 出的 *Prescription for Dietary Wellness* 一書中找到。

胰臟炎（Pancreatitis）

　　胰臟炎就是胰臟的發炎，胰臟是一個 13～15 公分長的葉形腺體，位在胃部的後下方，且向下朝脾臟及左腎方向延伸。胰臟有兩項主要功能：一是提供消化酵素，以分解小腸中的脂肪、蛋白質和碳水化合物。二是分泌升糖素和胰島素（因素林），以調節血糖濃度。如果消化酵素堆積在胰臟內，且開始攻擊胰臟，將導致胰臟發炎。

　　胰臟發炎有急性與慢性之分。百分之八十的案例中，急性的胰臟炎是起因於酒精攝取過量或有膽結石，還有一種可能就是由感染引起的（例如：A型或D型肝炎，或艾普斯坦—巴爾病毒），或使用某些藥物（例如：治療猝發症和兩極化情緒問題的 divalproex〔Depakote〕；有時用來治療類風溼性關節炎的 azathioprine〔Imuran〕；癌症化療所用的 6-MP）。在罕見的案例中，急性胰臟炎可能由腹部受傷引起。

　　急性胰臟炎通常引起突然發作的劇烈疼痛，一開始是從肚臍附近作痛，然後以放射狀朝背部擴散。通常在移動時會引發疼痛，坐下後又得到紓解，還可能伴有噁心、嘔吐等症狀，有時情況頗嚴重。其他的症狀包括上腹腫大膨脹、體內氣體過多、上腹如灼熱或刺穿般的疼痛、發燒、高血壓、肌肉痛、異常的脂肪排便。

　　慢性胰臟炎指的則是發炎所造成的膽囊組織結構的永久改變。這通常涉及膽囊感染和膽結石反反覆覆的發生。（請見第二部的膽囊疾病）慢性胰臟炎的症狀也許和急性胰臟炎的症狀不易區分，除了前者的疼痛比偏向慢性，而不會突然發作。此外，慢性胰臟炎中間可能挿入幾次急性的發作。在大部分的案例中，慢性胰臟炎是由於長期喝酒造成的。

　　由於胰臟是分泌胰島素和升糖素的腺體，這兩種荷爾蒙負責調節血糖的濃度，因此當發生胰臟炎時，特別是慢性胰臟炎，通常會導致葡萄糖不耐症（糖尿病）和消化方面的問題。

營養素

補充品	建議用量	說明
必需者		
吡啶甲酸鉻	每日 300～600 微克。	是維護血糖濃度穩定的重要物質。
大蒜（來自 Wakunaga 的 Kyolic）	依照產品標示。	強而有力的抗病毒及抗氧化劑。
非常重要者		
鈣 和	每日 1,500 毫克。	與鎂密切合作。
鎂	每日 1,000 毫克。	抵制腺體的病變。使用螯合形式。
消化酵素 與 牛膽汁（來自 Carlson Labs 的 D.A. #34）	依照產品標示。	正常消化及膽囊功能所需之物。當膽囊已割除，此補充品尤其重要。
胰蛋白酶	依照產品標示。隨餐服用。	缺乏胰臟酵素是胰臟炎患者常見的問題。
來自 Wakunaga 的 Probi-ata 或 來自 Wakunaga 的 Kyo-Dophilus	依照產品標示。 依照產品標示。	補充腸內的益菌，以及協助消化。
蛋白質分解酵素	依照產品標示。兩餐之間以及睡前服用，空腹服用。	協助減輕發炎；藉由幫助蛋白質消化來減輕對胰臟的負擔。注意：小孩勿使用這種補充品。
生的胰臟腺體	依照產品標示。	含有某些蛋白質，用以修補胰臟。（請見第三部的腺體療法）
維生素 B 群 外加	每日 3 次，每次服用每種主要的維生素 B 各 50 毫克（在綜合錠劑中，各種維生素的含量會有所不同）。	這些是抗壓維生素。

補充品	建議用量	說明
非常重要者		
維生素 B₃（菸鹼素） 和	每日 3 次，每次 50 毫克，請勿超過此劑量。	菸鹼素和泛酸對脂肪及碳水化合物的代謝很重要。
泛酸（維生素 B₅）	每日 3 次，每次 100 毫克。	注意：若有肝臟疾病、痛風或高血壓，請勿服用菸鹼素。
重要者		
膽鹼 和 肌醇 和／或	依照產品標示。	脂肪乳化劑，協助脂肪代謝。
卵磷脂 和／或	依照產品標示。	
趨脂因子	依照產品標示。	
維生素 C 與 生物類黃酮	每日 4 次，每次 1,000 毫克。	強效的自由基清除者。使用緩衝形式。
有幫助者		
輔酶 Q₁₀ 加	每日 75 毫克。	強而有力的抗氧化劑及氧氣攜帶者。
來自 Coenzyme-A Technologies 的輔酶 A		與輔酶 Q₁₀ 充分合作，並增加能量、協助腎上腺、處理脂肪、幫身體解毒、提振免疫系統。
來自 PhysioLogics 的 CTR Suppor	依照產品標示。	幫助減少發炎造成的損害，並防止進一步的損害。
DL-苯丙胺酸（DLPA）	依照產品標示。	減輕急性發炎的疼痛。 注意：懷孕或哺乳期間，或患有驚恐症、糖尿病、高血壓或苯酮尿症，勿使用本補充品。
葡萄子萃取物	依照產品標示。	一種強而有力的抗發炎及抗氧化劑。
L-半胱胺酸	依照產品標示。	保護肝臟。
來自 CX Research 的 OmegaBrite	依照產品標示。	含有必需脂肪酸，可作為抗發炎劑，也可降低三酸甘油酯。

補充品	建議用量	說明
有幫助者		
維生素 E	一開始每日 200 國際單位，慢慢增加到每日 400～800 國際單位。	一種強而有力的抗氧化劑和氧氣攜帶者。對修補組織很重要。使用 d-α-生育醇的形式。
鋅	每日 50 毫克。所有補充劑中的含量相加起來，每日不要超過 100 毫克。	協助細胞分裂、生長、修護所需的酵素活動。參與胰島素的製造。使用葡萄糖酸鋅錠劑或 Opti-Zinc 可得到較好的吸收。

藥用植物

❏ 牛蒡根、牛奶薊、紅花苜蓿能協助清潔血液和肝臟，減輕胰臟的負擔。

❏ 香柏果、紫錐花、龍膽根和金印草能刺激及強化胰臟。

注意：若每天內服金印草，一次不要連續使用超過 7 天。在懷孕期間不可使用，若你對豕草過敏，則使用時要小心。

❏ 蒲公英根刺激膽汁製造且改善胰臟的健康。

❏ Detoxygen（來自 Nature's Plus 公司）是一種藥草配方，能幫助身體解毒，及供應細胞氧氣。

❏ 甘草根輔助各種腺體的功能。

注意：若使用過度，甘草可能升高血壓。若天天使用甘草，一次不要連續使用 7 天以上。假如有高血壓則完全避免使用。

❏ 橄欖葉萃取物可作為一種消炎劑，如果你有感染，也有幫助。

建議事項

❏ 如果你出現胰臟炎的症狀，要去看醫生，這是很嚴重的問題，需要醫療看護。

❏ 採取低脂、低糖的飲食。這對復原是很重要的。胰臟炎患者的血液中常有高濃度的糖和脂肪。請見第二部的糖尿病，並依循其中的飲食建議。

❏ 不要攝取任何形式的酒精。

❏ 如果醫生開的藥物中包括抗生素，要記得攝取克非爾發酵乳（kefir）和其

他優格，並再補充某種形式的嗜乳酸桿菌。

☐ 如果你有抽菸，要戒掉，並且也避免二手菸。近來的研究指出，慢性的胰臟炎和抽菸有明顯的關聯。

☐ 請見第三部的禁食，並依循該方法進行禁食計畫。禁食可改善所有器官的健康，包括胰臟。

考慮事項

☐ 在美國，胰臟癌是第四大癌症死亡的病因。胰臟炎可導致胰臟癌的形成。改善胰臟的健康將有助於預防此癌症。

☐ 血液中含高濃度的三酸甘油酯（即脂肪）是引發胰臟炎的一項因子。

前列腺癌（Prostate Cancer）

前列腺（又叫攝護腺）是一個胡桃狀的腺體，位在膀胱基底處，包圍著尿道。前列腺製造的前列腺液，是射精時的液體來源，能滋養及輸送精子。前列腺癌是男性的第二大癌症殺手，它主要是一種老化的疾病。30 多歲到 40 多歲的男性很少發生前列腺癌，但此病的發生率一過了 50 歲就會開始上升。百分之八十的案例發生在 65 歲以上的男性；而百分之八十的男性到了 80 歲多少都會形成前列腺癌，只是程度不一。美國癌症學會估計，每年有超過 180,400 新案例被診斷出來，且有 31,900 人死於此疾。今日，一個新生男嬰在他一生中有百分之十三的機率會形成前列腺癌，有百分之三的機率會死於此症。很多專家認為只要活得夠久，每個男生終究會形成前列腺癌。過去幾年來，前列腺癌的死亡率逐漸下降，專家相信這是拜及早診斷、治療所賜。

雖然前列腺癌時有耳聞，幸好它是一種生長緩慢的癌症。大多數前列腺癌長在前列腺的後方；其他的部分則源自靠近尿道的地方。從前列腺向骨盤處淋巴結延伸的淋巴管，提供前列腺癌細胞一條擴散到他處的管道。前列腺癌的質量平均每六年會加一倍（比較起來，乳癌通常每三年半就會增加一倍）。前列腺癌的可能症狀包括：小便疼痛或有灼熱感、頻尿、尿液的流量變少，尿流無力、排尿困難、尿血，以及下背、骨盤、恥骨上方等處不舒

服。不過此病通常一點症狀都沒有，直到比較進級的階段和／或擴散到前列腺以外。除此，前述這些症狀通常不是由癌症引起的，而是由良性的前列腺肥大所致。

前列腺癌的確切原因尚未明瞭，不過有一些危險因子與此症的形成有關。年紀超過65歲的男性、非裔美國人、一級親屬（父親或兄長）患有前列腺癌的男性，都有較高的前列腺癌罹患率。已婚的男性又比未婚男性機率高。有復發性前列腺炎的男性、性病患者、曾服用睪固酮的人，也是高危險群。暴露在致癌化學物品的環境中，也會增加機率。研究人員還發現缺乏蔬菜、水果的高脂飲食和前列腺癌有關聯。這可能是因為攝取高量的脂肪會使睪固酮的含量上升，進而刺激前列腺的生長，包括潛伏在其中的癌細胞。一些研究顯示男性結紮術可能增加前列腺癌的發生率，不過也有研究反對這種假說。

目前沒有已知的方法可以預防前列腺癌，不過早期的檢查可以及時控制癌細胞，避免它們擴散到他處。檢查前列腺癌最經濟簡便的方式是對前列腺做一次謹慎的肛門觸診。美國癌症學會建議年過40歲後，應每年定期檢查前列腺；美國泌尿科學會則建議從50歲開始。從驗血中去檢查前列腺特異抗原（簡稱PSA）這種蛋白質的濃度，也是篩檢前列腺癌的極佳方式。PSA是目前最寶貴的「腫瘤標籤」，可以診斷及評估前列腺癌療法的效果。PSA的檢查值若是介於0到4之間，表示正常範圍，4到10之間會引起醫生的懷疑，若超過50，表示癌細胞可能已經擴散到他處。其他癌症之外的因子也可能導致高的PSA值，包括良性的前列腺肥大或前列腺炎、騎腳踏車這種看似無害的活動，或甚至直腸檢查。如果一個男生被檢查出PSA濃度過高，最好再重複測量一次，因為有百分之十到百分之二十的機率會發生錯誤的陽性反應或錯誤的陰性反應。每年重複這種檢驗可幫助醫生解讀檢查結果；對健康的男性而言，PSA濃度應該頗為穩定，只會逐年漸漸上升，而有前列腺癌的人，PSA濃度會出現比較戲劇性的上升。

前列腺超音波掃描通常跟隨在直腸檢查或PSA檢查出現異狀之後。其他的診斷方式包括電腦斷層掃描、骨頭掃描、磁共振影像處理等，也可能派上用場，只是費用較貴。最後，當各種檢驗結果都一致指向癌症，還要做組織切片來確認。這只能經由針管抽取活體組織來做顯微檢查，最好在超音波控

制下檢驗。在一些案例中，可能需要重複組織切片檢查。這種穿透皮肉的檢查本身可能造成某些併發問題，出血、尿液滯留、性無能、敗血症等，都是發生過的案例。格利森評分（Gleason score）是另一種重要的分級指標，它根據癌細胞的特徵來評估癌細胞的侵略性。看起來與正常細胞相似的癌細胞比較不具侵略性，那些邊緣崎嶇不平且隨處散布的癌細胞比較可能快速擴散到他處。

營養素

補充品	建議用量	說明
必需者		
輔酶 Q$_{10}$ 加	每日 100 毫克。	改善細胞的氧合作用。
來自 Coenzyme-A Technologies 的輔酶 A	依照產品標示。	與輔酶 Q$_{10}$ 通力合作來提供免疫系統多種危險物質的解毒能力。
初乳（來自 Symbiotics 的 New Life Colostrum〔此產品很天然，且含豐富的抗體〕，和來自 Jarrow Formulas 的 Colostrum Specific 是良好來源）	依照產品標示。	已顯示能促進免疫系統、燃燒脂肪、製造瘦肉、有抗老作用。
二甲基甘胺酸（DMG）（來自 FoodScience of Vermont 的 Aangamilk DMG）	依照產品標示。	增加氧氣的利用。
大蒜（來自 Wakunaga 的 Kyolic）	每日 3 次，每次 2 膠囊。	增強免疫功能。幫助分解睪固酮。已顯示能延緩癌細胞的生長。
蛋白質分解酵素	依照產品標示，隨餐服用。	控制發炎反應，且能破壞自由基。
硒	每日 200 微克。	維護前列腺正常功能。體內有足夠硒的男性，發生前列腺癌的機率比其他人低很多。

補充品	建議用量	說明
必需者		
鯊魚軟骨（BeneFin）	每日每 2 磅體重需要 1 公克，分成 3 次使用。如果你無法忍受口服方式，可以利用留置灌腸法，從直腸進入。	能抑制腫瘤生長、刺激免疫系統。
超氧化物歧化酶（SOD）	依照產品標示。	破壞自由基。可考慮注射方式（在醫生的監督下）。
維生素 A 加 類胡蘿蔔素複合物 與額外的 茄紅素 加 維生素 E	每日 50,000～100,000 國際單位，維持 10 天，或更久。 依照產品標示。 每日多達 1,000 國際單位。	強效的抗氧化劑，可以破壞自由基。使用乳劑形式較易吸收，且在較高劑量時較安全。 茄紅素已經顯示能減低前列腺癌的發生率。 可抵抗前列腺癌。使用 d-α-生育醇形式。
維生素 B 群 外加 維生素 B_3（菸鹼素） 和 膽鹼 和 葉酸 加 維生素 B_6（吡哆醇） 和 維生素 B_{12}	每日服用每種主要的維生素 B 各 100 毫克（在綜合錠劑中，各種維生素的含量會有所不同）。 每天 100 毫克，請勿超過此劑量。 每日 500～1,000 毫克。 每日 400 微克。 每日 100 毫克。 每日 2,000 微克。	維生素 B 群是正常的細胞分裂所必需的東西，也可以改善血液循環、建造紅血球細胞、協助肝功能。 注意：若有肝臟疾病、痛風或高血壓，請勿服用菸鹼素。 增強鋅的效用。 預防貧血。使用口含錠或舌下形式。可考慮注射方式（在醫生的監督下）。

補充品	建議用量	說明
必需者		
維生素 C 與 生物類黃酮	每日 5,000～20,000 毫克，分成數次。（請見第三部的抗壞血酸沖洗）	強效的抗癌劑。在實驗室中顯示能抑制前列腺癌細胞的擴散。
維生素 D₃	依照產品標示。	體內低濃度的維生素 D₃ 可能與較高的前列腺癌有關。
重要者		
舞菇萃取物	每日 4,000～8,000 毫克。	抑制癌細胞的生長與擴散。也促進免疫反應。
有幫助者		
來自 Aerobic Life Industries 的 Aerobic 07	依照產品標示。	一種抗微生物劑。
來自 International Health Products 的 Berry Seeds Complex	每餐飯後 1～2 錠。	對細胞功能有調節的作用，且能抑制癌細胞生長。
麩胱甘肽 加 L-半胱胺酸 和 L-甲硫胺酸	依照產品標示。 依照產品標示，空腹服用。可與開水或果汁一起服用，但勿與牛奶一起服用。若同時服用 50 毫克維生素 B₆ 及 100 毫克維生素 C 則更容易吸收。	抵抗環境中的毒素。 含硫的胺基酸，可當做解毒劑，並保護肝臟及其他器官。（請見第一部的胺基酸）
海帶 或 海藻	每日 1,000～1,500 毫克。	用以平衡礦物質。
來自 Wakunaga 的 Kyo-Dophilus	依照產品標示，空腹服用。	對身體有抗菌功效。使用非乳製品、不需冷藏的配方。
L-肉鹼	依照產品標示。	抵抗自由基和毒素的破壞。使用來自魚肝的形式（角鯊烯）。

補充品	建議用量	說明
有幫助者		
多種酵素複合物	依照產品標示，隨餐服用。	幫助消化。
多種腺體複合物 加 生的胸腺	依照產品標示。 依照產品標示。	刺激腺體的功能，尤其是胸腺，這是製造 T 淋巴細胞的場所。（請見第三部的腺體療法）
多種礦物質複合物 與 鈣 和 鎂 和 鉀	依照產品標示。 每日 1,500 毫克。 每日 750～1,000 毫克。 每日 99 毫克。	幫助細胞分裂正常和執行各種功能。
綜合維生素複合物	依照產品標示。	本「營養素」表中提到的營養素可能存在綜合維生素中。不要使用持續釋放型配方，且選擇沒有含鐵的產品。
牛磺酸	依照產品標示。	這種胺基酸的功用就是當做修補組織和器官的基底。
鋅	每日 50～100 毫克。請勿超過此劑量。	幫助預防前列腺癌。使用葡萄糖酸鋅錠劑或 OptiZinc 可得到較好的吸收。

藥用植物

❏ 黑大菜、蒲公英、牛奶薊、紅花苜蓿，能幫助清潔肝臟及血液。

❏ 布枯、紫錐花、金印草、保哥果、巴西人參等，已顯示具有抗癌特性。以茶的形式服用這些藥草，一次取兩種輪流利用它們。

❏ 透納樹和甘草根能夠平衡荷爾蒙和腺體的功能。

❏ 紫花蘭香草根、繡球花、燕麥桿、蘿勒根、熊果葉、西洋蓍草可做利尿劑，也能溶解沈澱物。

❏ 知名的 Mayo 診所研究出綠茶中有一種成分具有殺死前列腺癌細胞的潛力。許多其他的研究也顯示喝綠茶可以減低前列腺癌的機率。

❏ 加工過的柑橘果膠已顯示能大大的抑制癌細胞的生長，尤其是對抗前列腺

癌最有效。

❏ 臀果木、鋸櫚也有幫助。歐洲的研究顯示臀果木也許能預防前列腺癌。

❏ 薑黃是一種含有薑黃素的香料植物，薑黃素是一種抗氧化劑，可能有助於控制前列腺癌細胞。

建議事項

❏ 維持均衡飲食，多吃全穀類、生的核果種子、糙米、燕麥、麥麩、小麥。也多多攝取十字花科的蔬菜，例如綠花椰菜、甘藍菜芽、甘藍菜、白花椰菜，以及一些黃色、橘色的蔬菜，包括胡蘿蔔、南瓜、葫瓜、地瓜。這類的食物對癌症的預防與復原都有幫助。

❏ 飲食中要包括蘋果、新鮮哈密瓜、各種莓子（尤其是藍莓和草莓）、巴西核桃、櫻桃、葡萄、莢豆類、雛豆、扁豆、紅豆、梅子、胡桃。這些食物都幫助對抗癌症。

❏ 每天喝新鮮果汁、蔬菜汁。胡蘿蔔汁和甘藍菜汁是不錯的選擇。

❏ 多攝取葡萄柚、西瓜、番茄、番茄汁、番茄製品（例如番茄醬）。這些東西含有茄紅素，能抵抗前列腺癌。

❏ 飲食中要納入含有鋅的食物，例如蘑菇、南瓜子、海鮮、菠菜、葵花子、全穀類。鋅能滋養前列腺，且是維持正常免疫功能的重要元素。

❏ 攝取鮭魚、鯖魚、沙丁魚或鯡魚。這些食物是 ω-3 脂肪酸的好來源，有助於減低前列腺癌的機率。

❏ 每天至少喝八杯水（一杯約 225 毫升），讓體內不缺水，使前列腺能有效的工作，也有助於排除體內的毒素。

❏ 限制乳製品的攝取量。吃適量的低脂優格和克非爾發酵乳等酸性產品是可以接受的。

❏ 如果發現排尿有困難或半夜愈來愈容易起床小便，應該向你的保健人員諮詢。這可能意味著前列腺阻塞。

❏ 使用冷壓過的有機植物油，例如麻油、紅花油或橄欖油，以獲取必需脂肪酸。

❏ 不要吃紅肉。攝取高量的紅肉（一週吃五份或更多）和形成前列腺癌之間有明確的關聯。

❏ 避免酒精飲料、咖啡、各種茶（但無咖啡因的草藥茶例外）。

❏ 嚴禁下列食物：零食、精製的加工食品、鹽、飽和脂肪酸、多元不飽和蔬菜油、糖、白麵粉。用海帶或鉀替代品來取代鹽。必要時，少量的糖蜜或純楓漿可當做天然的甜味劑，來取代糖。使用全麥或裸麥來替代白麵粉。

❏ 除非上述營養素表中有建議，不然每天可與三餐一起服用一些維生素和其他補充品，不過維生素 E 應該在餐前服用。

❏ 試著避免所有已知的致癌物。可能的話，只吃有機食物。避免抽菸、污濁的空氣、污染的水、有毒的化學物質、食品添加物。只用蒸餾水或逆滲透過濾水。自來水及井水中可能含有氯、氟和農藥殘留物。

❏ 嘗試大自然健康飲食法（macrobiotic diet）。

❏ 定期做運動。經常活動身體可以保持較佳的健康狀況，且降低前列腺癌的發生率。

❏ 享受性愛的歡愉。定期的射精可以活絡前列腺，讓它免於遲鈍及發炎。

❏ 不要服用藥物，除非是醫生開的藥。不論你打算做哪一種治療，最好事先找專人諮詢及多聽其他的意見。

考慮事項

❏ 飲食和營養對治療和預防都很重要。抗癌的飲食主要包括糙米、生鮮蔬果、鮮果汁、莢豆類、生的核果種子、全穀類，而禁止酒精、咖啡、精製的碳水化合物、濃茶。中年以後，每天服用 50 毫克的鋅以及必需脂肪酸（可以是補充品形式或冷壓過的麻油、紅花油或橄欖油），也有助於預防前列腺癌。

❏ 高脂肪、低纖維的飲食不僅與心臟病有關，也和前列腺癌有關。當脂肪遇到高溫會起化學反應，導致自由基的生成，可能與某些癌症的發生有關。在美國，自從 1950 年代起前列腺癌案例快速的增加，至少可將部分原因歸結於同時跟著暴增的脂肪消耗量，這樣的推論頗合情合理。根據《美國癌症協會期刊》的研究，一週吃五次紅肉的男性得到前列腺癌的機率，比那些每週吃紅肉的次數平均不到一次的男性還多三倍。吃奶油似乎也會促成此病。研究人員的理論是這樣的：含高脂肪的飲食會提高體內睪固酮及其他荷爾蒙的濃度，這會刺激前列腺（包括其中任何的癌細胞）生長。攝取高量的牛奶和咖啡也可能提高形成前列腺癌的機率。

❏ 研究顯示，大豆和大豆產品（例如豆腐、天貝、豆粉、豆奶）由於含有金雀異黃酮而具有抗癌效果。金雀異黃酮能抑制腫瘤的血管新生，使腫瘤得不到營養而生長受阻。它對前列腺癌特別有效，但也可以對抗婦女的乳癌以及男女性都會得到的大腸癌。

❏ 藍莓、草莓等莓子類水果，幫助防止 DNA 受損、突變，以免導致癌症。

❏ 飲食中攝取過多的鈣，可能增加前列腺癌的發生率。這可能是因為鈣會減低維生素 D 的含量，維生素 D 已經顯示有保護前列腺的功效。

❏ 體內的 5-α-還原酶濃度較高的男性，得到前列腺癌的機率可能較高。5-α-還原酶是一種將睪固酮轉化成二氫睪固酮（DHT）的酵素，而二氫睪固酮會促進前列腺細胞的生長。

❏ 泌乳激素是另一種可能改變前列腺細胞的荷爾蒙。研究顯示，它可能促進前列腺癌的生長。如果你有前列腺癌，你也許可以考慮檢查一下體內泌乳激素的濃度。如果確實有增高的情況，bromocriptine（Parlodel）、cabergoline（Dostinex）、pergolide（Permax）等藥物可以有效的抑制泌乳激素從腦下腺釋出。

❏ 研究人員正在探索血管新生（即從既存的微血管中形成新血管）在前列腺癌中所扮演的角色。

❏ 《新英格蘭醫學期刊》在 1998 年 9 月發表一篇關於 PC Spes 的研究， PC Spes 是一種草藥配方，在臨床試驗中，能降低前列腺癌患者的前列腺特異抗原濃度。研究人員目前正在研究 PC Spes 的安全劑量和效果，因為它可能造成嚴重的副作用。

❏ 有些研究開始從一些可能與遺傳性前列腺癌有關的基因下手。有些研究員相信突變的 BRCA 基因（即與某些乳癌案例有關的基因）也許會稍微增加前列腺癌的機率。

❏ 儘管美國癌症學會、美國泌尿科學會、國家癌症網路（NCCN）都相信利用前列腺特異抗原來篩檢前列腺癌可以救人一命，還是有許多知名的科學研究機構及醫療中心並不主張集體篩檢或定期篩檢前列腺癌。這些機構建議醫生提供 50 歲以上的男性早期偵測前列腺癌的選擇。他們也建議男性與醫生討論早期偵測及治療前列腺癌可能的好處、副作用及提出各種他們想知道的問題，以幫助男性在充分了解情況下決定要不要做篩檢。

❏ 由於當今治療的方式很多種，如果你被診斷出有前列腺癌，你必須被告知你可以有哪些治療的選擇，並請你的伴侶一起做決定。

❏ 如果在發現時，癌細胞還侷限在前列腺，那麼五年的存活率幾乎是百分之百。如果發現時，癌細胞已擴散出去，就會很難治療及復原。美國癌症學會估計，在診斷出患有前列腺癌的男性中，百分之五十八的患者癌細胞未擴散，百分之三十一局部性擴散（即僅限於前列腺附近），百分之十一已擴散到身體其他部位。如果癌細胞僅局部擴散，接下來五年的存活率是百分之九十四，如果癌細胞擴散到淋巴結、骨頭或其他器官，則存活率下降到百分之三十一。

❏ 如果癌細胞擴散到前列腺的覆膜，標準的治療方式就是放射線療法。這種方式會導致百分之五十的性無能機率，也可能對膀胱及直腸有害。

❏ 如果癌細胞還侷限在前列腺中，且患者是身強體健的 70 歲不到的男性，則醫生通常建議切除前列腺（根除性前列腺切除術）。百分之五十接受根除性前列腺切除術的患者發生性無能，即使醫生利用神經保留術來開刀；高達百分之二十五的案例則在手術後發生明顯的尿失禁。「靜觀其變」是另一種選擇，它適用於癌症的形成還在最初階段的患者，它無需治療或開刀，而是密切的觀察，加上營養的支持與生活方式的改善，這種方式漸漸為一些人採納。如果出現症狀或檢查出症狀就要出現了，通常就得開始治療。「靜觀其變」這種方式主要的好處是可以避免現存的各種治療的缺點，它適合年紀大且有其他嚴重的健康問題的男性，以及癌症初期尚未有明顯症狀的男性。

❏ 如果癌細胞擴散到前列腺之外，治療的方式變成設法阻斷睪固酮的製造，以免增加癌細胞的生長。這可藉由睪丸切除術來達到目的，或使用荷爾蒙療法來壓抑睪固酮的製造與作用。若採用後者的方式，可以每月注射 goserelin（Zoladex）或 leuprolide（Lupron），這兩種藥物基本上是同樣的東西。除此，也可以口服 bicalutamide（Casodex）、flutamide（Eulexin）或 nilutamide（Nilandron）。這些藥都能有效的停止體內睪固酮的製造及利用。睪丸切除術和荷爾蒙抑制療法在百分之百的案例中都會導致性無能。荷爾蒙療法的副作用包括性慾喪失、熱紅潮、性功能障礙。

❏ 冷凍治療術適用於局部性前列腺癌（即癌細胞侷限在前列腺內）。在這項

技術中，癌細胞用金屬探針被冷凍，這種方式比根除性前列腺切除術還不具穿透性，失血也較少。其他治療前列腺癌的方式包括：近接放射線療法（brachytherapy），這方法是把含有放射線物質的小藥丸直接植入前列腺中；前導性療法（neoadjuvant therapy）則是結合了放射線和荷爾蒙療法。

❏ 關於使用 finasteride（Proscar）治療前列腺癌的風險，還在研究中。

❏ 這幾年動情激素已有效的被用於前列腺的治療，不過這可能造成乳房變大及其他女性化的特徵，以及心臟方面的併發症。

❏ 尼普醫師（Dr. Hans Nieper）是德國的癌症專家，他使用由一種南美洲植物中得到的物質 Carnivora 來治療前列腺癌。

❏ 在世界各地的一些診所中，也有人將新鮮的甘藍菜汁和胡蘿蔔汁應用在癌症療法中。

❏ 以色列的研究顯示，鯊魚軟骨可能有效的治療前列腺癌，它的抗血管新生潛力似乎能抑制新血管的生成，尤其是在惡性的血管癌案例中。

❏ 人們相信還原雄性素（DHEA）能阻礙一種促進癌細胞生長的酵素而達到預防癌症的效果。酮基還原雄性素這種形式的還原雄性素在體內不會被轉化成睪固酮或動情激素，也許是前列腺癌的高危險群者較佳的選擇。（請見第三部的還原雄性素療法）

❏ S-allyl-mercaptocysteine（SAMC）是源自老的大蒜的一種化合物，它似乎能抵制人類前列腺癌細胞的生長。紐約市的史隆凱特林癌症中心的研究發現，SAMC 造成癌細胞分解睪固酮的速率比正常速率快二到四倍，且是經由另一種不會產生二氫睪固酮（DHT）的路線。二氫睪固酮是一種荷爾蒙，與前列腺細胞的生長有密切的關聯。SAMC 只能從老的大蒜中萃取得到。

❏ 前列腺癌的患者需要家人、朋友及醫生的支持與了解。除了要面對癌症的症狀與治療，還要面臨性能力的喪失，這對病人來說是很大的壓力。由 Robert H. Phillips 博士所寫的《對付前列腺癌》（*Coping with Prostate Cancer*, Avery Publishing Group, 1994）一書提供許多詳盡的訊息與實用的建議，幫助病患及家屬處理前列腺癌的各種問題。

❏ 如果因為治療前列腺癌而變成性無能，可以透過陰莖支撐物或其他裝置來恢復性功能。（請見第二部的陽痿）

❏ 也請見第二部的前列腺炎／前列腺肥大。

❏ 也請見第三部的疼痛控制。

前列腺炎（Prostatitis）／前列腺肥大（Benign Prostatic Hypertrophy）

　　前列腺是一個甜甜圈形狀的男性腺體，位在膀胱的下方，圍繞著尿道。射精時，前列腺肌肉的收縮可將前列腺液擠進尿道，前列腺液是構成精液的主要液體。

　　前列腺是男性泌尿生殖系統中最容易出毛病的地方。一般來說，前列腺的問題有三種：前列腺炎、前列腺肥大、前列腺癌。

　　前列腺炎顧名思義就是前列腺這個腺體出現發炎現象，常見於各種年齡層的男性。通常是因為從身體其他部位的感染性細菌入侵前列腺所引起的。隨著年紀增長所產生的荷爾蒙變化，也可能是造成前列腺炎的原因。前列腺炎可能導致尿液滯留，進而使膀胱膨脹、脆弱且容易受感染。一旦膀胱受到感染，將容易沿著輸尿管入侵腎臟。

　　前列腺炎有三型：急性感染前列腺炎、慢性感染前列腺炎、非感染性前列腺炎。急性感染前列腺炎通常由細菌造成的，它來得很突然，症狀包括鼠蹊和直腸間的疼痛、發燒、頻尿且有灼熱感、膀胱腫脹感、尿液有血或化膿。慢性感染前列腺炎也是由細菌引起的，症狀不外就是復發性的膀胱發炎。非感染性前列腺炎則非由細菌引起的，它的原因不明，症狀是頻尿且可能小便疼痛、射精時會疼痛、下腹痛。不管哪一種前列腺炎，若未經治療，都可能導致性無能和排尿困難。

　　良性的前列腺肥大是前列腺漸漸變大的毛病，年過 50 歲的男性，超過半數會出現此症，年過 70 歲的男性則有四分之三的人會有此症。在美國大約 1,000 萬名的男性有此問題，主要的因素是隨著老化而來的荷爾蒙變化。年過 50 後，男性體內的睪固酮及游離的睪固酮含量會下降，而其他的荷爾蒙例如泌乳激素、雌二醇的濃度會上升，這導致前列腺內二氫睪固酮的含量上升，二氫睪固酮是一種強效型的睪固酮，可以造成前列腺細胞過度增生，最終形

成前列腺肥大。

　　儘管不是癌症，前列腺肥大還是會造成一些問題。如果前列腺變得太大，會阻礙尿道功能，干擾排尿的順暢，使尿液無法全部排淨。膀胱若因此無法淨空，也會波及腎臟，使廢物無法排盡，給腎臟添加壓力。情況嚴重時，腎臟會因壓力受損，也會遭受尿液中有害物質的侵襲。膀胱炎與前列腺炎、前列腺肥大都有關係。

　　前列腺肥大的主要症狀是需要經常排尿，且頻率會愈來愈高。患者可能一個晚上就要起來尿很多次，且小便時可能有疼痛感、灼熱感，以及小便一開始時很難解、最後也很難停。有時出現尿血也不是罕見的事。

　　檢驗前列腺炎和前列腺肥大通常包括肛門觸診檢查，加上驗血以檢查血液中的前列腺特異抗原（PSA）濃度，PSA 是由前列腺分泌的一種蛋白質。

營養素

補充品	建議用量	說明
必需者		
嗜乳酸桿菌（來自 Wakunaga 的 Kyo-Dophilus 是好的來源）	依照產品標示。	分解動情激素的代謝物。使用非乳製品配方。
檞黃素	每日1,200～2,000毫克。	一種抗發炎及抗腫瘤的類黃酮。
硒	依照產品標示。不要超過指示的劑量，免引起中毒。	有抗氧化特性，保護細胞免受毒素侵害。與維生素 E 共用，效果更好。
維生素 B 群 外加 維生素 B$_6$（吡哆醇）	每日3次，每次服用每種主要的維生素 B 各50毫克（在綜合錠劑中，各種維生素的含量會有所不同）。 每日2次，每次50毫克。	維持所有細胞功能所必要的物質。是抗壓力維生素。 有抗癌特性。
鋅 加 銅	每日80毫克。所有補充劑中的含量相加起來，每日不要超過 100 毫克。 每日3毫克。	缺乏鋅，與前列腺肥大、前列腺炎、甚至前列腺癌都有關係。使用葡萄糖酸鋅錠劑或 OptiZinc 可得到較好的吸收。 用以平衡鋅。

補充品	建議用量	說明
非常重要者		
必需脂肪酸（魚油、亞麻子油是好的來源）	依照產品標示，每日3次。	對前列腺功能很重要。
大蒜（來自 Wakunaga 的 Kyolic）	每日3次，每次2膠囊。	作為天然的抗生素。
L-丙胺酸 和 L-麩胺酸 和 L-甘胺酸	依照產品標示，空腹服用。可與開水或果汁一起服用，但勿與牛奶一起服用。若同時服用50毫克維生素 B₆及100毫克維生素 C 則更容易吸收。	維護正常的前列腺功能所需的胺基酸。（請見第一部的胺基酸）
甲基硫化甲烷（MSM）	依照產品標示。	紓解疼痛與發炎。
生的前列腺體	依照產品標示。	使前列腺功能正常。
維生素 A 加 類胡蘿蔔素複合物	每日5,000～10,000國際單位。 依照產品標示。	強力的抗氧化劑及免疫系統增強劑。
維生素 E	每日600國際單位。	強力的抗氧化劑及免疫系統增強劑。使用 d-α-生育醇形式。
有幫助者		
來自 International Health Products 的 Berry Seeds Complex	每餐飯後服用1～2錠。	已顯示對前列腺肥大具有抗發炎作用。
海帶	每日1,000～1,500毫克。	提供必需的礦物質以改善前列腺功能。
卵磷脂顆粒 或 膠囊	每日3次，每次1湯匙，餐前服用。 每日3次，每次1,200毫克，餐前服用。	保護細胞。
鎂 加 鈣	依照產品標示。 依照產品標示。	必需礦物質，用以改善前列腺功能。
維生素 C 與 生物類黃酮	每日1,000～5,000毫克。	促進免疫功能，協助復原。

藥用植物

❏ 布枯和玉蜀黍絲等有利尿特性的草藥所做成的茶有幫助。檜柏果、蘿勒、北美滑榆樹皮、熊果葉等也是天然利尿劑，有助尿道的保養。

❏ 山桑椹和樺樹是尿道的殺菌劑。

❏ 中國的人參對前列腺的保健與性活力有益。

❏ 紫錐花和金印草有抗病毒、抗菌特性，可以幫助減輕感染。

❏ 金印草根有利尿及抗菌功效。

　　注意：若每天內服金印草，一次不要連續使用超過 7 天。若你對豕草過敏，則使用時要小心。

❏ 把等量的紫花蘭香草根、繡球花根、海多青一起煎熬成汁，可幫助紓解發炎和減輕排尿的不適。一次 3 到 4 茶匙，一天三次。如果灼熱不適仍持續著，還可以在此混合物中加入藥屬葵葉，以鎮靜止痛。

❏ 橄欖葉萃取物含有消炎成分。

❏ 蕁麻和薑黃也是消炎劑。把蕁麻根萃取物和鋸櫚萃取物混合，對治療前列腺肥大頗有功效。

❏ 木賊是一種收斂劑，如果出現少量尿血或是半夜頻尿，可以試試這種草藥。與繡球花共用，效果更佳。

❏ 臀果木經世界各地的研究證明對治療前列腺肥大及前列腺炎有效。在歐洲，它已成為治療前列腺問題的主要療方。

❏ 鋸櫚常被用於治療前列腺肥大、前列腺發炎、射精疼痛、排尿困難、尿床。它藉由減少荷爾蒙對前列腺的刺激來減輕前列腺肥大。

❏ 西伯利亞人參可以滋補男性的性器官。

　　注意：若有低血糖症、高血壓或心臟疾病，不要使用西伯利亞人參。

❏ 其他對前列腺有幫助的植物包括番椒（辣椒）和 false unicorn root。

建議事項

❏ 多喝小紅莓汁，這可以防止尿道感染，以免引發前列腺炎。

❏ 請參考上述的「藥用植物」，試試其中建議的草藥。某些草藥對急性的前列腺炎或前列腺肥大頗有幫助。如果情況未改善或如果症狀復發，應請教

泌尿科醫生。

❑ 採取行動降低血液中的膽固醇濃度。（請見第二部的高膽固醇）研究顯示，高膽固醇與前列腺疾病有關聯。在肥大的前列腺或有癌細胞生長的前列腺中，都可見到膽固醇的沈積。

❑ 利用水療法來增加前列腺附近的血液循環。方法之一就是浸泡在可以忍受的最高溫的熱水中 15 到 30 分鐘，一天一次或二次。另一種方式是冷熱交替的噴淋下腹和骨盤區，以熱水三分鐘、冷水一分鐘的方式輪流噴。還有一種方式是屁股坐在熱水中、腳泡在冷水中，如此三分鐘後，換成屁股坐在冷水、腳泡在熱水中，如此維持一分鐘。

❑ 每天吃 1 到 4 盎司（1 盎司約 28.35 公克）的生南瓜子。南瓜子對幾乎所有的前列腺問題都有幫助，因為它含有豐富的鋅。另一種選擇是服用含有南瓜子油的膠囊。

❑ 生活飲食中應避免抽菸、含酒精的飲料（尤其是啤酒、一般的酒品）、咖啡因（尤其是咖啡、茶）、氯化或氟化的水、辣食、零食。限制與殺蟲劑及其他環境污染物的接觸。

❑ 如果有前列腺炎，應增加液體的攝取量。每天喝 2 到 3 夸特（1 夸特約 1.14 公升）的礦泉水或蒸餾水來刺激排尿。這樣有助於預防膀胱炎、腎臟炎以及脫水。

❑ 定期做運動。不過，騎腳踏車除外，它可能增加對前列腺的壓力，走路是比較好的選擇。

❑ 如果你的前列腺肥大，要小心使用開架上的所賣的感冒藥及過敏藥。這些產品許多都含有可能使前列腺發炎的成分，並造成尿液滯留。

❑ 避免接觸非常寒冷的天氣。

考慮事項

❑ 正確的診斷前列腺炎是很重要的，因為要了解真正的原因，才有辦法做適當的治療。若是細菌引起的前列腺炎，傳統的治療方式包括使用抗生素。若不是細菌感染引起的，則抗生素無用武之地。

❑ Prostate Enzyme Formula（來自 Prevail Corporation 公司）、Prostate R$_x$（來自 Biotec Corporation 公司）、Prost-Actin（來自 Nautre's Plus 公司）都是

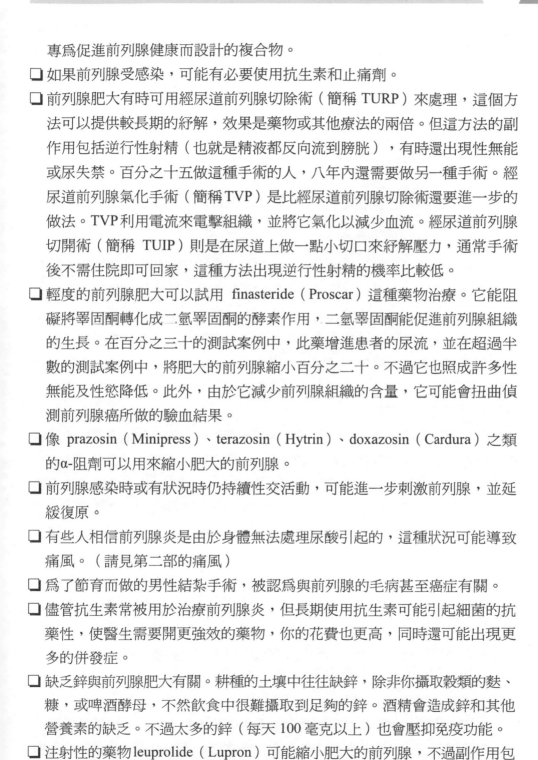

專為促進前列腺健康而設計的複合物。

❏ 如果前列腺受感染，可能有必要使用抗生素和止痛劑。

❏ 前列腺肥大有時可用經尿道前列腺切除術（簡稱 TURP）來處理，這個方法可以提供較長期的紓解，效果是藥物或其他療法的兩倍。但這方法的副作用包括逆行性射精（也就是精液都反向流到膀胱），有時還出現性無能或尿失禁。百分之十五做這種手術的人，八年內還需要做另一種手術。經尿道前列腺氣化手術（簡稱TVP）是比經尿道前列腺切除術還要進一步的做法。TVP利用電流來電擊組織，並將它氣化以減少血流。經尿道前列腺切開術（簡稱 TUIP）則是在尿道上做一點小切口來紓解壓力，通常手術後不需住院即可回家，這種方法出現逆行性射精的機率比較低。

❏ 輕度的前列腺肥大可以試用 finasteride（Proscar）這種藥物治療。它能阻礙將睪固酮轉化成二氫睪固酮的酵素作用，二氫睪固酮能促進前列腺組織的生長。在百分之三十的測試案例中，此藥增進患者的尿流，並在超過半數的測試案例中，將肥大的前列腺縮小百分之二十。不過它也照成許多性無能及性慾降低。此外，由於它減少前列腺組織的含量，它可能會扭曲偵測前列腺癌所做的驗血結果。

❏ 像 prazosin（Minipress）、terazosin（Hytrin）、doxazosin（Cardura）之類的α-阻劑可以用來縮小肥大的前列腺。

❏ 前列腺感染時或有狀況時仍持續性交活動，可能進一步刺激前列腺，並延緩復原。

❏ 有些人相信前列腺炎是由於身體無法處理尿酸引起的，這種狀況可能導致痛風。（請見第二部的痛風）

❏ 為了節育而做的男性結紮手術，被認為與前列腺的毛病甚至癌症有關。

❏ 儘管抗生素常被用於治療前列腺炎，但長期使用抗生素可能引起細菌的抗藥性，使醫生需要開更強效的藥物，你的花費也更高，同時還可能出現更多的併發症。

❏ 缺乏鋅與前列腺肥大有關。耕種的土壤中往往缺鋅，除非你攝取穀類的麩、糠，或啤酒酵母，不然飲食中很難攝取到足夠的鋅。酒精會造成鋅和其他營養素的缺乏。不過太多的鋅（每天 100 毫克以上）也會壓抑免疫功能。

❏ 注射性的藥物 leuprolide（Lupron）可能縮小肥大的前列腺，不過副作用包

括性無能、性慾降低、甚至出現熱紅潮。唯有你不介意你的性能力，才適合使用這種藥物，它也只能在醫生的監督下使用。

❏ 年紀超過40歲的男性每年應該定期做直腸檢查，其中包括前列腺這項檢查。

體重過輕（Underweight）╱
體重減輕（Weight Loss）

　　有些人一輩子就是那樣比一般人還瘦很多，儘管如此，他們的身體可是硬朗得很。但有些人看起來也是瘦巴巴的，卻可能有體重過輕的健康問題。尤其是體重忽然下降時，尤其應該注意。在不是特意減重的情況下，卻發生體重下降，可能的原因包括：吸收不良、腸內有寄生蟲、某些類型的癌症、克隆氏症、潰瘍性大腸炎、憩室炎或慢性病（例如糖尿病、慢性腹瀉或甲狀腺機能亢進）。手術、生活壓力、心靈創傷（例如失去心愛的人）等也會導致沒有食慾及體重下降。

　　體重過輕也可能是癌症的化療或放射線療法所引起的，因為這些療法會導致噁心、嘔吐及沒有食慾等副作用。若一個人體重過輕，卻還一直認為自己的體重過重，他╱她可能有飲食方面的問題。愛滋病的患者通常出現「體質耗弱症候群」，這樣的症候群使他們隨著此病的進展而愈來愈瘦弱。

　　體重減輕的結果可能導致營養缺乏，進一步損害健康，使復原的過程更困難。對年紀很輕以及年紀很長的人而言，營養不足會是一個麻煩的問題。小孩子發生營養不良，可能造成永久性的影響，因為缺乏營養素可能阻撓他們正常的生長及發育。小孩子體內儲存的養分也比較少，所以當發生營養攝取不足或吸收不足時，比較沒有庫存的營養可供利用。在生命的另一端，許多老年人發現隨著年紀漸長，他們對吃東西愈來愈沒興趣，而且在經濟來源有限的情況下，增加了他們省略一、二餐的動機。結果，老年人也成了容易出現營養不良的族群。

　　本篇中的建議主要是提供給需要營養復健的年長者參考。對於營養需求比一般人還高的人，例如肝炎患者、正接受癌症治療的患者、從燙傷或創傷

中復原的人、孕婦或哺乳的母親，這些營養建議也頗實用。小孩子若營養不足或停止增重，應帶去看醫生。

營養素

補充品	建議用量	說明
必需者		
生的肝臟萃取物	依照產品標示。	極佳的維生素 B 群以及礦物質的來源。使用以有機方式飼養的牛的肝臟萃取物。使用液態形式較方便吸收利用。
維生素 A 加 類胡蘿蔔素複合物 與 天然的β-胡蘿蔔素	每日 10,000 國際單位。 依照產品標示。	一種抗氧化劑，可增強免疫力及協助脂肪儲存。身體利用蛋白質時所必需之物。
維生素 B 群	每日服用每種主要的維生素 B 各 100 毫克，隨餐服用（在綜合錠劑中，各種維生素的含量會有所不同）。	增加食慾及協助脂肪、碳水化合物、蛋白質的消化。使用舌下形式以利吸收。必要時可用注射形式（在醫師的監督下）。
維生素 C 與 生物類黃酮	每日 3,000 毫克。	幫助預防癌症、感染及增強免疫力。
維生素 D₃	每日 400 國際單位。	形成健康骨質所需之物。
維生素 E	每日 600 國際單位。	一種強效的抗氧化劑，幫助預防癌症以及抑制自由基的形成。使用 d-α-生育醇形式。
鋅	每日 80 毫克。請勿超過此劑量。	改善味覺與嗅覺。使用葡萄糖酸鋅錠劑或 OptiZinc 可得到較好的吸收。
重要者		
必需脂肪酸（來自 Nature's Secret 的 Ultimate Oil 是好的來源）	依照產品標示。	一種飲食中最重要的元素。

補充品	建議用量	說明
重要者		
游離形式的胺基酸複合物	依照產品標示。	提供可以立即被吸收、利用的蛋白質。使用含有所有必需胺基酸的配方。
大蒜（來自 Wakunaga 的 Kyolic）	每日 3 次，每次 2 膠囊，隨餐服用。	保護身體免受自由基破壞。含有許多必需營養素。
來自 American Biologics 的 Inflazyme Forte 或	每日 3 次，每次 4 錠，隨餐服用。	協助蛋白質、脂肪、碳水化合物的分解與吸收。
來自 Marlyn Nutraceuticals 的 Wobenzym N	每日 2～3 次，每次 3 ～6 錠，兩餐之間服用。	破壞自由基以及協助食物正常的分解與吸收。
槲黃素 加	依照產品標示。	協助預防對某些食物、花粉及其他過敏原起反應。增加免疫力。
鳳梨酵素	依照產品標示。	增強槲黃素的效果。
有幫助者		
啤酒酵母	依照產品標示。	刺激食慾、提供維生素 B 群。
來自 Salus Haus 的 Floradix Iron + Herbs	依照產品標示。	增加食慾、幫助消化。
多種酵素複合物	依照產品標示。	協助消化。
綜合維生素及礦物質補充品	依照產品標示。	提供均衡的維生素及礦物質。使用高效能配方。
來自 Nature's Plus 的 Spiru-tein	依照產品標示，兩餐之間服用。	一種安全的蛋白質補充品。

藥用植物

❑ 苜蓿、幸福薊、葛縷子（caraway）、番椒（辣椒）、芹菜、蒔蘿、茴香、牛膝草、西洋鋸葉草都能刺激食慾。

❑ 紫雲英（黃耆）能保護免疫系統、幫助消化及對抗疲勞。

❑ 葫蘆巴和人參長期被用於刺激食慾及協助消化，尤其對老人而言。

注意：如果有高血壓，不要使用人參。

建議事項

❏ 如果你覺得自己體重在下降，特別是你並沒有刻意減肥，體重卻一直掉落時，不妨做個徹底的健康檢查以了解潛在的生理問題。你的狀況也許需要接受醫療。當嬰兒或幼兒突然停止正常的增重時，你需要特別注意。

❏ 每天的飲食中至少需包括 300 公克的複合碳水化合物、100 公克的蛋白質以及 2,500 到 3,000 大卡的熱量。澱粉類蔬菜（例如馬鈴薯、豆類）、五穀雜糧、火雞肉、雞肉、魚肉、雞蛋、酪梨、橄欖油、紅花油、生乳酪、核果、種子等，都是不錯的食物。僅吃由全穀類做成的麵包、麵食、餅乾及麥片早點。

❏ 若要喝乳狀濃湯，可以豆漿取代牛奶來製作。濃湯通常比清湯還富含蛋白質與熱量。

❏ 喝草藥茶、果菜汁以及礦泉水。

❏ 少量多餐，且細嚼慢嚥。如果你的營養不足，可能一下子看到一大堆食物會頓失胃口。每次最好是少量的進食，反正要是吃不夠，還可以再取第二份來吃。可千萬別破壞了食慾。

❏ 不要吃油炸食物或零食來補充熱量。你可以在兩餐之間或睡覺前攝取一些高熱量的零食，例如：生的乳酪、香蕉與豆漿攪拌成的布丁、火雞肉、雞肉、鮪魚乳酪三明治、生核果、米餅塗上核果醬、優格水果點心、杏仁牛奶、白脫牛奶、奶油蛋糕、核果、酪梨。

❏ 將咖啡、茶、汽水以及其他含有咖啡因的食物都從飲食中剔除。

❏ 可能的話，保持適度的運動。每天走路、游泳等，可幫助養分的吸收及提振食慾。但要避免激烈的運動。

❏ 維持輕鬆愉快的用餐環境。最好不要在心情煩悶或緊張時進餐。

❏ 如果你有抽菸的習慣，最好把菸戒掉。

❏ 檢驗一下自己是否有食物過敏的問題。（請見第二部的過敏症）避免任何可能引起過敏的食物。

❏ 向你的醫生詢問一下你是否需要服用什麼藥物。某些藥物可能減低食慾及引起體重下降。

❏ 如果親友們老是說你太瘦，但你覺得自己體重下降並不礙事，不妨向專業

人士詢問你是否有什麼飲食方面的毛病。（請見第二部的神經性厭食症和
／或貪食症）

考慮事項

☐ 如果想要刺激低落的食慾，可以在食物的外觀、氣味以及用餐的環境上多
花一些心思。

☐ 紅色的食物可以刺激味蕾。（請見第三部的顏色療法）

☐ 也請見食慾不振。

威爾森氏症（Wilson's disease）

威爾森氏症也叫做肝豆狀核變質或先天性銅中毒，是一種罕見的遺傳疾
病，世界上大約每 30,000 人中有一名這樣的病患。威爾森氏症患者的體內無
法代謝「銅」這種微量元素，結果造成過量的銅累積在大腦、腎臟、肝臟以
及眼角膜。這會導致器官壞損及其他併發症，包括神經問題及精神異常的行
為。如果未加以治療，威爾森氏症將導致大腦受損、肝臟硬化、肝炎，最後
導致死亡。所幸，早期的診斷與治療可以縮減此病的症狀與併發症，甚至可
能預防這些症狀的發生。

威爾森氏症的症狀包括嘔吐中帶血；說話、吞嚥和／或行走困難；流口
水；脾臟腫大；黃疸；沒有食慾；失去統合協調能力；漸進性的疲勞和／或
衰弱；漸進性的智能受損；個性改變和／或舉止異常；肌肉僵硬、痙攣或顫
抖；腹部腫脹和／或腹部積水；原因不明的體重下降。有時候，最初的徵兆
是在眼角膜外緣形成一個有顏色的圓圈，叫做「凱撒—佛來雪環」，可在定
期做眼睛檢查時被發現。在此病進展到較後來的階段中，可能出現由慢性的
肝炎或肝硬化引起的症狀，月經週期暫停，且可能經歷胸痛、心悸、頭昏眼
花、蒼白、使力時呼吸短促。

儘管威爾森氏症是天生的疾病，但其症狀很少在 6 歲以前顯現出來，通
常要等到青春期或更晚時才會出現。但為了預防併發症，無論症狀出現與
否，都需要接受治療。診斷威爾森氏症通常要依據個人與家族的病歷，加上

驗血，以測量藍胞漿素（血液中一種負責攜帶銅的蛋白質）的濃度以及檢驗是否貧血；還需驗尿，以了解尿中的銅量是否升高。以肝臟的組織切片來評估肝臟中的銅量可以進一步確認是否患有威爾森氏症。

　　以下的建議劑量皆是針對成人的。對於 12 到 17 歲之間的兒童，可以將劑量降低到建議劑量的四分之三，而 6 到 12 歲的兒童則是降低一半的劑量，6 歲以下的兒童使用四分之一的劑量即可。

營養素

補充品	建議用量	說明
非常重要者		
大蒜（來自 Wakunaga 的 Kyolic）	依照產品標示。	一種強效的抗氧化劑，可保護肝臟與心臟功能。促進正常的復原過程與預防細胞受損。
鐵	遵照醫生指示。可與 100毫克的維生素 C 共用，以利吸收效果。	補救貧血症。注意：除非經診斷有貧血，否則勿服用鐵質補充品。
綜合維生素與礦物質複合物 與	依照產品標示。	均衡的營養素對復原是必需的。
鉀	每日99毫克。	肌肉正常收縮所必需之物。
和 硒	每日200微克。懷孕期間，每日勿超過40微克。	幫助腎上腺功能正常。
維生素 A 與 混合的類胡蘿蔔素 包括 β-胡蘿蔔素	每日10,000國際單位。	強效的抗氧化劑，也可增進免疫力。
維生素 B 群	每日3次，每次服用每種主要的維生素 B 各75毫克（在綜合錠劑中，各種維生素的含量會有所不同）。	保護肝臟，也是維護正常的大腦功能所需之物。

補充品	建議用量	說明
非常重要者		
外加 維生素 B6（吡哆醇）	每日3次，每次50毫克。	幫助預防神經系統受損，防止貧血。也對抗體液滯留。
維生素 C 與 生物類黃酮	每日3,000～5,000毫克，分成數次。	防止發炎、貧血、肝炎，以及降低血液中的銅量。使用酯化形式的產品。
維生素 E	每日600國際單位。與鐵分開使用。	促進正常的復原及預防細胞受損。使用 d-α-生育醇形式。
鋅	每日75毫克。請勿超過此劑量。	降低銅量，增強免疫力。鋅與體內的銅保持平衡。
重要者		
乙醯-L-肉鹼	依照產品標示。	保護肝臟與心臟功能。
來自 Solgar 的 Advanced Carotenoid Complex	依照產品標示。	類胡蘿蔔素產品，含有強效的自由基清除者與免疫系統強化劑。
鈣 與 鎂	每日1,500～2,000毫克。 每日750～1,000毫克。	這兩種礦物質分工合作來預防肌肉痙攣。
輔酶 Q10 加 來自 Coenzyme-A Tech- nologies 的輔酶 A	依照產品標示。 依照產品標示。	一種強效的抗氧化劑，也能促進血液循環及能量。 與輔酶 Q10一起合作。
亞麻子油	依照產品標示。	提供必需脂肪酸，這對大腦、神經功能以及免疫力都很重要。
游離形式的胺基酸複合物	依照產品標示，空腹服用。	合成蛋白質所需之物。使用含有所有必需胺基酸的配方。
γ-胺基丁酸（GABA）	依照產品標示，空腹服用。	維護正常的大腦功能所必需之物。也有鎮靜作用。（請見第一部的胺基酸）
L-精胺酸 和 L-鳥胺酸	依照產品標示，空腹服用。可在睡覺前與開水或果汁一起服用，但勿與牛奶一起服用。若同時服用50毫克維生素 B6與100毫克維生素 C 則更容易吸收。	協助肝臟與腎臟解毒。（請見第一部的胺基酸）

補充品	建議用量	說明
重要者		
加 L-半胱胺酸	依照產品標示，空腹服用。	減少體內對銅的吸收量。
甲基硫化甲烷（MSM）	依照產品標示。	含有硫，可幫助移除體內的銅。
松樹皮中的成分和／或	依照產品標示。	強效的抗氧化劑，防止心智能力的惡化。
葡萄子萃取物	依照產品標示。	

藥用植物

❑ 牛蒡、蒲公英、牛奶薊、巴西人參，可以清肝、養肝，幫助抵禦疲勞。

❑ 苜蓿、銀杏、雷公根、爪哇胡椒、山梗菜、蘿勒、燕麥桿、長春花、並頭草等，皆對整體的健康以及大腦與神經系統的功能有益。

注意：勿持續內服山梗菜。

❑ 紫雲英（黃耆）、紫錐花、保哥果都對消除疲勞有幫助。

注意：發燒時不要使用紫雲英。

❑ 黑大菜和紅花苜蓿可強化肝臟。

❑ 貓勾藤是一種消炎劑、抗氧化劑、免疫系統強化劑，也有清潔體內系統的功效。Cat's Claw Defense Complex（來自 Source Nautrals 公司）是貓勾藤的好來源，也含有其他有益的成分。

❑ 番椒（辣椒）可紓解血壓、消除疲勞，對神經系統功能也有幫助。

❑ 如果出現吞嚥困難的症狀，金印草可以派上用場，它也可以消除疲勞。用甘草與百里香茶漱喉嚨，也可紓解吞嚥困難。

注意：若每天內服金印草，一次不要連續使用超過 7 天。在懷孕期間不可使用，若你對豕草過敏，則使用時要小心。若天天使用甘草，一次不要連續使用 7 天以上。假如有高血壓則避免使用。

❑ 金絲桃對神經系統有益，也幫助對抗疲勞與吞嚥困難。

❑ 西伯利亞人參是一種滋養品，幫助消除疲勞，提振大腦與神經系統功能。

注意：如果有低血糖症、高血壓或心臟疾病者，勿使用西伯利亞人參。

❏ 纈草根有鎮靜安定效用，對腦及神經系統有益。對吞嚥困難症狀也有幫助。

建議事項

❏ 增加洋蔥的攝取量。洋蔥含有硫，可幫助清除體內過量的銅。

❏ 常吃新鮮的鳳梨（不要吃罐頭鳳梨）。鳳梨含有鳳梨酵素可消炎止腫。

❏ 如果你有服用綜合維生素與礦物質的習慣，要選擇不含銅的配方。

❏ 飲食中避免含有高量銅的食物，包括大麥、甜菜、糖蜜、綠花椰菜、巧克力、大蒜、扁豆、肝臟、蘑菇、核果、內臟肉、鮭魚、貝類、甲殼類、酪梨、豆類、蛋黃、燕麥、柑橘、胡桃、葡萄乾、大豆、全穀類、綠色葉菜。

❏ 如果有發抖症狀，應避免咖啡因。

❏ 避免喝酒。威爾森氏症增加肝硬化的機率。

❏ 不要使用銅製的餐具或炊具。

考慮事項

❏ 雖然威爾森氏症無法預防或治癒，但妥善的管理可以及早採取措施。

❏ 任何有威爾森氏症家族病歷的人應儘早診斷是否已出現症狀，愈早知道，愈早治療，效果也愈好。

❏ 治療威爾森氏症可能是一輩子的事情，通常患者都需要服 penicillamine （Cuprimine、Depen），這種藥物藉由增加排尿來移除體內的銅（此藥物本身也是一種銅離子螯合劑，可將銅帶出體外）。不過這藥物可能的副作用包括導致體內缺乏維生素 B_6 及鐵，且許多人在服用藥物的十天內出現藥物過敏的問題。最嚴重的可能副作用包括腎臟疾病、血球問題、古德巴斯德症候群（Goodpasture's syndrome，這是一種威脅性命的症候群，特徵是肺出血及腎衰竭）。penicillamine 也被懷疑與白血病的形成有關（起碼有兩起白血病病例與此藥物的使用有關）。對 penicillamine 過敏的人可以使用類固醇例如 prednisone（Deltasone 及其他）來降低對 penicillamine 的反應，或者也可以使用 trientine（Syprine）代替。

❏ 有些醫生給患者高劑量的鋅來取代或搭配傳統藥物，用以控制銅的含量。在體內，鋅是平衡銅所需的天然物質。乙酸鋅（醋酸鋅）是另一種可以使用的藥物，需謹遵醫師的指示服用。

❏ 除了藥物治療，還需定期檢查以偵測是否出現用藥的副作用，並追蹤尿中的銅量。

❏ 如果你發現自己的個性改變或出現與威爾森氏症有關的問題，可以向心理專家諮詢，這對你及你的家人都有幫助。

❏ 體內升高的銅量會導致維生素C及鋅的流失。因此，威爾森氏症患者需要多攝取維生素 C 和鋅。

❏ 威爾森氏症不是導致體內銅量高升的唯一因素。平時接觸過多的銅金屬也會使體內的銅量累積到有毒的濃度。如果一個人體內的銅量很高，但肝功能很正常且沒有眼角膜異常的現象，那麼他的高銅問題並非由威爾森氏症引起的。除此，若銅中毒是由飲食中攝入過量的銅引起的，則利用毛髮分析法可以偵測出體內有過量的銅，然而威爾森氏症患者的毛髮中不會出現高量的銅。

❏ 也請見第二部的銅中毒。

(7)性病、免疫系統

愛滋病／後天免疫不全症候群
（AIDS; Acquired Immunodeficiency Syndrome）

　　愛滋病是一種免疫系統的疾病，身體保護自己的能力大大地減少。當愛滋病病毒（human immunodeficiency virus, HIV─這種病毒引起愛滋病）侵略主要的白血球（免疫）細胞─稱為 T 淋巴細胞，並在那繁殖，引起身體免疫系統的衰竭，後來造成無法抵抗感染和／或癌症，最後導致死亡。大多數的愛滋病的患者，死亡並不是因為愛滋病自己所造成的，而是因為許多感染或癌症的其中一種所引起，這些疾病的症狀使得身體易受傷害。基本上來說，愛滋病在實驗上發現許多的疾病，可能最初是由 HIV 感染所造成。愛滋病是現代醫學上最巨大的瘟疫。

　　愛滋病病毒的起源不明。愛滋病最早的病例是出現在西元 1981 年；然而，研究者承認在 1970 年代間有許多未經確認的病例。一些研究者對 HIV 也許是病毒在先天遺傳上的錯誤感到懷疑。不論它的起源是什麼，HIV 是反錄病毒的一種，它主要是經由性接觸或血液與血液之間的接觸來傳播，如經靜脈注射藥劑的使用者，共用針頭則會發生傳染。它也可經由輸血來傳染（現在很少見）或使用血液的製品如凝固因子，假如這些治療目的的血液被感染的話。血友病的病患從血液的濃縮物中，得到所需要的特別血液凝固因子，根據過去的病例，此類的病人對於 HIV 特別地脆弱。在美國和世界上其他的國家，血液經過例行性的篩檢，若有抗體出現─則是受到 HIV 感染的警告跡象。受 HIV 感染的血液也許偶然會通過小心的血液篩檢過程，因為一個人感染了 HIV 後的 3～6 個月裡，血液中也許不會出現 HIV 的抗體，所以最

近剛感染了這種病毒的人其血液中抗體不會出現，故不會發現已感染 HIV。現在的血液製品要用加熱的方法去破壞這種病毒，雖然部分的愛滋病的研究者提出，這個方法並不是百分之百的有效。根據美國血庫協會指出，現在經由輸血而感染 HIV，在 676,000 人中只有一人。

　　在某些情況下，牙科醫生和醫學工作者，有可能會近距離接觸那些受感染病患的體液而感染 HIV。這就是為什麼醫生、急救的醫學技術人員、牙科醫師和牙科衛生學家、醫院的和門診的雇員、急診室的全體人員和法醫要戴上橡皮手套，去預防接觸到血液製品或唾液。

　　母親有 HIV，則嬰兒不可避免的會在懷孕期間或出生時或經由哺乳而感染 HIV。事實上，由統計學指出大多數這樣的嬰兒，不是自己感染到這種病毒。美國 Surgeon General 的報告中估計約百分之二十五受感染的嬰兒，不是在出生前就是在出生時受到感染的。科學家不知道什麼因子會影響小孩感染與否，但是正努力找出答案。可知的是，在懷孕期間使用藥物治療，加上出生後利用奶瓶餵奶，可以引人注目地降低母親傳染給嬰兒的可能性。

　　有許多感染 HIV 的人，他們並不會察覺受到了感染。有一些人暴露在這種病毒中 2～4 個星期，會出現輕微像流行性感冒的疾病，但一般來說，直到 HIV 感染的症狀出現，至少要 2～5 年的時間。從剛開始 HIV 感染到診斷有愛滋病的陽性反應，估計要 2～10 年或更久。在這個期間，病毒並不是處於休止的狀況。相反的，它直接攻擊免疫系統。這種病毒開始每天快速的產生 10 億個自己的複製品，然後轉而強迫人類的免疫系統製造出等數目的抗體，企圖來防禦對抗這些病毒。年復一年，身體努力的打擊這些病毒直到最後，免疫系統使用過度而精疲力盡，然後愛滋病就會產生。

　　在許多的病例中，HIV 和愛滋病的第一個症狀並無特異性且不固定的。其中最常見的是，舌頭上覆蓋了白色的腫塊。這是口腔的鵝口瘡或念珠菌病。有念珠菌病可顯示出免疫系統已受到了連累。其他可能的症狀包括：

- 長久的、無法解釋的疲勞。
- 腺體腫大（淋巴結）。
- 持續超過 10 天不可解釋的發燒。
- 過度的流汗（特別是在夜晚）。
- 口腔的創傷包括鵝口瘡和疼痛、牙齦腫大。

- 喉嚨痛。
- 咳嗽。
- 呼吸淺短。
- 腸道習慣改變，包括便秘。
- 頻繁的腹瀉。
- 特別機會的感染症狀。
- 腫瘤（卡波西氏肉瘤）。
- 皮膚疹或各種形式的損傷。
- 非故意的體重減輕。
- 一般的不舒服或不安（不適）。
- 頭痛。

愛滋病的危險因子

　　自從 1980 年代開始流行，為數眾多的健康情況或生活方式的因子，被認為會增加感染 HIV 和發展成愛滋病的危險。愈多因子的出現，就會愈危險。它們包括有：
- 過度使用某些藥物，特別是抗生素和類固醇。
- 高危險性的性活動。
- 物質的濫用，包括使用酒精、香菸、古柯鹼、戊烷基硝酸鹽、大麻和其他娛樂性的藥物，特別是使用靜脈注射的藥品。
- 早已存在的疱疹感染，肝炎和／或單核白血球增多症。
- 早已存在的性傳染病，特別是梅毒。
- 飲食中含有大量的加工食物、精製糖類和脂肪。
- 酵母菌（*Candida albicans*）和寄生蟲感染。

　　與 HIV 和／或與愛滋病可能有關的額外症狀，包括說話能力受到損傷、記憶力喪失、關節腫大、關節疼痛、骨骼疼痛或柔軟、在鼠蹊部出現一個或多個腫塊、模糊的視力、生殖器的疼痛、肌肉萎縮、智力功能衰退、關節僵硬、異常的或奇怪的行為、憂鬱、緊張、搔癢症（全身性的搔癢）、對光線敏感、視力降低或失明、在視野中出現盲點和胸部疼痛。

　　沒有人能假定他或她感染了 HIV，就因爲他或她有一個或多個上述的症狀。這些症狀可能和許多疾病有關，所以開始檢驗 HIV 是唯一可確認的方法。它可由醫生或一種 HIV 的成套工具來做測試。可以很簡單的完成，只需要數量非常少的血液樣品，從指尖戳一下即可得到。這個樣本郵寄至實驗室，在數天內分析並以電話通知診斷結果。這些測試是以代號（code number）來鑑定的（並不會有任何個人的資料貼在樣本上），如此檢驗和結果就會絕對地可靠。到了今日，美國食品藥物管理局（FDA）只有認可一家的檢驗成套工具—Home Access Health Corporation 製造的 Home Access Express HIV-1 Test System。要注意騙人的或未經試驗的 HIV 檢驗成套工具。醫生說假如一個檢驗成套工具聲稱可立刻提供檢驗結果，使用唾液滴在一片紙上而出現可見的小圓點顏色來判定，這種結果是不可信賴的。假如你相信用到了可疑的檢驗成套工具，可找你的醫生去做其他的檢驗或使用經認可的檢驗成套工具。

　　HIV 檢驗結果呈陽性反應，並不代表這個人得到了愛滋病。相反的，它是指這個人曾經暴露在 HIV 中，在血液中出現這種病毒的抗體就是證明。然而，一個確切的 HIV 陽性反應結果，經常最早指出這個人最後會發展成愛滋病。這種完全成熟的愛滋病醫學診斷標準是十分精確的，需要與 HIV 感染有關的一種或更多的感染和癌症之危險存在。根據美國疾病防制中心（CDC）規定，這些包括：

- ●肺炎感染。
- ●念珠菌感染的食道炎、由單純疱疹或巨細胞病毒所引起的食道炎。
- ●腸道中有隱孢子蟲病超過 4 個月。
- ●中樞神經系統中主要的淋巴瘤。
- ●卡波西氏瘤。
- ●廣泛位置的單純疱疹潰瘍持續超過 1 個月。
- ●腦部有弓蟲病。

　　這裡列的不包括所有的疾病，而是最常見可確定是愛滋病引起的疾病。單獨只計算感染肺炎在愛滋病確定的初期狀況，就超過百分之五十。

　　一些專家相信，雖然 HIV 和愛滋病有很強的關聯，但愛滋病被認爲是由許多因子所引起的疾病。HIV 是必須的但若數量不足，並不會引起愛滋病的發

生；也就是說，這種病毒在引起免疫系統缺乏上是需要幫助的。舉個例子來說，流行病學家觀察那些感染 HIV 和其他反錄病毒，如極少見但有相似傳遞的人類 T 細胞淋巴瘤細胞病毒（human T cell lymphoma virus, HTLV），感染這兩種反錄病毒的人發展成疾病的速度比只感染 HIV 的人還快速。相反的，一些人有全身的免疫缺乏已完全成熟的跡象，符合愛滋病的診斷，對 HIV 抗體做測試的結果卻是呈陰性。

時至今日，只有百分之五十至百分之六十暴露在HIV的人，經由抗體測試並列入檔案之中，且確實發展成愛滋病。但是，有一些人帶有這種病毒許多年，卻從沒發展成任何免疫缺乏的症狀。我們相信一個人若遭受 HIV 感染，但假如他／她的免疫系統在此時或之後受到其他因子強烈的壓抑，則會非常容易發展成愛滋病。愛滋病發病機率與免疫受壓抑的程度和HIV的數量及暴露的持續時間成正比。假如免疫系統運作良好，它也許可避免發展成愛滋病，即使這個人是高危險群的一員。研究中一再的顯示，免疫遭受連累的人是感染愛滋病的最大危險群。

HIV 有高度的適應性，且有能力改變它的形式。根據英國牛津大學的科學家表示，這也許就是它的生存關鍵。他們說經由敏感的突變或基因結構的改變，HIV 可逃避並且緩和我們身體對付感染的機制。因此，不管免疫系統如何的侵略攻擊，它都可以繼續存活。

此時，巴斯德學會的研究指出，這病毒也許會更強壯且毒性比我們所曾經說過的還強。健康專家長期主張，愛滋病病毒不可以沒有宿主而生存；但是，巴斯德學會的研究者指出，HIV 可在體外存活，而且在未經處理的下水道污物中存活 11 天。顯然地，HIV 並非像我們之前想的那麼脆弱。在這許多觀點改變的時候，我們相信這病毒可在體外存活許多天，即使是乾燥的、不活化的狀態，之後也會再次變成具感染性的。

在現在這個年代，並沒有方法可治療愛滋病。單獨在美國，大約有 200 萬的人感染了 HIV。根據美國疾病防制中心（CDC）統計，自從 1981 年約有百分之六十二的美國人診斷有愛滋病者已經死亡。愛滋病現在是導致美國人早死的主要原因。在這個國家中，愛滋病有造成少數民族社區的成員不均衡傾向的影響，特別是美國黑人和西班牙人及一些與男人有性關係的男人。在西元 1999 年，愛滋病是男的美國黑人的主要死因，是女的美國黑人的第三

大死因。他們濫用藥物及與人從事性交（肛門的、口的或陰道的），而那些人有性的或藥物的歷史，使得他們有感染HIV的危險性，或那些人有不明之性的或藥物的歷史，或有多位性交的夥伴，也同樣被認爲是這個疾病的危險群。在所有團體中的人，年輕的男性比其他人更容易感染HIV。美國的愛滋病教育對病毒的傳播，似乎有一些影響；但是，近幾年來，生長在充滿對愛滋病有廣泛的關心和知識的氣氛中的年輕人，在新的病例數中又再次的上升。在美國感染愛滋病的高百分比，是發生在性活動頻繁年齡的族群中，年齡介於 24 歲到 44 歲之間。不幸的，到今日，經報導有超過 600,000 的美國人罹患愛滋病，13 歲以下的兒童大約有 8,400 人罹患。大約介於 13 歲到 19 歲的青少年病例數較少—3,400 位。不幸的，統計學上注意到，西元 1999 年之時，20 歲～24 歲的美國人中將近有 25,000 人被診斷有愛滋病。

全世界有超過 3,300 萬的人帶有 HIV 的病毒，而且有超過 1,500 萬的人死於愛滋病的併發症。在非洲和東南亞中，每天大約有 16,000 個新的感染病例出現。令人恐懼的，《時代雜誌》（*Time*）指出住在工業化國家之外的人，估計約有 2,000 萬的人被 HIV 感染，而且這些病例大多數都是由不同於最常被美國和歐洲研究的品種所感染。

任何一個人罹患HIV或愛滋病，若早期計畫治療，則對他或她的存活和生活的品質有很重要的貢獻，特別是加強免疫的計畫是被鼓勵的。罹患 HIV 或愛滋病的人需要所有的營養素比正常量還多，因爲吸收不良是常見的問題。經由這些接下來實行的計畫，對感染HIV或發展成愛滋病的危機是有幫助的。對於所有的營養補充劑，我們強烈地建議使用舌下的和注射的形式，和直腸栓劑，若可獲得就可改善吸收。

下面所列的多種營養素，可在合併的處方中被發現。一種高效力的綜合維生素和礦物質的補充劑也要包括在下表所列的複合物中，要確實的比照各種不同營養素的含量。使用舌下的、液體的和粉末的補充劑，可得到最好的吸收。（請見第二部的吸收不良症候群）

除非有其他情況，以下的建議劑量皆是針對成人的。對於 12 到 17 歲之間的兒童，可以將劑量降低到建議劑量的四分之三，而 6 到 12 歲的兒童則是降低一半的劑量，6 歲以下的兒童使用四分之一的劑量即可。

女性與愛滋病

在美國有HIV和／或愛滋病的，大多數是男性，但女性愛滋病的發生率之上升速度約是男性六倍。這愛滋病傳染病不成比例地影響不同種族和少數民族的女性成員。根據美國疾病防制中心（CDC）指出，在 27 歲到 39 歲之間，每 98 個黑人女性有一人感染、每 222 個西班牙女性中有一人感染，相較之下每 1,667 個白人女性中只有一人感染。身為特別種族或少數族群之一員，然而，並不是指女性更容易感染愛滋病。相反的，它反映出一個事實，就是少數族群的成員，非常容易居住在HIV感染發生率高的地方。在這疾病的前幾年，大多數的女性感染愛滋病，是經由靜脈注射藥物的使用，但現在於女性間傳染愛滋病的主要原因是性的接觸，遠超過靜脈注射藥物的使用。

大多數的女性直到愛滋病發生後或生出一個有HIV的小孩，仍未診斷出為 HIV 陽性。診斷的延遲會嚴重的影響到存活，這也就是持續性的迷思對於女性的預期存活時間比男性短。然而，女性比男性更容易感染 HIV。研究者指出感染有HIV的夫婦，連續表現出這病毒從男性傳染給女性比女性傳染給男性更容易。除此之外，女性在實行「安全的性」上較少控制權，所以對她們來說更難去保護她們自己。

總結有HIV的婦女要面對的問題就是，她們大多來自於經濟狀況不佳的背景，而且她們使用的健康照顧的品質經常受到了限制。相反的，有HIV的同性戀男子，在這傳染病的前幾年，主要受到影響的人，普遍的都是富裕的人且住在有較好之醫療資源的地區。這個單獨的因子有助於扭曲許多擁護團體和醫學研究者的觀點。此外，直到現在，認為診斷愛滋病所列出的隨機性感染，並不包括婦女罕見的疾病，如慢性陰道念珠菌病（酵母菌感染）。因而，即使一名婦女有HIV陽性的狀況，且有一個或多個隨機性感染，也許並不會正式診斷出愛滋病。

因為一再的出現陰道念珠菌病，是婦女感染 HIV 早期最常見的指標，1992 年美國食品藥物管理局（FDA）指示某些開架式藥品的製造商，在他們的產品上標示一個新的警告標籤。這個警告陳述頻繁的陰道念珠菌病，特別是持續的或一再發生的情況，會變成一個醫學上嚴重狀況的結果，如HIV感染。這標籤告知有這些症狀的婦女要與她們的醫生討論。

在婦女其他的感染和疾病中，應該更關心在可能造成 HIV 的感染，有骨盆的發炎疾病、子宮頸的發育障礙（子宮頸尚未成癌的改變）、口腔和喉嚨的真菌感染和任何性的傳染疾病，如生殖器官的潰瘍和疣及疱疹病毒感染。

營養素

補充品	建議用量	說明
非常重要者		
乙醯-L-肉鹼	依照產品標示。	是一種能量的攜帶者,代謝的促進劑和細胞的保護者。也可保護心臟。
來自 American Biologics 的 AE Mulsion Forte	依照產品標示。若你有肝臟疾病,則要減少劑量。	可供應維生素 A 和 E,而這些營養素可破壞自由基和加強免疫系統。避免以膠囊的形式服用這些營養素。
α-類脂酸	依照產品標示。	可延緩 HIV 病毒的發展。
來自 Nature's Plus 的 Bioperine 10	依照產品標示。	有助於飲食和補充劑中營養素的吸收。
來自 OxyFresh 的 Body Language Super Antioxidant	依照產品標示。	可保護身體免於自由基、環境中的壓力和污染物的傷害。
來自 Synergy Plus 的 Bone Support	依照產品標示。	包含所需的礦物質,有助於鈣質較好的吸收。
牛的初乳(來自 Symbiotics 的 New Life Colostrum)	依照產品標示。	加強免疫功能和控制愛滋病導致的腹瀉。New Life Colostrum 以液態的形式來獲得。
輔酶 Q_{10}	每日 100～200 毫克。	增加血液循環和能量,而且可保護心臟。是一種有力的抗氧化劑和有效的免疫刺激劑。
膠體銀	依照產品標示。	是寬範圍的殺菌劑,可降低發炎且可促進皮膚損傷的痊癒。也可用口服的。
二甲基甘胺酸(DMG)(來自 FoodScience of Vermont 的 Aangamik DMG)	依照產品標示。	有助於呼吸困難。加強氧氣的運送、增加干擾素的產生,且有抗病毒和抗癌的特性。使用舌下形式。
蛋的卵磷脂	每日 20 克,分成數次,空腹服用。	可保護細胞。

補充品	建議用量	說明
非常重要者		
游離形式的胺基酸複合物	依照產品標示。在空腹時可與開水或果汁一起服用，但勿與牛奶一起服用。若同時服用50毫克維生素 B₆及100毫克維生素 C 則更容易吸收。	提供蛋白質給身體組織，作為修護和重建之用。使用包含所有必需胺基酸的配方。
外加		
L-精胺酸 和	依照產品標示，空腹服用。	加強免疫系統和阻礙腫瘤的生長。
L-鳥胺酸 加	依照產品標示，空腹服用。	對免疫系統是必需的。
L-半胱胺酸 和	依照產品標示，空腹服用。	可保護對抗癌症。可破壞自由基。
L-組胺酸 和	依照產品標示，空腹服用。	有助於癒合。也許有助於預防愛滋病。
L-甲硫胺酸	依照產品標示，空腹服用。	為一種抗氧化劑且是自由基清除者。
大蒜（來自 Wakunaga 的 Kyolic）	每日3次，每次2膠囊，隨餐服用。或滴1滴的Kyolic 液體到約170～225毫升蒸餾水的杯中，加5滴由 Trace Mineral Research 製造的 Concen-Trace 礦物質滴劑，之後慢慢地啜飲這個混合物。每天喝2～3次。	是一種有力的免疫刺激物，也有助於消化、耐力和力氣。它是一種天然的抗生素，對念珠菌感染也有益。
麩胱甘肽	依照產品標示，空腹服用。	可抑制自由基的生成。有助於紅血球細胞的完整和保護免疫細胞。
鹽酸	依照產品標示。	再裝滿胃酸有助於消化。注意：若你有潰瘍的病史，則不可服用此補充劑。
來自 American Biologics 的 Inflazyme Forte 或	每日 3 次，每次 4 錠，隨餐和兩餐之間服用。	破壞自由基有助於食物適當的分解和吸收。對於發炎有益。

補充品	建議用量	說明
非常重要者		
來自 Marlyn Nutraceuticals 的 Wobenzym N	每日2或3次，每次3～6 錠，兩餐之間和隨餐服用。	
肌醇六磷酸（來自Enzymatic Therapy的Cell Forté 或來自 PhytoPharmica 的 Cellular Forte 含 IP-6）	依照產品標示，空腹服用。	加強天然的殺手細胞（抗癌）的活動力。
來自 Wakunaga 的 Kyo-Dophilus 或 Probiata	依照產品標示。	可補充腸道中必要的益生菌和肝臟功能。可經常對抗與HIV有關的念珠菌的感染。Probiata 不是由乳製品中得到的，所以不需冷藏。
來自 Wakunaga 的 Kyo-Green	依照產品標示。	提供修護所需的營養素和葉綠素，對免疫反應是重要的。
L-離胺酸	依照產品標示，空腹服用。	有助於預防口瘡和疱疹的突發。注意：不可一次服用離胺酸超過6 個月。
茄紅素	依照產品標示。	一種強的癌症的預防劑。
蘋果酸 和 鎂	依照產品標示。	參與身體內許多細胞能量的產生，包括肌肉細胞。對糖的代謝是必需的。可減輕疼痛。
多種礦物質複合物 含 銅 和 鋅	每日 3 毫克。 每日 80 毫克。所有補充劑中的含量相加起來，每日不要超過 100 毫克。	由於吸收不良，所以所有的營養素都是必需的。使用高效能、低過敏性的粉末形式。若有發燒出現，則使用不含鐵的配方。
天然的類胡蘿蔔素複合物（Betatene）	依照產品標示。	有力的抗氧化劑、自由基清除者、有潛力的抗癌藥和免疫加強劑。也可保護對抗心臟疾病。
松樹皮中的成分 和／或	依照產品標示。	是一種獨特的生物類黃酮。強有力的抗氧化劑和免疫加強劑。

補充品	建議用量	說明
非常重要者		
葡萄子萃取物 或	依照產品標示。	是一種已知最強有力的抗氧化劑。可保護細胞。
來自 Primary Source 的 OPC-85	依照產品標示。	含有葡萄子和松樹樹皮萃取物的化合物。
槲黃素 加	依照產品標示。	有助於預防過敏反應和增加免疫力。
鳳梨酵素 或	依照產品標示,空腹服用。	增加槲黃素的吸收且有助於降低發炎。
來自 Source Naturals 的 Activated Quercetin	依照產品標示。	包含有槲黃素加上鳳梨酵素和維生素 C。
生的胸腺 加	依照產品標示。	加強 T 細胞的製造。(請見第三部的腺體療法)從小羊來源得到的腺體是最好的。
多種腺體複合物 與 生的脾臟腺體	依照產品標示。	
S-腺苷甲硫胺酸 (SAMe)	依照產品標示。	對憂鬱和慢性疲勞有益。 注意:如果你是躁鬱症患者或正服用抗憂鬱劑的處方,請勿服用本補充品。
硒	每日 400 微克。懷孕期間,每日勿超過 40 微克。	自由基的清除者和有力的免疫加強劑。
鯊魚軟骨(BeneFin)	依照產品標示,空腹服用。	可抑制腫瘤的生長。確定服用百分之百純的鯊魚軟骨。
超氧化物歧化酶 (SOD)	依照產品標示。	是自由基的清除者。對細胞的保護是必需的。
來自 American Biologics 的 Taurine Plus	依照產品標示。	是一種重要的抗氧化劑且對於白血球細胞的活動力和神經的功能、免疫系統的調節是必需的。使用舌下形式。
維生素 B 群注射 外加	遵照醫生指示。	抗壓力的維生素,對於正常的腦部功能特別重要。注射是最有效
維生素 B_6(吡哆醇)	遵照醫生指示。	的方式(在醫生的監督下)。假

補充品	建議用量	說明
非常重要者		
和 維生素 B$_{12}$	遵照醫生指示。	如無法注射，可使用舌下的形式，如 Continental Vitamin Company 製造的 Superior Source 補充劑。
維生素 C 與 生物類黃酮	每日 10,000～20,000 毫克，分成數次。請見第三部的抗壞血酸沖洗。	強化免疫系統。使用經緩衝處理過的抗壞血酸粉末或含有礦物質的 Ester-C。
維生素 D$_3$	每日 400 國際單位。	對於適當的免疫功能是必需的。
維生素 E	每日 600 國際單位。假如你有服用降血脂藥，在服用此補充劑之前，先與你的醫生討論。	是強有力的抗氧化劑，可保護關節免於自由基的傷害。使用 d-α-生育醇形式。
有幫助者		
來自 Prevail 的 Acid-Ease	依照產品標示，隨餐服用。若有胃酸過多的問題，則在兩餐之間服用。	包含有純的植物酵素，有分解和同化食物的功能。
來自 Aerobic Life Industries 的 Aerobic 07 或 來自 American Biologics 的 Dioxychlor	每日 3 次，每次滴 9 滴於水中。 依照產品標示，每日 3 次。	讓組織行氧合作用。殺死有害的細菌和病毒。
吡啶甲酸鉻	每日至少 600 微克。	有助於建造和維持肌肉質量。可使血糖穩定。
舞菇（maitake）萃取物 或 靈芝（reishi）萃取物 或 香菇（shiitak）萃取物	依照產品標示。 依照產品標示。 依照產品標示。	都是蘑菇的萃取物，可加強愛滋病患者之 T 助手細胞的活動力。在實驗室中曾經顯示過可殺死 HIV。
菸鹼醯胺腺嘌呤二核苷（NADH）（來自 Kal 或 Menuco 的 ENADA NADH）	每天早晨空腹服用 5 毫克。	是一種被發現在所有活的細胞之中天然發生的輔酶。對於細胞的發展和能量的產生是必要的。

補充品	建議用量	說明
有幫助者		
鯊魚肝油	依照產品標示。	有助於重建和運行所有的細胞，具有抗癌的特性。
來自 Nature's Secret 的 Ultimate Oil 或 來自 Carlson Labs 之含有 維生素 E 的鮭魚油	依照產品標示。 依照產品標示。	提供必需脂肪酸—飲食中非常重要的成分。

藥用植物

❏ 蘆薈含有 carrisyn，它似乎可抑制 HIV 的生長和傳播，每天喝 2 杯。使用純的、食品級的產品。假如有腹瀉發生，則減少劑量。

❏ 紫雲英（黃耆）可推動免疫系統。

　注意：假如你有發燒，則不可使用。

❏ 黑大菜、蒲公英根和 silymarin（牛奶薊的萃取物）可保護且有助於肝臟的修護，也可清血。肝臟是解毒的器官，而且必須適當的運作。使用這些萃取物要依照產品標示。

❏ 牛蒡根、金印草、毛蕊花、紅花苜蓿和巴西人參都有益於清血和淋巴系統、病毒及細菌感染，可推動免疫系統。番椒（辣椒）也有幫助。

　注意：若每天服用金印草，一次不要連續使用超過 7 天，在懷孕期間不可使用。假如有心血管疾病、糖尿病或青光眼的病史，只可在醫生的監督下使用。

❏ 貓勾藤可加強免疫功能，且有助於愛滋病患者和因愛滋病導致的癌症病患。Source Naturals 製造的 Cat's Claw Defense Complex 是含有貓勾藤和其他藥用植物的複合物，並加上抗氧化劑如β-胡蘿蔔素、N-乙醯半胱胺酸、維生素 C 和鋅。

　注意：懷孕期間不可使用貓勾藤。

❏ 中國黃瓜（Chinese cucumber）的種子和果皮可抑制癌症。它的根最近被使用在愛滋病的研究上。

❑ RidgeCrest Herbals 中的 ClearLungs 是一種中國藥草的配方，它有益於所有肺部的疾病。

❑ 銀杏的萃取物對腦細胞和血液循環是有益的。

❑ 爲了治療口瘡，可把不含酒精之金印草的萃取物，置於一片滅菌紗布上，在睡前把紗布使用在嘴唇和牙齦之間或嘴巴疼痛的部位。敷一個晚上。使用這種方式治療，數天內應該可以治好疼痛和發炎。

❑ 甘草和野山藥的根有益於內分泌腺體的功能。

注意：若天天使用甘草，一次不要連續使用超過 7 天以上。假如有高血壓，則完全避免使用。

❑ 木蘭藤漿果（magnolia vine berries）可增加氧氣的吸收和推動免疫系統。它可協調內在器官的活動，且有助於控制身體的生理過程之平衡。

❑ 保哥果是一種天然的抗生素可增加免疫功能的效用。它也是有力的抗氧化劑，且有益於破壞大腸中的念珠菌。

❑ 金絲桃包含有兩種物質—hypericin 和 pseudohypericin，它們可抑制反錄病毒的感染且有助於治療愛滋病。

❑ 西伯利亞人參有助於支氣管疾病和增加能量。

注意：若你有低血糖症、高血壓、心臟疾病，則不可使用此藥用植物。

❑ 紫錐花一種免疫刺激劑，應該避免使用。事實上，根據在新墨西哥州阿布奎基的 New Herb Center 基金會的 Dr. Tieraona Low Doq 所提出的，它可刺激 T 細胞的複製，但轉而加強這病毒的複製。

注意：如果患有自體免疫方面疾病，請勿使用紫錐花。

建議事項

❑ 若你的 HIV 測試是陽性的，儘快安排再做一次測試，就可排除掉僞陽性結果的可能。若一開始的結果是確定的，就立刻開始採取措施，去推動你的免疫系統。這是唯一可預防疾病最重要的因子，且可使人能最好地防禦 HIV。正確的飲食、適當的補充劑、運動、減少壓力、適當的環境和健康的心態，在適當地維持免疫系統的工作上，扮演非常重要的角色。

❑ 特別注意達到你的營養需要和需求，記住攝取比正常量多的營養素可能是必要的。

❏ 增加攝取新鮮的水果和蔬菜。採用一個包含有百分之七十五生的食物之飲食，若可能的話採用有機種植的（避免曾用過殺蟲劑和其他噴霧的食物），加上扁豆、豆子、種子、核果和全穀類，包括糙米和粟（小米），也包括不會形成酸的水果如香蕉、全部的漿果、桃子、蘋果和瓜類。生的食物是特別重要的，因為烹調會使它們的重要酵素缺乏。

❏ 食用大量的十字花科蔬菜，如綠花椰菜、甘藍菜芽、甘藍菜和白花椰菜。也食用黃色和深橘色的蔬菜，如紅蘿蔔、南瓜、葫瓜和地瓜。

❏ 飲用大量新鮮現榨的果汁。榨汁非常有益於供應營養素。（請見第三部的果菜汁療法）「綠色飲品」是由綠色葉子所製成的，如芥藍、菠菜和甜菜葉，和胡蘿蔔和甜菜根的汁，應該每天都飲用，加上大蒜和洋蔥。Wakunaga 製造的 Kyo-Green 是一種良好的「綠色飲品」的產品，它包含有葉綠素、蛋白質、維生素、礦物質和酵素。每天飲用此種飲料三次。

❏ 吃烹調過的番茄比生的好，因含有大於兩倍茄紅素的有效物質。茄紅素是一種被發現存在於番茄之中的植物化學因子，發現可降低前列腺和肺癌的危機。消化道的癌症如口腔、食道、胃、大腸、小腸和直腸，也許可使用正確劑量的茄紅素來降低發生率。1995 年 12 月出刊的《美國癌症協會期刊》（*Journal of the National Cancer Institute*），有一篇研究報告發現，每週經常食用 10 份或更多的番茄或番茄製成的食物的男性，比那些未食用者降低百分之四十五罹患前列腺癌的危機。

❏ 只喝蒸餾水（不是自來水），而且喝很多—每天八大杯以上（每杯 225 毫升）可把體內的有毒物質沖洗出去。所有的細胞和器官都需要水。即使口不渴也要喝大量的水。這些器官，特別是腦部，比口渴形成之前更早開始脫水。

❏ 經常食用未成熟的木瓜（包括一些種子）、新鮮的鳳梨和 *Aspergillus oryzae*（一種菌類植物）。這些食物都是蛋白質分解酵素良好來源，這些對食物的適當消化和營養素的同化（合成）是重要的。沒有了這些酵素，身體就不能供應活動所需的能量。酵素也可採用補充劑的方式來攝取。它們有助於腸胃道下段的消化。

❏ 食用洋蔥和大蒜，或吃大蒜的補充劑。（看營養素的部分，如上所述）

❏ 在飲食中攝取香菇、靈芝和舞菇等蘑菇，或攝取補充劑。（看營養素的部

分，如上所述）

❑ 限制黃豆和黃豆製品的攝取，因為含有酵素抑制劑。然而，你的飲食中不可完全地排除它們，因為它們是有價值蛋白質的來源。

❑ 在飲食中減少可樂、含有添加劑和色素的食物、花生、加工精製食品、飽和脂肪酸、鹽、糖和糖製品、白麵粉、所有的動物蛋白質和所有含咖啡因的食物。

❑ 每天服用膳食纖維的補充劑。洋車前子外殼和磨碎的新鮮亞麻子輪流使用。洋車前子和一杯水一起服用，在它被稀釋之前趕快喝掉。

　　註：纖維的補充劑應與其他的補充劑和藥物分開使用。

❑ 練習注意你所選擇的食物，可避免暴露在食物傳染的疾病中。食物中的毒性對於已感染 HIV 或愛滋病的人是非常危險的。（請見第二部的食物中毒）

❑ 不可抽菸，且遠離那些抽菸的人。

❑ 避免酒精、有害的化學物質和任何會造成肝臟損傷的物質。

❑ 試著使用蜂膠和蜂王漿去對抗侵略肺臟、口腔、喉嚨和黏膜的細菌感染。

❑ 儘可能獲得許多新鮮的空氣和休息，和適當的陽光。

❑ 使用咖啡或新鮮的小麥草做灌腸劑，減少有毒物質和供應營養素。（請見第三部的灌腸）

❑ 決定對什麼食物可能會出現敏感、過敏。最好的方法就是找一個健康照顧的專業人員來幫你做測試。飲食中減少會過敏的食物是很重要的，因為它們會報復性的毀壞身體，引起免疫系統的損傷。（請見第二部的過敏症）

❑ 對任何性的接觸要使用保險套（乳膠製的，不是羊皮的）和殺精子藥（殺精子藥可殺死HIV）。若你在使用保險套時有用潤滑劑，只可使用以水為基質的潤滑劑如 K-Y jelly。不可使用石油凝膠（凡士林〔Vaseline〕）、蔬菜起酥油（Crisco）、洗手乳或嬰兒油，因為這些物質會在很短的時間內破壞乳膠。然而要小心的是，即使適當的使用，並不能保證不會傳染HIV。

❑ 找出優質照顧的健康照顧提供者—若可能，找一個在治療HIV病人方面有很多經驗的人。研究顯示愛滋病患者存活時間的長短，與他或她的醫生知道如何治療這些狀況有密切的關係。在愛滋病治療經驗豐富的醫生下的患

者，他們在診斷後存活時間長短的中位數為 26 個月，而比較愛滋病經驗最少的醫生下的病患，他們的存活時間只有 14 個月。

❑ 教育你自己，HIV 和愛滋病是很複雜的情況且治療的選擇經常在改變，而且花費很大。為了停留在較好的階段，儘可能的維持消息靈通是很重要的。

考慮事項

❑ 當愛滋病剛剛開始成為流行病時，研究人員就一直在尋找一發「神奇的子彈」——一種單獨而且神奇的藥來對抗這種病毒，亦或是疫苗來尋找並且摧毀血液和淋巴系統中的病毒。在這領域中的研究是有希望的。而且現有的治療方式，也幾乎保證了愛滋病病患將會比以往的病患活得更久、也更有生活品質。

❑ 對於感染了 HIV 的患者而言，能活得好好的最必然的方法，莫過於消除所有已知引起免疫抑制的原因，和實施抑制病毒活性及刺激免疫功能的療法。

❑ 研究報告顯示還原雄性素（DHEA）這種荷爾蒙，可能可以增強免疫系統的功能。（請見第三部的還原雄性素療法）

❑ 人類生長激素（HGH）療法表現出有助於妨礙和／或反過來消除消耗性的併發症的發生。這種治療方式，必須在醫生的監督下才能使用。（請見第三部的生長激素療法）

❑ 有時候也會將高壓氧療法，和其他的藥物及療法一起合併使用。有助於克服和愛滋病相關的感染機會。（請見第三部的高壓氧療法）

❑ N-乙醯半胱胺酸和 L-肉鹼，都在防止及阻礙愛滋病患者通常會有極端體重減輕方面的問題，顯示了一些希望。

❑ chicoric acid，這種在未烘培的咖啡豆中發現的成分，顯示出可以經由妨礙愛滋病這種致命的病毒用來進入其他人類細胞的一種酵素，來抑制愛滋病的病毒。

❑ 舞菇萃取物在細胞培養中，可以幫助 T 細胞摧毀 HIV。根據研究，其破壞程度一如在試管中的百分之九十七。食品藥物管理局已經在 1998 年批准了舞菇第二階段的藥物試驗。

❑ 愛滋病的患者幾乎經常有體重過輕和吸收不良的問題，也引起營養不良。這對於愛滋病的患者而言，是非常普遍的。而欠缺適量的蛋白質和適當的熱量，是免疫缺乏的成因。（請見第二部的吸收不良症候群）

❑ 研究者正在探討螺旋藻中植物營養素的效果，以作為對抗愛滋病的潛在武器。起先的研究指出這些成分，傾向於預防愛滋病病毒攻擊或侵入細胞。螺旋藻也有益於提供能量的維持。

❑ 絕對安全的性，僅僅限於和沒有染感 HIV 的伴侶性交。其他的，禁慾就是避免有任何性傳染疾病感染機會的唯一方法。尤其改變性伴侶，就是置身於險境中，而且有任何的體液交換，在理論上都有危險存在。一份最近的報告指出，若患有牙齦疾病者，HIV 就可以藉由接吻來傳遞。

❑ 有數以千計的愛滋病帶原者（流行病學家稱他們為長期未發病者），在被判定出 HIV 陽性的許多年後，沒有任何的症狀而且過著絕對正常的生活。正如 1994 年在日本舉行的世界愛滋病會議中指出，遍布於世界上至少有 10,000 人加強在研究這個議題。治療愛滋病的關鍵，或許就存在那些 HIV 帶原超過十年以上但仍舊健康的人身上。數千人將持續處於 HIV 陽性，沒有任何一點症狀發生。而且一般已經公開的和在醫學上確定的帶原者之外，也有一些人目前呈現的抗體是陰性但卻曾經呈現陽性，他們顯然不再有病毒出現在身體中。醫藥界為此而震驚，醫生並且持續而規律地監測這些人的血液。需要更多這部分的資訊，可以參閱《他們征服了愛滋病！真實的生活冒險》（*They Conquered AIDS! True Life Adventures*）這本書，由 Scott Gregory 和 Bianca Leonardo 合著（True Life Publications, 1989）。

❑ 治療 HIV 的醫藥研究標準，一向著重在使用試著中斷讓病毒複製的藥物，而因此減緩疾病的進程，增加對抗隨機感染和癌症侵略的能力。醫藥科學可能可以發現遠離隨機性感染的方法，而遠比對抗病毒本身有更多機會。但研究仍舊持續積極地前進著。一種目前對抗 HIV 的藥物可以接受的是聯合療法（俗稱雞尾酒療法）的途徑，或是使用兩種甚至多種不同作用方式的藥物。聯合療法通常比使用任何單一藥物或是單一種類藥物療法，都來得有效。

❑ 現今大多數的機構廣泛地以下列兩種方式之一，針對 HIV 為治療標的：

　● 核苷的類似物。這些藥物藉著病毒企圖複製時進行妨礙來作用，而影響

妨礙病毒增殖的企圖。大部分的這種藥物，通常以原本化學名衍生的起始或是聯合字母和數字為一般的名稱。核苷類似物，舉例而言包括zidovudine（Retrovir），較著名的如AZT；zalcitabine（HIVID），較著名的如 ddC；didanosine（Videx），較著名的如 ddI；stavudine（Zerit），較著名的如 d4T；和 lamivudine（Epivir），較著名的如3TC。AZT 是最早核准用來對抗 HIV 的藥物，也是最早用來治療 HIV 感染的藥物。AZT 對於預防已經感染的婦女在懷孕期和生產時將病毒轉移給胎兒，也有顯著的效果。其他的核苷類似物最初表現出 AZT 的替代性，但在很多的個案中發現這些藥物和AZT一起使用的效果會更好。這些藥物顯現出可以延長生存和延緩HIV從無症狀期到爆發出愛滋病的進程，至少對某些人有效。這些藥物可以單獨使用，或是和其他的藥物一起使用（通常 AZT 會加入一種或其他多種藥物）。但缺點包括潛在的毒性（特別是 AZT 的毒性），和令人不愉快的副作用。另外，在治療了一年或是多年後，病毒通常會對這些藥物產生抗藥性。

- 蛋白酶抑制劑。蛋白酶扮演了HIV複製的主要角色，這些藥物則會對病毒的蛋白酶產生結合或是阻礙的活動。若蛋白酶活性受到阻礙，病毒就不能增殖。這種藥物具有極大的未來性，至少在一些研究中能夠治療 HIV 的感染。這種藥物通常會添加到 AZT，或是其他核苷類似物中使用。蛋白酶抑制劑，舉例而言包括 indinavir（Crixivan），ritonavir（Norvir）、saquinivir（Invirase）和 agenerase（Amprenavir）。

❏ 對於何時開始運用核苷的類似物和／或蛋白酶抑制劑在治療愛滋病，以及哪些藥物最有效（及對於何人），有許多不同的理論及互相衝突的證據。獨立診療的醫生對在他們手上的個案，也有不同的看法。更甚者，由於對愛滋病及其可能的治療法有數量驚人的研究正在進行，對這個疾病不同方面的藥物和研討也不時的浮現新的可能性。與一個可以值得信任的專業健康照護機構一起努力是很重要的。

❏ 下面有一些抗病毒藥物研究的遵循方向，現在已經開始實踐，包括有：

- 具有對抗意識的成分。在鎖定病毒的DNA 或是 RNA 雙股螺旋後，這些藥物的作用方式就像口香糖黏住牙齒一樣—黏在拉鍊似的螺旋上。因此，病毒的基因組就會被阻礙了。

- 細胞的標的物。這些化合物抑制在免疫細胞內的因子，爲 HIV 複製所需，而且顯示了產生干擾病毒增生能力的可能性。其中之一的成分爲癌症化學治療的藥物 hydroxyurea（Hydrea），在與 ddI 合併使用時，成效特別顯著。

- cyclophilin 抑制劑。這種抑制劑可以抑制被感染和未被感染的細胞融合。

- 醣解酶抑制劑。這些物質可以分解病毒外套膜上糖類的完整性。

- 反轉錄酶抑制劑。反轉錄酶是一種像 HIV 這種反轉錄病毒用來複製本身基因原料的酵素，也可以合併入被感染的細胞中。經由這個機制，病毒可以影響正常的免疫細胞轉變爲「工廠」，來繼續製造複製病毒的 DNA。所以在理論上，抑制了反轉錄酶，就可以壓制病毒。

☐ 衆所期望，科學家發展出更新、更有效的藥物，指的是能攻擊在任何一個生命週期間的病毒。現在將這些藥物聯合使用，來達成能夠長期抑制病毒的目標。在結果上，將愛滋病列入爲慢性病會比讓其成爲末期的病症，易於管理。而主要的未解問題爲，如果接近完美的病毒抑制眞的可以實現，是否免疫系統能自行修復。雖然在免疫系統修復的這一點上，資料還不夠明確，但是蛋白酶抑制劑的研究證據確實很令人振奮。平心而論，在新一代的抗病毒藥物和聯合使用的效果，已經可以說是邁入一個新世紀，帶給對抗愛滋病新希望。

☐ 在某些以「愛滋病雞尾酒療法」爲名的實驗，是指混合使用兩、三種或以上的抗愛滋病藥物，而使目前在體內的 HIV 數量極爲顯著地減少。研究者的立論基礎在於，若是有效的聯合療法及早開始使用，也許有一天能夠消滅病毒，並且使免疫系統功能回復。

☐ 食品藥物管理局已經聯合疾病防制中心和美國牙醫協會，來推動牙醫師使用壓力鍋—以高溫蒸氣來消毒病患間共同使用的手持器械和設備的附件以去除可能的污染物。另外，食品藥物管理局要求所有設備的設計都要經得起用高壓滅菌器消毒，而且設備的標示要包含消毒程序。當大部分的牙醫師都遵守使用高壓滅菌器的建議，有沒有使用高壓滅菌器就成了預約牙醫師看診前的良好考量了。大約有 128 個美國人，是經由牙醫師或是醫生看診後而感染 HIV 的。

☐ 捐血是不可能會感染 HIV 的。捐血者並沒有和其他人的血液有任何的接

觸。而且只有無菌的器械，包括單獨使用、拋棄式的針頭，是用來收集捐贈者的血液的。然而可能帶有HIV或是愛滋病的人，是不應該捐血的。許多醫生建議自體性捐血—收集並且儲存一些自己的血液—特別是預計要手術而將會（或者可能）需要輸血的人。

❏ 參見第二部的性傳染病。

❏ 世界上史無前例地努力經由研究、藥物、疫苗、健康計畫和營養，要將HIV連根清除。新的藥物和營養療法提供HIV帶原者和愛滋病患者，比以往更多的希望。目前的藥物療法更是積極地控制住這種疾病。舉例而言，與 HIV 相關的死亡人數，在美國由 1997 年的 16,516 人減少為 1998 年的 13,210 人。在 1987 年時，愛滋病第一次出現在美國前 15 名的致死原因排行榜上。然而隨著希望的增加，也伴隨了新的關切。研究者將愛滋病病毒產生高度抗藥性數目的增加製成圖表，發現結合強效藥物的「雞尾酒療法」組合失去效用。令人吃驚的是，在這些病例中有百分之十到百分之五十高比例的患者，體內病毒數量又回復了。根據估計，每年40,000 個新的HIV感染者中有百分之四點五的人，對目前使用的藥物有抗藥性。另一個令人關切的問題是，當藥物壓制病毒得當而進入假性的安全時期時，有一些人會忘記要持續地以藥物治療，甚至完全放棄治療。這只會使病情再度加重罷了。而且在這段身體較為舒服一點兒的時期裡，這些患者很可能會輕忽地將病毒傳染給性伴侶。科學家們對於抗藥性的定義，也沒有共識。有一部分的科學家將抗藥效定義為，某一個特定的藥物讓HIV的能力復發過三次。其他的科學家則認為，抗藥性是讓病毒在與愛滋病藥物對抗的能力，高出以往的十倍。若一種藥物的組合已經失去效果，那麼患者最好要誠實地告知藥師，再好好重新試驗出另一種有效的藥物組合來。

❏ 慢性、循環性的陰道酵母菌感染，應該要去讓醫生檢查。因為這有可能是HIV 感染的前兆。

❏ 約翰霍普金斯大學的醫藥學院發現並且指出HIV能夠欺瞞最有效的抗病毒藥物，而且能夠持續躲藏直到免疫系統妥協為止，就像本身帶有感染原一樣。醫生們認為若是誘發身體一直處於戰鬥狀態，或許能夠消滅躲藏起來的病毒。

過敏症（Allergies）

　　過敏症是身體的免疫系統對外來物質不適應的反應，其實對身體不算是一種傷害。免疫系統是一種高度複雜的防禦機制，可以幫助人體對抗感染。免疫系統會先辨識外來的入侵物質，之後會驅動體內的白血球細胞去攻擊外來物質。對某些人而言，其免疫系統會將一些無毒物質錯認為入侵物，同時白血球細胞反應過度，對身體引起的傷害會比入侵物造成的傷害更多。因此，過敏反應本身形成一種疾病。

　　典型的過敏反應會出現鼻充血、咳嗽、哮喘、發癢、呼吸急促、頭痛、疲勞和蕁麻疹以及其他的皮膚疹。會引起過敏反應的物質稱為過敏原。幾乎任何物質都能引起世界上某些地方的某些人的過敏反應。但最普通的過敏原是花粉、灰塵、某些金屬（特別是鎳）、某些化妝品、羊毛脂、沙蟲、動物毛髮、昆蟲毒液、某些常用的藥物（諸如盤尼西林和阿斯匹靈）、某些食物添加劑（諸如安息香酸和二氧化硫）、動物氣味，和加在肥皂、洗衣粉、清潔劑的化學成分及其他許多的化學製品。

　　許多人會對黴菌過敏。黴菌是活的微生物體，不是動物也不是昆蟲。能夠在其他生命形式都無法生存的地方進行繁衍。黴菌可以生存在屋內的各處—水槽下和浴室、地下室、冰箱裡，及其他任何潮溼、黑暗的地方。黴菌也會飛灑在空氣中、土壤裡、乾枯的葉子及其他有機物質上。黴菌可以是有害的，也可以是有益的。黴菌有助於乳酪的製造，為花園施肥以及加速垃圾和落葉的腐敗。盤尼西林是由黴菌製造的。然而，黴菌也會引起過敏反應。黴菌孢子會由風散布，尤其是在夏天及早秋時特別盛行。黴菌孢子在溫暖的氣候下，更是整年蔓延。除草、收割農作物，或行經長得較高的植物下，都能誘發過敏反應。人們在修理家具時，也會有過敏的風險，因為老舊的木頭通常會隱藏有黴菌孢子。

　　食物也可能誘發過敏反應。有一些最普遍的過敏食物，如巧克力、乳製品、蛋類、貝類、草莓和小麥。對於食物過敏及對食物不耐，是不相同的。一個人對某一種食物的不耐現象是指無法消化及正確處理食物，通常會導致

缺乏某一種或某一些酵素。就另一方面來說，食物過敏發生在攝取某一種食物時，免疫系統會產生抗體反應。然而，食物不耐會引發過敏，若尚未消化的食物分子進入血液之中，就會引起過敏反應。漏腸症候群就是用來描述：腸道內膜穿孔而且變得敏感，部分已消化食物的微小分子因此進入血液，而引起過敏反應。

有一些食物過敏反應，會發生在一開始咀嚼的時候。高度過敏性的食物，很容易被確認出來，而由膳食中被剔除。延遲性的過敏反應，就比較不容易被發現了。受到刺激而咳嗽或喉嚨發癢，都可能是食物過敏的徵兆。

對大部分的人而言，過敏只是人生中另一個挫折罷了。但對那些患有氣喘或其他承受嚴重過敏反應的人來說，過敏可是會危及生命的。這些反應包括罹患氣喘、對刺激物過敏而引起黏液分泌，及更嚴重的情況：發炎、水腫和支氣管腫大。（請見第二部的氣喘）根據美國過敏及傳染病組織，嚴重過敏影響超過 5,000 萬的美國人。在美國被蚊蟲叮咬而產生嚴重過敏的，約有 200 萬人。而每年有超過 40,000 件報告，是對藥物過敏的。

過敏會影響過敏者的生活品質及在工作或家庭的生產力、學校功課或是運動成績，也可能會引起第二種病症，諸如耳朵及竇腔感染。讓情況變得更糟的是，由於近年來，世界各地的冬季氣候持續變得更溫暖也更潮溼，季節性過敏的患者，要承受更久的痛苦期。乾草熱（急性季節過敏性鼻炎），是最普遍的季節性過敏。乾草熱的症狀和普通感冒非常相似，但還是有一些不同之處。感冒的症狀通常會在一個禮拜至十天左右消失，但是過敏性鼻炎悲慘的症狀能夠持續數週，甚至是數月之久。由感冒引起的鼻涕在一開始出現時通常是水狀的，之後會變成黏稠狀及黃色的。但由於過敏反應引起的鼻涕則會一直維持稀稀及清清的，另加上眼睛、嘴巴及皮膚發癢，剛開始時很難判斷是否是普通感冒引起的。在大部分的病例，到底是感冒或是過敏引發這些症狀，通常無法判定。這對過敏者來說是一個很頭痛的因素。

沒有人知道為什麼有一些人就是會特別對某一些物質過敏。根據美國氣喘及過敏基金會指出，有一些過敏症是會遺傳的。若是父母其中之一是過敏者，在統計上有三分之一的後代可能也會是過敏者。若是父母雙方都是過敏者，其後代是過敏者的機率，會提升至十分之七。該基金會也相信，未哺育母乳的嬰兒，罹患過敏症的機率比較高。雖然在 15 歲至 25 歲時期的人最容

易過敏，但過敏仍會襲擊任一個年齡層的人。情緒因素，諸如緊張或是生氣，可能會加重過敏症狀，特別是免疫系統功能不是很好的時候。

食物過敏的自我檢驗

若是懷疑自己對某一種食物過敏時，有一種簡單的測試可以幫助自己釐清這個謎團。在攝取有疑問的食物後，記錄自己的脈搏跳動率，如果加快了許多就是過敏反應的表現。使用有秒針的手錶來計時，坐下、放鬆個幾分鐘。當完全放鬆之後，測量手腕部的脈搏。計算在 60 秒之間的搏動次數。正常的脈搏跳動率是每分鐘 52 至 70 次之間。在測量過脈搏之後，攝取要測試過敏反應的食物。等待 20 分鐘之後，再量一次脈搏。若是搏動率比起先前每分鐘增加十次以上，將這種食物由膳食中剔除一個月，之後再做一次自我測試。

為了達到做這個測試的目的，最好使用這種有疑問的食物，所能獲的最純化的形式。舉例而言，若懷疑會讓自己過敏的食物是小麥，使用一小片最精純的小麥穀片，會比用小麥麵包來的好。因為小麥麵包中含有小麥以外的成分。這能讓我們觀察過敏反應時，更清楚地知道是不是由小麥引起的。

營養素

補充品	建議用量	說明
非常重要者		
嗜乳酸桿菌（來自 Wakunaga 的 Probiata）	依照產品標示。	為強效的免疫促進劑。與消化酵素一起使用，可以促進消化作用。
來自 Freeda Vitamins 的抗 AntiAllergy	依照產品標示。	是與檞黃素、泛酸鈣和抗壞血酸鈣（維生素 C）的組合配方。
鈣 和	每日 1,500～2,000 毫克。	為幫助降低壓力所必需的。要使用螯合形式的鈣。
鎂	每日 750 毫克。	為維持體內的鈣平衡所必需的。
肌醇六磷酸（IP$_6$）（來自 Enzymatic Therapy 的 Cell Forté）	依照產品標示。	可以支援免疫系統。

營養素

補充品	建議用量	說明
非常重要者		
來自 Wakunaga 的 Kyolic Super Formula 102	每日 3 次，每次 50 毫克。	為強效的免疫增強劑。與消化酵素一起使用，可以促進消化作用。
甲基硫化甲烷（MSM）	依照產品標示。	具有抗過敏成分，與抗組織胺為等量或是更多量。
多種酵素複合物 或 胰蛋白酶	依照產品標示，兩餐之間服用。	可以促進消化作用。 注意：若是有潰瘍的病史，請勿使用含有鹽酸的配方。
槲黃素（來自 Ecological Formulas 的 Quercetin-C 是良好的來源） 加	每日 2 次，每次 500 毫克。	可以增加免疫能力，及降低對特定食物、花粉和其他過敏原的反應。
鳳梨酵素 或 Activated Quercetin （來自 Source Naturals）	每日 2 次，每次 100 毫克。 依照產品標示。	可以增加對槲黃素的吸收，及降低發炎反應。 含有槲黃素，再加上鳳梨酵素和維生素 C。
生的腎上腺腺體 和 生的脾臟腺體 和 生的胸腺腺體	每日 2 次，每種各 500 毫克。	可以刺激適當的免疫功能。生的腎上腺對防止腎上腺的耗盡非常重要。
維生素 B 群 外加	每日服用每種主要的維生素 B 各 100 毫克（在綜合錠劑中，各種維生素的含量會有所不同）。	為進行適當的消化作用及神經功能所需的。要使用高張配方。可以考慮以注射的形式使用。
泛酸（維生素 B_5） 和	每日 3 次，每次 100 毫克。	是抗壓力維生素。可以使用口含錠或舌下形式。
維生素 B_{12} 和	每日 3 次，每次 300～1,000 微克。	為營養素適當的同化作用所需。可以使用口含錠或是舌下形式。
維生素 B_6	每日 3 次，每次 50 毫克。	可以幫助減輕氣喘和過敏症發作。

補充品	建議用量	說明
非常重要者		
維生素 C 與 生物類黃酮	每日 5,000～20,000 毫克，分成數次。（請見第三部的抗壞血酸沖洗）	可以保護身體對抗過敏原和緩和發炎反應。
重要者		
來自 Wakunaga 的 Liquid Kyolic 含維生素 B_1 和 B_{12}	依照產品標示。	是完美的細胞保護者。
天然的類胡蘿蔔素複合物（Betatene）	依照產品標示。	為自由基的清除者，可以抑制過敏反應。
蛋白質分解酵素	依照產品標示，兩餐之間空腹服用。	可以幫助消化，和摧毀自由基。注意：小孩勿使用這種補充品。
有幫助者		
來自 CC Pollen 的 Aller Bee-Gone	依照產品標示。	為藥用植物、酵素和營養素的組合物，設計用來對抗急性的過敏症發作。
花粉	開始時，一次服用少數的幾小顆粒。逐漸增加至每日2茶匙。	可以強化免疫系統。使用生的天然花粉，最好是在住家周圍10英里內生產的。注意：花粉可能會對某些人產生過敏反應。若出現起疹子、氣喘、不舒服，或其他症狀發生時，要停止使用。
來自 Coenzyme-A Technologies 的輔酶 A	依照產品標示。	提供免疫系統對多種危險物質的解毒能力。
輔酶 Q_{10}	每日 100 毫克。	可以增進細胞的氧合作用及免疫功能。
游離形式的胺基酸複合物	依照產品標示。	提供可以快速吸收及同化的蛋白質形式。使用舌下形式。
葡萄子萃取物	依照產品標示。	為強效的抗氧化劑，可以預防自由基的傷害。
葡萄糖胺硫酸鹽 或	依照產品標示。	對於調節呼吸系統的黏液分泌來說很重要。

補充品	建議用量	說明
有幫助者		
N-乙醯葡萄糖胺（來自 Source Naturals 的 N-A-G）	依照產品標示。	
L-半胱胺酸 和 L-酪胺酸	每日 50 毫克，空腹時服用。可與開水或果汁一起服用，但勿與牛奶一起服用。若同時服用 50 毫克維生素 B6 及 100 毫克維生素 C 則更容易吸收。	可以助長呼吸系統疾病的痊癒。有助於對抗壓力及過敏性疾病。（請見第一部的胺基酸）
鎂	每日 4 毫克，連續服用 3 個月。要與鈣分開使用。	為體內許多酵素系統的重要成分。要使用螯合形式的鎂。
綜合維生素和礦物質複合物 與 鈣 和 鎂 和 維生素 D3	依照產品標示。 每日 400 國際單位。	所有的營養素，對體內平衡都是必需的。使用低過敏性的配方。三種維持適當免疫功能的營養素。
鉀	每日 100 毫克。	為腎上腺機能的運作所需。要使用蛋白質複合鉀，或是螯合形式的鉀。
蛋白質分解酵素 或 來自 American Biologics 的 Inflazyme Forte	依照產品標示，兩餐之間空腹服用。 依照產品標示。	可以幫助消化，和摧毀自由基。注意：小孩勿使用這種補充品。
維生素 A 和 維生素 E 和	每日 10,000 國際單位。 每日 600 國際單位。	這三種營養素為維持適當的免疫功能所需。 使用 d-α-生育醇形式。

補充品	建議用量	說明
有幫助者		
鋅	每日 50 毫克。所有補充 劑中的含量相加起來, 每日不要超過 100 毫克。	

藥用植物

❏ Continental Vitamin 公司製造的 Allergy Helper,是一個多種天然藥用植物 組合的配方,對減輕過敏症狀很有幫助。

❏ 乳香(*Boswellia serrata*,也稱為 Indian frankincense)會在細胞層作用,可 以降低發炎及過敏反應。

❏ Zand 公司製造的 Decongest Herbal Formula,是對抗過敏很好的產品。

❏ 麻黃對於減輕鼻腔和胸腔充血很有效果。

　注意:假如有焦慮症、青光眼、心臟疾病、高血壓或失眠,或因為憂鬱症 而使用單胺氧化酶抑制劑,則不可使用這個藥用植物。

❏ 尤加利和／或百里香葉可以用來減輕充血的症狀。可以在一杯沸水中加入 一盎司(約 28.35 毫升)尤加利或百里香葉,然後吸入蒸氣來進行治療。

❏ 小米草茶以降低乾草熱的症狀(諸如兒童流眼淚及流鼻水)而著稱。

❏ 金印草根可以幫助營養素的吸收。

　注意:若每天服用金印草,一次不要連續使用超過 7 天,在懷孕期間不可 使用。假如有心血管疾病、糖尿病或青光眼的病史,只可在醫生的監督下 使用。

❏ 日本的研究者發現甘草根可以幫助過敏症的患者。在日本的傳統醫學上, 甘草是用來對抗過敏性發炎的。

　注意:若使用過度,甘草可能升高血壓。甘草的使用一次不可以超過一個 月以上。假如有高血壓,則完全避免使用。

❏ 蕁麻(也稱為刺蕁麻)可以減輕竇腔的發炎症狀。蕁麻也是強效的抗氧化 劑,可以預防自由基的傷害及幫助預防過敏症的發生。

❏ 野山藥會刺激荷爾蒙的產生,而降低由過敏引起的發炎症狀。然而,野山 藥不適合給每個人使用。(請見第一部的藥用植物)

❑ 巴拉圭茶可以幫助減輕過敏症狀。用 450 毫升左右的熱水沖泡 2 至 3 茶匙的巴拉圭茶，空腹時服用。

❑ 以下的中國藥用植物，可以促進寶腔健康：

- 木蘭花（*Magnolia liliflora*，也稱為辛夷花），在中國傳統醫學中已經使用許多世紀，可以開通鼻道及減輕寶腔問題引發的頭痛。

- 黃芩（*Scutellaria baicalensis*）根，包含強效的類黃酮素及抗氧化劑，可以用來增強免疫系統。黃芩可以抑制過敏反應所引起的組織收縮。

- 栝樓（*Trichosanthes kirilowii*），在中國傳統醫學中是用來照護呼吸系統的。

- 野生當歸（*Angelica dahurica*，也稱為川白芷），是特別用來清除寶腔的問題。野生當歸用來減輕當眼睛上方寶腔受到妨礙時眼睛周圍發生的不適。野生當歸可以使寶腔常態性的變大，打通鼻腔通道，及促進寶腔感染引發的膿汁排出。其他重要的功用是平衡組織胺的濃度。

❑ 吠陀經是印度醫藥知識起源的主體。（請見第三部的印度癒傷療法）根據這個醫療系統，有些過敏反應是由於 ama 的存在製造出來的，或是這個系統不適當地消化食物所產生的毒素。這些印度癒傷療法藥用植物 picrorrhiza（*Picrorrhiza kurrooa*）及 phyllanthus（*Phyllanthus acidus*），被建議用來冷卻及清潔血液，也可以幫助肝臟清除身體的 ama 產生的毒素。trifala 是一種傳統的藥用植物複合配方，通常推薦用來治療過敏症。據說 trifala 可以在 vata 中作用。vata 是在小腸中可掌控體內三個主要的作用之一（vata 在所有功能中控制呼吸），及預防惡化和上呼吸系統乾燥。其他的印度癒傷療法藥用植物建議用來治療過敏症的，包括 amla（*Emblica offici nalis*）、印度香膠樹（*Commiphora mukul*）及 mulethi（*Glycyrrhiza glabra*，亦即英名為 licorice 的甘草）。

❑ 其他對過敏症有益的藥用植物，包括牛蒡、蒲公英、銀杏及西洋山蘿茱。

建議事項

❑ 要輪流攝取各種食物。（參見循環食物：每日菜單範例，在這個部分的最後）每四天攝取一種不同組的食物，然後重複這些循環。可以選擇許多自己喜歡的食物在特定的一天食用，但是不能連續吃超過四天。

❏ 參見後面的檢測隱藏的食物過敏因子，而且填寫食物過敏問卷表。然後將
　會引起自己過敏的食物列出來，避免在三十天內每週吃超過四次以上。

❏ 進行一個禁食的計畫。參見第三部的禁食。在完成一個禁食計畫後，可以
　試著加入少量的「避免食用的食物」（列出於後）回到膳食之中。諸如一
　次加入一茶匙。記錄自己在吃過這些食物後的反應。若是在吃下特定的食
　物後，會覺得腹脹或是輕微的頭痛、胃不舒服、排氣、腹瀉、脈搏加速或
　是心悸，就將這種食物從未來六十天內的膳食名單中消去。如果你有任何
　過敏反應發生，立刻停止吃這些食物。

❏ 避免以下的食物，直到確定真的不會因此引起過敏反應為止：香蕉、牛肉
　製品、咖啡因、巧克力、枸櫞類的水果、玉米、乳製品、蛋類、燕麥、生
　蠔、花生、加工及精製食品、鮭魚、草莓、番茄、小麥及白米。

❏ 避免食用任何添加人工色素的食物製品，特別是FD&C黃色 5 號色素。許
　多人會對食品的色素過敏。其他的食品添加劑，也要避免食用。諸如香莢
　蘭素（vanillin）、安息香醛（benzaldehyde）、桉葉油酚（eucalyptol）、
　麩胺酸鈉（即味精，monosodium glutamate, MSG）、BHT-BHA、安息香
　酸鹽（benzoates）及 annatto。要詳細地閱讀食品上的標籤。

❏ 若是會對豕草過敏，不要吃哈密瓜。因為哈密瓜含有一些和豕草相同的蛋
　白質。

❏ 使用腋下型的體溫計來測試自己是否有甲狀腺功能不良的問題。（請見第
　二部的甲狀腺機能不足）

❏ 要確認服用的是低過敏性的補充劑，諸如那些不含有潛在性的過敏物質。

❏ 保持房間內在沒有灰塵的狀態，維持窗戶緊閉（如果可能就使用空調系
　統），而且在地下室要使用除溼機。

❏ 使用抗黴菌的油漆，而且在牆壁及傢俱上使用消毒劑。

❏ 購買空氣過濾機來清除花粉、黴菌及灰塵，以維持家中和辦公室裡的環境
　清潔。

❏ 對於因為空氣引起的過敏，試著使用空氣清淨機來消除過敏原。由 Wein
　公司製造的個人式空氣淨化器 The Air Supply，是可以戴在脖子上的小型
　空氣淨化器。這種空氣淨化器可以產生清淨的空氣，形成保護層對抗在空
　氣中的微生物（諸如病毒、細菌及黴菌）及微粒子（包括灰塵、花粉及污

染物）。也可以消除蒸氣、氣味以及空氣中有害的揮發性的化合物。由 Alpine 工業公司製造的 The Living Air XL-15 空氣淨化器，是一種離子化的裝置，有助於淨化家中或工作地點的空氣。

❏ 依照過敏嚴重的程度，做戶外活動時要確實地穿著長褲及長袖襯衫。回到室內時也要儘快地更換衣服及沐浴。對某些人而言，使用「高效能」面具（可以在雜貨店及藥品供應店買到）會比較適合。

❏ 在夏末花粉的計算量高峰期是在早上 5 點至早上 10 點之間，所以把自己園藝及戶外活動的時間規劃一下，避開這段時間。還可以經由撥打國際過敏局的熱線 800-9-POLLEN（800-976-5536）來得知在身邊的樹木和植物有哪些會散布花粉。

❏ 若是長期性的過敏患者，要避免戶外運動。

❏ 在起風的日子，花粉藉由空氣傳播的數量會大增。所以嚴重過敏的患者，要儘量避免到戶外去。嚴重的過敏患者到戶外最好的時機，是在一場暴風雨後，當花粉量明顯下降時。

❏ 不要抽菸，也要避免抽二手菸。

❏ 在餐後的三小時內，要避免服用阿斯匹靈。

考慮事項

❏ 類固醇的鼻道噴霧劑對過敏症非常有效，而且和許多處方藥相比之下，也來得便宜。然而這些噴霧劑，並沒有辦法舒緩眼睛發癢的症狀。這類的噴霧劑通常需要十天左右才能發揮出效果，所以在乾草熱季節來臨的一個禮拜前，就要適量地使用。在第一次使用前，要先向醫生確認。因為近來的研究報告指出，類固醇的鼻道噴霧劑可能會引起青光眼—尤其老年人要特別注意。

❏ 植物在生長及存活的過程中生產氧氣，是一種常態性的情況。也可以因此幫助除去室內空氣中的花粉。建議用來清除花粉的植物，包括檳榔樹、竹子、歐洲鱗毛蕨、dracaena、海棗、英國長春藤、菩提樹、美人蕉、百合、橡膠植物及爬藤植物。

❏ 指壓及針灸有時候可以成功地減輕過敏症狀。（請見第三部疼痛控制的「指壓」及「針灸」）

❏ 當對部分食物的組成過敏時，身體會形成的抗體是 IgE。若是 IgE 出現在腸道壁上的話，會引發嚴重的疼痛、排氣或是腹脹。IgE 可能會出現在身體的各個部位，而引起嚴重的問題。若是會對某些食品過敏，即使是健康的天然食品，仍會引起不良的影響。

❏ 大腦性的過敏會引起腦內膜的膨脹。對某些敏感體質的人來說，所有種類的食物都可能會引起過敏反應。定期性的頭痛或是精神分裂的、暴力傾向的或侵略性的行為，都可能是大腦性過敏的指標。有一些食品諸如玉米、小麥、米、牛奶和巧克力及特定的食品添加劑，是最普遍引起過敏症的罪魁禍首。

❏ 《不列顛醫藥月刊》報導在食用過敏性食品之後，服用阿斯匹靈，可能會引起誘發性過敏的食物更易於被吸收。相反的，將 Aerobic Life Industries 生產的有氧堆積清腸劑和蘆薈汁一起服用，可以降低食物的吸收速度而延緩過敏反應的發生。若在早上服用燕麥麩或瓜爾豆膠，也有相同的效果。但是不建議用小麥麩來當做有過敏傾向的人的纖維來源。因為小麥具有高度的過敏性。（請見第一部保健食品中討論纖維的部分）

❏ 許多過敏症的患者，轉向用順勢療法來對抗過敏的症狀。這種療法可以和身體天然的機能一起作用，來改變過敏症的反應，卻不會引起過敏的症狀。使用順勢療法治療過敏，組合性的療法通常是最簡單的方式。BioAllers 針對特定的過敏症有一系列的順勢療法的組合，包括動物毛髮／氣味，穀類／乳製品，草的花粉、黴菌／酵母菌／灰塵，花粉／乾草熱，竇腔&鼻道過敏噴霧劑，以及樹木花粉過敏減緩配方。

❏ 研究指出輔酶 Q_{10}，可改善因組織胺引起的氣喘和過敏症狀的能力。

❏ 也可參考第二部的化學過敏症與第三部的禁食部分。

亞硫酸鹽過敏

　　亞硫酸鹽是一般常見的食品添加物，用來當做一個食品衛生的制劑，有防腐、保色的作用。通常被餐廳的沙拉吧和超市所使用，包括冷凍食物、乾的水果，及部分新鮮的蔬菜和水果。

　　有許多人對於這個亞硫酸鹽過敏，產生的種類和嚴重程度會因人而異，可能包括有呼吸困難、過敏性的休克、嚴重的頭痛、肚子痛、鼻塞且／或流鼻水、臉部潮紅、類似熱潮紅的感覺、腹瀉、焦躁不安且／或易怒等，這些症狀發作得相當快，通常會在攝取亞硫酸鹽後 20 到 30 分鐘發作。

　　亞硫酸鹽對部分人可能會造成相當的危險性，例如：氣喘病患、有過敏史的人，或肝臟缺乏一種酵素叫做亞硫酸鹽氧化酶的人，都會導致較嚴重的結果。在美國亞硫酸鹽至少已經造成 13 例的死亡個案。

　　要找出食品中是否含有亞硫酸鹽並不容易，它可以用不同的形式存於食品之中，例如：亞硫酸鈉、雙亞硫酸鈉、聚雙亞硫酸鈉、雙亞硫酸鉀、聚雙亞硫酸鉀及雙氧化硫等。任何可以代謝成為亞硫酸鹽的物質都是致病源，如果你在攝取任何你認為有亞硫酸鹽的食物後曾產生過敏反應，你必須特別注意避免下面表格所列出來的食物和飲料，也可以到健康食品店買到這些食物但不含亞硫酸鹽的成分。

通常含有亞硫酸鹽的食品和飲料

新鮮水果和飲料			
酪梨泥	葡萄	馬鈴薯	預先切好的水果或
高麗菜沙拉	蘑菇		蔬菜沙拉
魚和帶殼的海鮮			
海鮮罐頭類	魚乾	新鮮、罐頭或乾的帶殼	牡蠣
蚌	新鮮帶殼的海鮮尤其是蝦	的海鮮	干貝
蟹		龍蝦	蝦
加工製品			
甜菜糖	玉米粉	硬糖果	洋芋片
麵包混合物	飲食加工食物	芥末	肉湯和肉汁
早餐麥片	乾的或罐頭湯	果醬和果凍	酸菜
紅糖	乾的沙拉醬混合物	櫻桃	去皮椰果
罐頭的水果派餡	冷凍、罐裝或乾的水果和	麵條和米的混合物	酒醋
罐頭蘑菇	蔬菜	橄欖	
焦糖	冷凍薯條	洋蔥醬	
玉米、楓糖及鬆餅糖漿	沾糖的水果	醃黃瓜	

其他

蘋果西打	瓶裝、罐裝或冷凍蔬菜汁	玉米粉	果凍
烘焙點心	雞尾酒混合物	冷凍甜甜圈	即溶茶
啤酒	可樂	水果飲料	酒
瓶裝、罐裝或冷凍果汁			
蔬菜汁			

檢測隱藏的食物過敏因子

　　第一個步驟要從下表一些可疑的食物中發現你潛藏的過敏食物，利用下表好好記錄看看你吃不同食物的頻率如何，要注意每次吃這些食物時都記錄，以四週為一個檢測期。

食物過敏問卷表

食物種類	第一週	第二週	第三週	第四週
豆類				
皇帝豆	_____	_____	_____	_____
毛豆	_____	_____	_____	_____
豌豆	_____	_____	_____	_____
紅豆	_____	_____	_____	_____
綠豆	_____	_____	_____	_____
黃豆	_____	_____	_____	_____
豆漿	_____	_____	_____	_____
豆腐和豆腐製品	_____	_____	_____	_____
白豆	_____	_____	_____	_____
調味料				
番茄醬	_____	_____	_____	_____
肉汁	_____	_____	_____	_____
果醬和果凍	_____	_____	_____	_____
芥末	_____	_____	_____	_____
胡椒	_____	_____	_____	_____
醃黃瓜	_____	_____	_____	_____
墨西哥玉米餅	_____	_____	_____	_____
鹽	_____	_____	_____	_____

食物種類	第一週	第二週	第三週	第四週
調味料				
醬油	_____	_____	_____	_____
乳製品				
奶油	_____	_____	_____	_____
白脫牛奶	_____	_____	_____	_____
乳酪	_____	_____	_____	_____
軟乳酪	_____	_____	_____	_____
牛奶	_____	_____	_____	_____
奶酪	_____	_____	_____	_____
雞蛋	_____	_____	_____	_____
羊奶	_____	_____	_____	_____
冰淇淋	_____	_____	_____	_____
乳瑪琳	_____	_____	_____	_____
奶昔	_____	_____	_____	_____
酸奶	_____	_____	_____	_____
優格	_____	_____	_____	_____
水果和果汁				
蘋果	_____	_____	_____	_____
杏果	_____	_____	_____	_____
香蕉	_____	_____	_____	_____
黑莓	_____	_____	_____	_____
藍莓	_____	_____	_____	_____
櫻桃	_____	_____	_____	_____
椰子	_____	_____	_____	_____
小紅莓	_____	_____	_____	_____
棗子	_____	_____	_____	_____
乾水果	_____	_____	_____	_____
無花果	_____	_____	_____	_____
葡萄柚	_____	_____	_____	_____
檸檬	_____	_____	_____	_____
瓜類	_____	_____	_____	_____
柑橘	_____	_____	_____	_____
甜桃	_____	_____	_____	_____
木瓜	_____	_____	_____	_____
桃子	_____	_____	_____	_____

食物種類	第一週	第二週	第三週	第四週
水果和果汁				
梨子				
鳳梨				
李子				
梅子				
葡萄乾				
覆盆子				
草莓				
橘子				
穀類和穀類製品				
糙米				
小麥				
冷麥片				
玉米麥片				
小米				
鵝腳藜				
燕麥				
鬆餅				
麵條				
裸麥				
樹薯				
小麥和全麥				
白麵粉製品				
白米				
肉、家禽和魚類				
培根				
牛肉				
醃肉				
雞肉				
魚				
火腿				
羊肉				
肝				
午餐肉				
豬肉				

食物種類	第一週	第二週	第三週	第四週
肉、家禽和魚類				
香腸				
帶殼海鮮				
火雞				
小羊肉				
核果和種子				
杏仁				
巴西核果				
腰果				
西洋栗子				
核果				
核果奶油				
核果牛奶				
花生醬				
花生				
栗子				
開心果				
芝麻				
葵花子				
胡桃				
油脂				
芥花子油				
玉米油				
棉子油				
橄欖油				
花生油				
紅花子油				
芝麻油				
黃豆油				
甜味劑				
阿斯巴甜				
紅糖				
玉米糖漿				
果糖				
蜂蜜				

食物種類	第一週	第二週	第三週	第四週
甜味劑				
楓糖				
甜精				
白糖				
蔬菜				
苜蓿芽				
朝鮮薊				
蘆筍				
酪梨				
甜菜				
綠花椰菜				
甘藍菜芽				
甘藍菜				
胡蘿蔔				
白花椰菜				
芹菜				
玉米				
小黃瓜				
茄子				
大蒜				
綠豆子				
芥藍				
萵苣				
蘑菇				
秋葵				
橄欖				
洋蔥				
蘿勒				
豌豆				
胡椒				
馬鈴薯				
蘿蔔				
菠菜				
夏季葫瓜				
番薯				

食物種類	第一週	第二週	第三週	第四週
蔬菜				
瑞士萵苣				
番茄				
蕪菁				
冬季葫瓜				
黃瓜				
雜項和零食				
酒精性飲料				
糖果				
乳酪漢堡				
口香糖				
巧克力				
咖啡				
可樂				
玉米片				
果凍				
薯條				
油炸物				
漢堡				
派				
薄荷				
比薩				
爆米花				
洋芋片				
布丁				
茶				

注意有任何其他點心或食物你常吃而沒在上表之中的：＿＿＿＿＿＿＿＿＿

＿＿＿＿＿＿＿＿＿＿＿＿＿＿＿＿＿＿＿＿＿＿＿＿＿＿＿＿＿＿＿＿＿

經過一個月的紀錄期，找出有記錄每星期吃超過四次以上的，這些是可疑的食物。

維持飲食記錄

一旦你已列下可疑食物，在飲食中連續超過 30 天不要吃這些食物，讓身體把它代謝掉，然後一次吃一個懷疑的食物看看，一天只能加一個新的食物，當你加任何的食物進來時，要記錄任何相關的症狀和監督食物過敏的自我測試（前面提到的）。

食物日誌的範本

日期	餐次	時間	攝取食物	症狀
4/12	早餐 午餐	早上 8：39 下午 12：30	牛奶、吐司 豆子湯、沙拉	排氣、脹氣 沒有症狀

如果加任何的食物進來時，有發現任何的反應或症狀，則要把這些食物在飲食中去除至少兩個月，然後再試少量看看。而第二次又發生一樣的症狀的話，則要永久在飲食中不要攝取這樣食物。可用下面的表格來記錄當你加任何的食物進來時所產生的症狀，先去掉後再慢慢加回來可以發現到底是什麼食物造成你的問題。

食物日誌

日期	餐次	時間	攝取食物	症狀
_____	早餐			
_____	午餐			
_____	晚餐			
_____	點心			
_____	早餐			
_____	午餐			
_____	晚餐			
_____	點心			
_____	早餐			
_____	午餐			
_____	晚餐			
_____	點心			
_____	早餐			
_____	午餐			
_____	晚餐			
_____	點心			

＿＿＿＿＿＿＿	早餐
＿＿＿＿＿＿＿	午餐
＿＿＿＿＿＿＿	晚餐
＿＿＿＿＿＿＿	點心
＿＿＿＿＿＿＿	早餐
＿＿＿＿＿＿＿	午餐
＿＿＿＿＿＿＿	晚餐
＿＿＿＿＿＿＿	點心
＿＿＿＿＿＿＿	早餐
＿＿＿＿＿＿＿	午餐
＿＿＿＿＿＿＿	晚餐
＿＿＿＿＿＿＿	點心

藥物：＿＿＿＿＿＿＿＿＿＿＿＿＿＿＿＿＿＿＿＿＿＿＿＿＿＿＿＿＿＿

中草藥：＿＿＿＿＿＿＿＿＿＿＿＿＿＿＿＿＿＿＿＿＿＿＿＿＿＿＿

其他保健食品：＿＿＿＿＿＿＿＿＿＿＿＿＿＿＿＿＿＿＿＿＿＿＿

　　當你監督對不同食物產生的反應時，很重要的是要注意食物過敏的症狀有很多種，並不是每一種都很明顯，下面這些症狀是一般食物過敏會產生的：

- 粉刺，特別是在臉頰或是嘴的周圍
- 關節炎
- 氣喘
- 胸部或肩膀酸痛
- 結腸炎
- 憂鬱症
- 疲倦
- 渴望想吃食物
- 頭痛
- 痔瘡
- 失眠
- 腸道問題
- 肌肉障礙
- 肥胖
- 鼻塞問題
- 潰瘍
- 無原因的體重上升或下降

　　你的醫療機構也可以看看下列這些症狀，來決定是否是過敏的問題：

- 酸鹼失衡
- 貧血
- 尿床
- 結膜炎
- 腹瀉
- 昏眩和浮腫

- 過度流口水
- 黑眼圈或眼睛浮腫
- 眼睛疼痛，流眼淚
- 水分滯留
- 聽力損失
- 過動
- 學習障礙
- 鼻塞或慢性流鼻水
- 耳鳴
- 視力模糊
- 驚恐症

- 記憶力與注意力差
- 肌肉協調力不好
- 臉頰有紅色圈圈
- 反覆性感冒或耳朵發炎，特別是小孩子
- 對光敏感
- 經期症狀嚴重
- 手指腫大和手冰冷
- 不尋常的體味
- 眼睛水水、發癢及發紅
- 任何疾病治療後易復發

循環飲食

　　雖然有些人是在吃了一特定食物後就立刻有過敏反應，但是一般的食物過敏通常是慢慢的發生出來，原因是就算你每天都吃同樣的食物，你的身體要到後來才會有不耐的現象發生，這些食物並沒有滋養身體而是造成一些危害的反應。

　　一旦你被確認出來食物過敏，應避免食用這個食物至少 60 到 90 天，你可以重新把這些食物再加進到你的飲食，只要你維持循環飲食。這個循環飲食的基本原理是每一類的食物每四天只吃一次，舉例來說，你如果星期一吃豆子，就不要在星期二、三、四又吃，而如果你星期五吃鮭魚，就直到下星期二前都不要再吃魚，把食物循環來攝取，這樣可以使你感覺好些，而且還可以使體重穩定。

　　在你開始使用這種循環飲食之前，要依照一個禁食的計畫來清除跟身體相衝突的食物和毒素（見第三部的禁食），當你完成這個計畫後，再攝取下列的食物兩星期：

- 烤或水煮的雞肉或火雞
- 蒸、煮、烤魚
- 糙米
- 新鮮不甜的水果和蔬菜汁
- 新鮮水果（柑橘除外）
- 花草茶
- 生的、蒸的、煮的蔬菜

　　雖然你會覺得下列的食物種類變化不多，除了不同種類的魚之外，仍然

有許多的水果和蔬菜可選擇，經過兩週的清腸飲食後，你可以開始吃比較多種類的食物，但是在循環飲食中，每一類的食物在每四天中不要吃超過 1次，利用下面的循環飲食範例來幫助你將這些不同的食物湊成一天的菜單，如果你對任何食物敏感，可以用別的來取代，一旦你開始下面這個計畫，在一星期或更短的時間內你會感到你的能量增加。

循環食物：每日菜單範例

早餐	午餐	晚餐	點心
第一天			
一杯蒸餾水 含維生素 C 的木瓜汁 新鮮的木瓜或桃子 燕麥或燕麥麩麥片加 1湯匙生蜂蜜 脫脂牛奶 玫瑰果茶	番茄塞鮪魚沙拉或鮪魚漢堡配無小麥成分麵包，加番茄、洋蔥、苜蓿芽及少蛋美奶滋 新鮮檸檬水	水煮白魚或鮭魚 高麗菜沙拉或芽菜沙拉加上番茄、洋蔥、芹菜及少蛋美奶滋 蒸蘆筍 花草茶或檸檬水 *取代物*：白花椰菜、甘藍菜芽或酸菜也可以取代蘆筍	芹菜條 核果 新鮮木瓜或桃子
第二天			
一杯蒸餾水 含維生素 C 的蘋果汁 小麥麥片糊加 2 茶匙純楓糖漿和豆漿 花草茶	家裡烹煮的火雞或雞肉片加全麥麵包和萵苣及芥末醬 馬鈴薯湯和小麥餅乾（用豆奶製成湯底） 花草茶或蘋果汁 *取代物*：素漢堡或加少許的蛋沙拉用少蛋的美奶滋和火雞或雞肉，豆腐湯可以取代馬鈴薯湯	烤無皮的火雞或雞肉和檸檬汁、大蒜及洋蔥粉 烤馬鈴薯加 2 茶匙的芝麻油、切小丁的蘿勒和少許的洋蔥粉 沙拉用蘿蔔、黃瓜、黃的葫瓜、芥藍、加黃豆油的沾醬 花草茶 *取代物*：小母雞可以取代火雞或肉雞，醋醬汁可替代豆油的沾醬	蘋果 胡桃 *取代物*：烤蘋果加純楓糖漿、小麥餅乾、無糖蘋果泥加核果
第三天			
一杯蒸餾水 含維生素 C 的小紅莓汁 香蕉片加杏仁奶 米糊或米花麥片 花草茶	半個酪梨填充煮熟的糙米和新鮮的豆子、栗子及少許的香草調味料和檸檬汁、再加上杏仁片	炒蔬菜包括綠花椰菜、青椒、韭菜、豌豆、甜椒、豆芽、竹筍，及新鮮的薑末與煮熟的糙米	生杏仁 米餅加杏仁奶油 香蕉片

	早餐	午餐	晚餐	點心
第三天				
		豆子湯加米餅乾（用米奶當湯底）	米餅加杏仁奶油 咖啡取代物（由健康食品店購得）或花草茶	
第四天				
	一杯蒸餾水 含維生素C的葡萄汁 2個水煮蛋或玉米麥片 裸麥吐司加無糖的葡萄果醬 花草茶	蛋沙拉加切丁的小黃瓜、蔥、黑橄欖及低脂的乳酪醬，再灑上葡萄乾 米餅加無糖的葡萄果醬 大豆湯或冷的豆沙拉	菠菜蘑菇蛋捲 新鮮的菠菜沙拉加硬煮蛋、朝鮮薊、生甜菜、葡萄乾及橄欖油沾醬和檸檬沾醬 冰的花草茶有葡萄汁的味道	米餅加無糖的葡萄果醬或芝麻醬和芝麻子 新鮮葡萄 葡萄乾 硬煮蛋

念珠菌病（Candidiasis）

　　白色念珠菌（*Candida albicans*）是一種屬於單細胞真菌，一直存在於生殖道及腸道中，當它以不正常量存在時，會引起感染，而其感染的表現有可能是尿布疹、陰道發炎及鵝口瘡。

　　因爲念珠菌病可以影響身體許多不同部位，如口、耳、鼻、腳指甲、手指甲、腸胃道及陰道，所以會出現許多表徵，包括有便秘、腹瀉、結腸炎、腹痛、頭痛、呼吸不正常、直腸癢、陽痿、記憶減退、情緒不穩、攝護腺炎、口壞疽瘡、反覆的心灼熱、肌肉及關節痛、喉嚨痛、充血、連續咳嗽、臉部或末端麻木、刺痛感、粉刺、盜汗、嚴重搔癢、靜脈竇阻塞、經前症候群、舌頭燒燙感、舌頭及嘴巴出現白斑、極度疲勞、陰道發炎、腎臟及膀胱感染、關節炎、憂鬱症、極度活躍、甲狀腺機能不足、腎上腺問題，甚至有糖尿病。當在潮溼的環境下或攝取含酵母或糖類食物時，症狀會更加嚴重，因爲其臨床症狀多變，所以常診斷錯誤。

　　一旦念珠菌感染口，稱之爲鵝口瘡，其會在舌頭、牙齦及臉頰內部產生白斑。在嬰兒中，此白斑相似於牛奶斑。當嬰兒有鵝口瘡，可經由乳房哺乳時而傳染給母親，造成母親與嬰兒之間一再的相互感染。鵝口瘡可能也會感

染嬰兒的屁股，稱之為尿布疹。念珠菌感染可能也發生在香港腳及股癬。全身性白念珠菌病表示念珠菌過度生長，遍布全身。最嚴重的情況是，念珠菌可以經由血流侵犯身體各個器官，導致一種血液中毒的疾病，稱為念珠菌敗血症，這種情況往往發生在癌症或愛滋病患身上。

念珠菌病皆可能影響男性及女性；然而，它很少經由性關係傳染。此病在嬰兒（受感染的母親會傳染給她的新生兒）及免疫系統較弱的人身上常見，當念珠菌增生時，會釋放出毒素，使免疫系統更加衰弱。懷孕及皮質類固醇藥物的使用會增加得病的機會。

有念珠菌感染的人常常也會有食物過敏。鵝口瘡、錢癬、香港腳、股癬、指甲或腳指甲眞菌，甚至是尿布疹都有可能是由食物過敏與白色念珠菌的結合所引起的。食物過敏或環境敏感與念珠菌病的症狀相似，許多念珠菌感染的人會惡化到對環境也感到敏感。許多病人無法忍受如橡膠、石油產品、菸草、排放出的黑菸及化學氣味。

以糖飼養的酵母，包括念珠菌。好的細菌，如乳酸桿菌功用是代謝糖，當身體的酸鹼平衡失調，便無法茂盛生長及做好其工作，而造成白色念珠菌在一個含糖豐富的環境下過度生長的危險性。有些婦女發現當她們使用口服避孕藥或懷孕時，會有較多念珠菌感染的機會，這可能可歸因於賀爾蒙濃度改變造成陰道含糖量增加。抗生素因為其具有殺死好菌及壞菌的功用，因此也可能是造成念珠菌感染的原因之一。任何會引起免疫功能減低的東西，包括HIV及愛滋病，也會引起這些類型的感染。事實上，感染如念珠菌病，很少發生在吃健康飲食或低糖及酵母菌而免疫健全的人身上。所以至今為止，仍令人爭議的是，存在於人體的念珠菌病是因某些免疫疾病所引起的，還是念珠菌病引起免疫疾病。

除非有其他情況，以下的建議劑量皆是針對成人的。對於 12 到 17 歲之間的兒童，可以將劑量降低到建議劑量的四分之三，而 6 到 12 歲的兒童則是降低一半的劑量，6 歲以下的兒童使用四分之一的劑量即可。

營養素

補充品	建議用量	說明
非常重要者		
嗜乳酸桿菌（來自 Wakunaga 的 Kyo-Dophilus）或	依照產品標示，空腹服用。	對抗念珠菌感染。使用不含乳製品的配方。
來自 AmericanBiologics 的 Bio-Bifidus 或	依照產品標示。	增加細胞功能，破壞念珠菌。
來自 Bio Nutritional 的 Eugalan Forte	依照產品標示。	
羊脂酸（來自 Ecological Formulas 的 Caprystatin、來自 Synergy Plus 的 Capralin）	依照產品標示。	抗真菌劑，可消滅念珠菌有機體。
來自 American Biologics 的 Dioxychlor	滴 5 滴在水中每日 2 次。	為一穩定氧產物，可消滅真菌，保存好菌。
必需脂肪酸（黑醋栗子油及亞麻子油皆為好的來源）	依照產品標示。	對於治癒及免於細胞受到真菌破壞很重要。
大蒜（來自 Wakunaga 的 Kyolic）	每日 3 次，每次 2 膠囊。對於念珠菌陰道炎，使用 Kyolic 陰道栓劑，用法依照產品標示。	抑制有機體的感染。
檞黃素加	每日 2 次，每次 500 毫克，餐前 30 分鐘服用。	加速治癒及減少食物過敏及發炎影響。
鳳梨酵素或	每日 2 次，每次 100 毫克，餐前 30 分鐘服用。	促進檞黃素吸收。
來自 Source Naturals 的 Activated Quercetin	依照產品標示。	含有檞黃素、鳳梨酵素及維生素 C 以增加吸收。
維生素 B 群	每日 3 次，每次 100 毫克。	維生素 B 群是身體功能及酵素所必需，可抵抗感染，對腦部有重要功能。使用無酵母配方。可考慮注

補充品	建議用量	說明
非常重要者		
外加		射方式（在醫師的監督下）。
生物素	每日 3 次，每次 50 毫	健康皮膚所需。
和	克。	
維生素 B_12	每日 1,000～1,200 微	對於消化很重要。為醣類、脂質
	克。	及蛋白質代謝所需。使用口含錠
		或舌下形式。
重要者		
鈣	每日 1,500 毫克。	此疾病的患者通常也缺乏鈣。使
和		用檸檬酸鈣形式。
鎂	每日 750～1,000 毫克。	平衡鈣用。
和		
維生素 D_3	每日 400 國際單位。	增強鈣吸收。
有幫助者		
來自 Coenzyme-A Tech-nologies 的輔酶 A	依照產品標示。	移除身體的毒素。
和		
輔酶 Q_{10}	每日 100 毫克。	促進組織氧合作用。
膠體銀	依照產品標示。	幫助痊癒。
游離形式胺基酸複合物（來自 Anabol Naturals 的 Amino Balance）	依照產品標示，兩餐之間空腹服用。	重建受傷組織。以舌下形式吸收最佳。
麩胱甘肽	每日 2 次，每次 500 毫克。	腦部功能所需。因念珠菌可能會干擾腦部功能。
葡萄柚子萃取物	依照產品標示。稀釋後使用。	去除身體可能有害的微生物體。
L-半胱胺酸	每天 2 次，每次 500 毫克，空腹服用。可與開水或果汁一起服用，但勿與牛奶一起服用。若同時服用 50 毫克維生素 B_6 及 100 毫克維生素 C 則更容易吸收。	抗氧化及自由基消滅者。（請見第一部的胺基酸）

補充品	建議用量	說明
有幫助者		
綜合維生素和礦物質複合物 與		所有營養素為較好的免疫功能及修復小腸內膜及所有組織所需；抵抗感染。選擇含有鋅及鐵，但不含酵母的配方。
維生素 A	每日 25,000 國際單位。 懷孕期間，每日勿超過 10,000 國際單位。	
和 混合的類胡蘿蔔素 和	每日 15,000 國際單位。	
硒	每日 200 微克，懷孕期間，每日勿超過 40 微克。	
來自 Symbiotics 的 New Life Colostrum	依照產品標示。	免疫增強劑。
來自 Ecological Formulas 的 Orithrush	作為漱口水或灌洗劑。	幫助消滅念珠菌。
維生素 C 與 生物類黃酮	每日 3 次，每次 1,000 毫克。	增進免疫及保護身體組織免受念珠菌所釋放出之毒素傷害。使用酯化形式。
維生素 K	依照產品標示。	維護因使用抗生素或念珠菌過度生長造成的維生素 K 不平衡。

藥用植物

❏ 蘆薈汁可增強白血球殺死酵母菌的能力。

❏ Kolorex 是一個專利的藥草配方，包含有紐西蘭藥草 horopito（*Pseudowintera colorata*）及洋茴香的萃取物。horopito 含有抗眞菌劑物質，稱 polygodial。Kolorex 已經實驗證明可有效控制白色念珠菌。

❏ 含有油橄欖苦素的橄欖葉萃取物可有效治癒微生物感染。

❏ 保哥果即紫檀木或巴西淨血樹，含有抗細菌及抗眞菌劑，但其確實含生物鹼，有部分比例的人可能無法從中得到益處，可改用丁香茶，兩種互相替換是不錯的主意，因爲兩者各有優缺點。泡保哥果茶時，2 湯匙茶葉加入

1.14 公升左右的蒸餾水，煮沸 5 分鐘，冷卻後放入冰箱冷藏，茶葉仍留於茶中。喝之前，如需要可先過濾，每天喝 3～6 杯。

❑ 對保哥果不再有反應的人可使用舞菇茶，它是不錯的另一種選擇，保哥果需要經過煮沸，但舞菇茶與一般的茶一樣處理。因為基因突變，念珠菌的抗藥性會快速的發展，變換的治療方式是有益的。

❑ 野馬郁蘭油是一個有效防腐及殺死真菌的物質。

建議事項

❑ 吃蔬菜、魚及不含麩質的穀類如糙米及小米。

❑ 吃含有活培養菌的原味優格，對於陰道念珠菌症者，在陰道處直接使用天然未加工及不含糖的優格，或一個小容器含量的原味優格與相同量的水混合，每天灌洗一至二次，直到有改善，也可打開 2 個嗜乳酸桿菌膠囊加入灌洗液，幫助抑制真菌的生長。

❑ 補充嗜乳酸桿菌或比菲德氏菌，幫助腸道及陰道菌叢回復正常平衡。

❑ 每天吃某些種類的纖維，燕麥麩或亞麻子是很好的來源。

❑ 只喝蒸餾水。

❑ 確定你的飲食是沒有水果、沒有糖及酵母菌。在一個手術的環境下，念珠菌會茂盛繁殖，所以你的飲食必需低醣、不含酵母菌及任何形式的糖。

❑ 避免陳年乳酪、酒精、烘焙食物、巧克力、水果乾、發酵食物、所有含有麩質的穀類（小麥、燕麥、裸麥、大麥）、火腿、蜂蜜、花生醬、醃黃瓜、馬鈴薯、生蘑菇、醬油、芽菜及醋。

❑ 排除一個月飲食中含有枸櫞類及酸性水果，如柑橘、葡萄柚、檸檬、番茄、鳳梨及酸橙，之後每週兩次少許地加回飲食中。雖然這些水果看起來是酸的，但事實上它們在身體中是鹼性，念珠菌靠它們繁殖。

❑ 每月一次，為補充腸道益菌，使用比菲德氏菌留置灌腸劑直到感染較好。（請見第三部的灌腸）

❑ 吃低過敏的補充品。

❑ 為避免再度感染，每 30 天更換牙刷一次，此是預防口腔感染真菌及細菌的好方法。

❑ 穿白棉襯衣，合成纖維會導致流汗增加，替念珠菌製造了一個利於生長的

環境，也造成細菌陷入其中，而造成二次感染。每天更換襯衣。

❏ 不要使用皮質類固醇及避孕藥，直到情況改善。口服避孕藥會使混亂微生物平衡，造成白色念珠菌過度增生。

❏ 避免家用化學產品及清潔劑、加氯消過毒的水、樟腦丸、合成織布，及潮溼發黴的地方，如地下室。

❏ 如果你有慢性或不尋常念珠菌感染，諮詢你的健康照護者，這可能是疾病的潛在症狀，如糖尿病或免疫系統不正常，而製造出易導致酵母菌生長的環境。

考慮事項

❏ 長時間抗生素或化學治療的人，是念珠菌病高危險群，服用抗生素也會導致製造腸道好菌的維生素 K 缺乏。吃很多的綠葉蔬菜、苜蓿、草莓、全穀類及優格可以回復維生素 K 的平衡。

❏ 如果嬰兒有鵝口瘡或母親乳頭有感染鵝口瘡菌，兩者都必須接受治療，即使只有一方受影響。

❏ 因為沒有簡單及單一的念珠菌檢測，所以很難判定是否嬰兒的尿布疹是由念珠菌所引起的。

❏ 過敏檢測是建議任何有念珠菌感染症狀的人都需做的。（請見第二部的過敏症）

❏ 對於 vulvovaginal 念珠菌症的治療可能牽涉到抗真菌藥的使用，如 butoconazole 乳膏、克催瑪汝陰道錠、達克寧膏或栓劑、寧司泰定陰道錠劑、tioconazole 軟膏或乳膏、氟可那挫口服錠劑這些藥物大多在一般開架式櫃台上都可買到，只是商品名不同，建議只有感染念珠菌症的女性才服用這些藥物。不幸的是，長期或重複的使用這些藥物時，會產生具有抗藥性的新品種，而高劑量的使用，會使免疫系統減弱。許多醫生已不使用寧司泰定陰道錠劑或抗生素，因為它們會使免疫系統減弱及傷害某些器官。若醫生開此處方，通常是為了短期的治療。如果你使用開架式藥物治療自己，而症狀還是沒有改善或一再發生，建議你要尋求專業的醫生。

❏ 膠體銀是天然廣效性抗生素，可以抵抗感染、降低發炎及促進癒合。它是金色液體，含有百分之九十九點九的純銀粒子，直徑將近 0.001 到 0.01 微

米（百萬分之至十萬分之一毫米），在水中呈懸浮狀。膠體性銀可口服、
靜脈注射或局部供給。

❏ 身體中高濃度的水銀含量會造成念珠菌病，因水銀鹽會抑制腸道好菌的生
長，因此你可能需要做毛髮分析檢查有毒重金屬含量。（請見第三部的毛
髮分析）

❏ 系統性酵母菌感染（念珠菌病）及愛滋病皆會引起免疫抑制的症狀，因為
它們很相似，所以診斷時常會誤判，但愛滋病病患常出現較嚴重的酵母菌
感染。

❏ 美國的 Nature's Plus 所出產的 Candida Forte 對於症狀輕微的病患是不錯的
選擇。

❏ 念珠菌病與低血糖症也有相關。（請見第二部的低血糖症）

❏ 也請見第二部的黴菌感染及酵母菌感染。

披衣菌病（Chlamydia）

　　根據美國疾病防制中心（CDC），由性行為傳導的披衣菌病感染占了美
國流行性傳染病的大部分。砂眼披衣菌比淋病的更常見，其可經由肛門、
口、陰道性交之方式感染。每年有400萬的新患者被診斷出來，估計有 50,000
名婦女因此疾病而不孕。約有百分之十八的美國青少年有披衣菌病感染，近
來有一篇研究發現在一所大學校園中有百分之五十的婦女感染此病。最易感
染的族群年齡介於 15 到 19 歲之間，20 到 24 歲之間排名第二。

　　披衣菌病的症狀包括生殖器發炎、陰道或尿道有分泌物、排尿困難及在
發炎部位會癢，症狀會在與感染者接觸後 1 到 3 個星期內出現，男女皆會有
這些症狀。然而，有披衣菌病經驗的百分之七十五男性及百分之五十女性，
並無任何症狀或有輕微之症狀，因此他們大多都不尋求治療。不幸的是，在
這些病例中，有百分之三十的女性會導致不孕。骨盆腔炎症及對生殖系統造
成不可挽回的傷害是會發生的，且可能子宮需要切除。此外，有感染過披衣
菌病的女性，如果暴露於HIV中，其感染機率是三到五倍。由感染披衣菌病
的母親所生出來的嬰兒，可能也會罹患肺炎或結膜炎，此兩種疾病皆需抗生

素治療。

男性的前列腺炎及精囊發炎可能是因披衣菌病所導致的。前列腺炎的症狀包括排尿時感到疼痛及從陰莖排出像水之黏膜液。男性也會注意到睪丸會疼痛及腫大。披衣菌病的診斷是依據尿液或陰道或尿道分泌物進行細菌檢測而得知，現今也有許多可利用的測試來增補甚至取代傳統的檢測方式。

營養素

補充品	建議用量	說明
重要者		
大蒜（來自 Wakunaga 的 Kyolic）	每日 3 次，每次 2 膠囊。	作用為天然抗生素及幫助傷口癒合。
維生素 B 群	每日 3 次，每次服用每種主要的維生素各 50～100 毫克，隨餐服用（在綜合錠劑中，各種維生素含量有所會不同）。	為肝及腸道適當功能所需。
維生素 C	每日 4 次，每次 1,500 毫克	幫助傷口癒合的免疫刺激物。使用緩衝形式。
維生素 E	每日 600 國際單位，可直接用於發炎部位；切開膠囊，塗在表面上。	保護紅血球所需。免疫增強物。使用 d-α-生育醇形式。
有幫助者		
嗜乳酸桿菌（來自 Wakunaga 的 Probiata）	依照產品標示，空腹服用。	補充被抗生素所殺死之好菌。使用非乳製品配方。
來自 American Biologics 的 Bio-Bifidu	使用方法依照產品標示。用作陰道灌洗液。	取代正常陰道及腸道之植物群。
輔酶 Q$_{10}$ 外加	每日 60 毫克。	幫助傷口癒合，且為強的抗氧化劑及免疫刺激劑。
來自 Coenyzme-A Technologies 的輔酶 A	依照產品標示。	與輔酶 Q$_{10}$ 一起發揮作用，且幫助許多危險物質的解毒。
來自 American Biologics 的 Dioxychlor	依照產品標示。	為重要抗生素、抗黴菌及抗病毒劑。

補充品	建議用量	說明
有幫助者		
海帶	每日 2,000～3,000 毫克。	為礦物質豐富來源。
綜合維生素複合物 與 混合的類胡蘿蔔素	依照產品標示。	癒合身體組織所需。使用高效能配方。
鋅 加 銅	每日 50 毫克，所有補充劑中的含量相加起來，每日不要超過 100 毫克。 每日 3 毫克。	對免疫功能及傷口癒合很重要。使用葡萄糖酸鋅錠劑或 OptiZinc 可得到較好的吸收。 平衡鋅所需。

藥用植物

❏ 紫雲英、紫錐花、金印草、保哥果及紅花苜蓿增強傷口癒合。

注意：若每天服用金印草，一次不要連續使用超過 7 天，在懷孕期間不可使用。假如有心血管疾病、糖尿病或青光眼的病史，只可在醫生的監督下使用。

建議事項

❏ 攝取主要含有新鮮蔬果的飲食，外加糙米、未加工的種子及核果、火雞、白魚及全穀類。

❏ 避免高度加工、油炸的食物和零食及雞肉。市售的雞肉將近有三分之一含有致病的細菌，如沙門氏桿菌，因在火雞肉中沒有發現細菌，因此火雞肉是可以接受的。

❏ 只喝蒸餾過的水、不含糖的果汁及藥草茶。

❏ 服用嗜乳酸桿菌補充被抗生素所殺死之好菌。

❏ 如果你有披衣菌病感染的症狀，不要延後醫治，其會隨時間增加而增加併發症的危險性。

考慮事項

❏ 如你在 35 歲以下，且有超過一個性伴侶，應每年接受檢查。

❏ 雙方都需要接受治療，以確保此疾病不會來回相互傳染（男女兩性有相似
分泌物，而披衣菌病就是透過此分泌物經由性接觸傳播的）。抗生素可殺
死披衣菌，如四環黴素及去氧羥四環黴素（Doryx、偉霸黴素），此外，
單一劑量 1 克口服的 azithromycin（日舒）也可使用，雖然此藥比較貴（單
一劑量花費相當於一星期的去氧羥四環黴素治療），但此單一劑量的治療
便利性可能比較值得。

❏ 披衣菌已經被認為與一種年輕女性所患的關節炎有關，一篇報導指出，將
近一半無法解釋原因的關節炎患者在關節中發現到此微生物。

❏ 近來，食品藥物管理局通過三種方法來檢測披衣菌：

● 直接螢光抗體法：稱為染色的一種科技方法可在顯微鏡下更簡單的偵測
到披衣菌，可從眼睛、子宮頸或陰莖取得培養樣本。

● 酵素免疫分析法：此方法可在非專門之實驗設備下完成，結果比傳統培
養方法更快完成。

● 尿液檢體：此檢測方式非常精確且比起生殖器採樣則較少侵略性。

❏ 也請見第二部的性傳染病。

唇疱疹（Cold Sores; Fever Blisters）

　　唇疱疹是由單純疱疹 1（HSV-1） 所引起的，與引起生殖器疱疹的病毒
有相關但不相同。與此病毒接觸 3 到 10 天後，唇泡疹會第一次出現，可能會
持續 3 星期。之後病毒會在永遠存在身體內，深入到接近嘴唇的神經系統，
它會潛伏在那裡，直到發燒、感冒或其他病毒感染、日曬風吹、壓力、月
經、高濃度的精胺酸、免疫系統受到抑制都有可能會引起此病。此病是非常
有傳染性且常見的，研究顯示，百分之三十到六十的小孩在 10 歲的時候帶有
此病毒。

　　唇疱疹發展通常分成六階段，第一是病之前兆，或第一階段，此時期並

無任何潰瘍，但在感染部位會有刺痛感或搔癢；第二階段會開始紅腫；第三階段水泡；第四階段最痛，通常在第四天出現，是軟痂或潰瘍形式；第五階段唇疱疹潰瘍部位是硬痂，通常持續 4 天；第六階段大約在第十天左右，剩下紅腫，但是並沒有硬疥癬。根據它的嚴重度，唇疱疹可能持續多於或少於 10 天。

除非有其他情況，以下的建議劑量皆是針對成人的。對於 12 到 17 歲之間的兒童，可以將劑量降低到建議劑量的四分之三，而 6 到 12 歲的兒童則是降低一半的劑量，6 歲以下的兒童使用四分之一的劑量即可。

營養素

補充品	建議用量	說明
必需者		
來自 Diamond-Herpanacine Associates 的 Herpanacine	依照產品標示。	證明在治療及防止疱疹爆發有效。產品表中標示許多營養素。
L-離胺酸	每日 2 次，每次 500 毫克。	對抗唇疱疹病毒。 注意：不可一次服用離胺酸超過 6 個月，且懷孕及哺乳時不要服用離胺酸。
L-離胺酸乳膏	依照產品標示，塗於局部上。	對抗疱疹病毒。（請見第一部的胺基酸）
維生素 B 群	每日 2 次，每次服用每種主要的維生素各 100～150 毫克（在綜合錠劑中，各種維生素含量會有所不同）。	對免疫功能及癒合很重要。使用高張配方。
鋅錠	清醒時每 3 小時服用 1 錠 15 毫克，持續 2 天，之後每日服用 2 錠，直到傷口癒合。所有補充劑中的含量相加起來，每日不要超過 100 毫克。	刺激對抗病毒的免疫功能，鋅在口含錠的形式下會快速被吸收。

補充品	建議用量	說明
非常重要者		
嗜乳酸桿菌 或 來自 Wakunaga 的 Kyo-Dophilus	依照產品標示，空腹服用。	抑制病原生物。
膠體銀	依照產品標示口服或塗於局部。	防腐劑及抗生素，可破壞細菌、黴菌及病毒，並促進傷口癒合。
大蒜（來自 Wakunaga 的 Kyolic）	每日 3 次，每次 2 膠囊。	作用為天然抗生素及免疫增強劑。
維生素 C	每日 3,000～6,000 毫克，分成數次。	對抗病毒及增強免疫功能。使用緩衝形式。
重要者		
鈣 和 鎂	每日 1,500 毫克。 每日 750～1,000 毫克。	幫助紓解壓力。
必需脂肪酸	依照產品標示。	幫助皮膚癒合。
有幫助者		
來自 Olympian Labs 的 Herp-Eeze	依照產品標示。	含有木質素、nordihydrogualaretic acid（NGDA）及其他植物機能性營養素，有抗氧化、抗發炎、抗病毒及抗微生物特性。
舞菇（maitake）萃取物 或 香菇（shiitake）萃取物 或 靈芝（reishi）萃取物	依照產品標示。 依照產品標示。 依照產品標示。	對抗病毒及增強抵抗力。
綜合維生素和礦物質複合物	依照產品標示。	維持體內平衡所需。
維生素 A 加 類胡蘿蔔素複合物 和 維生素 E	每日 25,000 國際單位，懷孕期間，每日勿超過 10,000 國際單位。 每日 400 國際單位。	口及唇組織癒合所需。使用乳劑形式較易吸收，且在高劑量時較安全。 使用 d-α-生育醇形式。

藥用植物

❏ 對唇疱疹可使用紫錐花、金印草、保哥果及紅花苜蓿，紫錐花可刺激免疫
系統及可能幫助防止唇疱疹的爆發。

注意：若每天服用金印草，一次不要連續使用超過 7 天，在懷孕期間不可
使用。假如有心血管疾病、糖尿病或青光眼的病史，只可在醫生的監督下
使用。

❏ 香蜂葉含有大量多酚氧化物，且似乎可使唇疱疹爆發降到最低。可使用乳
膏塗於局部或泡香蜂葉茶直接塗抹於唇疱疹上。香蜂葉茶具有抗病毒特
性。

❏ 橄欖葉萃取物對於病毒感染是一個天然的抗生素。

建議事項

❏ 攝取大量生蔬菜、優格及其他來源的產品。

❏ 如果唇疱疹常常發生，檢查甲狀腺功能是否減退。（請見第二部的甲狀腺
機能不足）

考慮事項

❏ acyclovir（Zovirax）有時是唇疱疹的處方用藥，其有膠囊、液體或軟膏形
式。

❏ 研究顯示，一般來說，penciclovir（Denavir）乳膏可降低感染的持續時
間。

❏ 放鬆及想像（例如想像病毒被白血球摧毀）可減少唇疱疹爆發的嚴重度。

❏ 如你容易過敏，你可能有免疫功能不全且可能易受唇疱疹影響。（請看第
二部的過敏症）

❏ 也請看第二部之疱疹病毒感染。

纖維性囊腫（Cystic Fibrosis）

　　纖維性囊腫是北歐和西歐系美國人最常見的遺傳性疾病，各種民族都會發生，且在白種人中最常見，男女發生的比例是相等的。

　　在美國，每 3,000 名小朋友中有一名生來即具有此疾病，估計約有 800 萬的美國人此基因是隱性的基因，而因為此缺陷基因，導致了纖維性囊腫。在 1989 年，發現此基因位於第七對的染色體上，負責轉譯出蛋白質。調節身體外分泌腺體細胞鹽分的進出路徑。當此基因有缺陷時，會產生一種叫纖維性囊腫轉膜傳導調節者（CFTR）異常，且使它去產生黏液，而因為產生過多且太過濃稠，而使得身體無法排出。大多數的纖維性囊腫的病人，此基因是跳過蛋白質 1,480 組成胺基酸的其中一個，雖然這是一個小錯誤，但是卻極具破壞性的影響到身體許多不同的腺體，包括有胰臟、汗腺、消化及呼吸系統腺體。

　　所有的人類細胞（除了紅血球、卵及精子）包含有此基因的兩個範本，分別從父母親遺傳而來，當此兩個基因範本都不正常時才會有纖維性囊腫，如果一個是正常，另一個不正常，那此人稱之為帶原者，他或她不會有任何纖維性囊腫的症狀，但是有能力將此缺陷基因遺傳給下一代。統計上來說，兩個都有帶原的父母親的小孩，有四分之一的機會遺傳到纖維性囊腫，四分之一的機會是不帶原，且二分之一的機會像父母親一樣，只是帶原者。

　　呼吸道、腸胃道、膽道、胰導管及男性的泌尿道都會產生黏液，纖維性囊腫改變正常保護性的黏液，將黏液轉變成濃稠且不正常分泌，而阻礙呼吸道及傷害組織。纖維性囊腫的症狀開始於生命早期。肺臟的腺體及支氣管分泌大量的濃稠黏液，而阻礙肺臟的通道且提供綠膿桿菌此有害細菌一個很好的場所繁殖（此也常見於癌症及燙傷病人），此細菌大多繁殖於肺臟，造成慢性咳嗽及氣喘，一旦建立成功，此細菌會存留於肺臟，且會引起感染一再的發生。它們會形成自己的密集結構，稱之為生物薄膜，且目前大多的治療都無效，它們也會產生有毒的蛋白質，造成組織傷害及減弱免疫系統。許多有纖維性囊腫的小朋友在 10 歲以前，他們的肺臟都有綠膿桿菌。

　　濃稠的分泌也常常阻礙了胰臟酵素的釋放，導致消化及吸收不良的問題，特別是脂質的吸收問題，營養不良可能是由於必需消化酵素的缺乏，這表示食物中的營養素並沒有被適當的吸收。換句話說，可能在吃完東西後，會肚子痛且體重無法正常的增加，特別是小朋友。改善的方法是，將胰臟酵素用其他東西取代。

　　有此疾病的人也會透過汗腺流失過多的鹽類。可能會流大量的汗，且所流的汗本身包含有不正常高濃度的鈉、鉀及氯鹽，其他症狀包括有腳趾及手指變成棍棒狀（循環不良的結果），油膩、體積大且惡臭的排泄物，及嚐起來有鹽味的皮膚。此外，生殖系統也可能會受影響，導致大多的男性及女性不孕。

　　纖維性囊腫基因的鑑定已經使得研究者開始發展新的方法去診斷及治療此疾病。目前有一個試驗可從頰內採集細胞，檢查缺陷基因是否存在。當正常和突變的基因都存在時，顯示此人是帶原者；若只有突變的基因，顯示纖維性囊腫是確定的。

　　測試纖維性囊腫存在與否，最常用汗液電解質測試，此方法在40年前就已經發展出來了，它可在許多有纖維性囊腫的人的皮膚上偵測到過量的電解質，醫生可能會建議一個生長發育不良的小朋友（排除餵食不夠的因素）或常常遭受呼吸感染的人進行汗液電解質測試。最近，纖維性囊腫的測試是建議用於有可能為此疾病症狀的人或有家族病史的人，如果對診斷有任何疑問的話，可再做基因測試來確定汗液電解質測試。

　　除非有其他情況，以下的建議劑量皆是針對成人的。對於12到17歲之間的兒童，可以將劑量降低到建議劑量的四分之三，而6到12歲的兒童則是降低一半的劑量，6歲以下的兒童使用四分之一的劑量即可。

營養素

補充品	建議用量	說明
非常重要者		
胰蛋白酶	依照產品標示，隨餐服用。	用以消化蛋白質。
蛋白質分解酵素	依照產品標示，兩餐之間空腹服用。	幫助感染的控制、消化，使肺臟的黏膜分泌物變稀薄。
維生素 A 加 類胡蘿蔔素複合物 和 β-胡蘿蔔素	依照產品標示。 依照產品標示。	幫助上皮組織之維持及修復。使用乳劑形式較易吸收，且在高劑量時較安全。
維生素 B 群 外加 維生素 B₂（核黃素）	每日3次，每次服用每種主要的維生素各100毫克，隨餐服用（在綜合錠劑中，各種維生素含量會不同）。 每日3次，每次50 毫克。	幫助消化、傷口癒合及組織修復。
維生素 B₁₂	每日3次，每次1,000～1,200微克，空腹服用。	適當的消化及營養素的吸收所需，包括鐵。使用口含錠、舌下、噴劑形式。
維生素 C 與 生物類黃酮	每日3,000～6,000毫克，分成數次。	組織修復及免疫功能所需。
維生素 E	依照產品標示。	組織修復及防止細胞傷害，也幫助維生素 A 的利用。使用 d-α-生育醇形式。
維生素 K 或 苜蓿	每日2次，每次100 微克。	患此疾病的人大多缺乏維生素K。是適當消化所需。 請見下面藥用植物部分。
重要者		
必需脂肪酸（月見草油是良好來源）	依照產品標示。	減輕發炎。

補充品	建議用量	說明
重要者		
蛋白質補充品 或 游離形式的胺基酸複合物（來自 Anabol Naturals 的 Amino Balance）	依照產品標示。	傷口癒合所需。使用的蛋白質來自於蔬菜或游離形式的胺基酸複合物。
鋅	每日 50 毫克。所有補充劑中的含量相加起來，每日不要超過 100 毫克。	對免疫功能及組織癒合很重要，使用葡萄糖酸鋅錠劑或 OptiZinc 可得到較好的吸收。
有幫助者		
輔酶 Q$_{10}$ 加	每日 100 毫克。	作為免疫刺激劑。
來自 Coenzyme-A Technologies 的輔酶 A	依照產品標示。	提供免疫系統對多種危險物質的解毒能力。
銅 和 硒	每日 3 毫克。 每日 200 微克。懷孕期間，每日勿超過 40 微克。	發現低濃度的銅及硒與纖維性囊腫有關。
來自 Wakunaga 的 Kyo-Green 或 葉綠素	依照產品標示。 依照產品標示。	提供礦物質及葉綠素，是控制感染所需。
L-半胱胺酸 和 L-甲硫胺酸	每日 2 次，每次 500 毫克，空腹服用。可與開水或果汁一起服用，但勿與牛奶一起服用。若同時服用 50 毫克維生素 B$_6$ 及 100 毫克維生素 C 則更容易吸收。	肺臟組織修復及保護肝臟所需。（請見第一部的胺基酸）
硫辛酸	依照產品標示。	幫助胰臟有較佳的功能，且控制糖類的代謝。

補充品	建議用量	說明
有幫助者		
甲基硫化甲烷 （MSM）	依照產品標示。	臨床試驗已經證實此補充劑也保護肺臟。
松樹皮中的成分	依照產品標示。	為強力的抗氧化劑，也可保護肺臟。
生的胰腺 和	依照產品標示。	降低發炎的發生。（請見第三部的腺體療法）
生的脾腺 和	依照產品標示。	
生的胸腺	依照產品標示。	
維生素 D	每日 400 國際單位。	幫助保護肺臟。

藥用植物

❑ 因為纖維性囊腫的人會有維生素 K 及必需礦物質的吸收問題，而苜蓿萃取物可補充這兩個物質，此外，它也是葉綠素的良好來源。

❑ 乳香、鳳梨酵素、番椒、薑及薄荷葉有助減輕發炎。

❑ 袪痰植物，如番椒、土木香、大蒜、苦薄荷、牛膝草及毛蕊花可能可有效的幫助清除一些阻塞。

❑ 由 RidgeCrest Herbals 而來的 ClearLungs 是一個中國的藥用植物配方，強烈建議在此疾病使用。

❑ 尤加利、大蒜、洋蔥、茶樹油及百里香具有天然的抗菌特性並可對抗感染。

❑ 紫錐花、甘草及西伯利亞人參對於免疫系統的建立是很好的來源。

　　注意：若使用過度，甘草可能升高血壓。若天天使用甘草，一次不要連續使用 7 天以上。假如有高血壓則完全避免使用。低血糖症、高血壓及心臟疾病者不要服用西伯利亞人參。

❑ 來自 Herbs Ets. 之 Lung Tonic 綜合許多有機植物，可維持肺臟功能。

❑ 其他對纖維性囊腫有益處的藥用植物，包含有紫錐花、薑、金印草及西洋蓍草茶。

建議事項

❑ 一餐攝取含有百分之七十五的新鮮蔬果及未加工的種子及核果。

❑ 確定你所攝取的熱量、蛋白質及其他營養素是充足的。有纖維性囊腫的人需要比正常人多百分之五十的營養，服用補充劑可以提供所需的酵素、維生素及礦物質。

❑ 飲食中所包含的食物須有高量的鍺，如大蒜、香菇（shiitake mushrooms）椎茸及洋蔥。鍺幫助細胞層面組織的氧合作用。

❑ 在熱天氣，要補充大量的水及增加鹽類攝取。

❑ 不要攝取會增加黏液分泌的食物。熟煮及加工的食物會造成黏液的增長，耗盡身體的能量，這些食物很難被消化。不要吃動物食品、乳製品、加工的食物、糖或麵粉製品。

❑ 當你必須吃抗生素時，要服用嗜乳酸桿菌以補充被抗生素所殺死之好菌。

考慮事項

❑ 纖維性囊腫的症狀可被許多不同的藥物正常的控制，有纖維性囊腫的人特別易於受感染，特別是感染綠膿桿菌，所以使用抗生素對抗感染，綠膿桿菌是微生物的一種，會附著於肺臟黏液上。胰解脂酶（有許多不同的名稱，包括有 Viokase）是憑處方可購買的產品，含有綜合的消化酵素，通常用於有纖維性囊腫的人或其他胰液分泌不足的人。許多人也服用抗發炎藥，如：ibuprofen（Advil、Nuprin 或其他）、naproxen（Naprosyn）或prednisone（Deltasone 及其他）。

❑ 有一個小的攜帶方便式的設備，稱為Flutter，幫助有纖維性囊腫的人將黏液用力排出呼吸道，它可取代傳統物理療法。

❑ 未來對於纖維性囊腫的治療可能是在基因的治療。在實驗室，已經成功的將正常的纖維性囊腫的基因引入來自有纖維性囊腫的人之細胞中，在老鼠實驗中發現，用正常的基因取代有纖維性囊腫缺陷的基因，雖然只取代10%，對於肺臟內層細胞的肺功能可改善。然而，因為生殖系統細胞的基因不受此過程所影響，此缺陷仍然會遺傳給後代。這個基因治療過程的部分是要有載體參與，載體就像是一個火箭可將一個修好的缺陷基因載到身

體適合之處。

❏ 阿米洛利（amiloride，Midamor、Moduretic）這個藥物是用來調整一些利尿劑的治療，也已經被試驗作爲治療纖維性囊腫的藥物，它可藉由阻礙肺細胞對鈉的攝入而減少肺臟的分泌物質。

❏ DNA 水解酶（Dornase）是一個天然存在的酵素，可分解 DNA 分子。混濁且黏稠的黏液會阻礙纖維性囊腫患者的呼吸道，部分的原因是因它含有對抗慢性細菌感染的白血球所釋放出來的大量 DNA，此使得黏液更加的濃厚，且更不易排出體外，而分解 DNA 可以幫助將黏液變稀薄。

❏ 兩種脂肪酸的濃度—二十碳四烯酸（AA）及二十二碳五烯酸（EPA）—已經被發現在纖維性囊腫的人體內有不平衡的現象，纖維性囊腫患者尤其會有不平衡現象，特別在肺臟、胰臟及小腸更明顯，在這方面的研究似乎大有可爲。

❏ 此抗生素藥物 tobramycin（Nebcin）是屬於噴霧劑，它已經證實比其他傳統靜脈注射路徑治療的藥物，可更有效的到達受感染的肺臟。

❏ 低濃度的硒與維生素 E 已經與癌症及纖維性囊腫有關聯。

❏ 更多有關於纖維性囊腫的資訊可從纖維性囊腫基金會取得。

黴菌感染（Fungal Infection）

　　某種黴菌（大多的念珠菌及癬）可以感染皮膚和／或黏膜；它們也可以生長在指甲、腳指甲或大腸的內部及其他器官。

　　皮膚的黴菌感染，大多是發生在皮膚較潮溼及一個皮膚與另一個皮膚接觸的表面，如鼠蹊部（皮癬）及腳趾之間的部位（香港腳）。頭癬是一種頭皮的感染，主要發生於學校孩童，但是成人也是有機會感染到。身體中任何部位發現到的潮溼、癢、紅斑點可顯示受到黴菌感染，在嬰兒身上，如受到黴菌感染會明顯的發現到它很像尿布疹，在皮膚較白的嬰兒身上，皮膚會變得鮮明的紅，但是在皮膚較黑的嬰兒會發現皮膚變得較黑。

　　口腔的黴菌感染是指鵝口瘡，在舌頭及口腔黏膜上可發現到像淡黃色的白色斑點，如果這斑點被刮掉，可能會造成流血，這情況大多是發生在嬰兒

及免疫系統不好的人。

　　哺乳的母親有時也會在乳頭上感染到念珠菌，造成哺乳會有嚴重的疼痛感，如果小嬰兒有感染到鵝口瘡時，情況會更嚴重，它會導致乒乓效應，母親跟嬰兒一再的交互感染。

　　在指甲下（甲溝炎）或腳趾之間的黴菌感染會導致變色及水腫，指甲會變得凸起超過指甲床表面。陰道的黴菌感染（酵母菌感染），通常伴隨強烈的搔癢，會有黏液分泌。

　　錢癬也是癬的一種，是一種皮膚或頭皮的黴菌感染，是由許多的黴菌種類所造成的一主要是微孢子蟲門、trichophyta 及 epidermophyta，其症狀是直徑大約四分之一英吋的紅色斑點，當這斑點擴大時，中心會有癒合的傾向，且白色邊緣會凸起，發紅及有鱗片般剝落，導致有年輪般的外表，就像其他的黴菌感染一樣，錢癬也會很癢。

　　近來的黴菌感染有一個常見的現象，就免疫功能的下降，最可能被影響的人是那些有如糖尿病、癌症或受愛滋病毒感染的人。使用避孕藥的婦女、服用抗生素、肥胖或流汗很多的人也是在高危險群之中。

　　除非有其他情況，以下的建議劑量皆是針對成人的。對於 12 到 17 歲之間的兒童，可以將劑量降低到建議劑量的四分之三，而 6 到 12 歲的兒童則是降低一半的劑量，6 歲以下的兒童使用四分之一的劑量即可。

營養素

補充品	建議用量	說明
必需者		
嗜乳酸桿菌（來自 Wakunaga 的 Probiata 及 Kyo-Dophilus 是好的來源）	依照產品標示。	補充一般受黴菌感染人所缺乏的好菌。
大蒜（來自 Wakunaga 的 Kyolic）	每日 3 次，每次 2 膠囊，隨餐服用。	破壞大部分的黴菌。
來自 Wakunaga 的 Kyolic-EPA	依照產品標示。	可減輕疼痛及發炎。

補充品	建議用量	說明
重要者		
初乳（來自 Symbiotics 之獨特且 Ig 含量高的配方 New Life Colostrum 及來自 Jarrow Formulas 的 Colostrum Specific 是好的來源）	依照產品標示。	擁有癒合的特性，提升免疫系統及對抗黴菌感染。
維生素 B 群 外加	每日 3 次，每次 50 毫克。	為校正體內好菌平衡所需。
泛酸（維生素 B₅）	每日 3 次，每次 50 毫克。	扮演形成抗體的角色，且幫助營養素的利用。
維生素 C 與 生物類黃酮	每日 5,000～20,000 毫克，分成數次。（請見第三部的抗壞血酸沖洗）	適當免疫功能所需。
維生素 E	每日 400～800 國際單位。	適當免疫功能所需。使用乳劑形式有較好的吸收。使用 d-α-生育醇形式。
鋅	每日 50 毫克，所有補充劑中的含量相加起來，每日不要超過 100 毫克。	適當免疫功能所需。使用葡萄糖酸鋅錠劑或 OptiZinc 可得到較好的吸收。
有幫助者		
必需脂肪酸（黑醋栗子油、月見草油和鮭魚油皆為好的來源）	依照產品標示。	可減輕疼痛及發炎。
維生素 A 與 混合的類胡蘿蔔素	每日 25,000 國際單位。懷孕期間，每日勿超過 10,000 國際單位。	幫助皮膚及黏膜癒合。適當免疫功能所需。

藥用植物

❏ 黃蓮素是一個植物化學因子，具有抗黴菌作用，金印草是一個含有黃蓮素的藥用植物，作用於對抗多種黴菌，包括念珠菌。美洲血根草是另一個含有黃蓮素的藥用植物，已經顯示可對抗皮膚的黴菌，也有抗發炎的作用。

其他含有黃蓮素的藥用植物尚有刺蘗、尖頭葉十大功勞、yellowroot 可以建議用來對抗黴菌感染。

❏ 紐西蘭原生灌木 horopito 或胡椒樹（*Pseudowintera colorata*）包含有 poly-godial（一種抗黴菌劑），也可抵抗細菌感染，其葉子可搗碎蒸過之後塗於皮膚上，治療皮膚疾病，如錢癬。*Licaria puchuri-major*，是一個醫藥用植物，在巴西雨林被發現，發現其具有提升 polygodial 抗黴菌的活性，且增加其對抗黴菌感染效力。

❏ 來自 Nature's Sources 之 Kolorex 是一個植物的產品，已經顯示可有效的治療錢癬及癬的黴菌感染，它有膠囊或乳膏形式。

❏ 保哥果有強烈的抗黴菌特性，每天喝三杯保哥果茶。

❏ 對於指甲或腳指甲的黴菌，將指甲浸泡在金印草及保哥果的混合物中，6 茶包袋的保哥果和一加侖（4.5 公升左右）的水放在一個寬鍋中煮沸，之後冷卻至可忍受的溫度，加入 4 顆膠囊的金印草，腳或手浸於這混合物中，一天兩次，每次 15 分鐘。

❏ 茶樹油是一個天然的外用的抗黴菌物，於感染區域一天可使用好幾次，不管是用高濃度的劑量，或用水稀釋或冷壓植物油稀釋過後。對於念珠菌陰道炎或滴蟲陰道炎，將油滴幾滴於止血棉球上，或與水混合之後使用它灌洗。你也可以使用黑胡桃萃取物。

❏ 野馬郁蘭油是一個強力的抗黴菌劑，甚至有能力破壞有抗性的黴菌。

建議事項

❏ 攝取百分之六十至百分之七十的生食，吃大量的新鮮蔬果及適當量的水煮魚及去皮之雞肉。

❏ 不要攝取含有糖或精製醣，因為黴菌會在有糖的環境下繁殖。

❏ 減少攝取會促進黏液分泌的食物，特別是肉類及乳製品。

❏ 避免喝可樂、穀類、加工食物及油炸食品。

❏ 請見第三部的禁食且遵循那個計畫。

❏ 保持皮膚的乾淨，儘量將受感染的區域接觸空氣。

❏ 另外，將蜂蜜、輾碎的大蒜交替塗抹受感染的區域。

❏ 穿乾淨的棉質衣服及內衣褲，不要使用超過一次沒有洗的毛巾。

❏ 使用比菲德氏菌留置灌腸劑，補充好菌。（請見第三部的灌腸）

❏ 不要讓已受感染的部位接觸到健康的皮膚，通常有一個部位感染黴菌的人，在其他部位也會受到感染。

❏ 如果你餵母奶時且小嬰兒有鵝口瘡，或在哺乳時有尖銳的疼痛感，或兩者都有時，你和小嬰兒都必須要諮詢你的健康醫師，因為你可能有黴菌感染，而你和你的嬰兒都需要接受治療。

❏ 治療錢癬，使用消毒過的襯墊將膠體銀敷於感染部位，手和腳也可以浸泡在此溶液中，其為天然的抗生素，可以破壞 650 種的微生物。

❏ 對錢癬來說，將生的大蒜末覆蓋於受感染部位，之後用消毒過的棉布或紗布覆蓋於上，容許空氣可以通透，不要用膠帶或塑膠繃帶綁太緊，因為這會造成溼度的增加。

❏ 如果你已經對於你的黴菌感染做治療，但仍有更嚴重的症狀出現，如增加紅、腫、熱，請諮詢你的健康醫師，你可能在感染黴菌之外又加上細菌感染。

❏ 如果黴菌感染已經到達指甲，將你的指甲浸泡在含有百分之五十的白蒸餾醋及百分之五十的純水，每天 10～20 分鐘。

考慮事項

❏ 有許多黴菌的藥物可以在藥房購買到，然而，我們相信大蒜較安全且與這些藥物有一樣的效果。

❏ 請見第二部的香港腳、念珠菌病和／或酵母菌感染。

性傳染病（Sexually Transmitted Disease）

有些疾病是專門（或主要）藉由親密的性接觸而傳染的，例如愛滋病、軟性下疳、披衣菌病、生殖器疱疹、淋病、花柳性淋巴肉芽腫、腹股溝肉芽腫、某些肝炎、梅毒及毛滴蟲病等等。生殖器念珠菌感染也是經由性接觸而傳染。陰蝨和疥瘡也會經由性交傳染，但醫界將它們歸為寄生蟲入侵，而不算感染病。本篇主要是討論兩種較常見的性病：淋病和梅毒。

　　淋病是由一種叫做淋病球菌的病菌引起的，在美國，這不算常見的感染病，約每 100,000 個人中有 123 人罹患此病。在女性，淋病通常沒有症狀，但要是有症狀出現，則包括頻尿、小便疼痛、陰道異常分泌物、經血異常、骨盆部位有急性感染、直腸發癢。男性的淋病患者倒是通常都會出現一些症狀，包括陰莖出現黃色黏液及膿，以及小便疼痛困難。症狀通常在性交後的 2～21 天出現。若未經處理，感染可能經由血液侵入骨頭、關節、肌腱及其他組織，造成全身性的疾病外加輕微發燒、關節發炎，偶爾還有皮膚病變。在這個階段，淋病球菌還不容易發現，患者常被誤診為簡單的關節炎。男性的淋病患者可能發生不孕及尿道變窄的併發症。

　　梅毒在美國也不常見，大約每 100,000 人中有 3 名患者。梅毒是由梅毒螺旋體引起的，這種病菌偶爾會經由身體的親密接觸而傳染，例如親吻以及性交。若未經治療，梅毒通常在幾年的發展過程中會經歷三個基本的階段。第一階段是感染後的 10～90 天，有紅色無痛的潰瘍出現在細菌入侵身體的部位。第二階段是感染後的 4～10 週，嘴巴、手掌、腳底或生殖器等處會出現疹子及脫皮組織。也可能有全身性的症狀，通常頗輕微，包括頭痛、噁心、身體不舒適。如果病情進展到第三階段（這在美國十分罕見），這大約是感染後的一年或更久了，患者會出現頭腦受損、聽力喪失、心臟疾病和／或失明。梅毒可以保持潛伏狀態長達二十年。

　　除非有其他情況，以下的建議劑量皆是針對成人的。對於 12 到 17 歲之間的兒童，可以將劑量降低到建議劑量的四分之三。

營養素

補充品	建議用量	說明
非常重要者		
嗜乳酸桿菌（來自 Wakunaga Kyo-Dophilus 是好的來源）	依照產品標示，每日 3 次，空腹服用。	恢復腸內的益菌群，尤其當服用抗生素時（這是性病患者常需服用的藥物）。使用非乳製品配方。
游離形式的胺基酸複合物	依照產品標示。	修補組織所需。使用游離形式的胺基酸可以立即被吸收利用。

補充品	建議用量	說明
非常重要者		
大蒜（來自 Wakunaga 的 Kyolic）	每日 3 次，每次 2 膠囊。	一種天然的抗生素及免疫系統促進劑。
維生素 C 與 生物類黃酮	每日 4 次，每次 750～2,500 毫克。	提振免疫功能，是一種抗病毒劑。
鋅	每日 100 毫克。請勿超過此劑量。	維持生殖器官健康所需的重要物質。促進傷口復原及提振免疫功能，以對抗各種病菌。使用葡萄糖酸鋅錠劑或 OptiZinc 可得到較好的吸收。
重要者		
膠體銀	使用舌下形式或體外形式，依照產品標示使用。	一種殺菌劑，可迅速減少發炎及促進復原。
海帶	每日 1,000～1,500 毫克。	提供均衡的維生素及礦物質。
維生素 B 群	每日 3 次，每次服用每種主要的維生素 B 各 50 毫克（在綜合錠劑中，各種維生素的含量會有所不同）。	這是所有細胞內的酵素功能都需要的東西。
有幫助者		
輔酶 Q_{10}	每日 30～60 毫克。	一種強效的自由基清除者。
綜合維生素和礦物質複合物	依照產品標示。	所有的營養素必須均衡。使用高效能配方。
生的腺體複合物 加 生的胸腺	依照產品標示。 依照產品標示。	促進免疫功能。
維生素 K 或 苜蓿	每日 100 微克。	腸內的益菌會產生維生素 K，但抗生素會破壞腸內益菌。維生素 K 是凝血的必需之物。 請見下面藥用植物部分。

藥用植物

❑ 苜蓿是維生素 K 的好來源，維生素 K 幫助凝血及復原。使用抗生素會使維生素 K 流失。

❑ 蘆筍有助保護免疫系統。

❑ 紫錐花、金印草、保哥果、巴西人參等有助紓解症狀。可交替使用這些藥草。每天喝三杯藥草茶，或服用藥草製成的膠囊或萃取液。

注意：若每天內服金印草，一次不要連續使用超過 7 天。在懷孕期間不可使用，若你對豕草過敏，則使用時要小心。

❑ 蛇麻草幫助紓解疼痛與焦慮。

❑ 紅花苜蓿可當做抗生素及消炎劑，也協助放鬆。

❑ 巴西人參加強免疫系統且幫助預防壓力。

建議事項

❑ 使用膠乳材質製成的保險套，直到感染完全清除。性病是很容易傳染的疾病。要小心的是，即使使用保險套也無法保證不會感染性病。禁慾是避免感染性病的唯一之道。

❑ 如果你正服用盤尼西林或抗生素來治療性病，要記得服用嗜乳酸桿菌來補充流失的益菌群。

考慮事項

❑ 抗生素是治療淋病、梅毒的常藥，治療過程中一定要記得服用抗生素，即使症狀減輕了。不要自行提前停止用藥。

❑ 許多醫療專業人員把子宮頸細胞變性當做性病，因為他們相信子宮頸細胞變性也是由引起菜花（性疣）的乳突狀瘤病毒造成的。

❑ 許多原本漸漸消失的性病最近又漸漸普遍起來，一些專家歸咎於愛滋病的崛起，因為愛滋病會壓抑免疫系統的能力，導致其他傳染病更容易入侵。

❑ 也請見第二部的愛滋病、念珠菌病、披衣菌病、疱疹病毒感染、疣。

性病的早期症狀

　　早期發現性病，早期治療，可以預防一些無法挽救的傷害。下表幫助你熟悉一些性病的初期症狀。

疾病	最初症狀
愛滋病	頭痛、盜汗、原因不明的體重下降、疲勞、淋巴腺腫大、持續發燒、鵝口瘡（舌上和口腔內側）、復發性的陰道酵母菌感染、持續性腹瀉、肺部感染。
念珠菌病	生殖器發癢、小便疼痛、濃稠無味的陰道分泌物。
披衣菌病	女性：白色的陰道分泌物，類似白乾酪，小便時有灼熱痛、發癢、性交疼痛。男性：透明的尿道分泌物，不過通常一點症狀也沒有。
生殖器疱疹	發癢、生殖器灼熱、小便不舒服、陰道或尿道有水水的分泌物、陰道或陰莖上出現含液體的水泡。
生殖器疣	軟軟像菜花的東西單一或成群的長在陰道、肛門、陰莖、鼠蹊和／或陰囊附近。
淋病	女性：頻尿、小便疼痛、陰道有混濁分泌物、陰道癢、骨盆腔發炎、直腸有異狀分泌物、異常血尿。男性：化膿略帶黃色的尿道分泌物。不過淋病通常一點症狀也沒有，尤其對女性而言。
骨盆腔發炎	陰道有化膿的分泌物，且有發燒與下腹疼痛。
梅毒	生殖器上長瘡、疹、脫皮組織、發燒、喉嚨痛、嘴巴或肛門長瘡。
毛滴蟲病	女性：陰道癢痛，且有泡沫狀的黃綠色分泌物，並有惡臭。男性：透明的尿道分泌物。

衰弱的免疫系統
（Weakened Immune System）

　　現代一般的醫療方式多是直接藉由藥物、手術、放射線或其他療法來對抗疾病。但真正的健康可以僅由維持免疫系統的功能健全來維護。身體遇到病菌時，就是靠免疫系統來對抗外侵及主導身體復原的過程。免疫系統是對抗各種外來物的利器，從刮鬍子引起的小傷口到今日到處肆虐的各種形形色色的病毒，都需要免疫系統的把關及護衛。甚至連老化的過程都可能與免疫系統的運作有密切的關聯，而不單純是歲月不饒人的問題。

　　衰弱的免疫系統將使身體更容易受到各式各樣疾病的破壞。免疫系統受損的一些常見徵兆包括：疲勞、無精打采、反覆的感染、發炎、過敏反應、傷口復原變慢、慢性腹瀉、體內正常微生物過度生長所引發的感染（例如鵝口瘡、全身性白念珠菌病或陰道酵母菌感染）。在美國，據估計健康的成年人一年平均感冒二次。如果你的感冒次數超過這平均值，或經常發生感染病，你的免疫功能可能出了問題。若我們能了解免疫系統的基本組成以及它們如何運作，加上明瞭整個免疫系統如何護衛我們的健康，我們將更懂得如何照顧身體，為自己的健康負責。

　　以最簡單的名詞來說，免疫系統的工作就是區分「自我」（一切屬於體內的東西）與「非我」（一切外來或有害的物質）之別，然後加以中和或破壞非我族類的東西。免疫系統與身體其他的系統不同之處在於，它不是一個由固定的結構組成的系統，而是許多複雜的交互作用與反應，中間牽扯到許多不同的器官、結構、物質，其中包括白血球、骨髓、淋巴管、胸腺等等，不同的免疫細胞見於不同的組織中，血液中則含有許多種特化的物質叫做血清因子。在理想狀況下，這些免疫系統的組成物會分工合作，一起護衛身體免於感染與疾病。

　　人類的免疫系統一出生就開始運作，只是功能還不夠完善。這就是所謂的「先天性免疫力」，這是與生俱來的免疫力。另一種是「適應性免疫

力」，它是當免疫系統漸漸成熟且身體學會對抗外來入侵物（叫做抗原）時，而發展出來的免疫力，其功能比較複雜、健全。免疫系統有能力學習辨識與記憶曾經遭逢過的抗原，它是經由細胞免疫與體液免疫兩種途徑辦到的。

在細胞免疫中，叫做 T 細胞的淋巴球可以辨識出癌細胞、病毒、細菌、真菌等有害物質，並加以破壞它們。由於 T 細胞（或稱 T 淋巴球）是在胸腺（thymus）成熟的淋巴細胞，故我們稱之「T」細胞。它們在胸腺學會什麼是「自我」的東西，應該予以容忍、接納，什麼是「非我」的東西，應該予以攻擊、破壞。胸腺是一個座落在胸骨頂端後方的小腺體。在胸腺中，每一個 T 細胞都註定要辨識某一種特定的入侵物，不過並不是每一個 T 細胞都可以順利通過胸腺的訓練、負起防禦身體的任務。有些 T 細胞要是誤將「自我」視為「非我」的話，就會在胸腺中被淘汰掉。能夠辨識非我的 T 細胞將進入血液中驅逐及破壞它們所辨識的抗原。T 細胞會分泌一些叫做「細胞素」的蛋白質來攻擊抗原，其中干擾素是研究得較透徹的一類細胞素分子。

體液免疫牽涉到抗體的產生。抗體不是細胞，而是一群特殊的蛋白質分子，它們的結構恰可與各種特定的抗原吻合。當抗體遭逢它們特定的抗原時（譬如一些入侵的細菌細胞），抗體可以破壞這些細胞，或者通知白血球前來破壞。抗體是由 B 細胞（或稱 B 淋巴球）製造的，B 細胞在骨髓（bone marrow）製造與成熟。當一個 B 細胞接觸過某特定的抗原後，它會對該抗原產生記憶，往後要是再遇上同一種抗原，它將可以迅速製造抗體發動攻勢，即使這一次距離上一次接觸到該抗原已有一段長久的時間了。為了保護身體，免疫系統得發展出成千上萬、幾乎是無數種的 B 細胞，以產生各式各樣的抗體來應付世上形形色色不計其數的抗原種類。這樣無限的抗原多樣性叫體內有限的基因訊息如何來應付呢？原來 B 細胞是藉由所謂「跳躍基因」的機制來辦到的。在 B 細胞內，負責製造抗體的基因片段可以排列組合，做出許多種類似洗牌的重組，產生天文數字的組合種類。結果，B 細胞能夠產生幾乎可以與任何外來物質吻合的各種抗體分子。其實也正是體液免疫這現象使得免疫反應成為可能。

由於白血球（包括 T 細胞與 B 細胞）在細胞免疫與體液免疫上皆扮演重要的角色，因此它們被視為體內的第一道防線。白血球比紅血球大，而且它

們可以自由的在血管中移動，還可以鑽出血管壁。這使它們可以迅速游動到身體受傷或感染的部位。白血球可分爲幾類，每一種都執行特定的功能，白血球的分類如下：

●顆粒球。有三種顆粒球：

1. 嗜中性白血球：這是數量最多的一種白血球，它的功能是把細菌攝入血球細胞內，加以破壞。

2. 嗜伊紅性白血球：負責攝入「抗體─抗原」複合物，並將抗原加以破壞，也藉由分泌能瓦解組織胺的酵素來調節過敏反應。有過敏病的人，血液中常有高濃度的嗜伊紅性白血球，也許是因爲身體正試著馴服過敏反應。

3. 嗜鹼性白血球：這種白血球在遇上抗原時，會分泌肝磷脂或組織胺之類的化合物。

●淋巴球。淋巴球負責有抗原專一性的免疫反應。重要的淋巴球有三類：

1. T 細胞：它們在胸腺成熟，並且是細胞免疫反應中的主角。

2. B 細胞：它們在骨髓成熟，且負責抗體的製造。

3. NK 細胞：即天然殺手細胞，它們破壞身體中被感染或癌化的細胞。

●單核球。這是血液中最大的細胞，它是體內的清道夫，能將外來物以及受損、老化或腫瘤細胞包圍、吞噬。在血液中循環二十四小時後，大部分的單核球細胞會進入組織中執行相似的功能，此時這些單核球即是所謂的巨噬細胞。

構成身體免疫力的另一項重要組成是淋巴系統，它是由一些器官（包括脾臟、胸腺、扁桃腺、淋巴結）以及淋巴液所構成的，淋巴液會在淋巴管中循環，也會浸潤在體細胞中。淋巴系統持續提供一種細胞層次上的清潔作用，透過淋巴系統，細胞間的液體得以夾帶著代謝廢物、毒素及其他殘餘物一起排出組織。淋巴液流經淋巴結，在此巨噬細胞會濾除不需要的東西，然後淋巴液再重返靜脈進入血液循環。

其他免疫系統重要的組成包括脾臟、胸腺、骨髓。脾臟可以過濾血液，移除老的紅血球細胞。脾臟裡含有許多巨噬細胞、樹突狀細胞（這些白血球細胞專門蒐集抗原，讓 T 細胞學習辨識各種抗原）、紅血球、殺手細胞、B 細胞、T 細胞。在脾臟中，抗原被帶到 B 細胞面前，讓 B 細胞學習發動適當

的反應。脾臟被移除的人似乎比較容易生病，因為他們體內無法執行這些重要的功能。

胸腺是 T 細胞成熟的地方。T 細胞會分泌 1 號介白素、2 號介白素以及干擾素來參與免疫反應，還會活化 B 細胞，刺激 B 細胞分泌抗體。骨髓會製造新的白血球、血小板、B 細胞、殺手細胞、顆粒球、胸腺細胞。所有的白血球都是由幹細胞所製造的。幹細胞是一種能夠分化成各種細胞的原始細胞。一些在骨髓中形成的白血球會離開骨髓到其他地方去成熟，還有一些則在原地成熟並支援免疫系統。免疫系統中的所有細胞都源自骨髓。

盲腸和扁桃腺也同時對免疫系統扮演重要角色。

有趣的是，唯有當免疫系統受到妥善的照顧，它才會盡本分的照顧我們。這意味著我們需要獲得適當的營養、提供良好的環境，加上避免會抑制免疫力的東西。今日我們生活的環境中，有很多元素會打壓我們的免疫系統。居家使用的清潔劑、過度使用抗生素或藥物、殺蟲劑、食品添加物、環境中的污染物等等，都對免疫系統造成壓力。另一個對免疫系統不利的因子就是生活壓力。這種壓力會導致一連串生化反應，最終會抑制白血球細胞的正常活動、增添內分泌系統的負擔，以及使身體所需的營養素流失。結果就是復原的能力受損及對病菌感染的抵抗力降低。

正常的免疫功能是一種精密複雜的平衡作用。儘管免疫力不足導致人們容易感染各種疾病，但要是免疫反應過強或鎖定的目標不正確，也是會產生問題的。許多疾病包括過敏、狼瘡、惡性貧血、風溼性心臟疾病、類風溼關節炎及可能還包括糖尿病等，都與免疫系統異常的反應有關係。結果這些疾病被統稱為自體免疫疾病，也就是免疫系統攻擊自我組織所引起的疾病。

關於免疫系統的運作目前醫學界已經知道很多，但還有更多尚待發掘；科學家對於免疫功能的了解也不過是過去十幾年的研究所得，免疫學在今日醫學研究中尚屬於一塊迅速成長的領域。

下面的營養補充品是用來強化免疫系統，不論它是因為生病、遭逢壓力、營養不足、生活習慣不良或化學治療等因素而受損，這些補充品都對免疫系統有幫助。同時，以下的建議劑量皆是針對成人的。對於 12 到 17 歲之間的兒童，可以將劑量降低到建議劑量的四分之三，而 6 到 12 歲的兒童則是降低一半的劑量，6 歲以下的兒童使用四分之一的劑量即可。

營養素

補充品	建議用量	說明
乙醯肉鹼	依照產品標示。	一種攜帶能量的分子、代謝的促進子、細胞膜的保護劑。保護心臟。
嗜乳酸桿菌（來自 Wakunaga 的 Kyo-Dophilus 是好的來源）	依照產品標示，空腹服用。	恢復腸道重要的益菌群。使用非乳製品配方。
來自 Aerobic Life Industries 的 Aerobic 07	9 滴，每日 2 次，滴在開水中服用。	幫助組織的氧合作用。
來自 Nupharma Nutraceuticals 的 Béres Drops Plus	依照產品標示。	含有礦物質與微量元素可以提振及滋養免疫系統。
β-1,3-聚葡萄糖	依照產品標示。	刺激巨噬細胞移除細胞殘餘物，甚至辨識及殺死腫瘤細胞。
來自 Oxyfresh 的 Body Language Super Antioxidant	依照產品標示。	保護身體免於自由基破壞、環境壓力及污染物。
牛的初乳	依照產品標示。	含有免疫球蛋白以及刺激抗體分泌的因子。增加免疫力。
輔酶 Q_{10} 加	每日 100 毫克。	支持免疫系統。提高組織氧氣含量，保護細胞與心臟功能。
來自 Coenzyme-A Technologies 的輔酶 A	依照產品標示。	與輔酶 Q_{10} 合作，以支持免疫系統及增加能量。
必需脂肪酸（來自 Nature's Secret 的 Ultimate Oil 是好的來源）	依照產品標示。	飲食中最重要的元素。健康的免疫系統所必需的。
游離形式的胺基酸複合物（來自 Anabol Naturals 的 Amino Balance）	依照產品標示，空腹服用。	可以立即被體內吸收利用的蛋白質形式。使用含有所有必需胺基酸的配方。
大蒜（來自 Wakunaga 的 Kyolic）	每日 3 次，每次 2 膠囊。	刺激免疫系統。

補充品	建議用量	說明
麩胱甘肽	依照產品標示。	抑制自由基的形成、協助紅血球細胞的完整性、減少過氧化氫的含量、保護免疫細胞。
海帶	每日 2,000～3,000 毫克。	提供健全的免疫系統所需的均衡礦物質。
來自 Wakunaga 的 Kyo-Green	依照產品標示。	提供修補組織所需的營養素與葉綠素，也有清血功效。對免疫系統很重要。
L-精胺酸 與 L-鳥胺酸	依照產品標示，空腹使用。可與開水或果汁一起服用，但勿與牛奶一起服用。若同時服用 50 毫克維生素 B6 及 100 毫克維生素 C 則更容易吸收。	增強免疫系統，延緩腫瘤及癌細胞的生長。 免疫系統必需之物。（請見第一部的胺基酸）
L-半胱胺酸 和 L-甲硫胺酸 加 L-離胺酸	每日 2 次，每次 500 毫克，空腹服用。	破壞自由基以及病毒，保護各腺體，尤其是肝臟。（請見第一部的胺基酸）
卵磷脂顆粒 或 膠囊	每日 3 次，每次 1 湯匙，隨餐服用。 每日 3 次，每次 1,200 毫克，隨餐服用。	保護細胞。
舞菇（maitake）萃取物 或 靈芝（reishi）萃取物 或 香菇（shiitake）萃取物	依照產品標示。 依照產品標示。 依照產品標示。	蘑菇可以增進免疫力以及對抗病毒感染與癌症。
錳	每日 2 毫克。	正常的免疫功能所必需的。與維生素 B 合作，提供全身性的健康。
綜合維生素和礦物質複合物	依照產品標示。	所有的維生素與礦物質都需要保持均衡。使用高效能配方。

補充品	建議用量	說明
蛋白質分解酵素 或	依照產品標示。	協助蛋白質、脂肪、碳水化合物正常的分解，以利營養素的吸收。
來自 American Biologics 的 Inflazyme Forte 或	每日 3 次，每次 4 錠，隨餐服用。	
來自 Marlyn Nutraceuti-cals 的 Wobenzym N	每日 2～3 次，每次 3～6 錠，兩餐之間服用。	破壞自由基及協助食物的分解與吸收。
松樹皮中的成分 和／或	依照產品標示，每日 3 次，隨餐服用。	一種特別的生物類黃酮，是一種強效的抗氧化劑及免疫促進劑。
葡萄子萃取物	依照產品標示。	強效的抗氧化劑，保護細胞。
檞黃素 加	依照產品標示。	幫助預防食物過敏、花粉過敏及其他過敏原。增加免疫力。
鳳梨酵素	依照產品標示。	增強檞黃素的效用。
生的胸腺 加	依照產品標示。	促進 T 細胞的製造。來自小羊的腺體最佳。
多種腺體複合物 與	依照產品標示。	
生的脾臟腺體	依照產品標示。	
硒	每日 200 微克。懷孕期間，每日勿超過 40 微克。	重要的自由基破壞者。
鯊魚肝油（Squalene）	依照產品標示。	協助細胞的再造與運作；有抗癌功效。
超氧化物歧化酶（SOD） 加	依照產品標示。	改善組織的氧合作用。
二甲基甘胺酸（DMG） （來自 FoodScience of Vermont 的 Aangamik DMG）	依照產品標示。	
來自 American Biologics 的 Taurine Plus	依照產品標示。	一種重要的抗氧化劑及免疫系統調節劑，是白血球細胞活動及神經功能所需之物。

補充品	建議用量	說明
維生素 A 加 天然的類胡蘿蔔素複合物 與 β-胡蘿蔔素	每日 10,000 國際單位。 依照產品標示。	正常的免疫功能所需之物。強效的抗氧化劑、自由基清除者、免疫促進劑。可保護身體免於癌症與心臟疾病。
維生素 B 群 外加 維生素 B₆（吡哆醇） 和 維生素 B₁₂ 加 生肝萃取物	每日 3 次，每次服用每種主要的維生素 B 各 100 毫克，隨餐服用（在綜合錠劑中，各種維生素的含量會有所不同）。 每日 3 次，每次 50 毫克。 每日 1,000～2,000 微克。 依照產品標示。	抗壓力的維生素，對正常的腦部功能尤其重要。可考慮注射方式（在醫師的監督下）。若是無法注射，可以使用舌下形式。 維生素 B₆ 和 B₁₂ 提高胺基酸的效能，也是吸收胺基酸所必需的，也幫助酵素在體內運作正常。 這是維生素 B 群與鐵質的好來源。可考慮注射方式（在醫師的監督下）。
維生素 C 與 生物類黃酮	每日 5,000～20,000 毫克，分成數次。（請見第三部的抗壞血酸沖洗）	一種重要的抗氧化劑，可降低感染病菌的機會。
維生素 E	每日 400 國際單位。	一種抗氧化劑，是身體防禦系統中不可或缺的一環。使用 d-α-生育醇形式以利吸收利用。
鋅 加 銅	每日 50～80 毫克。請勿超過此劑量。 每日 3 毫克。	對免疫系統十分重要。使用螯合形式的鋅。 用以平衡鋅。

藥用植物

❑ 紫雲英（黃耆）提振免疫系統，並在體內產生抗癌細胞。它也是強效的抗氧化劑，保護肝臟免於毒素之害。

注意：發燒時勿服用紫雲英。

❑ 臘果楊梅、葫蘆巴、山楂、苦薄荷、甘草根、紅花苜蓿皆能增強免疫反應。

注意：若使用過度，甘草可能升高血壓。若天天使用甘草，一次不要連續使用 7 天以上。假如有高血壓則避免使用。

❑ 黑大菜、蒲公英、牛奶薊幫助清肝、清血。肝臟是解毒的主要器官，我們必須維護肝臟功能正常的運作。

❑ boxthorn seed、人參、巴西人參、紫藤等，含有鍺，這是協助免疫功能的微量元素，有抗癌功效。

注意：有高血壓的人不要使用人參。

❑ 紫錐花提振免疫系統及強化淋巴功能。

註：如果有自體免疫疾病，勿使用紫錐花。

❑ Esberitox（來自 Enzymatic Therapy 公司）是一種藥用植物的綜合品，用來提振健康的免疫系統。

❑ 銀杏對腦細胞有益，它協助血液循環，並且是強效的抗氧化劑。

❑ 金印草可強化免疫系統，清潔體內系統，有抗菌功效。

注意：若每天內服金印草，一次不要連續使用超過 7 天。在懷孕期間不可使用，若你對豕草過敏，則使用時要小心。

❑ ImmunoCare（來自 Himalaya USA 公司）含有多種印度癒傷療法中的藥草，可以保護白血球。

❑ 金絲桃是一種天然清血劑，可以對抗愛滋病毒（HIV）及艾普斯坦—巴爾病毒等病毒。

❑ 女貞子可促進骨髓製造淋巴球以及 T 細胞的成熟。它對胸腺及脾臟的健康有益，且幫助抑制腫瘤生長。

❑ 胡黃連是印度癒傷療法中的一種藥草，它是強效的免疫刺激劑，可多方位的提振免疫功能。

建議事項

❑ 了解所有會抑制免疫系統的因子，一一去糾正它們。最常見的免疫抑制因子包括壓力及不正確的飲食，尤其是飽含脂肪與精製加工食品的飲食。

❏ 提供免疫系統足夠的營養素，以促進適當的免疫功能。對免疫系統很有幫助的營養素包括：
- 維生素 A，這是抗感染的維生素。如過能正確適量的使用，維生素 A 很少引發毒害，且對身體的防禦系統很重要。
- 維生素 C，這也許是對免疫系統最重要的維生素。它是形成腎上腺素及製造淋巴球所必需的東西。維生素 C 對細菌、病毒也有直接的作用。維生素 C 最好與生物類黃酮一起服用，生物類黃酮是天然的植物成分，可幫助維生素 C 的吸收及強化維生素 C 的作用。
- 維生素 E，可與維生素 A、C 及礦物質硒交互作用，當做一種主要的抗氧化劑，能清除有毒的自由基。維生素 E 的作用是體內防禦系統不可或缺的一環。
- 鋅，若適量的使用（每天 100 毫克或更少），可提振免疫反應，促進傷口復原。鋅也有助於保護肝臟。不過，要是一天補充超過 100 毫克的鋅，可能反倒壓抑免疫系統的功能。

❏ 開始攝取新鮮蔬果（最好生吃），加上核果、種子、穀類及其他富含纖維的食物。

❏ 飲食中包含綠藻、大蒜、精白麥。這些食物含有鍺，這是對免疫系統很有幫助的微量元素。也將海帶納入飲食中。海帶含有碘、鈣、鐵、胡蘿蔔素、蛋白質、核黃素（維生素 B_2）、維生素 C，這些都是讓免疫系統功能完備的必需品。

❏ 每天飲用「綠色飲品」。

❏ 避免動物性產品、加工食物、糖類、汽水。

❏ 一個月做一次禁食計畫來去除體內的毒素，以避免這些毒素侵害免疫系統。（請見第三部的禁食）

❏ 服用螺旋藻，特別是禁食期間服用。螺旋藻是易消化的天然食品，可保護免疫系統。它提供許多清肝、清血及幫助復原所需的營養素。

❏ 要確保睡眠充足，儘可能避免生活中的各種壓力。

❏ 保持適當的運動（但不要運動過量）。運動可以化解壓力，提升好情緒，這樣對免疫系統有正面的效果。除此，運動也可以刺激 T 淋巴細胞的製造。

❏ 避免飲食過量。

❏ 不要抽菸或飲用含有咖啡因、酒精的飲料。

❏ 除了醫生開的處方外，不要亂吃成藥。

考慮事項

❏ 白血球數量是健康的指標之一。自從愛滋病開始蔓延以來，醫學界已漸漸注意患者白血球數量的多寡以及白血球數量降低的含意。一個免疫系統健全的人體內正常的白血球數量是每一微升（相當於百萬分之一公升）的血液中約有 4,000 到 12,000 個白血球左右。

❏ 使用大麻會使免疫系統衰弱。δ-9 tetrahydrocannabinol（THC）是大麻中最活躍的化合物，它會改變正常的免疫反應，使白血球的功效比正常時降低百分之三十五至百分之四十。

❏ 補牙用的汞合金（銀粉）被認為與免疫系統功能衰弱有關係。有毒的金屬會抑制免疫系統。做一次毛髮分析可以知道是否有重金屬中毒。（請見第二部的汞中毒以及第三部的毛髮分析）

❏ 一個人的心理狀態也會影響他／她的免疫系統。正面積極的心理對培養強健的免疫系統是很重要的。（請見第二部的緊張／壓力）

❏ 甲狀腺機能不足會導致免疫力不足。（請見第二部的甲狀腺機能不足）

❏ 食物中毒及有害的食物反應可能給免疫系統施加壓力。（請見第二部的過敏症）

❏ 研究顯示還原雄性素（DHEA）這種荷爾蒙可能增強免疫系統的作用。（請見第三部的還原雄性素療法）

❏ 人類生長激素（HGH）是另一種天然的荷爾蒙，可強化免疫系統。HGH療法需在醫生的監督下進行。（請見第三部的生長激素療法）

❏ 也請見第二部的愛滋病。

(8)婦女疾病

乳癌（Breast Cancer）

　　乳癌是女性最常見的癌症，為美國女性癌症死因的第二位。美國癌症協會（ACS）指出每年大約有 175,000 人被診斷出罹患乳癌，有 43,300 人死於乳癌，每八位女性中會有一人罹患乳癌。根據這些調查，乳癌對女性的健康問題是刻不容緩的事，雖然最近研究發現，自從 1990 年來，發生乳癌的女性有減少的趨勢。況且，早期發現乳癌，經過治療後，五年存活率高達百分之九十五以上。

　　人類的乳房是屬於腺體組織，包含乳腺管、乳房小葉、脂肪組織及淋巴腺。事實上，乳房任何部位都會發生腫瘤，而且女性在做自我檢查時很容易觸摸到，一般來說，腫瘤硬塊摸起來是非常明確的硬塊且不會移動，通常（並非總是）也不會感覺到痛。若乳房的硬塊面積很大，可能就不是腫瘤，多半是纖維瘤，但是仍然要請醫師檢查。當硬塊似乎有逐漸變大，且觸壓時不會移動，則可能是腫瘤，或僅是正常的纖維囊塊因月經週期而變化，這必須做切片檢查才能夠確定。乳癌也會導致乳頭流出黃黃的、帶有血液的或澄清的液體。

　　乳癌實際上區分為許多類型，並非人們經常想像的乳癌只是一種形體，以下包含部分的乳癌類型：

　　●腺樣囊狀腫瘤（adenoid cystic carcinoma）、惡性細胞內瘤、髓樣腺管癌（medullary carcinoma）及管狀腺瘤（tubular carcinoma），這些和其他少見的乳癌類型較不具侵略性。

　　●管內癌（ductal carcinoma in situ, DCIS）：許多醫師認為此類型與乳癌早期病勢有關。管內癌是發生在乳腺管的癌症，此類癌症在過去 25 年有逐漸

增加的趨勢，但值得高興的是管內癌的術後存活率幾乎是百分之百。

●浸潤性腺管癌（infiltrating ductal carcinoma）：此型癌症發生在乳腺管內壁，並浸潤周圍的乳房組織。大約百分之八十的乳癌多屬於浸潤性腺管癌。

●炎性乳癌（inflammatory carcinoma）：此型癌症之腫瘤發生在乳腺管內壁，當腫瘤逐漸變大，會造成淋巴管和血管阻塞，皮膚會增厚且紅紅的，乳房變得極度柔軟，看起來有發炎的症狀。此類癌症因牽涉到與發炎反應有關的淋巴管和血管，會擴散得非常快速。

●乳管腺內原位癌（intraductal carcinoma in situ）：此型是局部癌症，在乳腺管內會有癌細胞生長，但是不會侵犯到其他組織。

●小葉癌（lobular carcinoma）：此型乳癌類型較罕見，發生在乳房小葉的癌症，約占所有乳癌的百分之九，兩側乳房偶爾會同時發生小葉癌。

●乳頭的佩傑特氏病（Paget's disease of the nipple）：此類癌症乃是腫瘤細胞從其他地方轉移到乳頭時所形成的，此類症狀有乳頭發癢、紅腫和疼痛。佩傑特氏病通常意味著在乳房組織的其他部位出現了主要的管內癌。

目前並沒有準確的答案可以說明什麼因素會造成乳癌。有研究指出大約有百分之六十的乳癌患者，在病程發展時並沒有暴露在已知的危險因子下，但是，研究人員認為女性的雌性荷爾蒙—雌激素極有可能是許多乳癌的罪魁禍首，雌激素會促進乳房組織細胞的生長和器官增殖，而癌症是細胞生長不受任何限制的疾病，況且，有些已知的乳癌危險因子包括初經在 9 歲前來臨、55 歲以後停經及 40 歲以後懷第一胎，這些危險因子的共通點就是乳房組織暴露在雌激素下的時間較長。至今，研究人員不能確定環境因子（例如暴露在殺蟲劑或農藥下）是否也是導致乳癌的危險因子，然而，殺蟲劑對乳癌的影響仍正在研究，專家仍然建議儘可能遠離這些物質，因為這些東西在體內會具有類似雌激素的作用。

肥胖可能會增加乳癌的危險因子，特別是超過 50 歲以上的女性，這情況是非常複雜的，尤其是兒童期過胖或是在成人期體重增加過多的女性。《癌症雜誌》發表的一個研究指出青少年時期體重增加 22 磅以上的女性，罹患乳癌的機率是別人的兩倍，但是，肥胖會增加乳癌危險性，可能是與雌激素有關聯。肥胖女性體內的雌激素濃度會比正常女性來得高。有些具爭議性的研

究指出，高脂肪飲食會增加與乳癌有關的危險因子，且許多醫生相信這是最主要的危險因子，當女性吃高脂肪飲食和低纖維飲食時，其體內會製造較多的雌激素。

遺傳也是乳癌的危險因子之一，某些疾病類型可能會形成家族疾病史。研究人員相信有百分之五到百分之十的乳癌患者帶有基因缺陷。遺傳性的癌症通常會在 50 歲以前發病。

雖然女性在任何年齡層都有可能罹患乳癌，但是乳癌通常發生在 40 歲以上的女性，特別是停經婦女。雌激素補充治療（ERT）常用於治療停經後的症狀，長期使用這方法治療超過十年以上，罹患乳癌的危險可能會稍微增加。若持續使用 ERT 治療或最近停止治療，危險仍然持續存在。在停止 ERT 治療五年以上，乳癌的危險性始會降低至正常。最近愛荷華婦女健康研究發現 ERT 並不會增加罹患常見乳癌的危險性，但可能會增加某些罕見型態的危險性，這篇研究是第一個將特定型態的腫瘤之危險因子予以排除。

男性也會罹患乳癌，可能占所有乳癌患者的百分之一，由於不常發生，以致於男性的乳癌往往很晚、甚至於病勢發展非常嚴重時才被診斷出來，因為治療過程時，包括醫生和病人本身很少會去懷疑到乳癌。男性乳癌的治療方法也與女性相同。

乳癌最重要的就是早期發現早期治療，並改變為正常的飲食和生活型態，定期自我檢查乳房和做乳房 X 光檢查，可以避免乳癌的發生。

隆胸和乳癌

雖然在 1992 年就已經禁止使用矽膠／聚氨酯（polyurethane）填充物植入體內，但這些曾被認為是合乎安全的，估計有 200,000 萬美國女性體內仍有這些東西。聚氨酯會釋放出已知的致癌物，例如二異氰酸甲苯（toluene diisocyanate）或 TDA，TDA 在被爭議是否可當做隆胸填充物之前，就已經被禁止使用於頭髮染劑中。矽膠可能會從其包裝袋漏出，有時甚至可能會流入血管，但目前還不知道矽膠是否與人類癌症有關。

隆胸是否會影響早期的乳癌檢查，仍有爭議性。許多研究人員認為這些填充物質會掩蔽部分的乳房組織，干擾乳房 X 光檢查的拍攝並影響結果的準確性。美國食品藥物管理局（FDA）最近允許使用生理食鹽水作為隆胸的填

充物。而大豆填充物或黃豆油衍生物填充物還尚未做過完整的評估。這些填充物不但證實是比矽膠或是生理食鹽水較安全的替代物，而且也有較佳的乳房 X 光檢查數據。

乳房自我檢查

建議所有 20 歲以上的女性每月檢查乳房一次，這點是很重要的，並配合月經週期做檢查，一般於月經結束後第一週最為適合，不要在月經期間檢查，因為在這段時間，女性的乳房通常會較腫脹、變得較柔軟或有硬塊感，在月經過後即會消失。在懷孕期間和哺餵母乳時，乳房也會變得較大和堅硬。自己必須要熟悉平時檢查乳房的正常感覺，以便有任何異樣例如硬塊變大時，能夠即時發現。平時愈熟悉乳房感覺的女性，愈能夠察覺到乳房微妙的變化。有關於乳房的變化應該予以記錄下來，以便向醫師諮詢，若對自行檢查的結果有任何懷疑時，應該請醫師檢查再次確認。男性既然也會罹患乳癌，那麼也應該同樣地做乳癌的自我檢查。以下是乳癌自我檢查法的注意事項：

1. 站立在鏡子前面，將雙手舉高至頭部，雙手交叉緊抱頭，注意乳房的形狀。將雙手壓臀兩邊，使勁出力，查看皮膚看起來是否有不適或微凹，乳頭位置是否正確，兩側乳房看起來是否不同，按摩部分乳房或乳頭時是否會疼痛，乳頭向內凹陷，乳頭是否有其他分泌物流出的跡象，皮膚和乳頭有紅色脫皮或加厚。

2. 舉高一隻手臂，用另外一隻手檢查乳房。從邊緣外側開始，以畫圓的方式移動，由外逐漸向乳頭檢查。檢查範圍包含乳頭到腋窩之間，同樣地也要注意腋窩的感覺，因為腋窩下有淋巴結，它們能自由移動，且非常柔軟，在觸摸時並不會疼痛。注意較硬且不會移動的硬塊，癌症常常會隱藏在肌肉或皮膚下。當完成一側乳房的檢查時，再重複上述的步驟檢查另一側乳房。

3. 背部平躺在床上，並重複步驟 2 方法檢查。以這姿勢檢查較容易發覺到硬塊，並緊貼乳頭查看是否出血或有黃色或粉紅色的分泌物。

除了每月自我檢查乳房之外，美國癌症協會建議 20 歲到 39 歲女性每隔一年到三年到醫院檢查，40 歲以上的女性則應該每年到醫院檢查一次。女性

最晚在 40 歲時必須做第一次的乳房 X 光檢查，並伴隨年度健康檢查每年做一次。

　　以下建議是針對已經被診斷出有乳癌的女性，或是想要降低罹患乳癌機率的女性。

營養素

補充品	建議用量	說明
必需者		
輔酶 Q10	每日 100 毫克。	促進細胞氧合作用，有研究證實輔酶 Q10 可減少乳癌的危險。
初乳（來自 Symbiotics 之獨特且 Ig 含量高的配方 New Life Colostrum 及來自 Jarrow Formulas 的 Colostrum Specific 是好的來源）	依照產品標示。	促進傷口癒合和免疫反應。
二甲基甘胺酸（DMG）（來自 FoodScience of Vermont 的 Aangamik 是良好來源）	依照產品標示。	促進細胞氧合作用。
必需脂肪酸（來自 Wakunaga 的 Kyolic-EPA、黑醋栗子油、琉璃苣油、亞麻子油是良好來源）	依照產品標示。	正常細胞增殖所需。
大蒜（來自 Wakunaga 的 Kyolic）	每日 3 次，每次 2 膠囊。	增強免疫功能。
鍺	每日 200 毫克。	為強力的免疫促進劑，可促進細胞氧合作用，防止癌細胞生長。
褪黑激素	睡前服用 3～50 毫克。	阻斷乳房癌細胞上的雌激素接受體。
綜合礦物質複合物 與 鈣 和	每日 2,000 毫克。	正常細胞分裂及功能所必需的。建議使用含有多種主要礦物質和微量元素但是不含鐵的配方。

補充品	建議用量	說明
必需者		
鎂 和	每日 1,000 毫克。	
鉀 和	每日 99 毫克。	
鋅	每日 50 毫克。	強化免疫力。
綜合維生素複合物	依照產品標示，隨餐服用。	為營養均衡所需。避免使用持續釋放型或含鐵的配方。
天然的β-胡蘿蔔素 或	每日 10,000 國際單位。	強力的抗氧化劑，可破壞自由基。
類胡蘿蔔素複合物（Betatene）	依照產品標示。	
蛋白質分解酵素（來自 Marlyn Nutraceuticals 的 Wobenzym N 或來自 American Biologics 的 Inflazyme Forte） 加	在兩餐之間服用 2 錠（可減少發炎反應）和隨餐服用 2 錠（可幫助消化）。當隨餐服用時，飲食中最好含有蛋白質食物。	有效的自由基清除者，減少發炎反應。
多種酵素複合物	依照產品標示。	幫助消化。
硒	每日 200～400 微克，懷孕期間，每日勿超過 40 微克。	保護免疫系統，預防自由基形成。對某些腫瘤包括乳癌具有抑制作用。
鯊魚軟骨（BeneFin）	對於癌症治療，每日劑量為每 2 磅體重服用 1 克，分成 3 次服用。如果你無法忍受口服方式，可以利用留置灌腸法。（請見第三部的灌腸）對預防癌症，每日 3 次，每次 2,000～4,500 毫克。	抑制腫瘤生長和促進免疫系統。
超氧化物歧化酶（SOD）	依照產品標示。	破壞自由基。可考慮注射方式（在醫師的監督下）。

補充品	建議用量	說明
必需者		
維生素 B 群 外加	每日 3 次，每次服用每種主要的維生素 B 各 100 毫克（在綜合錠劑中，各種維生素的含量會有所不同）。	促進血液循環，建造紅血球細胞，有助肝功能，亦為正常細胞分裂和正常功能所需。
維生素 B₃（菸鹼素） 和 膽鹼素 加	每日 100 毫克，請勿超過此劑量。	參與酵素調節和荷爾蒙製造。 注意：若有肝臟疾病、痛風或高血壓，請勿服用菸鹼素。
維生素 B₁₂ 和 葉酸 加	每日 2,000 微克。 每日 400～800 微克。	預防貧血，有助其他營養素的消化和吸收。可考慮注射方式（在醫師的監督下）。若無法注射，可以使用舌下形式如來自 Continental Vitamin 的 Superior Source 補充劑。
啤酒酵母	每日 3 次，每次 100 毫克，依照產品標示。	可減少雌激素的生成，也是維生素 B 群的來源。
維生素 C 與 生物類黃酮 外加 槲黃素	每日 5,000～20,000 毫克，分成數次。請見第三部的抗壞血酸沖洗。 每日 3 次，每次 400 毫克，或依照產品標示。	有效的抗癌物質。
維生素 E	開始每日服用 400 國際單位，逐漸慢慢增加至每日 1,000 國際單位。	維生素 E 缺乏與乳癌有關聯，也有助於荷爾蒙的製造和免疫功能。使用乳劑形式較易吸收，且在高劑量時較安全。使用 d-α-生育醇形式。
重要者		
舞菇（maitake）	每日 4,000～8,000 毫克。	抑制腫瘤細胞生長和擴散，也會促進免疫反應。
維生素 D₃	依照產品標示。	抑制細胞分裂和生長，低量的維生素 D 與乳癌有極高的關係。

補充品	建議用量	說明
重要者		
嗜乳酸桿菌（來自 Wa-kunaga 的 Kyo-Dophilus 或 Probiata）	依照產品標示。	補充結腸內益生菌，含有強力的抗腫瘤化合物，可分解雌激素代謝物，選用非乳製品配方。
來自 Aerobic Life Industri-es 的 Aerobic 07 或	依照產品標示。	抗菌物質。
來自 American Biologics 的 Dioxychlor	依照產品標示。	
海帶或海藻	每日 1,000～1,500 毫克。依照產品標示。	均衡礦物質。
L-肉鹼 加	依照產品標示。	在做乳癌切除手術或放射治療時，可保護皮膚。使用魚肝的衍生物形式。
L-半胱胺酸 和 L-甲硫胺酸 和 麩胱甘肽 加	依照產品標示。可與開水或果汁一起服用，但勿與牛奶一起服用。若同時服用 50 毫克維生素 B_6 及 100 毫克維生素 C 則更容易吸收。	可清除體內有害物質。（請見第一部的胺基酸）
來自 American Biologics 的 Taurine Plus	依照產品標示。	組織和器官修復所必需，使用舌下形式。
松樹皮中的成分	依照產品標示。	強力的抗氧化劑。
生的腺體複合物 加 生的胸腺體 和 生的腎上腺體	依照產品標示。 依照產品標示。 依照產品標示。	促進腺體功能，特別是胸腺，為製造 T 淋巴細胞的部位。（請見第三部的腺體療法）
S-腺苷甲硫胺酸（SAMe）	依照產品標示。	有助減輕壓力，舒緩憂慮、疼痛，具抗氧化作用。有研究證實可抑制乳癌細胞的生長。注意：如果你是躁鬱症患者或正服用抗憂鬱劑的處方，請勿服用本補充品。

藥用植物

❏ 紫雲英（黃耆）根和紫錐花可增強免疫功能。這些藥草最好輪流服用，不要連續服用 7 至 10 天。

❏ 可飲用一些藥草茶，例如山桑椹、牛蒡根、薑、綠茶、薄荷及紅花苜蓿茶。

❏ 北美升麻、貞洁莓（chasteberry）、紅花苜蓿及薑黃是含有高量植物動情激素的藥草。植物動情激素是雌激素的一種，但是其作用比人體內的雌激素較弱，並有能力阻斷較強的雌激素（因兩者都可被乳房細胞的雌激素接受器所接受，因此有阻斷的能力）。植物動情激素亦可延長月經週期，故有可能可以減輕女性一生中暴露在雌激素的時間。

❏ 牛蒡根、蒲公英根、牛奶薊及紅花苜蓿，皆可保護肝臟並有助於清血。

❏ 安古牡荊（chaste tree berry，也叫做 vitex）、人參及黃豆萃取物，可抑制乳癌細胞的生長。

❏ 目前有研究發現薑黃素（curcumin，從薑黃中發現）、金雀異黃酮（genistein，存在大豆中）及綠茶具有抗癌物質。

❏ 大蒜是已知具有抗癌成分的營養素。

❏ 銀杏可增強血液循環和腦部功能。

❏ 甘草根有助於維持正常器官的功能。

注意：若使用過度，甘草可能升高血壓。若天天使用甘草，一次不要連續使用 7 天以上。假如有高血壓則完全避免使用。

❏ 水飛薊（silymarin）是從牛奶薊萃取出來的抗氧化物質，有研究顯示出可對抗乳癌，水飛薊也有保護肝臟的功能。

❏ 美國加州的植物藥廠（BotanicLab）在市面上販賣的草藥 Spes，宣稱含有高劑量的金雀異黃酮、薑黃素及百分之八十三的綠茶萃取物等，證實對乳癌的治療效果良好。

建議事項

❏ 多吃以新鮮蔬菜水果爲主的高纖維飲食，再加上穀類、莢豆類、生豆類（不包括花生）及種子，和酸性食品如低脂優格。另外，多吃十字花科蔬

菜也非常重要，包括有綠花椰菜、甘藍菜芽、甘藍菜及白花椰菜，黃色蔬菜和有機蔬菜則包含有胡蘿蔔、南瓜、葫瓜、番薯、地瓜等。可生吃蔬菜或將蔬菜稍微燙一下來吃。選擇穀類時，食用未加工的糙米、小米、燕麥及小麥等，最好選擇全穀類。如果有能力的話，儘可能吃有機栽培的食物，因為農藥和其他化學藥劑可能與乳癌有關係（在體內會有類似雌激素的作用）。

❏ 飲食中多包含大豆食品，含高纖維和大豆製品的飲食與降低乳癌的罹患率有關聯。有些大豆製品即是良好的來源，例如新鮮黃豆、天貝、豆奶、豆腐及黃豆粉。

❏ 飲食中須包含新鮮的蘋果、櫻桃、葡萄、李子及各種莓子。

❏ 多吃洋蔥和大蒜，或服用大蒜補充品。

❏ 確定可從平常飲食中攝取足夠量的必需脂肪酸，ω-3 必需脂肪酸（魚和亞麻子中較豐富）和ω-9 脂肪酸（在橄欖油較多）可降低癌症的危險性。每週吃一次鮭魚和每週吃三次鮪魚，即可獲得足夠量的良好脂肪酸。魚油補充劑也是個很好的方法，但是要避免鱈魚肝油，因為其中的維生素A和維生素D含量太高了。最近有研究報告指出魚油可能可以減緩腫瘤的生長。亞麻仁子可以搭配飲食中食用。

❏ 每日用新鮮的有機綠花椰菜、白花椰菜、胡蘿蔔、芥藍、深綠色蔬菜及蘋果等，製備一杯蔬果汁，其中含有豐富的植物性化學因子，有助於對抗乳癌。

❏ 少吃油膩、燒烤或醃燻食物，這些食物會增加乳癌的罹患率。

❏ 每天多喝白開水，少喝酒精性飲料，也可以在家自行製備蔬菜汁和水果汁，早上喝水果汁，下午喝蔬菜汁。

❏ 平常吃的肉類、家禽及乳製品等，儘可能選擇有機、不含荷爾蒙的製品。為了促使動物生長快速，通常都會施打含雌激素的荷爾蒙，因此可能都會有殘留的荷爾蒙，另外，有研究發現吃過熟的紅肉與乳癌的危險性有關聯。以低糖低脂優格作為蛋白質來源也是可行的。

❏ 少吃任何含有酒精、咖啡因、垃圾食物、加工精製食物、飽和脂肪酸、鹽、糖或白麵粉的製品。

❏ 每日多攝取纖維，纖維質可避免有毒物質被人體吸收進入到血液。建議可

以使用洋車前子外殼。定期排便，保持結腸清潔，避免有毒物質堆積。請見第三部的結腸清潔法、灌腸和禁食。

　　註：最好要養成纖維補充劑與其他補充劑或藥物分開服用的習慣。

❏ 最好不要服用含有鐵的補充劑，因為鐵會促進腫瘤細胞的生長。

❏ 若乳頭有搔癢、紅腫及疼痛的感覺，且近期沒有餵哺嬰兒，建議您請醫師做檢查，這可能是佩傑特氏病的症狀。

❏ 假若你目前正在接受乳癌的治療，而感到憂慮或易受驚嚇，可以提醒自己在化學療法的藥物服用完時，自己將會變得更好，且會以不同的角度去看待一件事情。有許多罹患乳癌的女人，包括有名望和公眾人物的女人，也都很盡職地工作和生活，而且，都活得很快樂，日子也過得很正常。

考慮事項

❏ 乳房 X 光攝影可以檢查出很小的腫瘤，並能夠在感覺乳房不正常前兩年偵測到腫瘤，而這時候發現是最有療效的。乳房 X 光攝影通常會安排在月經週期最初的 14 天內做檢查，因為這時候乳房比較不會有腫脹的情形。另外，在檢查的前一天，不要在乳房周圍使用止汗劑、體香劑及粉末等，可能會干擾報告的判讀。

❏ Jason Natural Cosmetics 生產的 Bosom Buddies 乳房自我檢測試劑包括有乳霜、一張如何檢測的表格、一本記錄小冊子及一瓶乳房專用乳液。這個試劑可在健康食品店購得。

❏ 早期發現乳癌時（癌細胞還沒侵犯周圍組織），經過手術治療後的存活率幾乎高達百分之百。腫瘤小於一公分的治療效果最好，因為不到百分之十的病人在十年內會再復發。一般而言，腫瘤愈大或是腫瘤有侵入到淋巴結組織，則乳癌復發的機率愈高。

❏ 運動與乳癌之間的關係是近年來的研究主題，有研究建議從年輕時規律運動可以長期預防乳癌，甚至中度的體能活動對於成年人，可能有降低乳癌的危險，但是仍需要許多研究來證實。戶外活動可以曬到太陽，以增加維生素 D 的濃度，當體內維生素 D 濃度太低時會增加癌症的危險。

❏ 放輕鬆的方法包括有寫作、冥想、瑜珈或按摩療法等，都有助於對抗乳癌。

❏ 攝取酒精會增加乳癌的危險性。《新英格蘭醫學期刊》一篇研究結果，發

現每週攝取多於三杯酒，則乳癌的危險性會增加百分之五十。美國癌症協會也指出每日攝取 2～5 杯酒的女性罹患乳癌的危險性是沒有喝酒的 1.5 倍，因此，美國癌症協會建議喝酒的量限制在每週兩次，且最多喝兩杯。

❑ 脂肪的攝取與否對於乳癌的形成之影響，仍有許多的爭議。但是，美國全國婦女健康網絡正在努力推廣建議，女性宜將飲食中脂肪攝取總量占總熱量的百分之二十，飽和脂肪最多不超過總熱量的百分之五。

❑ 不要服用標示不明的避孕丸，可能會與乳癌的危險有關，且有研究發現使用避孕丸的女性會有較高的乳癌危險性，因此，建議女性在服用之前，最好與醫師討論避孕丸的利弊。

❑ 常常照射醫療 X 光，會增加與乳癌有關的危險因子。

❑ 早期並長期使用頭髮染劑，可能與乳癌有關聯。

❑ 測量乳癌的方法日新月異，可以早期發現。使用極小侵入性乳房切片檢查（MIBB）可以不要恢復的時間。超音波檢查比 X 光檢查較安全，而且也可以直接獲得影像。磁共振影像處理可以獲得三度空間的照片，並可測量到隆乳時植入的矽膠破裂。

❑ 乳房 X 光檢測發現可疑後，用電腦斷層掃描可以使婦女的癌症得到治癒。M1000 ImageChecker 分析儀可將放射線醫師檢查後懷疑的部分更進一步來分析，這個儀器可以提升診斷率由 100 人找到 80 個案例到 88 個案例。

❑ 數位 X 光檢查的使用可以有效發現未探測到的乳癌。

❑ 前哨結切片檢查（sentinel node biopsy）是一種新的方法，檢查癌症是否已經擴散到淋巴結。醫生會找出第一個有癌細胞的淋巴結，然後切除含有癌細胞的淋巴結。

❑ 有乳癌家族史者，可能要考慮做基因檢查。有某種基因突變的女性中，約有半數的女性到了 70 歲時，會有乳癌形成。基因檢查可以幫助你了解自己是否有某些基因突變，但並不表示基因檢查可以預測你是否會得乳癌。若考慮要做基因檢查，可以告訴醫師安排，但是檢查費用非常昂貴，不是所有的保險公司都有補助，如果你的檢查結果是有，保險公司可能會考慮拒絕負擔費用。

❑ 某些乳癌患者體內有較低的維生素 E 和礦物質硒，這兩種都是重要的抗氧化劑，會協同作用清除自由基，有實驗結果發現硒可以殺死腫瘤細胞和保

護正常的組織。研究人員另外還發現肺癌、膀胱癌、乳癌、直腸癌及皮膚癌患者，體內維生素 A 濃度也較正常值低。

❏ DHEA是否能夠預防乳癌，目前還是很難下定論，因為許多研究都是著眼在酮基 DHEA，酮基 DHEA 是 DHEA 主要的衍生物，但是，酮基 DHEA不像 DHEA，酮基 DHEA 在體內會自行轉變成睪固酮（testosterone）或雌激素，因此，選擇它來取代 DHEA 來對抗乳癌可能比較安全。

❏ 低濃度的維生素 B_{12} 可能會增加與乳癌有關的危險性。

❏ 最近研究葡萄糖二酸（glucaric acid）與女性罹患乳癌有關。許多研究發現葡萄糖二酸有助於清除體內的有毒物質或致癌物質，同時也會降低雌二醇濃度，雌二醇是雌激素的一種形式，與乳癌的發生有關。葡萄糖二酸存在於蘋果、葡萄柚及芽菜中。

❏ 有研究發現生育三醇可有效抑制乳癌細胞的生長，生育三醇是維生素 E 的一種。市面上販售的維生素 E 補充形式是 d-α-生育醇，非常容易被人體吸收利用。

❏ 金雀異黃酮（genistein）是在大豆中發現的，最近研究發現金雀異黃酮可以抑制新腫瘤細胞的生長，並減緩已形成的癌症之生長。

❏ 市售的 Pro Fem 黃體激素霜是天然的黃體激素霜，直接塗抹在乳房上，透過皮下脂肪來吸收，有助於減少乳癌形成的危險。

❏ NaturalMax 生產的 Breast Health 補充品宣稱具有預防乳癌的作用，裡頭包含許多藥草萃取物、植物化學因子及營養素包括有金雀異黃酮、黑醋栗子精油、冷凍乾燥的綠花椰菜、雷公根、吲哚甲醇、鋸櫚及茄紅素等。懷孕或哺乳婦女則不應該服用。

❏ 乳癌的治療包括有手術、放射治療、化學療法、荷爾蒙療法或是結合多種治療法，以控制乳癌細胞。荷爾蒙療法是利用一種選擇性雌激素接受器調節劑（SERMs），例如 tamoxifen（商品名 Nolvadex）。tamoxifen 經研究發現大約可降低百分之四十五的乳癌發生率，然而，同時卻會增加子宮癌、靜脈或肺部栓塞及白內障的危險，甚至有可能中風，而長期的影響目前尚未明瞭化。在使用 tamoxifen 時，最好與醫師討論，衡量乳癌與副作用之間的風險，了解這藥物是否對自己最適當的。

❏ raloxifene（Evista）是新上市的藥品，類似tamoxifen，已有臨床實驗證實

可預防乳癌，且不像 tamoxifen 會增加子宮癌的危險。然而，raloxifene 對乳癌的發現才剛起步，研究時間不若 tamoxifen 來得久。raloxifene 似乎同樣會造成靜脈或肺部栓塞。美國食品藥物管理局還未通過 raloxifene 使用於乳癌的預防上，但是，允許使用於預防停經婦女的骨質疏鬆症。

❑ epirubicin（Ellence）是化學療法使用的藥物，治療初期乳癌細胞擴散到淋巴結的病勢。

❑ 不接受乳癌手術治療的女性還可以選擇使用 capecitabine（Xeloda）這藥物，剛開始使用時這藥物時，會與其他藥物結合使用以治療致命的病勢，特別是當其他治療對病人的腫瘤細胞已經無效的時候才使用。有實驗發現這藥物可有效地萎縮病人的腫瘤，可能的副作用包括腹瀉、噁心、嘔吐、疲累、口腔發炎疼痛及四肢起疹子和腫痛等。

❑ 醫師曾一度相信切除手術可以控制乳癌的擴散，然而，現在醫師認爲腫瘤細胞會趁著手術時轉移並擴散到血液循環中，甚至會惡化病勢，因爲這些腫瘤細胞還沒有產生跡象時，X 光掃描或其他顯影檢查是無法發現這些腫瘤細胞。通常在手術後會使用藥物作爲輔助治療，以殺死存餘的細胞，醫師也會依個人病情考量是否需要輔助治療。目前美國食品藥物管理局已核可的藥物包括有 capecitabine（商品名 Xeloda）、docetaxel（商品名 Taxotere）、paclitaxel（商品名 Taxol）、tamoxifen（商品名 Nolvadex）及 trastuzumab（商品名 Herceptin）以增加乳癌治療的成功率。當乳癌若有持續惡化需要使用其他藥物治療時，docetaxel（Taxotere）可治療局部的或突變的乳癌細胞；paclitaxel（Taxol）亦可治療突變的或持續成長的乳癌細胞，並預防乳癌細胞的復發；trastuzumab（Herceptin）是免疫療法使用的藥物，必須單獨服用才不會影響藥效，或是在第一次治療時合併其他藥物服用。除此之外，還有以下新的藥物：cyclophosphamide（商品名 Cytoxan）、doxorubicin（商品名 Adriamycin）及 fluorouracil（商品名 Adrucil）也可治療乳癌。採用化學療法時，應該要配合癌症擴散的速度做定期治療，治療時間至少 3 到 6 個月。

❑ 當患者有許多病痛時，醫生可能會開 Fentanyl（商品名 Actiq）這藥物，這是一種麻醉藥物，比嗎啡有效，而且外面包裝是以糖衣錠。

❑ 在手術結束後，會利用雌激素接受器蛋白質做腫瘤分析，檢查癌症類型和

測試是否有存餘的癌細胞，確定癌細胞是否為雌激素依賴型，假若結果是肯定的，建議選擇 tamoxifen 代替傳統的化學療法。

❑ 乳癌的手術治療有區分多種，依照癌症的病期決定。對於乳癌的手術治療法，在過去數十年不斷地推陳出新，現在的手術多以強調保留乳房為主，以下是乳癌的手術治療：

● 腫塊切除（lumpectomy）即所謂選擇性乳房切除術（segmental mastectomy），移除腫瘤和小部分的周圍組織，這是最常使用的乳癌手術，多數的患者只要在手術之後再接受數週的放射治療，放射療法也是保留乳房的治療之一部分。

● 乳房四分之一切除術（quadrantectomy）就是部分乳房切除手術（partial mastectomy），將含有腫瘤的部位切除整個乳房的四分之一，包括部分皮膚和腫瘤下的胸部肌肉。

● 單純性乳房切除術（simple mastectomy）是將整個乳房切除，並取部分的腋下淋巴結。

● 改良式根治性乳房切除術（modified radical mastectomy）即所謂的完全乳房切除術（total mastectomy），這手術是將整個乳房和腋下淋巴結完全除去，部分的胸部肌肉也有可能會被切除。

● 乳房根除術（radical mastectomy）是將整個乳房、腋下淋巴結及胸部肌肉切除，這是最早的手術治療方法，但是現在的乳癌患者很少會用這個手術來治療，因為醫師認為改良式根治性乳房切除術也有同樣的效果。

● 預防性兩側乳房切除術（bilateral prophylactic mastectomy）是對於少數已確定有高危險性的乳癌女性所施行的手術，這手術必須將兩側正常的乳房切除以預防乳癌的形成。所以，有遺傳性基因缺陷的女性，年齡又超過 70 歲者，乳癌的危險會增加百分之八十五，才需要做這預防性手術，研究人員發現這手術可以減低百分之九十的乳癌發生率，並降低百分之八十的乳癌死亡率。

以上沒有任何一個手術是最好的，完全因人而異，必須評估個人的病情和服藥狀況，而且心理因素、經濟、治療意願、自我觀念及宗教信仰等都會影響病人選擇的手術，有些人也會考量手術後如何重建乳房。

❑ 做過切除手術後的女性可以選擇乳房重建手術，這手術方法是從大腿或臀

部取部分組織包括脂肪和血管細胞，添加生長荷爾蒙促進細胞生長，這方法是由美國密西根大學和史丹福大學的研究人員發展出來的，對於有考慮乳房重建的女性是一個很好的選擇。

❑ 國外有發展出一種新的乳癌治療技術，即 RODEO 核磁共振顯影輔助雷射腫塊切除術，利用雷射破壞初期的乳癌細胞，不需要做手術、放射治療或化學療法。

❑ 最近有關於乳癌治療的方法是合併高劑量的化學療法和骨髓移植手術。醫生會抽取少部分的骨髓並冷凍之，接著以高劑量的化學療法撲滅癌細胞後，再將病人的骨髓注射至體內，取代被化療破壞的骨髓。美國杜克大學醫學中心針對惡性乳癌且癌症已經擴散到腋下淋巴結的女性，施行這類手術試驗，追蹤兩年後發現，有百分之七十二的女性已完全根治，相較於僅接受傳統化療者只有百分之三十八根治。然而，這手術非常昂貴，花費會超過美金 10 萬元以上，美國保險公司多不願給付，這項手術也是相當困難的，他們認為這方法仍在實驗階段，但是對於在乳癌末期的婦女亦不失為一治療方法。研究人員提供一些篩選方法，幫助醫師和病人決定是否要接受骨髓移植手術，如下：

● 已經開始治療，且腫瘤細胞有轉移但是還未侵襲到胸部細胞和淋巴結者。

● 從未做過任何化學療法者。

● 癌症細胞轉移速度緩慢者。

● 轉移的癌症細胞對雌激素接受器有依賴性反應並有服用 tamoxifen 治療者。

● 腫瘤轉移細胞面積小者。

❑ 任何的乳癌手術治療，都會切除部分的腋下淋巴結，目的是確認有無癌細胞擴散。假如癌細胞已經擴散到淋巴結，則術後治療還會包括放射治療、化學療法或荷爾蒙治療。放射治療通常在腫瘤切除術或乳房四分之一切除術之後做，以確保無任何癌細胞殘留。

❑ 手術結束後，通常建議婦女避免提重物、穿著寬鬆的衣服和手套及避免曬太陽。淋巴結被切除的女性會由於淋巴液蓄積，而有手臂腫大或淋巴水腫的副作用，這種情況很常見，會在手術後的數個月或一年發生，若手臂過

度使用亦會引起受傷或感染。為了避免淋巴水腫的形成，儘量避免使用手臂，例如抽血、化療或量血壓等等，有些手臂的運動可以保護手臂避免僵硬和幫助復原。若手臂有任何的紅腫或疼痛，最好就醫檢查。

❑ 美國約翰霍普金斯大學的乳癌中心針對癌症病患提供欲做手術切除選擇者的門診諮詢服務，病人和其家屬可以在那裡得到一個試驗，得知由手術房到整個手術後傷口的情形。

❑ 預測不久的未來，將有許多生理療法和荷爾蒙療法應用在乳癌的治療上，並降低化學療法所帶來的副作用。

❑ 由於最近發現兩個乳癌基因（BRCA1 和 BRCA2），使得基因治療備受矚目，但是，關於這方面的治療才剛起步，需要更多的研究單位參與。

❑ 現在乳癌的治療逐漸朝向低侵略性的技術，醫生可以利用細針抽吸（fine needle aspiration，從乳房淋巴取細胞）的細胞學檢查法做切片檢查。將來，也許可以利用微波輻射或超音波治療破壞腫瘤細胞來代替手術，就不需要切開乳房了。

❑ 家人的支持對於乳癌患者也是很重要的，因為乳癌患者會憂慮、焦慮及害怕。請見第二部的癌症。

❑ 美國癌症學會（ACS）指出約有百分之五十的乳癌患者會再復發，即使當時的手術非常成功。然而，新的藥物、治療及診斷技術不斷地發展，可望降低乳癌的死亡率。

❑ 有些醫療機構有針對乳癌患者提供一些資訊和服務，可多加利用。

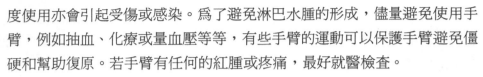

哺餵母乳的問題
（Breastfeeding-Related Problems）

　　哺餵母乳是一件很自然的事情，雖然也可以給新生兒餵食奶粉或商業配方，但是，女性乳房的最原始目的就是餵哺嬰兒，而且授乳對母親和嬰兒都有益處，這不是奶瓶和配方奶粉所能提供的，例如母乳非常容易消化、可預防便秘、可降低食物過敏的發生率以及增加抵抗力等。授乳通常也可促進嬰

兒口腔的健康、滿足吸吮的需求，及增加母親和嬰兒肌膚上的接觸。哺餵母乳對母親的好處，包括有減低胎盤出血的機率、母親得到休息的機會、刺激子宮的收縮以回復產前的大小。

　　對嬰兒而言，除了可以增加對細菌和疾病的抵抗力、得到母親的關懷之外，還有可以促進腦部發育。哺乳的嬰兒會比餵奶粉的嬰兒較聰明，且在成人時所獲得的學位也較高。有一項針對 1,000 名兒童長達十八年的研究發現，不飽和脂肪酸特別是母乳所含有的二十四碳五烯酸（DHA，魚油的成分之一）會促進智力的發展。DHA 對嬰兒而言是必需的，而哺餵配方奶粉的嬰兒就沒有獲得 DHA。雖然母親在懷孕後期的三個月，會傳送大量的 DHA 給胎兒，但是哺餵嬰兒配方奶粉時，就沒有再繼續補充這重要的營養素了。

　　澳洲研究調查 2,200 名兒童發現，曾被哺餵母乳至少四個月的兒童，在 6 歲大時發生氣喘或呼吸過敏的症狀明顯較少。母乳還可預防梭狀芽孢桿菌（*Clostridium difficile*），這是在腸道內的細菌，會使大人引起嚴重的結腸發炎或腹瀉，因為已在嬰兒時期這細菌就黏在腸道細胞上。

　　現在許多嬰兒都被哺餵奶粉，原因不論是治療因素，或是母親無法或選擇不餵哺母乳。而哺餵母乳或是奶粉，都一直還有爭議。當嬰兒對牛奶蛋白或乳糖過敏時，醫生通常會建議使用大豆配方嬰兒奶粉，在美國地區，大豆配方奶粉的使用占所有嬰兒奶粉的百分之二十五。然而，大豆裡所含有的植物化學因子，異黃酮素，在動物實驗和細胞培養中發現，會對內分泌系統有些影響。異黃酮素在大豆配方奶粉中存有某些程度的量，因此可能會對內分泌系統有所影響，但是，有專家仍建議使用大豆配方奶粉，因為目前沒有並臨床證據指出，餵哺大豆配方的嬰兒其內分泌系統有受到影響。

　　在哺乳時，像其他新鮮、不熟悉的事一般，將會出現一些問題。以下提供一些常見的哺餵母乳的問題。

乳房腫脹（Engorgement）

　　在產後 2 到 5 天最常見的問題，這問題是暫時性的，造成原因是乳房的血液供應增加和乳汁產生的壓力，導致乳房組織腫脹，可能會有輕微的發燒。兩側乳房會有飽滿、柔軟有彈性及變硬的感覺，乳房皮膚會發熱、光亮及擴大，並非要有乳房腫脹的情形才能授乳。

◆建議事項

❑ 哺餵嬰兒的次數多些，間隔短些，可以每 1 小時半到 2 小時間就哺餵一次，如果乳房持續腫脹時夜晚也要持續哺餵。

❑ 在兩次哺餵中間可將乳汁擠出。

❑ 在每次餵哺前 30 分鐘，可以給乳房蒸氣熱；在餵哺時可以按摩乳房，有助於乳汁的排出。

❑ 建議不要使用乳頭保護套，這會混淆嬰兒的吸吮模式、傷害乳頭、降低乳房的刺激及減少乳汁分泌等。

❑ 為了避免乳房腫脹，可以在嬰兒想要吃奶時立即哺餵，而且儘量不要限制嬰兒吸吮的時間，在白天或晚上都不要省略或延遲餵哺。而且，不要給嬰兒喝配方奶粉或糖水，最好每次餵哺時，嬰兒都是空肚子喝母奶。美國小兒科醫學會（AAP）建議新生兒每天授乳次數約八到十二次，這樣才會有滿足感，通常每 10 到 15 分鐘就換另一側乳房餵哺。

乳腺炎（Mastitis; Breast Infection）

當乳腺管塞住又沒做適當處理，會引起乳腺炎。急性乳腺炎是乳房發炎和腫脹，通常是乳頭有傷口，細菌趁哺乳時進入乳房所造成，最常見的細菌是金黃色葡萄球菌。母親剛開始授乳時，因哺餵次數較多而容易造成傷口，導致母親容易感染到急性乳腺炎。當乳房紅腫、發燒、乳頭分泌黃色膿汁、感到疲憊及充血的症狀，都可能暗示有急性乳腺炎的問題。事實上，所有的哺乳婦女只要有充血的跡象時，就應該懷疑乳房發炎，直到確定病因。若母親有高燒，則應迅速就醫檢查。

◆建議事項

❑ 多喝水。

❑ 多休息。

❑ 在授乳完後讓乳頭自然乾燥，以避免傷口產生。若乳頭已經有傷口，哺乳時可以蓋上一層套子，或在乳頭乾燥後用蘆薈汁以幫助痊癒，也可以在授乳前後用熱水瓶的熱氣或熱水袋熱敷，或在授乳後使用 100 瓦熱燈泡距離

乳房 12～18 英吋照射數分鐘，以促進傷口癒合和預防發炎，燈泡距離不要太近以免造成不適。

❏ 當發炎的乳房正在治療時，醫師可能會建議你停止哺餵母乳，假若如此，可使用擠乳器避免乳房腫脹。

❏ 在哺乳前後，記得要洗淨雙手，並清洗乳房和乳頭區域。

◆ 考慮事項

❏ 大部分較小的感染會在數天後自行痊癒，但是，嚴重的發炎則需要服用抗生素治療數週後才能治癒。

❏ 醫生可能會開抗生素給哺乳婦服用。

❏ 有少數的案例是因乳房發炎而導致乳房潰瘍，腫脹的乳房充滿膿汁，可能需要在手術室裡切開乳房以利膿汁流出，這個步驟必須在醫生的監督下執行。若潰瘍持續存在，可能需要以手按摩的方式將乳汁擠出並丟棄。應該繼續用未感染的乳房哺乳，直到膿腫治癒。

乳腺管阻塞（Plugged Duct）

當哺餵嬰兒吃奶時並未使乳腺管完全排空或穿太緊的胸罩，都會引起乳腺管阻塞。乳房的某部位若產生痛及硬塊，表示可能有此問題。

◆ 建議事項

❏ 仔細檢視乳頭是否有乳汁乾後留下的漬，並輕輕擦洗奶漬。經常使用此不適的乳房餵奶。若授乳次數多，則乳腺管應該會在二十四小時內自行清除。

❏ 平穩地施壓按摩乳房，從胸壁往乳頭的方向輕輕按摩，以刺激乳汁流出。

❏ 儘量改變嬰兒吸吮乳頭的姿勢，以利全部的乳腺管能夠排空。

❏ 當嬰兒的吸吮力最強時，先哺餵不舒服的那一側乳房。

乳頭受傷（Sore Nipples）

乳頭受傷通常是由不正確的授乳姿勢和授乳時間或嬰兒不正確的吸吮而造成的，也有可能是感染造成，最常見的感染是由白色念珠菌引起的。

◆建議事項

❏ 每次授乳時儘量不要用受傷那側，然而，兩側乳房都受傷時，可以先用手（按摩乳房）使母體乳汁流出來，而乳汁也正好可供應嬰兒。

❏ 確保嬰兒上下顎僅施壓於乳房最不柔軟的部位。當嬰兒正準備開始吸奶，勿將乳房抽離。要學習放鬆。

❏ 由乳房底部朝向乳頭按摩，以預防乳頭腫脹，在懷孕的最後幾週開始做，直到分娩後。

❏ 如果乳頭有傷口和疼痛，可以用蘆薈膠塗在傷口上，以減輕疼痛和促進傷口癒合。新鮮的蘆薈、金盞花（calendula）、藥屬葵及北美滑榆也具有緩和作用，可製成糊藥或溼茶包，敷在受傷的乳頭上。

❏ 在懷孕和哺乳期間，可以利用酪梨油、金盞花軟膏、羊毛脂（lanolin）及橄欖油（可單獨使用或混合使用）塗抹乳房，有助於預防受傷。

❏ 為了預防乳頭受傷，可經常餵哺嬰兒和避免讓嬰兒過度飢餓，並學習正確的餵哺姿勢。確定嬰兒的嘴巴有含住乳暈（乳頭較黑的區域），在餵哺時嬰兒應該不會發出任何聲音。可經常改變授乳的姿勢，更換嬰兒嘴巴對乳房施予的壓力，並學習如何正確地中止吸吮。沒有餵哺時，儘可能保持乳頭乾燥。清洗乳頭時，不要使用肥皂、酒精或石化工業產品，這些產品會洗滌掉皮膚上的天然保護因子，可以用少量的初乳塗在乳頭上，然後讓它自然乾燥。

❏ 如果乳頭持續疼痛得很厲害，可能是受到白色念珠菌感染（請見第二部的黴菌感染）。諮詢你的醫療專業人員。

哺乳婦女的營養健康

以下補充品有助於哺乳婦女的健康，可以和醫師討論過後，再決定要補充哪些維生素和礦物質於飲食中。

營養素

補充品	建議用量	說明
必需者		
游離形式的胺基酸複合物（來自 Anabol Naturals 的 Amino Balance）	依照產品標示。	補充蛋白質，大豆蛋白和游離形式的胺基酸的來源較動物性蛋白佳。
有幫助者		
來自 Natren 的 Bifido Factor 和	每日二分之一茶匙，兩餐之間服用。	給母親食用，可促進免疫系統，並提供好菌所需。只用不冰的水泡製。
來自 Natren 的 LifeStart	每日四分之一茶匙，添加於開水或果汁中。	給嬰兒服用的，只用不冰的水泡製。
鈣 和	每日1,000～1,500毫克。	鈣和鎂對母親和嬰兒都是必需的。請使用螯合型，不要使用骨粉或白雲石，內含有大量的鉛。
鎂	每日500～750毫克。	
綜合維生素和礦物質複合物 與 維生素B群	依照產品標示。	母親和嬰兒都需要所有的營養素。使用高效能配方。有助於乳汁的分泌和紓解壓力。
外加 葉酸 和	每日400微克。	
維生素C 和	每日3,000毫克。	
維生素D 和	每日400國際單位。	
鐵 和	遵照醫生指示。	
錳	每日2毫克。註：鈣和錳請勿一起服用，兩者會相競吸收。	

藥用植物

❏ 以下藥用植物對哺乳婦女有幫助，包括苜蓿、幸福薊、蒲公英、茴香、木

賊及覆盆子。

❑ 蕁麻葉有滋補的作用，含有鐵和其他許多營養素。

❑ 有些藥用植物會減少乳汁的分泌，包括有黑胡桃木、歐鼠尾草及西洋蓍草，哺乳婦女在結束授乳前都要避免食用。

建議事項

❑ 多吃啤酒酵母、蛋、核果和種子及全穀類，飲食中也應該多吃大量的生菜食物。

❑ 母乳是最好的食物，然而，母乳中的維生素 C、D 及鐵的含量較低。所以，哺乳婦要維持均衡飲食，服用綜合維生素和其他營養補充品也是有幫助的，可與醫師討論需要服用的營養補充品。

❑ 若想要補充母乳，可以試試杏仁牛奶、由糙米製成的米漿，或豆奶配方添加少量的木瓜，在果汁機中攪拌，這些成分和母乳相似。在嬰兒數個月大時，可添加少量的糖蜜和啤酒酵母。當要改變嬰兒的飲食時，可以請教專業醫療人員。

考慮事項

❑ 有研究發現母乳可以殺死一些微小的寄生蟲，例如腸梨形蟲，這寄生蟲會引起兒童腸胃道的疾病。

❑ 最近研究發現，有攝取大蒜的母親，她們的嬰兒對母乳的需求會增加，而且授乳時間會延長，研究人員認為大蒜對母親和嬰兒雙方都有益處。食用大蒜精補充品是個很好的方式，比較沒有味道，也較容易接受。

❑ 母乳的成分是蛋白質，蛋白質的來源不外乎是母親飲食中的蛋白質或身體儲存的蛋白質，因此，哺乳期間必須要增加蛋白質的攝取量，特別是分娩後有體重降低的情形。但是，有研究顯示流失的會是脂肪，並非是肌肉。

❑ 在 1998 年，美國小兒科醫學會發表新的宣言：母乳是嬰兒最好的食物，鼓勵母親哺餵她的嬰兒，並建議在新生兒出生後 6 個月都哺餵母乳，不要再餵其他食物包括果汁、氟化物、鐵或維生素等等。

❑ 專家指出哺餵母乳至少持續一年。但還是得依照母親的意願，甚至母親也可以持續再餵更久，只要母親覺得對她和嬰兒都有好處即可。

❑ 有很多藥物會進入到乳汁內，包括止痛藥成分乙醯氨酚（acetaminophen，商品名 Tylenol 等）、酒精、安非他命、抗生素、抗組織胺、阿斯匹靈、巴比妥、咖啡因、胃藥如cimetidine（商品名Tagamet）、古柯鹼、去充血劑、鎮定劑如 diazepam（商品名 Valium）、麥角胺（ergotamine）、抗焦慮劑如 chlordiazepoxide（商品名 Librium）、大麻、尼古丁及 opiates（可待因、meperidine〔止痛藥，商品名Demerol〕、嗎啡）等。這些藥物會引起嬰兒腹瀉、心跳過速、好動、不安、易怒、哭鬧、睡眠不足、嘔吐及抽筋等。除此之外，這些藥物可能會聚積在嬰兒體內，並可能導致嬰兒上癮。

❑ 吃母奶的嬰兒罹患腦膜炎或嚴重的血液感染機會非常小，他們得到淋巴瘤較未吃母奶者低百分之五百至六百的機會，而且感染中耳炎的機率比吃奶粉的嬰兒還少百分之五十。

❑ 母乳含有高量的肌醇和維生素 B，這些營養素對嬰兒的發育非常重要。

❑ 美國小兒科醫學會還建議醫院、小兒科醫師及母親遵從以下做法：(1)即使母親和嬰兒在住院期間，母親仍應該繼續哺餵母乳。除非母親有在做任何治療，哺餵母乳則會影響到嬰兒，假若如此，應該立即停止哺餵，直到母親體內不再有任何藥物存在。(2)所有醫院都應該提供較私人或隱密的空間給母親哺餵母乳。(3)醫院應該要提供擠奶器。(4)鼓勵保險公司提供哺餵母乳的服務和福利。

❑ 現在有許多醫療機構教導如何哺餵母乳，並解決任何有關哺乳的問題，也可以向專業醫師諮詢。

子宮內膜異位（Endometriosis）

子宮內膜異位是子宮內膜細胞跑到子宮以外的地方生長。子宮內膜細胞在月經期間會剝落排出體外，當這些細胞無法正常排除時，會開始肆無忌憚地生長，可能會相互附著或附著在下腹部的器官上，例如卵巢或腸子上，繼而產生不同的症狀，包括：月經來前和期間在子宮、下半部背和骨盆腔各器官等處會有劇痛；月經週期間有間歇性疼痛；性交疼痛；月經來潮時流血過

多並含有大血塊和內膜組織；月經期間噁心、嘔吐、便秘；排便困難（由於骨盆腔肌肉和肛門括約肌收縮無力引起的排便困難）；小便困難（即排尿疼痛）；不孕。因爲月經的緣故，缺鐵性貧血症也很常見，若月經週期短於27天或月經超過一週以上的女性，都可能會有貧血的危險。

　　子宮內膜組織也會跑到子宮外的地方生長，常侵犯的地方包括卵巢上或卵巢裡面，還有輸卵管、膀胱、腸子、骨盆腔底部、腹膜及子宮肌肉層，而深骨盆腹膜腔和子宮直腸陷凹（cul-de-sac）最常發生子宮內膜異位。

　　在正常的月經週期中，內膜細胞會受到荷爾蒙周而復始的變化刺激而增厚，以作爲懷孕的準備，同時，卵巢內會有一個濾泡細胞成熟並釋放出來，進入細長的輸卵管達到子宮，此時子宮內膜已經充滿血液並增厚，若濾泡在二十四小時內未受精，子宮內膜就會開始剝落，由陰道排出，形成月經。

　　異位的子宮內膜細胞雖然不在子宮內，但是同樣也會受到月經週期的荷爾蒙變化所控制，就像子宮內膜細胞，每個月不斷地增生、剝落和出血；但是，子宮內膜的血液會由陰道排出，而異位的子宮內膜細胞所流出的血液則無法順利排出體外。積存在體腔內部的血液，反而會由周圍組織吸收，這過程是非常緩慢的。從出血到被吸收這整個過程，可能會造成疼痛。

　　一次次的月經週期會使異位細胞不斷地長大，並可能轉移到他處，也可能會傷害其附著的組織或再沾黏其他器官，因此引起疼痛；若繼而懷孕時，則會因爲子宮變大和腹腔內的器官被推擠到不正確的位置，導致更劇烈的疼痛。有時形成聚積的血液又稱爲囊腫。子宮內膜囊腫又稱巧克力囊腫，最常發生在卵巢上，這些囊腫通常含有一些被氧化的血液，其外形似巧克力糖漿。當囊腫破裂時，會引起難以承受的疼痛。

　　造成子宮內膜異位的成因不明，但有若干理論已被提出。在1920年由約翰・山普森（John Sampson）博士提出「月經逆流說」（reflux menstruation theory），經血會逆流到輸卵管和滴入腹膜腔，造成內膜細胞跑到他處並生長，這假說是最能解釋爲何會造成子宮內膜異位的問題，雖然未得到直接的證明。另一個較爲大家所接受的假說是，子宮內膜細胞會透過血管或淋巴管散佈到身體其他地方；也有學說認爲子宮內膜異位是受到先天性的影響。

　　儘管致病的機轉仍有諸多爭議，然而，有學者發現暴露在多氯聯苯（PCBs）和戴奧辛這兩種環境污染物下，會導致自發性子宮內膜異位，這可

能說明最近十年子宮內膜異位死亡率增加的原因。有子宮內膜異位的女性大多未曾懷孕,其中有百分之三十至百分之四十的女性有不孕症的問題。根據子宮內膜異位協會發現,會有子宮內膜異位的潛在性危險的女性,多半有酵母菌感染、花粉熱、溼疹及食物過敏的過去病史。除此之外,惡性的子宮內膜異位會形成家族史的傾向。《美國醫學協會期刊》刊登一篇研究指出,約有 500 到 700 萬的美國女性,從年輕時就開始遇到子宮內膜異位,但不幸的是,許多女性誤認為這疾病的症狀只是月經週期來時正常會發生的不適感。

檢查子宮內膜異位的診斷方法,以腹腔鏡檢查最常使用。腹腔鏡檢查是在肚子上切開一個小小的洞,放入細長的光學管子,剛好可以看到腹腔內,而這項檢查通常是針對門診病患。

以下的營養補充品和其他建議有助於控制早期的子宮內膜異位。

營養素

補充品	建議用量	說明
必需者		
維生素 E	開始服用時每日 400 國際單位,逐漸增加到每日 1,000 國際單位。	有助於荷爾蒙平衡,請使用 d-α-生育醇形式。
維生素 K 或	每日 200 微克。	維持血液正常凝固所需。
苜蓿		請見下面藥用植物部分。
重要者		
必需脂肪酸(月見草油和來自 Wakunaga 的 Kyolic-EPA 是良好來源)	每日 1,500 毫克。	提供必需脂肪酸如γ-次亞麻油酸(GLA),有助於荷爾蒙和前列腺素的調節。
鐵	遵照醫生指示。	有此疾病的女性常有缺鐵性貧血症狀。請使用胡延索亞鐵。 注意:不要服用鐵質補充品,除非你經診斷有貧血症狀。
或 來自 Salus Haus 的 Floradix Iron＋Herbs	依照產品標示。	較易吸收且是來源性安全的鐵。

補充品	建議用量	說明
重要者		
維生素 B 群 外加	依照產品標示。	促進血球細胞的製造和荷爾蒙的平衡。
泛酸（維生素 B₅） 和	每日 3 次，每次 50 毫克。	舒緩壓力，維持正常腎上腺功能所需。
維生素 B₆（吡哆醇）	每日 3 次，每次 25 毫克	有助於排除體內多餘的液體。
維生素 C 與 生物類黃酮	每日 3 次，每次 2,000 毫克。	促進組織痊癒的重要營養素，請使用緩衝形式。
鋅	每日 50 毫克，所有補充劑中的含量相加起來，每日不要超過 100 毫克。	有修復組織和免疫功能。使用葡萄糖酸鋅錠劑或 OptiZinc 可得到較好的吸收。
有幫助者		
β-1,3-聚葡萄糖	依照產品標示。	刺激巨噬細胞活性，可以去除外來細胞殘渣。
鈣 和 鎂	每日 1,500 毫克。 每日 1,000 毫克，睡前服用。	補充礦物質，請使用螯合形式的。
海帶	每日 1,000～1,500 毫克。	補充所需的鐵和其他礦物質。
綜合維生素和礦物質複合物	依照產品標示。	補充組織修復和痊癒所需的各種營養素。

藥用植物

❑ 苜蓿是維生素 K 和其他礦物質如鐵的良好來源，維生素 K 是凝血機制和組織痊癒所必需的，另外，許多子宮內膜異位的女性都有缺鐵的情形。

❑ 紫雲英（黃耆）、大蒜、金印草、沒藥膠、保哥果及紅花苜蓿具有抗癌的特性。

❑ 牛蒡根、當歸及紅覆盆子葉有助於荷爾蒙的平衡。

❑ 蕁麻含有豐富的鐵。

建議事項

☐ 飲食中，生菜和黃豆食品須占百分之五十，除此之外，只能選擇全穀類食品（即不要包含精製麵粉產品）、生核果類及種子。含有豐富的黃豆和纖維的飲食，對於子宮內膜異位的控制非常重要。

☐ 可以將深綠色蔬菜打成一杯蔬菜汁食用。

☐ 避免酒精、咖啡因、動物性脂肪、牛油、各式油脂、乳製品、紅肉、家禽、貝類、油炸食品、含添加劑食品、垃圾食物或速食、精製食品和加工食品、鹽及糖等。

☐ 可在每個月預測月經來前的三天禁食，只喝白開水和新鮮果汁。

☐ 可以用熱水墊、熱水瓶或熱毛巾敷在肚子上，有助於腹部肌肉放鬆，以減輕疼痛。

☐ 若你的子宮內膜異位疾病平常有在服用藥物控制時，最好要注意是否有任何新的不適症狀發生，特別是呼吸困難、胸痛或是腿痛這類的問題，都應立即告訴醫生，這些症狀表示有血液凝塊存在的可能。因此，最好要常做檢查，確認有無副作用產生。雖然，有子宮內膜異位的女性開始藥物治療時，病徵會暫時惡化是為正常現象，但是，仍要警覺一點。

子宮內膜異位的另類選擇與治療

美國奧瑞岡聖查理醫學中心的 David Redwine 醫生，研發對於子宮內膜異位來源說法的一種另類的理論，Redwine 醫生並不同意一般的婦科醫生所認為經血逆流會導致子宮內膜異位的說法，而他的假說是子宮內膜異位可能是一種先天的缺陷。在胎兒形成的過程之中，細胞分化變成女性生殖器官且置放到適合的位置。但是如果這個控制的機制沒有作用完全的話，使得部分的內膜細胞可能被丟在後面不屬於它們可以著床和生長的位置。

剛開始時，這些錯置的組織是無色的，但是一段時間後，組織會漸漸的受損，也就是形成我們所知的子宮內膜異位，可能至少與部分性荷爾蒙的刺激有關，這個損壞的組織會開始改變顏色，顏色漸漸的變深直到它們與在 30 歲左右女性身體中發現的典型深色一樣，在達到那個階段之前，它們可能會顯現有白色、黃色、紅色或咖啡色，且許多是介於中間的顏色。因此，

根據Redwine醫生的理論，內膜的生長僅顯示在整個骨盆之間，也就是說它們是需要經過一段長時間的，可能在出生之前就開始，而需要一段時間成為深色才能夠被認出來。

依據對疾病的了解，Redwine 醫生發展出一種治療的方法，用手術將錯置物取出，使用腹腔鏡，就是外科醫生用來檢查整個骨盆腔和整個腹部表面，確定可能的內膜損害處，然後將所有可疑之處去除，每個損害的組織都要做切片，再經過實驗室的診斷與分析是否為原始內膜的來源，有了這個判斷的方法，Redwine 醫生說他可以確認出損壞的組織，不只是一般認為的黑色燒成粉狀的內膜來源。

許多婦女診斷出子宮內膜異位開刀之後還常會復發，這點可能可以支持這是一個進展性的疾病之概念，就算治療後還是有可能會回來，然而，Redwine 醫生相信許多婦女一直有復發的問題的原因，在於手術只有除去部分損害的組織，大部分的醫生手術只取出所謂的黑色燒成粉狀的內膜組織，這樣可能估計還有百分之五十至百分之六十的疾病仍然存在，他發現百分之四十的病患有典型的組織損壞，而百分之六十的人則是有非典型的組織損壞，也就是有多種顏色的。他相信子宮內膜異位是可以完全根治的，只要把所有損壞的組織，包括典型和非典型的，而且不僅是骨盆腔，還有在腹膜的部位都一起除去，他的手術後追蹤實驗，發現約有百分之七十五的病患獲得症狀的完全紓解，而且約有百分之二十的病患感到症狀的減緩，所以他們不太覺得疼痛，而約只有百分之五的病患未獲得症狀改善。除了 Redwine 醫生之外，美國現在也有許多的婦科醫生也使用這樣的治療法。

下表整理出傳統理論與 Redwine 醫生的理論，兩者之間一些主要的差異。

傳統理論	Redwine 醫生的理論
原因是由於經血迴流	原因是胚胎細胞分化的缺陷
一種 30 歲以上婦女的漸進式疾病	一種影響所有年紀的婦女疾病
與月經有關	與月經無關
造成不孕	可能與不孕有關，但是並不是真正的原因
損害組織每個月會出血	損害組織不會出血
大多數損害組織是黑色	損害組織可能是無色，白色、粉紅色、咖啡色、黑色或是多種顏色的，大部分不是黑色
腹膜內的組織不是子宮內膜的來源	腹膜內的組織證實是子宮內膜的來源
切除損害部位後仍常常復發	如果切除典型和非典型的組織後復發的機會很少

建議對嚴重患者進行子宮切除，而手術提供單獨的舒緩程度	手術切除典型和非典型的組織是這種疾病的選擇，可提供到百分之七十五的症狀完全舒緩

如需更多有關Redwine醫生和他的治療子宮內膜異位的方法，可以寫信給子宮內膜異位治療單位。

考慮事項

❏ 每天運動，像走路或是伸展身體都是非常有益的。

❏ 若你懷疑可能有子宮內膜異位，最好迅速看婦產科醫師做檢查，畢竟早期發現早期治療。

❏ 子宮內膜異位的治療方法是依病情嚴重程度決定的。醫師可能會開立一種danazol（商品名 Danocrine）的藥物，這藥物會停止正常的荷爾蒙週期、控制血液循環、止住疼痛、預防異常的細胞擴散到其他組織及促進組織痊癒；有些醫師會開立口服避孕藥，也是基於同樣的原因。danazol 證實可改善百分之八十九的女性的症狀，使異常細胞的大小和數量減少，引起的副作用有體重增加和聲音低沈，當停藥時，副作用即會消失。然而，停止治療時，病症也可能會再復發。

❏ raloxifene （Evista）這藥物最初是用來預防女性的骨質疏鬆，後來發現會停止子宮內膜製造雌激素，所以被用來預防子宮內膜異位的生長。

❏ 化學合成的生殖荷爾蒙促性腺激素（GnRH），例如leuprolide（商品名Lupron）、nafarelin（商品名Synarel）及goserelin（商品名Zoladex）都可使用，這些藥物服用6個月，可減輕子宮內膜異位的症狀一年以上。這些藥物的作用原理是停止雌激素的製造。GnRH的副作用與停經後產生的症狀雷同。

❏ 當子宮內膜異位已經非常嚴重、子宮已失去功能或藥物治療失敗時，通常會建議做子宮切除術，且無法再生小孩。然而，將子宮切除也並非能夠完全免除所有的症狀，特別是當異常的內膜組織已遍布整個骨盆腔時，仍會有其他的症狀。

❏ 對於病症輕微的患者，常利用腹腔鏡檢查和雷射手術治療以辨識並氣化清

除附著的組織、囊腫及異位的內膜組織，並不是做子宮切除術。這樣的治療尚未完美，因需要在內膜細胞未轉移前，重複做好幾次雷射手術，優點是手術的時間短。

❏ 根據《美國醫學協會期刊》刊登一篇研究指出，適度運動可以降低體內雌激素的濃度，有助於遏止子宮內膜異位的症狀。根據伯明罕婦女醫院和哈佛醫學院的 Daniel W. Cramer 的研究發現，一週做有氧運動 7 小時以上的女性，則子宮內膜異位的發生率較低，只有五分之一的危險性。然而，這點好處只限於在 26 歲以前就開始運動的女性。

❏ 由於子宮內膜異位與荷爾蒙週期有關，在懷孕時荷爾蒙週期會暫時停止。因此，有許多女性發現她們在懷孕期間，症狀會有所改善。有些人因為阻斷了週期後，細胞生長、出血受阻、導致結疤，最後剝離而得到完全的痊癒；然而，有些人的症狀僅是暫時減輕，一旦荷爾蒙週期恢復，子宮內膜異位的症狀又會再復發。

❏ 有關子宮內膜異位的營養研究報告提出，子宮內膜異位與鈣的吸收不良有關聯。也有其他理論認為與食物過敏有關，建議飲食要完全避免過敏原，再使用抑黴素治療念珠菌。

❏ 戴奧辛可能與子宮內膜異位有關係。戴奧辛是氯化烴的一種，居家使用的清潔用品如漂白水內也有氯化物。戴奧辛會被身體吸收，儲存在脂肪組織中。殺蟲劑和垃圾焚化爐也是戴奧辛的來源之一。

❏ 子宮內膜異位症本身是屬於良性（非癌症）的情況，但是有研究發現，有子宮內膜異位的女性發生乳癌、黑色素瘤、淋巴瘤及卵巢癌的危險性，會較沒有子宮內膜異位的女性來得高。

❏ 子宮肌腺瘤的情況與子宮內膜異位相似，但只限於在子宮內，常見於多產次的婦女。這病因是子宮壁沒有接觸在該接觸的地方，而且在月經結束之後還會繼續充血，可以子宮內膜剝離術（endometrial ablation，為一種 30 分鐘的門診治療法）來治療子宮肌腺瘤。這種方法會將一個氣球置入子宮，然後注滿水，水是熱的，可使血管密封然後止血。

乳房纖維囊腫（Fibrocystic Breasts）

乳房纖維囊腫並不是癌症，其特徵是乳房有囊腫或是腫塊，這種症狀又稱爲纖維改變、慢性乳房纖維、乳房異常等。實際上，纖維囊腫也並非是一個纖維化疾病。乳房纖維囊腫的形成，是由於每個月雌激素和黃體激素濃度的變化所造成的，大約有半數的女性在生育年齡，即 30 到 50 歲之間，最容易受到影響。

乳房纖維囊腫的特徵就是有圓圓的腫塊或囊腫、會移動、可能是硬的也可能是軟的，症狀包括乳房柔軟和腫脹，通常在月經來臨前會痛得最屬害。

正常來說，乳房組織內的液體會經由乳房內的淋巴系統收集和運送。然而，當有過多的液體堆積在淋巴系統，乳房內的小空間就會充滿液體，液體周圍的纖維組織會逐漸變硬，就像結疤一樣，即形成囊腫。許多乳房囊腫在月經來前和月經期間會膨脹，產生的壓力便會造成飽滿感、漲痛、敏感或有灼熱感，有些女性會感到非常痛。

乳房囊腫的大小可能會變化，這是良性的。囊腫是軟柔的，可到處移動，感覺就像有顆球；相反地，若是癌症細胞則無法移動，且不柔軟，也不會消失。

大部分的囊腫並沒有害處，事實上，乳房的正常結構就是由許多塊狀所形成，然而，這並不表示可以忽略任何腫塊。每一位女性都應該要清楚地了解平常乳房的觸感，如此才能夠輕易察覺到任何新的腫塊，最理想的是能夠每週自行檢查，通常新的腫塊會在月經週期間形成，若有發現最好再進一步請醫師檢查。

醫師會利用簡單的方法診斷乳房纖維囊腫，通常會使用細小的針將硬塊內的液體引出。若有液體存在，則表示這硬塊是一個囊腫。醫師也會建議做切片檢查，以確定是否可能有癌症的危險，另外也會建議做乳房X光檢查。

營養素

補充品	建議用量	說明
必需者		
輔酶 Q10 加 來自 Coenzyme-A Tech- nologies 的輔酶 A	依照產品標示。 依照產品標示。	強抗氧化劑，可移除體內有毒物質，促進免疫，促進身心健全。
海帶	每日 1,500～2,000 毫克，分成數次。	碘的良好來源，碘缺乏與乳房纖維囊腫有關聯。
月見草油	每日 1,500 毫克。	有助於減少腫塊的大小。
維生素 E	每日 400～600 國際單位。	具有抗氧化力，可保護乳房組織。
非常重要者		
維生素 A 加 類胡蘿蔔素複合物 與 β-胡蘿蔔素	每日 15,000 國際單位，隨餐服用。懷孕期間，每日勿超過 10,000 國際單位。 依照產品標示。	乳房管腺系統所必需。 抗氧化劑，維生素 A 的前驅物。
維生素 B 群 外加 維生素 B6（吡哆醇）	每日 3 次，每次服用每種主要的維生素 B 各 50 毫克，隨餐服用（在綜合錠劑中，各種維生素的含量會有所不同）。 每日 3 次，每次 50 毫克。	維生素 B 群對體內酵素系統而言很重要。 正常液體平衡和荷爾蒙調節所需。
重要者		
維生素 C 與 生物類黃酮	每日 2,000～4,000 毫克，分成數次。	為正常免疫功能、組織修復及腎上腺荷爾蒙調節所需。
鋅	每日 50 毫克，所有補充劑中的含量相加起來，每日不要超過 100 毫克。	修復組織和免疫功能。 使用葡萄糖酸鋅錠劑或 OptiZinc 可得到較好的吸收。

補充品	建議用量	說明
有幫助者		
多種礦物質複合物	依照產品標示。	均衡體內礦物質。
蛋白質分解酵素 加 鳳梨酵素	依照產品標示，隨餐和兩餐之間服用。	降低腫脹引起的發炎反應和疼痛。

藥用植物

❏ 以下藥用植物對乳房纖維囊腫有幫助：紫錐花、金印草、毛蕊花、保哥果、紅花苜蓿、蔓虎刺及薑黃。

注意：若每天內服金印草，一次不要連續使用超過 7 天，以免破壞腸道的益菌群。在懷孕期間不可使用，若你對豕草過敏，則使用時要小心。

❏ 可使用 poke 根或歐鼠尾草糊藥舒緩乳房的發炎反應和疼痛。（請見第三部的使用糊藥）

註：poke 根僅建議外用而已。

建議事項

❏ 吃低油高纖維飲食，並多吃生菜，包括種子、核果及穀類，注意堅果類不要有經過加熱處理的。每日提供三份以上的蘋果、香蕉、葡萄、葡萄柚、生的核果、種子、新鮮蔬菜及優格，全穀類和豆類也非常重要。

❏ 飲食中多吃含有豐富的鍺之食物，包括大蒜、香菇（shiitake mushrooms）及洋蔥，鍺可促進在細胞階段的組織間的氧合作用。

❏ 少吃任何含有咖啡、茶（藥草茶例外）、可樂或巧克力，這些食物都含有咖啡因，咖啡因與乳房纖維囊腫有牽連。另外，也要避免酒精、動物性食物（如肉類和動物性脂肪）、油炸食物、鹽、糖、菸草及所有白麵粉製品。

考慮事項

❏ 月見草油的使用可縮小囊腫的大小。

❏ 有研究發現，飲食中完全避免任何含咖啡因的女性，其囊腫消失的速度愈

快。

❏ 藥物 danazol（商品名 Danocrine）是一種荷爾蒙，作用在腦下腺體，以降低卵巢功能，繼而減少乳房內的雌激素，使硬塊變小。Danocrine 也不是對所有女性都有效，但百分之六十的女性在數週內成效顯著。許多病人指出可以減輕疼痛或變得不那麼柔軟。然而，這藥物也有惱人的副作用，最好在以上的建議都沒得到預期結果時才使用此藥。

❏ 甲狀腺功能與乳房纖維囊腫息息相關。碘的缺乏會導致甲狀腺功能不足，並與纖維囊腫的變化有關，其他因素還包括荷爾蒙平衡失調和雌激素濃度過高引起的乳汁製造異常。

❏ 美國癌症協會建議所有的女性每個月檢查一次乳房，在月經後 5～10 天或懷疑有任何腫漲情形時，都應該自行檢查乳房。停經婦女也應該在每個月的同一天自行檢查乳房。

性冷感（Frigidity）

　　性冷感是指性交過程無法有歡愉的感覺，特別是缺乏性慾和沒有感覺。一般泛稱女性的性功能障礙為性冷感，原因通常是由心理因素、害怕、焦慮、罪惡感、憂慮、與配偶衝突及覺得低級等。以前曾有過性創傷或是有不愉快的兒童期和青少年期，也都是常見的原因。性冷感也有可能是由生理因素引起的，像有些女性在性交時會感到疼痛，緣由是潤滑劑不足、不適當的刺激、有疾病或感染或是其他身體因素等等，繼而對性行為感到害怕和退縮。維生素的缺乏會引起雌激素不足而導致陰道潤澤不夠，其他如慢性疾病、有些藥物治療、睪固酮濃度低、某些醫療等也都會降低性慾。以下的營養補充方針也許有所幫助。

營養素

補充品	建議用量	說明
非常重要者		
海帶	每日 2,000～2,500 毫克。	為碘和其他重要礦物質的良好來源。
維生素 B 群	每日 2 次，每次服用每種主要的維生素 B 各 100 毫克（在綜合錠劑中，各種維生素的含量會有所不同）。	鎮定神經和有助於減少焦慮。
維生素 E	開始每日 200～400 國際單位，逐漸增加到每日 1,600 國際單位。	維持生殖系統和腺體功能所需，使用 d-α-生育醇形式。
有幫助者		
魚肝油	依照產品標示，隨餐服用。	補充維生素 A 和 D。
卵磷脂顆粒 或 膠囊	每日 3 次，每次 1 湯匙，隨餐服用。 每日 3 次，每次 2,400 毫克，隨餐服用。	含有必需脂肪酸和助於神經功能的正常。
L-苯丙胺酸 和 L-酪胺酸	每日 500 毫克，空腹服用。可與開水或果汁一起服用，但勿與牛奶一起服用。若同時服用 50 毫克維生素 B_6 及 100 毫克維生素 C 則更容易吸收。請勿超過建議劑量。	中樞神經傳導所需的胺基酸，與心情和神經功能有關。 注意：懷孕或哺乳期間，或你有驚恐症、糖尿病、高血壓或苯酮尿症，請勿服用苯丙胺酸。如果你正服用單胺氧化酶抑制劑，請勿服用酪胺酸。
對胺基安息香酸（PABA）	每日 100 毫克。	促進生理機能的維生素 B。
維生素 C 與 生物類黃酮素	每日 3,000～6,000 毫克，分成數次。	維生素 C 對腺體功能和壓力反應很重要。

補充品	建議用量	說明
有幫助者		
鋅	每日 50～80 毫克。每日從所有營養品補充請勿超過 100 毫克。	鋅缺乏與性功能障礙有關。使用葡萄糖酸鋅錠劑或 OptiZinc 可得到較好的吸收。
加		
銅	每日 3 毫克。	調節鋅所需。

藥用植物

❏ 細香蔥（chives）含有許多製造性荷爾蒙所需的礦物質。

❏ 透納樹是可增加女性性慾的藥草，其中所含有的生物鹼可以刺激神經和器官，有類似睪固酮的效果。透納樹對生殖器官有很好的幫助，並增加性的歡愉，發生性行爲前 1 到 2 小時可在舌頭上滴透納樹萃取液數滴，效果最好。這可能需要幾天才看到顯著的差異。

❏ 爪哇胡椒可舒緩焦慮和神經緊張。

注意：這藥草會引起嗜睡，對於懷孕婦女和哺乳婦則不建議使用。請勿與其他會作用在中樞神經的物質同時服用，例如酒精、咖啡因、巴比妥、抗憂鬱劑及抗精神病藥物。

❏ 野山藥含有一種叫做還原雄性素（DHEA）的固醇，其可恢復體力並享受性。服用方式爲服用兩週，停兩週，如此循環。

❏ 其他可以促進體力和性慾的藥草包括何首烏、雷公根、洋菝契、鋸櫚及西伯利亞人參。

注意：若有低血糖症、高血壓或心臟疾病者，請勿服用西伯利亞人參。

建議事項

❏ 平常飲食中最好要包含苜蓿、酪梨、新鮮雞蛋、橄欖油、南瓜子、其他種子和核果、黃豆、芝麻油及小麥等等。

❏ 可以試試花粉的營養補充品來增加體力。

注意：花粉對某些人會引起過敏反應。因此，剛開始最好少量服用，若有紅腫、氣喘、不舒服等其他症狀發生時，則停止服用。

❏ 避免家禽、紅肉及糖果製品。

❏ 避免抽菸場所，菸霧是非常有毒性的且非常危險，會影響免疫功能和荷爾蒙活性，同樣也會造成身體其他器官的問題。

考慮事項

❏ 有些醫療方法可以改善女性的性交疼痛。性交疼痛也意味著可能是有某些婦女疾病的徵兆。

❏ 若性冷感是與配偶對立造成或是心理因素，最好請求婚姻諮詢專家或心理醫師協助。

❏ 男性的性功能障礙雖然也是可能由心理因素造成，但是通常是描述陽痿而非性冷感一詞。男性的心理性陽痿可能是曾受過性創傷、害怕、焦慮、罪惡感或與其他心理障礙有關。（請見第二部的陽痿）

❏ 憂鬱症或甲狀腺機能不足都會引起性方面的問題。（請見第二部的憂鬱症和甲狀腺機能不足）

子宮切除術相關問題
（Hysterectomy-Related Problems）

　　將子宮移除的手術即稱子宮切除術，施行這項手術的原因很多，最常見的原因是纖維瘤，良性纖維瘤在子宮內生長將會引起其他問題。在美國，有超過百分之三十的子宮切除術是為了要移除纖維瘤，其他施行子宮切除術的原因，子宮內膜異位（約占百分之二十）和子宮脫出（約占百分之十六至百分之十八）。

　　有人質疑美國每年約有 650,000 件子宮切除術的必要性，除了少數是因為危及生命而必須施行的手術外，其他情況多半並不需要施行手術，子宮切除在英國只有美國的一半，並且根據統計，這項高危險率的手術，對美國女性的健康沒有太大的幫助。其他國家極少施行子宮切除手術原因是，為了生活的品質，子宮切除術會使女性無法生育。美國健康與人體調查統計局發現相當少的子宮切除術是在健保給付下執行，而是醫生直接收受費用。因此，

這是許多女性或醫生所考量的動機，經濟能力也可能是原因之一。

讓女性考慮施行子宮切除術的症狀會因人而異，大致上包括：持續的沈重感、腫漲的感覺、尿道方面的問題或大小便失禁、月經週期太長、腹部區域有腫塊（因為纖維瘤）、不孕症（由於纖維腫瘤或子宮內膜異位）、生兒育女的麻煩、癌症及無法忍受子宮內膜異位症的藥物治療等等。

以下是各種子宮切除術的手術切除部分：

● 全部子宮切除術：在手術過程，連同子宮頸一起與子宮切除。

● 部分子宮切除術（或頸上式子宮切除術）：將子宮切除，但是子宮頸和其他女性生殖器官完全保留。

● 子宮根本切除術：這是最常用的子宮切除術的方法，將卵巢、子宮頸、繫帶、組織、輸卵管、陰道上部分、骨盆淋巴結及子宮全部一起切除。

醫生會從下列三種移除子宮的手術方法，選擇其中一個施行：

● 剖腹式子宮切除術：在某些情況下，醫生會選擇這方法在腹部上開一刀以施行子宮切除術，若女性的卵巢囊腫或腫瘤很大時，通常會採用這種方法。這是最具侵略性的子宮切除術法，因為從腹部上切開會造成很大的傷口。

● 腹腔鏡子宮切除術（TLH）：這整個手術是先在肚臍附近切開一個小洞，放入腹腔鏡管並使用小型的手術工具。當醫師需要看骨盆腔內各個角落時，會採用這方法。

● 陰道式子宮切除術：這方法是從陰道將子宮移除，在手術過程醫師會利用腹腔鏡來協助陰道子宮切除術，因此這方法又叫做腹腔鏡下協助的陰道子宮切除術（LAH）。

許多女性在動完子宮切除手術後會遇到很多問題，尤其當卵巢連同子宮一起移除時，發生的問題最明顯，例如更年期忽然提前來臨，隨之產生的困難和不適，緣由是身體內的雌激素突然驟減所致。雌激素荷爾蒙減少必然會增加骨質流失的危險，繼而引發骨質疏鬆症、增加心臟病的可能性，還有憂鬱症、泌尿道問題、關節痛、頭痛、暈眩、失眠及疲憊等等。

即使保留卵巢的女性也會有雌激素製造減少的問題，以及更年期比預計的提早幾年來臨。目前認為是由於子宮切除造成血液流到卵巢被中斷。施行卵巢保留的部分子宮切除術的女性，有超過半數更年期提早來臨。

　　其他手術後常見的問題還包括無法享受性愛和性慾減少，研究人員發現子宮切除術的女性中，有三分之一者其性慾大幅降低。卵巢的移除可能是造成性慾降低的原因，因爲體內的雄性激素有一半是由卵巢所分泌的，這荷爾蒙會刺激男性和女性的性慾。芬蘭有研究報告指出，在子宮切除術中將子宮頸移除，也會影響高潮。荷爾蒙補充療法可以減輕這些問題。

　　並非所有的子宮切除術後的問題，都與荷爾蒙有直接的關聯。有些女性會憂慮是因爲知道子宮一旦被切除，將無法生育。另外，手術的過程並非百分之百是安全、萬無一失或可以保證的，有百分之五十的機率會有術後的後遺症（通常是發燒、出血或傷口問題）。估計每 1,000 名動子宮切除術的女性中，會有一人死於術後引發的後遺症，百分之十的子宮切除術女性必須要再輸血。在動手術的過程中，可能會有輸血的必要，因此，你需與你的醫生談有關捐你自己的血來給手術使用。

　　以下的營養補充品可以幫助減緩子宮切除術後引起不適的副作用。

營養素

補充品	建議用量	說明
非常重要者		
硼	每日 3 毫克，請勿超過	有助鈣質的吸收，可預防子宮切
鈣	每日 2,000 毫克，睡前服用。	缺乏雌激素會使鈣質吸收變差，鈣質亦爲中樞神經系統所需要的營養素。
和		
鎂	每日 1,000 毫克，睡前服用。	加強鈣質的吸收。
必需脂肪酸（月見草油是好的來源）	每日 3 次，每次 1,000 毫克。	有助體內雌激素的製造。
大蒜（來自 Wakunaga 的 Kyolic）	依照產品標示。	抑制腫瘤的生長。
鉀	每日 99 毫克。	補充因燥熱引起流汗所流失的電解質。
生的胸腺	依照產品標示。	促進免疫功能。

補充品	建議用量	說明
非常重要者		
維生素 B 群	每日 2 次，每次服用每種主要的維生素B各 100 毫克，隨餐服用（在綜合錠劑中，各種維生素的含量會有所不同）。	神經系統所需，減輕壓力。使用高張配方。可考慮注射方式（在醫師的監督下）。
維生素 C 與 生物類黃酮素	每日3,000～6,000毫克，分成數次。	為抗壓力之維生素，有助組織修復。
維生素 E	開始每日 400 國際單位，逐漸增加到每日 1,200 國際單位。若有燥熱情況，試著找出可有效紓解症狀的劑量，並保持此劑量。	對雌激素的製造占很重要的角色。使用 d-α-生育醇形式。注意：在手術前 2 週請勿服用維生素 E 補充劑。
重要者		
L-精胺酸 和 L-離胺酸	每日各 500 毫克，空腹服用。可與開水或果汁一起服用，但勿與牛奶一起服用。若同時服用 50 毫克維生素B₆ 及 100 毫克維生素 C 則更容易吸收。	手術後復原所需要的必需胺基酸，必須同時使用兩者才能避免胺基酸的失調。（請見第一部的胺基酸）
來自 American Biologics 的 Micellized Vitamin A 乳劑 加 類胡蘿蔔素 加 鋅	每日 50,000 國際單位。 每日 50 毫克。從所有營養品補充鋅的劑量請勿超過 100 毫克。	對免疫功能占很重要的角色，並促進組織的修復。使用乳劑形式較易吸收，且在高劑量時較安全。 促進免疫功能。使用葡萄糖酸鋅錠劑或 OptiZinc 可得到較好的吸收。
有幫助者		
褪黑激素	依照產品標示。	此荷爾蒙可促進免疫功能，對雌激素、睪固酮及其他荷爾蒙的製造非常重要。

補充品	建議用量	說明
有幫助者		
多種腺體複合物（來自 Biotics Research 的 Cytozyme-F）	依照產品標示。	幫助腺體功能。
綜合維生素和礦物質複合物	依照產品標示。	回復體內各種維生素和礦物質的平衡。

藥用植物

❑ 具有類似天然的雌激素促進劑的藥草包括：洋茴香、當歸、茴香、葫蘆巴、人參、甘草、紅花苜蓿、歐鼠尾草及野山藥。

注意：假如你有任何癲癇的症狀，請勿使用歐鼠尾草。

❑ Menocom是針對更年期所製成的藥草複合物，其中包含有助益的藥草、維生素和礦物質。

❑ 以下的藥草也許可減輕卵巢囊腫和子宮纖維瘤的症狀：北美升麻、黑山楂（black haw）、藍升麻、蒲公英根、西洋蓍草、牛奶薊及保哥果等。

❑ 金絲桃對憂鬱症有所幫助。

建議事項

❑ 採用低糖飲食，多吃高纖維的食物，例如蔬菜、全穀類及高纖維水果，多吃魚、去皮的火雞肉或雞肉、黃豆製品、低脂優格、克非爾發酵乳及乾酪，以攝取蛋白質。只適度地吃澱粉類食物，避免攝取任何含精製糖、白麵粉、酒精、加工製品、飽和脂肪、人工色素、防腐劑或其他添加劑等食品。每日少量多餐，約 6 到 8 餐，而非 2 到 3 餐食用大量的東西。

❑ 避免咖啡因、可樂、乳製品（低脂的例外）、加工製品、紅肉及糖。

❑ 使用維生素 E，可助於傷口癒合和減輕傷口周圍的發癢和不適。打開維生素 E 膠囊，將流出來的液體塗抹在縫合線周圍（不要直接塗在縫合線上）。

❑ 假如你正在考慮動子宮切除術，最好再三思考，尋找明智的理由和第二種選擇方法，確定是否有其他可選擇的治療。記住一點，手術一旦開始，就永遠不可能再有子宮，尤其是當你發現其他無法接受或有不適症狀的時

候。子宮切除術術後造成的結果是不可恢復的。

考慮事項

❏ 超過 40 歲以上的婦女，在動子宮切除術時，往往會連同卵巢一起移除，是爲了要預防將來形成卵巢癌。然而，許多專家質疑這種做法的必要性，因爲與卵巢癌幾乎沒有關係。

❏ 子宮切除手術後，往往會建議使用雌激素補充療法。對於某些女性，在術後會有嚴重的症狀，這些症狀是無可避免且遺憾的。並非所有的女性都能夠忍受雌激素補充療法。以專家的觀點來看，人工合成的雌激素仍有其潛在的危險性，因爲雌激素與乳癌和心血管疾病有密切的關係，反過來說，天然的雌激素就較安全和有效。天然雌激素促進劑則包含在洋茴香、當歸、茴香、葫蘆巴、人參、甘草、月見草油、紅花苜蓿、歐鼠尾草、巴西人參及野山藥。

❏ 動子宮切除手術時，必須要住院 4 到 5 天，手術後 6 個禮拜內必須在家裡修養。假如手術是垂直的切開，相對於水平的切開，傷口瘁癒時可能會非常痛。此外，手術垂直的切開一刀，也將會留下永久性的疤痕（若是水平的傷口則可以隱藏在陰部的髮線內）。

❏ 研究發現曾經動過子宮切除術的女性，其會有較高的心血管疾病、骨質疏鬆症及阿茲海默氏症的罹患率。

❏ 有些醫師建議有纖維腫瘤的女性，最好施行子宮切除術，原因是他們認爲在做骨盆檢查時，纖維瘤會阻礙到卵巢的診斷，因此可能會延遲發現卵巢癌。然而，這說法已經不被接受了，因爲現在技術的進步，已經可以使用超音波來檢查卵巢的任何異常症狀。假若纖維腫瘤必須被切除時，會考慮做肌瘤切除手術。

❏ 有研究證實子宮切除手術後，會有幾項好處。有些女性認爲可以避免荷爾蒙的變化，這是手術後最常見的益處，此外，可以不用再抱怨每月會來臨的月經，她們也有解放的感覺，因爲不用在擔心懷孕的問題，且可以充分享受性生活。然而，這類的女性僅占少數部分。

❏ 超過半數的女性其卵巢仍然存在，但是有雌激素減少的問題。這問題是短暫的，維生素和礦物質的補充療法可以減輕雌激素嚴重減少的危險，提醒

一點，最好使用本章節所建議的天然雌激素促進劑。

❏ 假如在子宮切除手術後，你必須要使用荷爾蒙療法來控制症狀，建議儘可能服用最低劑量。要求醫生使用雌激素和黃體激素的綜合荷爾蒙，有助於減輕癌症的危險。

❏ 專家 Dr. Betty Kamen 認為荷爾蒙補充療法應該選擇黃體激素來做治療，而非雌激素。

❏ 請參考第二部的與更年期有關的問題。

❏ 也請見第三部的手術前後的準備和復原。

不孕症（Infertility）

　　不孕症是指夫婦婚後在正常性生活下，有一年以上一直無法懷孕；也有人定義無法懷胎十個月也是不孕症。美國約有 610 萬對夫婦有不孕症的問題，並發覺到這問題非常麻煩。排卵到受精，卵子需經過輸卵管最後到達子宮，才有機會受精，這過程是非常複雜的，需要體內許多機制相互調節，才能成功的懷孕。

　　不孕症的問題約有百分之四十是男性的問題。男性方面，不孕症的原因常常是精子稀少或是生理構造不正常的緣故。造成精子稀少的因素有很多，包括酒精的攝取、內分泌疾病、暴露在毒物、輻射或是過熱的環境下、最近有急性發病或發燒、睪丸受傷等等。靜脈節瘤是指到睪丸內的靜脈不正常的曲張，將無法調節睪丸內正常的溫度，進而影響到精子，導致男性不孕症。

　　女性方面，導致不孕症最常見的原因是卵巢排卵異常或無法排卵、輸卵管阻塞、子宮內膜異位及子宮肌瘤。有些女性會對先生的精子產生抗體，也就是對精子過敏。披衣菌也會造成不孕症，披衣菌是一種性傳染疾病，美國每年都有 400 萬人感染。心理因素例如壓力、害怕親子關係，也可能導致不孕，儘管壓力通常是不孕的結果，而不是原因。

　　以下是夫婦雙方無法懷孕最常見的原因：

● 女性有子宮內膜異位。

● 男性精子異常、精子稀少或是勃起功能障礙。

- 女性的輸卵管阻塞。
- 無法排卵或排卵不規則。
- 夫婦雙方沒有完整的性愛。
- 子宮黏膜會攻擊和殺死精子。
- 女性體內無法製造足夠的黃體激素，讓胎兒懷胎到足月。
- 女性年齡超過 34 歲以上（這個年齡後生育能力會快速降低）。

造成不孕症的原因往往不只一個，約有百分之二十的不孕症夫婦無法找出究竟有什麼東西可以阻擾懷孕。

自我排卵檢驗

假如你希望懷孕時，現在已經有很多方法可以幫助你知道何時是懷孕的最佳時機，這些檢查是測量促黃體激素（Luteinizing hormone，縮寫 LH），預測排卵的時間。促黃體激素的分泌接著會引起卵巢釋放卵子。

利用化學檢驗棒可以從尿液中測量到促黃體激素，假如尿液中含有這種荷爾蒙，則檢驗棒的顏色會變化。得到肯定的答案之後，在 12 到 36 小時內，將會排卵。但是，記住一點，這方法並非百分之百準確。

除非有特殊的情況，下列的營養素有針對一方或雙方的建議。

營養素

補充品	建議用量	說明
必需者		
硒	每日 200～400 微克。懷孕婦女則減少到每日不超過 40 微克。	硒缺乏會減少精子的含量並與男性和女性的不孕症有關。
維生素 C 與 生物類黃酮素	每日 2,000～6,000 毫克，分成數次。	對精子的製造非常重要，可避免精子擠成一團，使精子移動更快。
維生素 E	開始每日 200 國際單位，逐漸增加到每日 400～1,000 國際單位。	平衡荷爾蒙的製造所需，也是所謂的「性荷爾蒙」，可攜帶足夠的氧氣到性器官並增加精子含量。請使用 d-α-生育醇形式。

補充品	建議用量	說明
必需者		
鋅	每日 80 毫克，所有補充劑中的含量相加起來，每日不要超過 100 毫克。	鋅對生殖器官的功能很重要，在精液裡發現含有高濃度的鋅。
重要者		
二甲基甘胺酸（DMG）（來自 FoodScience of Vermont 的 Aangamik DMG）	依照產品標示。	增加組織的氧合作用。請使用舌下形式。
二十八烷醇	依照產品標示。	存在小麥胚芽內。有助於荷爾蒙的製造。
磷脂醯膽鹼	每日 1,000 毫克。	促進腦部到生殖系統的神經傳導，進而增加性慾。
有幫助者		
必需脂肪酸（來自 Wakunaga 的 Kyolic-EPA 是良好來源）	依照產品標示。	為腺體正常功能和能力所需，尤其是對生殖系統。
L-精胺酸 加	依照產品標示。	增加精子數量和活動能力。
L-半胱胺酸 和	依照產品標示。	含硫胺基酸可破壞自由基和螯合其他物質以保護腺體和荷爾蒙功能。
L-甲硫胺酸 加	依照產品標示。	
L-酪胺酸 加	每日 500 毫克，空腹食用。可與開水或果汁一起服用，但勿與牛奶一起服用。若同時服用 50 毫克維生素B6 及 100 毫克維生素 C 則更容易吸收。	減輕壓力和有助於穩定情緒。（請見第一部的胺基酸） 注意：如果你正服用單胺氧化酶抑制劑，請勿服用酪胺酸。
乙醯膽鹼	依照產品標示。	增加性的歡愉。
錳	依照產品標示。與鈣分開服用。	維持性荷爾蒙的製造。

補充品	建議用量	說明
有幫助者		
蛋白質分解酵素	依照產品標示，兩餐之間服用。	有助於食物分解，促進營養素的吸收。
松樹皮中的成分 或 葡萄子萃取物	依照產品標示。 依照產品標示。	具有強抗氧化力的生物類黃酮，其可增加精子數量。
生的睪丸腺體	依照產品標示。	針對男性的，維持睪丸功能。（請見第三部的腺體療法）
生的卵巢腺體	依照產品標示。	針對女性的，維持卵巢功能。（請見第三部的腺體療法）
酮基 DHEA	依照產品標示。	促進性慾。
維生素 A 加	每日 15,000 國際單位。	對生殖腺體功能很重要。
類胡蘿蔔素複合物（Betatene）	依照產品標示。	為強抗氧化劑，維生素 A 的前驅物。
綜合維生素 B 群 外加	每日服用每種主要的維生素B各50毫克。（在綜合錠劑中，各種維生素的含量會有所不同）	對生殖腺體功能很重要。
泛酸（維生素 B_5） 和	依照產品標示。	維持性荷爾蒙的製造，對壓力也有所幫助。
維生素 B_6（吡哆醇） 和	每日 3 次，每次 50 毫克。	RNA 和 DNA 合成所必需的。
對胺苯甲酸（PABA） 和	每日 50 毫克。	對某些女性恢復性慾占很重要的角色。
葉酸 和	每日 400 微克。	保護卵子、精子及基因物質。
維生素 B_{12}	每日 2,000 微克。	維持性慾。使用舌下形式。

藥用植物

❑ 紫雲英（黃耆）萃取物被證實可以刺激精子的活動力。

注意：若有發燒情形，請勿服用此藥草。

❑ 透納樹、人參、洋菝契、鋸櫚及育亨賓，可增強男性的性功能。透納樹、當歸、人參、雷公根、甘草根及野山藥根，對女性很好。

注意：有高血壓者請勿使用人參和甘草。

❑ 綠燕麥萃取物對男性因為不舉或持久性而造成的不孕症非常有療效。

❑ 淫羊霍是中國藥草的一種，可增加精子數量和精液濃度。

❑ 男性過度使用紫錐花、銀杏及金絲桃可能會導致不孕症，所以應該要避免。

建議事項

❑ 避免任何酒精飲料，酒精會使男性精子稀少和影響女性卵子受精。

❑ 避免任何灌洗，灌洗可能降低生育力。

❑ 除了醫生許可的藥物，其他藥物避免服用。當你想懷孕時，可以諮詢醫生，醫生可能會對藥物的使用有所建議。

❑ 禁止抽菸，也要避免二手菸的場所。

❑ 均衡飲食是很重要的，避免攝取動物性脂肪、油炸食物、糖或垃圾食物。可多吃南瓜子、花粉或蜂王漿。

注意：有些人會對花粉過敏反應。剛開始少量食用，若有紅腫、氣喘、不舒服或其他症狀發生時請暫停食用。

❑ 有些人工潤滑油會阻礙精子到達子宮頸。唾液也會影響精子。

❑ 研究發現重金屬中毒可能會影響排卵。毛髮分析檢查可以顯示出重金屬中毒。（請見第三部的毛髮分析）

❑ 不孕症是很有壓力的，但是你仍要減輕生活上的壓力，並學習管理壓力的技巧，有幫助於你應付任何無法逃避的壓力。（請見第二部的緊張／壓力）

考慮事項

❑ 造成不孕症的原因有很多，做完整的健康檢查是有必要的。

❑ 精子稀少約占所有不孕症的百分之四十，導致精子不足的原因（生病、內分泌疾病）可能是暫時性的或是可恢復的，但是其他原因可能就沒有這麼樂觀，則必須以人工受精方式和藥物治療，才會有結果。

❑ 靜脈節瘤可以手術的方式治療，有機會恢復生育的能力。

❑ 治療潰瘍的藥物如 cimetidine（商品名 Tagamet）和 ranitidine（商品名

Zantac），可能會減少精子數量，甚至造成陽痿。

❏ 嚴格限制飲食中的麩質可以使無法生育的男性成為父親，這種飲食對於女性也同樣有效，可使女性懷孕。請見第二部的粥狀瀉中有關於限制麩質飲食的內容。

❏ 大麻和古柯鹼會降低精子的數量。

❏ 使用天然黃體激素霜對不孕症的女性有助益。

❏ 英國醫學研究會（Britain's Medical Research Council）的研究人員和愛丁堡大學的科學家發現男性不孕症與基因缺陷有關，基因缺陷會干擾精子的正常製造。在男性位於 Y 染色體上的基因，會製造某種與生育有關的蛋白質。當基因突變時，會影響基因原本的正常功能，進而造成不孕症。這些研究將會應用於不孕症的治療，包括基因治療。

生育檢查

以下有針對男性和女性在一年內無法懷孕的檢查方法，通常在女性進行侵略性檢查前，先由男性開始檢查。以下列出常使用的生育檢查：

針對男性的檢查

檢查項目	說明
內分泌檢查	抽血檢查促濾泡激素（FSH）、促黃體激素（LH）及甲狀腺激素（T）的濃度。若 T 濃度不正常則要檢查 LH 濃度。
同房後試驗	評估子宮頸黏液對精子的接受度，觀察精子的存活率。
精液分析	將射精後一小時內的精液樣本進行檢查，此分析精子的活動力（精子活動的比例）和精子的型態（精子正常的比例）。
精子穿透力檢查	測驗精子是否可穿透倉鼠卵子細胞的能力，代表精子對女性卵子的穿透力。
睪丸組織切片	取樣睪丸組織在顯微鏡下檢視，以了解精子的情形，或觀察精子的製造過程。
X 光檢查	檢查男性輸精管是否有受傷。

針對女性的檢查

檢查項目	說明
子宮內膜切片	在月經週期稍後階段取下極小的子宮內膜，來檢驗是否有足夠量的黃體激素，如果沒有，則稱為黃體期（luteal phase）缺乏，需要以荷爾蒙治療。

FSH 檢查	抽血檢查促濾泡激素。當女性停經時，FSH 濃度會增加。當 FSH 濃度太高時，就不可能懷孕。
子宮輸卵管攝影	從子宮頸注射染劑到子宮和輸卵管，再利用 X 光檢查輸卵管是否阻塞和子宮的形狀是否正常。
腹腔鏡檢查	醫生在檢查生殖器官時常會使用腹腔鏡觀察。若發現受傷的組織或子宮內膜異位形成，會利用腹腔鏡觀看以便移除之。
同房試驗	在性交後 2～8 小時內，取出子宮頸黏液樣本和組織樣本進行檢查，是否黏液或子宮頸會阻礙受精成功。女性在進行同房試驗的同時也會做子宮頸抹片檢查。
陰道超音波檢查	檢查儀器會放入陰道內觀察是否有肌瘤或卵巢囊腫。這也可檢查早期懷孕的情形。

❏ 當女性會對她先生的精子產生抗體時，建議男性至少使用保險套 30 天，這樣女性體內的精子抗體應該會降低，接著在女性排卵期間做愛則不要使用保險套，對懷孕會有幫助。

❏ 在做愛時女性在下面的體位，受孕機率會比較高。

❏ 禁止任何的性活動 2～3 天後，會使精子數量達到最多，但是留在體內一個月以上的精子，受精能力會較差。

❏ 有經前症候群的女性，當有腫漲和乳房柔軟時，可能正是排卵期。因此，這些女性若很難懷孕，大概就是其他方面的原因。

❏ 現在大部分的女性多半很晚才生小孩，然而，女性的生育能力在 30 歲後會逐漸走下坡。

❏ 對胺基安息香（PABA）會刺激腦下腺體，對於無法懷孕的女性，還會刺激某些與生育有關的區域。

❏ 咖啡因也可能會使女性無法懷孕。

❏ 已知一個方法叫做經子宮頸氣球輸卵管整型術（TBT）和選擇性的輸卵管疏通術，已約有九成的成功率去除輸卵管阻塞的問題，TBT 是種與血管清除技術；血管造型術相似的技術，取一個非常小的氣球置於導管中，當導管遇到阻塞處，氣球就伸展進去可以將阻塞處清除，這個步驟在局部或全身麻醉下 15 分鐘就可完成，因為這個技術是相當不具有入侵性的，所以危險性是很低的。然而，輸卵管還是有機會再度阻塞，約有百分之二十的病患會發生。選擇性的輸卵管疏通術與 TBT 類似。

❑ 在所有的方法都努力嘗試過後，輔助生殖技術（ART）也許可以再試試，
這些技術如下：

● 精卵植入輸卵管術（GIFT）：將卵子和精子放在一起，再立刻放入輸卵
管內，不須等到確知受精已發生。

● 單一精子卵質內顯微注射（ICSI）：此方法建議使用於男性精子數量太
少或有太多不正常的精子，篩選出正常的精子後再注射到女性體內。

● 試管受精（IVF）：將女性的卵子在子宮外受精後再送進子宮內。這方
法使用於女性輸卵管阻塞的情況。

● 受精卵輸卵管移植（ZIFT）：將卵子和精子結合受精，再將受精卵放入
輸卵管內。

❑ 密西根大學研究指出，劇烈的運動會中斷荷爾蒙的製造，而這些荷爾蒙與
生育和性慾有關。

❑ 接受捐贈者的卵子使不孕症女性懷孕，這方法目前極具爭議性，且非常昂
貴。

❑ 醫生在幫你進行任何不孕症的檢查之前，都必須經過你本人的同意。因為
檢查時會使用管子、針筒或腹腔鏡進入身體內，這時在任何情況都可能會
有危險，身體也可能會接觸到輻射、藥物、麻醉劑及檢查使用的染色劑物
質等等。每項檢查的危險性會因為年紀、健康狀況、操作者的技術等有關。

白帶（Leukorrhea）

請見陰道炎。

停經與更年期的問題
（Menopausal and Perimenopausal Problems）

停經是婦女停止排卵且月經週期終止的時刻，這意味著生育能力的結
束。很重要的一點是，大家要知道「停經」不是一種疾病。停經就像青春期

一樣，是生命中必經的一個自然階段。

　　早在一個婦女停止排卵的好幾年前，她的卵巢就開始減慢動情激素（雌激素）、黃體激素和睪固酮（雄性激素）等荷爾蒙的製造。動情激素和黃體激素經常被視爲性荷爾蒙或生殖荷爾蒙。儘管動情激素確實是生殖所必需的，但它在體內也作用在許多與生殖無關的器官和系統上。陰道、膀胱、乳房、皮膚、骨頭、動脈、心臟、肝臟和大腦等處的細胞，都含有動情激素的受體，並需要動情激素來刺激這些受體，以發揮正常的細胞功能。動情激素是維持皮膚平滑、溼潤所必需的，也是維持體內恆溫系統正常運作所需的東西。同時，動情激素也是骨質形成過程的必需之物。儘管動情激素的含量在停經後會驟然下降，但它並未完全消失。其他的器官會從卵巢那兒接管這個任務，繼續生產動情激素，只是這種形式效能較差。這些器官就是所謂的內分泌腺，它們能從脂肪組織分泌一些荷爾蒙來維持全身的功能。

　　黃體激素的功能和動情激素是相對的。在月經週期的後半段，它會刺激子宮內膜的變化，好爲受精卵準備一個舒適的「家」。如果卵子未受精，子宮內膜就會瓦解、排出體外。於是一個新的月經週期又開始了。黃體激素也有生殖系統之外的功能。它對腦部有鎮定的功效，且能影響神經系統的其他面向。

　　睪固酮是對性衝動最重要的荷爾蒙。女性製造的睪固酮含量遠比男性製造的少很多─大約少百分之八十左右，不過這種荷爾蒙是維持正常性慾的驅動力。

　　更年期是指當一位婦女的身體準備進入停經階段的時期。對大多數女性而言，荷爾蒙的製造會在她們 30 多歲時開始慢下來，並隨著年齡的增加持續的減少。許多女性在更年期並未經歷多少下列的症狀，但有些人經歷較多的困擾，甚至下面這些症狀都出現：焦慮、皮膚乾燥、疲勞、腹脹的感覺、頭痛、心悸、熱紅潮、失眠、煩躁、性慾減低、注意力不集中、情緒搖擺不定、夜汗、耐力變差、尿失禁、陰道乾燥和發癢、體重增加。

　　停經則是指當一位婦女完全停止月經週期的時期。在這個階段，大部分一個女性會經歷的急性問題都應該結束了，而所有荷爾蒙間的一個新平衡應該已建立好了。不過從這個時候開始，女性會愈來愈容易受到其他嚴重的健康問題的威脅。動情激素長期的短缺，會增加心臟血管疾病、骨質疏鬆症和

陰道病變的罹患機率。骨質疏鬆症尤其是停經婦女的一大問題。據估計，在美國每年 250,000 樁髖部骨折案例中，百分之八十是由骨質疏鬆症造成的。

有了適當的飲食、營養補充品，加上適度的運動，大部分停經所帶來的惱人副作用，都可以被減到最低的程度，儘管無法根除它們。

營養素

補充品	建議用量	說明
非常重要者		
β-1,3-D-聚葡萄糖	依照產品標示。	促進骨髓的製造，也是強而有力的免疫系統刺激劑。
Cerasomal-cis-9-cetylmy-ristoleate（這是從牛脂中提取的天然成分）	依照產品標示。	可當做關節的潤滑劑，並減少發炎。 注意：如果你有肝臟方面的問題，請勿服用此補充品。
輔酶 Q_{10} 加 來自 Coenzyme-A Technologies 的輔酶 A	依照產品標示。 依照產品標示。	提供免疫系統對多種危險物質的解毒能力。促進新陳代謝的速率、紓解憂鬱和疲勞、增加能量、協助腎上腺、處理脂肪、增強免疫系統、改善整體的身心功能。
還原雄性素（DHEA） 或 酮基 DHEA	依照產品標示。 依照產品標示。	增進記憶力、減少壓力、增加性慾。 註：DHEA 在體內會被轉化成睪固酮及動情激素。你若正進行荷爾蒙補充療法，則要小心使用 DHEA。 DHEA 的代謝物，不會被轉化成性荷爾蒙。
必需胺基酸（月見草油、黑醋栗子油、來自 Wakunaga 的 Kyolic-EPA 都是好的來源）	依照產品標示。	作為一種鎮靜劑及利尿劑。可以紓解熱紅潮症狀。對動情激素（雌激素）的製造頗重要。
卵磷脂顆粒 或 膠囊	每日3次，每次1湯匙，餐前服用。 每日3次，每次1,200毫克，餐前服用。	是維生素E的乳化劑，維生素E能減輕熱紅潮及相關症狀。

補充品	建議用量	說明
非常重要者		
多種酵素複合物 與 鹽酸（氯化氫）	依照產品標示，隨餐服用。	協助消化。鹽酸的製造會隨著年齡的增加而減少。 注意：你若有潰瘍的病歷，不要使用鹽酸。
大豆蛋白質	每日 30 公克。	大豆含有某種形式的動情激素。它幫助減輕熱紅潮並預防心臟疾病及骨質疏鬆症。
來自 American Biologics 的 Ultra Osteo Synergy	依照產品標示。	提供骨質新生所需的營養。
維生素 B 群 加外	依照產品標示。	改善血液循環及細胞的功能。使用舌下形式較好吸收。或考慮注射（在醫師的監督之下）。
泛酸（維生素 B_5） 和	每日 3 次，每次 100 毫克。	強效的抗壓力維生素，是腎上腺功能所需之物。
維生素 B_6（吡哆醇） 和	每日 3 次，每次 50 毫克。	減少水分的滯留，及紓解停經症狀。
葉酸	依照產品標示。	幫助預防心臟疾病。
維生素 D_3（cholecalcife-rol）	每日 600 國際單位。	調節體內的鈣質。
維生素 E	一開始每天 400 國際單位，漸漸提高劑量，直到熱紅潮現象紓解，一天最多 1,600 國際單位。	減輕熱紅潮及許多其他的症狀。使用乳劑形式較易吸收，且在高劑量時較安全。使用 d-α-生育醇形式。
重要者		
硼	每日 3 毫克。請勿超過此劑量。	增強鈣的吸收。
鈣 和 鎂	每日 2,000 毫克。 每日 1,000 毫克。	紓解神經緊繃及煩躁，並防止骨質流失。使用螯合劑形式。
來自 Nature's Plus 或 Nutrition Now 的 Quercetin Plus	每日 2 毫克。	一種抗氧化的類黃酮，對熱紅潮也許有幫助。

補充品	建議用量	說明
重要者		
矽土	依照產品標示。	提供矽,是結締組織和吸收鈣質所需之物。
鋅	每日 50 毫克。所有補充劑中的含量相加起來,每日不要超過 100 毫克。	協助預防骨質疏鬆,並減輕停經症狀。使用葡萄糖酸鋅錠劑或Op-tiZinc 可得到較好的吸收。
加		
銅	每日 3 毫克。	平衡鋅所需之物。
有幫助者		
L-精胺酸	每日 2 次,每次 500 毫克。	為肝臟解毒。
和		
L-離胺酸	每日 500 毫克,空腹服用。可與開水或果汁一起服用,但勿與牛奶一起服用。若同時服用 50 毫克維生素B₆ 及 100 毫克維生素 C 則更容易吸收。	協助肝臟的功能。(請見第一部的胺基酸)
來自 Prevail 的 Meno-Fem	依照產品標示。	含有大茴香酸脂,這是糙米糠中的一種成分,可以有效的控制停經的不適症狀。
多種腺體複合物	依照產品標示。	維持荷爾蒙的穩定性。(請見第三部的腺體療法。)
綜合維生素和礦物質複合物	依照產品標示,隨餐服用。	這些營養素是正常的荷爾蒙製造及功能所需之物。
與		
鉀	每日 99 毫克。	補充熱紅潮的流汗中所損失的鉀。鉀能保護神經系統並促進規律的心律。
和		
硒	每日 200 微克。	重要的微量元素,與正常的荷爾蒙平衡有關。
維生素 C	每日 3,000～10,000 毫克。	對熱紅潮有幫助。也照顧心臟的健康。
加		
混合的生物類黃酮	每日 1,000 毫克。	

藥用植物

❏ 利用蘆薈膠和北美滑榆粉調和成糊藥（類似牙膏那種稠度），塞進陰道過
夜，可以紓解乾燥的陰道。

❏ 透納樹能增強性慾及性的歡愉。

❏ 莧菜紅、繁縷、蒲公英葉、蕁麻、海藻、水田芥（西洋菜）都富含鈣質，
有助於防止骨質疏鬆症。

❏ 洋茴香、北美升麻、茴香、甘草、覆盆子、歐鼠尾草、洋菝葜、蔓虎刺、
unicorn root、野山藥根都是天然的動情激素促進劑。

注意：若天天使用甘草，一次不要連續使用 7 天以上；假如有高血壓則完
全避免使用。你若有任何與痙攣有關的毛病，則不要使用歐鼠尾草。

❏ 洋甘菊和纈草根幫助鎮靜身體，並促進安穩的睡眠。

注意：勿持續使用洋甘菊，若你對豕草過敏，應完全避免使用洋甘菊。

❏ 雷公根和當歸可以紓解熱紅潮、陰道乾燥和憂鬱的情緒。

❏ 你若受焦慮或憂鬱症所擾，不妨試試金絲桃（一種德國藥草）。

❏ 西伯利亞人參協助紓解憂鬱症以及製造動情激素。

注意：你若有低血糖症、高血壓或心臟疾病，則不要使用這種藥用植物。

建議事項

❏ 採取含有百分之五十生食的飲食計畫，並服用蛋白質補充品以幫助穩定血
糖。把下列各項納入你的飲食中：糖蜜、綠花椰菜、蒲公英葉、海帶、帶
魚刺的鮭魚、沙丁魚和白魚。

❏ 不要攝取任何動物性蛋白質（本篇建議的除外）。避免乳製品─僅攝取少
量的低脂酸酪乳或白脫牛奶。乳製品和肉類會促進熱紅潮，它們也會促成
鈣質從骨頭流失。

❏ 避免酒精、咖啡因、糖類、辣食，及熱湯、熱飲；這些食物會引發熱紅
潮、加重尿失禁，並使情緒更不穩定。它們也會使血液更酸，這將促進骨
頭釋出鈣質以充當緩衝劑。這是骨質流失的一項重要因子。

❏ 定期做適量的運動。

❏ 儘可能避免生活壓力與緊張。

❑ 烹飪時，用大蒜或洋蔥粉取代鹽。鹽的攝取會增加鈣質從尿液中流失。

❑ 每天喝 2.3 公升左右的優質水，以預防皮膚和黏膜乾燥。

❑ 若陰道附近發癢，可使用維生素E乳液（不含任何香味劑），或剪開一粒維生素E膠囊，把油塗在發癢的部位。Abkit公司製造的 Natureworks Marigold Onitment 是一種不錯的軟膏，幾乎可以立即止癢。

❑ 如果性交過程疼痛不適，可以嘗試使用維生素E油或蘆薈膠來潤滑陰道。

考慮事項

❑ 如果一個婦女有低血糖症，她的症狀在停經期間往往比較顯著。壓力給腎上腺添加負擔，造成腎上腺得加倍工作，進而使腎上腺不敷使用。因此原本腎上腺分泌荷爾蒙要來補救停經後動情激素的不足，現在卻無法分泌足夠的荷爾蒙來因應身體的需求。

❑ 日本婦女一般所經歷的停經症狀遠少於西方女性。英國著名的醫學期刊《刺絡針》（*The Lancet*）曾報導過這現象的原因，研究認為這也許是因為日本婦女攝取較多量的植物動情激素。這種類似動情激素的化合物存在大豆、豆腐、味噌、亞麻子、石榴和棗子等食物中。當我們吃入植物動情激素，它的作用就像體內產生的動情激素。

❑ 大茴香酸酯是源自糙米糠中的一種營養素，它已經顯示對治療停經的症狀有效果。在一項研究中，若每天使用 20 毫克的大茴香酸酯，百分之六十七的受試者可以減少百分之五十的症狀。

❑ 抽菸與提早停經有關係。

❑ 性交次數頻繁有助於紓解陰道乾燥。

❑ 許多醫生建議採取荷爾蒙補充療法（簡稱HRT）來控制停經期與更年期間因缺乏動情激素所引起的嚴重症狀。儘管荷爾蒙療法似乎頗有效果，它卻也潛藏危機，不得不謹慎考慮。大家要知道，關於荷爾蒙補充療法的各方面研究，正在很多實驗室中進行。究竟停經後要不要服用荷爾蒙來補充體內的不足？關於這問題，大家也許會發現眾說紛紜。所以有必要向一位好的醫生諮詢，他可以給你適當的建議，讓你知道在琳琅滿目的產品中，哪些可能幫助你克服你所經歷的症狀。（請見本篇所附的「荷爾蒙、荷爾蒙療法、停經」）

❏ 治療更年期問題的傳統方式就是開低劑量的避孕藥。不過，天然的黃體激素（而不是動情激素）也許才是這段期間的問題解答，因為症狀常由於動情激素含量勝過黃體激素而引起的（請見本篇所附的「荷爾蒙、荷爾蒙療法、停經」其中有關於「動情激素優勢」的討論）。

❏ 停經後，動情激素含量的減少可能造成尿道膜和陰道膜的萎縮，進而容易引發尿失禁，導致尿液滴滴答答持續的外漏。尿道擴張術可幫助收縮的尿道再度伸展開來。

❏ 補充黃體激素也許比補充動情激素重要。天然的黃體激素霜是不錯的補充方式。

❏ 甲狀腺機能不足是停經婦女常見的問題。許多停經時出現的症狀也許可歸因於甲狀腺功能異常。（請見第二部的甲狀腺機能不足）

❏ 更年期的症狀常被誤解為經前症候群（簡稱PMS）的症狀。經前症候群和更年期的症狀都是由於動情激素和黃體激素之間失衡所引起的─尤其是動情激素濃度上升，而黃體激素濃度下降。如果你的月經週期發生改變，例如，你的週期變得比以前長或比以前短；或本來很規律，現在變得不規律，那麼你比較可能是接近更年期，而不是經前症候群的症狀。檢驗血液中的促濾泡激素的濃度也有助於確定你是否正經歷更年期。就在動情激素減少之際，促濾泡激素的濃度會上升。

❏ 對停經期與停經後的婦女來說，很重要的一點就是要努力防範心臟疾病。經由一些報導，許多婦女相信服用動情激素可以預防心臟病，不過我們也有充足的理由來懷疑這種合成的動情激素真的具有防止心臟病的功效。（請見本篇所附的「荷爾蒙、荷爾蒙療法、停經」）

❏ 也請見第二部的低血糖症、子宮切除術相關問題。

荷爾蒙、荷爾蒙療法、停經

　　停經是所有女性都會經歷的事，當它來臨時，婦女們將面對一個抉擇的問題：要不要採用某種荷爾蒙療法；是用動情激素和黃體激素來進行荷爾蒙補充療法（HRT），或是只做動情激素補充療法（ERT）。在做個明智的決定前，你得先了解各種荷爾蒙的相關知識。

　　廣義的來說，荷爾蒙產品可分為兩類：天然的和合成的。天然荷爾蒙指的是那些分子構造與體內所製的荷爾蒙分子十分相似。有些醫生辯稱天然荷爾蒙補充療法未經充分的管制。由於這些荷爾蒙被視為天然物品，有人指出它們並未像合成的荷爾蒙那樣經歷過嚴格的測試與檢驗。不過也有些醫生辯解，合成荷爾蒙會對一些婦女（倘若非所有的婦女）帶來額外的危險。究竟哪一方說得有理，目前還沒有簡單的解答。對這個爭議性的話題，還需要很多研究來了解真相。

動情激素

　　人體內製造的天然動情激素有三種：雌二醇、雌激素酮、雌三醇。雌二醇是卵巢製造的主要動情激素。懷孕期間，雌三醇的濃度最高，這種形式的動情激素已顯示有預防乳癌的功效。雌激素酮是由雌二醇所形成的，並且是與動情激素相關型乳癌有關的荷爾蒙。雌二醇可以用於荷爾蒙補充療法，Alora、Climara、Estrace、Estraderm、Fempatch、Vivelle 等替代荷爾蒙的商品，裡面賣的正是雌二醇這種動情激素。其中有些是口服的，有些是從皮膚貼布中滲入體內的。雌激素酮和雌三醇也都可以用於荷爾蒙補充療法中。

　　醫生也可能開一些合成的動情激素給你使用。這些是具有類似動情激素作用的化合物，但在分子結構上，比較沒那麼像體內製造的動情激素。結合型（conjugated）或酯化型（esterified）的動情激素可以從懷孕母馬的尿液中（經過純化）製造出來。普林馬林口服錠（Premarin）是最常被醫生用於荷爾蒙補充療法的合成動情激素。

黃體激素

　　如果你正值更年期和／或考慮進行荷爾蒙補充療法，則「動情激素優勢」是你需要了解的重要觀念。這個情況發生於動情激素和黃體激素之間的比例失去平衡時。動情激素優勢的症狀包括體力衰退、液體滯留體內（水腫）和腹脹，以及體重增加。動情激素優勢也可能增加某些癌症的罹患率，最顯著的是子宮內膜癌。這也是為什麼在實行荷爾蒙補充療法的計畫中，通常包含動情激素與黃體激素兩者（除非你曾經歷過子宮切除術）。有很多種天然的黃體激素霜可供醫生們開藥方，它們是由皂素生物鹼所製成的，皂素生物鹼是存在山藥、番薯、葫蘆巴等植物裡的一種天然物質，分子結構與黃體激素十分相似。也有人把皂素生物鹼拿來生產一種合成型的黃體激素，叫做黃體素。因此，這種黃體素可視為來自天然成分的人工黃體激素。

睪固酮

睪固酮是讓男女兩性都持續保有性慾的必要荷爾蒙。它也支援皮膚、肌肉和骨頭的功能。當性慾減低時,婦女也許考慮把這種荷爾蒙添加入她們的荷爾蒙補充療法中。天然的睪固酮或甲基睪固酮可被用於荷爾蒙補充療法。當然也有合成型的睪固酮,但這類產品似乎比天然荷爾蒙還常引發問題。此外,使用合成的產品要特別注意劑量的控制,因為使用過量可能產生副作用。

荷爾蒙補充療法的種類

基本上,荷爾蒙療法可分為兩種:ERT 和 HRT。ERT 就是動情激素補充療法,它適用於子宮或卵巢已摘除的婦女。可應用的動情激素形式包括錠劑、貼布、陰道乳霜、陰道環以及陰道間乳膠。陰道乳霜、環或乳膠只用來治療陰道乾燥或發癢,或尿道問題。你必須與醫師商量適當的使用劑量。

HRT 即荷爾蒙補充療法,它適用於有子宮、有卵巢且接近或已達停經期的婦女。在這療法中,動情激素是每天都要服用的,黃體激素則是每個月服用十天,以確保子宮內膜脫落,目的是要減少罹患子宮內膜癌的機率(這是由於接觸到刺激性的動情激素所致)。服用這兩種荷爾蒙的方式和劑量有很多種,你必須和你的醫生討論哪一種最適合你。

除了 ERT 和 HRT,還有一種結合了動情激素和睪固酮的療法。如果測試顯示你的動情激素和睪固酮濃度很低,你可以嘗試這兩種荷爾蒙的組合配方。

風險和利益

就像任何的療法一樣,荷爾蒙療法既保證了某些好處,但也潛藏危機。關於一些風險和利益的考量,下列各項是被研究得最多的結果(要提醒您,這裡所列舉的研究,大多是以合成荷爾蒙補充療法來進行的):

● 老化。大多數研究顯示荷爾蒙補充療法可以讓皮膚保持彈性,且讓生殖器官得到較好的潤滑效果,組織也較不會萎縮。

● 阿茲海默氏症。一項在 1995 年 10 月到 1999 年 1 月之間所做的研究顯示(刊載於《美國醫學協會期刊》),服用一年的動情激素並不會延緩阿茲海默氏症的進展,也不會一日一日的改善患者的能力。參與這項研究的患者屬於輕度到中度的病患。

● 乳癌。根據《美國醫學協會期刊》(1/26/2000 那期)的一篇報導,過去

四年內使用過合成的「動情激素—黃體激素」荷爾蒙補充療法的婦女，確實有較高的機率形成乳癌。若僅採用動情激素療法，危險較低，但這項發現不夠直接了當。似乎身材較瘦的女性在進行動情激素療法時，比起較肥胖女性的風險高，儘管這項研究對肥胖婦女還無法下定論。但無論怎樣，較胖的女性似乎得到乳癌的機率較高，即使她們沒有來自荷爾蒙補充療法的額外威脅。關於荷爾蒙療法和乳癌的衝突之說那麼多樣化，我們不妨姑且認為這之間確實隱藏一些上升的危機，只是風險也許不是那麼高。荷爾蒙療法增加的風險約在百分之一到百分之八之間，要視所有的危險因子加起來（包括乳癌的家族病史）的結果而定。

● 大腸直腸癌。一些研究指出，實行荷爾蒙補充療法的婦女比未實行荷爾蒙補充療法的婦女還不會得到大腸直腸癌。所有女性在 40 歲後，應該定期檢查大腸與直腸，以檢驗是否形成癌症。

● 心臟疾病。以前曾有研究顯示，服用荷爾蒙的停經婦女，罹患心臟疾病的機率會降低。現在大家對此論點充滿懷疑，且需要更多的研究來證實。合成的動情激素並不像身體製造的動情激素那樣確實有保護的作用。死於心臟疾病的婦女人數比死於各種癌症的婦女總數還多，因此有必要採取措施來預防心臟疾病，不論你是否選擇荷爾蒙療法。

● 熱紅潮和情緒不定。荷爾蒙療法，不論是動情激素補充療法或荷爾蒙補充療法，應該都能去除熱紅潮症狀。它也可能減輕情緒不定的現象，儘管這要視究竟是什麼原因引起的而定。

● 骨質疏鬆症。動情激素補充法確實能夠保護婦女避免嚴重的骨質流失和骨質疏鬆症。想要避免骨質疏鬆，專家建議每天把 1,000 毫克的鈣與動情激素一起服用。（請見第二部的骨質疏鬆症）

做出正確的決定

對許多婦女來說，到底要不要接受荷爾蒙療法，並不是一件容易決定的事情，而且也沒有簡單的答案。每個人必須衡量她自己特殊的危險因子，然後決定這樣做是否利多於弊。你也需要決定是使用合成的荷爾蒙好呢，或是天然的荷爾蒙好，或是採用本篇所建議的營養療法來做較全身性的治療。

還有就是要考慮什麼時候開始進行荷爾蒙療法以及要實行多久。有些醫生認為在更年期就應該接受荷爾蒙補充療法，但也有很多醫生認為沒有必要，只要飲食正確、壓力管理得當，加上適度的運動，婦女們不需要在這初期的階段就進行荷爾蒙療法，除非有什麼特別的理由非做不可。不妨和你的醫師討論一下。若是要進行荷爾蒙補充療法，也可以跟醫師商量應該實行多

久較好。停經和更年期間的一些不舒服症狀通常只維持一陣子，所以你也許不需要長期接受這種療法。另一方面，你若是因為有預防骨質疏鬆的長期考量而服用荷爾蒙，則也許服用的時間長短並不相同。

男性的停經

「男性停經」一詞往往帶有半開玩笑的意味，有時則是「中年危機」的隱諱代名詞。儘管男性到了中年並不用像女性那樣面對生育力的終結，不過他們在人生邁入中年階段時，倒也會經歷重要的身體與荷爾蒙的變化。男性不應該輕忽所謂的「男性停經」（有時又稱「男性更年期」，andropause）。在男性的停經期間，性慾可能降低、焦慮增加、憂鬱和情緒不定也許伴隨著一種挫敗感而來。這些症狀的出現是因為睪固酮含量的下降。男性的睪固酮含量在 40 歲後開始走下坡（有些人發生得更早），這可能導致性慾缺缺、情緒不定、煩躁，甚至提高心臟疾病的機率。如果是睪固酮含量低所造成的問題，那麼醫生可以開睪固酮的處方來補救。在一位男性接受睪固酮補充療法前，他應該先進行前列腺特異抗原（PSA）的檢驗，以檢查是否有前列腺癌，並且和他的醫生誠實的討論可能潛藏的副作用。我們也建議檢驗還原雄性素和動情激素的含量（動情激素是男女都有的性荷爾蒙），如此一來，若真的需要接受荷爾蒙療法，就可以專為每個人的獨特需求來設計療法的內容。

本篇所提到的許多營養素對男性也有幫助，因為它們可以應付生命階段轉換時所帶來的不舒服症狀。

經痛（Menstrual Cramps）

請見經前症候群。

懷孕相關的問題
（Pregnancy-Related Problems）

　　許多人發現懷孕是一個非常愉快的經驗，而且沒有經歷多少不適症狀，但也有一些人發現懷孕導致一些不舒服的症狀。這些不適很少會威脅到胎兒或孕婦，不過懷孕的過程愈愉快，對母親和小孩愈好。

　　懷孕爲期 40 週左右，通常分成三個階段或三期：從上一次月經來的時間作爲第一天算起，前 12 週爲第一階段，12 週到 28 週爲第二階段；28 週到生產爲第三階段。

　　懷孕期間的不舒服主要是由體內的荷爾蒙變化、缺乏營養及身體構造的巨大改變所引起的。本篇要陳述的是懷孕時最常見的相關問題，並提供天然的療法、提示與建議，以維持懷孕期間的最佳健康狀態。爲了順利的懷孕和生產，你有必要找一位合格的醫療專業人士來諮詢，醫生、護士、助產士都可以。同時，也不妨與你的醫生討論一下你的生產計畫，這樣可以讓你事先決定從產前、分娩、到產後，你需要什麼以及能有什麼樣的選擇。（請見本篇所附的「生產計畫」）

自我驗孕

　　藥房裡有賣各種驗孕試劑，你可以自己買回家做檢驗。不過你也應該去看醫生，以確定你眞的有懷孕的陽性反應。

貧血

　　懷孕期間，體內循環的血液含量會增加百分之四十左右，這增加的血液量主要是因爲血漿（血液中的液體部分）的含量增加，而不是紅血球或白血球的數量上升。所以，血漿的總量比血球的總量還快速增加。負責運送氧氣到全身細胞的血紅蛋白（血紅素），就住在紅血球中。由於血液中的紅血球比例下降，血紅蛋白的比例也跟著下降，結果可能造成貧血。

貧血最可能發生在懷孕的第二階段。它可能造成疲勞、心跳加快，以及皮膚、牙齦和眼瞼蒼白。而且也可能出現想吃木炭、泥土、冰、澱粉或頭髮等奇怪東西的慾望，這個現象叫做「pica」，通常是營養缺乏的徵兆。

貧血不會影響胎兒的發育。胎兒可以消耗母親的鐵質來源，他毫不受缺乏營養素的影響。

◆ 建議事項

❑ 確保你的飲食中攝取足夠的葉酸、維生素 B_{12} 以及其他各種的維生素 B。
（請參考本篇中的「孕婦的營養保健」）

❑ 攝取富含鐵質的食物，例如綠色葉菜、李子、葡萄乾、有機養殖的牛肉及肝臟、用全穀類製作的麵包和麵條。

❑ 如果你的保健人員開鐵質補充品給你使用，可以和維生素 C 一起服用，以利鐵的吸收。鐵質補充品也可能造成便秘，因此要多吃纖維及增加液體的攝取量。

註：除非經診斷有貧血，否則不要使用鐵質補充品。

氣喘

許多有氣喘的女性在懷孕時會減少使用治療氣喘的藥物，以免傷害到胎兒，結果導致氣喘的情況更嚴重。就目前的情況來看，經常性的氣喘來襲比服用氣喘藥物還容易危害發育中的胎兒。在這段期間，不妨改用吸入性的藥物，因爲這種形式的藥物比較容易侷限在患部發揮作用。有氣喘的孕婦，至少每 4 到 6 週就要去看醫生檢查一下。你應該把你服用的藥物和醫生詳細的討論過。

◆ 建議事項

❑ 避免任何可能引發氣喘的東西。保持你的房間至少像一個你隨時可以進去休息以及躲避空氣中任何污染物的地方，以免引爆氣喘的發作。

❑ Wein Products 製造的 Air Supply 個人式空氣清淨機，是一種可以戴在脖子上的小儀器。它爲你製造一個無塵無菌的小環境，讓你吸入的空氣純淨清潔，不含細菌、病毒、黴菌、灰塵、花粉及污染物。這種小東西也幫你清

除空氣中的怪氣味、有害的揮發性物質及蒸氣。Alpine Industries 公司製造的 Living Air XL-15，是一種離子化的小儀器，可以純化居家及工作場所的空氣。

背痛

背痛是懷孕期間常有的事，起因於身體解剖構造的大改變以及身體所增加的壓力與負擔。體重的增加、黃體激素引起的肌肉鬆弛作用，以及身體重心的轉移，是促成背痛的主要原因。

◆ 建議事項

❏ 想要減輕懷孕期間的背痛，要經常變換姿勢，任何姿勢都不宜維持太久。

❏ 注意你的姿勢，保持肩膀和的放鬆，以及背部隨時儘量的挺直。

❏ 游泳是鬆弛背部及身體其他部位的好方法。

❏ 每天固定做 2 到 3 分鐘的輕鬆伸展操，不必太用力，只需伸展到你覺得舒適的程度即可。

❏ 確保你的床墊夠堅固，可以支撐你的體重，睡覺時可以用枕頭支撐你的背部。側躺而不要正躺。

❏ 不要穿高跟鞋。高跟鞋會讓你的身體失去平衡，且增加背部負擔。要穿舒適、大小剛好的平底鞋或低跟的鞋子，以支撐你的足部，且讓你的腳趾有足夠的活動空間。注意，懷孕期間你的腳可能變大，你可能需要改穿比平常大的鞋子。

❏ 教你的先生或朋友如何幫你按摩背部，可以使用擦塗劑或藥草油。

❏ 學習如何正確的抬舉東西，以減少對背部的負擔。

❏ 發生背痛時，可以把毛巾浸入蘋果醋中，擠掉過多的水分，側躺在床上。把毛巾直接覆在背上，如此放鬆 15 到 20 分鐘。

❏ 也請見第二部的背痛。

膀胱不適／感染

懷孕期間，膀胱會受到日益膨大的子宮推擠，且通常必須處理更多的尿液。所以你可能發現你變得很頻尿。然而膀胱也許不是每次都把尿液排光，

因此膀胱感染是很常見的問題。膀胱感染通常都應該要找醫生治療。

◆ 建議事項

❏ 避免甜食。引發感染的細菌遇到糖會繁殖得更快速。
❏ 增加你的液體攝取量。喝優質的水或過濾水。不要因為頻尿而減少液體的攝取。
❏ 每天吃天然的原味優格。這幫助你維持體內天然益菌群的平衡。
❏ 穿棉質內衣。避免穿任何緊身或含有合成質料的貼身衣物。
❏ 不要灌洗外陰部。
❏ 也請見第二部的膀胱感染、膀胱炎和念珠菌病。

牙齦出血

懷孕期間，升高的動情激素含量會造成牙齦腫大且比平常時還軟，循環到牙齦的血液也會增多。這造成牙齦容易出血及感染，尤其當口腔衛生沒做好時。

◆ 建議事項

❏ 確保你的飲食含有足夠的鈣質及高品質的完全蛋白質（例如大豆產品）。
❏ 多多攝取富含維生素 C 的食物，因為缺乏維生素 C 會導致牙齦流血。
❏ 你若平時有抽菸，應該戒菸，最好在懷孕前就戒掉。抽菸不僅會減少對胎兒的氧氣供應，也會使維生素 C 流失。
❏ 每天刷牙三到四次（要記得充分漱口），必要時可用乾淨的手指按摩牙齦。每天用牙線清潔牙齒。
❏ 懷孕期間，至少看一次牙醫，也務必讓牙醫知道你懷孕了。不要讓牙醫照任何牙齒的 X 光片。

便秘

懷孕期間的荷爾蒙變化造成肌肉鬆弛，包括消化道的肌肉。體內逐漸升高的黃體激素濃度會使腸子的蠕動較沒有效率，腸子正常的收縮節奏變慢，結果導致便秘。這最常發生於懷孕的第三階段。

◆ 建議事項

☐ 吃新鮮的水果，及脫水的水果乾，例如李子乾、葡萄乾、無花果。

☐ 吃新鮮的生菜沙拉，含有各種綠色及其他顏色的蔬菜。

☐ 增加飲食中的纖維含量。全穀類麵包、燕麥麩、穀類早餐都有幫助。2 茶匙的麥麩加入一杯蘋果汁中，一天飲用二次。麥麩一開始可能引起許多氣體，等你的腸子適應一段時間後，應該就沒有問題了。

☐ 每天喝 6 到 8 杯容量 225 毫升的液體，包括水。

☐ 每天定時讓腸子蠕動。這樣對消化、排便很有幫助。排便時，可以抬高腳和腿的位置以放鬆肛門的肌肉。

☐ 如果你的保健人員開鐵質補充品給你服用，要注意可能引起便秘。增加每天的液體攝取量，並採取高纖飲食。

☐ 不要擅自使用藥房賣的通便劑，除非經過保健人員的推薦。

☐ 也請見第二部的便秘。

☐ 也參考本篇稍後的「痔瘡」。

咳嗽和感冒

　　懷孕期間容易咳嗽、感冒，且比平常還難恢復。一旦感冒了，你無法做什麼，只能等它逐漸復原，所以預防是最重要的。

◆ 建議事項

☐ 採取健康的飲食，並多攝取含有維生素 C 的食物。

☐ 若出現鼻塞，可以用尤加利、薰衣草或檸檬等精油做成蒸氣吸入鼻內。

☐ 請見第二部的感冒，參考更多的建議。其中任何的外部治療你都可試試，但若是想服用營養補充品，使用前應先向保健人員諮詢。

憂鬱症

　　憂鬱症是懷孕期間常見的問題。儘管它只是短暫的，但由於荷爾蒙濃度的變化，在懷孕 40 週的過程中，至少經歷過一次憂鬱症並非罕事。情緒的起伏搖擺也是常見的事。當你發現自己怎麼變得很情緒化、不安定時，不要覺

得驚訝。如果你身邊的人能了解你的處境，且知道可能會出現什麼情況，你會覺得事情好多了。

◆ 建議事項

❏ 當你覺得憂鬱時，不要陷入其中，應尋求幫助。找人說說話，也了解自己不是唯一經驗這種感覺的人，可以幫助你渡過憂鬱的難關。

❏ 幾百年來，針灸已經成功的被應用於憂鬱症的治療。

❏ 運動可以幫助你減少憂鬱。

❏ 你應該用開放的心胸來面對生小孩的害怕和憂鬱症。懷孕和生產是很特殊的經驗，許多婦女對於生育小孩的責任感到焦慮。懷孕會經歷很複雜的情緒變化，你要知道你並非得無時無刻都感到幸福快樂，這是很正常的事。

❏ 當你在服用抗憂鬱劑的期間發現自己懷孕了，應向醫師詢問這對胎兒發育的影響。研究尚未發現三環類的抗憂鬱劑例如amitriptyline（Elavil、Endep）或 imipramine（Tofranil）會引起胎兒畸形，但其他的抗焦慮藥物例如alprazolam（Xanax）和 diazepam（Valium）以及單胺氧化酶（MAO）抑制劑可能增加胎兒發生顎裂、唇裂的機率。《新英格蘭醫學期刊》（1997年1月）有一篇報導指出，一些母親在懷孕期間服用fluoxetine（Prozac，百憂解），並未使嬰兒出現任何異樣。這些小孩從出生開始被觀察到 7 歲。你若想停止用藥，也要事先與醫生討論，不要擅自停藥。

妊娠期糖尿病

這是懷孕期間才會出現的一種糖尿病。它影響百分之三到百分之五的孕婦。妊娠期糖尿病的原因在於專司調節血糖的胰島素在這段期間沒有充分的發揮作用，這是因為受到胎盤分泌的荷爾蒙的影響。母親體內的血糖可能很高，儘管這對母體很少造成大礙，但嬰兒出生的體重通常會增加，且嬰兒出生時可能有低血糖的情況。如果嬰兒的體重過重，會造成分娩困難。巨嬰症就是可能發生的併發症，它的定義是當新生嬰兒體重超過9磅14盎司（大約相當於4,545公克）時。

在懷孕的第28週左右，孕婦通常都會檢查血糖濃度。篩檢妊娠期糖尿病的方法是喝一杯很甜的糖水（含有50公克的糖），一小時過後檢查血糖的濃

度,看看你的身體如何處理這些糖。妊娠期糖尿病的症狀可能包括頻尿、經常口渴、容易疲勞,不過也可能一點症狀都沒有。

◆ 建議事項

❏ 少量多餐。不要省略任何一餐,即使你覺得噁心想吐。
❏ 與你的保健人員討論適當的飲食方法。
❏ 不要吃甜食,同時要知道,某些碳水化合物比糖類還容易使血糖竄升。
  (請見第二部的糖尿病)

◆ 考慮事項

❏ 如果嬰兒出生有低血糖的情形,可以提供含糖的飲料來減輕這狀況。嬰兒的血糖應該會在幾小時內回升到正常。母親的血糖也應該在嬰兒出生後回復正常。
❏ 如果胎兒過大,你的醫療保健人員可能建議你以剖腹產方式提早將胎兒取出。

頭暈

懷孕期間,尤其在第二階段,當子宮壓迫主要的血管時,血壓通常會下降。導致血液的供應要加強工作,有時血液會聚集在下半身,使腦部暫時缺氧,這樣的情況就可能造成頭暈。

◆ 建議事項

❏ 不要一下子改變姿勢太快。你若從臥躺的姿勢要站起來,要記得先慢慢坐起來,再慢慢站起來。一步一步慢慢來,且專心你正在做的事情。
❏ 如果你必須久站,要不斷的移動、伸展你的肌肉,以確保適當的血液循環。
❏ 不要泡熱水澡。
❏ 如果感到頭暈,選擇安全的地方坐下來。試著把頭彎低到膝蓋的位置,直到暈眩的感覺消失。
❏ 如果你有糖尿病,要確保你的血糖濃度控制得當。(請見第二部的糖尿病)

子癇症和妊娠毒血症

妊娠毒血症是懷孕期間的併發症，特徵是高血壓、水腫（因為液體滯留體內）和尿蛋白過多。妊娠毒血症可能發生於懷孕的後半段或更晚。此症原因未明，但你若上一胎出現這個問題，你接下來的懷孕中，此症復發的機率會升高。其他的危險因子包括生產次數多、腎臟疾病、糖尿病、狼瘡、長期的高血壓以及遺傳的因素。一小部分有妊娠毒血症的孕婦會進一步形成子癇症，產生癲癇和／或休克。

以前人們一度認為妊娠毒血症和子癇症是由毒血症造成的（毒血症就是血液中出現某種毒素或有毒物質）。不過現在認為不是這麼回事。如果你出現任何妊娠毒血症的症狀，應該定期接受保健人員的追蹤檢查。

營養素

補充品	建議用量	說明
必需者		
必需脂肪酸（黑醋栗子油、亞麻子油、橄欖油、月見草油、來自 Wakunaga 的 Kyolic-EPA，都是不錯的來源）	依照產品標示或遵照醫生指示。	改善血液循環，降低血壓，使血液變稀、不要過濃稠。注意：如果你有凝血的問題，不要服用此補充品。
大蒜（來自 Wakunaga 的 Kyolic）	依照產品標示。	有效的降低血壓。
維生素 E	依照產品標示或遵照醫生指示。	改善血液循環。使用 d-α-生育醇形式。

◆ 建議事項

❏ 確保身體獲得充分的休息。休息對此症是非常重要的。
❏ 確保你的醫生或助產士了解你可能有哪些會導致妊娠毒血症的危險因子。

◆ 考慮事項

❏ 如果你只是出現高血壓，而沒有妊娠毒血症的其他症狀，醫生可能建議你

治療高血壓。

❏ 由於妊娠毒血症的原因不明，除了分娩外，此症沒有什麼特別的治療方法。

子宮外孕

子宮外孕有時也叫做輸卵管懷孕，也就是受精卵在輸卵管著床，而不是在子宮內。這種懷孕的結果是，胎兒根本沒有生長及發育的空間，一定得動手術取出。當輸卵管因為發炎而被堵塞、有結痂組織或子宮內膜異位等狀況，會使受精卵無法通過輸卵管進入子宮，因而造成子宮外孕。其他可能的因素包括解剖結構上的異狀，例如輸卵管畸形。

在檢查骨盆過後，診斷子宮外孕最簡單的方法就是測量人類絨毛膜性腺激素（hCG，一種由胎盤製造的荷爾蒙，其濃度會逐漸高升直到懷孕的第一階段結束為止）的含量。如果人類絨毛膜性腺激素的含量並未增加，醫生會推斷懷孕過程並未順利進行，而要求更多的測試，例如照超音波，來找出胎兒究竟長到哪兒去了。

◆ 考慮事項

❏ 目前還無方法拯救子宮外孕的胎兒。醫生勢必將胎兒取出以保留母親的生命。這通常可以利用腹腔鏡手術來處理。

❏ 你之前若發生過子宮外孕，則你遇上這種情況的機率較高。可以和你的保健人員討論這種情況的發生率。

手腳水腫

懷孕期間動情激素的濃度會上升，使體內容易保留水分，造成手腳水腫，這是正常現象，但得持續觀察其變化，因為它有可能是妊娠毒血症這種較嚴重狀況的徵兆。

◆ 建議事項

❏ 你若先前有戴戒指的習慣，應在懷孕早期將它們脫除，不要遲疑，否則稍後你的戒指可能被迫剪斷才能拔除。

❑ 一旦你發現自己的手腳變得比以前膨脹、肥大，要告知你的保健人員。儘管你覺得情況還好，但水腫現象有可能是妊娠毒血症的最初徵兆，此乃懷孕期間較爲嚴重的併發症，所以不可以掉以輕心，應找醫生評斷一下。

❑ 避免鹽及所有高度加工過的食品，且維持均衡的高蛋白質飲食。不要服用利尿劑。

❑ 穿寬鬆舒適的衣物以及大小適中的鞋子。你可能需要穿比平常大一點的鞋子。等生產過後，你的腳又會回復原來的大小。

❑ 當你放鬆坐下時，可以墊高你的腳。

❑ 每天走 1 英里（1.6 公里）的路，這幫助你控制水腫的問題。

❑ 也請見第二部的水腫。

胃腸脹氣

脹氣就像其他的消化問題，是孕婦常見的毛病。即使平時吃起來沒有問題的食物，在懷孕期間也可能開始造成麻煩。

◆ 建議事項

❑ 記錄飲食的內容可以幫你找出是什麼食物或哪些食物的組合造成你脹氣難受。避免任何可疑的食物。

❑ 你也許得適應一下你以前常吃的東西。在懷孕期間，很多你本來喜歡吃的食物會突然變得不吸引你。

❑ 每天吃 4 到 5 小餐，而不是三大餐。細嚼慢嚥。不要讓你的消化系統負擔過重了。

❑ 每天攝取四份或更多的新鮮水果和蔬菜。

❑ 快煮蔬菜，使用有打洞的蒸籠，而不要用水煮太久。

❑ 儘可能多喝優質水（不要用自來水）。

❑ 適當的運動。走路是減輕脹氣最佳的方式。

❑ 想要減少豆類中那些容易產生氣體的硫化物，你可以這樣做：把一杯豆子放進五杯水中，煮沸一分鐘。把水瀝掉，再加進五杯新鮮的水，煮沸。然後就可以開始料理你的豆子了。甘藍菜、白花椰菜、綠花椰菜等，也都會造成脹氣。

❏ 當你吃一些可能引發脹氣的食物時，一開始可以與些許的 Beano（一種酵素產品）同時服用。這有助於避免脹氣。

鼠蹊痙攣、刺痛或有壓迫感

當把子宮各角落連結到下腹的圓形韌帶發生痙攣時，會讓你覺得右側有刺痛的感覺。在懷孕較後面的幾個月，可能出現鼠蹊的壓力較低。

◆ 建議事項

❏ 每天運動，做一些保健人員建議你做的運動，這樣有助於減輕這個狀況。
❏ 在痙攣發生的期間，做深呼吸，把身體彎向疼痛的部位，可以讓韌帶放鬆。在床上側躺休息，直到痙攣消失。

胃灼熱

胃灼熱在懷孕期間比一般時候容易發生。這是因為逐漸膨大的子宮促使胃液逆流向食道，且懷孕期間的荷爾蒙容易軟化賁門的括約肌。

◆ 建議事項

❏ 想要防止胃灼熱，應該避免辣食、油膩食物、酒精、咖啡、蘇打粉或含有碳酸氫納的制酸劑（例如 Alka-Seltzer）。
❏ 保持活力及坐正的姿勢，尤其是在飯後。
❏ 若想減輕不適，可以嘗試 Acid-Ease（來自 Prevail Corporation 公司）或咀嚼式的木瓜錠。這些可在健康食品店購得的產品含有天然的植物酵素，可以在用餐時或兩餐之間服用。它們很安全，且能有效減輕胃灼熱。
❏ 胃灼熱來臨時，可嘗試喝一杯溫的豆奶或米漿。
❏ 晚上睡覺前或小睡片刻前的幾個鐘頭內，不要吃喝任何東西，水除外。

◆ 考慮事項

❏ 如果胃灼熱弄得你很難受，可以考慮嘗試高碳水化合物的飲食。
❏ 也請見第二部的胃灼熱／食道逆流症。

痔瘡

痔瘡是懷孕期間常見的問題。有幾種因子導致痔瘡的形成，包括便秘以及成長中的胎兒對母體的壓迫。

◆ 建議事項

❑ 增加粗糙食物的攝取量。吃大量的生菜、水果、水果乾、麩皮、全穀類麵包。這些食物含高纖維，幫助軟化糞便，讓排便順暢。乾硬的糞便不僅疼痛難解，也容易引起流血。

❑ 每天喝 6 到 8 杯容量 225 毫升的液體，包括開水、果汁和藥草茶。

❑ 使用北美金縷梅冷敷患部，可幫助縮小痔瘡。

❑ 每天走 1 英里（1.6 公里）的路，以幫助消化及排便。

❑ 如果你有便秘，不要用力排便。（請見第二部的便秘）

❑ 也請見第二部的痔瘡。

失眠

失眠是懷孕最後幾週很常見的事，因為肚子大得很難找到舒適的姿勢入睡。半夜需要起來小便也會中斷睡眠。缺乏維生素 B 群會造成失眠。懷孕時的情緒變化也常常導致難以入睡。

◆ 建議事項

❑ 增加含有維生素 B 群的食物的攝取量。（請見第一部的維生素）

❑ 泡溫水澡（不是熱水澡），滴進幾滴有舒緩作用的精油（例如薰衣草）。

❑ 考慮上瑜珈課或其他形式的冥想。這可以幫助你放鬆，在分娩期間及產後也許都有用。（請見第三部疼痛控制中的「呼吸練習」、「心理圖像」、「冥想」、「放鬆技巧」。也可參考第三部的瑜珈）

❑ 如果不是真的很疲倦，就不要強迫自己睡覺。不妨看書、冥想，或做點輕鬆的事情，直到睡意漸漸來臨。

❑ 睡前或半夜醒來，可以嘗試喝一杯熱的藥草茶加蜂蜜。洋甘菊、馬鬱蘭、香蜂葉、西番蓮等藥草茶都有誘發睡眠的功效。

注意：不要持續使用洋甘菊，以免引發對豕草的過敏。如果你對豕草過敏，則要完全避免洋甘菊。

❏ 避免興奮劑。

❏ 睡前不要吃大餐。

❏ 把枕頭墊在腹部下面來紓解呼吸困難。

❏ 請參考第二部的失眠。

腿抽筋

懷孕期間的腿抽筋往往是由下列原因造成的：缺乏營養素、電解質失衡和／或血液循環改變，加上胎兒的重量壓迫腿部。

◆ 建議事項

❏ 增加你的鈣、鉀攝取量，可以多吃這些食物來避免腿抽筋：杏仁、香蕉、葡萄柚、低脂的乾酪、柑橘、鮭魚、沙丁魚、芝麻、大豆產品（例如豆腐）、低脂優格。足量的鈣質也可避免高血壓，並幫助胎兒發育。

❏ 睡覺或坐著時，抬高腿部，讓它們高過你的心臟。

❏ 不要站立在同一個地方過久。每隔幾分鐘就更換一下兩條腿的重心。

❏ 不要把腳趾豎尖。

❏ 一天至少步行 1 英里（1.6 公里），以刺激血液循環到腿部。

❏ 確保鈣、鎂、鉀的濃度保持均衡。可以服用含有這三種礦物質（且比例正確）的補充品。

❏ 想要紓解抽筋，可以彎曲你的腳板，讓腳趾朝向上。

❏ 抽筋來臨時，把熱水瓶或熱敷袋放在抽筋部位，用手施壓。

❏ 也請見第二部的「肌肉痙攣」。

自然流產

有一些懷孕無法順利的完成 40 週的孕育期，而導致所謂的「自然流產」，它的定義是在懷孕 20 週以前發生的胎兒流失。流產最可能的原因是胎兒的染色體異常，使胎兒無法存活。其他的原因包括子宮頸無能（子宮頸在懷胎足月之前提早打開及變薄）、子宮外孕（受精卵著床在子宮以外的地

方，最常見的是在其中一條輸卵管中）、感染、腺體出毛病、糖尿病、懷孕誘發的高血壓。流產一般不是由運動、性行為、舉重物或跌倒造成的。

◆ 藥用植物

❑ 在懷孕最後幾個月服用覆盆子葉做成的茶，可幫助強化子宮及降低流產的機率。

◆ 建議事項

❑ 懷孕期間若出現流血或抽筋，應立即通知保健人員，並遵照他們的建議。

❑ 不要壓抑任何流產後的悲傷、憂鬱或罪惡感，你的保健人員可以向你推薦心理諮商專人或能體會你的感受的人。也可以和你的醫生討論流產的可能原因，好讓他／她評斷你下一次懷孕的結果。也有人流產後並未經歷多大的情緒創傷，這也是很正常的。

◆ 考慮事項

❑ 流血未必是流產的徵兆，但這是不能輕忽的現象。也許有必要檢查你的骨盆腔，來了解你的子宮頸是否開始擴張，以及環繞胎兒的各層膜是否已破裂。如果這兩種狀況同時存在，很確定的是你將發生流產。

❑ 早產起因於胎兒還沒成熟前，規律性的子宮收縮就展開了。這通常發生於第 20 週到第 37 週之間。

❑ 去咖啡因的咖啡（而不是一般正常的咖啡）被認為是促成懷孕第一階段發生自然流產的原因。

害喜（孕吐）

將近百分之五十的孕婦在懷孕的第 6 週到第 12 週之間，多少都有某種程度的噁心和嘔吐。這是正常的現象。雖然害喜的英文叫做「morning sickness」，但它可發生在一天的任何時候，未必是早晨。

不正常的嘔吐，即第 12 週後發生嚴重、持續的噁心嘔吐，其發生率是每 300 名孕婦中就有一名出現此問題。這是所謂的「妊娠劇吐症」，它導致脫水、酸毒症、營養不良、體重大幅下滑。如果狀況持續不消，可能威脅到胎

兒。這種異常嚴重的噁心嘔吐目前原因未明，不過被認為與極高濃度的動情激素和人類絨毛膜性腺激素（hCG，一種由胎盤製造的荷爾蒙，其濃度會逐漸高升直到懷孕的第一階段結束為止）有關聯。其他引起異常嘔吐的可能原因包括膽管疾病、藥物中毒、胰臟炎、低血糖、葡萄胎（指子宮內形成異常的組織而不是胎兒，這是很罕見的狀況）、甲狀腺的問題、發炎性腸疾。

營養素

補充品	建議用量	說明
必需者		
L–甲硫胺酸	每日 1,000 毫克。	有效預防噁心。
維生素 B₆（吡哆醇） 加 鎂	發生噁心期間，每 4 小時服用 50 毫克。 每天起床時服用 400 毫克。	這種營養素的組合有助於預防及減輕噁心。 注意：服用這樣的組合不要超過 6 週。

◆ 藥用植物

❏ 薑（以膠囊或茶的形式服用）有助於紓解噁心。其他有益的藥草包括貓薄荷、蒲公英、薄荷和覆盆子葉。

◆ 建議事項

❏ 把餅乾或全麥吐司麵包放在床的附近，起床前可以吃一點。

❏ 少量多餐，且以全穀類餅乾加核果醬（而不是花生醬）或乳酪當做點心。這樣幫助胃裡經常保有一點食物。

❏ 不要因為噁心想吐就不吃不喝。

❏ 起床時，不要一下子就坐起來或起身太快。

❏ 嘗試 Nux vomica 這種天然藥草的順勢療法，對噁心想吐有幫助。

❏ 要記得害喜孕吐通常不會持續到第 13 週以後。如果你的噁心嘔吐問題持續到懷孕的較後階段，要去看醫生。只要能處理適當，害喜也是一件好事。

流鼻血和鼻塞

懷孕期間增加的血液容易造成鼻腔裡的一些微血管破裂，使孕婦流鼻血。內鼻腔也通常會腫脹堵塞。缺乏維生素 C 和生物類黃酮也許是促成此問題的原因。這些狀況會在產後消失。

◆ 建議事項

❑ 增加含有維生素 C 的食物的攝取量，包括綠花椰菜、甘藍菜、葡萄柚、檸檬、柑橘、青椒、草莓。

❑ 若鼻塞讓你難受，可以吃較少的乳製品，且補充飲食中的鈣、鎂。乳製品容易刺激黏液的分泌。

❑ 使用增溼氣保持鼻腔組織溼潤。

❑ 不要使用鼻腔噴霧器或鼻腔滴劑。不過你可以拿空的鼻腔噴霧器，裝滿溫水，朝鼻孔內噴。這樣幫助溼潤鼻子及收縮鼻腔內膜。

❑ 也請見第二部的流鼻血。

坐骨神經痛

坐骨神經是體內最長的神經，它起源自背部下方的仙骨神經叢向下延伸，經過骨盆、坐骨大孔，再經過臀關節，下到大腿的背面。懷孕期間發生坐骨神經痛是很常見的事情，等生產後通常就自然消失了。

◆ 建議事項

❑ 向你的醫師詢問可否推薦一位合格的物理治療師或脊椎推拿師且受過專業訓練，來處理孕婦的問題。這樣的人選最有辦法解決孕婦的坐骨神經問題。

皮膚問題

孕婦常見的皮膚問題包括長粉刺、青春痘、紅斑、孕斑（在臉上的皮膚出現不規則狀的棕色斑塊）。這些皮膚的變化通常在產後就會消失。

◆建議事項

❏ 保持皮膚乾淨。
❏ 如果你臉上冒痘子，但又需要使用化妝品，應只用低過敏性且不油膩的化妝品。

◆考慮事項

❏ 葉酸這種孕婦最需要的營養素應該也對皮膚問題有幫助。
❏ 也請見第二部的粉刺、油性皮膚。

肋骨附近疼痛

孕婦也常出現肋骨附近疼痛，這是因為被擴大中的子宮所壓迫。

◆建議事項

❏ 經常改變姿勢。
❏ 要知道這個問題是暫時性的，通常在懷孕最後 6 週內會消失，那時胎兒逐漸掉進預備出生的位置。

妊娠紋

妊娠紋是出現在腹部、臀部、胸部、大腿等處的波浪狀條紋。一開始是紅色，漸漸轉成白色。這是由於懷孕時體重迅速增加所造成的，它發生於當皮膚過度被拉扯使底層的纖維撕裂時。一旦皮膚上出現妊娠紋，就很難有消失的一天，不過它們會隨著時間而變得較不那麼顯著。

◆建議事項

❏ 想要預防妊娠紋，可以嘗試下列配方：
　　二分之一杯純的橄欖油
　　四分之一杯蘆薈膠
　　6 粒維生素 E 膠囊中的液體
　　4 粒維生素 A 膠囊中的液體

1. 把這些成分放進果汁機攪拌。

2. 把這均勻混合物倒入罐子中，存放在冰箱裡。

一天一次，把這混合油塗在腹部、臀部、大腿等妊娠紋常出現的地方。你若每天勤勞的做，可能避免妊娠紋出現。

❑ 依照產品指示，可在局部塗上可可脂和／或彈性素乳霜。這些物質對妊娠紋很有幫助。

流汗

當你懷孕時，你的身體會確保體溫狀況有利胎兒的發育。除此，隨著你的身體變大，你走路、上樓梯以及做很多日常瑣事時，都要多費一些力氣。結果，你發現自己比以前容易流汗。

◆ 建議事項

❑ 穿寬鬆舒適的衣服，選擇會透氣的天然纖維衣物，例如棉質或麻布衣料。

❑ 孕婦不宜泡熱水澡，這會升高體溫，讓胎兒感到不適。同樣的，也要避免激烈運動，尤其在大熱天裡。

靜脈曲張

靜脈曲張是靠近表皮的靜脈變大，常見於孕婦。在一些案例中，此狀況會在產後消失。

◆ 建議事項

❑ 儘可能在坐下時保持足部墊高，高過你的心臟。

❑ 經常變換姿勢。不要一次站立太久或跨腳坐著。

❑ 如果你的保健人員有建議的話，可以穿支撐用的襪子。把這種襪子放在床邊，早上起床前記得穿上。

❑ 每天走路 1 英里（1.6 公里），促進血液循環。

❑ 不要穿彈性束口的半統襪、吊襪帶、腰帶、高跟鞋。

❑ 也請見第二部的靜脈曲張。

孕婦的營養保健

懷孕期間，你比平常還需要更加重視維持一個高營養、高纖維、低脂（指不好的油）、低膽固醇的均衡飲食。下面的建議提供你如何在懷孕期間維持健康的飲食。

營養素

補充品	建議用量	說明
非常重要者		
鐵 或 來自 Salus Haus 的 Flora-dix Iron + Herbs	每日30毫克，或遵照醫生指示。和100毫克的維生素 C 一起服用，以利吸收效果。 依照產品標示。	懷孕時需要額外的鐵質。增加纖維的攝取量，因為鐵質補充品可能造成便秘。 天然的鐵質來源，沒有毒性。
蛋白質補充品	依照產品標示。	缺乏蛋白質被認為與嬰兒發生先天缺陷有關。使用植物性蛋白質，例如大豆。
槲黃素	每日500毫克。	一種珍貴的生物類黃酮，可促進良好的血液循環。
維生素 B 群 外加 葉酸	依照產品標示。 每日400微克。	預防維生素 B 群的缺乏症。 足夠的葉酸可降低一些先天畸形的機率，例如脊柱裂。推薦給準備懷孕生子的女性在家庭計畫的幾年中使用，尤其是懷孕的前6週。
維生素 C 與 生物類黃酮	每日 2,000～4,000 毫克，分成數次。	分娩前服用較大劑量，也許有助於減輕陣痛。
鋅	每日15～25毫克。一天不要超過75毫克。	鋅的攝取量不足，可能導致出生嬰兒體重不足。 使用葡萄糖酸鋅錠劑或 OptiZinc 可得到較好的吸收。

補充品	建議用量	說明
有幫助者		
嗜乳酸桿菌 或 來自 Wakunaga 的 Kyo-Dophilus	依照產品標示，空腹服用。 依照產品標示。	提供必需的益菌群來預防念珠菌病（酵母菌感染），保護嬰兒的出生，且確保營養素的良好吸收。
來自 Eden Foods 的 Bifa-15	依照產品標示。	天然的腸內益菌補充品，能協助葉酸、酵素和維生素 B 群的製造。
來自 OxyFresh 的 Body Language Essential Green Foods	依照產品標示。	促進健康以及保護腸道和血球細胞。
鈣 和 鎂	每日 1,500 毫克。 每日 750 毫克。	形成健康的骨骼、牙齒所必需的。也可能預防高血壓及早產。 平衡鈣所需之物。
類胡蘿蔔素複合物 與 β-胡蘿蔔素	每日 10,000 國際單位。	是維生素 A 的前驅物。 注意：不要以維生素 A 來取代β-胡蘿蔔素。懷孕期間攝取過量的維生素 A，已被認為與先天的畸形有關。
輔酶 Q_{10}	依照產品標示。	幫助身體把食物轉化成能量，增進血液循環，保護心臟。
海帶	依照產品標示。	富含必需的礦物質。
多種礦物質和微量元素的複合物	依照產品標示。	提供胎兒發育所需的均衡營養素，且維持孕婦的健康。
維生素 D_3	每日 1,000 國際單位。	吸收鈣質及形成骨頭所需之物。
維生素 E	每日 400 國際單位。	早產兒及出生體重過低的嬰兒經常缺乏維生素E。使用d-α-生育醇形式。 注意：在懷孕的最後一個月，勿服用維生素 E。
維生素 K 或 苜蓿	依照產品標示。	流血過多時服用維生素 K 有幫助。 請見下面的藥用植物部分。

◆ 藥用植物

❑ 苜蓿是維生素和礦物質的好來源，尤其是維生素K，這對正常的凝血是必需的。

❑ 在懷孕的最後4週服用藍升麻、false unicorn root、蔓虎刺，幫助身體爲生產做準備，可以協助子宮收縮，讓生產過程較順利。
注意：這些藥用植物不宜在懷孕的第一階段（1到12週）和第二階段（12到28週）中使用。

❑ 牛蒡根、蒲公英、薑、蕁麻幫助提升母奶的營養。

❑ 紅覆盆子葉茶幫助子宮的收縮效率，也促進母奶的營養。每天不要喝超一杯的量，直到懷孕最後4週，改成每天喝一夸特（約1.14公升）。

❑ 金絲桃和薺菜幫助分娩時的子宮收縮。

❑ 懷孕期間避免下列藥草：蘆薈（內服）、白芷、山金車、刺蘗、藍升麻、美洲血根草、貓勾藤、白屈菜、白楊樹皮、當歸、麻黃、小白菊、人參、金印草、山梗菜、沒藥、尖頭葉十大功勞、胡薄荷、芸香、歐鼠尾草、鋸櫚、皺葉艾菊、薑黃。懷孕期間使用任何藥草都要特別小心，尤其是前12週。

◆ 建議事項

❑ 保持營養均衡的飲食，也要記得做適量的運動、呼吸新鮮的空氣以及充分的休息。

❑ 不要吃垃圾食物、油炸食物，或太多咖啡。

❑ 避免吃少見的或未煮熟的肉類、家禽或魚。不要吃燻烤的肉，烤肉容易產生致癌物。

❑ 懷孕期間，未經醫生的指示，不要任意使用藥物治療。懷孕的第一階段（即前12週）通常被認爲是胎兒發育的最重要階段，有很多藥物都可能影響胎兒的發育，所以你若計畫懷孕或已經懷孕，可以向醫生詢問使用任何藥物的後果，以確保是否能安心使用。可能的話（且不影響你的健康情況下），在懷孕的第一階段最好不要使用任何藥物。

❑ 不要抽菸、喝酒，或使用藥物，除非是醫生開給你的藥。

❏ 不要服用含有苯丙胺酸的補充品。這種胺基酸可能改變胎兒頭腦的生長。也避免含有阿斯巴甜人工甜味劑（代糖，例如 Equal 和 NutraSweet）的食物，這些代糖中含有高量的苯丙胺酸。請參考第一部的「人工甜味劑的安全性考量」。

❏ 不要服用礦物油，它們會阻礙脂溶性維生素的吸收。使用任何補充品及開架式藥物前，應先向醫生諮詢一下。

❏ 避免可能威脅到腹部的運動或需要震動、彈跳或扭動的動作。也避免快速啓動又停止的活動，因爲懷孕期間身體的重心改變，容易使你失去平衡。

❏ 孕婦不要服用任何含有鯊魚軟骨的配方，因爲鯊魚軟骨會抑制血管的新生，新生的血管是懷孕期間所必需的。

❏ 不要使用電毯。一些專家警告大家，電毯發出的隱形電磁場可能增加流產和畸形胎兒的發生率。

❏ 洗或泡溫水澡，而不是熱水澡。任何增加中樞體溫的事情，不論持續多久，都可能影響胎兒的神經管發育，導致無腦畸形兒或脊柱裂。無腦症的小孩很少能存活下來的；脊柱裂則視情況的嚴重與否，對嬰兒有不同程度的影響。

◆ 考慮事項

❏ 鋅、錳、葉酸的缺乏以及胺基酸的失衡，與畸形胎兒和弱智有關。

❏ 準備懷孕的婦女應該每天服用 400 毫克的葉酸補充品和維生素 B 群，缺乏葉酸被認爲與神經方面的先天缺陷（例如無腦症和脊柱裂）有關。想要避免這些問題，葉酸這種維生素 B 應該在懷孕後的前 6 週存在母體中，因爲這是胎兒神經發育的重要階段。由於很多婦女一開始都不知道自己已經懷孕了，直到幾週之後才發現，因此最保險的方法就是隨時讓體內保有足量的葉酸。我們推薦婦女使用葉酸補充品，因爲很多婦女未從飲食中獲取足夠的葉酸。葉酸也幫助產婦減輕分娩時的流血狀況，並改善母乳的製造情況。準備當爸爸的男生也要儘量維持自己的健康。

❏ 在決定懷孕的至少 3 到 6 個月的時間內，先生和太太兩人都應該戒酒、戒菸、戒毒。大麻、海洛英、嗎啡、菸草等物都會降低性荷爾蒙的含量，並增加胎兒缺陷的機率。

❑ 男生要確保攝取足夠的硒、鋅、維生素 C、維生素 E、類胡蘿蔔素等。

❑ 服用控制癲癇的藥物：phenytoin（Dilantin）或 phenobarbital，會使嬰兒發生心臟先天缺陷的機率提升四倍。除此，一些抗生素像是安比西林（ampicillin，Omnipen、Polycillin）或四環黴素（tetracycline）可能造成心臟形成異常。請你的醫生列出各種可能引發畸胎的藥物。下面這些是其中的一部分，但還不夠完整：

● 某些 ACE 抑制劑（抗高血壓藥物）。

● 某些治療粉刺的藥物。

● 某些抗生素。

● 某些降血脂藥物。

● 某些癌症藥物。

● 某些荷爾蒙藥物。

● 某些治療猝發症的藥物。

● 某些治療甲狀腺的藥物。

● 長期酗酒。

● 古柯鹼。

除了上面這些畸胎藥物會影響胎兒的發育，在受孕期間，男生若服用某些藥物也會影響胎兒的發育。

❑ 維生素 A 攝取過多被認為與唇顎裂（兔唇）、心臟缺陷及其他先天缺陷有關係。富含維生素 A 的食物也可能造成問題。含有天然 β-胡蘿蔔素的食物則無害，因為身體只有需要時才會將 β-胡蘿蔔素轉變成維生素 A，且產生的量不會多到危害身體。

❑ 你能送給你的小孩最好的禮物之一就是餵母奶，且至少餵三個月，可能的話可以再久一點。母奶不僅是最有營養的食物，也提供嬰兒抗體以對抗病菌。哺乳期間的母親每天要比懷孕期間多攝取 500 大卡的熱量。飲食中要大量增加液體的攝取量以及補充額外的高鈣食物。如果無法哺乳而必須餵奶瓶，則選用營養均衡的大豆產品。牛奶無法提供嬰兒足夠的鐵質、亞麻油酸或維生素 E，且喝牛奶的嬰兒在長大後比較容易出現對牛奶及乳製品過敏。

懷孕期間的檢驗

　　懷孕期間或當你準備懷孕時，你的保健人員可能為你做各種檢驗。如果你認為有些檢驗是不必要的或不恰當的，你當然可以拒絕接受檢驗。不妨和你的醫生討論一下。

　　也有很多檢驗方式可以測知胎兒的發育情況與健康狀況。然而，有些檢驗可能對母親與胎兒都有危險，因此只能在醫生指示下進行，而不能變成一種例行事項，或只因為方便母親或醫療保健人員就貿然行事。如果醫生建議你做某種檢驗，要確定你完全明白為何你需要做這項檢驗，且要在決定接受檢驗前清楚它可能牽涉到的風險。

例行的檢驗

　　大部分保健人員建議孕婦做的例行檢驗包括下列各項：

- 血壓。這是為了檢查是否有妊娠毒血症。通常每一次去做產檢都會包括此項。
- 血糖濃度。這是從尿液中檢驗是否有妊娠糖尿病。通常第一次去做產檢就會檢查，如果你可能屬於此症的高危險群，則下次產檢會繼續追蹤。
- 血型。這是以防孕婦需要輸血時，可以事先知道她的血型，同時檢驗血型也可以知道孕婦與嬰兒的血型是否相容（Rh 因子）。這通常也是在第一次去產檢就會做的項目。
- 藥物檢驗。這是從驗尿中了解孕婦是否有使用一些非法藥物或毒品。也許第一次產檢就會檢驗。
- 血紅蛋白濃度。這是從驗血中了解是否有貧血，通常第一次去產檢就會檢驗。
- 子宮頸抹片。這是為了檢驗子宮頸是否有癌細胞。通常第一次去產檢就會檢驗。
- 白蛋白。這是另一項檢驗是否有妊娠毒血症的驗尿，通常每次產檢都會做。
- 德國麻疹抗體檢驗。這是檢驗你是否已具有德國麻疹的免疫力，德國麻疹在懷孕的前 12 週，對發育中的胎兒可能有危險。這通常在第一次產檢時就會檢查。
- 性傳染病檢驗。這是從檢驗性器官來了解是否有披衣菌病、淋病、梅毒等性病。通常在第一次產檢就會檢查，或可能在稍後的產檢中做。
- 驗尿。這是檢驗是否有尿道感染。通常在第一次產檢就會做，後來的幾次

也可能做。

羊膜穿刺

懷孕期間有些孕婦會接受這種檢驗來確定胎兒的健康。這不是常見的檢驗，主要是擔心胎兒有沒有發育異常。通常醫生只建議年齡超過 35 歲的孕婦做這項檢驗，因為這個孕婦族群有較高的風險生出唐氏症小孩。或者有些夫妻可能生出帶有遺傳疾病的小孩，醫生也會建議孕婦接受羊膜穿刺檢驗。在做好局部麻醉後，醫生用一根中空的細長刺針穿入母親的腹腔，進入子宮取出一些羊水來做細胞分析。這根刺針可以在超音波中清楚看見，超音波可以即時顯示子宮和胎兒的 3-D 畫面。羊水中含有胎兒的細胞，可以被培養和測試。儘管現在女性選擇晚一點生小孩的情況愈來愈普遍，羊膜穿刺對孕婦以及胎兒都有危險的。可能的危險包括母親和胎兒的血液交換、羊水感染、腹膜炎、形成血栓、胎盤出血、早產。因此，醫生在建議以及執行此項檢驗時，都需要小心謹慎。

羊膜穿刺只能在懷孕的第 16 週到第 18 週之間進行，且兩週內無法知道結果。這種檢驗只有在發現胎兒異常並計畫終止懷孕時才進行的，或者是你有必要預先知道胎兒是否健康以便做好產前的保養時才做的。

絨毛膜取樣

這項檢驗很少人做，且風險比羊膜穿刺還要高。絨毛是胚囊上指頭狀的突出物，上面的細胞和胚胎的細胞有一樣的基因組成。在絨毛膜檢驗中，醫生取一小部分的絨毛組織進行分析，以檢驗胎兒是否有基因異常的問題。絨毛膜取樣可以比羊膜穿刺還早進行，通常在懷孕的第 12 週左右做，一次大約需要半小時。

絨毛膜穿刺可能的危險包括感染、母體或胎兒出血、自然流產、Rh 因子的免疫反應、造成胎兒畸形或先天缺陷、胚胎外膜穿孔。這項檢驗最主要的好處在於它可以提早一點進行，如果必要的話，終止懷孕也許是較簡單且較安全的方式。就像所有的檢驗一樣，你必須事先仔細衡量這項檢驗的好處與壞處，才決定要不要做。

超音波

超音波掃描是常見的技術，它是利用物體反彈出來的高頻率聲波來建立該物體的影像。

胎兒的輪廓、胎盤及其他與懷孕有關的身體結構，都可藉由超音波轉化

成螢幕上的影像。這樣一來，醫生可以決定胎兒的大小和位置、判斷胎兒的成熟度、檢查是不是多胞胎、檢驗任何畸形胎兒的徵兆、找出胎盤的位置、檢查胎兒的心跳頻率、判斷胎兒的性別、估算產期等等。超音波已成為一種複雜的診斷工具，是懷孕期間常會用到的儀器。一般孕婦接受超音波檢驗的時間表如下：

● 懷孕七週左右，醫生會給你做一次超音波檢驗，來確定你真的懷孕了，並且剔除子宮外孕或葡萄胎的可能性。此時，可以測出胎兒的大小以及確定心跳。

● 第 18 週到第 20 週之間，可以做第二次超音波檢查來了解胎兒是否正常發育，並找找是否有什麼異常情況。

● 在第 34 週可以做第三次超音波掃描，以了解胎兒的生長情況。

　　做超音波掃描的次數要視你的醫生或保健人員認為有多必要而定。很少人需要做到三次以上的，除非發育中的胎兒有問題。

　　和所有的檢驗一樣，只有在醫生的指示下才能做超音波掃描。

雌三醇分泌測試、不加壓測試、子宮收縮測試

　　這些測試也可用來判斷胎兒的健康情況。雌三醇分泌測試可以幫助有糖尿病或其他問題的孕婦決定生產的最好時機。不加壓測試決定胎兒的健康狀況；子宮收縮測試有助於預測胎兒在母親陣痛期間能有多好的表現。

　　如果你有必要做上述任何的檢驗，你的保健人員應該和你做深入的討論。不管你考慮做任何一種產檢，一定要記住那是你的身體以及你的小孩，你有權利先知道所有的利端與弊端，才決定要不要接受。

生產計畫

　　為自己規劃一套生產計畫，可以確保醫院人員清楚的知道及尊重你分娩時的一些需求。它允許你事先決定你要什麼、你想選擇什麼方式生產。不妨和你的保健人員及先生一同規劃一下。下面是一些你可以提出來討論的事項，它幫你決定出一套適合你的生產計畫：

● 你想要在哪兒生產？那裡有什麼設備可供選擇？例如你希望在陣痛期間躺在床上就好？或是你選擇起來走動，或沖個澡，或泡在澡盆中？

● 如果你選擇在私人住處生產，到時候有什麼人可以幫你？你可能需要哪些

額外的設備？

● 如果你準備在醫院生產，你可以穿自己的衣服嗎？可以聽音樂嗎？可以看錄影帶嗎？

● 到時有多少人可以陪伴你？你想要哪些人陪你？你希望他們在你生產過程中錄影或拍照嗎？

● 你想要在陣痛期間插靜脈管嗎？在很多地方這是例行的步驟，不過這往往不是必要的。

● 你想要注射催產素來加速分娩過程嗎？催產素通常經由靜脈注射到體內，且可能使生產更痛苦。

● 你是否想用什麼藥物來減輕疼痛？即使你在書寫生產計畫時反對使用任何藥物止痛，到時你要是改變主意，醫生還是可以幫助你的。

● 如果你決定使用藥物來止痛，要注意有沒有什麼副作用？如果你產後即刻哺乳，那些生產過程中使用的止痛藥對寶寶安全嗎？你的醫生或助產士會用順勢療法和／或天然療法來止痛嗎？

● 分娩過程中醫生會用什麼方式來監視胎兒的情況？

● 你需要以截石位置（lithotomy，背平躺，腿高跨在固定架上）的姿勢生產嗎？

● 你需要事先做會陰切開術嗎？（這種手術是為了擴大陰道開口，好加速產程，或好讓產鉗可以伸入，或避免生產時撕裂會陰，這比手術的切口需要更久的時間復原。）

● 最後這項也許是最重要的問題了：你願意做剖腹產嗎？以及在什麼樣的情況下醫生會決定做這樣的手術？如果你之前曾有剖腹產的經驗，這一次是否可以嘗試自然生產呢？超過百分之二十四的美國婦女在醫院做過剖腹產。世界衛生組織曾指出，世上沒有一個地方的剖腹產機率是需要超過百分之十到百分之十五的。剖腹產的費用比自然生產還要多二倍以上，產婦復原的時間也比較久，且平均需要多住院二天。剖腹產最常見的原因是產婦的上一胎做過剖腹產，但其實這一胎改採自然生產是可能的。如果你有這種情況，應該要跟醫生或助產士討論。把上一胎剖腹產的傷口撕裂的可能性是很小的。緊急剖腹產的原因通常包括下列這幾種：臍帶跑在胎兒前面、臀位生產（胎兒以腳、屁股或側面的姿勢朝向子宮頸，而不是正確的頭朝下姿勢）、胎盤在胎兒出生前破裂、胎兒的頭太大無法通過骨盆（這是很罕見的例子）。其實，許多問題在生產前或生產過程中都可以解決的，而不一定要訴諸剖腹產這種大手術。

經前症候群
（Premenstrual Syndrome, PMS）

　　經前症候群（簡稱PMS）是指月經來臨前的一、二週內許多女性所經歷的一些不適症狀。症狀可能包括下列各項：腹脹、粉刺、焦慮、背痛、乳房脹痛、抽筋、憂鬱、渴望食物、頭暈目眩、疲勞、頭痛、失眠、關節痛、神經緊張、皮膚發疹、水腫、情緒起伏不定、突然暴怒、出現暴力，有時甚至想要自殺。由於症狀實在很多種且多樣化，使得診斷及治療 PMS 通常很困難。

　　儘管沒有精確的統計數字，據估計，在美國有百分之八十的女性多少都經歷過一些經前症候群。大約百分之五的女性症狀嚴重到無法工作，百分之三十到百分之四十的女性則覺得 PMS 干擾了她們的日常生活。

　　很多年來，PMS被視爲心理問題而未受重視，現在我們知道這其實是生理問題，只是還不清楚究竟是什麼原因導致這些症狀。當然有可能原因很多種，且不同的人有不同的原因與症狀。PMS的原因之一可能是荷爾蒙的失衡—過量的動情激素與不足的黃體激素—以及對於荷爾蒙濃度變化的敏感度。飲食對某些女性而言可能是重要的PMS促成因子。血糖濃度不穩定也是重要的因子。PMS也經常與食物過敏、低血糖症、碳水化合物代謝的改變及吸收不良有關聯。其他令人懷疑的PMS原因包括β-腦內啡的濃度異常（腦內啡是體內所製造的類似麻醉劑的物質）、缺乏維生素和／或礦物質（尤其是缺鈣）、無法代謝脂肪酸。這些因素都可能在 PMS 中扮演一角色。

　　除非有其他情況，以下的建議劑量皆是針對成人的。對於 12 到 17 歲之間的女生，可以將劑量降低到建議劑量的四分之三。

營養素

補充品	建議用量	說明
非常重要者		
嗜乳酸桿菌（來自 Wa-kunaga 的 Kyo-Dophilus 是好的來源）	依照產品標示。	可分解動情激素的代謝物。
黑醋栗子油 或	每日 3 次，依照產品標示。	提供γ-次亞麻油酸（GLA），這是一種必需脂肪酸，可幫助減輕症狀及協助正常的腺體功能。
亞麻子油 或	每日 3 次，依照產品標示。	
或月見草油	每日 3 次，每次 1,000 毫克。	
鈣 和 鎂 和 維生素 D$_3$	每日 1,500 毫克。 每日 1,000 毫克。 依照產品標示。	研究顯示鈣質補充品可以減輕百分之三十的經前症候群症狀。使用檸檬酸鈣或螯合形式的鈣。 缺鎂可能與經前症候群有關聯。應與鈣一起服用。使用氯化鎂或螯合形式的鎂。 吸收鈣和鎂所需之物。
γ-胺基丁酸（GABA）	每日 750 毫克。	藉由增加腦中的基色胺含量來協助控制焦慮和不安。
褪黑激素	依照產品標示。	對調節荷爾蒙含量很重要。幫助對抗失眠。
天然的黃體激素霜（來自 TriMedica 的 Pro-G+）	依照產品標示。	一種黃體激素補充品，已經證實對某些女性有效。
孕烯醇酮 或 還原雄性素（DHEA）	每日 10～100 毫克（月經來臨前的 5 日內可以增加用量，但每日不要超過 100 毫克。） 每日 10 毫克。	這是利用皂素生物鹼這種植物成分所製成的，算是 DHEA 的前驅物。孕烯醇酮在體內可轉變成黃體激素、皮質酮、睪固酮、DHEA 以及動情激素。 會被轉化成動情激素和睪固酮。

補充品	建議用量	說明
非常重要者		
或 酮基 DHEA	依照產品標示。	增強記憶力和免疫系統。和 DHEA 不同，它不會被轉化成荷爾蒙。
S-腺苷甲硫胺酸	每日 2 次，每次 200 毫克。	協助預防憂鬱症。
來自 Nature's Secret 的 Ultimate Cleanse	依照產品標示。	一種清潔劑，可增強肝代謝動情激素的功能。
維生素 B 群	每日 3 次，每次服用每種主要的維生素 B 各 100 毫克（在綜合錠劑中，各種維生素的含量會有所不同）。	維生素 B 群一起服用，效果最佳。
外加 泛酸（維生素 B₅） 和	每日 100～200 毫克。	減輕壓力，且是腎上腺所需之物。
維生素 B₆（吡哆醇） 和	每日 3 次，每次 50 毫克。	減輕水腫及增加氧氣流向女性器官。也協助動情激素回到正常的濃度。
維生素 B₁₂	每日 1,000～2,000 微克。	減輕壓力、預防貧血，是身體各種功能所需之物。使用口含錠或舌下形式。
維生素 E	一開始每日 400 國際單位，漸漸增加到每日 800 國際單位。	對胸部疼痛及其他 PMS 症狀有幫助；改善氧氣的利用，並阻礙自由基的破壞。也幫助紓解神經緊張、煩躁及憂鬱。使用 d-α-生育醇形式。
有幫助者		
膽鹼 和 肌醇 或	每日各 1,000 毫克。	協助神經衝動的傳導，並幫助預防動情激素相關的癌症。
卵磷脂	依照產品標示。	
吡啶甲酸鉻	每日 200 微克。	穩定血糖濃度。

補充品	建議用量	說明
有幫助者		
DL-苯丙胺酸	每日3到4次,每次375毫克。	幫助減輕頭痛和其他疼痛。 注意:若你有驚恐症、糖尿病、高血壓或苯酮尿症,請勿服用此補充品。
來自 Salus Haus 的 Floradix Iron + Herbs	依照產品標示。不要與維生素 E 同時服用;鐵會消耗體內的維生素 E。	提供天然的鐵質配方,容易被吸收利用。經血流量過多的女性容易有貧血。
海帶	每日 1,000～1,500毫克。	各種必需礦物質的好來源。幫助保護甲狀腺功能。
L-酪胺酸	每日 2 次,每次 500 毫克,空腹服用。可與開水或果汁一起服用,但勿與牛奶一起服用。若同時服用 50 毫克維生素 B_6 及 100 毫克維生素 C 則更容易吸收。	減少焦慮、憂鬱、頭痛。 注意:如果你正服用單胺氧化酶抑制劑,請勿服用此補充品。
綜合維生素和礦物質複合物	依照產品標示。	這些營養素是減輕症狀所需的。
維生素 A 加	每日 10,000 國際單位。	缺乏維生素 A 已被認為與 PMS 有關。
類胡蘿蔔素複合物 與 天然的β-胡蘿蔔素	每日 15,000 國際單位。	是抗氧化劑,也是維生素 A 的前驅物。
維生素 C 與 生物類黃酮素	每日 3,000～6,000 毫克,分成數次。	協助減輕不適以及乳房腫脹。也提振免疫系統。
鋅 加	每日 50 毫克。所有補充劑中的含量相加起來,每日不要超過 100 毫克。	正常的免疫功能所需。利尿劑會使鋅流失。使用葡萄糖酸鋅錠劑或 OptiZinc 可得到較好的吸收。
銅	每日 3 毫克。	用以平衡鋅。

藥用植物

❑ 白芷根、肝門莢、爪哇胡椒、紅覆盆子，皆有抗痙攣特性，能幫助減輕痙攣。

❑ 北美升麻、幸福薊、當歸、false unicorn root、茴香子、洋菝葜根、蔓虎刺，都是平衡荷爾蒙的藥草，對治療 PMS 有幫助。
注意：孕婦或有任何慢性病的人，不要使用北美升麻。

❑ 黑山楂和迷迭香對抽筋有益，也幫助鎮靜神經系統。

❑ 玉蜀黍絲或 SP-6 Cornsilk Blend（由 Solaray 公司所製造的一種玉蜀黍絲混合物）協助組織釋出過多的水，也減輕許多經前症狀。蒲公英和山楂也可當天然的利尿劑。

❑ 小白菊對偏頭痛有益。

❑ 牛奶薊可以清肝，協助肝功能，因此增強肝臟代謝動情激素的能力。每天使用這種藥草，且維持三個月的使用期，可以得到最佳的效果。

❑ 保哥果茶幫助對抗念珠菌病（一種酵母菌感染）。

❑ 薄荷、草莓葉、纈草根能幫助穩定情緒、鎮定神經系統。

❑ 野山藥的萃取物含有天然的動情激素，且經證實能有效減輕許多 PMS 症狀，包括抽筋、頭痛、心情起伏不定、憂鬱、煩躁、失眠。

建議事項

❑ 吃大量的新鮮水果、蔬菜、全穀類麵包、豆類、豌豆、扁豆、核果、種子、燒烤的雞肉、火雞肉和魚肉。兩餐之間可以攝取高蛋白零嘴。

❑ 飲食中要包含複合碳水化合物和高纖食物。如果你的問題是動情激素濃度過高，這類食物可以幫助你去除過多的動情激素。

❑ 每天喝一夸特（約 1.14 公升）的蒸餾水，從月經來的前一週開始直到月經結束後一週為止。

❑ 不要攝取鹽、紅肉、加工食品、垃圾食物或速食。至少在你預期 PMS 症狀就要出現的前一週開始避免這類食物。不要去碰觸含有鈉的東西（主要含在鹽中及某些食物中），對預防脹氣和水腫尤其有效。

❑ 少吃乳製品。乳製品會阻礙鎂的吸收，並增加鎂從尿液中排出。精製的糖

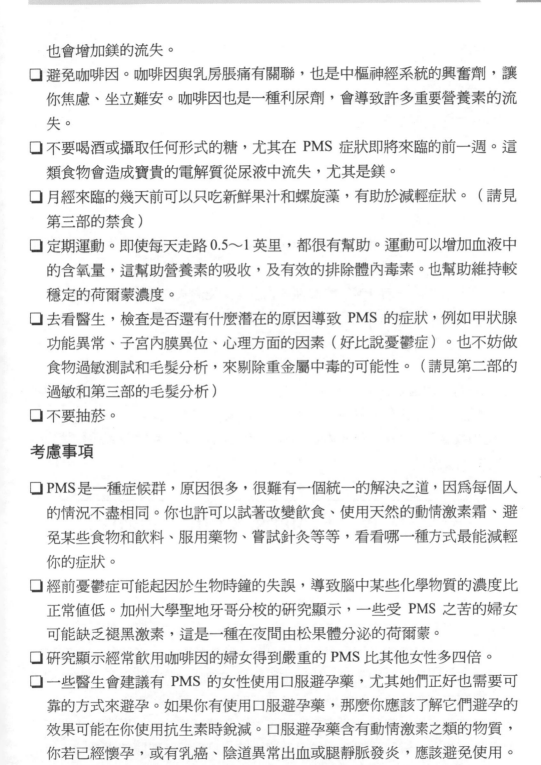

也會增加鎂的流失。

❏ 避免咖啡因。咖啡因與乳房脹痛有關聯，也是中樞神經系統的興奮劑，讓你焦慮、坐立難安。咖啡因也是一種利尿劑，會導致許多重要營養素的流失。

❏ 不要喝酒或攝取任何形式的糖，尤其在 PMS 症狀即將來臨的前一週。這類食物會造成寶貴的電解質從尿液中流失，尤其是鎂。

❏ 月經來臨的幾天前可以只吃新鮮果汁和螺旋藻，有助於減輕症狀。（請見第三部的禁食）

❏ 定期運動。即使每天走路 0.5～1 英里，都很有幫助。運動可以增加血液中的含氧量，這幫助營養素的吸收，及有效的排除體內毒素。也幫助維持較穩定的荷爾蒙濃度。

❏ 去看醫生，檢查是否還有什麼潛在的原因導致 PMS 的症狀，例如甲狀腺功能異常、子宮內膜異位、心理方面的因素（好比說憂鬱症）。也不妨做食物過敏測試和毛髮分析，來剔除重金屬中毒的可能性。（請見第二部的過敏和第三部的毛髮分析）

❏ 不要抽菸。

考慮事項

❏ PMS 是一種症候群，原因很多，很難有一個統一的解決之道，因為每個人的情況不盡相同。你也許可以試著改變飲食、使用天然的動情激素霜、避免某些食物和飲料、服用藥物、嘗試針灸等等，看看哪一種方式最能減輕你的症狀。

❏ 經前憂鬱症可能起因於生物時鐘的失誤，導致腦中某些化學物質的濃度比正常值低。加州大學聖地牙哥分校的研究顯示，一些受 PMS 之苦的婦女可能缺乏褪黑激素，這是一種在夜間由松果體分泌的荷爾蒙。

❏ 研究顯示經常飲用咖啡因的婦女得到嚴重的 PMS 比其他女性多四倍。

❏ 一些醫生會建議有 PMS 的女性使用口服避孕藥，尤其她們正好也需要可靠的方式來避孕。如果你有使用口服避孕藥，那麼你應該了解它們避孕的效果可能在你使用抗生素時銳減。口服避孕藥含有動情激素之類的物質，你若已經懷孕，或有乳癌、陰道異常出血或腿靜脈發炎，應該避免使用。

❑ 適當的飲食對治療 PMS 十分重要。正餐中含有豐富的複合碳水化合物，已被認爲有助於對付壓力。研究人員猜測這樣的飲食可能增加體內血清素（基色胺）的製造，這是一種腦內的化學物質，具有抗憂鬱特性。相反的，吃紅肉及乳製品會促進荷爾蒙的失衡—動情激素過量、黃體激素不足，而引發 PMS。

❑ 野山藥乳液含有天然的黃體激素，已證實對許多女性很有幫助。趁著剛剛排卵後，把這種乳液塗抹在胸部、手臂內側、大腿、腹部上，讓活性成分經由皮膚被體內吸收。

❑ L-麩胺醯胺這種胺基酸不論是單獨使用，或與 DL-苯丙胺酸共用，都可能幫助減少對食物的渴望。

❑ 研究已發現許多有 PMS 的女性，也患有某種形式的免疫系統疾病，或經常受某種酵母菌感染所困。（請見第二部的念珠菌病）

❑ 許多有 PMS 的女性也患有某種甲狀腺功能異常。（請見第二部的甲狀腺機能不足）

❑ PMS 專科的臨床診所在美國愈來愈多，然而，經驗和專業在這些診所中差異性很大，諮詢你的健康照顧專業人員，給予轉介或建議，在大的區域醫院中找看看，要小心那種對這個複雜症狀只有一種治療方法或是快速修復的計畫的診所。

子宮脫垂（Prolapse of the Uterus）

子宮脫垂（有時又叫做骨盤底疝氣）是因爲支持子宮的肌肉發生問題而引發的問題。正常情況下，子宮受到骨盤肌肉和支持韌帶的固定，當這些肌肉無力或受損時，就會發生子宮脫垂。在輕微的案例中，部分的子宮墜入陰道頂端。在較嚴重的案例中，子宮甚至掉出陰道的開口，並可能伴隨有膀胱脫垂（膀胱突進陰道的前壁）或尿道脫垂（和膀胱脫垂類似）。在某些例子中，直腸可能突進陰道的後壁，這種情況叫做直腸脫垂。

子宮脫垂的症狀包括背痛、腹部不適、身體感到沈重、尿失禁（尤其是壓力性尿失禁，這種狀況發生於身體出力時、打噴嚏時或腹部受壓時，出現

非自主性的排尿）。其他症狀包括經血過多、陰道異常分泌物或出血、性交疼痛以及便秘。不過也有的女性雖然發生子宮脫垂卻一點症狀也沒有。

　　生過很多小孩的婦女和／或生產過程困難且過久的婦女，較容易出現子宮脫垂。其他可能增加子宮脫垂可能性的因子包括肥胖症、子宮癌、糖尿病、慢性支氣管炎、氣喘、提重物或出力（尤其當骨盤肌肉已經很衰弱）以及子宮後曲（子宮傾向身體後方）。三分之二有子宮脫垂的女性在 55 歲以前出現這種狀況。

營養素

補充品	建議用量	說明
重要者		
鈣	每日 1,500 毫克。	必需礦物質，是維持健康肌肉及代謝作用所需。
和		
鎂	每日 1,000 毫克。	
或		
來自 KAL 的 Bone De-fense	依照產品標示。	是必要礦物質和其他營養素的好來源。
肉鹼	每日 2 次，500 毫克，空腹服用。	改善子宮肌肉的彈力。
加		
L-甘胺酸	每日 2 次，500 毫克，空腹服用。可與開水或果汁一起服用，但勿與牛奶一起服用。若同時服用 50 毫克維生素 B$_6$ 及 100 毫克維生素 C 則更容易吸收。	延緩肌肉退化。
加		
有支鏈的胺基酸複合物	依照產品標示。	促進肌肉組織的復原。
甲基硫化甲烷（MSM）（使用來自 American Council for Natural Pain Relief 含有葡萄糖胺的 MSM；或者來自 Cardinal Nutrition 的 OptiMSM）	依照產品標示。	一種天然的硫化物，存在一些食物及人體組織中，是體內用以建構健康新細胞的物質。MSM 提供細胞間的彈性連結，也對肌腱、韌帶和肌肉有幫助。

補充品	建議用量	說明
重要者		
綜合維生素和礦物質複合物 與 混合的類胡蘿蔔素 和 維生素 B 群	依照產品標示。	所有的營養素協力合作，以幫助組織修復。
維生素 C 與 生物類黃酮	每日3,000～5,000毫克，分成數次。	幫助控制膀胱感染，且能增強免疫功能。 使用酯化形式以利吸收效果。
鋅	每日50毫克。所有補充劑中的含量相加起來，每日不要超過 100 毫克。	維護正常的免疫功能、骨頭及全身的酵素系統所需之物。使用葡萄糖酸鋅錠劑或OptiZinc可得到較好的吸收。

藥用植物

❏ 布枯有消炎特性，可協助控制膀胱問題。

❏ 小紅莓協助膀胱功能及預防急迫性尿失禁。可以服用膠囊形式。不加糖的純小紅莓汁也不錯。

❏ 透納樹協助提供氧氣給生殖器官，且平衡女性荷爾蒙。

❏ 薑可以幫助腸子的疾病。

建議事項

❏ 飲食中含有百分之七十五的生鮮蔬果，加上糙米、小米之類的全穀類。

❏ 每天使用纖維補充品來預防便秘。

❏ 排便排尿時，不要太過使力。

❏ 每天喝 8 到 10 杯的優質水。

考慮事項

❏ 當子宮開使脫垂，做凱格爾氏運動來強健骨盤底肌肉，有助於防止情況惡化。凱格爾氏運動包括兩種方式：

1. 把陰道和直腸的肌肉向內及向上緊縮。維持這個姿勢 5 到 10 秒，再放鬆。每天如此反覆練習至少 100 次為宜。

2. 小便時，儘量把一次的尿液分成幾個段次來尿。這種忽尿忽停的練習對於壓力性尿失禁特別有用。

☐ 如果子宮脫垂並未出現任何症狀，則無需特別的治療，除了採取專為個人情況而設計的運動計畫。

☐ 天然黃體激素的補充療法也許比動情激素療法有益。

☐ 可以將子宮托塞進陰道內來固定子宮的位置，不過這方法可能出現一些令人不悅的結果。它可能干擾性交活動，也可能引起散發異味的分泌物，甚至陰道感染，讓使用者很不舒服。

☐ 也可以動手術將下垂的子宮拉回原來的位置，這通常是還考慮懷孕的女性才會這麼做。如果不需要再懷胎或不想生小孩的婦女，陰道子宮切除術是一個選擇，不過做這種手術前應該仔細慎重的考慮過。（請見第二部的子宮切除術相關問題）

陰道炎（Vaginitis）

陰道炎（或是陰道壁的黏膜發炎）的症狀包括陰道灼熱和／或發癢以及異常的陰道分泌物。陰道炎的原因包括細菌或黴菌感染、缺乏維生素 B、過度灌洗陰道或使用陰道止臭噴劑所引起的過敏不適。感染性的陰道炎通常由滴蟲、淋球菌或其他經由性交傳染的病菌所引起的。其他像是個人衛生習慣不佳、穿緊身不透氣衣物等也可能是促成因子。懷孕、糖尿病、使用抗生素，會搞亂身體的天然平衡，造成有害的病菌乘隙而入。口服避孕藥也可能引起陰道發炎。

萎縮性陰道炎主要見於停經婦女以及卵巢被摘除的女性。這種毛病可能導致陰道形成黏著物以及容易得到感染病。常見的症狀包括陰道發癢或灼熱、性交疼痛、陰道出現水水的分泌物，偶爾略帶血絲。

除非有其他情況，以下的建議劑量皆是針對成人的。對於 12 到 17 歲之間的女孩，可以將劑量降低到建議劑量的四分之三。

營養素

補充品	建議用量	說明
非常重要者		
嗜乳酸桿菌（來自 Wakunaga 的 Kyo-Dophilus 是好的來源）	依照產品標示，每日 3 次，隨餐服用。打開 3 粒膠囊，溶入 1.14 公升左右的温水，再加入 6 滴茶樹油，以此溶液做成灌洗劑。	補充正常的益菌群。使用非乳製品配方。
生物素	每日 3 次，每次 300 微克。	抑制酵母菌。
必需脂肪酸	依照產品標示。	協助復原。
大蒜（來自 Wakunaga 的 Kyolic）	每日 3 次，每次 1 膠囊，隨餐服用。	具有抗黴菌功效。
維生素 B 群	每日 3 次，每次 50～100 毫克，隨餐服用。	陰道發炎的人經常缺乏維生素 B 群。使用高效能配方。
來自 Lake Consumer Products 的 Yeast-Gard	依照產品標示。	極佳的抗黴菌劑。減少疼痛。
有幫助者		
膠體銀	依照產品標示。	一種作用範圍廣泛的天然抗生素，可以減輕發炎及促進復原。
N-乙醯葡萄糖胺（來自 Source Naturals 的 N-A-G）	依照產品標示。	一種胺基酸複合物。是構成黏膜組織關鍵部分的基礎分子。
維生素 A 與 混合的類胡蘿蔔素 包括 β-胡蘿蔔素 和	每日 25,000 國際單位。懷孕期間，每日勿超過 10,000 國際單位。	強效的抗氧化劑，協助復原。
維生素 E	每日 400 國際單位。	使用 d-α-生育醇形式。
維生素 B 群 外加	依照產品標示。	調節代謝及促進健康。

補充品	建議用量	說明
有幫助者		
維生素 B6（吡哆醇）	每日 3 次，每次 50 毫克。	若是正使用動情激素乳膏治療萎縮性陰道炎，更需補充維生素B6。
維生素 C 與 生物類黃酮	每日 2,000～5,000 毫克。	重要的免疫系統促進劑。是組織復原時的必要之物。
維生素 D3 與 鈣 和 鎂	每日 1,000 毫克。 每日 1,500 毫克。 每日 1,000 毫克。	可紓解壓力。女性在此時需要補充這些營養素。
鋅	每日 30 毫克。每天從各種補充品所獲得的總量不要超過 100 毫克。	可增加免疫力及促進維生素 A 的利用，也可減低疱疹爆發的嚴重性。使用葡萄糖酸鋅口含錠或Op-tiZinc，以利吸收效果。

藥用植物

❏ 蘆薈對病菌感染很有幫助，可以在患部塗上蘆薈來紓解發癢。蘆薈也可以內服或當做灌洗劑。

❏ 刺檗有神奇的抗感染功效。

❏ 把一些殺菌過的藥用植物例如金盞花、大蒜、金印草、新鮮的車前草、金絲桃或茶樹油與康復力草葉混合起來，做成灌洗劑來紓解陰道發癢。紫錐花和金印草也可以口服。

註：康復力草僅適合外用。若每天內服金印草，一次不要連續使用超過 7 天。在懷孕期間不可使用，若你對豕草過敏，則使用時要小心。

❏ 以金盞花和維生素A製成的陰道塞劑對發癢的陰道有紓解功效。金印草塞劑對各種感染都有效。

❏ 洋甘菊具有抗黴菌功效。

❏ 肉桂和蒲公英會抑制白色念珠菌的生長。它們可以內服或當做灌洗劑。

❏ 紫錐花有抗黴菌功效，且能增強免疫系統。它可以內服或當做灌洗劑。

❏ Prevail Corporation 公司出品的 Meno-Fem 含有傳統的藥草和營養素,專門用來對抗停經後的症狀。這產品對於由荷爾蒙失衡引起的陰道炎有幫助。

❏ 保哥果含有天然的抗生素,具有幫助復原的療效。它有膠囊形式的產品,也有製成茶或做成灌洗劑的產品。

❏ 茶樹油對陰道炎也有益處。外用的茶樹油乳膏可有效對抗黴菌感染、泡疹、疣及其他各種感染。茶樹油塞劑已成功的被用來治療陰道的酵母菌感染。

建議事項

❏ 攝取原味的優格,它含有活的乳酸菌,或直接把原味的酸酪乳塗在陰道上。這可幫助對抗感染及舒緩發炎。也可吃糙米、小米、嗜乳酸桿菌。

❏ 每天攝取足夠的纖維。燕麥麩是好的纖維來源。

❏ 飲食中避免水果、糖類、酵母菌食品。避免陳年乳酪、酒精、巧克力、水果乾、發酵食物、含有麩質的穀類(例如小麥、燕麥、大麥、裸麥)、火腿、蜂蜜、核果醬、醃黃瓜、生菇、醬油、芽菜、醋及所有酵母食品。也不要吃枸櫞類及酸性水果(例如葡萄柚、檸檬、萊姆、柑橘、鳳梨、番茄),直到發炎症狀平息後。然後再慢慢把這些食物引進飲食中。

❏ 保持陰道乾爽。穿棉質內褲,透氣又吸水。避免穿緊身內褲及合成布料製成的衣物。游泳後儘速換穿乾爽的衣物。切勿長時間穿著潮溼的游泳衣。

❏ 打開一粒維生素 E 膠囊,把 E 油塗在發炎部位,可以紓解陰道發癢。

❏ 治療陰道炎,可在洗澡水中加入 3 杯純蘋果醋。讓身體浸泡 20 分鐘,並讓此溶液流進陰道。

❏ 在陰道炎狀況改善以前,不要使用皮質類固醇或口服避孕藥。口服避孕藥會搞亂體內微生物群的平衡關係。

❏ 不要使用聞起來有香甜氣味的灌洗劑。取 2 粒大蒜膠囊或一杯新鮮的大蒜汁泡入一夸特(1.14 公升左右)的溫水中,製成灌洗劑,與下面這種灌洗劑交替使用:打開 2 粒嗜乳酸桿菌膠囊,泡入一夸特的溫水中或者一杯原味的酸酪乳中。大蒜可以抗感染,嗜乳酸桿菌則幫助陰道恢復正常的益菌群及酸鹼平衡。

❏ 在發炎尚未平息以前,應避免服用鐵質補充品。感染性的病菌在生長時需

要鐵質。當體內出現細菌感染時，身體懂得把鐵質「隱藏」在肝、脾及骨髓中，來抑制細菌的生長。

❑ 僅喝蒸餾水。

考慮事項

❑ 萎縮性陰道炎通常以動情激素乳膏來治療。但使用動情激素會增加身體對維生素 B_6 的需求，且陰道吸收了人工合成的動情激素可能有潛在的危險。

❑ 在陰道塗以天然的黃體激素霜，對治療萎縮性陰道炎有益。

❑ 也請見第二部的膀胱炎、念珠菌病、腎臟疾病、性傳染病。

酵母菌感染（Yeast Infection）

請見念珠菌病、黴菌感染、陰道炎。

(9)肌肉、骨骼疾病

關節炎（Arthritis）

關節炎是一個或多個關節發炎的疾病，它的特性是疼痛、僵硬（尤其是清晨或是運動後）、腫脹、變形和／或可動性降低。骨骼發育或是骨刺的產生可能會影響到關節，會增加疼痛和減少可動性。美國有超過 5,500 萬人患有骨關節炎、風溼性關節炎及一些相關症狀，包括痛風、紅斑性狼瘡、萊姆病、乾皮性關節炎、雷特氏症候群（Reiter's syndrome）、索格侖氏症候群（Sjögren's syndrome）、風溼樣脊椎炎（ankylosing spondylitis）等。而且確實在美國的現今，關節炎和其他相關的肌肉骨骼疾病是造成殘障的主要原因。

關節炎並不是一種現代疾病，它侵襲人類已經有非常久遠的歷史，考古學家已經有發現在原始哺乳類動物骨骼的病變，甚至在恐龍的身上就有發現到關節炎的蹤跡，然而，關節炎雖然對人類來說是一種歷史悠久的疾病，但是對於治療和它的原因仍然不是很清楚。

這些症狀會影響到身體的膝蓋、手腕、手肘、指甲、腳趾、髖部及肩膀等的關節可動性或是滑液性。脖子和背部在脊髓骨之間也有關節。共有六種不同的滑液型關節，不同的種類可以做不同的運動，但是生理的構造之必要性是相同的，都是連結兩塊或更多的可動的骨頭，這些骨頭的表面覆蓋一層軟骨，周圍圍繞著由韌帶（柔軟、纖維性的組織）構成的填滿液體的囊狀，這些液體是由一層薄膜所分泌，這層薄膜稱為滑液膜，位於關節囊的內側。骨頭的關節可以自由移動都是要感謝這些黏性的液體，和一些光滑的、藍白色的軟骨覆蓋在骨頭的末端所致。

在健康的關節中，滑液膜是一層薄膜，而覆蓋在骨頭上的軟骨是平滑的，薄層滑液覆於骨頭的表面。在這些地方的任何一處有問題都會導致關節

炎，關節炎可能會是突然發生的，也可能是漸漸形成的。有些人會覺得是像燒傷的痛，也有些人感覺和牙痛一樣。通常關節的移動會造成疼痛，然而，有時候僅是僵硬的感覺，而關節的腫脹和變形可能由於滑液膜這層薄膜的增厚，增加分泌一些滑液，使骨頭變大，或是有些人會有多重的因素造成。

有許多不同形式的關節炎，但是在此我們主要只討論最常見的關節炎：骨關節炎和風溼性關節炎。骨關節炎又稱為退化性關節炎，它牽涉到骨頭末端的軟骨組織變質，有些患者是由於受傷或是構成軟骨的蛋白質先天性異常所導致，通常看來，老化、飲食不均衡及不當的生活形式等都是此疾病導因。曾經光滑的軟骨表面，會變粗糙，產生裂痕。軟骨漸漸的被破壞掉，正常的平滑的表面變得不規則，骨關節炎在需要重量負荷的關節中較嚴重，例如：膝蓋、髖部及背部，而通常也會影響手和指關節等。關節周圍的韌帶、肌肉都會變得較虛弱，而且關節會有腫脹、疼痛及僵硬的現象發生。通常是先有些疼痛和僵硬的症狀（而多數是先有僵硬，才有疼痛），而腫脹則是不一定有的。任何行動的不方便都輕微的，但是一旦骨骼變得較碎時，容易造成骨折的現象。當骨關節炎更嚴重時，骨骼會過度生長成為骨贅（osteophytes），即是所謂的骨刺，當骨刺產生後，可以用X光檢測出來，通常會在頸部或下背部的靠近退化性軟骨附近形成，這些現象並不會在外表產生任何的改變。

骨關節炎通常不會發生在40歲以下的成人，大多數的病患是60歲以上，剛開始直到被X光偵測出的症狀可能很輕微到不自知，女性的發生率幾乎是男性的三倍。

風溼性關節炎則是一種關節發炎的症狀，當免疫系統過度的活化，導致對身體的傷害，與其他自體免疫的疾病相同，風溼性關節炎也是一種自我侵襲的疾病，在這種狀況之下，身體的免疫系統不適當的作用而將本身的滑液膜當成外來物質，而產生發炎反應，傷害關節附近的軟骨和組織，通常，骨頭的表面也會受到破壞，因為關節發炎產生一些酵素會慢慢的消化附近的組織。身體又以結疤組織來取代這些受傷的組織，使得關節附近的正常空間變狹窄，而骨頭則接連在一起，風溼性關節炎常會有僵硬、腫脹、疲倦、貧血、體重減輕、發燒，以及經常會有麻痛（crippling pain）發生。

然而風溼性關節炎則是發生於40歲以下的人居多，根據統計現今美國約

有 210 萬人患有此疾病，而其中的百分之七十五是女性。幼年型的關節炎則是一種侵襲 16 歲以下小孩的風溼性關節炎，大約有 71,000 位美國青少年受到此疾病的影響，而且幾乎全都是女性。風溼性關節炎的形成原因可能是由於生理或情緒的壓力、營養不良及細菌感染等。免疫風溼學家發現風溼性關節炎患者的血液中含有一種所謂風溼因子的抗體，這個發現可以幫助風溼性關節炎的診斷。骨關節炎只影響個別的關節，而風溼性關節炎則會影響到身體的所有滑液性關節，風溼性關節炎受到影響的關節常會產生像玻璃紙上的撕裂聲，而骨關節炎則是會產生像鞭炮聲或是踢打聲等。

另外，關節炎也可能是因為細菌、病毒或是黴菌感染關節所致，而導致關節炎最常見的微生物體包括：葡萄球菌、葡萄鏈球菌、淋球菌、嗜血桿菌或是結核桿菌，以及黴菌如：白色念珠菌等。通常感染的病原菌會由身體他處的感染經血流傳送至關節，而受傷或甚至手術也會導致關節感染。症狀包括：受感染的關節會有紅、腫、痛及觸痛等。常也會伴隨有系統性的症狀，如：發燒、發冷及身體疼痛。

脊髓關節病變是一類影響到脊髓的風溼性關節炎病變，風溼樣脊椎炎則為最常見的一種。在這類的疾病中，身體的脊髓的部分關節受到感染，導致發炎、僵硬等現象，如果發生的部位僅侷限在下背部，則不會影響到行動。然而在某些情況，整個脊椎會彎曲及變硬。而如果感染的部位是在肋骨和脊椎之間的話，會因胸腔擴張受限，而產生呼吸問題。姿勢變形則是常見的現象。超過 400,000 名美國人患有此症，而男性發生率約為女性的兩倍左右。

痛風，是一種關節的急性發炎的現象，多發生在體重過重和／或常常暴飲暴食、酗酒的人身上，典型會發生於手和腳的小關節上，特別是腳的大拇指，尿酸的結晶鹽沈積在關節中導致腫脹、紅腫，及對熱敏感且非常的痛，大約有 100 萬名美國人患有此症，和其他關節炎不同的是痛風通常以男性居多，大約有百分之九十的痛風患者為男性（詳見第二部的痛風）。

關節炎是可能會反覆的發生，但是也有部分的患者以適當的飲食、改變生活型態等而根治此疾病，這些簡單的改變不但可以減緩發炎和疼痛，同時還可以停止關節的退化等。以下所列的補充品大部分可以從多種營養素複合物中獲取。

營養素

補充品	建議用量	說明
必需者		
鳳梨酵素	依照產品標示，每日 3 次。	為一種可以幫助刺激前列腺素生成的酵素，如果在餐間服用的話可以減少發炎的產生，如果與食物一起服用，則可以有助於蛋白質的消化。
硫酸軟骨素	每日 400～600 微克。	可以作為強化關節、韌帶及肌腱的營養來源。
必需脂肪酸（來自 Health From The Sun 的 Total EFA 和 EFA Joint Formula、ω-3 和 ω-6 油複合物、來自 Carlson Labs 的鮭魚油、亞麻子油、來自 Wakunaga 的 Kyolic-EPA 及 Lyprinol 是良好來源）	依照產品標示，每日 2 次，隨餐服用。	補充足夠的必需脂肪酸，可以增加抗發炎物質前列腺素的合成和活性，同時還可以有效的控制關節炎的疼痛和發炎。
葡萄糖胺硫酸鹽（來自 Enzymatic Therapy 的 GS-500）	依照產品標示。	為形成骨骼、關節、韌帶及肌腱的重要物質。
N-乙醯葡萄糖胺（來自 Source Naturals 的 N-A-G)	每日 500～1,000 毫克。	
甲基硫化甲烷（MSM）	每日 3 次，每次 500～1,000 毫克。	一種含硫的化合物為減少發炎和修復關節所需。
S-腺苷甲硫胺酸(SAMe)（來自 Nature's Plus 的 SAMe Rx-Mood）	每日 2 次，每次 400 毫克。	缺乏此物質會導致無法維持正常的軟骨功能，可以有效的減緩疼痛和發炎。注意：如果你是躁鬱症患者或正服用抗憂鬱劑的處方，請勿服用本補充品。

補充品	建議用量	說明
必需者		
海參（bêche-de-mer）	依照產品標示。	一種富含特殊的潤滑物質，存於所有的結締組織，尤其是關節和關節液，服用 3 到 6 星期即可見效。
矽	依照產品標示。	補充矽為形成磷酸結晶的重要物質，磷酸結晶為骨頭的組成物質。
超氧化物歧化酶(SOD)	依照產品標示。	一種抗氧化物質可以保護關節避免受到自由基的破壞，舌下形式的較為推薦，若是無法注射，可以使用口含錠或舌下形式。
或 來自 Biotec Foods 的 Cell Guard	依照產品標示。	一種含有超氧化物歧化酶的抗氧化複合物。
三甲基甘胺酸（TMG）	每日 500～1,000 毫克，早上服用。	可以降低同半胱胺酸的濃度。
維生素 E	每日 400～800 國際單位。	一種非常強的抗氧化劑，可以保護關節避免受到自由基的損害，還可以增加關節的活動性。發現在關節炎和紅斑性狼瘡的患者體內維生素 E 含量較低。使用 d-α-生育醇形式。 注意：如有服用抗凝血劑的藥物者，在補充維生素 E 之前，需先徵詢醫師的意見。
非常重要者		
硼	每餐 3 毫克。	為一種微量元素，是維持健康的骨骼和鈣的吸收所需。
鈣 和	每日 2,000 毫克。	為預防骨質流失所需，選用鈣螯合形式。
鎂 加	每日 1,000 毫克。	為維持鈣平衡所需。
銅 和	每日 3 毫克。	為一種氧化酶的輔助因子，可以強化結締組織和骨骼的形成。
維生素 D_3	每日 800 國際單位。	為鈣的吸收和骨骼形成所需。

補充品	建議用量	說明
非常重要者		
和		
鋅	每日 50 毫克，所有補充劑中的含量相加起來，每日不要超過 100 毫克。	為骨骼生長所需，通常關節炎患者體內會缺乏，選用 zinc picolinate 形式的。
順式鯨蠟肉豆蔻酸（CMO）	每日早晚各 300 毫克。	為一種抗發炎物質，可以減低關節的發炎情形。注意：如果懷孕或是哺乳時，或是患有肝臟疾病時，千萬不要補充。
二甲基甘胺酸（DMG）（來自 FoodScience of Vermont 的 Aangamik DMG）	每日 3 次，每次 125 毫克。	可以幫助預防關節更進一步的損害。
游離形式的胺基酸複合物（來自 Anabol Naturals 的 Amino Balance）	依照產品標示。	可以補充修復組織所需的蛋白質。蛋白還是骨骼組織的主要成分。
來自 Nature's Plus 的葡萄糖胺／軟骨素 MSM Ultra Rx-Joint Cream	依照產品標示。	可以當做局部的乳霜，減緩發炎關節的疼痛。
海帶 或 苜蓿	依照產品標示。	富含維持骨骼健康的礦物質。 請見下面藥用植物部分。
多種酵素複合物	依照產品標示，隨餐服用。	可以幫助消化。注意：如果你有潰瘍的病史，千萬不要選用含有鹽酸的產品。
硒	每日 200 微克，懷孕期間，每日勿超過 40 微克。	為一強而有力的抗氧化劑。
維生素 B 群 和 對胺基安息香酸（PABA） 外加	每日 3 次，每次服用每種主要的維生素 B 各 50 毫克（在綜合錠劑中，各種維生素的含量會有所不同）。	維生素 B 群一起的作用較強，使用低過敏的配方，對腫脹有幫助。

補充品	建議用量	說明
非常重要者		
維生素 B₃（菸鹼素） 或 菸鹼醯胺 加	每日 3 次，每次 100 毫克。請勿超過此劑量。對膝蓋疼痛有幫助。	可以使小血管通暢有助於血液的流動。 注意：若有肝臟疾病、痛風或高血壓，請勿服用菸鹼素。
泛酸（維生素 B₅） 和	每日 500～1,000 毫克。	特別針對風溼性關節炎患者有效，腎上腺生成類固醇物質的重要營養素。
維生素 B₆（吡哆醇）	每日 50 毫克。	可以降低組織腫脹。
維生素 B₁₂ 和 葉酸	每日 1,000 微克。 每日 400 微克。	為適當消化作用、細胞形成、構成髓鞘和保護神經外圍的物質所需。可以預防神經壞死。
維生素 C 加 生物類黃酮	每日 3,000～10,000 毫克，分成數次。 每日 500 毫克。	為一強而有力的自由基清除者，同時可以抗發炎而有助於疼痛的減緩。使用緩衝形式。可以加速維生素 C 的活性。
維生素 K	依照產品標示。	幫助礦物質存放到骨骼之中。
有幫助者		
來自 KAL 的 Bone Defense	依照產品標示。	含有鈣、鎂、磷及其他重要的強健骨骼的營養素。
DL-苯丙胺酸（DLPA）	每日 500 毫克，隔週補充。	為良好的解痛劑。 注意：懷孕或是哺乳期間，或患有驚恐症、糖尿病、高血壓或苯酮尿症，勿使用本補充品。
來自 Health From The Sun 的 EPA Joint Formula	依照產品標示。	含有必需脂肪酸，和其他重要營養素，可以有助於骨骼、結締組織及軟骨的健康。
大蒜（來自 Wakunaga 的 Kyolic）	每日 3 次，每次 2 膠囊，隨餐服用。	抑制自由基的形成，而自由基會破壞關節。
來自 Coenzyme-A Technologies 的 Healthy Joint Image	依照產品標示。	含有泛酸、葡萄糖胺硫酸鹽、硫酸軟骨素、順式鯨蠟肉豆蔻酸、甲基硫化甲烷及其他有助於骨骼、關節、韌帶、軟骨健康的營養素。

補充品	建議用量	說明
有幫助者		
L-半胱胺酸	每日 2 次，每次 500 毫克，空腹服用。與開水或果汁一起服用，但勿與牛奶一起服用。若同時服用 50 毫克維生素 B6 及 100 毫克維生素 C 則更容易吸收。	為一必需的解毒劑，對免疫功能有作用，為硫的來源和膠原組織成分。（請見第一部的胺基酸）
L-組胺酸	依照產品標示。	有助於關節和結締組織的建造。
來自 Aerobic Life Industries 的 MSM Lotion 和 鴯油 或	依照產品標示局部塗抹。	減緩僵硬和疼痛。
來自 Wakunaga 的 Arthritic Pain Relief Cream	依照產品標示。	一種快速、涼爽的關節止痛乳霜，也可以使用於動物的身上。
綜合維生素複合物 與		所有營養素皆有助組織和軟骨修復。
維生素 A 和	每日 10,000 國際單位。	
天然的β-胡蘿蔔素	每日 15,000 國際單位。	
孕烯醇酮	依照產品標示。	對免疫功能和疼痛減輕有幫助。
蛋白質分解酵素 或	依照產品標示，兩餐之間服用。	可以保護關節避免受到自由基的損害。
來自 American Biologics 的 Inflazyme Forte	依照產品標示。	
松樹皮中的成分 或	依照產品標示。	促進關節的柔軟度，修復發炎的結締組織，抑制組織胺產生的組織破壞反應。
葡萄子萃取物	依照產品標示。	

補充品	建議用量	說明
有幫助者		
鯊魚軟骨（來自 Lane Labs 的 BeneFin）	每日以每 15 英磅體重 1 公克開始，分成 3 次使用，如果疼痛減緩之後，降低劑量至每 40 英磅體重 1 公克。	可治療疼痛和發炎，有助於關節和骨骼的修復。
或		
來自 Phoenic BioLabs 的 VitaCarte	依照產品標示。	含有牛的軟骨，顯示可以有效的改善風溼性關節炎的症狀。

藥用植物

❏ 苜蓿含有所有骨質形成的必需礦物質，可能有助於關節炎，可以用膠囊形式、完整及天然的形式補充。海帶也含有許多必需礦物質，對於甲狀腺功能作用非常好。

❏ 乳香是一種印度癒傷療法的藥草，它的重要性為減緩發炎，也可以幫助發炎的結締組織附近的血管收縮，選擇每顆膠囊含有 150 毫克 boswellic acids 含量的製品。此藥草也同時有製成乳霜產品，可以局部塗抹來止痛。Nature's Herbs 公司的 Boswellin Cream 是不錯的產品。

❏ 貓勾藤可以有效的減緩關節炎的疼痛。小白菊和薑都有止痛和消腫的功用，薑還是一種強而有力的抗氧化劑，有抗發炎的功效，它的主要有效成分是薑醇（gingerol）。

注意：懷孕時不可補充貓勾藤和小白菊。

❏ 一種很辣的椒類叫番椒（辣椒），含有可以減輕疼痛的成分：辣椒鹼（capsaicin），藉由抑制 P 物質的釋出，這種 P 物質為負責疼痛感覺溝通的神經傳導物質。辣椒鹼可以經由皮膚吸收，可以將番椒磨成粉與多青油混合成膏狀，塗抹到疼痛的關節上，或使用番椒製成糊藥（請見第三部的使用糊藥）。剛開始使用時可能會有一些刺痛，但是重複使用後就會使疼痛消失。此種藥草也可以膠囊的形式服用（Solaray 公司生產的 Cool Cayenne 是好的來源）。

❏ 杜甫人參王（Du Huo Jisheng Wan）為一種傳統的中國藥草，已經被證實對關節炎患者有幫助。

❑ Himalaya USA 公司有生產 Joint Care 的配方，為一種經過調配可以促進骨關節健康的印度癒傷療法藥草複合配方。

❑ 德國人用一種叫做 nettle 的葉子可以有抗發炎的效用。

❑ noni 為南太平洋的玻里尼西亞人認為的一種「神聖的植物」，已經被他們使用超過二千年了，可以用來治療疼痛、關節炎及其他健康的問題。

❑ 橄欖葉萃取物對發炎的關節炎有效用，地中海附近的人們已經使用此草藥超過數千年了，他們認為這是一種安全又有效的抗菌物質，對於一些由於細菌感染發炎的關節炎有殺菌的作用，而且並沒有發現有任何的副作用。

❑ PhytoPharmica 或是 Enzymatic Therapy 公司出產的 Phytodolor，為一種混合的藥草，在德國已經使用它來治療骨關節炎和風溼性關節炎超過三十年，研究也發現安全性高且易被胃吸收。

注意：如果你對水楊酸過敏的話，千萬不要使用此配方。

❑ 薑黃含有薑黃素，可以有抗發炎和止痛的效用，對於關節炎的發炎症狀治療的效果很好，建議每日的劑量約為 600 毫克。

❑ 柳樹皮也是一種止痛和消炎效果很好的藥草。

❑ 其他對於關節炎有效用的藥草還有包括：伯明罕茶（brigham tea）、布枯葉、牛蒡根、芹菜子、玉蜀黍絲、魔鬼爪茶、木賊、蕁麻、蘿勒茶、柳樹皮及絲蘭等。

建議事項

❑ 多攝取含有硫的食物，例如：蘆筍、雞蛋、大蒜及洋蔥等。硫是修復和重建骨骼、關節、軟骨及結締組織所必需的營養素。同時它還可以幫助鈣的吸收，其他有好處的食物還包括有新鮮的蔬菜：特別是綠葉蔬菜（因為還可以提供維生素 K）、非酸性的水果、全穀類、燕麥、糙米、魚類、黃豆製品及酪梨等。要將這些食物包括在日常飲食之中，另外，紅櫻桃可以止痛和抗發炎，每天至少吃 20 粒的紅櫻桃，如果沒有新鮮的，以冷凍的取代也可以。

❑ 飲食中富含組胺酸這種胺基酸的食物，包括：米、小麥、裸麥等。組胺酸可以將身體過多的金屬移除出去，因為發現多數的關節炎患者體內的銅和鐵的濃度過高。

❑ 要常吃新鮮的鳳梨。鳳梨酵素，是由鳳梨中發現的酵素，這種酵素可以有

效的減緩發炎的發生，為了達到其有效的作用，鳳梨應該要生吃，才不會破壞它的酵素活性。

❑ 多攝取纖維類食物，例如：亞麻子、燕麥麩或米糠等。

❑ 降低飲食中的油脂含量，不要攝取牛奶、乳製品及紅肉等食物，同時還要避免咖啡因、枸櫞類水果、食鹽、菸草及所有含糖的食物。

❑ 避免食用部分蔬菜，包括：椒類、茄子、番茄、白色的馬鈴薯等。這些食物含有一種物質，稱為龍葵鹼，對於某些人會有一些作用，特別是關節炎患者對此物質非常的敏感，龍葵鹼會干擾肌肉中的酵素，並可能產生疼痛和不舒服。

❑ 如果你有服用阿斯匹靈或非類固醇抗發炎藥的話，要減少鈉（食鹽）的攝取，因為會導致水分滯留體內，將這些藥物的劑量減低，分多次服用，而且僅在飯後服用，而若需服用制酸劑則需在此類藥物服用後至少一小時後服用。如果你是 65 歲以上或有腸胃道出血的經驗的人，千萬要徵詢醫療專業人員的意見才可服用此類藥物。

❑ 不要補充鐵劑，或是含有鐵的綜合維生素，因為鐵被懷疑會引起疼痛、腫脹和關節變形。可以多攝取含鐵的食物，好的食物來源有：糖蜜、綠花菜、甘藍菜芽、白花椰菜、魚類、皇帝豆及莢豆類等。

❑ 為了要減輕疼痛，可以試試冷膠的敷膏，這種敷膏冷凍後可以持續長時間的冰冷，將關節附近冰敷，可以減緩疼痛，也可以熱敷交替。

❑ 熱水澡和熱水浴也有減緩症狀的效用，生檸檬浴加上熱的蓖麻油（將蓖麻油置於鍋中加熱，但不要煮沸，將棉布吸收此熱油，以塑膠膜包裹起來維持熱度），以此來敷一個半到兩個小時，效果不錯。

❑ 每天早晨泡一下熱水浴可以有助於減少僵硬的情況發生。

❑ 補充游離形式的胺基酸複合物可以幫助組織的修補。

❑ 檢查是否有過敏的可能，有些脖子和肩膀疼痛的患者發現避免吃部分的食物時，症狀會減輕，因為過敏會引發發炎的症狀，也可能會加重關節炎的症狀，特別對於風溼性關節炎的患者。

❑ 可以考慮檢測毛髮來判定是否有重金屬中毒的現象，部分關節炎患者體內鉛含量發現有過高的情形。（詳見第三部的毛髮分析）

❑ 多花點時間在戶外，吸收新鮮的空氣和陽光，日曬可以促進維生素 D 的合

成，維生素 D 為骨骼形成所必需的營養素。

❑ 適量且規律的運動，運動是減少疼痛和預防關節變形所必需的，規律的活動不會對關節造成壓力，而且對於關節、韌帶、肌肉的強度都有好處的，對於多數的關節炎患者都有幫助。騎腳踏車、走路和水中運動都是不錯的選擇。避免重量訓練或是強度太大的運動。

❑ 如果體重過重的話，減輕一些重量會較好，記得過重會加重骨關節炎的症狀。

考慮事項

❑ 如果你的血液太酸，關節中的軟骨可能會溶解，關節則會損失其正常的潤滑作用，骨頭就會磨損，而且關節容易發炎，疼痛就產生了。（請見第二部的酸血症）

❑ 有一種相當新的藥物，Etanercept（Enbrel）可以用來治療風溼性關節炎，它可以阻斷腫瘤壞死因子的作用，此腫瘤壞死因子為一種對抗發炎的蛋白質與發炎的作用有關，而這種藥物已經試用在許多嚴重的發炎的案例且有一些死亡的案例。生產這種藥物的公司，西雅圖 Immunex 公司現在已經將此藥物做警告的標示，讓醫生都警覺到。

❑ 有一種抗發炎的藥物 celecoxib（Celebrex），有時候用於骨關節炎和風溼性關節炎患者，它可以抑制酵素 cyclooxygenase-2（COX-2）的作用，此酵素抑制劑可以對抗發炎症狀，而且不會像非類固醇抗發炎藥（NSAIDs）會對腸胃道造成一些副作用。

❑ 美國賓州傑佛森醫學院的研究學者發現骨關節炎患者可能有基因上的缺陷，他們發現這種遺傳上的缺陷會使得患者的軟骨細胞合成膠原蛋白受到抑制，而膠原蛋白則是結締組織中很重要的蛋白質，因此，此種基因的缺損導致患者關節中的膠原蛋白較易受損，造成無法保護關節的運作。

❑ 有一個針對風溼性關節炎所做的研究，發現這些患者體內的葉酸、蛋白質及鋅的含量都較一般人低，科學家對此的結論是，因為使用的藥物帶給體內新的生化改變，造成對某些營養成分的需求提高。

❑ 美國塔夫茲大學醫學院的 Charles Dinarello 醫生研究多吃深海的魚類（這些魚類富含二十碳五烯酸〔EPA〕和 DHA），可以有助於減緩風溼性關節

炎患者的發炎症狀。而 Albany 醫學中心的研究員 Joel M. Kremer 也做了一項研究，給予 20 位風溼性關節炎患者每天 15 粒的 MaxEPA（濃縮魚油）補充，另外有 20 位食用安慰劑，經過四個星期後，發現魚油組有關節僵硬現象的只有安慰劑組的一半，而且服用魚油組的較沒有發生疲倦的現象。

❏ 魚類中所含的ω-3 必需脂肪酸，可能對於風溼性關節炎患者有減輕症狀的效果，因爲可以抑制免疫系統導致關節發炎的反應。有非常多的研究都支持，經過數個月的高劑量的魚油補充（每天 2.5 到 5 毫克）可以減少風溼性關節炎患者的關節腫脹和僵硬，僅有極少數的患者沒有效用或無法停止使用抗發炎的藥物。

❏ γ-次亞麻油酸（GLA），爲一種ω-6 的脂肪酸，發現可能可以藉由抑制前列腺素的生成，來抑制發炎反應，月見草油則是富含此脂肪酸的補充品。

❏ 研究學者近來發現一種含有免疫抑制劑藥物 cyclosporine 的藥膏，這種藥物是用於器官移植病人預防體內產生排斥的效用，也可以用於一些自體免疫疾病患者包括風溼性關節炎患者的身上，使用藥膏形式可減少口服或注射的形式所產生的副作用（例如：腎臟受損和降低發炎的抗性）。

❏ 披衣菌爲許多尿道炎患者感染的微生物，與某種年輕女性關節炎相關，有研究發現無法找出原因的關節炎患者，將近一半體內關節都含有此病菌。百分之七十五的患者血液中的披衣菌抗體都上升。

❏ 多數的整骨治療師都建議婦女儘量避免穿高跟鞋，因爲比較起穿平底鞋來看，高跟鞋對膝蓋的壓力多於平底鞋百分之三十，而這些壓力長久則會造成關節炎，而且愈高的高跟鞋，產生的壓力愈大。

❏ 矽膠類的乳房填充物或其他的矽膠類產品，可能會導致類似關節炎的症狀，例如：關節腫脹、收縮、發燒、慢性疲勞及疼痛等。矽膠類物質同時也被發現會加速一些自體免疫疾病的發作，如：紅斑性狼瘡和硬發症等。美國加州大學的一個研究，對 46 位做過胸部整型手術的婦女測量體內的膠原蛋白的抗體，其中有 16 位有抗體，而另外 45 位沒有做過胸部整型手術的婦女測量體內的膠原蛋白的抗體，其中只有 4 位有此抗體。部分有關節炎症狀的婦女將矽膠類物質移除後，關節炎的症狀則消失，但並非所有的患者皆有此現象。

❏ 有一個研究室的實驗，將一種稱爲抗腫瘤生長因子（anti-TGF-B）的蛋白
   質注射至患者體內，有百分之七十五患者可使腫脹疼痛的症狀消失，這是
   根據美國關節炎基金會的 David Pisetsky 醫生所做的。這種蛋白質可以對
   抗腫瘤生長因子，而腫瘤生長因子是負責發炎和使手和腳腫脹的化學物
   質。

❏ Parametric Associates 生產的 Mobility 和 Nutramax Laboratories 生產的 Cos-
   amin，這兩種配方都有助於關節和韌帶，它們並不能從一般的健康食品專
   賣店買到，需要直接向這兩家公司訂購。

❏ 硫化二甲基（DMSO）是製木產品的副產物，爲一種液狀物質可以局部塗
   抹，有減緩疼痛、減輕腫脹、及促進復原等功效。
   註：只能使用健康食品店所賣的 DMSO。五金行所賣的商業用 DMSO 不
   適合用來幫助復原。使用 DMSO 可能導致暫時性的大蒜體味，但這不是
   應該憂慮的原因。

❏ 關節炎疼痛和發炎可能可以用蜜蜂的針刺治療，蜂刺含有大量的抗發炎物
   質，同時可以作爲一種免疫系統的刺激劑，可以用皮下針或直接以蜂針注
   射。臨床上被認爲同時對於骨關節炎和風溼性關節炎都有效果，但是後者
   可能需要花較長的時間，詳細的資料可以查詢美國蜂刺療法學會，另外，
   蜂刺也可以購買到乳霜形式，但是如果你對於蜜蜂針刺過敏的話，千萬不
   要使用此產品。

❏ 有些常被處方針對關節炎疼痛的非類固醇抗發炎藥（NSAIDs），例如：
   ibuprofen（Advil、Nuprin 等）、 indomethacin（Indocin）及 piroxicam（Felde-
   ne）等，會有一些副作用存在，100 位定期服用非類固醇抗發炎藥者，至
   少有一人會有胃潰瘍或腸道出血的現象，潛在的問題可能很嚴重。根據美
   國的食品藥物管理局的統計，顯示使用這些藥物來治療關節炎者，每年約
   有 200,000 件的腸胃道出血的案例，其中還包括 10,000～20,000 件的死亡
   案例。而且這些藥物同時還會造成肝臟和腎臟的損害。根據美國《內科醫
   學雜誌》的報導發現，如果你患有輕度的腎臟疾病，使用此類的藥物可能
   會導致嚴重的問題甚至造成死亡。

❏ misoprostol（Cytotec）和潰瘍藥物 ranitidine（Zantac）、 sucralfate（Cara-
   fate）等藥物都可以預防非類固醇抗發炎藥所產生的潰瘍副作用。然而這

些藥物都還有其本身的副作用，而且還會加重治療的費用。

❑ 一種關節炎常用的藥物 diclofenac sodium（Voltaren），對於部分患者可能
會造成嚴重的肝臟問題，所以使用此藥物需要嚴格的監督其症狀，當醫生
開此藥物處方時，需檢測病人的肝臟中的酵素含量，評估是否會有一些副
作用。這些檢測應在治療開始後 8 週內完成。

❑ 對於部分的關節炎，可以開處方藥物：氫氧氯喹（hydroxychloroquine, Pla-
quenil）和金化合物（Ridaura）。

❑ 對於部分患者潰瘍藥物 sucralfate（Carafate）能像阿斯匹靈或其他非類固
醇抗發炎藥一般地減輕疼痛，而且不會破壞胃壁的襯膜。

❑ 乙醯氨酚（acetaminophen，Tylenol、Datril 等）藥物用來治療骨關節炎比
非類固醇抗發炎藥要好，因爲它可以減輕疼痛，而且相當安全和便宜，然
而，值得注意的是，千萬不要過量服用，而且服用此藥物也不要喝酒，如
果服用過量或是與酒精一起服用，可能會導致肝臟損壞。

❑ 藥物並不是絕對的有效，藥物對於部分的患者僅有部分的效用。

❑ 川崎症候群（Kawasaki sydrome）是一種發炎的疾病，可以導致小孩類似
關節炎的症狀，可能會伴隨有結合膜炎；發燒；紅疹；舌頭腫脹、發紅；
和／或手掌和腳底變紅或紫色並腫脹等。眞正的原因並不清楚，主要影響
的患者爲 5 歲以下的孩童，多數患者可以復原，但是不幸的是，部分會造
成永久的心臟受損的現象。

❑ 萊姆病類似關節炎，導致許多的相同症狀。（請見第二部的萊姆病）

❑ 全身性紅斑性狼瘡爲一種自體免疫疾病，通常會被誤診爲關節炎。原因並
不清楚，但是身體產生的抗體會對抗自己本身的組織。（請見第二部的狼
瘡）

❑ 潰瘍性結腸炎的早期階段會有類似關節炎的症狀，因爲這些症狀發生於任
何腹部疼痛症狀之前，因此會誤診或延緩治療。（請見第二部的結腸炎）

❑ 可以由關節炎基金會中獲得很多的資訊。

❑ 也同時可以參考第二部的痛風和第三部的疼痛控制。

關節炎的種類

　　關節的腫脹、疼痛可能是由於不同的原因所致，不同的關節炎有其獨特的症狀可以判別，下列表格總整不同種類的關節炎，包括：不同的症狀、相關的發生率及特性等等。

關節炎種類	美國的發生率	發生的年齡	症狀
骨關節炎	1,580 萬人	超過 40 歲	關節運動時會僵硬和疼痛。大部分症狀是逐漸的進展，多超過 1 年，剛開始時，可能沒有發炎的現象，但是末期大多會有。關節發炎、腫脹和肌肉抽痛可能發生。關節可動性會受到限制，而且移動時可能伴隨一些不好的感覺。
風溼性關節炎	290 萬人	25～50 歲	睡醒時會有關節僵硬的現象，可能會持續 1 個小時或是更久，尤其是在手指或手腕關節常會腫脹，關節附近的柔軟組織也會有腫脹的現象，關節的兩邊也都會腫脹。腫脹的情形可能伴隨有疼痛，也可能沒有。有時會持續此症狀很久一段時間，也可能會有進展而惡化。
脊髓關節病變（包括乾皮性關節炎、風溼樣脊髓炎、雷特氏症候群）	250 萬人	20～40 歲	一群的症狀，包括：脊髓受影響、疼痛、僵硬、發炎及姿勢的改變。
痛風	160 萬人(百分之八十五為男性)	40 歲	關節突發性劇烈疼痛和腫脹（通常發生在大腳趾上，偶爾也會發生在其他的關節）。
全身性紅斑性狼瘡	300,000 人（百分之九十為女性）	18～50 歲	發燒、虛弱、上半身和臉部疼痛及關節疼痛。
幼年型風溼性關節炎	250,000 人	18 歲以下	關節僵硬，通常發生在膝蓋、手腕及手。可能會涉及腎、心、肺及神經系統。
感染型關節炎	100,000 人	任何年紀	身體疼痛、發冷、發熱、混亂、昏眩。
川崎症候群（Kawasaki syndrome）	流行地區約數百人	6 個月～11 歲	發燒、關節疼痛、手掌和腳底有紅疹、心臟併發症等。

背痛（Backache）

約有百分之八十的成人在一生中都有背痛的經驗，而且多數是下背疼痛。它可能是急性的，也可能是慢性的。急性的疼痛是突然的開始發作，通常是不當的使用身體的某些部位，而慢性的背痛可能會一直不斷的復發，通常沒有特別的原因，可能任何的移動都會發生疼痛，也是最常見的住院原因。許多不同的問題，包括：肌肉、韌帶、骨骼或是相關的器官，例如：腎臟等，都有可能會導致背痛。在美國主要導致背痛的原因是搬運或提起重物，常常會造成脊椎椎間盤的問題。

多年以來，我們認為背痛的常見原因主要是脊椎變形或是受傷，特別是椎間盤受到傷害。這些構造是位於脊椎之間，當做像靠墊一樣的保護功用，每一個間盤由一個硬的、纖維的外層包圍著柔軟的組織所組成，提供保護的作用。隨著日常活動正常的磨損，間盤慢慢的老化並可能受到損害。當此部位一開始退化後，一點點的緊張壓力，甚至打一個噴嚏，都有可能導致椎間盤的破裂，或是脫出，使得裡面的柔軟的組織跑出來而壓迫到脊柱，而此症狀常常會被誤認為是椎間盤脫出。

不論椎間盤滑出、椎間盤脫離或是椎間盤脫出，都是指同一個問題，而且多發現在腰椎的部位，也就是下背部。椎間盤滑出可以導致嚴重到中度的疼痛，而且可能是持續的疼痛，特別是在坐骨神經被壓迫時更為明顯，也就是我們常常聽到的坐骨神經痛的毛病。坐骨神經是負責傳送由下半身出來的各種訊息，這些是屬於身體較長的神經，任何身體的壓力對於此神經所產生的效果都可以反應到，所以常常疼痛的感覺會一直到腿部，和腳部。有些人還會有無力麻木的感覺，甚至無法行走，另一部分患者則會感覺到腳趾有刺痛感和腳或腿有麻木感。少數患者如果發生脊柱下部發炎的話，可能會有大小便失禁的問題產生。

要指出是因為椎間盤的問題造成的背痛是困難的，因為很多超過40歲的成年人，不管有沒有背痛的毛病，可能都有多多少少的椎間盤退化，然而有些時候椎間盤退化甚至脫出也不一定會有症狀產生。

簡單的肌肉拉傷是另外一個產生背痛的原因，雖然症狀可能是突然發生的，而疼痛也可能是急性的，但是實際上，可能要一段長時間才可以發展出此症狀。當我們的肌肉收縮時，乳酸和丙酮酸被產生出來，此為肌肉活動的副產物，肌肉內存有乳酸與長期拉力後肌肉疲勞的感覺類似，這些酸過量的堆積後會導致肌肉疼痛，干擾肌肉組織正常的神經傳導。此狀況稱為延遲發生的肌肉疼痛（delayed-onset muscle soreness, DOMS）。

纖維組織炎（fibrositis）是一種被定義為脖子、四肢、肩膀的疼痛，原因是由於結締組織發炎產生，也會形成很多的背痛現象，通常會發生於年紀大的人、比較緊張壓力大者、過敏或纖維肌痛症等問題，較少發生在任何的受傷狀況時。

腰痛（lumbago）通常是俗稱發生在下背部的疼痛，而且靠近骨盤。

懷孕時發生背痛是很常見的，因為子宮慢慢的變大後腹部的肌肉張力加大，使得背部肌肉變短和緊，要減少懷孕時產生背痛，最好就是對背部有額外的支撐力，還有注意正確的姿勢也相當的重要。

多數的背痛包含有心理的因素，背痛通常還有情緒和壓力相關的問題，其他可能導致背痛的原因包括：姿勢不當、穿不合腳的鞋走路、不當的舉重、拉扯、鈣缺乏、坐姿不良、床墊太軟等。此外，腎臟、膀胱及攝護腺問題、婦女的骨盆毛病、甚至便秘等都可能產生背痛。慢性造成背痛的情況還包括：關節炎、風溼病、骨骼疾病及脊椎不正常彎曲等。骨折則很少造成背痛。

雖然大部分的背痛常無法找到真正的原因，但是如果原因不是由於上述的椎間盤突出、關節炎、骨質疏鬆症、姿勢不當、其他相關的疾病所導致的，就應該要趕快去做徹底的檢查，可能是蠻嚴重的。

營養素

補充品	建議用量	說明
非常重要者		
鈣	每日 1,500～2,000 毫克。	為骨骼強健所需，為了增加其吸收，選用三種不同形式混合物：碳酸鈣、鈣螯合劑、calcium asporotate。

補充品	建議用量	說明
非常重要者		
和		
鎂	每日 750～1,000 毫克。	與鈣一起作用，選用鎂的鈣螯合
和		形式。
維生素 D	每日 400 國際單位。	幫助鈣和鎂的吸收。
DL-苯丙胺酸（DLPA）	每日服用，但是隔週使用。依照產品標示。	為一天然的胺基酸，可以有助於疼痛的延緩。
		注意：懷孕或哺乳期間，或患有驚恐症、糖尿病、高血壓或苯酮尿症，勿使用本補充品。
綜合維生素和礦物質複合物	每日 15,000 國際單位。懷孕期間，每日勿超過 1,000 國際單位。	補充對於骨頭、結締組織形成和代謝有重要性及修復組織所需的營養素。
與		
維生素 A		
和		
天然的β-胡蘿蔔素	每日 15,000 國際單位。	
和		
維生素 E	每日400～800國際單位。	
矽	每日 3 次，依照產品標示。	提供身體矽來促進鈣的吸收。
或		
木賊		請見下面藥用植物部分。
維生素 B$_{12}$	每日 2,000 微克。	幫助鈣的吸收和消化。使用口含錠或舌下形式。
或		
維生素 B$_{12}$ 注射	遵照醫生指示。	需要經醫生的許可。
鋅	每日 50 毫克。所有補充劑中的含量相加起來，每日不要超過 100 毫克。	為蛋白質合成和膠原蛋白形成所需。可以有助於免疫系統的正常。
加		
銅	每日 3 毫克。	和鋅、維生素 C 一起達到平衡，可以有助於彈性蛋白的形成，及健康神經所需。
重要者		
硼	每日 3 毫克，請勿超過此劑量。	促進鈣的吸收，補充硼僅到組織修復之前，或是你的年紀超過 50 歲也可以補充。

補充品	建議用量	說明
重要者		
硫酸軟骨素 和 牛軟骨 或 鯊魚軟骨 和 葡萄糖胺硫酸鹽	依照產品標示。 依照產品標示。 依照產品標示。 依照產品標示。	研究顯示這些是許多身體組織的重要組成，包括：骨骼和結締組織。
游離形式的胺基酸複合物	依照產品標示。	骨骼和結締組織修復所必需的營養素。
L-脯胺酸	每日 500 毫克，空腹服用。可與開水或果汁一起服用，但勿與牛奶一起服用。若同時服用 50 毫克維生素 B_6 及 100 毫克維生素 C 則更容易吸收。	可以修復軟骨和強化肌肉和組織。（請見第二部的胺基酸）
錳	每日 2～5 毫克，要與鈣片分開食用。	可以幫助軟骨的修復及背部和頸部的組織復原。選用葡萄糖酸錳的形式。
甲基硫化甲烷（MSM）	依照產品標示。	有助於發炎時的作用。
S-腺苷甲硫胺酸（SAMe）	依照產品標示。	甲硫胺酸的衍生物，可以減輕關節疼痛。 注意：如果你是躁鬱症患者或正服用抗憂鬱劑的處方，請勿服用本補充品。
有幫助者		
必需脂肪酸（亞麻子油是良好的來源）	依照產品標示，隨餐服用。	為肌肉的彈性和修復所需。
來自 Olympian Labs 的 Glucosalage SO4（Extra Strength）	依照產品標示。	可以補充葡萄糖胺，葡萄糖胺為許多身體組織的重要組成物質，包括：骨骼和結締組織。此補充物還含有很多本表格所提到的營養素和酵素。

補充品	建議用量	說明
有幫助者		
來自 Amerifit 的葡萄糖胺和軟骨素	依照產品標示。	為一可以咀嚼配方，提供健康關節所需物質，此配方也含有甲基硫化甲烷。
多種酵素複合物與 鳳梨酵素 和 胰蛋白酶	依照產品標示，隨餐服用。	可以有助於消化作用和減輕肌肉的張力及發炎情形。
維生素 B 群	依照產品標示，每日 3 次。	為修復組織所需，可以有效的減輕背部肌肉的壓力。選擇高張配方含 B_6 和 B_{12} 劑量較高。
維生素 C 與 生物類黃酮	每日 3,000～10,000 毫克。	為形成膠原蛋白的必要物質，可以將組織結合起來，同時為修補組織所需，可以使背部的區域壓力減輕。

藥用植物

❏ Trace Minerals Research（微量礦物質研究中心）合成一種 Arth-X 的補充劑，包含許多的藥用植物、海洋礦物質、鈣及其他骨骼和關節所需的營養素。

❏ 木賊為矽的良好來源，矽可以有助於骨骼和結締組織的形成。

❏ 其他建議針對背痛的藥用植物還包括：苜蓿、牛蒡、燕麥桿、北美滑榆及白柳等。這些藥用植物可由膠囊、萃取物或茶包的形式來補充。

建議事項

❏ 儘量減少所有肉類和動物性蛋白製品的攝取直到復原後，動物性食物含有尿酸，而尿酸使腎臟增加負擔並導致背痛，同時還要禁止食用肉汁、油脂、脂肪、糖分及過度精製的食物。

❏ 可以參考禁食的計畫。（請見第三部的禁食）

❏ 當疼痛發生時可以立即喝下兩大杯的水，通常會在幾分鐘內就見效，肌肉

疼痛和背痛通常和脫水有關，我們的身體每天至少需要八大杯（每杯 225 毫升）的水，才可以將肌肉和其他組織產生的酸性廢物排出體外。

❏ 當疼痛是由於受傷或是突然劇烈的運動所產生時，在發生後 48 小時以內，可以熱敷減緩疼痛，記得要躺在硬的床上休息，從床上要起來時，記得將身體先側過來之後，接著膝蓋舉起，慢慢轉成坐姿，再慢慢起身站起來。

❏ 以溫水浸泡或是直接以熱水袋置於背部都有減輕疼痛的效用，當然要記得不要浸泡過熱的水。

❏ 有一種順勢療法 *Rhus toxicodendron*，可以直接使用，有助於僵硬的解除。

❏ 一旦有急性的疼痛發生時，做可以強化腹部肌肉的運動可能有助於預防復發，這些肌肉是用來支撐背部的。仰臥起坐即是一個例子，但是記住一定要膝蓋彎曲做，不要伸直在地板上做。

❏ 當你坐下時，保持膝蓋稍微高於臀部一點點，而且腿是平放於地上的。

❏ 當你以肩部負物時，要時時換邊提，背重的袋子時，會使脖子、肩膀、背部產生疼痛。

❏ 學習如何減低壓力，放鬆技巧是非常有幫助的。

❏ 記得重物要用推的，不要用提的。

❏ 穿著舒適且製作良好的鞋子，鞋跟愈高對你的背痛的危險性愈大。

❏ 不要以同一姿勢在一個地方坐太久，要起來走動一下。

❏ 身體要向前時記得膝蓋一定要彎曲提重物時要用到腿部、臀部及腹部的肌肉，不要只用到背部的小肌肉，還要避免提 20 英磅以上的重物。如果需要在低處工作，記得蹲下來，避免腰部彎曲。

❏ 不要趴著睡且頭部用枕頭墊著。睡時應平躺，身體側一邊，腿部彎曲使得你的膝蓋至少比臀部高 1 英吋以上，睡時也要注意床墊要硬，頭部也要有枕頭支撐，如果床墊不夠硬的話，可以在床墊下加裝一個硬的板子。

❏ 維持理想的體重及適度的運動，缺乏運動可能會導致背痛，對於背部有好處的運動包括：游泳、騎腳踏車、走路及翻滾等。避免下面的這些運動：
  ● 棒球、籃球、足球。這些運動需要快速的反應，可能牽扯到突然的扭和跳的動作。
  ● 保齡球。因為當彎腰和扭腰時，手舉重物會增加背部的負擔。
  ● 高爾夫球。揮桿要使用到扭的動作，以及腰部向前傾的姿勢，這些都是

造成下背部的壓力。

● 網球。由於快速的「停、動」交替動作，打網球時會增加背部的負擔。

● 舉重。這是最具殺傷力的運動，因爲將很大的力量施在下背部和脊椎部位上。

□ 如果疼痛持續超過 72 小時，或是痛到了腿部，或是還有一些其他的症狀如：不明原因的體重減輕時，要立即去看專業的醫療人員。如果背痛是慢性的，一定要找背部專科的醫生，而且不會隨便的建議手術的醫生。

□ 如果除了背痛以外，還有發燒或是體重減輕的現象，或是有癌症的病史、大小便失禁、任何鼠蹊或下背部位的麻木，或腿部和腳沒有知覺時，一定要請醫生診斷。

□ 如果是背的一邊小部分疼痛、感覺不舒服、發燒等都要立刻看醫生，可能有腎臟發炎的可能。

□ 如果是受傷後的疼痛，而且還伴隨著突然大小便失禁，四肢移動困難或有麻木、疼痛、刺痛的感覺時，不要隨便移動，馬上請醫療人員的幫助，你可能傷到脊柱了。

考慮事項

□ 背痛的患者常常會找尋其他的一些專業醫療人員，複雜的形成原因使得這些所謂的專科更多元化了，眞正的專業人員僅針對背痛的問題來處理，下面介紹一些方法，如果你有背痛的毛病可以試看看這些療法。

● 針灸（acupuncture）。（請見第三部的疼痛控制）

● 推拿師（chiropractors）：這是由有執照的推拿師來矯正脊椎，需要營養和生活型態的修正，他們主要在於矯正脖子和背部的問題，根據美國健康照護研究中心的調查發現此種治療對於急性的背痛效果非常好。這些推拿師也不是醫師，因此是不可以開藥的或執行任何手術的，好的推拿師在必要的時候，會將病人轉給醫生治療。

● 運動學（kinesiology）：有時也可以減緩背痛，藉由肌肉反應測試，來檢查疼痛的來源，使用不同的方法來測試，進而治療它。

● 磁力療法（magnet therapy）：磁力是由地底而來，已發展出含有磁力的床墊並對部分背痛的患者有療效，在睡後可使慢性背痛消除，研究發現

針對打高爾夫球的人的背部支持很有作用。

- 按摩治療師（massage therapists）：可以作用於肌肉和韌帶，使用不同的技巧按摩肌肉和減少肌肉的壓力，使肌肉放鬆，這樣可以使血液循環增加，幫助身體中細胞的廢物排出，加速組織的修復，有助於背痛問題的復原。（請見第三部疼痛控制中的「按摩」）。

- 矯正外科醫生（orthopedic surgeons）：這是專業醫生可以開處方藥物（止痛藥、肌肉放鬆劑、抗發炎藥物）、醫囑臥床休息和物理治療以治療背痛。因為他們可以執行手術，使得多了些選擇。一種還被認為是非常新的且還在實驗階段的治療法，脊椎整型法，對於部分人有治療疼痛的效用。門診上也可以經由皮膚用注射 methylmethacrylate 到脊椎受傷的部位，methylmethacrylate 是像黏膠一樣的物質，乾了會變硬（約15～20 分鐘內），可以使較脆弱的部位多了些支持的力量。

- 整骨醫生（osteopaths）：可以使用藥物和執行手術，但是因為治療的理念關係，通常會要求先試試物理治療或整骨。

- 心理諮商師（physiatrists）：又稱為心理醫生，他們藉由物理治療、生活型態的改變等來改善和修復脊髓的負擔，心理醫生沒有執照可以執行手術，但是可以很有效的治療背痛的問題。

- 物理治療師（physical therapists）：可以促進關節和脊椎的活動能力及肌肉的拉力，物理治療師並不是醫生，僅限於做物裡治療的工作。

❏ 有一種理論說背痛可能是由於壓抑情緒所造成的，這種情況應該可以可慮找心理諮商或其他的專業人員來治療。

❏ 坐骨神經痛患者可以藉由睡眠改善症狀，不管是短期或是長期的疼痛，休息都是最好的療法。

❏ 如果有漸進式的神經壞死的現象發生（腿部虛弱的現象增加，或是大小便失禁等），可以考慮背部的手術，當疼痛變得更嚴重時，也是可以考慮手術，但是手術多少有危險性，可能會導致永久性的損害。根據美國的統計數據，只有百分之一的背痛患者可以經由手術改善，背部手術只對於下面四個大項有用的：

1. 椎間盤位置出錯（突出或脫離）。
2. 移動一個脊椎會疼痛（不正常的痛）。

3. 脊柱周圍的脊椎狹窄，有骨刺的發生。

4. 一個脊椎和另一個銜接不正常。

❏ X光可以考慮當做背痛的診斷方法之一，但是只有少數會顯示於X光上，如果疼痛是由於肌肉張力或是椎間盤突出的話，用 X 光則較不易檢驗出來。記得懷孕時則不要照 X 光，會對胎兒有害。

❏ 電腦斷層掃描（CT）和磁共振影像處理（MRI）等方法也可以診斷出構造上的異常，然而，美國華盛頓大學的研究學者Richard A. Deyo博士調查，發現約有百分之二十到百分之三十的患者經由診斷出來並找不出原因，這些患者可能要特別的注意。

❏ 如果疼痛是發生在舉重物後、咳嗽後或過量運動之後，而且疼痛會使一隻腳突然無法行動時，你可能就是有椎間盤滑出的問題了。

❏ 美國的流行病學研究調查發現，雙胞胎中抽菸和不抽菸對於背痛也有不同影響，顯示抽菸者對於椎間盤的問題有加速的作用。

❏ 許多的研究顯示下背疼痛患者經由整骨師治療的效果快，所需的費用也較低，可以有效的減緩疼痛，比上醫院治療還有效用。

❏ 見第二部的懷孕相關的問題。

❏ 另見第三部的疼痛控制。

黏液囊發炎（Bursitis）

　　黏液囊炎是一種黏液囊發炎的現象，而黏液囊是一個小的袋狀物，裡面裝有一些潤滑的液體，位於身體各部的骨骼和肌腱的中間，它們墊著骨頭以防骨頭與其他組織之間的磨擦，因而促進肌肉運動。當黏液囊發炎時，會產生疼痛、患部柔軟，甚至會影響到身體的可動性，也同時可能發紅與腫脹。

　　黏液囊發炎可能是由於受傷、慢性的不當使用、對某些食物的反應、空氣過敏或是鈣的堆積等所致。肌肉緊繃也可能會導致黏液囊發炎，如果是由於受傷後不好好治療，而導致黏液囊的組織結痂最後鈣化，此為鈣化的黏液囊炎。臀部和肩膀部位的黏液囊較易發生受傷的情況，而手臂部位的黏液囊炎常被稱為網球肘，網球肘開始於手部的肌肉常常的拉扯，會發生在需要手

臀反覆用力的工作的人身上。職業所造成的傷害並不常見，以往舊的名稱有
「打掃阿嫂膝」或「警察的腳跟」或「礦工肩」。粗隆骨黏液囊炎（trochan-
teric bursitis）是發生於臀部的黏液囊炎，這可能是由於連續的運動所致，或
是長期間的站立或坐姿不良也會造成，通常會發生疼痛也會延伸到腿部，趾
黏液囊炎為最常見的一種因摩擦所引起的足部問題，常由於穿著太緊的鞋子
所而使大姆指關節的小囊發炎所產生。

　　肌腱炎是類似黏液囊炎的症狀，這兩種常常會分不清楚，肌腱炎是由於
肌腱發炎所致，通常是肌肉過度拉傷所導致，比較常見於肩部、臀部、阿基
氏肌腱或腿筋等部位。

　　黏液囊炎會發生於任何人，且是任何的年齡層，然而，老年人尤其是運
動員更特別容易罹患此症。黏液囊炎的特徵是常常有悶悶的、持續的疼痛，
當運動時疼痛會增加，而肌腱炎則是會有較劇烈的疼痛產生，如果發生在肩
膀的肌腱炎則無法使手臂旋轉。這些症狀在夜晚時特別嚴重，而且疼痛通常
會由肩膀延伸到背部的大肌肉處。肌腱炎常會發生在某些需要做固定的動作
的人身上，例如：室內工作者、畫家等。肌腱發炎也會因為鈣的堆積造成肌
腱的壓迫所致。不像肌腱炎，黏液囊炎通常會伴隨腫脹和積水等現象。

營養素

補充品	建議用量	說明
非常重要者		
鈣	每日 1,500 毫克。	為修復結締組織所需。
和		
鎂	每日 750 毫克。	為鈣平衡和維持肌肉適當功能所需。
游離形式的胺基酸複合物	依照產品標示，空腹服用。	為修復肌腱和組織所需。
多種酵素複合物與胰蛋白酶	依照產品標示，隨餐服用。	有助於消化作用，使用含有高量胰蛋白酶的配方。

補充品	建議用量	說明
非常重要者		
蛋白質分解酵素 或 來自 American Biologics 的 Inflazyme Forte	依照產品標示，隨餐服用。 每日 2 次，每次 2 錠，兩餐之間服用。	含有高量的抗發炎的物質。
維生素 A 加	每日 15,000 國際單位，懷孕期間，每日勿超過 10,000 國際單位。	為修復組織和免疫功能所需。
天然的β-胡蘿蔔素 或 類胡蘿蔔素複合物 （Betatene） 加	每日 25,000 國際單位。 依照產品標示。	強而有力的抗氧化劑且為維生素 A 的前驅物。
硒	每日 200 微克。懷孕期間，每日勿超過 40 微克。	
維生素 C 與 生物類黃酮	每日 3,000～8,000 毫克，分成數次。	可以降低發炎和促進免疫功能。為形成膠原蛋白的必要物質，膠原蛋白為結締組織的一種蛋白質。
維生素 E	開始時每日 400 國際單位，可逐漸增加至 1,000 國際單位。	抗發炎的自由基清除者。選擇 d-α-生育醇形式。
鋅 加 銅	每日 50 毫克，所有補充劑中的含量相加起來，每日不要超過 100 毫克。 每日 3 毫克。	對所有酵素系統和組織修復有重要性。 體內鋅平衡所需。
有幫助者		
硼	每日 3 毫克。請勿超過此劑量。	使鈣吸收較好。
輔酶 Q$_{10}$	每日 60 毫克。	可以促進循環。

補充品	建議用量	說明
有幫助者		
葡萄糖胺硫酸鹽 或 N-乙醯葡萄糖胺（來自 Source Naturals 的 N-A-G）	依照產品標示。 依照產品標示。	為形成結締組織的重要物質。
甲基硫化甲烷（MSM）	依照產品標示。	具有治療的特性，可以幫助減緩疼痛和促進免疫的功能。
綜合維生素和礦物質複合物	依照產品標示。	為組織修復所需。
松樹皮中的成分 或 葡萄子萃取物	依照產品標示。 依照產品標示。	強而有力的抗氧化劑，具有抗發炎的作用。
矽 或 木賊	依照產品標示。	補充矽是修復結締組織所必需。 請見下面藥用植物部分。
維生素 B 群	每口 2 次，每次服用每種主要的維生素 B 各 100 毫克（在綜合錠劑中，各種維生素的含量會有所不同）。	為細胞修復的重要物質。
維生素 B₁₂ 注射 或 維生素 B 群	遵照醫生指示。 依照產品標示。	為適當消化和吸收食物所需，且是修復神經損壞之必要物質。以注射的形式（在醫師的監督下），是最有效果的。 如果注射液無法取得，可以選用舌下含片的形式。

藥用植物

❑ 乳香和鳳梨酵素都有減輕發炎的功用。

❑ 木賊、珍珠花和柳樹皮以等量混合，每日三次，有助於發炎的控制，而且木賊的萃取物加上一種微量礦物質：矽，可以補充組織修復和復原所需的營養素。

建議事項

❏ 可以使用一個連續七天生食，之後三天禁食（cleansing fast）的療法。（請見第三部的禁食）

❏ 不要吃任何的加工食物或是含糖的製品。

❏ 如需要減輕疼痛時，可以使用熱的蓖麻油局部敷拭，製作方法是將蓖麻油置於鍋中加熱，但是不要到沸騰，以棉布吸收熱的蓖麻油使之飽和，再以塑膠布包裹起來熱敷所需的部位，可以持續 1 個半到 2 個小時，一個人所需做調整。有些醫生則是建議冰敷。

❏ 患者需要減少活動量，儘量充分的休息，從事身體活動時，記得不要過度的使用身體或過久，如果一有疼痛的情形發生時，要立刻停止。

考慮事項

❏ 治療黏液囊炎要找出受傷的原因，如果是運動所致，建議先休息一陣子看看，使受影響的部位發炎的現象恢復，可能需要手術來清除鈣的沈積。

❏ 以硫化二甲基（DMSO）局部塗抹會止痛和消腫，DMSO是製木產品的一種副產物。
  註：只能使用健康食品店所賣的 DMSO。五金行所賣的 DMSO 不適合用來幫助復原。使用 DMSO 可能導致暫時性的大蒜體味，但這不是應該憂慮的原因。

❏ 有一種另類療法，就是直接用蜂刺治療疼痛的部位，蜂刺含有一些抗發炎的物質，使發炎和疼痛快速的減除，可以任何低過敏的針注射或是直接用蜂刺入所需的部位，美國蜂刺療法學會可以提供更多的資訊。也可以購得乳霜的形式產品，如果你對蜂刺過敏的話，則不要使用。

❏ 同時參考第三部的疼痛控制。

痙攣／抽筋（Cramps）

請見肌肉痙攣、經前症候群。

骨折（Fracture）

　　骨折是骨骼發生破裂或脆裂的症狀，如果皮膚維持完整時，此時的骨折稱爲封閉式骨折或單純性骨折，但是如果骨折時有使皮膚受傷因而破裂，則稱爲開放式骨折或是複雜性骨折，而骨折發生後通常帶來非常劇烈的疼痛，可能造成受傷部位的腫脹，或是皮下骨頭突出，甚至出血、麻木、刺痛或麻痺等現象的發生。大的骨折，例如發生在手臂或腿部時，可能會有脈搏減弱，或是虛弱、無法承受重量等的現象發生。斷手臂、手指或腿也同時會使肌腱斷裂。

　　骨折通常會發生在年輕人和老年人的身上，而的確當我們的年紀增加時，骨質的含量會漸漸的減少，使得骨質較脆弱而容易骨折。60 歲以上的人因爲跌倒而導致骨折的機率占了百分之八十七，而且統計 50 歲以上的人，每年有超過 300,000 的人發生髖骨的骨折。而 85 歲以上的人因跌倒而有骨折發生的機率是 60 至 65 歲之間的人的十五倍。骨質疏鬆症是造成的原因之一。

　　對於老年人髖骨的骨折顯然是最麻煩的，而且很不幸的，骨折後許多人可能無法獨自生活，要依賴照護一輩子。

　　骨折後需要立即做處置，骨折一發生後，變形的骨頭需要立刻固定，建議以支持物固定住對修復有好處。下面所列出的一些營養素可以有助於這些患者，除非有其他情況，以下的建議劑量皆是針對成人的。對於 12 到 17 歲之間的兒童，可以將劑量降低到建議劑量的四分之三，而 6 到 12 歲的兒童則是降低一半的劑量，6 歲以下的兒童使用四分之一的劑量即可。

營養素

補充品	建議用量	說明
非常重要者		
來自 Ethical Nutrients 的 Bone Builder With Boron	依照產品標示。	一個氫氧基磷灰石的微結晶濃縮物,含有有機的蛋白質螯合鈣的骨質混合物,僅能由健康食品專賣店購得。
來自 Synergy Plus 的 Bone Support 或	依照產品標示。與鈣和鎂一起服用。	補充對骨骼健康所需的營養素。
來自 KAL 的 Bone Defense	依照產品標示。	
硼	每日 3 毫克。請勿超過此劑量。	為骨骼健康和修復所需,研究發現硼可以加速鈣的吸收,高達百分之三十。
鈣	每日 1,000～2,000 毫克,分成數次。飯後和睡前服用。	為骨骼修復的重要營養素。
和 鎂	每日 1,000 毫克。	維持鈣平衡所需。
和 鉀	每日 99 毫克。	可以用來維持良好的肌肉和心臟功能。
葡萄糖胺 和 軟骨素 加	依照產品標示。	幫助身體維持關節的柔軟度和軟骨的建造。
甲基硫化甲烷(MSM)	依照產品標示。	使細胞壁的通透性增加,使水分和營養素可以自由的進入細胞內,而讓毒素和廢物可以適當的排出。
海帶	每日 1,000～1,500 毫克。	為天然的富含鈣和礦物質的食物。
來自 Biotics Research 的 Neonatal Multi-Gland	依照產品標示。	加速復原力,詳見第三部的腺體療法的好處。

補充品	建議用量	說明
非常重要者		
蛋白質分解酵素	依照產品標示。兩餐之間和隨餐服用。	餐間服用可以減低發炎的機率，與食物一起服用可以幫助蛋白質的消化。 注意：16 歲以下的小孩勿使用這種補充品。
S-腺苷甲硫胺酸（SAMe）	依照產品標示。	為一天然的抗憂鬱劑，也可以被使用於關節僵硬的抗發炎物質。 注意：如果你是躁鬱症患者或正服用抗憂鬱劑的處方，請勿服用本補充品。
矽土 或 木賊	依照產品標示。	為促進鈣吸收和結締組織的修復所需。 請見下面藥用植物部分。
維生素 C 與 生物類黃酮	每日 3,000～6,000 毫克，分成數次。	為骨骼、結締組織和肌肉修復所必需。
維生素 D₃	每日 400～1,000 國際單位。	鈣吸收和骨骼修復所需。可以有助於預防骨折。
鋅	每日 80 毫克。所有補充劑中的含量相加起來，每日不要超過 100 毫克。	為組織修補所必要之營養素。使用葡萄糖酸鋅錠劑或 OptiZinc 可得到較好的吸收。
有幫助者		
游離形式的胺基酸複合物	依照產品標示。	加速復原。
二十八烷醇	每日 3,000 毫克。	促進組織氧合作用。
生肝萃取物	依照產品標示。	可以補充均衡的維生素 B 群，也含有多種的維生素和礦物質。（請見第三部的腺體療法。）
維生素 A 與 混合的類胡蘿蔔素	每日 25,000 國際單位直到傷口癒合。懷孕期間，每日勿超過 10,000 國際單位。	蛋白質如果沒有維生素 A 則無法被利用，使用乳劑形式較易吸收，且在高劑量時較安全。

補充品	建議用量	說明
有幫助者		
維生素 B 群	依照產品標示。	有助於維持肌肉張力和適當腦部功能的健康，對於老年人也是相當的重要的，因為這些營養素會因為年紀漸長而降低其吸收率。
外加		
泛酸（維生素 B₅）	每日 3 次，每次 100 毫克。	抗壓力的維生素，可以幫助維生素的利用。

藥用植物

❏ 乳香為一種常用於印度瘉傷療法另類醫學的藥草，可以幫助骨折的復原、減輕疼痛，也可作為極佳的消炎劑。

❏ 木賊的萃取物是矽的良好來源，可以加強鈣的利用並促進組織修復和復原。

❏ 薑黃膏可以當做一個非常好的糊藥，將薑黃與一點熱水混合後塗抹在受傷部位固定後，對於骨折的治療是有效的，此方法同時也對於瘀傷有消腫的作用，以新鮮的毛蕊花葉製作糊藥效果也不錯。（請見第三部的使用糊藥）

建議事項

❏ 每天吃半個新鮮的鳳梨直到骨折復原為止，鳳梨所含的鳳梨酵素是一種酵素，具有消炎和消腫的功效，只能選用新鮮的鳳梨，罐頭和加工製品都不可以，如果你不喜歡吃鳳梨，鳳梨酵素的補充劑也可以達到效果，鳳梨酵素要空腹服用。

❏ 避免吃紅肉，和任何含有咖啡因的產品，包括可樂等。同時食物如果有加食品添加劑的也要避免，因為磷的含量高時會減少骨質含量。

❏ 對於瘀傷和腫脹可以使用黏土糊藥。

❏ 使家居環境較安全，下列一些方法可以參考：

● 選用止滑的地板，如果有地毯的話，確定地毯的鋪設是密合的。

● 確定屋內的燈夠亮，視線才夠清楚。

- 保持走道清潔，如果有養寵物，訓練牠們不要檔在走道上，也不要亂丟東西在地板上。
- 如有打翻液體要立刻清乾淨。
- 穿有塑膠底的鞋子。
- 走樓梯時要特別的注意，可以在樓梯上加裝扶手。
- 將電話安裝在容易拿到的地方，不要急於接電話而跌倒，可以選用無線電話，且有一較大的按鍵可以直接撥接到 119。
- 如果你是獨居的話，將緊急的醫療連絡資料掛在脖子上。
- 長期服藥者需徵詢醫生是否藥物會導致任何的不平衡或暈眩等副作用。

❏ 當跌倒之後如果有任何的不舒適，可以照 X 光來確定疼痛部位是否有骨折，如有骨折則需立即做處理。

❏ 如果是髖骨部位的骨折，可以詢問醫生關於手術前可以用神經中斷法來減少麻醉劑的使用。

考慮事項

❏ 骨折後以超音波治療可以加速修復的速度至百分之四十五，儀器已經過美國食品藥物管理局的審查通過才用，但僅對於手腕部位的骨折效果不錯，然而，這種治療方法費用昂貴，而且保險通常也不給付。

❏ 請見第二部的骨質疏鬆症和肌肉、關節的扭傷、拉傷和其他傷害。

跟突或骨刺（Heel or Bone Spur）

　　跟突或骨刺是指一個從骨頭長出的尖形突起，多數發生在腳跟的部位。主要導致跟突產生的原因是相當大的壓力壓迫腳跟的骨頭和柔軟組織所形成的，這種壓力會造成腳底板的發炎，腳底板有一條韌帶連結到腳跟的骨頭，這個症狀就是所謂的足底筋膜炎，因為壓力不斷的持續，拉扯腳底的韌帶，慢慢的就會形成跟突。之後最常見的現象就是非常嚴重的疼痛，尤其在早晨或是經過一段不動的時間之後。

　　跟突的發生原因還可能與身體的受傷、肥胖、痛風、肌肉發炎、神經問

題（瞼板症候群）、過度激烈運動、站立或走路等有關，另外對於患有鹼血症、關節炎、神經炎或肌腱炎的人也是常見的。可能會導致身體的某些部位有不正常的鈣堆積，多數的患者是中年人或是體重過重者，我們的鞋子如果不舒適的、不合腳的、缺乏適當的保護作用的都可能會產生劇烈的疼痛。

　　X 光的照射可以診斷出此症狀，有時會在許多的神經末端形成一些微小的腫瘤，導致非常的疼痛。

營養素

補充品	建議用量	說明
非常重要者		
鹽酸甜菜鹼	依照產品標示，隨餐服用。	為適當的鈣吸收所需，老年人常常會缺乏鹽酸。 注意：如果你有潰瘍的病史，千萬不要補充鹽酸。
鈣 和 鎂	每日 1,500 毫克。 每日 750 毫克。	鈣和鎂適當的平衡可以有助於預防鈣不正常的堆積。選用螯合或 aspartate 的形式。
重要者		
蛋白質分解酵素 或 來自 American Biologics 的 Inflazyme Forte 或 來自 Biotics Research 的 Intenzyme Foete	依照產品標示。 依照產品標示。 依照產品標示。	有助於營養素的吸收和控制發炎和過敏的發生。 注意：小孩勿使用這種補充品。
維生素 C 與 生物類黃酮	每日 2,000～4,000 毫克。	扮演抗發炎的角色，為膠原蛋白和結締組織形成的重要物質。
有幫助者		
生物類黃酮	每日 100 毫克。	為活化維生素 C 的作用，同時有止痛的效果。
甲基硫化甲烷（MSM）	依照產品標示。可以當乳霜塗抹或是以藥丸形式經口服用皆可。	對減輕疼痛很有效果。

補充品	建議用量	說明
有幫助者		
維生素 B 群	每日服用每種主要的維生素 B 各 50～100 毫克（在綜合錠劑中，各種維生素的含量會有所不同）。	維生素 B 群一起補充效果較好。
外加		
維生素 B₆（吡哆醇）	每日 50 毫克。	為產生鹽酸所必需的營養素，可以藉由適當的鈣吸收來幫助預防骨刺。

藥用植物

❑ 使用金山車和洋甘菊等藥草來浸泡腳部。也可以用棉布將這些藥草包裹起來當成糊藥敷於受傷的部位。（請見第三部的使用糊藥）

❑ 鳳梨酵素，一種從鳳梨中抽取出的酵素，還有存於薑黃之中的薑黃素都有降低疼痛和發炎的作用。

建議事項

❑ 只喝蒸餾過的水。

❑ 不要吃任何枸櫞類水果，尤其是柑橘。還要避免酒精、咖啡、含糖的飲料。這些都會抑制身體修復的過程和干擾礦物質在體內的平衡。

❑ 為了減緩疼痛，可以做一些伸展的運動、局部或全身按摩、物理治療及使用抗發炎的草藥等，你也可以用熱亞麻子油包熱敷，將亞麻子油放在鍋中加熱但是不要到沸騰，以棉布吸收過濾後的熱油，再將吸滿亞麻子油的棉布包裹塑膠布後覆蓋於疼痛的部位，維持溫熱的溫度，熱敷約 1 個半到 2 個小時左右，視個人所需做調整。

❑ 以冰塊按摩腳底也有幫助，可以用熱敷和冰敷交替使用效果不錯。

❑ 選擇製作良好、橡皮鞋跟的鞋，比皮製的對腳跟較好，依據對腳的舒適度選鞋子，不要僅選擇樣式好看的鞋，有些慢跑鞋穿著是非常舒適的，腳跟可以加上一些保護的鞋墊也有助於疼痛的減緩。

❑ 夜晚睡眠時，可以用薄木條來提供腳底板一個適度的拉力，是有好處的。

❏ 你如果有慢跑的運動習慣，可以改成騎腳踏車或是游泳來取代。

❏ 避免在堅硬的地板上行走，例如：水泥地、木板或是沒有地毯的硬地板。

考慮事項

❏ 使用兩星期的生食療法或禁食療法可能有幫助。（請見第三部的禁食）

❏ 儘量不要考慮以手術切除，除非是相當的疼痛或不能忍受時。

❏ 注射類固醇對此症狀可以有改善的效果，然而，多多少少會有一點副作用
　發生，這些藥物可能會使腳底的脂肪組織流失一些，導致疼痛與不適的後
　果。

❏ 足部手術是最後萬不得已的考慮治療方法，通常是針對非常嚴重的病患，
　從腳底注射一物質當做腳底板的護墊，手術之後約要 6～10 星期左右才能
　完全復原。

❏ 請見第二部的關節炎。

肌肉痙攣（Muscle Cramps）

　　一般來說，使用中的肌肉會收縮，當動作完成後或另一條肌肉以相反方
向移動時，這條肌肉又伸展開來。如果肌肉強勁的收縮後，沒有再展開來，
你會感到肌肉抽筋的疼痛。許多人在夜間出現肌肉抽筋。這種抽筋通常影響
腿部，尤其是小腿肌肉和足部。年紀較大的成人比年紀較輕者容易發生這種
抽筋。小孩有時候也會發生一種肌肉抽筋的腿痛，有人把這叫做「成長之
痛」。

　　肌肉抽筋常由體內的電解質（即鉀、鈣、鎂之類的礦物質）失衡和／或
缺乏維生素 E 所造成。另一個常見的因素是無法適應身體的過度使用。以同
一個姿勢坐、站、躺過久，貧血、抽菸、不經常活動、纖維肌痛症、荷爾蒙
失調、過敏、關節炎，甚至動脈硬化症，也都可能導致肌肉抽筋；或脫水、
中暑、甲狀腺機能不足、靜脈曲張，或較罕見的肌萎縮性側索硬化症（又稱
魯蓋瑞氏症）的早期症狀，也都可能出現肌肉抽筋。

　　治療高血壓或心臟疾病所使用的利尿藥物，可能導致電解質失衡，造成

肌肉抽筋。血液循環不良也會促成腿抽筋。

除非有其他情況，以下的建議劑量皆是針對成人的。對於 12 到 17 歲之間的兒童，可以將劑量降低到建議劑量的四分之三，而 6 到 12 歲的兒童則是降低一半的劑量，6 歲以下的兒童使用四分之一的劑量即可。

營養素

補充品	建議用量	說明
必需者		
鈣 和 鎂	每日 1,500 毫克。 每日 750 毫克或更多。	缺乏鈣、鎂是夜間腿和腳抽筋最常見的原因。
維生素 E	一開始每日 400 國際單位，逐漸增加到每日 1,000 國際單位。	改善血液循環。缺乏維生素 E 可能使站立或走路時發生腿抽筋。如果抽筋與靜脈曲張有關，則服用維生素 E 尤其有效。使用 d-α-生育醇形式。
非常重要者		
來自 Synergy Plus 的 Bone Support 或	依照產品標示。	含有礦物質，協助鈣的吸收。
來自 American Biologics 的 Ultra Osteo Synergy	依照產品標示。	提供骨質新生所需的營養素。
蘋果酸 和 鎂	依照產品標示。	蘋果酸參與肌肉細胞製造能量的過程；鎂是細胞製造能量時的輔助因子。
鉀	每日 99 毫克。	正常的鈣、鎂代謝所需之物；協助紓解肌肉抽筋。
矽土	依照產品標示。	提供矽，矽能協助鈣的吸收。
維生素 B 群	每日 3 次，每次服用每種主要的維生素 B 各 50 毫克，隨餐服用（在綜合錠劑中，各種維生素的含量會有所不同）。	改善血液循環和細胞功能。
外加		

補充品	建議用量	說明
非常重要者		
維生素 B₁（硫胺素） 和	每日 3 次，每次 50 毫克，隨餐服用。	促進血液循環，協助維護肌肉的健康。
維生素 B₃（菸鹼素）	每日 3 次，每次 50 毫克，隨餐服用。請勿超過此劑量。	促進血液循環。 注意：若有肝臟疾病、痛風或高血壓，請勿服用菸鹼素。
維生素 C 與 生物類黃酮	每日 3,000～6,000 毫克。	改善血液循環。
維生素 D₃	每日 400 國際單位。	吸收鈣質所需之物。
重要者		
二甲基甘胺酸（DMG） （來自 FoodScience of Vermont 的 Aangamik DMG）	依照產品標示。	改善組織的氧合作用。
有幫助者		
輔酶 Q₁₀ 加	每日 100 毫克。	改善心臟功能及血液循環。降低血壓。
來自 Coenzyme-A Technologies 的輔酶 A	依照產品標示。	改善輔酶 Q₁₀ 的效果。
卵磷脂顆粒 或 膠囊	每日 3 次，每次 1～2 湯匙，餐前服用。 每日 3 次，每次 1,200～2,400 毫克，餐前服用。	降低膽固醇含量。
綜合維生素和礦物質複合物	依照產品標示。	這些營養素都是維持健康的肌肉所必需的東西。
鋅	每日 50 毫克。所有補充劑中的含量相加起，每日不要超過 10 毫克。	吸收鈣質時以及維生素 B 群作用時所需。使用葡萄糖酸鋅銅劑或 OptiZine 可得到較好的吸收。

藥用植物

❏ 苜蓿、臘果楊梅、幸福薊、番椒、當歸、紫錐花、接骨木花、接骨木果實

萃取物、大蒜、銀杏、木賊、番紅花等對血液循環有幫助。

❏ 木賊、珍珠花、纈草、並頭草能幫助紓解肌肉抽筋。

❏ 把山梗菜萃取物塗在患部，有助於減輕肌肉痙攣。

❏ 睡前服用纈草根可幫助鬆弛肌肉。

建議事項

❏ 吃苜蓿、啤酒酵母、大量的深綠色葉類蔬菜、玉米粉和海帶。

❏ 喝一大杯優質水（蒸餾水最好）來沖掉儲存在肌肉中的毒素。在一天當中，每三小時進行一次。

❏ 按摩肌肉，使用熱敷來減輕肌肉痛。

❏ 如果你因為治療高血壓或心臟疾病而服用利尿劑，要記得每天服用鉀的補充品。

　　註：如果你服用的是留鉀利尿劑，則不要再服用鉀的補充品。（可以和你的醫生討論一下。）

❏ 在激烈運動的前後，可在肌肉上塗一些未經加工的純橄欖油或亞麻子油。或把 25 滴油加入熱水缸中，讓身體浸泡一會兒。芥花子油也可以提供同樣的用途。

❏ 睡前泡個含有礦物鹽的熱水澡，以促進血液流到肌肉。

❏ 白天活動時若出現肌肉抽筋，可以向你的保健人員諮詢。這可能是血液循環不良或動脈硬化的徵兆。（請見第二部的血液循環問題）

❏ 如果你走路時發生抽筋，但若停下來，抽筋就又消失了，那麼你可能有血液循環不良的問題。請見第二部的動脈硬化症／動脈粥狀硬化，並做一次動脈功能的自我檢驗。

考慮事項

❏ 肌酸是運動員和健美運動員常用的補充品，但這種產品可能增加肌肉抽筋的可能性。

❏ 水療法（使用水、蒸氣和冰的治療方式）或按摩療法（對肌肉和其他軟組織做一些處理）也許有助於控制肌肉抽筋。（請見第三部疼痛控制中的「按摩」）

❏ gabapentin（商品名 Neurontin，鎮頑癲）是治療癲癇症的藥物，目前有人在研究它紓解肌肉抽筋的功效。

肌肉受傷（Muscle Injuries）

請見肌肉、關節的扭傷、拉傷和其他傷害。

指甲問題（Nail Problems）

　　指甲可以保護布滿神經末梢的手指尖和腳趾尖免於受傷。指甲是表皮的次結構物，它們主要是由角蛋白質構成的。甲床是讓指甲生長在上面的那層皮膚。指甲一週可生長 0.05 公釐到 1.2 公釐。如果整片指甲掉落，大約需要七個月的時間讓指甲全部長回來。

　　健康的指甲呈粉紅色，表示有充足的血液供應。指甲出現變化或異樣，往往是營養不足或其他潛在狀況的結果。指甲可以透露許多身體健康狀況的訊息。不論是手指甲或腳指甲發生異樣，都可能暗示著體內潛在的病變。

　　下列各項是一些因為身體缺乏營養而造成的指甲變化：

　●缺乏蛋白質、葉酸、維生素 C，會造成肉刺。指甲出現白色的橫條紋也表示缺乏蛋白質。

　●缺乏維生素 A 和鈣質會造成指甲乾燥和易碎。

　●缺乏維生素 B 群造成指甲脆弱，且出現橫向與縱向凸脊。

　●維生素 B_{12} 攝取不足會導致指甲過乾、指甲末端又圓又捲曲，以及深色指甲。

　●缺鐵可能導致「湯匙狀」指甲（指甲形成凹陷表面）和／或縱向凸脊。

　●缺鋅可能造成指甲出現白斑點。

　●體內缺乏足夠的「益菌」（乳酸桿菌），可能導致指甲底下或附近出現真菌。

●缺乏足夠的鹽酸，會促成指甲開裂。

下面的表中列出可以改善指甲健康的補充品。

營養素

補充品	建議用量	說明
非常重要者		
嗜乳酸桿菌（來自 Wa-kunaga 的 Kyo-Dophilus）	依照產品標示。	內服，可抑制造成真菌感染的有害細菌。使用非乳品配方。
游離形式的胺基酸複合物（來自 Anabol Naturals 的 Amino Balance） 外加 L-半胱胺酸 和 L-甲硫胺酸	依照產品標示，空腹服用。可與開水或果汁一起服用，但勿與牛奶一起服用。若同時服用 50 毫克維生素 B$_6$ 及 100 毫克維生素 C 則更容易吸收。	這是製造新指甲的建材。也提供硫，硫是皮膚和指甲生長所必需的東西。（請見第一部的胺基酸）
矽土 或 木賊 或 燕麥桿	依照產品標示。	提供矽，矽是頭髮、骨骼和健康的指甲所需的。 請見下面藥用植物部分。 請見下面藥用植物部分。
維生素 A 乳劑 或 膠囊 加 類胡蘿蔔素複合物	每日 50,000 國際單位。懷孕期間，每日勿超過 10,000 國際單位。 每日 25,000 國際單位。 依照產品標示。	體內若缺乏維生素 A，會無法利用蛋白質。建議使用乳劑形式，因較易吸收和服用劑量高時較安全。
有幫助者		
黑醋栗子油	每日 2 次，每次 500 毫克。	對脆弱、易碎的指甲有幫助。
鈣 和	依照產品標示。	是指甲生長所必需的東西。
鎂 和	依照產品標示。	平衡鈣所需之物。
維生素 D$_3$	依照產品標示。	增進鈣質的吸收。

補充品	建議用量	說明
有幫助者		
鐵（延胡索酸亞鐵〔fer-rous fumarate〕，由Free-da Vit-amins 製造） 或	遵照醫生指示。與 100 毫克的維生素 C 一起服用，以增進吸收效果。不要與維生素 E 一起使用。	缺乏鐵會造成「湯匙狀」指甲和／或縱向的凸脊。 注意：不要服用鐵質補充品，除非你經診斷有貧血症狀。
來自 Salus Haus 的 Floradix Iron ＋ Herbs	依照產品標示。	一種鐵質的天然來源。
來自 Nature's Secret 的 Ultimate Oil	依照產品標示。	一種綜合的必需脂肪酸，對皮膚、頭髮、指甲的健康是必要的。
來自 Nature's Plus 的 Ultra Nails	依照產品標示。	含有鈣質、明膠（gelatin）、胺基酸、鎂、鐵及其他營養素，對指甲的健康有益。
維生素 B 群 外加	依照產品標示。	缺乏維生素 B 群會導致指甲脆弱。
維生素 B_2（核黃素） 和	每日 3 次，每次 50 毫克。	
維生素 B_{12} 和	每日 3 次，每次 1,000 微克次。	
生物素 和	每日 3 次，每次 300 毫克，持續 9 個月。	對治療指甲易碎有幫助。
葉酸	每日 3 次，每次 400 微克。	減少指甲開裂及其他的指甲異常現象。
維生素 C 與 生物類黃酮	每天 3,000～6,000 毫克。	指甲周圍的組織長肉刺和甲溝發炎可能和缺乏維生素 C 有關。
鋅	每日 50 毫克。所有補充劑中的含量相加起來，每日不要超過 100 毫克。	影響維生素和酵素的吸收和作用。使用葡萄糖酸鋅錠劑或 Opti-Zine 可得到較好的吸收。
加 銅	每日 3 毫克。	平衡鋅所需之物。

藥用植物

❏ 苜蓿、北美升麻、牛蒡根、蒲公英、雷公根、黃酸模（又稱黃羊蹄）富含礦物質，包括矽和鋅，以及維生素B群，這些東西都會強化指甲。木賊和燕麥桿也是矽的好來源。

❏ 琉璃苣子、亞麻子、檸檬香茅、蘿勒、櫻草花、南瓜子、歐鼠尾草等，都是必需脂肪酸的好來源，脂肪酸可以滋潤指甲。

注意：你若患有各種猝發症，則不要使用歐鼠尾草。

❏ 假葉樹、洋甘菊、銀杏、迷迭香、黃樟和薑黃（咖哩粉的主要成分），都有助血液循環，使指甲受到滋潤。

建議事項

❏ 要讓指甲健康，記得多攝取好的蛋白質，並服用蛋白質補充品。可以吃穀類、莢豆類、燕麥片、核果、種子。雞蛋也是好的蛋白質來源，只要你血液中的膽固醇濃度沒有太高即可。

❏ 避免精製的糖類和簡單碳水化合物（例如葡萄糖、果糖、蔗糖）。

❏ 採取含有百分之五十生鮮蔬果的飲食，以補充必要的維生素、礦物質和酵素。攝取富含硫和矽的食物，例如綠花椰菜、魚肉、洋蔥、海藻類。飲食中也納入大量富含生物素的食物，例如啤酒酵母、大豆粉、全穀類。

❏ 喝大量的優質水以及其他的液體。指甲開裂或出現缺口可能意味著你需要多補充一些水分。

❏ 每天喝新鮮的胡蘿蔔汁，它含有豐富的鈣和磷，對強化指甲很有幫助。

❏ 需要的話，可攝取適量的枸櫞類水果、鹽、醋。這些食物若是攝取過量可能導致蛋白質／鈣質失衡，這樣反而對指甲的健康有害。

❏ 在飲食中補充蜂王漿，這是必需脂肪酸的好來源；還可補充螺旋藻或海帶，它們富含矽、鋅和維生素B群，有助於強化指甲。

❏ 指甲裂開和／或出現肉刺，可以每天服用2湯匙的啤酒酵母或小麥胚芽油。

❏ 想要讓變黃、易碎的指甲恢復健康的色澤與質地，可以將等量的蜂蜜、酪梨油、蛋黃，加上一小撮鹽，均勻混合。把這混合物塗在指甲及指甲根部的外皮上。靜置半小時，然後將這混合物沖洗掉。每天重複這樣的療法。

兩星期後，你應該會開始看見成果。

❑ 想強化指甲，每天嘗試將指甲浸入溫的橄欖油或蘋果醋中 10 到 20 分鐘。

❑ 懂得善待你的指甲。你若常用指甲去從事摳、挖、刮等動作，或做像挑除訂書針之類的活兒，將容易弄傷你的指甲。

❑ 不要剪掉指甲周邊的皮層，也不要去摳它，這樣暴露指甲容易讓指甲不舒服，也可能引起感染。使用嬰兒油或乳液輕輕的將周邊皮層再推回去。

❑ 修剪指甲前，可先將指甲泡軟。指甲乾燥時最可能發生開裂和脫落。每天早晚塗一些手霜來預防指甲乾燥。

❑ 不要經常將手浸入含有洗衣粉、漂白劑或洗碗精等化學物質的水中，這將導致指甲開叉。做家事時，例如洗碗、洗衣服，或當你使用家具亮光劑時，不妨戴上有棉質內襯的手套，這可保護你的手和指甲免於有害化學物品的傷害。如果你的工作經常要接觸到化學物質，那麼戴手套尤其重要。化學物質不僅會傷害指甲，也會造成甲床周邊的皮膚乾燥及開裂。這可能導致流血，也可能很疼痛。

❑ 不要拉扯肉刺。用銳利的指甲刀或剪刀把它修剪掉。保持手部的滋潤，以防止產生肉刺。

❑ 如果你有糖尿病，且發現你的指甲周邊皮層發炎，應該求醫，因為這種感染可能蔓延開來。

❑ 你若想塗指甲油，可以先塗上一層基底保護膜，以防止指甲變黃。

❑ 儘量少用指甲油清除劑（去光水）。這類產品含有溶劑會吸收指甲中的脂質，造成指甲易碎。這些溶劑也可能有劇毒，且能經由皮膚被吸收。如果你非用去光水不可，可選用含醋酸的產品（而非含丙酮）。

❑ 千萬不要因為愛美而裝人工指甲，它們也許看起來很炫，但容易破壞下面真正的指甲。況且裝人工指甲所用的黏膠對身體有害，且可以迅速的經由受傷的指甲滲入皮膚。使用人工指甲也已知是指甲受真菌感染的原因之一。

❑ 許多專業的指甲美容都不符合衛生的法則。如果你有美容指甲的嗜好，要堅持美容師使用消毒的儀器，不然就是帶你自己的儀器去，以確保你的指甲不會染菌得病。可以用異丙醇消毒你的儀器。

考慮事項

❑ 如果你的手經常泡在水和肥皂中，容易使指甲與甲床鬆脫。水會讓指甲膨脹，當指甲變乾後，又縮回來，在一脹一縮之間導致指甲鬆脫和易碎。

❑ 長期的生病、壓力、使用尼古丁、過敏，或糖尿病，會使指甲變色。如果你的指甲變綠，你可能在指甲與甲床之間感染了細菌或真菌。如果你有真菌或細菌的感染，尤其你又正服用抗生素治療，那麼你需要補充嗜乳酸桿菌。

❑ 治療真菌感染可以用棉花棒在患部塗上以 1：1 比例的薑和水調和成的混合物。

❑ 指甲發生真菌感染時，醫生通常會開一種叫做灰黃黴素（griseofulvin，產品名為 Fulvicin）來治療（一次 250 毫克，一天四次），治療期間要注意白血球的數量。另一種抗真菌藥物叫做 ketoconazole（商品名為 Nizoral），它的形式有乳膏、洗髮精或錠劑。

❑ 抗癌藥物可能造成指甲出現帶狀及條狀的顏色。當停止使用抗癌藥物，這些症狀就跟著消失了。

❑ 最近一項研究顯示，醫院中的護士若裝上人工指甲，她們手上的細菌是沒裝人工指甲的護士的兩倍。指甲周圍及底下是最容易滋生細菌的地方之一。最佳的預防之道是使用抗菌肥皂在熱水中徹底清洗你的手至少 15 秒鐘。要確保指甲底下以及周邊的皮膚都要清洗到。使用乾淨的布將手擦乾，或用紙巾擦乾。

❑ 甲狀腺功能不良也會反應在指甲上。（請見第二部的甲狀腺機能不足）

指甲出現的病變

　　指甲的變化可能意味著身體的其他部位發生疾病。這些變化可能早在其他症狀出現前即先暗示出問題的存在。如果你的指甲出現下列症狀，應儘快求醫。

● 黑色小碎片，可能是感染性心內膜炎（一種嚴重的心臟感染病）、其他心臟疾病或內出血的徵兆。

- 黑色帶狀物，從指甲根部的角質皮層向外擴散到指甲尖端，這可能是黑色瘤的早期徵兆。
- 指甲易碎、柔軟、發亮，且根部無月牙，可能意味著甲狀腺過度活躍。
- 指甲易碎，表示你可能缺鐵、有甲狀腺問題、腎臟功能異常、血液循環不良。
- 指甲脆弱、變白，尤其靠近根部的角質皮層，這有時是愛滋病的徵兆。
- 深色指甲和／或扁平、變薄、湯匙狀的指甲，這是缺乏維生素 B_{12} 或貧血的徵兆。若常將指甲浸泡在化學藥品中（例如漂白水等清潔劑）或會讓你過敏的東西，指甲也可能變灰或黑。
- 甲床變深藍色，顯示肺部出現障礙性疾病，例如氣喘或肺氣腫。
- 指甲末端向下捲曲，可能暗示心臟、肝臟或呼吸系統出問題。
- 指甲扁平，可意味著雷諾氏病。
- 指甲變綠，若不是局部性真菌感染的結果，則可能是體內出現了細菌感染。
- 指甲半白，尖端有黑色斑點，這顯示可能有腎臟疾病。
- 甲床中有一條獨立的深藍色帶子，尤其是淡色皮膚的人，可能是皮膚癌的徵兆。
- 林德塞氏指甲（Lindsay's nails），這種情況是上半段指甲呈白色、下半段呈粉紅色，這可能是慢性腎臟病的徵兆。
- 指甲形成珠狀（指甲表面出現小突塊），這是類風溼性關節炎的徵兆。
- 指甲基底隆起、末端變小且呈白色，這顯示有肺氣腫或慢性支氣管炎等呼吸疾病。這種型的指甲也可能只是由遺傳而來的。
- 指甲與甲床分開（甲床分離症），這可能顯示有甲狀腺疾病或有局部性感染。
- 指甲向尖端拓寬並向下捲曲，這是肺部受損的徵兆，例如肺氣腫或接觸到太多石綿。
- 指甲容易缺角、脫落、裂開或斷裂，這顯示你有營養不足且缺乏鹽酸和蛋白質。你也需要礦物質。
- 指甲凹陷，像個打扁的銅管樂器，這意味著有容易局部性或全面性掉髮的傾向。
- 凹陷的紅棕色斑點且末梢開叉散開，這顯示你有牛皮癬；需要補充維生素 C、葉酸、蛋白質。
- 角質皮層附近出現紅色皮膚，可能表示必需脂肪酸的代謝不良，或結締組織的疾病，例如狼瘡。
- 指甲出現凸脊，可能是縱向的或水平方向。縱向凸脊意味著普遍的健康不

佳、營養吸收不良，和／或缺鐵；也可能暗示著腎臟疾病。水平凸脊可能由嚴重的壓力所致，包括心理的或生理的壓力（例如感染和／或生病）。指甲上的水平鋸齒狀紋（所謂的鮑氏線）可能是心臟病、重大疾病或開刀的結果。縱走的凸脊也可能意味著有容易形成關節炎的傾向。

- 湯匙狀（向上翻捲）或凹陷的指甲，可能由貧血或鐵質吸收方面的問題所造成。

- 厚指甲，可能意味著血管系統正在衰弱中，血液無法獲得良好的循環。這也可能是甲狀腺疾病的徵兆。

- 厚的腳指甲，可能由真菌感染所造成。

- 指甲變薄，可能表示你患了扁平苔蘚症，這是一種皮膚發癢的疾病。

- 兩條橫向的白色帶子，不會隨著指甲生長移動，這是低白蛋白血症的徵兆，低白蛋白血症是一種血液中缺乏蛋白質的疾病。

- 指甲異常的變寬、變方，可能暗示著荷爾蒙疾病。

- 指甲出現白線條，表示可能有心臟疾病、高燒或砷中毒。

- 白線橫越指甲表面，可能意味著肝臟疾病。

- 指甲基部的白色月牙區域變紅，可能表示有心臟問題；若月牙區域變成帶灰青色，可能表示有重金屬中毒（例如銀中毒）或有肺部的問題。

- 白色指甲，表示可能有肝臟或腎臟疾病和／或貧血。

- 白色指甲但指尖略帶粉紅色，是硬化症的徵兆。

- 黃色指甲或指尖抬高，可能是某種體內疾病的早期徵兆（遠早於其他可能出現的症狀）。這些疾病包括淋巴系統問題、呼吸系統毛病、糖尿病和肝臟疾病。

骨質疏鬆症（Osteoporosis）

　　骨質疏鬆症是一種漸進性的疾病，它會使骨質漸漸的愈來愈脆弱，造成身體姿勢的改變，也使患者很容易發生骨折。osteoporosis 一詞源自拉丁文，按照字面上的意思來看，就是「有孔洞的骨頭」。由於男性女性之間的生理、營養和荷爾蒙的差異，骨質疏鬆症比較常見於女性。不過，男生也會發生骨質疏鬆症，通常是進行某些藥物治療後的副作用，例如化療藥物、甲狀腺荷爾蒙、皮質類固醇、抗痙攣藥劑，或有時是由其他疾病引起的。45 歲到

75 歲的所有女性，有整整一半的人數顯示出某種程度的骨質缺少症或骨質疏鬆症。

骨頭會不斷的自我修復。造骨母細胞專門負責製造新骨質，而蝕骨細胞則負責移除舊骨質，讓骨質中的礦物質被身體其他部位吸收利用。如果蝕骨細胞分解舊骨質的速率比新骨質的補充速率還要快，那麼骨質的密度會變低，導致骨頭容易斷裂。

當一個人在30歲左右，他的骨頭處於最堅固的狀態。之後，骨頭的密度就開始走下坡。對女性而言，到了停經期，骨質會加速疏鬆。如果你在小孩時期、青春期、乃至成年初期這段骨頭形成的時間，沒有好好累積足夠的骨質，打好基礎，或者你在年紀較長之後骨質流失得太快，都可能增加你罹患骨質疏鬆症的機率。

診斷骨質疏鬆症的方式是測量骨質的密度。測量的標準則是依據世界衛生組織所制定的一套數值，辦法是比較那些未發生過骨折的人的骨質與低密度的骨質。因此標準的測量值是以 30 歲未停經的婦女的骨質密度爲準。測量骨質密度是以「T-score」或標準差（standard deviation，簡稱 SD）來表示。T-score 少於 1 個 SD，代表骨折機率低，T-score 介於 1 到 2 個 SD，代表有骨質缺少症，T-score 超過 2.5 個 SD，則可以斷定爲骨質疏鬆症。不過 T-score 並非判斷骨折機率的唯一決定值。較胖的婦女在跌倒時，比瘦的婦女還不容易發生骨折。因此即使兩個婦女的 T-score 值相同，她們發生骨折的機率並不同。儘管許多女性被診斷有骨質疏鬆症，但卻沒有因爲這種狀況而受多少苦。要知道，T-score 是根據與 30 歲的骨質密度做比較而得到的數字，因此它的標準定得很高。再者，骨質疏鬆並非全身性的。你可能在骨頭的某處比較疏鬆，其他部位則狀況良好。脊椎和臀部是最受到關注的部位，因爲年紀較大的人一旦臀骨發生骨折，都要花很長一段時間復原，而脊椎若發生骨質疏鬆，可能導致身高縮水和脊柱彎曲變形。由於現在有先進的技術來早期診斷出骨質疏鬆症，使患者能在骨折發生以前開始治療，這讓很多人因此及早發現骨質疏鬆症，而不必等到發生骨折時才發現。骨質疏鬆症不是能治癒的問題，但有各種方式可以延緩骨質的流失。

很多人有一種印象認爲骨質疏鬆症只是由飲食缺乏鈣質所引起的，只要補充足夠的鈣，就可以解決問題。這個觀念並不是很正確。其實，鈣質如何

被吸收及利用似乎是比較重要的因素，吃多少鈣質未必是關鍵。還有，攝取鈣質的類型也很重要。

儘管鈣質補充品對應付骨質疏鬆症頗重要，但還有其他的要素得考量。保持鎂、硼、鉀、葉酸、維生素C、D、E、K等物質的均衡，對於抵抗骨質疏鬆，扮演著重要的角色；還有，蛋白質也是。骨質疏鬆症和飲食中的蛋白質之間的關係，是一個受爭議的問題。有研究顯示，攝取大量蛋白質可能造成體內的酸性失衡，為了擺平這種失衡，身體會從骨頭中釋出礦物質—包括鈣質。一個相反的論點則認為，攝取蛋白質會增加類胰島素生長因子（IGF-1）的製造，這個因子負責維護肌肉和骨骼的強健。

光是在美國，骨質疏鬆症的患者人數就高達 2,500 萬人，其中百分之八十是女性。據估計，美國人一年花在治療骨質疏鬆症以及相關疾病（例如骨折）的費用超過 100 億美金。骨質疏鬆症有三種基本的類型：第一型有人認為是由荷爾蒙變化造成的，尤其是動情激素的流失，造成骨質中的礦物質也加速流失。第二型與飲食缺乏一些營養素有關，尤其是缺乏鈣和維生素D（這是吸收鈣質必需之物）。第三型可能發生在任何年齡的男性與女性身上，它是由於治療與骨質疏鬆症無關的疾病所使用的藥物引起的。許多女性誤以為骨質疏鬆症是等她們停經後才需要擔心的問題，但最近的一些證據顯示，骨質疏鬆症經常在年輕時候就開始了，而不是僅限於停經後。雖然停經後，動情激素的濃度下降會加速骨質疏鬆，事實上骨質疏鬆的情況更早以前就開始了。已知有一些因子會影響罹患骨質疏鬆的機率。首先，也是最重要的就是，成年後的骨質巔峰期的狀況；一開始若骨頭愈大、骨質密度愈高，則骨質嚴重流失的機率就愈小。因此，骨架細小的女性比骨架粗大的女性還需擔心骨質疏鬆的問題。人種與民族似乎也扮演著某種角色。源自北歐或亞洲的女性比較容易發生骨質疏鬆，而非洲人的後裔比較不受影響。

飲食與生活習慣也是重要的因素。儘管鈣攝取不足是一個因子，但同樣重要的是影響鈣質代謝的一些飲食習慣。咖啡因、酒精以及許多其他的藥物，顯然都對鈣質的吸收有負面的影響。健康的骨質密度也需要仰賴運動。當身體經歷得承受重量的運動時（例如步行），會有較多的礦物質沈積在骨頭中，尤其是腿部、臀部和脊椎。相反的，缺乏運動會加速骨質的流失。其他使人容易形成骨質疏鬆症的因子還包括抽菸、青春期來得晚、早停經（天

然的或人工的誘發）、有骨質疏鬆症的家族病史、甲狀腺機能亢進、慢性的
肝臟或腎臟疾病，以及長期使用皮質類固醇、抗猝發症藥物或抗凝血劑等。

營養素

補充品	建議用量	說明
必需者		
來自 KAL 的 Bone Defense 或	依照產品標示。	含有鈣、鎂、磷及其他可強化骨頭的營養素。
來自 Synergy Plus 的 Bone Support 或	依照產品標示。	一種複合物，含有許多本篇中所建議的營養素。
來自 Metagenics 的 Calci-tite Hi-Strength 或	依照產品標示。	促進骨骼健康，避免骨質疏鬆。
來自 Biotics Research 的 Osteo-B-Plus	依照產品標示。	含有鈣、鎂、鋅及其他維生素和礦物質。
硼	每日 3 毫克。請勿超過此劑量。	改善鈣的吸收。 註：你若正服用含有硼的複合物，則可以省略這項補充品。
鈣	50 歲以下的女性和 65 歲以下的男性：每日 1,200 毫克。50 歲以上的女性和 65 歲以上的男性：每日 1,500～2,000 毫克。	維持強健骨骼所必需的。必要時，可採注射方式（但要在醫師的監督下執行）。請見本篇所附的「鈣質和骨質疏鬆症」一文。
銅	每日 3 毫克。	協助骨頭的形成。
來自 Salus Haus 的 Flora-dix Iron + Herbs	依照產品標示。	提供有機鐵和其他營養素，以維護最佳健康狀態。
葡萄糖胺 加 軟骨素	依照產品標示。 依照產品標示。	骨骼和結締組織發育所必需的營養素。
鎂	每日 1,000 毫克。	協助攝取鈣質的重要物質。
磷	依照產品標示。	與鈣合作，以增強骨骼。
矽土	依照產品標示。	提供矽，利用鈣質和強化骨骼所需。

補充品	建議用量	說明
必需者		
大豆異黃酮	依照產品標示。	對身體有類似動情激素的效果。動情激素促進骨質的增生。
來自 American Biologics 的 Ultra Osteo Synergy	依照產品標示。	幫助骨質新生。
維生素 B 群 外加	依照產品標示。	為骨組織裡的蛋白質提供力量，且促進黃體激素的製造。
維生素 B_6（吡哆醇） 和	每日 200 毫克。請勿超過此劑量。	
維生素 B_{12}	每日 1,000～2,000 微克。	
維生素 D_3	依照產品標示。	吸收鈣質所需之物。
維生素 K	依照產品標示。	製造骨組織中的蛋白質所必需的東西。
非常重要者		
L-離胺酸 和 L-精胺酸	依照產品標示，空腹服用。可與開水或果汁一起服用，但勿與牛奶一起服用。若同時服用 50 毫克維生素 B_6 及 100 毫克維生素 C 則更容易吸收。	協助鈣質的吸收及結締組織的強化。（請見第一部的胺基酸）
甲基硫化甲烷（MSM）（使用含有葡萄糖胺的 MSM，來自 American Council for Natural Pain Relief；或者 OptiMSM，來自 Cardinal Nutrition）	依照產品標示。不要超過建議用量。	一種天然的硫化物，存在一些食物及人體組織中，是體內用以建構健康新細胞的物質。MSM 提供細胞間的彈性連結，也對肌腱、韌帶和肌肉有幫助。使用膠囊形式，以利吸收。
多種酵素複合物 與 鹽酸甜菜鹼 加	依照產品標示，隨餐服用。	正常吸收鈣質及所有營養素所需之物。 註：你若有潰瘍或胃酸過多，請勿使用含有鹽酸的配方。
蛋白質分解酵素	依照產品標示，兩餐之間服用。	

補充品	建議用量	說明
非常重要者		
維生素 A 與 混合的類胡蘿蔔素 和	每日 25,000 國際單位。懷孕期間，每日勿超過 10,000 國際單位。	延緩老化的重要物質。使用乳劑形式，較好吸收。
維生素 E	每日 400 國際單位。	協助維生素 A 的使用，且保護維生素 A 不受氧破壞。使用 d-α-生育醇形式。
鋅 加 銅	每日 50 毫克。所有補充劑中的含量相加起來，每日不要超過 100 毫克。 每日 3 毫克。	對鈣質的吸收和免疫功能很重要。使用葡萄糖酸鋅錠劑或 Opti-Zinc 可得到較好的吸收。 用以平衡鋅。
有幫助者		
吡啶甲酸鉻	每日 400～600 微克。	改善胰島素的效率，如此可以改善骨質的密度。
DL-苯丙胺酸	依照產品標示，空腹服用。可與開水或果汁一起服用，但勿與牛奶一起服用。若同時服用 50 毫克的維生素 B_6 及 3,000 毫克的維生素 C 則更容易吸收。	可紓解骨頭疼痛。（請見第一部的胺基酸） 注意：你若有驚恐症、糖尿病、高血壓或苯酮尿症，請勿使用此補充品。
海帶	每日 2,000～3,000 毫克。	重要礦物質的豐富來源。
錳	依照產品標示。與鈣分開使用。	對礦物質的代謝很重要。
綜合維生素和礦物質複合物	依照產品標示。	提供必需礦物質。使用高效能配方。
微量元素複合物（來自 International Health Products 的 Trace Supreme）	依照產品標示。	微量礦物質對健康的骨質生成很重要。
維生素 C 與 生物類黃酮	每日 3,000 毫克或更多。	對膠原蛋白質和結締組織的形成很重要。

藥用植物

❏ 小白菊是很好的解痛劑，可充當消炎藥。

注意：懷孕期間勿使用小白菊。

❏ 苜蓿、大麥草、北美升麻、貫葉澤蘭、蒲公英根、蕁麻、蘿勒、洋商陸根、玫瑰果、絲蘭等，有助於打造強健的骨骼。

注意：若每天使用貫葉澤蘭，不要一連使用超過 7 天，因為長期使用會導致毒性。

❏ 木賊和燕麥桿含有矽土，能幫助身體吸收鈣質。

建議事項

❏ 攝取大量富含鈣質和維生素 D 的食物。下列這些食物提供容易被吸收的鈣，是鈣質的好來源：綠花椰菜、西洋栗子、蚌蛤類、蒲公英葉、大部分深綠色葉菜、比目魚類、榛果、芥藍、海帶、糖蜜、燕麥、牡蠣、鮭魚、沙丁魚（含魚骨頭）、海菜（海藻）、芝麻油、蝦子、大豆、芝麻醬、豆腐、蕪菁葉、小麥胚芽。

❏ 全穀類與含鈣的食物應該在不同的時候攝取，因為全穀類含有一種物質會與鈣結合，阻礙鈣質被吸收。睡前服用鈣質最容易被身體吸收，且能幫助睡眠。

❏ 飲食中要包含大蒜和洋蔥，以及雞蛋（如果你的膽固醇濃度不高的話）。這些食物含有硫，是健康的骨骼需要的東西。

❏ 如果你正逢停經期或已經完全停經，且有骨質疏鬆的問題，不妨攝取大量的大豆產品。大豆含有植物動情激素，就某種程度來說，也許可以取代你體內製造不足的動情激素。缺乏動情激素對骨質疏鬆症的影響很大，動情激素的流失與骨質疏鬆症有明顯的關聯。

❏ 避免含有磷酸的飲料和食物，例如碳酸飲料和酒。避免抽菸、糖、鹽。限制枸櫞類水果和番茄的用量；這些食物可能抑制鈣質的吸收。

❏ 避免含有酵母菌的產品。酵母菌含有豐富的磷，在體內會與鈣競爭被身體吸收的機會。

❏ 如果你年齡超過 55 歲，可以在每天的飲食中納入乳酸鈣（如果你對牛奶

沒有過敏）或磷酸鈣的補充品，還有補充鹽酸。爲了讓鈣質吸收，必須要提供足夠的維生素D，且胃中要有充分的鹽酸。年紀較大的人通常缺乏足夠的胃酸。

❑ 如果你服用甲狀腺荷爾蒙或抗凝血藥物，可以增加百分之二十五到百分之五十的鈣質攝取量。

❑ 如果你正使用利尿劑，則在開始服用鈣和維生素D補充品時，應先詢問你的醫師。thiazide 類型的利尿劑會增加血液中的鈣濃度，且如果這類藥物與鈣和維生素D補充品同時使用，可能導致併發症。其他類型的利尿劑則可能增加鈣的需求量。

❑ 保持活力，定期做運動。缺乏運動可能導致鈣質流失，但要是懂得適量的運動，這問題又可獲得補救。走路也許是維護骨質的最佳運動了。

考慮事項

❑ 根據美國化學學會的一項報告指出，錳可能有助於防止骨質疏鬆。加州大學聖地牙哥分校的生物學家沙特曼（Paul Saltman）發現，採取低錳飲食的老鼠，形成有孔洞的骨頭。

❑ 許多人偏好只吃一種補充品，而不是很多樣分開吃。來自 Bio-Metabolic Nutrition 的 JCTH 是一種綜合配方，含有幾乎本篇「營養素」表中所列舉的所有營養成分。

❑ 如果你覺得吞藥丸是很痛苦的事，Osteo Solutions（來自Neways公司）是含有鈣和鎂的液態補充品。

❑ 不論女性或男性，都會隨著年齡漸增而慢慢流失骨質。女性終其一生可能流失百分之三十到百分之五十的皮層骨。

❑ 《臨床營養期刊》的一項研究指出，女性素食者很明顯的比常吃肉類的女性還不易流失骨質。大豆、豆類、豌豆、扁豆能提供蛋白質；綠色蔬菜則富含鈣質以及大量的各種維生素和礦物質。

❑ 睪丸發育不全症造成男性的睪固酮含量低，這也會導致骨質疏鬆症。

❑ 《美國醫學協會期刊》的一項研究顯示，服用鎮靜劑的老年人比其他年齡相仿的人多出百分之七十的臀骨骨折患者。我們經常發現，使用藥物會影響體內的礦物質平衡。所以在用藥前，應該先與醫師討論是否有這類的副

作用。

❏ 咖啡因已被認為與鈣質流失有關聯。在一項研究中，喝下 300 毫克咖啡因的成人，在排尿中出現比正常量還多的鈣質。另一項實驗顯示咖啡因與女性骨質中的礦物質含量變少有關。

❏ 碳酸飲料含有高量的磷酸，它們會造成身體把鈣質當做磷酸那樣排出，即使鈣質必須從骨頭被剝削。

❏ 骨質瓦解造成臀部、下背或腿部的疼痛，以及脊椎骨折（通常影響 50 歲以上的人），是骨質疏鬆症者常見的事。

❏ 一度被認為對建造骨頭有幫助的氟化鈉，已經顯示對治療骨質疏鬆症並沒有效果。儘管氟化鈉確實能增加脊柱的骨質，但這樣的骨頭本身的品質較劣級。明尼蘇達州的羅徹斯特城的梅約診所做的一項研究中，服用氟化鈉的受試者發生手臂、腿或臀部骨折的機率是服用安慰藥受試者的三倍。部分受試者還出現不尋常的下肢疼痛，可能是因為骨折造成的壓力。

❏ 下面幾種是醫生有時開來治療骨質疏鬆症患者的藥物：

　●alendronate（Fosamax）是一種雙磷酸化物之類的藥物，它抑制骨頭的再吸收。

　●calcitonin（商品名是 Calcimar、Cibacalcin、Miacalcin），據說百分之七十服用此藥物的人發現它能預防進一步的骨質流失。有腎結石病歷的人應避免使用此藥。

　●raloxifene（Evista）是一種選擇性的動情激素受體調節劑（selective estrogen receptor modulator），這種藥物在某方面的作用類似動情激素，但它不是動情激素。

　上述這些藥物都有潛在的副作用，並不是每個人都適用的。

❏ 骨質疏鬆症患者也經常使用荷爾蒙補充療法。這種療法是附帶有風險的。在同意使用這種療法前，你得先搞清楚它的危險會不會超過它的好處。（請見第二部停經與更年期的問題中的「荷爾蒙、荷爾蒙療法、停經」一文）

❏ 現在研究人員正測試 alendronate（例如 Fosamax）的作用，看能否用來治療男性的骨質疏鬆症。

❏ 由皮質類固醇誘發的骨質疏鬆症（也就是為了治療關節炎之類的疾病而服

用皮質類固醇後所引發的骨質疏鬆症），若以雙磷酸化物治療，似乎能預防骨質繼續流失。

❑ 還原雄性素（DHEA）和人類生長激素（HGH）是兩種會隨年齡增長而逐漸變少的荷爾蒙。研究結果建議，補充其中任一種荷爾蒙將有助於增加骨骼強度，及治療骨質疏鬆現象。（請見第三部的還原雄性素療法和生長激素療法）

❑ 世界衛生組織的一項研究做出如下的結論：接受蛋白質補充品的臀骨骨折患者比未接受蛋白質補充品的患者還快速復原。除此，他們還發現服用蛋白質補充品的人一開始就比較不容易發生臀骨骨折。

❑ 《家庭療法期刊》的一項報導指出，服用維生素C可以幫助預防骨折後的神經痛。

❑ 檢驗骨質疏鬆症的方法很簡單且不用受皮肉痛。雙能量X光吸收測定法可能是測定骨質疏鬆症最可靠的方法。這方法所接觸到的輻射量比其他檢測骨質狀況的方法還少。

❑ 請見第二部的佝僂症。

鈣質和骨質疏鬆症

在美國，每個人消耗的乳品及其他高鈣產品，比世上任何兩個國家的人口加在一起所消耗的還多。美國人甚至連柳橙汁和制酸劑都添加了鈣質。但比起祖父祖母那一代的人，現今的美國人所攝取的完整食物及鈣質都遠少於他們的前輩，連做運動（可刺激骨骼生長）的次數也遠不如從前。同時，現在的美國人也攝取較多的動物性蛋白質和含磷酸的飲料（例如汽水）。因此，也不要驚訝，美國的老年人可能擁有全世界最高的骨質疏鬆症和骨折罹患率。顯然解救之道就是多採取正確的飲食，並攝取某種形式的高品質補充品。

如果你是靠飲食來補充你的鈣質，那麼你最好知道一杯的低脂優格含有300毫克的鈣，一杯的綠花椰菜提供180毫克的鈣。另外，綠色蔬菜、沙丁魚、鮭魚（含魚骨頭）、豆類、杏仁等食物也都含有豐富的鈣。除了飲食中攝取足夠的鈣，你還需注意要與其他幫助鈣質吸收及滋潤骨骼的維生素與礦物質保持平衡，其中包括鎂、鉀和維生素K。許多水果、蔬菜中都含有鎂、

鉀。維生素 K 則存在深色的葉類蔬菜，包括綠花椰菜、綠葉羽衣甘藍、芥藍、菠菜。你若無法從飲食中獲得我們建議的這些食物，那麼你可以考慮使用營養補充品。

藥房及健康食品店所賣的維生素及礦物質林林總總，有各種品牌、各種形式，可能看得你眼花撩亂。在各式補充品中，你可能發現其中的營養成分有極大的差異。就以鈣質來說，產品標籤上的所寫的含鈣量未必等於你將從該產品中獲取的鈣量。例如，有一個標籤注明「乳酸鈣 600 毫克」，這可能代表每一個乳酸鈣片重達 600 毫克，但在 600 毫克的乳酸鈣中，可能只有 60 毫克是真正可以被吸收的鈣。這是因為礦物質無法以它們單純的狀態被轉變成藥片或錠劑，它們必須與某種或某些物質結合，才能成為穩定的化合物。因此在購買鈣質補充品時需要注意的重要訊息是，所謂的「鈣元素」在該產品中究竟有多少含量。身體要吸收的是鈣這個元素，而不是其他的附加成分。還有就是，有的產品可能確實含有大量的鈣，但卻是身體無法或不易吸收的形式。產品標籤上若出現 USP（US Pharmacopeia）的字樣，表示該產品已符合可吸收的標準。

下面是一些常見的鈣質補充品的形式：

● 碳酸鈣，這通常含有相當高百分比的鈣元素，但卻不易被身體吸收。在這種形式的產品中，鈣元素在重量上占了百分之四十。

● 檸檬酸鈣，這是容易被身體吸收的鈣質。不過很多檸檬酸鈣的產品所含的鈣元素較少。檸檬酸鈣適用於胃酸濃度低的人身上（這常見於停經後的婦女或正進行制酸劑藥物治療的人）。在這型補充品中，鈣元素占了百分之二十一的重量。

● 葡萄糖酸鈣，含有百分之九的鈣元素。這型的鈣質有時會造成腹瀉以及噁心。

● 乳酸鈣，含有百分之十三的鈣元素，也含有乳酸。

● 葡萄糖酸乳酸鈣，含有百分之十三的鈣元素。

● 磷酸鈣，除了鈣，還含有磷和維生素 D，可幫助身體吸收鈣。這種類型的補充品含有百分之三十的鈣元素。（坦適胃錠〔Tums〕也含有磷酸鈣。）

對男性而言，鈣的問題顯得比人們原本認為的還複雜。Physician's Health Study 研究小組（就是發現阿斯匹靈對心臟病有危險的團隊）做了一項長達十年的研究發現，每天攝取 2.5 份的乳品的男性，得到攝護腺癌的機率比未攝取乳品的男性多出百分之三十。我們已知鈣會降低體內活性維生素 D（1,25-dihydroxyvitamine D）的含量。1,25-dihydroxyvitamine D 是最活躍的維

生素 D 形式，與有時候牛奶中添加的維生素 D 不同。低量的維生素 D 可能保護男性免於攝護腺癌。在稍早的研究中，這個研究小組還發現攝取高量乳品的男生，罹患攝護腺癌的機率會提升百分之七十，而攝取鈣補充品會使攝護腺癌罹患率增加百分之三十。幸好男性不像女性那樣容易形成骨質疏鬆症，所以放棄鈣質補充品對男性而言較無大礙。

　　如果你對你吃的鈣片有疑問，可以在家裡做一個簡單的測試，看看鈣片是否可以迅速在體內溶解。把一個鈣片放進一杯醋中，每隔幾分鐘攪拌一下。理想的狀況是這鈣片應在半小時內完全溶解。如果沒有的話，它也不會在你的胃中完全溶解，你可以考慮換一種鈣片。

佩傑特氏病／變形性骨炎 （Paget's Disease of Bone）

　　佩傑特氏病（這名字源自最早描述此病的英國醫生暨病理學家 Sir James Paget）是一種慢性的疾病，它的特徵是骨頭過度的退化，加上新生的骨頭缺乏鈣質，因此比正常的骨頭脆弱。結果造成骨架某些部位的骨頭變大、變形、骨頭退化、骨頭疼痛、關節炎、骨頭明顯的變形，以及升高的骨折發生率。

　　佩傑特氏病最常影響的部位包括骨盆、脊椎、大腿、頭顱、臀部、外脛、上臂等處的骨頭。在美國，超過百分之三的 40 歲以上的人有這種問題，其中有百分之十的患者年紀超過 80 歲，不過在罕見的案例中也出現較年輕的成人患者。患者的男女人數差不多。

　　在初期，此病通常沒什麼症狀，儘管在發生問題的骨頭上可能會有輕微的疼痛。隨著病情的演進，骨頭疼痛的情形會愈來愈嚴重且持久，尤其在夜晚時，且在移動或出力時疼痛更加劇烈。佩傑特氏病也可能導致頸痛和／或背痛、患部的關節疼痛和／或僵硬、患部骨頭表面的皮膚發熱、原因不明的骨折、喪失聽力、頭痛、頭暈、耳鳴、行動不便。如果牽涉到骨盆或大腿骨，可能還會出現臀部疼痛。此病的模式病發與緩和交替出現，長期下來，每次的發作會愈來愈嚴重。有時候與患部相鄰的關節會受連累，而導致骨關

節炎。時間久了，還會出現肢體上的變形，例如腿變弓形、胸部愈來愈像啤酒桶、脊椎彎曲和／或前額變大。其他較後來出現的併發症包括腎結石（由於行動不便造成的）、充血性心臟衰竭、耳聾或失明（由於頭顱骨壓迫大腦而引起的）、高血壓、痛風。在百分之五的案例中，受害的骨頭會經歷惡性的變化，導致骨癌。高輸出心臟衰竭可能起因於長期的血流增加。佩傑特氏病會使患者的壽命縮短，但大部分患者都至少可與此病共處 10 到 15 年。

由於這種病通常不會造成嚴重的症狀，尤其在早期，因此在大部分案例中，患者不容易察覺自己的狀況，除非偶然因為其他的需要而做 X 光檢查或驗血時，才意外的發現。此病的病因尚未明瞭，不過有些研究人員懷疑與一種發生在骨頭上的緩慢、漸進性的病毒感染有關。也有報告顯示此病曾在家族中出現多重案例。不過，佩傑特氏病並不會從這一代傳到下一代，可見此病比較偏像感染病，而比較不像是遺傳疾病。

佩傑特氏病經常與甲狀腺機能亢進以及其他引起骨頭病變的疾病（例如骨癌、骨纖維結構不良、多發性骨髓瘤）混淆。要診斷佩傑特氏病，醫生可能需要掃描骨頭或用 X 光來檢測此病特有的骨頭變化。驗血則可以檢查鹼性磷酸酶（是一種造骨細胞產生的酵素）的濃度是否升高。驗尿和電腦斷層掃描也可以協助醫生達成佩傑特氏病的診斷。

營養素

補充品	建議用量	說明
必需者		
鈣	每日 1,500 毫克。	幫助形成強健的骨骼。使用螯合劑的形式。
加		
硼	每日 3 毫克。請勿超過此劑量。	這些是吸收鈣質所需要的營養素。
和		
鎂	每日 750 毫克。	
和		
維生素 D₃	每日 400 國際單位。	
銅	每日 3 毫克。	協助骨骼的形成。
來自 Food-Science of Vermont 的葡萄糖胺	依照產品標示。	含有骨骼及結締組織健康發育所需的營養素。

補充品	建議用量	說明
必需者		
加		
軟骨素	依照產品標示。	紓解疼痛。
和		
甲基硫化甲烷（MSM）	依照產品標示。	
來自 Wakunaga 的 Kyolic-EPA	依照產品標示。	提供必需脂肪酸。正常生長及細胞形成所需的重要物質。
來自 Wakunaga 的 Liquid Kyolic 含維生素 B₁ 和 B₁₂	依照產品標示。	協助紅血球細胞的形成以及能量的製造。
錳	每日 2 毫克。	正常的骨骼生長所需之物。
磷	每日 1,200 毫克。	形成骨頭所需之物。
月見草油 或	依照產品標示。	提供必需脂肪酸，是正常生長及細胞形成所需的重要物質。
來自 Nature's Secret 的 Ultimate Oil	依照產品標示。	
矽土	依照產品標示。	形成骨頭所必需之物。
維生素 A 與 混合的類胡蘿蔔素 包括 天然的β-胡蘿蔔素	每日 10,000 國際單位。	改善免疫功能，促進正常的骨頭生長。
維生素 B 群 外加	每日 3 次，每次服用每種主要的維生素 B 各 50 毫克，隨餐服用（在綜合錠劑中，各種維生素的含量會有所不同）。	與能量產生有關。
維生素 B₁₂ 和	每日 1,000～2,000 微克。	協助營養素的吸收以及協助細胞的形成。
葉酸	每日 400 微克。	製造能量所需的。
維生素 C 與 生物類黃酮	每日 3,000～6,000 毫克，分成數次。	增強免疫力，協助正常的骨頭生長。

補充品	建議用量	說明
必需者		
鋅	每日 30 毫克。所有補充劑中的含量相加起來，每日不要超過 100 毫克。	促進健康的免疫系統。使用葡萄糖酸鋅錠劑或 OptiZinc，可得到較好的吸收。
有幫助者		
來自 Ethical Nutrients 的 Bone Builder	依照產品標示。	含有礦物質以及製造骨頭的有機基質（matrix）。
DL-苯丙胺酸（DLPA）	依照產品標示。	減輕慢性疼痛。 注意：懷孕或哺乳期間，或患有驚恐症、糖尿病、高血壓或苯酮尿症，勿使用本補充品。
來自 Salus Haus 的 Flora-dix Iron + Herbs	依照產品標示。	提供有機鐵和其他營養素，是維持健康所需之物。
靈芝（reishi）萃取物 或	依照產品標示。	幫助減輕發炎。
香菇（shiitake）萃取物	依照產品標示。	

藥用植物

❏ 苜蓿和木賊含有骨骼正常生長發育所需的礦物質，且幫助減輕發炎。

❏ 白芷、番椒（辣椒）、小白菊、蛇麻草、西番蓮、並頭草、纈草根和白柳樹皮，對紓解疼痛有幫助。

　注意：懷孕期間勿使用小白菊。

❏ 北美升麻和金絲桃既能減輕發炎也能紓解疼痛。

　注意：懷孕期間勿使用北美升麻。

❏ 貫葉澤蘭、蒲公英根、蕁麻、蘿勒、洋商陸根、玫瑰果、絲蘭幫助打造強健的骨骼。

　注意：若每天使用貫葉澤蘭，一次不要連續使用超過 7 天，長期使用可能導致中毒。

❏ 紫錐花、金印草、甘草可幫助減輕發炎。

　注意：若每天內服金印草，一次不要連續使用超過 7 天。在懷孕期間不可

使用,若你對家草過敏,則使用時要小心。若天天使用甘草,一次不要連續使用 7 天以上。假如有高血壓則避免使用。

建議事項

❏ 吃大量的高鈣食物,包括啤酒酵母、白脫牛奶、角豆樹、羊奶、所有葉類蔬菜、鮭魚(含魚骨頭)、沙丁魚、海鮮、豆腐、優格、乳清(乳漿)。

❏ 飲食中要包含大量的蒜。蒜對血液循環有益,也有助於遏止發炎。

❏ 常吃新鮮的木瓜和鳳梨。這些水果含有酵素,可幫助減輕發炎。

❏ 避免茄科植物的蔬菜,包括番茄、馬鈴薯、茄子、番椒、紅辣椒、甜椒、甜辣椒、青椒。這些食物含有許多植物鹼,會引起強烈的生理作用。它們影響鈣的代謝(確實的機制尚未清楚),造成骨質中的鈣沈積在身體其他不屬於它的部位,例如動脈、關節和腎臟。

❏ 利用大麥草和/或海帶來提供礦物質及其他形成骨頭所需的營養素。

❏ 使用熱來紓解疼痛。泡熱水、熱敷、熱燈等方式都頗有效。

❏ 進行由你的保健人員建議的運動計畫,來減輕無法動彈的問題。

❏ 睡在較堅硬的床墊上或使用床板,如此可以減少脊椎變形的機率。

❏ 在發病期間,可以躺在床上休息,但要經常移動或翻動身體,以防止由壓力引起的褥瘡。

❏ 確保你的居家環境安全、不易發生意外,以避免不必要的骨折。避免地板溼滑,浴缸及馬桶旁邊可以安裝手把。

❏ 避免給骨頭增添過度的壓力。

❏ 定期檢查骨頭的狀況,以早期篩檢是否發生骨癌以及偵測聽力是否正常。如果發生聽力喪失,可以考慮使用助聽器。

考慮事項

❏ 佩傑特氏病目前無藥可癒,不過大部分的患者並未出現什麼症狀,所以也無需治療。如果確實需要治療,可以用藥物治療來減輕及控制症狀。治療佩傑特氏病的藥物包括:

　　● analgesics 可以減輕疼痛。

　　● calcitonin(Calcimar、Cibacalcin、Miacalcin)是一種天然的荷爾蒙,可

以用注射的方式使用；etidronate（Didronel）是一種鈣調節劑，這兩種
藥物都可以延緩此病的發展。

● diphosphonates 能破壞骨頭的礦物化，這個現象與骨頭疼痛及骨折有關
聯。

● fluoride 有時用來矯正骨骼變形、減輕被束緊的神經，以及預防或減輕
骨折。

● pliamycin（Mithracin）是一種抗腫瘤藥物，能夠在二週內使症狀緩和下
來，且在二個月內進一步改善狀況。不過這種藥也可能損壞腎臟及破壞
紅血球。

乳頭的佩傑特氏病
（Paget's Disease of the Nipple）

請見乳癌。

風溼熱（Rheumatic Fever）

風溼熱是一種由鏈球菌感染引起的併發症，它往往是跟隨著鏈球菌咽喉
炎、扁桃腺炎、猩紅熱或耳朵感染而來，最常影響 3 歲到 18 歲的小孩。風溼
熱的起因是體內為了對抗鏈球菌感染而增生許多抗體，造成抗體的累積，最
後這些抗體竟然攻擊自身的組織。這個疾病可能影響身體某處或多處，包括
心臟、大腦、關節。如果心臟受影響，可能導致一個或多個心臟瓣膜永久的
傷害。

風溼熱最初的症狀通常是疼痛、發炎、大的關節（例如膝關節）僵硬，
還會出現高燒。疼痛和腫脹可能從某關節傳遞到另一關節。有時也出現皮膚
發疹。其他的症狀包括一個或多個關節長出突起或結節、疲勞、手腳或臉部
肌肉難以控制的抽搐。一旦發生風溼熱，它很有可能復發。

風溼熱長期的影響包括心臟衰竭、皮膚病、貧血、心內膜炎、心律不整、心包炎、薛登漢氏舞蹈病（一種神經系統疾病）、關節炎。

除非有特別的指明，下列這些建議劑量適合 18 歲以上的患者。對於 12 到 17 歲之間的兒童，可以將劑量降低到建議劑量的四分之三，而 6 到 12 歲的兒童則是降低一半的劑量，6 歲以下的兒童使用四分之一的劑量即可。

營養素

補充品	建議用量	說明
重要者		
嗜乳酸桿菌（來自 Wakunaga 的 Kyo-Dophilus 是好的來源）	依照產品標示。	在使用抗生素期間尤其重要。使用非乳品配方。
硫酸軟骨素	每日 500～1,000 毫克。	提供營養以強化關節、韌帶與肌腱。
大蒜（來自 Wakunaga 的 Kyolic）	每日 3 次，每次 2 膠囊。	天然的抗生素，可增強免疫功能，對抗感染。破壞自由基。
L-肉鹼	每日 2 次，每次 500 毫克，空腹服用。	保護心臟。
L-甲硫胺酸	每日 500 毫克，空腹服用。可與開水或果汁一起服用，但勿與牛奶一起服用。若同時服用 50 毫克維生素 B_6 及 100 毫克維生素 C 則更容易吸收。	對抗自由基的重要物質。（請見第一部的胺基酸）
維生素 C 與 生物類黃酮	每日 5,000～20,000 毫克，分成數次。（請見第三部的抗壞血酸沖洗）	增強免疫功能，協助減輕疼痛和腫脹。

補充品	建議用量	說明
有幫助者		
鈣 加 鎂	每日 1,500 毫克。 每日 1,000 毫克。	兩者彼此合作,是重要的營養素。使用螯合形式。
輔酶 Q_{10} 加 來自 Coenzyme-A Technologies 的輔酶 A	每日 100 毫克。 依照產品標示。	刺激免疫功能。 增強輔酶 Q_{10} 的效果。
來自 Trace Minerals Research 的 ConcenTrace	依照產品標示。	提供維持骨骼和關節健康所需的微量礦物質。增加能量。
硫化二甲基(DMSO)	依照產品指示,塗在局部。	紓解關節痛。只適合成人使用。只使用從健康食品店購得的 DMSO。
亞麻子油	依照產品標示。	消炎止痛。
游離形式的胺基酸複合物(來自 Anabol Naturals 的 Amino Balance)	依照產品標示。	提供蛋白質,以增強身體及修補組織。使用含有所有必需胺基酸的配方。
海帶	每日 1,000~1,500 毫克。	含有必需的營養素。
綜合維生素和礦物質複合物	依照產品標示。	維持各種必需營養素的均衡。
蛋白質分解酵素	依照產品標示,兩餐之間服用。	重要的抗氧化劑。
生的胸腺	依照產品標示。	刺激免疫反應。
S-腺苷甲硫胺酸(來自 Nature's Plus 的 SAMe Rx-Mood)	依照產品標示。	缺乏時會導致無法維持軟骨功能。協助消炎止痛。 注意:如果你是躁鬱症患者或正服用抗憂鬱劑的處方,請勿服用本補充品。12 歲以下的小孩也不適用。
維生素 A 加 類胡蘿蔔素複合物 與 β-胡蘿蔔素	每日 10,000 國際單位。 依照產品標示。	重要的抗氧化劑。使用乳劑形式以利吸收。

補充品	建議用量	說明
有幫助者		
維生素 B 群	每日 3 次，每次服用每種主要的維生素 B 各 50 毫克（在 p 綜合錠劑中，各種維, 生素的含量會有所不同）。	復原及改善免疫功能。
維生素 D₃ 或 魚肝油	每日 400 國際單位或更多。 依照產品標示。	幫助復原以及礦物質的吸收，尤其是鈣。
維生素 E 乳劑 或 膠囊	每日 800 國際單位。 一開始每日 200 國際單位，漸漸增到每日 800 國際單位。	增加組織的氧合作用，減輕發燒。乳劑形式較易吸收利用。

藥用植物

❑ 臘果楊梅皮、牛蒡根、牛奶薊、蕁麻、保哥果、歐鼠尾草、黃酸模等植物可以清血、抗感染、協助病後的復原。

　注意：若有任何的猝發症，勿使用歐鼠尾草。

❑ 樺樹葉、山梗菜皆有助於減輕疼痛。

　注意：勿持續內服山梗菜。

❑ 貓薄荷茶可滋潤神經，也可以作為灌腸劑，以幫助退燒。（請見第三部的灌腸）

❑ 冬蟲夏草這種中藥對心臟很好，可以減緩心跳、增加動脈和心臟的血液供應，以及降低血壓。

❑ 蒲公英在治療發燒上有悠久的歷史。

❑ 銀杏預防自由基的形成，對心臟血管系統有益。使用含有百分之二十四銀杏黃酮醣的銀杏萃取液。

❑ 金印草是一種天然抗生素。

　注意：若每天內服金印草，一次不要連續使用超過 7 天。在懷孕期間不可使用，若你對豕草過敏，則使用時要小心。

❏ 山楂葉、沒藥膠、紅花苜蓿可以清血解毒，並爲血液去酸化。
❏ 可將多青油敷在胸部減輕疼痛。

建議事項

❏ 喝大量的鮮果汁和蒸餾水。
❏ 不要吃固態食物，直到燒退了及關節痛開始紓解後。採取清淡的飲食，包括新鮮蔬果、優格、乾酪、果汁。
❏ 復原期間，不要攝取任何形式的咖啡因、碳酸飲料、脫水食物、加工食品、鹽、糖。這些東西會延緩復原速率。
❏ 多躺在床上休息，這對復原很重要。
❏ 如果醫生給你使用抗生素，要記得服用嗜乳酸桿菌，以補充體內的益菌。抗生素也許能對抗鏈球菌感染，並預防永久性的心臟受損。不過切勿同時服用抗生素和嗜乳酸桿菌，以免抗生素殺死有益的細菌。
❏ 小孩發燒時切勿使用阿斯匹靈，可用乙醯氨酚（acetaminophen）或 ibuprofen 取代。
❏ 如果你（或你的小孩）出現鏈球菌咽喉炎的症狀，要找醫生檢查，必要的話還得治療。鏈球菌咽喉炎的症狀包括嚴重的喉嚨痛，加上高燒超過 38.3℃，而沒有其他感冒症狀，或者是輕微的喉嚨痛但卻持續幾天未消失。
❏ 使用順勢療法來紓解症狀。適合用來治療風溼熱的順勢療法包括 Aconite、瀉根屬植物（Bryonia）、毛茛科白頭翁（Pulsatilla）和 *Rhus toxicodendron*。

考慮事項

❏ 按摩療法和溫和的運動例如瑜珈，幫助預防臥床休息期間的肌肉無力。（請見第三部的按摩療法）
❏ 如果發生風溼性心臟病，可能需要手術來修復受損的心臟。
❏ 也請見第二部的關節炎、發燒和／或喉嚨痛。

類風溼關節炎（Rheumatoid Arthritis）

請見關節炎。

佝僂症（Rickets）／
軟骨症（Osteomalacia）

　　佝僂症和軟骨症指的都是缺乏維生素D所產生的疾病。發生在小孩子身上的叫做佝僂症，起因於維生素D的攝取量過少，或者接觸太少的日照（日光可使維生素D在皮膚合成）。結果，缺乏維生素D導致身體吸收鈣、磷的能力受影響。早期的症狀包括緊張、肌肉痙攣疼痛、腿抽筋、四肢麻痺。最後由於骨頭的變軟而出現骨頭變形，包括弓形腿、X形腿、脊椎側彎、肋骨變窄、胸骨突出和／或肋骨末梢形成珠狀，以及牙齒腐敗、走路遲緩、煩躁、不安、大量出汗。在美國，佝僂症已經很罕見了。這種病通常發生於6個月到24個月的小孩。

　　發生在成人身上的維生素D缺乏症通常指的是軟骨症，它與身體無法吸收鈣、磷有關。最可能發生在孕婦及哺乳的母親身上，因為她們的營養需求比一般人高，或者發生在有吸收不良問題的人身上。軟骨症也可能出現在那些不常曬太陽的人身上；或飲食中脂肪攝取不足，導致膽汁分泌不足，無法吸收維生素D時，也會發生軟骨症。慢性的腎臟衰竭也可能產生此症。軟骨症不容易診斷，且經常被誤診為骨質疏鬆症。

　　除非有其他情況，以下的建議劑量皆是針對成人的。對於12到17歲之間的兒童，可以將劑量降低到建議劑量的四分之三，而6到12歲的兒童則是降低一半的劑量，6歲以下的兒童使用四分之一的劑量即可。

營養素

補充品	建議用量	說明
必需者		
硼	每日 3 毫克。請勿超過此劑量。	增加鈣質吸收。
鈣	每日 1,500 毫克。	補充骨頭的礦物質。不要把骨粉或白雲石當做鈣的來源，這些東西可能含有鉛。
磷	依照產品標示。	形成骨頭及牙齒所需之物。
矽土	每日 500 毫克。	提供矽，可增強骨頭和結締組織。協助鈣的吸收。
維生素 D$_3$	每日 400～600 國際單位。請勿超過此劑量。	身體利用鈣和磷所必需的物質。
重要者		
鹽酸甜菜鹼	依照產品標示。	幫助消化正常。
魚肝油	依照產品標示。	維生素 A 和 D 的好來源。
綜合維生素和礦物質複合物 外加	依照產品標示。	如果吸收不良是一個問題，不妨增加各種維生素、礦物質的攝取量。
維生素 B$_{12}$	每日 1,000～2,000 微克。	
蛋白質分解酵素	依照產品標示，兩餐之間服用。	幫助消化。
維生素 A 與 混合的類胡蘿蔔素	每日 10,000 國際單位。	生長所必需的的東西。
鋅	每日 30 毫克。	吸收鈣質所需要的東西。使用葡萄糖酸鋅錠劑或 OptiZinc 可得到較好的吸收。

藥用植物

❑ 蒲公英根、木賊、蕁麻、燕麥桿等，可促進骨頭生長，也都是鈣、鎂的好來源。

建議事項

❏ 改變你的飲食。多吃新鮮蔬果、生的核果、種子、優格、乾酪。富含高鈣的飲食是必要的。

❏ 勿攝取糖、零食、碳酸飲料。

❏ 做一次毛髮分析來檢查是否有缺乏什麼礦物質。（請見第三部的毛髮分析）

❏ 小孩若出現嚴重的過敏、粥狀瀉、氣喘、支氣管炎或結腸不適，要特別小心。這些狀況可能導致吸收不良的問題，而且這些狀況一開始不容易察覺，因為小孩的生長和體重可能依舊維持正常。

考慮事項

❏ 做一次食物過敏測試可能有幫助。

❏ 有很多綜合式的營養補充品包含許多前述的「營養素」表中提到的東西。Bone Builder（來自 Ethical Nutrients 公司）、Bone Defense（來自 KAL）、Bone Support（來自 Synergy Plus 公司）、Cal Apatite（來自 Metagenics 公司）都是可以促進骨頭生長的好產品。

❏ 也請見第二部的骨質疏鬆症。

肌肉、關節的扭傷、拉傷和其他傷害
（Sprains, Strains, and Other Injuries of the Muscles and Joints）

　　扭傷和拉傷不同。當肌肉過度伸張而超出它的能力範圍，就會產生拉傷。給肌肉過重的負擔或使用肌肉過久，都會造成肌肉拉傷。拉傷的肌肉會出現痙攣或收縮起來，而不會正常的放鬆。肌肉拉傷時，可能發生局部性的疼痛（在移動時）、肌肉腫大、無法動彈。

　　當韌帶（把肌肉與骨頭相連的組織）受到扭轉或過度伸展時，可能扯裂

韌帶，造成扭傷。扭傷一開始會出現短暫的疼痛，稍後便迅速腫大，關節周邊的軟組織可能疼痛淤血。扭傷來自忽然的扭動或不經意的移動或猛然跌倒。最常發生扭傷的關節包括腳踝、背部、手指、膝蓋及手腕。

這些是運動員常見的傷害，在大多數情況下，這些傷害會自行恢復。下面這些建議與營養素也可幫助復原。除非有其他情況，以下的建議劑量皆是針對成人的。對於 12 到 17 歲之間的兒童，可以將劑量降低到建議劑量的四分之三，而 6 到 12 歲的兒童則是降低一半的劑量，6 歲以下的兒童使用四分之一的劑量即可。

營養素

補充品	建議用量	說明
非常重要者		
硫酸軟骨素	每日 500～1,000 毫克。	強化關節、韌帶和肌腱所需的營養素。
葡萄糖胺硫酸鹽（來自 Enzymatic Therapy 的 GS-500） 或 N-乙醯葡萄糖胺（來自 Source Naturals 的 N-A-G）	依照產品標示。	對骨頭、肌腱、韌帶、軟骨、關節滑液的形成很重要。
來自 American Biologics 的 Inflazyme Forte 或 來自 Marlyn Nutraceut-icals 的 Wobenzym N	依照產品標示，兩餐之間服用。 依照產品標示，兩餐之間服用。	破壞受傷期間釋出的自由基。
甲基硫化甲烷（MSM）	每日 3 次，每次 500～1,000 毫克。	含硫化物，用以減輕疼痛與發炎。也幫助關節與組織的修復。
有幫助者		
鳳梨酵素	每日 3 次，每次 400 毫克，兩餐之間服用。	一種刺激前列腺素製造及減輕發炎的酵素。

補充品	建議用量	說明
有幫助者		
鈣	每日 1,500～2,000 毫克。	修補結締組織所需之物。使用鈣螯合劑及葡萄糖酸鈣的形式,以利吸收。
和		
鎂	每日 750～1,000 毫克。	對骨架系統很重要。
薑黃素	每日 3 次,每次 600 毫克。	減輕發炎,協助復原。
脫水肝臟	依照產品標示。	協助建立健康的血球細胞。
二甲基甘胺酸(DMG)(來自 FoodScience Labs 的 Aangamik DMG)	依照產品標示。	增加組織的氧合作用。
必需脂肪酸(亞麻子油和來自 Nature's Secret 的 Ultimate Oil 是好的來源)	依照產品標示。	促進細胞及心臟血管健康;改善體力及加速復原。
游離形式的胺基酸複合物	依照產品標示,空腹服用。	幫助修補及強化結締組織,減少體脂肪,幫助增加能量。
葡萄子萃取物	依照產品標示。	一種強效的消炎劑。
L-白胺酸加 L-異白安酸加 L-纈胺酸	依照產品標示,空腹服用。可與開水或果汁一起服用,但勿與牛奶一起服用。若同時服用 50 毫克維生素 B_6 及 100 毫克維生素 C 則更容易吸收。	這些屬於支鏈胺基酸,可促進骨頭、皮膚、肌肉組織的復原。(請見第一部的胺基酸)
錳	每日 15 毫克。	強化受傷的韌帶和/或肌腱。
綜合維生素和礦物質複合物	依照產品標示。	改善健康,幫助營養均衡,及修補組織。
來自 Biotics Research 的 Neonatal MultiGland 或 來自 Ecological Formulas 的 B Cell Formula	依照產品標示。 依照產品標示。	促進結締組織的復原。

補充品	建議用量	說明
有幫助者		
鉀	每日 99 毫克。	對組織修補很重要。
S-腺苷甲硫胺酸（來自 Nature's Plus 的 SAMe Rx-Mood）	每日 2 次，每次 400 毫克。	缺乏會導致無法維持軟骨健康。協助減輕疼痛與發炎。注意：如果你是躁鬱症患者或正服用抗憂鬱劑的處方，請勿服用本補充品。
矽土	每日 500 毫克。	提供矽，這是修補結締組織及幫助鈣質吸收所需之物。
維生素 A 加	每日 10,000 國際單位。	加強免疫力及協助蛋白質的利用。
類胡蘿蔔素複合物 與 β-胡蘿蔔素	依照產品標示。	強效的抗氧化劑，可提振免疫系統。
維生素 B 群 外加	每日服用每種主要的維生素 B 各 100 毫克（在綜合錠劑中，各種維生素的含量會有所不同）。	維生素 B 在身體出狀況的時候很有幫助。使用高效能配方。最重要的抗壓力維生素。
泛酸（維生素 B$_5$）	每日 500 毫克。	
維生素 C 與 生物類黃酮	每日 5,000～20,000 毫克，分成數次。（請見第三部的抗壞血酸沖洗）	一種抗氧化劑，是組織生長與修補所需之物。抗壞血酸鈣是治療肌肉傷害最佳的維生素 C 來源。
維生素 E	每日 400～1,000 國際單位。	一種自由基的清除者。使用 d-α-生育醇形式。
鋅	每日 50 毫克。所有補充劑中的含量相加起來，每日不要超過 100 毫克。	幫助修復組織。使用葡萄糖酸鋅錠劑或 OptiZinc 可得到較好的吸收。

對於大量運動健身者的運動營養

　　營養和膳食補充物已經被各種運動的運動員注意到，特別是要健身的運動選手，他們大部分的人都注意到搭配適當的飲食，與適當的補品及一個完善的訓練計畫，可以使他們達到個人的目標。有三種策略可以幫助他們建造肌肉，提供蛋白質使身體建造肌肉；促進身體產生雄性素來建造身體的組織；提供營養素來增加耐力，可以儘可能的做伸展運動。下面有關運動營養的補充品，為印第安那州的 Vintage Whole Foods Market 的老闆 Tom Witman 所研發的，他是已超過數十年的運動營養專家。

　　註：這個計畫是一種事先的補充計畫，針對於那些想要大量運動健身又有些運動營養的知識的人，不是給那些只要輕微運動的人用。

補充品	建議用量	說明
EAS 公司賣的 HMB	依照產品標示。	強力的可體松抑制劑，可體松為一種抗合成的試劑，在伸展運動時會釋放出來。 注意：如果你有關節的問題不要使用此補充品。
葡萄糖酸鈣	每日 200～400 毫克。	可以阻擋睪固酮轉換成雌激素。
丙酮酸鈣	每日 2,000～6,000 毫克，隨餐服用。	可增強耐力達百分之二十至百分之五十，促進代謝，使脂肪下降至百分之四十八，增加蛋白質的獲得。
強力促睪素（chrysin，一種黃酮萃取物）	每日 500～2,000 毫克，隨餐服用。	預防體內過多的睪固酮前驅物轉換成雌激素，還可以增加瘦肌肉組織的生成。
初乳	每日 2,000～3,000 毫克。	有助於刺激生長和修復肌肉、皮膚、骨骼及軟骨。刺激身體分解脂肪而不分解肌肉。
共軛亞麻油酸	每日 750～1,500 毫克，隨餐服用。	降低體脂肪和改善肌肉彈力，且可以增加瘦肌肉組織與運動耐受力。
肌酸	在負荷期時每日 30 公克，維持期時每日 5 公克。	使用微粒促進形式或是微粒肌酸單水的形式，這些是較一般形式容易消化的，避免亞洲生產的製品，品質較不好。

補充品	建議用量	說明
乳清蛋白分離物（Cy-todyne 公司產的 Cyto-Pro、Nature's Best 公司產的 Perfect Iso-Pure，Optimum Nutri-tion 公司產的 Pro Com-plex 都是好的來源）	體重每 2.2 英磅 1 公克。	可促進蛋白質合成，提供糖巨胜肽，低分子量的寡胜肽及支鏈胺基酸。
D 核醣	每日 2,200 毫克，可和肌酸一起加強效用。	可增加肌酸的效果，為 ATP（細胞的能量來源）的前驅物，完成肌酸的產生瘦肌肉組織、耐力及肌肉能量的效用。
5-男性烯素	依照產品標示或每日 50～100 毫克。	前荷爾蒙可以加促肌肉的生成，加強強度與耐力，及由抗性和心血管運動中促進恢復、能量與生長。註：可用轉皮下的液體來降低睪固酮的效果。
4-雄性酮	依照產品標示或每日 50～100 毫克。	前荷爾蒙可以加促肌肉的生成，加強強度與耐力，及由抗性和心血管運動中促進恢復、能量與生長。可增加睪固酮的效果長達 3 小時，可購買到膠囊、舌下錠、液體或皮下液體的形式。
葡萄糖胺硫酸鹽	每日 1,500～4,000 毫克。	促進關節的功能完整性，與活動靈活性。
人類生長激素（ASN 公司產的 Humagro 或 Testatropinol）	依照產品標示。	順勢療法的生長荷爾蒙，可影響到睪固酮、生長激素、腎上腺素、腎上腺皮質激素、促黃體激素、FSH 及 TSH 等荷爾蒙。
Muscle-Link 公司產的 GH Stak 和 Regenesis 公司產的 Regenesis Pro	依照產品標示。	增加瘦肌肉組織，減少脂肪組織，支持心輸出，增加能量。可促進血液脂質含量，減緩身體的受到老化傷害，使用發泡或舌下的形式。
甲基硫化甲烷（MSM）	每日 1,000～4,000 毫克。	促進關節組織的完整。

補充品	建議用量	說明
19-正雄性醇（ASN，AST Sports Science 公司的產品）	依照產品標示。	前荷爾蒙可以加促肌肉的生成，加強強度與耐力，及由抗性和心血管運動中促進恢復、能量與生長。它不會轉變成體內的雌激素，也不會提升體內睪固酮含量，可購買到膠囊、舌下錠、液體或皮下液體的形式。
19-正雄脂烯二酮（ASN，AST Sports Science 公司的產品）	依照產品標示。	前荷爾蒙可以加強瘦肌肉組織的生成、增加強度和耐力，及由抗性和心血管運動中促進恢復、能量與生長。它不會轉變成體內的雌激素，也不會提升體內睪固酮含量，可購買到膠囊、舌下錠、液體或皮下液體的形式。
鳥胺酸α酮戊二酸（OKG）	每日 1,300～2,600 毫克，運動前或睡前服用。	幫助預防肌肉組織損失，有助於肌肉的生長和刺激生長荷爾蒙的釋放。
酮基 DHEA	每日 50～150 毫克。	DHEA 的最好形式，它不會轉變成體內的雌激素，可延緩全身的破壞，促進脂肪流失與瘦肌肉組織的形成。
磷酸鈉和碳酸氫鉀（Twinlab 公司生產的 Phos Fuel）	依照產品標示。	可藉由緩衝乳酸來延緩肌肉疲勞的產生，可以促進肌肉的力量和耐力。

藥用植物

❏ *Tribulus terrestris*（一種舊的名稱為穿孔葡萄樹的藥草），可以增加男性產生促黃體激素和睪固酮，因此可以增加瘦肌肉組織的強度。

❏ 育亨賓是一種中樞神經系統刺激物，可以增加睪固酮的含量，可用來增加強度與瘦肉組織含量，同時也可以促進性慾。

建議事項

❏ 針對於瘀青、肌肉酸痛及其他的運動傷害可使用順勢療法中的金山車（*Arnica montana*）。

考慮事項

❑ 加拿大多倫多大學的研究顯示一特定含量的水與單水肌酸混合物，可以加速肌酸和醣類進入血液中，可促進訓練效果，這是已知的滲透壓加速原理，下面的配方可參考。

體重	肌酸混合物	水
0～170 英磅	肌酸 9 公克	運動後 280 毫升
	醣類 65 公克	之後 10 分鐘 280 毫升
170～220 英磅	肌酸 10 公克	運動後 560 毫升
	醣類 75 公克	之後 10 分鐘 280 毫升
220～300 英磅	肌酸 12 公克	運動後 560 毫升
	醣類 85 公克	之後 10 分鐘 340 毫升

Muscle Tech 公司生產的 Cell-Tech 為預混的肌酸產品，可以使用在此目的下。

藥用植物

❑ 乳香是一種印度癒傷療法中的藥草，可幫助減輕發炎。選用每一劑都含有 150 毫克乳香酸的產品。乳香膏也可紓解疼痛。來自 Nature's Herbs 製造的乳香膏是一種好產品。

❑ 葫蘆巴和亞麻子粉末可與北美滑榆樹皮結合，做成糊藥來消除肌肉發腫。（請見第三部的使用糊藥）

❑ 小白菊和薑可治療肌肉酸痛。薑也是強效的抗氧化劑，有消炎作用。

❑ 綠茶和蕁麻葉有消炎特性。

❑ 金印草製成的糊藥幫助減輕發炎反應。

❑ 可將馬栗樹萃取物所製成的乳膠塗於患部，幫助減輕腫痛、發炎。

❑ 芥菜類糊藥也可消腫、放鬆緊繃的肌肉。

❑ 在經過初步的冰敷處理後，可用薑黃及些許熱水做成糊藥敷在受傷的肌肉上（隔著紗布），有助於減輕腫大，對淤血也有幫助。

建議事項

❏ 肌肉受傷後立即抬高患部，可能的話，讓患部高出心臟位置，然後以冰敷處理，不要超過 20 分鐘。切勿在受傷後立即使用熱敷。前一、二天內，每四小時做一次冰敷。待發炎反應平息後，開始用熱敷處理，一天二到三次，一次熱敷 20 分鐘。可能的話，使用夾板固定及保護受傷部位。

❏ 如果有嚴重的腫大，要儘速到急診室就醫，讓醫生評斷受傷的情況。尤其若是手腕或腳踝受傷，最好照個 X 光，以確定有沒有骨折。

❏ 多喝新鮮蔬果汁，包括甜菜汁、大蒜、蘿蔔（radish）。生的蔬果含有寶貴的維生素與酵素。

❏ 使用順勢療法來紓解疼痛，適合治療肌肉扭傷、拉傷及其他傷害的植物包括烏頭（*Aconitum napellus*）、金山車（*Arnica montana*）、Hypericum、*Rhus toxicodendron*、*Ruta graveolens*、*Symphytum officinalis*。

❏ 想要預防扭傷、拉傷，可以在運動前與運動後都記得做伸展運動。

考慮事項

❏ 輕微的扭傷通常可以在家治療，不過一旦受傷部位異常疼痛、腫大，還是要去看醫生，尤其若是聽到「啪」一聲之後發現受傷關節無法正常使用時。

❏ 芳香療法也可以派上用場。以下列精油做冷敷，效果不錯：樟腦、洋甘菊、尤加利、薰衣草和／或迷迭香。把 10 滴精油加入 1.14 公升左右的冷水中，以此溶液做冷敷。

❏ 黏土糊藥可應用於治療扭傷及骨折。（請見第三部的使用糊藥）

❏ 接觸性的運動項目比其他種活動還容易導致肌肉及關節受傷。

❏ 見前面的「對於大量運動健身者的運動營養」部分。

❏ 見第二部的瘀傷與骨折部分。

❏ 也請參考第三部的疼痛控制。

顳頜關節症候群
（Temporomandibular Joint Syndrome）

據估計，美國有 1,000 萬人口受顳頜關節症候群（簡稱 TMJ 症候群）之苦，這個問題起因於顳骨和顎骨之間的關節無法正常運作，引發關節與肌肉疼痛，並延及臉、頸、肩等附近部位。患者可能發生張嘴的困難，且咀嚼時還可能出現喀哩咖啦的怪聲響。頭痛、肌肉痙攣、牙痛、頭暈、眼壓高、眼睛背後有痛感、耳鳴、耳痛、上下顎無法正常開關等等，都是其他也可能出現的症狀。

顎關節埋藏在一個複雜的神經與肌肉的網絡中，當我們咀嚼時或咬緊牙齒時，會產生巨大的張力與咬合的力量，久而久之，墊在關節中的軟骨盤可能發生異位或磨損，造成顳頜關節中的骨頭彼此互磨，而不是平順的互相滑動。在一些例子中，脫臼的顎骨和牙齒造成嘴巴無法順暢開關。

引起TMJ症候群最常見的因素是壓力與咬合不良，加上咬牙、磨牙的壞習慣，尤其在夜晚。TMJ症候群也可能由姿勢不良所造成，例如把電話聽筒夾在肩膀與下顎之間；或是下顎遭受重擊、鞭打。不當的牙科醫療或矯正牙齒也可能加重 TMJ 症候群的病情，還有一些習慣，例如嚼口香糖、吸吮拇指、過度仰賴某一邊嘴巴咀嚼食物，都可能使TMJ的問題惡化。一種常見的因子是低血糖症，因為血糖低時，人們容易不由自主的咬牙、磨牙。

診斷 TMJ 症候群時，醫生可能藉助 X 光以及關節攝影術（一種將不透明染劑注射到關節中再用螢光透視儀觀看）的幫忙。

正確的飲食與適當的營養補充品，加上其他療法的輔助，對治療TMJ症候群很有幫助，通常可以因此解決此問題。有磨牙毛病的人也可以試試看。

TMJ 自我檢驗

用你的小指頭摀住耳朵，將聽力遮蔽。然後漸漸的張開嘴巴、合攏嘴巴，如果你聽見一些喀哩咖啦的怪聲音，表示你的顎關節可能有點異位，需

要找醫生進一步檢查與診斷。

營養素

補充品	建議用量	說明
必需者		
鈣 和 鎂	每日 2,000 毫克。 每日 1,500 毫克，分成 數次，餐後及睡前使 用。	幫助肌肉正常的功能，預防骨質 軟化及紓解壓力。使用螯合劑形 式。
硫酸軟骨素 加 葡萄糖胺硫酸鹽	每日 500～1,000 毫克。 依照產品標示。	強化關節、韌帶、肌腱所需的營 養。
來自 Wakunaga 的 Kyolic-EPA	依照產品標示。	增加有消炎功效的前列腺素的活 性。
甲基硫化甲烷（MSM）	每日 3 次，每次 500～ 1,000 毫克。	一種含硫化合物，可減輕發炎及 協助關節與組織的修補。
S-腺苷甲硫胺酸 （來自 Nature's Plus 的 SAMe Rx-Mood）	每日 3 次，每次 400 毫 克。	缺乏會導致無法維持軟骨正常運 作。協助減輕疼痛與發炎。 注意：如果你是躁鬱症患者或正 服用抗憂鬱劑的處方，請勿服用 本補充品。
維生素 B 群複合物 外加 維生素 B$_5$（泛酸）	每日 2 次，每次服用每 種主要的維生素 B 各 100 毫克（在綜合劑錠 劑中，各種維生素的含 量會有所不同）。 每日 2 次，每次 100 毫 克。	這些屬於抗壓維生素。服用舌下 形式最有利吸收。
有幫助者		
輔酶 Q$_{10}$ 加	每日 60 毫克。	改善患部組織的氧合作用。
來自 Coenzyme-A Technologies 的輔酶 A	依照產品標示。	與輔酶 Q$_{10}$ 合作，提供免疫系統對 多種危險物質的解毒能力。

補充品	建議用量	說明
有幫助者		
L-酪胺酸	每日 500 毫克，趁睡前的空腹時服用，可搭配開水或果汁。勿與牛奶共用。可與 50 毫克的維生素 B6 和 500 毫克的維生素 C 共用，以利吸收效果。	改善睡眠品質，減輕焦慮與憂鬱。（請見第一部的胺基酸）注意：如果你正服用單胺氧化酶抑制劑，請勿服用酪胺酸。
綜合維生素和礦物質複合物	依照產品標示。	為了提供均衡的營養素。最好選用低過敏性的產品。
鯊魚軟骨（來自 Lane Labs 的 BeneFin）	一開始每 15 磅體重一天使用 1 公克，分成三次使用。情況好轉後，把劑量減到每 40 磅體重一天使用 1 公克。	治療疼痛、發炎。協助修補關節和骨頭。
維生素 C 與 生物類黃酮	每日 4,000～8,000 毫克。	對抗壓力，且是腎上腺功能所必需之物。也是修補結締組織所需之物。

藥用植物

❏ 香菫菜、貓薄荷、洋甘菊、蛇麻草、爪哇胡椒、山梗菜、金絲桃、並頭草、百里香、西番蓮、紅覆盆子、纈草根、野萵苣等，皆有鎮定與抗壓特性。

注意：洋甘菊不宜天天使用，以免引發對豕草的過敏。若你對豕草過敏，則要完全避免洋甘菊。勿持續內服山梗菜。

❏ 乳香是一種印度癒傷療法中的藥草，可幫助發炎結締組織附近的血管復原。乳香也可減輕發炎症狀。

❏ 小白菊和薑對疼痛有紓解功效。薑也是強效的抗氧化劑，有消炎的特性。

注意：懷孕期間勿使用小白菊。

❏ 蕁麻葉有消炎功效。

❏ SP-14 Valerian Blend（來自 Solary Products 公司）能對抗壓力，所以也是不錯的治療。

❑ 薑黃和柳樹皮對疼痛和發炎有幫助。

建議事項

❑ 飲食中包含清蒸蔬菜、新鮮水果、全穀類產品、白魚肉、去皮雞肉及火雞肉、糙米、自製的菜湯與麵包。也多吃含硫的食物，例如蘆筍、雞蛋、大蒜、洋蔥。硫是修補及再造骨頭、軟骨、結締組織所需之物，它也協助鈣的吸收。

❑ 常吃新鮮的鳳梨，鳳梨酵素有極佳的消炎作用。但一定要用新鮮鳳梨才有效，冰凍與罐裝鳳梨都會破壞酵素的活性。

❑ 避免食用各種糖類、白麵粉產品、零食、可樂、洋芋片、速食。

❑ 不要攝取任何含有咖啡因的食物和飲料，咖啡因是一種興奮劑，會增加身體的壓力，使問題更嚴重。也避免一些解除充血的成藥，因為這些藥物會引起類似的作用。

❑ 不要喝酒，酒精是促成磨牙的常見因子，磨牙會惡化 TMJ 症候群。

❑ 如果你的工作是整天坐在辦公室裡，你最好注意自己的姿勢，身體不要過度向前傾，要讓背部保持挺直的舒適狀態，雙耳不要太超過肩膀。頭部要挺直，使顴骨比你的鎖骨高。

❑ 以背部平躺著睡覺可以讓背、頸、肩的肌肉得到充分的休息。不要側躺或腹部朝下、頭扭一邊睡覺。在床上閱讀或看電視時，要注意不要讓頭部斜倚的角度過大。

❑ 一個月做一次禁食，讓身體及顎關節休息一下。（請見第三部的禁食）

❑ 不要嚼口香糖，也避免一些很有嚼感的食物，例如紅肉和焙果（bagels）。

❑ 可以嘗試熱敷或冷敷，看哪一種方式可紓解疼痛，尤其是頸肩痛。

❑ 要注意那些只用一種方法治療 TMT 症狀的治療師，多種專業結合的團隊是較好的選擇，如果可以的話，找那些在大學牙科或醫科學院中的治療師比較好。

考慮事項

❑ TMJ症候群患者常常接受一種特殊的咬板治療，把咬板戴在牙齒上穩定咬合及預防牙齒緊咬。要永久矯正咬合，可能需要藉助牙齒矯正技術，或戴

上某些口腔輔助器。修補顎關節很少需要動到手術。

❏ 壓力管理加上熱療及肌肉鬆弛劑，通常可以減輕 TMJ 症候群的症狀。

❏ 物理療法漸漸成爲治療 TMJ 症候群的方法，且頗爲大眾所接受。這可能包括上下顎與舌頭間的練習，重新訓練長期緊繃的肌肉和／或使用經皮神經電刺激法；或用超音波促進組織復原；使用電擊療法幫助鬆弛肌肉。這些療法必須搭配肌肉運動和減壓方案一起進行。

❏ 測量嚼肌（即負責開關上下顎的肌肉）的生理回饋機制也可幫助一些 TMJ 症候群患者。把這療法搭配肌肉鬆弛術（例如控制呼吸），已有效的幫助一些患者減輕症狀。

❏ TMJ 症候群已成爲一種容易被誤診與過度治療的疾病。一些不相關的疼痛，例如經痛，有時竟被診斷爲 TMJ 症候群。一些醫療人員指出，TMJ 症候群可能讓那些訓練不足或聲名狼藉的醫生藉機敲詐病患。更有報導指出，TMJ症候群常常是一種讓江湖術士可以假借牙醫之名而行騙錢之實的疾病。

❏ 目前，矯正牙醫、牙醫、物理治療師以及各種專家都對 TMJ 症候群提出不同的療法。不過，據估計，百分之九十的TMJ症候群都對一些簡易便宜的療法有反應，例如本篇建議的一些方法。因此在你爲這種毛病撒下大把金錢去接受昂貴的醫療之前，不妨先試試我們建議的方法。

❏ TMJ症候群不是唯一造成顎關節疼痛的疾病，其他疾病例如類風溼關節炎也會引起此症狀。不過，類風溼關節炎的症狀通常在早上比較嚴重，當天的稍後就漸漸舒緩。TMJ症候群的症狀就不見得是這樣子。顎關節的軟骨異位也會造成疼痛，可用夾板讓軟骨盤回復原來的位置。

❏ 也請參考第二部的磨牙、緊張／壓力。

⑽皮膚疾病

膿腫／膿傷（Abscess）

當膿（pus）因感染而在身體的組織、器官或是某範圍的空間中累積，便形成一膿腫。膿腫可能位於體外或體內，而且也可能因爲受傷或抵抗力不足導致而成。膿腫可以形成於大腦、肺臟、牙齒、牙齦、腋下、腹腔壁、腸胃消化道、耳朵、扁桃腺、竇部（sinuses）、骨骼、胸部、腎臟、前列腺、直腸、陰囊，或幾乎身體的任何其他部分。感染是最常見的人類疾病，是由細菌、病毒、寄生蟲以及黴菌產生的。癤（boil）是一種體外的膿腫。（請見第二部的癤）

感染的部位會出現腫脹、發炎、灼熱、發紅以及敏感易痛，有些患者還可能會經歷疲勞、食慾喪失、體重減輕以及冷熱交替發作等情形。嚴重的膿腫會引起菌血症（bacteremia，爲一種血液感染）和／或患部破裂。膿腫是由活的和死亡的白血球、壞死的組織、細菌和／或毒素等物質所構成—全都是需要從人體廢棄排出的物質。

突然出現的膿腫（在幾小時或是一個晚上就出現的）稱之爲急性膿腫，若是由數天或是數週所造成的膿腫，則稱爲慢性膿腫。慢性膿腫對於治療的「抵抗性」較高，因爲其會造成較嚴重的傷害和／或受損的範圍較廣。急性膿腫的傷害較不廣泛，而且通常在幾天內就會對治療有所反應。

若是膿腫的治療，應該會在幾天之內開始修復，通常在一至兩週內可以完全治癒。在這段修復的期間，膿腫本身並不會顯現出任何修復的徵兆，但是免疫系統方面問題的改善，可以作爲膿腫修復的指標。膿腫所造成的併發症雖然並不常見，但還是包括了有出血以及再發等問題。

發炎、發紅以及牙齦敏感是急性牙齒膿腫的特徵。它會使牙齒敏感或鬆

動，還會時常出現隱約的抽痛感。牙齒周圍膿腫會引起所有不適的感覺，伴隨著發燒以及淋巴腺體腫大。然而，慢性牙齒膿腫發生時，常常是沒有症狀的，加上它發生的時間又比較長，使得它有機會造成較廣泛的危害，也因此比急性膿腫更加難以治療。

基本上，膿腫的出現，是身體嘗試著自行排除「不潔之物」的一個徵兆。「不潔之物」可能是源於半飢餓的細胞（half-starved cells）、缺乏營養素如硫，或是因正常代謝過程衰弱而隨之產生的毒素。這些情形，通常是因為不當的飲食和暴露在大環境的污染物質、化學物質以及其他有害物質之中等因素所造成的。吃垃圾食物，不只是會因為缺乏營養素而導致人體系統混亂，還會引起諸如便秘以及肝臟、脾臟、腎臟等功能不佳的情形，進而阻礙了的細胞廢物有效的排出體外。

營養素

補充品	建議用量	說明
非常重要者		
鋅	每日 80 毫克，分成數次。所有補充劑中的含量相加起來，每日不要超過 100 毫克。	強力的免疫系統促進劑。是對抗感染的 T 淋巴球不可缺乏之物質。為所有皮膚問題所需。
重要者		
來自 Coenzyme-A Technologies 的輔酶 A	依照產品標示。	提供免疫系統對多種危險物質的解毒能力。
膠體銀	口服或依照產品標示使用。	為天然的抗生素及消毒劑，可殺死細菌、病毒、真菌以及寄生蟲。
大蒜（Kyolic）	每日 3 次，每次 2 膠囊，隨餐服用。	為天然的抗生素及免疫系統促進劑。其中含有硫，為皮膚組織修復所需。
甲基硫化甲烷（MSM）	依照產品標示。	天然的有機硫化合物。
超氧化物歧化酶（SOD）或	依照產品標示。	為一有效的抗氧化劑。使用舌下形式以得到最佳的吸收狀況。
來自 Biotec Foods 的 Cell Guard	依照產品標示。	為一種包含 SOD 的抗氧化劑配方。

補充品	建議用量	說明
重要者		
維生素 A	剛開始前 5 天，每日使用 50,000 國際單位；接下來 5 天減至每日 25,000 國際單位，然後再降至每日 15,000 國際單位。懷孕期間，每日勿超過 10,000 國際單位。	強化細胞膜以抵抗細菌的侵害，且能促進組織修復。對免疫系統是必需的。使用乳劑形式較易吸收，且在高劑量時較安全。是一種能促進痊癒的強抗氧化劑。
加 天然的類胡蘿蔔素複合物（Betatene）	依照產品標示。	
維生素 B 群	每日服用每種主要的維生素 B 各 50 毫克（在綜合錠劑中，各種維生素的含量會有所不同），隨餐服用。	可補充以及更換流失的營養素；協助治療。
維生素 C 與 生物類黃酮	每日 5,000～20,000 毫克，分成數次。請見第三部的抗壞血酸沖洗。	為免疫功能及組織修護所必需。
維生素 E	每日 400～600 國際單位。還可以將膠囊打開，將維生素 E 直接塗抹至患部。	對血液循環及組織氧合作用很重要。能強化免疫系統功能和促進修復。使用 d-α-生育醇形式。
有幫助者		
鳳梨酵素	每日 3 次，每次 500 毫克。	減輕發炎及腫大的情形；加速膿腫修復。
綜合維生素和礦物質複合物	依照產品標示。	所有的營養成分均是治療疾病所需的。
蛋白質分解酵素 或 來自 American Biologics 的 Inflazyme Forte 或來自 Biotics Research 的 Inflazyme Forte	依照產品標示，兩餐之間服用。 依照產品標示。 依照產品標示。	可協助清除膿腫。對自由基而言，是一強而有力的清除者。

藥用植物

❑ 下列藥用植物的醫療功效對膿腫以及清血有益：牛蒡根、番椒（辣椒）、蒲公英根、紅花苜蓿和黃酸模根。

❑ 洋甘菊茶有益於治療牙齒膿腫。每日飲用 3 至 4 杯。如果你的臉因為感染而浮腫，可將洋甘菊做成糊藥敷在臉頰上，每日一到二次，每次 5 至 10 分鐘，直到感染痊癒為止。

❑ 飲用含有新鮮檸檬汁的蒸餾水，再加上每日 3 杯紫錐花茶、金印草茶及紫雲英（黃耆）茶或巴西人參茶，會對病症有幫助。金印草還可以做成糊藥，直接用於患部。（請見第三部的使用糊藥）或是將不含酒精的金印草萃取物製成無菌的紗布，並將紗布置於膿腫之上。

注意：正在發燒者，請勿使用黃耆。若是患有自體免疫方面疾病者，請勿使用紫錐花。若每天服用金印草，一次不要連續使用超過 7 天，在懷孕期間不可使用。假如有心血管疾病、糖尿病或青光眼的病史，只可在醫生的監督下使用。

❑ 紫錐花茶或是其溫水萃取物用作漱口藥時，對牙齒膿腫有所幫助。請確認是用溫水製備，並且每二小時用它漱口一次。

注意：如果患有自體免疫方面疾病，請勿使用紫錐花。

❑ 綜合山梗菜及北美滑榆樹皮所製成的糊藥，具有鎮定及抵抗感染的功效。（請見第三部的使用糊藥）

❑ 牛奶薊是採膠囊的形式，對肝臟有益且能協助淨化血流。

❑ 外用的茶樹精油是一種有效的天然殺菌劑，它可以殺死傳染性物質，且不會對健康的細胞造成傷害。將 1 份的茶樹精油與 4 份的水混合，並用棉球每天擦三次此混合液，如此即可殺死細菌、加速修復以及預防由傳染所造成的感染。

建議事項

❑ 每日食用新鮮的鳳梨，鳳梨中含有鳳梨酵素以及其他酵素，能夠抗發炎以及協助復原。

❑ 在飲食中加入大蒜及洋蔥，它們富含硫，同時可以幫助治療以及預防膿腫

的發生。

❏ 在飲食中加入富含礦物質的海帶。

❏ 做一次長達 24 ～ 72 小時的禁食，在此期間僅喝鮮果汁。（請見第三部的禁食）

❏ 治療體外的膿腫，可以在患部塗上蜂蜜，蜂蜜可以藉由將細菌和病毒脫水的方式殺死它們。

❏ 若要清潔患部，可以將葉綠素與水混合，一日塗抹數次。

❏ 如果你必須要服用抗生素，那麼請在你的飲食之中補充維生素B群以及含有益菌的產品，例如嗜乳酸桿菌和優格。

❏ 如果膿腫出現疼痛、發紅、腫大、出血或是流膿的情況增加，請與醫師連絡。

考慮事項

❏ 對於非常輕微的膿腫而言，除了促進自身的營養狀況之外，還可用溫水浸泡、熱敷，如此一來，通常可以提供充分的治療。大多數的膿腫需要以抗生素或是藥用植物來治療。服用嗜乳酸桿菌及維生素B群並且增加液體的攝取，常常對膿腫的修復過程有所幫助。有些情況下，會需要切開（刺穿）膿腫、將膿汁排出、深層潔淨並且用抗生素治療。

❏ 若是要治療膿腫，要有充足的睡眠、飲用大量的液體，並且使用熱水袋（熱敷）、冰袋（冷敷）、洗熱水澡、使用加熱袋、烤燈等，以減輕疼痛。

❏ 為了促進痊癒，必須淨化血液、矯正引起皮膚出疹的維生素缺乏問題。

❏ 通常，膿腫是不會妨礙到正常的沐浴和淋浴，但是請先將繃帶解開，讓傷口可以用外科手術的、殺菌的或者是溫和的無香精肥皂輕柔的清洗。然後再換上新的繃帶。

❏ 如果膿腫破裂且膿汁自行流出，那麼你的醫師仍需確認整個患部是否有充分的清潔，以防膿腫再次發生。這種較小的手術，包括了將膿腫穿透出足以讓膿汁全數流出的開口，使用無菌紗布可以吸收可能出現的額外組織液。這樣可使從基底部開始復原。

❏ 如果膿腫擴散到血液中，可能會對其他健康的組織系統造成危害，如此一

來，就必須立即請專業人員進行治療。

❏ 必須要注意深層的膿腫，以確保其不會影響或阻礙到較深層的組織與器官之功能。

❏ 擁有良好的衛生情形、細心的清潔創傷和損害的傷口以防受到感染，如此就可以預防部分膿腫的發生。

❏ 牙齒膿腫會視其膿腫的種類，而選定其合適的治療方式。通常有將膿汁從患部排出、給予抗生素及深層潔淨等方法。另外，有些病患的牙齒必須拔除或是進行根管治療。（請見第二部的牙周病）

❏ 良好的口腔衛生有助於預防牙齒膿腫。所謂良好的口腔衛生，不但包括有規律的刷牙和使用牙線，還包括定期進行口腔健康檢查。

粉刺（Acne）

粉刺是一種發炎性的皮膚失調症，其表現特徵有面疱、黑頭粉刺（面皰）和白頭症（whiteheads）。粉刺在某些程度上困擾著大約百分之八十的 12 歲到 24 歲之間的美國人。根據美國皮膚醫學學會（American Academy of Dermatology）的說法，粉刺已經成為最普遍的皮膚異常症。根據統計，這樣的改變可能是由於現代的生活方式所致。因粉刺所導致的損害，不僅僅是只有美容方面的問題而已，其後果包括了會對一個人的自尊心予以強大影響的情緒方面壓力。

粉刺通常會發生在身體雄性激素（男性荷爾蒙）大量增加的青春期。此荷爾蒙會刺激角蛋白（keratin，蛋白質的一種）和皮脂（sebum，一種皮膚的潤滑劑）的產生。如果皮脂的分泌速度比其從毛細孔移除的速度快，就會發生損傷。過量的油脂會使得毛細孔變得溼黏，造成細菌堵塞其中。黑頭粉刺是當皮脂與皮膚色素結合，並且堵住毛細孔所產生的。假使皮膚表面下的鱗（scales）充滿了皮脂，就會產生白頭症，在嚴重時，白頭症累積、擴散於皮膚下及破裂，最終造成發炎的蔓延。雖然，適當的皮膚護理對於粉刺的治療來說是很重要的，但是，其實粉刺不是因為皮膚的不清潔所引起的，而較可能是因為油脂腺過度活躍所致。

　　雖然有超過 2,000 萬名的青少年為此皮膚失調症所苦，但是，粉刺已不再是只有影響到孩子們的問題了—愈來愈多的成年人也同樣的受到粉刺的影響。青少年的粉刺多普遍發生在臉部和／或身體的上部，而成年人的粉刺則通常是發生在下巴到咽喉的範圍之間，且影響範圍較少，但是可能會較疼痛且損傷較大。許多婦女在行經前粉刺會突然的長出來，這是由於排卵後黃體激素釋放的關係，口服避孕藥中高量的黃體激素同樣也會刺激粉刺的發生。念珠菌病的存在也可以引起荷爾蒙的改變，因而促使肝臟分泌錯誤的物質給健康的皮脂。（請見第二部的念珠菌病）

　　粉刺發生的相關因子包括遺傳、油性皮膚、荷爾蒙失調、月經週期以及念珠菌病。其他可能相關的因子為過敏、壓力以及使用某些種類的藥物，例如類固醇、鋰、口服避孕藥和抗癲癇藥。營養的缺乏和／或飲食中含高量飽和脂肪、氫化的脂肪以及動物性製品也會促使粉刺的發生。暴露於工業污染物質如機油、煤焦油衍生物和氯化碳氫物這些環境因子之下，對此症有不良的影響。身體的酸鹼值若是太偏酸性或是太偏鹼性，也會是提供引發粉刺細菌的生長場所及繁殖的因子。（請見第二部的酸鹼失衡）

　　皮膚是身體最大的器官，它的功能之一是將身體中部分的有毒物產物，經由排汗的方式排出體外，如果體內的毒素含量比腎臟及肝臟所能有效排除的量大，皮膚就會負責輔助。事實上，有部分的醫師將皮膚稱為「第三個腎臟」，當毒素經由皮膚逃出，那麼皮膚健康的完整性即告瓦解。這便是許多皮膚疾病（包括粉刺）背後的關鍵因素。

　　皮膚也需要「呼吸」，如果毛細孔被微生物阻塞，會促使粉刺旺盛的發生，因為毛細孔可保護抵抗因日照所致的bacteriostatic action。來自污染的泥土、灰塵、油漬和塵垢阻塞毛細孔。但是，這些東西可以經由適當的清潔皮膚及使用適當的產品排出毛細孔。

　　除非有其他情況，以下的建議劑量皆是針對成人的。對於 12 到 17 歲之間的兒童，可以將劑量降低到建議劑量的四分之三，而 6 到 12 歲的兒童則是降低一半的劑量，6 歲以下的兒童使用四分之一的劑量即可。

營養素

補充品	建議用量	說明
非常重要者		
嗜乳酸桿菌（來自 Wa-kunaga 的 Probiata）	依照產品標示。	補充必需的菌種以減少粉刺的爆發。
吡啶甲酸鉻	依照產品標示。	有助於降低皮膚感染。
膠體銀	依照產品標示。可口服及用棉花擦於患部。	為天然的抗生素。
必需脂肪酸（亞麻子油及月見草油是其良好的來源）	依照產品標示。	可提供保持皮膚平滑柔軟、組織修復以及分解阻塞毛細孔之沈積脂肪的必需脂肪酸γ-次亞麻油酸，還能協助復原。
鉀	每日 99 毫克。	粉刺的發生和鉀的缺乏有關。
維生素 A	每日 25,000 國際單位直到痊癒，之後減量至每日 5,000 國際單位。懷孕期間，每日勿超過 10,000 國際單位。	強化具有保護作用的上皮組織。使用乳劑形式以易於吸收。
和		
天然的類胡蘿蔔素複合物（Betatene）	依照產品標示。	為抗氧化物且為維生素 A 的前驅物。
維生素 B 群	每日 3 次，每次服用每種主要的維生素 B 各 100 毫克（在綜合錠劑中，各種維生素的含量會有所不同）。	對於健康皮膚的滋養很重要。為抗壓力維生素。粉刺的發生和維生素 B_6（吡哆醇）的缺乏有關。
外加		
維生素 B_3（菸鹼醯胺）	每日 3 次，每次 100 毫克。請勿超過此劑量。	能促進血液流至皮膚表面。注意：請勿用菸鹼素代替菸鹼醯胺。如果患有肝臟疾病、痛風或是高血壓者，請勿外加使用菸鹼醯胺。
維生素 C 與 生物類黃酮	每日 3 次，每次 1,000～1,600 毫克。	能促進免疫功能及減少感染的發生。為皮膚組織的膠原蛋白修復所需。使用緩衝形式。

補充品	建議用量	說明
非常重要者		
維生素 D₃	每日 400 國際單位。	能促進癒合及組織的修復。
維生素 E	每日 400 國際單位。	為能增強癒合及組織修復的抗氧化劑。使用 d-α-生育醇形式。
鋅	每日 30～80 毫克，所有補充劑中的含量相加起來，每日不要超過 100 毫克。	有助於復原組織及預防疤痕產生。為皮膚產油腺體所需要的元素。
重要者		
大蒜（Kyolic）	每日 3 次，每次 2 膠囊，隨餐服用。	具有殺菌作用且能強化免疫功能。
有幫助者		
葉綠素	依照產品標示。	有助於清潔血液、預防感染，還能供給所需的營養素。
來自 Coenzyme-A Technologies 的 Clear Skin Image	依照產品標示。	為一種藉由矯正脂肪酸代謝不足的失調、平衡腎上腺及性荷爾蒙產物，來維持皮膚健康的營養素配方。
來自 Health From The Sun 的 EFA Derma-Skin	依照產品標示。	幫助維持皮膚健康及其正常的生理功能。有益於皮膚的組織、溼潤度以及柔軟度。
來自 Diamond-Herpanacine Associates 的 Herpa-nacine	依照產品標示。	含有能促進整體皮膚健康的抗氧化劑、胺基酸以及藥用植物。
多種酵素複合物 與 鹽酸（HCl）	依照產品標示，隨餐服用。	能協助消化作用。 注意：如果有潰瘍病史的人，請勿使用鹽酸。
L-半胱胺酸	每日 500 毫克，空腹服用。可與開水或果汁一起服用，但請勿與牛奶一起服用。若同時服用 50 毫克維生素 B₆ 及 100 毫克維生素 C 則更容易吸收。	含有硫，為健康的皮膚所需。請見第一部的胺基酸。

補充品	建議用量	說明
有幫助者		
甲基硫化甲烷（MSM）（來自 Aerobic Life Industries 的 MSM Capsules）	依照產品標示。	使細胞壁具有通透性，能讓水分及營養素自由的流入細胞，並使廢棄物及毒素能適當的流出。
卵磷脂顆粒 或 膠囊	每日 3 次，每次 1 湯匙，餐前服用。 每日3次，每次 1,200 毫克，餐前服用。	為改善必需脂肪酸的吸收所需。
來自 Earth's Bounty 的 O₂ Spray	依照產品標示。	為具有抗細菌及抗真菌特性的皮膚清潔者，可協助損傷的癒合。
來自 Earth's Bounty 的 Oxy-Caps	依照產品標示。	提供能使細胞功能處於最佳狀態時所必需的氧。
蛋白質分解酵素	依照產品標示，隨餐與兩餐之間服用。	為自由基的清除者。幫助分解結腸中未消化的食物分子。
硒	每日 200 微克，懷孕期間，每日勿超過 40 微克。	促進組織彈性，且是一強抗氧化劑。
維生素 A 酸（Retin-A）	遵照醫生指示。	當做化學脫皮劑；可加速皮膚頂端瘡痂的脫落、新皮膚的生長（leaving new）、使皮膚更光滑。僅為醫師處方，使用約 6 個月後可見成效。

藥用植物

❏ 牛蒡根、蒲公英葉、牛奶薊和紅花苜蓿都對粉刺有益。牛蒡根和紅花苜蓿是血液強而有力的清潔者。牛奶薊可協助肝臟淨化血液。使用藥用植物來清血，是粉刺治療計畫良好的開端。牛蒡以及蒲公英兩者都具有協助淨化肝臟的功用。若是肝臟的功能不是處於最佳狀態，就會使粉刺惡化，因為肝臟無法正常分解及清除來自身體的過多荷爾蒙。牛蒡以及蒲公英還含有能藉由移除細菌以達到促進皮膚品質的菊糖（inulin）。

❏ 利用榭樹、蒲公英和黃酸模根製成糊藥，敷在皮膚長粉刺的部位。（請見

第三部的使用糊藥）

註：榆樹僅建議外用。

❏ 安古牡荊果實（*Vitex agnus-castus*）的萃取物，可以協助預防粉刺於行經前爆發，請依照產品標示於每天早上使用。

❏ 薰衣草、紅花苜蓿及草莓的葉子可以用來蒸臉，薰衣草能殺菌且刺激新細胞生長。在 2 夸特的水中加入乾燥或是新鮮的藥用植物 2 到 4 湯匙，用玻璃或陶瓷製的茶壺慢慢熬煮，當茶壺開始冒出熱氣時，將之放置於桌上的厚防燙套墊上，之後將臉部置於蒸氣之上，調整出舒適的距離，蒸臉 15 分鐘。如果想要，你也可以用毛巾來捕捉蒸氣。蒸臉 15 分鐘後，用冷水輕輕的潑於臉部，然後讓臉自然風乾或是用毛巾輕輕將臉拍乾。如果想要，你可以使用泥面膜治療法：將 1 茶匙的植物泥粉末（可以在健康食品專賣店中買到）和 1 茶匙的生蜂蜜混合在一起，並將其混合物塗抹於臉上，但請避開眼睛部位，敷臉 15 分鐘後用溫水將之洗掉。

注意：若是粉刺的範圍很廣或是非常旺盛，則請勿使用蒸氣療法，以免使病症更加嚴重。

❏ 薰衣草精油是一種可以直接用於個別創傷上的良好抗生素及殺菌劑。

❏ 茶樹油是一種天然的抗生素及殺菌劑。輕輕的將強效的茶樹油塗抹於患部，每天三次，或者是在四分之一杯的溫水中加入 1 滴的茶樹油，然後用乾淨的棉球（請認明百分之百純棉）將之輕輕拍打於患部。茶樹油香皂的效果也很好。如果出現發疹子的情形，請停止使用。

❏ 其他有益於粉刺的藥用植物包括苜蓿、番椒（辣椒）、紫錐花及黃酸模根。

注意：如果患有自體免疫方面疾病，請勿使用紫錐花。

建議事項

❏ 飲食採取高纖維飲食。高纖維飲食對於保持結腸潔淨以及清除體內毒素而言，是很重要的。

❏ 增加你對生菜的攝取。天然的生菜吃得愈多，皮膚的清潔以及痊癒就愈快，特別是含有草酸的生菜，包括杏仁、甜菜、腰果和瑞士恭菜（瑞士甜菜）。但是菠菜和大黃（rhubarb）則是例外，雖然它們也含有草酸，但是只可少量的攝取。

❏ 食用大量的水果。因為水果中所含有的營養價值以及充足的水分，對皮膚永遠是有益的。有些水果還可以用作皮膚表面的滋養品，像葡萄、草莓和鳳梨富含α-羥酸（α-hydroxy acids, AHAs），這些酸可以協助皮膚剝脫，移除會阻塞油脂腺之死亡的皮膚細胞。

❏ 每天多吃富含鋅的食物，包括蚌殼類、大豆、全穀類、葵花子和少量的生核果。鋅是一種抗菌劑，並且為產生皮膚油脂腺所需的元素。飲食之中鋅的含量若是不高，可能會促使粉刺快速發生。

❏ 請確保你的飲食中包含了維生素 A、C、E 及必需脂肪酸。補充這些維生素對於為粉刺所苦的人有益處。雖然，維生素A對於對抗粉刺而言是很重要的，但是必須注意不要吃太多。維生素 E 可以幫助維生素 A 含量的調節，並且可以預防疤痕的產生。

❏ 每天至少要喝八大杯優質的水。

❏ 避免食用酒精、奶油、咖啡因、乳酪、巧克力、可可、鮮奶油、蛋、脂肪、魚、油炸食物、過熱的及辛辣的食物、經氫化處理的油和酥油、人造奶油、肉類、家禽肉、小麥和含有溴化植物油的食物。

❏ 一個月內都不吃乳製品，粉刺可因身體對乳製品過敏而引起，而乳製品中所含的脂肪會使情況變得更糟。現今的乳製品和其他的動物性製品，通常都含有荷爾蒙及類固醇，會擾亂體內原有的荷爾蒙平衡。

❏ 如果你不會對乳製品產生過敏反應，可以食用大量的發酵乳製品，例如低脂優格，以維持腸道健康的菌叢狀態。

❏ 避免食用所有種類的糖，糖類會對免疫系統造成傷害。另外，在粉刺的活組織切片檢查中顯示，粉刺組織的葡萄糖耐受度有嚴重的瑕疵。一名研究員就稱此病症為「皮膚的糖尿病」。糖類還促進念珠菌的生長，這可能也是長粉刺的原因之一。（請見第二部的念珠菌病）

❏ 避免食用所有的加工食品，並且不要使用碘鹽。酵素能夠誘導食物中的營養素被用於肌肉組織、神經細胞、骨骼、皮膚以及腺體組織的建造。而因為加工食品中酵素的含量非常的少，所以會引起皮膚以及膠原的危害。除此之外，加工食品中還含有高量的碘，會使粉刺情形更惡化，也因此同樣要避免食用魚、海帶及洋蔥。

❏ 遵循禁食計畫。（請見第三部的禁食）

❑ 使用灌腸劑以清除在系統中所增長的毒素，並且促使癒合更快。（請見第三部的灌腸）

❑ 儘可能的讓患部保持在不油膩的狀態。時常清洗你的頭髮。使用含硫的粉刺專用之純天然肥皂（可以在健康食品專賣店中買到）。徹底但輕柔的清洗你的皮膚，每天不要多於二次；絕對不要用力的摩擦皮膚。過度的清洗、強力的擦拭及反覆的碰觸皮膚，會使粉刺因為過度刺激皮脂腺，引起皮脂產量過多而變得更糟糕。

❑ 避免化妝。如果你一定要使用化妝品時，請只選用天然、水性的化妝品，請勿使用任何油性配方的化妝品，並且避免使用含有刺激性的化學成分、色素或油脂的產品。在使用過化妝刷和化妝海綿之後，將之用酒精清洗及浸泡，以避免污染發生。

❑ 使用有機蘋果醋和優質水的混合物來平衡皮膚的 pH 值。將 1 份蘋果醋與 10 份優質水混合，並將混合物使用於患部。

❑ 摩擦會使得面皰更容易破裂，所以應避免穿著像套頭毛衫衣這類緊身的衣服。請仔細的調整像是自行車或是橄欖球頭盔等運動器具的皮繩。甚至於如果你在使用電話時，聽筒長時間靠著臉頰也會使得發炎情況惡化。將頭髮遠離你的臉部，以防止過多的油脂與細菌在皮膚沈積。

❑ 如果你一定要刮除長粉刺之皮膚範圍的鬍子，請使用標準的刀片，使用電動刮鬍刀可能會留下疤痕。在刮鬍子時，請順著毛髮生長的方向刮。

❑ 儘可能的避免壓力。壓力會促使荷爾蒙產生變化，且會引發粉刺快速的發生。許多的皮膚科醫師也都建議長粉刺的人每天應曬曬太陽 15 分鐘、有規律的運動以及擁有充足的睡眠。

❑ 避免使用會使粉刺惡化的口服或局部外用的類固醇。

❑ 請不要擠壓粉刺，這麼做會因為讓皮膚出現破洞，而使有害的細菌能夠進入，使得發炎的機會增加。

考慮事項

❑ 粉刺的發生是一種訊息，表示你身體的化學狀態、飲食和／或例行的皮膚照護有某些不正確。適當的飲食、營養補充品以及找出正確的皮膚照護產品，全部都是矯正粉刺問題所需要的。

❏ 對於嚴重的粉刺而言，異視網酸（isotretinoin，Accutane）是唯一可靠的治療藥物，它可以瓦解栓子的形成、使皮脂分泌腺縮小，以及減少腺體中皮脂的量。使用異視網酸的人，約有百分之九十的人可以治癒或是大量的減少粉刺，但是它會引起諸如皮膚乾燥、鼻出血、頭痛以及關節、肌肉疼痛等副作用。異視網酸最嚴重的副作用是：如果在懷孕期間使用，會引起如胎兒腦部缺陷這類的嚴重先天性胎兒畸形。甚至於在停藥二個月後懷孕，也會出現先天性胎兒畸形的情形。如果是正值生育年齡的婦女出現粉刺，並不建議使用異視網酸來治療，除非她正進行有效的避孕。患有憂鬱症及其他精神方面疾病的患者也是要避免使用此藥的，刊登於《皮膚學雜誌》（*Archives of Dermatology*）上的研究發現此藥會引起骨骼密度的流失，對在晚年罹患骨質疏鬆症危險率的影響方面提出問題。

❏ 用於治療一般性粉刺的武器是局部的維生素 A 酸（tretinoin，Retin-A）。它可以加速死亡皮膚細胞的脫落，以協助保持毛細孔不被阻塞。和異視網酸一樣，維生素A酸不宜在懷孕期間使用。由於此藥會使皮膚變得非常容易被太陽曬傷，所以請謹慎使用。另外，維生素A酸長期使用的安全性還未確立。因為希望它們可以不使皮膚變得乾燥，部分維生素 A 酸的「姊妹」型（同質異構物）藥物已經開始進行實驗了。

❏ 目前的研究方向是發展以及使用啟動荷爾蒙功能的男性荷爾蒙抑制劑（androgen-blocking drugs），用來停止油脂腺的作用。

❏ 有些時候，粉刺的處方藥還包括了抗生素乳膏或者像是四環黴素、紅黴素或 clindamcyin 這些口服抗生素。如果這些藥沒有效，可以使用 minocycline。要知道，這些藥物會引起如呼吸短促和關節疼痛等副作用。目前已知，某部分的人使用抗生素會引發酵母菌感染（念珠菌病），因而使得粉刺的狀況更糟。如果你一定要使用抗生素，最好是選用一些嗜乳酸桿菌形式的藥，因為，抗生素除了會殺死「惡性菌」之外，也會殺死「良性菌」。

❏ 過氧化苯是許多治療粉刺產品中的活性成分，它對粉刺有所幫助，特別是對情況輕的患者而言。但是它使物質變乾燥，會引發過敏反應。使用時，請避開眼睛或嘴巴的四周。

❏ 在澳洲新南威爾士之 Royal Prince Alfred 醫院的皮膚病學部門所做的研究

發現，對於大多數長粉刺的病人來說，濃度百分之五的茶樹油和濃度百分之五的過氧化苯治療效果相同，且不具刺激性副作用。

❏ 黑頭粉刺僅能經由特定的方法移除，最好是由專業人士來進行。挖、擠壓或是抓患部都有可能留下疤痕，請依照皮膚科醫師的指示。

❏ 菸鹼醯胺是所有皮膚病症治療上的主要營養素，因爲它有助於血液循環，可以增加新鮮、健康的血液到皮膚表面的供應量，提供皮膚血液與營養素。

❏ 硫化二甲基（DMSO）是木柴加工中的副產品，可以應用在粉刺治療上，用以降低發炎及促進癒合。如果有規律的使用此物，還可以協助幫嚴重的囊胞粉刺所造成的疤痕減到最低。

註：只能使用健康食品店所賣的 DMSO。五金行所賣的商業用 OMSO 不適合用來幫助復原。使用 DMSO 可能導致暫時性的大蒜體味，但這不是應該憂慮的原因。

❏ 由 Enzymatic Therapy 所提供的 Derma-Klear 之粉刺治療計畫可能也有幫助。

❏ 在罕見的病例中，粉刺可能是由腎上腺或卵巢腫瘤所可能引起的荷爾蒙嚴重失調的前兆。這類問題的其他病症包括：月經週期不規律以及臉部毛髮過盛，如果出現這類情形，請與你的健康照顧提供者討論。

❏ 請見第二部的油性皮膚以及紅斑性痤瘡。

老人斑 （Age Spots）

老人斑是出現在老年人身體各部分的棕色扁平斑點，它們又被稱做雀斑（liver spots）。大多數的老人斑是出現在臉部、頸部及手上，這些棕色斑點本身並無害，但是它們可能是較嚴重的潛在問題之徵兆。這些棕色斑點是一種稱爲脂褐質（lipofuscin）的廢物累積所造成的，此物質是皮膚細胞受到自由基損害所形成的副產品（有關自由基的訊息，請見第一部的抗氧化劑）。實際上，這些斑點是細胞內充斥廢物的徵兆，這些廢物正慢慢的破壞體內的細胞，包括腦部以及肝細胞。換句話說，這些斑點是體內自由基中毒的表

徵，自由基中毒也會使包括心肌以及視網膜在內的許多內在物質受到影響。

　　造成老人斑形成的因子包括不當的飲食、缺乏運動、抽菸、肝臟功能欠佳、長時間的攝取氧化的油脂，最重要的是，過度的曝曬陽光，曝曬陽光所引起的自由基生成會對皮膚產生危害。大多數出現大量老人斑的人是生活在日照充足的地區，或者是過度的曝曬於陽光之下。脂褐質的形成和多種重要營養素的缺乏有關，包括維生素 E、硒、麩胱甘肽、鉻以及二甲基胺基乙醇（dimethylaminoethanol, DMAE）。市售的酒類會增加脂褐質的形成。實驗發現，以酒精餵養十八週的動物，其腦細胞上的脂褐質量是對照組動物的兩倍。

營養素

補充品	建議用量	說明
非常重要者		
來自 Carlson Labs 的 ACES + Zn	依照產品標示。	為強效的綜合抗氧化劑。幫助抵抗自由基的危害。
來自 Biotec Foods 的 Ageless Beauty	依照產品標示。	自由基的破壞者。
來自 Wakunaga 的 Kyolic Super Formula 105	依照產品標示。	能提供許多保護細胞的抗氧化劑。
維生素 B 群 外加	每日 3 次，每次服用每種主要的維生素 B 各 100 毫克（在綜合錠劑中，各種維生素的含量會有所不同）。	老年人需此補充劑來協助吸收利用所有的營養素。
泛酸（維生素 B_5）	每次 50 毫克，每日 3 次。	維持腎上腺正常的功能。
維生素 C 與 生物類黃酮	每日 3,000～6,000 毫克，分成數次。	為組織修復所需的強效的抗氧化劑與自由基清除者。
重要者		
Kyo-Dophilus 或 來自 Wakunaga 的 Probiata	依照產品標示。	協助肝臟的在再生作用與消化作用。

補充品	建議用量	說明
重要者		
維生素 E	每日 600 國際單位。	為強效的抗氧化劑。藉由保護細胞膜來抵抗細胞的老化。促進血液循環與增長紅血球的壽命。是以 d-α-生育醇的形式供應。
有幫助者		
鈣	每日 1,500～2,000 毫克。	老年人需要這些營養素，asporotate 或螯合形式最好。
和		
鎂	每日 750～1,000 毫克。	
和		
維生素 D₃	每日 400 國際單位。	
來自 Coenzyme-A Technologies 的輔酶 A	依照產品標示。	提供免疫系統對多種危險物質的解毒能力。
葡萄子萃取物	依照產品標示。	幫助預防老人斑的強效的抗氧化劑。
來自 Diamond-Herpanacine Associates 的 Herpanacine	依照產品標示。	提供能促進皮膚健康的抗氧化劑、胺基酸和藥用植物。
L-肉鹼	依照產品標示，隨餐服用。	協助血流中脂質的分解，使之能夠從身體被移除。
卵磷脂顆粒	每日 3 次，每次 1 湯匙，隨餐服用。	為正常腦部功能及細胞膜健康所需。如果與維生素 E 一同使用，會有抗氧化劑的功效。
或		
膠囊	每日 3 次，每次 1,200 毫克，隨餐服用。	
超氧化物歧化酶（SOD）	依照產品標示。	為強效的抗氧化劑。對於減少棕色的老人斑有益處。
加		
硒	依照產品標示。	為強效的抗氧化劑。
維生素 A 酸（Retin-A）	遵照醫生指示。	可當做緩和的化學脫皮劑；加速皮膚表層的脫落。還可以消除皺紋。僅為醫師處方，使用約 6 個月後可見成效。

藥用植物

❑ 牛蒡、牛奶薊和紅花苜蓿有助於淨化血液。

❑ 銀杏能促進血液循環，且是一有效的抗氧化劑。

❑ 鷦鷯油對棕色斑點有好的影響。

❑ 其他對老人斑有益處的藥用植物包括人參、綠茶以及甘草。

注意：人參和甘草會使血壓升高，如果患有高血壓的人，請勿使用。

建議事項

❑ 建議你使用高植物性蛋白質的飲食，其中包括百分之五十的生鮮水果和蔬菜，加上新鮮的穀類、麥類、種子和核果。要提防種子和核果會因為熱度和／或暴露在空氣中而快速的腐壞，請選購真空包裝的種子和核果。

❑ 一個月不吃所有的動物性蛋白質。

❑ 避免使用咖啡因、油炸食物、飽和脂肪、紅肉、加工食品、糖類以及菸草。

❑ 遵守禁食計畫以淨化肝臟及除去體內毒素。正常的肝臟功能和結腸潔淨是很重要的。使用黑大菜萃取物或蒲公英根及甜菜汁，搭配禁食，每個月 3 天。禁食期間只喝蒸餾水和新鮮的檸檬、水果、蔬菜汁（請見第三部的禁食）。在禁食期間，可以使用灌腸劑來清潔。（請見第三部的灌腸）

❑ 限制日光曝曬量。

❑ 請勿使用清潔乳霜，特別是氫化的硬乳霜。使用純橄欖油和溫的溼毛巾來清潔你的皮膚，然後用檸檬汁和水沖洗。

❑ 這個方法對某部分的人有幫助：在晚上，將棉球浸在純檸檬汁中，再將其置於斑點之上（請勿太靠近雙眼），可能會感到有點刺刺的，但是幾分鐘後就會好了。如果這麼做沒有任何引起發炎的徵兆，可以早晚都做。

考慮事項

❑ 藥方中所開的維生素 A 酸（retinoic acid 或 Retin-A），目前使用的效果頗佳。

❑ 棕色及黃色的斑點，通常可以用冷凍的方法消除。在室內的無痛療程中，

醫生會用棉花將液態氮刷在斑點上，2 秒鐘後細胞會被凍住，5 天之後細胞就會脫落，並且永遠不會再復發。還有兩種選擇，一是醫生直接把酸塗抹在斑點上以燒掉斑點，或者是用雷射來移除斑點。以這個治療過程，在整個斑點移除的療程結束後，皮膚會沒有光澤。

❏ 請見第二部的老化。

禿髮症（Alopecia）

請見脫髮。

香港腳（Athlete's Foot）

香港腳（足癬）是盛行於溫暖、潮溼環境裡的一種黴菌感染病。這是皮膚中最常見的黴菌感染病，而且大約百分之四的美國人受到感染，其中男性占大多數。黴菌依賴已死的皮膚細胞及足繭（calluses）維生，特別是腳趾之間的皮膚。症狀包括發炎、灼熱、發癢、脫皮、龜裂及腫疱。

當有益菌被抗生素、藥物、輻射破壞時，黴菌便導致香港腳快速地蔓延。尤其是在溫熱、潮溼的地方，例如：體育館及游泳池更衣室，黴菌會更加猖獗。

營養素

補充品	建議用量	說明
必需者		
膠體銀	依照產品標示，局部地使用在患部。	為天然的抗生素。可消滅細菌、病毒及黴菌。能保護並對抗感染及增進傷口癒合。
來自 Wakunaga 的 Kyo-Dophilus	依照產品標示。	包含嗜乳酸桿菌及大蒜萃取物。兩者對於治療黴菌感染疾病都是有幫助的。

補充品	建議用量	說明
非常重要者		
大蒜（來自 Wakunaga 的 Kyolic）	每日 3 次，每次 2 膠囊。	有助於破壞黴菌。
維生素 B 群	依照產品標示。	對健康的皮膚是必需的。選擇不含酵母菌、高效能的產品。又以舌下形式為最佳。
維生素 C 加 生物類黃酮	每日 3,000～10,000 毫克，分成 3 次。	減少緊張與提升免疫功能。使用緩衝形式。
鋅	每日 50 毫克。所有補充劑中的含量相加起來，每日不要超過100毫克。	抑制黴菌及激發免疫系統。
有幫助者		
來自 Aerobic Life Industries 的 Aerobic 07	每日 2 次，各 9 滴於一杯水中。也可以直接滴在患部，並讓它風乾。	供氧給細胞，以殺死有害細菌。
必需脂肪酸（來自 Omega-Life 的魚油及 Nature's Secret 的 Ultimate Oil 都是很好的來源）	依照產品標示。	提升皮膚受損的癒合。
維生素 A 加 β-胡蘿蔔素	每日 25,000 國際單位，一個月後減少至 25,000 國際單位。懷孕期間，每日勿超過 10,000 國際單位。	為組織修復及激發免疫系統所需。
維生素 E	每日 400 國際單位，緩慢增加到每日 1,000 國際單位。	為抗氧化劑，可促使健康皮膚生長。使用 d-α-生育醇形式。

藥用植物

❑ 每日飲用 3 杯保哥果茶。保哥果茶也可以被局部使用，將 6 茶袋放入 2.28 公升左右的溫水中，並加入 20 滴的 Aerobic 07，配製成一種烈茶溶液。每

日三次將腳浸泡入 15 分鐘，以快速緩和不適。

❏ 另一種替代的泡腳方法爲加 20 滴的茶樹油在一小盆的水中，每天三次浸泡腳各 15 分鐘。在浸泡完腳之後，將它們完全乾燥，並且塗擦少量未經稀釋的茶樹油在受感染的部位。茶樹油是一種天然有效的抗黴菌產品。

❏ 睡前塗擦沒藥及薰衣草油在腳上，可幫助減輕香港腳的紅腫、龜裂及發癢的症狀。

❏ 橄欖葉萃取物是一種安全有效的微生物感染天然治療劑。

建議事項

❏ 攝取均衡飲食，其中包括大量的新鮮蔬果、烤魚、烤雞肉（需去皮）、全麥、優格及其他含嗜乳酸桿菌的食物。

❏ 避免可樂飲料、加工食品、精製穀類及各種形式的糖。勿攝取油炸、油膩食物。

❏ 在上述營養素的要點中，主要攝取充足維生素 A、B 及 C 補充品。

❏ 保持足部的乾燥。洗澡後，小心地將每一個趾間拭乾。在洗衣前需確定每一條毛巾僅用一次。穿由棉製成的吸汗襪。讓鞋子透風，並且每日更換襪子。利用非常熱的水，來清洗襪子、毛巾及與患部接觸過的物品，必要時再使用含氯漂白劑。

❏ 將生蒜切成小片（或切成長條狀，包裹在紗布）放入鞋內一起穿數天。這些蒜頭將被皮膚吸收。也利用蒜粉末清除腳的灰塵。雖然，這些並不是經醫生處方所開抗黴菌藥物，但是我們相信大蒜的效果更好。

❏ 每天浸泡足部在醋及水的混合液（醋、水比例各爲一半）中。將足部完全乾燥，並在感染患部塗抹上未經加工的油，例如：橄欖油。或者浸泡你的腳在加入 2 茶匙鹽的半公升溫水中 10 分鐘。每天重複此治療法，直到患部的情況復原爲止。

❏ 可以利用冷溼敷布緩和患部的疼痛及發癢。將Burow溶液（藥店中可買的到）溶解在半公升的冷水裡，再浸泡白棉布於其中。每天分成數次把冷溼敷布敷於患部 15～20 分鐘。

❏ 在公共環境裡，需要特別保護你的腳不要直接接觸地板，例如：公共的更衣室。要記得穿鞋子或拖鞋。不要與其他人共同使用鞋子、拖鞋、毛巾或

跟足部接觸過的物品。

❏ 穿著可以通風的鞋子，例如：涼鞋、皮鞋或是有孔洞的運動鞋，才可以讓足部透氣。不要穿由橡膠製成的鞋子。試著不要每天穿同樣的鞋子，並確保鞋子若溼掉要立即更換。

❏ 如果足部情況無法在4禮拜內復原、足部的水泡或龜裂皮膚上流出膿水、病患有發燒的情況、足部或腳部有腫脹的情形，就必須諮詢醫生。嚴重的症狀可能需要醫生的治療。

考慮事項

❏ 有些抗黴菌的藥物是不用處方籤的，已知的有 azoles，可為治療香港腳最好的藥物。其中也包括 clotrimazole（Lotrimin AF）、miconazole（Micatin、Zeabsorb-AF）及 undecylenic acid（Cruex、Desenex）藥物。而最新抗黴菌的藥物稱 terbinafine（Lamisil）乳霜也是有效果的。

❏ 香港腳可能會因黴菌所導致的灰指甲而變得嚴重（請見第二部的指甲問題）。保持指甲的乾淨，但不要用金屬銼刀來破壞指甲而給黴菌一個生長空間。如果指甲變厚、變色，就必須諮詢足科醫生。

❏ 那些足部經常患黴菌感染的人，通常在鼠蹊部也有黴菌感染。此兩個部位必須同時治療。若要防止足部的黴菌傳播到鼠蹊部，當你穿戴時，先穿襪了再穿內衣褲。

❏ 也可以參考第二部的念珠菌病及黴菌感染。

禿頭（Baldness）

請見脫髮。

褥瘡（Bedsores）

褥瘡為一種深層的潰瘍，是由於長時間的施加壓力在身體的骨骼部位，

而阻礙了血液循環，導致皮下組織細胞壞死，所以也稱爲壓力瘡。最常發生的部位在腳跟、臀部、骶骨（sacrum）及肩胛。

　　雖然使用輪椅的人也可能會有褥瘡的發生，但就如它名稱而言，是傾向於發生在長時間臥床者。患有褥瘡的人通常會缺乏一些營養素，尤其是鋅、維生素 A、維生素 E、維生素 B₂（核黃素）及維生素 C，而病人身體也通常有高的 pH（偏鹼性）。（請見第二部分的酸鹼失衡）

　　任何人若因疾病，而活動必須侷限於床、椅子或輪椅時，會容易導致輕微到嚴重褥瘡的產生。即使壓力已經被舒緩，皮膚上發紅的面積卻不會消失，就是形成褥瘡的指標，而若局部的皮膚突出隆起或組織硬化，也是形成褥瘡的指標。嚴重的褥瘡需要手術來移除壞死的組織細胞。

營養素

補充品	建議用量	說明
非常重要者		
必需脂肪酸（亞麻子油、月見草油、鮭魚油爲良好的來源）	依照產品標示。	促進合適的細胞再生。
來自 Health From The Sun 的ω-3 Fish Oil	每日每餐 1～2 膠囊。	可避免水分流失及增進傷口癒合。
維生素 E	每日 400 國際單位以上。	改善血液循環。
鋅	每日50～80毫克。所有補充劑中的含量相加起來，每日不要超過 100 毫克。	對組織的癒合非常重要。
加		
銅	每日 3 毫克。	平衡鋅所需之物。
重要者		
游離形式的胺基酸複合物	依照產品標示。	供應傷口癒合所需蛋白質。
維生素 B 群	每日 2 次，每次服用每種主要維生素 B 各 100 毫克，隨餐服用（在綜	用以減輕壓力及傷口的癒合。

補充品	建議用量	說明
重要者		
	合錠劑中，各種維生素的含量會有所不同）。	
外加	每日2次，每次2,000微克。	
維生素 B_{12}		使用口含錠或舌下形式。
維生素 C	每日 3,000～10,000 毫克，分成數次。	協助傷口癒合，改善血液循環及增進免疫功能。
維生素 D	每日 400～1,000 國際單位。	對傷口的癒合是必要的。缺乏曬太陽會增加維生素 D 的需要量。
有幫助者		
萬能殺菌噴劑（來自 Aerobic Life Industries 的 All-Purpose Bactericide Spray）	依照產品標示，局部地使用在不舒服的患部。	消滅有害的細菌。
或		
膠體銀	依照產品標示，局部地使用在患部。	為天然的抗生素。可消滅細菌、病毒及黴菌。能保護並對抗感染及增進傷口癒合。
鈣	每日 2,000 毫克。	對於中樞神經系統是必需的，可防止骨骼因久未使用而軟化。
和		
鎂	每日 1,000 毫克。	
類胡蘿蔔素複合物	依照產品標示。	改善皮膚組織來修護褥瘡。
大蒜（來自 Wakunaga 的 Kyolic）	每日 3 次，每次 2 膠囊，隨餐服用。	有天然的抗生素效用；可以保護預防病菌感染。
海帶	每日 500～1,000 毫克	供應必需的礦物質。
來自 American Biologics 的 Panoderm I	依產品的標示，在患部局部塗抹。	是一種含角鯊烯的天然皮膚抗氧化潤膚乳及清潔劑。
維生素 A	每日 50,000 國際單位，一個月後減至每日15,000 國際單位。懷孕期間，每日勿超過 10,000 國際單位。	對於皮膚的組織修復是必要的。而且使用乳劑會比較容易吸收。

藥用植物

❑ 藥草軟膏只能塗抹在封閉式傷口，開放式傷口只有合格的開業醫師或治療師才能治療。

❑ 蘆薈的凝膠、軟膏或乳霜，都可以局部地塗抹在褥瘡上。

❑ 金盞花軟膏、凝膠或乳霜，也可以被局部地塗抹在受感染的患部。遵照產品的標示使用。

❑ 來自 NatureWorks 的康復力草或金盞花軟膏，都可外用。

  註：康復力草只建議於外用。

❑ 金印草、沒藥膠、保哥果和巴西人參，被泡成茶或服用提煉的形式，均對褥瘡均有益。蕎麥茶及萊姆（lime）花茶也有助益。

  注意：不可以服用金印草一次連續超過一個禮拜；在懷孕期間不可使用，如果患有心臟病、糖尿病或青光眼，則需在監控下使用。

❑ 將金印草粉或萃取物和維生素 E 油及少量的蜂蜜，混合成糊狀並塗抹在經常疼痛處。此混合物能快速地紓解疼痛，並幫助傷口的復原。並與生蜂蜜、維生素 E 乳霜及蘆薈凝膠交替使用。

建議事項

❑ 進食含有生的、新鮮的水果與綠色、黃色的蔬菜，來確保充足的維生素、礦物質及植物營養素的攝取。

❑ 必需脂肪酸已經證明對皮膚的健康扮演著主要的角色。可以服用補充品或是用乳液塗抹外部，不但可以維持皮膚的完整及彈性，並防止皮膚因水分的流失而導致的皮膚乾裂的情況。最好的必需脂肪酸來源為天然的植物油，例如：芥花子油、玉米油、橄欖油、紅花油及大豆油；小麥胚芽；可食用的種子，例如：南瓜子、芝麻及葵花子；及魚油—特別是魚肝油。

❑ 要記住要常喝水，即使你並不口渴。使用蒸餾水、藥草茶及無糖果汁。液體對保持結腸乾淨及膀胱功能正常是很重要的。

❑ 減少飲食中的動物脂肪、油煎食物、垃圾食物、加工食物及糖。

❑ 可使用磨碎的亞麻子、燕麥麩、洋前車子外殼或由 Aerobic Life Industries 而來的有氧堆積清腸劑（Aerobic Bulk Cleanse, ABC），來提供纖維。纖

維可以吸收危險的有毒物質及預防便秘。

　　註：在服用補充的纖維品時，必須與其他的補充品及藥物分別使用。

❏ 要確定每天都有排便。假使有便秘的情形的發生，可使用灌腸劑。（請見第三部的灌腸）

❏ 需要特別注意降低體內的 pH 值到 5.5 或更低，來預防褥瘡中的細菌繁殖增生。在一杯水中加 2 到 3 茶匙的蘋果汁醋及加入一點蜂蜜，並於用餐時一邊啜飲。請見第二部酸鹼失衡的鹼血症之額外的建議。

❏ 試著將精油和／或蘆薈，混合著一些茶樹油塗抹在被感染的患處。這對皮膚是非常好的，也會幫助已存在的褥瘡癒合，更會防止新褥瘡的形成。（但必須防止這些油遠離眼睛，因為它們會導致眼睛有灼熱感。）

❏ 利用下列的方法可以防止褥瘡的繼續形成：

● 褥瘡的預防主要是以降低身體上面積受到壓力的時間為基本。因此，不要讓一個不能移動的病患維持同一個姿勢太久—應要將病患每 2 小時移動不同的位置。

● 保持皮膚的乾燥；包括在沐浴後徹底地將身體弄乾。

● 每天需檢查受壓點是否有變紅或是其他褥瘡可能形成的訊號。

● 如果病患可以坐起來，讓病患每天坐起來三至四次或是用枕頭作為支撐。

● 每天使用海綿並利用溫水及無刺激性藥草或維生素 E 肥皂來沐浴。不要使用質地粗糙的肥皂。

● 每天一次徐緩地但結實地的按摩受壓點及其他受感染的部位，來增加循環。

● 提供酒精擦拭患部，能促進血液循環，並防止血管關閉。並使用異丙醇及棉花球或消毒紗布來擦拭患部。另一個選擇的方法，北美金縷梅也可以替代使用。

● 在病患可以容忍的範圍內，儘量讓新鮮空氣和光線進入長久臥床的病患房間。

● 讓病患穿上全由天然素材做成寬鬆的衣服。棉製品是最好的選擇，因為它可使空氣穿透衣服接觸皮膚。對於衣服的式樣也要留意。避免衣服式樣有線縫合處、衣褶或其他特徵會可能壓迫到敏感的部位。

● 保持床鋪的乾淨、清潔及整齊。躺在有皺褶的亞麻床鋪上，也會導致褥

瘡。

考慮事項

❑ 一個良好的飲食是非常重要的，可以使褥瘡的形成減少。

❑ 人們患有褥瘡的通常有些營養素都嚴重缺乏，特別是鋅及維生素 A、E、B₂（核黃素）與 C。每天都必須補充含有充足的多種維生素及礦物質。建議食用含有多量新鮮水果的簡單飲食。維生素 A、E 在褥瘡的癒合上是有幫助的。維生素 C 是抗發炎的，並通常對皮膚與血管的健康是很有幫助的。

❑ 雖然大部分的褥瘡是可以預防的，但是褥瘡一旦形成，若你定時的檢查受感染的區域，並保持皮膚的乾燥、清潔及減緩施加在敏感部位的壓力，便可以使褥瘡受到抑制。如果行動能力受到限制時，你便可以用特殊的泡沫材料、凝膠或充氣墊子來幫助壓力的減輕。並且要確保任何人若行動受限制時，也要做經常性的檢查。

❑ 當病患需長時間用同一種姿勢久臥時，可利用一種特別設計的氣墊來幫助減緩敏感部位的壓力。合適的墊子在結構上可以用來幫助重量平均地分布，也特別針對腳後跟及手肘一起設計特殊的護墊。

❑ 一種特別具吸收力並類似泡沫塑料材料的繃帶，可以被用來針對持續性的褥瘡，減緩在敏感部位上壓力及幫助傷口的癒合。

❑ 硫化二甲基（DMSO）也會增加傷口的癒合，並可以直接局部性的塗抹在受感染的部位。

註：只能使用健康食品店所賣的 DMSO。五金行所賣的商業用 DMSO 不適合用來幫助復原。使用 DMSO 可能導致暫時性的大蒜體味，但這不是應該憂慮的原因。

癤（Boil）

癤（boil）是醫學專家們認為由金黃色葡萄球菌（*Staphylococcus aureus*）所導致的一種圓的、軟的、充滿膿的皮膚突起。其感染可能開始於

毛囊的最深層部位或是分泌油脂的腺體，一直發展到皮膚的表面。營養不良、生病降低免疫功能、糖尿病、衛生不良及服用降低免疫力的藥物都是常見的原因。

　　這種疾病是常見的，尤其在小孩及青少年之間。癤最常出現在頭皮、臀部、臉部及腋下。癤會突然出現，且呈現敏感、紅腫及疼痛。癤形成其症狀包括發癢、微痛及局部腫大。在二十四小時內，它們會變紅而且充滿膿。最靠近患部的淋巴腺可能會腫大，且患者有發燒的情況。

　　癤具傳染性。當癤中的膿流出時，通常會傳染到周遭的皮膚，導致新的癤形成，或進入血液裡散布到其他身體部位。癰（carbuncle）由一群癤集合而成，當此感染散播開來並形成其他的癤時，便產生癰。癰的發生可意味著免疫功能受到抑制。

　　正常的情況下，癤在10～25天內通常會有圓、軟的含膿皮膚突起，先讓膿流出，之後傷口就會癒合。若有醫生治療，則症狀會減輕，而且新的癤就應該不會形成。

　　除非有其他情況，以下的建議劑量皆是針對 18 歲以上的患者。對於 12 到 17 歲之間的兒童，可以將劑量降低到建議劑量四分之三，而 6 到 12 歲的兒童則是降低一半的劑量，6 歲以下的兒童使用四分之一的劑量即可。

營養素

補充品	建議用量	說明
必需者		
膠體銀	依照產品標示，局部地使用在患部。	為天然的抗生素。可消滅細菌、病毒及真菌。能保護並對抗感染及增進傷口癒合。
大蒜（來自 Wakunaga 的 Kyolic）	每日 3 次，每次 2 膠囊。	有天然的抗生素效用，具增強免疫的功能。
來自 Wakunaga 的 Kyo-Green	依照產品標示。	用於清血及減低患部感染。
非常重要者		
蛋白質分解酵素	依照產品標示，空腹服用。	加速清潔感染部位。

補充品	建議用量	說明
非常重要者		
維生素 A 和 類胡蘿蔔素複合物	每日 75,000 國際單位，一個月後減少至 25,000 國際單位。懷孕期間，每日勿 超過 10,000 國際單位。 依照產品標示。	抗氧化劑對正常的免疫功能是必需的。使用乳劑形式較易吸收，且在高劑量時較安全。 注意：如果你懷孕或哺乳時，禁止服用此補充品。
維生素 E	每日 600 國際單位。	為強力的抗氧化劑。使用 d-α-生育醇形式。
維生素 C 與 生物類黃酮	每日 3,000～8,000 毫克，分成數次。	有效的抗發炎的物質，及免疫系統的激活劑。
鋅	每日 50 毫克。	傷口癒合及增強免疫功能。
有幫助者		
輔酶 Q_{10} 加 來自 Coenzyme A Technologies 的輔酶 A	每日 60 毫克。 依照產品標示。	對氧的利用及免疫系統有幫助。 與輔酶 Q_{10} 共同合作良好，將身體中的不純物消除。
海帶 加 多種礦物質複合物	每日 2,000～3,000 毫克，分成數次。 依照產品標示。	提供平衡的礦物質。 使用高效能配方。
生的胸腺	每日 500 毫克。	激活免疫系統。（請見第三部的腺體療法）
矽土 或 燕麥桿	依照產品標示。	供應減輕發炎反應的矽。 請見下面藥用植物部分。

藥用植物

❏ 使用牛蒡根、金印草、橄欖油萃取物及保哥果都是天然抗生素，有助於去除體內的感染及毒素。

❏ 蒲公英、牛蒡根及牛奶薊則可以清血流及清肝。

❑ 紫錐花及金印草會幫助清潔淋巴腺。

注意：若每天服用金印草，一次不要連續使用超過 7 天，在懷孕期間不可使用。假如有心血管疾病、糖尿病或青光眼的病史，只可在醫生的監督下使用。

❑ 亞麻及葫蘆巴用小火慢慢的煮在一起，使成糊狀物，則可以被做成溼敷布。

❑ 燕麥桿若泡成茶喝，則可以供應具有抗發炎效用的矽。

❑ 用洋蔥製成的膏藥，對癤有治療效果。要用布包住膏藥，不要將膏藥直接敷在患部。（請見第三部的使用糊藥）

❑ 蜂膠是由蜜蜂所收集而來的，是天然的抗氧化劑。

❑ 紅花苜蓿也是天然的抗氧化劑，對降低細菌感染的效果非常好。它可以清肝及血流。

❑ 巴西人參可以增強免疫系統。

❑ 添加茶樹油的溼敷布是可以抗菌的。加入 9～10 滴的茶樹油在 1.14 公升左右的溫水中，再將一塊乾淨的布浸在溫水中，溼敷在癤上。每天大約塗抹茶樹油三至四次，每次停留在癤上約 30 分鐘或更久。

建議事項

❑ 一次清腸的禁食有助於清淨體內，並除去可能引起癤的毒素。（請見第三部的禁食）

❑ 每日可以利用三至四次的熱水氣，來減輕疼痛及將癤帶到膿頭。將乾淨的毛巾及消毒過的紗布利用溫水浸溼，溼敷在癤上，再放置熱墊及熱水壺在癤上。每天重複此步驟三至四次，並各 20 分鐘。每次都使用乾淨的毛巾或幾片紗布，以防止癤的傳播。溫和的 Epsom 鹽水浴也很好。

❑ 不要用 OK 繃來覆蓋癤，但是要確實的防止患部的發炎、受傷。為了防止流汗，在癤癒合前禁止運動或從事激烈的活動。

❑ 保持皮膚的清潔。感染部位應該每天清洗數次，並且用棉沾藥消毒。也可以直接在癤上直接塗蜂蜜。癤上直接塗維生素 A 及 E 乳劑也很有效。也可以使用黏土包（clay pack）和／或葉綠素，兩者皆可在健康食品店中買到。將它們用消毒過的紗布直接敷在癤處。

❑ 將木炭膠囊用成糊狀物敷於癤處，可以幫助感染的恢復。將 2 個木炭膠囊打開，加入足夠的水混合成糊狀即可。

❑ 顛茄（Belladonna），為一種順勢療法，可以幫助減輕患部的腫脹及發炎。另一種順勢療法，*Calcarea sulphurica*，在癤已經打開並流出膿水，但卻癒合得不好時使用會有幫助。

❑ 如果癤長得太大、持久的及一再復發時，就應該與醫生討論。開刀及引流應該是必要的。嚴重的病患則需臥床休息。

考慮事項

❑ 癤通常是體內嚴重感染的症狀。癤必須小心治療、悉心照顧，特別當它們伴隨著其他症狀時，例如發燒或食慾不佳時。

❑ 癤在未成熟前不可以擠壓或戳破。在嚴重的案例中，癤可能需要醫生開刀。

❑ 醫生可能需要開口服抗生素，然而這些藥都有副作用。最好不要使用藥物，除非其他的治療方法失敗。

❑ 在含膿的癤周圍（特別是在臉部），可能需要抗生素乳霜來幫助預防併發症的發生，例如：敗血病或腦膜炎。

❑ 不用處方籤的抗生素乳膏是對癤沒有效用的，應該要避免使用。

燒傷（Burns）

　　皮膚的嚴重燒傷，為身體可以承受的最大創傷性傷害之一。皮膚是身體中最大器官，也是最複雜的其中一種。皮膚可以幫助調節體溫及作為預防感染的第一道防線。

　　皮膚的燒傷有三級，依嚴重程度而分。第一級燒傷：只有影響到皮膚的外層，會導致發紅及觸摸敏感的現象；通常曬傷是屬於第一級的燒傷。第二級燒傷：會延伸到皮膚的內層，其特徵為發紅、水泡及劇烈疼痛。第三級燒傷：整層皮膚或皮下組織（例如肌肉）已經被破壞了，皮膚看起來可能是紅的，也有可能是白色或帶有點黃色，或者像是皮革及黑色；因為皮膚中的神經已被嚴重破壞，所以只感覺到一點疼痛或沒有任何感覺。

　　根據美國燒傷協會統計，每年大約有 51,000 名美國人為治療燒傷而住進醫院，其中有 5,500 人去世。雖然人數龐大，但在過去的二十年裡，這些數字顯示事件發生數及燒傷嚴重度都有顯著降低，部分原因是由於治療技術的進步，而減少了最初期的休克並防止體液的流失及感染。醫生已經改進手術技巧，能快速從傷口移除燒傷組織，隨後將新皮膚移植到受損的部位。另外，特殊的營養照顧針對特殊的營養素，已經證明可以增進復原及加速輕度燒傷、重度燒傷的傷口癒合。

　　下列營養素對傷口的癒合非常的重要，局部性適當治療已經被實行。除非有其他情況，以下的建議劑量都是針對 18 歲以上的患者。對於 12 到 17 歲之間的兒童，可以將劑量降低到建議劑量的四分之三，而 6 到 12 歲的兒童則是降低一半的劑量，6 歲以下的兒童使用四分之一的劑量即可。

營養素

補充品	建議用量	說明
非常重要者		
膠體銀	依照產品標示，局部地使用在患部。	為天然的抗生素及消毒劑。增進傷口癒合。若為嚴重燒傷，則使用噴劑形式。
游離形式的胺基酸複合物	依照產品標示。	對組織的癒合是重要的。
來自 Wakunaga 的 Liquid Kyolic 含維生素 B_1 和 B_{12}	依照產品標示。	對組織的修復是重要的，可促進癒合，為天然的抗氧化劑。
鉀	每日 99 毫克。	需要補充燒傷流失的鉀。
維生素 A	每日 100,000 國際單位，一個月後減少至 50,000 國際單位。懷孕期間，每日勿超過 10,000 國際單位。	對組織的修復是必要的。使用乳劑形式較易吸收，且在高劑量時較安全。
加 天然的β-胡蘿蔔素 或	每日 25,000 國際單位	為一種抗氧化劑及維生素 A 的前驅物。
類胡蘿蔔素複合物	依照產品標示。	

補充品	建議用量	說明
非常重要者		
維生素 B 群	每種主要的維生素 B 各 100 毫克，每日隨餐服用（在綜合錠劑中，各種維生素的含量會有所不同）。	對組織的癒合是重要的。
外加 維生素 B₁₂	每日 2 次，每次 1,000 微克。	對蛋白質的合成及細胞的形成是必要的。使用口含錠或舌下形式。
維生素 C 與 生物類黃酮	燒傷後馬上給 10,000 毫克；之後一日分 3 次各供應 2,000 毫克直到傷口癒合。	抗氧化劑對膠原蛋白的形成是必要的。可以增進傷口癒合。
維生素 E	每日 600 國際單位，慢慢地漸增到 1,600 國際單位。當傷口開始癒合時，將膠囊打開，把油直接塗抹在疤痕上。	對傷口的癒合是必要的及防止留下疤痕。使用 d-α-生育醇形式。
鋅	每日 3 次，每次 30 毫克。所有補充劑中的含量相加起來，每日不要超過 100 毫克。	對組織的癒合是重要的。
重要者		
必需脂肪酸（來自 Wakunaga 的 Kyolic-EPA、亞麻子油及月見草油，都是良好來源）	依照產品標示。	加速癒合。
硒	每日 200 微克。懷孕期間，每日勿超過 40 微克。	恢復組織的彈性。提供抗氧化力，保護細胞。加速癒合。
有幫助者		
萬能殺菌噴劑（來自 Aerobic Life Industries 的 All-Purpose Bactericide Spray）	依照產品標示。	消滅有害的細菌及預防感染。

補充品	建議用量	說明
有幫助者		
鈣 和	每日 1,500 毫克。	增進健康皮膚。
鎂 和	每日 750 毫克。	體液的流失增加鎂的需要。
維生素 D	每日 400 國際單位。	維生素 D 是吸收鈣所需的。
輔酶 Q_{10}	每日 100 毫克。	幫助血液循環及組織復原。
鍺	每日 200 毫克。	增進血液循環及組織復原。
來自 American Biologics 的 Inflazyme Forte	依照產品標示，兩餐之間服用。	減少發炎反應。

藥用植物

❏ 蘆薈的凝膠、果肉或汁液，都可以局部地塗抹在患部上來舒緩疼痛及加速癒合。

❏ 許多診所使用單寧酸（tannic acid）治療開始復原的燒傷表皮。單寧酸見於許多藥用植物，包括：刺檗、紅茶或綠茶、黑莓葉、鞣膚木（野漆樹，sumac）葉、甜樹膠、白橡樹皮。這些植物可泡成茶飲用或溼敷。

❏ 金盞花軟膏或凝膠可以被局部地塗抹在燒傷部位，作抗菌及抗發炎劑為有效的。

❏ 利用康復力草葉及小麥胚芽油製成的藥草溼敷布，敷於燒傷部位來緩和疼痛。

注意：康復力草建議只能外用。

❏ 利用棉花球及溼敷布將新鮮的薑汁或濃的紅茶塗敷在燒傷部位。

❏ 服用金印草藥丸或其萃取物，或製成糊狀物塗抹於燒傷部位。這為天然的抗氧化劑，可幫助預防感染。

注意：若每天內服金印草，一次不要連續使用超過 7 天。在懷孕期間不可使用，若你對豕草過敏，則使用時要小心。

❏ 木賊及北美滑榆可以幫助組織癒合。

❏ 茶樹油對輕微燒傷是有效的，其主要是抗菌及緩和燒傷部位，對成人及孩童而言安全性皆高。局部地塗抹在燒傷部位。

建議事項

❏ 如果你懷疑是第三級燒傷，要馬上去看醫生或去最近醫院的急診室。不要嘗試去治療它，也不要將黏於燒傷部位的衣服移除，也不要放冰或水在燒傷部位。第三級燒傷需要專業的治療。

❏ 對第一級或第二級燒傷需馬上將燒傷部位冷卻以減輕疼痛及腫脹。將患部浸於流動的冷水中或使用冷敷布至少敷 10 分鐘。不要使用冰水及冰塊，也不要過早停止冷卻。當在冷卻燒傷部位，需移除戒指、手錶、皮帶或任何物品，一旦壓迫到受傷部位時就會開始腫脹。也要將沒有和燒傷部位黏著的衣服除去。

❏ 要將黏於皮膚上的燒傷物質（例如：熱焦油、蠟或融化的塑膠）除去前，先用冰水硬化這些物質。

❏ 在燒傷部分已經被冷卻之後，塗抹蘆薈凝膠或是 Burn Gel（來自 Aerobic Life Industries，含有蘆薈成分），可以緩和疼痛及增進癒合。不要塗抹油、油膩的軟膏或是奶油在患部。不要將水泡刺破。

❏ 當身體正在燒傷過後的復原時期時，特別是第二或第三級燒傷時期，需攝取高蛋白及高礦物質的食物，而且每日需要 5,000 或 6,000 大卡的熱量，以供組織修補及癒合所需。

❏ 注意傷部是否有感染、臭味、膿汁或極度發紅的徵兆。避免傷部曝曬陽光。

❏ 在癒合期間需要攝取大量的水分。建議攝取含鉀的果汁及綠色飲品（請見第三部的果荣汁療法）可以快速做組織的修補。

❏ 若爲酸或化學燒傷，將碳酸氫鈉（baking soda）或蘋果西打醋加入溫水中，利用完全清潔的布，塗抹混合液於傷處。如果可以，則利用此混合液浸泡傷處。不管是那種方法—敷蓋或浸泡—都是每天一次利用此混合液 5 分鐘。

❏ 保持傷部提高，以防止腫脹及增進癒合。這對手、腳或腿部燒傷特別的重要。

❏ 將燒傷部位稍微覆蓋住，以降低細菌感染。

❏ 試著加入 1 湯匙的維生素 C 粉末於 1.14 公升左右的水中，噴灑於傷部。

這已經發現可以增加傷口癒合。冷的黏土膏藥也有幫助。（請見第三部的使用糊藥）

❏ 如果感染已經開始，小心地利用過氧化氫沖洗傷部，而後每天塗抹蜂蜜各三次。

考慮事項

❏ 當處理任何類型的燒傷時，衛生是非常重要的。

❏ 第三級燒傷時，醫生可能會使用 Silvadene 乳霜。使用此藥可能會發生一種由磺胺嘧啶銀引起的罕見反應。

❏ 嚴重燒傷或敏感部位的燒傷的醫學監測計畫中，應該包括抗生素的使用、去除壞死組織、水療法（用以鬆弛壞死組織）、物理治療法及利用夾板來預防肌肉萎縮（永久性的肌肉萎縮）。

❏ 在嚴重燒傷中，高壓氧療法可能使用在降低水腫（腫脹）、疤痕及萎縮的發生。這個治療也增加皮膚移植成功的機率。（請見第三部的高壓氧療法）

❏ 嚴重燒傷常需要利用皮膚移植來恢復受損的皮膚。由身體另一部分的上層皮膚可以被移植到傷部，但若有較大的燒傷面積時，身體則沒有足夠的皮膚來移植。現在有些生技公司，已開發了由膠原蛋白、纖維蛋白製作成的人造皮膚，作用類似支架來增進新皮膚細胞及血管的生長，也會暫時保護受損部位。

❏ 研究針對第三級燒傷投予高劑量的維生素C的效用，已發表於《燒傷照顧與復原雜誌》（*Journal of Burn Care and Rehabilitation*）中，推斷出嚴重燒傷的患者應立即開始服用維生素 C。（請見上述的「營養素」說明）

❏ 硫化二甲基（DMSO）爲一種木頭加工時的副產品，將DMSO局部地塗抹在傷部，已經被證實對緩和疼痛及增進傷口癒合有顯著的效用。
  註：只能使用健康品店所賣的 DMSO。五金行所賣的商業用 DMSO 不適合用來幫助復原。使用 DMSO 可能導致暫時性的大蒜體味，但這不是應該憂慮的原因。

❏ 請見第二部的曬傷。

❏ 請見第三部的疼痛控制。

化學過敏症（Chemical Allergies）

當身體暴露於某些外來化學物質或其他環境污染物時，通常會產生抗體來抵抗這些外來物。實際上有些人任何物質都有可能會引起反應。這些過敏反應可由環境污染物而引起，最經常導致過敏反應為空氣污染、汽油、煤煙、甲醛、氯、酚、石碳酸、殺蟲劑、消毒劑、油漆、噴髮劑、清潔劑，及鎳、汞、鉻與鈹等金屬。化學過敏症常常顯示在皮膚反應上。對外來化學物質，其他有可能的過敏反應包括流眼淚、耳鳴、鼻塞、下痢、嘔吐、胃痛、氣喘、支氣管炎、關節炎、疲勞、溼疹、腸胃失調、憂鬱及頭痛。有些人可能接觸化學過敏物後立即就有過敏反應，其他人則可能在接觸過敏物後二十四小時仍未出現疹子。下列補充品幫助你預防並且對付由化學過敏症引起的症狀。除非有其他情況，以下的建議劑量皆是針對成人的。對於 12 到 17 歲之間的兒童，可以將劑量降低到建議劑量的四分之三，而 6 到 12 歲的兒童則是降低一半劑量，6 歲以下的兒童使用四分之一的劑量即可。

營養素

補充品	建議用量	說明
非常重要者		
維生素 A 加 類胡蘿蔔素複合物 與 β-胡蘿蔔素 加	每日 50,000 國際單位，持續 10 天後降低至 25,000 國際單位。懷孕期間，每日勿超過 10,000 國際單位。 每日 5,000～10,000 國際單位。	強力的自由基清除者及免疫增強劑，使用乳劑形式比較好吸收。
維生素 E	每日 400～800 國際單位。	為強力的抗氧化劑。使用 d-α-生育醇形式。

補充品	建議用量	說明
非常重要者		
維生素 B 群 外加 維生素 B6（吡哆醇） 加 菸鹼醯胺	每日服用每種主要的維生素B各 100～200 毫克（在綜合錠劑中，各種維生素的含量會有所不同）。 每日 3 次，每次 100 毫克。 每日 3 次，每次 500 毫克。	過敏會阻礙維生素 B 群的吸收。可考慮注射方式（在醫師的監督下）。 為天然的抗組織胺物。也可以協助有毒的外來物質由腎臟排出。幫助血液循環。 注意：不能用菸鹼素做替代，否則可能會產生毒性。
維生素 C 與 生物類黃酮素	每日 5,000～20,000 毫克，分成數次。請見第三部的抗壞血酸沖洗。	保護身體免於發生過敏，調節免疫反應。
重要者		
輔酶 Q10 加 來自 Coenzyme-A Technologies 的輔酶 A	每日 60 毫克。	幫助對抗組織胺（過敏反應中包含的身體化學作用）。 提供免疫系統對多種危險物質的解毒能力。將毒素從身體移去。
松樹皮中的成分 或 葡萄子萃取物	依照產品標示。 依照產品標示。	為自由基清除者，避免身體細胞的損傷。
硒	每日 200 微克。懷孕期間，每日勿超過 40 微克。	對免疫功能是必需的，可以保護細胞。
超氧化物歧化酶（SOD） 或 來自 Biotec Foods 的 Cell Guard	依照產品標示。 依照產品標示。	為有強力的自由基清除者。 為一種包含 SOD 的抗氧化複合物。
鋅 加 銅	每日50毫克。所有補充劑中的含量相加起來，每日不要超過 100 毫克。 每日 3 毫克。	增強免疫功能。使用葡萄糖酸鋅銅劑或 OptiZine 可得到較好的吸收。 須與鋅一起平衡補充。高劑量的維生素 C 會減低銅的含量，故需補充銅。

補充品	建議用量	說明
有幫助者		
來自 CC Pollen 的 Aller Bee-Gone	依照產品標示。	為一種藥草、酵素及對抗過敏反應的營養素之複合物。
來自 American Biologics 的 Dioxychlor	每日 2 次,各 5 滴於水中。	一種強力的解毒劑。
大蒜(來自 Wakunaga 的 Kyolic)	每日 3 次,每次 2 膠囊。	為有效的免疫促進劑。
L-半胱胺酸 和 L-甲硫胺酸 加 L-麩胺酸	每日 500 毫克,空腹服用。可與開水或果汁一起服用,但勿與牛奶一起服用。若同時服用 50 毫克維生素 B_6 及 100 毫克維生素 C 則更容易吸收。	這些胺基酸是極佳的解毒劑,尤其對肝臟而言。(請見第二部的胺基酸)
鎂	依照產品標示。需與鈣分開服用。	會與鋅、銅互相影響,可使用鎂螯合劑形式。
胰臟酵素 和 蛋白質分解酵素	依照產品標示,每日 3 次,隨餐服用。 依照產品標示,每日 3 次,兩餐之間服用。	胰臟酵素及蛋白質分解酵素都是消化吸收養分所必需的。蛋白質分解酵素也可以控制發炎作用。
生的胸腺	依照產品標示。	有益免疫功能。
來自 American Biologics 的 Taurine Plus	每日 500 毫克。	為最重要的抗氧化劑及免疫調節者。對白血球細胞活化及神經功能維持是必要的。使用舌下形式。

藥用植物

❏ 如果你因皮膚接觸到錶帶、耳環或其他金屬物件而產生了紅疹,可以使用來自 NatureWorks 的金盞花軟膏。而金盞花、洋甘菊、接骨木花、茶樹油都可以被使用於紅疹的鎮定作用。

建議事項

❏ 處理化學過敏症的第一步,是判斷何種化學物質引起的過敏反應,之後便

要防止與這些化學物質接觸。如果發生問題的來源並不是很清楚，則須諮詢過敏專家。

❑ 避免含人工色素（見於某些蘋果及橘子）、催熟劑或蠟保護膜（見於某些蘋果、黃瓜）的食物。避免含FD&C第5號黃色染劑的東西。需仔細詳閱商品標示內容。

❑ 飲食中要補充大量的纖維。燕麥麩是豐富纖維的良好來源，而蘋果所含的果膠也有幫助。果膠能除去會導致過敏反應的金屬及毒素。

　　註：將其他的補充品、藥物永遠與纖維補充品分開服用。

考慮事項

❑ 牙科補牙時所用的水銀及銀粉，不但會導致過敏反應，也可能會發生重金屬中毒。（請見第二部的汞中毒）

❑ 請見第二部的化學中毒。

水痘（Chickenpox）

　　水痘是常見及具高度傳染性的疾病。症狀通常非常輕微，包括輕度發燒、疲勞及發癢紅疹。導致水痘發生的病毒—*Varicella zoster* 會有幾年的潛伏期，也能使成人得帶狀疱疹。（請見第二部的帶狀疱疹）

　　水痘病毒會利用與患者的直接接觸或是經由患者咳嗽、噴嚏來傳染。也可能經由與帶狀疱疹患者的接觸而感染水痘（但不是帶狀疱疹）。常在家裡、學校及托兒中心會爆發水痘。在患者還未到達感染階段時，症狀尚未出現，所以要隔離具傳染性的患者是非常困難的。在潛伏期時，重複的暴露在病毒環境下，則會導致更嚴重的症狀出現。只要有一次得到水痘，通常就可以對疾病終生免疫。第二次再現率也有可能，但較少發生。大部分的孩童都是在10歲前感染水痘。通常暴露在病毒後的7～21天之間，會先以發燒或頭痛的症狀顯現。大約24～36小時後，圓形的小水痘開始出現在臉部及全身各處。小水痘裡面充滿液體，看起來像水泡。當水痘中液體消退，皮膚就會開始結痂。這種情形會持續3天～1週。這些水痘及瘡痂有傳染性，而且會發

癢。若對水痘及瘡痂抓癢，則會導致感染及留下疤痕。一旦瘡痂消失了，病患便不再具有傳染性了。成人若得到感染則傾向會比孩童有更嚴重的案例。

水痘通常在健康的孩童上感染期為 2 個禮拜或更短。其中有些人可能會導致嚴重併發症特別是新生兒、成人及免疫力較差的人。若免疫系統有受損，例如：病患因藥物而壓制免疫系統，或有一些疾病例如：愛滋病，都會導致肺炎或腦炎。新生兒也可能會因水痘而有併發症，特別是在懷孕胎兒期時感染，或是出生後馬上感染。

大約有350～400百萬人，其中大部分為孩童，每年都會感染水痘。疾病防制中心報導，美國每年都有約 9,300 人因水痘併發症導致住院，也有約 100 人死於此併發症。

除非有其他情況，以下的建議劑量皆下針對成人的。對於 12 到 17 歲之間的兒童，可以將劑量降低到建議劑量的四分之三，而 6 到 12 歲的兒童則是降低一半的劑量，6 歲以下的兒童使用四分之一的劑量即可。

營養素

補充品	建議用量	說明
非常重要者		
類胡蘿蔔素複合體 與 β-胡蘿蔔素	每日 1,500 國際單位。	修補組織及促進免疫系統。
維生素 A 膠囊 或 乳劑	每日 20,000 國際單位，一個月後減少至 15,000 國際單位，持續 1 週。 每日 100,000 國際單位，持續 1 週後，減少至 75,000 國際單位，持續 1 週。懷孕期間，每日勿超過 10,000 國際單位。	為免疫促進劑，能幫助組織痊癒。 建議使用乳劑形式，因較易吸收和服用劑量高時較安全。
維生素 C 與 生物類黃酮素	每日 4 次，每次 1,000 毫克。	有效的免疫促進劑，有助於退燒。

補充品	建議用量	說明
重要者		
鉀 加	每日 99 毫克。	幫助傷口快速癒合及退燒。
鋅	每日 80 毫克。所有的補充劑中的含量相加起來，每日不要超過 100 毫克。	增強免疫功能。使用葡萄糖酸鋅錠劑或 OptiZinc 可得到較好的吸收。
維生素 E	每日 400～600 國際單位。	為強力的自由基清除者，能增加氧合作用及促進組織復原。使用 d-α-生育醇形式。
有幫助者		
舞菇（maitake）萃取物 或	依照產品標示。	蘑菇萃取物具刺激免疫及抗病毒的性質。
香菇（shiitake）萃取物 或	依照產品標示。	
靈芝（reishi）萃取物	依照產品標示。	
綜合維生素和礦物質複合物	依照產品標示。	含綜合的營養素，幫助加速傷口癒合的過程。
生的胸腺	依照產品標示。	刺激胸腺製造 T 淋巴球。是免疫功能所需之物。（請見第三部腺體療法）

藥用植物

❏ 加入糖蜜的貓薄荷茶對退燒很好，可以提供給嬰兒、孩童及成人。2 歲以上的小孩，貓薄荷灌腸劑也可以退燒。

❏ 治療水痘可用下列的藥用植物：牛蒡根、紫錐花、薑、金印草、保哥果及金絲桃。

建議事項

❏ 飲用加入蛋白質粉末及啤酒酵母的新鮮果汁。也儘可能飲用新鮮壓榨的果菜汁。

❏ 當退燒且食慾也恢復了，可以使用「開胃飲食」，其中包括香蕉泥、酪梨、新鮮未煮的蘋果醬和／或優格。不要使用熟食或加工過的食物。

❏ 不要餵食牛奶或奶粉給發燒的嬰兒。可以使用經 4 盎司（約 115 毫升）的蒸餾水稀釋的新鮮果汁，而每 4 盎司果汁加入 100～1,000 毫克的維生素 C。6 個月或更大的嬰兒，可以給予杏仁、米或豆奶，都可在健康食品店買到。記得也要給予生病的嬰兒補充大量的水分，預防脫水。

❏ 如果症狀包括頭昏眼花、發燒至 39.4℃、心跳加快、呼吸急促、肌肉協調性喪失、顫抖、嘔吐和／或脖子僵硬時，都要馬上與醫生討論。

❏ 洗溫水澡加入生的燕麥粉或玉米澱粉，為了幫助紓解由水痘而導致的發癢。

❏ 需遠離強光及保持內部環境的微暗。在傷口完全癒合前，不要使用強光。

❏ 小心不要去抓痘疤。保持孩童的指甲短且乾淨，讓孩童常常洗澡。如果必要時，讓年紀較的小孩童帶上手套。利用上述的藥用植物製成茶，泡入熱水浴中或用冷水混薑汁洗澡。用海綿沾藥茶擦拭患部。溼敷有助於止癢。

❏ 家裡若有人還沒有感染到水痘，應要減少與感染過的人接觸。若重複的暴露在水痘病毒下，則可能會加重病情。讓感染的孩童遠離沒有感染的年長者、新生兒及懷孕婦女。

❏ 不要供應阿斯匹靈給發燒的孩童。若給予發燒孩童阿斯匹靈，研究報告顯示會增加一種潛在致命性的雷氏症候群危險性。（請見第二部的雷氏症候群）

❏ 如果你在成人時期才感染水痘，則需要諮詢醫生。可以利用禁食的計畫來幫助傷口快速癒合。請見第三部的禁食。

考慮事項

❏ 懷孕期水痘的感染，對生產後胎兒缺陷的發生危險率增加。

❏ 如果痂瘡發生細菌感染，可用含抗生素的軟膏塗抹。

❏ acyclovir（Zovirax）為一種抗病毒的藥物，可以減少症狀的嚴重程度及縮短紅疹持續時間。最常被建議使用於容易罹患嚴重水痘的病患中：早產兒、青少年及成人。

❏ 食品藥物管理局在 1995 年時核准一種水痘疫苗為 Varivax。美國小兒科協會建議在 12 個月～12 歲之間的孩童若還沒有感染水痘或沒有施打過疫苗，都應要施打一劑的水痘疫苗。若大於 13 歲卻還沒感染過水痘或還沒施打

過疫苗的孩童，應該要施打二劑水痘疫苗，其中間隔 4～8 禮拜各施打一劑。此水痘疫苗在預防上有百分之七十至百分之九十的效用，然而它的長期效果卻還不知道。所以後續的疫苗注射建議持續的施打。

❏ 請見第二部的帶狀疱疹。

頭皮屑（Dandruff）

頭皮屑是一種常見的頭皮狀態，當死掉的頭皮皮膚脫落，會產生發癢的白雪片。這通常是油性而不是乾性的皮膚狀況，發生於皮膚細胞再更新時而舊細胞就會脫落。有些人傾向於產生及脫落細胞的速度快於其他人。近來研究發現頭皮屑的嚴重案例，通常都與皮脂漏（為一種皮膚炎）相關聯，可能造成皮膚上自然存在的酵母菌 *Pityrosporum ovale* 過度生長。

頭皮屑可能會由創傷、疾病、荷爾蒙不平衡、不適當醣類及糖分攝取而引起。營養素的缺乏，例如：維生素 B 群、必需脂肪酸及硒缺乏，也都與頭皮屑產生有關。而在冬天時，頭皮屑產生通常會更嚴重。

頭皮屑是一種惱人及令人尷尬的問題，但是鮮少嚴重。對於頭皮屑並沒有治療的方法，但頭皮屑產生情況可以被減到最低。

營養素

補充品	建議用量	說明
非常重要者		
必需脂肪酸（亞麻子油、月見草油及鮭魚油都是良好來源）	依照產品標示。	舒緩發癢及發炎情況；對維持健康皮膚及頭皮是必需的。
海帶	每日 1,000～1,500 毫克	供應所需的的礦物質，特別是碘，可以促進毛髮生長及頭皮的癒合。
硒	每日 200 微克。懷孕期間，每日勿超過 40 微克。	為一種重要的抗氧化劑，可以幫助控制乾燥的頭皮。

補充品	建議用量	說明
非常重要者		
維生素 B 群 外加 維生素 B₆（吡哆醇） 和 維生素 B₁₂	每日 2 次，每次服用每種主要的維生素 B 各 100 毫克，隨餐服用（在綜合錠劑中，各種維生素的含量會有所不同）。 每日 2 次，每次 50 毫克。 每日 1,000～2,000 微克。	維生素 B 群對健康的皮膚及毛髮生長是必要的。使用高張配方，並用舌下形式吸收會最好。
維生素 E	400 國際單位以上。	改善血液循環。使用 d-α-生育醇形式。
鋅錠	每日 5 次，每次 15 毫克的口含錠，持續 1 週。所有的補充劑中的含量相加起來，每日不要超過 100 毫克。	蛋白質的代謝主要是依靠鋅。皮膚的主要組成都由蛋白質而來。
重要者		
游離形式的胺基酸複合物（來自 Anabol Naturals 的 Amino Balance）	依照產品標示。	對組織的修復及正常毛髮生長是必需的。使用同時含有必需胺基酸及非必需胺基酸的配方。
L-胱胺酸	每日 500 毫克，空腹服用。可與開水或果汁一起服用，但勿與牛奶一起服用。若同時服用 50 毫克維生素 B₆ 及 100 毫克維生素 C 則更容易吸收。	對皮膚的彈性及毛髮的質地維持是必要的。（請見第一部的胺基酸）
維生素 A 加 混合的類胡蘿蔔素	每日至多 20,000 國際單位。懷孕期間，每日勿超過 10,000 國際單位。 每日 15,000 國際單位。	預防皮膚乾燥，幫助組織的修復。 為抗氧化劑及維生素 A 的前驅物。

補充品	建議用量	說明
重要者		
維生素 C 與 生物類黃酮素	每日 3,000～6,000 毫克，分成數次。	為重要抗氧化劑，可以預防頭皮組織受損及幫助傷口癒合。
有幫助者		
卵磷脂顆粒 或	每日 3 次，每次 1 湯匙，餐前服用。	保護頭皮及強化頭皮、毛髮的細胞膜。
膠囊	每日 3 次，每次 1,200 毫克，餐前服用。	

藥用植物

❏ 百里香或榭樹的泡製物，可以作為頭髮潤絲精。

❏ 可用蒲公英、金印草及紅花苜蓿改善頭皮屑。

注意：若每天服用金印草，一次不要連續使用超過 7 天，在懷孕期間不可使用。假如有心血管疾病、糖尿病或青光眼的病史，只可在醫生的監督下使用。

建議事項

❏ 未煮食物應占飲食中的百分之五十至百分之七十五。應吃酸性的食品，例如：優格。

❏ 避免食用油炸食物、乳製品、糖分、麵粉、巧克力、核果及海鮮食品。

❏ 請見第三部的禁食，並遵照其計畫一個月一次。

❏ 在洗頭髮前，加入約 8 湯匙的花生油到檸檬汁（由半個檸檬壓榨）中混合，擦在頭皮上。讓它停留在頭皮上 5～10 分鐘，然後再用洗髮精。

❏ 在洗頭髮之後，利用醋水代替一般的水來沖洗。將四分之一杯的醋加入 1.14 公升左右水中。

❏ 如果使用抗生素，記得補充維生素 B 群。也要攝取含嗜乳酸桿菌的補充品，以補充被抗生素破壞的良性共生菌。

❏ 勿抓頭皮。要經常洗頭髮，而且使用非油性的洗髮精。使用不含化學物質的天然護髮產品，並且避免使用刺激性的香皂、多油的軟膏及乳液。清洗

頭髮前先按摩頭皮。

❏ 不要使用含有硒的洗髮精，即使是為了要幫助控制頭皮屑的情況。

❏ 如果頭皮屑症狀沒有改善，而且症狀似乎愈來愈嚴重，或者頭皮屑在頭皮之外出現時，就需諮詢醫生。

考慮事項

❏ 有些人相信太陽有助於清除頭皮屑，有些人則認為日曬過後，情況更嚴重。

❏ 不要使用未經處方籤的軟膏來治療頭皮屑，它們經常會造成更多的傷害。

❏ Nizoral A-D 為抗黴菌的頭皮屑洗髮精。

❏ 皮膚科醫生通常給予患者含硫、間苯二酚（resorcinol）的清潔乳液或是 Diprosone 乳霜，來清除頭皮屑。

❏ 請見第二部的皮脂漏。

皮膚炎（Dermatitis）

　　皮膚炎為任何皮膚發炎形式的全稱。皮膚炎的種類包含遺傳過敏性皮膚炎、錢串狀皮膚炎、皮膚脂漏症、刺激物接觸皮膚炎及過敏性皮膚炎。在區分皮膚炎及溼疹時，其皮膚症狀可能會相互混淆。雖然許多人會將溼疹特別針對遺傳過敏性皮膚炎，但是兩種名稱都可以替換使用。皮膚的發炎會伴隨產生皮膚炎（溼疹），產生脫皮、剝落、變厚、變色、結痂、經常發癢。

　　有些潛在性的問題，都會導致溼疹。氫氯酸過少（胃中胃酸過少）已被引用證實會有「漏腸症候群」（leaky gut syndrome），腸道變得多孔並且會使未消化完全的小顆粒食物進入血流中，引發過敏反應。念珠菌病（為身體中酵母菌過度生長）、食物過敏症及遺傳基因的缺陷，酵素δ-6-desaturase（主要是將必需脂肪酸轉換成抗發炎的前列腺素）缺乏，都有可能會導致過敏反應產生。

　　皮膚炎的許多個案中，都是過敏所導致的結果。這種情況被稱為過敏性或感染性皮膚炎。皮膚的發炎反應可能由於接觸到金屬合金（例如：金、

銀、鎳，在珠寶或拉鍊都可見）、香水、化妝品、橡膠、藥用乳液或軟膏、有毒植物（例如：毒長春藤）等物質而引起。有些皮膚炎患者對陽光很敏感。若長期使皮膚接觸這些過敏原，將擴充發炎部位，並使病情更惡化。特別是長期緊張而產生的壓力，更會導致或加重皮膚炎的病情惡化。

遺傳過敏性皮膚炎（AD，也稱爲遺傳過敏性溼疹，若爲兒童則稱幼兒性溼疹）容易侵襲有過敏傾向的人。它典型地出現在臉部、手肘彎處及膝蓋後面，會使患者感覺到非常癢。對孩童而言，通常會出現在第一年的生活，大部分前五年都會發生。約有一半嬰孩在 18 個月時，罹患情況就會好轉。依每個人引起反應的刺激物不同而有變化，但是傾向於包含：冷或熱天氣、乾燥的空氣、暴露於過敏物下、壓力及感染（例如：感冒）。家庭成員中若有人罹患過花粉症、氣喘或遺傳過敏性皮膚炎，都會使孩童更容易被診斷出遺傳過敏性皮膚炎。

nummular（會產生類似硬幣形狀）皮膚炎，爲一種會出現在四肢的圓形、脫皮損傷的慢性症狀。通常都是對鎳過敏，而經常也與乾燥肌膚有關聯。dermatitis herpetiformis 是屬於一種非常癢的皮膚炎，與腸道及免疫失調相關聯。這種型的皮膚炎可能會由乳製品及麩質食品而引發。另外，皮脂漏最常發生在頭皮及臉部。

除非有其他情況，以下的建議劑量皆是針對成人的。對於 12 到 17 歲之間的兒童，可以將劑量降低到建議劑量的四分之三，而 6 到 12 歲的兒童則是降低一半的劑量，6 歲以下的兒童使用四分之一的劑量即可。

營養素

補充品	建議用量	說明
必需者		
鹽酸甜菜鹼	依照產品標示。	為其中一種形式的鹽酸。皮膚炎患者通常有較低的鹽酸濃度。注意：如果你因胃酸過多而不舒
OptiMSM	依照產品標示。	甲基硫化甲烷的為一種專利形式。可降低發炎的反應，並含有天然的解毒劑。

補充品	建議用量	說明
必需者		
維生素 B 群	每日 3 次，每次服用每種主要的維生素 B 各 50～100 毫克，隨餐服用（在綜合錠劑中，各種維生素的含量會有所不同）。	維持健康肌膚及正常血液循環。協助細胞再生。使用高張、無酵母菌的配方，並建議以舌下形式吸收。
外加 維生素 B₃（菸鹼素）	每日 3 次，每次 100 毫克。請勿超過此劑量。	對維持健康肌膚及正常血液循環是重要的。注意：若有肝臟疾病、痛風或高血壓，請勿服用菸鹼素。
和 維生素 B₆（吡哆醇） 和	每日 3 次，每次 50 毫克。	其缺乏症與皮膚異常相關。
維生素 B₁₂ 和	每日 1,000～2,000 微克。	協助細胞生成及增加細胞壽命。使用口含錠或舌下形式。
生物素	每日 300 毫克。	其缺乏症與皮膚炎相關。
重要者		
必需脂肪酸（黑醋栗子油、亞麻子油、月見草油及鮭魚油都是良好來源）	依照產品標示。	增加皮膚的潤滑度。
海帶	每日 1,000 毫克或依照產品標示。	包含碘及其他礦物質，為組織癒合所必需。
維生素 C 與 生物類黃酮素	依照產品標示。	抑制發炎反應及穩定細胞膜。
維生素 E	每日 400 國際單位以上。	解除皮膚癢及乾燥。使用 d-α-生育醇形式。
鋅	每日 100 毫克。請勿超過此劑量。	對於組織修復及免疫功能的增強是必要的。使用葡萄糖酸鋅錠劑或 OptiZinc 可得到較好的吸收。

補充品	建議用量	說明
有幫助者		
來自 CC Pollen 的 Aller Bee-Gone	依照產品標示。	針對過敏性皮膚炎，含有藥草、酵素及其他營養素，用來對抗急性過敏反應。
琉璃苣油及亞麻子油（來自 Health From The Sun 的 EFA Derma-Skin Formula 是良好的來源）	依照產品標示。	含有ω-6 及ω-3 的必需脂肪酸，可以幫助肌膚留住水分及保持柔軟。
輔酶 Q10 加 來自 Coenzyme-A Technologies 的輔酶 A	依照產品標示。	將毒素由身體移除，增強免疫功能。促進整體生理及心理的過程。
游離形式的胺基酸複合物（來自 Anabol Naturals 的 Amino Balance）	依照產品標示，空腹服用。	供應蛋白質，為組織建造及修補所必需的。使用包含必需及非必需胺基酸的配方。
來自 Diamond-Herpanacine Associates 的 Herpanacine	依照產品標示。	包含抗氧化劑、胺基酸及藥草，增進身體皮膚健康。
來自 Wakunaga 的 Kyo-Dophilus	依照產品標示。	為非乳製品的抗菌配方。預防身體中酵母菌的過度繁殖。
來自 Wakunage 的 Kyolic-EPA	依照產品標示。	恢復體內脂肪酸平衡。組織修復及傷口癒合。
鯊魚軟骨素（Benefin）	每日每 15 磅體重需要 1 公克，分成 3 次服用。	減低溼疹的發炎反應。
維生素 A 乳劑 或 膠囊 加	每日100,000國際單位，一個月後減少至 50,000 國際單位，持續 2 週，之後再降低至每日25,000 國際單位。懷孕期間，每日勿超過 10,000 國際單位。 每日 5,000 國際單位。	對維持皮膚光滑是必要的，並可以預防皮膚乾燥。使用乳劑形式較易吸收，且在高劑量時較安全。

補充品	建議用量	說明
有幫助者		
類胡蘿蔔素複合物	每日 25,000 國際單位。	為一種抗氧化劑及維生素 A 的前驅物。
維生素 D₃	每日 400～1,000 國際單位。	幫助傷口癒合。

藥用植物

❏ 黑刺李（blackthorn）、藍莓樹葉、山楂果及芸香都含有類黃酮，對降低發炎反應很有效用。

❏ 洋甘菊可以口服或是用作鎮定皮膚。它也可以降低發炎反應。

❏ 包含榆樹、蒲公英及黃酸模根的糊藥，可能會有幫助的。（請見第三部的使用糊藥）

　　註：榆樹建議只能作外用的用途。

❏ 下列藥用植物可以泡茶或以膠囊形式：蒲公英、金印草、沒藥、保哥果及紅花苜蓿。以上藥用植物交替使用效果最好。

　　注意：若每天服用金印草，一次不要連續使用超過 7 天，在懷孕期間不可使用。假如有心血管疾病、糖尿病或青光眼的病史，只可在醫生的監督下使用。

❏ 若要去癢並促進復原，可以混合金印草根粉末與維生素 E 油，並調入一些蜂蜜，直到混合物呈均勻、鬆軟的糊狀，然後覆在患部。

❏ 雷公根為一種強力的抗氧化物，也會促進健康肌膚所必需的脂質、蛋白質的生成。

❏ 葡萄子萃取物包含前花青素聚合物（OPCs），可以降低發炎反應及將身體毒素去除。

❏ 尖頭葉十大功勞可以給身體解毒，並降低發炎反應。

建議事項

❏ 在飲食中加入糙米及小米。

❏ 避免蛋、小麥、大豆食物、花生及乳製品的食用。

❏ 避免糖、草莓、巧克力、白麵粉、脂肪、油炸食物及加工食物。

❏ 避免含麩質（gluten）的食物，之後，每次只加回一種，看看是否引起任何改變。去除麩質的飲食，對控制皮膚炎是有益的。（請見第二部粥狀瀉的建議飲食）

❏ 不要食用生蛋，因為其中所含的抗生物素（avidin），為一種會阻礙生物素吸收的蛋白質。生物素對皮膚及頭皮失調是有幫助的。

❏ 試著保持室內潮溼，並且少淋浴或泡澡。因為淋浴或泡澡會減少皮膚上天然存在的油脂。

❏ 每天使用沒有香精的潤膚乳液。

❏ 針對頭皮皮膚炎，使用由迷迭香、康復力草、茶樹油（等茶泡好之後，再加入）、乾燥蕁麻及北美金縷梅所製作成的濃縮茶。利用不含香精的洗髮精洗完頭之後，將濃縮茶塗抹於頭皮上，並使停留 10～15 分鐘。

❏ 在皮膚接觸水或過敏物之後，按摩含茶樹油的抗菌乳膏。

❏ 讓結腸保持通暢，每日服用纖維補充品例如：亞麻子、洋車前子外殼或是有氧堆積清腸劑（來自 Aerobic Life Industries）。偶爾使用清潔灌腸劑，來移除毒素並將傷口快速癒合。（請見第三部的結腸清潔法或灌腸）

　　註：將其他的補充品、藥物永遠與纖維補充品分開服用。

考慮事項

❏ 會產生泡沫的泡澡產品，都會使用化學物質，可能會導致皮膚炎，甚至會充分地將下尿道組織感染而導致血尿的發生。如果你浸泡在有療效泡澡水中太久，就可能會發生。

❏ 月見草油及維生素 B_6（吡哆醇）對嬰兒的皮膚炎很有幫助。

❏ 雖然人對麩質的敏感性是很難辨認的，但是麩質的敏感性確是普遍廣泛存在的。研究顯示患者遭受皮膚失調時，若降低飲食中所含麩質食物及全部乳製品，則病況都有改善。

❏ 食物過敏也會導致皮膚炎。（請見第二部的過敏症）

❏ 也可以參考第二部的黴菌感染、蕁麻疹、牛皮癬、疥瘡及皮脂漏。

乾性皮膚（Dry Skin）

　　油脂和水分的平衡對皮膚的健康是很重要的。油脂是由表皮的皮脂腺所分泌的；水分是皮膚細胞內水分的含量，涵蓋穿梭在血管之間。皮膚內的水分可以使皮膚保持有彈性、健康和年輕貌。油脂和水分是共同作用的，皮膚細胞內必須有足夠的水分，而足夠的油脂扮演著保護的角色，可預防皮膚表面過度的蒸發作用。魚鱗癬症（ichthyosis）爲許多遺傳性皮膚病之一，它會使皮膚失去水分。

　　乾性皮膚有兩種：簡單性乾性皮膚（simple dry skin）和複雜性乾性皮膚（complex dry skin）。簡單性乾性皮膚是因爲缺乏天然油脂所造的，通常都發現在年齡小於35歲的女性。複雜性乾性皮膚是油脂和水分均缺乏，其特色爲有小細紋、棕色斑、污點、毛細孔粗大和皮膚下垂的症狀出現，這通常和老化有關。構成皮膚的蛋白質—彈性蛋白、膠原蛋白和角化蛋白—也可能會因長時間曝曬在太陽下而被破壞。

　　乾性皮膚較無光澤，會呈現鱗狀和層狀，並且會快速形成皺紋和小細紋。通常在洗臉後覺得緊繃和不適，則必須適當的以乳液滋潤皮膚。脫水的皮膚會有皮膚龜裂或破裂的現象出現。

　　乾性皮膚通常都發生在臉和手，但是全身均有可能會發生，特別是在冬天的時候。主要是因爲基因所造成，亦有可能是因爲營養不良或是環境因素如日曬、風吹、冷、化學物品、化妝品或是極度粗糙的肥皂所造成的。營養素缺乏，多是因爲維生素 A 和 B 群的缺乏。其他會造成乾性皮膚，如皮膚炎、溼疹、牛皮癬或皮脂漏均不列爲造成乾性皮膚的原因，因爲乾性皮膚爲遺傳、維生素缺乏和營養不良所造成的。許多人皮膚的某些部分爲乾性的，某些部分爲油性的，稱之爲「混合性肌膚」，通常是前額、鼻子和下巴的部位爲油性，而臉部其餘部位則爲乾性。

營養素

補充品	建議用量	說明
非常重要者		
Liquid Kyolic 含維生素 B_1 和 B_{12}	依照產品標示。	為一種抗壓力、抗老化的配方。
月見草油 或 來自 Wakunaga 的 Kyolic-EPA	每日最多 500 毫克。 依照產品標示。	含有亞麻油酸,為一種皮膚所需的必需脂肪酸。
維生素 A 與 混合的類胡蘿蔔素 或 來自 Carlson Labs 的 ACES + Zn	每日 25,000 國際單位持續 3 個月,而後降低劑量至 15,000 國際單位。懷孕期間,每日勿超過 10,000 國際單位。 依照產品標示。	強化和保護皮膚組織。 含有抗氧化劑,藉由中和自由基來保護皮膚。
維生素 B 群 外加 維生素 B_{12}	依照產品標示。 每日 1,000～2,000 微克。	抗壓力和抗老化之維生素。 使用舌下形式。
重要者		
海帶	每日 1,000～2,000 毫克。	補充礦物質的平衡,使皮膚色澤好看。
維生素 E	開始每日 400 國際單位,而後慢慢增加至每日 800 國際單位。	保護對抗自由基。可減少皺紋。使用 d-α-生育醇。
鋅	每日 50 毫克。所有補充劑中的含量相加起來,每日不要超過 100 毫克。	為油脂適當分泌的物質。使用葡萄糖酸鋅錠劑或 OptiZinc 可得到較好的吸收。
有幫助者		
來自 Biotec Foods 的 Ageless Beauty	依照產品標示。	保護皮膚免於自由基傷害。

補充品	建議用量	說明
有幫助者		
膠原蛋白乳霜	局部塗抹，依照產品標示。	對皮膚非常乾者有益。此營養乳霜可回復受損皮膚的健康色澤。
彈性蛋白	局部塗抹，依照產品標示。	有助於預防及撫平皺紋。
葡萄糖胺硫酸鹽 或 N-乙醯葡萄糖胺（來自 Source Naturals 的 N-A-G）	依照產品標示。 依照產品標示。	為皮膚健康及結締組織的重要物質。
來自 Diamond-Herpanacine Associates 的 Herpanacine	依照產品標示。	含有抗氧化劑、胺基酸及草藥可以促進皮膚健康。
L-半胱胺酸	每日 500 毫克，空腹服用。可與開水或果汁一起服用，但勿與牛奶一起服用。若同時服用 50 毫克維生素 B$_6$ 及 100 毫克維生素 C 則更容易吸收。	含有硫的成分，為皮膚健康所需。（請見第一部的胺基酸）
卵磷脂顆粒 或 膠囊	每日 3 次，每次 1 湯匙，餐前服用。 每日 3 次，每次 1,200 毫克，餐前服用。	為必需脂肪酸吸收所需要的。
松樹皮中的成分 或 葡萄子萃取物	依照產品標示。 依照產品標示。	為自由基的清除者，並可強化膠原蛋白。
硒	每日 200 微克。懷孕期間，每日勿超過 40 微克。	支持組織的彈性且為強抗氧化物質。保護免於受到紫外線的傷害。
超氧化物歧化酶	依照產品標示。	為自由基的破壞者。對老人斑亦有改善的效果。
維生素 C 與 生物類黃酮	每日 3,000～5,000 毫克，分成數次。	膠原蛋白合成的重要物質；強化皮膚的微血管壁。

藥用植物

❏ 局部塗抹，蘆薈為極佳柔軟、治療和滋潤的物質。它可幫助脫除死去的皮膚細胞。按照產品標示將蘆薈膠局部塗抹患部。

❏ 金盞花和康復力草有軟化皮膚的效用。它們可被用於臉部蒸氣浴，或是製造成藥草或花草水。康復力草亦可減緩皮膚變紅和柔軟刺激性皮膚。尿囊素（allantoin）為康復力草所提煉出來的物質，為許多皮膚保養品的組成分。

　　註：康復力草建議額外單獨使用。

❏ 每日噴灑藥草或植物水於皮膚上可以重新補充失去的水分。薰衣草對幾乎所有的皮膚，特別是乾性皮膚有效。你可以購買已經製好的薰衣草或是可以用精油加到蒸餾水中，或可以直接用新鮮的薰衣草葉子和花抽出。

❏ 每週對乾性皮膚以洋甘菊、薰衣草、薄荷做臉部蒸氣浴。2～4茶匙乾的或新鮮的藥草泡在2.28公升左右的水中，放在玻璃或琺瑯罐內用小火慢煮。把臉放靠近舒適的距離蒸約15分鐘，你也可以用毛巾包住臉，讓毛巾吸收蒸氣。15分鐘後，以冷水拍打你的臉，讓臉部風乾或用毛巾擦乾，之後可以塗上自然的滋養面霜或塗上面膜（見下面之建議事項）。待藥草水冷卻後可以存起來當化妝水，在清潔皮膚過後以化妝棉球沾溼使用。

建議事項

❏ 均衡的飲食，包括蔬菜、水果、全穀類食物、種子和核果類。食用含蛋白質的蔬菜。增加生菜的攝取量。

❏ 多吃含硫的食物，它可幫助皮膚保持平滑與年輕。良好的來源包括大蒜、洋蔥、蛋和蘆筍。硫亦存在於胺基酸L-半胱胺酸中，可以藥丸的形式購買到。

❏ 多吃黃色和橘色的蔬菜，它們富含β-胡蘿蔔素，為維生素A的前驅物。

❏ 每天至少要喝2.28公升左右的水來保持皮膚的含水量。

❏ 避免油炸的食物、動物性脂肪和熱加工的蔬菜油。只可使用冷壓過的油。小心任何一種在加工或烹煮時受熱後的油。熱油會導致自由基的產生，而破壞皮膚。要補充必需脂肪酸，且要有耐心，因為它的效果會慢慢的出

現。

❏ 不可喝碳酸飲料或吃糖、巧克力、洋芋片或其他垃圾食物。

❏ 避免酒精和咖啡因。這些物質有利尿作用，而導致身體─包括皮膚細胞─流失水分和必需礦物質。

❏ 使用絲瓜海綿和溫水來促進臉部的血液循環和除去死去的細胞，兩週一次。避免在眼睛周圍使用。

❏ 每日數次，在清潔皮膚後時常溼潤它，防止它變乾燥。使用富含營養素和天然物質的液態潤膚膏。不可使用蠟狀潤膚乳霜。Derma-E Products 的 Wrinkle Treatment Oil 和 Vitamin A Moisturizing Gel 對於老化乾性皮膚和日曬造成的乾性皮膚均有良好的效果。Wrinkle Treatment Oil 亦對皮膚的清潔有效。而 Vitamin A Moisturizing Gel 則是不含油並且能夠快速吸收。

❏ 尋找含有溼潤作用的皮膚照顧產品。溼潤劑可以幫助皮膚保溼。天然的溼劑包括了蔬菜甘胺酸、維生素 E 和泛酸。

❏ 使用保溼劑（或用一盆水放在附近）來使環境不要太乾燥，尤其是冬天使用，可幫助減少皮膚因蒸發而流失的水分。

❏ 每週使用一次面膜來清潔和去除暗沈及皮膚乾細胞（可在臉部蒸氣浴後使用）。以 1 茶匙綠茶粉末和 1 茶匙的生蜂蜜混合，避開眼睛周圍塗抹在臉上。15 分鐘後以微溫水沖洗。趁皮膚還有輕微的溼氣，塗抹天然的保溼劑。

❏ 若你的皮膚已經裂開或破裂，增加水分和必需脂肪酸的補充。在裂開的部位塗抹潤滑油。

❏ 對手指裂開來說，使用金盞花乳霜或含有康復力草油、維生素 E 油和蘆薈。在睡前塗抹在手上並戴上手套。

❏ 不可吸菸，且要遠離二手菸。吸菸對皮膚有害，原因如下：1.尼古丁會促進血管收縮，包括皮膚的微血管。這會剝奪了皮膚的氧氣和營養素。2.吸菸會使臉部持續重複同樣的姿勢，會使皮膚亦造成深刻的皺紋。最明顯的「smoker's face」為嘴巴周圍有一圈的輻射狀皺紋。吸菸亦會造成乾性皮膚與死亡。

❏ 不可使用對皮膚使用粗糙的肥皂、冷霜或清潔乳霜。清潔乳霜是由含水油脂中製造出來的，會導致皮膚受自由基損害而造成皮膚乾與皺紋。使用純

棕櫚油、酪梨或杏仁油去清潔皮膚。輕拍油至皮膚，然後用溫水清洗，再用軟毛巾擦拭。

❑ 洗澡或淋浴不可使用非常熱的水。

❑ 儘可能遠離太陽。太陽爲對皮膚造成傷害的主要原因，它會導致皮膚乾、皺紋，甚至會長疹子和水泡。如果你一定要在太陽下，要時常塗抹好的防曬產品。

考慮事項

❑ 乾性皮膚可能爲甲狀腺低下的症狀。（請見第二部的甲狀腺機能不足）

❑ 糖尿病患者可能有嚴重的皮膚併發症。（請見第二部的糖尿病）

❑ 某些藥物，如利尿劑、抗痙攣藥、抗組織胺藥，均會導致乾性皮膚。

❑ 皮膚的平衡通常要靠天然因子才能夠維持。α-氫氧酸（α-hydroxyacid）可促進皮膚的新生，通常在牛奶、甘蔗、枸櫞類水果、番茄、葡萄和黑莓裡可見。而α-氫氧酸與乳酸一同作用有最佳療效，因爲其中的甘醇酸可以有效的去除死細胞和促進細胞新生。

❑ 可可奶油對皮膚爲好的乳霜，且價格不貴。它可減少皺紋，並且在開封後可以保存在冰箱裡。

❑ 缺乏維生素 A 會導致鱗狀皮膚，特別會發生在手和腳。鱈魚魚肝油含有豐富的維生素 A 和 D。

❑ Gero Vita International 的 GH3 乳霜對預防皺紋和幫助淡化皮膚有良好的效用。

❑ 凱茵庭（kinetin）爲天然的植物荷爾蒙，可預防植物乾枯，被引用來撫平皮膚的細紋。

❑ Jason Natural Cosmetics 的 Hyper-C Serum 可促進膠原蛋白的產生和保溼及保護皮膚。

❑ Derma-E Products 的 Pycnogenol Crème（或 Gel）含有維生素 E、C 和 A，有益於皮膚的保溼和柔軟及保護。Derma-E 的維生素 E 乳膠和 Vitamin A Wrinkle Treatment 爲針對乾性和老化性皮膚。

❑ 維生素 A 酸（Retin-A）可去除皺紋、老人斑、未成癌病灶和日曬傷害的皮膚。需處方籤才可獲得。六個月才能見效。

溼疹（Eczema）

請見皮膚炎。

壞疽（Gangrene）

　　壞疽是當不正常的氧氣供應，造成身體組織壞死最終導致腐爛。可能感染到身體的各部分，而最常影響到手足四肢—足部、腳趾、手部及手臂。而在內部器官的壞疽特別最為危險。

　　壞疽有二型：溼性及乾性壞疽。濕性壞疽是由傷口感染而引起。此感染阻礙靜脈血液的排液作用（drainage），導致患部的血液及氧氣供應不足。氧氣的供應不足則更是會加重感染。溼性壞疽的症狀包含患部嚴重持續性惡化的疼痛、腫脹及遲鈍。隨著感染持續的進行，患部組織會改變顏色，通常會由粉紅色到深紅色，最後形成灰綠色或紫色。若沒有經適當治療，溼性壞疽則會導致患者休克，甚至幾天後就會死亡。幸運的是若注意衛生保健，通常能預防此型的壞疽。

　　乾性壞疽都與細菌感染無關。它是由於血流受阻或減少所致，造成組織缺氧。也可能由創傷、動脈硬化、血液循環不良、糖尿病或動脈栓塞等因素所導致。而這種情況最常發生在足部及腳趾。乾性壞疽最常見的症狀包含患部遲鈍、作痛、發冷。患部的疼痛及灰白為初期的感染表徵。

　　有時，壞疽是由凍瘡造成的。缺氧的部位會壞死，但凍瘡所引起的壞疽不會擴散到其他地方。當肉壞死時，可能會感覺到疼痛，但若皮膚也壞死了，則會漸漸不痛不癢，且逐漸硬化。

　　若是糖尿病患者，又有過量抽菸或喝酒的習慣，或是血液循環不佳的人，通常罹患壞疽的危險率高。適當的營養及健康的生活型態，都可以降低壞疽發生的機率，也可以幫助手術後傷部的復原。

　　除非有其他情況，以下的建議劑量皆是針對成人的。對於 12 到 17 歲之

間的兒童，可以將劑量降低到建議劑量的四分之三，而 6 到 12 歲的兒童則是降低一半的劑量，6 歲以下的兒童使用四分之一的劑量即可。

營養素

補充品	建議用量	說明
必需者		
二甲基甘胺酸（來自 FoodScience of Vermont 的 Aangamik DMG）	每日 3 次，每次 100 毫克。	增強患部組織對氧的利用效率。
來自 American Biologics 的 Dioxychlor	依照產品標示。	抗病毒、抗黴菌及抗細菌作用。利用無毒或稍許的毒性，作用在正常組織上，幫助免疫系統對抗入侵的微生物。
大蒜（來自 Wakunaga 的 Kyolic）	依照產品標示。	幫助傷口的癒合及增進血液循環。有清血的作用。使用液態形式。
甲基硫化甲烷（MSM） 加	依照產品標示。	協助患部的癒合及幫助身體的解毒作用。也發現其對身體、結締組織及免疫系統都有幫助。
維生素 C 與 生物類黃酮	每日 5,000～20,000 毫克，分成數次。請見第三部的抗壞血酸沖洗。	修護組織及改善血液循環。可增進甲基硫化甲烷的作用。
矽（來自 Jarrow Technologies 的 BioSil）	依照產品標示。	對皮膚及組織的修復是必需的。
非常重要者		
葉綠素（來自 American Biologics 的 Liquid Chlorophyll）	依照產品標示。	為礦物質、酵素及維生素的來源。也可以用作血液解毒劑及營養物。
輔酶 Q_{10} 加 來自 Coenzyme-A Technologies 的輔酶 A	依照產品標示。	強力的抗氧化劑，也可幫助改善血液循環及增強免疫功能。
必需脂肪酸（亞麻子油、月見草油及鮭魚油，都是良好來源）	依照產品標示。	保護並幫助新組織及細胞的修復。

補充品	建議用量	說明
非常重要者		
游離形式的必需胺基酸複合物	依照產品標示。	組織的修復。
外加		
L-精胺酸	依照產品標示。	促進天然 NO（一氧化氮）的形成，增進血管的健康。 註：如果懷孕者或白內障、結腸炎、病毒感染患者例如：疱疹，都要禁止使用。
來自 Wakunaga 的 Kyo-Green	依照產品標示。	用於清血及加強血液供應。
來自 American Biologics 的 Micellized Vitamin A 乳劑	依照產品標示。	維生素 A 是組織修復所必需的；維生素 E 可改善血液循環，二者的使用都可以增強免疫功能。使用乳劑形式比較好吸收，且在高劑量時較安全。
蛋白質分解酵素	依照產品標示。隨餐與兩餐之間服用。	幫助清除及修補受損的組織。 注意：不要給予 16 歲以下的孩童此補充品。
維生素 E	每日 400～600 國際單位。	改善血液循環。使用 d-α-生育醇形式。
重要者		
海帶	每日 1,000～1,500 毫克。	為礦物質及葉綠素良好來源，可以促進血液循環及清血。
有幫助者		
來自 Aerobic Life Industries 的 Aerobic 07	依照產品標示。直接在患部滴數滴。	為一種含安定氧的產品。可消滅感染的細菌。
β-1,3-D-聚葡萄糖	依照產品標示。	幫助集合免疫 T 細胞到感染部位及新的血管的生成。
鈣	每日 2,000 毫克。	修復結締組織，也可幫助血管擴張，增進血流。
和		
鎂	每日 1,000 毫克。	須與鈣一起服用。

補充品	建議用量	說明
有幫助者		
綜合維生素和礦物質複合物 與 鉀	依照產品標示。	所有營養素對傷口癒合都是必要的。 降低組織的腫脹。
鋅	每日 50～80 毫克。所有補充劑中的含量相加起來，每日不要超過 100 毫克。	加速癒合速度。對於組織修復及免疫功能的增強是必要的。使用葡萄糖酸鋅錠劑或 OptiZine 可得到較好的吸收。

藥用植物

❑ 假葉樹可促血液循環。

❑ 鳳梨酵素及薑黃（薑黃素）對減輕腫脹及發炎很有效用。

❑ 在對抗細菌感染時，橄欖樹葉是有效的。

❑ 其他有幫助的藥用植物包含臘果楊梅、番椒、紫錐花、銀杏、金印草及紅印草（red seal）。

注意：若每天內服金印草，一次不要連續使用超過 7 天，否則將會干擾正常腸道菌群。在懷孕期間不可使用，若你對豕草過敏，則使用時要小心。

建議事項

❑ 以高蛋白、高熱量飲食為主，促進組織快速修補。

❑ 飲食中應要包含高量鍺食物，例如：大蒜、香菇（shiitake mushroom）及洋蔥。鍺可以增加組織氧氣的利用。

❑ 每天都需喝 6～8 杯的水（最好是蒸餾水）。

❑ 在飲食中加入由綠色蔬菜製成的「綠色飲品」。（請見第三部的果菜汁療法）

❑ 需戒菸，並避免與菸草製品接觸。

❑ 如果你有糖尿病，對於治療方式要謹慎。

❑ 如果患部變成紅腫且疼痛，並有臭味產生，就須立即地向醫生諮詢。

考慮事項

❏ 若壞疽已經形成，應採取外科手術將患部切除。

❏ 溼性壞疽若以抗生素及外科手術除去壞疽組織，通常是必要的。高壓氧療法也可以使用。（請見第三部的高壓氧療法）

❏ 動脈手術有助於控制乾性壞疽緩慢形成。螯合作用是另一選擇（請見第三部的螯合療法）。如果與急性動脈阻塞有關，應採取外科手術急救。

❏ 請見第二部的動脈硬化症及血液循環問題。

❏ 如果患部沒有經過治療，則有可能導致雷諾氏的症狀出現，則會影響到手指及腳趾的動脈，而導致壞疽產生。請見第二部的雷諾氏病（對稱性壞疽），有更詳盡的疾病狀況討論。

脫髮（Hair Loss）

禿頭或是頭髮的減少，都被稱爲禿頭症（alopecia）。alopecia totalis 意指頭皮頭髮全無。alopecia universalis 意指全身體無毛髮，包含眉毛及眼睫毛。如果頭髮成簇的脫落，則稱 alopecia areata，此種情況爲暫時性的，且比較不會引起禿頭。造成脫髮的因素包含遺傳、荷爾蒙及老化。研究者還沒確定會導致脫髮的眞正原因，但是有些科學家相信，身體的免疫系統會將頭髮毛囊誤認爲外來組織，而攻擊它們。有些則懷疑是基因導致的問題。

一種較不嚴重但卻普遍存在的脫髮，稱男性基因荷爾蒙禿髮（androgenetic alopecia, AGA）或男性禿髮，最常見於男生。顧名思義，症狀的產生有遺傳或基因的傾向，及男性荷爾蒙也包含其中。研究指出患者頭髮毛囊會受AGA影響，並在男性荷爾蒙的影響下，可能會有些毛囊接受體關閉或停止毛髮生長。

女生有時也有類似的型態的脫髮，但程度較輕微，而且通常發生在停經後。所有女人當年紀漸增時，都會有毛髮稀疏的情況發生，特別是在更年期之後，但有些卻早在青春期就開始。此外，大多數婦女在生產後的 2、3 個月時，會開始有脫髮的現象，因爲懷孕期間荷爾蒙變化可防止正常脫髮發生。

　　有一種小蟎稱 *Demodex follicularum*，可能是導致禿頭的因子。當步入中年時，這些小蟎存在於全部的頭髮毛囊中，大部分對人體是沒有害處的。研究者相信禿頭者或沒有禿頭者之間的差別，可能在於頭皮對小蟎的反應。如果身體為了試著去排斥小蟎，，而啟動了發炎反應，則也有可能會同時將頭髮毛囊關閉，所以殺死了小蟎，但也將頭皮破壞。

　　除了遺傳之外，還有其他促進毛髮脫落的因子包括：血液循環不良、急性病、外科手術、輻射、皮膚病、體重驟減、高燒、鐵缺乏症、糖尿病、甲狀腺疾病、藥物的使用（例如化學療法）、情緒緊張、飲食欠佳、患有錢癬（ringworm）及其他黴菌疾病、化學藥品（例如染髮劑）及維生素的缺乏。

營養素

補充品	建議用量	說明
非常重要者		
必需脂肪酸（亞麻子油、來自 Wakunaga 的 Kyolic-EPA、月見草油及鮭魚油，都是良好來源）	依照產品標示。	改善頭髮質地。預防乾燥、分岔的頭髮。
生的胸腺	每日 500 毫克。	可促免疫功能及改善腺體的功能。 注意：小孩勿使用這種補充品。
來自 Nature's Plus 的 Ultra-Hair	依照產品標示。	含有刺激頭髮生長的必要營養素。如果脫髮情況不嚴重，可單獨使用此產品。
維生素 B 群 與		維生素 B 群對毛髮的健康生長是重要的。
維生素 B_3（菸鹼素）和	每日 3 次，每次 50 毫克。	
泛酸（維生素 B_5）和	每日 3 次，每次 50 毫克。	
維生素 B_6（吡哆醇）外加	每日 3 次，每次 50 毫克。	
生物素和	每日 300 微克。同時使用含生物素的護髮產品。	其缺乏症與皮膚疾病及脫髮相關。

補充品	建議用量	說明
非常重要者		
肌醇 和	每日 2 次，每次 100 毫克。	對毛髮的生長是極重要的。
甲基硫化甲烷（MSM）	依照產品標示。	幫助毛髮的主成分角蛋白（keratin）的製造生成。
維生素 C 與 生物類黃酮素	每日 3,000～10,000 毫克。	促進頭皮的血液循環。幫助頭皮毛囊的抗氧化作用。
維生素 E	剛開始時每日 400 國際單位，緩慢漸增到 800～1,000 國際單位。	增加氧的吸收，以改善頭皮的血液循環。促進健康及毛髮生長。使用 d-α-生育醇形式。
鋅	每日 50～100 毫克。請勿超過此劑量。	增強免疫功能以促進毛髮生長。使用葡萄糖酸鋅錠劑或 OptiZinc 可得到較好的吸收。
重要者		
輔酶 Q10 加 來自 Coenzyme-A Technologies 的輔酶 A	每日 60 毫克。	改善頭皮的血液循環，增加組織的氧合作用。
二甲基甘胺酸（來自 FoodScience of Vermont 的 Aangamik DMG）	每日 100 毫克。	幫助頭皮的血液循環。
海帶	每日 500 毫克。	提供頭髮生長所需的礦物質。
有幫助者		
銅	每日 3 毫克。	與鋅協同，幫助毛髮生長。使用螯合形式。
來自 American Biologics 的 Dioxychlor	每日 2 次，各 5 滴於水中。	殺死有害細菌及供氧給組織。
葡萄子萃取物	依照產品標示。	為強力的抗氧化劑，可以避免毛囊受到自由基的傷害。

補充品	建議用量	說明
有幫助者		
L-半胱胺酸 和 L-甲硫胺酸 加 麩胱甘肽	每日 2 次，每次 500 毫克，空腹時服用。可與開水或果汁一起服用，但勿與牛奶一起服用。若同時服用 50 毫克維生素 B_6 及 100 毫克維生素 C 則更容易吸收。	改善髮質及促進生長。預防頭髮掉落，也增加頭皮的血流供應。（請見第一部的胺基酸）
甲基硫化甲烷（MSM）	依照產品標示。	為建造蛋白質所需，可提供更強健的頭髮。
矽土（來自 NatureWorks 的 Body Essential Silica 凝膠或 Jarrow Formulas 的 BioSil）	依照產品標示。	幫助毛髮生長，也使頭髮更強壯。

藥用植物

❏ 使用蘋果醋或歐鼠尾草茶來潤絲頭髮，有助於頭髮生長。

❏ 銀杏可以幫助頭皮的血液循環。

❏ 木賊是矽的良好來源，維持強健及閃亮的頭髮所必需。

❏ 綠茶、臀果木及鋸櫚都可能減少落髮。

❏ 茶樹油殺死細菌及可能導致脫髮的小蟲。按摩 10 滴茶樹油於頭皮，之後按照一般程序洗頭。

建議事項

❏ 飲食中含高量的蔬果及少量的澱粉食物，可以延緩脫髮的進行。蔬果中包含類黃酮素，為一種抗氧化劑，可以保護毛囊及促毛髮生長。

❏ 食用大量含生物素高的食物或服用其建議的補充品。生物素對健康的頭髮及肌膚是必需的，甚至對有些男人而言，還可以預防落髮。生物素的良好來源包含：啤酒酵母、糙米、小麥片、綠豆、扁豆、燕麥、大豆、葵花子及胡桃。

❑ 飲食中包含豆類食物，例如：大豆、豆腐。豆類食物可以抑制二氫睪固酮的生成（這荷爾蒙與脫髮是有相關聯性的）。

❑ 不要吃生蛋，不只會有沙門氏菌感染的危險性（請見第二部的食物中毒），也有含高量的卵白素，會與生物素結合，阻礙其吸收。烹煮過的蛋就可以食用。

❑ 將頭躺於斜板上，使血液流至頭皮，每天 15 分鐘。同時也需每日按摩頭皮。使用含生物素及矽的洗髮精、潤絲精。蘆薈、維生素 C 及 E、荷荷巴油也對毛髮非常好。潤絲精中含洋甘菊、萬壽菊、人參和／或西番蓮也會幫助毛髮健康生長。

❑ 小心使用非天然的產品。這些產品中所含的化學成分經常引起過敏反應。應要選擇全天然及 pH 平衡的洗髮產品。大部分的健康食品商店，都有販賣全天然的洗髮產品。

❑ 當頭髮溼的時候，髮質是脆弱的。可以輕拍頭髮至乾，再利用毛巾將多餘的水分擰乾。

❑ 當暴露在陽光下時，需遮蓋頭髮防止陽光曝曬。長期的暴露在陽光或海水下，都有可能會損壞頭髮。

❑ 避免粗野的方法。不要使用梳子、細齒梳子或用毛巾擦乾頭髮，也不要使用吹風機或其他加熱電器在頭髮上；就讓頭髮自然風乾。在頭髮乾之前，不要梳頭，會導致濕的頭髮分岔。不要綁馬尾、玉米壟髮式或將頭髮紮起的任何式樣。

❑ 避免應急飲食，或缺乏任何的食物族群的飲食。這會導致營養素的缺乏，對頭髮是有害的。

❑ 如果毛髮大量脫落，應要諮詢醫生。

考慮事項

❑ 每天掉 50～100 根頭髮是正常的。

❑ 長期地服用大量維生素 A（每天 100,000 國際單位或更多），將促使毛髮脫落，但停止使用維生素 A 之後，頭髮又開始長回來。

❑ 懷孕、身體中含高濃度金屬及自體免疫疾病，有時可能會導致毛髮脫落。

❑ 甲狀腺機能不足也可能導致毛髮脫落。（請見第二部的甲狀腺機能不足）

❑ 如果你有足夠的頭髮可以移接在禿頭處，植髮對毛髮脫落的患者是非常成功的治療方法。而你若決定要植髮，就要找技術純熟的醫生。

❑ Rogaine 已被美國食品藥物管理局認可作為治療男性禿頭症，是一種由Up-john 公司製造，使用在局部性的生髮液，其中包含百分二的 minoxidil。Rogaine 現在藥局都有販賣。然而，根據多倫多大學研究，若長期使用生髮劑minoxidil，可能影響心臟功能。雖然此藥確實能促進毛髮生長，但長出來的髮質很差，而且一旦停止用藥，頭髮也隨之停止生長。

❑ finasteride（Propecia）為一種處方用藥，對於患有男性禿頭症，而且至少還有一半頭髮留著的年輕男人，為有效的治療方法。finasteride（Propecia）通常需要至少 3 個月的時間才會有效果，若沒有持續使用則效果也會消失。

❑ 對有些禿頭症的患者，將可體松注射到沒有頭髮的部位，則可以促進毛髮生長。將anthralin（Dritho-Scalp）乳膏塗抹在頭皮上，使其停留 1 小時後沖洗掉，有時在使用幾個月後可以刺激頭髮生長。若禿頭面積更大時，可以使用一種治療方法稱 psoralen 加紫外光照射。建議可以利用輻射治療法，其簡稱PUVA。其中包含將患部暴露在紫外光 A 輻射線下，為光敏感度的藥物治療。

❑ 康乃爾大學研究者表示，基因治療以後可以使用在刺激毛髮生長。他們已經發現頭髮毛囊若已經被基因性關閉的，實際上還可再次被打開。

疱疹病毒感染（Herpesvirus Infection）

　　疱疹病毒至少有七種。第一型的疱疹和第二型的疱疹會造成唇疱疹和陰部疱疹。許多專家猜測第一型的疱疹病毒可能牽涉了顏面神經麻痺和一些其他的神經性疾病。簡單疱疹是水痘和帶狀疱疹的起因。巨細胞病毒是疱疹家族的另一名成員，它會造成一些心血管疾病和眼睛的疾病，在成長中的小孩、新生兒和免疫力低下的人尤其危險。艾普斯坦─巴爾病毒為另一種疱疹病毒，會造成感染性單核白血球增多症。人類疱疹病毒第六型和第七型被認為可以引發自體免疫疾病，包括了多發性硬化症和薔薇疹（一種早期兒童常

見疾病）。而疱疹第八型，則跟艾普斯坦—巴爾病毒有非常密切的相關，它會造成骨癌、慢性疲勞症候群、卡波西氏瘤以及淋巴系統的發炎。這部分首先提出來討論的是陰部疱疹。

陰部疱疹在美國是一種非常普遍的性行為傳染疾病。超過20歲的每五個人中有一個人，總數超過 4,500 萬的人得到這種病，雖然有一半以上沒有嚴重的症狀。這種病毒的嚴重度從輕微無症狀到肝臟嚴重發炎伴隨發燒都有，對嬰幼兒尤其危險。一個被感染的媽媽會把病毒從產道傳染給嬰兒，造成嬰兒的腦損傷、失明，甚至死亡。

而對那些症狀沒有持續潛伏的人來說，陰部疱疹造成紅疹的爆發、敏感性的皮膚、搔癢、灼熱，痛且充滿液體的水泡有高度的傳染性，一直持續到痊癒為止，大概需要三個星期。然而，也相當常見感染之後沒有症狀的。

女性陰部疱疹的第一個症狀是在陰道部位有輕微的刺痛感和灼熱感，幾個小時後，水泡就會開始發生在直腸、陰蒂、子宮頸跟陰道上，尿道會有水狀的分泌物，排尿時會有疼痛感。而在男性，水泡會發生在陰莖、鼠蹊部和陰囊，通常也會有尿道分泌物和排尿疼痛感，有時陰莖和包皮腫脹，男性也會在鼠蹊部淋巴結有疼痛腫脹的現象發生。

陰部疱疹第一次症狀發生大概在接觸病毒後20天，一開始可能會很輕微讓人沒有注意，或在病毒侵入的地方會有癢和灼熱感，一個禮拜後，會有疼痛、加上發燒、頭痛等類似感冒的症狀。幾天後，膿會從水泡和疼痛的潰瘍處流出，在痊癒後這些疼痛的痂會乾掉並消失，通常不會留下疤痕。

傳統上我們相信人類疱疹病毒第一型會有唇疱疹和皮疹，而人類疱疹病毒第二型則會造成陰部疱疹。人類疱疹病毒第一型與第二型之間的差別一直受到討論，然而，近來的理論認為這兩種病毒是相當的相似，因為它們的去氧核糖核酸有百分之五十是相同的，但它們確實有一些特性上的不同。比如說，人類疱疹病毒第一型在潛伏期時，病毒會在耳朵附近的神經細胞建立它的家，所以它會傾向於在嘴上發生。而人類疱疹病毒第二型則會選擇居住在脊椎的底部，所以它比較容易發生在陰部。然而，這兩種病毒也都可以居住在這兩個地方，而社會壓力是我們認為這兩個病毒的最大不同，許多人傾向認為陰部疱疹跟男女雜亂的性關係有關聯，雖然這是沒有被證明的，而唇疱疹就不會給人一樣的印象。

假如人類疱疹病毒第一型改變到第二型的位置存在，它爆發時就比較沒有那麼嚴重，反之亦然。假如你的性伴侶有陰部的人類疱疹病毒第一型，而你有陰部的人類疱疹病毒第二型，你會得到人類疱疹病毒第一型，但非常少見人類疱疹病毒第一型會傳染給已經有人類疱疹病毒第二型感染的人。跟一個有陰部人類疱疹病毒第二型的人口交則未必會在嘴上有人類疱疹病毒第二型的感染，人類疱疹病毒第二型通常都靠陰部的性交而傳染。

專家現在相信人類疱疹病毒第二型甚至會由一個感染而沒有任何症狀的人傳播出去，在感染後的一年，人們沒有任何感染症狀，但會有百分之六到十的時間會散播病毒，這種情況稱爲無症狀病毒傳播。

雖然有一些嚴重的不舒服症狀，但疱疹還沒有生命危險性。有這個病毒表示你要改變你的生活模式去保護自己和別人，但還是有少許的例子疱疹感染了身體的其他器官。因爲陰部疱疹的發生率增加得這麼明顯，有百分之二十的美國民衆據說已經被感染，所以重要的是，了解它和預防它來保護自己。假如你已經被感染了，重要的是去保護自己以免重複爆發，和避免傳染給別人。

營養素

補充品	建議用量	說明
非常重要者		
β-1,3-D-聚葡萄糖	依照產品標示。	有助於治療任何細菌、真菌、病毒引起的疾病。促進巨噬細胞、免疫細胞圍住並消滅微生物和細胞殘骸。
來自 Coenzyme-A Technologies 的輔酶 A	依照產品標示。	提供免疫系統對多種危險物質的解毒能力。
來自 Olympian Labs 的 Herp-Eeze	依照產品標示。	具有治療疱疹的特性，為抗病毒、抗發炎、抗氧化劑。
L-離胺酸	每日 1,500 毫克，空腹服用。可與開水或果汁一起服用，但勿與牛奶一起服用。若同時服用	離胺酸的數量超過精胺酸時，疱疹病毒是受到抑制的。（請見第一部的胺基酸）注意：不要攝取此補充劑連續超

補充品	建議用量	說明
非常重要者		
	50 毫克維生素B₆及 100 毫克維生素 C 則更容易吸收。	過 6 個月，如果你又復發，則要重新開始此種治療。
來自 American Biologics 的 Dioxychlor Oxy C-2 Gel	依照產品標示。	有助於治療任何細菌、真菌、病毒引起的疾病。
來自 Global Health Services 的 VIR-L-Lysine	依照產品標示。	發現幫助減輕疱疹，包含有離胺酸、花粉、腦垂體、腎上腺組織。
維生素 A 與 混合的類胡蘿蔔素	每日 25,000 國際單位。懷孕期間，每日勿超過 10,000 國際單位。	對於治療功用是重要的，可預防傳染擴大。使用劑乳形式較易吸收，且在高劑量時較安全。
維生素 B 群	每日 3 次，每次服用每種主要的維生素 B 各 50 毫克以上（在綜合錠劑中，各種維生素的含量會有所不同）。	與病毒搏鬥並阻止它擴大。也可以與離胺酸一起來預防復發，使用低過敏的形式。
維生素 C 加 生物類黃酮	每日 5,000～10,000 毫克。 每日 30～60 毫克，分成數次。	預防潰瘍並抑制病毒成長，使用酯化或緩衝形式。 幫助維生素 C 作用。
鋅	每日 50～100 毫克，分成數次。每日的補充總量勿超過 100 毫克。	增加治癒功能。針對陰部疱疹請使用螯合劑形式的鋅。針對口腔疱疹請使用葡萄糖酸鋅錠劑。
重要者		
嗜乳酸桿菌（來自 Wakunaga 的 Kyo-Dophilus 是良好的來源）	依照產品標示。每日 3 次，空腹服用。	產生維生素 B 所需要。預防有害微生物在小腸中過度生長。使用不含乳製品形式。
來自 American Biologics 的 Dioxychlor	依照產品標示。	對於抗病毒、抗真菌、抗細菌是重要的。
雞蛋卵磷脂	依照產品標示。	幫助控制病毒。

補充品	建議用量	說明
重要者		
必需脂肪酸（月見草油、鮭魚油和來自 Wakunaga 的 Kyolic-EPA 都是良好來源）	依照產品標示。	保護細胞所需要。
大蒜（來自 Wakunaga 的 Kyolic）	每日 3 次，每次 3 錠，隨餐服用。	免疫系統的促進劑。為自然的抗生素。
超氧化物歧化酶（SOD）或	依照產品標示。	減低感染並加快治癒。為有效的自由基清除者。
來自 Biotec Foods 的 Cell Guard	依照產品標示。	包含超氧化物歧化酶的抗氧化劑複合物。
維生素 E	每日 600 國際單位。	對於治癒是重要的。預防感染擴張。使用乳劑形式是較容易吸收的。使用 d-α-生育醇形式。
有幫助者		
鈣 和	每日 1,500 毫克。	減輕壓力和焦慮。使用螯合劑形式。
鎂	每日 750 毫克。	
二甲基甘胺酸（DMG）（來自 FoodScience of Vermont 的 Aangamik DMG）	每日 2 次，每次 2 錠放入口中溶解。	增加組織氧的利用。
舞菇（maitake）萃取物 或	依照產品標示。	蘑菇萃取物有促進免疫效果和抗病毒的特性。
香菇（shiitake）萃取物 或	依照產品標示。	
綜合維生素和礦物質	依照產品標示。	加強治癒功用所必需。選用低過敏形式。
蛋白質分解酵素	依照產品標示。每日 2～3 次，兩餐之間服	幫助抵抗感染；作用於結腸中剩下未消化的食物。
生的胸腺	每日 2 次，每次 500 毫克。	增加免疫功能。注意：小孩勿使用這種補充品。

藥用植物

❏ 紫雲英（黃耆），作用類似抗生素，也可以加強免疫系統。

❏ 黑胡桃木和金印草萃取物對患處也有幫助。

❏ 貓勾藤有免疫加強的特性，也可以對抗病毒感染。

❏ 金印草是天然的抗生素，可以做成膠囊或茶服用。

　　注意：若每天內服金印草，一次不要連續使用超過 7 天。在懷孕期間不可
　　使用，若你對豕草過敏，則使用時要小心。

❏ **Larreastat**是一種從榭樹取得的有商標草藥，有抗氧化、抗病毒、抗發炎的
　特性。

❏ 甘草根可抑制簡單疱疹的生長和傷害細胞作用，假如使用甘草，應增加鉀
　的吸收。

　　注意：若天天使用甘草，一次不要連續使用 7 天以上。假如有高血壓則避
　　免使用。

❏ 橄欖葉萃取物可抑制病毒感染疾病的成長，例如疱疹。

❏ 紅藻包含了有效抗病毒的碳水化合物，可局部或口服的治療疱疹。

❏ 螺旋藻包含了植物營養素，可以加強免疫系統。

❏ 茶樹油有天然強力殺菌效果。當疱疹爆發時，把茶樹油輕輕塗在患處，一
　天數次，可使用高濃度，或用蒸餾水稀釋，或用冷壓的植物油稀釋。別讓
　茶樹油接近眼睛。

❏ 其他對疱疹治療有幫助的藥草有番椒（辣椒）、紫錐花、沒藥、紅花苜蓿
　以及金絲桃等。

建議事項

❏ 避免喝酒、加工過的食物、可樂、白麵粉製品、糖類、精製的碳水化合
　物、咖啡以及會引起發作的藥物。藥草茶應該是有益的，但其他茶類應該
　避免。

❏ 喝蒸餾過的水。

❏ 當爆發時須節制食用以下的東西，包括杏仁、大麥、腰果、穀類、雞肉、
　巧克力、小麥、乳製品、肉類、核果、種子類、燕麥以及花生。這些都包

　　含了 L-精胺酸，其可抑制離胺酸（可阻止病毒成長的胺基酸）。

❑ 當病毒還有活性時，不要攝取枸櫞類水果和果汁。

❑ 重要的是多休息，減少壓力。

❑ 用冰敷來緩和陰部的腫脹和疼痛，Epsom 鹽和碳酸氫鈉溫水浴對癢和痛都有幫助。浴後，輕輕拍乾患處，並保持其乾燥。

❑ 交替使用維他命 E 和維他命 A，直接用於患處。或試著使用健康食品商店的 L-離胺酸乳霜。

❑ 穿著純棉內衣褲，有好的陰部衛生，儘量保持清潔乾燥。

❑ 假如你有發作的患處，克制性行為直到痛處完全痊癒，別跟一個有看得到陰部患處的人發生性行為。

❑ 假如你懷孕了又發現自己有陰部疱疹，告訴你的健康照顧提供者。假如發生在懷孕末期，可能要用剖腹生產，以避免在產出時嬰兒接觸到病毒，假如沒有任何患處出現，對嬰兒的風險應該是很小的。

考慮事項

❑ 女性陰部疱疹的感染會增加子宮頸癌的風險，女性有疱疹必須定期的由合格的健康照顧提供者做子宮頸抹片檢查。

❑ 由美國癌症協會定義的人類 B 淋巴球細胞性病毒（human B cell lymphotropic virus, HBLV），被相信是疱疹病毒的其中一員，可能也是導致疲勞的原因。

❑ 調查報告顯示辣椒鹼可以預防陰部疱疹的爆發。

❑ 高度的胺基酸精胺酸會造成疱疹的爆發，包含精胺酸的食物有巧克力、花生、大豆等。

❑ 木材加工的副產品 DMSO 是一種可以局部紓解疼痛的液體，也可以促進疱疹發作的痊癒。

　　註：只能使用健康食品店所賣的 DMSO。五金行所賣的商業用 DMSO 不適合用來幫助復原。使用 DMSO 可能導致暫時性的大蒜體味，但這不是應該憂慮的原因。

❑ 抗病毒藥 acyclovir（商品名 Zovirax）可以紓解症狀，減少爆發的嚴重度和頻率，這種藥只能從處方中以膠囊及藥水形式得到，可用於口部跟陰部

的疱疹。膠囊是在 10 天內，每四小時服用一次。在緊急爆發時可使用藥
水來減弱發作。在美國健康協會所做的研究中，每日服用兩次，一次 400
毫克的acyclovir共四個月可減低唇疱疹的發作到百分之五十二，而當爆發
時，水泡的痊癒速度會是一般的兩倍快。然而，長期服用藥物必須小心，
當停藥時，反彈作用會造成比平常更嚴重的爆發。另外兩種抗病毒藥劑
valacyclovir（商品名 Valtrex）和 famciclovir（商品名 Famvir）也許也可以
使用於疱疹。

❏ 陰部疱疹的疫苗近來還在接受測試，叫做 disabled infectious single cycle
HSV。

❏ 類 A 酸是維他命 A 的衍生物，對單純疱疹感染有引人注目的結果。

❏ 一些醫師使用丁基化羥基甲苯（BHT）來治療疱疹，這可能會有危險的後
果，尤其是在空腹服用，可能導致胃躁動甚至穿孔的結果，我們不建議用
來治療疱疹。

❏ Choraphor 是一種局部抗菌的配方，包含了 ammoniated acid sulfate 和可以
促進對疱疹的免疫反應、清除發作的微量礦物質。然而，還未到達臨床測
試階段。

❏ 請參考第二部的唇疱疹、性傳染病和帶狀疱疹。

昆蟲過敏（Insect Allergy）

在美國僅有幾種螫人的昆蟲會引發過敏反應：蜜蜂、大黃蜂（hornet）、
黃蜂（yellow jacket）、bumblebees、胡蜂（wasp）、蜘蛛（注意，蜘蛛並不
屬於昆蟲）、螞蟻。膜翅類的昆蟲，包括蜜蜂、胡蜂、大黃蜂、螞蟻等，引
起過敏反應的機率是每 1,000 人中有 5 名。這種反應即所謂的昆蟲毒液過敏，
可別輕忽它，嚴重時甚至有致命之虞。黃蜂及蜜蜂是大部分昆蟲過敏案例的
原因。

昆蟲螫咬引發的過敏反應會造成氣喘、喉嚨緊繃、噁心、腹瀉、蕁麻
疹、發癢、關節腫痛、呼吸痛苦以及血管腫脹。對毒液的過敏若屬輕微，則
幾分鐘內就會有反應，若是較嚴重的過敏反應，可能要較長的時間（10 到 20

分鐘）才會出現症狀。對毒液的過敏反應要是稍遲些，則可能發生發燒、蕁麻疹、淋巴腺發炎、關節疼痛等症狀。在某些情況下，對昆蟲的毒液很敏感的人還可能出現休克（循環系統崩潰），並在幾分鐘內死亡。從下面的跡象可以判斷危險的反應正在形成中：精神錯亂、吞嚥困難、血壓驟降、聲音沙啞、呼吸困難、嚴重焦慮、患部過腫、身體虛弱，以及產生大難臨頭的感覺。更嚴重的反應可能導致呼吸道關閉，引發昏迷。

有一些會咬人的昆蟲，例如蚊子，可能引起某種皮膚過敏反應，看起來像是長鱗片且會發癢的溼疹。

營養素

補充品	建議用量	說明
必需者		
槲黃素（來自 Source Naturals 的 Activated Quercetin）	依照產品標示。	一種獨特的生物類黃酮，可以減輕過敏反應。
維生素 C 與 生物類黃酮	每天 5,000～20,000 毫克，分成數次。（請見第三部的抗壞血酸沖洗）	可作為消炎劑，並有助於對抗昆蟲毒液中的毒素。若是小孩被咬傷，可以使用緩衝式的維生素 C 或抗壞血酸鈣。
有幫助者		
來自 CC Pollen 的 Aller Bee-Gone	依照產品標示。	含有藥草、酵素以及其他營養素，用來對抗急性的過敏症狀。
來自 American Biologics 的 Inflazyme Forte	依照產品標示。	一種強效的酵素及發炎抑制劑。

藥用植物

❏ 金盞花是極佳的局部性乳液，可以塗在皮膚發癢處。

❏ 寵物所使用的驅除跳蚤項圈（以藥草製成）包含下列各種植物所製成的油：香柏、香茅、尤加利樹、胡薄荷、迷迭香、芸香。這些藥草對人類而言或許也是有效的驅蟲劑。

注意：懷孕期間勿使用薄荷或芸香。避免長期或過度使用驅蟲劑。

❏ 薰衣草也許有助於減輕發癢。

❏ 可以在暴露在外的皮膚上塗抹茶樹油，以阻止昆蟲叮咬。也可以把茶樹油塗在患部上。如果純的茶樹油太濃烈，可以用芥花子油或其他較無香氣的植物油去稀釋，直到可以忍受的濃度為止。

建議事項

❏ 如果你曾經對昆蟲的螫咬有過敏反應，應該隨時準備一個含有腎上腺素的急救箱。請你的醫生為你開一些急救治療的藥物，並教導你正確的使用方法。腎上腺素會提高血壓，加速心跳，抵消過敏反應。使用腎上腺素時，最好是透過急救箱中事先裝好的針筒來注射。你的急救箱中還應該包含抗組織胺藥錠，以及列有你的醫療資訊的身分證。

❏ 在戶外活動時，若想避開昆蟲螫咬，不妨穿素色、無花紋的衣服─儘量不要穿帶有花朵圖案或深色的衣服。不要戴亮晶晶的珠寶，也不要使用髮膠、香水、香皂或防曬乳液。避免穿涼鞋或寬鬆的衣服。

❏ 不要去蜜蜂經常出沒的地方，例如果園或花園。

❏ 如果被黃蜂騷擾，千萬別把它壓碎或打爛，這樣做會釋出某種化學物質，引來其他的黃蜂和胡蜂。最好是別去招惹這些昆蟲，不然就是趁夜色來臨、它們比較沒那麼活躍時，找到蜂窩，把它搗毀。

❏ 萬一真的被咬了，要立即且小心的取出任何留在皮膚內的刺針。取刺針時，最好不要用拔的，應該用消毒過的小刀片輕輕的刮出。要是手邊正好沒有刀片，也可以用指甲或甚至信用卡的邊緣取代。被咬過之後，要注意是否有什麼跡象顯示體內正在產生反應。快的話，幾分鐘內就有反應，但也可能出現在幾個鐘頭後，且反應可能快速的發展。如果對自己的狀況有任何疑慮，應立即尋求治療。

❏ 在被咬或被叮之後，儘速將木炭錠或膠囊（這產品可到健康食品專賣店購得）以溫水軟化，做成糊狀物，敷在傷口上，並用乾淨的溼紗布或棉花覆蓋。每當要在戶外活動時，不妨總是隨身攜帶一些木炭錠。

❏ 在螫咬的傷口上敷冰袋以減輕腫脹及發炎。

❏ 要中和毒液的作用，可以用蘇打粉（碳酸氫鈉）、檸檬汁或醋調成糊狀物，敷在患部。

❏ 使用蜜蜂（*Apis mellifica*）這種順勢療法來治療胡蜂或蜜蜂的螫咬效果不

錯。在被咬後，立即使用，可以預防嚴重的腫脹和過敏性休克。這種療法效用很快，可以在等待醫療救援期間使用。另一種療法是使用矽土，對深埋在皮膚內的刺針很有效；這方法迫使刺針在幾個小時內排出體外。

考慮事項

☐ 有時候在皮膚上塗抹啤酒酵母或大蒜，也可以驅趕昆蟲。吃大蒜可能也有幫助。

☐ 有一種毒液抽吸器叫「Lil Sucker」（可向 Terra Tech 公司購買），這東西很小，足以塞進口袋或皮包。當你被昆蟲咬傷時，它可以在兩分鐘內以真空方式吸出毒液。這個抽吸器的末端也可以用來剔除蜜蜂的刺針。

☐ 在螫傷後，注射或口服抗組織胺，可以減輕稍後出現的症狀。

☐ 當一個人已出現嚴重的過敏反應時，治療的方式通常包括注射腎上腺素和／或使用心肺復甦術。或許也可以開皮質類固醇的處方，以消腫、減輕蕁麻疹。

☐ 若經診斷有昆蟲過敏症，你的醫師也許建議你採取免疫療法，這方式有助於漸漸形成對毒液的耐受性。在一段期間內，你分次把少許的毒液引進體內，直到體內可以忍受毒液為止。

☐ 不妨也參考第二部的蜜蜂螫傷、昆蟲咬傷和／或蜘蛛咬傷。

腿潰瘍（Leg Ulcers）

潰瘍是長在受損、惡化皮膚上的開放性的膿瘡。當腿部血液循環不良阻礙了血流，皮膚組織會開始腐爛；導致皮膚容易形成開放性膿瘡。潰爛的皮膚有時要花很久的時間才能復原。血液循環不良的人或血栓靜脈炎和／或靜脈曲張的患者，比較容易出現腿潰瘍。靜脈潰瘍是與靜脈鬱滯有關的腿潰瘍，靜脈鬱滯會造成腿部靜脈停止功能。因此，血液聚積在靜脈中，導致覆蓋在上面的皮膚發炎，乃至引發潰瘍的形成。靜脈潰瘍通常發生在腿部下方的三分之一處。動脈潰瘍則發生於當腿部的一條動脈或數條動脈無法輸送足量的血液到腿部時，這可能由動脈粥狀硬化斑造成，或由阻礙血流的栓塞所

致。這些潰瘍通常發生在足部和腳踝附近的骨頭部位。糖尿病潰瘍可能由周邊神經病變所引起，或由於無法提供皮膚表面足夠的血液所致。（請見第二部的糖尿病）糖尿病潰瘍通常發生在足部附近。

營養素

補充品	建議用量	說明
重要者		
輔酶 Q$_{10}$ 加	每日 60 毫克。	可以提高組織的氧合作用，以增加預防腿潰瘍的抵抗力。
來自 Coenzyme-A Technologies 的輔酶 A	依照產品標示。	提供免疫系統對多種危險物質的解毒能力。
二甲基甘胺酸（來自 FoodScience of Vermont 的 Aangamik DMG）	依照產品標示。	促進氧的利用，以改善腿部的血流。
大蒜（來自 Wakunaga 的 Kyolic）	每日 3 次，每次 2 膠囊。	改善血液循環，協助復原的過程。
葡萄子萃取物	依照產品標示。	強效的抗氧化劑，會抑制自由基的破壞。
鯊魚軟骨（來自 American Biologics 的 Sharki-lage）	依照產品標示。	改善血管的完整性。
來自 American Biologics 的 Ultra Connexin	依照產品標示。	協助傷口復原以及維護血管壁健康。
維生素 C 與 生物類黃酮	每日 5,000～10,000 毫克，分成數次。	改善血液循環並協助復原過程。也可避免感染。
維生素 E 乳劑 或 膠囊	每日 800 國際單位。	幫助身體有效使用氧氣，加速復原。使用 d-α-生育醇的形式。乳劑比膠囊還合適；乳劑較容易吸收，且高劑量時較安全。
有幫助者		
膠體銀	可以口服，並依照指示局部性的使用於患部。	一種對廣泛微生物有效的抗菌防腐藥，可促進快速的復原及減輕發炎。

補充品	建議用量	說明
有幫助者		
亞麻子油 或	每日 2 茶匙。	把血塊形成的機率減至最低，並 幫助維護靜脈柔軟、有彈性。
來自 Nature's Secret 的 Ultimate Oil	依照產品標示。	
游離形式的胺基酸複合 物（來自 Anabol Naturals 的 Amino Balance）	依照產品標示，空腹服 用。	促進組織的修補與復原。
鐵 或 來自 Salus Haus 的 Floradix＋Herbs	遵照醫生指示。與 100 毫克的維生素 C 一起服 用，有助於吸收。 依照產品標示。	對細胞生長及復原很重要。 注意：不要服用鐵質補充品，除 非你經診斷有貧血症狀。 一種天然、無毒性的鐵質來源。
綜合維生素和礦物質複 合物	依照產品指示，隨餐服 用。	適當的復原所必需的物質，且能 治療和／或預防營養不足。
維生素 A 乳劑 與 混合的類胡蘿蔔素	每日 25,000 國際單位， 持續一個月。懷孕期 間，每日勿超過 10,000 國際單位。	是組織復原及保護組織所必需 的。使用乳劑形式可以吸收得較 快、較完整。
維生素 B 群 外加 維生素 B$_{12}$ 和 葉酸	依照產品標示。 每日 1,000～2,000 微克。 每日 3 次，每次 400 微 克，加上每週注射 2 次 （需要在醫師的監督下 執行）或遵照醫生指 示。	維生素 B 群一起服用時，效果最 佳。使用高效能配方。 能讓適當的組織酵素發揮功能， 以幫助復原。有助於預防貧血。 使用口含錠或舌下形式。 在復原期間，能幫助組織充分適 當的利用蛋白質。
維生素 K	依照產品標示。	凝血與復原所需之物。
鋅	每日 50 毫克。所有補充 劑中的含量相加起來， 每日不要超過 100 毫 克。	協助潰瘍的復原，且提振免疫功 能。使用葡萄糖酸鋅錠劑或 Opti- Zinc 可得到較好的吸收。

藥用植物

❏ 苜蓿（不論是膠囊或錠劑）是維生素K的好來源。紅花苜蓿茶或膠囊也很
　有益處。

❏ 製備康復力草茶，然後以一塊乾淨的布浸入茶中，再把布敷在疼痛、發炎
　的潰瘍部位。

　註：我們建議康復力草只適合外用。

❏ 紫錐花能改善免疫功能及協助復原。

❏ 金印草是天然的抗生素，且促進復原。可以茶或膠囊的形式服用。也可以
　用於糊藥。把一塊無菌的紗布用不含酒精的金印草萃取液沾溼，然後覆蓋
　在潰瘍部位。

　注意：若每天服用金印草，一次不要連續使用超過7天，在懷孕期間不可
　使用。假如有心血管疾病、糖尿病或青光眼的病史，只可在醫生的監督下
　使用。

建議事項

❏ 以清蒸蔬菜（勿蒸過熟）的生食爲主食，持續一個月，有助於患部復原。

❏ 攝取深綠色葉菜類的蔬菜，以補充維生素K。

❏ 飲食中納入大量的新鮮大蒜和洋蔥。這些食物促進血液循環，幫助復原，
　並且含有微量元素鍺，鍺能提振免疫系統及改善組織的氧合作用。

❏ 請見第三部的禁食，依照指示進行禁食計畫。

❏ 想要加速復原，可以在潰瘍的膿瘡上塗抹維生素E油，並用無菌的紗布輕
　輕覆上，用繃帶固定好。每天勤換紗布與繃帶，直到膿瘡復原爲止。

❏ 保持潰瘍部位乾淨、無菌，以避免感染。

❏ 你若患了腿潰瘍，應該要去看醫生。有時抗生素對膿瘡的復原是必要的。

❏ 你若必須服用抗生素，也要記得服用嗜乳酸桿菌的液體或錠劑。或者你也
　可以由酸酪乳和酸奶製品獲取嗜乳酸桿菌（乳酸菌）。

考慮事項

❏ 硫化二甲基（簡稱DMSO）可以局部性的塗在膿瘡部位。它有助於減輕疼

痛和促進復原。

註：只能使用健康食品店所賣的 DMSO。五金行所賣的商業用 DMSO 不適合用來幫助復原。使用 DMSO 可能導致暫時性的大蒜體味，但這不是應該憂慮的原因。

❏ 雷射療法尙未經證實對靜脈腿潰瘍有益。把雷射療法和紅外線療法結合起來，可能有一些幫助，但需要花更多研究來證實這項論點。

❏ CirAid Medical Products 公司所製造的調整型繃帶，是專爲靜脈鬱滯和靜脈潰瘍所設計。

❏ 腿潰瘍通常不會引起太多疼痛，因此你若有糖尿病或血液循環毛病，我們建議你經常去檢查你的腿的下半部和足部。

❏ 也請見第二部的血液循環問題和靜脈曲張。

狼瘡（Lupus）

狼瘡是一種慢性的發炎病症，可以影響體內的許多器官。它是一種自體免疫疾病，也就是說，它發生於當免疫系統形成抗體來對抗身體自己的組織時。許多專家相信這是由一種至今尙未確認出來的病毒所引起的。根據這項理論，免疫系統會發展出抗體來對抗這種病毒，進而去攻擊身體本身的器官和組織，這導致皮膚、血管、關節及其他組織發炎。遺傳和性荷爾蒙是形成狼瘡的另外兩種可能因子。

這種病之所以稱做狼瘡，是因爲患者會在臉頰及鼻子部位長出蝴蝶形狀的疹子，讓他們的外貌看起來有一點像狼的樣子。其實。疹子也會在其他地方冒出，例如胸部、耳朶、手、肩膀和上臂。狼瘡的患者有至少百分之九十是女性，亞裔血統的女性似乎又比其他地區的女性有較高的機率罹患狼瘡。狼瘡通常發生在 15 歲到 35 歲之間，儘管它在任何年齡都可能出現。

狼瘡可分爲兩種：全身性紅斑性狼瘡（簡稱 SLE）和圓盤性紅斑性狼瘡（簡稱 DLE）。顧名思義，全身性紅斑性狼瘡是一種全身性的疾病，影響身體許多部位。其嚴重性可由輕微的症狀到威脅性命安全。在許多案例中，全身性紅斑性狼瘡的最初症狀類似關節炎，患者出現手指和其他關節發腫、疼

痛。此病也可能以急性的發燒突然出現。典型的特徵是臉頰布滿紅疹；其他部位也可能出現紅疹及脫皮現象。嘴巴可能出現膿瘡。其他症狀包括腹痛、胸痛、血尿、疲勞、掉髮、缺乏食慾、輕微發燒、噁心、手指及腳趾血液循環不良、呼吸困難、潰瘍、嘔吐以及體重下降。通常也會影響肺和腎。幾乎百分之五十的全身性紅斑性狼瘡患者出現腎臟發炎。在嚴重的個案中，腦部、肺部、脾臟和／或心臟，都會受影響。全身性紅斑性狼瘡會造成貧血以及心、肺的外膜發炎。它還可能造成流血過多和提高感染的機率。若中樞神經也遭受侵害，可能出現失憶症、憂鬱症、頭痛、躁狂症、麻痺、妄想症、精神病、猝發症和中風等。

圓盤性紅斑性狼瘡是比較輕微的疾病，它主要影響皮膚。典型的蝴蝶狀紅疹會在鼻子及臉頰出現。其他部位也可能出現病變，通常發生在頭皮及耳朵，這種病變可能復發或滯留好幾年。這些病變的外觀是柔軟的黃色小腫包。當它們消失後，通常會留下疤痕。這些疤痕若在頭皮形成，可能導致那塊頭皮從此成為禿塊。儘管圓盤性紅斑性狼瘡未必對全身的健康構成威脅，它畢竟也算是一種慢性的皮膚病，會影響面容，使人變醜。有些專家認為圓盤性紅斑性狼瘡與結核桿菌引發的感染反應有關聯。

這兩種狼瘡都有一個共同的發病模式：也就是週期性的爆發與緩和期間交替出現。曝曬在太陽的紫外線中會導致圓盤性紅斑性狼瘡的爆發，甚至會誘發初次的發作。疲勞、懷孕、生產、感染、某些藥物、壓力、不知名的病毒感染和化學物品等也都可能引爆圓盤性紅斑性狼瘡的發作。由藥物引發的圓盤性紅斑性狼瘡，通常會在停止使用藥物後消失。

根據美國風濕病協會指出，在斷定狼瘡前，下列八項症狀中必須至少出現四種，不論是同時出現或陸續出現：

1. 尿液中出現異常細胞。
2. 關節炎。
3. 臉頰上有蝴蝶狀紅疹。
4. 白血球數量降低、血小板數量降低，或出現溶血性貧血。
5. 嘴巴長口瘡。
6. 猝發症或精神病。
7. 對太陽敏感。

8. 血液中出現一種見於百分之五十狼瘡患者體內的特殊抗體。

診斷由狼瘡引起的腎炎時，可能需要做腎臟的組織切片檢查。

營養素

補充品	建議用量	說明
非常重要者		
鈣 和 鎂	每日 1,500～3,000 毫克。 每日 2 次，每次 750 毫克。	維護 pH 平衡必需的物質，且能保護骨質避免因關節炎而流失。
L-半胱胺酸 和 L-甲硫胺酸 加 L-離胺酸	每日各 500～1,000 毫克，空腹服用。可與開水或果汁一起服用，但勿與牛奶一起服用。若同時服用 50 毫克維生素 B6 及 100 毫克維生素 C 則更容易吸收。	協助細胞的維護與保存；對皮膚的形成及白血球的活力很重要。協助預防口瘡，並能提供保護，免於病毒侵害。（請見第一部的胺基酸）
蛋白質分解酵素	依照產品標示，隨餐服用。	強效的抗發炎及抗病毒物質。
重要者		
必需脂肪酸（黑醋栗子油、亞麻子油、月見草油，和來自 Wakunaga 的 Kyolic-EPA 都是很好的來源）	依照產品標示。	協助預防關節炎，保護皮膚細胞，也是全身細胞再生所需之物。
葡萄糖胺硫酸鹽 或 N-乙醯葡萄糖胺 （來自 Source Naturals 的 N-A-G）	依照產品標示。 依照產品標示。	健康的皮膚、骨骼和結締組織所需的重要物質。可能有助於預防紅斑性狼瘡。
大蒜（來自 Wakunaga 的 Kyolic）	每日 3 次，每次 2 膠囊，隨餐服用。	免疫系統促進劑，可以保護酵素系統。
生的胸腺 和 生的脾臟	依照產品標示。 依照產品標示。	這些腺體可以提升胸腺和脾臟的免疫力。（請見第三部的腺體療法）

補充品	建議用量	說明
重要者		
維生素 C 與 生物類黃酮	每日 3,000～8,000 毫克。	協助免疫功能正常化。
鋅 加 銅	每日 50～100 毫克。請勿超過此劑量。 每日 3 毫克。	協助免疫功能正常化；保護皮膚和器官，促進復原。使用葡萄糖酸鋅錠劑或 OptiZinc 可得到較好的吸收。 用以平衡鋅。
有幫助者		
嗜乳酸桿菌（來自 Wa-kunaga 的 Kyo-Dophilus 是好的來源）	依照產品標示，空腹服用。	防止小腸內的益菌群失衡。使用非乳品配方。
來自 Diamond-Herpana-cine Associates 的 Herpanacine	依照產品標示。	含有抗氧化劑、胺基酸和藥用植物，可以促進皮膚健康。
海帶 或 苜蓿	每日 1,000～1,500 毫克。	提供經常缺乏的礦物質。 請見下面藥用植物部分。
綜合維生素和礦物質複合物 與 維生素 B 群	每日 3 次，每次服用每種主要的維生素 B 各 50 毫克，隨餐服用（在綜合錠劑中，各種維生素的含量會有所不同）。	補充經常缺乏的營養素。使用高品質的低過敏配方。 治療口瘡、防止貧血、保護皮膚組織。對腦部功能及消化作用很重要。
松樹皮中的成分 或 葡萄子萃取物	依照產品標示。 依照產品標示。	強而有力的抗氧化劑以及自由基的清除者，可以保護細胞。
維生素 A 與 混合的類胡蘿蔔素 加 天然的β-胡蘿蔔素 或 類胡蘿蔔素複合物	每日 25,000 國際單位。懷孕期間，每日勿超過 10,000 國際單位。 每日 15,000 國際單位。 依照產品標示。	強力的抗氧化劑與自由基清除者，是組織復原所需之物。使用乳劑形式，較好吸收。 一種抗氧化劑，是維生素 A 的前驅物。
維生素 E	每日 400～800 國際單位。	強而有力的抗氧化劑，幫助體內更有效率的使用氧氣，並促進復原。使用 d-α-生育醇的形式。

藥用植物

❑ 苜蓿膠囊或錠劑是礦物質的好來源，可以幫助復原。

❑ 不含酒精的金印草萃取液對治療口瘡或發炎挺有效的。睡覺前，滴幾滴萃取液在一塊小紗布或棉花上，敷在患部上過夜，以加速復原。

　注意：若每天內服金印草，一次不要連續使用超過 7 天。在懷孕期間不可使用，若你對豕草過敏，則使用時要小心。

❑ 其他對治療狼瘡有益的藥用植物包括小白菊、保哥果和紅花苜蓿。

　注意：懷孕期間勿使用小白菊。

❑ 把甘草根做成茶或稀釋之，用以減輕狼瘡的症狀。你若正服用免疫系統抑制劑（例如類固醇），你可能發現甘草根既可以提供同等的功效，又不會傷害身體。

　注意：若使用過度，甘草可能升高血壓。若天天使用甘草，一次不要連續使用 7 天以上。假如有高血壓則完全避免使用。

❑ 牛奶薊可以清肝、養肝。

❑ 絲蘭對關節炎之類的症狀有幫助。

建議事項

❑ 採取低脂、低鹽、低動物性蛋白質的飲食，這種飲食可以避免免疫系統過度反應，對腎臟的負擔也比較小。只用芥花子油或橄欖油。經常攝取沙丁魚，它們是好的必需脂肪酸來源。

❑ 吃蛋、大蒜和洋蔥。這些食物含有硫，是骨骼、軟骨、結締組織的修補和重建所需的物質，也能幫助鈣質吸收。

❑ 飲食中應含有糙米、魚肉、綠色葉菜類蔬菜、非酸性的新鮮水果、燕麥片以及全穀類。

❑ 常吃新鮮的鳳梨（不要吃罐頭鳳梨）。新鮮鳳梨中所含的鳳梨酵素是消炎的極佳物質。

❑ 每天使用某種形式的纖維。

❑ 勿吃牛奶、乳製品或紅肉。也避免咖啡因、枸櫞類水果、辣椒子、鹽、菸草，以及任何含糖的食物。

❏ 避免茄科植物的蔬菜（例如茄子、胡椒、番茄、馬鈴薯）。這些食物含有一種叫做龍葵鹼的物質，可能促進發炎和疼痛。

❏ 從天然的食物，而非人工補充品，來攝取鐵質。從補充品中攝取鐵質可能促進疼痛、發腫以及關節受損。

❏ 不要吃苜蓿芽。它們含有 canavain，這是一種有毒物質，能夠取代精胺酸，被併入蛋白質中。

❏ 充分的休息以及定期做適量的運動，可以促進肌肉的健康。

❏ 避免強烈的陽光，並使用防曬用品。可以用防曬係數（SPF）15 或更高的防曬乳液塗在皮膚上。戴寬緣的帽子，並穿著可以遮擋日光的衣服。在絕對必要的情況下，才讓自己暴露在陽光下。

❏ 使用低過敏性的肥皂及化妝品。一些除臭香皂及其他衛浴用品中的成分，可能會增加你皮膚對太陽的敏感度。

❏ 試著避免在家裡及工作場所接觸到螢光燈，以免加重狼瘡的症狀。可能的話，移除所有的螢光燈及鹵素燈，以白熱燈泡取代。

❏ 避免接觸一大群的人以及有感冒或其他病毒感染的人。像狼瘡這種自體免疫的疾病會使患者更容易受到病毒感染。

❏ 避免使用避孕藥。它們可能引爆狼瘡。

考慮事項

❏ 一些研究人員相信基因的錯誤是狼瘡這種疾病的終極禍首，但一些與基因無關的因子卻可以誘使狼瘡爆發，包括化學物質、環境中的污染物、食品添加劑以及某些食物。

❏ 做一次食物過敏的測試頗有幫助，且在狼瘡的案例中，這樣做往往可以披露出很多訊息。（請見第二部的過敏症）

❏ 根據《新英格蘭醫學期刊》的一篇報導，高達百分之十的狼瘡案例可能由藥物反應引起的。某些藥物，例如 hydralazine（Apresoline，一種治療血壓的藥物）和 procainamide（Procan，一種治療心律不整的藥物）似乎能使較易得到狼瘡的個體爆發此症。與藥物有關的狼瘡通常不會影響腎臟或神經系統。這種情況所引發的狼瘡，症狀比較溫和，而且當用藥停止後，症狀也跟著消失了。

❏ 許多狼瘡的患者也有雷諾氏病（又稱對稱性壞疽，請見第二部的雷諾氏病）。這種狀況會造成檢驗梅毒的驗血出現僞陽性判讀。

❏ 治療狼瘡有許多不同的方式。通常一開始都是先使用消炎藥。抗瘧原蟲藥劑，例如氫氧氯喹（hydroxychloroquine, Plaquenil），可能有助於減輕皮膚的問題以及對日光過敏（這是狼瘡患者常有的困擾）。在嚴重的案例中，醫生也許會使用可體松和免疫抑制劑來緩和症狀。皮質類固醇，例如 prednisone（Deltasone 和其他藥品），是腎上腺荷爾蒙，被認爲是治療狼瘡的重要物質。醫生也可能開抗痙攣的藥物以及抗凝血的藥物（Coumadin，用以降低中風或心臟病機率的藥物）來治療狼瘡。這些藥物都潛在嚴重的副作用，尤其是皮質類固醇。

❏ 還原雄性素（簡稱DHEA）療法已被發現有助於治療狼瘡。（請見第三部的還原雄性素療法）

❏ 狼瘡的放射性治療目前處於實驗性階段。它涉及使用低量的放射線於淋巴結上，以壓制免疫系統。抗癌藥物有時也被用來減低免疫系統的反應以及對類固醇的需求。抗癌藥物可能對骨髓有毒，必須謹愼使用。其他實驗性階段的治療法還包括血漿分離術，在這方法中，有害的「抗—抗體複合物」經由血漿被濾出。

❏ 在狀況較溫和的狼瘡案例中，使用一些增進免疫系統健康的營養補充品，對狼瘡頗有療效。

❏ 也請參考第二部的關節炎。

萊姆病（Lyme Disease）

這個病名的由來是得自一個位在美國康乃迪克州的小鎮「老萊姆」，此病最初是於 1975 年在那裡被發現的。從那時起，萊姆病的發生地點與病例不斷的增加。在 1983 年，美國開始實施全國性的監督之後，有 48 個案例被提報到位於亞特蘭大的美國疾病防制中心（CDC）。根據疾病防制中心指出，在美國，每年有超過 15,000 個萊姆病案例發生，只是大多數都未經報導。在美國所有已知的案例中，有將近百分之九十是發生在下面這十個州：加州、

康乃迪克州、馬里蘭州、麻州、明尼蘇達州、紐澤西州、紐約州、賓州、羅德島、威斯康辛州。此病也出現在歐洲、俄羅斯、中國、日本，和澳洲。

　　萊姆病是美國最常見的扁蝨傳染疾病。此病是由一種叫做伯氏疏螺旋菌的細菌引起的，在很多地方都是經由鹿蝨（見於鹿及老鼠身上）傳播的。在一些沿著北太平洋加利福尼亞海岸的國家，萊姆病則是經由一種黑腳蝨（鹿蝨的近親）所傳染的，這種扁蝨寄生於一種大老鼠（wood rat）身上。鹿蝨和黑腳蝨體型都很小，一隻成蟲還不到十分之一英吋長，幼蟲則小到像針尖而已。這兩種扁蝨都很難找，因為它們遠比小狗身上的蝨子還小。由於它們長得很小，所以經常不容易被發現。扁蝨的幼蟲主要以白腳鼠為寄主，成蟲則寄生在白尾鹿身上，不過它們也會寄生在其他動物上，例如鳥類、花栗鼠、牛、馬、貓、狗、蜥蜴、長耳大野兔。扁蝨可能從寄主動物身上掉落到沼澤或草原上的雜草中，或林間的矮樹叢中，當有人類或其他動物不知情的經過時，再度被拾起，讓它們又找到新寄主。想當然爾，那些最容易被扁蝨附身的，不外是那些經常出沒林間或靠近林區的人，這些地方扁蝨盛行，且大多數的案例發生在夏秋兩季。家裡飼養的寵物像是狗、貓，也可能被扁蝨附身，並帶回家中傳播給人類。

　　一旦被扁蝨咬後，它會等幾個小時候再開始吸食寄主的血液，一旦它開始吸血，就會連續吸個三到四天。扁蝨在吸血時，可能將它攜帶的感染病原「卸貨」於寄主的血液中。扁蝨附著得愈久，得到萊姆病的機率就愈高。

　　萊姆病的症狀充滿許多變因，潛伏期也很不一定，從 2 天到 32 天不等。最初的徵兆可能是皮膚出現紅色的圓形疹子，即所謂的「遊走性紅斑」。這是由於感染病原穿越皮膚向外遊走所致，在被扁蝨咬到後的幾天到幾個星期內，這種紅斑可能在身體各處出現。這種皮膚病變以圓形狀漸漸擴大，而圓心愈來愈清晰可見，因此有人也常稱它為「牛眼疹」。除了紅疹外（或有些案例並未出現紅疹），患者還出現疼痛、背痛、難以入睡、疲勞、似感冒的症狀、頭痛、肌肉無力、脖子僵硬，偶爾還出現噁心、嘔吐。萊姆病的病況通常會發展出下列三個階段，儘管並非每位患者都經歷這三階段：

　　1. 在扁蝨咬後的三天到三週內，皮膚可能冒出小突起和／或疹子，且可能佈滿上半身，這樣的症狀可能維持一、二天或長達幾週，然後才漸漸消失。（如果在扁蝨咬後立即在傷口處出現疹子，這可能是針對咬傷本身的反

應，而不是衝著引發萊姆病的細菌而來。）此外，也可能出現發冷、發燒、噁心、喉嚨痛及嘔吐等。

2. 幾週到幾個月後，可能發生類似貝爾氏麻痹症的顏面神經麻痹。這時也可能出現心律異常、心肌膨大、脾臟及淋巴腺腫大，以及嚴重的頭痛。

3. 長期下來，萊姆病可能造成持續性的背痛、頸部僵硬、膝蓋關節痛、其他關節腫大疼痛，甚至退化性肌肉疾病。

因為被扁蝨咬到通常不會疼痛，潛伏期又很長，加上症狀很多變，導致萊姆病患者可能經過幾週甚至幾個月還未察覺此症。在未進入較嚴重的階段時，醫生也可能無法診斷出此疾。萊姆病的症狀類似慢性疲勞症候群、痛風、狼瘡、多發性硬化症等病的症狀，因此誤診是常有的事。一旦出現關節炎，關節痛和關節僵硬可能來了又走了，甚至幾年後還會復發。根據估計，百分之十有萊姆病關節炎的人，會留下永久的關節僵硬毛病。

如果早期發現，萊姆病是可以治療的，而且幾乎總是可以治癒的。不過若錯過早期的治療，則可能發生關節炎、脾臟和淋巴結腫大、眼睛感染、肝炎、心律不整，以及心臟血管和中樞神經系統的受損等。有些人發現他們的症狀經過二、三年後慢慢的消退了；有些人則發展出慢性的問題。萊姆病的症狀常常走了又來了，儘管並未再遭受扁蝨的吸咬。

除非有其他情況，以下的建議量皆是針對成人的。對於 12 到 17 歲之間的兒童，可以將劑量降低到建議劑量的四分之三，而 6 到 12 歲的兒童則是降低一半的劑量，6 歲以下的兒童使用四分之一的劑量即可。

營養素

補充品	建議用量	說明
非常重要者		
必需脂肪酸（來自 Wakunaga 的 Kyolic-EPA 是好的來源）	依照產品標示。	減輕發炎和關節僵硬。
胰蛋白酶 和 鳳梨酵素	依照產品標示，每日 2～3 次，兩餐之間及睡前服用。	協助蛋白質消化以及減輕發炎。

補充品	建議用量	說明
非常重要者		
或 來自 American Biologics 的 Inflazyme Forte	依照產品標示。	
月見草油	每日 2～3 次，每次 1,000 毫克。	藉由促進有消炎功效的前列腺素的製造，幫助對抗疼痛與發炎。
有幫助者		
大蒜（來自 Wakunaga 公司的 Kyolic）	每日 3 次，每次 2 膠囊。	強而有力的免疫系統促進劑；作為一種抗生素。
海帶	每日 1,000～1,500 毫克。	含有必需維生素和礦物質，協助身體解毒。
綜合維生素和礦物質複合物	依照產品標示。	提供必要維生素。使用強效配方。
硒	每日 200 微克。懷孕期間，每日勿超過 40 微克。	自由基的清除者。
來自 American Biologics 的 Taurine Plus	依照產品標示。	重要的抗氧化劑及免疫系統調節劑，是白血球細胞活動和正常的神經功能所必需的。使用舌下形式。
維生素 A 與 混合的類胡蘿蔔素	每日 25,000 國際單位。懷孕期間，每日勿超過 10,000 國際單位。	重要的抗氧化劑。
維生素 C 與 生物類黃酮	每日 6,000～10,000 毫克，分成數次。	維護免疫系統適當功能所需。
維生素 E	每日 600 國際單位。	重要的抗氧化劑。使用 d-α-生育醇的形式。
鋅口含錠	清醒時每 3 小時服用 1 錠 15 毫克的口含錠，如此維持 4 天。之後，至少 30 天內勿重複這樣的做法。	對免疫功能是必要的。
加 銅	每日 3 毫克。	平衡鋅所需之物。

藥用植物

❏ 苜蓿提供必需的礦物質。

❏ 蒲公英根、人參、山楂、木賊和藥屬葵根都有助於再造血液與受損的組織。

❏ 紫錐花是免疫力的促進劑。

❏ 金印草是天然的抗生素。服用二分之一滴管的無酒精金印草萃取物，一天三次，持續一週。也可以滴入舌下以加速效果，或加入茶中。

　注意：若每天內服金印草，一次不要連續使用超過7天。在懷孕期間不可使用，若你對豕草過敏，則使用時要小心。

❏ 牛奶薊萃取物能保護肝臟。

❏ 紅花苜蓿能清血。

建議事項

❏ 飲食中納入大量的大蒜或服用大蒜補充品。大蒜是天然的抗生素及免疫強化劑。

❏ 使用大麥嫩草、蜜蜂花粉和／或蜂王乳來補充修補組織及再造血液所需的營養素。

❏ 飲用「綠色飲品」來提供葉綠素（能協助身體解毒）以及其他的營養素和酵素。由 Wakunaga 公司製造的「Kyo-Green」是極佳的選擇。

❏ 不管你身體的哪裡出現了「牛眼疹」，要儘快去看你的醫療保健人員，即使你不記得曾被扁蝨咬過。及早治療是必要的。

❏ 如果醫生給你開抗生素的藥方，要記得每天服用嗜乳酸桿菌補充品。

❏ 泡熱水澡或洗渦流浴。熱可以紓解關節痛。

❏ 採取事先防範的措施有助於避免被扁蝨咬到：

　● 當在林子裡或林區附近活動時，要穿長褲，並把褲管塞入襪子內。穿有高領的長袖衣服或把圍巾圍上，加上帽子與手套。穿淡色衣服，好容易發現附身的扁蝨。

　● 在衣服、脖子及其他暴露在外的部位（臉部除外）使用含有diethyl tolu-amide（簡稱DEET）的驅蟲劑。DEET效果持久，且用在衣物上比用在

皮膚上安全，所以還是儘可能用衣物覆蓋你的皮膚。勿使用過量的
DEET。小心的依照產品標示使用，一進到室內，立即將DEET沖洗掉。
注意：DEET 是很毒的東西，若不慎食入，有致命危險。使用時要相當
小心，尤其有幼兒在身旁時。不要塗在有含有塑膠或尼龍、聚酯等合成
物的衣物上，因為DEET會對這些材料造成永久性的損害（它甚至能溶
解某些油漆及指甲油）。

● 在戶外活動過後，仔細檢查你的身上是否有任何小的突起，或衣服上有
沒有針尖大小的斑點。最好一進入室內就立即檢查；扁蝨附身愈久，得
到萊姆病的機率愈高。

● 在夏日期間，小孩子若經常在戶外活動，睡前最好能幫他們檢查一下。
仔細檢查他們的耳朵、腋下、軀幹、鼠蹊，以及膝蓋背面。當他們從戶
外進來，立即叫他們洗澡及清洗衣物。

● 用烘乾機把洗好的衣服烘乾半小時，以殺死可能殘存其中的扁蝨。光是
洗衣服，即使用熱水和漂白水來洗，未必能殺死扁蝨。

● 寵物進門前，先檢查一下牠們的身體。寵物可能將扁蝨引進屋內，使扁
蝨有機會掉落，再去咬家人。

● 到林地或草木生長繁盛的地區，儘量待在步道上，不要進去樹林中，尤
其在五、六、七月間。

● 經常修剪家裡的草坪，並清除落葉敗枝。夏日期間，屋內不要堆積木
頭。

❏ 你若發現扁蝨附著在你身上，請依照下列方法處理：

1. 先用鑷子移除扁蝨。用鑷子夾住扁蝨（鑷子儘可能靠皮膚），直直的把
扁蝨拔出來。在拔出的過程中，不要扭轉鑷子，也不要夾破扁蝨的身
體，否則細菌可能被注入皮膚中。可能的話，將拔出來的扁蝨存放在一
個小罐子中。不要嘗試用火柴將扁蝨燻出來，或訴諸其他的居家療方例
如煤油或凡士林。

2. 一旦扁蝨被移除，徹底清潔你的雙手及傷口，在傷口擦拭一些醫用酒精
或其他局部性的殺菌劑。你若懷疑你是被鹿蝨咬到，應儘速去看你的醫
療保健人員。把扁蝨一塊兒帶去給專人鑑定。

3. 被扁蝨咬到後的三週內，注意一下自己是否出現本篇介紹過的症狀。你

若有任何疑問，立即向醫療保健人員諮詢。

❏ 你若正因萊姆病而接受治療，卻老是醫不好，不妨再做一次檢驗。畢竟偽陽性診斷結果是可能發生的，說不定你罹患的根本是另一種疾病。

考慮事項

❏ 孕婦尤其必須小心避免扁蝨出沒的地點。這種感染可能傳給發育中的胎兒，且在罕見的情況下，可能造成諸如流產或胎死腹中的併發症。

❏ 立即用抗生素治療，可以讓萊姆病的病情發展喊停。許多醫生不喜歡開抗生素藥物，除非患者出現萊姆病特有的症狀：在傷口處有紅色的小腫塊，外圍是牛眼疹，且有類似感冒的症狀例如疲勞、發冷、關節痛。若延遲到更進一步的症狀（像是牽涉到腦部、心臟或關節等部位）出現才治療，則抗生素療法就不是那麼有效了。

❏ 目前已有對抗萊姆病的疫苗可用，但效果並非百分之百，且必須在同一年內的不同時候，分三次注射。美國食品藥物管理局建議民眾不該將這種疫苗當做一種替代品，來取代預防扁蝨吸咬的標準措施，例如穿長袖衣物和使用驅蟲劑。

❏ 一項研究顯示，在 788 位經診斷有萊姆病的患者中，超過半數其實是患有其他的疾病。醫生責怪是當前的實驗室檢驗法有缺失所引起的偽陽性診斷結果。

❏ 寵物也會得到萊姆病。若你的寵物出現下列症狀，可以向獸醫詢問：

- 發燒至 39.4°C～41°C。
- 身體一處或多處發腫、關節發燙。
- 比平常時還傾向坐或躺在一個定點達較長的一段時間。
- 時而跛足前進，時而恢復正常。
- 不喜歡移動。
- 食慾不好。
- 鼻子發熱、乾燥。

黑色素瘤（Melanoma）

請見皮膚癌。

油性皮膚（Oily Skin）

　　油性皮膚起因於皮脂腺分泌的油超過滋潤皮膚所需要的量。這些過量的油會堵塞毛細孔並引起皮膚生斑、長痘。油性皮膚主要的原因可能是來自遺傳，但它也受到一些因素的影響，例如飲食、荷爾蒙濃度、懷孕、避孕藥、化妝品等。溼氣和炎熱的天氣也會刺激皮脂腺分泌較多的油脂。由於皮膚會隨著年紀的增長而變得較乾燥，加上青春期的荷爾蒙明顯變化，油性皮膚常見於青少年，不過它可能發生在任何年齡。許多人的油性皮膚僅侷限於某些部位，其他部位則是乾性或正常的，這種就是所謂的綜合型皮膚。大體而言，前額、鼻子、下巴、上背等部位比其他地方還容易出油。

　　油性皮膚是有一些好處的。它延緩老人斑、膚色暗沈、小細紋以及粗皺紋的出現。在陽光下，油性皮膚比較不容易長雀斑或變紅，相反的，它會讓皮膚均勻的曬黑，看起來比較漂亮。油性皮膚的壞處則是，儘管已過了青春期好久了，還是容易長青春痘，而且皮膚總是看起來油亮油亮，給人油膩不乾爽的感覺，加上毛孔變得粗大。

　　除非有其他情況，以下的建議劑量皆是針對成人的。對於 12 歲到 17 歲之間的兒童，可以將劑量降低到建議劑量的四分之三。

營養素

補充品	建議用量	說明
非常重要者		
亞麻子油膠囊 或	每日 1,000 毫克。	提供必需脂肪酸。對大部分皮膚問題有很好的療效。
液體 或	每日 1 茶匙。	
月見草油	每日 500 毫克。	含有亞麻油酸，是皮膚所需要的物質。
維生素 A 與 混合的類胡蘿蔔素	每日 25,000 國際單位，進行 3 個月，然後減到每日 15,000 國際單位。懷孕期間，每日勿超過 10,000 國際單位。	修補及再造新生皮膚所需之物。
維生素 B 群 外加 維生素 B$_{12}$	依照產品標示。 每日 1,000～2,000 微克。	維生素 B 群對健康的膚色很重要。
重要者		
海帶	每日 1,000～1,500 毫克。	提供均衡的礦物質，讓皮膚保持健康。
維生素 E	一開始每日 400 國際單位，慢慢增加到每日 800 國際單位。	對抗自由基。使用 d-α-生育醇形式。
鋅 加 銅	每日 50 毫克。所有補充劑中的含量相加起來，每日不要超過 100 毫克。 每日 3 毫克。	修補組織所需。提振免疫反應。使用葡萄糖酸鋅錠劑或 OptiZinc 可得到較好的吸收。 用以平衡鋅。
有幫助者		
來自 Gero Vita 的 GH3 乳霜	依照產品標示塗抹在局部。	對粉刺有幫助。對任何皮膚變色也有幫助。
葡萄子萃取物	依照產品標示。	一種強而有力的抗氧化劑，可以保護皮膚細胞。

補充品	建議用量	說明
有幫助者		
來自 Diamond-Herpana-cine Associates 的 Herpanacine	依照產品標示。	含有抗氧化劑、胺基酸和藥用植物，可以促進整體的皮膚健康。
L-半胱胺酸	每日 500 毫克，空腹服用。可與開水或果汁一起服用，但勿與牛奶一起服用。若同時服用 50 毫克維生素B₆ 及 100 毫克維生素 C 則更容易吸收。	含有硫，是健康皮膚所需之物。（請見第一部的胺基酸）
卵磷脂顆粒 或 膠囊	每日 3 次，每次 1 湯匙，餐前服用。 每日3次，每次 1,200 毫克，餐前服用。	幫助必需脂肪酸的吸收。
超氧化物歧化酶	依照產品標示。	自由基的破壞者。
維生素 A 酸（Retin-A）	遵照醫生指示。	當做一種漸進性的化學脫皮劑，可以清除堵塞毛孔，加速表層老舊皮膚的脫落，讓新生的皮膚展露出來。僅能由醫師指示使用。

藥用植物

❏ 蘆薈有極佳的療效。依照產品指示，或視你的需要，把蘆薈膠塗抹在局部。

❏ 牛蒡根、洋甘菊、木賊、燕麥桿以及百里香，皆有滋潤皮膚的功效。

❏ 薰衣草對油性皮膚很好。用薰衣草水滋潤你的皮膚，一天若干次。

❏ 使用檸檬香茅、甘草根或玫瑰花蕾來做蒸臉，對油性皮膚有益。把 2 到 4 湯匙的乾燥或新鮮的藥草加入約 2.28 公升的水中，用小火煮沸。趁鍋子在冒蒸氣時，把鍋子置於三角鐵架上或厚的墊鍋布上，擺在桌上。然後坐下來，以舒適的距離讓臉朝向鍋內的蒸氣，維持 15 分鐘。你也可以用一塊毛巾包住臉，讓毛巾吸收蒸氣。15 分鐘後，用冷水潑臉，讓臉部風乾或用

毛巾拍乾。待這藥草液冷卻後，還可以當做化妝水。在清潔皮膚過後，用化妝棉沾一些這種化妝水輕輕按擦你的臉。一週可以蒸臉二到三次。

❏ 嘗試使用 Swiss Kriss（一種藥草製成的通便劑）來蒸臉，一週二次，可以清除皮膚上過多的油脂。每約 2.28 公升的水中加入 2 湯匙的 Swiss Kriss。

❏ 把北美金縷梅塗在臉上，對吸收油脂很有幫助。

建議事項

❏ 喝大量的水可以保持皮膚的水分，且幫助毒素排出體外。

❏ 減少飲食中的脂肪。不要吃油炸食物、動物性脂肪，或加熱處理過的蔬菜油（像超市賣的那些蔬菜油）。不要使用油來烹飪，也不要吃經熱處理過的油（不論是加工過程或烹調過程中遇熱的油）。如果非得吃一點油，例如吃生菜沙拉時要使用的沙拉醬，也最好僅用冷壓處理的芥花子油或橄欖油。

❏ 不要喝汽水或含酒精的飲料。避免糖類、巧克力、零食。

❏ 保持皮膚的乾淨清爽。白天可以洗臉二到三次，但不要超過這次數，太常洗臉反而刺激皮膚分泌更多的油。洗臉時，用手搓洗即可，不要使用粗糙的臉巾搓臉。不然消毒過的紗布塊也可以用來清潔臉部。（紗布塊不要重複使用。）不要使用劣等的肥皂或洗面乳。使用沒有人工添加劑的純皂，例如來自 Carlson Laboratories 公司的 E・Gem Skin Care Soap 肥皂。不要使用含有酒精成分的清潔劑或洗面乳。臉洗淨後，抹一些天然無油的乳液來保持皮膚的彈性與滋潤。

❏ 使用熱水洗臉。熱水比溫水或冷水容易溶解皮膚的油脂。

❏ 嘗試使用深層清潔的泥土面膜。白色或玫瑰色的泥土面膜對敏感的皮膚最好。

❏ 選用專為油性皮膚設計的化妝品及保養品。

❏ 果酸是一群天然產生的酸（主要存在水果中），它們幫助刺激細胞再生、協助皮膚保留水分，且讓皮膚保有平滑且較不油膩的外表。使用含有果酸的產品，對油性皮膚很好，因為果酸幫助去除皮膚表層的死細胞，刺激健康的皮膚生長，也可能消除粗大的毛孔。甘醇酸是最能符合這些用途的果酸。如果你決定要嘗試果酸產品，一開始先從含有百分之五的果酸（不要

超過這個含量）的產品著手，且僅在晚上使用。先將手洗淨，靜待 5 分鐘後，塗少許果酸產品於臉部。經過 2 到 3 個星期的夜間使用，現在你可以開始早上也塗果酸。等到你的皮膚開始習慣果酸的作用後，你也許想繼續嘗試更高濃度的果酸產品。

❏ 含過氧化苯的產品對油性皮膚很有效。一開始使用較溫和的配方以降低皮膚過敏的可能。

❏ 選擇含有丙酮的收斂水，已知丙酮能溶解油脂。

❏ 一週二到三次，使用洗臉專用的絲瓜絡海綿（健康食品店有賣）以及溫水洗臉，以促進臉部的血液循環、清除死掉的表皮細胞，以及移除油性皮膚上的許多髒東西。注意眼睛周圍不要被海綿刷到，皮膚上若有膿瘡，也要小心避開該部位。

❏ 要清除過多的油脂，可使用泥土面膜。把 1 茶匙的綠泥土粉（健康食品店有賣）與 1 茶匙的生蜂蜜均勻調和。把這混合物塗抹在臉上，避開眼睛四周。靜待 15 分鐘後，用溫水徹底沖洗。一星期至少這樣做三次，必要時，可以多做幾次。白色或玫瑰色泥土面膜最適合敏感的皮膚。

❏ 一天一次或二次，以 1：1 的比例把檸檬汁與水均勻調和，把這混合液輕拍在臉上，等自然風乾後，再用溫水洗淨。再用冷水清洗一次。

❏ 找含有滑石粉的洗面粉，它不含油，且能吸掉你臉上的油。

❏ 如果你的皮膚屬於綜合性膚質，那就把油性部位當做油性皮膚來處理，而把乾性部位當做乾性皮膚來處理。（請見第二部的乾性皮膚）

❏ 不要抽菸。抽菸促使毛細孔變大，也會損害皮膚整體的健康。

考慮事項

❏ 照顧油性皮膚並不是要要將皮膚弄得很乾燥。儘管皮膚感覺很油膩，它還是可能缺乏水分。「溼度」一詞是用來表示皮膚細胞內的水分含量，而不是皮膚表面的油脂含量。儘管油脂與溼度高低有關係（因為油脂有助於防止水分蒸散），但兩者畢竟不同。有一些產品確實可以增加皮膚的水分及保溼，而不會給皮膚增添油脂。來自 Derma-E Products 的維生素 A 滋潤乳膠（Vitamin A Moisturizing Gel）是清爽不油膩的滋潤產品。使用這種潤膚乳長期下來可能有助於預防皺紋的產生。

❑ 許多專門生產護膚產品的公司已開發出一些以錫箔紙包裝好的保溼紙巾（飽含酒精），當做外出時的護膚用品。可以在你的隨身皮包中放一些這類產品，好隨時方便你做控油處理，讓皮膚乾爽舒適。

❑ 油性皮膚不見得就會長粉刺，儘管一般大眾普遍存有這種觀念。雖然粉刺的嚴重性與皮膚的出油量有關係，但並非所有油性皮膚的人都滿臉青春痘。

❑ 請見第二部的粉刺。

牛皮癬（Psoriasis）

　　牛皮癬是出現在腿、膝蓋、手臂、手肘、頭皮、耳朵、背部等處的皮膚病變，患部呈紅色到棕色的斑塊，表面覆有銀白色的鱗屑物。腳指甲和手指甲會失去光澤，且形成突脊或凹洞。牛皮癬往往是遺傳疾病，特徵是患者的表層細胞會迅速生長，這些表皮的新生細胞從未成熟過。正常的皮膚細胞會成熟，並穿過皮膚底層到達表層，全程約需時 28 天，然而牛皮癬細胞 8 天內即可產生，造成鱗屑般的區塊愈擴愈大，占領表皮很大的面積。牛皮癬就是起因於皮膚細胞分裂過快，導致短時間內細胞數量過剩。這種疾病不具傳染性。

　　牛皮癬通常會有週期性的爆發期與間歇期交替出現，最常開始於 15 歲到 25 歲之間。神經緊張、壓力、生病、受傷、手術、割傷、病毒或細菌感染、太陽曬傷、濫用藥物、酗酒，或使用非類固醇消炎藥物、鋰、氯奎（Aralen）、β-阻劑（一種常給心臟疾病和高血壓患者使用的藥物）等，都可能引爆牛皮癬。有些人還出現牛皮癬關節炎，類似類風溼關節炎，且很難治療。

　　牛皮癬的真正原因還不清楚，不過可能與脂肪使用過量有關；在採取低脂飲食的國家，牛皮癬是很罕見的病。目前的研究也指出免疫系統在此疾病中扮演一角。體內有 HIV 病毒的人或愛滋病的患者，通常有嚴重的牛皮癬。結腸不淨，經常堆積毒素，也與牛皮癬的形成有關聯。

營養素

補充品	建議用量	說明
必需者		
亞麻子油 或	依照產品標示，每日 3 次。	提供必需脂肪酸，這對所有的皮膚病都很重要。協助預防皮膚乾燥。
月見草油 或	依照產品標示，每日 3 次。	
來自 Nature's Secret 的 Ultimate Oil	依照產品標示。	
維生素 A 與 混合的類胡蘿蔔素 加	每日 25,000 國際單位。懷孕期間，每日勿超過 10,000 國際單位。	保護皮膚組織。 註：如果有糖尿病，應省略這些補充品。糖尿病患通常無法利用β-胡蘿蔔素。
天然的β-胡蘿蔔素	依照產品標示。	
維生素 D₃	依照產品標示。	維護皮膚健康的重要荷爾蒙。
鋅 加 銅	每日 50～100 毫克。請勿超過此劑量。 每日 3 毫克。	蛋白質代謝需要鋅。蛋白質是皮膚復原所需之物。使用葡萄糖酸鋅錠劑或OptiZinc可得到較好的吸收。
非常重要者		
蛋白質分解酵素	依照產品標示，兩餐之間服用。	刺激蛋白質的合成和修補。
硒	每日 200 微克。請勿超過此劑量。懷孕期間，每日勿超過 40 微克。	是強效的抗氧化劑。
鯊魚軟骨（BeneFin）	每 15 英磅的體重每日 1 公克，分成 3 次使用。如無法忍受口服方式，可以「留置灌腸」方式，從直腸進入。	藉由抑制血管生長的方式來阻礙牛皮癬的擴散。一開始會脫皮、發癢，然後發紅的現象會逐漸褪去。需要 2 到 3 個月才能顯現成果。
維生素 B 群 外加	每日 3 次，每次服用每種主要的維生素 B 各 50 毫克（在綜合錠劑中，各種維生素的含量會有所不同）。	所有的細胞功能所必需之物；是抗壓力維生素，幫助維持健康的皮膚。

補充品	建議用量	說明
非常重要者		
維生素 B₁（硫胺素）和	每日 3 次，每次 50 毫克。	修補及復原皮膚組織所需之物。
泛酸（維生素 B₅）和	每日 3 次，每次 100 毫克。	協助腎上腺正常的功能，紓解腎上腺的壓力。
維生素 B₆（吡哆醇）和	每日 3 次，每次 50 毫克。	協助減少液體滯留，避免感染。
維生素 B₁₂ 和	每日 2,000 微克。	使用口含錠或舌下形式。
葉酸	每日 400 微克。	
維生素 C 與 生物類黃酮	每天 2,000～10,000 毫克。	形成膠原蛋白和皮膚組織的重要物質，也有助加強免疫系統。
維生素 E	一開始每日 400 國際單位，每 4 天增加一點用量，直到每日最多 1,200 國際單位。	中和自由基以免皮膚受害。使用乳劑形式較易吸收利用。使用 d-α-生育醇形式。
重要者		
海帶	每日 1,000～1,500 毫克。	提供均衡的礦物質。是碘的好來源。
甲基硫化甲烷（MSM）	依照產品標示。	修補組織所需。牛皮癬患者通常缺乏此物。
有幫助者		
麩胱甘肽	每日 2 次，每次 500 毫克，空腹服用。	強效的抗氧化劑，可抑制牛皮癬細胞生長。
來自 Diamond-Herpanacine Associates 的 Herpanacine	依照產品標示。	含有抗氧化劑、胺基酸和藥用植物，可以促進皮膚健康。
卵磷脂顆粒 或 膠囊 或 趨脂因子	每日 3 次，每次 1 湯匙，隨餐服用。 每日 3 次，每次 1,200 毫克，隨餐服用。 每日 200～500 毫克。	脂肪的乳化劑。卵磷脂也能保護細胞。

補充品	建議用量	說明
有幫助者		
綜合維生素和礦物質複合物	依照產品標示。	提供基本的維生素和礦物質。
與		
鈣	每日 1,500 毫克。	
和		
鎂	每日 750 毫克。	
來自 Phoenix Biolabs 的 VitaCarte	依照產品標示。	含有純的牛軟骨，已經顯示能有效改善牛皮癬。

藥用植物

❏ 牛蒡根和紅花苜蓿都有清血功效。

❏ 用榆樹、蒲公英、黃酸模（黃羊蹄）做成的糊藥對牛皮癬有幫助。（請見第三部的使用糊藥）

❏ 洗澡時加 2 茶匙的薑到洗澡水中。

❏ 用絲瓜布輕輕的刷掉皮膚上的鱗屑，再塗上不含酒精的金印草萃取物，可減輕皮膚發紅、發腫。

❏ 薰衣草很適合用在蒸氣浴和桑拿烤箱中，它可以對抗發炎，紓解發癢紅腫的皮膚。

　　註：孕婦或有心臟疾病、高血壓的人，不宜使用熱療法。

❏ 洋菝葜和黃酸模是很好的解毒劑。

❏ 牛奶薊萃取物（silymarin）增加膽汁的流動，並能保護肝臟，這對清血很重要。服用 300 毫克的 silymarin，一天三次。

建議事項

❏ 採取含有百分之五十生食的飲食，多吃蔬菜、水果、穀類，飲食中也要包含魚類。

❏ 多從飲食中攝取纖維，纖維對維持結腸的健康很重要。許多纖維成分例如蘋果果膠、洋車前子外殼，都能夠結合腸子的毒素，將它們排出體外。也不妨進行結腸清潔計畫。（請見第三部的結腸清潔法）保持乾淨的結腸很

重要。

❑ 使用魚油、亞麻子油或月見草油補充品。它們含有能干擾花生四烯酸製造和儲存的成分，花生四烯酸會刺激發炎反應，讓牛皮癬變紅變腫。紅肉和乳品含有花生四烯酸，應避免這些食物。

❑ 用棉花在患部塗一些發汗劑，一天數次。

❑ 使用冷壓的亞麻子油、麻油、大豆油。

❑ 不要吃枸櫞類水果、油炸食物、加工食物、飽和脂肪（存在肉類和乳品中）、糖、白麵粉。

考慮事項

❑ 牛皮癬目前還沒有特效藥。治療的目的主要在減輕症狀，方法包括使用藥膏、乳膏來軟化鱗屑，加上輕輕刮除。有時候紫外線療法可以用來延緩新皮膚細胞的生成。紫外線療法有時可以結合焦油，把焦油抹在有鱗屑的區塊上，然後用紫外線照射。不然也可以把 anthralin（Drithocreme、Dritho-Scalp）塗在患部，用紫外線照射，原理和使用焦油相同。只有鱗屑和皮膚殘留物會被移除。如果這些方法無效，可以嘗試光敏感藥物 psoralen 加上紫外線 A 的療法。

❑ 在夏季，牛皮癬似乎較不易爆發，它甚至可能自動消失。不過一旦你患過牛皮癬，復發的機會總是有可能的。

❑ 近來的研究已使某些人相信牛皮癬細胞的快速增生可能歸因於前列腺素的調節發生問題以及體內缺乏硫和脂肪酸。在丹麥的 Marselisborg 醫院，柯拉包爾醫生（Dr. Knud Kragballe）使用ω-3 和ω-6 必需脂肪酸的混合物來治療牛皮癬患者。在經過 12 週的測試，大部分案例都出現適度的改善。有些研究人員反對這種療法，不過我們也發現脂肪酸補充品對皮膚病有幫助。

❑ 利用液態氮冰凍中型的牛皮癬患部已出現良好的效果。

❑ 皮質酮乳膏能阻礙皮膚細胞增生，常被用於治療牛皮癬，不過長期使用會使皮膚變薄、脆弱。

❑ methotrexate（Rheumatrex）這種藥物對嚴重的牛皮癬有效，不過這種藥物可能損害肝臟，尤其是長期使用。另外的藥物例如 hydroxyurea（Hydrea）

和 retinoids，其效用還在研究中。cyclosporine（Sandimmune）療法經過測試一直有很好的結果。波士頓大學研究一種藥物叫做 calcitriol（Rocaltrol），若直接塗在皮膚患部，可以帶來明顯改善。這些藥物都潛在嚴重的副作用。

❑ acitretin（Soriatane）是另一種可以給嚴重的牛皮癬患者使用的藥，但如果計畫未來三年內要懷孕，則不宜使用此藥。

❑ 一種叫做 Actiderm（由 Conva-Tec ／ Squibb 製造）的皮膚貼布適用於大部分的局部性牛皮癬藥物，尤其是類固醇（皮質酮）軟膏，來增強效果。這種貼布幫助患者使用較少及較溫和的類固醇就可以達到較好的結果。

❑ 僅能由醫生開藥的活性維生素 D₃ 軟膏（Dovonex）對許多有嚴重牛皮癬的患者已出現很好的效果。

❑ etretinate（Tegison）是一種維生素 A 酸，用來治療頑強的牛皮癬，但可能在膝蓋和腳踝引起骨刺。一項研究發現，百分之八十四使用這種藥長達五年的人發生骨質沈積，造成身體僵硬及移動不便。

❑ 長波紫外線已有效的被用來治療牛皮癬，但可能增加皮膚癌的機率。曬 15 分鐘到半小時的太陽，也有助於減少皮膚發紅及形成鱗屑。一種叫做 methoxsalen（Oxsoralen-Ultra）的液態藥物也普遍被使用。

❑ 有些研究人員相信鯊魚軟骨可能對治療牛皮癬有效，且不用擔心一般用藥所潛藏的毒性，不過這還需要進一步的研究。

錢癬（Ringworm）

請見黴菌感染。

雷氏症候群（Reye's Syndrome）

雷氏症候群是一種罕見的嚴重疾病，影響很多內在的器官，尤其是腦部和肝臟。患者主要是 4 歲到 12 歲的小孩。大部分的雷氏症候群出現在服用阿斯匹靈（或含阿斯匹靈的藥物）來治療流行性感冒或水痘等病毒感染的小孩身上。雷氏症候群也與艾普斯坦—巴爾病毒、B 型流行感冒病毒、腸病毒（指那些影響腸胃道的病毒）有關聯。

在爆發雷氏症候群後的 4 到 6 天，小孩會突然發高燒及嚴重嘔吐。其他的症狀包括心智及個性上的改變，例如神經錯亂、昏昏沈沈、愛睏想睡、喪失記憶力和／或不尋常的脾氣暴躁。除此，小孩還會覺得手腳疲軟麻痹、視覺出現雙重影像、心悸、說話困難、皮膚不完整和／或聽力喪失。痙攣、昏迷、腦部受損、甚至死亡都可能發生，這通常是腦水腫或呼吸困難產生的結果。幸好由於醫界對這種疾病的認知愈來愈多，加上及早發現及早治療，近年這種疾病的死亡率已降至百分之二十到百分之三十左右。

雷氏症候群的確切原因尚未明瞭，不過根據 1980 年代早期做過的一些研究顯示，阿斯匹靈和病毒感染病二者結合起來會大幅增加形成雷氏症候群的機率。這也是為什麼阿斯匹靈不再被拿來為小孩紓解疼痛。

下列這些補充品是專為已經採取適當的醫療措施（包括住院治療）並開始復原中的患者所設計的。在使用任何補充品前，最好先跟醫療保健人員討論一下。 除非有特別的指明，下列這些建議劑量適合 18 歲以上的患者。12 歲到 17 歲的兒童使用建議劑量的四分之三；6 歲到 12 歲的兒童使用建議劑量的二分之一；6 歲以下的兒童使用建議劑量的四分之一。

營養素

補充品	建議用量	說明
必需者		
支鏈胺基酸複合物	依照產品標示。	預防肌肉耗損。（請見第一部的胺基酸）
亞麻子油	依照產品標示。	提供必需脂肪酸。
大蒜（來自 Wakunaga 的 Kyolic）	依照產品標示。	增加能量，提升免疫功能。
卵磷脂顆粒 或 膠囊 或 磷脂酸膽鹼	每日 3 次，每次 1 湯匙。 每日 3 次，每次 1,200 毫克。 依照產品標示。	提供膽鹼，是傳遞神經衝動所需的物質，也是產能的重要物質。
L-甲硫胺酸 加 麩胱甘肽	依照產品標示。 依照產品標示。	強效的抗氧化劑，可保護肝臟，為肝臟解毒。
生的大腦腺體	依照產品標示。	改善大腦的功能。
維生素 A 加 類胡蘿蔔素複合物 與 β-胡蘿蔔素	每日 5,000 國際單位。 每日 15,000 國際單位。	幫助形成健康的皮膚細胞。 被身體利用來製造所需的維生素 A。
維生素 B 群	每日服用每種主要的維生素 B 各 50～100 毫克（在綜合錠劑中，各種維生素的含量會有所不同）。	維生素 B 是所有的酵素系統所需要的東西，也幫助復原。
維生素 E	每日 400 國際單位。	可以對抗自由基的損害。使用 d-α-生育醇的形式。

藥用植物

❏ 下列這些藥草適合在當急性階段結束後身體正開始復原時使用：

- 苜蓿、山楂果、牛膝草、牛奶薊、保哥果、西伯利亞人參、野山藥等，

　　能幫助重整及強化肝臟。

　　注意：若有低血糖症、高血壓或心臟毛病，勿使用西伯利亞人參。

● 含有蘆薈的乳液、金盞花和／或洋甘菊，可用以滋養及回復皮膚。

● 貓薄荷茶或洋甘菊茶有助於減輕焦慮。

　　注意：洋甘菊不宜天天使用，且若你對豕草過敏，應該完全避免洋甘菊。

● 薑和薄荷可以紓解噁心。

● 紫花蘭香草根、繡球花、燕麥桿、蘿勒根、熊果葉具有利尿功效。

● 朝鮮人參或中國人參幫助減輕疲勞。

　　注意：如果有高血壓，勿使用此藥草。

❏ 在使用任何藥草前，應先與你的醫療保健人員討論過。

❏ 因為珍珠花和白柳樹皮的主要成分與阿斯匹靈有關，小孩若因為病毒感染（包括流行性感冒、麻疹或水痘）而引起發燒，不宜使用這兩種藥草。

建議事項

❏ 當你的小孩正從一些病毒感染（例如感冒、流行性感冒、麻疹、水痘）中復原時，你若發現下列症狀，應該要提高警覺：

● 長時間的嚴重嘔吐，且有昏昏欲睡的現象跟隨出現。

● 騷動不安、失去方向感、譫妄症。

● 疲勞、無精打采、喪失記憶力。

　　如果你有任何懷疑自己或你的小孩得到此病，應立即求醫，因為雷氏症候群進展快速，也相當危險。應立刻到離家最近的醫院掛急診，並向醫生解釋狀況。

❏ 確保你的小孩服用的補充品中不含麩胺醯胺，因為它可能導致氨在血液中累積。要弄清楚麩胺醯胺、麩胺酸、麩胱甘肽、麩質這些名詞，它們聽起來有一點像，但卻是很不一樣的東西。

❏ 如果診斷出雷氏症候群，要遵照保健人員的建議來治療，不論是住院時或回家療養後。

❏ 小孩若因為病毒感染而發高燒，千萬不要給予阿斯匹靈。為了安全起見，許多專家反對給小孩服用阿斯匹靈，不論是什麼原因。可以用乙醯氨酚

（acetaminophen，例如 Tylenol、Datril 等）或 ibuprofen（例如 Advil、Nuprin 等）代替。

考慮事項

❏ 雷氏症候群並無解藥。治療的方法專注在平衡血液中的化學物質的濃度，另一方面觀察及輔助肝、肺、心、腦的功能。醫生視病情的階段將採取不同的措施，不過通常都需要住院治療。典型的醫療看護包括靜脈注射，以恢復血液中的電解質和血糖濃度，有時也用利尿劑來減輕發炎及排除過多的液體與廢物。在某些案例中可能還需要動手術來消除腦部的水腫與壓力。

❏ 有一種檢驗雷氏症候群的方式是透過腰椎穿刺法，進入脊髓腔抽取腦脊髓液來檢查。

❏ 雷氏症候群患者若在開始出現嚴重嘔吐後的 12 到 24 小時內，以靜脈注射法提供葡萄糖液（糖水）和電解質（礦物鹽），復原的效果極佳。這種治療法也很安全。

❏ 幾年前英國阿斯匹靈製造業有鑑於此藥物與雷氏症候群之間的關聯，已全面將英國市場上的兒童阿斯匹靈回收。

❏ 美國疾病防制中心的一項研究發現，百分之九十六得到雷氏症候群的小孩曾在病毒感染期間服用阿斯匹靈。該研究也指出阿斯匹靈的用量與雷氏症候群的嚴重性之間有直接的關聯。現今阿斯匹靈的製造者已被要求在產品上提醒使用者阿斯匹靈與這種可能危及性命的病症有關聯。

❏ 也請見第二部的水痘、感冒、流行性感冒。

紅斑性痤瘡（Rosacea）

　　紅斑性痤瘡是一種慢性皮膚病，最常出現在前額、鼻子、顴骨、下巴等處。靠近皮表的微血管群會擴張，產生斑狀的紅色區塊，且有一些小突起，有時還出現面皰。這些紅色斑塊時而出現，時而消失，不過一旦皮下的微血管持續擴張，即所謂的微血管擴張症，這些紅色部位將永久出現在臉部。該部位的皮膚可能變腫、變厚，也可能變得很敏感，輕輕碰觸就會疼痛。

　　紅斑性痤瘡可能看似粉刺，但比粉刺更慢性、持久，幾乎不會出現黑頭或白頭膿皰。這是很常見的疾病，大約每二十個美國人就有一位或多或少有紅斑性痤瘡，只是很多人從未發覺。紅斑性痤瘡一開始通常是臉部泛紅，尤其是鼻子和臉頰。臉紅是因為皮下的血管腫大所致，它讓患者像戴著一副紅面具，引人注意。發炎可能蔓延到全臉，並出現小突起，稍後，可能出現鼻子腫大。不過從一開始的症狀發展到較後期的症狀可能需要好幾年的時間。紅斑性痤瘡也可能造成持續性的灼熱，且眼睛有異物感或眼瞼發炎腫脹。在嚴重的案例中，視力可能受損。

　　紅斑性痤瘡的原因未明，不過已知有一些因子會加重病情，包括攝取酒精、熱飲和／或熱食；曬太陽、溼度、極端的氣溫、使用含有酒精的化妝品或保養品。壓力、缺乏維生素、病菌感染等，也可能是促成此症的因子。另外，每個人的狀況都不同，會影響這位患者的因子不見得會影響另一位患者。

　　紅斑性痤瘡最常見於 30 到 40 歲的白人女性。若是發生在男性身上，情況往往比較嚴重，且通常伴有酒糟鼻的出現。皮膚白嫩的人比皮膚黑黝的人容易得到紅斑性痤瘡；容易臉紅的人似乎也比其他人容易得到紅斑性痤瘡。

　　在罕見的例子中，紅斑性痤瘡可能影響臉部以外的皮膚。紅斑性痤瘡並不是什麼危險的問題，但因為它是一種慢性病，可能讓需要經常化妝的人覺得很沮喪。若沒有適當的照顧，紅斑性痤瘡可能導致影響容貌的後果。

營養素

補充品	建議用量	說明
非常重要者		
月見草油	每日 3 次，每次 500 毫克。	對許多皮膚病是一種好的療方。含有亞麻油酸，是皮膚所需之物。
松樹皮中的成分	依照產品標示。	一種強效的抗氧化劑，可藉由減少組織胺的製造來舒緩過敏和發炎反應。
維生素 A 與 混合的類胡蘿蔔素	每日 25,000 國際單位，維持 3 個月，然後降到每日 15,000 國際單位。懷孕期間，每日勿超過 10,000 國際單。	修復及再造皮膚組織所必需的。
維生素 B 群 外加	每日 3 次，每次服用每種主要的維生素 B 和 100 毫克（在綜合錠劑中，各種維生素的含量會有所不同）。	這是抗壓的維生素，是所有細胞功能所必需的東西，也幫助維持健康的皮膚。
維生素 B₂（核黃素）和	每日 50 毫克。	這兩種維生素 B 已經顯示對治療紅斑性痤瘡特別有效。
維生素 B₁₂	每日 1,000～2,000 微克。	
重要者		
海帶	每日 1,000～1,500 毫克。	提供均衡的礦物質，是維持皮膚健康所需之物。
綜合維生素和礦物質複合物	依照產品標示。	確保營養均衡，避免各種缺乏症。
維生素 E	一開始每日 400 國際單位，漸漸增加到每日 800 國際單位。	防止自由基的破壞。使用 d-α-生育醇形式。
鋅	每日 50 毫克。所有補充劑中的含量相加起來，每日不要超過 100 毫克。	修復組織所需。增強免疫反應。使用葡萄糖酸鋅錠劑或 OptiZinc 可得到較好的吸收。

補充品	建議用量	說明
有幫助者		
來自 Biotec Foods 的 Ageless Beauty	依照產品標示。	保護皮膚免於自由基的破壞。
葉綠素 或 苜蓿	依照產品標示。	協助清血，預防感染。也供應均衡的礦物質。 請見下面藥用植物部分。
亞麻子油膠囊 或 亞麻子油液體	每日 1,000 毫克。 每日 1 茶匙。	提供必需脂肪酸。
來自 Diamond-Herpana-cine Asso-ciates 的 Herpanacine	依照產品標示。	含有抗氧化劑、胺基酸及促進皮膚健康的藥用植物。
L-半胱胺酸	每日 500 毫克，空腹服用。可與開水或果汁一起服用，但勿與牛奶一起服用。若同時服用 50 毫克維生素B_6及 100 毫克維生素 C 則更容易吸收。	含有硫，是維持皮膚健康所需之物。（請見第一部的胺基酸）
卵磷脂顆粒 或 膠囊	每日 3 次，每次 1 湯匙，餐前服用。 每日 3 次，每次 1,200 毫克，餐前服用。	幫助吸收必需脂肪酸。
蛋白質分解酵素	依照產品標示，兩餐之間服用。	幫助消炎。
硒	每日 200 微克。請勿超過此劑量。	增加組織的彈性，且是強力的抗氧化劑。
超氧化物歧化酶	依照產品標示。	自由基的破壞者。
維生素 C 與 生物類黃酮	每日 3,000～5,000 毫克，分成數次。	促進免疫功能，增強微血管，也作為一種溫和的抗發炎劑。

藥用植物

❏ 苜蓿是葉綠素的好來源，葉綠素有解毒功效。苜蓿也提供許多維生素和礦物質。

❏ 蘆薈有極佳的療效。依照產品指示將蘆薈膠塗在乾燥的皮膚上。
注意：有些紅斑性痤瘡患者在使用蘆薈時會出現不舒服的反應，如果你出現這樣的狀況，要停止使用。

❏ 琉璃苣子、蒲公英根、當歸、蘿勒、洋菝葜和黃酸模根可改善皮膚健康。

❏ 鳳梨酵素和薑黃有助於控制發炎。

❏ 牛蒡根和紅花苜蓿是強效的清血劑。牛蒡根也幫助改善皮膚健康。

❏ 金盞花、番椒、茴香子、薑、藥屬葵根、歐鼠尾草、北美滑榆等能滋潤皮膚及促進復原。

建議事項

❏ 採取強調生菜、穀類的飲食，這些食物最好是有機來源。

❏ 避免脂肪，尤其是飽和脂肪及所有動物性產品。飽和脂肪會加重發炎。也避免酒精、咖啡因、乳酪、巧克力、可可、乳製品、雞蛋、油脂、魚、鹽、糖、辣食。

❏ 不要喝熱飲，例如咖啡或茶。吃東西時先讓食物冷卻到室溫再吃。

❏ 檢查是否有食物過敏的可能性。做一個月的飲食紀錄，來觀察什麼食物可能使情況惡化。然後儘量避免接觸這些食物。（請進一步參考第二部的過敏症）

❏ 一個月進行一次禁食計畫。（請見第三部的禁食）

❏ 保持皮膚徹底潔淨，且要好好對待皮膚。使用溫和的天然肥皂和溫水（不要用冰水或熱水）洗臉。洗淨臉後，輕輕拍乾，不要用力擦乾。避免用手摸臉，洗臉時除外。

❏ 避免極端的溫度，尤其是高溫。不要泡熱水澡，或淋浴過久，水溫儘量冷到你還可以接受的程度。避免桑拿烤箱（包括做臉時使用的蒸臉機器）、蒸氣浴。如果需要增加室內的溼氣，只能使用冷水增溼器。

❏ 儘量不要使用化妝品。若非得使用，則選擇天然水性的產品。

❏ 不要使用局部類固醇乳液，這只會使狀況更糟。

❏ 摩擦的感覺對皮膚很刺激，所以儘量不要穿高領緊身衣，以免與皮膚摩擦產生不適。注意不要讓臉部接觸到任何東西，即使拿電話聽筒時太靠近臉，也可能造成局部體溫上升，刺激了敏感的皮膚。

❏ 在嚴重的案例中，可利用雷射或電療方式移除過多的組織。磨皮也可幫助某些紅斑性痤瘡患者。

考慮事項

❏ 紅斑性痤瘡目前沒有解藥。醫生會開局部性或口服式抗生素（通常是四環黴素）給患者使用，以控制發炎的狀況。和其他藥物一樣，抗生素也有副作用，尤其是長期使用。再者，如果停止使用抗生素，病情可能復發。

❏ 一種潛在的血管疾病可能與形成紅斑性痤瘡有關。有幾項發現支持這樣的理論。首先，紅斑性痤瘡患者的臉部上的小血管出現結構異常。再者，若使用血管擴張劑（例如 theophylline 和 nitroglycerin），將使狀況更嚴重。最後，紅斑性痤瘡患者比一般人容易發生偏頭痛，這種頭痛也與血管功能異常有關。

❏ *Demodex folliculorum* 是一種蟎蟲（mite），它們生活在脫落的皮膚細胞中，也存在人類皮膚中。這種小生物存在紅斑性痤瘡患者身上的數量比一般人多。研究者猜測這種生物或人體對這種生物產生的某種反應，可能與紅斑性痤瘡有關。

疥瘡（Scabies）

　　疥瘡是一種寄生蟲感染，會造成持續性的癢疹。它是由一種微小疥蟲（小到幾乎需要顯微鏡才看得到）引起的，這種小生物會埋藏在皮膚的表層裡產卵，導致皮膚出現一簇簇紅色的小突起。疥蟲每年全球的感染人口超過 3 億。在疹子剛出現時，你若仔細瞧瞧，也許會發現小突起上有一些波狀細紋，皮膚可能變得乾燥脫皮，且愈來愈癢，尤其在晚間。抓癢也可能為細菌感染開路。

　　疥瘡在某些機構場所特別容易發生，例如老人院、托兒所。它主要藉由皮膚接觸傳染，且有很高的傳染力。最常受感染的部位包括屁股、男性生殖器、女性乳頭、手腕、胳肢窩，以及腳趾和手指之間的皮膚。

　　醫師診斷此病時，通常是從患部取下一塊脫皮，放到顯微鏡下檢視。疥瘡很容易傳染，所以家人中若有一人感染，其餘的人也都應該接受檢查、甚至治療。15 歲以下的小孩是高危險群，他們通常是家庭中第一個感染此病的人。疥瘡也可算是一種性病。

　　除非有其他情況，以下的建議劑量皆是針對成人的。對於 12 到 17 歲之間的兒童，可以將劑量降低到建議劑量的四分之三，而 6 到 12 歲的兒童則是降低一半的劑量，6 歲以下的兒童使用四分之一的劑量即可。

營養素

補充品	建議用量	說明
非常重要者		
大蒜（來自 Wakunaga 的 Kyolic）	每日 3 次，每次 2 膠囊，隨餐服用。	有抗寄生蟲及抗生素特性。
來自 Solaray 的 ParasiVeda	依照產品標示。	幫助身體去除寄生蟲感染。
月見草油	每日3次，每次 1,000 毫克。	對大部分皮膚病而言是一種有益的復原劑。
維生素 A 與 混合的類胡蘿蔔素	每日 25,000 國際單位，維持 3 個月，然後減到每日 15,000 國際單位。懷孕期間，每日勿超過 10,000 國際單位。	復原過程及重建皮膚新組織所需。
重要者		
海帶	每日 1,000～1,500 毫克。	提供均衡的礦物質。
鋅	每日 50 毫克。所有補充劑中的含量相加起來，每日不要超過 100 毫克。	修補組織。增強免疫反應。使用葡萄糖酸鋅錠劑或 OptiZinc 可得到較好的吸收。

補充品	建議用量	說明
有幫助者		
膠體銀	依照產品標示局部性的使用。	預防二度感染。
維生素 E	每日 600 國際單位。	促進復原。使用 d-α-生育醇形式。

藥用植物

❏ 蘆薈有極佳的療效，依照產品標示將蘆薈塗在患部。

❏ 秘魯香脂、金印草和／或茶樹油可塗在患部對抗感染。金印草還可內服，用以提振免疫力。

　注意：若每天內服金印草，一次不要連續使用超過 7 天，以免干擾正常的腸內益菌群。在懷孕期間不可使用，若你對豕草過敏，則使用時要小心。

❏ 黑胡桃、大蒜、洋艾對寄生蟲感染有幫助。

❏ 康復力草和／或金盞花軟膏可紓解皮膚發癢及不適。

　註：康復力草不宜內服。

❏ 大黃幫助身體去除寄生蟲感染。

建議事項

❏ 光靠飲食無法治癒疥瘡。想要去除小疥蟲，可在頸部以下的全身塗上百滅靈乳液（Elemite）或百分之二十五安息香酸甲苯（benzyl benzoate），請依照產品指示使用，或經由醫師指示使用。

❏ 用熱水徹底清洗感染者用過的床單及被單等物。一種叫做「Rid spray」的噴霧產品含有百滅靈（permethrin），可用於清理衣物和床具。

❏ 保持良好的個人衛生習慣。避免接觸感染者及他們的衣物。

❏ 想要加速復原可以多吃富含鋅的食物，例如大豆、葵花子、小麥麩、全穀類、酵母菌、糖蜜。

❏ 勿喝汽水或有酒精的飲料。不要吃糖、巧克力或零食。

❏ 每天至少喝八大杯水（每杯約 225 毫升）。

❏ 避免油炸食物和所有動物性產品。僅用冷壓的蔬菜油。

考慮事項

❑ 一種叫做靈丹（lindane，即 gamma benzene hexachloride）的殺疥蟲劑曾一度被認為是治療疥瘡的標準方法。不過近年來卻大大被百滅靈取代，因為百滅靈似乎比較安全，也較無副作用。

❑ 6 歲以下的小孩及孕婦都不宜使用殺疥蟲劑，他們適合使用一種較溫和的含硫溶液。

❑ 即使經過治療，疥瘡的皮膚癢可能需要一到二週的時間才消失。抗組織胺或皮質酮乳液也許可提供紓解。金盞花軟膏、冷敷、冷的燕麥浴則是天然的疥瘡療法。

❑ 擁擠、不衛生或收容所的環境容易滋長疥瘡的傳播。

皮脂腺囊腫（Sebaceous Cyst）

皮脂腺囊腫是一種包含皮脂（油）及皮膚蛋白質的生長，通常像一粒小突起漸漸出現在臉部、頭皮或背部。白頭粉刺就是一種小型的皮脂腺囊腫。

這些小突起摸起來頗堅硬，但可移動，而且不痛，除非有感染。如果有感染，通常會出現紅腫，且摸起來很敏感。皮脂腺囊腫多是良性的，不過它們可能成為慢性的細菌感染部位，最後可能產生膿腫。

營養素

補充品	建議用量	說明
非常重要者		
月見草油	每日 3 次，每次 1,000 毫克。	對許多皮膚病都頗有療效。
維生素 A 加	每日 25,000 國際單位，維持 3 個月，然後減到每日 15,000 國際單位。懷孕期間，每日勿超過 10,000 國際單位。	復原及建構皮膚新組織所需。

補充品	建議用量	說明
非常重要者		
類胡蘿蔔素複合物 與 β-胡蘿蔔素	依照產品標示。	提供身體在需要時轉變成維生素 A。
維生素 B 複合物 外加	依照產品標示。	抗壓、抗老化維生素。
維生素 B$_{12}$	每日 1,000～2,000 微克。	健康的皮膚所需。
重要者		
大蒜（來自 Wakunaga 的 Kyolic）	每日 3 次，每次 2 膠囊，隨餐服用。	有抗感染特性。
海帶	每日 1,000～1,500 毫克。	提供均衡的礦物質，是健康的皮膚所需。
鋅	每日 50 毫克。所有補充劑中的含量相加起來，每日不要超過 100 毫克。	修補組織所需。增強免疫力。使用葡萄糖酸鋅錠劑或 OptiZinc 可得到較好的吸收。
有幫助者		
超氧化物歧化酶	依照產品標示。	自由基的破壞者。

藥用植物

❏ 蘆薈有紓解的療效，依照產品標示將純蘆薈液塗在患部。

❏ 牛蒡根和紅花苜蓿是有效的清血劑。

❏ 金印草萃取液或茶樹油可抹在患部對抗感染。

❏ 牛奶薊協助肝臟清血。

❏ 北美金縷梅塗在患部，可吸收油脂。

建議事項

❏ 避免脂肪，尤其是飽和脂肪以及所有油炸的食物。也避免酒精、咖啡因、巧克力、可可、乳製品、雞蛋、魚、肉、鹽、糖。

❏ 進行禁食計畫。（請見第三部的禁食）

❑ 每天熱敷若干次。

❑ 用熱水洗淨皮膚，這幫助溶解皮膚油脂。

考慮事項

❑ 若發生嚴重感染時，治療粉刺的藥物包括塗在表面的藥物或口服抗生素例如四環黴素、紅黴素、Retin-A（維生素 A 的衍生物，有乳液、乳膠、液體等形式），都可能派上用場。另一種粉刺藥物 isotretinoin（Accutane）也是源自維生素 A，有比較嚴重的副作用。

❑ 如果醫生給你使用抗生素，要記得服用嗜乳酸桿菌補充品來補充益菌。嗜乳酸桿菌與抗生素不宜同時使用。

❑ 如果皮脂腺出現發炎或感染，醫生可能建議採取開刀排毒，這算是小手術，可在醫生的門診室中執行。

❑ 也請見第二部的油性皮膚。

皮脂漏（Seborrhea）

皮脂漏是由於油脂腺發生問題所致，特徵是皮膚上有脫皮的斑塊，通常發生在頭皮、臉部、胸部，不過也可能發生在其他部位。患部可能發癢，也可能不癢。

皮脂漏的皮膚略帶黃色、油性或乾燥，且有皮屑。一小塊一小塊的脫皮可能連成一大片斑塊。皮脂漏可能發生在任何年齡層，不過嬰兒與中年人最常見。這種皮膚病的確切原因不明，但可能與營養缺乏症有關，尤其是缺少生物素及維生素 A，或與寄生在毛囊中的一種皮屑芽孢菌感染有關；也可能與遺傳及氣候因子有關。其他導致皮脂漏發生率提高的因子包括太常洗頭、油性皮膚、肥胖、帕金森氏症、愛滋病，及其他皮膚病，例如粉刺、紅斑性痤瘡、牛皮癬。

除非有其他情況，以下的建議劑量皆是針對成人的。對於 12 到 17 歲之間的兒童，可以將劑量到建議劑量的四分之三，而 6 到 12 歲的兒童則是降低一半的劑量，6 歲以下的兒童使用四分之一劑量即可。

營養素

補充品	建議用量	說明
必需者		
必需脂肪酸（月見草油和來自 Nature's Secret 的 Ultimate Oil 都是好的來源）	依照產品標示。	對許多皮膚疾病有幫助；含有皮膚所需的亞麻油酸。
維生素 B 群 外加	依照產品標示。	維生素 B 群，尤其是 B₆，是蛋白質代謝所需的東西，蛋白質則是修補、復原皮膚組織所需之物。使用超強效配方。使用舌下錠以利吸收，或考慮注射方式（在醫師的監督下）。
維生素 B₆（吡哆醇）	每日 3 次，每次 50 毫克。	
和 生物素	每日3次，每次300～400微克。	缺乏生物素與皮脂漏有關聯。
鋅	每天50毫克。所有補充劑中的含量相加起米，每日不要超過 100 毫克。	幫助復原的重要物質。增強免疫力。使用葡萄糖酸鋅錠劑或 Opti-Zinc 可得到較好的吸收。
重要者		
來自 Trace Minerals Research 的 ConcenTrace	依照產品標示。	含有必需微量礦物質以滋養皮膚。
來自 Diamond-Herpanacine Associates 的 Herpanacine	依照產品標示。	含有胺基酸、維生素、藥用植物，可促進皮膚健康及移除毒素。
甲基硫化甲烷（MSM）	依照產品標示。	提供皮膚復原及營養所需之物。
來自 American Biologics 的 Panoderm I	依照產品標示。	含有角鯊烯，這是健康皮膚中所含一種的物質。可當做天然的抗氧化劑，防止化妝品、風吹日曬、污染物等對皮膚造成的傷害。

補充品	建議用量	說明
重要者		
松樹皮中的成分 或	依照產品標示。	強而有力的氧化劑,可強化皮膚,對抗疾病。
葡萄子萃取物	依照產品標示。	
維生素 A 加 類胡蘿蔔素 與 β-胡蘿蔔素 加	每日 50,000 國際單位。懷孕期間,每日勿超過 10,000 國際單位。 依照產品標示。	缺乏此維生素可能引起皮脂漏。
維生素 E 或	每日 400〜800 國際單位。	加速復原。增加氧氣的利用。
來自 American Biologics 的 AE Mulsion Forte	依照產品標示。	提供乳劑形式的維生素 A 和 E,以利吸收,且高劑量時較安全。
有幫助者		
嗜乳酸桿菌(來自 Wakunaga 的 Kyo-Dophilus 是好的來源)	依照產品標示,空腹服用。	補充良性菌,尤其當你正服用抗生素時。使用非乳品配方。
輔酶 Q10 加	每天 60 毫克。	重要的自由基清除者,能提供細胞氧氣。
來自 Coenzyme-A Technolgies 的輔酶 A	依照產品標示。	與輔酶 Q10 合作來提供免疫系統對多種危險物質的解毒能力。
二甲基甘胺酸(DMG)(來自 FoodScience of Vermont 的 Aangamik DMG)	依照產品標示。	增加組織的氧合作用。
游離形式的胺基酸複合物	依照產品標示。	治療及修補組織。
海帶	每日 1,000〜1,500 毫克。	含有均衡的礦物質。碘的好來源。

補充品	建議用量	說明
有幫助者		
卵磷脂顆粒 或	每日 3 次，每次 1 湯匙，隨餐服用。	保護細胞。
膠囊	每日 3 次，每次 1,200 毫克，隨餐服用。	
綜合維生素和礦物質複合物	依照產品標示。	幫助維持營養素的均衡。

藥用植物

❑ 蒲公英、金印草、紅花苜蓿，可內服，對大部分的皮膚問題都有幫助。
注意：若每天內服金印草，一次不要連續使用超過 7 天。在懷孕期間不可使用，若你對豕草過敏，則使用時要小心。

❑ 鴯鶓油有抗皮膚發炎功效，可局部性使用於患部。

❑ 燕麥桿可用於泡澡中來減輕症狀，尤其是皮膚發炎及發癢。

❑ 橄欖葉萃取物對皮膚有療效。

❑ 茶樹油是一種天然的殺菌抗黴劑，可直接塗抹於患部。如果茶樹油太強了，可以用等量的荷荷巴油或蒸餾水稀釋。

建議事項

❑ 採取含有百分之五十至百分之七十五生食的飲食及酸性食物，例如低脂酸酪乳。

❑ 避免巧克力、乳製品、白麵粉、油炸食物、海鮮、核果，及所有含糖的食物。

❑ 不要吃任何含有生蛋的食物。生的蛋白含有大量的卵白素，會與生物素結合，阻礙生物素被身體吸收。生物素是健康頭髮及皮膚所需之物。吃生蛋還可能發生沙門氏桿菌中毒。（請見第二部的食物中毒）

❑ 如果需要使用抗生素，可服用額外的維生素 B 群以及嗜乳酸桿菌，來補充被抗生素破壞的益菌群。

❑ 改變你的洗髮產品，選用不含化學藥劑的洗髮精。這方法有時頗見效。

❏ 想要減少發作頻率及減輕嚴重性，在洗澡完畢後，最好徹底拭乾皮膚，並穿著會透氣的天然材質的衣物。

❏ 利用紫錐花進行順勢療法，也可減輕症狀。

❏ 避免使用開架上所賣的藥膏來治療皮脂漏，這樣反而會增加皮膚的負擔。

❏ 不要摳擠患部的皮膚。

❏ 避免使用刺激性的肥皂，但要確保患部清潔。避免油膩的藥膏或乳液。保持頭髮乾淨，切勿使用油性洗髮精。

❏ 在改善飲食及補充營養品之後，若情況仍未改善，最好去請較合格的保健人員。

❏ 一個月進行一次禁食計畫。（請見第三部的禁食）

考慮事項

❏ 皮膚科醫生給患者開的清潔乳液中通常含有一種乾爽劑及硫與 resorcinol 和／或 Diprosone 乳膏（來自 Schering-Plough 公司）。

❏ 乳痂常與食物過敏有關聯。對嬰兒來說，控制食物過敏加上補充生物素（如果缺乏此營養素的話），是最有效的方法。對六個月以上的嬰兒來說，把液態的綜合維生素B加入果汁中，是補充生物素的最佳方式。不妨和你的醫療保健人員討論你的小寶寶需要補充什麼營養素。

❏ 腸內缺乏共生益菌群可能導致嬰兒缺乏生物素。研究顯示讓哺乳的母親與嬰兒一起補充生物素，可以有效解決乳痂的問題。對成人而言，只用生物素治療效果不彰，若把生物素結合維生素B群以及必需脂肪酸，在許多案例中都已顯出成效。

❏ 實驗室的測試發現生吃蛋白會發生皮脂漏。

❏ 膠體銀是一種天然的抗生素，已知能對抗皮脂漏等皮膚病。

❏ 一些研究顯示許多皮膚病包括溼疹、牛皮癬，可能都與麩質過敏有關。所以飲食中避免含麩質的食物也許有益。請見第二部的粥狀瀉，參考其飲食建議。

❏ 服用維生素 B 群在許多案例中都顯示是最有效的治療。

❏ 也請見第二部的頭皮屑、皮膚炎。

帶狀疱疹（Shingles; Herpes Zoster）

　　帶狀疱疹是由帶狀疱疹病毒引起的，這也正是引起水痘的病毒。帶狀疱疹影響皮膚上的神經末梢。儘管帶狀疱疹也可能出現在其他部位，但它最常出現在肋骨下方的腹部（接近肚臍）。其他較常被感染的部位還包括陰道組織和口腔內側。

　　許多成人都曾經得過水痘，這種孩提時期常見的傳染病會引起高燒與奇癢無比的水泡，但很少造成永久性的傷害。然而一旦帶狀疱疹病毒進入人體、並引起水痘，它就不會再離開，它可能長年潛伏在脊髓和神經節中，直到再度被活化，通常是趁免疫系統暫時性或永久性受創時。然後，帶狀疱疹病毒會擴散到神經末梢，使神經末梢釋出神經衝動傳遞到大腦，在那裡被解讀成劇痛、發癢、灼熱的訊息，並使覆在上層的皮膚感到比往常敏感。據估計，百分之九十患過水痘的人可能形成帶狀疱疹。那些從未感染水痘的人則少有機會得到帶狀疱疹，因為帶狀疱疹的傳染性不高。

　　感染帶狀疱疹一開始通常會出現 3 或 4 天的發冷、高燒、疼痛。然後一簇簇的小水泡（邊緣呈紅色）漸漸的冒出來，患部變得極度疼痛且很怕碰觸。其他的症狀包括麻痺、疲勞、憂鬱、刺痛、淋巴結腫痛、頭痛等等。這個階段會維持 7 天到 14 天。小水泡終究會結痂脫落，在嚴重的案例中還可能留下疤痕。

　　很多因素都會增加感染帶狀疱疹的機率，包括壓力、癌症、使用抗癌藥物、脊髓受傷、免疫系統受抑制（例如感染 HIV 病毒），或使用皮質類固醇、環孢靈（cyclosporin）等藥物。不過，要激活帶狀疱疹病毒並不需要靠嚴重的疾病。任何身心上的壓力都可能使一個人成為帶狀疱疹的受害者。一些看似沒有大礙的輕傷或溫和的感冒也能使原本身體健康的人爆發帶狀疱疹。在許多案例中，很難判定究竟是什麼東西引發此病。

　　在美國，每年受帶狀疱疹折磨的人有將近 750,000 人，各種年齡層的人都可能發生，但 50 歲以上的患者較常見，因為免疫系統會隨著老化而逐漸衰弱。大部分的帶狀疱疹幾週內就會自然消失了，嚴重的可能需要更久的時

間，且需要更激烈的療法。在一些病例中，即使水疱消失了，疼痛還會持續好幾個月，甚至幾年的時間，這就是所謂的「帶狀疱疹後神經痛」，比較可能發生在年紀較大的人身上。如果帶狀疱疹出現在眼睛四周，可能傷害眼角膜且導致失明。大約百分之二十帶狀疱疹的患者會受到此病復發之苦。

免疫系統有問題的人若得到帶狀疱疹，其症狀與後遺症可能使患者痛苦不堪。帶狀疱疹也可能影響體內器官，甚至肺、腎、肝等器官都可能受害。四處擴散的帶狀疱疹若未經察覺與治療，可能造成永久性的傷害，包括失明、耳聾、癱瘓等，這要視受感染的神經負責哪個部位的功能而定。帶狀疱疹若造成二度細菌感染或病毒性肺炎，可能導致死亡。

營養素

補充品	建議用量	說明
必需者		
L-離胺酸	每日 2 次，每次 500 毫克，空腹服用。可與開水或果汁一起服用，但勿與牛奶一起服用。若同時服用 50 毫克維生素 B$_6$ 及 100 毫克維生素 C 則更容易吸收。	對抗帶狀疱疹病毒的重要物質。（請見第一部的胺基酸）注意：一次不要服用超過 6 個月以上。
維生素 C 與 生物類黃酮	每日 4 次，每次 2,000 毫克。	協助對抗病毒及提振免疫系統。
非常重要者		
β-1,3-D-聚葡萄糖	依照產品標示。	治療細菌、病毒、真菌感染頗有效。
維生素 B 群 外加 維生素 B$_{12}$	每日 3 次，每次服用每種主要的維生素 B 各 100 毫克（在綜合錠劑中，各種維生素的含量會有所不同）。 每日 2 次，每日 1,000 微克。	維護神經健康所需，可對抗缺乏症。必要時可用注射形式（在醫師的監督下）。 使用口含錠或舌下形式。

補充品	建議用量	說明
非常重要者		
鋅	每日 80 毫克，維持 1 週，然後減低到每日 50 毫克。所有補充劑中的含量相加起來，每日不要超過 100 毫克。	增加免疫力及對抗感染。使用螯合式鋅口含錠或吡啶甲酸鋅（zinc picolinate），以利吸收效果。
重要者		
鈣 加 鎂	每日 1,500 毫克。 每日 750 毫克。	幫助神經功能，抵抗壓力。使用螯合形式的產品。
大蒜（來自 Wakunaga 的 Kyolic）	每日 3 次，每次 2 膠囊，隨餐服用。	可強健免疫系統。
S-腺苷甲硫胺酸	依照產品標示。	協助減輕疼痛與發炎。一種天然的抗憂鬱劑。 注意：如果你具躁鬱症患者或正服用抗憂鬱劑的處方，請勿使用本補充品。12 歲以下的小孩也不宜使用此產品。
維生素 A 乳劑 或 膠囊 加	每日 50,000 國際單位，持續 2 週，減至每日 25,000 國際單位。懷孕期間，每日勿超過 10,000 國際單位。 每日 10,000 國際單位。	提振免疫力，對抗疾病。建議使用乳劑形式，因較易吸收和服用劑量高時較安全。
類胡蘿蔔素複合物 與 β-胡蘿蔔素	依照產品標示。	保護免疫功能，促進復原。
維生素 D_3	每日 2 次，每次 1,000 國際單位，維持 1 週，然後降至每日 400 國際單位。	協助組織復原，是吸收鈣質所需之物。
維生素 E	每日 400〜800 國際單位。也可刺破維生素 E 膠囊，直接塗在患部的皮膚上。	防止疤痕組織產生。也減輕長期疱疹的疼痛。使用 d-α-生育醇的形式。

補充品	建議用量	說明
有幫助者		
嗜乳酸桿菌（來自 Wa-kunaga 的 Kyo-Dophilus 是好的來源）	依照產品標示。	提供腸內的益菌群及刺激免疫功能。使用非乳品配方。
輔酶 Q$_{10}$ 加 來自 Coenzyme-A Tech-nologies 的輔酶 A	每日 60 毫克。 依照產品標示。	自由基的清除者，可提振免疫系統功能。 與輔酶 Q$_{10}$ 有效的合作，提供免疫系統對多種危險物質的解毒能力。
膠體銀	依照產品標示。	天然的抗生素，已顯示能有效治療帶狀疱疹。可內服及外用。
必需脂肪酸（亞麻子油及月見草油是好的來源）	依照產品標示。	促進皮膚及神經組織的復原。
葡萄子萃取物	依照產品標示。	一種強效的抗氧化劑，可保護皮膚細胞，減少疱疹冒出來的數量。
來自 Diamond-Herpana-cine Associates 的 Herpanacine	依照產品標示。	強健免疫系統，對抗感染。
來自 American Biologics 的 Inflazyme Forte	每日 3 次，每次 4 錠，隨餐服用。	有抗氧化特性，並協助蛋白質、脂肪、醣類分解。
舞菇（maitake）萃取物 或 靈芝（reishi）萃取物 或 香菇（shiitake）萃取物	依照產品標示。	有提振免疫功能及抗病毒特性。
綜合維生素和礦物質複合物	依照產品標示。	提供均衡的營養素。
來自 Marlyn Nutraceut-icals 的 Wobenzym N	每日 2～3 次，每次 3～6 錠，兩餐之間服用。	破壞自由基及協助食物分解和吸收。也幫助消炎。

藥用植物

❏ 苜蓿、洋甘菊、蒲公英可幫助恢復身體的酸鹼平衡以促進復原。蒲公英也
幫助肝臟解毒。用洋甘菊冷敷，有助紓解疱疹。

注意：洋甘菊不宜天天使用，且若你對豕草過敏，應該完全避免洋甘菊。

❏ 紫雲英（黃耆）根及紫錐花可增強免疫系統。

注意：發燒時不宜使用黃耆。

❏ Bi phaya yaw（*Clinacanthus nutans*）是傳統泰式療法中的一種藥用植物，
經過臨床測試發現在某些案例中可以縮短帶狀疱疹的復原時間。可製成乳
液狀使用。

❏ 牛蒡和紅花苜蓿可清潔淋巴結及血液。

❏ 番椒（辣椒）含有一種叫做辣椒鹼的物質可以紓解疼痛、幫助復原。也能
當做解毒劑。番椒有錠劑與膠囊兩種形式的產品。

❏ 金印草有強效的抗生素特性，能減輕感染。

注意：若每天內服金印草，一次不要連續使用超過 7 天。在懷孕期間不可
使用，若你對豕草過敏，則使用時要小心。

❏ 綠茶有抗病毒、抗發炎、抗氧化特性。綠茶所含的多酚物質可以對抗疱疹
病毒。

❏ 甘草萃取液可用以治療帶狀疱疹及帶狀疱疹後的神經痛。它似乎能阻礙疱
疹病毒的生長。

❏ 牛奶薊保護肝臟，促進健康的肝功能。

❏ 燕麥桿、金絲桃、並頭草幫助減輕壓力與發癢。把等量的燕麥桿、金絲桃
和並頭草酊劑相混，一次使用 1 茶匙，一天四次。

❏ 橄欖葉萃取物協助對抗疱疹病毒。

❏ 玫瑰果富含維生素 C，有助預防皮膚感染。

❏ 纈草根能鎮靜神經系統，睡覺前使用，可幫助睡眠。

建議事項

❏ 把啤酒酵母、糙米、大蒜、新鮮蔬果、全穀類等食物納入飲食中。

❏ 吃大量含有維生素 B_6 的食物，包括香蕉、核果、馬鈴薯、番薯。

❏ 進行禁食計畫。（請見第三部的禁食）

❏ 使用花粉或蜂膠、葉綠素和／或海帶來對抗病毒及促進復原。

注意：花粉可能造成某些人過敏。先從少量開始使用，若出現疹子、喘氣或其他不舒服症狀時，應停止使用。

❏ 把生活壓力維持在最低狀態。壓力會減低免疫系統的抵抗力。研究發現帶狀疱疹患者比其他人還常經歷壓力。

❏ 每天讓患部曬 15 分鐘的太陽。洗澡時輕輕沖洗患部，但避免用手觸摸疱疹或抓癢。

❏ 如果身體某處忽然出現原因不明的疹子或水泡，應該求醫。皮膚科醫生可以在幾分鐘內就判斷出病因。

❏ 若疱疹出現在眼睛周圍、前額或鼻尖，應去看眼科醫師。眼部的帶狀疱疹若未經治療，將有失明之虞。

❏ 嘗試使用精油治療。佛手柑、尤加利、天竺葵、金印草、檸檬等精油可以單獨使用或合併使用。這些濃縮的植物精華有強力的抗病毒功效。最佳的使用方式是把幾滴精油加入一湯匙的基底油（例如杏仁油、花生油、橄欖油）中調和，在疱疹剛爆發時塗在患部。在許多案例中，疱疹部位在經過精油治療 3～5 天後會變乾，然後消失。

❏ 考慮使用順勢療法來紓解症狀。蜜蜂（*Apis mellifica*）、*Arsenicum album*、*Clematis erecta*、*Iris versicolor* 以及 *Rhus toxicodendron* 等都可能有幫助。

考慮事項

❏ 帶狀疱疹尚無藥可癒。目前的治療目標主要是控制急性的疼痛與疱疹的爆發，且試圖預防或縮小可能的併發症。醫生通常會開一種抗病毒藥物叫做 acyclovir（Zovirax），此藥也適用於其他種疱疹。acyclovir 通常可幫助減輕疼痛及預防一些併發症，尤其對免疫系統不太好的人而言。不過，acyclovir 若沒有在帶狀疱疹最初爆發的幾天內使用，效果通常不彰。這可能造成一些患者的困擾，因為帶狀疱疹的早期診斷通常不容易。此外，acyclovir 的價格也頗昂貴。

❏ 止痛藥例如乙醯氨酚（acetaminophen，Tylenol、Datril）或非類固醇抗發

炎藥（NSAIDs）也可用來控制發炎及輕微的疼痛。嚴重的疼痛可能需要使用到麻醉鎮痛劑。

❏ 腺苷單磷酸（AMP）是體內一種天然的化合物，對治療帶狀疱疹頗有效。

❏ 由於辣椒鹼能紓解帶狀疱疹後的神經痛，使它受到醫界重視。辣椒鹼是與辣椒同一家族的植物所形成的一種天然化合物，多倫多的研究者發現，百分之五十六有帶狀疱疹後神經痛的人在經過四星期的辣椒鹼軟膏（Zostrix）治療後，大幅紓解疼痛，百分之七十八的患者則多少有一些改善。臨床研究顯示辣椒鹼直接降低「物質 P」（substance P）的含量，物質 P 是一種神經衝動傳遞物，負責疼痛的傳導，如果缺乏物質 P，神經將無法傳遞疼痛的感覺。辣椒鹼使用起來很方便，只需把辣椒鹼軟膏塗在患部，一天三、四次即可。此外，辣椒鹼不會與其他的藥物發生反應，產生干擾，使辣椒鹼尤其適合年長的患者，因為他們總是還定期服用著一些慢性病藥物。辣椒鹼軟膏可在藥房或健康食品店購得。務必等帶狀疱疹的水疱完全復原後才使用辣椒鹼軟膏，否則可能使患部出現劇烈的灼痛。

❏ 局部麻醉劑 lidocaine（Lidoderm）有時也可用於治療帶狀疱疹後神經痛，不過可能出現患部紅腫的副作用，幸好這情況通常頗溫和，且不會持續太久。

❏ 免疫系統較差的人可能接受剛從帶狀疱疹中病癒的患者所捐贈的血清或其他生化產品，來抵抗疱疹病毒。不過在愛滋病猖獗的現今，這樣的方式既危險又比較貴，因為還需要事先篩檢捐贈者的血液品質。現在的醫生比較傾向施予大量抗病毒藥物來破壞病毒的威力。

❏ 有些醫生把維生素 B12 結合腺苷單磷酸注射到患者體內來治療帶狀疱疹。這樣的療法加上沿著受感染的神經路線塗上氧化鋅及原味優格（酸酪乳），一天二到三次，可帶來紓解。

❏ 硫化二甲基（DMSO）已成功的運用於紓解帶狀疱疹的疼痛及促進患部的復原。

❏ 儘管帶狀疱疹的傳染力不是很高，但可能使先前未接觸過該病毒的人感染水痘，尤其是對小孩而言。

❏ 如果傳統的方式無效，一種抗憂鬱的藥 amitriptyline（Elavil、Endep）也許可派上用場。這種藥不僅可紓解疼痛產生的惡劣情緒，也可紓解疼痛本

身。它的作用在於能增加腦內啡的製造，腦內啡是人體內天然的止痛藥。

❑ 目前有實驗正在測試以活的水痘疫苗做靜脈注射，試圖用以預防帶狀疱疹。你若從未感染過水痘，就不會形成帶狀疱疹，因此，有一些研究人員歸結出一個理論：預防水痘的疫苗也可預防帶狀疱疹。但反對的人指出，這樣的疫苗也許可以提供從未得過水痘的人免疫力，但是疫苗中的病毒也可能藉機先躲藏在中樞神經系統中，在往後的幾年或幾十年中再伺機爆發出帶狀疱疹。

❑ 研究人員在探索帶狀疱疹病毒時所遇上最棘手的障礙是沒有動物可以當做實驗的對象；水痘與帶狀疱疹是僅見於人類的傳染病，且帶狀疱疹病毒不容易在實驗室培養。不過，研究者還是繼續鑽研帶狀疱疹病毒的生物特性，希望能更進一步了解免疫系統是如何控制此病，也希望能找出紓解帶狀疱疹與帶狀疱疹後神經痛的療方。

❑ 也請見第三部的疼痛控制。

皮膚癌（Skin Cancer）

　　在美國，皮膚癌患者的數量高居各種癌症人數之冠，據估計，每年有600,000 人被診斷出罹患皮膚癌。皮膚癌有若干種類，其中有兩種最常見：基底細胞癌、鱗狀細胞癌。這兩種癌症只要及早治療，治癒性都很高。第三種主要的類型是黑色素瘤，這是比較嚴重的癌症。

　　基底細胞癌是這三種皮膚癌中最常見到的一種，盛行於金髮且皮膚白皙的族群中。和許多種惡性腫瘤不同，基底細胞癌不輕易擴散，直到它出現很久一段時間以後。受害的細胞看似潰瘍組織，緩慢的蔓延。這種皮膚癌最初的徵兆是類似珍珠的腫塊出現在鼻子、脖子或耳朵上。在六週之後，腫塊開始潰瘍，中間潮溼、外圍堅硬，還可能出血。潰瘍後會開始結痂、脫落，但潰瘍卻並未真正痊癒。有時候，基底細胞癌會出現在背部或胸部，外觀是扁平狀的膿瘡，生長緩慢。基底細胞癌通常不會遍布全身，而且一般都可治癒。不過，這種皮膚癌的復發倒是蠻常見的。如果未經治療，可能對更下層的皮膚與骨頭造成嚴重的傷害。

在鱗狀細胞癌中，下層皮膚細胞受到破壞，導致皮下出現腫瘤或硬塊，通常發生在耳朵、手、臉或下唇。腫塊的外觀看似疣或像一小塊潰瘍，無法痊癒。這型皮膚癌常發生於年過50歲且皮膚白皙的人身上。經常在戶外工作的人或居住在陽光普照地區的居民，有較高的罹患率。若能及早發現、及早治療，這型皮膚癌的治癒率很高。

黑色素瘤比前面兩種皮膚癌罕見，但情況要嚴重許多。這種皮膚癌起源於皮膚較深層的色素細胞，據估計，有一半的黑色素瘤來自皮膚上的痣。這種皮膚癌似乎有家族遺傳性，有些家族的人比一般人有較高的罹患率，他們皮膚上通常會出現一種奇怪的痣叫做 dysplastic nevi，形狀與顏色都不規則，直徑可能有半英吋之大，這種痣可能是皮膚癌的前身。在男性患者中，黑色素瘤從脖子到腰部之間都可能出現；在女性患者中，最常發生在手臂與腿。

黑色素瘤可分成四種，每一種都有略微不同的特徵：

●表面擴散型黑色素瘤：這是最常見的一型，主要發生於白人，女性又比男性常見。典型的表面擴散型黑色素瘤源自一個扁平的痣，通常出現在小腿或上背，漸漸形成突起的不規則表面。隨著腫瘤的生長，其邊緣通常變得不對稱且有凹口。

●指端黑色素瘤：最常見於非洲人及亞洲人，扁平的深棕色患部有棕黑色或藍黑色腫塊。最可能出現在手掌及腳底、手指及腳趾的甲床，以及黏膜組織。

●惡性黑痣黑色素瘤：較常見於女性，且通常出現在臉部、脖子、耳朵或其他長期接觸到太陽的部位。這種黑色素瘤很少發生於50歲以前，且在真正形成黑色素瘤以前，通常會經歷一個叫做惡性黑痣的癌前病變階段，此階段可長達好多年。

●結節型黑色素瘤：這腫瘤一開始會攻擊較下層的組織，而先不會蔓延到皮表，較常發生在男性身上。患部看似帶血水泡，顏色從珍珠白到藍黑色不等。結節型黑色素瘤比其他種黑色素瘤還容易轉移到他處。

黑色素瘤的發展有四個階段，所謂的 TNM 系統，是用來描述這些階段的方法，T 代表腫瘤（tumor）的存在，N 代表腫瘤擴散到淋巴結（lymph nodes），M 表示腫瘤的轉移（metastasis）。這四個階段如下：

第一階段：癌細胞出現在內層皮膚的上方，但尚未擴散。

第二階段：癌細胞擴散到內層皮膚中但尚未進入淋巴結。

第三階段：腫瘤侵入皮膚的外層與內層之外的組織，在腫瘤起源部位也可能出現額外的腫瘤。癌細胞可能擴散到腫瘤附近的淋巴結。

第四階段：癌細胞已擴散到其他部位，遠離黑色素瘤的起源點。

過度曝曬日光中的紫外線是引起基底細胞癌、鱗狀細胞癌以及黑色素瘤的主要原因。紫外線破壞皮膚細胞的遺傳物質，造成組織受損，也把皮膚細胞裡的正常修復機制破壞了。在正常情況下，皮膚在紫外線照射下，受損的細胞會立即停止複製，變成死皮脫落，然後由新生的健康細胞取代，這就是為什麼曬傷的皮膚會脫皮的原因。但如果皮膚細胞的修補機制被破壞了，受損的細胞可能會繼續複製，使皮膚更容易受到後來的紫外線的破壞。曬太陽不僅是皮膚形成皺紋的主因，也是造成皮膚癌的主因，百分之九十的皮膚癌案例是由日曬引起的。小時候曾因為日曬而引起嚴重曬傷（甚至起水泡）的人，形成皮膚癌的機會是一般人的二倍。金髮或紅髮、藍眼或綠眼以及皮膚白皙且一曬太陽就長雀斑或曬傷的人，也屬於高危險群，因為他們的皮膚中比較沒有保護色素。一個顯示日曬對皮膚已達危險程度的警訊就是皮膚出現光化性角化症（actinic 或 solar keratoses），這種癌前病變最常出現在臉部、脖子及頭頂，外觀可能是圓形突起或扁平斑塊，且發癢或刺痛。稍後，這些病變部位會變硬且呈灰或棕色。這些異常現象也許本身並不危險，但最好還是請醫生評估一下，必要的話可接受治療，以免引發更嚴重的皮膚癌。

除了前述三種主要的皮膚癌，其他還有一些較不常見的皮膚癌。蕈狀瘤是一種皮膚淋巴瘤，最初它會在皮膚上出現癢疹，且可能持續好多年。經年累月下來，此病變會漸漸擴散，然後逐漸堅實，最後發生潰瘍。若未加以治療，終究會擴散到淋巴結以及其他體內器官。蕈狀瘤是一種進展緩慢的癌症，可能不容易診斷，尤其是在早期階段。必要的話，皮膚組織切片的檢驗可幫助正確的診斷。

卡波西氏瘤是近年來逐漸普遍的皮膚癌，特徵是患部有隆起的病變，呈現粉紅或紅紫色，可能出現在身體各處，最常見的部位包括腿、腳趾、上半身和黏膜組織。卡波西氏瘤一度是罕見且發展緩慢的疾病，主要見於地中海一帶較老一輩的人。但自從愛滋病蔓延起來，卡波西氏瘤不再是罕見的疾病，主要也與免疫功能變差有關。愛滋病患似乎容易得到侵略性更強的卡波

西氏瘤，使淋巴結和其他內部器官終究受波及。

近年來，皮膚癌的發生率逐年上升，患者的平均年齡則愈來愈年輕。40歲以下的女性形成皮膚癌的速率比同年齡層的男性還快一倍，所幸皮膚癌只要及早治療，治癒率是很高的。超過百分之九十的皮膚癌病例都痊癒了。

營養素

補充品	建議用量	說明
必需者		
β-1,3-D-聚葡萄糖	依照產品標示。	可刺激免疫細胞消化細胞殘餘物。
輔酶 Q_{10} 加 來自 Coenzyme-A Technologies 的輔酶 A	每日 100 毫克。	改善細胞的氧合作用。
二甲基甘胺酸（DMG） （來自 FoodScience of Vermont 的 Aangamik DMG）	依照產品標示。	改善細胞的氧合作用。
必需脂肪酸（月見草油）	依照產品標示，每日 3 次，餐前服用。	保護細胞。
大蒜（來自 Wakunaga 的 Kyolic）	每日 3 次，每次 2 膠囊。	增強免疫功能。
組胺酸	依照產品標示。	據說能增加皮膚對抗日曬的免疫力。
蛋白質分解酵素 或 來自 Marlyn Nutraceuticals 的 Wobenzym N	依照產品標示，隨餐服用。 每日 2～3 次，每次 3～6 錠，兩餐之間使用。	強效的自由基清除者，能減輕發炎，協助食物的分解消化。
檞黃素	依照產品標示。	一種類黃酮，有抗氧化特性。
硒	每日 200 微克。懷孕期間，每日勿超過 40 微克。	強效的自由基清除者，防止紫外線傷害。
超氧化物歧化酶	依照產品標示。	破壞自由基。可考慮注射方式（在醫師的監督下）。

補充品	建議用量	說明
必需者		
維生素 A	每日 10,000～50,000 國際單位，維持 10 天或更久。懷孕期間，每日勿超過 10,000 國際單位。	強效抗氧化劑，可破壞自由基。使用乳劑形式較易吸收，且在高劑量時較安全。
加		
天然的β-胡蘿蔔素	每日 15,000 國際單位。	維生素 A 的前驅物。
和		
類胡蘿蔔素複合物（Betatene）	依照產品標示。	
維生素 B 群複合物	每日服用每種主要的維生素B各 100 毫克（在綜合錠劑中，各種維生素的含量會有所不同）。	正常的細胞分裂及細胞功能所需之物。
和／或		
啤酒酵母	2 錠（20-grain），每日 3 次。	維生素 B 群的好來源。
維生素 C 與 生物類黃酮	每日 5,000～20,000 毫克，分成數次。（請見第三部的抗壞血酸沖洗）	強效的抗癌劑。提振免疫力。
維生素 E	每日最多 1,000 國際單位。	促進復原及修補組織。使用 d-α-生育醇形式。
重要者		
舞菇（maitake）萃取物 或	每日 4,000～8,000 毫克。	這些蘑菇含有一些物質可以抑制癌細胞的生長與擴散，也能增強免疫反應。
靈芝（reishi）萃取物 或	依照產品標示。	
香菇（shiitake）萃取物	依照產品標示。	
松樹皮中的成分 或	依照產品標示。	抗氧化劑，可對抗紫外線對皮膚造成的破壞。
葡萄子萃取物	依照產品標示。	
鯊魚軟骨（BeneFin）	每日每 1 公斤的體重服用 1 公克，分成 3 次使用。若無法忍受口服方式，可以留置灌腸法從直腸進入。	已顯示能抑制甚至逆轉癌細胞的生長。也可刺激免疫系統。

補充品	建議用量	說明
重要者		
鋅	依照產品標示。	酵素活動所需的重要物質;細胞分裂、生長、修補所需要的東西,也提振免疫功能。使用葡萄糖酸鋅錠劑或OptiZinc可得到較好的吸收。
有幫助者		
嗜乳酸桿菌	依照產品標示,空腹服用。	有抗菌功效。使用非乳品配方。
來自 Aerobic Life Industriesm 的 Aerobic07 或	依照產品標示。	抗菌劑。
來自 American Biologics 的 Dioxychlor	依照產品標示。	
來自 Trace Minerals Research 的 ConcenTrace	依照產品標示。	滋養皮膚、毛髮。
硫化二甲基(DMSO)	依照產品標示,用於體外患部。	促進復原。僅使用來自健康食品店的 DMSO。
來自 Diamond-Herpanacine Associates 的 Herpanacine	依照產品標示。	含有抗氧化劑、胺基酸、藥用植物等成分,可促進皮膚健康。
海帶	每日 1,000～1,500 國際單位。	提供均衡礦物質。可服用錠劑或攝取海菜。
L-半胱胺酸 和 L-甲硫胺酸	依照產品標示,空腹服用。可與開水或果汁一起服用,但勿與牛奶一起服用。若同時服用 50 毫克維生素B_6 及 100 毫克維生素 C 則更容易吸收。	幫助解除有害物質。(請見第一部的胺基酸)
多種酵素複合物	依照產品標示,隨餐服用。	協助消化。
綜合維生素和礦物質複合物	依照產品標示,隨餐服用。	保持各種營養素的均衡。勿使用持續釋放型的配方。

補充品	建議用量	說明
有幫助者		
來自 Source Naturals 的 N-A-G	依照產品標示。	提供葡萄糖胺，此物質幫助黏膜及結締組織的形成。
對胺基安息香酸（PABA）	每日 25 毫克。	幫助對抗皮膚癌。
生的腺體複合物 加 生的胸腺	依照產品標示。 依照產品標示。	刺激腺體功能，尤其是胸腺，這是重要的免疫器官。
牛磺酸	依照產品標示。	修補組織、器官的基礎物質。
維生素 B₃（菸鹼素） 加 膽鹼 和 葉酸	每日 100 毫克。請勿超過此劑量。 每日 500～1,000 毫克。 每日 400 微克。	維生素 B₃ 改善血液循環，建造紅血球，及幫助肝功能。 注意：若有肝臟病、痛風或高血壓，請勿服用菸鹼素。
維生素 B₁₂ 注射液 或 維生素 B₁₂	遵照醫生指示。 每日 3 次，每次 1,000 微克。	預防貧血。以注射的形式（在醫師的監督下），是最有效果的。若是無法注射，可以使用口含錠或舌下形式。

藥用植物

❑ 苜蓿、牛蒡、蒲公英根、木賊、鹿角菜、藥屬葵根、燕麥桿、玫瑰果、黃酸模，都有益組織的修補。玫瑰實是維生素 C 的好來源。

❑ 紫雲英（黃耆）促進體內產生抗癌細胞且提振免疫系統。

❑ 山桑椹、番椒（辣椒）、薑、金印草、蕁麻、洋菝葜、薑黃，刺激肝臟且幫助穩定血液的組成，也可能阻撓癌細胞增生。

❑ 牛蒡根和紅花苜蓿幫助清潔血液與淋巴結。

❑ 種子食物及中國黃瓜皮可抑制癌細胞。

❑ 康復力草、保哥果、澤菊、木鼠尾等可製成糊藥來治療皮膚癌。（請見第三部的使用糊藥）

❑ 銀杏、保哥果、薑黃素是強效的抗氧化劑，有增強免疫力的功效。

❑ 研究顯示綠茶有抗癌特性，每天喝四杯。

❑ 茶樹油乳液是天然的抗菌劑（包括細菌和真菌），可外用，能促復原。

建議事項

❑ 攝取低脂且富含抗氧化劑的食物，例如胡蘿蔔素（β-胡蘿蔔素）、番薯、南瓜、菠菜、綠花椰菜、甘藍菜芽、甘藍菜、芥藍、蕪菁、枸櫞類水果。

❑ 注意皮膚是否有異樣，提防皮膚癌的徵兆：
  - 開口膿瘡，流血、結痂，但就是好不了。
  - 紅色斑點，發癢不舒服，通常出現在胸部、肩膀、手臂、腿。可能癢、痛，也可能沒有任何感覺。
  - 發亮的疤痕，呈白、黃色或蠟質，外觀閃亮、緊繃。
  - 臉部、嘴唇或耳朵出現不規則病變，且愈長愈大，外觀「猙獰」。

❑ 定期檢查皮膚。美國國家皮膚癌基金會建議每三個月做一次全身的皮膚檢查。你需要一面全身的大鏡子、一面用手拿的小鏡子，以及充足的光線。檢查身體的痣是否有異樣，也看看皮膚上是否有奇怪可疑的斑點，下面這個 A-B-C-D 清單可以幫助你：
  - 不對稱（Assymetry）：痣的兩側應該形狀對稱。
  - 邊緣（Border）：痣的邊緣要圓滑，而不是鋸齒狀或不規則狀。
  - 顏色（Color）：棕色或深棕色的痣是正常的。紅、白、藍、黑色則有異樣。
  - 直徑（Diameter）：直徑超過四分之一英吋的痣，或是直徑愈來愈大的痣，都是可疑的。

  除了觀察痣的變化，其他怪異的斑點或生長也要留意。若發現異樣，應請皮膚科醫師評斷。

❑ 有些美膚中心會提供把皮膚曬出古銅色的服務，業者宣稱這種儀器比曬太陽安全，因為顧客接受的是紫外線A（UVA）照射，而不是會引起皮膚曬傷的紫外線B（UVB）。不過研究指出，UVA 就像 UVB 一樣會造成皮膚癌，所以不要被業者的廣告誤導了。UVA 和 UVB 最根本的差別在於，UVA比較容易穿透深層皮膚，較易導致皺紋形成、膠原蛋白傷害，也許還可能導致黑色素瘤。UVB 則比較可能曬傷上層皮膚，造成基底細胞皮膚癌和鱗狀細胞皮膚癌。UVB 的波長較 UVA 短。

❑ 40 歲以後出現的新痣要注意，任何怪異不尋常的痣也需留意，例如形狀不規則、大小或顏色有變化、珍珠白、半透明、黑色或多種顏色、邊緣突脊不平、擴散、出血、發癢、對布料敏感、有分泌物等等。發現有異狀的痣，應請皮膚科醫生診斷。

❑ 皮膚癌若能及早發現與及早治療，一般的治癒機率都很高。所以若發現皮膚有異樣的生長情形，應儘早求醫。

❑ 飲食中納入富含維生素 E 的食物，維生素 E 可保護你的皮膚免於紫外線的傷害。好的維生素 E 的來源包括蘆筍、綠色葉類蔬菜、生的核果、小麥胚芽、冷壓植物油。

❑ 在陽光下活動，要記得採取防曬措施，以避免紫外線的傷害。在白天，陽光最強的時候是在上午十點到下午三點，在這段時間內最好避開太陽。即使需要在戶外活動，最好穿上淺色衣服且織針緊密的布料（最好是有防曬功效的布料），加上帽子與太陽眼鏡（可濾除紫外線）。還要記得塗抹防曬乳液。選用防曬係數 SPF15 以上的產品。即使防曬乳液是防水的，你還是要每 3 到 4 小時就再塗一次，只要你持續待在戶外，尤其你若是在游泳或大量流汗，更需要經常塗抹防曬乳液。即使陰天到戶外也要抹一些防曬乳液，因為百分之八十五的紫外線可以穿透雲層。嘴唇也要記得用防曬係數 SPF15 的唇膏保護好。

❑ 如果有黑色素瘤的家族病史，更需儘可能避開日曬，且每天使用防曬乳。留意皮膚上的痣是否有異樣，或有其他異常的生長，並定期讓皮膚科醫師檢查。

❑ 避免近距離接觸鹵素燈，因為鹵素燈也會發出紫外線。美國國家皮膚癌基金會建議至少與鹵素燈泡（20 瓦）保持 20 英吋的距離，與 35～50 瓦的燈泡保持 3～6 英呎的距離。

考慮事項

❑ 皮膚癌通常源自痣，但痣未必會導致皮膚癌。痣是很常見的，大部分人都有，而且及大多數人的皮膚上所長的痣都不會演變成皮膚癌。

❑ 皮膚癌的治療經常涉及手術。患者在癌症初期接受簡單的切除術，有百分之九十五的案例都痊癒了。如果錯過及早治療的時機讓腫瘤變大了，可能

需要更激進的手術，必要時還需移植皮膚。其他用來治療皮膚癌的方法還包括：

- 化學剝落：以酸性化學物品（三氯醋酸或酚酸）腐蝕上層皮膚。這方法適用於當皮膚癌侷限在上層皮膚的情況。
- 冷凍療法：以液態氮來凍結及殺死癌化組織，使病變組織脫落。這方法適合有出血毛病或無法承受麻醉劑的患者。
- 電燒療法：以圓形小刀挖除腫瘤，並通以電流灼燒腫瘤的邊緣來殺死剩餘的癌細胞。
- 雷射療法：用雷射切掉受損的組織，並用雷射封黏周邊的血管。
- Moh's 顯微手術：醫生一層一層剝除癌細胞，直到出現健康的皮膚細胞為止。每層剝除的癌細胞會以顯微鏡檢視，以確保醫生已將所有的癌細胞剝除，而沒有傷害到多少健康的細胞。這種手術適合復發性的皮膚癌，以及處理較大的腫瘤或不確定腫瘤的生長程度到哪時。
- 放射性療法：利用 X 光或電子束打在患部來殺死癌化組織。這方法適用於當手術可能引起特殊危險時。

❏ 光化性角化症可以用電燒療法治療，把病變組織刮除、切除或用磨皮方式來移除上層細胞。

❏ 脂漏性角化症是皮膚上微微隆起的棕色斑點，外觀可能呈蠟質、鱗狀，或似疣，最常見於胸部和背部。脂漏性角化症對身體無害，不會演變成癌症，常出現在老人身上，這是來自皮膚色素的不規則聚集。脂漏性角化症的產生是有遺傳性的，一般人容易誤以為這是一種黑色素瘤。若對皮膚上長出的一些斑點有疑問，皮膚科醫師可以刮取一些局部組織，檢視是否有癌細胞存在。必要的話，可以電燒法、冷凍法、化學療法等方式去除。光化性角化症比脂漏性角化症還扁平，色澤也比較偏紅，光化性角化症被視為一種癌前病變，它們容易出現在經常曬太陽的皮膚上。

❏ 雖然及早發現與治療使許多皮膚癌患者痊癒了，但仍需定期追蹤檢查，至少未來的五年內最好這麼做。

❏ 一般人在 18 歲以前多少都受過日曬的傷害，儘管皮膚癌很少見於小孩，但童年時期的日曬對一個人日後形成皮膚癌的機會有重大的影響。六個月以下的嬰兒不宜直接接觸到太陽，也不要使用防曬乳液。嬰兒在戶外時要

記得給他們穿上保護的衣裳以防曬傷。六個月以上的嬰兒才可以使用防曬乳液（選用不含對胺基安息香酸的配方，最好找嬰兒適用的防曬乳），但還是要避免日曬。稚齡的小孩最好限制他們在戶外活動的時間，年紀大一點的小孩應該教育他們塗抹防曬乳液的重要性，這是一輩子需養成的好習慣。

❏ 一些藥物可能導致皮膚對日照更敏感，包括抗生素、抗憂鬱藥、利尿劑、抗組織胺、鎮定劑、動情激素、治療粉刺的藥物（例如維生素A酸）。向你的保健人員詢問你服用的藥物是否有這樣的副作用。

❏ 一項研究顯示，教育高的白領階級男性有最高的風險得到黑色素瘤。研究人員猜測這可能因為他們長時間待在室內，接觸到的日光不多，所以偶爾到戶外從事休閒活動，很容易就接收過量的日照與曬傷，例如在陽光普照的渡假中心消磨時光。

❏ 維生素A酸也許能夠逆轉日照對皮膚的癌變傷害。含有果酸的皮膚保養品（開架式產品）也有類似的功效，只是效果也許沒有A酸來得強。

❏ 美國食品藥物管理局通過西雅圖國家公司 Sun Precautions 製造的防日曬的布，這種布料可阻斷約 SPF 30，其商品名為 Solumbra。

❏ 一些針對β-胡蘿蔔素、葉酸、維生素A酸、維生素C、維生素E、礦物質等物所做的初期研究顯示，這些東西可能具有抑制皮膚癌的潛力。

❏ 大蒜可以加強免疫反應，也許有對抗基底細胞癌的功效。

❏ 有些人懷疑防曬乳液的保護功效，因為儘管防曬產品仍穩定銷售中，但皮膚癌的案例卻節節上升。原因之一是人們可能以為他們已抹了足夠的防曬乳，並待在太陽下過久。另一個原因是，所有的防曬產品都能隔離紫外線B（UVB），但只有若干產品也可過濾紫外線 A（UVA）。由於 UVB 是引起皮膚曬傷的紫外線，因此所有的防曬產品都能夠濾除，使人們不自覺的接觸過量的UVA，這種紫外線不會使你曬傷皮膚，但與某些皮膚癌脫不了關係。

❏ 全球皮膚癌患者的人口正逐年上升，這與地球的臭氧層遭破壞有關。臭氧層可說是一種天然的防曬氣層，但隨著臭氧層逐漸的稀薄與出現破洞，使更多有害的紫外線照射到地表。

皮膚疹（Skin Rash）

　　皮膚是身體最大的器官，它包含三層：表皮層、真皮層、皮下層。皮膚是人體第一道防線，把環境中成千上萬的有害物質排拒在外。皮膚也像腎臟和腸子一樣有排毒的功能。結果使皮膚容易形成各種腫塊與水泡，以及變色、乾裂、脫皮、紅腫、發癢、粗糙、變厚，或其他許多問題。

　　皮膚發生反應的原因很多，一些常見的原因包括霉、食物、化學藥劑、化妝品等物引起的過敏；昆蟲咬傷；對有毒植物的反應；尿布疹；風吹日曬的傷害；對藥物、酒精的反應；對洗衣粉、清潔劑的反應；對珠寶及芳香物質的反應；食物過敏；神經緊張；皮膚的摩擦（可能是兩片皮膚之間互摩，或者與衣服或鞋子摩擦）。

　　皮膚發疹不應忽視，它可能暗示著潛在的疾病，有時是很危險的疾病，把它當做一種警訊，可以及早發現與治療。

營養素

補充品	建議用量	說明
有幫助者		
花粉	依照產品標示。	有抗氧化特性，可幫助復原。
β-1,3-D-聚葡萄糖	依照產品標示。	可攻擊外來物，包括細菌、病毒與黴菌。
膠體銀	依照產品標示。	一種強效的抗生素，能有效對抗許多種皮膚疹。
葡萄子萃取物	依照產品標示。	有抗氧化特性，可幫助復原。
維生素 A 和	依照產品標示。	維生素可改善皮膚健康。
維生素 C 和	依照產品標示。	
維生素 E 加	依照產品標示。	
菸鹼醯胺 和	依照產品標示。	
泛醇	依照產品標示。	

藥用植物

❏ 蘆薈膠、銀杏萃取液、綠茶萃取液皆有抗氧化特性，可幫助復原。

❏ 金盞花、洋甘菊、接骨木花、茶樹油，可外用，當做一種解癢止痛劑。

❏ 榭樹、蒲公英、黃酸模根做成的糊藥對許多種皮膚疹都有幫助。（請見第三部的使用糊藥）

❏ Derma-E Products 所製造的 Itch Relief Lotion 含有洋甘菊、茶樹油、維生素 E。它能迅速紓解皮膚癢。

❏ 把一塊布浸入錦葵茶中做成熱敷覆在患部以減輕發炎。

❏ 燕麥桿可用於泡澡中，以減輕發炎、癢痛等症狀。

❏ 橄欖葉萃取物對皮膚有治療功效。

建議事項

❏ 想要迅速紓解發炎癢痛，可用一塊布浸入冷水中（或冷的康復力草茶中，效果更快），擰乾水分，敷在患部 10 分鐘。重複這樣的動作直到皮膚感到舒適為止。

❏ 用溫水淋浴，但在出疹子時最好不要每天沖澡。也避免重複使用海綿或洗澡用的毛巾，因為細菌和真菌可能滋生其中。

❏ 儘可能使用低過敏性的護膚產品、止汗劑、體香劑、刮毛膏、肥皂、洗髮精、化妝品、洗潔精、洗衣粉等等。不過大家要注意，所謂低過敏性只是指比較不可能引起過敏，而不是說保證不會過敏。另外，選擇產品時也要找「不含香料」的配方。

❏ 穿涼爽寬鬆的衣物，棉質材料最佳。

❏ 避免皮膚長時間接觸到一些刺激性物質，包括化學藥劑、灰塵、直接日照及泡在水中。

❏ 放射性療法和化學療法容易造成皮膚對過敏原與刺激性物質敏感。偶爾，放射線也會造成皮膚變薄、失去彈性，或膚色變深或變淺。必要時，皮膚軟化劑和高防曬係數的防曬乳都是不可少的保護。

❏ 許多藥物治療會造成皮膚對陽光敏感，如果你正服用的藥劑會導致皮膚對陽光過敏，不妨問問醫師可有其他的替代品。

❑ 請參考本篇所附的「常見的皮膚疹」一表，幫助你了解自己的疹子是出自什麼原因。

考慮事項

❑ 有四種嚴重的疾病都是以出現皮膚疹為最初的徵兆：落磯山斑疹熱、腦膜炎雙球菌疾病、鏈球菌毒性症候群、葡萄球菌毒性症候群。

❑ 小孩出現的皮膚疹經常是由食物過敏引起的，尤其是巧克力、乳品、雞蛋、花生、牛奶、小麥、魚、雞肉、豬肉、牛肉。有些專家估計，發生在孩童身上的皮膚疹，有百分之七十五是源自對雞蛋、花生、牛奶的過敏。

❑ 許多醫師推薦氫化可體松乳膏來治療一些較輕微的皮膚癢痛，例如昆蟲咬傷、接觸到有毒植物、尿布疹。抗組織胺和抗生素也是常用來治療各種皮膚疹的藥物。在嚴重的病例中，醫生會開口服類固醇（例如 prednisone、prednisolone、hydrocortisone）或使用光照療法（過程中涉及紫外線照射）。

❑ 若皮膚疹一再的出現，不妨做個過敏測試。（請見第二部的「過敏症」）

❑ 也可見粉刺、過敏症、香港腳、念珠菌病、化學過敏症、水痘、皮膚炎、環境毒害、黴菌感染、壞疽、疱疹病毒感染、昆蟲咬傷、狼瘡、萊姆病、麻疹、單核白血球增多症、牛皮癬、風溼熱、紅斑性狼瘡、疥瘡、皮脂漏、帶狀疱疹、白斑病、疣等部分。

常見的皮膚疹

　　治療疹子的最佳方式是找出引起疹子的原因。下表是各種常可能引發皮膚疹的原因以及其皮膚疹的特徵。任何持續一週以上的皮膚疹，且有惡化的傾向，或出現其他症狀（例如發燒），都應找醫生評斷。此表所列舉的各種皮膚疹特徵不是很詳盡，僅供參考，而不是用以取代專家的診斷。

原因	皮膚疹的特徵
香港腳	發炎、脫皮、開裂、長水泡（尤其是兩腳趾間）。灼熱和／或發癢的程度可能嚴重。
水痘	一群群圓形的小水泡爆發，復原時會結痂，通常在經過一天左右的發燒和頭痛後才出現水痘，最初常出現在上半身，然後擴散到臉部與四肢。水痘十分的癢，最常見於孩童身上。

原因	皮膚疹的特徵
皮膚炎（溼疹）	皮膚炎很多種，包括異位性皮膚炎、錢幣型溼疹、脂漏性皮膚炎、手部溼疹。一般的特徵包括脫皮斑塊、鱗狀屑、硬化的皮膚，可能出現在任何部位的皮膚。患部的皮膚可能變色，發癢是常見的症狀。有一種溼疹會造成四肢上有圓形的病變。
食物或藥物過敏	扁平的紅色或粉紅色疹子，可能腫大和／或發癢。
黴菌感染（念珠菌）	潮溼、紅色斑塊，可能發癢，最常見於身體上皮膚會互相摩擦的部位。在嬰兒會出現發炎的尿布疹。
疱疹病毒感染	疼痛的小水泡週期性的爆發在嘴巴周圍和／或生殖器。
蕁麻疹	突然出現的疹子，形狀像一片片雞皮疙瘩的斑點，或邊緣發紅發癢的斑點，出現在全身許多部位。
萊姆病	紅色的圓形病變，漸漸擴大，圓心漸漸變透明，稍後上半身可能出現小疹子。也可能出現發燒、發冷、噁心等類似流行感冒的症狀。
麻疹	突起的紅疹，最先出現在前額、耳朵，稍後擴散到全身。通常還會出現幾天病毒感染的症狀，包括發燒、咳嗽、噴嚏、流鼻水、結膜炎。口腔內也可能出現一些微小的外紅內白的小斑點。
單核白血球增多症	凹凸不平的紅疹，伴隨有頭痛、輕度發燒、喉嚨痛、持續性疲勞。
毒野葛	皮膚起紅疹，很癢，且有腫大的水泡，滲出溼溼黏黏的液體。如果抓癢，疹子會擴散開來。
牛皮癬	銀色、鱗狀脫皮的斑塊出現在身體各處，最常見於頭皮、耳朵、手臂、腿、膝蓋、手肘、背部。復原後還會有週期性的爆發。可能癢，也可能不癢。
錢癬	小的紅斑點，會長到直徑四分之一英吋大小，會發癢，邊緣稍微隆起，有鱗狀屑。隨著斑點變大，圓心逐漸透明。
紅斑性痤瘡	紅色小突起，像青春痘，常出現在鼻子上及臉部中央。看似粉刺，但屬於慢性問題，且較常發生於中年人或年紀更大的人身上。
疥瘡	持續性的癢疹，有小型紅色突起，乾燥且脫皮。有些突起會出現鋸齒狀的小細紋。最常出現於兩隻手指之間、手腕上和／或前臂，以及乳房和／或生殖器官。
皮脂漏	油性略帶黃色的脫皮斑塊，外觀似鱗片，出現在身體各處，尤以頭皮、臉部和／或胸部最常見。可能癢，也可能不癢。
帶狀疱疹	一群群小水泡，極度疼痛，且敏感很怕觸碰，最後會結痂脫落。最常出現在肋骨下方的腹部，但也可能出現在其他部位。還可能出現類似流行感冒的症狀，例如發冷、發燒、全身酸痛。

曬傷（Sunburn）

　　曬傷是由於接觸過多太陽中的紫外線而造成的，至於要接觸多少紫外線才會造成傷害，則每個人的情況不同，而地理位置、日曬時間、大氣的狀況等也是影響傷害程度的因子。紫外線有兩種：紫外線 A（UVA）與紫外線 B（UVB），這兩種都很危險。UVB 攻擊皮膚的較外層，UVA 攻擊皮膚的較底層。

　　大部分的曬傷都屬於一級曬傷，症狀是造成皮膚紅、熱、碰觸時很痛。曬傷的皮膚稍後可能冷卻成黑黝的膚色，或可能出現淺層的脫皮，這要視曬傷程度與個人膚質情況而定。更嚴重的曬傷屬於二級曬傷，它造成皮膚極度紅腫、疼痛，甚至長水泡。這意味著曬傷已涉及更深層的皮膚，並造成那裡的細胞受損、釋出液體，進而導致皮膚破裂，使細菌和其他微生物可以入侵。在最嚴重的例子中，發冷、發燒、噁心和／或譫妄可能伴隨曬傷出現。這樣的曬傷極度疼痛，對小孩而言很危險。曬傷也往往會造成虛脫。

　　皮膚白皙細嫩的人比膚色較深的人容易曬傷，但不管你是什麼膚色，只要曝曬太久，都是會曬傷的。曬傷的症狀未必立即出現（你可能在不知不覺中被曬傷），也許等你離開太陽光下的 1～24 小時內，症狀才會漸漸浮現，且通常在第二天到第三天，症狀會發展到巔峰。

　　今日，曬太陽逐漸成為一項讓人擔憂的事情，因為大氣中的臭氧層正漸漸的稀薄中。臭氧層可以濾掉陽光中有害的紫外線，但現在全球各處陸陸續續出現臭氧層破洞的報導。而且，皮膚癌的病例也以驚人速率逐年上升。孩提時若曾遭遇一、二次（或更多）曬傷的經驗，長大後罹患皮膚癌的機率比一般人高。（請見第二部的皮膚癌）

　　除非有其他情況，以下的建議劑量皆是針對成人的。對於 12 到 17 歲之間的兒童，可以將劑量降低到建議劑量的四分之三，而 6 到 12 歲的兒童則是降低一半的劑量，6 歲以下的兒童使用四分之一的劑量即可。

營養素

補充品	建議用量	說明
重要者		
來自 Biotec Foods 的 Cell Guard	依照產品標示。	提供高濃度的抗氧化劑以保護及滋養細胞。
輔酶 Q_{10}	每日 60 毫克。	自由基的清除者,也能增加細胞的氧氣供應。
膠體銀	依照產品標示,外用於傷部。	一種預防感染的殺菌劑。減輕發炎及促進復原。
來自 Trace Minerals Research 的 ConcenTrace	依照產品標示。	提供微量的礦物質,滋養皮膚。
二甲基甘胺酸(DMG)(來自 FoodScience of Vermont 的 Aangamik DMG)	依照產品標示。	增加組織的氧合作用。
游離形式的胺基酸複合物(來自 Anabol Naturals 的 Amino Balance)	依照產品標示。	修補組織所需之物,是建構蛋白質的材料。
來自 Diamond-Herpanacine Associates 的 Herpanacine	依照產品標示。	促進皮膚健康,為身體解毒,增強免疫力。
L-半胱胺酸	每日 500 毫克,空腹服用。與開水或果汁一起服用,但勿與牛奶一起服用。可與 50 毫克的維生素 B_6 和 1,500 毫克的維生素 C 共用,以利吸收。	促進曬傷的復原。
綜合維生素和礦物質複合物	依照產品標示。	提供均衡的營養素。
鉀	每日 99 毫克。	補充曬傷中流失的鉀。
松樹皮中的成分	依照產品標示。	一種抗氧化劑,幫助血液循環,也減低皮膚受傷的風險。

補充品	建議用量	說明
重要者		
維生素 A 與 混合的類胡蘿蔔素 包括 β-胡蘿蔔素 和	每日 25,000 國際單位，持續 2 週，然後減至每日 10,000 國際單位，一直用到復原為止。懷孕期間，每日勿超過 10,000 國際單位。	破壞曬太陽時出現的自由基，協助組織的修補與復原。
維生素 E 或	一開始每日 100 國際單位，漸漸增到每日 1,600 國際單位，直到復原。	使用 d-α-生育醇形式。
來自 American Biologics 的 AE Mulsion Forte 和	依照產品標示。	含有乳劑形式的維生素 A 和 E，乳劑較易被吸收利用，且劑量高時較安全。
天然的類胡蘿蔔素複合物（Betatene）	依照產品標示。	自由基的清除者，也能增強免疫功能。
維生素 C 與 生物類黃酮	每日 10,000 毫克或更多。	修補與復原組織所需之物。也可減少疤痕產生。使用抗壞血酸鈣的形式。
有幫助者		
來自 Aerobic Life Industries 的 All-Purpose Bactericide Spray	依照產品標示，外用於傷部。	破壞皮膚上的細菌，減少感染的可能性。
鈣 和 鎂	每日 2,000 毫克。 每日 1,000 毫克。	維持正常的pH值及利用鉀所必需之物。也能減輕對組織的壓力。
必需脂肪酸（月見草油、來自 Nature's Secret 的 Ultimate Oil 都是好的來源）	依照產品標示。	組織復原所需之物。
矽土 或 木賊	依照產品標示。	提供矽，修補皮膚組織所需之物。 請見下面藥用植物部分。

補充品	建議用量	說明
有幫助者		
維生素 B 群	每日服用每種主要的維生素 B 各 100 毫克，隨餐服用（在綜合錠劑中，各種維生素 B 的含量會有所不同）。	組織修復時的重要物質，尤其是嚴重的曬傷。舌下形式最佳。
外加 維生素 B6（吡哆醇）和	每日 3 次，每次 50 毫克，隨餐服用。	蛋白質代謝所需之物。
對胺基安息香酸（PABA）	每日 25 毫克，隨餐服用。	保護皮膚細胞。
維生素 E 油 或 軟膏	一旦曬傷冷卻後，開始復原時，可在傷部塗 E 油，每日 3〜4 次。	促進復原過程，幫助預防疤痕。可直接購買 E 油或軟膏，或刺破維生素 E 膠囊，擠出 E 油使用。
鋅	每日 100 毫克，維持 1 個月；然後減至每日 50 毫克。每日的總量不要超過 100 毫克。	提振免疫系統，協助組織復原。使用葡萄糖酸鋅錠劑或 OptiZinc 可得到較好的吸收。

藥用植物

❑ 蘆薈膠對治療各種曬傷、燒燙傷都有神奇的功效，在某些醫院的燒燙傷單位也是以蘆薈膠來治療傷者。蘆薈紓解皮膚的不適、加速復原，也幫助滋潤皮膚，解決乾燥的問題。在曬傷部位塗上薄薄一層蘆薈膠，每小時塗一次，直到疼痛消失為止。若能直接從新鮮蘆薈葉片中刮取膠狀葉肉敷在傷部，效果最佳。若是使用蘆薈產品，要確保你買到的是不含礦物油、石蠟、酒精或色素的產品。

❑ 使用金盞花和金絲桃製成的軟膏，塗在傷勢嚴重的患部。這兩種藥草有殺菌特性，也是很好的曬傷止痛劑，促進皮膚復原。

❑ 用藥草泡澡也可減輕曬傷的刺痛。把 6 杯洋甘菊茶或 6 滴洋甘菊精油加到浴缸的水中，浸泡 30 分鐘或更久。薰衣草油也很好，喜歡的話，可以取代洋甘菊油。

❑ 泡一大鍋濃濃的康復力草茶或雷公根茶，靜置冷卻。取乾淨無菌的紗布在

茶中浸溼，再取出敷在傷部，一次敷上 30 分鐘。

註：康復力草僅適合外用，請勿內服。

❏ 木賊是一種矽土的好來源，它對修補組織有幫助。

❏ 含有至少百分之五茶樹油的乳液有助於治療曬傷及其他的皮膚問題。

建議事項

❏ 攝取高蛋白食物以修補受傷的組織，多吃新鮮蔬果則可以提供各種維生素與礦物質。

❏ 喝大量的水分，因爲曬傷會使身體脫水。

❏ 想要立即紓解曬傷，可用冷水或冷的黏土糊藥敷在患部。（請見第三部的使用糊藥）或者把 1 磅（半公斤左右）的小蘇打溶入一缸冷水中，讓身體浸泡 30 分鐘左右。不然以前述的藥用植物來泡澡也是紓解刺痛的極佳方式。

❏ 在曬傷完全復原以前，嚴禁進一步的曝曬太陽。

❏ 說到曬傷，預防還是勝過治療。儘管大多數的曬傷都屬於輕傷，且會自行復原，但曬傷的病歷與稍後出現的皮膚癌之間有密切的關聯。所以還是要儘可能採取保護措施來預防曬傷：

● 在上午十點至下午三點之間最好避免在戶外活動。

● 若非得在戶外活動，要記得戴帽子、穿有保護作用的衣物（布料輕巧、織針緊密的衣服）、戴太陽眼鏡（指明能防紫外線的產品）。

● 使用防曬係數 SPF15 或更高的防曬乳。在暴露在外的皮膚上塗以防曬乳，至少每 3～4 小時重塗一次，若你是從事游泳或大量流汗的活動，要塗得更頻繁。確保防曬乳是 UVA、UVB 兩種紫外線都能預防。要知道防曬係數 SPF 主要是針對 UVB 的防曬指標。avobenezone 這種成分能有效防止 UVA 的傷害。

● 可以在你的防曬乳液中添加 1 粒維生素 A 膠囊、1 粒維生素 E 膠囊及些許維生素 C、硒，可幫助預防自由基傷害皮膚。在戶外接觸過太陽後，可把這些抗氧化劑加入你使用的護膚乳液中，以增強保護效果，並預防皺紋。

● 不要忽略了嘴唇。嘴唇也是容易曬傷的部位，爲你的嘴唇及臉部選用適當的防曬品，最好選擇含有蘆薈及維生素 E 等天然成分的產品。健康食

品店應該可以找到方便攜帶及使用的護唇產品。

- 不要從天氣狀況來判斷當天太陽光的強度。陰天或起霧的日子不能保證不會曬傷，陽光中將近百分之八十的紫外線會穿透雲層。水、金屬、沙地、雪地等會反射日光，增加紫外線的吸收量（甚至加倍）。遇到陰天也不要大意，要和晴天一樣做好防曬措施。百分之九十的曬傷案例來自突然接觸到大量的日照，而不是日光浴。如果你的工作讓你需要長時間接觸日照，要記得時時做好保護措施，塗防曬乳液加上戴帽子都是必要的。
- 若長時間處於太陽下，要喝大量的水，以免虛脫。

❑ 如果你想得到古銅色的肌膚，先從一次 15 分鐘的日照做起，每隔幾天增加一點曝曬的時間，每次增加的時間不宜超過 15 分鐘。這樣有助於防止曬傷，且使古銅色的肌膚可以維持久一點。

❑ 在烈日下，最好要戴上太陽眼鏡，保護眼睛。確保你的太陽眼鏡是 UVA、UVB 都能預防。

❑ 遇到一般的曬傷，可以用冷敷（而不是冰敷）處理傷部，如果傷勢嚴重，還是得看醫生。如果是小孩子發生曬傷，要特別留意。除了冷水外，不要在傷部塗以任何乳膏，或者塗上少量的蘆薈即可，一天二次。讓曬傷部位接觸到空氣可使曬傷復原得比較快。

❑ 你若正服用某種藥物，可以問問醫生該藥物是否增加你對陽光的敏感度。

考慮事項

❑ 維生素 A 酸（tretinoin）是 Retin-A 藥物中的活性成分，有時被用於修補被太陽曬傷的皮膚。不過使用維生素 A 酸會使皮膚更容易受日光的傷害，如果你正使用這藥物，出外時要記得使用防曬係數高的防曬乳液，盡可能擋掉與日光的接觸。孕婦要避免使用維生素 A 酸，因為這產品可能導致先天畸形。

❑ 遇到嚴重的曬傷，醫生可能開磺銨銀（Silvadene）乳膏和／或抗生素藥物來預防感染，以及開清瘡藥劑來移除壞死的組織，和／或提供鬆解死皮的水療法。視曬傷的位置與程度而定，有時可能還需要物理治療來維持肌肉的彈性。位在上層的皮膚受傷，可能導致位在下層的肌肉痙縮。

❑ 醫生也可能推薦你服用消炎藥劑，例如乙醯氨酚（acetaminophen，Tylenol、Datril）或 ibuprofen（Advil、Nuprin）來消炎止痛。小孩若曬傷，切勿給予含有阿斯匹靈的產品。

白斑病（Vitiligo）

白斑病的另一個英文名稱是「leukoderma」，這是一種皮膚狀況，主要特徵是皮膚上出現一些粉白狀的斑塊，邊緣的顏色較深。斑點的數量可多可少，因人而異；這些斑點可能很小，也可能布滿身體。白斑通常會對稱的出現在同一位置，好比說你的左腳盤上長白斑，右腳盤上也會出現一樣的白斑。這些斑點的出現是因為製造黑色素的皮膚細胞不知怎麼的消失了。如果患部在頭皮上，則該部位長出來的頭髮也可能是白色的。

白斑本身不會對健康造成威脅。不過在某些案例中，它與其他的疾病有關聯，例如愛迪生氏病、惡性貧血、簇狀禿髮。白斑的確切原因不明，不過這種問題有遺傳性，也可能與自體免疫疾病有關聯。皮膚受到創傷後也可能發生白斑。化學藥劑例如染料中的兒茶酚及消毒劑中的酚類，也可能參與白斑的形成。生理及情緒上的壓力也可能加重白斑的情形。這些無色斑點的惱人之處主要在於它們可能影響一個人的外觀儀容，且對日曬非常敏感。

營養素

補充品	建議用量	說明
非常重要者		
維生素 B 群	每日 3 次，每次服用每種主要的維生素 B 各 50 毫克（在綜合錠劑中，各種維生素含量會有所不同）。	健康的皮膚色澤、質地所需。幫助對抗壓力。建議使用舌下的形式。
外加		
泛酸（維生素 B₅）和	每日 300 毫克，分成數次。	這是抗壓維生素。對皮膚色素沈澱很重要。舌下形式最佳。
對胺基安息香酸（PABA）	從 100 毫克開始，每日 3 次。	協助阻礙頭髮褪色。可考慮注射方式（在醫生的監督下）。

補充品	建議用量	說明
重要者		
必需脂肪酸（月見草油及來自 Nature's Secret 的 Ultimate Oil 都是好的來源）	依照產品標示。	刺激荷爾蒙功能及含有所有必需脂肪酸。
有幫助者		
來自 Biotec Foods 的 Ageless Beauty	依照產品標示。	保護皮膚免於自由基的損害。
鈣	每日 1000 毫克。	缺乏時會導致皮膚脆弱。
和		
鎂	每日 500 毫克。	用以與鈣平衡。
甲基硫化甲烷（MSM）	依照產品標示。	對皮膚具有神奇療效。在細胞的層面上幫助身體解毒。
綜合維生素和礦物質複合物	依照產品標示。	維持體內均衡的營養素。
S-腺苷甲硫胺酸（SAMe）	依照產品標示。	協助紓解壓力和憂鬱，減輕疼痛，且有抗氧化作用。 注意：如果你是躁鬱症患者或正服用抗憂鬱劑的處方，請勿服用本補充品。
矽土	依照產品標示。	幫助強化皮膚的韌度與彈性；刺激膠原蛋白的形成。
維生素 A	每日 10,000 國際單位。	促進復原及再造新的皮膚組織。
加		
類胡蘿蔔素複合物	依照產品標示。	
與		
β-胡蘿蔔素		
維生素 C	每日 3,000～5,000 毫克，分成數次。	形成膠原蛋白所必需的物質，膠原蛋白給予皮膚彈性。維生素 C 也能對抗自由基，並強化供應皮膚營養的微血管。
與		
生物類黃酮		
維生素 E	一開始每日 400 國際單位，漸漸增加到每日 800 國際單位。	保護皮膚免於自由基的傷害。使用 d-α-生育醇形式。

補充品	建議用量	說明
有幫助者		
鋅	每日50毫克。所有補充劑中的含量相加起來，每日不要超過 100 毫克。	強化及修補組織。使用葡萄糖酸鋅錠劑或OptiZinc可得到較好的吸收。
加		
銅	每日 3 毫克。	製造膠原蛋白及健康皮膚所需之物。也用於平衡鋅。

藥用植物

❏ 胡黃連是印度癒傷療法中使用的一種藥草，已經顯示能減少及縮小白斑的數量與大小。

❏ 金絲桃有助於減少壓力與焦慮。

建議事項

❏ 向傾向營養療法的醫師詢問注射維生素B群加上對胺基安息香酸（PABA）的可能性。（請參考前述「營養素」一表中的資訊。）這種療法通常能奏效。

❏ 輕輕的清洗患部，塗上滋潤乳液，並且戴上手套或穿上衣物，避免暴露出來的部位接觸到清潔劑或其他化學物質。

❏ 把患部暴露在陽光下，這也許能促進色素重新沈澱，但千萬別做過頭。在患部塗上防曬係數（SPF）至少15以上的防曬乳液，在這些缺乏色素的部位做好足夠的保護措施，畢竟它們缺乏天然的保護以對抗陽光中的紫外線。

考慮事項

❏ 白斑有時候會對對胺基安息香酸及鎂產生反應，導致有顏色的小斑點漸漸出現，看似雀斑。這些斑點會漸漸聚攏直到正常的顏色再度出現。一些有白斑的人有早生華髮的現象，頭髮提前發白。有一小部分的人在經過對胺基安息香酸及鎂的治療後，皮膚上的白斑及頭上的白髮又再度回復原來的

顏色。

❏ 化妝品可在患部形成一層不透明且防水的物質，具有遮掩白斑的效果。DermaBlend 是一種常見的產品。

❏ 含抗氧化劑（例如銀杏、綠茶、維生素 C、胡蘿蔔素）的乳液也許有幫助。

❏ 身上白斑很多的人，可以嘗試用對苯二酚這種安全的褪色劑來漂白沒有白斑的部位，縮小有色素及無色素部位的差別，以使全身膚色看起來均勻一點。這種過程是不可逆的，且可能需要幾個月到幾年的時間來完成。

❏ 光敏感藥物 psoralen 加上紫外線 A 的療法（簡稱 PUVA）常被用於治療白斑。這種療法結合了紫外線與口服藥物，經證實頗有效果，即使對症狀更嚴重的人也是。不過這樣的療法對一些人也有許多副作用，包括眼睛的問題、肝臟受損、噁心、皮膚起水泡。

❏ 對輕微的白斑來說，也許在患部塗上一些皮質類固醇可幫助皮膚恢復原色。

❏ 一篇刊在《讓我們生活吧》（*Let's Live*）雜誌上的報導指出，現在有一種新療法利用移植健康的色素細胞到患部，結果大多成功的改善問題，且沒有一位接受者發生細胞排斥的現象。

❏ Gero Vita International 公司所製的 GH3 乳霜對許多皮膚問題都出現不錯的療效。這種面霜僅適合成人使用。

疣（Warts）

　　疣是由人類乳突狀瘤病毒（簡稱HPV）引起的異常生長。HPV病毒的種類至少有60種。疣可能單獨出現或若干個疣叢聚在一起。本篇要談的是三種疣：普通疣、足疣、生殖器疣。

　　普通疣可出現在身體任何部位，但最常見於手、手指、手肘、前臂、膝蓋、臉部以及指甲邊緣的皮膚。往往，當皮膚不斷的受到摩擦、擦傷、創傷時，就容易生疣。疣也可能長在喉頭，造成聲音沙啞。普通疣可能扁平或突起、乾的或溼的，且有粗糙及凹凸不平的表面，顏色與周遭皮膚近似或稍微

深色一點。小的疣有如針尖，大的疣有如豆子。引起普通疣的病毒具有高傳染性，會在皮膚有破裂時趁虛而入。如果你去摳、咬、剪或觸摸疣，很可能把它們散播到別處。長在臉上的疣可能因為刮鬍子而散播開來。普通疣通常不會疼痛或發癢。

足疣發生在腳底及腳趾底部。它們是白色的小突起，看起來很像繭，不同的是足疣可能一摸就痛，且要是修剪表面常會流血。足疣通常有一個清楚可辨的堅硬核心。足疣比較不會擴散到身體的其他部位。

生殖器疣（俗稱菜花）通常是柔軟、潮溼的異常生長，出現在陰道、肛門、陰莖、鼠蹊和／或陰囊。在男性，菜花也可能長在尿道中。生殖器疣外觀呈紅或粉紅色，很像花椰菜的許多小突起。生殖器疣經常是聚集成簇，不過也有單獨出現的時候。生殖器疣經由性交、口交或肛交等行為傳染，且有高度傳染性。感染 HPV 病毒後，約需要三個月或更久才會出現生殖器疣，因此帶原者可能在不知情的情況下把此病毒傳給別人。儘管生殖器疣不是癌症，它們似乎會改變子宮頸的組織，這可能是子宮頸癌的前奏。有生殖器疣的母親生下的嬰兒可能感染此病毒。

除非有其他情況，以下的建議劑量皆是針對成人的。對於 12 到 17 歲之間的兒童，可以將劑量降低到建議劑量的四分之三，而 6 到 12 歲的兒童則是降低一半的劑量，6 歲以下的兒童使用四分之一的劑量即可。

營養素

補充品	建議用量	說明
非常重要者		
維生素 B 群	每日 3 次，每次服用每種主要的維生素 B 各 50 毫克（在綜合錠劑中，各種維生素含量會有所不同）。	細胞正常分裂複製時所需之物。
維生素 C 與 生物類黃酮	每日 4,000～10,000 毫克。	有強力的抗病毒功效。

補充品	建議用量	說明
重要者		
L-半胱胺酸	每日 2 次，每次 500 毫克，空腹服用。可與開水或果汁一起服用，但勿與牛奶一起服用。若同時服用 50 毫克維生素 B₆ 及 100 毫克維生素 C 則更容易吸收。	提供硫，這是預防與治療疣所需之物。（請見第一部的胺基酸）
甲基硫化甲烷（MSM）	依照產品標示。	身體利用甲基硫化甲烷和維生素 C 來建造健康的新細胞。
維生素 A 與 混合的類胡蘿蔔素 包括 天然的β-胡蘿蔔素	每日 100,000 國際單位，維持 1 個月，然後降到每日 50,000 國際單位，維持 1 個月，然後降到每日 25,000 國際單位，維持 1 個月或直到疣消失。懷孕期間，每日勿超過 10,000 國際單位。	使皮膚與上皮細胞恢復正常所需之物。使用乳劑形式較易吸收，且在高劑量時較安全。
維生素 E	每日 400～800 國際單位。可以塗在患部；將維生素 E 膠囊打開，釋出 E 油，每日塗在疣上。	改善血液循環及促進組織的修補與復原。使用 d-α-生育醇形式。
鋅	每日 50～80 毫克。所有補充劑中的含量相加起來，每日不要超過 100 毫克。	增加抗病毒的免疫力。使用葡萄糖酸鋅錠劑或 OptiZinc 可得到較好的吸收。
有幫助者		
綜合維生素和礦物質複合物	依照產品標示。	正常的細胞分裂所需之物。
靈芝（reishi）萃取物 或 香菇（shiitake）萃取物	依照產品標示。 依照產品標示。	有抗病毒之功效。

藥用植物

❑ 蘆薈膠、沒藥、丁香油、檸檬香茅、薄荷、茶樹、冬青；以及黑胡桃木、
繁縷、金印草、保哥果等藥草製成的酊劑都可用來治療疣。蘆薈膠有抗菌
及抗病毒功效。可在疣上塗一些上述的藥草，一天二到三次，直到疣消失
為止。如果有不舒服的現象，可將這些油或萃取物用蒸餾水或冷壓的植物
油稀釋。

❑ 紫雲英（黃耆）可保護免疫系統，這對避免感染疣很重要。

❑ 黑胡桃木有幫助復原的療效，它對口腔與喉嚨的疣尤其有效。

建議事項

❑ 想去除普通疣，可以試試下面的辦法：
- 把一瓣的蒜頭搗碎，直接敷在疣上，但要避開周圍的健康皮膚。用繃帶
覆好，二十四小時內不要去動它。疣可能因此長出水泡，大約一週過後
疣就會自動脫落。
- 將蓖麻油和小蘇打做成的糊藥敷在疣上，每天晚上用繃帶覆好，過夜。
三到六週後，疣可能自動脫離。

❑ 飲食中多吃一些蘆筍、枸櫞類水果、雞蛋、大蒜、洋蔥等，以增加含硫的
胺基酸的攝取量。脫水的肝錠也不錯。

❑ 如果懷疑自己的生殖器長菜花，應儘速求醫。這對女性尤其重要，因為生
殖器疣與子宮頸癌有關聯。建議立即做一次抹片檢查。

❑ 保持生殖器疣患部的乾爽。沐浴後，可用吹風機（溫度不要設太高）烘乾
患部。不要用手去搓或刺激患部。僅穿棉質的內褲。患有生殖器疣的期間
不宜進行性交，直到完全復原為止。

❑ 不要嘗試自行切除或燒掉疣。這些動作必須經由合格的專業人員來處理。

考慮事項

❑ 足疣也許不需要治療，不過要是足疣讓你感到疼痛，甚至妨礙行走，那麼
建議你還是接受治療。治療時可能需要幾個階段的療程來能徹底清除足
疣，即使最頑固的足疣，醫生通常都有辦法清除它們。

❏ 每天攝取足夠的維生素C最能有效的維護免疫力，以對抗引起疣的病毒。

❏ 那些服用抑制免疫系統藥物的人，例如接受器官移植的病人或者有自體免疫疾病的人，比較容易形成疣。

❏ 大部分的普通疣在沒有治療的情形下，一兩年內就會自動消失。除非它妨礙了你什麼，不然不去管它也沒關係。治療普通疣及足疣常見的方式包括電療法（使用電流去破壞疣組織）、液態氮冷凍法以及局部性塗以化學藥劑。

❏ 一些醫生已成功的使用 bleomycin（Blenoxane）治療疣。可用注射方式或塗在局部。

❏ cantharidin 是另一種你的醫生可能用來幫你去除疣的藥物。

❏ 若出現規模較大的生殖器疣，二氧化碳雷射手術也許可以派上用場。要是其他療法都無效，干擾素注射或許可以幫助去除生殖器疣。

❏ 普通疣可以用溫和的酸性溶液例如水楊酸來治療。據說酸性可以侵蝕疣的外壁，使一些病毒溶入血液中，導致體內產生免疫反應，引發抗體對抗及破壞疣病毒。直接移除普通疣，則無法讓身體形成針對普通疣病毒的抗體。

❏ 治療生殖器疣的方法很多種，但沒有一種是完美零缺點的，它們都有副作用。治療可分成三大類：塗以局部性藥物來破壞疣組織、以手術方式切除疣、以生物醫學原理鎖定該病毒目標來消滅它們。

❏ 一項研究發現，直接在生殖器疣上注射α-干擾素，有近百分之三十六的案例成功的消除生殖器疣。不過以這種方式治療數量龐大的疣，可能太不舒服，且費用也很高。

❏ 女性若經診斷罹患生殖器疣，應該每半年做一次陰道及子宮的抹片檢查，因為這類的疣與子宮頸癌罹患率有關聯。

⑾化學傷害

鋁中毒（Aluminum Toxicity）

鋁不是一種重金屬，但若過量則可能會造成毒性，即使只有少量的鋁也會沈積於腦中，所以鋁中毒的症狀則與阿茲海默氏症及骨質疏鬆症的症狀類似。鋁中毒會導致腹絞痛、軟骨症、腸胃不適、鈣代謝不良、嚴重神經緊張、貧血、頭痛、肝及腎臟功能減退、健忘、語無倫次及記憶力喪失、骨頭軟化、身體虛弱及肌肉疼痛。

因為鋁是透過腎臟排出體外，過量的鋁可損害腎臟功能。大腦中鋁化物的累積，已被認為與癲癇（羊癲瘋）及心智能力減退有關，鋁可以通過血腦屏障而到達大腦，元素鋁不是馬上通過血腦屏障，但某種鋁化合物，如氟化鋁可以通過，許多地區都使用明礬（硫化鋁）及氟化物消毒水，此兩種化合物在血中會很快結合在一起，而氟化鋁不易由尿液排出體外。

骨質流失及小腸對鋁及矽的吸收增加，使一些化合物形成，並累積在大腦的皮質部，這些化合物會阻礙神經衝動進出大腦。長期在煉鋁廠工作，會導致頭昏、協調機能受損、平衡感及體力的喪失，腦部鋁化物的堆積也是造成這些症狀的可能原因，而這些症狀給我們一個警示，阿茲海默氏症可能是因鋁堆積過多所引起的。

一般人一天大約吃下 3 到 10 毫克的鋁，它是地殼中含量最豐富的金屬，會被人體所吸收，進入消化道，通過肺臟及皮膚，堆積在組織中，因為鋁可通過空氣、水、土壤及食物中，到處可以見到鋁。鋁也被使用在製造烹調容器、烹調器具、鋁箔等，你每天使用到的東西都可能還有鋁，包括一般藥局買到的止痛藥、抗發炎藥及一些體外灌洗的配方等。鋁也是一些烘培粉中的添加物，被用來使用在食品加工上。也存在於一些用品上，像防汗劑和牙

膏、牙齒汞合金、漂白麵粉、乳酪、鹽及啤酒（特別是以鋁罐包裝的），而且我們的飲用水也含有鋁。

在美國過度的使用制酸劑是主要造成鋁中毒的原因，尤其是那些腎臟有疾病的人。多數在藥房可買到的制酸劑都含有過量的鋁，這些對於腎臟有問題的人無法正常的排出體外，而連制酸劑中還含有鋁的混合物和其他的成分，對於部分的人而言，這樣的產品會造成與只有含鋁的產品一樣的反應。

營養素

補充品	建議用量	說明
有幫助者		
蘋果果膠	每日 2 次，每次 2 湯匙。	與腸道重金屬結合，而後排出身體。
鈣 和 鎂	每日 1,500 毫克。 每日 750 毫克。	與鋁結合，並將它排出體外。使用螯合劑形式。
來自 Coenzyme-A Technologies 的輔酶 A	依照產品標示。	提供免疫系統對多種危險物質的解毒能力。
大蒜（來自 Wakunaga 的 Kyolic）	每日 3 次，每次 2 膠囊。	當做一種解毒劑。
海帶	每日 2,000～3,000 毫克。	含有平衡的礦物成分。當做金屬過量的解毒劑。
卵磷脂顆粒 或 膠囊	每日 3 次，每次 1 湯匙，餐前服用。 每日3次，每次1,200毫克，餐前服用。	有助於治療腦部毛病及細胞膜。
L-麩胱甘肽	依照產品標示。	幫助隔離有毒金屬及輻射物。
綜合維生素和礦物質複合物	依照產品標示。	中毒時主要在穩定及均衡維生素及礦物質的基本物。使用高效能、低過敏性的配方。
來自 Earth's Bounty 的 Oxy-Cleanse	依照產品標示。	幫助身體移除重金屬、污染物及致病物。

補充品	建議用量	說明
有幫助者		
S-腺苷甲硫胺酸（SAMe）	依照產品標示。	幫助減輕因過量鋁所引起之壓力及神經質。 注意：如果你是躁鬱症患者或正服用抗憂鬱劑的處方，請勿服用本補充品。
維生素 B 群 外加 維生素 B_6 和 維生素 B_{12}	每日 3 次，每次服用每種主要的維生素 B 各 100 毫克（在綜合錠劑中，各種維生素的含量會有所不同）。 每日 3 次，每次 50 毫克。 每日 3 次，每次 300 微克。	這些維生素 B 群，尤其是 B_6，對去除小腸過多的金屬，是很重要的。舌下形式較易吸收利用。必要時可用注射形式（在醫師的監督下）。
維生素 E	每日 600 國際單位。	為強力之抗氧化劑。藉由保護細胞膜，延緩細胞老化，亦促進血液循環及延長紅血球壽命。使用 d-α-生育醇形式。

藥用植物

❏ 牛蒡根、紫錐花、人參、銀杏及纖維，當固定補充時，對於阻擋對身體有害之有毒重金屬及輻射物有益。

注意：如果患有自體免疫方面疾病，請勿使用紫錐花。

建議事項

❏ 維持飲食有高量纖維，包括有蘋果果膠。

❏ 只使用不鏽鋼、玻璃或鐵炊具，不鏽鋼是最佳的。

❏ 注意含有鋁的產品，閱讀標示且避免含有鋁或二氫氧化鋁（di-hydroxyaluminum）的產品。

考慮事項

❑ 毛髮分析可以檢測身體鋁的含量。（請見第三部的毛髮分析）

❑ 如果你使用螯合療法，請只用口服螯合劑（請見第三部的螯合療法）。鋁無法直接使用螯合的方式被帶出體外，但它能被取代或移開。

❑ 某些研究顯示，當烹調食物在鋁鍋中愈久，腐蝕愈多，進入食物的量也愈多，鋁在形成酸的食物最易吸收，如咖啡、乳酪、肉、紅茶、綠茶、甘藍菜、番茄、蕪菁、菠菜及蘿蔔。

❑ 酸雨依附並榨取土壤中的鋁，而進入飲用水中。

❑ 也請見第二部的阿茲海默氏症。

砷中毒（Arsenic Poisoning）

砷是有毒的金屬元素，分布廣泛，常見於殺蟲劑、洗衣精、煙霧、二手菸、骨粉、白雲石、海帶、桌鹽、啤酒、海鮮食物甚至飲用水。無機砷進入體內會儲存於頭髮、皮膚以及指甲中。一旦進入頭髮毛囊中，好幾年都會在頭髮末梢偵測到砷。

慢性砷中毒會發生頭痛、混亂、困倦、抽搐以及指甲色素沈澱。急性砷中毒的症狀包括嘔吐、腹瀉、血尿、肌肉緊縮或無力、疲累、掉頭髮、皮膚炎、腹痛以及抽搐。砷中毒主要會影響到肺部、皮膚、腎臟以及肝臟。砷堆積到有毒害的濃度時，會導致昏迷和死亡。

暴露在砷的環境中也會引起某些癌症的發生。製造殺蟲劑、噴農業用殺蟲劑、鍍銅、採礦工人以及冶金工廠的人，都是暴露砷下而罹患癌症的高危險群，包括皮膚癌、陰囊癌、肝癌、淋巴系統的癌症及肺癌。而砷的毒害影響是會持續累積的。

除非有其他情況，以下的建議劑量皆是針對成人的。對於 12 到 17 歲之間的兒童，可以將劑量降低到建議劑量的四分之三，而 6 到 12 歲的兒童則是降低一半的劑量，6 歲以下的兒童使用四分之一的劑量即可。

營養素

補充品	建議用量	說明
非常重要者		
大蒜（來自 Wakunaga 的 Kyolic）	每日 3 次，每次 2 膠囊，隨餐服用。	具有解毒作用。
超氧化物歧化酶 或	依照產品標示。	強力的解毒劑。
來自 Biotec Foods 的 Cell Guard	依照產品標示。	含超氧化物歧化酶的抗氧化劑複合物。
維生素 C 與 生物類黃酮	每日 5,00～20,000 毫克，分成數次。（請見第三部的抗壞血酸沖洗）	具有解毒作用。
有幫助者		
L-半胱胺酸 和 L-甲硫胺酸	每日各 500 毫克，空腹服用。可與開水或果汁一起服用，但勿與牛奶一起服用。若同時服用 50 毫克維生素 B_6 及 100 毫克維生素 C 則更容易吸收。	肝臟的解毒物質。半胱胺酸含有硫的成分，可將砷排出。（請見第一部的胺基酸）
果膠 加	依照產品標示。	有助於砷排出體外。
抗氧化劑複合物（來自 Carlson Labs 的 ACES ＋ Zn）	依照產品標示。	避免自由基的傷害。
硒	每日 200 微克。懷孕期間，每日勿超過 40 微克。	有助於身體避免受到砷的影響。

建議事項

❏ 蛋黃、洋蔥、豆子、莢豆類以及大蒜都含有硫的成分，當然也可從大蒜補充劑獲得。硫可以將體內的砷排出體外。胺基酸半胱胺酸也可提供硫。硫

也有以膠囊的形式販售。

❏ 每日飲食中需攝取大量的纖維。

註：補充纖維時，必須與其他補充品或藥物分開服用。

❏ 假如有慢性砷中毒的症狀時，可以做頭髮分析以判斷體內有毒金屬的含量。

❏ 若意外攝入砷時，每 15 分鐘服用 5 錠木炭，連續服用五次以上或至醫院急診室急救為止。家中應該備有木炭錠，以供任何意外服用過量藥物之需。

考慮事項

❏ 螯合療法有助於毒物金屬排出體外。（請見第三部的螯合療法）

❏ 請見第二部的化學中毒和環境毒害。

鎘中毒（Cadmium Toxicity）

鎘是一個非有機金屬，自然存在於大自然，像鉛一樣，鎘會累積於體內，而且有不同程度的毒性。鎘會取代儲存於肝腎中的必需礦物質—鋅。那些體內缺乏鋅的人，其鎘的濃度會升高。

鎘以不同形式存在於自然界中，如硫化鎘、一氧化鎘、硫酸鎘、碳酸鎘、氯化鎘。鎘被使用於印泥、染料及工業用品，如鍍金屬、雕刻、焊料、塑膠、鎳—鎘電池及玩具。鎘在大多的食物中皆可發現，在魚貝類食物中，鎘含有高量的濃度，根據不同的產地，魚貝類含鎘量會有不同，其他如飲用水、肥料、殺黴菌劑、殺菌劑、土壤、空氣污染、精製穀類、米、咖啡、茶及碳酸飲料。根據世界健康組織所訂定，每天攝取鎘量不要超過 60 克。

幾項近來的研究已揭曉，抽菸者體內有不正常的高濃度鎘。吸二手菸的人也會有鎘累積體內的現象。危險鎘暴露通常是經由煙霧及灰塵所吸入，這種形式的鎘對於肺臟有強烈的刺激性，而造成頭痛、噁心、嘔吐及腹瀉。

人類可容忍低濃度的鎘，但是長期慢性的鎘暴露，對健康會產生嚴重的傷害，鎘濃度的上升可能導致高血壓、嗅覺遲鈍、貧血、牙齒變黃、鼻竇炎、關節痛、脫髮、皮膚乾燥、脫皮及沒食慾。鎘毒會使免疫系統衰弱而威

脅到身體的健康。它造成 T 細胞的製造減少，T 細胞是將外來細胞及癌細胞摧毀的淋巴球。因為鎘會被保留在肝及腎內（約百分之五十到百分之七十），過度地暴露於鎘中可導致腎臟疾病及嚴重的肝受損。其他有害的作用還包括肺氣腫、癌症及壽命減短。

血液測試是檢測急性鎘中毒的最好方法。尿液測試可幫助測量身體總負擔鎘量的測定。

除非有其他情況，以下的建議劑量皆是針對成人的。對於 12 到 17 歲之間的兒童，可以將劑量降低到建議劑量的四分之三，而 6 到 12 歲的兒童則是降低一半的劑量，6 歲以下的兒童使用四分之一的劑量即可。

營養素

補充品	建議用量	說明
重要者		
苜蓿		請見下面藥用植物部分。
鈣 和 鎂	每日 2,000 毫克。 每日 1,000 毫克。	微量元素，幫助去除體內的鎘。
來自 Coenzyme-A Technologies 的輔酶 A	依照產品標示。	幫助免疫系統清除許多危險物質。
大蒜（Kyolic）	每日 3 次，每次 2 膠囊。	無臭大蒜，幫助去除體內的鎘。一種強力的解毒劑。
L-半胱胺酸 和 L-離胺酸 和 L-甲硫胺酸	每日 500 毫克，空腹服用。可與開水或果汁一起服用，但勿與牛奶一起服用。若同時服用 50 毫克維生素 B_6 或 100 毫克維生素 C 則更容易吸收。	這些胺基酸當做抗氧化劑；保護各器官，尤其是肝臟。（請見第一部的胺基酸）
卵磷脂顆粒 或 膠囊	每日 3 次，每次 2 湯匙，隨餐服用。 每日 3 次，每次 2,400 毫克，隨餐服用。與維生素 E 合用，較易吸收利用。	保護所有細胞。

補充品	建議用量	說明
重要者		
芸香苷	每日 3 次，每次 200 毫克。與 100 毫克維生素 C 合用。	幫助身體去除高量金屬。
維生素 E	每日 600～1,000 國際單位。	抗氧化劑，使用 d-α-生育醇形式，乳劑配方的維生素 E 較易吸收利用。
鋅	每日 50～80 毫克。所有補充劑中的含量相加起來，每日不要超過 100 毫克。	用以補充鎘沈積所流失的鋅，預防鎘濃度提高。
有幫助者		
銅	每日 3 毫克。	與鋅聯手去除鎘沈積。
鐵	依照產品標示。與維生素 C 100 毫克合用，較易吸收利用。	矯正缺乏。使用延胡索酸鐵形式。
或 來自 Salus Haus 的 Floradix Iron + Herb	依照產品標示。	注意：不要服用鐵質補充品，除非你經診斷有貧血症狀。來自食物的鐵是最自然、無毒的形式且

藥用植物

❏ 苜蓿含有葉綠素及維生素 K，且幫助去除身體鎘，每天服用 2,000 到 3,000 毫克錠劑。

❏ 牛蒡根、紅花苜蓿幫助淨化血管及刺激免疫反應。

❏ 牛奶薊保護肝臟細胞及促進受損之肝臟細胞再生。

建議事項

❏ 確保飲食中包括豐富的纖維及蘋果果膠。吃南瓜以及其他含高量鋅的食物。

考慮事項

❏ 螯合可以使有毒金屬從身體移出，請見第三部的螯合療法。

❏ 也請見第二部的環境毒害。

化學中毒（Chemical Poisoning）

如有毒重金屬，有毒化學試劑如氯鹽、消毒劑、重金屬、除草劑、殺蟲劑、石油及溶劑，也會進入體內，降低器官功能，此即是化學中毒。有些化學物質，是透過皮膚所吸收，有些是吸入或攝取而來的，身體免疫系統會受威脅，並設法除去這些毒物。假設身體無法清除這些毒素，將使肝臟受損害。

慢性化學中毒最常見於化學藥劑的使用者，工作環境需暴露於化學物質中者及使用過量化學噴霧劑者。居住在那些工廠附近的人也可能慢性暴露於這些化學物質，而急性化學中毒的原因是由於不小心喝入大量的化學物（特別是小孩）或不小心用過多的藥物。

除非有其他情況，以下的建議劑量皆是針對成人的。對於 12 到 17 歲之間的兒童，可以將劑量降低到建議劑量的四分之三，而 6 到 12 歲的兒童則是降低一半的劑量，6 歲以下的兒童使用四分之一的劑量即可。

營養素

補充品	建議用量	說明
非常重要者		
游離形式的胺基酸複合物	依照產品標示。每日 2 次，空腹服用。	協助肝臟功能。使用舌下形式。
大蒜（來自 Wakunaga 的 Kyolic）	依照產品標示。	幫助體內解毒及清血，及螯合重金屬。
生的肝臟萃取物	遵照醫生指示。	補充維生素 B 群、鐵及解毒化學物品，對嚴重化學中毒，以注射的形式（在醫師的監督下），是最有效的。
超氧化物歧化酶 或	依照產品標示。	一種強力的自由基破壞者。
來自 Biotec Foods 的 Cell Guard	依照產品標示。	一種抗氧化複合物，含有超氧化物歧化酶。

補充品	建議用量	說明
非常重要者		
維生素 B 群注射 加	遵照醫生指示。	保護肝及全身的功能。以注射的 形式（在醫師的監督下），是最
膽鹼 及	每日 3 次，每次 50 毫 克，隨餐服用。	有效果的。如無法注射，使用舌 下形式較易被吸收利用。
肌醇	每日 3 次，每次 50 毫 克，隨餐服用。	
維生素 C 與 生物類黃酮	每日 5,000～20,000 毫 克，分成數次，請見第 三部的抗壞血酸沖洗。	幫助去除污染物及有毒物質。
重要者		
葡萄子萃取物	依照產品標示。	強力之抗氧化劑。
L-半胱胺酸 和 L-甲硫胺酸	每日 500 毫克，空腹服 用。可與開水或果汁一 起服用，但勿與牛奶一 起服用。若同時服用 50 毫克維生素 B_6 及 100 毫 克維生素 C 則更容易吸 收。	除去毒素，重整身體機能。（請 見第一部的胺基酸）
硒	每日 200 微克。懷孕期 間，每日勿超過 40 微 克。	與維生素 E 及 C 合作，為身體解 毒。
維生素 E	每日 400～800 國際單 位。	一種強力的抗氧化劑，使用 d-α- 生育醇形式。
有幫助者		
輔酶 Q_{10}	每日 30～60 毫克。	幫助重整免疫系統，並提供組織 氧氣。
來自 American Biologics 的 Dioxychlor	每日 2 次，每次 5 滴於 水中。	把氧氣傳送到組織。
綜合維生素和礦物質複 合物	依照產品標示。	用以強化免疫系統，並減少毒 素。

建議事項

❏ 飲食要均衡，並含有高纖食物。纖維有助於清潔體內毒素。建議你攝取下
列各種食物：杏仁、杏果、香蕉、大麥、豆子、甜菜、巴西核果、糙米、
胡蘿蔔、棗子、魚、大蒜、葡萄、榛果、檸檬、扁豆、燕麥片、洋蔥、菠
菜及優格。

❏ 儘可能食用各種有機食品（不含防腐劑各種添加物）。

❏ 當處理化學物質時，要穿著有保護之服裝及手套，小心使用有任何標示之
化學物品。

❏ 避免在任何有使用殺蟲劑的地方。

❏ 僅喝蒸餾水。（請見第一部的水）

❏ 每個月禁食清腸三天，有助於排除體內毒素。（請見第三部的禁食）

❏ 儘可能避免化學物品。

考慮事項

❏ 也請見第二部的化學過敏症。

銅中毒（Copper Toxicity）

少量的銅對身體是必需的，因人體無法自行製造銅，因此需由食物攝
取，許多的生化機轉都需要銅，才可以正常運作，除此之外，銅也參與神經
系統作用。然而，如其他微量金屬一樣，過量的銅仍對身體健康有害。

過量的銅對造成許多病痛，如腹瀉、溼疹、血溶性貧血、高血壓、腎臟
疾病、噁心、經前症候群、鐮刀形血球貧血症、胃痛及嚴重的中樞神經受
損。與水銀及鉛相同，過量的銅也與心理及情緒問題有關，包括自閉症、行
為問題、過動兒、憂鬱、焦慮、產後精神問題、精神分裂、失眠、情緒不
穩、口吃和老年癡呆症。

銅可見於啤酒、銅製炊具、水管、工業廢料、殺蟲劑、滅菌過的牛奶、
城市用水及井水，也可見於燙髮劑、游泳池化學劑及各種食物中。

美國食品藥物管理局從未發表過對於銅的每日建議攝取量，但美國國家科學院研究委員會建議成年人每日攝取 1.5 到 3.0 毫克銅，兒童每日攝取 1.5 到 2.5 毫克，而 6 個月大以下的嬰兒每日攝取 0.4 到 0.6 毫克。

銅含量可藉由血清、尿液及毛髮分析等方式測定。正常尿液中（二十四小時內所收集的量）含有銅 15 至 40 毫克。如有關節炎、心臟病、高血壓、精神分裂症或癌症，體內銅濃度易偏高，因在生病期間，組織中的銅會釋放出來，進入血液中，促進組織修復。此時，不應認為血液中含有高濃度的銅是致病原因，而應當做是一個指標，指示我們說身體已經自然的進行修復動作了。

使用口服避孕藥及抽菸可提高血液中銅的濃度。貧血、肝硬化、白血病、低蛋白質血症、缺乏菸鹼素等病都有血清銅量過高的特徵。懷孕婦女體內血清中銅濃度也高於正常人。威爾森氏症是一個罕見的遺傳性疾病，其無法適當的代謝銅，而使銅在體內堆積，腎上腺功能低下或代謝較不正常的人也會有較高的銅濃度。另一個礦物質，鋅扮演多少量的銅會儲存在體內的重要角色。當鋅缺乏，同時銅的攝取量增加，會導致過多的銅堆積在體內；除此之外，壓力也會降低鋅在身體的利用率，而導致銅的負荷過多。

知道身體內礦物質的相互作用，則可降低體內銅的含量，且維持適當的礦物質平衡。除非有其他情況，以下的建議劑量皆是針對成人的。對於 12 到 17 歲之間的兒童，可以將劑量降低到建議劑量的四分之三，而 6 到 12 歲的兒童則是降低一半的劑量，6 歲以下的兒童使用四分之一的劑量即可。

營養素

補充品	建議用量	說明
重要者		
維生素 C 與 生物類黃酮 外加	每日 4 次，每次 1,000 毫克。	銅螯合劑，使用維生素 C 之形式。

補充品	建議用量	說明
重要者		
芸香苷	每日 60 毫克。	芸香苷是一種生物類黃酮，來自蕎麥的副產物，能降低血清的銅量。
鋅	每日50～80毫克。所有補充劑中的含量相加起來，每日不要超過 100 毫克。	缺乏鋅易導致銅量過高。使用鋅螯合劑形式。
有幫助者		
鈣螯合劑 或	每日 1,500 毫克。	與身體中的金屬離子結合。
依地酸二鈉鈣 加	遵照醫生指示。	治療重金屬中毒，只有在醫師囑咐下才可使用。
鎂	每日 750 毫克，睡前服用。	與鈣一起發揮作用。
L-半胱胺酸 和 L-胱胺酸 和 L-甲硫胺酸	依照產品標示，空腹服用。可與開水或果汁一起服用，但勿與牛奶一起服用。若同時服用50毫克維生素B6 及 100 毫克維生素 C 則更容易吸收。	幫助身體去除銅，並保護肝臟。（請見第一部的胺基酸）
錳	每日 2～4毫克，與鈣分開服用。	幫助身體排除過多銅。
鉬	每日 30 微克。	預防過多銅堆積於身體。

藥用植物

❏ 葡萄子萃取物可清除自由基，保護細胞免於傷害。

建議事項

❏ 你所喝的水經過測試嗎？飲用水可能是銅的一個來源，家中飲用水的銅及其他礦物質的含量可經由特別的實驗室所測試。如果飲用水中含量超過百

萬分之一，那麼喝蒸餾水會比較好；如果無法喝蒸餾水，那麼在喝水時，要先讓水流出 2 分鐘，將雜質去掉。

❑ 體內銅量過多的人應增加硫的攝取，硫見於蛋、洋蔥、大蒜等食物，它們可去除身體過量的銅。除此之外，飲食還要多補充果膠，蘋果是很好的來源。

❑ 不要補充含有銅的綜合維生素或礦物質。

❑ 不要使用銅罐或其他炊具。

考慮事項

❑ 毛髮分析已經被顯示是一個可信賴的測試銅的方法。（請見第三部的毛髮分析）

❑ 如自己體內含銅量過高，可藉由螯合劑醫學治療來去除身體過多的銅。螯合療法可移除身體之有毒金屬（請見第三部的螯合療法）。如果銅的含量不是過多，可使用補充劑治療。

❑ 微量元素錳、鉬及鋅可以預防過多的銅堆積在身體。

❑ 許多有精神分裂症的人，發現體內有過多的銅及鐵，且同時伴有有鋅及錳的缺乏，這可能是因銅的排出過少所造成。此時，可經由飲食或服用補充劑增加鋅及錳的含量，以降低身體的銅含量至正常。

❑ 也請見第二部的環境毒害及威爾森氏症。

環境毒害（Environmental Toxicity）

環境議題如溫室效應、臭氧層破壞、過多的殺蟲劑使用及其他的化學物，近來受到許多關注，特別是那些會影響我們飲水、食物供應及輻射物及有毒金屬的暴露程度。身體的免疫系統是抵禦環境攻擊的第一防線，免疫系統是一個複雜的網路，保護我們免於感染因子（如病毒、細菌及其他微生物）、過敏原（引起過敏反應之物質）及其他致病物（引起疾病之物質）；當外來物威脅到身體時，身體會產生抗體及增加白血球數目來抵禦侵入物，肝臟及腎臟能清除外來有毒物。所以，一個有效的免疫系統對於健康是很重

要的，且適當的營養對於身體解毒有幫助。

某些礦物質，例如鈣及鋅，是維持生命必需的；而少量的其他礦物質，例如銅也是必需的，但過量則有害。不幸地，有些礦物質不僅沒有任何營養價值，而且存在任何量對身體都有毒。這些金屬，包括鉛、鋁、鎘及汞，充斥在我們四周，威脅著我們的健康，損害器官的功能。殺蟲劑、除草劑、殺菌劑及肥料等物，滲入土壤及食物中。食品添加物、防腐劑、人工色素充斥於超市內的產品。果菜商使用保護蠟及催熟劑以使果菜光鮮誘人。毒素、化學藥劑及輻射廢料等物已污染了空氣及水源。

室內污染是一個很嚴重的問題，根據美國環保局所做之調查，室內空氣污染，如家中、學校及工作場所，通常是市外的二到五倍，有些甚至大於一百倍。我們每日在室內所花費的時間約百分之九十，增加了暴露在有毒環境的機率，而目前相信，因為現今的房屋都蓋得很接近、省電房屋及使用合成的建築材料及化學物質增加，而提高了暴露。室內污染物會依影響身體健康問題不同而有所不一樣，這些物質包括動物毛髮、石棉、寢具、一氧化碳、殺蟲劑、灰塵、電磁物品、甲醛、噴髮劑、家庭清潔劑、鉛、電視及電腦螢幕所發出的低輻射線、黴菌、油漆、花粉、殺蟲劑、氡、試劑及菸。有些家用的化學品含揮發成分：塑膠品中的苯乙烯、溶劑中的苯、木製品中的甲醛及地毯中的4-苯基環己烯（4-phenylcyclohexene, 4-PC）。吸菸不止對吸菸本人有害，也不利於吸二手菸的人。暴露在任何一種因子下，會惡化過敏及危及免疫系統，發展出嚴重疾病。

這些污染物侵入身體，造成流眼淚、腹瀉、嘔吐、胃腸不舒服及耳鳴，有些症狀還包括氣喘、支氣管炎、鼻塞、關節炎、疲倦、頭痛、溼疹、憂鬱症。如果你遭遇與感冒相似的症狀時，這可能不是病毒所引起的，而可能是家中或工作環境中的某種物質所引發的。暴露於有毒的環境中已被認為與癌症及免疫系統失調有關聯。在兒童時期，發現行為、情緒及學習力差與室內環境污染有關。

環境中毒及環境過敏症狀很相似，但是引起之機轉則不同。過敏是遭遇環境中之某物質而引起過度的免疫反應；而環境中毒，並不是免疫系統反應的結果，而是一個直接的組織或細胞中毒，導致無法發揮原本的作用。當停止接觸過敏源，過敏反應通常會減退，而依毒素所引起的類型及損害程度的

不同，持續時間不同。

營養素

補充品	建議用量	說明
必需者		
輔酶 Q_{10} 加 來自 Coenzyme-A Tech- nologies 的輔酶 A	依照產品標示。 依照產品標示。	幫助免疫系統清除許多危險物質。
S-腺苷甲硫胺酸 （SAMe）	依照產品標示。	有抗氧化作用，可促進肝臟健康。 注意：如果你是躁鬱症患者或正服用抗憂鬱劑的處方，請勿服用本補充品。
維生素 C 與 生物類黃酮 和 槲黃素	每日 3,000～10,000 毫克，分成數次。	幫助清除身體有毒物及重金屬。
非常重要者		
大蒜（來自 Wakunaga 的 Kyolic）	每日 3 次，每次 2 膠囊。	免疫促進劑。
L-半胱胺酸 和 L-甲硫胺酸 加 L-肉鹼 和 麩胱甘肽	每日 3 次，每次 500 毫克，空腹服用。可與開水或果汁一起服用，但勿與牛奶一起服用。若同時服用 50 毫克維生素 B_6 及 100 毫克維生素 C 則更容易吸收。	保護肝臟、心臟及肺臟，清除身體自由基及有毒物質。
蛋白質分解酵素 加 胰臟酵素	依照產品標示，兩餐之間服用。 依照產品標示，隨餐服用。	幫助消化正常及解毒功效。

補充品	建議用量	說明
非常重要者		
超氧化物歧化酶（來自 Biotec Foods 的 Cell Guard）	依照產品標示。	強力之抗氧化劑，幫助清除自由基及輻射物。
來自 American Biologics 的 Taurine Plus	依照產品標示。	強力之抗氧化劑及免疫調節物，對於白血球活化及神經功能是必需物。使用舌下形式。
重要者		
蘋果果膠	依照產品標示。	與有毒物及重金屬結合，幫助身體解毒。
葡萄子萃取物	依照產品標示。	強力之抗氧化劑。
維生素 A	每日 25,000 國際單位，維持 1 個月，之後減量至 15,000 國際單位。懷孕期間，每日勿超過 10,000 國際單位。	維生素 A 及 E 皆為強力之抗氧化劑。使用乳劑形式較易吸收，且在高劑量時較安全。
加 類胡蘿蔔素複合物 與 β-胡蘿蔔素	依照產品標示。	抗氧化劑且為維生素 A 之前驅物。
加 維生素 E	每日 400~800 國際單位。	使用 d-α-生育醇形式。
維生素 B 群	每日 3 次，每次服用每種主要的維生素 B 各 100 毫克，隨餐服用（在綜合錠劑中，各種維生素的含量會有所不同）。	維生素 B 群對於細胞功能及修復很重要；消化正常及保護腸道內部。使用高張配方，舌下形式是最易吸收的。
外加 泛酸（維生素 B$_5$） 和	每日 3 次，每次 100 毫克。	
維生素 B$_6$（吡哆醇） 和	每日 3 次，每次 50 毫克。	
菸鹼醯胺	每日不要超過 500 毫克。	

補充品	建議用量	說明
有幫助者		
鈣	每日 50 毫克。	幫助免疫系統的礦物質，使用泛
加		酸鈣形式。
銅	每日 3 毫克。	
和		
鋅	每日 80 毫克。所有補充 劑中的含量相加起來， 每日不要超過 100 毫 克。	使用葡萄糖酸鋅錠劑或OptiZinc 可 得到較好的吸收。
錳	每日 50 毫克，與鈣分開 服用。	與其他微量礦物質一起幫助免疫 系統，使用螯合劑形式。
生的胸腺	每日 500 毫克。	促進 T 細胞產生。（請見第三部 的腺體療法的益處）

藥用植物

❑ 牛蒡根及紅花苜蓿幫助血管及淋巴系統的清潔。

❑ 牛奶薊保護肝臟細胞及受損之肝臟細胞再生。

❑ 薑黃含有薑黃素（curcumin），可抑制腫瘤細胞增長及增加肝臟清除環境 毒物的能力。

建議事項

❑ 飲食中包括好的來源的纖維，如來自 Aerobic Life Industries 的有氧堆積清 腸劑（Aerobic Bulk Cleanse, ABC）、燕麥麩及小麥麩，蘋果果膠也是有 益處。

　　註：補充纖維要與其他藥物及補充物分開服用。

❑ 只喝蒸餾水。

❑ 試著使用空氣清靜機或負離子空氣淨化器減輕症狀，這些機器可清除空氣 中動物味道、細菌、灰塵、花粉、煙霧及煙。來自 Alpine Industries 之 Living Air XL-15 這台機器，是家中或工作場所很好的一部清靜空氣的機器。

❑ 儘可能使用無毒乾淨的產品，很多消毒劑、清潔劑及家用的化學物質都有

毒害之特性，但是對環境仍另一方面的益處，如無毒的消毒劑可在家自己調配，將半杯硼砂會合 1 加侖（約 4.5 公升）的熱水，可試著清洗家中的排水管，將四分之一杯的小蘇打倒入排水管後再加入半杯醋，之後蓋起來，等到嘶嘶聲停止，再用熱水沖。

❏ 為減少暴露在空氣中、殺蟲劑、氡、煙及其他在家中的化學物質，家裡保持通風。更換不含有甲醛之底層地板鋪地材料的粒片板，之後將木材再用無毒之密封劑密封。

❏ 你家或工作地點曾有氡，它是自然產生的污染物，被認為是導致肺癌的第二個原因，簡單的試劑組可以在五金行找到，如果發現氡，檢查裂痕及增加地下室通風及可改善此問題。

❏ 如果你有任何焚燒的器具，如火爐、熱水器、煤油加熱器、空氣加熱器會增加一氧化碳暴露機會，需確定這些器具有適當的排出口，以保持家中的通風。不要在車庫啟動汽車引擎，一氧化碳是無色無味，當吸入一定量進入人體，它會到達血管與血紅素結合，使血紅素與氧氣結合的機會變小。早期的一氧化碳中毒症狀包括頭痛、頭昏眼花、噁心、嘔吐、疲勞及精神混亂。持續的暴露會導致昏迷最後死亡。大約每年有 500 位美國人死於一氧化碳中毒，其中許多是由汽車排出氣體引起的。可在五金行找到可攜帶式的一氧化碳檢測器。

❏ 拆毀家中裡面及外面的油漆，使用可適當保護設備。舊式的油漆還有有毒的鉛殘餘物。（請見第二部的鉛中毒）

❏ 常更換吸塵器中之袋子，大多的吸塵器對於過濾空氣中的灰塵、花粉、蝨子及其他可能有害之粒子沒有多大的功效。當購買一個新的吸塵器，要注意硬殼中的袋子形式。

❏ 不要吸菸，不要讓任何人在你車中或家中吸菸。

❏ 不要使用殺蟲噴劑或蟲子炸彈。如果你需要一個根除者，務必確定僱用一個有執照的人。

考慮事項

❏ 大多使用炒菜金屬鍋及平底鍋都會殘留一些食物中，這些金屬—如鑄鐵製的平底煎鍋亦有益處，但是有些金屬卻是有害的，一些鋁及有鍍的炊具所

殘留的量會隨著時間對人體有害。

❏ 如果你有以上所講述之症狀，建議去看過敏專家檢測放射過敏原吸附試驗
（radioallergosorbent test, RAST），以排除過敏這因素，可能也要做毛髮
分析，檢測體內毒素含量。

❏ 肝萃取液對某些人會產生好的結果。

❏ 大量被使用於建築材料的石棉，目前可能還存在於建築物及家中。當石棉
還是完整固體形式的時候，它並沒有危險；但當它破裂，纖維會釋放在空
氣中。因為石棉纖維很小，會通過吸塵器，進入肺臟並嵌在肺臟組織，而
造成各種疾病，如肺癌、石棉沈滯病、間皮細胞瘤（mesothelioma）、喉
癌、口腔癌腎臟及大腸癌，石棉唯有靠收縮劑可移除。

❏ 家中的地毯是引起很多問題的一個項目。使用在地毯的一些化學劑已顯示
會對健康造成不良影響，4-苯基環己烯（4-phenylcyclohexene, 4-PC）是生
產丁二烯橡膠的副產物，它是地毯所使用的背襯，分解丁二烯橡膠也會產
生有毒物質。清洗地毯也會對健康有害，當你清洗地毯，表面是乾的，但
是底部仍是溼的，溼氣對於成千上萬的微生物是一個溫暖的繁殖地，然後
對健康產生大災難。溼氣也會滲入地板下，很多建築物都是使用甲醛製造
的膠水粒子板或加工木頭，當粒子板變溼，甲醛會釋放在家中的空氣中。

❏ 請見第二部的鋁中毒、砷中毒、鎘中毒、化學中毒、銅中毒、食物中毒、
鉛中毒、汞中毒及鎳中毒。

鉛中毒（Lead Poisoning）

　　鉛是目前已知最毒的金屬污染物之一。它是一種累積性的毒，會滯留在
體內。即使含量很低，未從消化系統排出的鉛會囤積在體內，並經由血液直
接被其他組織吸收。當鉛離開血液，它會和其他的礦物質一樣被儲存在骨骼
中，經年累月的持續累積。當一些嚴重的身體狀況出現時，例如腎臟衰竭、
懷孕、停經或長期臥病無法動彈等，原本儲存在骨質中的鉛，隨時都會重返
血液中。

　　不像某些金屬元素，到目前為止，我們還不知道鉛對人體有什麼功能或

對健康有什麼好處。鉛被認為是一種代謝毒素，它會抑制一些基本的酵素功能。鉛會與細胞內的硒和含硫的抗氧化酵素反應，嚴重破壞這些物質對抗自由基的能力。當鉛的含量達到有毒的濃度，它會損害心臟、腎臟、肝臟以及神經系統。

我們的身體無法區別鈣和鉛。一旦鉛進入體內，它會像鈣質一樣被吸收。由於年幼的小孩和孕婦吸收鈣質的速率較快（以滿足他們額外的需求），他們也比一般人吸收較多的鉛。小孩每一磅體重比大人每一磅體重所吸收的鉛量還多百分之二十五到百分之四十左右。缺乏鈣質的人也比較容易受到鉛毒所害。

鉛中毒的症狀，就成人來說，一般是經過幾個星期後才出現，但對小孩子來說，只要幾天就會出現。小孩子的症狀也多半比較嚴重。發生鉛中毒的人通常出現好幾天的劇烈腸胃絞痛。他們的牙齦往往呈現藍色，還可能有肌肉無力的現象。其他可能的症狀包括焦慮、關節炎、精神錯亂、慢性疲勞、腹瀉、痛風、失眠、學習能力受阻、沒有食慾、口腔有金屬味、猝發症、發抖、暈眩。鉛中毒最後可導致失明、喪失記憶力、智能障礙、精神紊亂、四肢麻痺、甚至昏迷和死亡。慢性的鉛中毒也可能造成性無能、不孕和其他生殖毛病，以及肝臟衰竭。

鉛是當今美國最普遍使用的金屬之一，而且據估計，很多人體內含有大量的鉛。鉛的來源包括以鉛為主原料的油漆、陶瓷釉、含鉛的水晶餐盤和玻璃器皿、含鉛汽油、汽車使用的鉛酸電池、菸草、動物的肝臟、水質、一些國產（指美國）或進口的酒、水果罐頭（用鉛焊接劑接合的罐頭不慎讓鉛溶出來，而被水果吸收）、庭園蔬菜（例如種植在受鉛污染的土壤中）、骨粉、殺蟲劑。甚至一些看似無害的東西，例如塑膠製的迷你百葉窗、瓷器洗臉台和浴缸，也都被認為與鉛的接觸有關。

另一項鉛中毒的可能來源就是由鉛管供應的用水。在美國，1930 年以前所建的房子，大多使用鉛管。較新的房子已改用銅管；然而，即使你家用的是銅管，很有可能那些銅管是用含鉛的焊接劑（約含有百分之五十的鉛量）接合起來的。焊接劑可能釋出大量的鉛進入用水中，尤其在安裝水管後的頭幾年。由於民眾對鉛量溶入用水中的憂慮愈來愈高升，美國政府於 1986 年全面禁用鉛焊接劑。

　　鉛中毒最初引起大眾注意是當有很多小朋友，尤其是居住在內陸城市的孩童，受到由牆上剝落的鉛漆所害。有些小孩因為在被鉛污染的泥土中玩耍而得到高量的鉛，因為鉛土經由他們的手傳到嘴巴。自從那時候起，人們也發現孕婦體內若含有大量的鉛，生出來的嬰兒也會含有高鉛。據估計，儲存在母體中的鉛有百分之九十可以自由的通過胎盤傳給胎兒。體內含鉛量已達有毒濃度的孕婦所生出來的小孩，通常會出現生長遲緩及神經系統有問題。年幼的孩童即使接觸到低量的鉛，也可能導致智力發育不全以及行為異常的問題。近幾十年來，美國人血液中的平均鉛含量已顯著下降了，不過根據美國疾病防制中心的統計，大約有 100 萬名 5 歲以下的美國孩童，其血液中的含鉛量依然超過可以接受的正常值。

　　除非有其他情況，以下的建議劑量皆是針對成人的。對於 12 到 17 歲之間的兒童，可以將劑量降低到建議劑量的四分之三，而 6 到 12 歲的兒童則是降低一半的劑量，6 歲以下的兒童使用四分之一的劑量即可。

營養素

補充品	建議用量	說明
必需者		
α-類脂酸（ALA）	依照產品標示。	幫助體內解除金屬污染物，也是強效的抗氧化劑。
蘋果果膠	依照產品標示。	能與毒素、金屬結合，把它們從體內移除。
鈣 和 鎂	每日 2,000 毫克。 每日 1,000 毫克。	防止鉛沈積在體內的組織中。使用螯合形式的鈣。不要使用從白雲石、骨粉或牛奶所獲取的鈣質，因為它們可能含有鉛。 用以平衡鈣質。使用螯合形式的鎂。
大蒜（來自 Wakunaga 的 Kyolic）	每日 3 次，每次 2 錠，隨餐服用。	保護免疫系統。有助於與鉛結合，並把鉛排放出體外。
海帶 和／或 苜蓿	依照產品標示。	含有必需礦物質，尤其是鈣和鎂。同時也能移除不必要的金屬沈積物。 請見下面藥用植物部分。

補充品	建議用量	說明
必需者		
L-離胺酸 加 L-半胱胺酸 和 L-胱胺酸	每日 500 毫克，空腹服用。 每日各 500 毫克，空腹服用。可與開水或果汁一起服用，但勿與牛奶一起服用。若同時服用 50 毫克維生素 B_6 及 100 毫克維生素 C 則更容易吸收。	協助鈣質的吸收。 這兩種含硫的胺基酸可充當解毒劑，把重金屬移除。（請見第一部的胺基酸）
甲基硫化甲烷（MSM）	依照產品標示。	幫助身體去除有毒的金屬。
S-腺苷甲硫胺酸 （SAMe）	依照產品標示。	具有抗氧化作用，也幫助螯合重金屬，使它們排出體外。 注意：如果你是躁鬱症患者或正服用抗憂鬱劑的處方，請勿服用本補充品。
維生素 C 與 生物類黃酮	每天 5,000～20,000 毫克，分成數次。（請見第三部的抗壞血酸沖洗）	幫助中和鉛的作用。
鋅	每天 80 毫克。所有補充劑中的含量相加起來，每日不要超過 100 毫克。	可以取代鉛，並減低身體的負擔。已知含高量鉛的人，體內的鋅含量偏低。
非常重要者		
麩胱甘肽 加 L-甲硫胺酸	依照產品標示，空腹服用。可與開水或果汁一起服用，但勿與牛奶一起服用。若同時服用 50 毫克維生素 B_6 及 100 毫克維生素 C 則更容易吸收。	強而有力的抗氧化劑，可以保護肝臟、腎臟、心臟以及中樞神經系統。（請見第一部的胺基酸）
卵磷脂顆粒 或 膠囊	每日 3 次，每次 1 湯匙，餐前服用。 每日 3 次，每次 1,200 毫克，餐前服用。	保護細胞膜。

補充品	建議用量	說明
非常重要者		
硒	每日 200 微克。懷孕期間，每日勿超過 40 微克。	一種強效的抗氧化劑。
重要者		
維生素 B 群	每日 3 次，每次服用每種主要的維生素 B 各 100 毫克，隨餐服用（在綜合錠劑中，各種維生素的含量都會有所	當各種維生素 B 一起服用時，效果最佳。
外加	不同）。	
維生素 B$_1$（硫胺素）和	每日 100 毫克。	這些維生素對細胞內的酵素功能很重要，也幫助腦部的代謝；它
維生素 B$_6$（吡哆醇）	每日 50 毫克。	們有助於將鉛排出腦部。
有幫助者		
維生素 A 與 混合的類胡蘿蔔素 加	每日 25,000 國際單位，服用 2 個月。懷孕期間，每日勿超過 10,000 國際單位。	強效的氧化劑，可以破壞自由基，保護細胞免於受到鉛中毒所引起的傷害。
維生素 E 或	一開始每日 400 國際單位，慢慢增加到 800 國際單位，服用 2 個月。	使用 d-α-生育醇的形式。
來自 American Biologics 的 Micellized Vitamin A 乳劑	依照產品標示。	這是維生素 A 和 E 的乳劑形式，可以迅速進入體內。

藥用植物

❏ 苜蓿富含維生素、礦物質和其他很有價值的營養素，且對身體有解毒的作用。

❏ 嘗試飲用蘆薈汁。早上半杯，晚上睡前也半杯。這幫助腸子蠕動，且有助於將金屬物質從消化道移除。

❏ 綠藻、芫荽皆有助於吸收有毒的金屬。

建議事項

❏ 確保飲食中含有高纖食物，並補充果膠（蘋果是好的果膠來源）。
　　註：若要服用纖維補充品，要記得與其他補充品或藥物分開使用。

❏ 攝取豆類、綠花椰菜、甘藍菜芽、白花椰菜、蛋類、大蒜、甘藍菜、莢豆類、洋蔥和菠菜。這些蔬菜幫助去除體內的鉛。

❏ 採取低脂的飲食，並含有足夠的鐵和鈣。身體若缺乏鈣或鐵，或長期接觸高脂飲食，身體將很容易吸收鉛。

❏ 只喝蒸餾水。

❏ 勿抽菸，也避免二手菸。

❏ 如果懷疑自己有鉛中毒，可以做毛髮分析，已確定體內是否長期囤積了鉛。驗血只能測出體內最近是否接觸到鉛。（請見第三部的毛髮分析）

❏ 選購商品時，要記得檢查產品標籤，一些舶來品例如眼部的化妝品（來自中東的 kajal、surma、kohl 等染料），或者一些現成的藥物（Alarcon、Azarcon、Coral、Greta、Liga、Maria Luisa 或 Rueda 等）。在這些產品中，有些可能含有高達百分之九十九的氧化鉛。

考慮事項

❏ succimer（Chemet）這藥物也許可以開給兒童患者，幫助他們將鉛螯合出體外。這種藥可能減輕由鉛中毒引起的疾病和死亡。succimer 已經批准僅能讓血液中含有高量鉛（即每公合血液中的鉛量超過 45 毫克；公合，deciliter，簡稱 dl，是一公升的十分之一）的孩童使用。succimer 可能改變免疫系統的功能。

❏ 利用 EDTA 螯合劑有助於預防鉛的累積。螯合劑的功用是能與血液中的鉛結合，加速鉛從體內經由尿液排出。（請見第三部的螯合療法）

❏ 美國疾病防制中心建議所有 1 歲到 2 歲的小孩都接受血液檢驗，以檢查鉛的含量。當這樣年紀的小孩血液中的鉛量超過 10 毫克／公合（mg／dl）——這是美國疾病防制中心能接受的最高濃度——小孩子的智力發展會受阻。很多研究顯示，血液中的鉛濃度每升高一個 mg／dl 值，小孩子的 IQ 值平均會降低 0.25 點。

❏ 有一種攜帶方便的檢驗儀器（由電池提供電力），可以在三分鐘內分析血液中鉛的含量。這樣的儀器是由麻州 Chelmsford 的 ESA Inc.公司和北卡羅來那州 Durham 的 Andcare Inc.公司研發出來的。

❏ 毛髮分析是另一種用以檢驗重金屬毒性的方法。然而，若取樣遭污染就會影響結果的正確性，例如頭髮要是曾用過染髮劑或接觸過其他來源的鉛。（請見第三部的毛髮分析）

❏ 還有一項檢驗你的小孩是否可能發展出鉛中毒的方法是，把你家的小狗帶去給獸醫檢驗血液中的鉛量。早在小孩子出現鉛中毒症狀以前，小狗可能發生腹絞痛，接著是腹瀉或嘔吐，甚至猝發症。小狗吃入鉛的方式和小孩子沒什麼兩樣，不外都是舔到沾滿鉛塵的玩具、咬到牆壁上或傢具上的舊油漆，或把覆滿舊鉛漆碎削的東西放進嘴巴玩。

❏ 血液中的鉛量超過一般值的小孩，身高平均比其他的小孩矮半英吋。一位研究者指出，死於嬰兒猝死綜合病症的嬰兒，其體內的含鉛量顯著的比死於其他原因的嬰兒還高。

❏ 一篇《新英格蘭醫學期刊》所報導的研究指出，即使小孩子體內的鉛量不高，也可能導致一些終生的問題，例如嚴重的閱讀障礙、學習障礙、手眼協調能力差、發育遲緩、反射動作遲鈍。研究人員認為體內的高鉛含量也和下列問題有關聯：自閉症、行為異常、過動症、青少年犯罪。

❏ 即使含鉛汽油幾乎已經都被無鉛燃料取代了，但在美國仍舊有大約 400 萬到 500 萬公噸的鉛沈積在土壤中，這是來自過去使用的含鉛汽油。任何人（指美國人）在靠近繁忙的公路或高速公路附近種植農作物或庭園蔬果，都應該檢驗一下土壤中的含鉛量。

❏ 任何五十年以上的老建築物都應該請專家檢查一下，若牆壁含有以鉛為主的油漆，應該請有適當配備的專人清除。光是在舊的鉛漆上再塗蓋一層新油漆，都可能把含有鉛的微小顆粒物釋放到空氣中，提高鉛的威脅性。

❏ 男性使用的含鉛頭髮著色劑是我們尚未詳加報導的鉛中毒可能來源之一。根據美國化妝品、保養品暨香水協會指出，百分之八十專為男性設計的染髮產品使用了所謂的「漸進式上色藥劑」，這是由醋酸鉛所做成的。已知其中部分的鉛會經由頭皮被吸收，引發人們關切鉛中毒的危險。

❏ 美國食品藥物管理局把小孩與孕婦列為鉛中毒的高危險群。

❑ 檢查餐具是否含鉛的一種簡便方法是使用 Hybrivet Systems 公司出品的 LeadCheck Swabs。這家公司也有檢驗水中是否含鉛的試劑。

如何製造一個無鉛的環境

一旦鉛累積在體內，它就滯留在那裡，不容易出去了。所以說到鉛中毒，預防遠勝過治療。下面是一些簡單的措施，幫助你避免接觸到鉛或暴露在有鉛的環境中：

● 不要購買用鉛焊接劑密封的罐頭食品，以免鉛滲入食物中。用鉛焊接劑接合的罐頭往往殘留一些焊接劑成分，並沿著接縫線留下鋸齒痕。如果你要購買罐頭食品，要找側邊沒有接縫線的無鉛罐頭。也要注意進口的罐頭食品，有些國家對鉛焊接劑的使用並沒有嚴格的管制。

● 小孩子吃東西時要注意他們的手是否已經洗乾淨。

● 要確保上漆的東西其表面都保持完好的狀態，使得下面的舊漆層不至於剝落或暴露出來。在美國儘管鉛漆已被禁用於住宅，很多舊房子以及公共建築仍含有這些鉛漆。不要讓小孩吃到漆屑。僱用專人來清除以鉛漆塗過的表面；自行燒毀或刮除鉛漆的人，可能在過程中受到鉛毒。

● 檢查你的用水，確保其中的鉛量及其他礦物質含量都在安全標準內。

● 早上起來時，不要立刻使用自來水，應先打開水龍頭讓水流出至少三分鐘後再使用。更好的是，只使用蒸餾水、過濾水、去離子水來烹調及飲用。如果無法取得安全的飲水，那麼在用水前，可以用葡萄柚子萃取物（可到健康食品店購買）先處理一下。每加侖（約 4.5 公升）的水加入 10 滴葡萄柚子萃取物，充分的攪拌混合。

● 開水不要煮沸過久，最多五分鐘就夠了。沸騰的過程會濃縮水中的污染物，包括鉛。

● 購買進口陶器時要注意。美國產的陶器，對允許的鉛量有嚴格的管制，但其他國家往往缺乏對上釉技術的管制。英國、日本生產的陶瓷餐具，對含鉛量的標準有相當嚴格的規定，而在墨西哥、中國等地，則標準較鬆。所以自己購買時要謹慎，你無法要求美國食品藥物管理局幫你一樣一樣檢查來確保安全。

● 古董餐桌或椅子看起來也許典雅迷人，但這些物品製造的年代較久遠，比較近期才製造的餐具還容易滲出鉛。你若喜歡購買這類的古董，最好是只用於裝飾用途。

● 不要把酒精飲料、酸性食物或酸性飲料，例如醋、果汁或含有番茄的食物，儲存在含鉛的水晶玻璃器皿中（不論存放多久都不好）。讓水晶器皿閃爍發亮的鉛，會因此滲入食物或飲料中。給嬰兒和小孩吃的食物，不應該用水晶餐盤或玻璃器皿裝盛。

● 懷孕期間勿飲用以含鉛釉的陶杯或馬克杯裝盛的熱咖啡或其他熱的酸性飲料，例如番茄湯。

● 不要把裝麵包的塑膠袋翻面過來重複使用（例如用來裝其他的食物）。麵包塑膠袋上的標籤是以含鉛量可觀的油墨印製的，儘管這些鉛不會滲透到塑膠袋內的麵包，但你若把塑膠袋翻轉過來使用，它將污染你裡面所儲存的食物。

● 在喝酒時，要記得先用乾淨的溼布抹拭一下酒瓶口的內外之後，才把酒倒出來喝。酒瓶的軟木塞外所包的一層錫箔紙可能導致鉛沈積在瓶口，進而污染了酒。美國菸酒槍炮管理局曾經分析過 500 多種酒的樣品，他們發現直接從酒瓶中倒出來的酒，往往比用吸管之類的東西取出來的酒還含有較多的鉛。

汞中毒（Mercury Toxicity）

　　汞（水銀）是最毒的金屬之一，它甚至比鉛還毒。汞毒存在土壤中、水中、食物中、下水道的污泥中、殺真菌劑中以及殺蟲劑中。一些穀類和種子都經甲基汞漂白劑處理過，使得汞滲入食物中。由於甲基汞污染了水質，使得魚類的體內出現大量的汞，特別是食物鏈較上層的較大型魚類。汞也出現在各式各樣的日常用品中，包括化妝品、補牙的填充物（銀粉）、布料柔軟劑、電池、工業儀器、印刷工人和紋身業者使用的油墨、膠乳（橡漿）、某些藥物、某些油漆、塑膠製品、亮光劑、溶劑，以及木材防腐劑。

　　汞是一種累積性的毒物。人體內並沒有屏障可以阻礙汞抵達腦細胞，且汞會滯留在腦部的疼痛中心以及中樞神經系統中。汞的出現會阻礙營養素正常的進入細胞，也會防止廢物從細胞排除。汞會與免疫細胞結合，使它們遭受扭曲，並阻撓正常的免疫反應。這可能是自體免疫疾病背後的因子之一。

汞可能造成永久性的腎臟問題、心臟問題以及呼吸系統問題。體內存在大量的汞可能產生關節炎、憂鬱症、皮膚炎、頭暈、疲勞、牙齦疾病、噁心、嘔吐、掉髮、失眠、頭痛、關節痛、說話含糊不清、記憶力喪失、腹瀉、肌肉無力、唾液分泌過多。高濃度的汞也可能干擾酵素的活動，導致失明和麻痺（癱瘓）。汞中毒的症狀可能類似多發性硬化症和肌萎縮性側索硬化症（簡稱ALS，又稱魯蓋瑞氏症）的症狀。許多食物過敏和環境過敏也可能直接與汞中毒有關。美國環保局認為暴露在汞蒸氣中與一些精神疾病和流產問題有關聯。懷孕婦女接觸到汞，可能造成神經方面的受損，例如導致嬰兒智力降低或發育遲緩。除此，當母親暴露在有汞的環境中，嬰兒的死亡率也會大幅提高。小孩發生嚴重的汞中毒時，可能經歷粉紅病（一種肢端疼痛症，特徵是手、腳、鼻子的皮膚脫落且呈粉紅色）、失明、心跳加快、騷動不安、四肢疼痛。

體內的汞量達到有毒濃度時的一些徵兆包括行為的改變、憂鬱、精神錯亂、煩躁、過動。含有汞毒的人也可能經歷過敏反應或哮喘（氣喘），且他們可能抱怨嘴巴裡有金屬的味道，牙齒可能鬆動。這些症狀可能在幾分鐘內出現，或者也可能過了 30 分鐘後才出現。

根據世界衛生組織指出，汞合金的補牙銀粉是人們接觸汞的主要來源。在美國，超過 18,000 萬人的牙齒內含有汞合金補牙銀粉。儘管我們常聽牙醫師們說「銀粉」，事實上它是一種汞合金，雖然它看起來是銀色的，但它含有大約百分之五十的汞、百分之二十五的銀以及百分之二十五的其他材料（例如銅、錫、鎳）。儘管銀粉中的各種金屬都可能有毒，但沒有一種像汞這麼有害的。一顆牙齒內汞合金銀粉每天可以釋出 3 到 17 毫克的汞。銀粉中釋出的汞蒸氣與口腔內的化學物質結合，產生微量的有毒物質—甲基汞。於是，甲基汞透過口腔和呼吸道的組織被吸收到體內，並經由血液的運輸到達腦部和其他的組織內。許多長年受到一些健康問題（例如念珠菌病、肌肉痙攣、慢性疲勞和復發性感染病）所擾的人，在挖除牙齒內的汞合金銀粉後，原本困擾他們的毛病都消失了。

除非有其他情況，以下的建議劑量皆是針對成人的。對於 12 到 17 歲之間的兒童，可以將劑量降低到建議劑量的四分之三，而 6 到 12 歲的兒童則是降低一半的劑量，6 歲以下的兒童使用四一的劑量即可。

營養素

補充品	建議用量	說明
必需者		
麩胱甘肽 加 L-甲硫胺酸 和 L-半胱胺酸	依照產品標示，空腹服用。可與開水或果汁一起服用，但勿與牛奶一起服用。若同時服用 50 毫克維生素 B6 及 100 毫克維生素 C 則更容易吸收。	提供硫。也幫助解除有害的金屬與毒素。（請見第一部的胺基酸）
硒	每日 200 微克，分成數次。懷孕期間，每日不要超過 40 微克。	可中和汞的作用。
維生素 E	每日 400～800 國際單位。	與硒合作以中和汞。使用 d-α-生育醇的形式。
非常重要者		
蘋果果膠	依照產品標示。	協助將有毒金屬排出體外。
大蒜（來自 Wakunaga 的 Kyolic）	每日 3 次，每次 2 膠囊。	可當做解毒劑。
海帶 或 苜蓿	每日 1,000～1,500 毫克。	協助身體排出毒素。 請見下面藥用植物部分。
維生素 A 加 類胡蘿蔔素複合物 與 β-胡蘿蔔素	每日 25,000 國際單位。懷孕期間，每日勿超過 10,000 國際單位。 每日 15,000 國際單位。	強而有力的抗氧化劑；可破壞自由基。 強效的自由基清除者。
維生素 C 與 生物類黃酮	每日 4,000～10,000 毫克。	幫助移除金屬，並強化免疫系統。

補充品	建議用量	說明
重要者		
維生素 B 群	每日 2 次，每次服用每種主要的維生素 B 各 100 毫克（在綜合錠劑中，各種維生素的含量會有所不同）。	維護腦部的功能。
有幫助者		
啤酒酵母	依照產品標示。	維生素 B 群的好來源。
鹽酸（氯化氫）	依照產品標示。	協助消化。你若年過 40 歲且缺乏鹽酸，可以服用這種補充品（請見第二部的消化不良）。
卵磷脂顆粒 或 膠囊	每日 3 次，每次 1 湯匙，餐前服用。 每日 3 次，每次 1,200 毫克，餐前服用。	保護腦細胞免於汞中毒。

藥用植物

❏ 苜蓿含有高價值的營養素，且能幫助身體清除毒素。

建議事項

❏ 吃有機食物，尤其是豆類、洋蔥和大蒜，以補充硫；硫可以保護身體對抗有毒物質。

❏ 若要喝水，只能喝蒸餾過的水。喝大量的純鮮果汁和蔬菜汁。

❏ 飲食中要補充大量的纖維（燕麥麩是很好的來源）和果膠（存在蘋果中）。

註：補充纖維時，要記得與其他的補充品和藥物分開使用。

❏ 吃適量的魚肉，並且要用燒烤的方式烹飪；不要讓魚肉浸在魚的油汁裡。儘管某些魚可能含有汞，但魚肉也含有一種叫做烷基甘油的化合物，可以幫助身體排除汞。魚的體內要是含有汞，十之八九會儲存在脂肪中。以燒烤的方式煮魚，並瀝掉魚的油汁，可以去除很多魚的脂肪，並保留有益的烷基甘油。

❏ 你若懷疑自己汞中毒，可以做一次毛髮分析。這方法可以檢測你體內的汞含量。汞不會出現在尿液或血液的取樣中。（請見第三部的毛髮分析）

❏ 不必立刻跑去挖除你牙齒中的汞合金補牙銀粉，除非你的身體經過檢驗有含量提高的汞。挖除牙齒銀粉的動作可以等到其他的措施都嘗試過了（例如本篇提示的方式），再看看有沒有必要這樣做。

考慮事項

❏ 螯合療法可以移除體內的有毒金屬。（請見第三部的螯合療法）

❏ 牙醫博士哈金斯（Hal A. Huggins）已對補牙用的含汞銀粉的毒性做了多方面的研究。他發現汞毒和許多退化性疾病，包括多發性硬化症、阿茲海默氏症、帕金森氏症、關節炎和狼瘡等病有關聯。哈金斯博士寫了一本資訊豐富的書來闡述補牙銀粉的危險性，書名叫做《全在你的頭內》（*It's All in Your Head*，由 Avery 出版集團於 1993 年出版）。

❏ 有鑑於含汞銀粉可能威脅健康，瑞典政府已採取行動禁止使用這種東西。

❏ 高的含汞量也被認為與念珠菌病有關聯。（請見第二部的念珠菌病）

❏ 美國消費者產品安全委員會已向消費者發出警告，提醒大家注意吸入汞蒸氣的危險。在某些民族和宗教的習俗中，會使用一種叫做「azogue」的產品，這東西其實就是汞金屬。這種東西可以在藥草店中購得。在宗教的用途上，azogue 會被撒在屋裡各地，四處遍布。你的家中若已撒過 azogue，美國疾病防制中心建議應「立即」清除這種含汞物質。但清除過程要格外小心，以免加重此事的危險性。不妨打電話給當地的保健機構，詢問如何正確的移除汞金屬。

❏ 也請見第二部的化學過敏症和環境毒害。

鎳中毒（Nickel Toxicity）

鎳是銀白色的金屬，用途包括製造鋼鐵、鎳鎘電池、鍍鎳、加熱燃料、陶器。鎳對人體而言是微量的礦物質，存在體內的許多細胞中。身體的某些功能需要少量的鎳，例如鎳對 DNA 和 RNA 的穩定性頗重要。鎳也可能在葡

萄糖的代謝和荷爾蒙功能中扮演一角。它也幫助活化某些重要的酵素，例如胰蛋白酶和精胺酸酵素。缺乏鎳可能影響鐵和鋅的代謝。

不過，太多的鎳反而有害。四羰化鎳是鎳最毒的形式。經由吸氣而接觸到鎳，可能造成噁心、頭暈、腹瀉、頭痛、嘔吐、胸痛、身體衰弱和咳嗽。與鎳蒸氣接觸可能導致大腦和肝臟腫大；肝功能退化；眼睛、喉嚨和鼻子不舒服；癌症。儘管鎳的毒性濃度尚未確定，但已知過量的鎳會造成皮膚炎（皮膚長疹子、發炎，又稱爲「鎳癢」）、呼吸疾病，並干擾克列伯循環（又稱檸檬酸循環，是細胞製造能量過程中的一連串酵素反應）。鎳濃度過高也可能促進甲狀腺功能異常或心臟病。環境中接觸到鎳的來源包括汽車廢氣、香菸的煙、工廠的廢氣排放和空氣中的塵埃。經由皮膚吸收的鎳則可來自鎳幣、髮夾、珠寶、人工關節和心臟瓣膜、鍍鎳。

許多天然食物也含有些微的鎳，包括香蕉、大麥、豆類、蕎麥、甘藍菜、榛果、莢豆類、扁豆、燕麥、梨子、大豆、胡桃。鎳也出現在氫化油脂、精製及加工食物、蘇打粉、可可粉、超磷肥料、香菸的煙中。使用含鎳的烹飪器皿可能爲你的飲食增添不必要的鎳。

營養素

補充品	建議用量	說明
重要者		
蘋果果膠	依照產品標示。	能與有毒的金屬結合，並從體內移除。
大蒜（來自 Wakunaga 的 Kyolic）	依照產品標示。	當做解毒劑，並協助移除有害的金屬。
海帶	每日 1,000～1,500 毫克。	提供礦物質和碘，以協助移除有毒金屬。
L-半胱胺酸 和 L-甲硫胺酸	依照產品標示，空腹服用。可與開水或果汁一起服用，但勿與牛奶一起服用。若同時服用 50 毫克維生素 B_6 及 100 毫克維生素 C 則更容易吸收。	幫助身體（包括肝臟）解除有害的金屬。（請見第一部的胺基酸）

補充品	建議用量	說明
重要者		
硒	每日 200 微克。懷孕期間，每日勿超過 40 微克。	強而有力的自由基破壞者。
維生素 A 與 混合的類胡蘿蔔素 加 天然的β-胡蘿蔔素	每日 25,000 國際單位。懷孕期間，每日勿超過 10,000 國際單位。 每日 15,000 國際單位。	強而有力的抗氧化劑，可破壞自由基。 自由基的清除者。
維生素 C 與 生物類黃酮 包括 生物素	每日 4,000～10,000 毫克。	幫助體內排除有害金屬，且強化免疫力。
維生素 E	每日 400 國際單位。	強而有力的自由基清除者，可以改善血液循環。使用 d-α-生育醇形式。

藥用植物

❏ 如果你懷疑你有金屬中毒的症狀，可以做一次毛髮分析來檢驗鎳和其他礦物質的濃度。（請見第三部的毛髮分析）

❏ 避免加工食物以及含有氫化油、氫化脂肪的產品。

❏ 不要抽菸，也避免二手菸。

❏ 注意金屬製的餐具，尤其當準備酸性食物（例如番茄醬）時。可以用玻璃餐具代替。也避免使用金屬的烹飪用具，可用塑膠品或木製品取代（木製品最佳）。

❏ 問問你的牙醫師他／她所使用的材料中含有什麼樣的金屬。鎳中毒可能源自牙科手術或牙醫用品中所使用的鎳合金。

❏ 如果你的工作或嗜好中牽涉到用鎳去鍍金屬，處理過程中要記得戴面罩。吸入鎳可造成肺水腫（即肺部積滿液體）。

考慮事項

❑ 螯合劑可以將有毒金屬從體內移除。（請見第三部的螯合療法）

❑ 除了有毒性的潛能，鎳還常常引起過敏。錶帶、拉鍊、胸罩束扣、穿洞式
耳環以及其他一些日常用品，已知與許多過敏反應有關。還有報導指出，
很多小孩因為戴了穿洞式耳環而發生對鎳過敏的現象。許多耳環都含有
鎳。14K金（或更純的金）可能是製作穿洞式耳環最安全的金屬。（請見
第二部的化學過敏症）

放射線傷害（Radiation Exposure）

在今日的環境中，我們比較不擔心核子戰爭及核子試爆產生的原子塵，
而比較憂慮核子反應器中的放射性污染、鈽廢棄物、鈾礦開採。手機、X射
線、核子醫學、電腦螢幕、電視機、煙霧偵測器、微波爐等，都使我們暴露
在放射線的環境中。不論是天然的或人工的，今日的我們生存在充滿放射線
的環境中。太陽是天然的放射線來源，氡氣也是，氡氣是天然的放射性氣
體，據報導是美國第二大肺癌殺手；人體本身也是某些輻射的來源。

放射性元素是由不穩定的原子構成的，它的原子核會自然的衰變，釋放
出能量。如果放射性元素釋出的能量足以將其他的原子或分子的電子剝離，
將造成活體組織的傷害甚至死亡。這類的放射作用叫做游離輻射。即使只有
一個細胞接觸到輻射線，也可能遭受輻射破壞或改變細胞內的組成。一旦細
胞結構受到輻射粒子破壞，可能導致癌細胞的形成。如果細胞的DNA受損，
可能導致基因突變，進而遺傳到下一代。

美國輻射防護暨度量委員會（NCRP）估計在美國接觸到放射線的主要
來源包括下列幾項：

- 氡氣：百分之五十五
- 其他天然來源：百分之二十七
- 醫學來源：百分之二十七
- 其他人工來源：百分之三

放射線接觸量的計算單位叫做 rem。美國環保局和美國輻射防護暨度量委員會估算每個美國人一年平均接觸到 0.36rem 的輻射量。我們身體每年自然產生 0.039rem 的輻射量。坐飛機從美國東岸到西岸，約接觸到 0.005rem 的輻射量（因為高空中比較缺少天然屏障來抵擋太陽的輻射）。看牙醫所照的 X 光片讓你接觸到 0.003rem 的輻射量；一次胸腔 X 光則有 0.02rem 到 0.05rem。住家中若裝有煙霧偵測器，每年可能增加 0.001 以下的輻射接觸量。

輻射線致癌症的死亡機率是每接觸到超過 10rem 的輻射量就增加百分之八。要置人於死的最低輻射量是 200rem，不過激進的治療方法可以讓接觸到 1,000rem 輻射量的人存活下來。超過 100rem 的輻射量就可能誘發急性的輻射傷害，這種狀況發生於某些癌症的治療上或是核能廠的外洩事件。

放射性元素在結構上與它們非放射性的同位素相似，差別只在於原子所含的中子數不同。這就是為何營養素對於防止放射性元素的傷害很重要，如果你飲食中攝取的鈣、鉀和其他礦物質不足夠，你的身體可能吸收與這些營養素結構相似的放射性元素。舉例來說，如果你攝取的鈣不足，你的身體可能吸收鍶90或其他結構類似鈣的放射性元素，如果這些物質恰巧也在你體內的話。同樣的，如果你從飲食中獲取足夠的鉀，你的身體就比較不會去吸收具有放射性的銫 137，因為這個元素和鉀的結構相似。如果細胞都能夠從你的飲食中攝取它們需要的營養素，它們就比較不會去吸收放射性的替代品，這些物質也比較可能被身體排出去。

放射性物質引起的傷害可能是急性的，如果你是接觸到一次劑量很高的輻射物；或者可能是慢性的傷害，稍後才會出現症狀。急性的傷害是相當危險的，症狀包括噁心、嘔吐、全身疲軟無力、喪失協調力、脫水、痙攣、休克，甚至死亡。幸好，要遇到這類放射性接觸的機會是極低的。

治療癌症所使用的放射線療法是針對癌細胞給予高劑量的放射線，這種方法的原理是利用輻射來殺死癌細胞，但對於其他未被鎖定的健康細胞僅有小部分受損。可以想見這種療法的副作用就是輻射傷害，典型的症狀包括噁心、嘔吐、頭痛、身體衰弱、失去食慾、掉頭髮。

現今的牙醫診所中常見到利用 X 光來找出蛀牙位置；內科醫生利用 X 光來判斷骨頭是否斷裂、檢查心臟血管及呼吸系統的健康、找出腫瘤或機能不

足的患部。醫界鼓勵婦女同胞定期做乳房攝影檢查、乳房 X 光照射，以及早篩檢乳癌的發生。癌症研究顯示美國許多女性都會遺傳到一種叫做 AC 的致癌基因，此基因對 X 光的照射很敏感。對這些女性來說，即便是短暫的 X 光照射都可能導致癌症。

　　水果和蔬菜（事實上，所有的食物）多少都含有一些放射性物質。美國某些州生產的牛奶都要檢查是否含有鍶 90，這種放射性元素來自地面上的核子試爆（儘管美國現在已禁止地面上的核子試爆）。鍶 90 的半衰期是 29 年。

　　想要防止像氡氣這樣的放射性物質，除了定期檢查、及早發現及早治療外，似乎沒有什麼方式可以預防。不過好的營養計畫可以保護身體及增強免疫系統。不妨攝取以有機方式栽培或養殖的蔬菜、水果、穀類和肉類，使你的飲食進一步剔除毒素。

營養素

補充品	建議用量	說明
非常重要者		
鈣 和 鎂	每日 1,500 毫克。 每日 750 毫克。	幫助身體免於吸收放射性物質。
輔酶 Q_{10} 加 來自 Coenzyme-A Technologies 的輔酶 A	每日 100 毫克。	保護身體免於有害的輻射。 與輔酶 Q_{10} 合作以支持免疫系統，並為血液解毒。
麩胱甘肽 加 L-半胱胺酸 和 L-甲硫胺酸	每種每日服用 500 毫克，空腹服用。可與開水或果汁一起服用，但勿與牛奶一起服用。若同時服用 50 毫克維生素 B_6 及 100 毫克維生素 C 則更容易吸收。	有解毒功效，可以對抗輻射的傷害。
海帶	每日 1,000～1,500 毫克。	對抗輻射。可服用錠劑或吃海菜。

補充品	建議用量	說明
重要者		
大蒜（來自 Wakunaga 的 Kyolic）	每日 3 次，每次 2 膠囊。	刺激及保護免疫系統。
葡萄子萃取物	依照產品標示。	一種強效的抗氧化劑。
來自 American Biologics 的 Oxy-5000 Forte	依照產品標示。	這種產品富含超氧化物歧化酶，是一種強效的抗氧化劑。
泛酸（維生素 B₅）	照射 X 光之前後各服用 200 毫克；之後每日 50 毫克。	對抗輻射傷害。
硒	每日 200 微克。懷孕期間，每日勿超過 40 微克。	一種自由基清除者，可以防止癌細胞產生。
維生素 C 與 生物類黃酮 包括 芸香苷	每日 5,000～20,000 毫克，分成數次。（請見第三部的抗壞血酸沖洗）	一種強效的自由基清除者。使用每膠囊含有 200 毫克芸香苷的維生素 C 複合物最佳。
有幫助者		
啤酒酵母	依照產品標示。	泛酸（維生素 B₅）的天然來源，也含豐富的其他維生素 B。
卵磷脂顆粒 或 膠囊	每日 3 次，每次 1 湯匙，隨餐服用。 每日 3 次，每次 1,200 毫克，隨餐服用。	保護細胞膜免於輻射傷害。
維生素 A 與 混合的類胡蘿蔔素 包括 β-胡蘿蔔素	每日 25,000 國際單位。懷孕期間，每日勿超過 10,000 國際單位。	保護及強化免疫系統，尤其與維生素 E 並用時。
維生素 B 群 外加 肌醇	每日 3 次，每次服用每種主要的維生素 B 各 50 毫克（在綜合錠劑中，各種維生素的含量會有所不同）。 每日 100 毫克。	幫助對抗有害的輻射。

補充品	建議用量	說明
有幫助者		
維生素 E	一開始每日 400 國際單位，每 4 天增加一些用量，一直到每日 1,200 國際單位。	保護及強化免疫系統，尤其是與維生素 A 並用。使用 d-α-生育醇形式。
鋅	每日 50～80 毫克。所有補充劑中的含量相加起來，每日不要超過 100 毫克。	幫助增加免疫力。使用葡萄糖酸鋅錠劑或 OptiZinc 可得到較好的吸收。

藥用植物

❏ 榭樹幫助對抗輻射傷害。

　　注意：此藥用植物不要長期使用，若每天使用，不要連續超過 7 天。長期使用可能對肝臟造成傷害。

建議事項

❏ 飲食中要包含蘋果，這是果膠的良好來源，果膠可與放射性粒子結合，排出體外。也可經由營養補充品方式獲得果膠。

❏ 攝取蕎麥，它含有芸香苷，這是一種生物類黃酮，可以保護身體防止輻射傷害。

❏ 攝取酪梨、檸檬、冷壓的紅花子油及橄欖油，這些食物提供必需脂肪酸。

❏ 喝大量的蒸餾水。

❏ 如果你使用手機，要注意電磁波的問題，最好使用耳機聽講，並與手機保持一些距離。手機只適合簡短的連絡，應該在必要時才使用。儘管目前尚未證實腦瘤和手機的使用之間有關聯，但總是謹慎使用比較妥當。寧可多小心一點，也不要因為無知而造成傷害。

❏ 如果你整天坐在電腦前工作，不妨加裝防輻射的護鏡。雖然現今的電腦螢幕品質比以前好，但還是要多注意。

❏ 檢驗一下居家中的氡氣含量。氡氣是天然的放射性物質，存在某些地方的土壤中。氡氣本身沒有任何味道，可在屋內累積，並逃過偵測，使接觸到

的人一點知覺都沒有，這是氡氣可怕的原因。抽菸的人更容易讓氡氣傷害到肺部。也許可以到五金行問問是否有賣偵測氡氣的工具。

❏ 如果你有機會懷孕，要記住懷孕時不要讓醫生或牙醫給你照射X光片。懷孕的第 3 週到第 5 週若接觸到 X 光，可能導致流產或生出有缺陷的胎兒。第 8 週到第 15 週接觸到 X 光可能造成胎兒的腦部受損。若胎兒在母親懷孕的第一階段（前 13 週）接觸到 X 光，可能發生兒童白血症。

考慮事項

❏ 隨著科技的進步以及對癌細胞原理的了解愈來愈多，人們漸漸不需用放射線療法來治療癌症了，而且對於放射線的使用也比從前謹慎許多。

❏ 紐澤西醫學暨牙醫大學的一項研究顯示，照射低劑量輻射線前，先給實驗老鼠餵食橘子汁，比照射前餵食白開水的老鼠所受到傷害還少二倍。

❏ 也請見第二部的衰弱的免疫系統。

⑿身體的症狀和疾病

老化（Aging）

變老不是一種疾病，但隨著時間一年一年的過去，使得身體更容易受到疾病的傷害。在體內的細胞分裂了20～30次，我們的基因會命令它們停止分裂。新的細胞會取代那些停止分裂的細胞，這取代的過程會隨著時間而減慢。當不再有足夠的新細胞，來取代那些已死亡或遭受損傷的細胞時，即會造成老化。研究顯示，停止分裂的細胞會改變形式，且會釋放出對身體上的細胞有害之受損傷的蛋白質，更進一步會促進老化的過程。許多研究者仍然主張，是我們所選擇的生活方式促進了老化，而不是基因或其他原因。

近幾年來，老化的自由基理論已經成為研究的重要議題，而且獲得愈來愈多人的支持。自由基是由原子或數個原子團所構成，它們非常的不穩定且有高度的反應性。若它們過量的出現，會開始攻擊體內的細胞層級。自由基攻擊細胞的保護膜和基因物質（核酸—去氧核糖核酸和核糖核酸），會造成細胞的損傷和功能障礙。更糟的是，免疫系統會攻擊那些受損傷的細胞，因為免疫系統把它們當做是外來的侵略者。

自由基只要存在百萬分之一秒，它們的化學反應就會十分的厲害。如此使得研究者很難直接的研究它們。但只要有數百萬的自由基，縱使它們的生命週期很短，仍會對我們的細胞造成相當大的損傷。內布拉斯加大學的醫學博士暨哲學博士Denham Harman被認為是老化之自由基理論的發現者。他主張許多退化性的疾病，我們都可把它們與老化聯想在一起，退化性疾病包括有癌症和動脈的硬化，並不是時間流逝所造成不可避免的事，而是核酸蛋白質和細胞結構因自由基的出現而造成損傷。他主張我們所提到老化的現象，事實上是以氧為基本成分的自由基出現，在任何時間增加、聚積的變化引起

或直接造成的。話雖如此，不過氧氣可使我們生存，它也是我們最大的敵人。（請見第一部的抗氧化物）

當人們超過60歲時，必須面對爲數衆多的問題，也有可能是營養缺乏所造成的。許多老年人有消化不良的問題，是因爲食物中的營養素在腸胃道中無法徹底的被吸收。除此之外，在這個年紀，我們的身體無法再像從前那樣吸收營養素。在這同一時間，因身體年紀的關係，體內系統的速度減慢和效率降低，如此，用來維持、修護和再生細胞的適當營養素更加重要。

有許多的疾病與無法成功地吸收營養素有關。有一篇研究顯示，居住在都市的老年人，在檢查中發現有百分之九十的老人，有維生素 B_1（硫胺素）和 B_6（吡哆醇）的攝取不足，百分之三十至百分之四十的顯示有維生素 A、B_3（菸鹼素）、B_{12}、C、鈣和鐵的缺乏。只有百分之十的老人有攝取足夠的蛋白質。許多在護理之家和其他臥病限制的環境的美國人，都無法曬到太陽，因此造成維生素 D 的缺乏。長時間缺乏必需營養素的飲食，會有導致退化性疾病的高度危機。

維生素 B_{12} 缺乏是一種很特殊的問題。維生素 B_{12} 的缺乏會導致神經性的症狀產生，從麻刺的感覺、肌肉移動無法協調、手腳無力和平衡感缺乏，到記憶力喪失、情緒的改變、定向力障礙和精神性疾病。維生素 B_{12} 缺乏的症狀，容易被誤認爲是老化的跡象。許多的老年人有維生素 B_{12} 缺乏，是因爲他們無法製造足夠量的胃酸來進行正常的消化。這會製造出一個適合某些細菌增生的環境，而這些細菌會竊取在消化道中從蛋白質萃取出的維生素 B_{12}。有些人是無法製造出足夠的某一物質，稱爲「內在因子」（intrinsic factor），沒有內在因子存在，則維生素 B_{12} 無法由胃部運送到身體各部。

任何人在任一年齡，都可有活力且生活的有意義。你不應該假定疼痛和疾病是老化不可避免的部分。你在 60 歲時可以感覺到比 30 歲時更好，靠你的飲食和生活方式來使你的健康發生改變。增加正確的補充劑，可使你有更多的力量，去推動免疫和預防或治療大多的疾病—更不用說還可以讓你比那些年輕許多的人工作或遊玩更長的時間。看起來比你的年齡更年輕一些是額外的酬金。但是記住：改善這些問題需要數年，所以要經常花一些時間去執行。沒有仙丹或不可思議的藥，只有一個簡單的事實，那就是如果你給你的身體正確的燃料，那身體將讓你使用和預防疾病。

在下列表中，大多補充劑為複合物含有許多種類的營養素。確定檢查你的多種營養補充劑中，各種不同營養素的含量，拒絕服用單一營養素或調整劑量到適當量。為了得到營養素最好的吸收，儘可能使用舌下錠、液體和粉末狀的補充劑。讓老年人使用喝的形式之營養素是有意義的，但也有許多好的補充品是以粉末和液體形式。

營養素

補充品	建議用量	說明
必需者		
α-類脂酸	依照產品標示。	是一種有力的抗氧化劑。有助於適當的血糖之平衡（糖尿病患）和肝臟功能。
來自 Coenzyme-A Technologies 的輔酶 A	依照產品標示。	提供免疫系統對多種危險物質的解毒能力。
輔酶 Q_{10}	每日 100 毫克	有助於血液循環，改善細胞的氧合作用和保護心臟。
二甲基甘胺酸（來自 FoodScience of Vermont 的 Aangamik DMG）	依照產品標示。	可改善細胞的氧合作用。使用舌下形式。
麩胱甘肽	每日 500 毫克，空腹服用。	是一種強而有力的自由基清除者和精神的強化物可振奮心情。也可破壞氨，氨會干擾大腦的功能。
來自 Enzymatic Therapy 或 Jarrow Formulas 的肌醇六磷酸（IP_6）	依照產品標示。	是一種有力的抗氧化劑，它有許多益處。（請見第一部的保健食品）
L-精胺酸 和 L-肉鹼 和 L-離胺酸 和 L-甲硫胺酸 和	每日 2 次，每次各 500 毫克，空腹服用。可與開水或果汁一起服用，但勿與牛奶一起服用。若同時服用 50 毫克維生素 B_6 及 100 毫克維生素 C 則更容易吸收。最好是服用含所有胺基酸的	第一部的胺基酸部分，可看到胺基酸的益處。不可一次服用單一胺基酸超過 2 個月。為了避免造成不平衡的情況，吃 1 個月後停止服用 1 個月。可保護心臟和肝臟；減少血液中的三酸甘油酯；加強抗氧化劑的效用；改善肌肉的強度和大腦的功能。

補充品	建議用量	說明
必需者		
L-鳥胺酸 和 L-酪胺酸 加	複合物（但是要分開）。	
N-乙醯半胱胺酸	每日 2 次，每次 500 毫克，空腹服用。	會吸附重金屬如鉛和汞，並把它們自體內移除。也可加強腦部的功能。可被身體利用去產生麩胱甘肽，麩胱甘肽是一種強有力的抗氧化劑和解毒劑。
來自 Wakunaga 的 Liquid Kyolic 含維生素 B$_1$ 和 B$_{12}$	依照產品標示。	是一種優良的細胞保護者。請見第一部的抗氧化劑和保健食品，可看到它的許多益處。
綜合維生素和礦物質複合物 與		所有的營養素是必需的。使用高效能配方可螯合微量的礦物質。是重要的抗氧化劑。可保護肺臟。對身體組織的生長和修護是必要的。可促進皮膚的光滑。
維生素 A 和	每日 15,000 國際單位。	
天然的β-胡蘿蔔素 和 所有的類胡蘿蔔素 和	每日 25,000 國際單位。	
鉀 和	每日 99～200 毫克。	對細胞的完整和水分的平衡很重要。預防老化過早出現、推動免疫、保護對抗癌症和心臟疾病。
硒 和	每日 300 微克。	
鋅	每日 50 毫克。所有補充劑中的含量相加起來，每日不要超過100毫克。	對傷口癒合和健康的皮膚是必要的。可加強免疫系統。
ω-3 必需脂肪酸（亞麻子油、月見草油、鮭魚油和來自 Health From The Sun 的 Ultra Omega-3 Fish Oil 是良好的來源）	依照產品標示。每日 3 次，隨餐服用。	在細胞的形成扮演重要的角色。對適當的腦部功能是必要的。保護心臟和有助於預防粥瘤黏附到動脈上。

補充品	建議用量	說明
必需者		
松樹皮中的成分 或 葡萄子萃取物	每日 2 次，每次 50 毫克。 依照產品標示。	有可能是最有力的自由基清除者。 它們可通過血腦障壁 (blood-brain barrier, BBB) 去保護腦細胞。
超氧化物歧化酶 （SOD） 或 來自 Biotec Foods 的 Cell Guard	依照產品標示。 依照產品標示。	是一種強有力的抗氧化劑，它可破壞自由基，自由基會對身體細胞造成傷害，且引起老化過早出現。可考慮注射方式（在醫師的監督下）。 是一種含有超氧化物歧化酶的抗氧化劑複合物。
來自 American Biologics 的 Taurine Plus	依照產品標示。	是所有胺基酸的堆砌磚，可改善白血球細胞的功能。使用舌下形式。
維生素 B 群 外加 泛酸 和 膽鹼 和 肌醇 和 對胺基安息香酸	每日 3 次，每次服用每種主要的維生素 B 各 50～100 毫克，隨餐服用（在綜合錠劑中，各種維生素的含量會有所不同）。假如你是使用舌下形式，則你的需要量可減少。根據產品標示使用。 每日 3 次，每次 50 毫克。 每日 3 次，每次 50 毫克。 每日 3 次，每次 50 毫克。 每日 3 次，每次 50 毫克。	維生素 B 可對抗憂鬱；有助於蛋白質、脂質和碳水化合物轉變成能量。對於某些蛋白質的形成和神經系統的功能是必要的。對紅血球的健康和營養素的吸收（包括鐵）是必要的。以注射的形式（在醫師方監督下），是最有效果的。若是無法注射，可以使用舌下形式。

補充品	建議用量	說明
必需者		
維生素 B₃（菸鹼醯胺）	每日 3 次，每次 50～100 毫克。	對神經系統的適當功能是重要的。是一種血管擴張劑，可保護心臟和體細胞。 注意：不可用菸鹼素取代菸鹼醯胺，因為菸鹼素在如此高的劑量是有毒性的。
維生素 C 與 生物類黃酮	每日 4,000～10,000 毫克，分成數次。	是一種強有力的抗氧化劑和免疫系統的強化劑，可減少過敏、保護腦部和脊髓、使白血球細胞健康、對抗疲勞和增加力量。
維生素 E	剛開始每日 200 國際單位，慢慢的增加劑量至每日 800 國際單位。若你有服用降血脂劑，在增加劑量前要先向你的醫生諮詢。	是一種強有力的抗氧化劑，靠保護細胞膜來對抗細胞的老化。也可改善血液循環和延長紅血球的壽命。使用 d-α-生育醇形式。
非常重要者		
硼	每日 3～6 毫克。請勿超過此劑量。	有助於鈣質的吸收和腦部的功能。
鈣 和	每日 1,500～2,000 毫克。	對於預防骨質的流失和正常的心臟功能是必要的。使用鈣的螯合劑或鈣片的形式。
鎂 和	每日 750 毫克。	對於鈣的平衡和正確的肌肉和心臟功能是必要的。
維生素 D₃ 或	每日 600～1,000 毫克。	加強鈣的吸收和骨骼的形成。
來自 KAL 的 Bone Defense	依照產品標示。	含有鈣、鎂、磷和其他有助於骨骼加強有用的營養素。
吡啶甲酸鉻	每日 400～1,000 微克。	改善胰島素的效用，維持身體的健康，可控制老化。
5-羥基色胺酸（5-HTP） （Natural Balance 是良好的來源）	依照產品標示。	是一種重要的神經傳導物質。

補充品	建議用量	說明
非常重要者		
游離形式的必需胺基酸複合物（來自 Anabol Naturals 的 Amino Balance）	依照產品標示，每日 3 次。若同時服用 50 毫克維生素B₆ 及 100 毫克維生素 C 則更容易吸收。	可提供必需胺基酸。老人常對於合成飲食中的蛋白質有困難，所以多半有胺基酸的缺乏。
卵磷脂顆粒 或 膠囊	每日 3 次，每次 1 湯匙，隨餐服用。 每日3次，每次 1,200 毫克，隨餐服用。	可改善腦部功能和記憶力。保護神經系統中的細胞。是一種脂肪的乳化劑。
磷脂絲胺酸	每日 3 次，每次 1,000 毫克。	改善腦部功能。
核糖核酸和去氧核糖核酸	依照產品標示。	對健康細胞的再生有好處。使用舌下形式。 注意：假如你有痛風，則不可服用此補充劑。
有幫助者		
嗜乳酸桿菌（來自 Wakunaga 的 Probiata）	依照產品標示。	可改善肝臟功能且補充腸道中的菌叢來幫助消化。Probiata 不是由乳製品製成的，所以不需冷藏。
還原雄性素（DHEA）（來自 Enzymatic Therapy 的 7-Keto）	依照產品標示。女性每天使用不可超過 15 毫克，除非在醫生的監督下。	研究顯示它可延緩老化的過程（請見第一部保健食品的部分）。
二甲基甘胺酸	依照產品標示。	推動精神的活力、加強免疫系統（請見第一部保健食品的部分）。
葡萄糖胺硫酸鹽 或 N-乙醯葡萄糖胺（來自 Source Naturals 的 N-A-G） 加 軟骨素	依照產品標示。 依照產品標示。 依照產品標示。	對於形成骨骼、皮膚、指甲、結締組織和心臟瓣膜是很重要的；對消化道、呼吸道和泌尿道的黏液分泌也很重要。

補充品	建議用量	說明
有幫助者		
黃素	依照產品標示。	保護視網膜避免黃斑退化症,老人主要造成失明的原因。
褪黑激素	每天 1.5～5 毫克,在睡前 2 小時或 2 小時以內服用。	延緩老化的過程和改善睡眠。對老化所造成的許多疾病都有益。
或		
來自 Allergy Research Group 的 ChronoSet	依照產品標示。	含有褪黑激素。
多種酵素複合物	依照產品標示,餐後服用。	有助於消化。大部分的老人都缺乏足夠的消化酵素。
和		
胰蛋白酶		注意:若你有潰瘍的病史,則不可使用含有鹽酸(HCl)的配方。
和		
牛的膽汁(來自 Carlson Labs 的 D.A.#34)		
生的胸腺	每日 500 毫克。	加強免疫系統。
S-腺苷甲硫胺酸	依照產品標示。	有助於減輕壓力和憂鬱,給予一種幸福安康的感覺。
		注意:如果你是躁鬱症患者或正服用抗鬱劑的處方,請勿服用本補充品。
矽土(來自 Jarrow Formulas 的 BioSil 或 Nature-Works 的 Body Essential silica)	依照產品標示。	保護結締組織和細胞;可使皮膚、骨骼、頭髮、指甲和其他組織年輕一些。
鋅	每日 50 毫克。所有補充劑中的含量相加起來,每日不要超過 100 毫克。	增加抗體和保護眼睛對抗黃斑退化症和視力的衰退。
加		
銅	每日 3 毫克。	對鋅的平衡是必要的。

藥用植物

❏ 紫雲英(黃耆)和紫錐花有助於推動免疫系統。

  注意:如果患有自體免疫方面疾病,請勿使用紫錐花。

❏ 山桑椹和人參對於臨時的能量給予、改善腦部功能、增加血液循環和促進

良好的血液去供應細胞氧氣。山桑椹也可以保護眼睛。

注意：若你的血壓較高，則不可服用人參。

❏ 牛蒡根和紅花苜蓿可清潔循環中之血液。它們可分別使用也可合併使用。

❏ 蒲公英和牛奶薊可促進肝臟功能良好和膽汁流動。

❏ 大蒜有助於免疫系統和保護心臟。

❏ 銀杏萃取物擁有強有力的抗氧化劑的特性和增加腦部細胞的氧氣供應，加強腦部功能。

❏ 綠茶有助於預防癌症且是一種有力的抗氧化劑。

❏ noni果（*Morinda citrifolia*）是一種生長在夏威夷的植物。它的果實有許多對健康有益的物質，且數千年來已被用於減輕疼痛和發炎、減輕關節問題、促進細胞的再生、推動免疫系統和改善消化。Matrix Health Products 製造的 Earth's Bounty NONI 是這種藥用植物良好的來源。

❏ 木賊以茶或萃取形式來吸收，是矽土良好的來源，矽土是微量礦物質—矽的一種形式。

❏ 爪哇胡椒、金絲桃和纈草根對幫助睡眠是很有用的，而且是一種鎮定劑；金絲桃是一種天然的抗憂鬱劑。

❏ 甘草根是一種抗發炎和抗過敏有效的物質，它可保護器官系統。

注意：若天天使用甘草，一次不要連續使用 7 天以上。假如有高血壓則完全避免使用。

❏ 蕁麻含有豐富的重要礦物質，而且有益於低血糖症、過敏症、關節炎、憂鬱症、前列腺和尿道疾病及其他許多的問題。

❏ 鋸櫚有助於預防癌症，且對於男性可改善良性的（非癌性的）前列腺腫大、它可抑制二氫睪固酮的產生，此種荷爾蒙會促進前列腺的腫大。

❏ 野山藥含有天然的類固醇，有返老還童的功效。類固醇有助於運動，以去除過多的體重和建造肌肉。這種荷爾蒙就是還原雄性素（DHEA）。每天攝取大劑量—2,400 毫克，二個星期內降低到 1,600 毫克，然後停止服用二個星期。

建議事項

❏ 攝取一個均衡的飲食，包括有生的蔬菜、水果、穀物、種子、核果和高品

質的蛋白質如魚類和黃豆製品。少攝取動物蛋白。把綠花椰菜、甘藍菜、白花椰菜、魚類、水果、全穀類、核果、燕麥、種子和黃豆，列入你的飲食中。避免攝食加工食物。

❑ 一天攝食量少的 4～5 餐。

❑ 在你這個年紀，一個低熱量的飲食對於維持良好的健康是最好的。只有在飢餓的時候才吃，攝取新鮮的食物和以保留它們的營養成分的方式烹調。一個含有大量碳水化合物的飲食，也許會使血糖含量增加（請見第二部的糖尿病）。

❑ 減少你所有攝取的食物量，但增加攝取生的食物。

❑ 飲用煮過的蒸餾水。即使口不渴也要喝水—你的身體需要大量的水分。根據一篇最近刊登在《美國公共衛生雜誌》（*American Journal of Public Health*）中的文章顯示，65 歲以上住院的老人中，常被診斷有脫水的現象。脫水常見的症狀有疲勞、頭痛、乾燥的鼻腔、嘴唇乾裂和從頭到腳都不舒服。

❑ 把大蒜、洋蔥、香菇（shiitake mushrooms）和珍珠麥列在你的飲食中。這些食物是鍺、鉀和其他營養素的良好來源，而這些營養素可減輕自由基的損傷和作爲催化缺氧組織氧氣的供應。

❑ 偶爾喝一杯紅酒對心臟有益，但必須限制你的酒精攝取量。

❑ 減少鹽的使用量。

❑ 避免攝食飽和脂肪。

❑ 避免攝食咖啡因、紅肉、白麵粉、白糖、食品的化學添加劑、藥品、殺蟲劑和自來水。

❑ 從事規律的運動。運動對延緩老化的過程是很重要的，因爲運動可增加身體組織氧氣的可獲量，是確定力量和耐力來源的關鍵。快走且持續一段時間是很好的。游泳比走路更好，因爲游泳提供了一個低衝擊力的運動，而且對關節不施加壓力。對於那些有關節炎情況的人而言，游泳是理想的運動方式。運動可以預防關節炎、心血管疾病、糖尿病和骨質疏鬆症的情形，因爲運動可以釋放腦內啡到身體中，運動也可幫助克服憂鬱。我們的大腦和身體一樣也需要做許多運動。身體的運動會增加腦部氧氣的供應。研究發現不管你有多老—無論是 60 歲、70 歲、80 歲，即使是 90 歲—你

可以重建肌肉。科學研究發現，在我們這個年齡讓我們的腦袋持續活動，可以使腦細胞不死。培養嗜好、閱讀和獲得新的技巧，可以使腦部活動且有助於預防記憶力的喪失。

❏ 利用深呼吸的運動，來改善你血液中的氧合作用和血液循環。每半個小時試著屏住呼吸 30 秒。吸入氣體並且屏住呼吸 30 秒，之後把你的舌頭置於口腔頂端，就是牙齒和牙齦相接觸，最後再把氣慢慢地呼出。每天重複這個運動。

❏ 使結腸保持乾淨。對於預防退化性疾病和延緩老化的過程是很重要的。攝取一個含高纖維的飲食，且使用有清潔作用的灌腸劑一週一次。（請見第三部的灌腸）要獲得較多的纖維，必須要吃很多新鮮的蔬菜、全穀類、麩皮和燕麥。考慮使用留置灌腸，這種強有力的方式可確保你的身體會吸收和使用必需的營養素。

❏ 學習如何放鬆。保持活躍和對生命熱情。每天運動可保持你的外表，培養嗜好並參與其他的活動，你可使你的腦部保持活動。這是非常重要的。

❏ 給予你自己充足的睡眠。適當的休息是重要的。

❏ 不要在你的皮膚上使用粗糙的香皂。使用橄欖、酪梨和杏仁的油來清潔皮膚。把油輕拍到皮膚上，然後用溫水和柔軟的布把它洗掉。不時使用臉部用的絲瓜纖維和油，並使用溫水去除死掉的皮膚。使用液狀的乳霜和乳液（不是固狀的面霜），其中含有營養素和中性的成分，可使你的皮膚不至過於乾燥。不可使用冷霜、清潔霜或固狀的保溼面霜。它們含有堅硬的飽和脂肪，且很快就會腐敗，之後會產生自由基，而自由基會促使皺紋過早出現。自由基會促使褐色的斑出現在皮膚上，也就是大家所知的老人斑（請見第二部的老人斑）。皮膚暴露在陽光下，也會促進自由基的出現。為了停止皺紋的產生，要站在太陽曬不到的地方，而且要使用所有天然的乳液或油脂，因為其中含有營養素和抗氧化劑。

❏ 不要抽菸或使你自己過度暴露在有害的化學環境中，如環境的污染物。

考慮事項

❏ 變老是不可避免的；然而，我們可以試著去延緩老化的過程和採取措施去促進細胞持續的分裂來延長我們的生命。假如科技能使細胞不死，而且不

對人體造成傷害，就可想像出老化的過程會因此暫停。

☐ 許多老年人抱怨很難睡著。有一個常見的原因，就是在晚餐後吃了含糖的食物。複合碳水化合物有放鬆的效果。一個優良的晚間點心是爆米花或堅果奶油和薄脆餅乾。另外，蛋白質會促使人處於機警的情況，所以蛋白質應在一天中較早的時候攝取。

☐ 老年人常有灼熱的感覺，主要是在腳底的地方。維生素 B 群缺乏經常會造成此種情況，特別是維生素 B_{12} 缺乏。因爲有許多老年人有維生素 B 群吸收的問題，所以最好採取不經由消化道的方式服用這些營養素補充劑。注射的方式是最好的。使用舌下錠也有效。

☐ 《美國臨床營養期刊》（*American Journal of Clinical Nutrition*）報導，65 歲以上的老人無法適當的吸收維生素 B_{12} 和葉酸，有達到百分之三十之多，因爲他們無法製造足夠的鹽酸和／或他們的腸道遭受細菌過度的增生。假如注射的方式無法使用，爲了得到最好的吸收可使用舌下錠的方式。

☐ 在實驗室的實驗顯示，令人大吃一驚的是 selegiline（Eldepryl〔也就是大家所知的 Deprenyl〕）可增加百分之二百一十成鼠的預期生命。研究者建議 selegiline 只要極少的劑量，就可解救因創傷或疾病的事件所造成的腦細胞的死亡。更進一步研究的結果，將可以證實 selegiline 對於治療帕金森氏症候群外，使用範圍很廣，但這種是現在唯一核准的方法。在最近的研究中，有許多其他的藥品可能也有同樣抗老化的治療效果。這些藥品中包含有大家所知的 N-tertiary-butyl-α-phenylnitrone（PBN），而此藥顯示出可改善記憶力和阻止自由基的傷害；centrophenoxine 可阻止細胞中廢棄物和有毒物質的堆積；釋放生長激素的荷爾蒙（growth hormone-releasing hormone, GRH）和胰島素，這兩種荷爾蒙可刺激人類生長激素的產生（請見第三部的生長激素療法）；isoprinosine 是一種免疫推動劑和神經生長因子，顯示出可對抗阿茲海默氏症；胸腺激素是一種從胸腺中分泌的荷爾蒙，它可推動免疫功能且在內分泌系統中扮演重要角色。

☐ 有爲數衆多的物質擁有許多的特質可供利用，使它們成爲「天然的生命延長劑」（natural life extenders），如以下所述：

● 輔酶 Q_{10} 可保護心臟、增加組織的氧合作用，且對許多身體的功能是十分重要的。在肝臟和心臟中輔酶 Q_{10} 的含量是最高的，比任何組織都多。

因為肝臟是體內最主要的解毒器官，最佳的肝臟功能對所有身體組織的傷害降到最低是重要的。

●初乳被指出是主要抗老化和免疫系統的支援物。它可有助於降低荷爾蒙的含量，這些荷爾蒙會促進老化和對免疫系統造成傷害。牛的初乳是可取得的補充劑形式。詢問一些對於個別廠牌純度較熟悉的人。

●還原雄性素（DHEA）是一種腎上腺的荷爾蒙，它可加強免疫功能。它被發現有助於預防或治療許多因老化造成的許多疾病。酮基 DHEA（7-Keto DHEA）是 DHEA 的一種形式，它在體內不會轉變為動情激素或睪固酮。（請見第三部的還原雄性素療法）

●二甲基胺基乙醇（DMAE）對記憶力和心智的活動有益，對增加活力和注意力有影響。它也可振奮心情和提高視力。

●二甲基甘胺酸（DMG）是一種胺基酸—甘胺酸的衍生物。它可推動免疫功能和改善組織的氧合作用。

●麩胱甘肽是一種胺基酸的化合物，它是一種有用的抗氧化劑和解毒劑。細胞內麩胱甘肽的含量隨著年齡有降低百分之三十至百分之三十五的傾向；特別是在肝臟、肺臟、腎臟和骨髓增加麩胱甘肽的量，也許有抗老化的功效。可採用補充劑的形式來補充麩胱甘肽。服用 N-乙醯半胱胺酸也可使麩胱甘肽的量增加，在體內 N-乙醯半胱胺酸會轉變成麩胱甘肽。（請見第一部的胺基酸）

●人類生長激素（HGH 或 GH）也就是大家所知的 somatotropin（生長激素），是一種可以調整生長的激素。有助於老人重新造肌肉量和減少脂肪組織的量，在老化時發生相反的改變。它只可在醫生的監督下使用。（請見第三部的生長激素療法）

●在克列伯循環和醣解作用，細胞能量產生必需的二個複合的生化反應過程中，類脂酸是很重要的。肝臟靠這些過程來達到能量大量的需要。類脂酸在德國被廣泛地用來加強肝臟功能和治療糖尿病。

●褪黑激素是一種天然的荷爾蒙，可作為抗氧化劑。在生命的早期，身體會製造出豐富的供給量，但隨著我們年紀漸長，製造會有規則地減少。在一個實驗中，小鼠給予褪黑激素，幾乎比正常預期的生命多了三分之一。褪黑激素也有助於預防癌症、失眠和促進免疫作用。

- morel、靈芝（reishi）、香菇（shiitake）和舞菇（maitake）都是蘑菇的種類，它們是由古代的中國人帶來美國的，中國人把它們當做是優良的藥物，使得人們永遠年輕和長壽。它們可預防較高的血壓和心臟疾病，使膽固醇降低，預防疲勞和濾過性病毒的感染，和更多的疾病。蘑菇的補充劑之效果和新鮮的一樣好。

- 泛酸（pantothenic acid；維生素 B_5）可維持頭髮的健康，帶著一點點灰色，和預防頭髮過早掉落。它對正常的腎上腺的和免疫的功能是很重要的。

- 對胺基安息香酸（para-aminobenzoic acid, PABA）是維生素 B 的一種。它可維持皮膚的健康和延緩皺紋的產生。除此之外，對胺基安息香酸和二甲基胺基乙醇一起使用，發現有加強腦部功能、免疫和細胞的再生。

- 孕烯醇酮是一種天然的荷爾蒙，它可以改善腦部功能、振奮心情、加強記憶力和思考能力。（請見第一部保健食品的部分）。

- 松樹皮中的成分是一種強有力的生物類黃酮和抗氧化劑。

- 超氧化物歧化酶（SOD）是一種酵素，它是一種有力的自由基清除者，可保護細胞。

當人們年老時，跌倒是十分常見的。老年人大部分都有肌肉無力、視力變差、腿部無力、感覺遲緩或其他內科的狀況，都會使老年人更加容易跌倒，並且帶來許多令人煩惱的後果。老年人也比年輕人更常服用處方藥，其中一些藥會降低反射作用、感覺遲緩和／或行動力減小—就是因為如此，由一個意外的跌倒會增加受傷的危險。對老年人而言，跌倒唯一可能造成的結果，就是身體上的損傷，而特別的是，身體會開始變得衰弱。即使是一個較小的跌倒，復原的時間經常會延長，且會導致一些併發症，如：褥瘡、較大的肌肉虛弱和增加感染的可能性。維持身體的活動，對於保持氣力和協調是很重要的，是防禦對抗意外的傷害最好的方法。與你的醫師或藥劑師討論，你所服用的藥物可能有的副作用，也是相當重要的。

❑ 老化不是一種疾病，但它會增加人們某些健康問題產生的機會。老化最常伴隨有便秘、憂鬱、腹瀉、頭暈、心悸、胃灼熱和消化不良及體重增加的問題。影響老年人的許多問題其原因或治療的資料，詳細的敘述可在這本書中找到。閱讀老人斑、阿茲海默氏症、食慾不振、動脈硬化症／動脈粥

狀硬化、關節炎、褥瘡、癌症、心血管疾病、血液循環問題、便秘、憂鬱症、糖尿病、眼睛問題、脫髮、高血壓、高膽固醇、消化不良、失眠症、記憶問題、肌肉痙攣、肥胖、骨質疏鬆症、前列腺炎／前列腺肥大、老人癡呆症、衰弱的免疫系統和／或皺紋，這些全部都在第二部。

❏ 若你遵照本篇的建議，而且你的活動程度並無確實改變的感覺，看第二部的結腸炎、憩室炎和／或吸收不良症候群的部分。

成年人預防和篩檢法選擇的介紹

在我們這個年紀維持健康其中一個關鍵，就是實踐預防的健康照顧。除了維持健康的飲食和生活方式，還要補充經國家認證的適合補充劑，聽醫生的勸告去做某些例行的篩選程序。下面所列的介紹是一些非常重要的醫學試驗的摘要。假如你因為有一些遺傳的或個人的病史，所導致特定疾病的危險，你也許應該更常去做這些檢驗，以確保你的身體狀況良好。詢問你的醫生，不論他是男是女，關於你的特定疾病。

檢驗	為什麼要做	誰應該做測試	檢驗頻率
血膽固醇	尋找心血管疾病	40 歲以上的男女。	每五年一次。如果你的檢驗結果顯示 LDL（壞的膽固醇）較高，你需要更頻繁的測試。詢問你的醫生。
血壓	檢驗心臟疾病	40 歲以上的男女。	每次去看醫生時檢查，或至少一年一次。
乳房自我檢測和	測試乳癌	女性 30 歲或以上。	一個月一次。
內科的乳房試驗和		女性 30 歲或以上。	一年一次。
乳房 X 光攝影		女性 40 歲或以上（男人也可能得乳癌，但很少見，所以例行性篩檢就不必要。）	

檢驗	為什麼要做	誰應該做測試	檢驗頻率
完整的身體檢查；會包括	評估全身的健康。	20 歲或以上的男女。	20 歲～30 歲間，每五年一次。
全血球計數（CBC）和／或	檢驗貧血和白血病。		30 歲～60 歲間，每兩年一次。
血液化學（Chem 7〔SMA7〕或 Chem 20〔SMA20〕）	檢驗肝功能不良、胸腺問題、腎臟功能和糖尿病。		超過 60 歲以上，每一年一次。
子宮抹片檢查／骨盆試驗	測試子宮頸癌和其他生殖的問題。	18 歲或以上的女性，或更年輕但有性行為發生在較早的年齡。	一年一次。連續 3 年呈陰性反應，詢問醫生的決定，也許可減少頻率。
前列腺特異抗原（PSA）測試和直腸試驗	尋找前列腺癌的跡象。	40 歲或以上的男性。	一年一次。
乙狀結腸鏡	檢測結腸直腸癌。	40 歲或以上的男女。	自最初的檢驗開始，每 3～5 年一次。
糞便檢驗（guaiac test）	測試糞便中是否有血液。	40 歲或以上的男女。	一年一次。

除此之外，醫生建議所有的成年人每 10 年接受破傷風疫苗的追加劑。

自閉症（Autism）

　　自閉症不是一種疾病。它是認知發展上的一種腦部障礙，大約 10,000 人之中就有 4 人會得自閉症。研究學者估計美國境內有超過 400,000 的人患有自閉症。儘管針對自閉症之不同證實已有超過五十年的研究，並且知家族會受其所影響，然而此症狀仍持續困擾著醫生、心理學家和科學家。根據美國自閉症協會的報告，自閉症是一般發展障礙的第三位，比唐氏症更普遍。

　　自閉症患者受到相當廣泛之不同的障礙所影響。嚴重的案例會表現出自殘、暴力傾向和異常的行為。最溫和的形式可能會表現出來，至少對一般民眾而言，是一種性格障礙，也或許和學習障礙有關。男性得到此障礙的機會大概是女性的三倍。近期研究提出有些人得自閉症可能有遺傳性的傾向。科學家判斷若一家庭中有一位自閉症小孩，則有百分之五的機率會有第二位自

閉症小孩。

　　有自閉症的成人或小孩最初可能會表現出智能遲緩或聽力困難。但自閉症看護者強調辨別是否患有自閉症或是其他狀況是很重要的。就生理上來說，自閉症患者並不會和其他人不一樣，但其從很小的時候就會在行為上表現出很明顯的不同。自閉症通常會在患者很小的時候被診斷出來（在 3 歲之前），並且其特徵是對其他人和周圍環境都無明顯的反應。當大多數寶寶喜愛被擁抱和愛撫時，自閉症嬰兒卻表現出對愛和情緒漠不關心，或可能會過度興奮，而當他們醒來時總是嚎啕大哭。許多表現是不可預料和異常的行為，其包含不停地擺動、吃力地行走、很長的時間沈默地坐著。過度反應有些是十分激動的經驗，包含咬東西和用力打自己的身體。

　　根據國家神經障礙和中風協會，用來診斷自閉症的標準包含下列叙述：

- 想像力和社交的缺乏或減少。
- 無法和同輩交朋友。
- 無法開始或持續的交談。
- 陳規的、重複的或不正常的使用語言。
- 對感興趣的事物是異常的激烈或專注。
- 以明顯的堅定來注意例行公事或儀式的改變。
- 對部分事物有偏見。

　　患有自閉症的小孩會有學習障礙，並且有時也會有智能障礙。語言發展通常很遲緩，於某些案例上會有心不在焉或一直胡言亂語地喋喋不休。有些自閉症小孩會表現出比一般小孩較為低的理解力，而其他似乎在正常範圍之中。大約二分之一的自閉症患者其 IQ 測驗的分數低於 50，百分之二十則介於 50～70，百分之三十其分數有超過 70。為了能更正確地來診斷出自閉症，小孩必須藉由技能專家來觀察，因為就開業醫師而言，自閉症的診斷是困難的，因其訓練或接觸自閉症是有限的。專家建議一由相關領域所組成的小組必須包含：神經專科醫師、心理學家、幼兒啓發的小兒科醫師、說話／語言治療學家和學習顧問。

　　自閉症患者之診斷藉由自閉症學者之努力而對媒體和一般大眾造成很大的注意。許多電影、電視報導和報紙文章都對自閉症患者之特殊的技能有高度興趣，特別是在數學、藝術、音樂和記憶的領域上。而自閉症患者之心

智，舉例來說，他們可以毫無猶豫地將大數目字乘和除或計算平方根；不曾上過繪畫課但畫得像林布蘭特（Rembrandt）一樣；將全部電話簿中的號碼記住；或能夠將見過之每一個人的生日背起來。小於百分之一的一般大眾才能夠有此功績，但自閉症患者有百分之十的機率擁有這種能力。目前沒有人知道這是如何發生的。有一推測是自閉症患者對感興趣之特定領域有驚人的專注能力和集中完全的注意力。

　　造成自閉症的原因是未知的。一些專家相信自閉症是神經上的不協調或功能不全的結果，而使自閉症患者對外在刺激產生強烈地過度敏感。許多研究學者相信自閉症可能是基因和／或一些環境因素的結果，如一些病毒或化學物質等。研究學者也研究自閉症患者之大腦功能如何的不同，一些理論暗示自閉症患者的腦部發育在較早之嬰兒時期可能有所阻礙；其他研究揭露在大腦中之一訊息傳導可能有問題。目前我們知道自閉症並不是因為父母親的忽略或是之前我們曾相信的行為所造成。

　　除非有其他情況，下列建議劑量是針對超過 18 歲的人。對於 12 到 17 歲之間的兒童，可以將劑量降低到建議劑量的四分之三，而 6 到 12 歲的兒童則是降低一半的劑量，6 歲以下的兒童使用四分之一的劑量即可。

營養素

補充品	建議用量	說明
非常重要者		
鈣 和 鎂	每日 1,500 毫克。 每日 1,000 毫克。	為正常大腦和神經系統之功能所必需。
膽鹼	每日 500～2,000 毫克。	促進大腦功能和腦部循環。其要在專家的監督下使用。
輔酶 Q_{10}	依照產品標示。	促進大腦功能。
二甲基甘胺酸（DMG） （來自 FoodScience of Vermont 的 Aangamik DMG）	每日 100 毫克	攜帶氧至大腦。對大腦和神經系統之功能很重要。

補充品	建議用量	說明
非常重要者		
來自 Wakunaga 的 Neuro Logic	依照產品標示。	包含之成分為大腦營養素之迅速吸收所必需。強化大腦功能。
S-腺苷甲硫胺酸(SAMe)（來自 Nature's Plus 的 SAMe Rx-Mood）	依照產品標示。	為許多身體構成要素之製造不可或缺的，特別是大腦之化學物質。為一天然的抗憂鬱劑。注意：如果你是躁鬱症患者或正服用抗憂鬱劑的處方，請勿服用本補充品。
維生素 B 群	每日 3 次，每次服用每種主要的維生素 B 各 50 毫克（在綜合錠劑中，各種維生素的含量會有所不同）。	為正常大腦和神經系統之功能所必需。建議以舌下錠劑服用。
外加 維生素 B$_3$（菸鹼素）	每日 3 次，每次 50 毫克。請勿超過此劑量。	促進循環。對許多心理上的障礙有幫助。注意：若有肝臟疾病、痛風或高血壓，請勿服用菸鹼素。
和 菸鹼醯胺	每日 300 毫克。	幫助循環。
和 泛酸	每日 500 毫克。	幫助降低壓力。
和 維生素 B$_6$（吡哆醇）	每日 3 次，每次 50 毫克。請勿超過此劑量，在內科醫生之監督下除外。	此缺乏和自閉症有關聯。
維生素 C 與 生物類黃酮	每日 5,000～20,000 毫克，分成數次。請見第三部的抗壞血酸沖洗。	一強而有力的自由基清除者。
有幫助者		
L-麩胺醯胺 和 L-苯丙胺酸 和	每日各 500 毫克，空腹服用。可與開水或果汁一起服用，但勿與牛奶一起服用。若同時服用	為正常大腦功能之所需胺基酸。（請見第一部的胺基酸）注意：懷孕或哺乳期間，或患有驚恐症、糖尿病、高血壓或苯酮

補充品	建議用量	說明
有幫助者		
L-酪胺酸 和 牛磺酸	50 毫克維生素B6 及 100 毫克維生素 C 則更容易吸收。	尿症，勿使用苯丙胺酸。
褪黑激素	成人每日2～3毫克，小孩每日 1 毫克或少於 1 毫克，睡前 2 小時服用。若其效果並不好，逐漸地增加服用量直到達到效果。	若其症狀會失眠則有所幫助。
甲基硫化甲烷（MSM）	依照產品標示。	增加敏捷、心理的平靜、注意力和能量。
綜合維生素和礦物質複合物 與	依照產品標示。	所有的營養素是均衡的需求。使用強效的配方。
維生素 A 和	每日 15,000 國際單位。懷孕期間，每日勿超過 10,000 國際單位。	
天然的β-胡蘿蔔素 和	每日 25,000 國際單位。	
硒 和	每日 200 微克。	
鋅	每日 50 毫克。所有補充劑中的含量相加起來，每日不要超過 100 毫克。	
RNA 和	每日 200 毫克。	幫助修補及建造新的大腦組織。注意：若你有痛風則不要服用此補充物。
DNA	每日 100 毫克。	
維生素 D3	每日 400 國際單位。	預防肌肉虛弱且其可調節心跳。
維生素 E	每日 200～600 國際單位。	促進循環和大腦功能。以 d-α-生育醇的形式服用。

藥用植物

❏ 銀杏是強而有力的自由基毀滅者，因而可保護大腦，其也可藉由增加循環血液至大腦來促進大腦功能。依製造標示的說明，以膠囊或萃取物形式，每日服用三次。

建議事項

❏ 吃高纖維飲食，由百分之五十至百分之七十五未精製過的食物所組成，包括大量的水果和蔬菜外加糙米、扁豆和馬鈴薯。蛋白質則以豆類和莢豆類、魚類、生的核果和種子、無皮的火雞或雞胸肉、豆腐和低脂優格來提供。

❏ 避免喝酒、咖啡、罐裝和包裝的食物、碳酸飲料、巧克力、所有垃圾食物、精製過的和加工過的食物、鹽、糖、糖果、飽和脂肪、清涼飲料和飲食中的精白麵粉。避免添加人工色素或防腐劑的食物。避免油炸的和油脂的食物，例如培根、什錦冷盤、肉汁、火腿、罐頭豬肉、香腸和所有的乳製品（除了低脂的產品外）。

❏ 飲食中刪除小麥和小麥製品。

❏ 喝蒸餾水。

❏ 做適當的運動。

❏ 使用排除過敏原的飲食來測試食物過敏，過敏會使症狀加重。（請見第二部的過敏症）

❏ 做毛髮分析測試來排除重金屬中毒。（請見第三部的毛髮分析）

❏ 試著藉由深層呼吸運動來促進大腦之血氧的提供。30天內，每半小時停止呼吸 30 秒。這會促進深層呼吸並幫助增加大腦組織的氧量。

❏ 不要不吃食物。每日少量多餐比 2 或 3 餐之大量食物為佳。

考慮事項

❏ 在醫學的觀念上，導致自閉症之大腦的差異是無法治療的。然而，研究學者發現更好的方法來了解這障礙並幫助人們對抗這些症狀。某些症狀能減輕，而其他則完全地消失。有適當的介入，許多自閉症患者的行為可有較

好的改變，甚至對未受訓練的人而言，也似乎是完美且正常。然而，大多數自閉症的人在其整個生命中仍會不斷的表現某些症狀。

❑ 對自閉症的小孩而言，青春期的開始可能是一困難的時期。許多體驗會更時常和有嚴重的行為問題，並且在此期間，幾乎百分之二十會有癲癇的發作。如此我們相信是荷爾蒙改變的結果。

❑ 在成人期間，自閉症的人之適當的生活管理視每個個體案例之嚴重度而不同。那些影響輕微的也許能獨力生活，但其他的選擇也可以包括生活於教養院或宿舍，或和雙親一起住。而那些嚴重受影響的個體，有制度的安頓或許是唯一的選擇。雖然某些自閉症成人無法適應有規律的生活方式，但仍有其他的人畢業於大學，有職業，有社交活動，和結婚。

❑ 自閉症研究中心舉例猶他州的 11 個家族之父親有自閉性。而這些父親之全部的 44 位子孫就有 25 位（超過二分之一）是自閉症。過敏和對食物敏感是要比之前得到較多的注意力，因為研究開始建議那些會促成自閉症患者的行為。研究學者也在最近發現自閉症個體之尿中有不正常的蛋白質含量。這些蛋白質被認為可能因為身體無法將飲食中的蛋白質轉換成胺基酸。這些蛋白質是麩質（發現於小麥、大麥、燕麥和其他的食物中）和酪蛋白（發現於人和母牛之牛奶中）。許多有自閉症小孩的雙親會避免這些食物在他們孩子的飲食中，在許多案例上，我們觀察到對健康和行為上有正向的改變。

❑ 研究強烈的建議許多自閉症的人對春天和夏天最常吃的乳製品和某些食物是敏感的。這些食物包括草莓和枸櫞類水果，皆可對自閉症個體的敏感免疫系統造成影響。醫生注意到有許多問題—包括頭痛、噁心、尿床、表現出「昏昏沈沈」、結巴、過度的哀叫和哭泣、攻擊行為和憂鬱—可藉由這些食物而更嚴重。這種反應在吃了可疑的食物後會幾乎立即的或到吃後 36 小時都可能出現。除了避免有問題的食物，增加維生素的含量，如維生素 C，可減輕過敏和敏感的症狀。

❑ 腸激素（secretin），發現於胰臟、肝臟和上腸道的荷爾蒙，曾經很多年被用來當做評估腸道問題的試驗注射，根據自閉症研究中心指出，其對美國境內有將近 200 位自閉症個體有明顯的改善。腸激素注射後，在幾天內會出現許多改進，在說話／語言、睡眠、眼睛接觸和專注上會突然改進。剛

開始會有慢性腹瀉發生。然而，此中心強調使用腸激素來治療自閉症仍在研究中。

❑ 自閉症小孩可服用維生素 B₆ 和鎂，如同其他營養素對身體之生物化學反應是不可或缺的。一理論是這些小孩可能有漏腸症候群和無法從其飲食中能有效地吸收營養。在自閉症小孩的研究上，我們發現有很多人都罹患腸胃疾病，包括粥狀瀉和對其他食物不適應。過敏誘導的自閉症（AiA），一英國的自閉症支持組織和慈善協會，注意到某些英格蘭的自閉症小孩會服用酵素來幫助他們更容易地消化食物。

❑ 血漿和組織中銅含量的升高或許是自閉症和其他的精神問題之一因素，如同可能過度暴露於鉛和水銀。過多的銅也似乎會促成自閉症。對幼兒即使是低量的鉛暴露，其對知識發展損傷和行為問題有相關聯性。

❑ 嬰兒和初學走路的小孩其飲食大部分由加工過的嬰兒食物所組成，必須補充維生素和礦物質來保證其所有的營養需求是符合的。營養的缺乏是許多心理障礙的一因素。

❑ 自閉症小孩的預後是很難去預言的。自閉症患者有較明顯的恢復之證明案例，通常於青春期之後。某些小孩似乎進展良好，無法解釋其復原的原因。許多人可勉強地自給自足和獨立的。然而，大多數自閉症個體最終需要某些類型的終生照顧。

❑ 請參見第二部的低血糖症和過動症。

磨牙（Bruxism）

bruxism 或 bruxomania 為磨牙的醫學專有名詞，常發生於睡眠時。通常患者本身無法察覺此現象（而是由患者的家人所發覺）。磨牙也可能發生於患者清醒的時候，以作為抒發壓力的一種方式。慢性習慣性磨牙會導致牙齒鬆動、傷害下顎中的支撐骨骼以及導致牙齦萎縮。牙齒可能會被推離原來的位置，造成咬合不良，而需做矯正，嚴重者甚至會造成牙齒脫失。長期磨牙會導致顳頜關節症候群，這常發生於咀嚼肌肉、顎關節和顎關節盤上，會在每次咀嚼時發生疼痛。（請見第二部的顳頜關節症候群）

　　假如牙齒對熱和敏感，即可能逐漸發展出磨牙。壓力、過敏和營養素缺乏，皆是會導致磨牙的原因，其亦牽涉到血糖值。

營養素

補充品	建議用量	說明
必需者		
鈣 加 鎂	每日 1,500～2,000 毫克。 每日 750 毫克。	其缺乏與磨牙相關。
泛酸（維生素 B₅）	每日 2 次，每次 500 毫克。	減少壓力。
維生素 B 群	每日 2 次，每次服用每種主要的維生素 B 各 100 毫克（在綜合錠劑中，各種維生素的含量會有所不同）。	對於神經功能的正常為必需的。使用高張配方。
非常重要者		
維生素 C 與 生物類黃酮	每日 3,000～5,000 毫克。	使腎上腺功能正常，為一抗壓力維生素。
有幫助者		
鉻	每日 200～400 毫克。	協助穩定血糖。使用有機形式。低血糖多與鉻失調相關。
L-酪胺酸	依照產品標示。	能減低壓力之胺基酸。
褪黑激素	依照產品標示。	幫助睡眠及減少磨牙。不適用於 30 歲以下或長期使用。
綜合維生素和礦物質複合物 加	依照產品標示。	皆為降低壓力所必需。
生的腎上腺	依照產品標示。	維持正常腎上腺功能。請見第三部的腺體療法。

補充品	建議用量	說明
有幫助者		
S-腺苷甲硫胺酸（SAMe）	依照產品標示。	減低壓力，作為抗憂鬱劑使用。注意：如果你是躁鬱症患者或正服用抗憂鬱劑的處方，請勿服用本補充品。
鋅	每日50毫克，總攝取量每日勿超過100毫克。	幫助維持免疫系統及降低壓力。

建議事項

❏ 採用高纖、高蛋白、富含新鮮蔬果的低醣飲食，加上莢豆類、生核果種子類、去皮火雞或雞肉、魚乾及全穀類食物。節制性的食用澱粉性蔬菜以及非常甜的水果。將一天的飲食平均分配成 6～8 個餐次會優於 2～3 個餐次。與腎功能低下相關的低血糖常導致磨牙的發生。（請見第二部的低血糖症）。

❏ 不要飲用酒精性飲料。酒精會使情況惡化。

❏ 避免速食、油炸食物、加工食品、紅肉、精製糖、飽和脂肪以及除了優格、克非爾發酵乳及未經加工的乳酪之外的乳製品。

❏ 睡前 6 小時內禁食任何甜食。假使感覺飢餓，可吃低蛋白低纖維點心。

❏ 儘可能避免壓力，學習壓力管理以及減壓技巧。（請見第二部的緊張／壓力）

❏ 補充前部分所言的鈣和泛酸。鈣對於治療肌肉的非自主運動有效果。

❏ 可做毛髮分析以檢測是否有礦物質不平衡現象，如鈉與鉀的不平衡。（請見第三部的毛髮分析）

❏ 請見第二部的過敏症，以排除會成為問題的過敏性食物。

考慮事項

❏ 牙醫師有時會建議已磨壞牙齒的磨牙患者使用一種夾板，此法並不能治療此病症，但是能幫助避免牙齒損壞。

❏ 顛茄——一種順勢療法藥物，對於治療磨牙很有效果。

❑ 生物回饋法對於某些磨牙案例很有幫助。（請見第三部疼痛控制中的「生物回饋法」）

癌症（Cancer）

人體是由細胞所組成，每個細胞含有它自己的遺傳物質—DNA，形狀如一條長線，會告訴細胞應做什麼。在一個健康的身體，細胞會以受控制的速度分裂，以致能夠生長、修補受傷組織及取代死亡細胞。預先決定細胞分裂的速度可以維持身體的健康。當非必要的新細胞不斷的大量增殖時，則腫瘤組織即形成。

腫瘤可能是良性或惡性。良性腫瘤並非癌化，它們可能在身體的各部位發生，一般並不會威脅到健康，也不會轉移（擴散到身體的其他部位），移除後也不會再長回去。惡性腫瘤生長無法控制，會干擾正常代謝及器官功能，並且具有轉移及侵犯其他組織的能力。

如果細胞的 DNA 部分受損，細胞會變得不正常。當不正常的細胞分裂時，形成的新細胞會含有受損的遺傳物質。這樣的過程經常會發生在我們體內。通常，我們的身體有能力去消滅這些不正常的細胞，並且維持細胞的平衡。然而，當重要的 DNA 片段被破壞時，不正常的細胞將不再被控制，癌症便形成。所有的癌細胞有兩個特性，一是生長無法控制，一是具有轉移的能力。它們會藉由淋巴系統、血流或像腦脊髓液的體液（可保護腦和脊髓的體液）來擴散。

沒有人確切明白什麼原因使細胞受損導致了癌症的產生。癌症的發生是因為非常複雜的連鎖事件所引起，而且每個個體發生的情況並不相同。遺傳、習慣、環境及生活方式等因子綜合起來被認為和正常細胞轉變成不正常細胞，進而形成癌症有關。有些因子（例如蔬菜水果中發現的一些維生素和礦物質）被稱為抑制劑，被認為會減緩癌化的過程。有些因子（例如抽菸或吃高脂飲食）會加速癌化過程，被稱為促進劑。

導致癌症發生及進展的可能因素可分為三種：外在因子、內在因子及生活習慣。外在因子包括了不健康的工作環境、暴露在空氣及水污染物中、化

學物質、殺蟲劑、除草劑的污染。內在因子包括了遺傳及感染。生活習慣是我們個人所最能控制的，也是造成癌症發生的最大因素。它們包括了飲食、抽菸、喝酒及陽光的過度曝曬。抽雪茄的人罹患肺癌的比率明顯高於其他人。規律攝取酒精會增加口腔癌及咽喉癌的危險。高脂低纖飲食跟大腸直腸癌的高罹患率有關，同時也會造成乳癌及前列腺癌。根據哈佛大學公衛學院的研究，不良的飲食、缺乏運動、不當的生活習慣跟百分之六十五的癌症死亡有關。以下列出不同的生活習慣因子與癌症百分比的關係；

不良的飲食及肥胖	百分之三十	病毒	百分之五
抽菸	百分之三十	酒精	百分之三
遺傳	百分之十	生殖因子	百分之三
工作場所的致癌物	百分之五	社經地位	百分之三
家族史	百分之五	環境污染	百分之二
缺乏運動	百分之五		

　　許多專家相信這些危險因子會增加人們與自由基接觸的機會。他們相信自由基的傷害會造成無法控制的細胞生長且造成癌症。另有研究認為抽菸及不良的飲食習慣會破壞免疫系統，進而增加癌症的危險。即使有些研究認為壓力並不會直接造成癌症，但壓力會降低人體的免疫能力，使人體不能在癌前細胞轉變為癌細胞前即摧毀癌前細胞。我們知道了這些癌症的促進因子及抑制因子後，若可採取適當的行動，即可降低我們罹患癌症的危險。

　　癌症有大於 100 種以上的分類，各有不同的成因、症狀及擴散速度。然而癌症主要的分類有四種：

1. 癌瘤（carcinomas）：影響皮膚、黏膜、腺體及其他器官。
2. 血癌（leukemias）：即血液方面的癌。
3. 肉瘤（sarcomas）：影響肌肉、結締組織及骨頭。
4. 淋巴瘤（lymphomas）：影響淋巴系統。

癌症有七個早期的徵兆，可用「CAUTION」來表示：

C：大小便習慣改變。

A：有無法癒合的傷口。

　　U：不正常的出血現象。

　　T：乳房或其他部位有不明硬塊。

　　I：消化或吞嚥困難。

　　O：贅疣或痣發生可見的變化。

　　N：持續的咳嗽或嘶啞。

　　根據美國癌症學會公布，在美國有百分之五十的男性及百分之三十三的女性在他們的一生中都發生過某種形式的癌症。而好消息是隨著資訊及醫術的發達，有數以萬計的人都已治癒癌症，而許多癌症的進展也可因健康的生活方式而降低。

　　本章節所談論的營養計畫及建議主要在針對癌症病人或想避免罹患癌症的人。如果可能的話，應使用注射式維生素。假如你必須口服維生素補充品，須與餐食一起服用（維生素E除外，它必須在飯前吃）。記得只使用天然的維生素補充劑。

　　除非有其他情況，以下的建議劑量皆是針對18歲以上的人，對於12到17歲之間的兒童，可以將劑量降低到建議劑量的四分之三，而6到12歲的兒童則是降低一半的劑量，6歲以下的兒童使用四分之一的劑量即可。

自我檢驗

◆ 乳癌

　　請見第二部的乳癌。

◆ 結腸癌

　　如果你懷疑自己有結腸癌，可以去買一套檢驗試劑，以檢查是否糞便帶血（這是結腸癌初期的徵兆）。在此最新的測試法中，你只要在排便後，將一小片經化學處理過的試紙放入糞便中。假使糞便帶血，此試紙將變成藍色。

　　如果你得到此陽性反應，三天後再做一次。倘使，第二次測試仍是陽性反應，須立即看醫生。陽性反應並不代表你得了癌症，而且當你食用過紅肉（豬肉、牛肉），或假使你有憩室炎、痔瘡、息肉、潰瘍或結腸發炎等，都可能得到陽性反應。那些產生陽性反應者中，約有百分之十有結腸癌。

◆ 睪丸癌

用雙手的手指檢查兩邊睪丸，用拇指與其他指輕輕搓揉，看看是否有任何硬塊或小團。如果發現可疑硬塊，立即看醫生。在溫水浴（淋浴或盆浴）後，當陰囊表皮放鬆時，比較能夠觸摸到硬塊。

另類的癌症治療方式

癌症患者快速的增加，而選擇另類療法的人也愈來愈多。有些另類的療法可以有助於加強身體的防禦力與控制一些副作用的產生，而其他的一些療法，可能因為比較溫和、沒有侵入性，所以可能有時被病患使用更多，有時同步使用多種療法，比一般傳統療法更能被接受。

雖然有許多不同的另類方法，但是都有一通用的法則。舉例來說，它們的原理是相信健康的人不容易得癌症，強調癌症的產生是由於身體的免疫系統有問題，或是身體的一種不平衡，任一或同時都會造成癌症。因此，要降低或去除掉這些問題，活化身體本身的修復能力，來達到自我修復的效用。

通常這些另類療法訴求在整體性的計畫，也就是說，它的主旨在於治療全身而非針對於癌症的部分組織，癌症似乎是一種系統性的疾病，所以治療方法必須個人化，視個人特別需要來設計，許多的療法也針對於個人在不同方面的治療目的，包括身體、心理、靈魂及情緒等。

另類癌症療法的種類

多數另類的癌症療法不外乎下面幾種形式：生物性與藥物治療、免疫性治療、藥草治療、代謝性治療、身心治療及營養治療。雖然有些有重複性，例如免疫性治療可能也會有營養治療的部分，這些分類只是在於治療中強調哪種特性而言，注意下面的討論並不代表個人可以有的所有療法，只是讓你熟悉一些你可能可以使用的療法。同時也不一定建議哪種方法適合，選擇來找尋一種另類的計謀來治療任何疾病，都要經過好好的研究和深思後才能依個人所需執行。

生物性與藥物治療

本方法主要是使用非毒性的藥劑—非毒性藥劑皆來自生物性之來源，例

如：植物或人類細胞。這種治療有許多種不同的方式。舉例來說，antineoplaston 治療是使用胺基酸衍生物來抑制癌細胞生長。Stanislaw Burzynski 醫生堅持 antineoplaston 是身體防禦系統的一部分，當人們發生癌症時，身體會有缺乏的現象。他曾經建構出合成的 antineoplaston，並且應用在一些癌症病人身上。類似如此的治療包括鯊魚軟骨治療，也被認為能夠阻斷有利癌細胞發展的血管生成，可遏止癌細胞獲得所需的營養。

俄國的免疫學家 Valentin Govallo's 醫生的 VG-1000 理論發展於 1960 年代。當一個腫瘤能夠逃避並壓制免疫系統時，癌症就會形成。Govallo 醫生相信胎盤萃取物允許免疫系統重新調整並且攻擊原本會逃避免疫系統的腫瘤。此方法被稱為「免疫胎盤治療法」。

由 Emanuel Revici 醫生發展的 Revici 法，其理論基礎是認為腫瘤的造成是因為細胞內脂質的不平衡，在分析腫瘤後，將一種化合物送到腫瘤內，使細胞建立一個適當的平衡。

法國的內科醫師 Gaston Naessens 發展一種 714-X 治療法。是將富含氮的樟腦以及有機鹽注射入淋巴系統，此療法背後的理論是認為癌細胞會分泌有毒的化合物，而癱瘓免疫系統，714-X 允許重新建造免疫系統並且對抗癌症。

藥草治療

藥草治療是世界上最古老的方法，大多用來加強人類抵抗癌細胞的能力。在 1920 年代，Hoxsey 曾被用來與食物、維生素、礦物質補充劑一起進食以使身體能抵抗癌症。Hoxsey 療法的使用配方目前正在墨西哥流行著。

免疫性治療

因為人們相信癌症的起因是因為免疫系統功能不良，因此才有了免疫性治療。此治療的目的在使得免疫系統有摧毀癌細胞的能力。此治療的例子是 Dr. Josef Isses 使用去毒飲食、無污染的水及維生素來治療。

代謝性治療

這些治療的構想是認為癌症的發生原因是多元的，因此治療的方式也應該是多面的。此法是使用去毒，包括結腸的清洗以去除毒素；抗癌飲食是以所有食物為基礎；包括維生素、礦物質及酵素，使得身體能夠被更進一步的清洗，修復受損組織，並且刺激免疫功能。Dr. Max Gerson 的治療法是以營養補充劑和有機生長的新鮮蔬菜水果為基礎。Gerson 的治療是發展於 1940

年代，以去毒當做理論基礎。1890 年代 William B. Coley 發展的 Coley 毒素，是利用細菌疫苗來促進免疫系統的方法，這樣的系統到今天仍在使用，但已稍做修改。

身心治療

此治療將焦點放在情緒、行為及信仰在疾病復原過程所扮演的角色。一些治療，諮商、催眠、生物回饋法或其他的技術曾被應用來提升情緒及精神方面的復原。其他的治療法目標是使用身心療法來改變疾病的療程，減輕病人的痛苦，例如：Dr. O. Carl Simonton 以及 Stephanie Matthews Simonton 曾經發展一種比喻及想像的技術來幫助病人增加免疫系統的有效性。Yoga 法曾經是這類療法中很流行的一種。在紐約 Sloan-Kettering 癌症中心的 Dr. Barrie Cassileth 曾經發展一系列的補充療法，包括按摩、音樂、心像及放鬆技術等。

營養治療

治療的焦點放在營養上，也是最流行的另類療法，特別是一些研究顯示飲食與癌症有相關性之後。大部分的另類療法都會強調飲食是預防及治療重要的一部分，例如：高脂飲食會增加癌症的危險性，因此低脂飲食包括富含纖維的新鮮蔬果及全穀類飲食能夠幫助身體對抗癌症。其中的三種療法包括小麥草，就是以小麥草及其他生食為主的飲食；macrobiotic 飲食是以傳統的日本飲食為主，富含全穀類及蔬菜；摩門教飲食是以肉少高纖飲食為基礎的營養補充法。

選擇一種另類療法

除非你心裡已經有一種特定的療法，在選擇的第一步是去學習有關這方面的知識，藉由參觀圖書館及書店或是與一些研究癌症的健康機構接觸，你必須能夠選擇一些範圍廣泛的最新書來提供你有關另類治療的資訊。一旦你有想嘗試的療法，可以接觸教育機構或是由病人介紹這些資訊，請看第三部。

當你選擇一種特別的療法，可以嘗試從已經使用過這種療法的其他人身上得到資訊。一些資訊機構及另類療法診所將會提供已康復者的名單，你可打電話或寫信給他們，可將焦點放在相同類型癌症的人身上，並詢問他們哪一種療法是他們認為有幫助的。

當尋找另類療法的開業醫師或診所，詢問他們曾經治療過哪一類型的癌

症，記住是哪一種治療方法能對抗癌症，要求看一些佐證的研究、紀錄的文件、病人的感謝狀並提出合理的懷疑。詢問開業醫師你所期待的治療方法包括短期的改善或長期的存活率，最後考慮一種最適合你自己生活方式及信仰的療法，對自己誠實。其他的治療可能花費太多時間、行程及金錢。然而如果你有不屈不撓的精神及足夠的資源允許你利用另類療法來治癒疾病，這所得的獎賞是無價的。值得注意的是看看你的健康保險是否能負擔部分另類療法的費用。當一種方法不干擾另一種方法的情況下，傳統及另類療法可能可以並用。

營養素

補充品	建議用量	說明
必需者		
輔酶 Q_{10} 加	每日 90 毫克。	改善細胞的氧合作用。
來自 Coenzyme-A Technologies 的輔酶 A	依照產品標示。	修復 DNA 及 RNA。提供免疫系統對多種危險物質的解毒能力。可能可以調節代謝，舒緩憂鬱和疲勞及增加能量。
初乳	依照產品標示。	促進加速修復與提升免疫系統。
二甲基甘胺酸（來自 FoodScience of Vermont 的 Aangamik DMG）	依照產品標示。	增加氧的利用。
大蒜（來自 Wakunaga 的 Kyolic）	每日 3 次，每次 2 膠囊。	增強免疫功能。
肌醇六磷酸（IP$_6$）	依照產品標示。	有力的抗癌劑；具有天然殺手細胞的活性。
褪黑激素	每日 2～3 毫克，在睡前 2 小時前服用。	是抗氧化劑且可幫助睡眠。
甲基硫化甲烷（MSM）	依照產品標示。	可預防癌症。

補充品	建議用量	說明
必需者		
蛋白質分解酵素 或 來自 Marlyn Nutraceuticals 的 Wobenzym N	依照產品標示，隨餐服用（幫助消化蛋白質）和兩餐之間服用（減少發炎）。 每日 2～3 次，每次 2～6 錠，兩餐之間服用。	強力的自由基清除者。
硒	每日 200 微克，一日不要攝取超過 800 微克。懷孕期間，每日勿超過 40 微克。	自由基清除者，並幫助蛋白質消化。 注意：懷孕、有心臟及肝腎疾病者不可服用硒補充劑。
酮基 DHEA	依照產品標示。	DHEA 的代謝物，具有抗癌功能。不需轉換成睪固酮或雌激素。
鯊魚軟骨（BeneFin）	癌症治療：每日每 2 磅體重 1 克，分成 3 次服用。如果你無法忍受口服方式，可以利用留置灌腸法。 癌症預防：每日 3 次，每次 2,000～4,500 毫克。	抑制腫瘤生長並刺激免疫系統。
超氧化物歧化酶	依照產品標示。	破壞自由基。可考慮注射方式（在醫師的監督下）。
維生素 A（來自 American Biologics 的 Micellized Vitamin A 乳劑） 加 類胡蘿蔔素複合物 與 β-胡蘿蔔素 加	每日 50,000 國際單位，連續 10 天，然後減少至每日 25,000 國際單位。懷孕期間，每日勿超過 10,000 國際單位。 依照產品標示。	癌症病人需要較多的維生素 A 抗氧化劑。使用乳劑形式較易吸收，且在高劑量時較安全。膠囊形式的維生素 A 對肝臟有較大的壓力。 增加殺手細胞的活性。β-胡蘿蔔素不足會導致肺癌、支氣管癌及胃癌。
維生素 E	每日最多 1,000 國際單位。	有力的抗氧化劑。使用 d-α-生育醇乳劑形式較易吸收，且在高劑量時較安全。

補充品	建議用量	說明
必需者		
維生素 C 與 生物類黃酮	每日 5,000～20,000 毫克，分成數次。（請見第三部的抗壞血酸沖洗）	是抗癌劑，並促進體內干擾素的生成。
重要者		
來自 Maitake Products 的 Grifron Maitake D-fraction	依照產品標示。	是一種包含β-1,6-聚葡萄糖的菇類萃取物，可預防致癌物生成並可抑制腫瘤生長，同時幫助細胞適應化療所帶來的壓力。
香菇（shiitake）萃取物 或	依照產品標示。	增強免疫功能並可抗癌。
靈芝（reishi）萃取物	依照產品標示。	
有幫助者		
嗜乳酸桿菌（來自 Wakunaga 的 Probiata）	依照產品標示，空腹服用。	有抗細菌的功效。使用非乳製品配方。
來自 Aerobic Life Industries 的 Aerobic 07 或	依照產品標示。	抗微生物劑。
來自 American Biologics 的 Dioxychlor	依照產品標示。	
吡啶甲酸鉻	每日至少 600 微克。	幫助建造並維持肌肉組織。如果肌肉萎縮存在時有用。
亞麻子油 或	依照產品標示。	抗氧化、預防癌症擴散。
來自 Wakunaga 的 Kyolic-EPA	依照產品標示。	加速傷口癒合。
葡萄子萃取物	依照產品標示。	抗氧化劑。
海帶 或	每日 1,000～1,500 毫克。	維持身體礦物質平衡，並預防因輻射治療造成的傷害。
海藻	依照產品標示。	
L-肉鹼	依照產品標示。	預防自由基的破壞及其他毒素。選用由魚肝中提煉的。

補充品	建議用量	說明
有幫助者		
多種酵素複合物	依照產品標示，隨餐服用。	幫助消化。 注意：小孩勿使用這種補充品。
綜合礦物質複合物 與		正常細胞分裂及細胞功能所需。 選用完整配方包含有所有主要礦物質和微量元素，但鐵不包括在內。
鈣 和	每日 2,000 毫克。	
鎂 和	每日 1,000 毫克。	
鉀 加	每日 99 毫克。	
維生素 D_3	每日 400～600 國際單位。	對預防和治療許多形式癌症很重要。
綜合維生素複合物	依照產品標示。	勿使用持續釋放型配方。請使用不含有鐵的配方。
N-乙醯半胱胺酸 加	依照產品標示，空腹使用。可與開水或果汁一起服用，但勿與牛奶一起服用。若同時服用50毫克維生素 B_6 及 100 毫克維生素 C 則更容易吸收。	負責解毒，保護肝及其他器官。預防癌症。（請見第一部的胺基酸）
麩胱甘肽 和	依照產品標示。	免疫系統功能正常所必需，在癌症患者發現缺乏。
類脂酸	依照產品標示。	可增加麩胱甘肽含量。
生的腺體複合物 加	依照產品標示。	刺激腺體功能，尤其是胸腺（產生 T 淋巴球之所在）。（請見第三部的腺體療法）
生的胸腺 和	依照產品標示。	
生的脾臟腺體	依照產品標示。	
來自 American Biologics 的 Taurine Plus	依照產品標示。	負責組織、器官的修復及白血球的活化作用。使用液態或舌下形式。

補充品	建議用量	說明
有幫助者		
維生素 B 群	每日 3 次，每次服用每種主要的維生素 B 各 50 毫克（在綜合錠劑中，各種維生素的含量會有	促進血液循環、建造紅血球、保護肝功能。
外加	所不同）。	
維生素 B₃（菸鹼素）和	每日 100 毫克。請勿超過此劑量。	注意：若有肝臟疾病、痛風或高血壓，請勿使用菸鹼素。
膽鹼 加	每日 500～1,000 毫克。	
維生素 B₁₂ 和	每日 1,000～2,000 微克。	預防貧血。使用口含錠或舌下形式。
葉酸	每日 400～600 微克。	負責 DNA 的修復，跟癌症預防有關。

藥用植物

❏ 對於癌症的預防或癌症的治療計畫中，下列藥草可以輪流使用：紫雲英、樺樹、牛蒡根、貓勾藤、榭樹、chuchuhuasi（一種雨林藥草）、小紅莓、蒲公英、紫錐花、茴香、綠茶、甘草、肉豆蔻、牛奶薊、蘿勒、保哥果、紅花苜蓿及巴西人參。

❏ 香料例如豆蔻、番椒、薑、迷迭香、歐鼠尾草、百里香和薑黃等皆有抗癌症的功效。

❏ 貓勾藤有增強免疫功能及抗腫瘤的效果，Source Naturals 公司產的 Cat's Claw Defense Complex 為一種貓勾藤和其他的藥草加上抗氧化營養素如β-胡蘿蔔素、N-乙醯半胱胺酸、維生素 C 及鋅的混合物。
注意：懷孕期間不可服用貓勾藤。

❏ 許多外部的癌，對利用康復力草、保哥果、澤菊及木鼠尾所製成的膏藥，反應良好。（請見第三部的使用糊藥）

❏ 薑黃素是一種香料的萃取物，有抗氧化功能並可抵抗癌症。研究顯示它可以防衛抵抗各種致癌物質，可能有抑制癌細胞快速分化的特性。

❏ Resperin 公司的 Essiac 藥草茶被使用在多種癌症的治療上。

❏ 瑞典研究團隊發現，綠茶中有一種物質稱為綠茶素（epigallocatechin-3-gallate, EGCG），可藉由阻斷供給癌症細胞養分的血管，而達到抗癌的目的。

❏ 柑橘果膠可抑制癌細胞生長，尤其是皮膚癌及前列腺癌。

❏ 據研究發現，noni 果汁不僅可阻斷腫瘤生長，也可促使癌細胞轉變為正常細胞。

❏ Ojibwa 花草茶，為一種美國印地安人傳統的藥草茶，含有 sheep sorrell、牛蒡根、北美滑榆樹皮、大黃根等，具有抗癌的效用。

❏ 橄欖葉萃取物可增進免疫功能並可抵抗癌症。

　　註：康復力草只可外用。

❏ 迷迭香有抗氧化及抗發炎功效，可用以當做癌症治療及腫瘤抑制劑。

❏ 印度式草藥療法中具防癌效果的包括乳香、綠茶及薑黃素。

❏ 中國草藥當歸龍薈丸（11 種不同藥草的混合物，針對慢性白血病患者的處方），其中含有靛紅質為近來正在研究可能可以對抗癌細胞的分化。

建議事項

❏ 飲食應包括穀類、核果、種子及糙米。穀物麥片粥是好的蛋白質來源。吃小麥、燕麥及麥麩。

❏ 吃大量十字花科蔬菜，例如：綠花椰菜、甘藍菜芽、甘藍菜、白花椰菜和菠菜等。同時，也攝取黃色及深橘色蔬菜，例如胡蘿蔔、南瓜、番薯。蘋果、莓子、巴西核果、哈密瓜、櫻桃、葡萄、莢豆類（包括雛豆、扁豆、紅豆）、柑橘、李子等，均能對抗癌症。莓子漿果保護 DNA 免於受損，許多蔬菜水果中色素包括紅、黃、橙、藍色都是抗氧化劑的良好來源，綠色植物含有的葉綠素也可以對抗癌症。

❏ 所有芽菜類只要稍微煮過即可（除了苜蓿芽要徹底洗乾淨，且生吃）。

❏ 吃洋蔥和大蒜可增強免疫能力及對抗癌症。把大蒜攪碎後停留 5～10 分鐘，讓那些抗癌的含硫化合物跑出來再使用。若你不喜歡大蒜的味道，也可吃補充劑。

❏ 每日必須吃 7 份全穀類食物，在一週內必須吃至少 5 種不同的穀類食物。

❏ 每天吃 10 粒生的杏仁。它們含豐富的 laetrile，是一種抗癌劑。

❏ 吃大量的番茄或番茄製品。番茄中的茄紅素是抗氧化劑，可預防細胞受到

氧化傷害。多吃番茄可預防子宮頸癌、肺癌、胃癌、前列腺癌、乳癌、直腸癌、食道癌、口腔癌、胰臟癌。

❏ 多吃櫻桃。它們含有花青素，可預防癌症及心血管疾病。

❏ 常喝甜菜汁（根部及頂部做成的）、胡蘿蔔汁（含β-胡蘿蔔素）、新鮮甘藍汁、蘆筍汁。葡萄汁、櫻桃汁及所有深色的果汁，包括黑醋栗汁，都很好。新鮮的蘋果汁也有益處。果汁在早晨飲用最佳，蔬菜汁則在下午飲用最佳。

❏ 僅喝泉水或蒸餾水。一般自來水含鐳高可能和肺癌、膽囊癌、乳癌及白血病有關。另外，洗澡浸泡在含氯的水中與喝兩夸特（約 2.28 公升）含氯的人一樣，由於會由皮膚吸收進去，如果可能的話，先將水過濾過，或者以淋浴取代浸泡。

❏ 限制乳製品的攝取量。少量的優格、克非爾發酵乳或生乳酪即已足夠。

❏ 勿食下列各物：花生、垃圾食物、加工精製食品、飽和脂肪、鹽、糖或白麵粉。使用海鹽、海帶或鉀代替品取代鹽。用少量的糖蜜或純楓糖漿取代糖。使用全麥麵粉或黑麥麵粉代替白麵粉。除了藥草茶以外，酒、咖啡及各種茶均勿沾。

❏ 勿食任何動物性蛋白質，千萬不能吃漢堡肉、熱狗、燻肉或肉乾等。當情況好轉後，每週吃三次烘魚。

❏ 請見第三部的禁食，依照其計畫實施。

❏ 有一種綠色飲品是一個好的清腸劑，包括有 2 個有機檸檬榨汁，加 2 湯匙 C 等級的楓糖漿、四分之一茶匙的辣椒、1 盎司（約 28.35 毫克）的小麥草汁，及 1 夸特（約 1.14 公升）的蒸餾水，如果買不到小麥草汁，可以 Sweet Wheat 公司產的 Sweet Wheat 取代。

❏ 用咖啡灌腸劑加 1 盎司的新鮮小麥草汁和 1 杯水，每天用這個來清除身體內的毒素，小麥草灌腸劑含有許多營養素和酵素，是臨床上常被用來治療癌症的選擇，也可以用檸檬水或大蒜水每星期二或三次來清腸。（見第三部的灌腸）

❏ 勿服用鐵質補充劑。身體會扣留癌細胞的鐵質。體內血液中含過量鐵質的人，比較容易產生癌症。過量的鐵可能壓抑能夠殺死癌細胞的巨噬細胞，並干擾淋巴細胞的活性。

❏ 使用玻璃、不鏽鋼或木頭製的餐具或烹調用具。

❏ 規律的運動。癌症在身體活動較多的人身上較少發生，運動也可以趕走憂鬱和促進組織含氧量。

❏ 檢查你家裡的含鐳量，鐳是一種天然的放射線，被美國環保局認定為致癌物質，鐳的檢測劑可以在一般五金店中買到並不貴，如果發現到含鐳可以封起裂縫，且加強地下室的通風設施會有改善。

❏ 因為可能有少量輻射外漏，避免使用微波爐。勿太靠近電視機—至少距離 8 英呎。同時，也避免 X 光射線。

❏ 避免化學物品，例如，噴髮劑、清潔劑、蠟、未乾油漆、庭園殺蟲劑。化學藥劑促進體內自由基之形成，可能導致癌症。癌症病人使用化學物品，會使免疫系統更衰弱。而且，身體將消耗許多能量於保護自身免受化學損害，而不是用以對抗癌細胞。

❏ 使用去除氯離子的水。有一種叫做 Showerwise 的產品（Waterwise 製造）可符合此要求。

❏ 去除在你生活或家中一些已知的或可疑的致癌物，David Steinman 與 Samuel S. Epstein 合著的 *The Safe Shoppers Bible* 一書提供許多相關的資訊，對於一些日常用品的安全性，包括清潔劑、油漆、殺蟲劑、寵物飼料、汽車產品、手工製品、化妝品、個人清潔用品及一些食物與飲料等，另一個詢問來源可見 Mary Kerney Levenstein 所著的 *Everyday Cancer Risks and How to Avoid Them* 一書。

❏ 除非醫師指示，否則不要使用任何藥物。

❏ 避免壓力。學習放鬆及壓力管理的技術。（請見第二部的緊張／壓力）

考慮事項

❏ 許多癌症病人都使用延年益壽的飲食，成效良好。

❏ 德國科學家 Dr. Hans Nieper 使用新鮮甘藍菜及胡蘿蔔汁，成效顯著。他同時也使用一種南美洲植物的萃取物 Carnivora 來對抗癌症。

❏ 美國免疫學家 Dr. Nicholas Gonzalez 發展出一套癌症治療法，包括改變飲食、營養補充、毒物移除系統及咖啡灌腸劑。

❏ 不同種類的蘑菇是維生素 D、B_1（硫胺素）、B_2（核黃素）、B_3（菸鹼

素）、礦物質及胺基酸的良好來源。它們可增強身體的免疫 T 細胞活性並破壞癌細胞。香菇、松茸、舞菇等都有防癌作用。

❏ 極低膽固醇含量與增加癌症死亡率有關，原因在於低膽固醇濃度的人攝取較多的多元不飽和脂肪，會增加罹患癌症的危險性。

❏ 在日本與冰島兩國家均有低的甲狀腺腫及乳癌罹患率。日本婦女幾乎沒人罹患乳癌。結腸癌在日本的發生率也很低。乳癌已被認為與缺乏碘有關，而日本和冰島兩國的土壤含豐富的碘與硒。另外，日本人常吃大量的魚、蔬菜、綠茶也是一個因素，日本癌症控制會議曾報導日本人飲食中鍺是重要防癌因子。

❏ 每日攝取 7 到 10 份的水果及蔬菜可降低百分之三十的癌症發生率。植物中有許多植物化學因子可做抗癌劑，包括：

- 黃素（lutein）：類胡蘿蔔素的一種，存在於深綠色蔬菜及綠花椰菜中。它是有效的抗癌物質。

- 金雀異黃酮（genistein ）、diadzein 兩種異黃酮素，是在黃豆中發現的，它可預防前列腺癌、乳癌、腦癌、膀胱癌及白血病。Mega Soy 產品（Prolongevity 製造）就是很好的異黃酮素補充品。

- D-glucaric acid 是在綠花椰菜、甘藍菜芽和白花椰菜中發現的，多項臨床研究證實它可對抗乳癌、肺癌、肝癌及皮膚癌。D-glucaric acid 也可以補充劑的形式和鈣一起服用。

❏ 伊利諾大學的研究指出，高濃度的抗氧化劑跟預防腫瘤及癌症有關。

❏ 鈣可能防止前癌細胞轉變成癌細胞。

❏ 肌醇六磷酸（IP$_6$）具有幫助預防及治療癌症的能力。在全穀類、豆類、豬肉及枸櫞類水果中可發現。它可使腫瘤萎縮並預防腫瘤生長。

❏ 菸鹼素在癌症的預防及治療上扮演一個重要角色。

❏ 低量的硒與一些癌症有相關，包括白血病、食道癌、肺癌、結腸癌、前列腺癌、乳癌、卵巢癌。每天攝取超過 800 微克，對身體有毒。補充硒必須要和醫師討論。飲食的來源包括巴西核果、鮪魚、比目魚、豬肉及火雞肉、麵條、培果、皇帝豆、大紅豆等。

❏ 研究顯示，補充維生素 A、C、E 能降低脂質過氧化或體脂肪氧化，減低自由基對身體的危害。

❏ 研究顯示維生素 D 對癌症有影響，每天曝曬一點陽光對身體維生素的合成有幫助，可降低乳癌、結腸癌及前列腺癌的發生。

❏ Prolongevity 公司出產的 Gamma E Tocopherol 配方是一種維生素 E 補充劑，含有 γ、δ、α、β-生育醇—所有天然形式的維生素 E。維生素 E 能夠對抗自由基的危害。

❏ 營養補充和良好的飲食習慣對於做化療或放射線治療的病人提供很大的幫助。在做放射線療法前補充鯊魚魚肝油能夠預防健康組織受損，因為鯊魚的魚肝油中含有 AKGs、維生素 A、E、ω-3 脂肪酸、微量礦物質及角鯊烯。一個在 1997 年發表在《歐洲癌症雜誌》中的研究發現麩胺醯胺能降低化療的副作用。

❏ 化療可以減輕一些癌症的痛苦。癌症化療是用具有高度毒性的物質去殺死癌細胞，大多數化療藥物也會破壞正常細胞，引起副作用，包括掉髮、嘔吐、疲勞、衰弱、不孕及腎臟或心臟受到傷害。一些營養素能夠幫助身體避免治療時所造成的傷害，包括維生素 B_6（吡哆醇）、輔酶 Q_{10}、麩胱甘肽、維生素 C。

❏ 某些癌症必須用放射線治療，主要是利用 X 光殺死癌細胞。放射線治療有許多令人不舒服的副作用，包括發燒、頭痛、噁心、嘔吐、降低食慾。

❏ 許多藥物已經廣泛被用來治療癌症，研究也一直在進行當中，有些新藥也陸續被美國食品藥物管理局同意許可使用。Taxotere 這種藥最近已通過可用來對抗癌症。

❏ 非小細胞肺癌—美國主要的肺癌之一可用 porfimer（Photofrin）、paclitaxel（Taxol）併用 cisplatin（Platinol）以及 gemcitabine（Gemzar）來治療。docetaxel（Taxotere）也可用來治療對 cisplatin 類化療無反應的非小細胞肺癌。

❏ Adriamycin 是一種具潛力的抗癌藥物，但其副作用為不可逆的心臟傷害。補充維生素 A、E 及硒可減輕其副作用。

❏ ONYX-015 是一種在不傷害健康細胞的情形下可殺死癌細胞的藥物，在美國德州大學與蘇格蘭的格拉斯哥大學進行研究，其他受測藥物包括：
　● antiostatin 和 endostatin 可阻斷供應癌細胞營養血管的生長。
　● BR96-DOX 也是可避免殺死健康細胞的抗癌藥。有效成分為 doxorubi-

cin，為一可以殺死癌症之化學療法物質。

- hydrazine sulfate是單胺氧化酶抑制劑，能夠阻斷因癌症所引起的體重減輕、肌肉破壞、疲勞、厭食等。用來治療癌症的研究已超過 30 年，可能的副作用包括噁心、嘔吐、耳鳴、失去感覺、手腳神經發炎、葡萄糖與鹼性磷酸酶異常、肝功能受損。也可能有昏眩、虛弱、昏睡及發癢等發生。

- IL-2 免疫化學藥劑用來對抗腎臟癌、皮膚癌及白血病。由於它的發現，已經降低腎臟癌約百分之三十以上。

❏ 利用超過 41℃的高溫殺死癌細胞的高熱療法可單獨或與放射線療法及其他療法並用。研究發現熱可以破壞癌細胞，或使一些營養素耗盡，很重要的是必須在醫師的監督下使用此方法。

❏ 傳統治療法並不能有效對抗肺癌、胰臟癌、肝癌、骨癌及嚴重的結腸癌或乳癌。

❏ 蜂膠一種富含多酚類的抗氧化劑，在實驗室實驗具有抗癌的效果。

❏ 還原雄性素能夠利用抑制酵素來停止癌細胞生長。酮基 DHEA 是一種雄性素，本身不會轉換成睪固酮或雌激素。可用來治療乳癌、子宮內膜癌、尿道癌及前列腺癌。（請見第三部的還原雄性素療法）

❏ 硫化二甲基也是一種抗癌藥，可以單獨或合併使用來治療部分的癌症。

❏ 葡萄子萃取物可促進正常細胞生長，抑制癌細胞生長。

❏ 高壓氧療法可降低放射線療法對健康組織的傷害。（請見第三部的高壓氧療法）

❏ 舞菇（maitake）的萃取物可用來對抗乳癌及前列腺癌。

❏ 目前也有研究在探討褪黑激素的抗癌效果。褪黑激素參與了動情激素（雌激素）、睪固酮的生產調節，也調節影響腫瘤生長的荷爾蒙。對於男性及女性的生殖系統之癌症，包括乳癌及前列腺癌的抗癌效果特別有效。目前在研究長期補充褪黑激素的影響。

❏ 鯊魚軟骨對於某些癌症包括乳癌、子宮頸癌、胰臟癌、前列腺癌及卡波西氏瘤具有抗癌效果。它可抑制腫瘤所需要的新血管生成，導致癌細胞萎縮而死。美國喬治城大學與癌症治療研究中心目前正從事鯊魚組織中的 squalamine 延緩腫瘤生長的研究。

❏ 最能夠避免癌症的危險因子是抽菸。抽菸會產生超過 4,000 種化合物，包括 43 種已知的致癌因子，它也含有有毒的氣體 NO 及 CO。肺癌在二十世紀前仍是罕見疾病，直到抽菸開始後才流行起來，美國癌症學會估計在 1999 年有 173,000 人由於抽菸死於癌症，而酒精會造成額外的 20,000 人死於癌症，抽菸對於癌症的影響會因酒精而加乘作用，多數人兩者同時都有。研究顯示，如果你能戒菸，五年內你的肺組織可以恢復到正常。然而這個論點仍有爭議存在。

❏ 最近研究顯示，女性抽菸者肺癌罹患率比男性抽菸者高。

❏ 習慣性的暴露在二手菸下罹患癌症機率比不抽菸者高百分之三十。

❏ 曾有報導指出，乳製品會增加罹患癌症的機會，然而，一般的認知是認為脂肪才是最主要的問題。杏仁、米、豆漿被認為是好的低脂食物。

❏ 《美國流行病學雜誌》報導指出，乳糖和／或半乳糖和卵巢癌有關。

❏ 肥胖在男性中可能造成結腸及直腸癌；在女性，肥胖可引起膽囊癌、子宮頸癌、子宮癌及乳癌。過重的婦女較易產生子宮癌。脂肪似乎能影響性荷爾蒙。脂肪組織中腎上腺製造的荷爾蒙轉換成雌激素，所以脂肪存在量愈高，雌激素的量也愈多。雌激素刺激乳房及生殖器官的細胞分裂。

❏ 氟化物（牙膏、自來水及用自來水製成的產品）可能是引起癌症的危險因子之一。

❏ 餵母奶的小孩罹患白血病之機率較喝奶粉的小孩低。

❏ 一個由 75 名專家構成的環保局，把殺蟲劑的殘留物列入環境致癌因子的前三名中。

❏ 男性結紮者罹患前列腺癌的機率是未結紮者的三倍以上。

❏ 小便頻繁可減少膀胱癌的發生，因為可以將一些有毒物質排出體外。

❏ 停經後婦女利用動情激素治療可降低骨質疏鬆症跟阿茲海默氏症的發生，但可能增加乳癌及子宮癌的罹患率。雌三醇也用在停經後的婦女，它比動情激素能夠降低癌症的發生。

❏ 高壓電線可能會引發癌症，美國環境與健康科學組織的研究發現有可能，但是不確定，還仍需研究。

❏ 子宮頸抹片檢查可降低百分之七十的子宮頸癌死亡率，然而，其準確性有百分之五至百分之十是呈偽陰性，可能是因為採樣錯誤所造成。充分的準

備可以減少這樣的錯誤。

☐ 有兩種方法可改善子宮頸抹片檢查的準確性，包括 Papnet 以及 AutoPap 兩種方法。ThinPrep 是另外一種檢測方法，使用不同方法來收集細胞，可以較易測到細胞的變異。另一種方法 Hybrid Capture HPV DNA 檢測法，可同時檢測到人類乳突病毒的存在，這個病毒與子宮頸癌有關。如果你是屬於高危險群的人要跟醫生討論這些檢測方法。研究針對於另一種子宮頸癌檢視方法進行，例如可以在家用類似衛生棉來檢測子宮頸細胞的方法。

☐ 腸躁症不會增加結腸癌的發生。

☐ hMLH1 基因被認為和結腸癌的發生有關，其可修正細胞複製的錯誤，如果它受損或功能失調，就會有結腸癌的發生。

☐ 曾報導癌症是很難診斷的，有超過一半以上的死亡原因是起因於未被診斷出的癌症。

☐ 如果你有癌症，必須維持最佳的健康，如果你解除武裝，你就沒有戰勝的機會。如果你裝備精良，並且有最健康的飲食及營養，你就能戰勝癌症。

☐ 有很多醫院研究中心及癌症治療中心，你可從其中查到很多有關的訊息。

☐ 請見第二部的乳癌、前列腺癌及皮膚癌。

☐ 請見第三部的疼痛控制。

癌症的種類及徵兆

提高警覺，注意任何可疑的癌症徵兆，你可以及時挽回生命。美國癌症學會估計每年將有 500,000 或更多的美國人死於可預防的癌症，約有三分之一為飲食因子，另三分之一為抽菸造成，健康的生活型態為預防癌症的第一步。下列表中指出與各種癌症有關的危險因素及症狀，如何診斷及降低危險因子。

● **膀胱癌**

膀胱癌是男性第四常見的癌症，女性為第八常見的癌症，占美國癌症死亡率的第五名，在男性比女性多四倍，白人又是黑人的兩倍，通常在晚期才被診斷出來。

1.危險因素：暴露於某些化學物質中，例如聯苯胺、苯胺染料、茶；抽菸過

量；咖啡因和人工甜味劑使用過量；有血吸蟲病；經常尿道感染。

2. 症狀：尿中帶血及頻尿。尿中含血可能是癌的訊號，雖然很少有此例。向醫師請教，以剔除此可能性。

3. 診斷：膀胱癌的診斷可檢查膀胱細胞或尿中的細胞，有時較大的膀胱癌可藉由直腸或陰道檢驗來發現。最近是檢測由膀胱腫瘤分泌的一種酵素—telomerase 來篩檢。

4. 飲食及營養因子：十字花科蔬菜由於有抗氧化性，因此可降低膀胱癌的發生率。新鮮水果可降低百分之四十五的膀胱癌發生率。喝大量液體，尤其是純水可稀釋膀胱中的致癌物。多攝取維生素 A、C 及胡蘿蔔素可降低膀胱癌的發生率。

●乳癌

請見第二部的乳癌。

●子宮頸癌

子宮頸癌為女性第二常見的癌症，約占世界所有癌症的百分之十一，子宮頸癌在近幾年來逐漸增多且以癌細胞前的前癌細胞（增生異常）存在居多，如果可以檢測到細胞異常增生而移除掉，則子宮頸癌通常可以被預防。

1. 危險因素：生產過 5 次以上，18 歲以前發生性關係；有淋病病史；多位性伴侶；不孕症。

2. 症狀：月經週期之間出血；異常分泌物；經痛；經血量多。

3. 診斷：可利用子宮頸抹片檢查來檢測不正常的細胞，女性在有性生活之後，必須每年檢測骨盆腔及做子宮頸抹片檢查。可做人類乳突狀瘤病毒篩檢當做早期診斷方法。

4. 飲食及營養因子：低脂肉飲食；高黃豆製品；豐富的蔬菜、水果、全穀類、優格、蘑菇皆可提供保護作用。如果你沒有每日皆攝取 3～5 份的水果及蔬菜，則你必須攝取維生素 C、A、E 及β-胡蘿蔔素的補充劑。葉酸及維生素B不僅有保護作用，也可將癌前細胞轉變為正常細胞。鯊魚軟骨對預防子宮頸癌也很有益。

●結腸直腸癌

大腸由結腸（上面 5 到 6 英呎）和直腸（後 5 到 8 英吋）所構成，這是消化的最後階段，將固體廢物排出。結腸直腸癌是僅次於肺癌，占男女性的第二位。自從篩選來去除一些良性肉瘤使得此癌在過去十年來發生率有下降

的趨勢。

　　大部分結腸癌會發生在超過 50 歲後，男女的比例差不多，結腸直腸癌的發展需要超過 10 到 15 年以上且不會有症狀產生，如果可以早期診斷出來，且腫瘤沒有轉移的話，存活率是很高的。

1. 危險因子：飲食缺乏纖維及鈣質；息肉；結腸癌家族病史；長期的便秘或下痢；結腸帶毒素；高脂飲食。

2. 症狀：直腸出血；糞便帶血；排便習慣改變。

3. 診斷：結腸癌檢測是預防大腸息肉轉變成癌細胞最好的辦法。40 歲以後要做定期檢查，如果超過 50 歲，除了做結直腸試驗外，還必須搭配下列實驗：(1)糞便潛血試驗、乙狀結腸檢查；(2)結腸切片；(3)結腸 X 光檢查。如果你曾經有大腸發炎的疾病，每 1～2 年必須做結腸切片。如果你有結直腸癌的家族病史，你可以從十幾歲起做檢測。

4. 飲食及營養因子：高纖飲食會減少致癌物接觸腸壁的時間，因此有保護作用。有許多營養學家皆建議高纖及低脂飲食對預防結腸癌有益。大蒜、綠花椰菜、甘藍菜、白花椰菜、甘藍菜芽、枸櫞類水果、甜瓜、深綠或深黃色蔬菜、番茄等由於含有抗氧化物及有機硫化合物，因此有保護作用。飲用含氯的水可能與結腸癌的發生有關；而咖啡對降低結腸癌有正面助益。β-胡蘿蔔素、鈣、硒、維生素 C 及 E、葉酸、優格皆可抑制結腸癌的發生。維生素 D 不足、過量攝取鐵皆會增加罹患結腸癌的危險。

● 子宮內膜癌

　　請見第二部的子宮內膜異位。

● 食道癌

　　食道癌在男性中較女性常見，且黑人也較白人常見。腫瘤發生在食道的部位通常在食道中間或下半部，食道癌為美國快速成長的癌症之一，且死亡率相當高，原因在於通常沒有症狀而到了晚期則復原機會相當的小。

1. 危險因子：抽菸過量、酗酒。

2. 症狀：吞嚥困難、體重減輕、嘔吐、吐血、時常感覺有東西堵住胸口。

3. 診斷：如果你吞嚥東西有輕微的問題，趕緊去找醫生，你的醫生可能使用鋇 X 光以及內視鏡檢查或要求做切片。目前也可用電腦斷層來檢測。

4. 飲食及營養因子：大量的蔬菜及水果、維生素 A、C、硒、核黃素可減低食道癌的危險性。魚類、蘑菇都是很好的不飽和脂肪酸來源，具有保護作用。鹽分、煙薰食物及過熱或過冷食物都會造成食道的傷害。

● 咽喉癌

　　咽喉（也稱為聲音的盒子）是位於呼吸道的咽和氣管中間的部分，包含聲帶。咽喉癌影響男性較女性大，通常見於 50 歲以後。大部分的癌細胞由立方細胞發展而來，細胞薄層構成咽喉層。這種癌症開始為細胞增生異常，要一段長時間形成，事實上，大多數會自行痊癒不用治療，而部分會轉成惡性腫瘤，即前癌症組織。腫瘤如果長在聲帶上不會轉移擴散開，因為結締組織不含有淋巴結，但若長在其他的部位則在早期即會擴散開來。咽喉癌可以用放射治療，尤其是可以早期診斷出來，手術切除掉部分組織。如果將整個咽喉都拿掉的話，必須學習重新說話的能力；部分手術也包括咽喉組織的再造，可以使說話幾乎回復到正常，有一種方法已經對很多人都有效的是置入一個修復設備。

1. 危險因子：抽菸過量、酗酒。
2. 症狀：持續性的咳嗽、喉嚨嘶啞。
3. 診斷：如果持續出現上述症狀，請找頭頸部專科醫師。大部分的聲音改變並非癌症的症狀，最好去看醫師，可做喉部內視鏡及切片。
4. 飲食及營養因子：飲食中必須包含高量的蔬菜、水果、維生素 A、維生素 B；並最好能避免酒精。

● 白血病

　　白血病為任何一種血液形成組織（骨髓、淋巴系統或脾臟）的疾病，白血病與白血球不正常的產生有關，導致無法像正常的細胞一樣有功能，不會正常的成熟，也不會以正常的方式死去。白血病會同時影響到小孩和成人，雖然有些形式是有特定年齡的發生，大體上白人的發生率較黑人高些。

　　有許多不同的白血病形式，可以分類為以型態來分（以受感染細胞形式來命名）及慢性（生長速度較慢）和急性（突發型的）的來分，較不易痊癒，輸血、化療及骨髓移植為常見的治療方法，新的療法包括幹細胞移植、臍帶血移植、輸入細胞特定的抗體及生物治療法等。

1. 危險因子：遺傳因素；暴露於輻射中；慢性病毒感染。
2. 症狀：小孩的症狀包括臉色蒼白、疲倦、體重變輕、反覆的病菌感染、容易瘀傷、流鼻血。
3. 診斷：血液檢查、骨髓病理切片。
4. 飲食及營養因子：黃豆製品，包括味噌、豆腐、黃豆粉等由於含有大量的異黃酮素，故對白血病有抑制作用。硒攝取不足會增加白血病的危險。

● 肺癌

　　肺癌為男性和女性最常導致死亡的癌症，平均診斷出的年齡為 60 歲，有兩種一般的肺癌形式，即小細胞（或燕麥細胞）肺癌，它占全部肺癌的百分之二十五，與非小細胞肺癌，它約占全部肺癌的百分之七十五。小細胞肺癌生長非常快速，且在早期就有擴散的情形，這種形式的肺癌通常發現在抽菸者；非小細胞肺癌有三種主要的形式，包括立方細胞腫瘤（最常見的一種）、腺瘤及大細胞腫瘤。

　　每年約有 170,000 名新診斷為肺癌的患者，而將近 160,000 人死於此疾病，如果在它轉移到其他組織前發現到，多數的肺癌約有百分之五十的存活率；然而，大多數（約百分之八十五）都沒有在早期發現到，因為在早期並沒有任何症狀，所以整體的存活率相當的低，雖然已經由新的診斷和藥物來提升，也只有百分之十二。

1. 危險因子：抽菸；暴露於石綿、鎳、鉻酸鹽、輻射物；慢性支氣管炎；有肺結核病歷；接觸某些化學藥劑，例如殺蟲劑或除草劑。

2. 症狀：持續性的咳嗽；痰中帶血；胸部疼痛。

3. 診斷：如果你有持續的症狀，去找醫師。如果醫師懷疑是肺癌，必須做以下的檢測：包括痰的培養、切片、骨髓切片及血液試驗。有三種診斷的工具常被使用：肺螢光內視系統、Nofetumomab、NeoTect。目前用電腦斷層來診斷。

4. 飲食及營養因子：高量蔬菜、水果、蘑菇、黃豆製品、類胡蘿蔔素、維生素 C、E、B 及硒皆發現對降低肺癌有正面影響。

● 非何杰金氏淋巴瘤

　　主要扮演身體的免疫功用的是淋巴組織，由循環的血管構成，環繞身體各個組織，與血管的功用相同。淋巴結分布在腹部、胸部、頸部、腋下及這些血管。淋巴系統的其他部分包括腺結節、骨髓、脾臟、扁桃腺、胸腺。小腸、皮膚及胃也含有淋巴組織，淋巴是一種無色液體，含有淋巴細胞，可以對抗感染。

　　在淋巴系統中的癌症可以分為何杰金氏淋巴瘤或非何杰金氏淋巴瘤（其他所有在淋巴系統的形式的癌症），在非何杰金氏淋巴瘤中，身體可以抵抗感染的能力顯著的下降，因為很少正常的白血球產生，除此之外，癌症可藉由淋巴管蔓延到其他的組織。非何杰金氏淋巴瘤可以分成低、中、高等級，中、高等級的會快速生長，如果沒有治療的話可以在 1 至 2 年內死亡。

非何杰金氏淋巴瘤是美國常見癌症的第五位，而且在過去 15 年來，診斷為此病的成長了百分之五十，而新增的案例實際上在增加中，是由於診斷方法的改進。雖然這種癌症會影響到各個年齡層，但是老年人為危險的族群。

1. 危險因子：免疫功能低下、感染寄生蟲、常常染髮、常吃紅肉、接受器官移植、AIDS 患者。
2. 症狀：出現在腹部的，會發生噁心、嘔吐、腹痛等。出現在胸部的，會發生呼吸短促、咳嗽。出現在頭部的，會發生頭痛、視覺改變及痙攣。出現在骨髓的，會發生貧血。出現在胸腺的，會發生呼吸短促、咳嗽。
3. 診斷：淋巴組織的取樣檢查。
4. 飲食及營養因子：必須是低脂高纖飲食，並避免酒精。

● 口腔癌

每年美國有 10,000 人死於口腔癌，在男性為女性的兩倍，然而在女性的發生率也逐年的上升之中。

在口腔中的腫瘤並不都是惡性的，部分的腫瘤是前癌的形式，口腔白斑病為對於抽菸和酗酒的人的一種特別的前口腔癌的形式。而在口腔有癌症的患者，要特別注意附近的組織也容易產生癌變，需要有定期的追蹤檢查。

1. 危險因子：牙齒斷裂及假牙套合不良或斷裂等使口腔不舒適的因素；喝酒過量；抽菸；咀嚼菸草。
2. 症狀：慢性的口腔、舌頭或喉嚨潰瘍。
3. 診斷：口腔癌可由牙醫或醫師在定期檢查時檢查出來。如果懷疑是癌症，可做完整的頭頸試驗。
4. 飲食及營養因子：必須是低脂；高量蔬菜水果；避免酒精；多攝取不飽和脂肪酸豐富的魚類；多攝取高纖的豆類；β-胡蘿蔔素及螺旋藻也很有益。

● 卵巢癌

卵巢癌為一種死亡率高的癌症，它對女性的威脅大於任何一種生殖系統的癌症，然而，如果可以早期診斷，早期治療，存活率仍相當的高；但不幸的是，它被稱為無聲的疾病，因為要到末期才有症狀顯示出來，所以死亡率相當的高。

卵巢癌是美國女性癌症中第二位高的，每 70 個女性約有一人受到影響，女性在 40 歲以後與停經之後，罹患此癌的危險性增加。

1. 危險因子：沒有生小孩的婦女、高脂飲食的婦女。
2. 症狀：通常沒有明顯症狀，直到較後期。

3. 診斷：有卵巢癌家族史的婦女，必須接受骨盆腔檢查，以確定是否有卵巢腫大的現象。另外，也必須做組織取樣。血液中的 lysophosphatidic acid（LPA）也可當做是否罹患卵巢癌的指標。

4. 飲食及營養因子：高量蔬菜水果及纖維、低量的飽和動物性脂肪對抵抗卵巢癌有益。

● 前列腺癌

請見第二部的前列腺癌。

● 皮膚癌

請見第二部的皮膚癌。

● 胃癌

胃癌在美國人中約每 100,000 人有 8 人得病，在男性約為女性的兩倍，且在低收入的人身上較常見，在 40 歲以後危險性增加。而胃癌在一些國家是較常見的，例如：日本、智利、澳洲等，在美國有逐年下降的趨勢，由於冰箱的使用增加之緣故。

胃可以分成五個部分，而胃癌可以發生在其中的任何部位，在不同地方產生的癌會有不同的症狀與結果，多數研究學者支持胃癌是由前癌細胞慢慢發展成癌細胞的，胃癌可由不同的路線蔓延開，如：經由胃到附近的器官、經由血液或淋巴液，或擴展到食道或小腸。

1. 危險因子：惡性貧血；缺乏鹽酸及纖維；高脂肪飲食；慢性胃炎；胃生息肉。

2. 症狀：吃過食物後，無法消化，且會疼痛。

3. 診斷：血液檢查、糞便潛血檢查、胃內試鏡檢查、組織取樣檢查。

4. 飲食及營養因子：多吃富含維生素 C、E、β-胡蘿蔔素、有機硫化合物、硒的蔬菜水果及豆類，例如：洋蔥、大蒜、桃子等。必須少吃煙薰、碳烤之食物。避免過量菸酒。

● 睪丸癌

睪丸癌一般會侵襲年輕的男性，通常在 20 到 35 歲之間，而發展成癌症的機會隨年紀增加而減少，一般而言，在白人的發生率高於黑人，而在近幾年來，發生率有上升的趨勢。

在睪丸的腫瘤增生得相當的快，約在 20 到 30 天內就會變成兩倍的大小，也會很快速的從淋巴結蔓延開，由於此原因，常常在診斷前就已蔓延

出，如果可以早期診斷出來，治癒率相當的高，約有百分之九十五以上，更值得高興的是，新的方法對於就算是轉移的癌也可以破壞掉。

1. 危險因子：睪丸未下降。

2. 症狀：硬塊；睪丸腫大；陰囊加厚；陰囊內的體液突然增多；睪丸或陰囊疼痛不適；下腹或鼠蹊部微痛；乳房變大或變軟。

3. 診斷：年齡在 15 歲至 40 歲之間的男性，每個月必須施行自我檢測。此外，每年皆須由醫師進行組織檢查。

4. 飲食及營養因子：攝取低脂飲食，並多吃蔬菜、水果、穀類、番茄及富含維生素 A、E 的食物。避免高脂飲食及酒精。

慢性疲勞症候群
（Chronic Fatigue Syndrome）

　　慢性疲勞症候群（簡稱 CFS）不是一種疾病，但是卻是一種具有特色和一系列像感冒的症狀。其症狀包括了肌肉和關節酸痛、焦慮、憂鬱、無法專心、記憶力減退、發燒、頭痛、低血壓、腸胃道不適、對環境的敏感性提高、黃疸、食慾降低、心情起伏不定、肌肉痙攣、重複的上呼吸道感染、鼻塞、念珠菌感染、對光及熱敏感、睡不好、夜間盜汗、喉嚨痛、淋巴腺腫－總歸一句話，它會造成極度和經常性的疲憊。

　　慢性疲勞症候群經常很難去診斷，因為它的症狀很像一般的感冒或是病毒感染，一般醫學試驗無法診斷出來，因此容易被誤診。它通常會被診斷為憂鬱症、精神引起的身體疾病（psychosomatic illness）或是臆想病（hypo-chondria）。此症狀的流行率女性為男性的三倍，主要影響到 20～50 歲的青年與成人。

　　導致慢性疲勞症候群的原因目前尚未被明瞭。有些專家相信它與艾普斯坦－巴爾病毒（EBV）和／或巨細胞病毒（CMV）的感染有關，這種病毒是疱疹病毒的一種，亦會造成單核白血球增多症、腎臟及腸胃道的感染。此項說法是源自於大多數的慢性疲勞症候群患者血液中有高量的 EBV 抗體，並且

這些患者都在有記錄症狀開始時，就已經有病毒感染的現象。然而，EBV與慢性疲勞症候群之間的關聯並沒有被證實。此外，許多患者有高量的EBV病毒抗體，但是卻沒有被感染的症狀。這會導致研究的困難度。許多疑似病例的免疫系統問題或是防禦機制，均會影響到他們的血壓。許多被指出來患有慢性疲勞症候群病例之症狀包括了貧血、關節炎、由補牙的材料造成慢性汞中毒、低血糖、甲狀腺機能不足、念珠菌感染及睡眠品質出問題等。另外亦發現慢性疲勞症候群的患者會有纖維肌痛的症狀，它是一種肌肉不適的症狀，會導致肌肉虛弱和疲勞。腸胃道寄生蟲感染也是常見的症狀之一。造成複雜的因子可能會因不同人而有所不同。食慾不佳、營養素缺乏、過敏、甲狀腺功能不全、念珠菌、貧血和壓力均會造成免疫系統功能不佳與慢性疲勞症候群的發生。

即使慢性疲勞症候群並不會造成生活上的恐慌，但是它可能不易治癒或是會導致更嚴重的免疫系統傷害。許多人會自動復原，但是在某些情況下，如在某些疾病或是壓力下，它又會復發。

主要區分慢性疲勞症候群的症狀如下：

1. 持續性的疲勞，經由睡眠亦無法恢復並且嚴重造成平日活動力減半，持續半年。

2. 呈現其他的慢性臨床症狀，例如身心不適，即可被區別出來。

Jesse A. Stoff 醫生所合著的《慢性疲勞症侯群》（*Chronic Fatigue Syndrome*）指出，慢性疲勞症候群是一種隱藏性的流行性疾病，單單在美國就影響到 400 萬人民。它會與工作過量與壓力搞混。正常情況下，有慢性疲勞症候群的患者，他們很難去維持他們的生活，而且症狀持續性，如昏睡與疲勞症狀，與它的壓力及過度工作的生活型態有關。

營養素

補充品	建議用量	說明
必需者		
嗜乳酸桿菌（來自 Wakunaga 的 Kyo-Dophilus）	依照產品標示。	補充體內需要的益生菌去對抗念珠菌感染。慢性疲勞和念珠菌感染通常都一起發生。使用非乳製品配方。

補充品	建議用量	說明
必需者		
菸酸鉻	每日 200～300 毫克。	幫助低血糖的控制。
輔酶 Q_{10} 加	每日 75 毫克。	加強免疫系統的功能與保護心臟。
來自 Coenzyme-A Technologies 的輔酶 A	依照產品標示。	與輔酶 Q_{10} 共同作用及幫助體內有毒物質的排出。
來自 Wakunaga 的 Kyolic-EPA	依照產品標示。	提供必需脂肪酸。
L-肉鹼	每日1,000毫克,空腹服用。若同時服用 50 毫克維生素 B_6 及 100 毫克維生素 C 則更容易吸收。	幫助脂肪酸運送至粒線體內去產生 ATP 而增加能量的產生。
卵磷脂顆粒 或 膠囊	每日 3 次,每次 1 湯匙,隨餐服用。 每日 3 次,每次 1,200 毫克,隨餐服用。	促進能量產生和加強免疫力。
蘋果酸 和 鎂	依照產品標示。 每日 500～1,000 毫克。	改善身體每個細胞的能量產生。為糖代謝所必需。CFS 與其缺乏有關。 CFS的患者通常會缺乏。鎂為ATP產生的必需品。
錳	每日 5 毫克。	影響內分泌功能進而影響體內的代謝率。
菸鹼醯胺腺嘌呤二核苷 (來自 Kal 的 Enada NADH)	早上睡醒馬上空腹服用 10～20 毫克。	研究指出,它可增加能量的產生,及幫助預防憂鬱症。需 2～3 週才見效。
蛋白質分解酵素 或 來自 American Biologics 的 Inflazyme Forte 或 來自 Marlyn Nutraceuticals 的 Wobenzym N	依照產品標示,每日 6 次,空腹服用。隨餐、兩餐之間、睡前服用。	減少發炎反應和改善營養素的吸收,特別是組織修復所需之蛋白質。

補充品	建議用量	說明
必需者		
維生素 A 與 混合的類胡蘿蔔素 和 維生素 E	每日 25,000 國際單位持續 1 個月，然後降低劑量至每日 10,000 國際單位。懷孕期間，每日勿超過 10,000 國際單位。 每日 800 國際單位持續 1 個月，然後降低劑量至每日 400 國際單位。	為有力的自由基清除者，可以保護細胞對抗病毒和加強免疫功能。使用乳劑形式較易吸收，且在高劑量時較安全。使用 d-α-生育醇形式。
維生素 C 與 生物類黃酮	每日 5,000～10,000 毫克。	具有抗氧化功能和增加能量。使用緩衝形式。
非常重要者		
二甲基甘胺酸（來自 FoodScience of Vermont 的 Aangamik DMG）	每日 3 次，每次 50 毫克。	加強氧氣的利用和破壞自由基。
游離形式的胺基酸複合物（來自 Anabol Naturals 的 Amino Balance）	依照產品標示。	幫助組織及器官的修復。使用含有所有必需胺基酸的配方。
來自 Wakunaga 的 Kyo-Green	依照產品標示。	改善消化和清潔血管。
來自 Wakunaga 的 Liquid Kyolic 含維生素 B_1 和 B_2	依照產品標示。	改善能量和幫助紅血球的製造。
維生素 B 群注射 外加	每日 2 次，每次 2 毫升或遵照醫生指示。	維生素 B 群是增加能量的必需品，並可維持腦部的正常運作。以注射的形式（在醫師的監督下），是最有效果的。所有注射液可以混在一次的注射中。
維生素 B_6（吡哆醇） 和	每週 2 次，每次 0.5 毫升或遵照醫生指示。	幫助維生素 B_{12} 的吸收。
維生素 B_{12} 加	每週 2 次，每次 1 毫升或遵照醫生指示。	為天然的能量支柱者，可以預防貧血的發生。
肝臟萃取物注射 或	每週 2 次，每次 2 毫升或遵照醫生指示。	為良好的維生素 B 群的補充來源，添加其他有價值的營養素。

補充品	建議用量	說明
非常重要者		
維生素 B 群	每日 3 次，每次服用每種主要的維生素 B 各 100 毫克（在綜合錠劑中，各種維生素的含量會有所不同）。	如果無法注射時，建議以舌下形式取代。
加 泛酸	每日 3 次，每次 100 毫克。	為腎功能不佳患者所需。
重要者		
γ-胺基丁酸	依照產品標示，空腹服用。可與開水或果汁一起服用，但勿與牛奶一起服用。若同時服用 50 毫克維生素B$_6$ 及 100 毫克維生素 C 則更容易吸收。	維持適當的腦部活動，控制焦慮的症狀。（請見第一部的胺基酸）
綜合維生素和礦物質複合物 與		所有營養素為體內平衡所需。使用高效能、低過敏性的產品。
鈣 和	每日 1,500 毫克。	
鉀 和	每日 99 毫克。	
硒	每日 200 微克。懷孕期間，每日不可超過40微克。	
和 鋅	每日 50 毫克。	
生的胸腺 和	依照產品標示。	提高免疫系統。
脾腺 加	依照產品標示。	
生的腺體複合物	依照產品標示。	

補充品	建議用量	說明
重要者		
香菇（shiitake）萃取物 或	依照產品標示。	幫助對抗疲勞，提高免疫力和對抗病毒感染。
靈芝（veishi）萃取物 或	依照產品標示。	
舞菇（maitake）萃取物	依照產品標示。	
有幫助者		
褪黑激素	依照產品標示，於睡前 2 小時以內服用。	為天然的睡眠調節荷爾蒙，可幫助睡眠。

藥用植物

❑ 紫雲英（黃耆）和紫錐花有加強免疫的功能，並且有助於改善感冒的症狀。

注意：不可在發燒的時候使用紫雲英。

❑ 新鮮的黑胡桃木皮、大蒜、龍膽根、薑根、neem leaves、苦木皮（quassia bark）以及洋艾皆可幫助身體免於寄生蟲感染，此症狀為 CFS 常見的問題。

❑ 用牛蒡根、蒲公英以及紅花苜蓿所釀造的茶，藉由清血、增強淋巴和免疫系統功能而有促進治療的效用。可以綜合或交替飲用這些茶，每天 4～6 杯。

❑ 由 Aerobic Life Industries 出產的 China Gold，是一種含有 36 種不同草藥萃取物之中藥配方產品，包括了十種不同的人參。它有助於加強腎上腺功能和克服疲勞。

❑ 使用金印草可以控制感染的情況。在有初期症狀如喉嚨痛時，服用幾滴不含酒精的金印草萃取物，含在嘴裡數秒然後吞下。

注意：若每天服用金印草，一次不要連續使用超過 7 天，在懷孕期間不可使用。假如有心血管疾病、糖尿病或青光眼的病史，只可在醫生的監督下使用。

❑ 銀杏可以改善循環和腦部功能。

❑ 爪哇胡椒、並頭草以及纈草有助於睡眠。

❏ 甘草根可藉由阻斷酵素分泌的作用而支持內分泌系統和增進可松體的分泌。CFS 患者有腎功能損傷時會導致可松體的分泌量降低，甘草可能可以改善此症狀。

注意：若天天使用此藥草，一次不要連續使用 7 天以上。假如有高血壓則安全避免使用。

❏ 牛乳薊有助於保護肝臟。

❏ 橄欖葉萃取物有抗菌和抗病毒的作用，並且可以幫助對抗感染。

❏ 保哥果，以膠囊或是茶的形式給予，有助於治療念珠菌感染。

❏ 聖約翰草金絲桃有抗病毒的功用，並且有抗憂鬱症的效果。

建議事項

❏ 含百分之五十生菜及新鮮果汁的均衡飲食對患者有益。這些飲食需以蔬果、全穀類、種子及核果類、去皮的火雞肉、深海魚為主。這些食物提供各種補充體力及強化免疫力所需的營養。

❏ 飲食增加嗜乳酸桿菌和酸性的食物，例如優格和克非爾發酵乳。許多有 CFS 的人患有念珠菌感染，嗜乳酸桿菌有助於控制此症狀。

❏ 多喝水，至少一天八大杯（每杯 225 毫升），添加果汁—特別是新鮮的蔬果汁。在清醒時每 2～3 小時喝一杯。水可以排出毒素，可幫助減少肌肉疼痛。

❏ 不可吃貝類、油炸的食物、垃圾食物、加工產品；刺激性食物如咖啡、茶和軟性飲料；糖；和含有酵母或麵粉的製品如麵包和麵。你會發現這是困難的—患有CFS的患者一般都會有需索糖和碳水化合物產品和酒精的現象—但這十分重要。

❏ 確定腸道有每日蠕動，並且在飲食中添加纖維。偶爾要灌腸。請見第二部的灌腸。

❏ 服用葉綠素錠，或小麥草汁、Kyo-Green 等綠色飲品。服用來自蔬菜的蛋白質補充品—Nature's plus 公司產的 Spirutein 是好的蛋白質飲料，在兩餐間服用。

❏ 多休息，並且確定自己沒有過分操勞。適度的運動是有益的，建議運動時多深呼吸。患有CFS的患者多有淺呼吸的症狀，會導致睡眠方面的問題。

（請見第三部疼痛控制中的「呼吸練習」）

❑ 避免食用巧克力、碳酸飲料、咖啡因和高度加工的食品。這些食物會降低體內鎂的含量而導致疲勞。鎂對 CFS 患者是非常重要的。

❑ 不可抽菸和避免二手菸。這會加重病情。

❑ 不可服用阿斯匹靈。如果患者已有病毒感染，則可能引起雷氏症候群。

考慮事項

❑ 膠體銀可能可以藉由它的抗菌和抗病毒作用而抑制細菌作用。

❑ CFS 另有幾個健康問題，包括貧血、心血管疾病（特別發生在女性）、憂鬱症、纖維肌痛症、肝炎和萊姆病。任何人有經歷極度的疲勞持續 1 或 2 週以上可能必須接受健康諮詢。可能會有一些潛在的疾病也需治療。

❑ 有些研究者相信 CFS 可能與荷爾蒙分泌有關。孕烯醇酮爲體內能夠代謝之類固醇荷爾蒙，它能夠減緩壓力和降低腎功能損耗進而減輕疲勞。

❑ 若被診斷出 CFS 者，必須儘快尋找專業、有經驗、能處理此複雜症狀的健康照顧者。

❑ 多沖冷水澡有助於減輕 CFS 的症狀。但也有人發現熱水澡也能改善。然而，人在血液循環不佳或是身體不適的時候，在沒有健康照顧者的陪伴下，均不宜沖冷水或熱水。

❑ 某些胺基酸有改善慢性疲勞症狀的效果，包括了酪胺酸、白胺酸、異白胺酸、纈胺酸、離胺酸和牛磺酸。

❑ 在巴爾的摩的約翰霍普金斯大學醫院證實 CFS 和身體調節血壓機能問題有關。在這個研究之中，23 位患有 CFS 的病人中，有 22 位患者發現在長期站立一段時間後，會有一些症狀，包括心跳變慢、血壓下降導致頭輕，感覺虛弱和無力，會持續好幾天，而經過治療血壓的問題，其他的症狀都會改善。

❑ 許多研究指出，化學和／或食物敏感與低血糖症均可能與 CFS 有關。在過去 50 年曾居住在化學物品暴露較多的人較其他人易有此症狀，也就是爲何有些人會對化學物質較敏感。（請見第二部的化學過敏症）

❑ 有證據指出腎上腺和下視丘─腦下腺─腎上腺軸（HPA 軸，爲一複雜的生化控制可調節某些基礎代謝活動）受到干擾，可能是導致此疾病的原因之

一。

❏ 寄生蟲感染爲 CFS 常見的症狀。補充 Växa International 製造的 Parasitin+
與 Solaray 製造的 ParasiVeda，均可清除之。

❏ 家人、朋友和同事必須了解此疾患，並明瞭該患者並非誇張或僞裝症狀。

❏ 憂鬱爲此病的症狀。欲戰勝它，醫生必須開抗憂鬱症藥物。開給CFS之抗
憂鬱症藥物如下：

- doxepin（Sinequan）爲三環抗憂鬱藥，可以舒緩一般疲勞、鼻塞、胃
炎、肌肉緊繃和失眠的症狀。其他的三環抗憂鬱藥如amitriptyline（Ela-
vil）也可能開給 CFS 的患者服用。

- fluoxetine（Prozac）會增加腦中血清素的分泌。血清素爲神經傳導物
質，一種天然的化學物，可以從腦的一端傳送訊息到腦的另一端。Pro-
zac 可提供更多的能量，但是不會幫助改善失眠。

- γ-globulin 是以輸血的方式補充，可提供抗菌的效果。

然而，許多 CFS 患者會受到這些藥物所干擾。若配合 S-腺苷甲硫胺酸
（SAMe）和 5-羥基色胺酸（5-HTP）一同服用，可有助於舒緩肌肉緊繃
並可以預防失眠。

❏ 也請見第二部的念珠菌病、甲狀腺機能不足和單核白血球增多症。

毒癮／藥物濫用
（Drug Addiction; Substance Abuse）

　　上癮可說是當身體變得很習慣於一外來物質的存在，且若沒有此物質
時，其可能不再有適當地運作。並不是每個人使用藥品（合法的或違法
的），都會變得沈迷於此。三種最爲一般使用的藥品：酒、菸草以及咖啡
因，能合法且自由的取得，但是並不會對所有服用它們的人產生上癮問題之
困惑。並不是會喝酒的每個人都會變成酗酒者；有些人只會在週末或特別場
合抽菸；有些人並不會時常渴望喝咖啡。許多研究是著重於爲什麼有些人會
變得上癮而其他人卻不會的問題上，而科學家和營養學家則是對化學物質依

賴之複雜問題提供某些解答。

上癮的理由，根據許多研究，在於腦。一群稱做神經傳導物的化學物質攜帶信號於大腦神經元之間。其中之一的神經傳導物質，多巴胺（dopamine），對傳達滿意、激勵以及獎賞的感覺，扮演一重要樞軸的角色，因此每當我們體驗到這些感覺，我們便渴望藉由之前造成它們的任何事情來複製它們。這可能說明重複是上癮行為之天性。

酒、尼古丁、大麻、古柯鹼以及安非他命是少數的可增加大腦中多巴胺含量之物質，且它們使用愈多，這些物質和愉悅及獎賞的關聯愈深，且依賴也愈強。這也讓我們想到，對一物質上癮的人，其會對之前感到欣賞的事物而產生較低的愉悅感。經由正子斷層掃描術（PET）對上癮的人做大腦掃描，其研究顯示出他們的大腦對其他愉悅事物的追求（如聽他們最喜愛的音樂）比無物質上癮的人有較少的反應。

這愉悅可藉由個體對任何物質有如此強烈的上癮來引出，而以致於要根除是很困難的，並且即使戒除幾年之後，那也可能導致這個人故態復萌。有研究顯示長期的藥物濫用會導致大腦功能上有重大的改變，且即使當個體停止使用藥物之後仍會繼續存在。

毒癮的症狀包括減少對工作和／或社會化的渴望、極度地昏昏欲睡、疏忽、時常情緒搖擺不定、失眠、人格改變以及食慾不振。染上毒癮的人可能喜歡獨處，並且容易發脾氣。戒毒時的戒斷症候群（withdrawal symptoms）可能包括頭痛、失眠症、對光和聲音敏感、腹瀉、時熱時冷、冒冷汗、嚴重憂鬱、易怒、無理性的思考以及迷失方向。不令人驚訝地是，有毒癮的人最後會無法忍受戒毒時的痛苦而繼續的吸毒。為得到藥物之所有花費，最終導致正常生命之瓦解，包括打破個人關係、失業，甚至是犯罪行為。

人們會對化學藥物依賴產生的速度不同，而有研究顯現出上癮之可能的敏感性，有部分是世代相傳。上癮現象的複雜性是對藥物耐受性的問題。長期藥物使用，這會使身體常常最後需要更多的物質來產生渴望的效果和防止戒斷症候群。某些使用者最後因為藥劑過量而造成死亡，或接近垂死邊緣。此外，上癮幾乎時常有強而有力的心理和生理上之構成要素。

下表營養素之項目主要是設計來幫助那些毒癮者的恢復。除了特殊狀況外，其建議量主要是針對成人來使用。未滿 17 歲的小孩，使用二分之一至四

分之三的建議量。

營養素

補充品	建議用量	說明
非常重要者		
必需脂肪酸複合物	依照產品標示。	對有藥物濫用產生之營養不良具有效果。
來自 Wakunaga 的 Liquid Kyolic 含維生素 B_1 和 B_{12}	依照產品標示。	對抗壓力和保護肝臟。
來自 Wakunaga 的 Neuro Logic	依照產品標示。	滋養中樞神經系統。系統解毒。支持正常的大腦功能。
維生素 B 群注射	每日 2 毫升遵照醫生指示。	當在壓力下時，需要來重建肝臟。以注射的形式（在醫師的監督下），是最有效果的。若是無法注射，可以使用舌下形式。
外加 維生素 B_{12} 或	每日 1 毫升或遵照醫生指示。	可給予如一杯咖啡相同能量的幫助。
維生素 B 群	每日服用每種主要的維生素 B 各 100 毫克（在綜合錠劑中，各種維生素的含量會有所不同）。	
外加 泛酸（維生素 B_5） 和	每日 3 次，每次 500 毫克。	為腎上腺所必需和可減低壓力。
維生素 B_3（菸鹼醯胺）	每日 3 次，每次 500 毫克。	對大腦功能很重要。 注意：不可用菸鹼素來取代菸鹼醯胺。菸鹼素不可以如此高的劑量來服用。
重要者		
鈣 和	睡前 1,500 毫克。	滋養中樞神經系統和藉由使身體鎮定來幫助控制震顫。使用螯合形式。
鎂	睡前 1,000 毫克。	

補充品	建議用量	說明
重要者		
游離形式的胺基酸複合物 外加	依照產品標示，空腹服用。	以立即地可吸收的形式來提供所需蛋白質。
L-麩胺醯胺 和	每日 3 次，每次 500 毫克，空腹服用。	可通過大腦血管障壁來促進健康的心智功能。增加γ-胺基丁酸的含量，其具有鎮定的效用。
L-酪胺酸	每日 2 次，每次 500 毫克，空腹服用。可與開水或果汁一起服用，但勿與牛奶一起服用。若同時服用 50 毫克維生素 B_6 及 100 毫克維生素 C 則更容易吸收。	每 4 小時服用酪胺酸和頡草根對戒除古柯鹼有好的效果。
γ-胺基丁酸（GABA）	依照產品標示，空腹服用。	可緩和及減輕慾望。（請見第一部的胺基酸）
麩胱甘肽	依照產品標示。	幫助解毒藥物以減少其危害的效果。也可減少對藥或酒精的慾望。
鋰鹽（lithium）	遵照醫生指示。	為一微量礦物質以幫助減輕憂鬱。只能由處方籤來獲得。
L-苯丙胺酸	每日 1,500 毫克，早上起床後立即服用。	為大腦能量之必需。為戒毒時症狀來使用。 注意：懷孕或哺乳期間，或患有驚恐症、糖尿病、高血壓或苯酮尿症，勿使用本補充品。
S-腺苷甲硫胺酸（SAMe）	依照產品標示。	幫助壓力減輕、憂鬱，減輕疼痛，和產生抗毒性反應以改善肝臟的健康。 注意：如果你是躁鬱症患者或正服用抗憂鬱劑的處方，請勿服用本補充品。

補充品	建議用量	說明
重要者		
維生素 C 與 生物類黃酮	每 3 小時服用 2,000 毫克。	系統解毒和減少對藥物的慾望。以緩衝形式服用，如抗壞血酸鈉。靜脈注射也許需要（在醫師的監督之下）。
鋅	依照產品標示。	促進健康的免疫系統和保護肝臟免於傷害。
有幫助者		
5-羥基色胺酸（5-HTP）	依照產品標示。	幫助治療壓力和戒斷症候群。
綜合維生素和礦物質複合物	依照產品標示。	所有的營養素是需要高劑量的。使用高效能配方。

藥用植物

❏ 牛蒡根和紅花苜蓿幫助洗淨血液中的毒素。

❏ 西伯利亞人參幫助戒掉古柯鹼。

   注意：若你有低血糖症、高血壓或心臟疾病，不要使用此藥草。

❏ 牛奶薊可幫助肝臟解毒。

❏ 葛根（pueraria），一種中國人的藥草，被用來當做治療酒精中毒已有幾個世紀之久。

❏ 金絲桃是好的抗憂鬱劑並對戒斷症候群有所幫助。

❏ 纈草根有鎮靜的效果。常與胺基酸酪胺酸一起服用，其被發現到對戒掉古柯鹼是有幫助的。

建議事項

❏ 均衡飲食，營養密度高的飲食，其強調新鮮的、未精製過的食物。

❏ 添加高蛋白質飲料於飲食中。

❏ 避免加工食品、所有形式的糖和垃圾食物。這些食物是快速的能量來源，但可能會增加對藥物的渴望。

❏ 請見第三部的禁食，依照其指示進行。

❏ 考慮諮詢合格的針灸師父。針灸曾經藉由降低壓力、憂慮和對藥物的渴望

來幫助毒癮者。

考慮事項

❏ 並沒有獨特的治療可來幫助所有上癮的人。治療必須要切身的適合每一不同的需求和個體所面臨的問題。

❏ 為將戒毒症狀減到最小，任何藥品的戒除應該要慢慢來。在四星期或更長的期間中，劑量應逐漸減少。此工作不能靠自己一個人完成；住院治療和／或專業幫助是需要的。

❏ 大部分的人知道藥物服用過量會死亡，但是許多人並不了解這些毒物會以其他方式而造成死亡。心絞痛、心臟麻痺、冠狀動脈痙攣和心臟肌肉有生命脅迫的傷害發生與使用古柯鹼和海洛英有關。全部藥物都以某種形式減弱免疫系統。長期使用大麻會經由損害和破壞白血球來降低百分之四十的免疫反應。若沒有強固的免疫系統，身體會容易受到種種的傳染和退化性疾病。

❏ buprenorphine（商品名 Buprenex），一種合成的麻醉劑，不是只服用此藥物就是和 naloxone（一種藥物可用來避免因麻醉劑誘使的「興奮」，為了有麻醉藥依賴性的人開的藥）一起服用，而此治療顯示出有一些成功。美沙酮（methadone）亦可用來替代違法的麻醉藥。

❏ 許多藥物使用者會遭受到營養不良。因為藥物奪去了身體所必需的營養素，那些藥物上癮的人會需要服用高劑量的補充營養素。

❏ 研究發現酗酒者的小孩比其他小孩較容易使用藥物，包括古柯鹼。這些人比那些沒有酗酒之家族史的人更可能使用藥品（是 400 倍）。

❏ 除了違法的藥物外，人們可能會對其他物質上癮。如尼古丁、咖啡因、可樂、酒精、糖，甚至是某些食物。雖然這些上癮可能不是重大的健康危因，但要戒除或許仍是痛苦和困難的。使用這些物質的人亦可能更易生病，因為這些讓人上癮的物質會用盡身體所需的營養素。

❏ 近年有毒癮者發展出更多的問題，特別是那些使用靜脈注射的藥物和共用針頭的人，是愛滋病的徵兆。不幸地，長期藥物的使用者，這並不足以嚇阻他們持續的、習慣的使用藥物。

❏ 也請見第二部的酒精中毒和抽菸成癖。

會使身體營養素流失的物質

　　不同的物質會使不同的營養素流失。使用下列的表格來決定使用醫囑或開架式藥物時（包括酒、咖啡因），哪種補充物是你需要的。

藥物	消耗的營養素
別嘌呤醇（allopurinol, Zyloprim）（治療痛風）	鐵
抗酸劑（治胃潰瘍）	維生素 A、B 群、D，鈣，磷酸鹽
抗生素（也請見盤尼西林、磺胺藥劑和甲氧卞氨嘧啶）（殺菌）	維生素 B、K（抗生素同時也會耗損體內益菌）
抗組織胺劑（治傷風、過敏）	維生素 C
阿斯匹靈（退燒、止痛）	維生素 A、B 群、C、鈣，葉酸，鐵，鉀
巴比妥酸鹽（barbiturates）（鎮定安眠劑）	維生素 C
β-blockers（Corgard、Inderal、Lopressor 等）	膽鹼，鉻，泛酸（維生素 B5）
咖啡因（興奮劑）	維生素 B_1（硫胺素）、生物素，肌醇，鉀，鋅
胺基碳酸鹽（carbamazepine，例如 Atretol、Tegretol）（抗痙攣止痛劑，三叉神經痛用）	稀釋血中鈉的濃度
氯磺噻（例如 chlorthiazide Aldoclor、Diuril 等）（利尿、治療高血壓劑的一種）	鎂，鉀
西美狄丁（cimetidine, Tagamet）（抗組織胺劑，治療消化性潰瘍）	鐵
可尼丁（clonidine，Catapres、Combipres）（降血壓藥的一種）	維生素 B 群，鈣
皮質類固醇（corticosteroids，也請見普尼松）	維生素 A、B_6、C、D，鈣，鉀，鋅
毛地黃製劑（digitalis preparations，Crystodigin、digoxin 等）（強心劑）	維生素 B_1（硫胺素）、B_6（吡哆醇），鋅
利尿劑（也請見 chlorthiazide、spironolactone、thiazide diuretics 和 triamterene）	維生素 B_2（核黃素）、C，鈣，碘，鎂，鉀，鋅
雌激素（estrogen）	維生素 B_6（吡哆醇），葉酸

酒精（ethanol）	維生素 B 群、C、D、E、K、鎂
氟化物（防蛀牙）	維生素 C
glutethimide（Doriden）（催眠及鎮靜劑的一種）	維生素 B_6（吡哆醇），葉酸
guanethidine（Esimil、Ismelin）（抗高血壓藥的一種）	維生素 B_2（核黃素）、B_6（吡哆醇），鎂，鉀
聯胺泰（hydralazine，例如 Apresazide、Apresoline 等）（降血壓藥的一種）	維生素 B_6（吡哆醇）
吲哚甲阿辛（indomethacin，例如 INH 等）（抗結核菌之特效藥）	維生素 B_3（菸鹼素）、B_6（吡哆醇）
通便劑（藥草除外）（治便秘）	維生素 A、K，鉀
來多卡因（lidocaine, Xylocaine）（局部麻醉劑）	鈣，鉀
硝酸鹽和亞硝酸鹽（冠狀血管擴張劑）	維生素 B_{15}（pangamic acid）、C、E，菸鹼素，硒
口服避孕劑	維生素 B 群、C、D、E
盤尼西林（抗生素的一種）	維生素 B_3（菸鹼素）、B_6（吡哆醇），菸鹼醯胺
苯基巴比特魯（phenobarbital）（催眠劑及鎮靜劑的一種）	維生素 B_6（吡哆醇）、B_{12}、D、K，葉酸
酚丁酮（phenylbutazone, Cotylbutazone）（止痛劑及解熱劑的一種，抗風濕病）	葉酸，碘
酚多因（phenytoin, Dilantin）（抗痙攣劑的一種，可治療癲癇）	維生素 B_{12}、C、D、K，葉酸，鈣
普尼松（prednisone，例如 Deltasone 等）（皮質類固醇的一種）	維生素 B_6（吡哆醇）、C，鉀，鋅
奎寧（quinidine）（治療心律不整、瘧疾）	維生素 K，膽鹼，鉀，泛酸（維生素 B_5）
血壓平（reserpine）（抗高血壓及鎮靜劑）	維生素 B_2（核黃素）、B_6（吡哆醇），苯丙胺酸，鉀
spironolactone（Aldactone 等）（利尿劑的一種，治鬱血性心衰竭、本態性高血壓）	鈣，葉酸
磺胺藥劑（殺菌、消炎）	對胺基安息香酸（此藥劑也會破壞體內益菌）

合成的神經傳導物質（synthetic neurotransmitters）	維生素B_2（核黃素）、B_6（吡哆醇），鎂，鉀
thiazides（利尿劑的一種，減少血漿容積和鈉）	維生素 B_2（核黃素），鎂，鉀，鋅
菸草	維生素 A、C、E
triamterene（Dyrenium）（利尿劑的一種，治療肝硬化或腎症侯群引起的水腫）	鈣，葉酸
甲氧卞氨嘧啶（trimethoprim，例如 Bactrim、Septra 等）（對一系列的微生物有效之抗菌藥）	葉酸

發燒（Fever）

發燒即體溫上升。發燒本身不是一種疾病，而是一種症狀，表示疾病出現了。

正常的體溫範圍為 36.1℃至 37.2℃。發燒是指體溫在這範圍之外。肛溫會比口溫高 1℉，一天之中體溫是會變化的，通常會在下午時體溫上升。女性在排卵後會比排卵前有較高的體溫。

除非體溫上升到 38.9℃（小孩 39.4℃），否則無須反應過度。散熱對身體有好處。體內的防禦機制可以破壞有害微生物。下視丘是腦的一部分，作用於調節體溫，主要由皮膚來散熱調節溫度。當有害微生物或腫瘤細胞侵襲體內，免疫細胞會對抗它們，並釋放蛋白質通知下視丘上升體溫。適度的體溫（成人在 39.4℃以下）鼓勵身體製造更多的免疫細胞。

然而在一些狀況下，發燒會引起一些問題。高燒（40℃或以上）會提高危險，尤其是心臟方面的問題，高燒會使心臟搏動更快速和工作更辛苦，也可以引起心臟跳動節奏不規律、胸痛或心臟病發作。發燒超過 41℃，會引起脫水和腦部受損，尤其是高燒過久。

除非有其他情況，以下的建議劑量皆是針對成人的。對於 12 到 17 歲之間的兒童，可以將劑量降低到建議劑量的四分之三，而 6 到 12 歲的兒童則是

降低一半的劑量，6歲以下的兒童使用四分之一的劑量即可。

營養素

補充品	建議用量	說明
非常重要者		
來自 American Biologics 的 Dioxychlor	舌下服用，依照產品標示。	對於抗細菌、抗黴菌、抗病毒是重要的。
來自 American Biologics 的 Inflazyme Forte	依照產品標示。	為蛋白質酵素複合物，可以減輕發炎反應。
維生素 A 乳劑 或 膠囊 與 類胡蘿蔔素	依照產品標示。 成人：每日 25000 國際單位。懷孕或哺乳期間，每日勿超過 10,000 國際單位。超過 2 歲的孩童：每日1,000～10,000 國際單位。	免疫系統所必需之物。可抗感染及強化免疫系統。建議使用乳劑形式，因為可以較快的進入免疫系統。
重要者		
來自 American Biologics 的 Bio-Bifidus	依照產品標示。	補充腸道菌改善食物的吸收與消化。
游離形式的胺基酸複合物（來自 Anabol Naturals 的 Amino Balance 或來自 Carlson Labs 的 Amino Blend）	依照產品標示，每日 3 次，空腹服用。攝取維生素B_6和維生素C各50毫克有助吸收。	此型蛋白質較快被吸收利用，以修補發燒期間損毀的組織。
來自 American Biologics 的 Taurine Plus	依照產品標示。	為重要的抗氧化物和免疫系統調節者。白血球活化與神經作用所必需。使用舌下形式。
維生素 C 與 生物類黃酮	每日 5,000～20,000 毫克，分成數次。請見第三部的抗壞血酸沖洗。	可將毒素沖走及退燒。孩童應使用抗壞血酸鈣，才不會產生嚴重的腹瀉。
有幫助者		
大蒜（來自 Wakunaga 的 Kyolic）	每日 3 次，每次 2 膠囊。	是一種天然抗生素及有效的免疫促進劑。

補充品	建議用量	說明
有幫助者		
蜂王漿	依照產品標示，每日 3 次。	有抗真菌及改善腎上腺功能。
來自 Nature's Plus 的 Spiru-tein	依照產品標示，兩餐之間服用。	這是一種蛋白質飲料，含有各種胺基酸、維生素、礦物質等營養成分。

藥用植物

❏ 使用貓薄荷茶灌腸劑一天二次，有助於退燒。這也可以減輕便秘的情形（便秘會使高燒不退）。（請見第三部的灌腸）

❏ 更好的退燒功用是以茶或萃取後的形式來攝取貓薄荷茶加上蒲公英和山梗菜。山梗菜可以單獨使用，每四小時攝取半茶匙的山梗菜萃取物或酊劑可以幫助退燒。假如胃不舒服，減少至四分之一茶匙。

注意：勿持續內服山梗菜。

❏ 接骨木茶和熱的蒸氣浴也有幫助。

❏ 可以用紫錐花根的敷糊藥來降溫。（請見第三部的使用糊藥）

❏ 牛膝草、甘草根、百里香以及西洋蓍草茶有助退燒。

注意：若天天使用甘草，一次不要連續使用 7 天以上。假如有高血壓則完全避免使用。

❏ 黑刺李（blackthorn）、紫錐花、葫蘆巴子、小白菊、薑、洋商陸根也有幫助。

注意：懷孕婦女請勿服用小白菊。

建議事項

❏ 儘可能喝大量的水補充液體流失。這也可以幫助體溫下降。

❏ 足夠的休息。

❏ 喝大量的蒸餾水和果汁，但避免固體食物直到狀況轉好。

❏ 發燒時避免服用含鐵及鋅的綜合維生素及礦物質。當感染出現時，體內會將多餘的鐵質排到組織內，以降低發燒。因此，若補充含鐵的營養品，將

增加身體負擔。除此,發燒時,鋅不易被吸收。

❏ 使用涼的海綿擦澡。不要使用酒精,它會散出有害氣體。

❏ 穿暖和的衣服或毛毯 20 分鐘使身體流汗,可以縮短發燒時間。儘快補充流失的液體。

❏ 顛茄(Belladonna)和 *Aconite napellus* 為兩種順勢療法的降溫對策,可使用 12 倍強效,稀釋 5 倍或是使用這個配方至 1 杯水中,每半小時依所需來服用。

❏ 只要發燒不要溫度太高(超過 38.9°C),就讓它順其自然。發燒可以抗感染和消除有毒物質。

❏ 假如體溫超過 38.9°C以上(孩童 39.4°C),採取降溫措施並去看醫生。這可能是嚴重疾病的一個症狀。

❏ 假如三個月以內的嬰兒體溫超過 39.4°C以上,立刻帶孩童去看醫生。孩童發燒伴隨著頸部僵硬、喉嚨腫脹、無方向感,需要立即去看醫生,這些症狀意思也許是得到腦膜炎。

❏ 立即看專業的保健人員,假如你快要發燒並和以下症狀有關:

● 頻尿,排尿有灼熱感或血尿。

● 疼痛集中在腹部。

● 冷熱交替。

● 嚴重的頭痛或嘔吐。

● 腹瀉持續二十四小時以上。

● 腺腫或皮膚長疹子。

❏ 不要給發燒的孩童阿斯匹靈。

考慮事項

❏ 假如常出現似感冒的症狀,檢查是否有糖尿病(特別是孩童)、肝炎、萊姆病以及單核白血球增多症(特別是青少年)。(請見第二部的慢性疲勞症候群、糖尿病、肝炎、萊姆病和單核白血球增多症)

❏ 強烈的運動讓肌肉產熱比散熱快速,一時之間體溫會上升。

陽痿（Impotence）

今日，陽痿不再是個禁忌話題了。在美國，有大約 3,000 萬名男性受此問題所擾，不過大部分人的情況都可以解決。如果一個男性的陰莖無法勃起或無法維持到足以完成正常的性交活動，那麼他很可能有陽痿的問題。勃起是一連串複雜的反應所致，包括大腦受到刺激、血管與神經的功能、加上荷爾蒙的作用。任何會阻撓其中因子的東西，都會導致陽痿，包括動脈硬化症、末梢血管疾病、某些藥物的使用（本篇稍後會介紹到）、抽菸喝酒、曾罹患過性病、患有慢性疾病（例如糖尿病與高血壓）。

陽痿十分常見於糖尿病的男性，據估計，百分之五十的男性糖尿病患者有陽痿的問題，剩下的百分之五十糖尿病患者假以時日也會出現陽痿。荷爾蒙失衡，例如甲狀腺素低落，也可能導致陽痿。睪固酮（男性荷爾蒙）濃度偏低很少成為陽痿的原因，因為睪固酮是負責性慾，與陽痿並無直接關聯。不過，當然，缺乏性慾也會引起問題。如果一開始就沒有慾望，那就更別提勃起或持續勃起的狀態。性趣缺缺可能由憂鬱、生病、用藥等因素所致，當一個人處於這些狀況下，他自然對性伴侶提不起性趣。

陽痿可能是慢性或復發性的問題，它也可能是一次單獨的事件。不過偶爾一兩次的不舉不能算是真正的陽痿，只是它多少有一點掃興。多數發生陽痿的男性年紀都在 40 歲以上（60 歲以上的人，每三名中有一位有陽痿問題），不過也有人 40 歲不到就出現陽痿。

在過去，人們認為陽痿主要是心理問題引起的。今日，許多醫生與治療師認為百分之八十五的陽痿病例是有生理根據的。美國男性性功能異常學會指出超過 200 種藥物可能引起陽痿，其中最常見的包括酒精、抗憂鬱劑、抗組織胺、降血壓劑、癌症的化療、利尿劑、麻醉劑、尼古丁、鎮靜劑、類固醇（如果遭濫用的話）、制酸劑（控制胃酸過多的藥物）、控制潰瘍藥物。動脈硬化症會對心臟與陰莖造成威脅（其實，陽痿可能成為此症的症狀之一）。今日大多數人都知道抽菸和攝取過量高脂食物會導致斑塊沈積在血管壁，使動脈堵塞，阻礙血液流向心臟。這些斑塊也會阻塞通往陰莖的動脈，

干擾勃起的能力。

營養素

補充品	建議用量	說明
必需者		
必需脂肪酸複合物	依照產品標示。	協助精子的製造與前列腺的精液形成。
碘 或 海帶	依照產品標示（通常每日是 150 毫克）。 每日 2,000～3,000 毫克。	碘是甲狀腺荷爾蒙的組成物，且對生殖器官的發育是必要的。不過若使用過量，會引起中毒。
硒	依照產品標示。	睪丸中含有高濃度的硒。 注意：如果有心臟、肝臟或腎臟方面的疾病，不要服用此補充品。
維生素 C 與 生物類黃酮	每日 3 次，每次 500 毫克。	幫助提升睪固酮濃度。
維生素 E	一開始，每日 200 國際單位，漸漸增加到每日 400～1,000 國際單位。	促血液循環。建議使用 d-α-生育醇形式。 注意：維生素 E 有抗凝血功效，如果你正服用降血脂劑，則不宜再補充維生素 E。
鋅	每日 80 毫克。請勿超過此劑量。	對前列腺功能及生殖器官的生長很重要。也有助於提振睪固酮濃度。使用葡萄糖酸鋅錠劑或 Opti-Zinc 可得到較好的吸收。
重要者		
二甲基甘胺酸（DMG）（來自 FoodScience of Vermont 的 Aangamik DMG）	依照產品標示。	增加血液中的含氧量，以供應各組織。陰莖要勃起，血管必須擴張。使用舌下的形式。
來自 Gero Vita 的 GH3	依照產品標示。	刺激性荷爾蒙的活性。 注意：如果你對亞硫酸鹽過敏，不要使用 GH3。

補充品	建議用量	說明
重要者		
來自 American Biologics 的 Multi-Glandular	依照產品標示。	保養內分泌系統、荷爾蒙與酵素系統的物質。
二十八烷醇	每週 3 次，每次 1,000～2,000 微克。	這是維生素 E 的天然來源，對荷爾蒙的製造有益。
有幫助者		
L-酪胺酸	每日 2 次，每次 500 毫克，空腹服用。可與開水或果汁一起服用，但勿與牛奶一起服用。若同時服用 50 毫克維生素 B_6 及 100 毫克維生素 C 則更容易吸收。	可以減輕壓力，幫助穩定情緒。（請見第一部的胺基酸）注意：正在服用單胺氧化酶抑制劑者，請勿服用酪胺酸。
生的睪丸腺體	依照產品標示。	來自男性生殖器官的腺體萃取物，可促進生殖器官的功能。(請見第三部的腺體療法)
維生素 A 加	每日 15,000 國際單位。	抗氧化劑，能增強免疫力。
混合的類胡蘿蔔素 或	每日 15,000 國際單位。	抗氧化劑，且為維生素 A 的前驅物。
類胡蘿蔔素複合物（Betatene）	依照產品標示。	
維生素 B 群 外加	每日 3 次，每次服用每種主要的維生素 B 各 50 毫克（在綜合錠劑中，各種維生素的含量會有所不同）。	健康的神經系統所需之物。維生素 B 群對細胞內的各種生化反應都很重要。
維生素 B_6（吡哆醇）	每次 3 次，每次 50 毫克。	是合成 RNA 與 DNA 所需之物，RNA 與 DNA 主宰細胞的複製功能。

藥用植物

❏ Ashwagandha 和北五味子都是印度癒傷療法中使用的藥草，它們據說能夠確保性能力以及增強生育力。

❑ 透納樹可改善血液流向生殖器部位，並增加性慾。

❑ 洋菝葜含有類似睪固酮的物質，有助男性的性慾。

❑ 野山藥含有天然的類固醇，有回春功效，並讓做愛的精力旺盛。類固醇幫助運動的人燃燒更多脂肪、減輕體重。在人體內，還原雄性素（DHEA）就有這樣的功效。依照產品建議用量的二倍，先服用兩週的DHEA，然後停用兩週，再依照產品建議的用量繼續服用二週，再停用二週，依此循環下去。

❑ 育亨賓樹皮據說能擴張陰莖的血管，增加血流量。它也能增加一氧化氮的含量，這是對勃起很重要的物質。

　　注意：如果有高血壓，不要服用育亨賓樹皮。

❑ 其他有幫助的藥草包括當歸、雷公根、繡球花根、臀果木、鋸櫚和／或西伯利亞人參。

❑ 市面上有許多藥用植物產品可用來增強性能力：

- Prostata（來自 Gero Vita International 公司）可以使前列腺功能正常、增加性慾及勃起的能力。

- Saw Palmetto Supreme（來自 Gaia Herbs 公司）是一種藥用植物製成的酊劑，可幫助前列腺功能正常。

- SensualiTea（來自 UniTea Herbs 公司）含有透納樹、洋菝葜、甘草根等成分，可在許多健康食品店購得。

- Stamina（來自 HerbaSway Therapeutic Formulas）是一種藥草配方，含有育亨賓樹皮、淫羊霍、人參及其他藥草，既能增強性功能也可以增加耐力或持久度。

- Super Herbal V 含有許多上述的藥草，Super Libido Formula 也是。這兩種產品在市面上有許多品牌。

- Viagrin（來自 Fountain of Youth Technologies 公司）是淫羊霍與其他藥草的混合物，據說可以增強勃起能力及促進持久力。它也幫助女性恢復性慾。

- Virility Two（來自 KAL 公司）含有透納樹、雷公根、牙買加薑、燕麥草粉末、洋菝葜、育亨賓樹皮等成分。

建議事項

☐ 採取健康、均衡的飲食。把南瓜子、花粉或蜂王漿納入飲食中。
　　注意：有些人對花粉會產生過敏反應。一開始先以少量嘗試，若出現疹子、氣喘、身體不舒服或其他症狀時，應立即停用。
☐ 避免酒精，尤其要進行性行為之前。
☐ 不要吃動物性脂肪、糖類、脫水食物或零食。
☐ 不要抽菸，也避免二手菸。
☐ 避免焦慮壓力。
☐ 向泌尿科醫生諮詢是否陽痿問題起因於其他潛藏且需要治療的疾病。
☐ 想想是否有什麼心理因素可能造成陽痿，尤其是受到壓抑的怒氣或是懼怕親密關係的心理障礙。與合格的心理治療師討論看看是否有什麼心理問題。
☐ 如果懷疑自己的陽痿可能與正服用的藥物有關，不妨與你的醫師討論一下。說不定有其他的替代藥物，可避免此問題。某些與調整血壓有關的藥物以及鎮靜劑經常造成勃起困難，cimetidine（Tagamet）與 ranitidinc（Zantac）這兩種治療潰瘍與胃灼熱的藥物，對某些男性也可能造成不舉的副作用。
　　注意：不要在未經醫師同意下擅自停止服用藥物或改變劑量。
☐ 調查重金屬中毒的可能性。做一次毛髮分析可以了解是否有任何重金屬中毒。（請見第三部的毛髮分析）
☐ 要知道，性功能會隨著年紀改變。隨著年紀漸增，你可能需要更多的刺激與更長的時間來達到勃起。

考慮事項

☐ 一項波士頓大學的醫學院所做研究是將整體的健康與陽痿問題一併考量。研究的對象是 1,300 名年紀介於 40～70 歲的男性。他們發現有百分之五十二的受試者有陽痿的問題。正在治療心臟病、高血壓或糖尿病的人出現陽痿的可能性是其他人的 1.5 到 4 倍，心臟病或高血壓患者若本身還有抽菸的習慣，則陽痿的情形更糟糕。

❑ 喝酒會降低睪固酮的產量。芝加哥醫學院的研究顯示喝酒可能引起男性「停經」，也就是男性荷爾蒙愈來愈稀少。酒精不僅影響性功能，也為心臟病及其他病症鋪路。

❑ 動脈血管硬化會限制陰莖與勃起神經的血液供應量，導致性無能。如果陽痿的原因與血管阻塞有關，則飲食中減少脂肪攝取量可以幫助逆轉此問題。（請見第二部的動脈硬化症／動脈粥狀硬化、心血管疾病和／或血液循環問題）

❑ 波士頓大學做的一項研究顯示，一天抽一包菸並持續抽五年的男性，他們那供應陰莖血流的動脈形成阻塞的機率比一般人還高出百分之十五，這意味著他們比其他男性容易發生陽痿。除此，菸癮重也會破壞陰莖內的小血管，降低性能力。吸食大麻及古柯鹼也會導致陽痿。

❑ 複式超音波攝影是一種非侵入性的測量陰莖血流的方式，可以準確的判定是否動脈閉鎖是造成陽痿的原因。如果你的醫師認為動脈粥狀硬化是潛在的因素，他也許建議你接受血管手術來改善陰莖的血流情形。

❑ 根據治療陽痿問題的組織所顯示的數字，全美 3,000 萬名患者中約僅有百分之五的人數知道治療陽痿的各種可能選擇。

❑ 泌尿科醫師治療陽痿的方法各不相同，不過許多醫師一開始都傾向不開刀的治療方式。

❑ 威而鋼恐怕是目前治療陽痿最著名的藥物了。不過這種藥可不會引起你的性慾，它只是幫助你勃起。換句話說，如果性慾未到，也是無用。再者，男性服用威而鋼後，他們的性伴侶未必有辦法適應這突如其來的強旺性能力，所以服用威而鋼前，應該與你的性伴侶討論一下。有某些心臟血管疾病或血液毛病的人，可能不適合使用威而鋼，有腎臟或肝臟疾病的男性也不宜使用。威而鋼和高血壓之間的關聯也是要考慮的問題。

❑ apomorphine（Uprima）是一種治療陽痿更新的藥物，它是藉由大腦的刺激來引發勃起，不像威而鋼是增加血液流向陰莖來引發勃起。但這藥物也有副作用，最常見的是噁心、嘔吐、頭暈或冒汗。

❑ 在性交前，於陰莖底部注射 papaverine（Pavabid）、phentolamine（Regitine）或前列腺素 E1（PGE1）等藥物，已證實大約有百分之八十的使用者產生令人滿意的勃起效果。alprostadil 這種藥物也可以經由一種注射劑

（Caverject）中獲取。這些藥物的原理是藉由放鬆平滑肌，使陰莖中的血管擴張，促進持久的勃起（一小時或更久）。可能的副作用包括異常的持續性勃起症，會導致疼痛。同時，由於注射 alprostadil 需要使用細針很有技巧的注射（才不至於引起疼痛），這樣的做法令許多男士卻步。比較安全的方式是以小幫浦從尿道將 alprostadil 徐徐灌入。

❏ 育亨賓（yohimbine，商品名有 Dayto、Yocon、Yohimex）是美國食品藥物管理局核准的處方藥，用來治療陽痿。不過它的功效頗受質疑，許多專家認為這藥物本質上是一種安慰藥。育亨賓對身體的作用與腎上腺素類似，它加速心跳與提高血壓。所以如果有高血壓的人，應小心使用育亨賓。

❏ 如果陽痿與高濃度的泌乳激素有關係，可以用 bromocriptine（Parlodel）治療。

❏ 有一些真空儀器可用來促進勃起，方法是將一小圓筒置於陰莖上，用一個小幫浦抽氣使圓筒內呈真空，這樣將導致血液流進陰莖，引發勃起。使用者接著在陰莖底部綁上緞帶，以幫助勃起的陰莖維持 30 分鐘左右。這樣的儀器只能經由醫生的指示使用。不過這種方式所引發的問題可不少。

❏ 有些男性嘗試充氣式人工陰莖移植，人工陰莖是由矽膠或聚氨脂所製成，需經由開刀植入。有一類陰莖是由兩個半固態且可彎曲的短棒構成；另外一種是由一個幫浦、一個填滿液體的儲存袋以及兩個小圓筒（液體被打入後可引起勃起）所構成。許多報導都指出這些人工陰莖會造成一些問題。所以在更先進的方法問世以前，人工陰莖應該是當走投無路時才使用上的最後一招。

❏ 匈牙利布達佩斯大學的法蘭克醫師（Robert Frankt）發現使用綠燕麥加上蕁麻（或叫做刺蕁麻）可以大大增加男性的性活力與精力。「Feeling one's oats」（英文俗語，字面上是「體驗個人的燕麥」之意，引申為精力充沛、洋洋得意）是一句流傳了好幾世紀的話，看來這話還說得頗有道理；人類性象進階研究機構所做的一項研究發現，性慾減低與性能力下降的男性可以從綠燕麥中獲得幫助。蕁麻含有豐富的礦物質，且對過敏、憂鬱、低血糖症、前列腺問題、尿道疾病等，都有幫助。

❏ 早洩也是一種性功能異常的問題，它和陽痿不能混為一談，不過早洩也是會影響性生活品質。早洩（即過早達到高潮而無法滿足性伴侶）被認為是

一種學來的習慣，經由自慰與立即的滿足而養成習慣，可向醫師諮詢戒除之道。但如果早洩是突然發生的，先前沒有這樣的經驗，這可能是因為通往陰莖的動脈與靜脈有問題。靜脈血液外漏可能是問題之一，幫助陰莖引起勃起所需的額外血液因外漏無法全數導入陰莖，使陰莖勃起困難。這種問題較常見於年紀大的男性。

❏ 佩洛尼氏症導致陰莖勃起時發生扭曲變形，這是因為有硬塊或疤痕阻塞睪丸的白皮質（這是一層膜，包含著陰莖的海綿體，而海綿體是陰莖內的兩個細長囊室，充血後引發勃起）。這問題造成陰莖無法保有完整的彈性，所以當勃起時，陰莖出現扭曲變形。

❏ 也請見第二部的甲狀腺機能亢進、甲狀腺機能不足。

發炎（Inflammation）

發炎是身體受傷或感染時的自然反應。發炎的部位會出現紅、腫、熱、痛等現象。會誘發發炎反應的情況包括濫用藥物、環境中的毒素、自由基的損害、細菌、真菌及病毒的感染、外傷、內傷等。可惜的是，要找出發炎的根源往往不是那麼容易。

身體內外的各個器官或組織都可能發炎。體內的發炎通常是由細菌感染造成的，但也可能由一些毛病引起，例如過敏、關節炎、氣喘、自體免疫疾病、克隆氏症（局部性迴腸炎）、腸子發炎、骨關節炎、消化性潰瘍或潰瘍性結腸炎等。體外的發炎最常見的原因是受傷，但也可能由過敏、感染及其他因子產生（或使發炎更嚴重）。

營養素

補充品	建議用量	說明
必需者		
維生素 B 群	每日 3 次，每次服用每種主要的維生素 B 各 50 毫克（在綜合錠劑中，各種維生素的含量會有所不同）。	組織修復時所需的物質。
外加 維生素 B$_{12}$	每日 2,000 微克。	
維生素 C 與 生物類黃酮	每日 3,000～6,000 毫克，分成數次。	復原過程所必需的物質，可減輕發炎。使用緩衝處理過的形式。
非常重要者		
類胡蘿蔔素複合物	依照產品標示。	強化免疫反應。
必需脂肪酸（月見草油、亞麻子油、魚油都是很好的來源）	依照產品標示。	減輕發炎反應。
葡萄子萃取物	依照產品標示。	有效的抗氧化劑。
蛋白質分解酵素 或 來自 American Biologics 的 Inflazyme Forte	依照產品標示，兩餐之間及睡前服用，持續 1 個月。 每日 2 次，每次 2 錠，兩餐之間服用。	有助控制發炎反應。
超氧化物歧化酶（SOD）	依照產品標示。	一種強效的自由基清除劑，可減少感染及發炎。
鋅	每日 50 毫克。所有補充劑中的含量相加起來，每日不要超過 100 毫克。	有助於控制發炎反應，促進復原。使用葡萄糖酸鋅錠劑或 Opti-Zinc 可得到較好的吸收。
重要者		
鳳梨酵素	依照產品標示。空腹服用，可以搭配 100～500 毫克的鎂和 500 毫克的 L-半胱胺酸，以增進效果。與銅和鐵分開使用。	具有抗發炎活性，並促進纖維蛋白的分解（纖維蛋白會在發炎部位形成，阻塞血管及淋巴管，造成患部腫脹）。

補充品	建議用量	說明
重要者		
大蒜（來自 Wakunaga 的 Kyolic）	每日 3 次，每次 2 膠囊，隨餐服用。	具有天然的抗發炎效果。
來自 American Biologics 的 Micellized Vitamin A 乳劑	依照產品標示。	以容易吸收的乳劑形式提供維生素 A 和 E，可破壞自由基、增強免疫系統，並幫助身體有效的使用氧氣。
多種礦物質複合物	依照產品標示。	提供重要的礦物質。減輕壓力所需的物質。使用含高鈣的處方。
矽土 或 木賊	依照產品標示，每日 2 次。	提供矽，可幫助鈣的吸收以及結締組織的修復。 請見下面藥用植物部分。
有幫助者		
β-1,3-D-聚葡萄糖	依照產品標示。	增強免疫功能，並對抗發炎。
海帶 或 苜蓿	每日 1,000～1,500 毫克。	含均衡的必需礦物質以及葉綠素，能夠清血。 請見下面的藥用植物部分。
生的胸腺	依照產品標示。	改善胸腺的功能—對免疫功能很重要。
硒	每日 200 微克。懷孕期間，每日勿超過40微克。	強力的抗氧化劑，有助減輕發炎反應。
來自 Phoenix BioLabs 的 VitaCarte	依照產品標示。	含有牛軟骨，已顯示能有效的減輕發炎反應。
維生素 E	每日 400～600 國際單位。	有效的抗氧化劑，能減輕發炎。使用 d-α-生育醇形式。

藥用植物

❑ 苜蓿是多種礦物質以及葉綠素的很好來源。

❑ 蘆薈汁對減輕發炎頗有助益。

❑ 山桑椹含有類黃酮素，可以減輕發炎。

❑ 乳香和薑黃有助於減輕發炎。

❑ 貓勾藤對發炎的復原不錯。

❑ 紫錐花、薑、金印草、保哥果、紅花苜蓿、絲蘭對減輕發炎都有幫助。
注意：若每天內服金印草，一次不要連續使用超過 7 天。在懷孕期間不可使用，若你對豕草過敏，則使用時要小心。

❑ 以葫蘆巴、亞麻子、北美滑榆混合成的糊藥可以直接塗抹在患部，有助於緩和發炎。另一種選擇是以金印草或芥菜製成的糊藥，也有幫助。請見第三部的使用糊藥。

❑ 木賊萃取物含有矽，對骨頭及結締組織的復原及修補有益。

❑ 橄欖葉萃取物可以紓解發炎，對各種細菌感染有益。

建議事項

❑ 採取含有百分之七十五生食的飲食，並攝取大量的藥草茶及果汁。

❑ 攝取富含類黃酮素的食物，類黃酮素是強力的抗氧化劑，有助於緩和發炎反應。菠菜和藍莓是類黃酮素的極佳來源。草莓的類黃酮素含量較少一些。洋蔥所含的槲黃素對減輕發炎也有幫助。

❑ 每天吃半個新鮮的鳳梨或新鮮的木瓜。鳳梨含有鳳梨酵素，木瓜含有木瓜酵素，這兩種酵素皆可以消腫及減輕發炎。理論上，2～6 天內應可以消腫止痛。只有新鮮的鳳梨或木瓜才有效（罐頭水果無益）。鳳梨酵素也有藥丸的形式。

❑ 攝取冷水魚，例如鯡魚、鯖魚、鮭魚以及沙丁魚，它們都是必需脂肪酸的豐富來源。

❑ 限制飽和脂肪酸及鹽巴的用量。

❑ 避開可樂、糖、白麵粉食品以及零食。

❑ 想要立即見效的方式，可以參考第三部的禁食，並照著步驟實行。

考慮事項

❑ 造成關節疼痛發炎的細菌性關節炎，通常與身體其他部位（例如肺部、腎臟或膽囊）的感染有關。

❑ β-1,3-D-聚葡萄糖這種複雜的糖類（可見於麵包酵母菌的細胞壁上，其他許多真菌的細胞壁上也存在這種多醣，例如舞菇〔maitake mushroom〕和靈芝〔reishi mushroom〕經證實能有效的提升免疫力。當β-1,3-D-聚葡萄糖

與巨噬細胞表面的受體結合後,可以活化這些免疫細胞去攻擊、破壞入侵的病菌,並減輕感染與發炎。

❑ 紓解發炎的傳統方式是先將患部固定好(必要時,可以使用夾板),然後熱敷和／或冰敷(熱療與冷療)、服用止痛劑,加上營養補充品,並且充分的休息。每年醫生為 7,000 萬到 8,000 萬名慢性發炎患者開非類固醇消炎藥(NSAIDs)。

❑ 不妨也參考第二部的膿腫、關節炎、肌肉、關節的扭傷、拉傷和其他傷害。

❑ 請參考第三部的疼痛控制。

麻疹(Measles)

麻疹(即醫生所稱的 rubeola)是一種病毒感染,它侵害呼吸道、眼睛和皮膚。儘管它是童年時期典型的感染病,但成年人也有機會得到此病。麻疹很容易傳染,尤其容易經由鼻子、嘴巴或喉嚨傳播;或物體表面沾黏的分泌物;或藉由咳嗽或噴嚏。

在接觸到麻疹病毒後,病症通常在 7 到 14 天之間出現。最初的症狀包括發燒(體溫達 39.4°C 或更高)、咳嗽、打噴嚏、流鼻水、眼睛發紅且可能對光敏感。幾天後柯氏斑點(即紅色的小斑點,中心是白色的)出現在嘴巴和喉嚨,喉嚨會疼痛不舒服,且前額及耳朵開始爆發出紅疹子。經過 5 到 7 天,紅疹子遍布到全身各處。

在健康的孩童身上,麻疹通常歷時 10 天左右。不過,它可能引起若干併發症,其中有一些可能很嚴重。這些併發症包括中耳炎(尤其是有復發性耳炎病歷的小孩)、支氣管炎、假膜性喉炎、肺炎、鏈球菌咽喉炎,甚至在較罕見的例子中還會併發腦炎或腦膜炎。成人得到麻疹時,出現的症狀經常比小孩的還嚴重、痛苦。

除非有其他情況,以下的建議劑量皆是針對成人的。對於 12 到 17 歲之間的兒童,可以將劑量降低到建議劑量的四分之三,而 6 到 12 歲的兒童則是降低一半的劑量,6 歲以下的兒童使用四分之一的劑量即可。

營養素

補充品	建議用量	說明
有幫助者		
來自 Nature's Answer 的 Bio-Strath	依照產品標示。	當做一種補品。含有維生素 B 群。使用液態形式。
鈣 和 鎂	依照產品標示。	修補組織所需之物。
來自 American Biologics 的 Micellized Vitamin A 乳劑 或	依照產品標示。	給成人使用。減輕發炎和修補組織所需。
維生素 A 或	10,000 國際單位，每日 2 次，使用 1 週。然後減到 10,000 國際單位，每日 1 次。不要超出此用量。懷孕期間，每日勿超過 10,000 國際單位。	給小孩使用。
魚肝油	依照產品標示。	給無法吞食膠囊的小孩使用。
蛋白質分解酵素	依照產品標示，每日 2～3次，兩餐之間服用。	減輕感染，並協助消化。
生的胸腺	每日 2 次，每次 500 毫克。	可以刺激免疫系統。
維生素 B 群	每日 3 次，每次服用每種主要的維生素 B 各 100 毫克（在綜合錠劑中，各種維生素的含量會有所不同）。	對體內各種功能都重要，包括免疫反應與正常的復原過程。8歲以下的小孩，應使用專為小孩設計的配方。
維生素 C 與 生物類黃酮	成人：每日3,000～10,000 毫克，分成數次；小孩：每日 1,000～3,000 毫克，分成數次。	對免疫功能很重要。控制發燒和感染。有抗病毒特性。使用抗壞血酸鹽形式或酯化形式。

補充品	建議用量	說明
有幫助者		
維生素 E	每日 200～800 國際單位。小孩勿超過 200 國際單位。	中和有害的自由基，自由基會破壞細胞膜。使用 d-α-生育醇形式。
鋅錠	每日 3 次，每次 1 錠 15 毫克的口含錠，使用 4 天。然後降到每日 1 錠。	對免疫反應和修補組織有幫助。減輕症狀，加速復原。也減輕喉嚨癢及咳嗽。

藥用植物

❏ 必要時可用貓薄荷茶或大蒜灌腸劑來幫助降低發燒。（請見第三部的灌腸）

❏ 山梗菜萃取物幫助減輕疼痛。每 4 到 5 小時，服用半茶匙的山梗菜萃取物。注意：勿持續內服山梗菜。

❏ 螺旋藻有助於提振免疫系統，可以減緩病毒的複製。

建議事項

❏ 如果你懷疑自己或家人得了麻疹，應該去找你的醫療保健人員。這有助於正確的診斷及預防嚴重的併發症。

❏ 喝大量的液體，例如開水、果汁、藥草茶、蔬菜湯。

❏ 避免加工食品。

❏ 想要減輕咳嗽，可以把 1 湯匙檸檬汁，加 2 湯匙蜂蜜，以及四分之一杯水，均勻調和飲用。

❏ 想要紓解皮膚癢，可以在一缸溫水中放入半杯蘇打粉，然後在此浴缸中浸泡到皮膚較不那麼癢爲止。輕輕的把北美金縷梅塗在患部，也有助於紓解由疹子引起的皮膚發癢與不適。

❏ 嘗試使用順勢療法（*另類療法的一種*）來減輕症狀。用於順勢療法的附子花可說是順勢療法中的維生素 C 來源，對麻疹的初期症狀很有幫助。*Ferrum phosphoricum* 是順勢療法中的磷酸鐵來源，對溫和的感染有益。

❏ 適當的休息，直到疹子和發燒的症狀消失爲止。

❏ 使用微弱的燈光。當你的眼睛對光線敏感時，暫時不要閱讀或看電視。
❏ 得麻疹的小孩應該在家裡休息，不要去上學，等疹子和高燒退了七到九天之後再回學校。

考慮事項

❏ 醫生一般會建議小孩接受兩次麻疹疫苗的接種，第一次是在 15 個月大左右，第二次可能在入小學前或 12 歲左右。現在，醫生認為第二次麻疹疫苗的接種是有必要的，因為我們常常聽到很多大學生因為小時候僅接種過一次麻疹疫苗，而在成年後爆發麻疹。不過有些人不適合注射麻疹疫苗，包括孕婦、癌症患者或免疫系統衰弱的人、正服用皮質酮（可體松）或抗癌藥物的人、正接受放射線治療的人，或正患有出現發燒的疾病。對蛋類過敏的人在接受疫苗注射前，應先告知醫生。一旦你得過麻疹且復原之後，你將不需再接受疫苗注射；得過一次麻疹之後，將使你終生對此病免疫。
❏ 短期的服用高劑量維生素 A 已被用於減輕麻疹的症狀及併發症。但由於高劑量的維生素 A 可能有毒性，所以若要使用高劑量的維生素 A，應該只使用一小段期間（兩週或更短），且要很仔細觀察使用的結果。
❏ 抗生素對病毒沒有效用，因此它在此無用武之地，除非麻疹引起什麼併發症。

息肉（Polyps）

　　息肉是良性（非癌細胞）的生長，大小不一，外觀呈短棒狀，突起於大腸、子宮頸、膀胱、鼻子等處的上皮細胞，有時也出現在其他部位。最常見的是長在直腸和乙狀結腸上，且經常成群出現。

　　大部分的結腸和／或直腸上的息肉並不會引起什麼症狀，只有在包括結腸檢查的例行健康檢查中，或檢查、治療其他疾病時，才意外發現的。不過，息肉要是長得過大，可能造成直腸出血、痙攣或腹痛。息肉和癌症之間的關係尚未完全明瞭，有些醫生認為大部分的結腸癌是從息肉開始的。不過大部分的息肉不見得會轉變成癌症。但從另一方面來看，許多有結腸癌的

人，在癌細胞周圍也確實存在很多息肉，而且息肉長得愈大，愈有可能變成惡性腫瘤。

家族性結腸息肉症是一種遺傳疾病，患者的結腸中有數量龐大的息肉生長（100個或更多）。即使割除了，還會再長出來。直腸出血和黏液外流是常見的症狀。這個疾病與癌症的關係比一般的息肉與癌症的關聯還密切，除非經過妥善治療，不然最後經常導致結腸癌。

子宮頸息肉長在子宮頸的內側，子宮頸是從陰道通往子宮的通道。子宮頸息肉的症狀包括陰道出現帶血、帶水的濃稠分泌物。出血的狀況可能發生在性交過後、兩次月經之間以及停經後。子宮頸息肉的生長可能是感染造成的，或是因為子宮頸受傷，或懷孕期間的荷爾蒙變化所致。子宮頸息肉較常見於沒有生過小孩的婦女。女性糖尿病患也有較高的機率出現子宮頸息肉。子宮頸抹片檢查可能偵測出息肉，也可能無法偵測出來。一旦割除，很少再復發。

膀胱息肉會造成尿血，除非割除，否則可能出現膀胱癌。

鼻腔息肉通常長在鼻子後方靠近鼻竇的開口處。這種息肉也會造成出血，並干擾正常的呼吸。有乾草熱和其他鼻子過敏症的人最容易長鼻腔息肉，過度使用鼻腔滴液和鼻腔噴霧劑的人也容易長息肉。

聲帶長息肉是由於過度操勞它所引起的（例如經常性的大吼大叫，或一些不懂得發聲技巧的歌星聲嘶力竭的喊唱），通常是在出現感染時還雪上加霜的濫用聲帶時。抽菸或有過敏症的人比較容易長這種息肉。聲帶息肉通常引起沒有痛癢的聲音沙啞。

營養素

補充品	建議用量	說明
必需者		
綜合維生素和礦物質複合物 外加	依照產品標示。	提供均衡的必要營養素。
鈣	每日 1,000〜1,500 毫克。	防止結腸直腸息肉和結腸癌。

補充品	建議用量	說明
必需者		
和		
鎂	每日 750 毫克。	協助鈣的吸收。
維生素 A	每日 25,000 國際單位。	保護內膜細胞。使用乳劑形式以
與	懷孕期間,每日勿超過	利吸收。
混合的類胡蘿蔔素	10,000 國際單位。	
維生素 C	每日 5,000〜10,000 毫	可以減少息肉的數量,也可能把
與	克,分成數次。	息肉全部消除。
生物類黃酮		
非常重要者		
維生素 E	一開始每日 400 國際單	一種強效的抗氧化劑。防止脂質
	位,漸漸增加到每日	過氧化;缺乏維生素E,細胞容易
	800 國際單位。	受損。使用 d-α-生育醇形式。
重要者		
來自 Aerobic Life Industries 的有氧堆積清腸劑(ABC)	依照產品標示。與蘆薈汁一起服用。	清潔結腸,協助正常的糞便形成,以幫助移除有害的毒素。
有幫助者		
輔酶 Q$_{10}$	每日 60 毫克。	一種重要的抗氧化劑。增加細胞
加		的氧濃度。
來自 Coenzyme-A Technologies 的輔酶 A	依照產品標示。	與輔酶Q$_{10}$合作來支持腎上腺的功能,並提振免疫系統。
來自 Trace Minerals Research 的 ConcenTrace 微量礦物質滴液	依照產品標示。	在腸子清潔完畢後幫助恢復正常的電解質平衡。
大蒜(來自 Wakunaga 的 Kyolic)	每日 3 次,每次 2 膠囊,兩餐之間服用。	當做天然的抗生素,且能增強免疫功能。
來自 Aerobic Life Industries 的 Homozon	依照產品標示。	供應氧氣給腸子,以清潔結腸。
超氧化物歧化酶(SOD)	依照產品標示。	一種重要的抗氧化劑以及自由基
或		清除者。
來自 Biotec Foods 的 Cell Guard	依照產品標示。	一種含有超氧化物歧化酶的抗氧化劑複合物。

藥用植物

❏ 蘆薈汁改善消化並清潔消化道。

❏ 假葉樹、豆蔻、番椒、肉桂、藤黃果、薑、綠茶、芥菜子，都是產熱性植物，可以改善消化。

注意：懷孕期間不要大量使用肉桂。

❏ 藥鼠李是一種結腸清潔劑和通便劑。

❏ Coloklysis（來自 PhysioLogics 公司）含有藥草及水溶性與非水溶性的纖維混合物，用以協助健康的消化作用。

建議事項

❏ 採取高纖維且沒有動物性脂肪的飲食，把下列食物納入飲食中：杏果、綠花椰菜、糙米、甘藍菜、哈密瓜、胡蘿蔔、白花椰菜、大蒜、燕麥、洋蔥、青椒、番薯、芝麻、菠菜、葵花子、全穀類。連種子都能吃下去的水果通常含有許多纖維，例如無花果、覆盆子、草莓，甚至香蕉。請見第二部的癌症，參考那裡建議的飲食。

❏ 每天服用某些形式的纖維補充品。大麥、莢豆類、燕麥麩、洋車前子外殼（見於有氧堆積清腸劑產品中）和糙米糠都是好的纖維來源。

註：服用纖維補充品時，要記得與其他補充品及藥物分開使用。

❏ 當增加纖維攝取量時，也要記得多喝水，否則可能導致脹氣、腹痛和便秘。

❏ 飲食中應避免油炸食物、高度加工食品、咖啡因、酒。也不要抽菸。

❏ 定期的健康檢查很重要，尤其是年過 40 歲之後。肛門觸診可以很快的檢查出結腸壁是否有異樣，也很方便醫師在門診室執行。

❏ 如果發現直腸出血或大便有血，應去看醫生。糞便潛血檢查可以用來辨識血的來源。直腸出血可能是息肉的症狀，但也可能是癌症的徵兆。

考慮事項

❏ 治療息肉的主要方法就是開刀切除，不論在哪個部位。在大部分案例中這算是小手術，患者一般都被視為門診病患來處理，與住院病患不同。

❏ 聲帶息肉可用增溼器、言語療法和休息等方式來治療。必要時，將以手術

切除息肉。

❏ 對家族性結腸息肉症而言，一種叫做結腸切除術的手術可能派上用場。在一些案例中，直腸會被保留下來，並與小腸相連，以利排除糞便。不過在很多案例中，息肉會重返直腸。

❏ 研究發現男性若攝取大量的飽和脂肪酸，他們形成惡性息肉的機會是限制脂肪攝取量者的二倍。

腫瘤（Tumor）

　　腫瘤是一種異常的組織生長。它可能出現在身體某個部位或多個部位，不管是體內或體外，都可能出現腫瘤，且可分為良性與惡性腫瘤。息肉、乳頭狀瘤是良性腫瘤的例子；基底細胞癌、鱗狀細胞癌（兩種皆為皮膚癌）則屬於惡性腫瘤。

　　與良性腫瘤不同，惡性腫瘤的情況比較嚴重，除了不斷的生長，還會侵入其他的器官，及轉移（擴散）到他處。惡性腫瘤若未及早發現與治療，可能成為威脅性命的問題。要預知體內是否形成腫瘤，得視腫瘤的出現位置而定。如果腫瘤的位置不易察覺，且患者未出現明顯的症狀，則患者很可能錯失及早治療的良機，而讓腫瘤擴散及轉移到他處。

　　環境和飲食似乎是影響各種腫瘤形成的重要因子。我們已知若改善飲食及補充高品質營養品（包括維生素與礦物質），將能減小腫瘤的大小甚至使腫瘤消失。下面的營養建議是專為增強免疫功能及抑制腫瘤（包括良性與惡性）生長而設計的。

　　除非有其他情況，以下的建議劑量皆是針對成人的。對於 12 到 17 歲之間的兒童，可以將劑量降低到建議劑量的四分之三，而 6 到 12 歲的兒童則是降低一半的劑量，6 歲以下的兒童使用四分之一劑量即可。

營養素

補充品	建議用量	說明
重要者		
輔酶 Q10 加	每日 100 毫克。	促進免疫功能；攜帶氧氣到細胞。
來自 Coenzyme-A Technologies 的輔酶 A	依照產品標示。	與輔酶 Q10 合作。
大蒜（來自 Wakunaga 的 Kyolic）	每日 3 次，每次 2 膠囊，隨餐服用。	可能有助於縮小腫瘤的大小。
舞茸（maitake）萃取物 或	依照產品標示。	蘑菇萃取物有助強化身體，改善整體的健康狀況；有刺激免疫系統的功效、抗腫瘤、再度活化被腫瘤壓抑的 T 細胞。
靈芝（reishi）萃取物 或	依照產品標示。	
香菇（shiitake）萃取物	依照產品標示。	
褪黑激素	每日 5～10 毫克，睡前服用。	腦瘤患者若在放射線療法之外還能服用褪黑激素，可能提高存活率。
蛋白質分解酵素 或	依照產品標示。	幫助免疫系統及協助分解未消化的食物。
來自 American Biologics 的 Inflazyme Forte 或	依照產品標示。	
來自 Marlyn Nutraceuticals 的 Wobenzym N	依照產品標示。	
鯊魚軟骨（來自 Lane Labs 的 BeneFin） 或	每日每 2 磅體重服用 1 公克，分成 3 次使用。如果無法忍受口服方式，可以嘗試留置灌腸法。	已顯示能抑制甚至逆轉某些類型的腫瘤生長。也能刺激免疫系統。
鯊魚的魚肝油	每日 3 次，每次 100 毫克，服用 20 天，然後暫停 10～15 天之後，再繼續服用。維持這樣的使用時間表。	免疫系統增進劑，保護身體免受放射線之害。

補充品	建議用量	說明
重要者		
維生素 C 與 生物類黃酮	每日 3,000～10,000 毫克，分成數次。	促進免疫功能。
鋅	每日 30～80 毫克。所有補充劑中的含量相加起來，每日不要超過 100 毫克。	促進健康的免疫系統及傷口的復原，幫助維持血液中的維生素 E 濃度正常。使用葡萄糖酸鋅錠劑或 OptiZinc 可得到較好的吸收。
有幫助者		
海帶	每日 1,000～1,500 毫克。	促進免疫功能。提供均衡的礦物質。
L-精胺酸	每日 500 毫克，空腹服用。可與開水或果汁一起服用，但勿與牛奶一起服用。若同時服用 50 毫克維生素 B6 及 100 毫克維生素 C 則更容易吸收。	藉由促進免疫功能來抑制腫瘤生長。（請見第一部的胺基酸）
L-半胱胺酸 加	每日 500 毫克，空腹服用。與 1,500 毫克的維生素 C 服用，可預防胱胺酸結石（腎結石的一種）。	去除體內毒素，保護身體免於放射線傷害，且能抵抗致癌物。
麩胱甘肽 加	每日 500 毫克，空腹服用。	有助於減少化療的副作用及保護肝臟。
牛磺酸	每日 500 毫克，空腹服用。	在某些診所被用來治療乳癌。
卵磷脂顆粒 或 膠囊	每日 3 次，每次 1 湯匙，隨餐服用。 每日 3 次，每次 1,200 毫克，隨餐服用。	健康的細胞膜所需的重要組成物。
綜合維生素和礦物質複合物	依照產品標示，隨餐服用。	補充必要的維生素與礦物質。使用高效能配方。

補充品	建議用量	說明
有幫助者		
月見草油 或	每日 3 次，每次 1,000 毫克，餐前服用。	提供必需脂肪酸，對乳房腫瘤尤其有幫助。EPA 和 DHA 皆有助於保護身體對抗治療癌症時所產生的毒害。
亞麻子油 或	依照產品標示。	
鮭魚油	依照產品標示。	
生的胸腺	依照產品標示。	刺激胸腺，這是重要的免疫器官。（請見第三部的腺體療法）
維生素 A 加	每日 25,000 國際單位。懷孕期間，每日勿超過 10,000 國際單位。	強效的免疫系統促進劑及抗氧化劑。建議使用乳劑形式，因較易吸收和服用劑量高時較安全。
天然的類胡蘿蔔素複合物（Betatene）加	每日 25,000 國際單位。	
維生素 E 或	一開始每日 400 國際單位，漸漸增加到每日 800 國際單位。	使用 d-α-生育醇形式。
來自 Carlson Labs 的 ACES	依照產品標示。	除了維生素 A、E 及硒之外，也提供維生素 C。
維生素 B 群 外加	依照產品標示。	對細胞內的代謝作用以及正常的細胞複製很重要。舌下形式最佳。
維生素 B6 加	每日 3 次，每次 50 毫克。	正常的細胞生長及神經、大腦功能所需之物。增強免疫力。可考慮注射方式（在醫師的監督下）。
泛酸（維生素 B5）	每日 100 毫克。	一種抗壓維生素，參與荷爾蒙、抗體、能量、維生素等的製造過程，也幫助治療憂鬱和焦慮。

藥用植物

❑ 貓勾藤能提振免疫系統且有抗腫瘤特性。Cat's Claw Defense Complex（來自 Source Naturals 公司）是結合了貓勾藤和其他藥草，加上一些抗氧化劑（β-胡蘿蔔素、N-乙醯半胱胺酸、維生素 C 和鋅）而成的複合物。

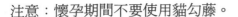

注意：懷孕期間不要使用貓勾藤。

❏ 許多有體外腫瘤的人對康復力草、保哥果、澤菊、木鼠尾等製成的糊藥產生良好的反應。（請見第三部的使用糊藥）

❏ 若乳房出現腫塊，不妨試試以洋商陸根做成的糊藥，這種藥用植物能有效的對抗腺體腫大。（請見第三部的使用糊藥）

　　註：洋商陸根僅適合外用。

❏ 其他可能有幫助的藥用植物包括刺檗、牛蒡根、蒲公英、牛奶薊、保哥果、紅花苜蓿。這些藥用植物能清血、刺激肝臟的活性、當做天然的抗生素，且幫助身體復原。

　　注意：懷孕期間勿使用刺檗。

建議事項

❏ 採取含有百分之五十新鮮蔬果的飲食。可能的話，最好購買有機蔬果。核果、種子、全穀類、低脂優格等食物也應納入飲食中。不要攝取動物性蛋白質（以大豆蛋白取代），也避免乳品（優格除外）、加工的精製食物、鹽（若還是需要使用到鹽，最好使用仍保有礦物質成分的海鹽）、糖、白麵粉或白麵粉製品。

❏ 請見第二部的癌症，參照其中建議的飲食方案。

❏ 請見第三部的禁食，遵循方法進行禁食計畫。

考慮事項

❏ 儘管良性腫瘤通常會侷限在某處，但最好還是能移除它；有一小部分的良性腫瘤稍後可能演變成惡性腫瘤。

❏ 惡性腫瘤最好能及早治療。治療腫瘤的方式很多種，要視腫瘤的位置與大小而定。（請見第二部的癌症）

❏ 缺鐵與腫瘤的形成有關。不過鐵質補充品僅能在證實體內缺鐵時才能服用。癌症患者不宜服用鐵質補充品。

❏ 加州大學洛杉磯分校的醫學院的科學家發現，亞麻油酸鈉（含有亞麻油酸這種必需脂肪酸）在實驗室中出現抗癌細胞的特性。

❏ 日本的研究顯示服用大蒜補充品可能有助於縮小腫瘤的大小。

❑ 定期做身體檢查及篩檢各種癌症，例如乳癌、大腸癌、子宮頸癌、前列腺癌、皮膚癌等等，尤其在年過 40 歲以後，最好要定期做體檢。

❑ 也請見第二部的癌症、乳房纖維囊腫、息肉、前列腺癌、皮膚癌和／或疣。

皺紋（Wrinkles）

當皮膚變薄、失去彈性時就容易形成皺紋。皮膚是很有彈性的東西，當我們開懷大笑時臉部會出現一些線條，當我們停止笑容，線條又消失了。但失去彈性的皮膚會保留這些大笑（或皺眉）時產生的線條，即使你已恢復表情了。假以時日，這些線條就漸漸變成皺紋。

有一些皺紋是老化的結果，這也許是無可避免的。無論你如何保養，只要你活得夠久，終究會形成一些皺紋。最早出現跡象的皺紋通常發生在眼睛周圍，例如魚尾紋，因為這裡的組織很脆弱敏感。接著是臉頰與嘴唇上的皮膚容易受損。隨著年齡的增長，我們的皮膚漸漸變薄、變乾，這都是促成皺紋形成的因素。不過其他的因子也決定皺紋形成的速率與程度，包括飲食、營養、肌肉健康、習慣性的臉部表情、壓力、皮膚保養好壞、環境污染物、生活習慣（例如抽菸）。遺傳也可能扮演一要角。

最重要的因子是日曬，陽光不僅使皮膚乾燥，也導致自由基的形成，會破壞皮膚細胞。陽光可說是皮膚最大的敵人，有人估計，我們認為的皮膚老化跡象，其實有百分之九十是日曬過度的結果。再者，日曬過度未必是指日光浴或曬傷，百分之七十的日曬過度源自每天的一些活動，例如開車或走路。陽光中的紫外線是造成皮膚曬傷的主因，它一天到晚、一年四季都有機會接觸到。紫外線會侵蝕皮膚的彈性組織，造成皺紋。更糟的是，太陽的作用是有累積性的，即使幾年內還看不出明顯的傷害。

營養素

補充品	建議用量	說明
非常重要者		
甲基硫化甲烷（MSM）	依照產品標示。	幫助預防皮膚皺紋。
月見草油 或 黑醋栗子油	每日3次，每次1,000毫克。 依照產品標示。	對皮膚炎、粉刺及大多數皮膚病有幫助。這些油含有亞麻油酸，是皮膚需要的物質。
維生素A 加 天然的類胡蘿蔔素	每日 25,000 國際單位，持續 3 個月，然後減低到每日 15,000 國際單位。懷孕期間，每日勿超過 10,000 國際單位。 依照產品標示。	復原及建造皮膚新組織所需。 是一種抗氧化劑與維生素 A 的前驅物。
維生素B群 外加 維生素B$_{12}$	依照產品標示。 每日 1,000～2,000 微克。	抗壓力及抗老化維生素。舌下的形式最佳。
重要者		
海帶	每日 1,000～1,500 毫克。	提供維持皮膚健康所需的均衡礦物質。
硒	每日 200 微克。懷孕期間，每日勿超過 40 微克。	與維生素 E 合作的一種抗氧化劑。
矽土	依照產品標示。	對皮膚的彈性與張力很重要。刺激膠原蛋白形成。
外用維生素 C（來自 Jason Natural Cosmetics 的 Hyper-C Serum）	依照產品標示。洗臉後，在使用潤膚乳之前，將此產品塗在臉上，以利吸收效果。	研究顯示塗維生素 C 可促進膠原蛋白形成，改善皮膚健康，也能稍微減少小細紋的出現。
維生素C 與 生物類黃酮	每日 3,000～5,000 毫克，分成數次。	形成膠原蛋白所需之物（膠原蛋白賜予皮膚彈性）。也可對抗自由基及強健滋養皮膚的微血管。
維生素E	一開始每日 400 國際單位，漸漸增到每日 800 國際單位。	對抗自由基，防止皮膚受損、老化。使用 d-α-生育醇形式。

補充品	建議用量	說明
重要者		
鋅 加 銅	每日 50 毫克。所有補充劑中的含量相加起來，每日不要超過100毫克。 每日 3 毫克。	增強及修補組織。使用葡萄糖酸鋅錠劑或OptiZinc可得到較好的吸收。 平衡鋅以及製造膠原蛋白所需之物。
有幫助者		
來自 Biotec Foods 的 Ageless Beauty	依照產品標示。	保護皮膚免於自由基的傷害。
鈣 和 鎂	每日 1,500 毫克。 每日 750 毫克。	缺乏鈣、鎂會導致皮膚脆弱。 用以平衡鈣。
膠原蛋白乳液	依照產品標示。	一種滋潤乳液，對皮膚乾燥有益。
彈性蛋白乳液	依照產品標示。	潤滑既有的皺紋，防止新皺紋生成。
亞麻子油膠囊 或 液體 或 來自 Nature's Secret 的 Ultimate Oil	每日 1,000 毫克。 每日 1 茶匙。 依照產品標示。	提供必需脂肪酸。
來自 Gero Vita 的 GH3 乳液	依照產品標示。	是預防皺紋的極佳產品。也對皮膚變色有幫助。
葡萄糖胺硫酸鹽 或 N-乙醯葡萄糖胺（來自 Source Naturals 的 N-A-G）	依照產品標示。 依照產品標示。	形成健康皮膚及結締組織的重要物質。
葡萄子萃取物	依照產品標示。	一種抗氧化劑，可保護皮膚免受損。
來自 Diamond-Herpanacine Associates 的 Herpanacine	依照產品標示。	含有抗氧化劑、胺基酸、藥用植物，可促進皮膚健康。

補充品	建議用量	說明
有幫助者		
松樹皮中的成分	依照產品標示。	一種自由基的清除者，也可強化膠原蛋白。
超氧化物歧化酶（SOD）	依照產品標示。	一種自由基的破壞者。對老人斑也有幫助。
維生素 A 酸（Retin-A）	遵照醫生指示。	去除小細紋，讓皺紋較淺。對老人斑、曬傷皮膚、癌前病變等也有幫助。僅能由醫師開處方使用。需要 6 個月才看得出成效。
維生素 D_3	每日 400 國際單位。	缺乏維生素 D_3 可能導致皮膚老化。

藥用植物

❏ 西印度櫻桃為皮膚保持水分。

❏ 苜蓿、琉璃苣、牛蒡根、洋甘菊、木賊、燕麥桿、紅覆盆子、百里香，對頭髮、皮膚、指甲的營養與健康有幫助。

❏ 蘆薈有紓解、治療、滋潤的功效。把純蘆薈膠依照產品標示塗在乾燥的皮膚上。

❏ 康復力草可紓解乾燥的皮膚。

　注意：這種藥草只適合外用。切勿內服。

❏ 北美金縷梅對護膚很有幫助。

❏ 其他還有一些藥草對皮膚健康也有幫助，包括琉璃苣子、小紅莓、亞麻子、薑、薰衣草、香茅、蘿勒、南瓜子。

建議事項

❏ 採取均衡的飲食，以提供皮膚充足的營養素，包括許多各式各樣的蔬菜，最好是生吃。也吃全穀類、種子、核果、莢豆類。

❏ 每天至少喝 2.3 公升左右的開水，即使你不覺得口渴。這樣可幫助皮膚保有水分，並促進體內毒素的排出，阻礙皺紋的生成。

❏ 攝取由冷壓方式製作的蔬菜油，這是脂肪酸的好來源。避免飽和脂肪與動

物性脂肪。

❑ 不要抽菸，避免酒精和咖啡因。這些東西會使皮膚乾燥，更容易出現皺紋。況且抽菸導致你一天到晚要做上千次的噘嘴動作，使你嘴唇及附近的皮膚提早出現皺紋。

❑ 不論你的年紀或皮膚的類型，最好都要避免直接日曬。當你在戶外，應該在暴露出來的皮膚上塗防曬係數（SPF）至少 15 以上的防曬乳液，尤其是臉部。太陽光是傷害皮膚的最大兇手，無論季節、天氣如何，都應該做好防曬工作。

❑ 定期運動。和其他器官一樣，皮膚也會從血液中獲得營養與滋潤。運動可以促進血液循環到皮膚。

❑ 運動你的臉部。坐在椅子上，藉由誇張的咀嚼動作來伸展下顎肌肉。伸展下巴下方以及頸部前方的肌肉。躺在斜板上，一天 15 分鐘，也有幫助。

❑ 避免含有酒精的保養品。

❑ 注意臉部的表情。如果你發現自己經常瞇眼、抬眉，或做一些有可能引起皺紋的表情，你可以用自制力去糾正自己。

❑ 學習正確的護膚方式，讓你的皮膚獲得充分的滋潤，尤其當它很乾燥時。（請見第二部的乾性皮膚）

❑ 使用溫和的肥皂洗臉，避免粗糙肥皂或固態的洗臉乳，例如冷霜。使用天然油（例如酪梨油）來去除臉上污垢及卸妝。把天然油輕輕塗抹在臉上，再用溫水沖洗乾淨。E-Gem Skin Care Soap（來自 Carlson Laboratories 實驗室）是不錯的產品。使用洗臉用的海綿或絲瓜布來去除臉上的死細胞及促進血液循環，一週若干次。

❑ 洗臉後可用潤膚乳液滋潤臉部，最好趁皮膚尚未全乾時使用。Vitamin A Moisturizing Gel（來自 Derma-E Products 公司）是一種好的潤膚產品，清爽不含油，容易被皮膚吸收，且使小細紋消失。可在健康食品店購得。

❑ 打開一粒 Carlson Labs 所製的 ACES＋Zn 膠囊，加入你使用的潤膚乳中，均勻混合後再塗於臉部，這可幫助皮膚免於自由基的傷害。使用防曬乳液前，也可以這麼做。

❑ 睡覺前勿將油膩的保養品塗於眼睛四周，這可能導致第二天早上眼皮發腫。

❑ 慎選化妝品，勿濫用化妝品。不要和別人共用化妝品，每三個月最好更新你的化妝品。

考慮事項

❑ 要在琳瑯滿目的保養品中，選出適合自己的保養品，可能讓你眼花撩亂。我們建議你主要就是選用含有天然成分的產品，避免含有凡士林、礦物油或任何氫化油的保養品。下面是一些不錯的天然成分，可提供大家購買保養品時的參考：

- 尿囊素，這是一種來自康復力草的紓解劑。
- 果酸，這是天然的水果酸，可促進死皮細胞的脫落及新皮膚細胞的形成。
- 蘆薈，含豐富的營養素，可軟化皮膚。
- 山金車，具有收斂及軟化皮膚的特性。
- 牛蒡，幫助毒素從皮膚清除。
- 金盞花，促進皮膚細胞生成及刺激組織生長，也可紓解及軟化敏感的皮膚。
- 洋甘菊，有消炎、抗菌功效，對過敏皮膚有幫助。
- 膠原蛋白，一種存在健康、年輕的皮膚組織中的蛋白。
- 康復力草，可幫助紓解乾裂、過敏、有傷疤的皮膚。
- 小黃瓜，含有胺基酸和有機酸，可以使皮膚乾淨清爽及收縮毛孔。
- 必需脂肪酸（包括亞麻油酸、次亞麻油酸、花生四烯酸），能滋潤乾燥的皮膚，防止水分散失，也預防自由基的入侵。
- 銀杏，一種抗氧化劑，可幫助皮膚看起來較年輕。
- 甘油，是製造肥皂的副產物，可將水分保留在皮膚中。
- 長春藤，可刺激血液循環及協助其他成分穿透皮膚。
- 微脂粒，將活性成分攜帶入皮膚深層的微小泡泡。
- 泛醇（維生素原 B_5），是一種營養素，可促進皮膚的溼潤，紓解皮膚的不適。
- 維生素 A 酸，一種維生素 A 的形式，可紓解皮膚、促進細胞新生、改善血液循環到皮膚。

- 歐鼠尾草，一種藥用植物，有收斂功效，可減輕乾燥、發癢的皮膚。
- 北美金縷梅，一種天然的收斂劑，讓皮膚舒適健康。
- 西洋蓍草，一種收斂劑，有消炎功效，讓鬆弛下垂的皮膚緊繃、有彈性。

❑ 有許多極佳的居家臉部保養，有助於紓解一些臉部皮膚問題。下面是一些很棒的例子可供大家參考：

- 讓黯淡的臉部氣色再度展現光澤：將半杯左右的草莓用果汁機絞碎，敷在臉上。等 10 分鐘後再用微溫的水沖洗乾淨。
- 消除眼袋：把冰涼的黃瓜片覆在眼睛上 10 分鐘或視需要更久一點。
- 清潔毛孔：把番茄搗爛，在臉上搓洗。
- 防止自由基的傷害：在你的潤膚乳、收斂水及其他保養品中加數滴綠茶萃取液。
- 滋潤皮膚：把葡萄（膠原蛋白和果酸的天然來源）和蜂蜜混合搗爛，將此混合物當做面膜敷在臉上。放鬆心情，約敷 20～30 分鐘後，以清水沖洗掉。
- 去除臉上的死皮細胞及改善膚質：抓一小把米粒輕輕搓揉臉部幾分鐘，可去除臉部角質。幾個世紀以來，日本女性都用這方式改善膚質。
- 軟化及滋潤皮膚：把半粒酪梨搗爛，塗在臉上，直到酪梨泥變乾後，再以溫水沖洗乾淨。酪梨含有必需脂肪酸及其他營養素，可預防皮膚提早變皺。
- 收縮毛孔：把蛋白與一小撮明礬攪拌好，敷在臉上當面膜。15～20 分鐘後，用溫水沖淨。

❑ 從嘴唇到鼻子產生的小細紋可能是由於缺乏維生素 B_2（核黃素）所造成的。

❑ 研究人員發現維生素 E 可能有助於預防皺紋。

❑ 許多皮膚科醫師及皮膚保養專家使用的化學剝膜，可藉由破壞上層的皮膚細胞激發較底層皮膚製造膠原蛋白。新產生的膠原蛋白幫助改善皮膚的彈性，讓皮膚看起來更年輕。化學剝膜可能刺激皮膚，也可能引起皮膚對太陽過敏。果酸是源自許多種水果的天然酸，它的作用與化學剝膜類似，但果酸是天然物質，對皮膚較不刺激，也不會引起皮膚對陽光敏感。甘醇酸

（對去角質最佳）、酒石酸、檸檬酸、蘋果酸等，都是果酸。儘管天然果酸比化學剝膜還溫和，但可能刺激比較敏感及脆弱的膚質。

❏ Ester-C Gel with E Skin Recovery Complex（來自 Derma-E Products）含有酯化維生素 C、維生素 E、琉璃苣油、綠茶萃取液，以及幫助修復老化及曬傷皮膚的藥草成分。

❏ 皮膚科醫師不斷的尋找預防或治療皺紋的方式。醫生為了幫助求診者除紋，已嘗試過許多種方式，包括臉部剝膜、拉皮整型、雷射除紋、局部注射 BoTox（純化的肉毒桿菌素）或膠原蛋白注射。這些方法都可能產生副作用。你若考慮找醫生除紋，應該充分做一些研究，並與合格的皮膚科醫生討論合適的方法。

⑬ 昆蟲、動物咬傷

蜜蜂螫傷（Bee Sting）

　　美國境內有許多會螫傷人的昆蟲，但並非都是蜜蜂。大黃蜂、黃蜂、胡蜂、蜘蛛和一些種類的螞蟻也皆可使人承受疼痛的螫傷。對於某些人來說，蜜蜂和黃蜂的螫傷比大黃蜂和胡蜂的螫傷可能造成較嚴重的反應。當一昆蟲螫咬，牠會經由刺針將毒液注入受害者體內。蜜蜂通常會將其刺針留在螫傷部位，而虎頭蜂則不會。普遍來說，螫人的昆蟲會攻擊是因為牠想要保護牠自己或是牠的領土，以免於危險。這便是為什麼當一個人偶然發現蜂窩而最後結果卻得到許多螫傷了。螫傷大多會造成局部腫脹、發紅和急性疼痛，並可能會陣陣作痛或發燙。這是對昆蟲毒液的一種反應。然而，有一些人卻對昆蟲毒液有高度的過敏反應，因此一旦他們被螫咬，便會對他們造成非常嚴重的反應。這種過敏反應之症狀包括吞嚥困難、聲音嘶啞、呼吸困難、身體虛弱、神智不清、嚴重腫脹，和感到有災難迫近。對昆蟲螫咬有高度過敏反應的人，可能會遭受到過敏性休克，導致不省人事，而最壞的狀況就是─死亡。過敏性休克可造成如皮膚瘀青、咳嗽、呼吸困難、眩暈、蕁麻疹、噁心、嚴重浮腫的眼睛、嘴唇或舌頭、胃痙攣和氣喘。

　　除指明的情況外，下列建議劑量是針對超過18歲的人。對於12到17歲之間的兒童，可以將劑量降低到建議劑量的四分之三，而6到12歲的兒童則是降低一半的劑量，6歲以下的兒童使用四分之一的劑量即可。

營養素

補充品	建議用量	說明
有幫助者		
鈣	每日 1,500 毫克。	幫助減輕疼痛。以葡萄糖酸鈣之形式服用。
來自 Earth's Bounty 的 Oxy-Mist	依照產品標示。	幫助癒合。
泛酸（維生素 B₅）	每日 500 毫克。	抑制過敏反應。
維生素 C 與 生物類黃酮	最初的第一個小時內服用 10,000 毫克。之後每日 5,000～25,000 毫克，分成數次。請見第三部的抗壞血酸沖洗。	保護身體以避免過敏原，並緩和發炎反應。
維生素 E	切開膠囊並將油狀液塗在螫傷處。	幫助癒合。以 d-α-生育醇的形式服用。

藥用植物

❏ 以康復草、北美滑榆以及歐洲白櫟樹皮及葉做成的敷料可減輕疼痛並促進癒合。山梗葉糊藥和車前草糊藥或膏藥也一樣有效。

  註：康復草只建議以外用敷藥來使用。

❏ 服用紫錐花和／或金印草之茶或膠囊以幫助免疫功能。金印草是一種天然的抗生素並且當一敷料也很有療效。

❏ 檜柏茶可自你的內部系統來淨化毒素，也可將果實壓碎來製成一很好的外用敷料並塗抹在螫傷處。

❏ 儘量喝很多黃酸模茶，或每一小時服用 2 顆黃酸模膠囊直到症狀減輕。

建議事項

❏ 若你被螫咬，立即地並小心地將皮膚上之任何刺針移除。不要將刺針用你的手指或鑷子拉出，而是徐緩地將刺針刮除。消毒過的刀是最好的工具，但若你身旁無其他可用的東西，你也可利用自己的指甲或信用卡的邊緣來

移去刺針。要注意不要用力擠壓刺針或附著的毒囊，因為這可能使更多的毒素注入你的皮膚中。之後，清洗螫傷處並完全地洗淨。若你過去對螫咬曾有過過敏反應，則應立刻找尋緊急醫療照顧。對生命具有威脅之過敏反應可突然地發生並進行非常快速，故你不要浪費時間。若你沒有對昆蟲過敏的病史，醫學治療是不需要的，但仍需小心發展為過敏反應之症狀。此反應可發生於幾分鐘或幾小時之內，並且也可在當你被蜜蜂螫傷之第一次或第無數次時發生。

❑ 若你知曉你自己有高度的過敏反應並且易於發生過敏性休克，記得攜帶裝有預先定量好的腎上腺素之急救裝備。你必須藉由處方籤來獲得此裝備，並且你的醫生應該讓你知道如何處理腎上腺素。任何螫咬之過敏反應都應小心處理，因為無論其多輕微，其反應可能顯示在之後再被叮的情況會更嚴重。

❑ 一旦刺針被移除並且螫傷處已清洗乾淨，試試下列之居家醫療以減輕疼痛和腫脹：

● 由添加些許冰水於小蘇打中，加上壓碎的阿斯匹靈或壓碎的木瓜酵素片劑製成之糊狀物，將其塗抹在螫傷處。

● 木炭錠，可在健康食品店購得，也可用來當敷料。將 2 個膠囊倒空，添加 6 滴不含酒精的金印草萃取物的液體來製成糊狀物，之後平穩的塗抹在消毒過的紗布墊上並置放於螫傷處。這會吸收毒素並預防感染。木炭錠只建議以內用藥來使用。

● 在你被螫傷後的第一天，每二小時於螫傷處冰敷幾分鐘。不只可減輕螫咬之腫脹和疼痛，而且也可阻止毒液的擴散。

● 將薰衣草油塗抹在螫傷處可減輕發炎和疼痛。

● 壓碎車前草葉並搾出汁液來。將此萃取物直接塗抹在螫傷處。在 30 分鐘之內，疼痛及腫脹應會逐漸地減輕。

● 其他治療之考慮包括：將牙膏擦在螫傷處（其冰涼的效果可使螫傷處感到好多了）；將卡拉明乳液（calamine lotion，一種止癢水）塗抹在螫傷處，或將包含木瓜酵素的軟嫩劑擦在螫傷處也可減輕疼痛。

❑ 若你是被螫咬於腳或腿上，在移除刺針後將腳抬高大約半小時。

❑ 若螫傷處非常腫脹並發紅時，使用蜜蜂（*Apis mellifica*），一種順勢療法

配方，來降低發炎及疼痛。杜香（*Ledum palustre*），一種順勢療法配方，可減輕螫傷處之發炎，並且對昆蟲螫咬和蛇咬為很普遍使用的一種療法。

考慮事項

❏ 阿斯匹靈或鎮熱解痛劑（ibuprofen），每四小時吃一次，可幫助減輕疼痛及發炎。

❏ 螫咬所造成的搔癢可口服抗組織胺藥物和／或使用止癢藥如可體松（cortisone）乳膏、苯海拉明（Benadryl）片劑（或乳膏）。

❏ 毒液抽出器 Lil Sucker 大小正好可塞於口袋或皮包中。若你被螫咬，其可產生真空將毒液在 2 分鐘內吸出。此抽出器的尾端也可用來移出蜜蜂的刺針。需更多相關資料可打 800-321-1037 詢問。

❏ 服用大量維生素 C 可降低蜜蜂螫傷的痛苦。

❏ 為避免蜜蜂螫傷，請穿著簡單的、淡色系的衣服。也應避免穿著有印花或黑色的衣服；香水、日曬油、髮膠或任何香味；閃爍的珠寶；和涼鞋或寬鬆的衣服。

❏ 若你對蜜蜂螫咬有高度的過敏，為保護自己，當你在戶外並接近蜜蜂及虎頭蜂時，請穿著長袖的襯衫和長褲。

❏ 當黃蜂被壓扁，其身體會釋放出一種化學物質，可造成此地區之其他黃蜂來攻擊。所以你最好馬上離開此地區而非拍打這些昆蟲。

❏ 也請見第二部的昆蟲過敏和昆蟲咬傷。

狗咬傷（Dog Bite）

　　狗咬容易引起感染，尤其是當咬痕較深時。而且任何咬傷都帶有狂犬病的危機。大多數的居家寵物對狂犬病都有免疫力，但是感染此病的機率仍然存在。在經過動物咬傷後，亦可能有破傷風感染的危險性。*Clostridium tetani* 為造成破傷風的微生物，存在於泥土表面、牛和馬的腸道，易感染傷口而導致組織中的供氧下降，特別是對於壓傷與刺傷的傷口。

　　狗咬可能比輕微的擦傷還不嚴重，但是也可能造成生命的危險。小孩被

狗咬傷有較大的危險性，且小孩若小於5歲易受到嚴重的攻擊而需要住院觀察。

　　除非有其他情況，以下的建議劑量皆是針對成人的。對於 12 到 17 歲之間的兒童，可以將劑量降低到建議劑量的四分之三，而 6 到 12 歲的兒童則是降低一半的劑量，6 歲以下的兒童使用四分之一的劑量即可。

營養素

補充品	建議用量	說明
非常重要者		
維生素 C 與 生物類黃酮	每日 4,000～10,000 毫克持續 1 週，而後降低劑量至每日 3,000 毫克。	對抗感染。修復膠原蛋白和結締組織的重要物質。
重要者		
蛋白質分解酵素 或 來自 American Biologics 的 Inflazyme Forte	依照產品標示，兩餐之間服用。 依照產品標示。	具有抗發炎的作用。
有幫助者		
膠體銀	依照產品標示。	減少感染的危險性。可以內服或放在無菌繃帶上覆蓋傷口。
大蒜（來自 Wakunaga 的 Kyolic）	每日 3 次，每次 2 膠囊	為天然抗菌素。
L-半胱胺酸 和 L-甲硫胺酸	每日各 500 毫克持續 2 週。可與開水或果汁一起服用，但勿與牛奶一起服用。若同時服用 50 毫克維生素 B$_6$ 及 100 毫克維生素 C 則更容易吸收。	為強效的解毒劑。（請見第一部的胺基酸）
來自 Enzymatic Therapy 的 Vira-Plex 135	依照產品標示。	幫助感染的復原與對抗。
維生素 A 加	每日 25,000 國際單位。懷孕期間，每日勿超過 10,000 國際單位。	強抗氧化物，可幫助免疫系統和幫助皮膚的傷口癒合。

補充品	建議用量	說明
有幫助者		
混合的類胡蘿蔔素 加	每日 25,000 國際單位。	
維生素 E	每日 400 國際單位。	使用 d-α-生育醇形式。
維生素 B 群	每日 3 次，每次服用每種主要的維生素 B 各 50 毫克（在綜合錠劑中，各種維生素的含量會有所不同）。	幫助組織內的氧化作用和抗體的產生。

藥用植物

❏ 紫錐花、金印草、保哥果、紅花苜蓿，以茶的形式飲用，對狗咬有好的療效。金印草萃取物可以直接塗抹在受傷部位。這為對抗感染的天然抗菌物。

注意：若每天服用金印草，一次不要連續使用超過 7 天，在懷孕期間不可使用。假如有心血管疾病、糖尿病或青光眼的病史，只可在醫生的監督下使用。

建議事項

❏ 被狗咬第一件事情，就是從傷口清除動物的唾液。用溫水清洗傷口，加上肥皂並沖洗至少 5 分鐘以上。用水沖洗後以紗布覆蓋二十四小時。

❏ 送醫確定是否需要更進一步的治療。

❏ 若知道飼主是哪位，詢問他是否有施打疫苗。若狗為不熟悉的，試著限制牠的行動直到確認牠的健康狀況。

❏ 教育小孩如何在動物身邊相處，並且告訴他們遠離奇怪的動物。千萬別單獨讓孩子接近動物，即使那是一隻寵物。

考慮事項

❏ 醫生可能會開口服抗生素來預防感染。如果使用抗生素，要記得服用嗜乳酸桿菌以補充被抗生素破壞的益生菌。如果六年或更久未注射破傷風預防

針，應該再補一針。

❑ 在大部分的州，狗咬事件必須回報給當地衛生機構，而狗必須被觀察是否有狂犬病─污穢、麻痺、咆哮、嘴角有泡沫或激動。如果動物未被確定有狂犬病，則為牠注射疫苗是必需的。

昆蟲咬傷（Insect Bite）

很多種昆蟲都會螫咬人，例如蚊子、火蟻（fire ant）、蚋、跳蚤以及扁蝨等。大多數的昆蟲螫咬都是令人不悅的，它會使皮膚局部性發癢、發紅，但情況多無大礙。不過有時候也會出現一些比較嚴重的案例。扁蝨的螫咬會傳播焦蟲病、萊姆病或落磯山斑疹熱等。在某些地方（主要是開發中的國家），蚊子的叮咬可能傳播瘧疾、黃熱病，以及造成腦炎的病毒。蜘蛛（雖不是昆蟲）也可能引起類似的螫咬。黑寡婦和棕色隱遁蜘蛛是兩種最毒的蜘蛛。蜜蜂、大黃蜂、黃蜂的叮咬可能出自自衛，或用以降服它們的獵物（請見第二部的蜜蜂螫傷）。一些水生動物也會螫人，例如水母、海葵和某些種類的珊瑚。

除非有其他情況，以下的建議劑量皆是針對成人的。對於 12 到 17 歲之間的兒童，可以將劑量降低到建議劑量的四分之三，而 6 到 12 歲的兒童則是降低一半的劑量，6 歲以下的兒童使用四分之一的劑量即可。

營養素

補充品	建議用量	說明
必需者		
鳳梨酵素 加	每日 3 次，每次 400～500 毫克。	減輕發炎、消腫、止痛。
薑黃素	依照產品標示。	具有抗發炎功效。
葡萄子萃取物	每日 75 毫克。	一種有效的抗發炎劑以及強力的氧化劑。

補充品	建議用量	說明
必需者		
槲黃素（來自 Source Naturals 的 Activated Quercetin）	300～400 毫克，每隔 4 小時服用一次。	一種獨特的生物類黃酮，可以減輕過敏反應。
維生素 C 與 生物類黃酮	每日 5,000～20,000 毫克，分成數次。（請見第三部的抗壞血酸沖洗）	可作為消炎劑，並有助於對抗昆蟲螫咬中的毒素。若是小孩被咬傷，可以使用緩衝式的維生素 C 或抗壞血酸鈣。

藥用植物

❏ 金盞草藥膏是極佳的驅蟲劑和止癢物。不然，也可以嘗試香柏油、尤加利樹油和／或茶樹油。這些藥用植物皆可製成液態油、噴劑以及乳液等形式來使用。

❏ 香茅油製成的蠟燭是不錯的除蚊劑。

❏ 金印草油和茶樹油是天然的除蟲劑，塗抹在昆蟲螫咬的部位頗有療效。

❏ 利用山梗菜和木炭錠（可在健康食品店購得）製成的糊藥對昆蟲螫咬有幫助。（請見第三部的使用糊藥）

❏ 胡薄荷油有助於驅除昆蟲。

　注意：懷孕期間請勿使用胡薄荷油。避免使用過量和／或使用過久。

建議事項

❏ 被螞蟻、蚊子、毛壁蝨咬到時，可以用肥皂與清水徹底沖洗患部；若是被毛壁蝨咬，可以使用刷子或刷布清洗。然後用蘇打粉（即碳酸氫鈉）加水，混合成糊狀物，敷在患部。若有紅腫現象，可以使用冰敷。若咬在手臂或腿部，不妨抬高患部，以減輕發腫。

❏ 被扁蝨咬到時，要儘速移除扁蝨。愈快移除，就愈不會被扁蝨可能攜帶的病原感染。使用鑷子緊緊的夾住扁蝨的頭部，讓鑷子儘可能靠近皮膚，然後直直的把扁蝨拉出來。最好不要讓扁蝨的頭或其他部位殘留在皮膚中。也不要用你的手去碰扁蝨。一旦扁蝨被移除，用肥皂與清水搓洗傷口。切勿嘗試將扁蝨燻出來，也不要使用一些火油（燈用石油）、松節油或凡士

林等家常療法。

❏ 利用木炭膠囊和幾滴金印草萃取液混合成糊狀物，鋪在一片紗布上。然後把這塊紗布敷在患部，用繃帶固定好。這方法可以吸出毒素，並有助於快速紓解。可能的話，在被咬傷之後，立刻做這樣的處理。

❏ 塗一些卡拉明（calamine，以氧化鋅為基底）乳液，有助於紓解癢痛。

❏ 切一塊洋蔥，塗抹在蟲咬部位，可以提供強力的抗氧化效果。

❏ 在被蟲咬之後，迅速服用一劑蜜蜂（*Apis mellifica*）製成的順勢療法。這有助於快速抑制嚴重的發腫。

❏ 如果你懷疑自己是被黑寡婦或棕色隱遁蜘蛛等毒蜘蛛咬到，要立即尋求醫療協助。可能的話，把咬傷你的蜘蛛也帶去給醫生鑑定。

❏ 被水母和海葵螫到時，先用一塊布或手套把觸鬚拔出；再用海水清洗患部，然後可以在患部放一些醋或醫用酒精。肉品的軟嫩劑也有助於移除刺針或觸鬚。若被海膽刺到，可以用鑷子取出刺針或用肥皂與清水擦拭。用溫的溼布吸出毒素。被珊瑚刺到是非常危險的，應該立即尋求醫療協助。用鑷子取出珊瑚碎片，再以肥皂和清水沖洗，並固定患肢不動。

❏ 想要避免蚊子叮咬，可以在從事戶外活動前，吃一些魚肉、糙米、啤酒酵母、糖蜜，這些食物含有豐富的維生素 B_1（硫胺素）。二氧化碳、動情激素、溼氣、汗水、高溫，都容易吸引蚊子，而從皮膚分泌出來的維生素 B 群，尤其是維生素 B_1，有助於驅散這些東西，所以服用維生素 B_1 也算是另一種驅蚊的方式。

❏ 想要避免各種昆蟲叮咬，可以在出門前讓身體泡泡含有氯的漂白水。用量是：一浴缸的水加一杯漂白水。昆蟲不喜歡漂白水的氣味。不然，先在含有氯的游泳池泡一泡，也頗有效。把啤酒酵母或蒜頭塗抹在皮膚上，也能阻擋昆蟲。

❏ 在野外時要避免赤腳走路。

❏ 不要攝取精製的糖品，以免流汗時產生的甜味會吸引蚊子。

❏ 避免含酒精的飲料。酒精會造成皮膚發紅發熱、血管擴張，容易吸引蚊子和牛虻。

❏ 不要擦香水、噴髮膠及其他的化妝用品。這些東西會吸引昆蟲。

❏ 避免色彩鮮艷的衣著。

❏ 穿長袖的上衣與長褲（儘管蚊子能夠透過棉質衣服叮咬）。

❏ 在皮膚暴露在外的部位塗一些枸櫞類果汁，可以驅蚊。

考慮事項

❏ diethyl toluamide（DEET）是一種驅蟲劑，可以趕走毛壁蝨、扁蝨及蚊子。DEET 恐怕是目前已知最有效的驅蟲劑，但它也可能是毒性很強的化學物質，可以破壞像塑膠、合成纖維之類的東西，因此要小心使用，而且只能根據包裝上的指示使用。切勿把含有百分之三十五以上 DEET 的產品使用在皮膚上。這種具有危險性的化學物質所引起的問題，對小孩尤其有害，所以要嚴格限制小孩的皮膚接觸到它。為了安全起見，使用 DEET 時最好擦在衣服上就好，若非要用在皮膚上，也僅用少量。

❏ 你若經常在戶外待很久的時間，你也許可以考慮購買一個 Terra Tech 公司出品的真空毒液抽吸器叫做「Lil Sucker」，用來吸取昆蟲的毒液。使用這種抽吸器時並不會感到疼痛，在一項研究中，百分之九十四的使用者對昆蟲咬傷不是沒有任何不適，就是僅出現輕微症狀。

❏ 當你在野外，或在其他無法取得上述這些療法的地方，迅速將泥土敷在螫咬部位的傳統療法，也有助於紓解疼痛和發腫。

❏ 我們不建議使用捕蟲燈來驅蟲。這種電器會殺死很多咬人的昆蟲，但對蚊子和小黑蚊不見得有效。捕蟲燈殺死的昆蟲中，很多都是鳥類重要的食物來源。如果你覺得非用這種電器不可，那麼不要把它放在靠近小孩遊戲的場所、烤肉架附近或野餐的桌子旁邊。當蒼蠅之類的昆蟲被捕蟲燈電擊之後，它們的身體會爆裂，噴散到二、三公尺遠之處，很容易傳播細菌與病毒。

❏ 不妨也參考第二部的蜜蜂螫傷、昆蟲過敏、萊姆病和／或蜘蛛咬傷。

蛇咬傷（Snakebite）

　　美國境內有四種毒蛇：銅頭毒蛇、珊瑚毒蛇、棉口蛇（水腹蛇）、響尾蛇。在美國，每年大約有 7,000 人被蛇咬，最常發生於夏季，主要在多草多

岩石的地方。蛇毒的毒性因蛇的種類而異，蛇毒會破壞局部組織，並將毒液注入體內，造成血壓、心跳的問題與疼痛。被毒蛇咬傷的人，會出現從輕微到嚴重不等的反應，包括傷口附近的皮膚腫大或變色、心跳加速、身體虛弱、呼吸困難、噁心、嘔吐。在極端的案例中，腫痛的情形很嚴重，瞳孔擴張，還可能出現休克與痙攣。受傷者可能身體抽搐，說話模糊。最嚴重的情況是導致癱瘓、喪失意識，以及死亡。

　　值得一提的是大部分的蛇都沒有毒性，不過任何人被蛇咬到，都要立即就醫或尋求專業人士協助，因為最初症狀往往無法反映出被咬傷的嚴重性。在接受適當的醫療處理後，下面推薦的營養素與建議事項將有助於紓解疼痛與加速復原。　除非有其他情況，以下的建議劑量皆是針對成人的。對於 12 到 17 歲之間的兒童，可以將劑量降低到建議劑量的四分之三，而 6 到 12 歲的兒童則是降低一半的劑量，6 歲以下的兒童使用四分之一的劑量即可。

營養素

補充品	建議用量	說明
有幫助者		
鈣 和 鎂	500 毫克，每 4～6 小時用一次，直到疼痛開始減輕。 第一次服用 500 毫克的鈣時，同時服用 1,000 毫克的鎂。	紓解疼痛。當做鎮定劑。使用葡萄糖酸鈣的形式。 與鈣合作。
木炭錠	8 錠，每 3 小時服用一次。配一大杯水。可能的話，最好在一被咬傷後就立即服用。	一種強效的解毒劑。
膠體銀	依照產品標示，外用於患部。	一種消毒殺菌劑，可減輕發炎，促進皮膚潰爛的復原。

補充品	建議用量	說明
有幫助者		
L-絲胺酸	依照產品標示，空腹服用。可與開水或果汁一起服用，但勿與牛奶一起服用。若同時服用 50 毫克維生素 B_6 及 100 毫克維生素 C 則更容易吸收。	幫助維持健康的免疫系統，協助抗體的製造。
綜合維生素和礦物質複合物	依照產品標示。	所有的營養素共同合作，促進健康。
泛酸（維生素 B_5）	500 毫克，每 4 小時一次，持續使用 2 天。	這是抗壓力維生素。
來自 Nature's Secret 的 Ultimate Cleanse	依照產品標示。	一種清潔體內的二段式計畫，可幫助器官、血液、腸道解毒。
維生素 A 與 混合的類胡蘿蔔素 包括 β-胡蘿蔔素	每日 10,000 國際單位。	提升免疫力及促進組織復原。
維生素 C 與 生物類黃酮	2,000 毫克，每小時 1 次，持續使用 5～6 小時，最多 15,000 毫克。	一種強效的解毒劑。紓解疼痛與不適，且能對抗感染。
維生素 E	每日 600 國際單位。	促進復原，降低血壓。使用 d-α-生育醇形式。
鋅	每日 30 毫克。	強化免疫功能。使用葡萄糖酸鋅錠劑或 OptiZinc 可得到較好的吸收。

藥用植物

❏ 北美升麻糖漿有助於減輕疼痛。服用半湯匙到 1 湯匙的糖漿，一天三次。

❏ 使用康復力草、北美滑榆、歐洲白櫟樹皮或樹葉等製成的糊藥可以派上用場。（請見第三部的使用糊藥）康復力草藥膏、車前草糊藥、車前草藥膏

等，也適用。

❑ 紫錐花藥草茶和／或膠囊，可以提振免疫系統。

❑ 橄欖葉萃取物有抗菌功效。

❑ 黃酸模可用來減輕症狀。每小時喝一杯黃酸模茶或服用 2 粒黃酸模膠囊，直到症狀消失。

建議事項

❑ 立即打電話求醫，或到最近的醫院掛急診。在醫療人員抵達前，最好保持不動，可能的話，讓受傷部位低於心臟的高度。記得保暖身體。解開手錶、戒子等束緊身體的東西，以免發生嚴重腫脹。用乾淨的布冷敷傷口，以減輕腫脹。持續觀察受傷者的呼吸狀況，若懷疑受傷者休克，可讓他或她躺在平整的表面上，將腳墊高大約超過頭部 12 英吋，用毯子覆蓋傷者，為他或她保暖。

❑ 可能的話，把蛇（如果已死）帶到急診室給專人鑑定、辨識。

❑ 如果一時無法尋求醫療協助，可用止血帶綁在傷口上方 2～4 英吋之處。保持鎮定，且不要移動傷口，並維持傷口低於心臟位置。如果傷口迅速腫大且疼痛持續，可能需要切開毒蛇咬傷的部位，並將毒液吸出。切開時要用消毒殺菌過的銳利刀片，並沿著該傷肢的縱軸切開傷口。直接切入皮膚，切口大約八分之一英吋深，半英吋長，用真空吸毒器至少吸 30 分鐘，或用嘴巴吸出（記得吐出血液）。

注意：這種方式僅能在很危急的情況下執行，且受傷不到 5 分鐘，而且要由經過這種專門訓練的人來做。否則問題還沒解決，卻又製造出更多的麻煩。千萬不要擅自切開頭部、頸部或身軀的傷口。要是被珊瑚蛇咬傷，切勿以這種步驟處理傷口。

❑ 可能的話，用夾板固定傷口，這幫助預防肌肉收縮，以免毒液迅速擴散。

❑ 不要使用冰敷，這可能破壞組織。

❑ 想要避免毒蛇咬傷，當你進入林區時，最好都走在步道上。若需要穿越有高大野草叢生的地區，最好穿上皮靴及長褲，提高警覺，並且手持長棍試探前方的地面是否有異樣。若看到蛇，不要接近牠，至少保持二公尺（6 英呎）的距離。如果遇到木頭橫阻，先用腳踏上木頭，再跨過去，切勿直

接跨越木頭。在草澤區步行時，要特別小心，因為棉口蛇（水腹蛇）可能盤據在這些地區。

考慮事項

☐ 被毒蛇咬傷需要緊急求救，屬於急診病例。在美國，治療毒蛇咬傷是一種繁複的過程，包括使用抗蛇毒血清，加上補充電解質、輸氧及其他輔助措施。可能的話，可以先打電話給急診室，告訴他們患者的情況，也許院方可以事先準備妥抗蛇毒血清，以加速急救過程。

☐ 毒蛇咬傷對小孩與老人比較會構成生命威脅。

☐ 在危急的情況下，大量的維生素C可能挽救患者的生命。（請見第三部的抗壞血酸沖洗）

☐ 大部分的毒蛇咬傷發生在日出與日落之間。因為蛇是冷血動物，牠們喜歡在白天時間出來曬曬太陽。

☐ 若被無毒的蛇咬傷，通常可用抗生素治療，以預防細菌感染。

蜘蛛咬傷（Spider Bite）

被有毒蜘蛛咬傷可能十分疼痛，但大多數的蜘蛛還沒有大到可以造成嚴重的傷害。嬰兒、老人以及有過敏症的人（不論年齡大小），較容易因為蜘蛛咬傷而產生嚴重的反應。不過一般人被毒蜘蛛咬傷也可能出現各式各樣的症狀，包括劇痛、麻痺、傷口紅腫、全身痙攣、呼吸困難、頭暈、頭痛、發燒或發冷、說話不清楚、發癢、關節痛、肌肉痙攣、噁心、嘔吐、肌肉僵硬、發汗、身體虛弱。

黑寡婦和棕色隱遁蜘蛛是兩種最毒的蜘蛛，可能引發嚴重的反應。被黑寡婦咬傷可能造成類似闌尾炎般的腹痛、肌肉痙攣以及局部組織壞死。在百分之四的案例中，被黑寡婦咬傷後引起過敏性休克及死亡。黑寡婦蜘蛛的身體呈黑色，在主要的體節上有一個紅色的圖形類似沙漏。棕色隱遁蜘蛛的毒液通常在皮膚上形成一個水泡，被紅色與白色圈圈包圍住。這個像牛眼睛的外觀很獨特，可與其他種蜘蛛咬傷區別。死於棕色隱遁蜘蛛咬傷的案例又更

加罕見了。

如果你懷疑自己被毒蜘蛛咬傷，應立即求醫。在經過適當的醫療處理過後，服用下列的營養素將有助於紓解疼痛及加速復原。 除非有其他情況，以下的建議劑量皆是針對成人的。對於 12 到 17 歲之間的兒童，可以將劑量降低到建議劑量的四分之三，而 6 到 12 歲的兒童則是降低一半的劑量，6 歲以下的兒童使用四分之一的劑量即可。

營養素

補充品	建議用量	說明
有幫助者		
鈣 和 鎂	每日 1,000～2,000 毫克，直到傷口復原。 每日 500～1,000 毫克，直到傷口復原。	幫助紓解疼痛。使用葡萄糖酸鈣形式。 用以平衡鈣。
木炭錠	6～10 膠囊，一被咬傷，立即服用，且配一大杯水。	一種強效的解毒劑。儘可能在被咬傷後立即服用。
膠體銀	依照產品標示，外用於傷口處。	一種抗生素，可減輕發炎、促進復原、抑制感染。
二甲基甘胺酸（DMG）（來自 FoodScience of Vermont 的 Aangamik DMG）	依照產品標示。	增強免疫力，為身體解毒。
亞麻子油	依照產品標示。	減輕疼痛及發炎，協助傷口復原。
來自 Diamond-Herpana-cine Associates 的 Herpanacine	依照產品標示。	促進皮膚健康，為身體解毒。
綜合維生素和礦物質複合物	依照產品標示。	維持各種營養素的均衡。
松樹皮中的成分 或 葡萄子萃取物	依照產品標示。 依照產品標示。	保護皮膚，減少發炎，促進免疫力。

補充品	建議用量	說明
有幫助者		
來自 Nature's Secret 的 Ultimate Cleanse	依照產品標示。	幫助器官、血液、腸道解毒。
維生素 A 加	每日 10,000 國際單位。	增強免疫力，保護身體免於細菌感染。
類胡蘿蔔素複合物 與 β-胡蘿蔔素	依照產品標示。	強效的抗氧化劑，可提振免疫系統功能。
維生素 B 群 外加	依照產品標示。	維持健康的神經與皮膚。舌下形式的產品較佳。
泛酸（維生素 B_5）	每日 500 毫克。	有抗過敏與抗壓特性。
維生素 C 與 生物類黃酮	1,000 毫克，每小時用一次，直到疼痛與腫脹平息為止。	協助排除毒液，在遇上危急的過敏狀況時很管用。
維生素 E 油	外用，每日 3～4 次。	協助復原與紓解不適。購買 E 油的形式，或刺破膠囊擠出 E 油使用。
鋅	每日 60～90 毫克。所有補充劑中的含量相加起來，每日不要超過 100 毫克。	刺激免疫反應。也當做天然的驅蟲劑。使用葡萄糖酸鋅錠劑或 OptiZinc 可得到較好的吸收。

藥用植物

❏ 下列各種糊藥都有幫助（請見第三部的使用糊藥）：

- 蒲公英加上黃酸模可以紓解皮膚發癢。
- 葫蘆巴和亞麻子與北美滑榆樹皮對治療發炎有效。
- 金印草對各種發炎反應都有幫助。
- 山梗菜與木炭錠（壓碎）的混合物有助於紓解昆蟲咬傷與大多數的傷口。

❏ 金盞花的花苞與酒精製成的酊劑可幫助螫傷或其他的表皮傷。用新鮮的金盞花製成的糊藥也不錯。（請見第三部的使用糊藥）

❏ 含有百分之五茶樹油的乳液也能幫助治療昆蟲咬傷、曬傷、切傷、皮膚疹

及其他皮膚問題。

❏ 紫錐花茶或紫錐花膠囊可提振免疫系統。

❏ 銀杏幫助紓解肌肉痛。

❏ 黃酸模可清血，對許多影響皮膚的問題有幫助。多喝黃酸模茶，或每小時服用 2 粒黃酸模膠囊，直到症狀解除。

建議事項

❏ 如果懷疑自己被毒蜘蛛咬到，應立即求醫，但同時要保持鎮定。若傷口出現腫大或疼痛，可在傷口上方 2～4 英吋處綁上止血帶。固定傷口部位，最好保持在比心臟低的位置。躺下，保持身體溫暖。如果是被黑寡婦咬到，可在傷口處放冰塊，以減輕疼痛及延緩毒素的擴散。若是被棕色隱遁蜘蛛咬到，則不要用冰塊處理傷口。

❏ 如果一時找不到醫療救護，可以嘗試將毒素吸出，方法可參考第二部的蛇咬傷。這必須經由受過專門訓練的人來處理。

❏ 下列精油有解毒抗毒功效：羅勒、肉桂、薰衣草、檸檬、歐鼠尾草、香薄荷、百里香。可在傷口塗上一滴精油。

考慮事項

❏ 若蜘蛛咬傷發生危急的狀況，可由醫療人員注射維生素C和泛酸（維生素 B_5），這樣做也許能挽救一條命。

❏ 在不會威脅性命的案例中，醫生也許可以用葡萄糖酸鈣紓解肌肉痛，以及用抗焦慮藥物來紓解肌肉痙攣。

❏ 氫化皮質酮、卡拉明乳液（calamine）或小蘇打做成的乳膏，都可用以紓解傷口疼痛。

❏ 被蠍子咬傷時，尤其是美國西南部一帶的毒蠍，需要送醫急救。蠍子的特徵是身子長長，尾巴彎翹起來。

❏ 響尾蛇的毒液和黑寡婦的毒液在很多方面很相似，因此治療黑寡婦咬傷的方式與治療毒蛇咬傷的方式相仿。

❏ 如果你曾被任何一種蜘蛛咬傷，要確保你的破傷風疫苗注射還在效期內。

❏ 也請見第二部的蜜蜂螫傷、昆蟲過敏和／或蛇咬傷等。

第 **3** 部

各種藥物和療法

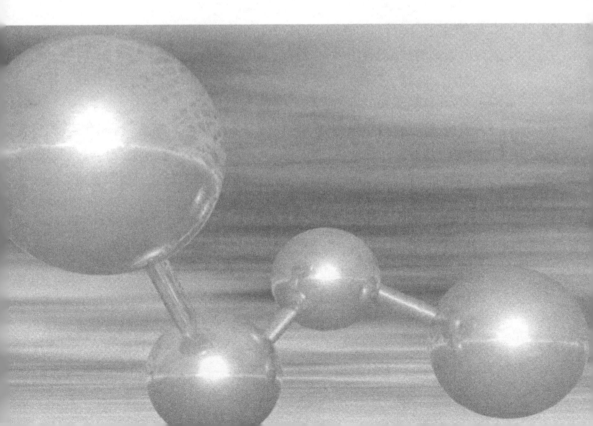

引言

在第二部我們曾在各種疾病中建議過一些治療方案，第三部就是要詳細解釋這些療法要如何進行，也會告訴你每一種療法有什麼益處，可以如何有效應用。你可以選擇一些較傳統的方式，例如果菜汁療法、禁食、糊藥，或者較另類的療法，例如芳香療法、印度癒傷療法、順勢療法、高壓氧療法、磁石療法等等。這些療法都可以和健康的飲食與補充品計畫搭配併用。在了解各種可行的療法之後，你將能從中選擇最適合你的方式來進行。

芳香療法和精油（Aromatherapy and Essential Oils）

芳香療法是純粹利用精油來增強身心健康的療法。精油是從植物蒸餾出來的高度濃縮的精華物質，具有芳香的氣味。精油在我們的生活中有很多種不同的應用，有時候精油可搭配醫生的處方或藥房的成藥使用，有時只是因為精油可以讓我們感覺舒適而使用它們。

芳香療法利用我們的嗅覺來豐富我們對這個世界的經驗。嗅覺在我們日常生活的知覺與體察中扮演重要的角色，它也影響我們對周遭事物的身心與情緒上的反應。我們靠著各種氣味來了解一年四季的變化、我們所處的位置以及危險的處境。精油影響的不僅是我們的生理，也包括心理與情緒的層面。吸入某些精油可能刺激腦部分泌一些化學物質，進而引起不同的情緒反應。例如薰衣草油能增加血清素（基色胺）的分泌，使身體產生鎮靜的功效。有些精油抹在皮膚局部，也可提供一些療效。

購買精油時，要確定該產品是百分之百純植物萃取液，而不是以化學方式製成的芳香物質。化學芳香劑不適合用於芳香療法中，因為它不會引起生化反應，和純的植物精油不同。純的精油是直接源自植物的各部位，製作精油的方式很多種，包括蒸餾法、溶劑萃取法、二氧化碳萃取法、壓縮法、脂

吸法（即利用某種無味的油從植物的花瓣中萃取精油）。萃取精油的方式將視植物的類型與利用的部位而定。

下列是購買精油時需注意的幾個重點：

●一次購買少量就好（氧氣在未完全裝滿的瓶中會使精油變質）。

●仔細閱讀產品標籤，確保該產品是「純精油」。

●要知道不同的植物與不同的萃取方式會影響精油的價格，所以你可能發現在琳瑯滿目的精油中，價格的差別很大，這是很正常的事情。

●某些植物油不可能被萃取出來，例如蘋果的花和桃子的花。你若發現有這種氣味的產品，它們很可能不是真正的精油。

精油的使用非常簡單。基本上你只要用基底油稀釋少量的精油，再局部用於體外或吸入體內即可。如果你是採吸入療法，有很多種特別的器具可使用，包括擴散器、蒸鍋、薰油燈、燈泡圈。使用這些器具時要依照廠商的使用說明。或者你也可以直接對著精油的瓶口吸入。如果是體外局部性的使用，下列各項可以用來稀釋精油：

●杏仁油。

●杏果油。

●葡萄子油。

●荷荷芭油。

●橄欖油。

●水。

下列是為各種體外局部性的應用所建議的稀釋比例：

●泡澡。8 滴精油加 1 杯水，倒入浴缸中。

●身體乳液。25 滴精油加入 225 毫升的無味乳液中。

●地毯清新劑。25 滴精油加入 450 毫升的水中。

●清潔劑。25 滴精油加入 9 公升的水中。

●臉部潤膚油。6 滴精油加入 30 毫升荷荷芭油中。

●潤髮乳。1 滴精油加入 115 毫升到 170 毫升的無味潤髮乳中。

●潤絲劑。10 滴精油加入 450 毫升的水中。

●按摩油。25 滴精油加入 60 毫升的杏仁油、杏果油、葡萄子油、荷荷芭油或橄欖油中。

● 香水。12 滴精油加入 15 毫升的水中或荷荷芭油中。

● 室內除臭劑。25 滴精油加入 450 毫升的水中。

● 洗髮精。12 滴精油加入 450 毫升的無味洗髮精中。

想知道什麼樣的精油也許適合你的特別需求，可以參考本節中所附的「常見的精油」一覽表。

使用精油時要記住精油是高度的濃縮物質，效力頗強，下面幾點是提醒使用者的一些常識：

● 不要直接使用純精油，要記得先稀釋過再使用。

● 不要讓精油接近眼睛部位。

● 如果你的手沾到了精油，要避免用手去碰觸臉部、黏膜組織或生殖器。

● 把精油放在小孩子拿不到的地方。

● 給小孩子使用精油時要特別小心，尤其是年紀小的孩童。小孩使用精油時，可以將精油的濃度減半或減更多。

● 懷孕期間也要小心使用精油。

● 使用佛手柑和其他枸櫞類精油時，要避免日照。

常見的精油

市面上的精油種類繁多，每一種都有特殊的性質。下表中列出一些比較常用的精油以及它們的特性與用途。你可以參考此表內容來選擇自己所需要的精油。

精油	用途
佛手柑	一種有平衡作用的精油，可以提振情緒，對憂鬱症有幫助。
西洋杉（雪松）	一種殺菌、收斂、祛痰、鎮定劑。調節汗腺的正常功能。對支氣管問題有幫助，也有助於控制黴菌。
洋甘菊	一種麻醉鎮痛劑、消炎、解痙劑。對治療頭痛很有效（以溼敷的方式處理）。應用於泡澡、潤絲劑、按摩油，效果都不錯。

精油	用途
肉桂皮	可用於提振居家或辦公室內的氣味,是很好的空氣清淨劑,也有抗菌功效。
快樂鼠尾草	一種很芳香的精油,男女生都頗適合。一種抗憂鬱劑、消炎、解痙,還有抒解焦慮及催情功效。幫助對抗失眠。可用於護膚、護髮產品中。 注意:懷孕的前幾個月不宜使用。
絲柏	一種收斂、殺菌、解痙、除臭劑。使血管收縮。驅除跳蚤。抒解咳嗽及排汗過量。
尤加利	一種消毒、殺菌、抗病毒劑、解胸痛、解充血劑、祛痰劑。退燒。可作肌肉酸痛軟膏。有除蟲功效,也可抒解昆蟲螫咬。有中和、平衡身體狀況之效。
乳香	一種消炎、殺菌、鎮定、祛痰劑。促進細胞再生。對清淨室內空氣有幫助。對支氣管炎有益。
天竺葵	一種抗憂鬱、抗糖尿、殺菌、驅蟲劑。能平衡荷爾蒙。對經前症候群、神經緊張、皮膚問題、神經痛等皆有溫和鎮定的功效。可當做沐浴添加劑。
葡萄柚	減低食慾,對治療肥胖症有效。平衡心情,抒解憂鬱,清除身體的毒素,減輕水腫,可清淨皮膚,去污解毒。適合用於沐浴、皮膚保養品及古龍水。
牛膝草	一種殺菌滋養劑,可清淨解毒。刺激呼吸系統,對支氣管炎有益,因為它能清除肺部的充血。 注意:如果有癲癇或其他猝發症,不宜使用本精油。
茉莉	一種抗憂鬱、殺菌、鎮定劑。對焦慮、情緒不穩、性冷感、性無能等問題有幫助。對頭皮和皮膚有益。
檜柏	一種抗憂鬱、解毒、利尿、清腸劑。幫助身體去除毒素和寄生蟲,減輕痙攣,改善關節炎,減少橘皮紋(蜂窩組織)。 注意:懷孕期間不宜使用。有腎臟問題的人也不宜使用。
薰衣草	一種有效的殺菌劑,能改善免疫系統功能,中和平衡身體狀況,對抗細菌和真菌感染,抒解憂鬱,減輕發炎。對粉刺、燙傷、溼疹、皮膚復原、睡眠問題和生活壓力等有幫助。
檸檬	一種殺菌、收斂劑。增加身體對抗感染的抵抗力。對靜脈曲張、胃潰瘍、焦慮、憂鬱、消化問題有幫助。幫助乳化、分解油脂。可用於頭髮潤絲、清潔傷口,及一些清潔產品中。

精油	用途
菩提	一種鎮定、抒解、滋養劑。有潤膚功效。
柑橘	平衡、提振情緒。有解痙、再生功效。適用於皮膚保養品。注意：此精油會增加對日光的敏感度，如果你將在戶外待一段時間，暫勿使用此精油。
廣藿香	一種含土味的香氣，適用於個人香水、沐浴、護髮。幫助乾燥的皮膚。有抗憂鬱、抗發炎、殺菌、催情、抗黴菌特性。
薄荷	對頭痛、充血、疲勞、發燒、消化不良、肌肉痛、鼻竇問題、胃不舒服等有幫助。一種殺菌、解痙、提振精神、幫助再生的精油。適用於沐浴和口腔保養。
松樹	一種殺菌、抗病毒、祛痰、興奮劑。幫助提神醒腦。
玫瑰	一種抗憂鬱、殺菌、收斂劑。也是一種溫和的鎮定劑。對婦女毛病、性無能、失眠、神經緊張有益。適用於皮膚保養品。
迷迭香	一種麻醉鎮定劑、殺菌、解痙、收斂劑，也可提振精神。促進血液循環。對橘皮紋（蜂窩組織）、頭皮屑、掉髮、記憶力問題、頭痛、肌肉痛等問題有幫助。用在護髮產品中，可幫助潤髮及增加頭髮光澤。注意：如果發生不舒服，要停止使用此精油。未經稀釋時勿直接用於皮膚上。如果有氣喘或支氣管炎，在吸入此精油時要小心使用。有癲癇症的人不宜使用此精油。
紫檀	一種殺菌劑、再生劑。鎮定及恢復穩定情緒。對焦慮、細胞再生、憂鬱、頭痛、噁心、經前症候群、緊張等有幫助。可用於按摩油中及臉部護膚油中。
檀香	一種抗憂鬱、殺菌、祛痰、催情、潤膚劑。對支氣管炎和神經緊張有幫助；抒解身心二面。可用於護膚用品中。
茶樹	一種強效的抗感染、消炎、殺菌、抗病毒、祛痰、抗黴菌、抗寄生蟲劑。對香港腳、支氣管充血、頭皮屑、昆蟲咬傷、錢癬、酵母菌感染等有幫助。
百里香	一種殺菌、解痙、祛痰劑。有鎮定作用。
香草	主要用來當做沐浴及身體的芳香劑。適用於護膚產品。
西洋蓍草	一種消炎、解痙劑。可改善消化和降低血壓。功能與洋甘菊類似。
依蘭	一種抗憂鬱、殺菌、催情、鎮定劑。提振心情，抒解焦慮，減少壓力，幫助心跳正常，降低血壓。對性冷感、高血壓、性無能有幫助。

抗壞血酸沖洗（Ascorbic Acid Flush）

由於維生素 C 促進傷口復原、保護身體免於病菌感染、過敏原及其他污染物的侵害，因此利用維生素 C 沖洗體內，對身體頗有幫助。這方法有助於治療化學過敏、化學中毒、砷中毒、輻射傷害、流行性感冒、扭傷，也有助於預防其他疾病，包括癌症、愛滋病。

成人的使用方法

將 1,000 毫克的抗壞血酸加入一杯水或果汁中做成飲料。使用酯化型維生素 C（例如 Ester-C）或緩衝形式的產品，像是抗壞血酸鈣。每半小時喝一杯這種飲料，記錄你喝下多少杯，直到出現腹瀉。計算產生腹瀉所需的抗壞血酸的茶匙數。把得到的數值減一，以此數量製成抗壞血酸飲料，每四小時喝一杯，維持 1～2 天。在治療期間，確保排便保有樹薯粉狀的均質性。如果糞便變得水水的，應減低抗壞血酸的劑量。一個月做一次抗壞血酸沖洗。

小孩的使用方法

將 250 毫克的抗壞血酸加入一杯水或果汁中做成飲料。使用酯化型維生素 C（例如 Ester-C）或緩衝形式的產品，像是抗壞血酸鈣。每一小時給小孩喝一次，直到排便出現樹薯粉狀的均質性。如果小孩或嬰兒在二十四小時內無法產生這樣的糞便，可將劑量增加到每小時 500 毫克的抗壞血酸，如此維持 1～2 天。不要超過每小時 500 毫克的劑量。小孩只能在有醫生的監督下做這樣的治療。

營養素

補充品	建議用量	說明
非常重要者		
綜合維生素和礦物質複合物	依照產品標示。	補充治療過程中所流失的維生素和礦物質。

阿育吠陀療法（Ayurvedic Remedies）

印度阿育吠陀療法是世上最古老的醫學之一，它綜合了飲食、運動、呼吸練習、冥想（瑜珈）、心理圖像、按摩、治病養身藥草等方法。這種古老的療法還運用了色彩、聲音、芳香療法等方式來創造身心的平衡。

印度阿育吠陀療法的中心思想在於所謂的三大能量（或稱為 doshas），即 vata（來自以太和空氣）、pitta（來自火和水）、kapha（來自水和土）。根據此療法的原理，這三種能量存在每一個人及每一種東西內。vata 是移動的能量，pitta 是消化或代謝的能量，kapha 是潤滑和構造的能量。這三種能量都處在每一個人體內，只是每個人通常有一種能量比較旺盛。印度阿育吠陀療法把疾病視作這三種能量間的失衡，過與不及都會致病，還有毒素的存在也有害。所謂的健康是指這三種能量在體內保持平衡，使體內處於一個相當無毒的環境。印度阿育吠陀療法就是要恢復這種平衡。能增進移動能量的草藥可用以促進 vata，能治療消化、吸收、代謝的草藥可以增進 pitta，能幫助身體結構、肌肉骨骼系統的草藥可以改善 kapha。

印度阿育吠陀療法把人體視為宇宙能量的展現，這些能量被轉移到各種階層，包括心理與生理。這觀念對來自西方文化的人似乎難以理解，不過懂這一套療法的人認為兩種系統之間的差距比一般人想像的還小。印度阿育吠陀療法的核心思想相信，我們就是宇宙內所有身體與靈魂的總和，如果我們能讓內在與自然之間和諧共處，就能擁有全面性的健康。

淨化血液（Blood Purification）

血液是由四種成分構成的：血漿、紅血球、白血球、血小板。血漿指的是血液中血球及血小板以外的無色液體。血液就是透過這些東西來執行各種維持生命的功能。紅血球細胞負責運送氧給細胞；血小板是凝血過程所需之物；白血球則負責破壞細菌和其他會導致疾病的微生物。除此，血液還運送

養分到細胞，並將細胞的廢物帶走；將荷爾蒙從分泌的腺體運輸到身體其他部位；幫助調節細胞內的酸、鹼、鹽、水分；幫助調節體溫。一旦上述任何功能遭破壞，後果就是要承擔健康的損失。

有幾種方式會導致血液執行的功能受阻。首先，數以百計的化學物質可以進入血液中破壞其功能，從有毒氣體（例如一氧化碳）、有毒金屬（例如鉛毒）到一些天然的物質（例如脂肪），都可能危害血液。這些外來物可經由我們的呼吸、飲水、食物及皮膚接觸等方式進入血液中。由於這些物質對血液各有不同的作用，因此產生的負面影響也可能差異頗大。

再者，血液中若缺乏某些特定的營養素，也會影響血液的功能。一個典型的例子就是缺鐵會導致貧血。血液每天都需要很多種營養素來維持正常的運作。

最後，遺傳上的問題也會影響血液的健康。鐮形血球性貧血症和血友病就是兩種常見的例子。

血液淨化術可分兩種方式進行。一種是幫助血液把外來物排除，另一種是提供重要的營養素幫助血液恢復正常的結構及優良的功能。

步驟

透過一種特殊的禁食方式可以達到淨血的目的。一旦你決定進行淨血計畫，你得選擇一個恰當的時機來做禁食。禁食時需要靠一些能量來維持體力，因此避免在一些時機做禁食，譬如說你的辦公室要搬家的那一週或者你準備參加運動比賽的前夕。要注意，冷天時也不宜禁食，因為你身體對抗冷天的方式之一是藉由消化過程來生熱。最重要的是要有心理準備，等你自己覺得想禁食時，那便是最佳的時機了。

一旦你決定好禁食的時機，也做好心理準備，你便可以開始為你的身體做準備了。禁食前的一週內你可以採取生菜飲食，包括很多「綠色飲品」。來自新鮮果汁的葉綠素或葉綠素錠可以先清潔一下身體，讓你的身體有個準備，才不會被突如其來的禁食嚇到。

當你開始禁食時，只喝蒸餾水、果汁；或者下面各種藥草茶或萃取物：蒲公英、牛奶薊、甘草根、黃酸模根、牛蒡根或紅花苜蓿。每天至少喝 8 到 10 杯蒸餾水，以協助身體排毒。清血最佳的果汁包括檸檬汁、甜菜汁、胡蘿

蔔汁、各種葉類蔬菜汁。葉類蔬菜汁尤其重要，因爲它提供葉綠素，這是任何淨血療法不可或缺的一環。葉綠素不僅能夠清除血液的雜質，也提供血液重要的營養素、促進正常功能、抑制輻射造成的細胞傷害。因此葉綠素也對許多疾病的治療很有幫助。小麥草汁、大麥汁、苜蓿芽汁都富含葉綠素。

一次禁食可以維持三天，或聽從保健人員的指示。一旦你完成禁食，要避免白麵粉食物及糖類，這些東西既精製又不容易消化，給身體造成的壓力可能讓之前的禁食計畫白花工夫了。最理想的狀態是隨時都準備避開這類食物，不然至少禁食後的一個月內都不去碰它們，包括脂肪和油膩的食物。

營養素

補充品	建議用量	說明
非常重要者		
葉綠素錠 或	依照產品指示。	清血，補充新的紅血球。協助免疫功能。
液態葉綠素（新鮮的小麥草汁是好的來源）	依照產品指示。 與果汁一起服用。	
重要者		
來自 Biotec Foods 的 Cell Guard	依照產品標示。	一種好的抗氧化劑配方。
有幫助者		
來自 Wakunaga 的 Kyo-Green	依照產品標示。	對肝臟、結腸有幫助。含有小麥草及大麥草。
來自 Nature's Secret 的 Ultimate Cleanse	依照產品標示。	刺激器官及血液的功能，也幫助體內解毒。

藥用植物

❑ 刺檗、黑大菜、小米草、山梗菜、牛奶薊、尖頭葉十大功勞、保哥果、野山藥、黃酸模等，能清肝、解毒，也對內分泌系統有益。你可以單獨使用這些藥草或做各種組合。

注意：不要連續每天內服山梗菜。孕婦不宜使用尖頭葉十大功勞。

❑ 琉璃苣子、洋甘菊、蒲公英、銀杏、洋菝葜能幫助恢復血液的酸鹼平衡。

銀杏也是強效的抗氧化劑，且能改善血液循環。

注意：不要持續使用洋甘菊，以免引發對豕草的過敏。若你對豕草過敏，則要完全避免洋甘菊。

❑ 牛蒡、蒲公英、山楂、甘草、保哥果、紅花苜蓿、大黃、歐鼠尾草、香菇（shiitake mushroom）、西伯利亞人參和其他人參，能清血解毒。這些藥草可以單獨使用或做各種組合使用。

注意：若天天使用甘草，一次不要連續使用 7 天以上，有高血壓的人應完全避免甘草。若有任何猝發症，應完全避免歐鼠尾草。有低血糖症或心臟疾病者，不宜使用西伯利亞人參。如果有高血壓，不要使用任何種類的人參。

❑ 紫錐花可淨化淋巴腺。

注意：如果有任何自體免疫疾病，不要使用紫錐花。

❑ 金印草可淨化黏膜組織。

注意：若每天內服金印草，一次不要連續使用超過 7 天，以免搗亂正常的腸內益菌群。在懷孕期間不可使用，若你對豕草過敏，則使用時要小心。

❑ 綠茶是一種強效的抗氧化劑。每天喝二或三杯。

考慮事項

❑ 也請見第三部的灌腸和禁食。

螯合療法（Chelation Therapy）

螯合療法是一種安全、無需開刀的療法，用以排除體內過多的毒素，尤其是有害的金屬。螯合劑可以很容易的在藥房購得，有口服形式，也可在醫師的監督下進行靜脈注射。螯合劑將破壞身體功能的有害金屬或毒素吸出，並經由腎臟將這些有害物質帶出體外。口服螯合劑可恢復組織的血液循環，預防一些問題的出現。如果有嚴重的健康問題，通常需要使用靜脈注射的途徑。

螯合療法被用來治療很多種健康問題。首先，螯合劑可用來結合經由食

物或飲水或其他路徑進入體內的鎘、鉛、汞等有害金屬，並將它們排除體外。這些金屬在體內累積後，會與其他的礦物質起反應，例如鉛會抑制鈣、鐵、鉀的作用，這些礦物質都是重要的營養素。如果用螯合劑來剔除體內的鉛，這些必需的營養素就可以不受干擾的工作了。

螯合療法也可應用於其他的治療，例如動脈粥狀硬化及其他血液循環疾病和壞疽症（這通常是血液循環不良的後果）。在動脈粥狀硬化中，沈積在動脈管壁的膽固醇、脂肪及其他物質會形成硬斑，而鈣就好像「黏膠」一樣可以把這些硬斑黏在一起。利用螯合劑可以將這些鈣帶出體外，瓦解斑塊沈積物，疏通動脈管，幫助血流恢復通暢。

口服螯合劑療法

口服螯合劑提供有血管疾病或體內有金屬沈積物的人一種簡便、安全的療法。螯合劑療法可以協助的疾病包括：多發性硬化症、帕金森氏症、阿茲海默氏症、關節炎。儘管醫界有人持保留態度，許多病情嚴重的人在經過螯合劑療法後，其動脈的血液循環都出現明顯的改善。

◆ 步驟

下面這些螯合劑可用以預防許多退化性疾病或抒解一些既存的症狀。這些東西可以下列的組合方式在健康食品店中購得。用量可依照包裝上的指示。

- 苜蓿、纖維、芸香苷、硒。
- 鈣和鎂與鉀的螯合劑。
- 鉻、大蒜、果膠、鉀。
- 輔酶 A。
- 輔酶 Q_{10}
- 銅螯合劑、鐵、海帶、鋅螯合劑。

除此，下列這些補充品也可作為口服螯合劑，用以去除體內過多的有毒金屬和礦物質。礦物質補充品可以利用靜脈注射法來補充流失的礦物質，及控制自由基的破壞，以減少心臟疾病。

營養素

補充品	建議用量	說明
非常重要者		
來自 Food-Science of Vermont 的 Aangamik DMG	每日 200 毫克。	增加可利用的氧氣,並預防細胞和組織的氧化。
苜蓿汁或苜蓿錠	產品標示用量的二倍。	為肝臟解毒,讓身體鹼化。螯合身體的毒素,排出體外。
蘋果果膠 和 芸香苷	依照產品標示。 依照產品標示。	可與有毒的金屬結合,讓它們經由腸道排出體外。
鈣 加 鎂	每日 1,500 毫克。 每日 700～1,000 毫克。	補充使用螯合劑所流失的鈣。使用檸檬酸鈣形式。 在動脈管壁細胞內取代鈣。
輔酶 Q_{10}	每日 60～90 毫克。	改善血液循環、降低血壓,也可當做一種螯合劑。
大蒜(來自 Wakunaga 的 Kyolic)	每日 2 次,每次 2 膠囊,隨餐服用。	一種好的螯合劑及解毒劑。
L-半胱胺酸 和 L-甲硫胺酸	每日 2 次,每次各 500 毫克,空腹服用。可與開水或果汁一起服用,但勿與牛奶一起服用。若同時服用 50 毫克維生素 B_6 及 100 毫克維生素 C 則更容易吸收。	這是兩種飲食中最重要的天然螯合劑。半胱胺酸對鎳中毒有效。
L-離胺酸 加 麩胱甘肽	每日各 500 毫克。	幫助身體排除有害的金屬和毒素。強效的自由基清除者及抗氧化劑,將有害物質移除體外。 注意:不可一次服用離胺酸超過 6 個月。
硒	每日 200 微克。懷孕期間,每日勿超過 40 微克。	一種強效的自由基清除者。

補充品	建議用量	說明
非常重要者		
維生素 A 與 混合的類胡蘿蔔素 包括 天然的β-胡蘿蔔素 或	每日 25,000 國際單位。懷孕期間，每日勿超過 10,000 國際單位。	協助排除有毒物質。使用乳劑形式以利吸收。
類胡蘿蔔素複合物	依照產品標示。	
維生素 B 群 外加	每日 3 次，每次服用每種主要的維生素 B 各 100 毫克（在綜合錠劑中，各種維生素的含量會有所不同）。	維生素 B 群保護身體免於有毒物質的傷害，且是所有細胞功能所需之物。
維生素 B₃（菸鹼素） 和	每日 3 次，每次 50 毫克。	注意：若有肝臟疾病、痛風或高血壓，請勿服用菸鹼素。
泛酸（維生素 B₅） 和	每日 3 次，每次 50 毫克。	
維生素 B₁₂ 和	每日 3 次，每次 1,000 微克。	
葉酸	依照產品標示。	
維生素 C 與 生物類黃酮	每日 5,000～15,000 毫克，分成數次。	強效的螯合劑及免疫刺激劑。
維生素 E	一開始每日 600 國際單位，漸漸增加到每日 1,000 國際單位。	移除有毒物質及破壞自由基。使用 d-α-生育醇形式。建議使用乳劑形式，因較易吸收和服用劑量高時較安全。

◆ 建議事項

❏ 循專為治療心臟疾病和／或高膽固醇設計的飲食。避免油炸食物、乳製品、沙拉醬、油脂、紅肉、加工食品、速食、鹽。只喝蒸餾水。儘可能多吃富含纖維的食物。燕麥、糙米、小麥麩都是纖維的好來源。欲知更多的訊息，請參考第二部的心血管疾病、高膽固醇。

❑ 飲食中加入高蛋白飲料，或服用必需胺基酸補充品。缺乏任一個必需胺基酸，都會影響其他必需胺基酸的作用。

❑ 增加錳的攝取量，巴西核果、胡桃、大麥、蕎麥、全麥、脫水豌豆等食物都含有豐富的錳。當攝取含錳的食物時，錳成爲重要的螯合劑，它可以阻止鈣進入動脈管壁的細胞。

❑ 將洋蔥納入日常生活的飲食中。洋蔥在體內提供天然的螯合作用，也有助於減低血液的凝結力。

❑ 當使用螯合療法時，要記得補充可能被螯合劑取代的各種必需礦物質。苜蓿、鐵、海帶、鋅等補充品都值得推薦給您。使用天然的鐵質，例如糖蜜或 Floradix Iron + Herbs（由 Salus Haus 公司製造）。

❑ 如果服用鋅補充品，要記得吃含硫的食物，例如大蒜、洋蔥、莢豆類，因爲鋅會抑制硫的作用。

靜脈注射螯合療法

靜脈注射螯合療法經常被用於移除動脈管壁上鈣化的硬塊斑，以改善血液循環。在醫生細心監督下使用此療法，可以取代較危險的血管手術。這療法也適合用來移除體內的重金屬（例如鉛）。許多嚴重疾病都需要反覆的注射螯合劑來治療。

靜脈注射螯合療法中最常使用的螯合劑是 EDTA，這是一種效能很強的物質，可以吸引鉛、鍶和許多其他的金屬，以及鈣。儘管對於 EDTA 的使用頗具爭議性，但只要使用方法得當，目前還沒發現它對身體有什麼毒害。

在展開 EDTA 螯合療法前，你必須先經過徹底的身體檢查。這包括一系列的實驗室檢驗，例如測量膽固醇濃度、血液和腎臟功能、肝功能、葡萄糖濃度、電解質等。除此，也包括心電圖和胸腔 X 光。有些研究會檢測 B_{12} 和礦物質的狀況。在螯合療法的過程中，會不斷重複腎功能的檢查，血液檢查也可能反覆出現，這要視最初的體檢結果而定。

螯合療法所需的時間因人而異，不過典型的療程是每週二次，一次三小時。除了使用 EDTA，醫生還會建議補充品，包括維生素 C、鎂、微量礦物質，這也視個人的病情與最初的體檢結果而定。

◆ 建議事項

❏ 在進行EDTA螯合療法過程中，要記得服用維生素和礦物質補充品，特別是鋅、鉻、維生素B群。因爲螯合劑會結合某些維生素和礦物質，並將它們排出體外，所以要記得補充回來。可以參考本書第一部所介紹的各種營養素。

◆ 考慮事項

❏ 在合格醫師的監督下，EDTA靜脈注射螯合療法是一種安全的療法，不會引起什麼副作用。

❏ 一項1989年的研究（發表於《醫學發展期刊》）利用EDTA治療3,000名有冠狀動脈疾病及其他血管疾病的患者，結果將近百分之九十的人出現明顯的改善。

❏ 毛髮分析是測量體內礦物質濃度的極佳方式。（請見第三部的毛髮分析）

中藥（Chinese Medicine）

傳統中藥是一種古老的醫療方式，它主要是用來預防疾病，不過它也幫助許多人治癒各式各樣的疾病。

中醫使用藥草、針灸、指壓、按摩和飲食等方式來促進健康，尤其強調生活習慣的改變。了解中醫的關鍵在於認識「平衡」這個觀念。不論使用中醫裡的任何方式，其目標就是提供身體所需的東西，以維持身體的平衡。一旦有了平衡，這個人也就重返健康。

幾個世紀以來，中國人已教世人們如何透過存在人體內與自然界中的陰與陽來臻至平衡。所謂的「陽」是指熱與光，「陰」是指冷與暗。乾燥的夏日是陽，溼冷的多日是陰。陽氣過旺的人，可能體重過重、脾氣急躁、有高血壓。這樣的人吃一些蘆筍、香蕉、小黃瓜、大豆產品（豆腐）、西瓜，頗有益處。一個人性情安靜、無精打采或容易疲倦，可能陰氣過剩。這樣的人需要補充大蒜、薑、羊肉、胡椒、啤酒等食物。陰性食物有冷卻降溫的功

效，陽性食物有溫暖加熱的效果。中性的食物包括黑豆、甘藍菜、胡蘿蔔、檸檬、米飯及其他穀類。這些食物提供平衡。想要維持健康，我們必須在陽性、陰性及中性食物間取得平衡。

和食物一樣，中藥裡的藥草也有陰陽之別，這些藥草都有很強的療效，務必在合格的中醫專業人士的指導下使用。中醫裡的冬蟲夏草和鹿茸近年來漸漸在美國普遍起來。冬蟲夏草是一種僅見於中國西南部某些地區的植物，位處海拔 12,000 英呎以上。中國的研究者發現野生的冬蟲夏草超過 200 種，研究結果顯示這種藥用植物可以減輕放射性療法產生的傷害、降低血壓、減少氣喘及其他呼吸問題的症狀、提升能量、改善記憶力、改善男性的性能力（壯陽）。鹿茸則能夠增進能量、提升性慾及促進神智清醒；降低血壓及膽固醇濃度、減輕經前症候群，還可能有消炎功效。

結腸清潔法（Colon Cleansing）

結腸中累積的殘餘物會導致毒素被體內吸收，導致全身性的中毒，症狀包括神智不清、憂鬱、煩躁、疲勞、腸胃失常，甚至過敏反應（例如蕁麻疹、噴嚏、咳嗽）。許多營養師及研究員相信，結腸的毒素終將導致更嚴重的毛病。結腸清潔法可以清除有害的殘餘物，幫助預防及治療各種健康問題。

步驟

移除結腸毒素的最佳方法就是禁食，這應該是任何清潔結腸計畫的第一步。（請見第三部的淨化血液、禁食）除了禁食之外，可使用小麥草、新鮮檸檬汁、大蒜或咖啡灌腸劑。（請見第三部的灌腸）如果腸子的問題屬於慢性病，一個月可做一次清腸計畫。

下面的補充品協助清潔結腸。

營養素

補充品	建議用量	說明
非常重要者		
纖維（磨碎的亞麻子、燕麥麩、洋車前子外殼，都是好的纖維來源）	每日 4 次，每次 1 膠囊或 1 茶匙。與其他的補充品及藥物分開使用。	保持結腸乾淨的必需之物。不會使腸子產生依賴性。
重要者		
嗜乳酸桿菌 或 來自 Wakunaga 的 Kyo-Dophilus	依照產品標示，空腹服用。 依照產品標示，空腹服用。	恢復結腸內的正常益菌群。若對乳品過敏，可使用非乳品配方。
蘆薈汁	每日 3 次，每次半杯。	對結腸發炎有幫助。使用純的蘆薈產品。
來自 American Biologics 的 Bio-Bifidus	依照產品標示。也可當做灌腸劑（但只做一次就好）。	補充腸內的共生益菌群。
有幫助者		
蘋果果膠	依照產品標示。	優質纖維的來源。幫助身體清除重金屬。
來自 Wakunaga 的 Kyo-Green 或 來自 Nutricology 的 ProGreens 或 小麥草汁 或小麥草膠囊	依照產品標示。 依照產品標示。 依照產品標示。 依照產品標示。	協助保持結腸乾淨無毒素，也幫助發炎的結腸復原。
來自 Sonne Organic Foods 的 Sonne's #7	依照產品標示。	一種腸子清潔劑，含有膨潤土，能吸收及排除毒素。
來自 Nature's Secret 的 Ultimate Cleanse	依照產品標示。	一套重要的解毒計畫。

補充品	建議用量	說明
有幫助者		
維生素 C 與 生物類黃酮	每日 6,000～10,000 毫克，分成數次。（請見第三部的抗壞血酸沖洗）	保護身體免於污染物。使用緩衝或酯化的形式。

藥用植物

❏ 蘆薈、金盞花、薄荷幫助恢復結腸內的酸鹼平衡，也促進復原。

❏ 牛蒡、紫錐花、木賊、甘草有解毒特性。甘草也會協助各器官的功能。

  注意：若使用過度，甘草可能升高血壓。若天天使用甘草，一次不要連續使用 7 天以上。假如有高血壓則完全避免使用。

❏ 刺檗、白胡桃樹皮、藥鼠李、亞麻子、紅覆盆子、大黃、番瀉葉等植物，可以沖洗結腸及釋出廢物。

  注意：懷孕期間勿使用刺檗。

❏ 貫葉澤蘭、土木香、葫蘆巴、山梗菜、西洋蓍草，能清除腸內的黏液。

  注意：不要每天使用山梗菜。

❏ 牛蒡根、牛奶薊、紅花苜蓿可清血清肝，幫助肝功能。

❏ 茴香幫助恢復結腸內的酸鹼平衡，促進結腸排除廢物與毒素。

❏ 大蒜可清除某些寄生蟲。

❏ 藥屬葵恢復結腸內的酸鹼平衡，促進復原，鬆解及清除腸內的黏液。

❏ 保哥果恢復結腸的酸鹼平衡，促進復原，且有解毒功效。

❏ 北美滑榆抒解結腸發炎，也能清除過多的廢物。想要迅速抒解症狀，可以使用北美滑榆茶，作為一種灌腸劑。

建議事項

❏ 只吃生食，維持二週。之後，採取含有百分五十生食的飲食，包括大量的生菜以及非枸櫞類水果，例如蘋果、香蕉、莓子、葡萄、梨子。

❏ 每天至少喝八杯水（每杯約 225 毫升），即使你不覺得口渴。水分攝取不足，容易導致糞便乾硬難解，而且結腸中累積太多毒素可能引起頭痛、疲

勞、憂鬱等症狀，以及導致血液中毒。

❏ 避免飽和脂肪、糖類、高度加工的食品。避免油炸食物，直到結腸回復正常以及排便正常爲止。在清腸期間，偶爾使用橄欖油、芥花子油或必需脂肪酸。要避免乳品，因爲它們容易在結腸產生過多的黏液。這樣的飲食幫助維持清潔的結腸。

❏ 如果你有血糖問題，應避免糖分過高的水果。

❏ 起床及睡前，喝檸檬汁（把一顆新鮮檸檬榨汁，加入一杯溫水中），有助於清血、解毒。

❏ 每天早上，做快走步的運動，以及喝新鮮胡蘿蔔加蘋果汁、綠色飲品或新鮮鳳梨和木瓜汁。

❏ 把 1 湯匙膨潤土加 1 茶匙洋車前子、半杯蘋果汁、半杯蘆薈汁、半杯蒸餾水混合起來，做成清腸飲料，一天喝一次，直到結腸乾淨，排便不再惡臭難聞爲止。

❏ 每天補充纖維，例如洋車前子。把洋車前子加入開水或果汁中，立刻喝下，以免此混合物很快凝結。避免服用膠囊及藥丸形式的纖維補充品。

顏色療法（Color Therapy; Chromotherapy）

顏色對我們心情、健康、思考方式的影響，科學家已經研究多年。每個人之所以偏好某些顏色，也許跟該顏色給他／她特殊的感覺有關。

顏色可以說是某種波長的光，光則是可見的輻射能。視網膜上的光受體叫做錐狀細胞，可將光能轉變成顏色。錐狀細胞有三種，分別接收藍光、綠光與紅光。透過這三種顏色的各種組合，使我們看到其他種顏色。

根據美國生物社會研究中心的主任休斯博士（Dr. Alexander Schauss）所指，當光能進入體內，它會刺激腦下腺及松果腺，影響某些荷爾蒙的製造，進而影響很多種生理過程。這說明爲何顏色對我們的思想、情緒和行爲會有直接的影響，很多專家相信這種影響與心理和文化層面的因子截然不同。更驚人的是，顏色對盲人也有影響，他們似乎可以藉由體內產生的能量震動來感覺顏色。

顯然，你爲你的居家、辦公室環境、汽車、衣服等所選擇的顏色，對你可能都有深遠的影響。我們已知顏色可以抒解人們的壓力、讓你精力充沛，甚至減輕疼痛與其他生理問題。這些觀念不算新穎，其實在古老中國的風水設計中就已發展出「繽紛你的世界」的觀念。

當你想選擇一種顏色來改變你的心情或抒解不適時，要選用能符合你目標的顏色。譬如說，藍色有放鬆、安詳、鎮定的作用。藍色能降低血壓、心跳與呼吸。研究顯示，有攻擊行爲傾向的小孩在藍色的教室中會變得比較安定。在溼熱的環境中，藍色給人涼爽的感覺。想要抒解潰瘍的疼痛、背痛、失眠、風溼病、發炎，可以嘗試讓你自己被藍色包圍，一邊盯著藍色，一邊集中注意力在你想要復原的部位。鄉村郊外是你做這樣練習的好地方，你可以望著藍藍的天空與湖水，想像自己與宇宙萬物合爲一體。

綠色是自然界最豐富的顏色，它和藍色一樣有放鬆身心的功效。憂鬱、沮喪或焦慮的人可以從綠色的環境中得到釋放。綠色對神經疾病、心臟問題、疲憊、癌症有幫助。當你感到不適時可以坐在綠色的山坡地上或牧場上，然後專注在你想要復原的部位。綠色對於用餐的人也是不錯的背景顏色。

紫色和藍色、綠色一樣能創造安詳寧靜的空間。紫色也會抑制食慾，且對頭皮、腎臟問題以及偏頭痛有幫助。

紅色可以刺激及暖化身體。紅色增加心跳、腦波活動及呼吸，它代表著熱情與能量，對性無能、性冷感、貧血、膀胱感染、皮膚問題有幫助。協調機能差的人，應避免穿紅色衣服。此外，有高血壓的人也應避免把房間佈置成紅色的，以免使血壓升高。相反的，紅色對於低血壓的人不錯。

粉紅色有鬆弛肌肉、抒解身心的功效。因爲研究發現粉紅色對有暴力傾向的人具有鎮靜功效，因此監獄、醫院、少年感化院、戒毒中心等處常用粉紅色佈置環境。焦慮的人或出現戒斷症候群的人可在粉紅色的環境中獲得抒解。粉紅色也適合臥室，它讓人感覺溫馨浪漫。

橘色可以刺激食慾及消除疲勞。選用橘色的餐墊及桌布，可以讓挑食的人或因爲生病而缺乏胃口的人食慾大作。所以，想要減肥的人應避免橘色的環境。當你覺得疲憊無力時，試著穿上橘色的衣服，會讓你重振精神與能量。橘色也可能改善身體虛弱、過敏、便秘等問題。

黃色是最讓人記憶深刻的顏色。當你想要記得某件事情時，可以寫在黃色的紙上。黃色可以提升血壓、增進心跳，不過效果比紅色略遜一疇。黃色是陽光的顏色，因此有產生能量的效用；黃色也有助於憂鬱症。顏色療法專家可能利用黃色治療肌肉抽筋、低血糖症、甲狀腺機能過旺以及膽結石。

黑色是具有「權威」的顏色，想要展現自信與能力，可以穿著黑色的衣服。黑色也會抑制食慾。如果你想減肥，可以在餐桌上覆一層黑色的桌巾。

水晶和寶石療法（Crystal and Gemstone Therapy）

有些人相信彩色的水晶有不可思議的力量。據說發明家愛迪生相信他的成功有一部分要歸功於他隨身攜帶的一些石英水晶，他認為這些礦石讓他有機會注意到內在的自我與發覺自己的創意。寶石治療專家相信寶石擁有奇特的復原療效，可以轉移到人體內。

有些寶石藉由接觸體內相關的能量中心，來治療某些特定的器官。某些寶石可以把能量直接導入各種情緒狀態。石英可能是最受歡迎的寶石，它可能是純白色的，或是無色的閃亮水晶，可用於排解厭惡與忌妒的情緒，也可鎮定心臟痛、胃痛及腎臟問題。

有些寶石可刺激能量流向身體的某些部位，並藉此發揮療效。專家認為琥珀（呈黃到棕色）能協助腎臟及膀胱功能。瑪瑙（呈灰、藍、灰褐色）促進自信與能量。紫水晶用於釋放被阻塞的能量，在悲傷的時候給予平靜，並促進正面的思考。鑽石保護能場，也助清血。祖母綠改善記憶力和智力。玉能吸引忠實的朋友，帶來好運、沈著、寧靜、智慧。黑瑪瑙改善專心與注意力。紅寶石增加能量、改善血液循環、促進積極思考。藍寶石給予佩戴者自尊、純潔的心靈與滿足。土耳其玉可用於對抗有害的能量。以上只是一些例子說明各種寶石所能產生的力量。

所有的水晶和寶石應該定期用清水沖洗，以去除它們所吸附的負面能量，尤其是當它們被用於治療疾病時。

還原雄性素療法（DHEA Therapy）

　　還原雄性素（簡稱 DHEA）是血液中含量最多的荷爾蒙，由位在腎臟上方的腎上腺所分泌。和人類生長激素及褪黑激素（此兩種激素目前已知有抗老化特性）一樣，DHEA 在年輕時候會大量製造，25 歲是高峰期，之後產量就開始遞減。到了 80 歲時，DHEA 的產量僅爲 20 歲時的百分之十至百分之二十。

　　研究顯示 DHEA 在維護健康與壽命方面有許多功能。它幫助動情激素與睪固酮兩種性荷爾蒙的產生、增加肌肉的含量、減少體脂肪的百分比、刺激骨質的沈積，進而幫助預防骨質疏鬆症。當體內 DHEA 的含量隨著年紀增長而漸漸遞減時，身體的構造與機能也隨之遞衰。這導致身體容易受到各種癌症的侵害，包括乳癌、前列腺癌、膀胱癌，以及動脈粥狀硬化、高血壓、帕金森氏症、糖尿病、神經退化及其他與老化相關的狀況。

　　研究指出，DHEA 補充療法能產生許多有益的功效。1986 年一項歷經 12 年的研究顯示，在 242 位中年及老年的參與者中，少量的 DHEA 似乎與心臟病死亡率減少百分之四十八有關，其他疾病的死亡率也減少百分之三十六。在一項歷時 28 天的研究中，DHEA 補充療法使男性的平均體脂肪減掉百分之三十一，而毫無影響身體的重量。DHEA 之所以能造成體脂肪的流失，是因爲它能阻絕一種製造脂肪組織以及促進癌細胞生長的酵素。另一項研究顯示，一些中年人和老年人服用 DHEA 達一年，發現健康狀況與生活品質都大爲提升，他們變得比較能應付壓力、活動力增加、疼痛減少、睡眠品質改善。研究還顯示，服用 DHEA 補充品幫助預防癌症、動脈疾病、多發性硬化症、阿茲海默氏症，且能治療狼瘡和骨質疏鬆症、增強免疫系統功能、改善記憶力。動物實驗也指出，DHEA 可延長百分之五十的壽命。

　　DHEA 有兩種，一種是不用醫師開處方的藥丸及膠囊，另一種是需要醫師處方、劑量較高的藥丸和膠囊。大多數你買得到的 DHEA 是從野山藥中萃取出來的，皂素生物鹼是最常見的物質。還有一些野山藥的萃取物不會被加工成 DHEA，而是到體內才被轉化成 DHEA。

然而，DHEA 補充療法需要小心使用。一些醫師相信，高劑量的 DHEA 會抑制體內合成天然荷爾蒙的能力。女性一天不宜超過 10 毫克。動物實驗顯示，高劑量的 DHEA 會導致肝臟受損，因此在進行 DHEA 補充療法期間，要記得補充維生素 C、維生素 E 和硒等抗氧化劑，來預防肝臟受氧化作用的破壞。酮基（7-keto）DHEA 比一般的 DHEA 還要好，因為它除了像一般的 DHEA 一樣能增強免疫系統及改善記憶力外，卻不會像一般的 DHEA 那樣被轉化成動情激素或睪固酮。

灌腸（Enemas）

在經年累月中，毒素可能漸漸累積在結腸與肝臟中，並經由血液循環到全身各處。因此維持結腸與肝臟的清潔，對體內的各器官組織的健康很重要。

灌腸有兩種，一種是留置灌腸，一種是清潔灌腸。留置灌腸的作用就像栓劑，會在體內滯留 15 分鐘左右，主要的目的是幫助清除肝臟的雜物；清潔灌腸則只在體內停留幾分鐘，適用於沖洗結腸。

不管使用哪一種灌腸法，要記住，當發生直腸流血時，切勿進行灌腸，而是要立即連絡醫生。

如果灌腸過程中發生腸子緊繃或痙攣，可以試著使用 37.2°C 的溫水來幫助腸子放鬆。如果腸子衰弱無力，可以嘗試用較冷的水（23.8°C～26.6°C）來強化它。

灌腸結束後，要記得沖洗及消毒灌腸袋的出水口。

貓薄荷茶灌腸劑

貓薄荷茶灌腸法可以迅速退燒，也有助於抒解便秘（便秘會使高燒不退）。當體溫升到 39.4°C 以上，可以用貓薄荷茶進行清潔灌腸。每四到六小時重複一次，直到燒退。貓薄荷茶灌腸不適合 2 歲以下的小孩。

◆ 步驟

將 8 湯匙新鮮或乾燥的貓薄荷葉子放入玻璃鍋或琺瑯鍋中（你若使用貓薄荷茶包，可根據包裝上的建議泡成 1.14 公升左右的茶）。取另一個鍋子，將 1.14 公升左右的蒸餾水煮沸，將這些水倒入貓薄荷葉中。蓋上鍋蓋，悶 5 到 10 分鐘，再將貓薄荷茶濾出，冷卻到只剩下些許微溫。

把貓薄荷茶倒入灌腸袋中，不要用凡士林潤滑灌腸袋的出水口，應該用維生素 E 油（或刺破維生素 E 膠囊，取其中的 E 油使用）代替。E 油既可方便灌腸袋的出水口塞入腸內，也對肛門及大腸內膜有療效（如果這些部位發炎的話）。蘆薈液也適合這種用途。

灌腸時採取頭朝下、屁股朝上的姿勢最佳。在灌腸過程中若發生疼痛，應立即停止灌腸袋內的水流，保持相同的姿勢，做幾下深呼吸直到疼痛止息再繼續灌腸。若灌腸劑在完全進入大腸以前，就被你排出來，你只要重複先前的步驟即可。如果疼痛持續，就得終止灌腸。

當液體全部灌入後，你可以用背左右滾動身體，最後翻過身來，以左邊的身體側躺。你可一邊滾動身體，一邊按摩結腸，來幫助鬆弛糞便。從你的右側身體開始，漸漸將你的手指向上移動到肋骨腔的底部，再經過腹部下到身體的左邊。讓液體在腸內待 3 或 4 分鐘再排出體外。

咖啡或小麥草留置灌腸劑

這種灌腸劑頗容易留置腸內，因為它的份量只是一杯液體。以咖啡製成的留置灌腸劑可以在體內停留一段時間，且不會經過消化系統，所以不像一般咖啡飲品那樣影響身體。相反的，這種咖啡溶液會刺激肝臟和膽囊釋出毒素，排放到體外。

在生重病期間、在住院過後或接觸到有毒化學物品後，使用咖啡灌腸劑頗有幫助。禁食期間若出現頭痛（可能由於毒素迅速被釋出所致），也可以使用這種灌腸法。

一些診所使用新鮮的小麥草留置灌腸法來治療癌症及其他的慢性病。將一盎司新鮮小麥草汁（約 28.35 毫升）與一杯溫水混合。小麥草含有幾乎是復原所需的各種營養素和酵素。如果你無法取得新鮮的小麥草，Sweet Wheat

（來自 Sweet Wheat 公司）這種冷凍乾燥產品是一種不錯的替代品。不妨嘗試交替使用咖啡與小麥草灌腸劑。

◆ **步驟**

把 2.3 公升的蒸餾水放入鍋中，加入 6 湯匙研磨好的咖啡粉（不要用即溶或去咖啡因的產品）。煮 15 分鐘，冷卻到微溫，將咖啡液濾出。一次使用半公升左右的咖啡液，剩下的保存在密封的罐中冷藏。

將半公升的咖啡液裝入灌腸袋中，不要用凡士林潤滑灌腸袋的出水口，應該用維生素 E 油（或刺破維生素 E 膠囊，取其中的 E 油使用）代替。E 油既可方便灌腸袋的出水口塞入腸內，也對肛門及大腸內膜有療效（如果這些部位發炎的話）。蘆薈液也適合這種用途。

灌腸時採取頭朝下、屁股朝上的姿勢最佳。在咖啡液灌入腸內後，滾動身體到右側，靜躺 15 分鐘，再將此液體排出。不要左右滾動身體。

要是液體在 15 分鐘後尚未排出，不用擔心。你只要站起來四處走動，直到你有慾望時再去排出即可。

◆ **建議事項**

❑ 使用蒸餾水，而不是自來水。這對留置灌腸尤其重要，畢竟你不會希望從自來水中吸收任何化學物質吧。

❑ 想要充分利用留置灌腸的好處，可以先進行清潔灌腸。

❑ 咖啡灌腸法不要過度使用。當你針對某疾病進行治療計畫時，一天最多做一次這種灌腸，除非你治療的是癌症。癌症患者一天可能需要灌腸三次。也可以在偶爾需要時才使用咖啡灌腸或小麥草灌腸。

❑ 記住，過度使用咖啡灌腸法超過六個月或更久，可能耗損體內儲存的鐵，造成貧血。使用咖啡灌腸法，一次勿連用超過 4～6 週的時間。如果在療程中發生貧血，或你長期天天使用此療法，要記得服用乾燥的肝錠（依照產品標示使用）。

❑ 如果你有癌症、愛滋病、其他嚴重的疾病，或有吸收不良的問題，可在灌腸液中加入 1 毫升維生素 B 群或 2 毫升肝液，以及 1 滴管的海帶液或海水濃縮物（健康食品店中有賣）。如果你無法找到這些注射式的營養液，可

打開 2 粒維生素 B 群的膠囊，加入灌腸液中，要確保膠囊內的東西完全溶
解。這可重整肝臟，提振能量。你也可以把牛蒡根和牛奶薊的萃取液加入
灌腸液中，各取 5 滴，僅使用不含酒精的萃取液產品。這有助於清血、清
肝。

❏ 想要殺死結腸內的有害細菌或治療各種腸病（包括腹瀉及便秘），可在灌
腸液中添加 5 滴 Aerobic 07（來自 Aerobic Life Industries 公司）或 5 滴 Di-
oxychlor（來自 American Biologics 公司）。

檸檬汁清潔灌腸劑

檸檬汁灌腸法是極佳的清腸方式，可用以清除結腸內的糞便及其他雜
質，幫助體內解毒。這種灌腸劑也能平衡結腸的 pH 值，且對便秘等腸病有
幫助。

◆ 步驟

取 3 顆檸檬的汁加入 2.28 公升左右的微溫蒸餾水（避免水溫過冷或過
熱）。需要的話，再加入 2 滴管的海帶液，可增進此灌腸液的礦物質含量。

把這些溶液放進灌腸袋中，不要用凡士林潤滑灌腸袋的出水口，應該用
維生素 E 油（或刺破維生素 E 膠囊，取其中的 E 油使用）代替。E 油既可方
便灌腸袋的出水口塞入腸內，也對肛門及大腸內膜有療效（如果這些部位發
炎的話）。蘆薈液也適合這種用途。

灌腸時採取頭朝下、屁股朝上的姿勢最佳。當液體全部灌入後，你可以
用背左右滾動身體，最後翻過身來，以左邊的身體側躺。你可一邊滾動身
體，一邊按摩結腸，來幫助鬆弛糞便。從你的右側身體開始，漸漸將你的手
指向上移動到肋骨腔的底部，再經過腹部下到身體的左邊。

注意，2.28 公升是很大量的液體，如果在灌腸過程中發生疼痛，要立刻
停止灌腸袋的水流，保持原有的姿勢，做一些深呼吸直到疼痛停止，再恢復
灌腸。若灌腸劑在完全進入大腸以前，就被你排出來，你只要重複先前的步
驟即可。如果疼痛持續，就得終止灌腸。

讓灌腸劑在體內停留 3～4 分鐘再排出來。在做過二、三次後，你會覺得
比較容易灌腸，也比較能將灌腸劑保留體內。

◆ 建議事項

❏ 如果你有便秘的困擾，一週使用一次檸檬汁灌腸劑及一次咖啡留置灌腸劑。你的腸子很快的將開始蠕動起來，如此一來結腸可以變得很乾淨，排便也不會有惡臭了。

❏ 若有結腸炎，可一週使用一次檸檬汁灌腸劑。當結腸炎使你感到疼痛時，檸檬汁灌腸劑可以抒解不適。

❏ 如果你對檸檬過敏，可以用 30～60 毫升的小麥草汁或 30 毫升的大蒜萃取液（Kyolic）與 2.28 公升左右的蒸餾水混合，來取代檸檬汁。或者也可直接把純蒸餾水加入灌腸袋中使用。

ProFlora 乳清蛋白灌腸劑

這種療法對結腸經常出現毛病或長期服用抗生素有幫助，這些問題容易殺死體內的益菌群。乳清蛋白灌腸劑幫助身體對抗酵母菌感染，並改善營養素的消化和吸收。

◆ 步驟

取 5 湯匙的 ProFlora 乳清蛋白與 2.28 公升左右的微溫蒸餾水混合。把這混合液倒入灌腸袋中。在灌腸前，先將出水管內的氣體移除，以維生素 E 油潤滑管口（若沒有維生素 E 油，可刺破維生素 E 膠囊，擠出裡面的 E 油代替）。不要用凡士林潤滑管口。

想要達到最佳的效果，在進行 ProFlora 乳清蛋白灌腸前，可以先用清水灌腸一次，這將使灌腸劑可以在腸內停留必要的時間。這種灌腸法不宜天天使用，一年不要超過三次。

想要補充腸內的益菌，可以在 ProFlora 乳清蛋白灌腸結束後，做益菌補充灌腸，方法如下：打開 8 粒 Kyo-Dophilus 膠囊（由 Wakunaga 公司所製），加入一杯溫水（溫度與體溫相仿）。以頭朝下、屁股朝上的姿勢灌腸最佳。這種灌腸可以調整腸內的 pH 值，恢復健康的益菌群，使便秘不再困擾你。在混合液全部灌入腸內之後，滾動身體到右側，靜待 15 分鐘後再將灌腸液排出。

15 分鐘後若灌腸液還無法排出，不必擔心。你只要像平常一樣四處走動，直到有慾望時再去排放即可。

運動（Exercise）

想要常保青春與健康的「神奇子彈」不外就是均衡的營養加上適當的運動。這樣的做法可以讓全身上下包括生理與心理都通體舒暢、獲益良多。

規律的運動可以改善消化與排泄，增強耐力與體能；一邊燃燒體脂肪，一邊促進好體格、好身材；還可以降低血液中膽固醇濃度，提高「好的」膽固醇（HDL）與「壞的」膽固醇（LDL）的比值。運動也減少壓力與焦慮（這些是促成許多疾病的因子）。運動除了對身體好處多多，研究還顯示定期運動可以提升好心情，增加幸福的感受，也降低憂鬱與焦慮。

根據《美國醫學學會期刊》在1996年中的一篇報導指出，低體適能（low fitness）對身體的威脅和抽菸差不多，甚至比高血壓、高膽固醇或肥胖還威脅人體。研究指出，一個平時有規律做運動的抽菸者，即使有高血壓或高膽固醇的問題，還是比身體健康但習慣久坐、少運動的不抽菸者活得久。適度的體適能可以藉由進行10週的運動計畫來達成目標，運動的形式不拘，你可以每天走路、騎腳踏車，甚至在庭院整理花草，都是有效的方式。

所謂的「運動」其實包括各式各樣的動作與活動項目。娛樂性運動旨在娛樂與放鬆，而治療性運動則是用來抒解或預防某些身體的毛病，有些運動則兼具娛樂與治療性質。就拿游泳來說吧，由於游泳需要專注在手臂與肩膀的動作，這樣的運動可以迎合娛樂與治療肩膀關節炎的訴求。運動的類型可以簡單分類如下，它們各有各的特定用途：

● 有氧或耐力運動：可改善身體利用燃料與氧氣的能力。游泳、騎腳踏車、慢跑、快走都可算是有氧運動。當肌肉的血液供應量與全身的充氧量增加，將對心臟血管系統有益。每天只要做20分鐘有氧運動，即可有效降低血壓與強化心臟功能。

● 全關節運動：幫助維護關節的完整移動能力，有助於減少關節僵硬，使關節保有彈性。方法是把身體部位伸展到不能再伸展的極限，例如把手臂

伸出去在空中做環狀繞轉。做這種動作需要某些程度的柔軟度與彈性，因此在做之前可以先做一些暖身操。

●強化肌肉運動：幫助肌肉收縮與做工，仰臥起坐就是一例，它可鍛鍊腹部肌肉。

一種運動很少能兩種目標兼得，例如強化肌肉的運動不會對耐力有明顯的改善，而你做伸展極限的運動也不會強化你的肌肉。一套完整的運動計畫必須考量個人的目標來設計。運動不應該被視作一種苦差事，不妨選擇你喜歡從事的運動來做。不論你做什麼運動，一開始最好慢慢來，聽從你身體的訊息，再漸漸增加運動的強度和時間。

提醒一下，如果你年過35歲和／或長時間久坐、不常運動，則在你展開任何新的運動計畫前，最好向醫療保健人員諮詢。

禁食（Fasting）

來自空氣中的污染物、食物或水質中的化學物質等毒素會經年累月在體內堆積。我們的身體每隔一段時間就會設法將這些毒素從組織清除，於是這些毒素進入血液中造成身體出現週期性「低潮」。在遇到這種低潮時你可能發生頭痛、腹瀉或憂鬱等症狀。禁食是一種有效又安全的方式，可幫助身體排毒，加速渡過此低潮期及其引發的症狀。事實上，任何疾病都可嘗試禁食，因為禁食讓身體充分休息，以幫助復原。急性病、結腸疾病、過敏、呼吸疾病等對禁食最有反應，而慢性退化症對禁食最無反應。禁食使消化系統暫時歇息，不僅可以讓身體去毒，也可加速復原過程。

禁食不僅在健康出狀況或身體遇上低潮時才有幫助，平時若能定期做禁食，可以給予各器官一個休息的機會，有助於延年益壽，健健康康過一生。在禁食期間會發生下列狀況：

●毒素持續排出，並減少入侵的新毒素。這樣出多進少的情形導致體內毒素總量減少。

●原本消化食物所需的能量重新導向免疫功能、細胞生長、排毒過程。

●免疫系統的工作量大大的降低，且消化道也沒有機會因為食物過敏而

引起發炎反應。

● 由於血清中的脂肪量降低（血脂肪會稀釋血液濃度），組織的氧合作用提高，白血球的移動變得比較有效率。

● 被儲存在脂肪的化學物質，例如殺蟲劑及藥物，被排出體外。

● 身體對飲食與環境的警覺和敏感度提高。

由於禁食可以產生這些效用，做一次禁食可加速你復原的速率；清肝、清腎、清腸、清血；減除過多的體重和水分；排出毒素；明目、淨舌，使你口氣清新。我們建議一個月最少禁食三次，一年至少做二次為期十天的禁食。視禁食的時間長短，可以達成不同程度的療效。禁食三天可幫助身體排毒及清血；禁食五天身體開始復原病情且重建免疫系統；禁食十天可以在問題冒出來前就把它們解決了，也幫助對抗疾病，包括退化性疾病（這在日益惡化的化學污染環境中已是很常見的問題）。

禁食期間需要注意幾個要點：首先，禁食期間不要僅喝水。僅喝水的禁食法造成毒素太快排出，引發頭痛或更糟的問題。而是要採取鮮果菜汁飲食法（稍後詳述），這樣可以一邊排毒一邊促進復原（因為蔬果中含有豐富的維生素、礦物質和酵素）。這樣的禁食法也幫助你在結束禁食後繼續採取健康的飲食。因為它使你習慣生鮮蔬果的味道與所增進的活力感。再者，每當你準備禁食三天以上時，必須在合格醫療保健人員的督導下進行。如果你有糖尿病、低血糖症或其他慢性病，則即使是進行短時間的禁食，也要由醫師指導。孕婦和哺乳期的婦女切勿禁食。

最後一句忠告：你的身體經過長年的耗損後，也需要一大段時間再回到巔峰狀態，但你要相信你一定可以重拾健康。每當你覺得身體不適時，你都可以藉由禁食來調理身體。

步驟

準備禁食的前二天，僅吃生的蔬菜和水果，調適一下身體，以免立即禁食會讓身體突然反應不過來。

禁食期間每天至少飲用八大杯 225 毫升左右的蒸餾水，加上純果汁及二杯藥草茶。以蒸餾水稀釋果汁，水與果汁的比例是 1：3。不要喝柳橙汁或番茄汁，避免所有摻糖或其他添加物的果汁。

禁食期間最佳的果汁是檸檬汁。把一粒檸檬的果汁加入一杯溫水中。新鮮的蘋果汁、甜菜汁、甘藍菜汁、胡蘿蔔汁、芹菜汁、葡萄汁，以及來自綠葉蔬菜的「綠色飲品」也都是不錯的選擇。綠色飲品是極佳的解毒劑。生鮮的甘藍菜汁對潰瘍、癌症及各種結腸問題尤其有幫助。重要的是一做好就要立即喝下，因為甘藍菜汁一經靜置就會損失維生素的含量。

有一個通則就是你不應該把果汁與蔬菜汁混合飲用。蘋果是唯一可以加入蔬菜汁中的水果。

在經過「果汁—蒸餾水—藥草茶」的禁食後，接著下面二天的飲食中僅吃生鮮的蔬菜和水果，讓身體有個緩衝與調適。如果禁食後立即吃熟食，會大大折損禁食的效果。由於胃的大小和消化液分泌量在禁食期間可能略為縮水，因此禁食後應先採取少量多餐的方式慢慢恢復平日的飲食。

藥用植物

❏ 禁食期間可以飲用藥草茶，每天一二次，或視需要更多次。可嘗試下列的藥草茶：

  ● 苜蓿、牛蒡、洋甘菊、蒲公英、牛奶薊、紅花苜蓿、玫瑰果等所製成的藥草茶可清肝、清血、解毒。
  注意：不要持續使用洋甘菊，以免引發對豕草的過敏。若你對豕草過敏，則要完全避免洋甘菊。
  ● 以二份紫錐花和保哥果茶混合一份無糖的小紅莓汁。一天飲用四次，可幫助重整免疫系統、協助膀胱功能，並清潔結腸中的害菌。
  註：如果你有任何自體免疫疾病，切勿使用紫錐花。
  ● 使用薄荷茶幫助鎮定及強化神經反應，也幫助解決消化不良、噁心、腸胃脹氣等症狀。
  ● 使用北美滑榆茶來抒解結腸發炎。這種茶也可當做灌腸劑使用，效果不錯。

❏ 一天服用 2 粒大蒜膠囊。如果你比較喜歡液態的大蒜補充品，可以把 1 湯匙大蒜萃取汁（Kyolic）加入一杯水中飲用。大蒜補充品可以天天使用（不論是禁食前後或禁食期間）以促進健康，協助復原過程，並清除結腸許多種寄生蟲。

建議事項

☐ 如果你禁食期間非得吃一點東西，不妨吃一片西瓜。僅單純的吃西瓜就好，不要添加額外的食物。也可以嘗試蘋果泥（用果汁機自製，而不要使用罐頭食品），蘋果皮要是有機來源則可以保留。

☐ 禁食前後，每天服用纖維補充品（但禁食期間勿用）。爲了在禁食前後促進結腸清潔，每天飲食中要攝取額外的纖維。燕麥麩是極佳的纖維來源，但要避免含有小麥麩的補充品，因爲小麥麩可能刺激結腸壁。有氧堆積清腸劑（ABC，由 Aerobic Life Industries 公司製造）是另一種好的纖維來源，可以搭配一半的蘆薈汁與一半的天然小紅莓汁使用。這樣的飲料可清腸，也有療效。洋車前子外殼與磨碎的亞麻子也是好的纖維來源。使用纖維膠囊補充品時，要記得配一大杯水，因爲纖維膠囊會吸收很多水分而膨脹起來。

☐ 禁食期間勿嚼口香糖。咀嚼的動作促使身體分泌酵素到消化道中，如果胃空空沒有食物讓酵素分解，將會引起麻煩。

☐ 需要的話，禁食期間也可以服用螺旋藻。螺旋藻富含蛋白質、維生素、礦物質，以及有淨化清潔效果的葉綠素。如果你使用螺旋藻錠劑，一天可服用三次，一次 5 錠。如果你使用螺旋藻粉末，也是一天三次，每次 1 茶匙，可溶入未加糖的果汁中飲用。

☐ 如果你有低血糖症，禁食期間一定要補充蛋白質。上述的螺旋藻就是一種蛋白質來源，確保螺旋藻的品質佳，經過實驗室的測試，且加工前有徹底清潔過。Kyo-Green（來自 Wakunaga 公司）也是不錯的選擇。進行任何禁食前，最好諮詢合格的保健人員。

☐ 如果你年過 65 歲，或者因爲某種原因而需要每天服用營養補充品，則禁食期間你依然可以繼續服用你的維生素與礦物質補充品。年紀較大的人每天都需要某些維生素與礦物質。如果你有在喝水果汁，則可以減低補充品的使用劑量。

☐ 如果你喜歡的話，禁食前後與禁食期間可以使用 Kyo-Green（來自 Wakunaga of America 公司）與 ProGreens（來自 Nutricology）。這些產品含有復原過程所需的各種營養素。如果在禁食期間使用這類產品，它們可以

取代一杯「綠色飲品」。

❑ 禁食期間，體內正在排毒，你可能出現疲勞、體味、皮膚乾澀、皮膚冒疹子、頭痛、頭暈、煩躁、焦慮、頭腦不清、噁心、咳嗽、腹瀉、深色尿液、糞便惡臭暗色、全身酸痛、失眠、鼻竇與支氣管黏膜分泌物和／或視覺或聽覺問題。不過，放心，這些症狀很輕微，一下子就過去了。想要排除這些症狀，可用檸檬汁灌腸劑來清潔結腸，或咖啡灌腸劑來清肝。（請見第三部的灌腸）

❑ 禁食期間要確保有足夠的休息。必要的話，白天可以小睡片刻為身體充電一下。

❑ 如果你喜歡的話，禁食前後與禁食期間可以使用 Desert Delight（來自 Aerobic Life Industries 公司）。這產品含有 cranapple、木瓜、蘆薈汁，幫助維護結腸乾淨，也輔助腎臟與膀胱的功能、幫助消化，且對潰瘍有療效。如果在禁食期間使用，可以取代一杯果汁。

❑ 下面這種蔬菜汁可以治療許多種疾病，是極佳的飲料：3 根胡蘿蔔、3 枝芥藍葉、2 根西洋芹菜、2 粒甜菜、1 根蕪菁、110 公克菠菜、半顆甘藍菜、四分之一把蘿勒、四分之一粒洋蔥、二分之一瓣大蒜，把這些材料用榨汁機處理做成蔬菜汁。沒有榨汁機的人也可以把這些蔬菜放進純水中慢火煮沸，不要加入任何調味料。濾出湯汁飲用（剩餘的蔬菜部分可以保留到禁食後使用）。禁食期間，這樣的一杯蔬菜汁可以取代任何其他的果汁。記住，禁食期間不宜攝取任何固體食物。

❑ 禁食期間，由於身體的排毒作用，你的舌苔可能有雜質黏覆，且口腔可能出現異味。可以用新鮮檸檬汁漱口來抒解這問題。

❑ 如果你有戴假牙，在禁食期間可以繼續把假牙固定在口腔內，以預防牙齦縮小。

❑ 禁食期間還是可以照常運動，但避免過度激烈的運動。

❑ 禁食前後與禁食期間可以使用乾刷按摩法來幫助去除皮膚的毒素與死細胞。選擇長柄的天然毛刷，使你可以搆到背部。以朝心臟的方向刷皮膚，從腰部到手肘、手肘到肩膀、腳踝到膝蓋、膝蓋到臀部等方向進行。這樣的按摩可以刷掉大量的死皮，打通阻塞的毛孔，幫助皮膚排除毒素，還可以明顯改善血液循環。若皮膚出現粉刺、溼疹、牛皮癬等問題，則要避免

這種皮膚按摩。也不要讓毛刷刷到最近破皮或有疤痕的部位，或者靜脈突出的表皮。

腺體療法（Glandular Therapy）

人體內的腺體系統既重要又複雜，全身上下的所有功能，從消化到生殖到生長，都需要一個健康的腺體系統。

身體任何器官的健康都需要仰賴維生素與礦物質，腺體系統也不例外，補充足夠的營養素能大大改善腺體的健康。而使用各種生的動物腺體的濃縮物來也可以改善各種腺體的健康，這就是所謂的腺體療法。

早期的內分泌學家曾假設腺體的功用就是提供身體所缺乏的營養素，一旦把缺失的營養素補足，功能異常的器官便能夠自我修補，再度恢復正常的功能。

1930 年代，生化研究先鋒李博士（Dr. Royal Lee）展開他的腺體研究之旅。他提出一個開創性的解說，指出腺體所製造的有效物質並不是用來提供體內所缺乏的營養素。他認為體內的器官異常並非起因於缺乏營養素，而是因為身體去攻擊自己的器官。這種攻擊有一點類似免疫系統去攻擊移植的器官（即排斥現象），不過本質上比較溫和，它造成器官功能受損，導致慢性的健康問題。根據李博士的理論，腺體所製造的物質可以中和這種攻擊反應，讓器官漸漸自行復原。

一些重要的腺體補充品包括如下：

- 生的腎上腺
- 生的大腦
- 生的心臟
- 生的腎臟
- 生的肝臟
- 生的肺臟
- 生的泌乳腺
- 生的卵巢

- 生的胰臟
- 生的腦下腺
- 生的脾臟
- 生的胸腺
- 生的甲狀腺

　　購買這些生腺體補充品時要格外小心，許多腺體產品都是肉品加工業者所製造的副產品，其動物來源可能是老化的或曾接觸過毒素的動物。這樣的來源會降低腺體的品質。怎樣的腺體產品最佳呢？就是來自以有機方式畜養的放牧式的年幼動物，且未接受過荷爾蒙注射。

維護健康的腺體系統

　　腺體是負責製造某些特殊物質並將它們分泌到體內各部位發揮作用的器官，由於腺體分泌的液體扮演著各式各樣的功能，所以身體若要健康，勢必要有一套健康的腺體系統。任一腺體的功能失調或異常都會使身體出現許多麻煩的問題。

　　腺體主要可以分成兩大類：外分泌腺與內分泌腺。外分泌腺所分泌的特殊物質會經由小導管輸送到作用的部位，例如口腔中的唾腺、皮膚的汗腺與油脂腺。其他的外分泌腺可見於腎臟、乳房（泌乳腺）、消化道等等。這些腺體各司其職，有很多樣化的功能。例如唾腺分泌唾液，協助食物的消化；汗腺則幫助身體排出廢物。

　　與外分泌腺體不同，內分泌腺不是藉由導管來輸送它們的分泌物—荷爾蒙，而是直接將荷爾蒙分泌到血液中。腎上腺（位於腎臟上方）、性腺（見於卵巢、睪丸）、胰臟（位在胃的後方）、腦下腺（位在大腦的底部）、甲狀腺與副甲狀腺（位於頸部）、胸腺（位於甲狀腺下方）等等，都屬於內分泌腺。腦部的松果腺也算是一種內分泌腺。

　　內分泌腺所製造與分泌的荷爾蒙能調節身體各部位的功能，例如胰臟所分泌的胰島素是一種調節糖類代謝的荷爾蒙；女性的性腺（即卵巢）所製造的動情激素可以協助第二性徵的發育、為子宮壁做好受精卵著床的準備，還能執行其他許多重要的功能。胸腺能分泌胸腺素，這是維護免疫系統功能正常的重要荷爾蒙。素有「首要腺體」之稱的腦下腺調解許多腺體的功能，它本身也製造一種荷爾蒙來調節身體的生長。在此需要一提的是，腦下腺和其

他內分泌腺一樣會製造一種以上的荷爾蒙，而另一方面，同一種荷爾蒙（例如動情激素）也可由一種以上的腺體分泌。

就像一般的器官一樣，腺體也需要充足的營養來支撐正常的功能，尤其當遇到壓力使體內儲存的營養素漸漸流失時。來自動物的腺體濃縮物（glandulars）是一種可以改善腺體健康的來源。此外，其他的營養補充品也有助於維護這些腺體的健康，以確保腺體系統一切運作順暢。

營養素

補充品	建議用量	說明
非常重要者		
海帶	每日 200 毫克。	含豐富的礦物質以及碘，碘是維護正常的甲狀腺功能所必需的。
L-精胺酸 加	每日 500 毫克。	增加胸腺的大小與活力。
L-離胺酸	每日 500 毫克。	如果你容易爆發疱疹，可以增加此項補充品。
L-甘胺酸	每日 500 毫克。	維護胸腺、脾臟、骨髓的健康所必需的。
L-酪胺酸	每日 500 毫克。	對腎上腺、甲狀腺、腦下腺的功能與健康很重要。
錳	依照產品標示。 與鈣分開使用。	製造甲狀腺素所需的重要物質，甲狀腺素負責調節代謝過程。肝臟、腎臟、胰臟、肺臟、前列腺、大腦等都需要錳。
維生素 A 加	依照產品標示。	滋養胸腺，增加抗體的製造。所有的有管腺器官皆需要這類營養素。
天然的β-胡蘿蔔素 和 其他類胡蘿蔔素	依照產品標示。	
維生素 B 群	每次 2 次，每次服用每種主要的維生素B各 100 毫克（在綜合錠劑中，各種維生素的含量會有所不同）。	維生素B群一起服用時效果最好。當你處於壓力下，維生素 B 群尤其重要。

補充品	建議用量	說明
非常重要者		
外加 維生素 B₂（核黃素） 和	每日3次，每次50毫克。	對整個腺體系統的健康很重要，尤其是腎上腺。
泛酸（維生素 B₅）	每日3次，每次50毫克。	抗壓力的維生素。
維生素 C 與 生物類黃酮	每日 1,500 毫克。	對腎上腺功能重要。使用 L–半胱胺酸時，需要服用維生素 C，以避免形成胱胺酸腎結石。
鋅 加 銅	每日 50 毫克。所有補充劑中的含量相加起來，每日不要超過 100 毫克。 每日 3 毫克。	免疫系統所需之物，也維護胸腺和胰臟的健康。對生殖腺 (性腺) 尤其重要。用以平衡鋅。
重要者		
卵磷脂顆粒 或 膠囊	每日 3 次，每次 1 茶匙，餐前服用。 每日 3 次，每次 1,200 毫克，餐前服用。	所有細胞和器官都有卵磷脂包圍在外來保護細胞。也幫助清肝。
生的胸腺 加 多種腺體複合物	依照產品標示。 依照產品標示。	刺激免疫功能及協助腺體功能。舌下形式最佳。
有幫助者		
必需脂肪酸（亞麻子油、月見草油、鮭魚油都是好的來源）	依照產品標示。	用以滋潤腺體。
L–半胱胺酸 和 L–甲硫胺酸 加 麩胱甘肽	每日 500 毫克，空腹服用。可與開水或果汁一起服用，但勿與牛奶一起服用。若同時服用 50 毫克維生素 B6 及 100 毫克維生素 C 則更容易吸收。	幫助腺體解毒，排除污染物。是製造胰島素必需的胺基酸，也是強效的抗氧化劑。
硒	依照產品標示。懷孕期間，每日勿超過40微克。	滋養肝臟和胰臟。

補充品	建議用量	說明
有幫助者		
矽土 或 木賊 或 燕麥桿	每次 2 次，每次 500 毫克。	補充矽，這是幫助腺體與組織復原所需的微量礦物質。 請見下面藥用植物部分。 請見下面藥用植物部分。
超氧化物歧化酶（SOD） 或 來自 Biotec Foods 的 Cell Guard	依照產品標示，空腹服用。配一大杯水。 依照產品標示。	一種強效的解毒劑，也能輸送氧氣給腺體系統以幫助復原。 一種含有 SOD 的抗氧化劑複合物。
維生素 E	每日 400～800 國際單位。	當與維生素C和硒搭配使用，可以去除體內的毒素。使用 d-α-生育醇形式。

藥用植物

❏ 北美升麻、黑大菜萃取液、金印草、甘草、山梗菜、毛蕊花、紅花苜蓿等藥草製成茶來喝，可以強化及重建肝功能，並恢復腺體的平衡。

注意：若每天內服金印草，一次不要連續使用 7 天以上，懷孕期間也不宜使用，若對豕草過敏，也要小心使用。甘草也不要一連使用 7 天以上，有高血壓的人要完全避免甘草。山梗菜不宜天天使用，也不要服用膠囊形式的產品。

❏ 牛蒡根和紅花苜蓿協助清潔淋巴腺，幫助體內排毒。

❏ 香柏能刺激胰臟功能。

❏ 芹菜子與繡球花有利尿效果，可以刺激腎臟功能。

❏ 菊苣、牛奶薊、脂樹根能刺激肝功能，也有清肝功效。

❏ 冬蟲夏草主要作用在腎臟，並能增加肺活量。

❏ 蒲公英刺激肝功能、清肝，也能刺激膽汁的製造，因而有益脾臟，並改善胰臟的健康。

❏ 紫錐花能清潔與強化腎、肝、胰、脾等器官的功能。

❏ 木賊和燕麥桿是矽的好來源，能協助腺體復原，也含有豐富的鈣。它們

有藥草茶的形式或膠囊產品。

❏ 蘿勒有利尿功效,能刺激腎功能,也能強化與重建肝臟,並維持腺體的平衡。

❏ 紅花可刺激胰臟製造胰島素(因素林)。

❏ 熊果葉是一種利尿劑,可刺激腎功能,也有殺菌功效,能破壞體內的細菌。它也是一種滋補品,對衰弱的肝臟、腎臟及其他腺體都有幫助。

❏ 龍膽含有一些元素可以使甲狀腺功能恢復正常。

建議事項

❏ 請見第三部的淨化血液,遵照其指示。

❏ 可以使用苜蓿、甜菜、黑大菜、蒲公英等植物的汁液來清肝,肝臟是體內最大的腺體。(請見第三部的果菜汁療法)

❏ 將3湯匙的橄欖油和一粒新鮮檸檬的汁液相混,再加上大量的純蘋果汁,這樣的混合液可以刺激膽囊功能,幫助膽汁分泌,甚至排出小塊的膽結石。(請見第二部的膽囊疾病)

❏ 請見第三部的禁食,遵照其方法一個月進行一次禁食,讓腺體有機會休息與復原。

❏ 請見第二部的甲狀腺機能不足,遵照其體溫自我測試法檢查自己的甲狀腺功能如何。

考慮事項

❏ 當飲食習慣不良、使用藥物或其他因素導致有毒物質在血液中循環時,這些毒素會反映在淋巴系統。淋巴腺就好像一個濾網,可以濾除體內的毒素。

❏ 請見第三部的腺體療法。

生長激素療法(Growth Hormone Therapy)

人類生長激素(簡稱HGH)是由腦下腺分泌的荷爾蒙,就像其他的荷爾蒙,HGH能調節重要器官的活動,以維持全身的健康。HGH當初被叫做「生長激素」是因為它在青春期當人體迅速生長時,有最高的產量。HGH確實能

幫助控制生長。由於此荷爾蒙與生長過程之間的關聯，生長激素療法最初被用來治療生長異常的小孩（因為缺乏這種荷爾蒙），如果未經 HGH 治療，小孩子可能變成侏儒。

不過，研究漸漸發現，HGH除了調節生長之外，舉凡修補組織、細胞再造、器官健康、骨骼強度、大腦功能、酵素製造，還有指甲、毛髮及皮膚的健康等，都需要適量的HGH。此外，人類生長激素也強化免疫系統，幫助身體對抗氧化作用的損害。

可惜，從青春期之後，體內 HGH 的濃度開始以每十年降低百分之十四的速率漸減。隨著荷爾蒙產量的減少，所有重要器官的機能也隨之漸衰。由於 HGH 的產量與人體老化之間所存在的關聯，HGH 療法的另一種應用就是拿來延緩與老化相關的身心症狀，這也是我們本篇討論中主要關心的用途。

根據科學文獻的報導，HGH荷爾蒙療法的好處包括逆轉日漸衰退的肺功能、降低體脂肪、增加運動能力、幫助骨質疏鬆者增加骨質，以及改善許多老化症狀與疾病。研究也顯示 HGH 能夠強健免疫功能，改善愛滋病患的生活品質，可以針對他們的「體質耗弱症候群」（即嚴重的體重與肌肉的耗損）治療。報導指出，接受 HGH 療法的人，整體的健康都獲得改善，包括有一個比較正面積極的人生觀。

雖然HGH可以自己注射，但進行這種療法必須經由醫生的同意與指示。這是基於一個事實的考量：因為 HGH 療法在促進組織修補與其他作用的同時，體內對許多種營養素的需求會大增。因此，你不是單單進行HGH療法，還需要補充各種維生素、礦物質，甚至搭配其他荷爾蒙使用。

只要劑量不高—每週使用 4～8 國際單位（IU）的 HGH，這種荷爾蒙療法很安全，不會有什麼副作用。就算有副作用，也都在身體適應了 HGH 療法後自動消失了。

建議事項

❏ 避免攝取過量的甜食，甜食導致血糖升高會抑制 HGH 的分泌與利用。睡前尤需避免攝取高糖分的食物，因為 HGH 主要是趁睡眠期間分泌的。

❏ 運動前要避免吃東西，雖然激烈運動通常會刺激 HGH 的製造，但運動期間血糖的濃度最好保持穩定，好讓 HGH 能順利分泌。

❏ 想要刺激體內製造 HGH，可以服用精胺酸，這種胺基酸可以刺激腦下腺製造 HGH。而且精胺酸最好由補充品中獲取（每天服用 500 毫克），因為富含精胺酸的食物還含有其他會抑制精胺酸抵達腦下腺的胺基酸。

考慮事項

❏ Triple Strength Growth Hormone（來自 Fountain of Youth Technologies）是一種印度阿輸吠陀療法中所使用的藥草配方，其成分包含許多天然形成的左多巴以及印度式藥草，可以刺激腦下腺分泌人類生長激素（HGH）。
❏ 某些品牌的 HGH 會導致體內出現對抗 HGH 的抗體，要小心選購。
❏ 關於抗老化荷爾蒙的更多訊息，請見第一部保健食品中的「褪黑激素」，以及第三部的還原雄性素療法。

毛髮分析（Hair Analysis）

有些礦物質不管含量多少都對人類有毒，有些礦物質是人體不可或缺的，有些礦物質則是人體僅需要少量即可（稍微多一點就會有害）。利用毛髮分析可以讓我們確切評估體內各種礦物質的濃度。由於毛髮分析可以及早偵測出體內的有毒物質，例如汞、鉛、鎘、鋁等金屬，使我們得以及早治療以防有害的症狀出現；另一方面，我們也可以藉由毛髮分析測知體內是否缺乏什麼礦物質營養素，好比說缺乏鈣質，然後對症下藥去補充營養素。

在毛髮分析法發展出來以前，醫生若想要知道患者體內的各種微量元素濃度，就得從尿液和血清的取樣中去測得。可惜，這些測試法結果往往不夠準確，因為它們頂多顯示血液循環中的礦物質濃度，無法得知細胞及器官中的礦物質濃度。研究發現，體內器官的礦物質濃度與頭髮中的礦物質濃度之間的關聯可信度比較高。其實，毛髮分析是一種偵測身體接觸到有毒物質的有效方法，經常用於檢查是否有吸毒或用藥。

進行毛髮分析時，是從頸背的髮根採取少量頭髮來檢驗，因為其他部位的毛髮可能接觸過染髮劑、漂白劑、燙髮液等物質，會導致不正確的測量結果，有時候也可以從陰毛取樣。將頭髮的取樣以化學藥劑清洗乾淨，徹底清

除沾黏在上面的雜物。取一定重量的頭髮樣本溶入定量的某種酸液中，最後藉由原子吸收光譜儀的化學分析法，可將每一種礦物質分離測量到 ppm（百萬分之一）的單位。

毛髮分析也提供相當穩定的礦物質濃度記錄，可以透過電腦來分析頭髮中的各種礦物質之間的相互關係。從這樣的分析中一旦發現任何問題，就可以及早治療，以免錯過最佳的治療時機。可用螯合劑療法或其他方式來治療。稍後還可以追蹤一次毛髮分析，以了解治療的效果。

下表中列出經由毛髮分析可以測知的礦物質，括弧中是礦物質的代號。此表顯示每種礦物質與其他礦物質之間的交互作用。以鉛爲例，鉛的存在不會促進其他礦物質的作用（請見表中的第二欄）；然而鉛卻會抑制鈣、鐵、鉀的作用（請見表中的第三欄），這三者都是體內重要的礦物質。最後，鉛本身的作用會受到硒和鋅的抑制（請見表中的第四欄）。

礦物質的交互作用

礦物質名稱	受促進的礦物質	受抑制的礦物質	此礦物質的抑制子
鋁（Al）	P	F	
砷（As）	Co, I	Se	
鈹（Be）		Mg	
鎘（Cd）		Cu	
鈣（Ca）	Fe, Mg, P	Cu, F, Li, Mn, Zn	Cr, Pb, S
氯（Cl）*			
鉻（Cr）		Ca	
鈷（Co）	As, F	Fe, I	
銅（Cu）	Fe, Mo, Zn	P	Ag, Ca, Cd, Mn, S
氟（F）		Mg	Al, Ca
碘（I）	As, Co		
鐵（Fe）	Ca, Cu, K, Mn, P		Co, Mg, Pb, Zn
鉛（Pb）		Ca, Fe, K	Se, Zn
鋰（Li）		Na	Ca
鎂（Mg）	Ca, K, P	Fe	Mn

礦物質名稱	受促進的礦物質	受抑制的礦物質	此礦物質的抑制子
錳（Mn）	Cu, Fe, K, P	Mg	Ca
汞（Hg）*			
鉬（Mo）	Cu, S	P	N
鎳（Ni）*			
氮（N）		Mo	
磷（P）	Al, Be, Ca, Fe, Mg, Mn, Zn	Na	Cu, Mo
鉀（K）	Fe, Mg, Mn, Na		Pb
硒（Se）		Cd, Pb	As, S
銀（Ag）		Cu	
鈉（Na）	K		Li, P
硫（S）	Mo	Ca, Cu, Se	Zn
鋅（Zn）	Cu, P	Cd, Fe, Pb, S	Ca

＊這些礦物質的交互作用目前尚無資料記載。

順勢療法（Homeopathy）

　　順勢療法起源於二百年前德國的哈尼曼（Samuel Hahnemann，1755～1843）醫師。這種療法的基本原理指出，人體的天然狀態就是一種健康狀態，我們與生俱來一種自我調理與復原的能力。我們所說的症狀，其實都是身體爲了保護自己對抗疾病所做的努力。因此，想要治癒受傷或疾病，我們不應該去壓抑症狀，而應該採取一些措施來刺激身體自然復原的過程。

　　傳統的西醫療法經常是給患者大量的抑制劑以達治癒的效果。這種方式可能對身體有害，理由有三：首先，抑制症狀會阻礙身體自我治療的能力。再者，使用一些藥物可能產生副作用。第三，這樣做會剝奪身體發展出天然免疫力的機會。

　　當我們按照比例漸漸的稀釋藥物用量，反而有可能增強藥物的療效及減少藥物的毒性。在順勢療法中，一種療法的劑量愈經稀釋，效果愈強。這樣使採取順勢療法的醫師可以僅施予患者微量藥物就達到極強的效果，而且不

用擔心任何副作用或有毒的反應。而在西醫中，情況往往恰好相反，這也是不爭的事實。

在順勢療法中，病人才是主角，而不是疾病本身。順勢療法把身體、心理與情緒當做一個整體來考量，西醫中往往只是考量疾病的生理狀況。當然，一樣療法不能治療百樣病，順勢療法並非萬能的，不過一個不錯的建議是，不妨把順勢療法當做通則，而將傳統的西醫療法當做最後一招。

順勢療法在醫學領域中算是最安全的方式之一。大部分的用藥（約百分之八十）來自天然的植物，例如野生蛇麻草、金盞草、毒野葛。也有一些使用動物來源的療法，包括蜜蜂、墨魚的黑汁液；另一些療法則利用礦物質或礦石，例如氯化鈉、打火石（矽土的一種）、硫。

製備順勢療法的用藥是把活性成分磨成粉狀，再與酒精及水混合，使活性成分浸潤溼透，然後將此混合液過濾做成酊劑。隨著濃度漸漸被稀釋，藥性的強度卻漸漸增強，使療效愈來愈好。藥性的強度可分成好幾段：假設說母液（原來的酊劑）的強度是 1x，想要製備強度為 2x 的溶液，你要把 1 份的母液加入 9 份的酒精，混合後搖十下。想要製備強度為 3x 的溶液，你要把 1 份強度為 2x 的溶液加入 9 份的酒精，混合後搖十下。依此方式而下，可以達到你想要的強度。除了用酒精稀釋，還可使用甘油、水和乳糖。藥性的強度除了 x 等級，還有一種是 c 等級，製作的原理相同，只是稀釋的比例是 99 比 1，而不是 9 比 1。還有一種強度是 k，我們將 1,000k 的強度標示為 1m，所以 10,000k 的強度便是 10m，依此類推。

順勢療法的藥物有各種形式：小藥丸、錠劑（藥片）、稀釋溶液。順勢療法的效果與稀釋的程度息息相關。一般來說，低等強度者（例如 3x 或 6x），對器官的效果較好，也適合急性的疾病。中等強度者（例如 12x 或 30x），作用在感覺與神經系統。高等強度者（60x 以上）則作用在心理層次上。下表是一個粗略的指南，顯示不同的強度與它們影響的部位與使用頻率。

孳性強度	作用部位	使用頻率
6x, 12x, 6c, 12c	全身器官。用於急性的症狀。	每四分之一小時到每四小時一劑。
30x, 30c	全身器官加上感官、神經系統。適合慢性的症狀。	一天一次到一天三次。
200x, 1m, 10m, LM	全身器官、感官、神經系統、心靈、情緒。	一個月一次到一年一次。

　　順勢療法的典型劑量是，成人 3 錠或 10 粒藥丸，小孩 2 錠或 5 粒藥丸。要趁空腹時服用。使用錠劑時，要將它們含於舌下，儘量含到藥物完全溶解。可能的話，最好不要把錠劑吞下。

水療法（Hydrotherapy）

　　所謂的水療法是包括水、蒸氣、冰塊的使用。好幾個世紀以來，這方法已有效的被用來治療各種傷害與疾病。水療的技術包括浸泡（全身或局部）、冷熱敷、淋浴、坐浴、蒸氣浴、按摩浴缸水療法。全球各地的醫院、診所、美容中心都把水療當做一種安全有效的方法，可以用來治療愛滋病、背痛、支氣管炎（及其他呼吸系統問題）、癌症、高血壓、肌肉疼痛和發炎、類風溼關節炎。脊椎的傷害也可以藉由水療法來抒解不適。

　　體外的水療法可分成三類：熱水療法、冷水療法、冷熱交替法。熱水療法可以刺激免疫系統及增加血液循環，幫助身體去除毒素。熱水可舒緩神經系統，讓身體放鬆平靜。冷水能收縮血管，可以有效的減輕發炎。冷水療法可用來抒解發燒（退燒）。冷熱交替法則可以打通上呼吸道的阻塞，藉由改善血液循環來刺激器官的功能。

　　許多種水療法都可以自行在家裡嘗試，且效果顯著。例如，扭傷或拉傷造成的肌肉疼痛腫脹，若給予立即的冷敷，效果良好。在受傷後的 24 小時內持續做冷敷（一次敷 20 分鐘，然後停 20 分鐘，再敷 20 分鐘，以此方式反覆操作），可以有效的消腫止痛。

坐浴是另一種水療，方法是將骨盆部位浸入水中，增加骨盆部位的血液循環，以抒解該部位的問題。熱水坐浴常用來治療痔瘡、卵巢或睪丸疼痛、肌肉問題、前列腺問題、子宮痙攣。冷水坐浴則用來治療便秘、陽痿、發炎、肌肉痛、陰道分泌異常。冷熱交替的坐浴法可幫助抒解腹部問題、血液中毒、足部感染、頭痛、肌肉不適、神經痛、腳踝腫大。（請見第三部的坐浴）

其他有效的水療法包括簡單的泡泡熱水澡、淋浴、浸泡手腳、蒸氣吸入法、冷敷、熱敷等。

儘管許多水療法可以在家裡自己做，不過某些水療法比較專業，只有醫院或診所能提供，這些方法僅能在合格的醫療人員督導下進行：

●體溫增高水療法：發燒可以刺激體內的免疫系統製造對抗某些疾病的抗體。體溫增高水療法是利用浸泡在熱水中來誘發身體發燒，可以有效的用來治療愛滋病、癌症、上呼吸道感染。

●中溫水療：這方法是讓身體從脖子以下浸泡在 33.3°C～36.7°C的溫水中，以幫助舒緩全身系統。中溫水療可以安定神經與情緒、減輕關節發腫，且幫助身體排毒。

●按摩浴缸水療法：此方法可以有效的治療肌肉與關節的受傷，也能舒緩燙傷及刺激血液循環到麻痺的部位。

提醒大家一下：如果你想利用水療法來治療自己的毛病，不管用哪一種方式，都應先向醫師或保健人員諮詢。本篇所介紹的各種方法主要是推薦給那些大致上還算身體健康的人使用。

高壓氧療法（Hyperbaric Oxygen Therapy）

人體內所有的組織與器官都需要氧氣來維持正常的運作。高壓氧療法（簡稱 HBOT）就是利用高氣壓將氧輸入體內，使身體充滿氧氣，增加氧氣的利用量。高壓氧療法可以用來治療因為局部或全身性缺氧而引起的問題。

接受高壓氧療法的人要進入一間氣室中，裡面灌有高濃度的純氧，是正常大氣壓中含氧量的三倍。在治療的情形下，整間氣室會先加壓處理，等治

療過後再解壓。有時候氧氣則是經由氧氣罩直接輸送，而省去加壓與減壓的過程。

在美國，高壓氧療法最常用來治療燙傷、車禍傷害、一氧化碳中毒、急性氰化物中毒、吸入毒煙、放射療法造成的組織壞死。高壓氧療法也可用來治療皮膚移植的排斥問題、壞疽、潛水夫病、失血與貧血。手術過後，利用高壓氧療法可以大大改善早期的復原狀況。此療法也可以幫助瀕臨溺斃的人脫離休克的險境。另外，高壓氧療法經證實對那些因為免疫系統受壓抑而逢機得到傳染病的人（例如HIV病毒帶原者和愛滋病患者）也是一種寶貴的輔助療法。

在其他國家，高壓氧療法廣泛的用來治療中風、酒精中毒、藥物上癮、動脈血管疾病、多發性硬化症。儘管在美國偶爾也有人用高壓氧療法來治療這類問題，但目前在美國的醫療界許多人對這些應用仍持有爭議。不過，高壓氧療法確實逐漸被保守派及另類派的醫生使用，而新的應用方法也持續受到認同中。

為了安全起見，醫生在使用高壓氧療法時都經過嚴密的控制，但並不是每個人都適用此療法。曾經罹患過肺氣腫、中耳炎、自發性氣胸（即氣體堆積在胸腔）的人，在使用高壓氧療法時可能會發生問題。

果菜汁療法（Juicing）

水果和蔬菜是各種維生素、礦物質、酵素及其他營養素（包括一些具有抗癌效果的植物化學因子）的極佳來源。由於天然蔬果中有愈來愈多的健康物質被研究者發現，因此沒有一種營養補充品可以完全包含這些營養素。再加上每一種植物似乎都能產生一些具有抗癌作用的特殊化合物，所以專家建議大家飲食中還是多多攝取各式各樣的新鮮蔬果，這絕非營養補充品可以取代的。為了維護健康，專家也建議大家每天飲用二杯新鮮果菜汁。如果你想要加速復原病情，我們建議一天喝四杯。

喝果菜汁是增添你飲食中的蔬果攝取量的極佳方式。除了不可消化的纖維外，果菜汁含有來自新鮮蔬果的完整營養素，它們都是促進健康的成分，

而且都是完整的分子，未經加熱破壞。維生素C和其他水溶性維生素容易在過度處理或過度加熱下遭破壞。幫助消化、分解食物的酵素也容易在高溫中遭破壞。新鮮果菜汁能提供所有有益健康的營養素，且容易吸收被利用。有人估計過，果菜汁的營養可以在20～30分鐘內被吸收利用。

我們建議喝果菜汁最理想的方式是在自家的廚房中製作，並趁新鮮時立即喝下。許多工廠製造的果汁都經過加熱處理，以延長保存期限。就像剛剛討論過的，這樣的加熱會殺死許多重要的營養素。再者，這些果菜汁飲料也可能添加防腐劑。再怎麼新鮮、天然的純果菜汁，只要放置一段時間後，都會流失一些養分。我們建議你購買優質的新鮮蔬果，並在自家的廚房用果菜機自製飲用，這樣的方式最能確保你喝進蔬果提供的完整營養素，讓你喝得健康又安心。

儘管我們在本書的第二部或第三部可能針對特殊的疾病推薦特定的果菜汁，不過我們還是將果菜汁分成三類，讓讀者了解一下：綠色飲品、蔬菜汁、水果汁。

綠色飲品

綠色飲品可以清淨體內的雜質與污染物，有使人回春的效果。綠色飲品來自許多種綠色蔬菜，因此它富含葉綠素，能幫助清血、打造紅血球細胞、解毒，及讓身體迅速補充能量。

製作綠色飲品的材料有很多種，包括苜蓿芽、大麥草、甘藍菜、芥藍、蒲公英葉、菠菜、小麥草及其他一些綠葉蔬菜。小麥草汁對癌症的治療尤其重要，特別是正接受放射線療法時。

如果想要增添一點甜味或稀釋你的綠色飲品，可以摻入新鮮胡蘿蔔汁或蘋果汁（但不要加入其他種果汁）。也可以用蒸餾水稀釋。

儘管綠色飲品有益健康，但也是適量飲用就好，一天喝225毫升～280毫升為宜。下面介紹大家一種極佳的綠色飲品：

青春雞尾酒

材料：

4～5根胡蘿蔔

3 根新鮮的蘿勒

1 大把菠菜

1 大把芥藍

1 顆甜菜（含葉子）

1 瓣大蒜（去皮）

四分之一顆甘藍

方法：

1. 徹底清洗所有的蔬菜，胡蘿蔔和甜菜都要削皮（如果不是有機來源的話）。把這些蔬菜切成小塊，以方便放進榨汁機中。

2. 用榨汁機處理後立即飲用。

蔬菜汁

新鮮蔬菜汁可以恢復體力，也可以強健身體。它們提振免疫系統、移除酸性廢物、平衡代謝作用，還可移除過多的體脂肪，以幫助控制肥胖。

有許多健康好吃的蔬菜可以作爲蔬菜汁的材料，例如甜菜、甘藍菜、胡蘿蔔、芹菜、小黃瓜、芥藍、蘿勒、蕪菁、菠菜、水田芥（西洋菜）、小麥草汁。胡蘿蔔汁可能是最受歡迎的蔬菜汁了，它含有豐富的類胡蘿蔔素，包括β-胡蘿蔔素（這是維生素 A 的前驅物，有助抗癌）。由於胡蘿蔔汁是有甜味的蔬菜汁，這不僅增添它本身的風味，也適合當做其他果菜汁的調味劑。另一方面，有些蔬菜的味道比較濃，像是綠花椰菜、芹菜、洋蔥、蘿勒、白蘿蔔、蕪菁，則以少量使用爲宜。

大蒜是蔬菜汁的極佳配料，在使用前，先將大蒜丟進醋中泡一分鐘，以清除大蒜表面的細菌或黴菌。爲了避免刺激腸胃道，一瓣的大蒜可給兩杯蔬菜汁均分。

想要達到最佳的健康狀態，不妨儘可能使用多種蔬菜，這樣可以提供身體許多種重要的營養素。下面介紹兩種健康的蔬菜汁，供大家參考使用。

生鮮馬鈴薯汁

材料：

3 顆中型馬鈴薯

1 根胡蘿蔔或 1 枝芹菜（此項可有可無）

170～225 毫升蒸餾水

方法：

1. 徹底清洗馬鈴薯，挖除芽眼。避免使用略帶綠色的馬鈴薯。

2. 把每一顆馬鈴薯切半，連皮帶肉切出約 1.2 公分厚的馬鈴薯塊，中心剩下來不帶皮的馬鈴薯可保留做其他用途。

3. 將帶皮的馬鈴薯再切成更小塊，以方便放進榨汁機中。還可以洗淨一根胡蘿蔔或一枝芹菜，切成小塊。（若非有機來源，胡蘿蔔要記得去皮。）

4. 用榨汁機處理後加入蒸餾水立即飲用。切勿靜置過久。

甘藍菜汁（治潰瘍）

材料：

四分之一～二分之一顆結球甘藍

1 顆蘋果或 2 根胡蘿蔔

四分之一杯蒸餾水

方法：

1. 徹底洗淨蔬菜、水果，蘋果或胡蘿蔔若非有機來源要記得削皮。把蔬果都切成小塊以方便放進榨汁機中。

2. 以榨汁機處理後加入蒸餾水立即飲用。切勿靜置，以免流失養分，降低療效。

水果汁

水果汁幫助清潔體內，也含有許多滋養身體的重要營養素，包括有抗癌功效的抗氧化劑。儘管任何水果都可以榨汁，但有某些水果特別健康又好喝。西瓜汁具有清潔功效，是最受人喜愛的果汁之一。製作西瓜汁時，要連皮一起放入果汁機中攪拌。其他水果材料也可以做成好喝的飲品，例如蘋果、杏果、香蕉、莓類、枸櫞類水果、奇異果、香瓜類、梨子，其實幾乎什麼水果都可以當材料。

你可以在一天當中任何時候享用果汁，一天以 300 毫升～350 毫升為宜。下面介紹一種你可以在家中自己做的果汁，當然你也可以發明許多好喝的果

汁。

奇異果精華露

材料：
1 粒堅實的奇異果，去皮
1 小把紅葡萄
1 顆青蘋果
二分之一杯莓子（藍莓、黑莓、覆盆子都是不錯的選擇）
方法：
1. 徹底洗淨所有的水果，蘋果若非有機來源要記得削皮。將水果切成小塊，以方便放進榨汁機中。
2. 以榨汁機處理後倒入冰塊中飲用。或者可以用冷凍什錦水果取代冰塊，這樣可以做成冰奶昔般的冰品。喜歡的話，還可以淋上米漿、豆漿，或加一根香蕉。

蔬果的準備須知

果菜汁是一種很容易製作的好喝飲料，可以促進你的健康，幫助你治療許多疾病。下面的要點幫助你確保做出來的果菜汁天然、香純，且營養價值高：

● 可能的話，最好是選用有機來源的蔬果，也就是栽培過程中未使用農藥或有害化學藥品的蔬果，以免果菜汁中含有殘餘的化學藥劑。
● 如果你無法買到有機蔬果，則使用時一定要記得削皮或徹底清洗蔬果，可用刷子清除水果上的化學殘餘物及蠟質。許多健康食品店也有賣一些專門去除蔬果上的殘餘化學物的清洗劑。
● 購買做果菜汁的馬鈴薯時，要避免選到表皮略帶綠色的馬鈴薯，且要把馬鈴薯的芽眼或綠芽拔除。因為使馬鈴薯略呈綠色的馬鈴薯鹼（龍葵鹼）若不慎吃入會造成腹瀉、嘔吐、腹痛。
● 若是選用有機蔬果，不必削皮也沒關係，當然如果是奇異果、葡萄柚、柑橘、木瓜、鳳梨、桃子等還是需要削皮後再用。柑橘、葡萄柚的皮很苦澀，且含有毒物質，不宜大量使用。奇異果和木瓜是熱帶水果，可能會在

表皮上含有原產地種植時所噴灑的農藥殘餘物。鳳梨的皮則太厚，榨汁機無法處理。

- 做果菜汁時，許多水果的小種子可以一起處理，不必剔除，但蘋果的種子例外，它含有氰化物，這是有毒物質。此外，大型又堅硬的種子，例如桃子和梅子的種子都必須剔除。

- 使用蔬菜時，可以連莖帶葉一起處理。不過要是遇到胡蘿蔔或大黃的葉子，則要記得去除，因為它們含有有毒物質。

- 當處理肉軟又沒什麼水分的水果時，例如酪梨、香蕉、木瓜，可先將這些水果用果汁機（而非榨汁機）打勻，再加入其他果汁中。

- 要輪流選用各種不同的蔬果，以確保你吃到各種營養素。

光療法（Light Therapy）

我們體內的生理時鐘（生理節奏）是由松果腺調控的，受到白天與夜晚的有光與無光的影響，松果腺負責調節荷爾蒙製造、體溫、睡眠時間等生理功能。生理時鐘一旦受到干擾，可能會導致憂鬱、失眠以及其他睡眠問題。使用天然的陽光和各種形式的光療法可以有效的幫助體內重建天然的生理節奏。

天然的日光含有維護健康所需的完整光譜，它會啟動生理衝動反應，調節身體許多功能。人工的光照（例如白熱燈、螢光燈）缺乏陽光中均衡的完整光譜。當缺乏某些波長的光時，身體無法吸收一些營養素。日照不足的人可能導致疲勞、憂鬱、中風、掉髮、免疫系統受壓抑、癌症、過動、骨質疏鬆以及阿茲海默氏症等，或使這些問題更惡化。下面是一些光療法，可有效的運用在許多種疾病的治療：

- 白光療法：此療法使用強度在 2,000～5,000 勒克斯（lux，照度的國際單位，1 勒克斯等於一根蠟燭的光度，我們室內的照明通常在 50～500 個勒克斯）的白光照射。白光療法已經證實能有效幫助治療貪食症、延遲睡眠症候群（一種要到半夜才能入睡的毛病）以及月經不規則。

●低溫雷射療法：使用低密度雷射光束在細胞的層次上刺激天然的復原過程。此療法經證實能有效治療疼痛、創傷以及肌筋膜症候群。它也被應用於牙科、皮膚科、神經科等方面的治療。

●全光譜療法：曝曬天然的日光以及其他形式的完全光譜可以有效抒解一些疾病，包括憂鬱、過動、高血壓、失眠、偏頭痛、經前症候群。日光也經常被用來治療初生嬰兒的黃疸。完全光譜的光線與白光都能有效治療季節變化所引起的問題，也就是所謂的「冬季憂鬱症」，症狀包括憂鬱、疲勞、過度進食、性慾降低。

●光動力光療法：這方法牽涉到把一種會吸收光線的染劑注射到特定的惡性腫瘤內，然後讓腫瘤曝曬某種光線，使染劑吸收光線後引起化學反應，結果將癌細胞殺死。

●共振光學療法：在此療法中，有顏色的光直接由眼睛照射進去，以強化腦部的控制中心（負責調節各式各樣的身體功能）。這方法已用來治療疼痛、發炎、頭痛、腦部受傷。

●紫外線療法：紫外線療法可用來治療氣喘、癌症、膽固醇過高、經前症候群等問題。陽光中的紫外線 A（UVA）的波長比紫外線 B（UVB）、C（UVC）的波長還長，所以是比較無害的。紫外線的療法很多種，UVA-1 療法將部分 UVA 隔離，可用來治療全身性紅斑性狼瘡。血液照射療法是將一些血液取出（約半公升的血），以紫外線照射後，再注射入體內。此療法已成功治療氣喘、血液中毒、癌症、感染、類風溼關節炎以及源自愛滋病的症狀。白斑病和牛皮癬患者可以接受光敏感藥物 psoralen 與 UVA 的療法（簡稱 PUVA）。先將具有光敏感性的 psoralen 注射到患部，再以紫外線 A 照射。

音樂和聲音療法（Music and Sound Therapy）

音樂療法是利用音樂的效果來治療身心或情緒上的問題。許多問題都可藉由音樂來抒解，包括憂鬱、高血壓、氣喘、偏頭痛、潰瘍以及許多身體上的缺陷。一般來說，問題的特質會主導音樂療法的方式。有些人可以藉由聆聽特定曲目的音樂來治療，但也有些人主動參加一些樂團、合唱團，或接受

個別或集體的音樂教學指導，或是做一些有音樂伴奏的運動。

　　研究已顯示音樂有各種治療的可能性。當我們為一些心理或情緒出問題的人或處與壓力下的人播放音樂時，可以幫助他們減輕焦慮與煩躁。對盲眼的人來說，音樂增進他們發展出更好的聽覺能力。音樂也可用來刺激或調節身體的動作，成為物理治療的一部分。演奏樂器也被運用在心理與生理的治療上，因為把玩樂器可以讓人更有自信，且能強化手指或嘴巴與嘴唇的肌肉。

　　不過樂器產生的音樂不是唯一具有療效的聲音。多年以來，心理治療師已懂得利用大自然的潺潺流水聲、涼涼瀑布聲、鳥叫蟲鳴聲來當做一種治療方式，這些聲音可以有效抒解壓力與憂鬱，使人心情愉快。

　　即使沒有專家的指導，任何人都可以充分利用音樂來放鬆自我。輕音樂和柔和悅耳的聲音可以有效減輕壓力、鬆弛肌肉、誘發正面的情緒。研究人員指出這些聲音會促進腦內啡的製造，腦內啡是體內天然的止痛劑，因此可以幫助控制疼痛。不過在一些情況，例如把音樂用在物理治療上，當然就需要請教有經驗的治療師。

疼痛控制（Pain Control）

　　疼痛是身體送給大腦的一種訊息，通知你身體的某處正因疾病、受傷或過度活動而出現一些麻煩。如果沒有疼痛，你可能無法知道身體某處正發生問題（例如韌帶拉傷或盲腸炎），直到情況嚴重惡化為止。輕微的疼痛可以促使你休息受傷部位，好讓組織可以修復，並防止進一步的傷害。嚴重的疼痛會促使你尋求治療。

　　不過並非所有的痛都有實用功能。急性疼痛確實可以警醒我們立即注意到患部的問題。但有一些情況即使患部已經復原了還持續疼痛。其他一些例子中，疼痛則反覆的出現，例如背痛、偏頭痛、關節炎等。當我們說慢性疼痛，它的定義是持續性或間歇性的疼痛，時間超過六個月以上。這樣的痛傳達出一種訊息，那就是你體內可能存在持續性的問題無法經由治療來解除。遇到這樣的情況，疼痛的控制與管理往往就變成治療的目標。

對一些人而言，疼痛是一種惡性循環—疼痛產生焦慮，焦慮又強化疼痛。對生理狀況的恐懼與預期也可能加劇疼痛，導致憂鬱與無助的感覺。在出現疼痛時，你自然的需要節制活動量，這可能造成一種慢性疼痛的不良循環，導致個人的自信與自尊受影響。因此有慢性疼痛問題的人，最好了解下面這樣的心理作用：

1. 慢性疼痛造成一個人長期臥病在床，無法活動自如，導致體力、耐力與彈性的喪失。結果你可能開始對自己的能力失去信心，造成你降低個人的目標。

2. 無法在職場上或居家中從事一般的活動，可能給你帶來挫折感，你可能開始視自己為沒有產能的人，這樣的自貶可能進一步導致憂鬱症。

3. 一旦疼痛稍微平息或比較能忍受時，你可能加倍工作想要證明你依然可以像以前那樣精力充沛有效率。

4. 過度使力的結果，可能使疼痛再度來襲，且可能變本加厲打擊你。你發現自己又無法完成工作或達成目標。在疼痛與受挫中，你又開始限制活動量，於是先前經歷過的心理又開始循環了。

想要避免這種慢性疼痛的惡性循環，方法之一就是經由疼痛的管理。減輕患者的生理苦痛往往可以有效預防惡性循環的開始。

有許多種治療可以幫助減輕疼痛。有些純粹作用在生理層次，也許藉由中斷疼痛的過程或麻痺神經末梢。有些疼痛控制則改採由心理層次下手，也就是去干擾患者心裡對疼痛的意識。不過在疼痛的治療上，通常難以分清生理與心理的層次。好比說，減輕生理的痛可以降低焦慮及改善消極悲觀的心態，而我們也可以透過心理去放鬆肌肉及改變生理反應，進而減輕症狀。

下面我們將介紹各種目前可行的疼痛控制法，你可能想試試其中的幾種，端看你疼痛的原因、疼痛的程度以及你自己偏好的方式而定。有些簡單的方式你可以自己來，例如熱敷、冷敷；有些方式，例如生物回饋法（bio-feedback），就至少在一開始時需要有專人的訓練指導；還有一些，例如脊椎推拿術，則需經由專業人士處理。可能的話，請保健人員或朋友推薦好的推拿師。如果你可以找到一家有口碑且專門治療疼痛的診所，那是最好不過了，裡面有許多經驗老到的專家可以提供各種控制疼痛的方法。確保你所找到的專家曾經成功的治療過與你相同的狀況。也可以打聽一下有哪些人曾被

你要找的這位專家治療過，問問他們被治療的效果與經驗。

指壓

雖然與針灸的基本原理相同，但指壓實際上是比針灸還古老的療法。指壓又稱做「接觸治療」，屬於一種按摩療法，常被視爲是不需使用針的針灸。不過，與針灸相同，指壓藉由恢復體內正常的「氣」流來幫助身體恢復健康，這股「氣」指的就是沿著經脈流動的生命能量。針灸用針來促進體內能量的流動，指壓則使用手指和手的壓力來促進氣流循環。在指壓刺激的過程中，會釋出神經衝動傳遞物質（這是幫助抑制疼痛的接收與傳達的分子）。

指壓是一種安全、簡單又不昂貴的療法。儘管大部分人都找有經驗的專業人士做指壓，但因爲指壓技術不具穿透性（不用入侵患者體內），有時候也可以自己動手做，以立即抒解疼痛。其實有很多種自我指壓的技術，包括指壓瑜珈、導引、推拿，都可以透過指壓、按摩、移動身體，及其他方式來控制疼痛。

針灸

這套中國古老的技術的原理是認爲一個人的健康是決定於「氣」，這是一股生命能量，川流在所有活著的東西之間。這股能量沿著所謂的「經絡」流遍全身，每一條經絡會連到一特定的器官。如果這股能流處於平衡狀態，那麼個體將擁有健康的身心。如果這股能流遭阻礙，身體將出現各式各樣的問題，包括疼痛。針灸就是用來恢復正常的能流，進而爲個體帶來健康。

在針灸療法中，針灸師把細針插入身體的穴道中，在插入時偶爾略感不適，不過大多時候這種療法幾乎是不痛不癢的。針插入後可能停留幾分鐘到半小時。爲了輔助針灸的療效，針灸師可能建議患者服用一些藥草茶或藥草膠囊，以及建議改善一些生活習慣與多運動。可能治療一次或幾次，就可以大大抒解疼痛。

儘管針灸已被用來治療很多種健康問題（包括上癮及精神病），在美國，針灸可能最常用於抒解疼痛，包括背痛、偏頭痛。研究已顯示針灸可能刺激腦內啡的製造，這是體內天然的止痛劑。針灸十分安全，沒有任何副作

用。

生物回饋法

生物回饋法結合了各種放鬆的技巧，例如心理圖像與冥想，只是過程中有監視器可以觀察使用者的反應。經過一段時間，這樣的方式可以幫助你有意識的調節自己的一些自主功能，例如心跳、血壓，及一些先前認為是非隨意性的機制。藉由意識來調節這些生理功能，你可以控制一些生理問題，包括疼痛。

在進行生物回饋的期間，與監視器相連的電極將黏附在使用者的皮膚上，這機器可以測量很多東西，包括皮膚的溫度、脈搏、血壓、肌肉張力、腦波的活動。當你使用各種技術（例如放鬆術）來達到你所需求的反應（例如降低血壓）時，這個生物回饋機會透過聲音或影像，為你的進展提供一點一滴的回饋反應。最後，在專業人士的協助下，你終將能夠在不使用機器的情況下，主導出你所想要的反應。

雖然生物回饋法已成功的應用於許多健康問題的控制上，它最著稱的用途還是用於治療頭痛與偏頭痛。在許多案例中，生物回饋法已成功的遏止偏頭痛的爆發。這療法也被用來治療受傷以及抒解顳頜關節症候群（TMJ）。

要注意的是，生物回饋法只是用以測量生理壓力，而不是用來治療疾病本身。這療法需要搭配其他的療法，並在合格的保健人員的監視下進行。

呼吸練習

呼吸不順或呼吸很淺都會促成許多問題。我們需要學習深呼吸，且最好用腹部呼吸取代胸腔呼吸，因為後者呼吸較短較淺。學習腹部呼吸使你吸入較多的氧氣，好讓充足的氧氣經由肺進入血液循環到全身。細胞呼吸、細胞代謝、正常的腦功能都需要氧氣。如果你的呼吸太淺，身體也無法有效的排除二氧化碳，這樣有礙健康。正確的呼吸技巧會增加肺活量、增加體內能量、加速許多疾病的復原過程，並幫助抒解焦慮、氣喘、失眠、壓力。

練習深呼吸的方法如下：

● 從腹部經由鼻子緩緩的把氣體吸入，儘可能吸得很深，然後憋氣數到十。

● 然後將舌頭頂到口腔頂端與門牙之間，漸漸將氣體吐出。

每天這樣練習 5 分鐘。做這樣的練習時，應選擇空氣新鮮的環境，不要在交通繁忙或空氣污染的地方練習。

如果需要迅速的放鬆，譬如說當你遇到緊張、焦慮的狀況時，你可以先將兩肢手臂垂放在身體的左右兩側，然後一邊深呼吸，一邊將手臂向上、向外伸展出去，形成一個「Ｖ」字形。然後再用嘴巴慢慢吐氣，並讓手臂緩緩垂到左右兩側。這就是同時做了伸展與呼吸的練習。可以重複這樣的動作直到你覺得不緊張為止。

脊椎推拿術

脊椎推拿術是透過脊柱的操作以尋求抒解疼痛的一種療法。脊椎推拿師相信如果脊椎骨排列得很整齊，來自大腦的神經衝動可以在脊髓中來去自如的傳遞到各個器官，以維持全身功能健全。但如果脊椎骨移位或沒對齊，神經衝動的傳遞會受阻，導致疼痛及其他的生理問題。脊椎推拿師的目的就是要使脊椎骨恢復正常的排列，這將使神經系統重拾正常的功能，好讓身體自我復原，摒除疼痛。

在推拿師找出位移的脊椎骨之後，他會運用各種方式來調正脊柱，包括病人主動的彎曲或伸展身體，或者被動的由推拿師移動。有時推拿師會手拿一種含有橡膠尖端的儀器輕輕的調整脊椎骨。一些推拿師則利用熱敷、冷敷，或電擊刺激、補充營養等方式來輔助脊椎的調整。脊椎推拿術是不用藥物或開刀的。

在美國，脊椎推拿師是僅次於內科醫生與牙醫師的第三大醫療團體，每一州都有發准這樣的執照，且大部分的保險都會涵蓋推拿師提供的治療。在另類療法的領域中，脊椎推拿師是最受歡迎的醫療人士。美國健康和人文服務部已將脊柱操作列為處理下背痛的許可療法。脊椎推拿術也被用來治療關節炎、黏液囊炎及許多不痛的疾病。

心理圖像

許多研究已發現，一些以前認為的完全無法由意識控制的生理功能，其實可以用一些心理上技術來加以改變。過去幾年，心理圖像這種技術已漸漸

盛行起來，它利用身心之間的連結來幫助人們對付許多種病症，包括疼痛。

研究人員已發現負面情緒與免疫功能變差之間有關聯。相反的，他們也發現正面情緒與健全的免疫反應有關係。心理圖像是一種有效的工具，可用以剔除負面情緒，並以正面的情緒取代之。

透過心理圖像的技術，我們可以在心中假想一些畫面或景象，來引導體內的能量。好比說，你可以閉上雙眼，把疼痛看作是一把放在患部上的銳利小刀。然後你想像這小刀正慢慢被移走，一種清涼舒爽的軟膏正漸漸被塗在患部上。透過想像，癌症患者經常將癌細胞視作弱者，而把白血球想像成極具破壞力的強者。也有人不是去想像疼痛的模樣，而是專注在愉快的畫面，例如假想自己在海灘渡過美麗的一天，藉此來放鬆自我及減輕疼痛。

除了已成功的運用於類風溼關節炎、癌症及其他疾病的治療之外，研究也顯示心理圖像還可以減輕壓力、減緩心跳速率、刺激免疫系統。經由正確的學習，心理圖像療法可以成為有效的自我看護，不過這方法不能用來取代醫師的醫療與藥物。而是用來輔助與增強醫師提供的療法。

熱敷和冷敷

熱敷和冷敷是家喻戶曉的簡單療法，長久以來人們普遍使用這方法控制疼痛。熱敷或冷敷可以單獨使用或與其他方法並用，除了可以減輕疼痛本身，還可消除伴隨的腫脹。

◆ 熱敷

背痛、關節炎及類似的疾病所引起的疼痛，通常對熱敷都有良好的反應。熱敷可提高患部的溫度、促進血液循環，並幫助肌肉放鬆，減輕肌肉僵硬與增加靈活性。

熱敷的方式很多種，包括在患部置放熱水瓶以及電熱包。通常溼熱比乾熱的效果好。一些電熱包也能夠產生溼熱，正如一些膠體熱敷包。熱水澡以及溼熱毛巾也能為患部提供溼熱的效果。糊藥或坐浴對一些疾病也有功效。（請見第三部的使用糊藥、坐浴療法）

每一種熱療法都需要小心使用，注意熱療中的溫度控制以及使用的時間與頻率。使用電熱包時，千萬別睡著了。不管是哪一種熱療法，根據經驗法

則一次最好不要超過 20 分鐘。在移除熱敷袋後，可以穩穩的按摩一下患部，這樣既幫助散熱也可抒解緊繃。若患部發炎或有嚴重的傷口，則應避免按摩。如果你有靜脈炎或其他血管疾病，切勿嘗試按摩。

◆ 冷敷

由於具有消腫功效，冷敷經常在遇上拉傷、扭傷或其他類似的傷害時直接派上用場。在這種情況下，單單是冷敷就必須在受傷後的 24～36 小時內持續使用。冷敷也有助於抒解某些慢性疼痛。

最常見的冰敷方式就是使用冰袋。可以直接將冰袋放在患部，或者用冰塊以圓形運轉動作搓揉患部 5～7 分鐘。下背痛似乎對冰塊按摩的方式反應特別良好。膠體冷敷袋（平時可用冰箱冷藏）的效果也不錯，尤其它柔軟均質的特性用起來比冰敷袋舒適。如果一時找不到這些冰敷用品，冷凍庫裡的冰凍豌豆包也可以充數一下，還可以卡進患部，使冰敷效果更徹底。使用後，再存放進冷凍庫，可重複使用，但記得做個記號，不要吃到這包豌豆。

和熱敷一樣，冷敷也要小心使用。可在使用冰敷袋、膠體冰袋或豌豆包之前，先用毛巾包裹住，再置放於患部。冰敷一次也不要超過 20 分鐘。

◆ 熱敷加冷敷

在一些案例中，冷熱交替效果最佳。例如頸部疼痛僵硬，可先用熱毛巾抒解緊繃。洗澡過後，再以冰塊按摩 5～7 分鐘以消腫及進一步止痛。

不妨做個實驗來了解你的疼痛究竟用哪一種方式最有效。熱敷、冷敷或是冷熱交替？譬如說你嘗試過幾次熱敷，但情況未見好轉，那麼不妨試試冷敷。如果你試過很多方式，卻疼痛依舊，最好去找你的醫療保健人員詢問，尤其當你不知道這疼痛究竟何來時。

◆ 抗刺激劑

許多藥房中開架式的外用藥膏，例如番椒乳膏、Ben-Gay、Icy Hot 等，都可以取代熱敷來治療局部的疼痛。這些抗刺激劑可刺激血液流到患部，具有與熱敷一樣的功效。Boswellin Cream（來自 Nature's Herbs 公司）、Glucosamine/Chondroitin MSM Ultra Rx-Joint Cream（來自 Nature's Plus 公司）、

Traumeel（來自 Heel Inc.公司）及其他健康食品店可以買到的天然產品都對關節炎、發炎、淤血、扭傷等有幫助。儘管這些產品很方便也容易使用，但還是需要謹慎使用。使用過這些抗刺激劑之後，除了一般的衣物外，不要再於患部覆上任何東西。如果你已在患部塗了這類藥物，卻進一步在患部使用熱敷袋，將導致藥物迅速被皮膚吸入，而引起嚴重的傷害。

藥用植物

長久以來，許多藥用植物都被用來抒解疼痛。其中效果最佳的包括下面幾種：

● 白芷、黑山楂、肝門莢、爪哇胡椒、迷迭香、纈草根等，幫助抒解痙攣及肌肉抽筋的疼痛。

● 香菫菜、貓薄荷、洋甘菊、甘草、迷迭香、白柳、藥用石蠶等製成的茶，幫助抒解緊繃與神經痛。Nature's Plus 公司製造的 DLPA 複合物含有白柳樹皮以及 DL-苯丙胺酸與鳳梨酵素，是天然的止痛劑。

注意：洋甘菊茶不要天天喝，若對豕草過敏，要完全避免洋甘菊。若天天使用甘草，一次不要連續使用 7 天以上，有高血壓者應完全避免。懷孕或哺乳期間，不要使用含有苯丙胺酸的產品；如果你正服用單胺氧化酶（MAO）抑制劑，或有驚恐症、糖尿病、苯酮尿症，也不要使用含有苯丙胺酸的產品。如果你有高血壓，一開始要使用低劑量，一邊觀察血壓變化，情況穩定才能調高使用劑量。

● 定時使用辣椒鹼（番椒鹼）可以抒解疼痛。Zostrix辣椒鹼軟膏是藥房中開架式的成藥，其主成分便是辣椒鹼。據說辣椒鹼可以限制物質 P（substance P，一種傳遞疼痛感覺的神經傳遞物質）的製造。儘管使用辣椒鹼一開始會引起灼熱感，但反覆使用可以阻斷神經補充物質 P，使疼痛的感覺不會傳遞到大腦。辣椒鹼已被用來控制帶狀疱疹後神經痛、糖尿病性神經痛、類風溼關節炎、骨關節炎、群發性頭痛。口服形式的番椒（膠囊）也能抒解疼痛。

● 蛇麻草、爪哇胡椒、西番蓮花、纈草根、野萵苣、藥用石蠶等，有鬆弛肌肉的功效，可能抒解下背痛。

● 茉莉花、檜柏、薰衣草、薄荷、玫瑰、迷迭香、百里香等精油，對治

療各種疼痛頗有功效。

　　●Natural Care 公司出品的 Migraine Pain Reliever 是一種藥草混合物，可以有效抒解偏頭痛。

　　●若想要治療發炎、胃灼熱、潰瘍、背痛、消化問題，我們強力推薦飲用新鮮的木瓜汁和／或新鮮鳳梨汁。

　　●孕婦產後的腹痛可以用番紅花治療。

催眠療法

　　催眠療法和冥想一樣也需要由合法的治療師來引導出正面的心理狀態。催眠療師的目的是要暫停一個人的意識，而讓無意識狀態變得比較容易接近。催眠主要的用意是產生一種深層的放鬆狀態，使患者透過重複性的言語與敘述，接受催眠者的建議與引導。一旦進入催眠狀態，催眠療師可以提供簡單的言語指示，幫助患者阻斷疼痛的意識，而以較正面的感覺取代之，例如溫馨的感覺。如果疼痛是稍早的受傷引起的，催眠療師也可以幫助患者更清楚的記住這事件，這方式通常有助於抒解焦慮，進而減輕疼痛。

　　催眠術可增強正面的影像，幫助患者抒解焦慮，且誘導出深層的放鬆。在催眠期間，患者的心理處於高度專注的狀態，全神貫注，不會分心，且呼吸與心跳都會變慢，血壓也會降低。

　　沒有人可以被迫接受催眠。你必須是個心甘情願的參與者。治療師與顧客之間的良好關係很重要。

　　催眠已成功的運用於背痛、關節痛、灼熱痛、偏頭痛及其他頭痛的控制。你也可以學會自我催眠，在需要的時候幫助自己。不過，自我催眠一定得先向合格的催眠療師或專業人士學習。

磁石療法

　　磁石療法已在遠東和歐洲地區使用一段時間了，近年也漸漸風行於美國。磁鐵可用來抒解疼痛、加速復原。在美國，磁石療效的研究還處於初級階段，不過許多專家已宣稱此療法有許多益處。一項研究報導指出，把磁石縫進襪子裡可以減輕糖尿病患者足部末梢神經的慢性疼痛。一項由 Technion-Israel 技術學院所做的雙盲研究顯示，給予腦部磁性刺激可以抒解嚴重的憂鬱

症，在美國約有上千萬人爲此問題所困。位在休士頓的貝勒（Baylor）醫學院的研究者瓦柏納（Carlos Valbona）則發現，磁石可大大抒解小兒麻痺後併發症的疼痛。

研究者相信磁石可以促進血液循環及增加血流至患部，幫助消炎、消腫。關節炎、氣喘、手腕隧道症候群、纖維肌痛症、病菌感染、偏頭痛、骨質疏鬆症、椎間盤破裂、運動傷害、網球肘等問題，都可藉由磁石療法來減輕不適。

在磁石療法中，負極或是北極磁場才有療效，正極或南極磁場則無效。通常磁場強度需要使用到400～2,500個高斯（gauss）才有效（我們平常使用的冰箱，其磁場平均約200個高斯）。你購買的磁石必須是專爲磁石療法設計的產品，且要認明信譽好的廠商，能提供不滿意即退錢的服務。使用時要遵照說明書的指示。

磁石療法的產品很多樣化，可治療不同的疾病。有的產品將磁石放在枕頭中，有的放在床墊、椅墊、護膝、項鍊，或是包住背部、頸部或其他部位的軟墊中。如果你睡在有磁性的床墊上，而你的枕邊人卻沒有，那麼他／她將受到正極磁場的干擾。你也不應該穿戴著任何磁石又睡在有磁性的床墊上，這樣會導致磁場互相衝突干擾。

注意：懷孕期間不要使用磁石。在有心律調整器、胰島素注射器、自動心臟去顫器等儀器的地方不宜使用磁石。服用抗凝血劑或使用藥布的人也不宜使用磁石。讓你的磁石遠離電腦的硬碟與軟碟機。

按摩

按摩牽涉到肌肉與其他軟組織的操作。按摩的應用範圍很廣，肌肉痙攣、疼痛、受傷不舒服、頭痛等症狀，都可以用按摩來抒解。按摩抒解疼痛的方式很多種，包括促進肌肉放鬆、增進淋巴液循環進而減輕發炎、分解疤痕組織與沾黏、促進血液流經肌肉、促進鼻竇液流出。

但不是每個人都適合按摩。有靜脈炎、高血壓或其他血管疾病的人，不宜接受任何深層肌肉的按摩（來自強勁的壓力）。在做深層肌肉按摩之前，應先向醫師詢問。發炎部位不宜接受按摩，有惡性疾病或感染病的人也不適合按摩。

　　目前的按摩療法種類繁多，每一種的原理與技巧都不同。下面列舉一些最普遍的種類：

　　●深層組織按摩法：用以抒解慢性的肌肉緊繃，方法是針對較深層的肌肉施予較大的壓力。此方法通常專注在特定的患部。

　　●伊莎蘭療法（Esalen）：這種方法目的是經由深層有益的意識狀態帶來通體舒暢的感覺。此療法專注在把身心當做一體來看待。這是一種催眠術，運用了舒緩、有韻律的動作來達到全身放鬆的狀態。

　　●費登奎斯療法（Feldenkrais）：這方法的中心思想與技巧是「自我形象」這樣的概念。經由運動與「觸摸」，治療師幫助你去除負面的肌肉動作與由此而生的負面感覺與想法。這種療法使用兩種方式：經由移動達到有意識狀態，以及官能的整合。前者利用群體的力量，使參與者經由一系列緩慢、溫和的新動作，取代舊有的移動模式。費登奎斯療法有別於其他療法的地方在於它並不會試著改變身體的組織結構，而是經由觸摸的動作使治療師幫你改善自我形象與動作。

　　●神經肌肉按摩法：這種深層組織的按摩集中在特定的肌肉上。透過壓力集中的指壓法，敏感的指壓點被打通，使血流增加。

　　●反射區按摩法（reflexology）：這方法源自幾千年前的中國，1950年代開始出現在美國。反射區療法針對腳、手、耳朵的不同穴道施壓，以通往它們相關的器官。這樣可以幫助身體打通管道，使能量流向身體的患部。有些穴道壓下去會有痛感，有時候需要壓久一點才有效果。按摩師應該向你告知哪個穴道代表身體的哪個部位，所以當你覺得疼痛時，你可以自己壓穴道按摩解痛。

　　●靈氣療法（Reiki）：在日語中，Reiki是指「人類生存的元氣」。這種按摩法透過全身性的療法來促進身體回復健康。方法是按摩師用他的手輕輕放在放鬆的身體上（你不必脫下衣服）。按摩師用手觸碰你的頭、胸、腹、背等處，來促進能量流經全身。對某些人來說，這樣的療法促進深層的放鬆，有些人則覺得這樣可以振奮精神、感覺清爽。靈氣療法是幾千年前的發明，它很容易學習，且效果顯著，適用於抒解壓力、使人奮發向上、克服心理障礙、治療病痛，還可以作為一種幫助心靈成長的工具。

　　●羅夫療法（Rolfing）或結構整合療法：這方法的原理是當身體各部位

有適當的位置與排列時，可以改善體內的各種功能。藉由操作連結肌肉與骨頭的結締組織，治療師嘗試幫你恢復更完全的動作，使身體各部位處於較平衡的狀態。在治療過程中，治療師針對頸部、頭、背部、骨盆、腿、手臂的肌肉施予較深層的壓力，使結締組織伸展開來，產生較有彈性的動作。這種按摩也能抒解肌肉痛、頸部緊繃、背痛、頭痛等，還能增加動作的完整性與移動範圍。在你接受這種療法前，治療師會先評估你走路、彎腰、轉身的動作。

●指壓按摩法：這種東方的按摩法專注在穴道部位，指壓專家利用穩健的力道按在穴道上，一次按 3～10 秒，反覆操作，可以打通經脈，使能量順暢流遍全身。壓力的大小視個人的需求而定，還可以結合揉捏、撫觸、輕拍、伸展等技巧併用。

●運動按摩法：結合了揉捏、被動式伸展、各式各樣深層組織的動作，運動按摩法專門用來抒解肌肉緊繃，促進肌肉的彈性。在運動的前後做這種按摩，效果最好。

●瑞典按摩法：這方法是由 Peter Hendricks Ling 於 1800 年代初期發明的，它以搓揉、撫摸、輕拍、搖動等方式來誘使身體放鬆。瑞典按摩法也可以抒解腫痛，加速傷勢復原。

按摩法真是很多樣化，你可以選擇適合自己的方式，一則是自己看書學習各種技巧，一則是謹慎選擇能提供你最佳療效的按摩師來為你服務。

使用藥物

有幾種現成的開架式藥物可以幫助你止痛。最簡單的兩種非麻醉性止痛劑是乙醯水楊酸（阿斯匹靈）和乙醯氨酚（acetaminophen，見於 Tylenol、Datril 和其他許多藥物中）。這兩種藥物幫助抒解輕微到中度的疼痛。阿斯匹靈也能減輕腫脹與發炎。如果你服用阿斯匹靈來止痛，也應該補充維生素 C，它能延長止痛的效果。

非類固醇抗發炎藥（另一類非麻醉性止痛劑）也可能幫助抒解疼痛，這類藥物包括 ibuprofen（例如 Advil、Nuprin 等藥物）、ketoprofen（Orudis）、naproxen sodium（Aleve）。

儘管這些止痛藥通常都很安全，但還是需要謹慎使用。如果你服用乙醯

氨酚，要避免喝酒，以免降低此藥的效果，還可能傷肝。如果你服用阿斯匹靈，也要小心它可能傷胃。更重要的是，切勿給小孩服用阿斯匹靈，尤其當小孩出現類似感冒的症狀時。不管你使用哪一種止痛藥，你都不應該未經醫師指示而使用超過產品標示的劑量。無論什麼藥，只要使用不當，都可能出問題。

冥想

冥想這種人類使用了幾千年的技術，可以有效的減輕及控制疼痛。廣義來說，冥想是一種平心靜氣的活動，讓我們的精神專注在當下。在冥想期間，我們的腦中不會盤據各種雜念或往事，也不會去憂慮未來的事。

雖然冥想的方法有數百種，但不外分為兩大類：專注式冥想和知覺式冥想。專注式冥想會將注意力集中在單一種聲音或物體上，或注意自己的呼吸，以達到平靜安定的心境。一種簡單常見的方式就是找個安靜的地方舒舒服服的站著或躺下，閉上雙眼，然後專注在自己的呼吸，數三下從鼻子吸氣，再數五下由嘴巴吐氣。這樣注意自己規律的呼吸可以讓你的心境寧靜、清醒。

在知覺式冥想中，你保持清醒的心境，但不會對周遭的各種感官刺激產生反應。你安靜的坐著，讓你周圍的影像、聲音在你的內外穿梭，你毫不受干擾，置身事外，達到心平氣靜的狀態。

也有很多人研究所謂的超脫式冥想，這種冥想帶來深層的放鬆，全身進入一種完全休息的狀態，但心靈卻是高度警覺清醒的。研究顯示冥想，特別是超脫式冥想，可以有效的控制焦慮、增強免疫系統、減輕高血壓的症狀。冥想也成功的被運用來治療慢性疼痛及控制藥物的濫用。

冥想式一種有效的自我療法，可以成為你保健計畫中的一部分。不過冥想並不能取代醫生建議的醫療。

氣功

氣功是一種慢動作的運動，它的歷史比太極還久。不過這兩者都是專注在移動與呼吸練習。所謂的「氣」就是「生命力、能量」，所謂的「功」就是「做工、練習」。氣功能增加生命能量，促進身心的健康。

　　根據傳統的中醫，這種運動可以擋掉許多疾病。據說練習氣功可以降低血壓，並增加腦內啡的濃度，腦內啡是體內天然的止痛劑，也可以保持愉快健康的心理。一開始先跟訓練有素的老師練習氣功，半小時後你就能夠自己練習。氣功不會讓你太費力，它都是慢動作的練習。

　　練習氣功不僅可以改善你的情緒與心境，也有益肌肉與關節，並使你有更好的平衡感。記得慢慢移動你的身體，要集中注意力，摒除所有的雜念思緒。正確的呼吸也是練習氣功很重要的一環。藉由氣功你可以增強身心的能力，使身體的復原、放鬆與製造能量等功能都能平衡發展。

放鬆技巧

　　一旦出現疼痛（不論是受傷或其他來源），你心理對此疼痛的反應會大大影響疼痛持續的時間與強度。對有些人來說，疼痛是一種惡性循環：因為疼痛使他們產生焦慮與緊張，而這樣的心理反應又強化疼痛的感覺。在某些疾病中例如偏頭痛，緊張可能是造成最初疼痛的主要原因。放鬆技巧藉由舒緩緊繃情緒明顯的減輕某些疼痛，甚至可以預防某些疼痛發生。

　　放鬆技巧很多種，包括生物回饋法、深呼吸、心理圖像、冥想、漸進式放鬆、瑜珈等。這些技巧幫助身體達到深層的放鬆與減輕壓力。放鬆療法的好處是你可以很容易的學會各種技巧，不論是自學或是請教專家，然後隨時隨地派上用場。

太極

　　太極即所謂的「行動式冥想」，與氣功頗類似。練太極可以進入冥想及完全放鬆身心。不論太極或氣功，它們的特點都是緩慢、柔和、流動的動作，強調能量的觀念。它們和空手道、功夫等武術大不相同。太極可以促使能量流遍全身，有益健康。當體內的能量受阻時，身體會出現毛病。

經皮神經電刺激法（TENS）

　　經皮神經電刺激法（簡稱 TENS）可以幫助處理局部性疼痛，是醫院的診療室與物理治療診所中常利用的方式。TENS 療法也可以自己在家裡做。

　　在這方法中，先將電極插在皮膚上，再經由電線與 TENS 儀器相連，通

電後，電訊號持續被送往神經末梢，阻絕疼痛訊號傳遞至大腦。人們相信這些電訊號也可能刺激腦內啡的製造，腦內啡是體內天然的止痛劑。TENS 療法不會有痛感，只是有些使用者表示有輕微的不適。

用TENS法抒解的疼痛可能是長期或短期的效果。由於這種方式很安全，且無副作用，可以視需要反覆操作使用。

使用糊藥（Using a Poultice）

糊藥是由溼軟的物質均勻混合成的膏狀物，塗抹在紗布上，再敷在皮膚上。糊藥的作用包括促進血流、鬆弛緊繃的肌肉、抒解發炎組織，或吸取感染部位的毒素。因此，糊藥可用來抒解膿瘡引起的疼痛及發炎；癤和癰、瘀傷、纖維囊腫疾病、骨折；頸部、乳房、前列腺的腺體腫大；腿部潰瘍、扭傷、曬傷、腫瘤、眼瞼潰爛。糊藥還可用來瓦解體內的充塞物、吸出膿頭、移除埋在皮膚中的雜質毒素。

步驟

草藥做成的糊藥有兩種：一種是用乾燥的藥用植物做的，一種是用新鮮的藥用植物做的。這兩種糊藥在做法上有些微的差異。想知道什麼樣的糊藥適合你的狀況，以及使用某些藥草所需注意的事項，請參考本篇稍後的「糊藥的種類」。

◆ 以乾藥草做糊藥

如果你想用乾的藥草製作糊藥，可先將藥草以杵臼搗磨成粉末，再將粉末與些許水均勻混合，做成可以敷在皮膚上的糊藥。確保糊藥的份量足以完整覆蓋患部。水分和藥草的比例得視藥草的種類而定。在均勻混合的過程中，每次加一點點水，漸漸的調和到混合物濃稠而不僵硬。

取一塊清潔的紗布、麻布或棉布，布的面積要足以完整覆蓋患部，將糊藥在布上鋪平。用雙氧水清潔患部後，再將糊藥敷上。用毛巾或塑膠袋綁住糊藥，以防糊藥裡的東西掉出來。

◆ 以新鮮藥草做糊藥

如果你是用新鮮藥草做糊藥，可將半杯左右的藥草與一杯水在燉鍋中煮2分鐘。不要把水濾出。

取一塊乾淨的紗布、麻布或棉布，布的面積要足以完整覆蓋患部，將糊藥倒入布內。用雙氧水清潔患部後，再將糊藥敷上。用毛巾或塑膠袋綁住糊藥，以防糊藥裡的東西掉出來。

◆ 敷藥的時間

視需要可將糊藥敷在患部1～24小時，在這段期間你可能經歷疼痛不適，那是因為糊藥正在發揮功效。當疼痛平息後，表示糊藥已完成作用，可以移除了。可以繼續換上新鮮的糊藥直到情況大為改善為止。每一次移除糊藥後，都應該徹底清潔皮膚。

糊藥的種類

下面是常用於糊藥的藥草及它們適用的狀況。需注意的是，如果糊藥的混合物中含有一些刺激性物質（例如芥末），應該避免與皮膚直接接觸，而應該把糊藥包在兩片紗布之間。

● 榆樹、蒲公英、黃酸模可用來治療皮膚病，例如粉刺、溼疹、皮膚癢、皮膚乾燥、牛皮癬、疹子。你可以使用單一種藥草，或二三種一起使用。三種都用可以得到最大的好處。若要使用榆樹，最好自己種植或購自有信譽的來源。

● 接骨木可抒解與痔瘡有關的疼痛。

● 葫蘆巴、亞麻子、北美滑榆可結合起來治療發炎。北美滑榆可單獨用於治療糖尿病或腿部潰瘍引發的壞疽。在皮膚潰爛處敷上北美滑榆製成的糊藥可防止壞疽。北美滑榆也可與山梗菜併用，來治療膿瘡、血液中毒和風溼病。

● 金印草對各種發炎都有幫助。

● 山梗菜和木炭（可在健康食品店購得）可結合起來用以治療昆蟲螫咬、蜜蜂螫咬以及各種傷口。山梗菜可與北美滑榆併用，以治療膿瘡、血液

中毒和風溼病。

●毛蕊花可治療痔瘡發炎、肺部疾病、腮腺炎、扁桃腺炎、喉嚨痛。把四份毛蕊花、一份熱醋、一份水混合起來做成糊藥。

●芥末對發炎、肺部阻塞、發腫有幫助，也可鬆弛緊繃的肌肉。由於芥末是刺激性物質，應該避免直接與皮膚接觸，所以可先將糊藥包在兩塊紗布之間，再敷在皮膚上。

●洋蔥對耳朵感染有幫助，對難以治癒的癤、瘡也有助益。做這種糊藥的方法是把洋蔥切成細碎狀，放在兩塊紗布之間，避免與皮膚直接接觸。

●保哥果、澤菊、木鼠尾可以合併起來治療腫瘤和體外癌症（例如皮膚癌）。

●歐鼠尾草和洋商陸根一樣有助於抒解乳房發炎與疼痛。

●洋商陸根是一種對於發炎和乳房疼痛好的草藥。

坐浴療法（Sitz Bath）

坐浴屬於水療法的一種，它可促進骨盆腔及腹腔部位的血液循環，因此有助於消炎止痛，抒解許多疾病的症狀。在坐浴療法中，可以只用熱水或冷水，或熱水冷水交替使用。熱水坐浴對痔瘡、肌肉痛、卵巢及睪丸疼痛、前列腺問題、子宮痙攣等問題特別有益。冷水坐浴則對便秘、性無能、發炎、肌肉痛、陰道異常分泌等問題有幫助。冷熱交替的坐浴對腹痛、血液中毒、足部感染、頭痛、肌肉痛、神經痛、腳踝腫大等問題有益。

步驟

在浴缸中盛水，使你坐入時水面可以蓋過臀部抵達腹部。可能的話，把水放在一個澡盆裡，讓你的骨盆與腹部可以剛好浸入水中。這時你需要準備另一個盆子，裡頭的水溫比前一個高一點點，把腳浸入這個盆子中。如果你找不到合適的盆子，那就以浴缸代替。你也許需要拿毛巾蓋住身體，這樣可以讓你覺得舒適一些。

根據前述的內容，我們知道使用的水溫得根據你想治療的毛病而定。當

使用熱水坐浴時，水溫需調到 43°C 左右（確保水溫不要超過 48°C）。一開始你可能先將水溫控制在 32～38°C 左右，然後漸漸增溫到 43°C。如前面所述，你可以把腳泡在水溫稍高的熱水中。你也可以在額頭上敷冷毛巾，這樣幫助你忍受熱水浴。（確保坐浴、腳浴及冷敷毛巾都事先準備好。）

坐在熱水浴中 20～40 分鐘，待熱水抒解了患部，你可以洗個冷水澡或用冷水潑身體，進一步刺激身體，再用毛巾擦乾。

若是使用冷水坐浴，可先將浴缸或澡盆盛入冰水，待在冰水浴中 30～60 秒就好了，決不要超過 60 秒，因爲這延長的時間不僅沒有好處還可能有害。然後用毛巾擦乾身體。

若是使用冷熱交替的坐浴，可在一個澡盆中加入 43°C 的熱水，另一個澡盆放入冰水。先把你的身體浸入熱水坐浴中，維持 3～4 分鐘。接著把身體浸入冰水坐浴中，維持 30～60 秒。重複這種冷熱交替二到四次，再用毛巾擦乾身體。

注意：你若有任何健康上的問題，在嘗試任何一種坐浴前，一定要先請教你的保健人員。

蒸氣吸入法（Steam Inhalation）

蒸氣吸入療法有助於抒解支氣管炎、感冒，以及各種呼吸及鼻竇的問題。蒸氣吸入法能打開堵塞的鼻竇及呼吸道，讓你排出黏液，使呼吸更順暢，以加速復原。你可以只用水做蒸氣，或加入一些乾燥或新鮮的藥草或植物油來增進療效。

步驟

把熱水放在水槽或鍋子內，看你自己覺得怎樣比較舒適方便。不過你若選用一些新鮮或乾燥的藥草，你應該用玻璃器皿或琺瑯鍋來盛水，而不是用水槽。

◆使用水槽

如果你用浴室的洗臉水槽來盛水，可先以很熱的水塡滿水槽。需要的話，可加入 2～5 滴的植物油。在吸入蒸氣的過程中持續讓高溫的熱水慢慢流入水槽中（水槽上方的小洞口可以預防水滿溢出）。若植物油被稀釋了，可視需要再添加幾滴進去。

把你的頭固定在水槽上方，開始吸入蒸氣。通常吸 5～10 分鐘就差不多可以打通堵塞的呼吸道。不過在某些情況下可能需要更久的時間。也要注意保持距離，以免熱蒸氣傷害臉部皮膚，尤其若是給小孩子做這種療法需要特別注意，因爲小孩的皮膚對熱很敏感。

◆使用鍋子

如果你選擇用鍋子盛水，且你準備使用新鮮或乾燥的藥草，要記得選用玻璃鍋或琺瑯鍋，因爲金屬鍋會使藥草失去一些醫療特性。你若只是用水做蒸氣，則什麼樣的容器都可以。

把鍋子裝水煮沸，移到桌面的防熱墊上，調整座椅高度，以方便吸入蒸氣。

在沸水停止冒泡泡後，視需要加入一些新鮮或乾燥的藥草，或者幾滴的精油。把頭對準鍋面，保持適當的距離開始吸入蒸氣。可以在頭上披一塊毛巾，用手撐成一個小帳篷，好保留蒸氣延緩散逸。通常吸入 5～10 分鐘就足以打通堵塞的呼吸道。不過在某些情況下可能需要更久的時間。維持臉部與鍋面的適當距離，以免皮膚受傷。尤其若是讓小孩子做蒸氣吸入要特別注意，因爲小孩子的皮膚對熱很敏感。

不論你使用什麼方法，在結束蒸氣吸入療法後，可做幾次深呼吸，來打通肺部的阻塞物。需要的話，可重複蒸氣吸入法。

藥用植物

❑ 款冬、康復力草、土木香、麻黃、尤加利、茴香、葫蘆巴、西洋山萮菜、甘草、山梗菜、兜蘚、毛蕊花、柳葉蓮生桂子、百里香、馬鞭草、yerba santa，都是祛痰劑，可幫助黏液從喉嚨、肺部及鼻竇排除。這些藥用植物可以單獨使用、幾種混用，或與下面的黏滑劑藥草合併使用。

❏ 牛蒡、蘩縷、款冬、鹿角菜、兜蘚、藥屬葵、毛蕊花、桃樹皮、北美滑榆等都是有黏滑劑功效的藥草，幫助軟化及抒解黏膜的不適。這些藥用植物可以單獨使用、幾種混用，或與上面的祛痰劑藥草合併使用。

手術前後的準備和復原
（Preparing for and Recovering from Surgery）

雖然沒有人喜歡聽到醫師宣布自己需要開刀，但有時候開刀卻是改進生活品質或延續生命的最佳方式。每年有數以千計的美國人面臨手術，大部分人都覺得恐懼與遲疑，他們不知道手術帶來的痛苦是不是遠超過手術本身的必要性。不論你是第一次手術或是第十次，你都要了解你為何需要手術以及手術所牽涉的風險、是否有其他替代的療法以及手術的後遺症等，這些考量幫助你做出正確的決定。了解你的病況可以使你更有效的處理狀況。

在經過通盤的了解，且決定手術是唯一的解決之道後，你可以參考本篇下面的營養素，幫助自己做好手術前的準備。在手術前後使用這些營養素，可幫助復原過程，並減少手術後的不適與疼痛。確保你的飲食均衡健康。記住，手術後的整體健康有部分需要視手術前的整體健康而定。手術前，不宜服用會使血液變稀的補充品。二十碳五烯酸（EPA）、小白菊、大蒜、薑、銀杏、爪哇胡椒、維生素 E 等都不宜於開刀前使用。

除非有其他情況，以下的建議劑量皆是針對成人的。對於 12 到 17 歲之間的兒童，可以將劑量降低到建議劑量的四分之三，而 6 到 12 歲的兒童則是降低一半的劑量，6 歲以下的兒童使用四分之一的劑量即可。

營養素

補充品	建議用量	說明
嗜乳酸桿菌（來自 Wakunaga 的 Kyo-Dophilus 是好的來源）	依照產品標示，每日 3 次。	穩定腸內的共生益菌群（如果正服用抗生素的話）。使用高效能的粉末形式。
輔酶 Q_{10}	每日 60 毫克。	一種自由基的破壞者，可改善組織的氧合作用。
必需脂肪酸（鮭魚油以及 Nature's Secret 公司所製的 Ultimate Oil 皆是好的來源）	依照產品標示。	細胞生長及組織復原所需之物。注意：開刀前一週不要服用這種補充品，開刀後才使用。
游離形式的胺基酸複合物	依照產品標示。	協助膠原蛋白的合成以及傷口的復原。這是可以立即使用的蛋白質形式，很容易被吸收利用。
大蒜（來自 Wakunaga 的 Kyolic）	每日 3 次，每次 2 膠囊。	一種天然的抗生素，可提升免疫功能。
L-胱胺酸	每日 2 次，每次 500 毫克。	加速傷口復原。
L-麩胺醯胺	每日 3 次，每次 500 毫克，加上睡前服用。	加速傷口復原。
L-離胺酸	每日 500 毫克。	加速傷口復原，協助膠原蛋白的形成。注意：不可一次服用離胺酸超過 6 個月。
甲基硫化甲烷（MSM）	依照產品標示。	對疼痛控制及組織復原有幫助。
綜合維生素複合物與維生素 A 和混合的類胡蘿蔔素包括天然的β-胡蘿蔔素	依照產品標示。	提供必需的維生素與礦物質。維生素 A 在修補組織時所需的蛋白質利用上有幫助，它也是自由基的清除者。

補充品	建議用量	說明
松樹皮中的成分 或 葡萄子萃取物	依照產品標示。	手術會使身體消耗抗氧化物。這兩種東西都是強效的抗氧化劑。
維生素 C 與 生物類黃酮	每日 6,000～10,000 毫克，分成數次。	協助修補傷口。對免疫功能很重要。使用緩衝的形式。
維生素 E	手術後的第一天開始服用，每日 600 國際單位。手術前 2 週內不要使用維生素 E，它會使血液變稀。	改善血液循環及修補組織。使用 d-α-生育醇形式。
維生素 E 油	在拆線後，傷口開始復原時，可在傷口處塗抹 E 油，每日 3 次。	促進復原及減少疤痕的形成。可使用 E 油的形式，或將膠囊切開擠出 E 油使用。
維生素 K	依照產品標示。	此重要的維生素是凝血所需之物。
鋅 加 鈣 和 鎂 和 矽土 和 維生素 D	每日 50 毫克。 每日 1,500 毫克。 依照產品標示。 依照產品標示。 每日 400 國際單位。	修補組織的重要物質。找看看有沒有什麼補充品含有這些營養素。

藥用植物

❏ 開刀前後喝一些藥草茶很不錯，可以試試下列配方：

- 苜蓿、蒲公英和蕁麻富含維生素、礦物質，也可以增進食慾。苜蓿也是鐵質的好來源。
- 鳳梨酵素和薑黃有消炎特性。
- 牛蒡根和紅花苜蓿協助清血清肝。

- 紫錐花增進免疫系統功能。
- 金印草是天然的抗生素，有助於預防感染。

  注意：若每天內服金印草，一次不要連續使用超過 7 天，因為它可能搞亂正常的腸內益菌群。在懷孕期間不可使用，若你對豕草過敏，則使用時要小心。
- 綠茶含有強效的抗氧化劑，可協助復原過程。
- 海帶、靈芝（reishi）、金絲桃（一種德國草藥）也許有助於對抗 X 光照射產生的副作用。
- 牛奶薊保護肝臟免於手術過程所累積的藥物毒素與化學物質。
- 保哥果是天然的抗菌劑，它促進復原、清血及預防念珠菌病。
- 玫瑰實是維生素 C 的好來源，也促進復原。

建議事項

❑ 開刀前與醫生討論是否可採用腹腔鏡手術，這種方式是在患者身上開若干小洞，取代一般大型手術的大切口，這樣對皮膚、肌肉和神經的傷害比較小，也比較容易復原，縮短住院時間。不過腹腔鏡手術也只適用於某些情況，並非所有的開刀都可以此方式取代。

❑ 如果你體重過重，且在開刀前還有時間可以減重，不妨先減一些重量。研究顯示體重過重會增加開刀的困難及延長復原的時間。且手術後發生感染的機率也會提高。

❑ 如果你抽菸，要戒菸。抽菸會延遲復原時間，也會干擾某些藥物的作用。

❑ 確保你的醫生和照顧你的人知道你可能對什麼藥物、化學物質或食物過敏。

❑ 問你的外科醫生你是否能為開刀做什麼準備。除了醫生的建言，手術前的二週內，你還需避免服用維生素E補充品、阿斯匹靈和所有含阿斯匹靈的化合物。這些東西會使血液變稀，不易凝血。

❑ 確保你的醫生和看護人員知道你正服用的所有補充品和藥物（包括天然藥物）。

❑ 因為開刀時有時需要輸血，可以跟你的醫生討論是否需要事先儲存你自己的血液以備開刀時之需。使用自己的血可以避免感染肝炎或愛滋病毒。即

使別人的血液沒有病菌,也要注意血液相容的問題,以免引發疹子等過敏反應。你的醫生會告訴你是否需要在收集血液前的一週內服用鐵質補充品。和醫院安排好集血時間,至少要在手術前四天完成最後一次集血。(新鮮血液可以保存35天。)

☐ 許多手術需要事先刮除陰毛。你可以告訴醫生你比較希望手術當天刮除。研究顯示,前一夜除毛的病人比當天除毛的病人還容易發生感染。

☐ 飲食中要添加纖維,這可確保腸道功能良好。

☐ 手術前問問醫師是否需要先在家裡做什麼處理。如果醫師同意,可以在進醫院前在家進行兩次檸檬汁灌腸。手術前保持結腸乾淨是很重要的。早晨及睡前服用半杯蘆薈汁可以保持結腸乾淨。去醫院時也可以帶一瓶蘆薈汁,它喝起來像泉水,且不用冷藏。

☐ 許多醫院利用精油按摩法來抒解手術前不可避免的緊張與壓力。如果你的醫院不提供這種療法,你可以事先安排合格的芳香療法按摩師來幫你抒解手術前的緊張情緒。

☐ 對你的手術保持樂觀正面的態度,也期望自己儘快離開床鋪、儘早恢復正常。你愈早離開床鋪,愈有機會避開手術後的感染。

☐ 很多醫院在決定動手術前會要求病患做一些例行的檢驗。很多醫生相信驗尿、照胸腔X光或測定血球數目等等,可以事先偵測出一些可能使手術更麻煩的問題,而予以及早的治療。下列是一些手術前經常做的檢驗,以及那些促使醫生要求病患接受該項檢驗的狀況:

● 血糖:酒精中毒、精神狀態異常、纖維性囊腫、糖尿病、流汗過多的顫抖或焦慮、肌肉衰弱、胰臟炎。

● 血中的鉀濃度:充血性心臟衰竭、糖尿病、腹瀉、高血壓、腎臟衰竭、肌肉衰弱、組織受損、使用會影響鉀濃度的藥物、嘔吐。

● 血中的鈉濃度:中樞神經系統疾病、硬化症、充血性心臟衰竭、腹瀉、流汗過多、肺部疾病、口渴、嘔吐。

● 照胸腔X光:呼吸時有異常聲音、胸痛、咳嗽、沒來由的發燒、呼吸短促。

● 心電圖:胸痛、心律不整、心悸、心跳有雜音。

● 血小板數目:酒精中毒、失血、容易瘀青、使用會影響血小板數目的藥

　　物。

- ●驗尿：糖尿病、異常分泌物、腎臟疾病、頻尿或忍尿、使用會影響腎臟
　疾病的藥物。
- ●白血球數目：發燒、懷疑有病菌感染、使用會影響白血球數目的藥物。
　手術前與醫生討論是否有哪些檢驗是必要的。

❏ 在決定手術前可以先問醫生下列問題：

- ●為何我需要動手術？
- ●除了手術之外可有其他的選擇？
- ●動手術有什麼好處？
- ●這手術有什麼潛在的危機？
- ●要是沒動手術會怎樣？
- ●醫生執行這項手術的經驗如何？
- ●我需要什麼樣的麻醉劑？
- ●這手術將如何改善我的生活品質或存活率？
- ●手術之外還有什麼樣的治療？
- ●這種手術的成功機率有多少？
- ●這手術會讓我的身體產生多少改變？我可以期待多少的改善？
- ●手術後的復原時間有多長？
- ●手術的費用是多少？

❏ 詢問醫生關於該麻醉術所潛在的風險與副作用。務必告訴醫生你目前有什
　麼毛病（包括過敏）以及你正服用的藥物，因為這些都會影響你對麻醉劑
　的反應。

❏ 手術過後，儘量不要吃太多精製的食物，以免給身體增添負擔。每天至少
　喝八杯液體，包括蒸餾水、藥草茶、果汁、蛋白質飲品。手術後的食慾通
　常不佳，大吃大喝容易讓身體受不了。可以嘗試少量多餐，一天大約五到
　七小餐，且儘量清淡而有營養。

❏ 手術過後要避免激烈費力的運動，例如舉重。大多數醫生都建議患者手術
　後的兩週內不要提舉重量超過五公斤的東西。問你的醫生何時可以開始進
　行輕型的運動，這有助於血液循環以及加速身體復原。也詢問一下是否有
　什麼特定的運動可以加速復原的。

❏ 手術後，利用山金車做順勢療法有助於消腫及促進復原。

考慮事項

❏ 經過大手術後，很多人都發生骨骼肌迅速瓦解的情況，使他們感到全身無力。一些研究發現，若將麩胺醯胺從靜脈注射到體內，可以大幅減低肌肉瓦解的速率。

❏ 坦普大學（Temple University）的卡瓦羅其醫師（Nicholas Cavarocchi）建議開心手術前的 12 小時給予患者 2,000 國際單位的維生素 E。這樣劑量的維生素 E 可降低血液中的自由基含量。這僅能在有醫師監督的情形下進行。

❏ 一些食物會干擾藥物的作用。牛奶、乳製品、鐵質補充品可能干擾某些形式的抗生素。酸性水果，例如橘子、鳳梨、葡萄柚，會抑制盤尼西林和阿斯匹靈的作用。

❏ 手術後的憂鬱症不是罕見的事，健康的飲食計畫有助於對抗憂鬱症。

❏ 一篇在《美式健康》（*American Health*）期刊（1999 年 5 月）中報導的研究發現，若在手術前吃了馬鈴薯、番茄、茄子等食物，會對麻醉劑產生難以預測的反應。這些食物含有影響代謝作用的天然化學物質，可能改變麻醉劑的作用。

❏ 要知道：手術的傷勢需要幾個星期的時間來復原。在這段期間，荷爾蒙的失衡會被修正，代謝速率也會被調整。大部分的傷口會在二天內閉合，且在一週內皮膚就可以黏合到可以承受一般的壓力及身體的移動。不過在開始進行任何運動前或提舉超過五公斤重的物品前，都需要經過醫師的允准。

有療效的液體（Therapeutic Liquids）

蔬菜、穀類的好處我們在本書中的許多篇章都一直強調。本篇要提供兩種液體的做法讓大家參考。一種是馬鈴薯皮湯，一種是大麥水，都有不錯的療效。

　　馬鈴薯皮湯的好處是它含有高量的鉀，購買時要避免表皮略帶綠色的馬鈴薯，那是因為龍葵鹼這種化學物質所致。龍葵鹼會干擾神經衝動的傳導，造成腹瀉、嘔吐、腹痛。在禁食期間，可以飲用馬鈴薯皮湯，補充營養。馬鈴薯皮湯對心臟疾病也有幫助。

　　大麥水在許多疾病的康復期都有幫助復原的功效。你還可以在大麥水中加入北美滑榆粉，這樣的飲品不僅營養，也對喉嚨及消化道有抒解的功效。

　　還有許多蔬菜、水果及穀類都可以做成有療效的飲料，不妨參考第三部的「喝果菜汁」。

馬鈴薯皮湯

　　材料：
　　3 粒馬鈴薯
　　1 根胡蘿蔔，切片
　　1 根芹菜，切片
　　2.3 公升的蒸餾水
　　1 顆洋蔥，切片 和／或 3 瓣大蒜，去皮
　　做法：
　　1. 徹底搓洗馬鈴薯，並將所有的芽眼挖除。
　　2. 把馬鈴薯切半，連皮帶肉切成塊狀，確保每一塊皮帶有 1 公分左右的馬鈴薯肉。剩餘的馬鈴薯心保留起來另做他用。
　　3. 把帶皮的馬鈴薯塊及胡蘿蔔、芹菜放進大鍋子內，把水倒入。加進洋蔥和／或大蒜來調味，煮 30 分鐘。
　　4. 待整鍋湯冷卻後，將湯汁濾出，把蔬菜部分丟棄，即可飲用。

大麥水

　　材料：
　　1 杯大麥
　　3.5 公升的蒸餾水
　　做法：
　　1. 把大麥和水放入大鍋子中，煮 3 小時。

2. 待整鍋大麥水冷卻後，濾出大麥水，丟棄大麥，即可飲用。

瑜珈（Yoga）

　　瑜珈不是什麼新玩意兒，五千多年前就在印度發展出來了，它被用來整合身、心、靈三方面。常常，很多人把瑜珈認爲是身體的運動，不過學習沈澱心靈及統合意識對瑜珈的練習也很重要。想要讓大腦停止各種思緒並非易事，尤其當你的身體靜下來時。

　　哈達（hatha）一詞是梵文中「任性的」之意，瑜珈（yoga）一詞則可譯爲「聯合、統一」之意，在動作上就是冥想的練習。哈達瑜珈對學習瑜珈術的人是一個不陌生的名詞，但它其實不算是什麼特別的瑜珈類型。

　　事實上，有很多種瑜珈可供選擇。一些比較和緩容易，一些比較費力困難。如果你是初學者，最好從簡單的種類學起，而且務必跟隨老師學習。下面是一些可供選擇的瑜珈：

　　●阿南達瑜珈（ananda yoga）會吸引想要培養靈性以及學習冥想的初學者。阿南達瑜珈屬於慢動作式的瑜珈。

　　●體能活力瑜珈（ashtanga yoga）其身體需連續做各種動作，同時練習ujjayi 呼吸法。這種瑜珈可以強健耐力、體力、彈性，是比較有挑戰性的瑜珈，不適合初學者。

　　●高溫瑜珈（bikram yoga）也不適合初學者，它需要做很多動作，包括26種連續動作一氣呵成的做完。且在練習這種瑜珈時，室內的溫度會加熱到37～38℃，或更高，以促進排汗，幫助身體清除毒素。

　　●靈量瑜珈（kundalini yoga）和坦特羅瑜珈（tantra yoga）專注在活化身體的能量中心chakras，它是體內七大能量核心。這種瑜珈探究的是身體的核心而不是四肢；身體被視爲能量之河，四肢的能量會流向中心。

　　●勝王瑜珈（raja yoga）比較專注於冥想，較不重視體力的訓練，適合初學者。

　　●希瓦難陀瑜珈（sevananda yoga）是一種全身性的方法，認爲有五種基本原理把身、心、靈及智力連合在一起，也就是順暢的呼吸、素食的飲食、

適當的放鬆、研讀印度教的經典，以及冥想。

　　●tivamukti 瑜珈專注在精神上的教學、動作、吟誦、冥想、音樂、閱讀，這些訓練都被整合到課程的內容中。

　　還有好多其他種類的瑜珈，包括 kripalu 瑜珈、整合瑜珈（integral yoga）、升凰瑜珈療法（phoenix rising）。儘管瑜珈有好多種獨特的技巧和教學法，不過目標都是一致的：教人們對身體有更多的了解、幫助人們從使人氣力耗盡的負面思想中解脫、強化心智與精神上的平衡。瑜珈的動作有助於移除身體的障礙，提升能量、元氣及健康狀況，並達成內在世界的和諧與完美。

中英文名詞對照表

α-hydroxy acids　果酸

5-hydroxytryptophan (5-HTP)　5-羥基色胺酸

7-Keot DHEA　酮基 DHEA

acetylcholine　乙醯膽鹼

acidophilus　嗜酸乳酸桿菌

acquired immunodeficiency syndrome (AIDS)　愛滋病

acral lentiginous melanoma　指端黑色素瘤

acrodynia　粉紅病

actinic keratoses　光化性角化症

Addison's disease　愛迪生氏病

adenosine monophosphate (AMP)　腺苷單磷酸

Aerobic Bulk Cleanse (ABC)　有氧堆積清腸劑

age spots　老人斑

alanine　丙胺酸

alfalfa　苜蓿

alkaline phosphatase　鹼性磷酸酶

allantoin　尿囊素

alliin　蒜胺酸

alline　蒜素

Aloe vera　蘆薈

amaranth　莧菜紅

amniocentesis　羊膜穿刺

amyotrophic lateral sclerosis (ALS), Lou Gehrig's disease　肌萎縮性側索硬化症（魯蓋瑞氏症）

androgens　雄性激素

androstenedione　雄脂烯二酮

angelica　白芷

Angelica dahurica　川白芷

angioplasty　血管擴張術

anisakis　海獸胃線蟲

antacid　制酸劑

anthocyanidins　花青素

anti-inflammatory　抗發炎

anti-stress vitamin　抗壓力維生素

antihistamine　抗組織胺

antioxidants　抗氧化劑

Apis mellifica　蜜蜂

apricot　杏果

arachidonic acid　花生四烯酸

arginine　精胺酸

arnica　山金車

asparagines　天門多醯胺

aspartame　阿斯巴甜

aspartic acid　天門多胺酸

atomic absorption photospectrometry　原子吸收光譜儀

atrophic vaginitis　萎縮性陰道炎

avidin　卵白素

avocado　酪梨

axon　軸突

Ayurvedic　印度瘉傷療法

babesiosis　焦蟲病

balm　香油

balsam of Peru　秘魯香脂

basal cell carcinoma 基底細胞癌

basophils 嗜鹼性白血球

Beau's line 鮑氏線

bee propolis 蜂膠

beet greens 甜菜葉

Behcet's syndrome 貝賽特氏症

Bell's palsy 貝爾氏麻痺症

bentonite 膨潤土

benzoyl peroxide 過氧化苯

bergamot 佛手柑

beriberi 腳氣病

beta-1,3-glucan β-1,3-聚葡萄糖

bifidobacterium bifidum 雙歧桿菌

bioflavonoid 生物類黃酮

biotin 生物素

bitter melon (*Momordica charantia*) 苦瓜

bitters 苦酒

black currant 黑醋栗

black currant seed 黑醋栗子

black haw 黑山楂

black radish 黑大菜

blackberry 黑莓

blackstrap molasses 糖蜜

blue violet 香菫菜

blue-green algae spirulina 螺旋藻

bluebottle 矢車菊

body mass index 身體質量指數

Borrelia burgdorferi 伯氏疏螺旋菌

bovine cartilage 牛軟骨

bran, gums, and mucilages 麩皮、膠質與黏膠

Brazil nut 巴西核果

brewer's yeast 啤酒酵母

Bright's disease 布萊德氏病

Britain's Medical Research Council 英國醫學研究會

broccoli 綠花椰菜

bromelain 鳳梨酵素

brown recluse 棕色隱遁蜘蛛

bupleurum 柴胡

butternut bark 灰胡桃樹皮

cabbage 甘藍菜

calcium channel blocker 鈣離子通道阻劑

Candida albicans 白色念珠菌

candidiasis 念珠菌感染（念珠菌病）

canola oil 芥花子油

cantaloupe 哈密瓜

capsaicin 辣椒鹼

carnitine 肉鹼

carpal tunnel syndrome 手腕隧道症候群

catalase 過氧化氫酶

cataplexy 猝倒症

catechin 兒茶素

catechol 兒茶酚

cedarwood 西洋杉（雪松）

celandine 白屈菜

cellulose 纖維素

Center for Disease Control and Prevention (CDC) 疾病防制中心

chamomile 洋甘菊

chard 唐萵苣

cheese 乳酪

chelation therapy 螯合療法

chicory 菊苣

Chinese cucumber 中國黃瓜

Chinese ginseng 中國人參

chitosan 幾丁聚醣

chlamydia　披衣菌病

chlorella　綠藻

chlorophyll　葉綠素

cholestyramine　膽苯烯胺

chondroitin　軟骨素

chondroitin sulfate　硫酸軟骨素

chorionic villus sampling　絨毛膜取樣

chromium polynicotinate　菸酸鉻

chromium picolinate　吡啶甲酸鉻

chronic fatigue syndrome (CFS)　慢性疲勞症候群

citrin　柑橘苷

citronella　香茅

clary sage　快樂鼠尾草

cleavers　八重律

Clostridium botulinum　肉毒桿菌

Clostridium difficile　梭狀芽孢桿菌

Clostridium perfringens　產氣性夾膜桿菌

coenzyme A　輔酶 A

coenzyme Q₁₀　輔酶 Q₁₀

collards greens　綠葉羽衣甘藍

colloidal silver　膠體銀

colostrum　初乳

coltsfoot　款冬

combination antioxidant supplements　複方抗氧化劑

complex carbohydrate　複合碳水化合物

computerized tomography (CT)　電腦斷層掃描

cordyceps　冬蟲夏草

coriander　胡荽

corticosteroid　皮質類固醇

cottage cheese　乾酪

cottonwood bark　白楊樹皮

creatine　肌酸

cretinism　呆小症

Crohn's disease　克隆氏症（局部性迴腸炎）

cruciferous vegetables　十字花科蔬菜

cryosurgery　冷凍治療術

curcumin　薑黃素

curry powder　辣椒粉

Cushing's syndrome　庫辛氏症候群

cypress　絲柏

cystine　胱胺酸

cytokines　細胞素

DNA　去氧核糖核酸

Daily Reference Values (DRVs)　每日參考值

deer tick　鹿蝨

deglycyrrhizinated licorice　解甘草甜素

dehydroepiandrosterone (DHEA)　還原雄性素

delirium　譫妄

dendritic cell　樹突狀細胞

diarrhea　腹瀉

dihydrotestosterone (DHT)　二氫睪固酮

dill　蒔蘿

dimethylglycine (DMG)　二甲基甘胺酸

dimethylsulfoxide (DMSO)　硫化二甲基

diosgenin　自素生物鹼

discoid lupus erythematosus (DLE)　圓盤性紅斑性狼瘡

diuretics　利尿劑

Doberman pinscher　杜柏曼犬

dopamine　多巴胺

dual energy x-ray absorptiometry (DEXA)　雙能量 X 光吸收測定法

duplex ultrasonography　複式超音波攝

影

dwarf date palm 海棗

Echerichia coli (E.coli) 大腸桿菌

eclampsia 子癇症

eicosapentaenoic acid (EPA) 二十碳五烯酸

elecampane 土木香

electroshock wave lithotripsy (ESWL) 體外震波碎石術

emu oil 鴯鶓油

emulsifier 乳化劑

endometriosis 子宮內膜異位

enfleurage 脂吸法

eosinophils 嗜伊紅性白血球

ephedra 麻黃

ephedrine 麻黃素

epigallocatechin-3-gallate (EGCG) 綠茶素

Epstein-Barr virus 艾普斯坦—巴爾病毒

erythema migran 遊走性紅斑

essential oil 精油

estradiol 雌二醇

estriol 雌三醇

estrogen 動情激素（雌激素）

estrone 雌激素酮

extract 萃取物

fallopian tube canalization 輸卵管疏通術

fennel seed 茴香子

fiber 纖維

fibromyalgia 纖維肌痛症

fish oil 魚油

flavonoid 類黃酮素

flaxseed oil 亞麻子油

flaxseed 亞麻子

folic acid 葉酸

follicle-stimulating hormone (FSH) 促濾泡激素

Food and Drug Administration (FDA) 食品藥物管理局

frankincense 乳香

free radical scavenger 自由基清除者

fructooligosaccharides (FOS) 果寡糖

functional hypoglycemia 功能性低血糖症

functional incontinence 機能性失禁

gamete intrafallopian tube transfer (GIFT) 輸卵管內精卵植入術

gamma-linolenic acid (GLA) γ-次亞麻油酸

gamma-oryzanol 大茴香酸脂

Garcinia cambogia 藤黃果（印度果）

gelatin 洋菜

genistein 金雀異黃酮

geranium 天竺葵

gigantism 巨人症

Gilbert' syndrome 捷耳柏氏病

ginkgo flavone glycosides 銀杏黃酮醣

glomerulonephritis 絲球體性腎炎

glucagon 昇糖素

glucomannan 葡萄甘露聚糖

glucosamine 葡萄糖胺

glucosamine sulfate 葡萄糖胺硫酸鹽

glucose tolerance factor 葡萄糖耐受因子

glutamic acid 麩胺酸

glutamine 麩胺醯胺

glutathione peroxidase 麩胱甘肽過氧化酶

glutathione-S-transferase 麩胱甘肽硫轉

移酶

glutathione　麩胱甘肽

gluten　麩質

glycine　甘胺酸

glycolic acid　甘醇酸

glycolysis　醣解作用

goldenrod　鼠尾草

grape seed extract　葡萄子萃取物

Grave's disease　格雷武司氏病

green oats，*Avena sativa*　綠燕麥

green tea　綠茶

guar gum　瓜爾豆膠

guggul　印度香膠樹

Gymnema sylvestre　武靴葉

hangnails　肉刺

hawthorn　山楂

Helicobacter pylori　幽門桿菌

hemicellulose　半纖維素

hemoglobin　血紅蛋白

heparin　肝磷脂

hepatolentiuclar degeneration　肝豆狀核
　變質

high output cardiac failure　高輸出心臟
　衰竭

histidine　組胺酸

HMG-CoA　還原酶（速率限制酶）

homocysteine　同半胱胺酸

hormone replacement therapy（HRT）
　荷爾蒙補充療法

horny goat weed，*Aceranthus sagittatum*
　淫羊藿

horseradish　西洋山蓊菜

hot flashes　熱紅潮

human growth hormone　人類生長激素

human immunodeficiency virus (HIV)

愛滋病毒

human papillomaviruses (HPV)　人類乳
　突狀瘤病毒

hydrogen peroxide　過氧化氫

hydroquinone　對苯二酚

hydroxycitric acid　氫氧基檸檬酸

hydroxyl radicals　氫氧自由基

hymenoptera　膜翅類

hyperthermia　體溫增高水療法

hypnagogic hallucination　入睡幻覺

hypoalbuminemia　低白蛋白血症

impotence　陽痿

in vitro fertilization (IVF)　試管嬰兒胚胎
　植入術

incontinence　尿失禁

indigestion　消化不良

indoles　吲哚

inosine　纖維核苷

inositol hexaphosphate (IP$_6$)　肌醇六磷酸

intracytoplasmic sperm injection (ICSI)
　細胞質內精子注射術

intrinsic factor　內在因子

irritable bowel syndrome　腸躁症

isoleucine　異白胺酸

Jamaican ginger　牙買加薑

jaundice　黃疸

Journal of Advancement in Medicine　醫
　學發展期刊

Kaposi's sarcoma　卡波西氏瘤

Kayser-Fleischer ring　凱撒—佛來雪環

kefir　克非爾發酵乳

Kegel's exercise　凱格爾氏運動

ketones　酮體

ketosis　酮症

Klinefelter's syndrome　睪丸發育不全症

kola nut　可樂果

Koplik's spot　柯氏斑點

Kreb's cycle　克列伯循環（檸檬酸循環）

L-isoleueine　L-異白胺酸

L-leucine　L-白胺酸

L-valine　L-纈胺酸

lactobacillus　乳酸菌

Lactobacillus acidophilus　乳酸桿菌

Lactobacillus bifidus　比菲德氏菌（雙叉乳桿菌）

lactoferrin　乳鐵蛋白

lactose intolerance　乳糖不耐症

leaky gut syndrome　漏腸症候群

lecithin　卵磷脂

Legionella pneumophila　嗜肺性退伍軍人桿菌

lemon balm　香蜂葉

lentigo maligna melanoma　惡性黑痣黑色素瘤

lentil　扁豆

leptin　瘦體素

levodopa　左多巴

lichen planus　扁平苔蘚症

lignin　木質素

linden　菩提

linoleic acid　亞麻油酸

lipase　解脂酵素

liposomes　微脂粒

lobelia　山梗菜

low-density lipoprotein (LDL)　低密度脂蛋白

lungwort　兜蘚

luteinizing hormone (LH)　促黃體激素

lutein　黃素

lycopene　茄紅素

Lyme Disease　萊姆病

lysine　離胺酸

macrophage cell　巨噬細胞

malva tea　錦葵茶

mannitol　甘露醇

melanoma　黑色素瘤

melatonin　褪黑激素

methanol　甲醇

methionine reductase　甲硫胺酸還原酶

methionine　甲硫胺酸

Mikulicz's syndrome　米苦立茲氏症候群

molar pregnancy　葡萄胎

monkshood，*Aconitum napellus*　附子花

monoamine oxidase (MAO) inhibitor　單胺氧化酶抑制劑

multienzyme complex　多種酵素複合物

multiple sclerosis　多發性硬化症

mycosis fungoides　蕈狀瘤

myrrh gum　沒藥膠.

N-acetylcysteine (NAC)　N-乙醯半胱胺酸

N-acetylglucosamine　N-乙醯葡萄糖胺

narcolepsy　發作性昏睡病

Neisseria gonorrhoeae　淋病球菌

neomycin　新黴素

nephrosis　腎臟病

neutrophils　嗜中性白血球

nickel carbonyl　四羰化鎳

nicotinamide adenine dinucleotide, NADH　菸鹼醯胺腺嘌呤二核苷

night blindness　夜盲症

nitric oxide　一氧化氮

nodular melanoma　結節型黑色素瘤

non-rapid-eye-movement (NREM)　非快速眼動期

nonsteroidal anti-inflammatory drugs (NSAIDs)　非類固醇抗發炎藥

non-Hodgkin's lymphoma　非何杰金氏淋巴瘤

norepinephrine　正腎上腺素

nuts　核果類

oat bran　燕麥麩

oatmeal　燕麥

octacosanol　二十八烷醇

oligomeric proanthocyanidins　前花青素聚合物

orange juice　柳橙汁

orange　柑橘

oregano　奧利岡香草

oregon grape　尖頭葉十大功勞

ornithinc　鳥胺酸

pain killer　止痛藥

pancreatin　胰蛋白酶

pancrelipase　胰解脂酶

panic attack　驚恐症

papain　木瓜酵素

papillomas　乳頭狀瘤

paprika　辣椒子

para-aminobenzoic acid (PABA)　對胺基安息香酸

paramyxovirus　副黏液病毒

parathyroid　副甲狀腺

patchouli　廣藿香

Parkinson's disease　帕金森氏症

Parmesan cheese　帕馬森乳酪

pearl barley　精白麥

pecans　胡桃

pectin　果膠

pennyroyal　胡薄荷

peptide bonds　胜肽鍵

periwinkle　長春花

pernicious anemia　惡性貧血

Peyronie's disease　佩洛尼氏症

phenylalanine　苯丙胺酸

phenylketonuria (PKU)　苯酮尿症

phosphatidyl choline　磷脂醯膽鹼

photodynamic light therapy　光動力光療法

phytochemicals　植物化學因子

phytoestrogen　植物動情激素

picrorrhiza　胡黃連

pipsissewa (prince's pine)　梅笠草

Pityrosporum ovale　皮屑芽孢菌

plaque　斑痕

plasmapheresis　血漿分離術

plutonium　鈽

poison ivy　毒野葛

poke root　洋商陸根

polycystic kidney disease (PKD)　多囊性腎臟病

polyphenols　多酚氧化物

polyurethane　聚氨脂

preeclampsia　妊娠毒血症

pregnenolone　孕烯醇酮

priapism　持續性勃起症

progesterone　黃體激素

progestin　黃體素

prolactin　泌乳激素

prostate specific antigen (PSA)　前列腺特異抗原

proteolytic enzyme　蛋白質分解酵素

psyllium seed　洋車前子

psyllium husk　洋車前子外殼

psyllium 洋車前

pteroylglutamic acid, PGA 喋醯麩胺酸

purine 普林

pycnogenol 松樹皮中的成分

pyelonephritis 腎盂腎炎

pyruvate 丙酮酸

quercetin 槲黃素

ragweed 豕草

ragwort 澤菊

rancid 氧化酸敗

range-of-motion exercise 全關節運動

rapid-eye-movement (REM) 快速眼動期

Raynaud's disease 雷諾氏病（對稱性壞疽）

Recommended Dietary Allowances (RDA) 膳食營養素建議量

reductase 還原酶

Reference Daily Intake (RDI) 每日參考攝取量

reflex incontinence 反射性失禁

retinoid 維生素 A 酸

riboflavin 核黃素

rickets 軟骨症

rosewood 紫檀

rue 芸香

rutin 芸香苷

sacral plexus 仙骨神經叢

S-adenosylmethionine (SAMe) S-腺苷甲硫胺酸

safflower 紅花

sandalwood 檀香

sassafras 黃樟

savory 香薄荷

schizandra 北五味子

scleroderma 硬發症

scurvy 壞血病

sea wrack 大葉藻

seborrheic keratoses 脂漏性角化症

secondary type of gout 續發性的痛風形式

sedative 鎮靜劑

seizure disorder 癲癇

senna leaf 番瀉葉

serine 絲胺酸

serotonin 血清素（基色胺）

shark cartilage 鯊魚軟骨

shepherd's purse 薺菜

shiitake 香菇

Siberian ginseng 西伯利亞人參

sickle-cell anemia 鐮形血球性貧血症

silver sulfadiazine 磺銨銀

silymarin 牛奶薊（milk thistle）

simple carbohydrate 簡單碳水化合物

Sjögren's syndrome 索格侖氏症候群

sleep apnea 睡眠窒息症

sleep paralysis 睡眠癱瘓

solanine 龍葵鹼

sorbitol 山梨醇

soy isoflavones (genistein) 大豆異黃酮

spirulina 螺旋藻

squalene 角鯊烯

squamous cell carcinoma 鱗狀細胞癌

staphylococci 葡萄鏈球菌

stillingia 脂樹根

stimulant 興奮劑

stomach flu 腸胃型流感

streptococcus 葡萄球菌

stress incontinence 壓力性失禁

stress 壓力

strontium 鍶

superficial spreading melanoma 表面擴散型黑色素瘤

superoxide dismutase (SOD) 超氧化物歧化酶

sustained-release 持續釋放型

Swiss chard 瑞士萵苣

Sydenham's chorea 薛登漢氏舞蹈病

syntonic optometry 共振光學療法

systemic lupus erythematosus (SLE) 全身性紅斑性狼瘡

tablet 錠劑

tansy 皺葉艾菊

taurine 牛磺酸

testosterone 睪固酮

The Journal of American Medical Association 美國醫學協會期刊

The Journal of Clinical Nutrition 臨床營養期刊

The Journal of Family Practice 家庭療法期刊

The New England Journal of Medicine 新英格蘭醫學期刊

The U.S. Consumer Product Safety Commission (CPSC) 美國消費者產品安全委員會

The U.S. Department of Health and Human Services 美國健康和人文服務部

threonine 羥丁胺酸

thymosin 胸腺素

thyrotoxicosis 甲狀腺中毒症

tincture 酊劑

tocopherol 生育醇

tocotrienol 生育三醇

total incontinence 完全性失禁

Tourette's syndrome 杜萊德氏症候群

tranquilizer 鎮定劑

transcervical ballon tuboplasty (TBT) 經子宮頸充氣輸卵管整形術

transcutaneous electric nerve stimulation (TENS) 經皮神經電刺激法

transurethral vaporization of the prostate (TVP) 經尿道前列腺氣化手術

Treponema pallidum 梅毒螺旋體

trichinosis 旋毛蟲病

trichomonas 滴蟲

tryptophan 色胺酸

tubercle bacillus 結核桿菌

tunnel surgery 隧道手術

tyrosine 酪胺酸

ubiquinone 泛醌

ureterscope calculus removal 輸尿管視鏡結石移除法

urge incontinence 緊迫性失禁

uterine fibroid 子宮肌瘤

varicella-zoster virus 帶狀疱疹病毒

varicoceles 靜脈節瘤

venous stasis 靜脈鬱滯

Viagra 威而鋼

violet leaves 紫蘿蘭葉

walnut 胡桃

warmwood 黃堇

wasting syndrome 體質耗弱症候群

watercress 水田芥（西洋菜）

wheatgrass 小麥草

whey protein 乳清蛋白

white ash 白梣木

whole grains 全穀類

wild aneglica (*Angelica dahurica*) 野生當歸（川白芷）

wild oat　野燕麥

wild pansy　野生三色菫

wisteria　紫藤

wood sage　木鼠尾

yarrow　西洋蓍草

yellow dock　黃酸模（黃羊蹄）

ylang ylang　依蘭

yohimbe bark　育亨賓樹皮

yucca　絲蘭

zeaxanthin　玉米黃質

zygote intrafallopian tube transfer (ZIFT)
　受精卵輸卵管植入術

精彩好書推薦

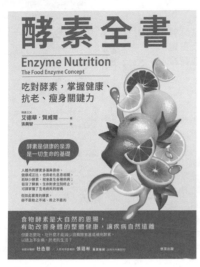

酵素全書
—— 吃對酵素，掌握健康、抗老、
　　瘦身關鍵力

作者◎艾德華・賀威爾

★★★酵素是健康的泉源，是一切生命的基礎

人體內的酵素多寡與壽命、健康成正比，也與老化息息相關，若缺少酵素，就會產生各種疾病；若沒了酵素，生命則會立刻終止，可謂掌握了生老病死的密碼。

但如此寶貴的酵素，卻不是取之不竭、用之不盡的。

生食、未經加工的食物為什麼有益健康？

現代人的飲食缺少何種元素，以致易患退化疾病？

食物中有什麼天然要素能延年益壽？

食物酵素是大自然的恩賜，有助改善身體的整體健康，讓疾病自然遠離。

但要怎麼吃、吃什麼才能減少浪費酵素甚或補充酵素，以過上不生病、抗老的生活？

本書介紹繼維生素與礦物質之後最重要的營養發現——食物酵素，讓您掌握健康、活力及長壽之鑰！

一週輕控醣，擺脫脂肪肝
—— 不忍耐、不挨餓，
　　快速減去內臟脂肪

作者◎栗原毅

一星期就能向九成生活習慣病的風險說再見！

「輕控醣瘦身」＋「四個方法」，不論是血液還是腰圍都能逐漸改善。

輕鬆實踐，不論是吃巧克力還是喝酒都 OK！

在台灣每 3 人就有 1 人脂肪肝，且並非只有胖的人才會有！

一旦脂肪肝惡化，在 5～10 年間就會變成肝硬化，有時還會變成肝癌。

所謂的脂肪肝是中性脂肪堆積在肝臟中的疾病。在健康者的肝臟中，約有三～五％的中性脂肪，若是超過三〇％的狀態就稱為脂肪肝。

而失智症、糖尿病、腎臟病、心肌梗塞、高血壓、牙周病、痛風等各種生活習慣病，都是脂肪肝引起！

脂肪肝雖然容易罹患，但絕非棘手的疾病。不論是原因還是改善方法都很明確簡單！

奇蹟抗癌飲食法
—— 八原則抑制癌細胞、增
　　強免疫力，連晚期癌也
　　能順利康復

作者◎濟陽高穗

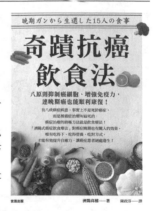

「濟陽式癌症飲食療法」對癌症晚期也有驚人的效果，唯有吃得下、吃得營養、吃對方式，才能有效提升自癒力，讓癌症末期，無處可去、無藥可醫的癌症患者絕處逢生！

【濟陽醫師飲食療法重點】

嚴謹的生活規律。無鹽、無動物性肉類、大量蔬菜、喝蔬菜汁及果汁、全穀、攝取天然酵素。

與飲食關係重大的癌症主要成因共有四個，分別為：①鹽分攝取過量、②檸檬酸循環障礙、③體內活性氧增加、④動物性蛋白質和脂肪攝取過量。

因此，只要掌握八大飲食原則，就能預防、改善、有助治療癌症：①限制攝取鹽分接近無鹽的地步、②限制動物性蛋白質和脂肪的攝取量、③大量攝取新鮮蔬果、④攝取胚芽成分、豆類和薯類、⑤攝取優格、海藻和菇類、⑥攝取蜂蜜、檸檬和啤酒酵母、⑦活用橄欖油、麻油和菜籽油、⑧飲用天然水

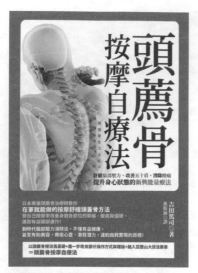

頭薦骨按摩自療法
—— 舒緩腦部壓力、改善五十肩、消除酸
痛，提升身心狀態的新興能量療法

作者◎吉田篤司

思考變清晰！消除肩膀僵硬！
只要按摩舒緩頭蓋骨就能改善許多不
適！！
日本專業頭薦骨治療師教你在家就能做的
按摩舒緩頭蓋骨方法，靠自己替自己按摩
來改善身體各部位的緊繃、酸痛與僵硬，
進而有益腦部運作！
劃時代腦部壓力消除法，不僅有益健康，
甚至有助美容、療癒心靈、激發潛力，達
到自我實現的目標！
以頭薦骨療法為基礎＋進一步改良部分操
作方式與理論＋融入亞歷山大技法要素＝
頭薦骨按摩自療法。
頭薦骨是指頭蓋骨、脊椎到薦骨的系統，
其中，頭蓋骨具有些微的可動性，若是這
個功能衰弱，身心狀態就會變得不佳。
尤其若是頭蓋骨僵硬，會導致脊椎緊繃，
使整個身體的姿勢與活動都受到限制，導
致全身僵硬。
進行調整28塊骨頭「接合狀況」的頭薦
骨自療法，調整你的大腦環境，從根源消
除各種身體不適！

擊退風濕病
—— 日本第一專科醫師教
你特效伸展操及正確
生活習慣，有效減緩
疼痛

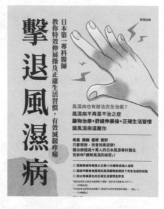

作者◎湯川宗之助

風濕病也有辦法完全治癒？
風濕病不再是不治之症，藥
物治療＋舒緩伸展操＋正確
生活習慣，讓風濕病遠離你。
只要照做，改善效果拔群！
讓治療超過十萬人的日本
風濕專科醫生告訴你「緩
解風濕的祕密」！
◎獨家舒緩伸展操大公開！3分鐘擊退惱人症狀
◎超過半數患者服用抗風濕藥物後達到了完全治癒的狀態
◎防止疼痛惡化的正確生活習慣及飲食

「我的症狀在三個月內就得到了緩解，而且也不用辭去工作
了！」（23歲女性）
「不但症狀治好而且也停藥了！現在可以好好享受我的興趣
——爬山。」（74歲婦女）

子宮肌瘤自己治
—— 七種保健方法，擺脫
惱人的子宮問題

作者◎駒形依子

子宮肌瘤也能自己治癒？
學習正確觀念，隨時進行自
我保健，就能找回幸福人
生。
光靠自我保健子宮肌瘤就縮
小了2公分？
生理痛、月經過多、經前症
候群、下腹部以及腰部的劇
痛都消失了！
治療超過5萬人的超人氣婦

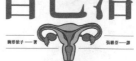

科女醫教你「阻止肌瘤變大」「不長肌瘤」的秘訣，各式各
樣的體質改善方法都記載在本書中！
三十歲以上女性75%潛在的腫瘤都能有效改善，和困擾女性
多年的各種子宮問題説掰掰。
直徑7公分的子宮肌瘤縮小到了5公分，也不再會生理痛了！
（46歲，自營業員）
生理痛和月經過多的問題都消失了！也不再需要止痛藥了！
（38歲，兼職）
改善了足部冰冷和更年期障礙特有的失眠、潮紅問題。（48
歲，上班族）

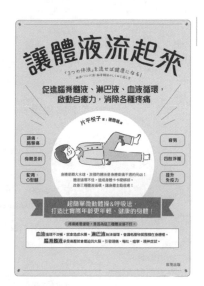

讓體液流起來
—— 促進脊髓液、淋巴液、血液循環，啟動自癒力，消除各種疼痛

作者◎片平悅子

搞定體液，啟動自癒力！

改善三種體液循環，讓身體主動痊癒。

人體有 70% 是水分，身體可說是顆大水球。

體液循環不佳，導致體液淤積。

而淤積在體內的體液就是身體痠痛不適的元凶！

常常覺得身體痠痛，但總是找不出原因？

體液負責把營養送往全身，並把老廢物質帶出身體。因此，一旦體液「淤積」，身體的病痛就會找上門！

人的體內充滿水分，成人約 60 ～ 65％、老人則是 50 ～ 55％，這可說人體內充滿水，而骨骼、肌肉、內臟、大腦在身體這顆大水球裡飄浮著。

如果水球裡的水髒了，身體自然病痛纏身。而產生髒汙的原因就是水管無法順暢流通！

只要知道三種「體液」的重要性，以及促進循環的方法，就能變得比以前更年輕、更健康。

別讓幽靈血管找上你
—— 33 招血管修復術，遠離老化、糖尿病、失智症

作者◎高倉伸幸

電視和網路都在討論的話題—原來，血管會消失！？

本書將帶你探究血管幽靈化的發展趨勢以及應對方法。

消失的血管就稱之為幽靈血管，而消失的血管會導致各種疾病，包括便祕、肝硬化、腎功能衰退、糖尿病、肺部疾病、異位性皮膚炎等，甚至使得抗癌藥物起不了作用！

但為什麼血管會幽靈化？因為老化與劣化。

高血糖會導致血管劣化，而不良的生活習慣則會使得微血管加速老化。

一旦微血管老化、劣化的速度變快，就會變成「幽靈血管」，也就是明明有血管，血液卻不能順暢流通。

慶幸的是，雖然微血管的數量會隨著年齡增長而變少，但健康的生活習慣可以改善微血管的結構，甚至讓微血管生長！

日本權威專家整合 9 大策略提升血管修復力，預防改善水腫掉髮黑斑皺紋癌症骨質疏鬆症失智症、類風溼性關節炎等。

喚醒青春荷爾蒙
—— 啟動身體抗老機制，打造不發胖體質

作者◎上符正志

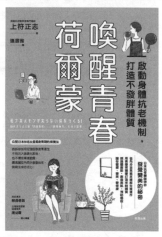

日本抗老醫師帶你發覺變美的祕密。

從內分泌系統來理解生理運作，用青春荷爾蒙打造年輕體質，燃燒體脂肪、創造美肌、預防癌症……讓你變瘦、變美、變健康。

公開日本知名女星親身實踐的保養法，告訴你如何促進青春荷爾蒙產生。

不用花大錢買化妝品，也不需依賴減肥藥，讓美麗從內而外散發出來，展現生命的活力！

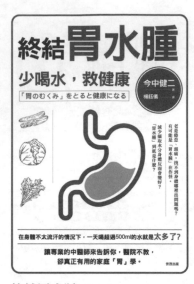

終結胃水腫

—— 少喝水，救健康

作者◎今中健二

老是倦怠、頭痛，找不到身體哪裡出問題嗎？有可能是「胃水腫」在作怪。

減少攝取水分身體反而會變好？

讓專業的中醫師來告訴你，醫院不教，卻真正有用的家庭「胃」學。

你聽過「每天喝水2公升有益健康」嗎？這句話已經過時了。

在身體不太流汗的情況下，一天喝超過500毫升的水就已經「太多了」？！

如果「有益健康」的水分，其實是造成你身體上各種不適的原因，該怎麼辦？

頭痛、腰痛、高血壓、糖尿病、口內炎、生理痛、肥胖、貧血、不孕症、肺炎、癌症、青光眼……你有這些症狀嗎？

這些症狀，都有可能是因為攝取水分過多而導致的！

逆齡養生

—— 調脾胃、養氣血，女醫師教你如何老得慢

作者◎韓學傑

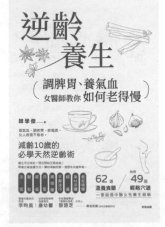

減齡10歲的天然逆齡術，養生不分年紀，現在開始正是時候！

學會正確溫養方法，讓你凍齡回春，裡裡外外變年輕。

年過三十後，該怎樣保養自己的身體？

養生不是老年人該做的事，而是現在就該做！

養生不僅能避免健康問題，還能逆齡凍齡，當高顏值女神。

【女七男八，女性每七年身體出現大變化】

30歲過後，開始感受到食量變小、皮膚暗沉，長出白髮。

女性身體每七年一個循環，28歲是顛峰，接著開始走下坡。

保養宜早不宜遲，快跟著女醫一起學會如何呵護身體。

胃也可以很舒服

—— 藥物、按摩、飲食、運動，自療養胃實踐書

作者◎劉維鵬

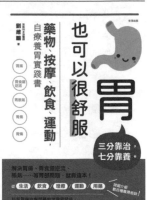

胃病三分靠治，七分靠養。

從藥物、按摩、飲食、運動著手，養胃就是這麼簡單！

中醫說「人以胃氣為本」，胃氣強則五臟俱盛，胃氣弱則五臟俱衰！

經常胃脹胃痛、胃食道逆流、消化不良……這都是因為沒養胃！

根據統計，台灣一年因腸胃困擾而就醫的人數，高達470萬人，甚至平均一年可吃下185公噸的腸胃藥粉，並且有1/4人以上都有過胃痛的經驗。

經常胃脹胃痛、胃食道逆流、消化不良……這都是因為沒養胃！

本書特色：

實用——數百個實用的養胃小方法！

有效——經過實踐證明的養胃知識！

輕鬆——只需少許時間，輕鬆改善胃病！

預防調理一本通，輕鬆擁有好胃口！

Note

營養與健康 33

營養治療的
處方百科（修訂版）定價 1,800 元

著　　者：詹姆斯‧貝斯、菲利斯‧貝斯
總 審 訂：謝明哲
資料協助：陳由豪
譯　　者：簡怡雯、李千毅
編　　輯：雅典工作室
美術設計：蔡雅貞

發 行 人：簡玉芳
出 版 者：世潮出版有限公司
地　　址：新北市新店區民生路 19 號 5 樓
電　　話：(02)2218-3277
傳　　眞：(02)2218-3239（訂書專線）
劃　　撥：17528093
單次郵購總金額未滿 500 元（含），請加 80 元掛號費
世茂酷書網路書店：www.coolbooks.com.tw
電腦排版：辰皓國際出版製作有限公司
印　　刷：世和印製企業有限公司
初版一刷：2006 年（民 95）2 月
　十四刷　：2023 年（民 112）8 月

國家圖書館出版品預行編目資料

營養治療的處方百科 ／ 詹姆斯‧貝斯， 菲利斯‧貝斯合著 ； 李
千毅譯. -- 修訂一版. -- 臺北縣新店市 ： 世潮， 2005[民 94]
　　面 ； 　公分. - -（營養與健康 ； 33）
　譯自 ： Prescription for nutritional healing, 2nd ed.

　ISBN 957-776-747-8（精裝）

1. 食物治療　　 2. 營養

418.91　　　　　　　　　　　　　　　　　　　　　　94024341